# GRUNDRISS DER
# ALLGEMEINEN PHYSIOLOGIE

VON

## WILLIAM MADDOCK BAYLISS†

EHEMALS PROFESSOR FÜR ALLGEMEINE PHYSIOLOGIE
AN DER UNIVERSITÄT LONDON

NACH DER DRITTEN ENGLISCHEN AUFLAGE
INS DEUTSCHE ÜBERTRAGEN VON

## L. MAASS UND E. J. LESSER

Πάντα δοκιμάξετε
τὸ καλὸν κατέχετε

MIT 205 ABBILDUNGEN

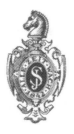

Springer-Verlag Berlin Heidelberg GmbH
1926

ISBN 978-3-662-42695-1     ISBN 978-3-662-42972-3 (eBook)
DOI 10.1007/978-3-662-42972-3

# Vorwort zur ersten englischen Auflage.

Bei der Vorbereitung von Vortragskursen über verschiedene physiologische Vorgänge habe ich bei der Exzirpierung von Büchern und Originalabhandlungen große Schwierigkeiten gehabt und viel Zeit verloren, da viele von ihnen von keiner biologischen, keiner materiellen oder grundlegenden Bedeutung für die eigentliche Behandlung des Gegenstandes sind. Der Mechanismus der Reaktionen in heterogenen Systemen sei als Beispiel angeführt. Darum schien es mir, daß die Ergebnisse dieser Arbeit anderen nützen könnten, deren Zeit es ihnen nicht erlaubt, Arbeiten zu lesen, die nicht in ihr Spezialgebiet schlagen. Beim Ordnen dieser Tatsachen wurde es mir indessen klar, daß eine etwas ausgedehntere Behandlung von größerem Wert sein würde, so daß das Buch für alle von Nutzen sein könnte, die eine allgemeine, elementare Abhandlung über, sagen wir einmal ,,abstrakte", Physiologie zu haben wünschen, abgesehen von der ,,angewandten" Physiologie, die von den Studenten der Landwirtschaft, der Medizin, der Tierheilkunde zum Zwecke ihres Berufes verlangt wird. Zu meiner Rechtfertigung, daß ich, wie ich hoffe, zum Besten derer, die ein Interesse an der Wissenschaft haben, ein Buch über Physiologie geschrieben habe, möchte ich einige Worte von HUXLEY anführen aus seiner Schrift ,,Über den erziehlichen Wert der Naturwissenschaften" (HUXLEY: 1902—1903, S. 59 — s. Bibliographie). Er antwortet auf die Frage: ,,Welchen Umfang und welche Stellung nimmt die Wissenschaft der Physiologie als Zweig der Wissenschaft ein, und welchen Wert hat sie als Mittel zur geistigen Erziehung?" wie folgt: ,,Ihr Gegenstand ist ein großer Teil des Universums, ihre Stellung liegt zwischen den physikalisch-chemischen und den sozialen Wissenschaften. Ihr Wert als Zweig der Erziehung ist teils der, den sie mit allen Wissenschaften gemeinsam hat; nämlich die Übung und Stärkung des gesunden Menschenverstandes, teils der, der ihr selbst eigentümlich ist, nämlich die große Übung, welche sie den Fähigkeiten der Beobachtung und des Vergleichs gewährt; und, wie ich hinzufügen darf, die Genauigkeit der Angaben, die sie seitens derer unter ihren Anhängern erfordert, die ihre Grenzen weiter stecken wollen." Außerdem, möchte man noch infolge der Vielfältigkeit der geprüften Erscheinungen hinzufügen, die große experimentell erforderliche Geschicklichkeit.

Der Name ,,allgemeine" Physiologie, den ich als Titel gewählt habe, deckt sich sehr eng mit dem, was mein verehrter Lehrer, BURDON-SANDERSON, als ,,elementare" Physiologie zu bezeichnen pflegte, die er als ,,Studium der Einrichtungen der lebendigen Materie" definierte, und die er als Ausgangspunkt für die größten Fortschritte der Zukunft ansah (BURDON-SANDERSON: 1911, S. 217). Das ist praktisch der gleiche Standpunkt wie der von CLAUDE BERNARD, der Professor der ,,allgemeinen Physiologie" an der Universität zu Paris war, von der

Gründung des Lehrstuhls 1854 bis zu seinem Tode 1878 (s. BERNARD: 1866, S. 8). In seinen Vorlesungen hob er die Tatsache scharf hervor, daß die Physiologie, da sie die Wissenschaft vom Leben ist, als ein selbständiges und unabhängiges Studium angesehen werden müsse; mit anderen Worten: daß sie um ihrer selbst willen betrieben werden muß und nicht nur wegen ihrer Anwendung auf die praktische Medizin. Wenn wir die von ihm behandelten Gegenstände betrachten, die teilweise unter dem Namen „Leçons sur les phénomènes de la vie communs aux animaux et aux végétaux" veröffentlicht wurden, erhalten wir eine Vorstellung dessen, was BERNARD unter allgemeiner Physiologie verstand. Wir finden da Gärung, Ernährung, Verbrennung, Protoplasma, Reizbarkeit und Contractilität, Respiration usw. von einem weiten, umfassenden Gesichtspunkt aus behandelt.

In diesem Zusammenhang ist eine bemerkenswerte Stelle aus SPATS „Geschichte der Royal Society (1722, S. 245) von Interesse. Das Buch ist bekanntlich zum großen Teil eine Entschuldigung dafür, daß es eine Gesellschaft gibt, die Versuche anstellen will. „Es ist seltsam, daß wir vielen Menschen nicht die notwendige Unterscheidung Lord BACONS einprägen können, daß es sowohl Untersuchungen zur Erleuchtung der Menschen als auch Untersuchungen für praktisch-nützliche Zwecke geben sollte. Ihre gewöhnliche Entgegnung ist: „Was kann wahrhaft Gutes dabei herauskommen?" Man muß sie wirklich loben, weil sie strenge Forderer des Guten sind. Man könnte nur wünschen, daß sie nicht nur bei wissenschaftlichen Untersuchungen so rigoros wären, sondern auch in ihrem Leben und in ihren Handlungen, daß sie sich in allem, was sie tun, selbst befragen: Was kann wahrhaft Gutes dabei herauskommen? Aber sie müssen wissen, daß es in einer so umfassenden und verschiedenartigen Kunst, wie die naturwissenschaftlicher Experimente es sind, viele Grade der Nützlichkeit gibt: Einige Versuche können zum wirklichen offenbaren Besten dienen, ohne den Menschen viel Freude zu machen; einige zur Belehrung ohne ersichtlichen Vorteil, einige jetzt zur Erleuchtung und später zum Nutzen; einige nur zum Schmuck und zur Befriedigung der Wißbegier. Wenn sie auf der Geringschätzung aller Untersuchungen — ausgenommen derer, die ihnen sofortigen Gewinn und umgehenden Ertrag bringen — bestehen, so können sie ebensogut die göttliche Vorsehung schelten, daß Gott nicht alle Jahreszeiten zum Heumachen, zur Ernte und zur Weinlese eingerichtet hat." Man findet einen besonders auffallenden Fall, in dem die reine abstrakte Laboratoriumsarbeit praktischen Wert bekommen hat, in den elektrischen Wellen von HERTZ, die KARL PEARSONS „Grammatik der Wissenschaft" noch als praktisch bedeutungslos aufführt, aber bevor die zweite Auflage erschien, wurden sie für die drahtlose Telegraphie angewandt (s. PEARSON: 1911, S. 30). Auch TYNDALL erklärt (1870, S. 43) bezüglich des heutigen großen Nutzens von FARADAYS Entdeckungen auf dem Gebiete der Elektrizität, „daß, wenn FARADAY sich seine Vorstellung hätte trüben lassen durch Überlegungen über den praktischen Nutzen seiner Entdeckungen, diese Entdeckungen von ihm nie gemacht worden wären".

Die meisten der in diesem Buche behandelten Probleme kommen bei allen lebenden Organismen vor, einige wurden wegen ihrer Bedeutung für eine sehr große Anzahl von Organismen hereingenommen, obwohl sie — genau genommen — nicht „allgemeiner" Natur sind, z. B. die Fundamentaleigenschaften des Nervensystems.

Es wird sich zeigen, daß das Ziel der allgemeinen Physiologie nicht mit dem der vergleichenden Physiologie identisch ist. Letztere wird manchmal nur zur Beschreibung der eigentümlichen Funktionen gewisser niederer Organismen, auch wenn aus ihnen nichts für die Tätigkeit des menschlichen Körpers erhellt, und diese ist doch das wesentlich interessanteste und bedeutendste Problem für den Physiologen. Alle von der allgemeinen Physiologie behandelten Fragen gehen aber ebensosehr den Menschen an wie alle anderen Lebewesen, Tier oder Pflanze. In den Abhandlungen über die vergleichende Physiologie findet man zahlreiche Einzelheiten über den Nahrungs- oder Verdauungsmechanismus, aber keine Erörterung der allgemeinen Natur der Tätigkeit der Enzyme.

Wenn man von höheren und niederen Organismen spricht, ist es gut, klarzustellen, daß damit kein Werturteil beabsichtigt ist. Beide sind gleicherweise ihrer Umgebung gut angepaßt. Die höheren werden so genannt, weil sie von einer größeren Verschiedenheit von Veränderungen in ihrer Umgebung beeinflußt werden und auf diese in einer vielseitigeren Art reagieren.

Manche Wiederholungen sind unvermeidlich, da der gleiche Vorgang von verschiedenen Gesichtspunkten aus betrachtet werden kann, auch ist es infolge der wechselseitigen Beeinflussung und Abhängigkeit der in den höher entwickelten Organismen beobachteten Erscheinungen unmöglich, bei der allgemeinen Abhandlung Hinweise auf Vorgänge zu vermeiden, die auch als Teile von zusammengesetzten Prozessen in späteren Kapiteln beschrieben werden. Der Leser, der der Bedeutung des Sinnes an Stellen in den ersten Kapiteln nicht folgen kann, die auf Themen hinweisen, die im einzelnen erst in späteren Kapiteln besprochen werden, wird meist in dem Inhaltsverzeichnis die Seiten finden, auf welche diese Beschreibung anspielt, und kann sich mit ihnen vertraut machen, bevor er weitergeht. Besser würde es sein, die früheren Kapitel ein zweites Mal zu lesen, nachdem die späteren Seiten verstanden worden sind.

Eine elementare Kenntnis der Physik, Chemie und Biologie muß vorausgesetzt werden, sonst würde das Buch zu weitschweifig werden. Man kann wirklich niemandem die Kenntnis dieser drei Grundwissenschaften eindringlich genug anempfehlen, besonders aber jenen, die das Studium eines anderen Zweiges irgendeiner Wissenschaft verfolgen. In Einzelfällen, bei denen der Student der Physiologie oft Schwierigkeiten hat, z. B. bei der Katalyse, der Ausdehnung der Gase und bei einigen Gesetzen der Hydrodynamik, habe ich es aber für nützlich gehalten, ins einzelne zu gehen.

Da die Erscheinungen des Lebens im wesentlichen dynamische sind, so besteht das Studium der Physiologie in der Erforschung der Veränderung. Wie JENNINGS (bei von UEXKÜLL: 1909, S. 30, angeführt) sagt: „Es ist höchst wichtig für das Verständnis des Verhaltens der Organismen, sie hauptsächlich als etwas Dynamisches anzusehen — eher als Vorgänge denn als Gebilde. Ein Tier *entsteht*.'' Die Reaktionsgeschwindigkeit und die Bedingungen, welche sie beeinflussen, sind daher, unter Einschluß der Veränderungen der Energie, wichtiger als der chemische Bau oder die physikalischen Eigenschaften der wirkenden Substanzen oder ihrer Umwandlungsprodukte, obwohl die Kenntnis gewisser dieser Eigenschaften natürlich notwendig ist. Erläutern wir dies an dem Beispiel eines Petroleummotors, obwohl es hinkt. Das Problem des Physiologen entspricht der Erforschung der Menge an Brennmaterial, die im Verhältnis zu der geleisteten Arbeit verbraucht wird, wenn die Maschine unter verschiedenen Bedingungen arbeitet. Die meisten chemischen und physikalischen Eigenschaften der Materialien, die zum Bau der Maschine gebraucht werden, sind ohne Bedeutung, z. B. die Valenz des Eisens oder der Geruch des Schmieröls, während andere grundlegend sind, wie die Verbrennungswärme des Heizmaterials und die Isolierung des Verbrennungsbereichs. Selbst die feineren chemischen Eigenschaften des Brennmaterials sind von mehr nebensächlicher Bedeutung, solange es nur genügend flüchtig ist und mit Sauerstoff ein explosives Gemisch gibt. Die bestimmte Form vieler Teile, z. B. die Köpfe der Bolzen, ist überdies unwesentlich, ebenso wie viele Einzelheiten der Struktur des lebenden Organismus oder die genaue chemische Zusammensetzung des Bindegewebes heute auf alle Fälle von unbedeutendem physiologischem Interesse sind. Mir liegt es fern, durch diese Feststellung in irgendeiner Weise die Arbeit des organischen Chemikers oder des Morphologen herabzusetzen. Die Struktur ist die unentbehrliche Grundlage der Funktion, und alle Strukturen, chemische oder morphologische, werden sicher letzten Endes ihre bestimmten Funktionen haben. Aber auf diesen Seiten kann für die Beschreibung der Dinge kein Raum gewährt werden, die, bis jetzt wenigstens, keine funktionelle Bedeutung haben.

Die Behandlung des Gegenstandes auf dem hier versuchten Wege hat zweifellos ihre Schwierigkeiten. Wichtige Punkte sind wahrscheinlich der Beachtung entgangen. Ich werde den Lesern sehr dankbar sein, die mir von solchen Lücken Mitteilung machen, ebenso wie für Kritik im allgemeinen. Ich fühle, daß ich an einigen Stellen vielleicht mich selbst beschuldigen muß, Arbeiten vernachlässigt zu haben, die der von mir vertretenen Anschauung widersprechen. Einigermaßen bin ich darin gerechtfertigt, weil diese Arbeiten wieder Unstimmigkeiten mit anderen sicheren Tatsachen aufweisen, und ich glaube, daß ein weiteres Nachforschen den offenbaren Widerspruch erklären wird. Wie Sir Thomas Browne sagt (1672, Bd. 1, S. 115): „Denn was schlimmer ist (nämlich schlimm ist, daß neues Wissen nur Erinnerung ist): Wissen entsteht aus Vergessen, und um ein klares unanfechtbares Bild der Wahrheit zu bekommen, müssen wir vergessen und uns von vielem trennen, was wir wissen. Unser sorgfältiges Forschen ist mit umfassendem Lernen verknüpft, und zugleich mit echten und sicheren Kenntnissen erhalten wir vieles, woran unser rückschauendes Urteil keine Befriedigung findet." Wenn ich sonst etwas ausgelassen habe, muß meine Unwissenheit als Entschuldigung dienen. Aber, wie Bacon sagt, die Wahrheit entspringt eher einem Irrtum, wenn dieser nur klar und bestimmt ist, als der Verwirrung, und meine Erfahrung lehrt mich, daß es besser ist, eine verständige, sachlich mögliche Ansicht — selbst wenn sie sich als falsch herausstellen sollte — zu haben, als sich mit einem trüben Durcheinander widersprechender Meinungen zu begnügen, die manchmal fälschlich Unparteilichkeit genannt wird und oft nichts anderes ist als überhaupt keine Meinung. Man möchte Browning zitieren:

> Stake your counter as boldly every whit,
> Venture as warily, use the same skill
> Do your best, whether winning or losing it.

> If your choose to play! — is my principle
> Let a man contend to the uttermost
> For his life's set prize, be it what it will.

The counter our lovers staked was lost
As surely as if it were lawful coin:
And the sin I impute to each frustrate ghost

Is — the unlit lamp and the ungirt loin,
Though the end in sight was a vice, I say,
You of the virtue (we issue join)
How strive jou? *De te, fabula.*

("The Statue and the Bust" — *last lines.*)

Aber man darf auch nicht zögern, eine Stellung in dem Augenblick aufzugeben, da sie sich als unhaltbar erweist. Man geht nicht zu weit, wenn man sagt, daß die Größe eines wissenschaftlichen Forschers nicht auf der Tatsache beruht, daß er niemals einen Fehler gemacht hat, als vielmehr auf seiner Bereitwilligkeit, einen solchen zuzugestehen, wenn der Gegenbeweis zwingend genug ist.

In dem vorliegenden Buche lasse ich mich auf keine Darstellung meiner Ansicht über das Problem des „Vitalismus" ein, obgleich es kaum möglich ist, meine Meinung über diesen Gegenstand zu verbergen. Ich glaube weder, daß es zweifelhaft sein kann, welche Vorgänge als „vital" aufzufassen sind, noch kann man darüber streiten, welches die Probleme sind, mit denen es der Physiologe zu tun hat. Wenn ich aufgefordert würde, den Begriff „Leben" zu definieren, würde ich mit dem Mathematiker POINSOT antworten, nach CLAUDE BERNARDS Erzählung (1879, S. 23): „Wenn mich jemand aufforderte, ‚Zeit' zu definieren, würde ich antworten: ‚Wissen Sie, wovon Sie sprechen?' Wenn er ‚Ja' sagte, würde ich sagen: ‚Nun gut, lassen Sie uns darüber sprechen.'' Würde er ‚Nein' sagen, würde ich antworten: ‚Nun gut, lassen Sie uns über etwas anderes sprechen!'' An einer anderen Stelle (1878, S. 116—117) sagt der große Physiologe dasjenige, was mir die richtigste Stellung dem Vitalismus gegenüber zu sein scheint; er sagt: „Es gibt tatsächlich nur eine allgemeine Physik, nur eine Chemie und nur eine Mechanik, in die alle Vorgänge eingeschlossen sind, sowohl die in den lebenden Wesen wie die in der unbelebten Natur. Mit einem Wort: Alle Erscheinungen, die in einem lebenden Wesen zutage treten, gehorchen denselben Gesetzen wie diejenigen außerhalb desselben. So kann man sagen, daß alle Äußerungen des Lebens aus Erscheinungen zusammengesetzt sind, die der äußeren kosmischen Welt entliehen sind, soweit es ihre Natur betrifft; jedoch besitzen sie eine besondere Morphologie in dem Sinne, daß sie unter charakteristischen Formen mittels besonderer physiologischer Hilfsmittel festgelegt sind. Man darf natürlich nie vergessen, daß diese besonderen Systeme nie als außerhalb der physikalischen und chemischen Gesetze stehend angesehen werden dürfen. Alles, was wir heute darüber aussagen können, ist nur, daß kein physikalisch-chemisches System bekannt ist, das die gleichen Eigenschaften, wie die vitalen, hat. Mit anderen Worten: Keine haben sich von ähnlicher Zusammengesetztheit und ähnlichem innerem Zusammenwirken erwiesen. Ein weiterer Gesichtspunkt, hinsichtlich dessen CLAUDE BERNARDS Stellung viel einleuchtender ist als die jener, welche die lebendigen Dinge in ständigem Zwiespalt mit der äußeren Natur sehen, mag hier noch in einer Übersetzung seiner eigenen Worte folgen (1879, S. 67): „Nicht durch den Kampf gegen die kosmische Beschaffenheit entwickelt sich der Organismus und behauptet er seinen Platz, sondern im Gegenteil, durch eine Anpassung, ein Übereinkommen mit diesen Bedingungen. So bildet

das Lebewesen keine Ausnahme in der großen natürlichen Harmonie, die die
Dinge sich aneinander anpassen läßt; es trübt keinen Einklang; es ist weder in
Widerspruch noch im Streit gegen allgemeine kosmische Kräfte; weit davon
entfernt, bildet es ein Glied der universellen Übereinstimmung der Dinge, und
das Leben eines Tieres, z. B., ist nur ein Bruchstück von dem ganzen Leben des
Weltalls." (Siehe auch KRAPOTKINS fesselndes Buch „Gegenseitige Hilfe".)

Mein Ziel ist es also, die physikalischen und chemischen Vorgänge zu beschreiben soweit sie bekannt sind, die sich bei diesen Erscheinungen ereignen. Man
darf nicht vergessen, daß alle zu Gebote stehenden Methoden zum Studium vitaler
Vorgänge physikalische oder chemische sind, so daß — selbst wenn es eine Form
nur den Lebewesen eigentümlicher Energie gäbe — wir damit nichts anfangen
könnten, es sei denn, sie habe sich in die bekannten Formen chemischer oder
physikalischer Energie von entsprechender Wirkung umgewandelt. BURDON-
SANDERSON hob dies stets scharf hervor (1911, S. 164). Wo eine solche Erklärung noch unmöglich ist, habe ich mich gewöhnlich damit begnügt, die
allgemeinen Gesetze des Vorgangs zusammenzufassen, indem ich es der Zukunft
überlasse, es in der Zurückführung auf einfachere Gesetze weiterzubringen.
Ich fürchte trotzdem, daß ich in einigen Fällen der Versuchung nicht habe widerstehen können, Hypothesen zu machen auf Grund noch unzulänglicher experimenteller Grundlagen. Werde ich hoffen dürfen, daß einige dieser Hinweise
dazu dienen werden, auf Lücken aufmerksam zu machen und den Versuch an-
zuregen, sie auszufüllen? Wenn das der Fall ist, so wird alle Arbeit, die auf die
Abfassung dieses Buches verwandt worden ist, sich reich bezahlt machen.

Es sollte unnötig sein, darauf hinzuweisen, daß vitale Vorgänge nur dort
erforscht werden können, wo sie bestehen, d. h. in dem lebenden Organismus,
entweder als Ganzes oder in seinen einzelnen Teilen, wenn diese so präpariert
werden können, daß ihre Funktion nicht gestört wird oder wenigstens nur in
bekannter Weise. Solche Versuche, bei denen man Wirbeltiere verwendet,
werden auch „Vivisektionen" genannt, eine nicht einwandfreie und irreführende
Bezeichnung. Ich hätte nicht gedacht, daß es nötig sein würde, diese Frage
zu berühren, aber gewisse Leute, von denen man vernünftigerweise ein besseres
Wissen erwarten sollte, scheinen zu glauben, daß ein Fortschritt der physiologischen
Wissenschaft auch ohne derartige Versuche möglich ist. VESALIUS stellte fest, daß
der einfachste Versuch am lebenden Tier in der Regel mehr aufdecke, als ein langes
Studium am Leichnam. Mit einer anderen Sorte Menschen, die keinen Nutzen der
Physiologie sehen wollen und häufig auch keinen von irgendeiner andern Wissenschaft, habe ich natürlich nichts zu schaffen. Ich will sie nur daran erinnern, daß ein
großer Künstler wie LEONARDO DA VINCI, den sie doch wahrscheinlich etwas schätzen,
nicht nur anders darüber dachte, sondern wirklich „Vivisektionen" ausführte.

Endlich ist die Ermahnung des Paulus an die Thessalonicher (erster Brief,
Kapitel V, Vers 21), die ich auf mein Titelblatt gesetzt habe, nirgends nötiger als
bei einer physiologischen Arbeit, „prüfet (oder vielmehr ‚erprobt') alles, behaltet
nur das Gute". Darf ich den Leser auch daran erinnern, daß das mit „gut" über-
setzte Wort das griechische $\varkappa\alpha\lambda\delta\varsigma$ ist, was auch „schön" bedeutet und in der angeführten Stelle „wahr" heißt? Wir wollen versuchen, gleich den alten Griechen,
alles, was wahr ist, als schön und gut anzusehen. Alle Wissenschaft sollte $\varkappa\alpha\lambda\eta$
sein und nicht, wie so vielen beschränkten Geistern, im wesentlichen häßlich

erscheinen, wenn auch vermutlich notwendig. Es ist indessen nicht immer leicht, diesen Standpunkt einzunehmen. Aber einige der größten Künstler der Vergangenheit widmeten wissenschaftlichen Forschungen viel Zeit; ich erwähnte schon LEONARDO und nenne noch CHRISTOPHER WREN.

Im Hinblick auf den Gebrauch des Wortes „gut" auf Versuche angewandt, sollte sich der physiologische Forscher die Bemerkungen CLAUDE BERNARDS einprägen (1875, S. 516): „Mehr als sonstwo ist es in der Physiologie wegen der Vielfältigkeit der zu untersuchenden Gegenstände leichter, schlechte Versuche zu machen, als sicher zu sein, was gute, das heißt vergleichbare Versuche sind. Das ist der Grund so häufiger Widersprüche zwischen den Experimentierenden und er ist eines der hauptsächlichsten Hindernisse für den Fortschritt der Medizin und experimentellen Physiologie."

University College, London 1914.                    **W. M. BAYLISS.**


# Vorwort zur zweiten englischen Auflage.

In den zwei Jahren, die seit der Veröffentlichung der ersten Auflage verstrichen sind, haben sich so viele Physiologen mit Angelegenheiten dieses schrecklichen Krieges, an dem fast die ganze Welt beteiligt ist, beschäftigt, daß nicht viele Arbeiten da sind, auf die in diesem Buche neu hingewiesen werden müßte. Daher ist die Aufgabe der Durchsicht nicht mühsam gewesen, und die nötige Zeit konnte aufgebracht werden, ohne andere Arbeiten zu vernachlässigen.

Ich möchte meinen zahlreichen Freunden und Korrespondenten für ihren Hinweis auf tatsächliche Fehler und in der Korrektur übersehene Irrtümer danken, ebenso wie für ihre Kritik im allgemeinen. Hoffentlich ist alles gebührend beachtet worden. Manche Stellen, die nicht so klar waren, wie sie hätten sein sollen, werden jetzt deutlicher sein. Neue Tatsachen und neue Gesichtspunkte über die Tätigkeit der Muskeln, der Niere und des Nervensystems der Eingeweide haben eine Neubearbeitung dieser Kapitel erfordert. Ein neuer Abschnitt über den Transport der Kohlensäure im Blute ist hinzugefügt worden, und der Leser wird zweifellos das Einfügen eines Bildes von PASTEUR begrüßen, das unverantwortlicherweise in der vorigen Auflage ausgelassen worden ist.

Die Reihenfolge der Kapitel ist von einigen Kritikern beanstandet worden. In jedem Buche, das ein so großes Gebiet behandelt, ist eine wirklich logische Reihenfolge unmöglich; welche Gruppierung man auch vornehmen mag, es ist doch nicht zu vermeiden, daß die Kenntnis späterer Kapitel gelegentlich vorausgesetzt wird. In gewissem Sinne kann man jedes Kapitel des vorliegenden Buches als besonderen Aufsatz ansehen, aber trotzdem besteht eine genaue Folge und Verbindung zwischen ihnen. Das einzige Kapitel, was, wie ich zugeben muß, an einer ungehörigen Stelle steht, ist das über die elektrischen Veränderungen in den Geweben. Es würde vielleicht geeigneter sein, es dem Kapitel über die Elektrolyte folgen zu lassen. Der Leser kann, wenn er will, an dieser Stelle darauf achten. Es steht darum an seiner Stelle, weil man ohne die Kenntnis des Elektrokardiogramms das Herz nicht verstehen kann. Über einige Auseinandersetzungen in den ersten Kapiteln muß ich ausführlicher sprechen, besonders über die Fragen der physikalischen Chemie. Die Lehrbücher über diesen Gegenstand behandeln gerade die Zweige der Wissenschaft, die von großer Bedeutung in der Physiologie sind, nicht immer ausführlich genug. Ich mußte auf Originalabhandlungen zurückgreifen, um irgendeine besondere Tatsache hervorzuholen, und es schien mir, daß ich so meinen Fachgenossen eine gewisse Summe an Zeit und Mühe sparen könnte. Einige dieser Fragen mögen zwar nicht in ein Lehrbuch über „allgemeine Physiologie" gehören, aber ich wußte keinen geeigneteren Namen, und, soweit ich festgestellt habe, haben sich diese Teile des Buches nützlich erwiesen.

Ich möchte diese Gelegenheit benutzen, einen Irrtum in der vorigen Vorrede zu berichtigen. CLAUDE BERNARD war Professor an dem Collège de France, nicht an der Universität von Paris. Das Collège de France wurde bekanntlich 1530 von Franz I. gegründet und stand zuerst in einem gewissen Gegensatz zur Sorbonne, viele der bedeutendsten französischen Gelehrten haben dort ihre Lehrstühle gehabt.

In dem vorhergehenden Vorwort nahm ich Bezug auf die Ansichten von CLAUDE BERNARD über die Stellung der vitalen Erscheinungen in der Welt der experimentellen Wissenschaft. Ich möchte hier noch einige weitere Ausführungen hinzufügen, weil seine Stellung manchmal mißverstanden zu sein scheint. Man findet sie in einer Sammlung von Vorträgen, „la science expérimentale". Wir lesen auf Seite 54: „Pour le physiologiste et le médecin expérimentateur, l'organisme vivant n'est qu'une machine admirable, donée des propriétés les plus merveilleuses, mise en action à l'aide des mécanismes les plus complexes et les plus délicats." Auf Seite 58: „Les propriétés de la matière vivante ne peuvent être manifestées et connues que par leurs rapports avec les propriétés de la matière brute, d'où il résulte que les sciences physiologiques expérimentales out pour base nécessaire les sciences physico-chimiques, auxquelles elles empruntent leurs procédés d'investigation et leurs moyens d'action." Auf Seite 106: „Pour expliquer le phénomènes de la vie, le physiologiste expérimentateur s'adresse directement aux manifestations de ces phénomènes; il les analyse à l'aide des sciences physico-chimiques, qui sont plus simples que la physiologie, parce c'est toujours le plus simple qui doit éclairer le plus complexe." Auf Seite 113: „Quant aux phénomènes de la vie, j'admets que ces phénomènes, considérés dans leurs formes diverses de manifestation et dans leur nature intime, ont à la fois une spécialité de formes qui les distingue comme phénomènes de la vie et une communanté de lois qui les confond avec tous les autres phénomènes du monde cosmique. Je reconnais en d'autres termes à tous les phénomènes vitaux des procédés spéciaux de manifestation; mais en même temps je les considère aussi comme dérivant tous des lois générales de la mécanique et de la physico-chimie ordinaires." Auf Seite 118: „De ce qui précède, il résulte évidemment que le physiologiste, le chimiste, le physicien, n'ont en réalité à considérer que des phénomènes de même nature, qui doivent être analysés et étudiés par la même méthode et réduits aux mêmes lois générales. Seulement le physiologiste a affaire à des procédés particuliers qui sont inhérents à la matière organisée et qui constituent par conséquent l'objet spécial de ses études. La physiologie générale se trouve ainsi ramenée à être la science expérimentale qui étudie les propriétés de la matière organisée et explique les procédés et les mécanismes des phénomènes vitaux, comme la physique et la chimie expliquent les procédés et les mécanismes des phénomènes minéraux." Und auf Seite 212 (nach Bezugnahme auf die durch LEIBNITZ gemachte Trennung von Körper und Seele, die als unabhängig voneinander wirkend angenommen wurden): „Si nous pouvons définir la vie à l'aide d'une conception métaphysique spéciale, il n'en reste pas moins vrai que les forces mécaniques, physiques et chimiques, sont seules les agents effectifs de l'organisme vivant, et que le physiologiste ne peut avoir à tenir compte que de leur action."

Die einzige Erklärung, die ich über diese Stellen geben kann, ist die, daß der Grund, warum wir eine unabhängige Wissenschaft aus der Physiologie machen, darin besteht, daß die Gesetze der Physik und Chemie hier ein besonders kompliziertes System beeinflussen. Gegenwärtig können wir das Arbeiten dieser Maschine nur bis zu einer begrenzten Ausdehnung zergliedern. Wir wissen zum Beispiel, daß Glucose, die einer lebenden Zelle zugeführt wird, verbrannt wird, und daß die freigewordene Energie für besondere Zwecke verbraucht wird; aber wie dieses geschieht, geht noch über unser Begriffsvermögen hinaus. Jeder weitere Schritt in der Analyse ergibt trotzdem eine weitere Grundlage für einfachere Gesetze. Wenn wir einen elektrischen Strom von einem Fisch erhalten, so erzeugen wir Elektrizität auf eine kompliziertere Art als durch eine galvanische Batterie, aber wir sind nicht berechtigt, zu sagen, daß der durch ein lebendes Wesen hervorgebrachte Strom grundlegender von dem, durch eine galvanische Batterie erzeugten verschieden ist als dieser von einem durch ein Thermoelement oder eine Dynamo gelieferten Strom. Vom philosophischen Standpunkt aus wissen wir natürlich weder mehr noch weniger über die wesentliche „Natur" lebendiger Vorgänge als über die der chemischen Reaktionen oder der Elektrizität.

1917.                                                    W. M. BAYLISS.


# Vorwort zur dritten englischen Auflage.

Die neue Auflage ist nicht wesentlich verändert worden. Der wichtigste Zusatz ist ein Abschnitt über den Capillarkreislauf, über den kürzlich eine wichtige Arbeit veröffentlicht worden ist. Die in der früheren Auflage erörterten Probleme sind durch zahlreiche Hinweise auf neue Befunde ergänzt worden und es ist die Gelegenheit wahrgenommen worden, das ganze Buch sorgfältig zu überprüfen. Herzlichen Dank allen denen, welche sich der Mühe unterzogen haben, mich brieflich auf Irrtümer hinzuweisen.

Mit dem Titel des Buches ist man immer noch unzufrieden. Ich gebe zu, eine wirkliche „allgemeine" Physiologie sollte sich auf Gesetze beschränken, die sich auf die ganze lebende Natur anwenden lassen, aber ich halte es für unmöglich, einen geeigneteren Namen als den gewählten für meine Art der Darstellung zu finden. Sollen Gesetze, die sich auf Tiere beziehen, aber nicht auf Pflanzen, aus diesem Grunde von der Betrachtung ausgeschlossen werden? Und, wenn nicht, wo ist die Grenze zwischen „höheren" und „niederen" Tieren? Wie schon anderswo bemerkt ist, scheint es sich mehr um die Anordnung des Stoffes zu handeln; denn der Stoff ist derselbe, wie er auch immer behandelt sei. Allgemeine Gesetze kann man ohne konkrete Beispiele nicht richtig beschreiben und erklären. Immerhin gebe ich zu, der Plan, den ich meiner kleineren „Einführung" zugrunde gelegt habe, bedeutet eine logischere Darlegung meines Standpunktes, aber für das vorliegende Werk war er nicht anwendbar.

In der Frage der allgemeinen Grundlagen kann man nicht stark genug betonen, wie wichtig es ist — sei es auch nur, um sich damit große geistige Anstrengung für später zu ersparen —, zu einem gründlichen Erfassen dieser Hauptgrundlagen zu gelangen, und das trifft auf alle Wissenschaften zu. Wie viele Einzelheiten anscheinend isolierter Tatsachen können nicht als natürliche Folgerungen aus einigen wenigen allgemeinen Gesetzen eingeordnet werden? Gerade bei der Ausbildung junger Mediziner sollte man sich davor hüten, den Kreis dessen, was man als unmittelbar für die klinische Praxis verwendbar ansieht, zu eng zu ziehen. Was man jetzt vielleicht als rein abstrakte graue Theorie ansieht, kann in der nächsten Woche von vitaler Bedeutung sein; z. B. die elektrischen Vorgänge bei der Zelltätigkeit und ihre Anwendung in dem Elektrokardiogramm.

Heute ist eine andere geistige Einstellung für die Beurteilung des Wertes dieser Grundlagen erforderlich. Erfreulicherweise kann man eine wachsende Wertschätzung wissenschaftlicher Entdeckungen wahrnehmen. Aber man schätzt sie hauptsächlich nach ihrer praktischen Bedeutung für die Verbesserung industrieller Verfahren oder hinsichtlich ihrer therapeutischen Verwendbarkeit. Es wird übersehen, daß der technische Fortschritt nur durch vorausgegangene uninteressierte, rein wissenschaftliche Arbeit ermöglicht wird, die infolgedessen nur äußerst mangelhaft finanziell unterstützt wird. Es wird, denke ich, aus den Seiten dieses Buches klar hervorgehen, daß die größere Anzahl der fundamentellen Entdeckungen in der Physiologie von Männern gemacht wurde, welche die Möglichkeit hatten, ihre Arbeiten in der Weise zu führen, wie es ihr Fortschreiten verlangte. Solche Untersuchungen müssen vollkommen frei sein und ohne äußere Kontrolle. Ich beabsichtige nicht, damit unter fremder Leitung gemachte Arbeiten herabzusetzen. Diese sind vielmehr sowohl zur Ausbildung der Theorie als auch zu deren Anwendung auf die Praxis notwendig. In derartigen Untersuchungen, die man „Team work"[1]) nennt, steckt zweifellos viel Wert, und sie sind einer größeren Ausdehnung fähig, als sie bisher erhalten haben. Aber sie können den freien ungefesselten Flug der Phantasie des individuellen Denkers nicht ersetzen, so fruchtlos dieser Flug auch oft sein mag. Solche Männer mit ursprünglichen und fruchtbaren Gedanken mögen nicht häufig sein, aber darum ist nur noch mehr Grund vorhanden, ihrer Tätigkeit die besten Bedingungen zu schaffen, damit sie Erfolge hervorbringen können.

Außerdem kann nicht geleugnet werden, daß es Richtungen gibt, nach denen eine Untersuchung günstiger ist als nach anderen, gerade vom Standpunkt allgemeiner Gesetze aus. Eine Untersuchung kann möglicherweise in einer dieser Richtungen zu weit vorschreiten, so daß ihre Ergebnisse nicht eingeordnet werden können, bevor nicht andere Probleme gelöst sind. Da kann es denn vorkommen, daß sie zu der Zeit, in der ihre Einordnung möglich wird, schon vergessen sind. Ein junger, unerfahrener Arbeiter kann oft durch das größere Wissen eines älteren nutzbringend geleitet werden.

1920.

W. M. Bayliss.

---

[1]) Vereinigung zahlreicher Einzelarbeiter zur planmäßigen Bearbeitung eines Arbeitsgebietes.

# Inhaltsverzeichnis.

# I. Protoplasma.

## Elementareigenschaften.

Schon am Anfang unserer Studien stoßen wir auf eins der schwierigsten Probleme, mit denen es der Biologe zu tun hat, nämlich auf die chemische und physikalische Struktur und die elementaren Eigenschaften des Protoplasmas. Dieser Stoff kommt in allen lebenden Zellen vor, seine Differenzierung in gesonderte Strukturen ist aber sehr verschieden.

In seiner einfachsten Form erscheint er, wie in den Pseudopodien der Amöben oder Leukocyten, selbst bei der stärksten Vergrößerung des gewöhnlichen Mikroskops, als klare, farblose, gallertartige Masse, die keinerlei Struktur zeigt, sich aber doch von der flüssigen Umgebung abgrenzt, sich nicht mit ihr vermischt und ihre Gestalt dem Wechsel ihrer Umgebung gemäß verändern kann (siehe Abb. 1).

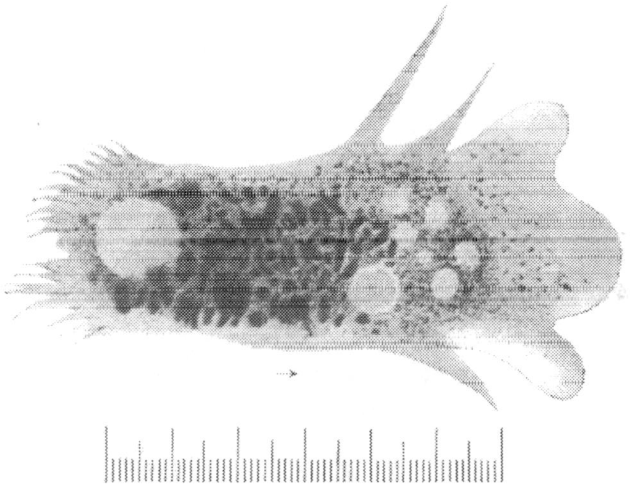

Abb. 1. Amoeba proteus (?). In der Pfeilrichtung kriechend. Beim Vorrücken durchsichtige Pseudopodien ausstreckend. Die contractile Vakuole ist in dem hinteren Ende des Organismus sichtbar. Jeder Teilstrich der Skala entspricht 2,5 $\mu$. (Leidy, 1879, Abb. 22.)

Die strukturlose Natur des Protoplasmas in seiner elementarsten Form sieht man manchmal noch nach der Fixierung, wie Abb. 2 zeigt, wobei man beobachten kann, daß die äußere Schicht und die Pseudopodien vollkommen klar sind.

Aber selbst bei den einfachsten einzelligen Organismen lassen sich besondere Teile unterscheiden, die spezielle Funktionen erfüllen, wie z. B. die contractile Vakuole. Bei höheren Organismen nennt man solche Teile „Organe". Sie sind dauernde Gebilde; die einfachen Lebewesen scheinen dagegen die Fähigkeit zu besitzen, Organe, wenn sie erforderlich sind, zu bilden. Die Nahrungs-

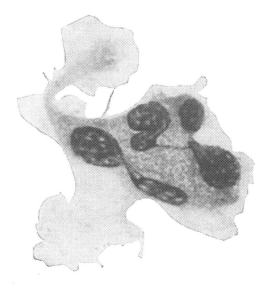

Abb. 2. Leukocyt des Wassermolches. Fixiert durch einen Dampfstrahl, der auf das Deckgläschen gerichtet wurde. Gefärbt mit Hämatoxylin. Unveränderte Photographie. Die homogene Natur des Protoplasmas der Pseudopodien ist zu deutlich erkennbar. (SCHÄFER: Grundlagen der Histologie, Abb. 67, Pl. 58.)

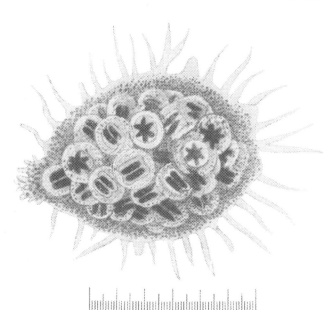

Abb. 3. Dinamoeba mirabilis. Das Innere angefüllt mit zahlreichen Zellen einer Alge, Didymoprium, eingeschlossen in Flüssigkeitstropfen. Die Vakuolen sind rund, obwohl die eingeschlossenen Organismen unregelmäßige Formen haben. Jeder Teilstrich der Skala entspricht 2,8 μ. (LEIDY, 1879, Pl. 7, Abb. 3.)

vakuolen in Abb. 3 mögen als Beispiel dienen. Das Wasser, das mit Nahrungsteilchen aufgenommen wird, bildet vorübergehend einen Magen, in welchen verdauende Agentien ausgeschieden werden.

## „Übermechanische Eigenschaften."

Diese Eigenschaft, Organe zu bilden, wenn sie zum vorübergehenden Gebrauch nötig sind, macht es nach VON UEXKÜLL (1909, S. 11—32) unmöglich, protoplasmatische Wirksamkeit auf physikalisch-chemische Gesetze zurückführen. Diese verzweifelte Geste scheint mir unberechtigt. Viele dieser Organe werden unter Einwirkung bereits bekannter Gesetze gebildet. Die Verdauungsvakuolen z. B. werden durch das mit der Nahrung aufgenommene Wasser erzeugt und verdanken ihre Form der Oberflächenspannung. Wenn Verdauungsenzyme im Protoplasmakörper anwesend sind, werden sie auch ihren Weg in die Vakuole finden. Die pseudopodialen Formänderungen entsprechen den Veränderungen der Oberflächenspannung und Dichtigkeit der äußeren Schicht des Protoplasmas, wie später gezeigt werden wird.

Hierauf bezieht sich ein interessanter Versuch RHUMBLERS (1898, S. 249). Wenn ein Glasstäbchen unter Wasser gegen einen Tropfen Chloroform bewegt wird, kann es nicht in den Tropfen eindringen; beim Nachlassen des Druckes wird es sofort zurückgestoßen. Wenn dagegen der Stab vorher mit Schellack überzogen wird, kann er sofort in den Chloroformtropfen eindringen. Sobald der Schellack von dem Chloroform aufgelöst worden ist, wird der Stab wieder ausgestoßen. Ich finde es am besten, den Glasstab in eine filtrierte Lösung von Schellack in Chloroform zu tauchen und ihn dann trocknen zu lassen, da gewöhnlicher Schellack nur teilweise in Chloroform löslich ist. Man könnte sagen, daß das Chloroform nichts mit Substanzen zu tun haben will, die es nicht auflösen kann. Wenn ihm ein gemischtes Nahrungsteilchen dargeboten und von ihm aufgenommen wird, so verdaut es einen Teil und stößt den nicht assimilierbaren Rest aus (siehe auch RHUMBLER, 1910, 1914).

Ich führe diesen Versuch an, um die Aufmerksamkeit auf die Art zu lenken, in der die einfache Kombination wohlbekannter Kräfte zu verwickelten und scheinbar zweckmäßigen Ergebnissen führt. Über den ähnlichen Vorgang der Aufnahme von Bakterien durch Leukocyten (Phagocytosis) sagt LEDING- HAM (1912, S. 324), daß frei schwebende Leukocyten kugelförmig sind und Pseudopodien nur ausstrecken, wenn sie an eine feste Oberfläche anstoßen. Kräftiges Schütteln der Mischung von Serum, Leukocyten und Bakterien beeinflußt die Aufnahme letzterer durch das Protoplasma nicht, vorausgesetzt, daß keine erhöhte vermehrte Pseudopodienbildung eintritt. Wenn Berührungen stattfinden, so werden Bakterien in einem gewissen Verhältnis zur Zahl der Zu- sammenstöße aufgenommen. Der Grad der Phagocytose ist darum von der Anzahl der Zusammenstöße in der Zeiteinheit abhängig. Seitens der Phago- cyten besteht keine Veranlassung zum „Suchen“. Es scheint ein Vorgang zu sein, bei welchem die Oberflächenspannung die Hauptrolle spielt. Es leuchtet auch ein, daß, wenn die Bakterien agglutiniert sind, jeder Zusammenstoß die Einführung einer größeren Anzahl Organismen in der gleichen Zeit sichert; daher zeigt der opsonische Index bloß das Vorhandensein von etwas, das die Oberflächenspannung der Bakterien betrifft. Die Schrift von TAIT (1918) be- spricht die verschiedenen Arten, in denen die Oberflächenspannung sich bei den Erscheinungen äußert, welche die protoplasmatischen Systeme zeigen.

Man nimmt auch an, daß die „übermechanischen Eigenschaften“ von UEXKÜLL bei der Tätigkeit differenzierterer Strukturen eine Rolle spielen, z. B. den Muskelzellen der See- nessel usw. (VON UEXKÜLL, 1909, S. 72 und 73). Ich kann diesem Forscher nicht so weit folgen, jede Möglichkeit zukünftiger Erklärung zu leugnen. Zweifellos bietet das einfache Protoplasma sehr schwere Probleme. Es ist in der Tat heute unmöglich, zu verstehen, wie eine Flüssigkeit — und das Protoplasma hat die Eigenschaften einer Flüssigkeit — über- haupt Organe bilden kann. Gleichzeitig darf nicht vergessen werden, daß die Zusammen- setzung eines flüssigen Systems nicht überall notwendig die gleiche ist; ein Tropfen Öl kann in verdünntem Alkohol schwimmen. Die verschiedenen Vakuolen in Amöben enthalten nicht alle die gleichen Substanzen in Lösung, wie wir in einem späteren Kapitel sehen werden.

Tiere und Pflanzen sind Einheiten sowohl in der Zeit als im Raum — man kann sie einer Melodie in der Musik vergleichen —, während Maschinen nur Ein- heiten im Raume sind. Daraus ist geschlossen worden, daß der menschliche Geist nicht imstande sei, solche Wesen zu begreifen (siehe VON UEXKÜLL, 1909, S. 28). Aber in der anorganischen Welt spielt die Zeit ebenso ihre Rolle. Ein Atom Radium ist einmal in der Vergangenheit durch ein Zwischenelement aus dem Uran entstanden; es verwandelt sich mit bestimmter Geschwindigkeit weiter, zu Helium und Niton, und letzteres zerfällt dann wieder in andere Elemente.

Nach RUTHERFORD (1913, S. 668) lebt Uran ungefähr 1 000 000 Jahre, Jonium 100 000 Jahre, Radium 3000 Jahre; Niton 5,55 Tage, Radium A 4,32 Minuten, die anderen Zwischen- produkte von Radium F (Polonium) 196 Tage, und schließlich wird es in Blei verwandelt.

Es ist überdies bezeichnend für einen kolloidalen Körper, daß er nicht in dauerndem Gleichgewicht ist; es handelt sich, wie man sagt, um ein „nicht beständiges System". Aus den späteren Abschnitten dieses Buches wird klar hervorgehen, was für eine große Rolle die kolloidalen Phänomene in dem Leben der Zelle spielen. VAN BEMMELEN (1910, S. 230—233) zeigte 1896, daß bei einer feuchten Gallerte aus kolloidaler Kieselerde, die mit Luft verschiedenen Wasserdampfgehalts ins Gleichgewicht gebracht wurde, sich die Wassermenge, die sich in dem Kolloid befand, fortgesetzt mit der Spannung des Wasserdampfes veränderte. Der springende Punkt für unsere gegenwärtige Betrachtung ist, daß in bestimmten Abschnitten der Kurve die bei einer gegebenen Spannung des Wasserdampfes in dem Kolloid vorhandene Wassermenge verschieden ist, je nachdem die Kieselsäure vorher mit Wasserdampf höherer oder niederer Spannung in Berührung war. Wenn sie z. B. vorher in trockener Luft gewesen ist

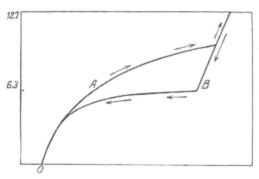

und dann in eine Atmosphäre mit einer Dichtigkeit des Wasserdampfes von 6,3 mm Hg gebracht wird, beträgt der Wassergehalt in der Gallerte ($A$) (Abb. 4), nachdem er mit der Gasphase ins Gleichgewicht gekommen ist, weniger als die Hälfte von dem, was bei der gleichen Dampfspannung erhalten wird, wenn die Kieselsäure vorher einer Wasserdampfdichtigkeit von 12,7 mm Hg ($B$) ausgesetzt war.

Abb. 4. Wassergehalt eines Kieselsäuregels in Gleichgewicht mit verschiedenen Spannungen von Wasserdampf. Ordinaten: Spannung des Wasserdampfes in Millimetern Quecksilber. Abszissen: Wassergehalt des Gels: $A$, wenn steigenden Spannungen ausgesetzt; $B$, wenn abnehmenden Spannungen ausgesetzt. Zeigt „Hysteresis". Anorganische Systeme haben Zeitfaktoren und „Lebensgeschichten". So können wir aus dem Wassergehalt, der einer Spannung von 6 mm Hg (mittlere Höhe der Abbildung) entspricht, erkennen, ob das System in seiner Vergangenheit einer zu- oder abnehmenden Spannung von Wasserdampf ausgesetzt gewesen ist. (Aus: VAN BEMMELEN, 1910, Abb. 12, S. 247.)

Man kann also durch Untersuchung des Wassergehaltes dieses Gels, wenn es im Gleichgewicht mit Wasserdampf bei 6,3 mm Hg Spannung steht, seine „Vorgeschichte" erkennen. Die hier beschriebene Erscheinung wird „Hysteresis" genannt.

Man hat ferner behauptet, daß sich ein Organismus von einer toten Substanz darin unterscheidet, daß seine Beschaffenheit jeden Augenblick nicht nur von seiner früheren Geschichte abhängt, sondern auch von seiner zukünftigen. Auch hier sind ähnliche Bedingungen in der reinen Chemie nicht unbekannt. Die relative Konzentration der Komponenten einer umkehrbaren Reaktion ist jederzeit bestimmt, nicht nur durch die anfängliche, sondern auch durch die endliche Beschaffenheit, nämlich die des Gleichgewichts. Die Geschwindigkeit, mit der sich Essigsäure und Methylalkohol zu Ester vereinigen, hängt von der Entfernung vom Endzustand ab. Um einen bildlichen Ausdruck zu gebrauchen: der End- oder Gleichgewichtszustand läßt sich von Anfang an voraussehen.

## Die Struktur des Protoplasmas.

Über eine Tatsache kann kein Zweifel bestehen, nämlich daß sich Protoplasma wie eine Flüssigkeit verhält. Das sieht man an der kugelförmigen Gestalt,

welche die Tropfen einer wässerigen Flüssigkeit annehmen, wenn sie vom Protoplasma umschlossen werden (Abb. 1 und 3).

Diese Tropfen müssen, um die durch die Oberflächenspannung bedingte Form
annehmen zu können, frei sein; es dürfen also keine fixierten oder festen Strukturen vorhanden sein, welche sie deformieren, auch wenn diese Strukturen selbst
frei beweglich sind. Wenn ferner die feinen Teilchen, die in gewissen Teilen protoplasmatischer Organismen vorkommen, unter dem Mikroskop betrachtet werden,
sieht man sie in beständiger Bewegung. Der Botaniker BROWN (1828, S. 359)
beobachtete diese Erscheinung zum erstenmal, und darum wird sie „BROWNsche
Bewegung" genannt. Ihr Wesen wird im 4. Kapitel besprochen, aber ihr Vorhandensein zeigt, daß die in Frage kommenden Teilchen in einer Flüssigkeit
suspendiert sind und nicht in einem Netzwerk oder einer anderen Art fixierter
Struktur festgehalten werden. Wie GAIDUKOW (1910, S. 63) darlegt, hören die
Bewegungen bei dem Absterben des Protoplasmas auf, dann tritt eine Ausflockung oder Gerinnung ein, wie die „Gerinnung" von Gelatine bei der Abkühlung; mit den Worten GRAHAMS: das Hydrosol ist ein Hydrogel geworden.

Weitere Aufklärung in der gleichen Richtung erhalten wir durch die Art,
wie das Protoplasma auf einen elektrischen Reiz reagiert. Wenn solch ein Reiz
eine Amöbe trifft, so bewirkt er eine Kontraktion, ihre Oberfläche wird so klein
wie möglich, sie wird also mehr oder weniger kugelförmig (KÜHNE, 1864, S. 32).
Das wäre unmöglich, wenn feste Strukturen vorhanden wären, die Bewegungen
gegeneinander unmöglich machen müßten. Ähnliche Veränderungen sieht man
in den Staubfäden von Tradescantia (Abb. 5).

Gewisse Organismen, die in einem Stadium ihrer Lebensgeschichte Mycetozoen genannt werden, bilden Massen von nacktem Protoplasma. Einer davon, Badhamia, den man
auf Stümpfen gefällter Eichen findet, wurde von A. LISTER (1888) untersucht. Er ist gewöhnlich voller dunkelbrauner Sporen von dem Pilz, von dem er sich nährt, man kann ihn aber
durch nasse Baumwolle kriechen lassen, welche die Sporen abfiltriert und das Protoplasma
reinigt. Es ist schwer zu verstehen, wie eine andere Substanz als eine Flüssigkeit in feine
Fäden zerlegt werden kann, die augenblicklich wieder zusammenlaufen, um eine Masse wie
die ursprüngliche zu bilden, aber jetzt ohne darin suspendierte Körper. J. L. KITE (1913)
stellt fest, daß Kongorot und andere Farben, in das Innere einer Amöbe eingespritzt, schnell
im Protoplasma diffundieren.

Obwohl wir das Protoplasma als eine Flüssigkeit ansehen müssen, zeigt
es bei starker, indirekter Beleuchtung („Ultramikroskop") doch, daß es nicht
homogen, wie Wasser, oder eine Kochsalzlösung ist. Es enthält im Gegenteil
eine ungeheure Anzahl winziger Teilchen, die man auf diese Weise (auch „Dunkelfeldbeleuchtung" genannt) als schimmernde Punkte oder Brechungsscheiben
sieht (Abb. 6). Das Protoplasma verhält sich also, wie wir später sehen
werden, wie eine kolloidale Lösung. MOTT (1912) hat aus gleichen Beobachtungen an Nervenzellen ähnliche Schlußfolgerungen gezogen.

CHAMBERS (1917) unterscheidet zwei Arten in dem gewöhnlichen Mikroskop sichtbarer Teilchen — sehr kleine, Mikrosomen, und größere, Makro-
somen. Erstere sind stabil, letztere sehr empfindlich gegen Schädigungen.
„Mitochondrien" nennt man Körperchen, die anscheinend aus Albumin und
Lecithin zusammengesetzt sind und sich mit Diäthyl-Safraninfarben färben,
wie z. B. Janusgrün B (Höchst). Sie sind in der lebenden Zelle vorhanden, aber
in dauernder Veränderung begriffen. Bei der Tätigkeit der Zelle verändern sie sich

(M. R. und W. H. LEWIS, 1914; COWDRY, 1916; GUILLERMOND: Pflanzen, 1920). Wegen des bemerkenswerten „Golgi-Apparates" ist HATENBY (1919) nachzusehen.

Es ist schade, daß das Studium der Lebensphänome in Zellen durch die Tatsache erschwert ist, daß man bei mikroskopischer Beobachtung so wenig sehen kann. Darum mögen hier ein paar Worte über das Wesen des mikroskopischen Bildes folgen.

## Das mikroskopische Bild.

ABBÉ versuchte bekanntlich alle mikroskopischen Bilder auf Beugungserscheinungen zurückzuführen. Dieser Gesichtspunkt ist ohne Zweifel von Bedeutung, aber bei korrekten Beleuchtungsmethoden kann die Beugung so weit reduziert werden, daß andere optische Erscheinungen, Brechung und Absorption, vorherrschen.

Wir wollen zunächst die Beugung betrachten. Diese Erscheinung wird dadurch veranlaßt, daß sich das Licht in Wellen ausbreitet. Man kann es grob als Eigenschaft der Wellen bezeichnen, um Ecken zu biegen. Man kann auf der Straße Geräusche „um die Ecke" hören, und das stört manchmal auf der Straße ebenso, wie es die entsprechende Erscheinung

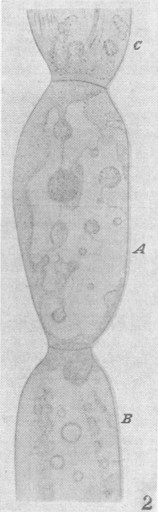

Abb. 5. Zellen der Staubfadenhärchen von Tradescantia virginica. *1* Normale Zelle: *a* Zellwand; *b* Nucleus; *c* Protoplasma; *d* Kontraktionswelle im Protoplasma; *e* Gewebeähnliche Platte, die sich aus der Verschmelzung zweier feiner Fäden bildet; *f* eine Brücke zwischen zwei stärkeren protoplasmatischen Strömen. Länge der Zelle: 0,3 mm. *2* Etwas jüngere Zelle, durch Induktionsschläge parallel der Längsachse erregt: *A* Schläge mäßiger Stärke; *B* Stärkere Schläge; in *C* ist das Protoplasma durch Ruptur der Zelle und Eintritt von Wasser koaguliert. Länge der Zelle *A*: 0,145 mm. (KÜHNE, 1864, Abb. 1 und 4.)

beim Sehen durch das Mikroskop tut. Eine andere lehrreiche Tatsache zeigt folgender Fall:

Denken wir uns eine tiefe Bucht, die sich bei ihrer Öffnung nach der See zu durch zwei von jeder Seite vorspringende Dämme verengert, die nur einen schmalen Durchgang zwischen sich lassen (Abb. 7). Von der offenen See her sich nähernde Wellen dringen durch die Öffnung und breiten sich in dem Hafen gemäß dem dargestellten Diagramm aus. Ein Beobachter in *A*, der die Öffnung nicht sehen kann, sondern nur die Wellen zu seinen Füßen, würde sich von der Breite der Öffnung kein Bild machen können. Scheinwerferstrahlen, welche senkrecht auf die beiden Dämme treffen, würden dagegen am Strande in *A* ein richtiges Bild der Breite der Öffnung geben.

Auf ähnliche Weise biegen Lichtwellen um Ecken von Gegenständen und verringern die Schärfe, mit der Bilder dieser Gegenstände sich auf der Netzhaut bilden. In Photographien mikroskopischer Präparate sieht man nur zu häufig verwischte und ungenaue Abgrenzungen der Gegenstände. Wenn solche

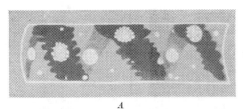

*A*

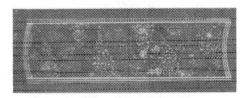

*B*

Abb. 6. Spirogyra-Zelle. *A* unter gewöhnlicher Belichtung, *B* unter Dunkelfeldbeleuchtung („Ultra-Mikroskop"). Das Protoplasma erscheint hell und strukturlos in *A*, voll von kleinen Körnchen in *B*. Länge der Zelle: 0,086 mm. (Nach GAIDUKOW.)

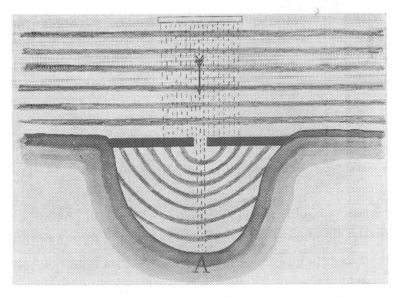

Abb. 7. Diagramm, um die Ablenkung der Meereswellen, die in einen Hafen eindringen, zu illustrieren.

Präparate ein regelmäßiges Muster haben, wie Gerüste von Diatomeen, so kann eine Anzahl ganz verschiedener Bilder entstehen, je nach Stellung des Objektivs.

APATHY (1901, S. 514) beschreibt den folgenden Versuch: Eine Diatomee von grober Struktur, Triceratium favus, wird durch ein apochromatisches Objektiv von 16 mm Brennweite und Okular 8,12 oder 18 betrachtet. Die Irisblende wird auf 0,5 mm verengt, um nur einen schmalen Lichtkegel durchzulassen. Es stellt sich heraus, daß nicht weniger als 15 deutlich verschiedene Bilder zu sehen sind, je nachdem das Objektiv bei scharfer Einstellung gehoben oder gesenkt wird. Diese Bilder werden bei Hebung des Objektivs um 250 $\mu$ erhalten, die ganze Dicke der Diatomee beträgt nur 4 $\mu$; es können also nicht Verschiedenheiten der Struktur in der Diatomee selbst sein, welche sie hervorrufen.

Bei der niedrigsten und höchsten Stellung des Objektivs kann man innerhalb des Tubus des Mikroskops durch Brechung kein reelles Bild erhalten. Je weiter die Irisblende geöffnet wird, desto mehr verringert sich die Zahl gesonderter Bilder. Der gleiche Vorgang kann durch ABBÉS Beugungsplatten Zeissscher Fabrikation demonstriert werden. Eine der Figuren dieser Platten besteht aus einer Reihe rhombischer ausgesparter Flächen, die man durch Entfernen des Silberbelags erhält, indem man eine Reihe sich kreuzender Linien abkratzt und dann ein photographisches Negativ herstellt. Die richtige Abbildung zeigt dann die Photographie in Abb. 8. Mit enger Iris, kann man eine Anzahl verschiedener Bilder erhalten, von denen ich vier in Abb. 9 photographiert habe. Weitere Einzelheiten in einem Artikel von J. W. STEPHENSON (1877, S. 87). Die hier angeführten Tatsachen genügen, um zu zeigen, daß man durch Beugung Strukturen sehen kann, die den tatsächlich vorhandenen ganz unähnlich sind. Man muß beachten, daß die günstige Bedingung für ihre Erzeugung ein schmaler Beleuchtungskegel ist, der durch eine kleine Öffnung der Irisblende hervorgerufen wird. Einige interessante Photographien von Beugungsbildern findet man in EDSERS „Licht" (S. 433). In diesen Fällen sind die Bilder den wahren Gegenständen mehr oder weniger ähnlich.

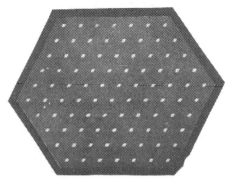

Abb. 8. Richtiges Bild eines Schnittes von ABBÉS Beugungsgitter. Photographiert mit Leitz' apert. $^{1}/_{16}$, Ölimmersion, Okul. 4. Powell- und Lealand-Kondensor, volle Öffnung der Irisblende.

Das Vorhandensein verschiedener Strukturen, auch farbloser, in einer Zelle kann dann nachgewiesen werden, wenn sie Brechungsindices haben, die sich von der umgebenden Substanz unterscheiden. Lichtstrahlen werden abgelenkt werden, so daß dunklere und hellere Räume entstehen.

Farblose Glasperlen, die man in durchfallendem Licht durch eine schwache Linse beobachtet, zeigen in Luft dunkle und helle Ringe; wenn man sie in Öl mit dem gleichen Brechungsindex wie sie selbst eintaucht, werden sie unsichtbar. Gewöhnliches Immersionsöl ist zu diesem Zweck sehr geeignet.

Nun besitzen die meisten der verschiedenen Strukturen in lebenden Zellen fast den gleichen Brechungsindex wie ihre Umgebung, was die Anwendung der mikroskopischen Betrachtung nur begrenzt zuläßt. Aber selbst die sichtbaren Bilder haben nur eine indirekte Beziehung zu den Formen der Gegenstände selbst, wie aus dem Aussehen der Glasperlen in Luft bei durchfallendem Licht ersichtlich ist.

Wir wollen nun annehmen, daß wir zu dem oben erwähnten Versuch gefärbte Perlen nehmen. Es wird sich herausstellen, daß sie beim Eintauchen in Öl ein sehr schönes klares und deutliches Bild ergeben, während es in der Luft durch Brechung verdunkelt wird. Das zeigt das Ziel der mikroskopischen Methoden. Um es kurz zu sagen: wir brauchen gefärbte Objekte, die in ein Medium von gleichem Brechungsindex wie sie selbst gebracht und, um Beugung zu vermeiden, durch einen weitwinkligen Lichtkegel beleuchtet werden. Das letztere erhält

man durch sog. „kritische Beleuchtung", durch die ein Bild der Lichtquelle in oder sehr dicht an der Objektebene erzeugt wird, durch einen Kondensor
mit einer so weit geöffneten Iris, wie die numerische Apertur des Objektivs
erlaubt. Wegen Einzelheiten muß man die Lehrbücher nachschlagen (z. B.
Spittas: Mikroskopie, S. 209—226). Es genügt hier, die Tatsache zu betonen,
daß, wenn in einem besonderen Fall, das Licht der „kritischen Beleuchtung"
zu hell ist, es weder durch Verengerung der Iris noch durch Herausstellen des
Kondensors aus dem Fokus abgeschwächt werden darf, sondern durch das
Zwischenschieben eines Schirms von dem nötigen Grade der Undurchsichtigkeit.

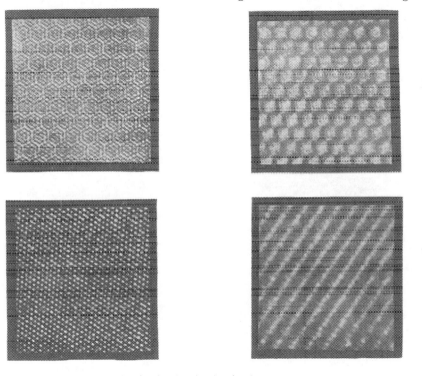

Abb. 9. Vier Beugungsbilder von demselben Teile des Beugungsgitters wie in Abb. 8. Photographiert mit schmalem Lichtkegel. Die Bilder wurden zuerst mit Zeiss 16 mm Apo-
chromat, Okul. 4. aufgenommen. Kein Kondensor, Planspiegel, Irisöffnung etwa 0,75 mm.
Die Negative wurden dann zu demselben Maßstab vergrößert, wie das richtige Bild in der
vorigen Abbildung, d. h. 370 Durchmesser. Jeder Teilstrich der Skala entspricht 26 μμ. Die
Serien der Bilder wurden erhalten, indem das Objektiv durch den Raum zwischen dem richtigen Brennpunkt und ¹/₃ mm darüber gehoben wurde. Das untere rechte Bild ist dasjenige
der höchsten Stellung (¹/₃ mm) über dem Brennpunkt.

Diese Art der Beobachtung durch Absorption gewisser Lichtkomponenten
durch farbige Objekte ist darum vorzüglich die erstrebenswerte Methode.
Leider ist sie von nur beschränkter Anwendung auf lebende Zellen, bei denen
so viele Bestandteile farblos sind. Es gibt indessen zwei Fälle, wo sie für solche
Objekte angewendet werden kann, und sie ist natürlich das Ziel aller histologischen Färbeprozesse. Die beiden genannten Fälle sind erstens Photographie
mit ultraviolettem Licht und zweitens Vitalfärbung.

## Photographie mit ultravioletten Strahlen.

Gewisse Strukturen in der Zelle sind für alle sichtbaren Lichtwellen durchlässig und darum farblos, für ultraviolettes Licht aber mehr oder weniger undurchlässig. Sie würden unseren Augen farbig erscheinen, wenn sie für ultraviolettes Licht empfindlich wären. Nun ist die photographische Platte empfindlich für ultraviolettes Licht und (Köhler, 1904, S. 129—165 und 273—304)

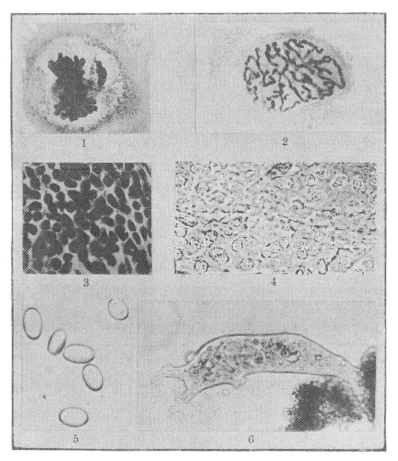

Abb. 10. *1.* u. *2.* Kernteilungen von der Kiemenplatte der Salamanderlarve. Ungefärbt, in
Glycerin. Photographiert mit ultraviolettem Licht von 280 $\mu\mu$. Das Chromatin sieht aus,
als wäre es gefärbt. *3.* Ecke vom Brustknorpel der Eidechse. Lebend. Photographiert mit
ultraviolettem Licht. Die Kerne sind dunkel. *4.* Dasselbe. Photographiert mit gewöhnlichem
Licht. Die Kerne sind durchscheinend. *5.* Rote Blutkörperchen der Eidechse. Lebend.
Photographiert mit gewöhnlichem Licht. Obwohl schräge Beleuchtung angewendet wurde,
sind die Kerne fast unsichtbar. Spuren von Beugung sind um die Körperchen zu sehen.
*6.* Amoeba. Lebend. Photographiert mit gewöhnlichem Licht. Der Kern ist gerade sichtbar
aber durchscheinend.

hat die Möglichkeit gezeigt, Zellen so zu photographieren. Abb. 10 zeigt Photo-
graphien, die diese Tatsache veranschaulichen. Es wird bekannt sein, daß der
Kern, obgleich für gewöhnliches Licht durchlässig und farblos, für ultraviolette
Lichtwellen besonders undurchlässig ist. Diese Methode ist leider noch nicht

viel angewandt worden, weil sie eine sehr sorgfältig durchgearbeitete Apparatur verlangt.

In Beziehung zu der oben erwähnten Methode steht eine andere, bei welcher die Fluorescenz, welche manche Stoffe im ultravioletten Licht aufweisen, durch das Mikroskop beobachtet wird. Die Farbe des Lichtes, das durch diese fluorescierenden Substanzen entsendet wird, ist verschieden nach ihrer Zusammensetzung. Dadurch kann es gelingen, in der lebenden Zelle das Vorhandensein von sonst unsichtbaren Stoffen nachzuweisen. Man findet weitere Aufklärung im 19. Kapitel und in den Abhandlungen von STÜBEL (1911) und von HEIMSTÄDT (1911).

## Vitalfärbung.

Die zweite Methode, nämlich lebende Zellen zu färben, ist von vielem Nutzen gewesen. EHRLICH (1886) zeigte als erster, daß Methylenblau lebende Nervenstrukturen färbt.

Eine einfache Methode hiefür gibt MICHAELIS (1902, S. 99) an. Ein kleines Stück vom Eingeweide einer Maus wird für $1/2$–1 Stunde in eine Lösung von Methylenblau gelegt (1 : 20 000 physiologische NaCl-Lösung). Es wird dann der Länge nach gespalten und mit der serösen Schicht zu oberst auf einem Objektivträger ausgebreitet. Ein Deckglas wird mit leichtem Druck darauf gelegt. Etwas dicker Gummi an den Ecken dient dazu, es festzuhalten. Dieses Präparat kann man sogar mit einer Immersionslinse betrachten. Man erkennt deutlich den Nervenplexus.

Weiterhin fand EHRLICH, gefolgt von anderen Forschern, daß auch verschiedene andere Farben in lebende Zellen aufgenommen und in ihnen abgelagert werden. An anderen Stellen dieses Buches findet man Beispiele. Wertvolle Aufklärung brachte der Befund, daß bestimmte Zellstrukturen durch bestimmte Farbstoffe vital gefärbt werden (siehe das Buch von GOLDMANN, 1912). Bei dem gegenwärtigen Stand unserer Kenntnisse der Physik und Chemie der Zelle kann man endgültige Feststellungen über die Bedeutung dieser spezifischen Färbung gewisser Strukturen durch besondere Farben noch nicht machen. EHRLICH behauptet, daß die Farbstoffe besondere Verwandtschaft zu gewissen „Seitenketten" der protoplasmatischen Moleküle haben; aber kürzlich hat eine Arbeit gezeigt, daß viele andere Bedingungen auch eine Rolle spielen, wie Löslichkeit, elektrische Ladung, Diffusionsvermögen usw. Es ist schwer zu sehen, welche rein chemische Verwandtschaft zwischen komplexen, substituierten Diazosulfokörpern, wie es eine große Anzahl dieser Vitalfarben ist, und den chemischen Bestandteilen von Zellen bestehen kann. Obgleich Methylenblau und andere Azokörper spezifisch vitale Farbstoffe für Nervengewebe sind, sind gewisse Safraninazofarben, Diazingrün z. B., die keinerlei chemische Verwandtschaft mit ersteren haben, auch vitale Nervenfarbstoffe, und andere Verbindungen der gleichen Safraninreihe haben wieder nicht diese Eigenschaft (MICHAELIS, 1902, S. 104). Man darf aber nicht zu dogmatisch sein, wo so wenig endgültig bekannt ist. Die Frage wird in späteren Kapiteln besprochen werden müssen, und man wird sehen, daß die Annahme von Riesenmolekülen in chemischem Sinn sehr wenig Aussichten für sich hat. Gegenwärtig genügt es, auf die Tatsache hinzuweisen, daß diese spezifische Verwandtschaft von Farbstoffen mit besonderen Strukturen besteht, was auch immer die Erklärung dafür sein mag. H. M. EVANS (1915, S. 255) folgert, daß sie von physikalischen Bedingungen abhängt, nicht von „Chemoreceptoren".

Sehr vorsichtig muß man in der Auslegung der Ergebnisse sein, die man durch Einspritzung von Farbstoffen in lebende Organismen erhalten hat. Sehr wenige sind ganz ohne giftige Eigenschaften, einige sind sehr giftig. Findet man also einen solchen Farbstoff in einer Zelle, so kann man nie mit Sicherheit sagen, ob er seinen Weg dorthin noch während des Lebens der Zelle gefunden hat oder ob er erst die Zelle abtötete und dann in sie eindrang. Bei einzelligen, sich bewegenden Organismen kann man den Zeitpunkt der Abtötung einigermaßen feststellen, bei Geweben höherer Organismen ist die Schwierigkeit sichtlich größer. Die Erforschung der Art, wie ungiftige Stoffe in die Zelle eindringen, durch Methoden, auf die im 5. Kapitel hingewiesen wird, kann weitere Aufklärung bringen. Es ist klar, daß ein Farbstoff keinen Bestandteil einer Zelle färben kann, ohne die Zellmembran zu durchdringen, aber man ist nicht immer sicher, daß, wenn er durchgeht, dies ohne vorherige Veränderungen in der Membran selbst geschieht. Der Farbstoff kann auch durch die normale Membran hindurchgehen, die Zelle aber dann abtöten, wenn er die innere Struktur erreicht. Manche Untersuchungen über Vitalfärbung tragen diesen Möglichkeiten nicht gebührend Rechnung. Viele Farbstoffe, wie Methylenblau, werden durch gewisse Zellen zu farblosen Derivaten reduziert, solange die Zellen leben, aber nicht, wenn sie tot sind, so daß man in diesen Fällen die reduzierende Kraft als Kriterium der Vitalität gebrauchen kann (MICHAELIS, 1902, S. 101 und 104). Der lebende Kern scheint unfärbbar zu sein, so daß wir an der Färbung des Zellkerns das Absterben der Zelle erkennen können. Neutralrot ist einer der am wenigsten giftigen intravitalen Farbstoffe.

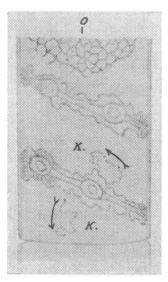

Abb. 11. Diagramm eines Teiles einer Spirogyra-Zelle. *O* Netzartige Koagulation des Zellsafts, wie sie nach Anwendung von Osmiumsäure vorkommt. *K* Wege der „tanzenden" Körnchen (BROWNsche Molekularbewegung), wie sie in der lebenden Zelle zu sehen sind. Diese Wege sind viel länger als die Maschen des Netzwerkes, so daß die letzteren im Leben nicht vorhanden sein können und ein Produkt der Wirkung des Fixierungsmittels sein müssen. (Nach FLEMMING.)

Fixierte Zellen verhalten sich Farbstoffen gegenüber ganz anders wie lebende Zellen. Frisch abgetötete, aber nicht fixierte Zellen färben sich anders als lebende und anders als fixierte. Sicher wäre es bei eingehenderen Studien der Veränderungen an gefärbtem Protoplasma möglich, hier weiter zu kommen.

## Fixierung.

Da das Protoplasma im lebenden Zustand so wenig Struktur zeigt, könnte man glauben, daß man durch den Gebrauch fixierender und färbender Reagentien mehr erreichen könnte. Untersuchungen, besonders durch HARDY (1899, S. 201—210) und ALFRED FISCHER (1899, S. 1—72 und 202—336) haben aber gezeigt, daß die auf diese Weise erhaltenen Strukturen erst von den angewandten Reagenzien e r z e u g t werden und daß man ganz verschiedene Erscheinungen in der gleichen Zellart, je nach der angewandten fixierenden Substanz, findet. Einige Beispiele werden dies belegen:

FLEMMING (1882, S. 50 und 51) bemerkte, daß der Zellsaft der Spirogyra, der lebend eine klare Flüssigkeit mit Körperchen Brownscher Bewegung war, nach der Behandlung mit Osmiumsäure zu einem starren Netzwerk wurde (Abb. 11).

ALFRED FISCHER (1899, S. 34) nimmt eine klare Lösung von Albumose und läßt verschiedene fixierende Reagentien einwirken, durch die er verschiedene Arten von Strukturen erhält, wie Abb. 12 zeigt.

Eine homogene Mischung von Albumose und Serumalbumin, mit ALTMANNS Osmiumsäure und Bichromat behandelt, ergab eine Struktur, die aus Körnchen bestand, welche in eine Matrize feiner netzförmiger Struktur eingebettet waren. Diese beiden Strukturen konnten durch die gebräuchlichen histologischen Methoden in verschiedenen Farben gefärbt werden (FISCHER l. c., S. 53 und Abb. 5 der Tafel in seinem Buche). Eine

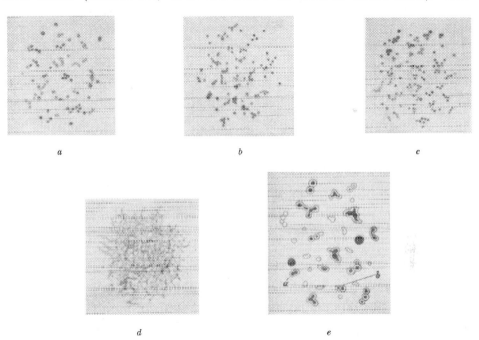

a                                   b                                   c

d                                   e

Abb. 12 *a, b, c* und *d*. Niederschlagsformen von 5 proz. Albumose, in 0,2 proz. Kaliumhydroxydlösung aufgelöst, nach Einwirkung verschiedener Reagenzien. Vergrößerung etwa 600 fach. *a* mit 1 proz. Platinchlorid; *b* mit Flemmings Lösung; *c* mit 0,5 proz. Chromsäure; *d* mit Altmanns Gemisch von Kaliumbichromat und Osmiumsäure; *e* 20 proz. Albumose, schwach sauer, durch Quecksilberchlorid niedergeschlagen, gefärbt mit Eisenhämatoxylin und dann differenziert. Man achte auf Verschmelzung von Körperchen zu Aggregatformen (*a* und *b*). (Nach ALFRED FISCHER.)

Mischung verschieden großer Körnchen derselben Albumose, die durch Fällen mit Platinchlorid erhalten waren, färbte sich mit Methylgrün und Fuchsin; die großen Körperchen färben sich grün und die kleineren rot oder umgekehrt (Abb. 20 von FISCHERS farbiger Tafel. Ähnliche Abbildungen sind in Schwarz-weiß in unserer Abb. 13 dargestellt).

Nach dem Fixieren geben also weder Form noch Färbbarkeit genauen Aufschluß über die Beziehungen der Bestandteile des ursprünglichen Systems zueinander. Nach HARDY (1899, S. 163 und 184) verhalten sich dem Protoplasma in vielen Eigenschaften ähnliche Substanzen, wie Gelatine oder Eiweiß, gegenüber fixierenden Reagentien, die eine Scheidung der festen von der flüssigen Form bewirken, so, daß man erstere als eine Art Fachwerk erhält, das den flüssigen Teil (oder „Phase") in seinen Zwischenräumen einschließt.

Es gibt nun zwei verschiedene Arten von Strukturen, die man unbedingt voneinander unterscheiden muß.

Läßt man eine 13 proz. Gelatinelösung durch Abkühlung gerinnen, so
kommt es zu einer Trennung der festen und der flüssigen Phase, die letztere
kann aber selbst nicht durch einen Druck von 26 Atmosphären ausgepreßt werden;
wird die Gallerte durch Formaldehyd fixiert, so kann die Flüssigkeit mit der
Hand ausgedrückt werden. Man nennt die beiden Arten Strukturen bläschen-
oder schwammähnlich. Der wesentliche Unterschied zwischen beiden ist, daß
in ersterer die flüssige Phase aus einzelnen Tröpfchen besteht, von denen jedes
von einer fortlaufenden Membran oder festen Phase umgeben ist; in letzterer
verhalten sich die beiden Phasen umgekehrt: die feste hat die Form eines Netzwerkes von Fäden, während die flüssige ein Continuum ist. Darum muß eine

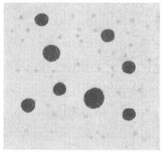     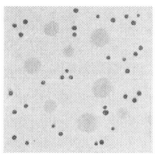

                        a                                                    b

Abb. 13. Verschiedene Färbung von Körnchen, die aus derselben Substanz bestehen, entsprechend ihren Dimensionen. 40 proz. Albumoselösung, zuerst mit 2,5 proz. Kaliumbi-
chromatlösung behandelt, welche bloß Trübung in der Lösung verursachte. Nachfolgende
Säuerung mit Essigsäure verrusachte Niederschlag von Körnchen sehr verschiedener Größe.
In a wurde das Präparationsgemisch nach FLEMMING gefärbt in umgekehrter Reihenfolge der
Farben, nämlich Gentianaviolett, saurer Alkohol, Safranin. b wurde gefärbt in der gewöhnlichen Weise mit Safranin, saurem Alkohol, Gentianaviolett. Die dunkler gefärbten Körnchen
in den Abbildungen muß man sich violett gefärbt, die blasseren rot vorstellen. In a sind die
kleinen Körnchen rot, die größeren violett. In b ist das Umgekehrte der Fall. Der Umstand,
daß Stoffe durch verschiedene Farbstoffe gefärbt werden, beweist also nicht notwendig die
Verschiedenheit ihrer chemischen Natur. (Nach ALFRED FISCHER.)

Substanz, die durch eine Membran ersterer Struktur hindurchgeht, die feste
Phase selbst durchdringen, während sie bei der letzteren, obgleich auf gewun-
denem Wege, sich nur mittels der flüssigen Phase von der einen zur anderen
Seite bewegen kann. In der Sprache der Kolloidchemie kann man es auch folgendermaßen ausdrücken: die disperse Phase in dem einen Fall ist das Dispersions-
mittel in dem anderen und umgekehrt. Die kontinuierliche Phase nennt man
auch die äußere, und die disperse die innere.

Verschiedene fixierende Reagentien erzeugen also verschiedene Arten Strukturen in Gelatine. Alkohol oder Quecksilberchlorid ergibt eine bläschenförmige
oder schaumige Struktur, Formaldehyd ein offenes Netzwerk, wie wir gesehen haben.

In solchen Systemen wie in den besprochenen entspricht die flüssige Phase der „nicht
färbbaren“ Substanz der Histologen.

Wenn wir uns den Zellen selbst zuwenden, so finden wir, daß das Protoplasma einer und derselben Zelle verschiedene Struktur zeigt, je nach dem an-

gewendeten fixierenden Reagens.    Abb. 14 zeigt z. B. Darmzellen von Oniscus;
*A* nach der Einwirkung von Osmiumdampf, *B* nach Quecksilberchlorid.    Die

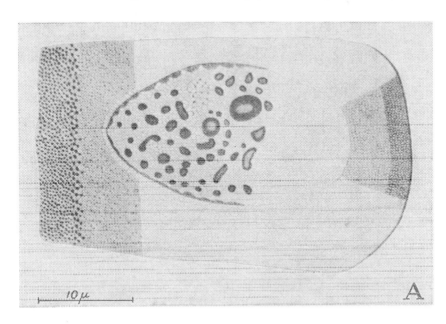

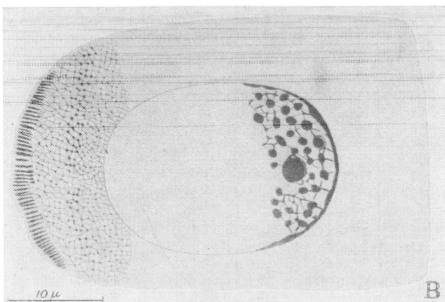

Abb. 14. Darmzellen von Oniscus. Gefärbt mit Eisenhämatoxylin. Mit Camera lucida gezeichnet. *A* nach Fixation mit Osmiumdämpfen; *B* nach Fixation mit Quecksilberchlorid.
(HARDY, 1899, 1, S. 18 u. 19.)

Struktur der lebenden Zelle kann aber nur eine sein, und wahrscheinlich ist es
eine andere als diese zwei darstellen.

Ohne auf weitere Einzelheiten einzugehen, kann man nur sagen, daß wir nicht berechtigt sind, auf Grund des Befundes bläschenförmiger (BÜTSCHLI) oder netzförmiger Strukturen im fixierten Protoplasma die Präexistenz ähnlicher Strukturen in lebendem, unfixiertem Protoplasma anzunehmen.

Was können wir denn nun aber aus den Bildern schließen, die uns fixierte Gewebe oder Zellen liefern? Das ist natürlich klar, daß in der lebenden Zelle etwas vorhanden gewesen sein muß, was die fixierte Struktur entstehen ließ; aber wir dürfen ohne weiteren Beweis nicht annehmen, daß zwischen beiden irgendeine Ähnlichkeit besteht. Wenn wir außerdem in Zellen gleicher Art, die

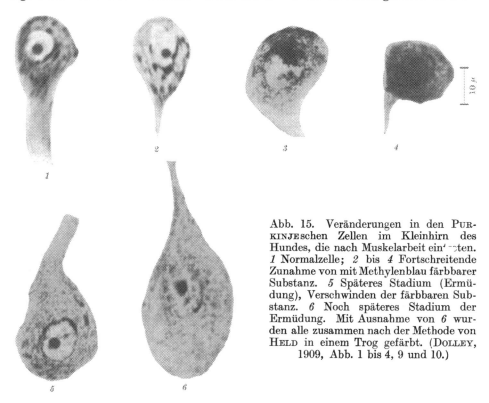

Abb. 15. Veränderungen in den PUR-KINJEschen Zellen im Kleinhirn des Hundes, die nach Muskelarbeit ein' -ten. *1* Normalzelle; *2* bis *4* Fortschreitende Zunahme von mit Methylenblau färbbarer Substanz. *5* Späteres Stadium (Ermüdung), Verschwinden der färbbaren Substanz. *6* Noch späteres Stadium der Ermüdung. Mit Ausnahme von *6* wurden alle zusammen nach der Methode von HELD in einem Trog gefärbt. (DOLLEY, 1909, Abb. 1 bis 4, 9 und 10.)

fixiert, gefärbt und auf die gleiche Weise behandelt sind, bei einigen etwas sehen, das in anderen fehlt, so können wir vernünftigerweise den Schluß ziehen, daß in den ersten etwas passiert ist, was in den zweiten nicht geschehen ist. Aber wir dürfen uns nicht einbilden, daß das, was wir sehen, dasselbe ist wie die Veränderung, die in der Zelle vor dem Fixieren stattgefunden hat (Abb. 15).

Abb. 15 zeigt PURKINJEsche Zellen aus dem Kleinhirn des Hundes. Die einen in normalem Zustand, die anderen nach verschieden starker Ermüdung durch Muskelarbeit. Wir konstatieren, daß zunächst in immer stärkerem Maße eine stark färbbare Substanz in der Zelle auftritt (NISSLsche Körperchen), welche in späteren Stadien vollständig wieder verschwindet. Ob dieses färbbare Ding, das in der Zelle auftritt und wieder vergeht, ursprünglich in der ganzen Zellsubstanz gleichmäßig verteilt oder an bestimmten Stellen der Zelle angehäuft war, können wir nicht sagen. Da die Fixationsmittel — man vergleiche A. FISCHERS oben beschriebenes Experiment über die Scheidung von Albumose und Serumalbumin — gewöhnlich Koagulation bedingen, ist die erstere Anschauung die wahrscheinlichere. Mott und Marinesko (1912, siehe S. 566 unten) haben bei Beobachtung lebender Nervenzellen im Dunkelfeld weder Neuroplasten noch Nisslsche Körperchen sehen können. Sie haben zwar feine kolloidale Partikel gesehen, aber das Protoplasma schien — wie immer — ein „organisches Hydrosol" zu sein.

Wir können also sagen, daß zwischen Zellstrukturen in dem gleichen Organ oder der gleichen Zelle, die sich bei Doppelfärbung verschieden färben, Unterschiede vorhanden sein müssen. Das brauchen aber keine chemischen Unterschiede zu sein. Ferner haben die betr. Strukturen in der lebenden Zelle wahrscheinlich ganz anders ausgesehen als in der fixierten und gefärbten.

## Härtung bei niedrigen Temperaturen.

Durch Altmann (1894, S. 27—29) ist eine Methode eingeführt worden, welche die Erforschung der Zellenstruktur ohne vorherige Behandlung mit Fixationsmitteln zu gestatten scheint. Wenn man ein Stück Gewebe bei gewöhnlicher Temperatur trocknen läßt, so wird es bekanntlich so hart und hornig, daß man keine dünnen Schnitte davon machen kann. Und selbst wenn dies möglich wäre, würden die Strukturen ganz und gar verzerrt sein. Wenn man aber im luftleeren Raum über Phosphorpentoxyd bei einer so niedrigen Temperatur trocknet, daß die Salze des Gewebes zugleich mit dem Wasser ausfrieren (sie bilden eine „eutektische" Mischung — siehe das Buch von Nernst, 1911, S. 121), werden die Zellen niemals der Einwirkung gesättigter Salzlösungen ausgesetzt, die bei Trocknung des Gewebes bei gewöhnlichen Temperaturen entstehen müssen. Eine Temperatur von —40° bis —30° C ist niedrig genug. Die Spannung des Wasserdampfes bei dieser Temperatur ist zwar nicht gleich Null, aber sie ist sehr gering, so daß das Trocknen, selbst wenn es durch Evakuierung beschleunigt wird und sehr kleine Stücke benutzt werden, ungefähr 4 Tage dauert. So getrocknete Gewebe können direkt mit Toluol und Paraffin bei einer Temperatur, die im luftleeren Raum 40° C nicht überschreitet, imprägniert werden. Sie lassen sich ebenso gut schneiden wie die bestfixierten und gehärteten Präparate.

Diese Tatsache kann ich bestätigen. Ich machte die Versuche in dem Calciumchloridbehälter einer Kohlensäurekältemaschine. Die Lösung des Calciumchlorids war so konzentriert, daß ihr Gefrierpunkt gegen —35° C betrug; wenn man den Kompressor jeden Tag arbeiten ließ, gefror die Lösung und bei guter Isolation gegen Wärme blieb die Temperatur bis zum nächsten Morgen genügend niedrig. Altmann wollte die Einwirkung verschiedener Fixierungsmittel auf Schnitte desselben Gewebsstückes vergleichen. Die Schnitte wurden also diesen Reagentien zugleich ausgesetzt, und man stieß auf keine weitere Schwierigkeit. Ich dagegen versuchte das bei dem Entwässerungsvorgang verlorene Wasser wieder zu ersetzen, um die unfixierte Struktur zu untersuchen, aber ich hatte große Schwierigkeiten, weil die Schnitte sofort zerfielen, wenn sie mit Wasser in Berührung kamen. Vielleicht muß man das Wasser langsam aus Eis aufnehmen lassen, etwa bei derselben Temperatur, bei der getrocknet wurde, und darf die Temperatur nur ganz langsam ansteigen lassen. Auf jeden Fall scheint die Methode mehr Aufmerksamkeit zu verdienen, als sie bisher gefunden hat. Gelegenheiten dafür sind in Laboratorien mit Eismaschinen vorhanden. Daß das Protoplasma nicht durch stärkeres Fixieren stirbt, wenn es schnell auf eine eutektische Temperatur heruntergebracht ist, zeigt eine Beobachtung von Kühne (1864, S. 101). Er brachte einige Tradescantiahaare schnell bei —14° in einem Platintiegel zum Gefrieren, ließ sie so 5 Minuten und untersuchte sie dann in Wasser. Nach ungefähr 10 Minuten war die ursprüngliche Beschaffenheit des fließenden Protoplasmas wieder zurückgekehrt und noch 24 Stunden später vorhanden. Dieses Verfahren findet technische Anwendung beim „Salzlakegefrieren", bei dem Fische usw. in Lake schnell bei möglichst niedriger Temperatur gefrieren. Beim Auftauen erhält das Fleisch seine normalen Eigenschaften wieder, während beim langsamen Gefrieren in Luft Eis auskrystallisiert und die Gewebe zerstört, so daß sie sich beim Auftauen nicht mehr wie frisches Fleisch verhalten.

## Die chemische Beschaffenheit des Protoplasma.

Durch chemische Analyse hat man aus dem Protoplasma sehr viele organische Substanzen erhalten. Aber es ist klar, daß man auf diese Weise nicht entscheiden kann, ob sie zu Riesenmolekülen in chemischem Sinne verbunden sind. Es finden sich alle Elemente, die gewöhnlich in organischen Verbindungen vorkommen. Außerdem sind Salze und 80—90% Wasser vorhanden. Proteine und „Lipoide" sind wesentliche Bestandteile. Kohlenhydrat ist wahrscheinlich ebenso wichtig.

Eine gewisse Theorie, die der „biogenen Moleküle", hat viele Forscher bestochen (VERWORN, 1903). Danach besteht die lebende Materie aus großen Molekülen mit bleibendem inneren Kern und einer großen Zahl von „Seitenketten" im chemischen Sinne. Es wird weiter angenommen, daß diese Seitenketten die Fähigkeit der Oxydation, Reduktion, Methylierung usf. besitzen.

Unter gewissen Bedingungen können Teile der lebenden Moleküle abgetrennt werden; die wesentlichen Lebensphänomene aber sind mit Veränderungen verknüpft, an welchen diese Riesenmoleküle als Komponenten chemischer Reaktionen teilnehmen. Sie finden entsprechend den gewöhnlichen Gesetzen der Massenwirkung statt, nach chemischen Äquivalentverhältnissen usw.

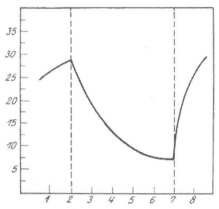

Abb. 16. Änderung des Gaswechsels von Aspergillus niger durch Anwesenheit von Glucose. Ordinaten: Milligramm Kohlensäure pro Stunde. Abszisse: Zeit in Stunden. In der zweiten Stunde wurde die Nährlösung, welche Glucose enthielt, durch Leitungswasser ersetzt. Der Verbrennungsprozeß nahm unverzüglich zu einem niedrigen Niveau ab, wurde aber in der siebenten Stunde durch Zufügung von der gewöhnlichen Glucosenährlösung wiederhergestellt. Die Zelle hat also keine Nahrungsreserven. Der beständige geringe Gaswechsel bei Abwesenheit von Nahrung ist wahrscheinlich auf die Aufzehrung der organisierten Struktur der Zellen zurückzuführen.
(Nach Versuchen von KOSINSKY, 902.)

In der gedankenreichen Ansprache von Professor HOPKINS (1912, S. 220) an die Britische Gesellschaft, die man mit vielem Nutzen liest, finden wir folgende Kritik, die mir vollkommen gerechtfertigt erscheint: „Diese Ansicht denkt sich die Einheit der lebenden Materie als ein bestimmtes, und zwar sehr großes und sehr reaktionsfähiges Molekül, und eine bestimmte Menge lebender Materie als eine Anzahl solcher Moleküle, in dem gleichen Sinn, in dem eine Zuckermenge die Summe von lauter einander gleichen Molekülen ist. Nach meiner Meinung ist solch ein Standpunkt ebensosehr fruchtbaren Gedanken hinderlich, als ihm die Grundlage fehlt. Es macht nichts aus, ob wir in diesem Zusammenhang von einem „Molekül" sprechen oder ob wir, um den ganz unverkennbaren Mißbrauch des Wortes zu vermeiden, den Ausdruck „Biogen" oder einen ähnlichen mit derselben Nebenbedeutung gebrauchen. Dieser Standpunkt ist besonders unglücklich, wenn daraus gefolgert wird, daß einfache Moleküle, wie die der Nährstoffe, sich nur verändern, wenn sie ein Teil eines solchen Riesenmoleküls oder Biogens sind. Solche Annahmen wurden unnötig, als wir hörten, daß eine unter gewöhnlichen Bedingungen beständige Substanz nach ihrem Eintritt in die lebende Zelle Unbeständigkeit zeigen kann, aber nicht, weil sie ihre chemische Identität verliert, und die chemischen Eigenschaften, die ihrer eigenen molekularen Struktur innewohnen, auch nicht, weil sie in einen unstabilen Komplex eintritt, sondern deshalb, weil sie in der Zelle auf Agentien trifft, die intracellularen Enzyme, die gewisse Reaktionen katalytisch beschleunigen, zu denen das Molekül des betreffenden Stoffes normalerweise befähigt ist."

Wenn das durch die Zelle nutzbar gemachte Kohlenhydrat vor der Oxydation ein Teil des protoplasmatischen Moleküls wird, kann man schwerlich annehmen, daß der stickstoffhaltige Teil des Moleküls der Zersetzung entgehen kann. Daß dem nicht so ist, zeigen einige Versuche von Kosinski (1902), der Aspergillus in Wasser und auf Zuckerlösung zog. Wächst Aspergillus in reinem Wasser, so nimmt die abgegebene $CO_2$ sogleich ab, aber nicht auf Null, sondern auf ein Viertel der auf Zucker produzierten Menge. Diese kann nur von der protoplasmatischen Substanz selbst produziert sein. Bringt man den Pilz aber wieder in Zuckerlösungen, so nimmt die $CO_2$-Produktion sofort zu. Das bedeutet direkte Verwertung ohne vorherige Verbindung mit „Biogen (siehe Abb. 16).

Die Energie, welche von Bakterien durch Oxydation anorganischen Schwefels gebildet wird, ist ein weiterer Beweis dafür, daß das Protoplasma nicht sich selbst oxydiert.

In vielen Fällen scheint das Vorhandensein von Zucker dem Wachstum des Organismus tatsächlich schädlich zu sein. Auch Wasserstoffgas kann als Energiequelle dienen. Wenn Wasserstoff Sauerstoff und Kohlendioxyd zusammen vorhanden sind, findet man, daß der Sauerstoff zur Oxydation des Wasserstoffs verbraucht wird; die so erhaltene Energie befähigt das Kohlendioxyd, als Kohlenstoffquelle zu dienen; die drei Gase verschwinden gleichzeitig. Eine andere interessante Tatsache ist, daß Schwefelorganismen auch Zufuhr von Kohlendioxyd in der Form von Carbonaten erfordern (siehe auch Söhngen, 1906: Über Methane als Nahrung).

Ich werde im 20. Kapitel und auch sonst gegen die Annahme, daß es intramolekularen Sauerstoff gibt, Beweise anführen. Statt dieser Annahme gewinnt eine der Hofmeisterschen (1901) ähnliche Anschauung schnell an Boden. Hofmeister betrachtet die Zelle als ein Laboratorium, in welchem verschiedene Prozesse gleichzeitig vor sich gehen, die durch Membranen oder irgendwelche räumlichen Trennungen gesondert gehalten werden. Hopkins (1912, S. 220) tritt dafür ein, daß es „innerplasmische" Reaktionen gibt, in denen bestimmte Substanzen im Protoplasma chemische Veränderungen in der Zelle bedingen. Diese Reaktionen finden in Räumen zwischen den protoplasmatischen Molekülen oder richtiger molekularen Aggregaten statt. Die Verdauung in den Nährvakuolen der Amöbe kann zur Veranschaulichung des Vorganges in einem verhältnismäßig großen Maßstab dienen. Andere Reaktionen können in ähnlichen Räumen vor sich gehen. Diese Räume sind aber zu klein, als daß man sie unter dem Mikroskop sehen könnte. Die lebende Materie ist anscheinend eine Verkoppelung von Vorgängen verschiedener Typen, bei denen physikalische Kräfte eine große Rolle spielen, wie die Oberflächenspannung, bekannt als „Adsorption"

(3. Kapitel), und ebenso elektrische Ladungen. Diese Kräfte überwachen und
regeln den Verlauf chemischer Reaktionen (HOPKINS, 1912, S. 218). Sicher aber
ist das Protoplasma, wie es sich selbst in solch einem Organismus, wie dem der
Amöbe, darbietet, ein System vieler Komponenten oder Phasen, die, flüssig
und fest, feinste Unterteilungen und Mischungen aufweisen (siehe GAIDUKOW,
1910, S. 61, 62, 74). In diesem Sinne kann man dem Protoplasma eine
Struktur zuschreiben. Ferner gibt es Reaktionen, die aufhören, wenn die
Zelle in einem Mörser zerrieben wird, hört die Oxydation der Milchsäure im
Muskel auf, wenn er zerhackt wird (FLETCHER und HOPKINS, 1907, S. 284, und
HARDEN und MACLEAN, 1911, S. 45). Man darf auch die Wirkung nicht vergessen, die durch die Verteilung der Phasen entsteht. VERNON (1912, S. 210,
211) ist durch seine Arbeit über die Wirkung der Narkotica auf die Oxydationen
in der Zelle zu der Annahme gekommen, daß es innerhalb der Zelle Scheidewände (Lipoidmembranen) gibt, ein Standpunkt ähnlich dem HOFMEISTERS.
BUCHNER (1903, S. 92) fand, daß Hefezellen, die Glykogen enthalten, keine
„Selbstgärung" zeigen, solange sie. leben, wohl aber, wenn sie durch Aceton
abgetötet werden. Solange sie leben, ist offenbar keine Annäherung von Zymase
und anderen Enzymen an das Glykogen möglich.

Über die Beziehungen der einzelnen Phasen im Protoplasma zueinander unter Berücksichtigung des chemischen Gleichgewichts und der energetischen Verhältnisse siehe ZWAAR-
DEMAKER (1906, S. 137—154).

Das Protoplasma verhält sich gewöhnlich, wie schon oben gezeigt wurde, wie
eine Flüssigkeit. Bei der Abtötung erstarrt es wie eine geschmolzene Gallerte,
die koaguliert ist, oder wie gekochtes Eiweiß. In diesem Zustand ist es keine
Flüssigkeit mehr, und die Brownsche Bewegung der in ihm enthaltenen Körnchen hört auf, da sie von einer festen Struktur festgehalten werden.

Nach einer von GAIDUKOW (1910, S. 58) gemachten Beobachtung kann eine solche Veränderung vorübergehend auch während des Lebens stattfinden. Wenn das zutrifft, können dadurch bestimmte chemische Prozesse in bestimmten Teilen der Zelle lokalisiert werden.
Wo Protoplasma mit freier Oberfläche an wässerige Flüssigkeiten angrenzt, zeigt es eine
ununterbrochene Bewegung. In Pflanzenzellen sind diese Bewegungen zirkulierender oder
fließender Natur. Beim Beobachten der Phänomene bei Vallisneria bemerkte GAIDUKOW,
daß die fließende Bewegung gelegentlich aufhörte und nur noch wenig Körperchen BROWN-
sche Bewegung zeigten. Bald darauf trat die BROWNsche Bewegung wieder auf, und mit ihrer
Zunahme begann das Fließen wieder. Es ist mir (1920) gelungen, diese reversible Veränderung vom Sol zum Gel durch elektrischen Reiz zu erzeugen. Gewöhnlich scheint etwas
derartiges bei Zellteilung und Befruchtung vorzukommen (CHAMBERS, 1917, S. 1; LEBLAND,
1919). Da die BROWNsche Bewegung in den fließenden Pseudopodien vorhanden ist, so
glaubt man, daß das Auftreten dieser nicht von Prozessen innerhalb der Zelle, sondern
von den Veränderungen der Oberflächenspannung außerhalb der Zelle abhängig ist

Die „Biogen"-Theorie bemüht sich, Tatsachen durch rein chemische Gesetze
zu erklären, die sich viel einfacher erklären lassen, wenn man auch physikalische
Phänomene in Betracht zieht. Es ist mehr als wahrscheinlich, daß früher oder
später chemische Prozesse in der Terminologie der molekularen Physik ihren
Ausdruck finden werden. Die enormen Moleküle und Molekülaggregate, die eine
so große Rolle in den vitalen Phänomenen spielen, unterscheiden sich insofern
von einfachen, kleinen Molekülen, als sie schon die Eigenschaften zu zeigen
beginnen, welche der grob verteilten Materie zukommen, besonders solche, die
bei Entwicklung von Oberflächen vorkommen. Das erklärt viele sonst verwirrende

Phänomene und darf nicht ungestraft übergangen werden. Der Leser wird hierfür in späteren Abschnitten Belege finden.

Ein paar Worte noch über die Trennung der verschiedenen Zellbestandteile durch chemische Methoden. KANITZ (1910, S. 234) glaubt, es sei unmöglich, irgendeine Substanz in der Form zu erhalten, in der sie in der lebenden Zelle existierte. Er weist darauf hin, daß in der lebenden Zelle Reaktionen angenommen werden müssen, die kontinuierlich fortschreiten und niemals wirklich ins Gleichgewicht kommen. Ein System im Gleichgewicht ist in der Tat tot, wie wir im nächsten Kapitel sehen werden. Wenn man eine Zelle mit den nötigen Reagentien behandelt, um ihre Bestandteile zu extrahieren, so meint KANITZ, daß die verschiedenen Reaktionen gleich in das Gleichgewicht gebracht werden. Die bereits angeführten Forschungen von FLETCHER und HOPKINS über Milchsäurebildung im Muskel zeigen, daß dies nicht unbedingt der Fall ist. Wenn der Muskel auf 40° C erhitzt wird, so daß er in Wärmestarre übergeht, wird das Maximum an Milchsäure, (S. 266) gegen 0,52% als Zinklaktat gebildet. Wenn dagegen der ruhende Muskel in eiskaltem Alkohol zerquetscht wird, erhält man nur 0,02% (S. 260). Das genügt, um zu zeigen, daß die Milchsäure erzeugende Reaktion durch die Zerstörung der Muskelstruktur bei niedriger Temperatur sofort aufhört. Die zur Extraktion nötige Maßnahme bewirkt das Fortschreiten der Reaktion zum Maximum nicht. Wir brauchen uns nur daran zu erinnern, daß eine Reaktion durch Hinzufügung eines chemischen Agens sofort aufhören kann, z. B. die Hydrolyse von Rohrzucker durch das Enzym Invertase beim Zugeben eines Quecksilbersalzes, durch das das Enzym zerstört wird (siehe 10. Kapitel).

Die folgenden Betrachtungen von HOPKINS (1912, S. 218) werden zeigen, daß der absolute Wert, der für eine Substanz in der Zelle durch chemische Analyse gefunden wird, kein Kriterium für ihre Bedeutung in der Reihe der in der lebenden Zelle vorgehenden Reaktionen abgibt. Der Zellstoffwechsel findet zweifellos in einer solchen Reihenfolge von Reaktionen statt, daß die Produkte der einen das Ausgangsmaterial für die folgende bilden. Die verschiedenen zusammengesetzten Reaktionen dieser Kette werden sicher nicht mit gleicher Geschwindigkeit fortschreiten. Nehmen wir an, daß die Konzentration des Substrates der ersten Reaktion konstant gehalten wird, wie es gewöhnlich der Fall ist. Dann wird die Summe der Produkte jeder folgenden Reaktion in jedem gegebenen Augenblick in umgekehrtem Verhältnis zu der Geschwindigkeit stehen, mit der sie in das nächste Glied der Kette übergehen. Es ist klar, daß in solchem Zustande ,,dynamischen Gleichgewichts" die tatsächliche Summe chemischer Veränderung, die in jeder Reaktion stattfindet, die gleiche sein muß; wenn die Geschwindigkeit, mit der jedes einzelne Zwischenprodukt in das folgende übergeht, geringer als die ist, mit der sie von der vorhergehenden erzeugt wird, dann muß es so lange Anhäufung geben, bis die größere aktive Masse für die geringere Geschwindigkeit Ausgleich zu schaffen hat. In mathematischer Form:

$$K_1 (A) = K_2 (B) = K_3 (C) = K_4 (D) = K_5 (E) = \text{usw.},$$

wo $K_1$, $K_2$, $K_3$, $K_4$ usw. die entsprechenden Geschwindigkeitskonstanten der Reaktionen sind und $(A)$, $(B)$, $(C)$, $(D)$ usw. die entsprechenden Konzentrationen in Übereinstimmung mit dem Massenwirkungsgesetz. Es ist klar, daß, wenn

$K_1$ klein und $K_2$ groß ist, $(A)$ groß und $(B)$ klein sein muß, und so fort. Daraus ergibt sich die wichtige Tatsache, daß wir bei Analysen einer abgetöteten Zelle für einen bestimmten chemischen Stoff einen sehr kleinen Wert finden können, obgleich alle Glieder der Reaktionskette durch dieses Stadium hindurchgehen mußten.

### Reaktionen des Protoplasmas auf äußere Einflüsse.

Auf Bewegungen von nacktem Protoplasma ist schon gelegentlich hingewiesen worden. Näheres siehe bei JENSEN (1902), KÜHNE (1864) oder EWART (1903).

Jeder Student sollte sich einmal Staubfäden der Tradescantia unter dem Mikroskop ansehen. Die Fäden brauchen nur unter ein Deckglas in Wasser gelegt zu werden. Die gewöhnliche Art, T. virginica, wächst in den meisten Gärten. Wenn die Blumen der Gewächshausart T. discolor zur Verfügung stehen, sieht man die Protoplasmafiguren leichter, da der Zellsaft farblos ist statt purpurrot wie bei T. virginica.

Die unmittelbare Ursache der Bewegungen des Protoplasmas scheint die Veränderung der Oberflächenspannung zu sein, die entweder durch äußere Einflüsse oder in dem Organismus selbst erzeugt wird (siehe die Arbeit von RHUMBLER, 1898, 1905).

Man darf aber nicht vergessen, daß die Art, wie der Organismus auf ähnliche Reize antwortet, keineswegs immer dieselbe ist. Es gibt sozusagen kein absolutes Gesetz, nach dem auf einen Reiz reagiert werden muß. Das wird ausführlicher im 16. Kapitel behandelt werden. Aber ich muß hier darauf hinweisen, daß daraus nicht etwa das Vorhandensein einer denkenden „Seele" oder „Psyche" hervorgeht. Die Beschaffenheit des Organismus selbst ist keineswegs immer identisch. Mit anderen Worten: kein Reiz trifft ein reagierendes System unter genau der gleichen Bedingung, wie der vorhergehende es tat.

Eine Seeanemone, die einige Zeit ohne Nahrung gewesen ist, reagiert schnell auf Stückchen Krabbenfleisch, ergreift sie mit ihren Fühlern und schiebt sie in ihre Magenhöhle. Wiederholt man den Versuch, so reagiert sie allmählich träger, und endlich reagiert sie überhaupt nicht mehr. Die bereits aufgenommene Nahrung verhindert eine weitere Aufnahme (JENNINGS, 1906, S. 225—236). Wir werden unwiderstehlich an eine umkehrbare oder Gleichgewichtsreaktion erinnert, die, je näher dem Gleichgewicht, desto langsamer wird (siehe 8. und 10. Kapitel). Dies ist um so auffallender, als Stücke Filtrierpapier, die keine chemische Veränderung im Organismus hervorrufen, immer weiter in die Magenhöhle hineingeschoben werden, wieviel man auch geben mag, auch wenn kein Platz mehr für sie ist und sie augenblicklich wieder ausgeworfen werden.

Man vergleiche die Seiten 111—127 von JENNINGS Carnegie-Veröffentlichung (1904): „Physiologische Zustände als bestimmende Faktoren in dem Verhalten niederer Organismen."

Wir haben gesehen, daß Teile eines protoplasmischen Organismus, wie von Badhamia, nach Zerteilung beim Hindurchgehen durch Baumwolle sich später wieder vereinigen. Dasselbe tritt ein, wenn einzelne Amöben, die aus keimenden Sporen hervorgehen, sich zur Bildung eines Plasmodiums vereinigen. Dagegen scheinen sich die Pseudopodien einer einzelnen Amöbe oder eines Rhizopoden niemals mit Pseudopodien eines anderen Individuums zu vereinigen (JENSEN, 1895, und VON UEXKÜLL, 1909, S. 16 und 38). Der Grund hierfür ist nicht klar. Wenn die Oberfläche solcher Organismen mit Nahrungspartikeln in Berührung kommt, scheint sie weich und feucht zu werden, so daß die Nährsubstanz festklebt und schnell aufgenommen wird. Dasselbe geschieht, wenn eine protoplasmatische Ausstülpung mit einem anderen Teil desselben Individuums in Berührung kommt. Aber es ist nicht leicht zu erklären, warum dies nicht eintritt, wenn Teile verschiedener Individuen sich berühren. Natürlich sind zwei verschiedene Individuen niemals gleichzeitig in dem gleichen chemischen und physikalischen Zustande, infolge verschiedener Verdauungsstadien usw.; aber das Unterscheidungsvermögen des Protoplasmas, diese Verschiedenheiten zu werten, muß sehr groß sein. Es gibt noch viele andere Gründe, die zu der Annahme zwingen, daß lebende Zellen für winzige Veränderungen in ihrer Umgebung außerordentlich empfindlich sind.

Wenn Strukturen, die aus nacktem Protoplasma bestehen, wie Leukocyten oder die fließende Substanz vegetabiler Zellen, einen elektrischen Schlag von einem Induktionsapparat bekommen, so hören ihre Bewegungen auf, sie ziehen sich zu Kugeln oder Reihen von Kugeln (Abb. 17) zusammen (siehe Kühnes, 1864, S. 30 Beschreibung). Wie das vor sich geht, ist nicht ganz klar. Vielleicht gehen Kolloide in den Gelzustand über; außerdem scheint es sich um eine Art Verdichtung der Oberflächenschicht zu handeln, welche die Kugelform der protoplasmatischen Massen hervorruft. Einige Beobachtungen von Kühne (1864, S. 31, 75, 95) selbst weisen darauf hin, daß die Brownsche Bewegung aufhört. Die Phänomene in kolloidalen Systemen waren damals noch zu wenig geklärt, so daß Kühne sich damals den Vorgang nicht erklären

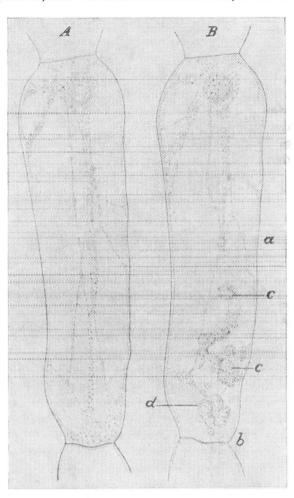

Abb. 17. Zellen von Staubfadenhaaren von Tradescantia, mit der Camera lucida genau nachgezeichnet. *A* normal, in Wasser; *B* dieselbe Zelle, nach mäßiger, örtlicher, elektrischer Reizung. Der Bezirk des gereizten Protoplasmas reicht von *a* bis *b*. *c* Protoplasma, das sich zu runden Klumpen und Kugeln zusammengezogen hat. *d* blasse Bläschen. Länge der Zelle: 0,2 mm. (Kühne, 1864, Abb. 3.)

konnte. Da er die Dunkelfeldbeleuchtung noch nicht benutzen konnte, so vermochte er die sehr kleinen Körperchen in den Pseudopodien nicht zu sehen, und gerade an ihnen kann man die Gelbildung erkennen, abgesehen von der möglichen Verwechslung mit dem Aufhören des Fließens von Protoplasma.

Die Wirkungen der Anode und Kathode des konstanten Stromes können, in der Hauptsache wenigstens, durch elektrolytische Veränderungen erklärt werden. Auf Einzelheiten
gehen wir hier nicht ein; sie werfen nicht viel Licht auf die Probleme, die uns angehen.

## Das Überleben von Zellen.

Es ist lange bekannt, daß verschiedene Organe kaltblütiger Tiere ihre Funktionen noch beträchtliche Zeit nach Abtrennung vom übrigen Körper fortsetzen. Das gleiche ist für warmblütige Tiere erst durch Versuche verhältnismäßig
neueren Datums festgestellt worden. Wenn eine ausreichende künstliche Blutzirkulation bei richtiger Temperatur und Sauerstoffversorgung aufrecht erhalten
wird, ist es klar, daß die einzige experimentelle Schwierigkeit darin besteht,
daß dem betr. Organ für die Zeit der vorbereitenden Operationen die Sauerstoffversorgung entzogen wird.

Ein bedeutender Schritt geschah, als LOCKE (1901, S. 490) zeigte, daß das
Herz eines Kaninchens mehrere Stunden zu schlagen fortfuhr, wenn es mit einer
warmen, sauerstoffgesättigten Salzlösung gespeist wurde. Diese Methode ist auch
auf die Niere und die Speicheldrüsen angewandt worden, aber es ist bisher unmöglich gewesen, dabei alle Organfunktionen zu erhalten. Das werden wir
weiter besprechen, wenn wir den Mechanismus der Sekretion betrachten.
Andere Fälle „überlebender Organe" findet man in dem Abschnitt über Darm-
peristaltik (MAGNUS). Es handelt sich besonders um glatte Muskulatur, welche
in körperwarmer Salzlösung untersucht wird. Auch Blutgefäße und Uterus
eignen sich dafür.

Einen weiteren Fortschritt machte Ross HARRISON (1907, S. 140 und
1910, S. 787), der fand, daß Zellen von Froschembryonen in Lymphe weiter-
wuchsen. Besonders wertvolle Ergebnisse erhielt man für das Wachstum von
Nervenfasern aus Nervenzellen. BURROWS (1911, S. 63) dehnte die Methode
auf Hühnerembryonen aus, und CARREL und BURROWS (1910) auf ausgewachsene
Katzen und Hunde, indem sie zeigten, daß Fragmente verschiedener Organe, wie
Niere, Milz, Knochenmark, Schilddrüse, Knorpel usw., in geronnenem Blutplasma neue Zellen des gleichen Gewebes bilden. Harnkanälchen sieht man
z. B. der Länge nach wachsen, Knorpelzellen nehmen an Zahl zu, so daß sich
neue Knorpelsubstanz bildet. Abb. 18 stellt das Wachsen einer Nervenfaser vom
Hühnchen dar.

Einzelheiten der Methode findet der Leser bei CARREL und BURROWS (1912) und bei
CARREL (1912). CARREL (1913) gibt weiter an, daß das Kulturmedium durch Hinzufügen
von Gewebssaft von ausgewachsenen oder embryonalen Tieren sehr verbessert wird; je jünger
das Tier, desto besser die Wirkung, aber es müssen Extrakte von gleichem Gewebe sein.
Stücke vom Herzen eines Hühnerembryos schlugen nach jedem Hineinbringen in neue
Kulturen 2—3 Tage weiter, bis sie leider am 104. Tag verloren gingen. Von embryonalem
Bindegewebe konnten wiederholt neue Kulturen gewonnen werden, da es sehr schnell wuchs.
Nach 14 monatigem Versuch war 30—40 mal so viel gewachsen, als am 5. oder 6. Tage vor-
handen war. Das Gewebe lebte noch nach 15 Monaten, obgleich es 172 mal überpflanzt
worden war.

Dieses normale Weiterwachsen isolierter Gewebe ist ein sicherer Beweis
für die Erhaltung ihrer vitalen Wirksamkeit.

Einige neuere Versuche von CHAMPY (1913) haben interessante Ergebnisse
gezeitigt. Bei dem Wachstum von Nierengewebe, das einem nahezu ausgetragenen

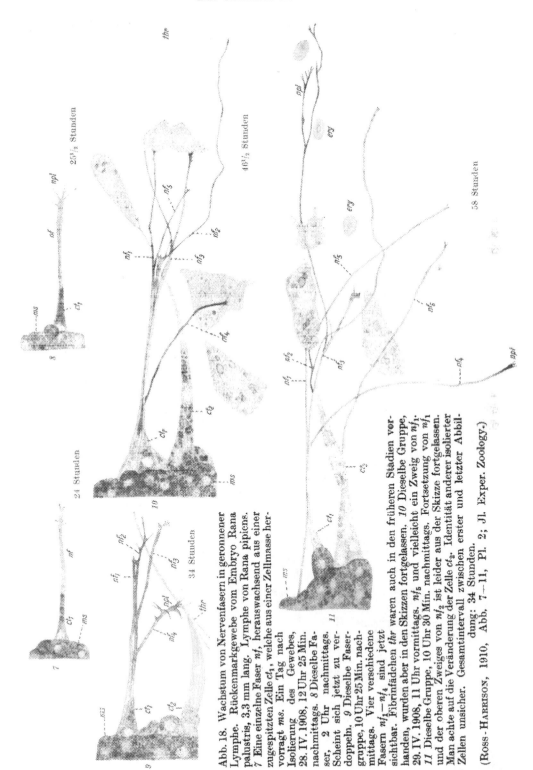

Abb. 18. Wachstum von Nervenfasern in geronnener Lymphe. Rückenmarkgewebe vom Embryo Rana palustris, 3,3 mm lang. Lymphe von Rana pipiens. *7* Eine einzelne Faser $nf$, herauswachsend aus einer zugespitzten Zelle $ct_1$, welche aus einer Zellmasse hervorragt $ms$. Ein Tag nach Isolierung des Gewebes, 28. IV. 1908, 12 Uhr 25 Min. nachmittags. *8* Dieselbe Faser, 2 Uhr nachmittags. Scheint sich jetzt zu verdoppeln. *9* Dieselbe Fasergruppe, 10 Uhr 25 Min. nachmittags. Vier verschiedene Fasern $nf_1 - nf_4$ sind jetzt sichtbar. Fibrinfädchen $thr$ waren auch in den früheren Stadien vorhanden, wurden aber in den Skizzen fortgelassen. *10* Dieselbe Gruppe, 29. IV. 1908, 11 Uhr vormittags. $nf_5$ und vielleicht ein Zweig von $nf_1$. *11* Dieselbe Gruppe, 10 Uhr 30 Min. nachmittags. Fortsetzung von $nf_1$ und der oberen Zweiges von $nf_2$ ist leider aus der Skizze fortgelassen. Man achte auf die Veränderung der Zelle $ct_2$. Identität anderer isolierter Zellen unsicher. Gesamtintervall zwischen erster und letzter Abbildung: 34 Stunden.

(Ross-Harrison, 1910, Abb. 7—11, Pl. 2; Jl. Exper. Zoology.)

Kaninchenembryo entnommen ist, ergeben sich bemerkenswerte Befunde. In
Abb. 19, nach 9stündiger Kultur fixiert, sehen wir neues Wachstum am rechten
oberen Teil des Bildes, während die Zellen des ursprünglichen Gewebes deutlich
entartet sind; diese Entartung scheint die Folge mangelhafter Sauerstoffversorgung zu sein. In dem neu Gewachsenen sind Harnkanälchen in dem zuerst
gebildeten Teil zu sehen, während es aber in den entarteten Teilen leicht
ist, die verschiedenen Arten der Tubuli in dem ursprünglichen Gewebe zu
unterscheiden, sehen alle neuen Kanälchen gleich aus, alle haben einen primitiven Epitheltypus. (Das gleiche auch in Abb. 20.)

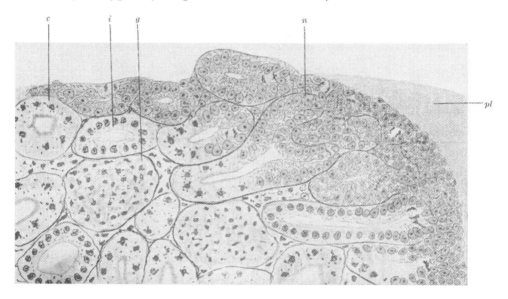

Abb. 19. Kultur von Nierengewebe in vitro. Vom vollentwickelten Kaninchenembryo.
Nach 9 stündiger Kultur. Fixiert und gefärbt mit Eisenhämatoxylin. Die wachsende
Zone, an der oberen, rechten Seite, hat ein von dem degenerierten Gewebe an der unteren,
linken Seite völlig verschiedenes Aussehen. *pl* Plasma; *n* neugebildete Tubuli; *i* intermediäre Tubuli; *g* Glomerulus; *c* Tubuli contorti. Die drei letzteren sind in dem Original-
gewebe noch erkennbar, wenn auch degeneriert, während die Tubuli der wachsenden Zone ganz
gleich sind. An dem äußeren Rande scheinen nur undifferenzierte embryonale Zellen zu sein.
[CHAMPY (1913), Abb. 6; Rev. gen. des Sciences.]

Bei weiter fortschreitendem Wachstum verschwinden sogar diese primitiven
Tubuli. Dann gibt es nur noch eine Masse undifferenzierter Zellen, wie beim Embryo, bevor die Gewebedifferenzierung beginnt.

Wenn ausgewachsenes Gewebe, z. B. glatte Muskulatur, genommen wird, bei
der im Organismus keine Zellteilung mehr vorkommt, so sieht man in vitro
Bilder von Mitosen und Umbildung in embryonale Zellen.

So sehen wir, daß differenzierte Zellen, die sich im lebenden Organismus
nicht mehr teilen, bei Kultur in Plasma außerhalb des Organismus sich wieder
anfangen zu teilen. Dabei bilden sie Zellen ähnlich jenen, aus denen die differenzierten Zellen zuerst entstanden sind. Wenn es möglich wäre, diese Zellen
genügend lange lebend zu erhalten, würde es äußerst interessant sein, zu erfahren,
ob sie sich wieder zu Zellen differenzieren würden, ähnlich jenen, aus denen sie
entstanden sind.

Zellen, welche spezielle Funktionen im Organismus übernommen haben, scheinen normalerweise irgendwie daran gehindert zu sein, sich weiter zu teilen. Hört dieser, ihr Wachstum hemmende Einfluß auf, so fangen sie wieder an, sich zu teilen, dabei erzeugen sie aber embryonales Gewebe. Das ist für die Erklärung des Entstehens bösartiger Geschwülste von Bedeutung.

Derselbe Forscher findet später (1914), daß in einer Gewebskultur, die aus Epithel und Bindegewebe bestand, die wuchernden Epithelzellen denen gleichen, aus denen sie entspringen. Trennt sich aber zufällig etwas Epithel vom Bindegewebe ab und wächst nach der Außenseite des Plasmas zu, so verlieren seine Zellen ihr typisches Aussehen und ihre Anordnung. Man kann dann nicht mehr erkennen, ob es Epithelzellen sind oder nicht. Ebenso tritt in einem Stückchen Netzhaut keine typische Wucherung von Bindegewebsfasern ein, solange irgendwelche Nervenzellen leben bleiben.

Diese gegenseitige Beeinflussung tritt nicht immer auf, z. B. nicht bei Muskel- und Bindegewebe. Im großen und ganzen bestätigen die Tatsachen die oben entwickelte Anschauung darüber, wie ein Teil des Organismus das Wachsen anderer Teile beeinflußt.

Einige weitere Einzelheiten, besonders über das Fehlen artspezifischer Einflüsse des Plasmas, findet man auf S. 351 und im 24. Kapitel.

Die durch die Untersuchung der chemischen Prozesse in überlebenden Geweben und Organen, wie z. B. Muskel und Leber, erhaltenen zahlreichen und wertvollen Ergebnisse behandeln wir später bei den Funktionen der einzelnen Organe.

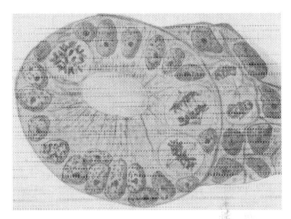

Abb. 20. Harnkanälchen aus der wachsenden Zone einer Kultur, ähnlich derjenigen der vorhergehenden Abbildung. Nach 7 Stunden. Fixiert in BONINscher Flüssigkeit, gefärbt mit Eisenhämatoxylin. c Zellen, die von dem benachbarten Gewebe herrühren. (CHAMPY, 1913, Abb. 5.)

## Zusammenfassung.

In lebendem Zustande hat das Protoplasma die Eigenschaften eines flüssigen Systems, das indessen feste Körperchen und Tropfen von mit ihm nicht mischbaren Flüssigkeiten in frei beweglichem Zustande enthält. Das Protoplasma ist selbst bei stärkster Vergrößerung unter dem gewöhnlichen Mikroskop strukturlos. In dem Ultramikroskop zeigt es die charakteristischen Merkmale eines kolloidalen Systems. Es bildet „Organe" für besondere Zwecke; diese Organe erscheinen und verschwinden je nach Bedarf.

Augenblicklich aber besteht keine Notwendigkeit, unerkennbare „übermechanische" Eigenschaften in lebenden Zellen anzunehmen. Viele dieser erwähnten Eigenschaften können durch bekannte Kräfte erklärt werden, wie die der Oberflächenspannung, während der Zeitfaktor bei anorganischen Kolloiden in gleicher Weise gefunden wird.

Durch fixierende Reagentien können Strukturen verschiedener Arten, Netzwerke, Alveolen usw., erzeugt werden. Diese Strukturen ähneln dem lebenden Zustande nicht. Offenbar haben sie aber bestimmte Unterschiede im Protoplasma zur Ursache, gewisse Schlüsse können daher auch aus der Untersuchung fixierter Zellen gezogen werden.

Für die Annahme, daß Protoplasma aus „Biogenen" oder „Riesenmolekülen" im chemischen Sinne besteht, ist kein Anhaltspunkt vorhanden. Das Protoplasma ist vielmehr ein Komplex von Substanzen verschiedener chemischer Zusammensetzung in verschiedenen Aggregatzuständen, welche durch Kräfte der Oberflächenspannung, elektrischer Ladung usw. miteinander verbunden sind. Der flüssige Zustand ermöglicht ein sorgfältig ausgearbeitetes Spiel der Kräfte. Chemische Reaktionen können in verschiedenen Teilen einer Zelle gleichzeitig vor sich gehen, so daß es in der Zelle eine Art Mechanismus gibt, durch den ein Teil von einem anderen, zum mindesten vorübergehend, getrennt wird. Nach dem Absterben hört diese Trennung auf, wirksam zu sein. Die Zelltätigkeit wird durch umkehrbare Veränderungen in der Verteilung der Phasen des komplexen heterogenen Systems von Kolloiden, Krystalloiden und Lösungsmitteln geregelt.

Zur weiteren Belehrung über die im vorstehenden Kapitel behandelten Gegenstände schlage man folgende Werke nach:

### Literatur.

Allgemeine Eigenschaften des Protoplasmas: KÜHNE (1864, S. 38—108); VON UEXKÜLL (1909, S. 11—32); A. LISTER (1888).

Die Struktur des Protoplasmas: HARDY (1899); GAIDUKOV (1910); RHUMBLER (1914); CHAMBERS (1917).

Mitochondrien: COWDRY (1916).

Fixieren der Zellen: ALFRED FISCHER (1899, S. 1—72); HARDY (1899).

Bewegungen des Protoplasmas: EWART (1903); RHUMBLER (1898 und 1905); HÖRMANN (1898); JENSEN (1902).

Überleben und Wachstum von Geweben: ROSS HARRISON (1907 und 1910); CARREL und BURROWS (1910).

Methoden zur Erforschung einzelliger Organismen: SCHLEIP (1911, S. 1—74).

Für den Studierenden ist es ratsam, das vorstehende Kapitel noch einmal zu lesen, nachdem er die folgenden 8 oder 9 Kapitel gelesen hat.

# II. Energetik.

Das auffallendste Merkmal der lebenden Organismen ist ihre dauernde Veränderung, wie aus dem 1. Kapitel klar geworden sein wird. Es ist eine allgemeine Erfahrung, daß, um Veränderungen zu bewirken, Arbeit geleistet werden muß. Arbeit leisten kann das, was wir Energie nennen und was häufig gerade als „Fähigkeit Arbeit zu leisten" definiert wird.

## Gesetze der Energie.

Es gibt zwei große Gesetze über die Veränderungen der Energie, den sogenannten ersten und zweiten Hauptsatz der Thermodynamik und Energie-

lehre. Thermodynamik heißt diese Lehre, weil man zu ihren Gesetzen hauptsächlich auf Grund von Betrachtungen über die Verwandelbarkeit von Wärme
in mechanische Arbeit kam. Das erste Gesetz lehrt uns, daß es niemals Gewinn
oder Verlust an Energie gibt, mag auch die Energie von vielerlei Art sein:
kinetische, thermische, chemische, elektrische Energie und so weiter, die
ineinander verwandelt werden können. Diese Tatsache, die der allgemeinen Erfahrung entspringt, wird „Erhaltung der Energie" genannt.

Die Beobachtung, daß mechanische Arbeit in Wärme umgewandelt werden kann, hat
zu der Annahme geführt, daß die Wärme selbst eine Art Bewegung ist, und weiter, daß die
anderen Formen der Energie, die von der Wärme abgeleitet werden können, auch kinetischer
Natur sind, sogar die chemische Energie nicht ausgenommen.

Das zweite Gesetz ist etwas verwickelter und behandelt die „quantitativen
Beziehungen, welche die Umwandelbarkeit der Energie einschränken", wie
NERNST (1911, S. 16) es bezeichnet. „Äußere Arbeit sowie kinetische Energie
bewegter Massen sind vollkommen und auf viele Arten ineinander verwandelbar,
auch in Wärme, wie beim Bremsen eines fahrenden Eisenbahnzuges; umgekehrt ist aber die Rückverwandlung von Wärme in Arbeit nur bedingt möglich." Das ist eine der Arten, in der CARNOTS und CLAUSIUS' Lehrsatz ausgesprochen werden kann.

Bei einer Dampfmaschine z. B. ist der in Arbeit umwandelbare Teil der Verbrennungswärme des Heizmaterials durch das Verhältnis des Temperaturunterschiedes zwischen Dampfkessel und Kondensator zur absoluten Temperatur des ersteren bestimmt. Das bedeutet,
daß nur ein bestimmter Bruchteil der Wärmemenge, welche die verbrennende Kohle erzeugt,
selbst in der vollendetsten Dampfmaschine, in Arbeit verwandelt werden kann, wenn der
Kondensor nicht die Temperatur des absoluten Nullpunktes hat.

## Freie Energie.

Die eben erwähnte Tatsache führte zu der von HELMHOLTZ (1882, S. 33)
gemachten wichtigen Unterscheidung zwischen „freier" und „gebundener"
Energie. Es ist klar, daß nur der Teil der in einem System enthaltenen Energie
Wert hat, der Arbeit leisten kann.

Zur Veranschaulichung stelle man sich ein System von zwei gleichen Kupferkugeln
vor, die vollständig von der Umgebung isoliert sind, die eine habe anfänglich eine höhere
Temperatur als die andere. Das System als Ganzes enthält eine bestimmte Wärmemenge,
welche durch die Temperatur und Wärmekapazität der beiden Kugeln gegeben ist. Sich
selbst überlassen, geht ein Teil dieser Wärmemenge aus dem wärmeren in den kälteren
Körper über, bis beide die gleiche Temperatur haben. Während dieses Vorganges kann
ein bestimmter Bruchteil der übertragenen Energie zur Arbeitsleistung verwandt werden.
Wenn die beiden Kugeln die gleiche Temperatur erreicht haben, so kann, ohne daß irgendein
Energieverlust eingetreten ist, aus dem System selbst nur dann noch Arbeit erhalten werden,
wenn es mit einem anderen System von niedrigerer Temperatur gekoppelt wird. Soweit das
System allein in Betracht kommt, besitzt es in diesem Zustande keine freie Energie,
sondern nur gebundene, nicht mehr in Arbeit verwandelbare.

Ein weiterer Erfahrungssatz ist, daß die freie Energie immer, wenn es
möglich ist, abnimmt, niemals aber zunimmt. Nach dem oben erwähnten Beispiel geht Energie von dem heißen in den kälteren Körper über, so daß sich der
Temperaturunterschied und damit die freie Energie vermindert; das Umgekehrte,
Übergang von Wärme von einem kalten zu einem heißen Körper, findet niemals
statt. Diese Tatsache findet verschiedene Anwendungen, wie wir später sehen
werden. Daraus folgt z. B., daß, wenn ein die Verminderung freier Energie

ergebender Prozeß stattfinden kann, er es beständig tun wird. Diesen Grundsatz wendete WILLARD GIBBS (1878, S. 216 ff.) auf die Erforschung der Adsorption von Stoffen an der Oberfläche von Körpern an, die in Lösungen dieser Substanzen eingetaucht waren. Weiteres darüber im nächsten Kapitel.

Zum Schluß seiner grundlegenden Schrift (Pogg. Annalen XXXV., S. 400; 1865) formuliert CLAUSIUS die beiden Energiegesetze wie folgt: I. Der Energiegehalt des Weltalls ist konstant. II. Die Entropie des Weltalls strebt einem Maximum zu. Das Wort „Entropie" wird hier im wesentlichen in derselben Bedeutung gebraucht wie HELMHOLTZ' „gebundene Energie". Das Gesetz entspricht also der Feststellung, daß die „freie" Energie immer einem Minimum zustrebt.

Die aus der allgemeinen Erfahrung abgeleitete Tatsache, daß die freie Energie immer, wenn sie irgend kann, zur Verringerung neigt, wird öfter als der „Satz von CARNOT und CLAUSIUS" bezeichnet. Er wurde gleichzeitig mit der Veröffentlichung der oben erwähnten Schrift von CLAUSIUS durch Lord KELVIN (damals Prof. WILLIAM THOMSON) unter dem Namen „Zerstreuung der Energie" ausgesprochen.

Der Satz hat offenbar ebensosehr praktische wie philosophische Bedeutung. Die Beziehung des zweiten Gesetzes der Energie zur Wahrscheinlichkeitsrechnung ist von GUYE (1917) erörtert worden. Nach NERNST fehlt die Entropie beim absoluten Nullpunkt in festen Körpern und Flüssigkeiten Die nachteilige Stellung der Wärme betreffs der Umwandelbarkeit in Arbeit, welche anderen Energieformen fehlt, ist der Entfernung vom absoluten Nullpunkt zuzuschreiben, bei der wir arbeiten; eine vollständige Abwesenheit elektrischer oder chemischer Energie ist dagegen leicht erhaltbar.

## Kapazitäts- und Intensitätsfaktoren.

Eine andere Eigenschaft der Energie wird aus der folgenden Betrachtung klar hervorgehen. Die von einem Wasserfall erhaltbare Kraft hängt nicht nur von der Fallhöhe, sondern auch von der Menge des fallenden Wassers ab. Ein bloßes Tröpfeln, selbst von beträchtlicher Höhe, kann praktisch nicht ausgenutzt werden. Energie ist also aus zwei Faktoren, der Intensität und der Kapazität, zusammengesetzt und ist gleich dem Produkt der beiden, passend gewählten Faktoren.

In obigem Fall ist der Unterschied klar: die Fallhöhe ist die Intensität, die Wassermenge die Kapazität. Bei der elektrischen Energie ist der Intensitätsfaktor die Potentialdifferenz oder die elektromotorische Kraft, während der Kapazitätsfaktor die Stromstärke ist. In der Wärme ist der Intensitätsfaktor die Temperatur; was die Kapazität ist, ist nicht sofort klar. Manchmal wird der Name „Entropie" gebraucht, wie in dem $\Theta$-$\Phi$-Diagramm der Ingenieure, in dem die eine Koordinate die absolute Temperatur ist ($\Theta$), die andere ($\Phi$) der Kapazitätsfaktor oder „Entropie"; die Fläche ist dann gleich der Wärmeenergie. Es wäre vielleicht besser, das Wort „Entropie" auf seine ursprüngliche Definition von CLAUSIUS zu beschränken, d. h. das Verhältnis der „gebundenen" Energie zur absoluten Temperatur.

Man muß beachten, daß die Intensitätsfaktoren sog. „Kräfte" sind, während die Kapazitätsfaktoren Räume und Massen sind; letztere sind zueinander addierbar, erstere nicht.

Wenn man einen Liter Wasser von 50° Wärme mit einem zweiten von der gleichen Temperatur mischt, wird der Energieinhalt der Mischung doppelt so groß als der eines Liters sein (Verdoppelung des Kapazitätsfaktors). Der Intensitätsfaktor, die Temperatur, wird dagegen nicht verändert.

Diese Tatsachen lassen uns den zweiten Hauptsatz der Thermodynamik auf eine neue Weise ausdrücken, nämlich so: In einem geschlossenen isolierten System kann Übertragung oder Umwandlung von Energie nur eintreten, wenn Unterschiede des Intensitätsfaktors vorhanden sind.

## Quantentheorie.

Bei chemischen Umsetzungen tritt bekanntlich nie weniger als 1 Atom in Aktion. Ebenso vermehrt oder vermindert sich die elektrische Ladung eines Ions stets um mindestens ein Elektron.

Es entsteht natürlich die Frage: Gibt es ähnliche Erscheinungen auch bei der Energie? Man ist bei der Betrachtung des festen Aggregatzustandes auf gewisse Phänomene gestoßen, die zu der Annahme führen, daß auch die Energie in Einheiten zerlegbar ist, mit anderen Worten, daß sie nicht in kleinere Teile als diese Einheiten, von PLANCK „Quanten" genannt, zerlegt werden kann (siehe S. 254 von NERNSTS Buch, 1913). Die Behandlung des festen Zustandes vom kinetischen Standpunkt aus ergibt, daß die Moleküle nur einen bestimmten, unveränderlichen Aktionsradius haben, innerhalb dessen freie Bewegung oder Schwingung möglich ist, im Gegensatz zu den frei beweglichen Gasmolekülen.

NERNST (1913, S. 252) findet, daß die Atomwärme fester Körper bei Annäherung an den absoluten Nullpunkt sehr klein und schon bei gut bestimmbaren Temperaturen praktisch Null wird. Mit anderen Worten, die Summe der durch den Stoß schwingender Moleküle geleisteten Energie entspricht nicht dem, was wir auf Grund der kinetischen Theorie der Gase (bei gewöhnlichen Temperaturen) erwarten sollten. Der Widerspruch wird durch die Quantentheorie von PLANCK und EINSTEIN erklärt. Sie besagt, daß bei der Erregung von Schwingungen eines Atoms einer festen Substanz um seinen Mittelpunkt, z. B. durch Stöße von Gasmolekülen, Energie nur in gewissen „Quanten" aufgenommen wird, und daß diese Einheiten direkt proportional der Schwingungsperiode des Atoms sind. Für ein frei bewegliches Gas-Atom ist diese Periode natürlich Null, so daß in diesem Falle die kinetische Energie ständig zunehmen kann und die kinetische Theorie der Gase unberührt bleibt. Bei festen Körpern ist es anders.

Wenn diese Anschauung richtig ist, würde daraus folgen, daß die Kurve, die den Energiegehalt oder die Verteilung der Geschwindigkeiten zwischen den Atomen angibt, nicht stetig ist, sondern in einer Reihe gleicher Stufen, jede einem Energiequantum entsprechend, ansteigt. EINSTEIN hat von diesem Gesichtspunkt aus eine Formel für die Atomwärme abgeleitet, und in Versuchen von NERNST und seinen Mitarbeitern hat sie sich bei acht verschiedenen Elementen bestätigt. Ebenso wurde sie in Versuchen von RUBENS bestätigt, in denen die Atomwärme von Salzen durch Messung der Absorptionsbänder auf optischem Wege bestimmt wurde. Die Absorptionsstreifen vertreten die Schwingungsperioden der Atome (siehe J. RICE, 1915). BARKLA (1916) findet auf Grund der X-Strahlenphänomene, daß das Quantum eher eine dem Atom zukommende Einheit ist als eine Strahlungseinheit.

## Chemische Energie.

Die gesamte Energieproduktion des tierischen Organismus entsteht praktisch durch die Oxydation der Nahrungsstoffe und ist also chemischen Ursprungs.

Es ist wichtig, sich daran zu erinnern, daß die chemische Energie sich leicht in andere Formen verwandelt, ohne dabei zuerst in Wärme übergehen zu müssen. In den verschiedenen Formen der elektrischen Batterien kann man den elektrischen Strom, der direkt durch die stattfindenden chemischen Reaktionen entsteht, ohne weitere Veränderung zum Antreiben von Motoren verwenden. Der experimentell ermittelte Wirkungsgrad des quergestreiften Muskels, d. h. das Verhältnis des Gesamtenergieumsatzes zur geleisteten mechanischen Arbeit, zeigt, daß die chemische Energie, welche die Quelle der Muskelkraft ist, direkt in Arbeit übergehen muß und nicht erst in Wärme; denn das Verhältnis von Arbeit zu Wärme ist zu hoch. Der Wirkungsgrad des Muskels als Wärmekraftmaschine würde 27—30% oder mehr betragen. Nach dem zweiten Hauptsatz würde das in einer Wärmekraftmaschine einen derartigen Temperaturunterschied zwischen „Dampfkessel" und „Kondensor" verlangen, daß er mit dem Leben der Zellen unvereinbar wäre. Dies ist von FICK (1882, S. 158) erkannt worden, der feststellte, daß die „chemischen Kräfte" direkt in mechanische Arbeit umgesetzt werden müßten, und heutzutage sieht kein Physiologe Wärmeenergie als ein Durchgangsstadium bei der Muskelkontraktion an.

Was sind Kapazitäts- und Intensitätsfaktoren bei der chemischen Energie? WILLARD GIBBS (1878) nannte letztere das „chemische Potential", obgleich die „chemische Affinität" vielleicht eine bessere Bezeichnung ist. Letzterer Name ist allerdings öfter unklar gebraucht worden. Der Kapazitätsfaktor ist offenbar die Substanzmenge, die in Reaktion tritt, d. h. das Äquivalent oder Verbindungsgewicht. Also: Chemische Energie = Äquivalentgewicht × Chemisches Potential.

Zum besseren Verständnis für die Bedeutung des chemischen Potentials erinnern wir daran, daß in einer galvanischen Zelle chemische Energie quantitativ in elektrische Energie umgewandelt wird. FARADAY zeigte, daß die erhaltene Elektrizitätsmenge dem chemischen Umsatz proportional ist; daher sind die Kapazitätsfaktoren der beiden Energiearten einander proportional. Dann sind auch die Intensitätsfaktoren einander proportional, oder elektromotorische Kraft ist ein Maß chemischer Verwandtschaft. FARADAY hatte darum recht, elektrische Kraft und chemische Verwandtschaft als ein und dasselbe anzusehen, wie MELLOR (1904, S. 26) zeigt.

OSTWALD (1900, S. 249) nimmt chemische Energie von ebenso vielen Arten an, wie es „Stoffe" gibt. Wir haben bereits gesehen, wie im allgemeinen der Intensitätsfaktor der Energie niemals von selbst zunimmt; wenn daher das chemische Potential eines Reaktionsproduktes höher ist als das der reagierenden Körper, wenn also die Reaktion nur unter Energiezufuhr möglich ist, es sich um eine sog. endotherme Reaktion handelt, so muß eben Energie von einem andern System zugeführt werden: es kann Wärme von benachbarten Körpern oder chemische Energie aus einer andern gleichzeitigen Reaktion sein. Bei dieser muß dann natürlich ein Sinken des chemischen Potentials eintreten. Im letzten Falle haben wir eine sog. „gekoppelte Reaktion". Es gibt nur eine Temperaturart und nur zwei Arten elektromotorischer Kraft: positive und negative. Ändern wir die Größe der sie erzeugenden Kräfte, so wächst oder sinkt Temperatur oder elektromotorische Kraft. Das chemische Potential kann nicht durch Sinken des Potentials in einer beliebigen, anderen chemischen Reaktion vermehrt werden.

OSTWALD gibt dafür folgendes Beispiel: Wasserstoffsuperoxyd ist ein Körper von höherem Potential als Wasser oder Sauerstoff. Also muß zu seiner Bildung das Potential des Sauerstoffs erhöht oder der Sauerstoff „aktiviert" werden. Dies kann nicht durch eine beliebige energieliefernde Reaktion in dem System geschehen wie die Neutralisation einer Säure. Die Energiezufuhr muß vielmehr durch eine Reaktion, wie die Oxydation des Phosphors, geschehen, in der ein Teil des an der Reaktion teilnehmenden Sauerstoffs durch Energie aktiviert wird, welche aus einem anderen Teil derselben Reaktion stammt, bei der das Phosphorpotential durch Bildung eines Oxyds sinkt.

Die Formel für die maximale Arbeit $(A)$ eines chemischen Prozesses ist durch NERNST (1911, S. 658) als

$$A = RT \log_e K$$

gegeben, wobei $R$ die Gaskonstante, $T$ die absolute Temperatur und $K$ die Gleichgewichtskonstante einer umkehrbaren Reaktion ist. Alle Reaktionen können als umkehrbare angesehen werden. J. J. THOMSON (1888, S. 281) drückt das so aus: „Wenn wir eine Reaktion in allen Teilprozessen untersuchen könnten, könnten wir sie auch reversibel leiten." MAXWELL zeigte, daß die scheinbare Nichtumkehrbarkeit einer Reaktion nur eine Folge der Begrenztheit unserer experimentellen Hilfsmittel ist. In der oben erwähnten Formel kann man $K$ als das Verhältnis der Geschwindigkeiten zweier entgegengesetzter Reaktionen ansehen. Es folgt sogleich daraus, daß, je größer $K$ ist, d. h. je mehr sich die Reaktion in einer Richtung der Vollendung nähert, desto größer wird die Arbeitsfähigkeit der Reaktion. Für einige Reaktionen kennen wir den Wert von $K$, dann kann die freie Energie der Reaktion sofort berechnet werden.

NERNST (1911, S. 709—716 und 1913, S. 741—753) hat außerdem eine neue Methode angegeben, die, wie er glaubt, zur Bestimmung der freien Energie jeder chemischen Reaktion führen kann. Die Raumknappheit verbietet hier ihre Beschreibung, interessierte Leser können das Original nachschlagen (siehe auch die Arbeit von POLLITZER, 1912).

WEGSCHEIDER (1912, S. 223—238) meint, daß die maximale Arbeit aus 2 Teilen besteht, von denen der eine in der Überwindung äußeren Druckes besteht, bei konstantem Volumen also Null ist; den anderen erhält man auf andere Weise, z. B. als elektromotorische Kraft. Er gibt Formeln für das Arbeitsminimum, die elektromotorische Kraft chemischer Reaktionen, die Dissoziation eines Gases und eine umkehrbare Gaskette.

Vielen Nutzen bringt die Lektüre der Monographie von HELM (1894).

## Oberflächenenergie.

Im nächsten Kapitel werden wir sehen, daß die Grenzfläche zwischen einer Flüssigkeit und einem festen Körper, oder einem Gas, oder einer anderen Flüssigkeit, mit der sie sich nicht vermischt, die Grenzfläche zwischen irgendwelchen heterogenen Phasen also die Eigenschaften einer gespannten Membran hat. Sie kann also Arbeit leisten, wenn diese Spannung abnehmen kann. Wenn wir nun die in einer lebenden Zelle verfügbare Energie betrachten, sehen wir, daß, obgleich das chemische Potential seine volle Wirkung in einem kleinen Raum ausüben kann, der Kapazitätsfaktor der chemischen Energie beträchtliche aktive Mengen braucht, damit die Gesamtenergieproduktion beträchtlich wird. Bei der Oberflächenenergie hingegen kann sich der Kapazitätsfaktor (d. h. die Ausdehnung der Oberfläche) innerhalb ganz kleiner Räume sehr beträchtlich verändern, obgleich sich der Intensitätsfaktor nur wenig zu ändern braucht. Veränderungen der Aggregierung von Kolloiden, durch die ihre

Oberfläche um das Millionenfache zu- oder abnehmen kann, sind also wirksame Faktoren in der Mechanik der Zelle. (Siehe die Bemerkungen von FREUNDLICH, 1907, S. 102.)

## Leben und Energie.

In der malerischen Sprache von CLERK MAXWELL (1876, S. 93) heißt es: „Die Vorgänge im Universum gehen nach einer Art doppelter Buchführung vor sich. Jeder Prozeß erfolgt nur, wenn soundsoviel ins Soll kommt oder eine soundso große Energiemenge übertragen wird. Diese Energieübertragung — oder Verbuchung — nennen wir: Arbeitsleistung."

Wie BENJAMIN MOORE (1906, S. 1) richtig darlegt, zeigen sich gerade bei dieser Übertragung von Energie die Prozesse die uns besonders als vitale imponieren. JENNINGS Feststellung, man müsse die Organismen „dynamisch" betrachten, ist im Vorwort dieses Buches angeführt worden. Das bedeutet indessen nicht, daß die chemische Untersuchung solcher Systeme zwecklos ist. Der Vergleich des chemischen Zustandes der Zelle vor und nach der Arbeitsleistung gibt eine sehr wertvolle Aufklärung über die verwickelten Energieveränderungen.

Es gibt viele bekannte Phänomene, die das Verhalten der Körper während der Änderung ihres Energiegehaltes veranschaulichen. Die Aktivierung des Sauerstoffes bei Oxydation von Phosphor oder Benzaldehyd z. B. scheint mit einem Übergang aus der zwei- in die vierwertige Stufe verknüpft zu sein. Dabei wird elektrische Ladung aufgenommen. Die aktiven Eigenschaften zeigen sich indessen nur während oder unmittelbar nach dieser Veränderung. Die Teilnahme elektrischer Kräfte kann durch die Dampfstrahlmethode von HELMHOLTZ und RICHARZ (1890, S. 192) gezeigt werden. Wenn ein Dampfstrahl aus einer feinen Glasöffnung ausströmt, tritt erst ungefähr 1 cm von der Ausströmungsöffnung entfernt Kondensation ein, so daß er wahrgenommen werden kann. Wenn Gas-Ionenbildende Körper, d. h. elektrisch geladene Gasmoleküle, dem Strahl genähert werden, tritt die Verdichtung fast in der Ausströmungsöffnung selbst ein, und die Wolke wird größer und dichter. Bringt man ein Stück Phosphor in die Nähe des Strahls, so ist die Wirkung auffallend. Die erwähnten Beobachter zeigten, daß keinem der Produkte der Phosphoroxydation diese Eigenschaft zukommt. Die elektrischen Phänomene sieht man also nur während der Oxydation. Das aktive Agens hat im Vergleich zu Luftströmungen eine große Fortpflanzungsgeschwindigkeit. Man kann die leuchtenden Dämpfe im Dunkeln beiseite blasen, ohne die Verdichtung des Dampfstrahles zu beeinflussen. Es ist von Interesse, zu erwähnen, daß der eine Autor dieser Schrift ein Sohn des großen HERMANN VON HELMHOLTZ war. Dieser sehr begabte Sohn starb leider vor seinem Vater.

STRAUB (1907, S. 135) stellte bei der Wirkung von Muscarin auf das Herz der Aplysia eine interessante Tatsache fest, die hierher gehört. Zuerst ist das Gift in höherer Konzentration in der Flüssigkeit enthalten, welche die Gewebszellen umgibt. Im Laufe der Zeit dringt das Gift in die Zellen ein, bis innen und außen gleiche Konzentration besteht. Obgleich man jetzt das Gift innerhalb der Zellen durch seine Wirkung auf ein anderes Herz nachweisen kann, hat es auf das Herz, in dem es enthalten ist, keine deutliche Wirkung mehr. Nur während es in die Zelle eindringt, während sozusagen sein Potential an beiden Seiten der Zellmembran verschieden ist, zeigt es seine charakteristischen Wirkungen.

Einige Autoren glauben, daß es in der lebenden Materie eine besondere Form der Energie gibt, „vitale" oder „Lebenskraft". Man nimmt an, sie könne in äquivalente Mengen gewöhnlicher Energieformen übergehen: chemische, elektrische, thermische usw. und umgekehrt.

Eine Entscheidung über diese Frage könnte nur getroffen werden, wenn wir ein Maß zum Messen der „Lebenskraft" oder ihrer Intensitätsfaktoren hätten, wie der Elektrizitätszähler elektrisches Potential mißt oder das Manometer Gas- oder Flüssigkeitsdruck. Gegenwärtig ist die Lebenskraft eine rein hypothetische und, wie mir scheint, zwecklose Annahme. Es ist zu beachten, daß die modernen Anhänger dieser Lehre eine quantitative Beziehung zwischen „Lebenskraft" und anderen Formen der Energie fordern; mit anderen Worten: die Lehre von der Erhaltung der Energie soll also auch hier aufrecht erhalten werden.

Die Wissenschaft neigt zu größerer Vereinfachung der Energieformen. Die Erscheinungen der strahlenden Energie sind praktisch ein Zweig der Elektrizitätslehre geworden, die Trägheit der Masse ist durch Elektronenbewegung erklärt worden, und FARADAY war die Identität chemischer und elektrischer Energie schon geläufig. Es erscheint einem also etwas reaktionär, hier eine neue Form der Energie anzunehmen, besonders da keine dringende Notwendigkeit dazu vorliegt. Die Erklärungsmöglichkeiten durch bekannte Energieformen sind ganz und gar nicht erschöpft.

Näheres über die Anwendung der Energetik auf lebende Organismen in dem Aufsatz von ZWAARDEMAKER (1906).

WARBURG (1914, S. 256—259) macht auf die Tatsache aufmerksam, daß Zellen, wie die des Zentralnervensystems, die befruchtete Eizelle und kernhaltige rote Blutkörperchen, beträchtliche Energiemengen produzieren, wie ihr Sauerstoffverbrauch zeigt, ohne dabei äußere Arbeit zu leisten. Es ist klar, daß einige Zellvorgänge Energiezufuhr beanspruchen. WARBURG meint, sie sei nötig zur Aufrechterhaltung der Zellstruktur, in dem Sinne, daß Substanzen getrennt gehalten werden müssen, die sonst ineinander diffundieren; auch die Erhaltung der Eigenschaften halb durchlässiger Membranen — alles in mikroskopischen oder kleineren Dimensionen — erfordere Energiezufuhr.

## Die Verbrennungswärme.

Die vollständige Oxydation von Stoffen, wie Fette und Kohlenhydrate, macht eine große Menge nutzbarer Energie frei. Um sie zu messen, läßt man sie ganz in Wärme übergehen. So wird eine Zahl erhalten, welche den totalen Energiegehalt jeder oxydierbaren Substanz ausdrückt, sog. „Verbrennungswärme". Sie dient zur Berechnung des Energieumsatzes bei verschiedenen Reaktionen.

Die üblichen Methoden zur Bestimmung der Verbrennungswärme findet man in den physikalisch-chemischen Handbüchern (siehe das von FUNDLAY, (1906, S. 245—263). Das adiabatische Calorimeter von BENEDICT und HIGGINS (1910) ist genau und leicht zu handhaben. Der Name „adiabatisch" wird für jeden Prozeß gebraucht, bei dem keine Wärme nach außen abgegeben oder von außen aufgenommen wird.

Die Kompression eines Gases kann z. B. so vorgenommen werden, daß die erzeugte Wärme dabei ebenso schnell entweicht, wie sie gebildet wird, so daß die Temperatur konstant bleibt. Das wäre ein isothermer Prozeß.

Wenn die Kompressionswärme aber am Entweichen verhindert wird, ist der Prozeß „adiabatisch"; die Temperatur kann dann stark ansteigen. Im Dieselmotor ist die Kompressionswärme groß genug, um das zur Verbrennung gebrauchte schwere Öl zur Entzündung zu bringen, obgleich infolge der Abkühlung, die durch die Zylinderwände stattfindet, der Prozeß kein absolut adiabatischer ist.

Die Verbrennungswärme gibt indessen nicht unbedingt den wirklichen, für den Organismus nutzbaren Energiewert der Stoffe an. Würde die chemische

Energie sofort in Wärme umgewandelt, so könnte selbst bei großer Temperatur-steigerung nur ein verhältnismäßig kleiner Teil nutzbar gemacht werden. Daher ist es von größter Wichtigkeit, ob die Zersetzung der Nahrungsstoffe im Organismus so geleitet wird, daß sie am meisten freie Energie liefert. A. V. HILL (1912, S. 511) bemerkt: „Wenn es sich erweisen sollte, daß die Gesamtenergie der Kohlenhydrate Calorie für Calorie verhältnismäßig mehr Energie als Fett liefert, würde das einen ungeheuren Einfluß auf die Theorie der Ernährung haben." Dies soll natürlich nur die Notwendigkeit veranschaulichen, den Unterschied zwischen freier und gebundener Energie gebührend zu beachten. BARON und POLANY (1913, S. 10) berechnen auf Grund des NERNSTschen Theorems (1913, S. 744), daß die freie Energie der Oxydation der Glucose bei 37° 13% größer ist als die auf Grund der Verbrennungswärme berechnete Gesamtenergie. Wärme muß dabei aus der Umgebung aufgenommen und in freie Energie verwandelt werden.

In einer seiner „populären Schriften" zeigt BOLTZMANN (1905, S. 40), daß der „Kampf ums Dasein" der Lebewesen nicht um die Elemente, welche die Nahrungsstoffe zusammensetzen, geht, die überall in der Erde, der Luft und dem Wasser in ausreichender Menge vorhanden sind, auch nicht um die Energie, welche als Wärme in allen Körpern im Überfluß vorhanden ist, sondern um den Besitz der freien Energie, welche die grünen Pflanzen durch Umformung der Energie der Sonnenstrahlen auf der kalten Erde erzeugen.

## Gasgesetze und osmotische Arbeit.

BOYLES Gesetz lehrt uns, daß das Volumen eines Gases bei konstanter Temperatur umgekehrt proportional dem Druck ist. Das Gesetz von GAY-LUSSAC lehrt uns, daß es bei konstantem Druck proportional der Temperatur ist. Mathematisch ausgedrückt:

$$V = R \frac{1}{P} T \quad \text{oder} \quad PV = RT,$$

wobei $V$ das Volumen, $P$ der Druck, $T$ die absolute Temperatur und $R$ eine rechnerische Größe, die „Gaskonstante", ist, deren Wert von den Einheiten abhängt, in welchen die anderen Faktoren ausgedrückt werden. Dasselbe Gesetz gilt, wie VAN 'T HOFF (1885) gezeigt hat, für verdünnte Lösungen, und die hierauf gegründete Lösungstheorie bedeutet einen gewaltigen wissenschaftlichen Fortschritt.

Wenn Gase in der Nähe des Verflüssigungspunktes, oder konzentrierte Lösungen, in Betracht kommen, so wird die Formel verwickelter. Die Moleküle sind dann einander so nahe, daß Korrektionsgrößen eingeführt werden müssen. Man muß dann nämlich die gegenseitige Beeinflussung der Moleküle und den Raum, den sie einnehmen, berücksichtigen. Diese Frage wird im 6. Kapitel besprochen. Wir betrachten hier nur die Arbeit, die bei der Kompression eines idealen Gases geleistet wird. Nach VAN 'T HOFFS Theorie ist die Arbeit, die bei der Konzentrierung einer verdünnten Lösung geleistet wird, dieselbe. Der Einfachheit halber setzen wir die Temperatur konstant. Die allgemeine Gleichung, welche dann erhalten wird, findet vielfach Anwendung, so bei allen Vorgängen, bei denen der osmotische Druck eine Rolle spielt, z. B. bei Berechnung der elektromotorischen Kraft der galvanischen Elemente oder der Sekretionsarbeit der Niere.

Ein Volumen $v$ eines Gases bei einem Druck $p$ werde so komprimiert, daß sein Volumen um einen winzigen Teil seines ursprünglichen Volumens, d. h. um $dv$, vermindert wird. Die geleistete Arbeit ist dann $p\,dv$. Wenn wir das Volumen $v_2$, welches von 1 g-Molekül eingenommen wird, auf $v_1$ vermindern, so ist die geleistete Gesamtarbeit $A$ die Summe aller kleinsten Arbeiten $p\,dv$ zwischen den Grenzen dieser beiden Volumina. In der Sprache der Integralrechnung:

$$A = \int_{v_1}^{v_2} p\,dv.$$

(Beachte, daß $\int$ ein verlängertes $s$ ist, der erste Buchstabe von „Summe", und gebraucht wird, um die Gesamtsumme eines Vorganges anzuzeigen!)

Nun ist

$$PV = RT, \quad \text{folglich} \quad p = \frac{RT}{V},$$

$$\int_{v_1}^{v_2} p\,dv = RT \int_{v_1}^{v_2} \frac{dv}{v}.$$

(Beachte hier, daß $R$ und $T$ als Konstanten der Integration nicht unterworfen sind, die natürlich nur auf Variable anzuwenden ist!)

Der Wert dieses letzten Integrals ist

$$RT \log_e \frac{V_2}{V_1}.$$

Weitere Aufklärung über die mathematische Ableitung bei Nernst und Schönflies (1904, S. 111 und 143) oder bei Mellor (1909, S. 254). Hier nur einige Worte, um dem Leser das Verständnis der Formel zu erleichtern.

Der Logarithmus erscheint, weil der Differentialkoeffizient des Logarithmus $x$ der Basis $e$ $\frac{1}{x}$ ist, d. h.

$$\frac{d \log x}{dx} = \frac{1}{x} \quad \text{und} \quad d \log x = \frac{dx}{x},$$

darum ist, umgekehrt, das Integral von $\frac{dx}{x} \log_e x$ und das von $\frac{dv}{v} \log_e v$, oder, zwischen den Grenzen $v_2$ und $v_1$:

$$\log_e v_2 - \log_e v_1 \quad \text{oder} \quad \log_e \frac{v_2}{v_1}.$$

Einzelheiten darüber, wie man durch einfache Anwendung des binomischen Lehrsatzes den Differentialquotienten eines Logarithmus erhält, findet man in den erwähnten Büchern (Nernst-Schönflies, S. 82—85 oder Mellor, S. 51). Hier sei nur darauf hingewiesen, daß die Größe $e$ die Basis der natürlichen Logarithmen ist und als solche eine ungeheure Bedeutung in der mathematischen Sprache hat. Als Summe der unendlichen Reihe:

$$1 + \frac{1}{1} + \frac{1}{1 \cdot 2} + \frac{1}{1 \cdot 2 \cdot 3} + \frac{1}{1 \cdot 2 \cdot 3 \cdot 4} + \frac{1}{1 \cdot 2 \cdot 3 \cdot 4 \cdot 5} \quad \text{usw.}$$

kann ihr Wert mit so viel Dezimalstellen, als man wünscht, berechnet werden.

Der Differentialquotient von $\log x$ ist das Verhältnis der Zunahme des $\log x$ (wenn $x$ um die unendliche kleine Größe $h$ auf $x + h$ anrückt) zu der Zunahme von $x$, welche gleich $h$ ist. Das heißt also, wenn $h$ unendlich klein, nahezu gleich 0 wird

$$\frac{\log(x+h) - \log x}{h}.$$

Wird der Ausdruck nach dem binomischen Lehrsatz entwickelt, so ergibt sich schließlich eine Formel, in der $\frac{1}{x}$ multipliziert mit $\log e$ erscheint, d. h.

$$\frac{d \log x}{dx} = \frac{1}{x} \log e.$$

Wählt man als Basis des Logarithmus die Zahl $e$, so wird $\log e = 1$ und unser Ausdruck geht in die Form über:
$$\frac{d \log_e x}{d x} = \frac{1}{x}.$$

Diese Abschweifung in rein mathematisches Gebiet geschieht nur, um das Auftreten eines Logarithmus im Ausdruck für die Kompressionsarbeit eines Gases zu erklären. Von einem anderen Standpunkt aus gesehen, hängt die geleistete Arbeit in jeder folgenden Stufe von dem Ergebnis der vorhergehenden ab, daher nimmt der ganze Ausdruck eine Form an, in der diese Tatsache in Betracht gezogen ist, d. h. es muß sich um eine exponentielle oder logarithmische, keine einfach lineare Beziehung handeln.

Es kommen häufig in der Natur Prozesse vor, deren Umfang in jedem Augenblick davon abhängt, wie weit der Prozeß schon abgelaufen oder, wenn der Prozeß zu einem Gleichgewicht führt, wie weit der Prozeß noch von der Gleichgewichtslage entfernt ist. Im vorliegenden Falle wächst die Arbeit, die nötig ist, um eine gleiche Verminderung des Gasvolumens zu verursachen, mit der bereits geschehenen Kompression des Gases. Vielleicht ist der einfachste derartige Fall die Absorption des Lichtes durch eine gefärbte Flüssigkeit. Wenn 100 Lichteinheiten von einer bestimmten Wellenlänge in eine Flüssigkeit eindringen, so mögen sie, nachdem sie 1 cm weit in die Flüssigkeit eingedrungen sind, 0,1 ihrer ursprünglichen Intensität verloren haben, dann sind noch 90 Einheiten übrig oder $100 \cdot 0{,}9$; nach dem nächsten Zentimeter werden diese 90 Einheiten 0,1 von 90 verloren haben und 81 oder $100 \cdot 0{,}9 \cdot 0{,}9$, d. h. $100 \cdot 0{,}9^2$, bleiben dann übrig, usw. Nachdem sie durch $n$ cm gegangen sind, wird ihr Wert $100 \cdot 0{,}9^n$ sein. Man muß sich merken, daß drei Schichten gleicher Dicke nicht dreimal so viel wie eine Schicht, sondern weniger absorbieren, so daß die Intensität des hindurchgeschickten Lichtes nicht 70, sondern 72,9 Einheiten beträgt. Dieses Gesetz (das LAMBERTsche) wird beim Spektrophotometer benutzt, das eine so große Rolle bei der Erforschung des Hämoglobins gespielt hat.

Bei solchen Prozessen haben wir es also nicht mit einfachen linearen Beziehungen, sondern mit exponentiellen oder logarithmischen zu tun.

Auch NEWTONS „Gesetz der Abkühlung" gehört hierher. Es ist eines der ersten Gesetze der Physik, bei denen die Infinitesimalrechnung Anwendung fand. Der Grad der Abkühlung hängt hier von dem Temperaturunterschied zwischen dem warmen Körper und seiner Umgebung ab; mit der Abnahme des Temperaturunterschiedes sinkt auch die Geschwindigkeit der Abkühlung. In der Theorie wird Temperaturgleichheit erst nach unendlicher Zeit erreicht, asymptotisch, wie es heißt; die gerade Linie, der sich eine Kurve wie die Hyperbel beständig nähert, wird niemals erreicht. Denn jeder folgende Teil der Kurve bewegt sich etwas weniger als der vorhergehende auf die Asymptote zu. Bei der Abkühlung, ebenso wie beim Fortschreiten einer chemischen Reaktion, wird die treibende Kraft sozusagen allmählich immer kleiner.

Die Zunahme eines auf Zinseszins angelegten Kapitals folgt einem ähnlichen Gesetz. Aus diesem Grunde nannte Lord KELVIN das allgemeine Gesetz, nach dem eine Funktion sich proportional ihrer jeweiligen Größe ändert, das „Zinseszinsgesetz".

Wir haben den Ausdruck „Funktion" bisher gebraucht, ohne ihn zu erklären; es müssen nunmehr einige Ausdrücke erklärt werden, denen wir oft bei mathematischen Auseinandersetzungen begegnen. Das Volumen einer gegebenen Menge eines bestimmten Gases ist verschieden, je nach dem Druck, unter dem es steht. Bei gleichen äußeren Bedingungen ist es immer das gleiche, solange es unter gleichem Druck steht. Darum sagt man: Das Volumen eines Gases ist eine „Funktion" des Druckes. Eine Funktion ist also eine Größe, die sich in gesetzmäßiger Weise ändert, wenn eine zweite Größe, deren Funktion die erste sein soll, sich verändert. Das ist symbolisch ausgedrückt: $v = f(p)$ bei BOYLES Gesetz; oder allgemein: $y = f(x)$, was bedeutet, daß es zu jedem Wert von $x$ einen bestimmten von $y$ gibt. $x$ und $y$ heißen „Variable". Jede während eines besonderen mathematischen Vorganges unveränderlich bleibende Quantität heißt „Konstante". Wenn der Wert einer Variablen, wie in dem gegebenen Beispiel, von dem der anderen abhängt, heißt erstere „abhängige Variable", die zweite „unabhängige Variable". Welche von beiden man als unabhängige Variable wählt, ist Sache der Übereinkunft. Ist die eine Variable die Zeit, so wird sie gewöhnlich als unabhängige Variable genommen, da sie sich am gleichmäßigsten verändert. Wenn die Werte von $y$ einfache arithmetische Vielfache oder Brüche von den $x$-Werten sind, so daß die graphische Darstellung eine gerade Linie ergibt, so nennt man $y$ eine „lineare Funktion" von $x$. Wenn $y$ eine Funktion des Abstandes von $x$ von einem Endwert ist, nennt man es eine „exponentielle Funktion".

Allgemein gesprochen ist es das Ziel wissenschaftlicher Forschung, herauszufinden, wie eine Sache von einer anderen abhängt, inwiefern die eine eine Funktion der anderen ist.

Um nun zu unserem Hauptthema zurückzukommen: Wir fanden, daß die Arbeitsleistung bei isothermer Kompression eines Gases vom Volumen $v_2$ zu $v_1$

$$= R T \log_e \frac{v_2}{v_1}$$

ist. Nun ist nach BOYLES Gesetz der Druck dem Volumen umgekehrt proportional, demnach

$$\frac{v_2}{v_1} = \frac{p_1}{p_2}.$$

Setzen wir $c_1$ und $c_2$ für die osmotische oder molare Konzentration zweier beliebiger Lösungen proportional $p_1$ und $p_2$, so haben wir eine Norm für die Arbeitsleistung erhalten, die nötig ist, um eine Lösung vom Werte $c_1$ auf $c_2$ zu konzentrieren; das macht z. B. die Niere, wenn ein Urin abgesondert wird, dessen osmotischer Druck vom osmotischen Druck des Blutes verschieden ist.

Bedeutet $c_1$ und $c_2$ die Konzentration eines Ions in zwei Lösungen, die in Berührung mit Elektroden aus gleichem Metall stehen, so liefert die Formel die elektromotorische Kraft des Elementes. Natürlich muß die Konstante $R$ dann entsprechend den gewählten Einheiten bestimmt werden. Wir werden später sehen, wie auf diese Weise die aktuelle Reaktion einer Lösung bestimmt wird und wie sie von den elektrischen Veränderungen in tätigen Organen abhängig ist.

Weitere Einzelheiten über dieses wichtige Gesetz findet der Leser in dem Buch von NERNST (1911, S. 51 und 52) und in dem Aufsatz von BENJAMIN MOORE (1906, S. 21 ff.).

Eine Konzentrationskette von Wasserstoffionen, wie sie zur Bestimmung der aktuellen Reaktion einer komplexen Flüssigkeit, z. B. des Blutes, dient, möge die praktische Auswirkung der logarithmischen Formel erläutern. Wenn sich die Konzentration der Wasserstoffionen in zwei Lösungen im einen Falle wie 2 zu 1 und im anderen wie 10 zu 1 verhält, wird die elektromotorische Kraft nicht das Fünffache der ersten betragen, sondern nur im Verhältnis von log 10 zu log 2, d. h. wie 1 zu 0,301 wachsen; sie wird also nur das 3,3fache betragen. So ist die wirkliche elektromotorische Kraft einer Kette, die aus einer Normal-Calomelelektrode und einer Wasserstoffelektrode und $^1/_{10}$ n-Salzsäure zusammengesetzt ist, 0,394 Volt, während bei Verwendung von $1/_{100}$ n-Salzsäure der Wert 0,452 Volt beträgt. Wie man sieht, beeinträchtigt die logarithmische Gleichungsform die Feinheit der Meßmethode.

## Mathematik und Physiologie.

Hier will ich über die Ansicht einiger Forscher, die Anwendung der Mathematik auf biologische Fragen sei unheilvoll, einige Worte sagen.

HUXLEYS (1902, S. 333) Vergleich der Mathematik mit einer Mühle, die nur in anderer Form wieder zum Vorschein bringt, was man vorher in sie hineintat, wird oft angeführt. Wir wollen aber nicht vergessen, daß diese neue Form nützlicher ist als die ursprüngliche.

PLATO bemerkt: „Nimmt man Zählen, Messen und Wägen aus irgendeiner Technik fort, so wird nicht viel übrig bleiben." („Philebus", JOWETTS Übersetzung, 1875, Bd. 10, S. 104.) STEPHEN HALES (1727, S. 2) widmete sich quantitativen Bestimmungen in der Physiologie und legte seinen Standpunkt folgendermaßen dar: „Da wir überzeugt sind, daß der allweise Schöpfer die genauesten Verhältnisse von Zahl, Gewicht und Maß beobachtet hat, als er alle Dinge erschuf, so werden wir in die Natur der innerhalb unserer Beobachtung liegenden Schöpfung am besten durch Zahl, Gewicht und Maß Einsicht erlangen. Wir werden in der Weiterverfolgung dieser Methode, die Natur der Dinge zu erforschen, durch den großen Erfolg ermutigt, den alle Versuche dieser Art bereits gehabt haben." Die zugrunde liegende Bibelstelle findet man in dem prachtvollen 40. Kapitel des Jesaias, Vers 12: „Wer misset die Wasser mit der hohlen Hand, und fasset den Himmel mit der Spanne, und begreift den Staub der Erde mit einem Dreiling, und wäget die Berge mit einem Gewicht und die Hügel mit einer Wage?"

Wenn man zugibt, daß unsere physiologischen Methoden keine anderen als die der Physik und Chemie sein können, so sind weitere Bemerkungen überflüssig. Der Wert der Mathematik in der Physik ist jedem klar und ihr Wert in der Chemie wird ständig offenbarer. Wie ARRHENIUS (1907, S. 7) darlegt, zeigt der Ausdruck experimenteller Ergebnisse in einer Formel ihre Beziehung zu bekannten Gesetzen auf eine Weise, wie sie anders nur schwer oder gar nicht zu erreichen ist. Man kann sehen, ob alle Faktoren in Rechnung gestellt worden sind, und selbst eine empirische Formel kann bei der Entscheidung helfen, ob Unregelmäßigkeiten nur Experimentalfehlern zuzuschreiben sind oder einem bisher unbemerkten realen Faktor bei dem untersuchten Vorgang.

Die Wirkung von Trypsin auf Eiweiß sollte z. B. eigentlich dem Gesetze einer monomolekularen Reaktion folgen (siehe 10. Kapitel). Tatsächlich finden wir, daß die durch eine geeignete Formel berechnete Geschwindigkeitskonstante mit dem Fortschreiten der Reaktion eine beständige Abnahme zeigt. Das veranlaßt uns, nach einer Ursache hierfür zu suchen. In Versuchen über den Einfluß der Alkalescenz finden wir, daß die Wirksamkeit des Trypsins innerhalb gewisser Grenzen dem Alkalescenzgrade der Verdauungsgemische proportional ist. Nun untersuchen wir natürlich, ob sich im Verlaufe der Trypsinverdauung die Alkalescenz vermindert, und finden, daß die entstehenden Aminosäuren, besonders die stark sauren Dicarbonsäuren, eine beträchtliche Verminderung des Alkalescenzgrades hervorrufen können.

Vielleicht mag es hart erscheinen, wenn wir dem physiologischen Forscher noch eine besondere Last aufbürden. Er trägt sowieso schon schwer genug an seiner Ausrüstung. Der Leser wird sicher schon betroffen sein, welchen weiten Umkreis der Naturwissenschaft ein Physiologe als Hilfswissenschaften beherrschen muß. In einem Augenblick können wir uns mit den Bewegungen des Protoplasmas in einer vegetabilen Zelle oder der Zusammensetzung des Urozeans beschäftigen und im nächsten mit der Arbeitsleistung eines Gases bei der Kompression, den chemischen Eigenschaften der Aminosäuren oder der Konstitution der Farbstoffe.

Erinnern wir uns, wenn wir den weiten Umfang der Wissenschaften, mit denen es die Physiologie zu tun hat, betrachten, daran, daß es ein Physiologe, MAYOW, war, der den Sauerstoff entdeckte, wie wir im 21. Kapitel sehen werden. Wievieles andere, in ganz andere Wissenschaften gehörende Tatsachen sind nicht ebenfalls durch physiologische Forschungen entdeckt worden. Andererseits wurde die Tätigkeit des Herzens zuerst von einem Künstler, LEONARDO, erkannt, der arterielle Druck von einem Geistlichen, HALES, der Capillarumlauf von einem „Pedell", LEEUWENHOEK; intravenöse Injektionen hat zuerst ein Architekt, WREN, gemacht; die Natur der tierischen Wärme hat ein Chemiker, LAVOISIER, entdeckt, die Funktion der grünen Pflanze ein Minister, PRIESTLEY, usw.

Ein bescheidenes Maß an Mathematik wird für die meisten von uns genügen, um die Fundamentalgleichungen zu verstehen und zu gebrauchen. Da aber, wie wir schon oft betont haben, vitale Phänomene im wesentlichen Veränderungen sind, ist es klar, daß die wechselnde Quantitäten behandelnde Infinitesimalrechnung wenigstens in ihren Elementen als bekannt vorausgesetzt werden muß. Es wäre sehr gut, wenn in unseren Schulen mehr Differential- und Integralrechnung und weniger Geometrie und Arithmetik getrieben würde, wie Prof. PERRY in seinen „Berechnungen für Ingenieure" darlegt.

Als kurze Einführung ist das erste Kapitel von MELLORS „Chemische Statik und Dynamik" zu empfehlen. Dann kann das ausgezeichnete Buch von NERNST und SCHÖNFLIES folgen, von dem es leider keine englische Übersetzung gibt, und dann vielleicht MELLORS „Höhere Mathematik für Studierende der Chemie und Physik".

Experimentelle Ergebnisse werden immer am besten graphisch dargestellt, so daß sie sich direkt an das Auge wenden.

DESCARTES entdeckte und veröffentlichte in seiner berühmten Geometrie 1637, wie algebraische Formeln geometrisch und vice versa dargestellt werden können. Das zweiachsige Koordinatensystem, das hierzu dient, wird gewöhnlich als „Kartesianische Koordinaten" bezeichnet. Bei diesem System bilden die beiden Achsen einen rechten Winkel, es wird fast stets zur graphischen Darstellung experimenteller Daten gebraucht. Es sei auch daran erinnert, daß DESCARTES seine Methode als Anfang ansah, „kontinuierlich sich ändernde Größen mittels algebraischer Formeln auszudrücken" (PLAYFAIR). Kurz: man kann sagen, daß die Differentialrechnung mit ihm beginnt.

Wenn der Leser die Originalarbeit von DESCARTES zu verstehen sucht, wird er finden, daß das keine leichte Aufgabe ist. Der Philosoph wünschte anscheinend nicht, daß seine Gegner, von deren geistiger Tätigkeit er eine sehr kleine Meinung hatte, ihn allzu leicht verständen. Über moderne Ausgaben der Werke des DESCARTES vgl. man die Bibliographie am Ende vorliegenden Buches.

Der Experimentator, der, um seine Analysen mit weniger Mühe ausrechnen zu können, einen Rechenschieber oder eine Logarithmentafel gebraucht, sollte sich dankbar des Erfinders der Logarithmen erinnern. Es war NAPIER VON MERCHISTON. Für die meisten Zwecke bietet die gerade Form des Rechenschiebers genügende Genauigkeit.

Es besteht bei manchen ein unbegründetes Vorurteil gegen korrigierte Kurven, wenn aber die experimentellen Daten irgendeine Art Regelmäßigkeit aufweisen, erkennt man den Verlauf des Vorganges besser durch eine korrigierte Kurve; sie scheidet zufällige Irrtümer aus. Die beste Methode, um die experimentellen Ergebnisse in Kurvenform darzustellen, scheint mir die im folgenden beschriebene zu sein. Sie ist eine Modifikation der von OSTWALD-LUTHER (1910, S. 28—30) angegebenen. Zuerst werden die erhaltenen Werte in einem passend gewählten Koordinatensystem auf Millimeterpapier durch + aufgetragen. Durch diese Punkte wird mit freier Hand eine möglichst glatte Kurve gezogen (mit Bleistift). Das Papier wird auf ein Stück mäßig dicken Karton aufgeklebt, die Kurve wird dann mit der Schere ausgeschnitten, so daß man eine Schablone bekommt. Die Bewegung der Hand ist bei dieser Manipulation sehr regelmäßig. Man ist für die geringste Abweichung von einer regelmäßigen Kurve empfindlich. OSTWALD gibt an, daß das menschliche Auge und die Muskulatur der Hand meist noch die Unstetigkeit des zweiten, manchmal sogar die des dritten Differentialquotienten empfinden. Die Schablone dient dazu, mit Bleistift eine Kurve auf Bristolkarton zu zeichnen. Diese Kurve wird dann mit Hilfe eines Kurvenlineals mit Tinte nachgezogen. Je größer der Maßstab, in dem die Kurve gezeichnet ist, desto besser sieht sie bei der Verkleinerung für die Veröffentlichung im Druck aus. Ungenauigkeiten bei der Benutzung des Kurvenlineals sind dann nicht mehr bemerkbar. Das Werkchen von HOWARD DUNCAN: „Die Praxis des Kurvenzeichners" (bei Longmans) ist sehr empfehlenswert.

Ein Wort der Warnung möge erlaubt sein. Obgleich eine Gleichung in einer Zeile ausdrücken kann, was seitenlange Beschreibungen erfordern würde, darf man nicht vergessen, daß sie doch nur eine Art Stenographie darstellt und niemals die klare Auffassung des Vorganges ersetzen kann. Dasselbe kann man von Strukturformeln in der Chemie sagen, die nur auf sehr bequeme Weise gewisse Tatsachen in dem Spiel molekularer Kräfte ausdrücken, deren Natur bisher unbekannt ist. Das wird manchmal außer acht gelassen und die Striche der Strukturformeln werden für wirkliche Fäden gehalten, welche die Atome zusammenhalten.

Strukturformeln sagen manchmal zu viel, selbst wenn man sie für nicht mehr nimmt als die Darstellung experimenteller Ergebnisse; andererseits sagen sie nicht genug. A. W. STEWART zeigt (Chemische Welt, Dezember 1912, S. 415), daß man aus der Formel der Essigsäure, wenn sie folgendermaßen geschrieben wird:

$$CH_3 - C = O$$
$$|$$
$$OH$$

sofort sieht, daß die 3 Methylwasserstoffatome von dem Hydroxylwasserstoff verschieden sind, für das Vorhandensein einer CO-Gruppe aber haben wir keinen Anhaltspunkt. Essigsäure gibt keine der für die CO-Gruppe charakteristischen Reaktionen. Damit uns die Formel über den Unterschied zwischen den verschiedenen Wasserstoffatomen belehre, der nicht direkt angegeben wird, müssen wir die $CH_3$- und OH-Gruppe als Ganzes behandeln, da der mit Sauerstoff verbundene Wasserstoff andere Eigenschaften hat als der mit Kohlenstoff verbundene. In der Essigsäure ist aber Carbonyl als solches nicht vorhanden. Mit OH verbunden, bildet CO ein neues Radikal, COOH (Carboxyl), das selbst als ein Ganzes genommen werden muß, so daß die Formel für Essigsäure zutreffender

$$CH_3 - COOH$$

geschrieben wird. Diese Gruppen organischer Verbindungen verhalten sich wie Elemente, und, genau genommen, müßte man jedem dieser Radikale ein besonderes Symbol geben, um die Strukturformeln zu vervollkommnen. Das Wesentliche einer chemischen Verbindung ist natürlich, daß die Eigenschaften der Elemente sich ändern, wenn sie mit anderen verbunden sind, was gewöhnlich durch Anführung des Quecksilberjodids illustriert wird. Diese Bemerkungen beabsichtigen nur, einen kritischeren Gebrauch der Strukturformeln zu befürworten, als er von gewissen Chemikern gemacht wird, die zu glauben scheinen, daß die Möglichkeit, eine besondere Kombinationsweise durch eine Formel anzugeben, auch schon beweise, daß eine derartige Reaktion wirklich eintritt. G. H. LEWES (1864, S. 131) weist auf den schweren psychologischen Irrtum hin, zu behaupten, „daß, wenn jemand klare, nicht sich selbst widersprechende Gedanken bilden kann, diese Gedanken notwendigerweise Naturwahrheiten darstellen müssen". Dieser Standpunkt war in früheren Zeiten sehr weit verbreitet, selbst ein so großer Mann wie DESCARTES verfiel diesem Irrtum. Mehr darüber findet man in KARL PEARSONS Buch (1911, 8. Kapitel).

## Das Kohlenstoffatom.

Man kann fragen: Welches sind die Eigentümlichkeiten, welche die organische Chemie zu einem besonderen Wissensgebiet von besonderer Wichtigkeit für die physiologische Wissenschaft machen? Der Grund dafür liegt, wie
VAN 'T HOFF (1881, S. 34 ff., und l. c., S. 240 ff.) darlegt, in den charakteristischen
Eigenschaften des Kohlenstoffs selbst. Dieser Autor führt fünf Punkte an:

1. Die Vierwertigkeit ermöglicht eine sehr große Anzahl von Derivaten
jeder Verbindung.

2. Die Fähigkeit der Kohlenstoffatome, sich miteinander zu vereinigen,
läßt eine große Vielfältigkeit neuer Verbindungen zu.

3. Die Stellung des Elementes Kohlenstoff im periodischen System zwischen
positiven und negativen Elementen, bewirkt, daß es sich mit den verschiedensten
Elementen: Wasserstoff, Stickstoff, Sauerstoff, Chlor usw. verbinden kann.
(Siehe die Tabelle in NERNSTS Buch, 1911, S. 180.) Daher kann leicht ab-
wechselnd Oxydation und Reduktion auftreten und die freiwerdende chemische
Energie kann Arbeit leisten.

4. Wenn drei der Valenzen des C-Atoms gesättigt sind, hat die vierte einen
„positiven" oder „negativen" Charakter, je nach der Natur der Gruppen in den
drei anderen Stellen. Während also

$$\begin{matrix} H_2 \searrow \\ NO_2 \nearrow \end{matrix} C—$$

gewöhnlich „negativ" ist, ist

$$H_3 \equiv C—$$

ausgesprochen „positiv" wie Wasserstoff.

5. Die geringe Reaktionsgeschwindigkeit oder Trägheit der Kohlenstoffverbindungen ist für den Lebensprozeß von großer Bedeutung. Methylschwefel-
säure ist z. B. viel stabiler als Schwefelsäure, weil sie an Stelle eines Wasserstoffatoms eine Methylgruppe hat.

## Die Wirkung der Temperatur auf die Reaktionsgeschwindigkeit.

Chemische Reaktionen erreichen ihr Gleichgewicht und kommen dann zum
Stillstand, ohne über das Gleichgewicht hinaus zu pendeln. Sie sind in der Tat
aperiodisch, wie überhaupt gegen einen Widerstand fortschreitende Prozesse.
Wenn dem so ist, so muß sich eine, der Form nach dem OHMschen Gesetz in
der Elektrizität ähnliche, Formel ergeben:

$$\text{Reaktionsgeschwindigkeit} = \frac{\text{Chemische Kraft}}{\text{Chemischer Widerstand}}.$$

Die chemische Kraft ist eine Funktion der freien Energie; über den chemischen Widerstand ist sehr wenig endgültig bekannt, außer daß er durch
Temperaturerhöhung sehr verringert wird.

Alle chemischen Reaktionen nehmen daher durch Temperaturerhöhung an
Geschwindigkeit zu.

Die Betrachtung der Temperatureinwirkung auf das Gleichgewicht endothermer Reaktionen gibt leicht zu Mißverständnissen Anlaß. Endothermische
Reaktionen verbrauchen Energie aus ihrer Umgebung, weil die Reaktions-

produkte einen größeren Gehalt an potentieller Energie als das Ausgangsmaterial haben; dabei darf man aber nicht vergessen, daß sie von selbst fortschreiten. Eine chemische Reaktion findet dann statt, wenn der mit dem ursprünglichen Zustand verbundene Intensitätsfaktor der Energie größer ist als der des Endsystems (siehe MELLORS Buch, 1904, S. 25), ganz gleichgültig, ob die Reaktion endo- oder exothermisch ist.

Vom Standpunkt der kinetischen Theorie der Wärme aus sieht man leicht ein, warum alle von der Geschwindigkeit der Molekularbewegung abhängigen Prozesse durch Temperaturanstieg beschleunigt werden. Wie NERNST (1911, S. 680) darlegt, erkennt man aber nicht so leicht, warum die Beschleunigung chemischer Reaktionen derart groß ist. Ein Anstieg von 10° C verdoppelt oder verdreifacht gewöhnlich die Reaktionsgeschwindigkeit (Gesetz von VAN 'T HOFF), während die Geschwindigkeit der Molekularbewegung in Gasen und wahrscheinlich auch in Flüssigkeiten der Quadratwurzel der absoluten Temperatur proportional ist. Wenn die Reaktionsgeschwindigkeit bei 20° einen Wert von 100 hat, könnte sie daher bei 30° nur auf 101,7 anwachsen, statt auf 200. GOLD-SCHMIDT (1909, S. 206) hat gezeigt, daß nur diejenigen Moleküle reagieren, deren Geschwindigkeit einen gewissen hohen Wert überschreitet. Dadurch ist diese Schwierigkeit behoben worden.

Zur Entscheidung über die Natur eines bestimmten Prozesses hat man bisweilen seinen Temperaturkoeffizienten herangezogen. Diese Größe variiert aber nicht nur je nach der absoluten Temperatur, bei der die Reaktion stattfindet, sondern auch in Einzelfällen, so daß allein aus diesem Grunde Vorsicht geboten ist.

Die Verseifung von Äthylbutyrat durch Bariumhydroxyd hat zwischen 50 und 60° den für eine chemische Reaktion niedrigen Koeffizienten von 1.33 für 10° (TRAUTE und VOLKMANN, 1908, S. 79). Der Temperaturkoeffizient der Diffusion eines rein physikalischen Vorgangs beträgt fast ebensoviel, d. h. 1,28 (NERNST, 1888, S. 624). CHICK und MARTIN (1910, S. 415) stellen fest, daß die Koagulation des Hämoglobins durch Wärme den außerordentlich hohen Temperaturkoeffizienten von 13,8 bei 10° hat; der des Eiweißes ist noch höher. P. VON SCHROEDER (1903, S. 88) hat gezeigt, daß unter besonderen Bedingungen Gelatinelösung bei 21° einen Viscositätsgrad von 13,76 hat, während diese Größe bei 31° nur 1,42 beträgt; das ist eine Verminderung auf ungefähr den 10. Teil bei 10° Temperaturanstieg. Wie wir später sehen werden, spielen Kolloide wie Gelatine eine große Rolle in vitalen Prozessen. ADRIAN BROWN und MORLEY (1912, S. 546—553) haben kürzlich gezeigt, daß der Temperaturkoeffizient der Wasserabsorption durch Gerstensamen von der Größenordnung ist, die gewöhnlich bei chemischen Reaktionen gefunden wird. Sie finden ferner, daß er eine Exponentialfunktion der Temperatur ist. MELLOR (1904, S. 394) weist darauf hin, daß dies bei physikalischen Prozessen sehr selten vorkommt. Die Zunahme des Dampfdruckes einer Flüssigkeit gehört zu diesen seltenen Fällen, und der Exponentialausdruck in BROWNS und MORLEYS Versuchen ist der gleiche wie der des Dampfdruckes von Wasser. Die Bedeutung dieser Tatsache bei der Beeinflussung chemischer Reaktionen durch die Temperatur wird im allgemeinen im 8. Kapitel besprochen.

KNOWLTON und STARLING (1912, S. 206) haben in ihrer Arbeit über den Einfluß der Temperatur auf die Pulsfrequenz des Herzens am isolierten Herz-Lungenpräparat bewiesen, daß es unmöglich ist, allein aus der Größe des Temperaturkoeffizienten zu entscheiden, ob ein Prozeß im Organismus chemischer oder physikalischer Natur ist. Die Pulsfrequenz ist eine lineare Funktion der Temperatur. Mit anderen Worten: eine gegebene Temperaturdifferenz erzeugt an verschiedenen Punkten der Temperaturskala den gleichen Zuwachs.

Bei dem einfachsten physikalischen Prozeß, z. B. der Ausdehnung eines Gases, finden wir die gleiche Beziehung. Wenn daher der Temperaturkoeffizient irgendeine zwingende Bedeutung hat, so ist der Herzschlag ein rein physikalischer Prozeß. Das ist offenbar ein sonderbarer Schluß. Wir wissen, daß Temperaturanstieg die chemischen Prozesse im Herzmuskel beschleunigt, wie die Zunahme im Sauerstoffverbrauch es beweist (Lovatt Evans, 1912, S. 231), und es ist in der Tat sehr interessant, daß dieser vermehrte Stoffumsatz direkt proportional der Zunahme der Pulszahl ist, so daß wir wieder eine lineare Beziehung haben. Es ist klar, daß man in dem vorliegenden Fall nicht, streng genommen, von einem „Temperaturkoeffizienten" sprechen kann. Wenn diese Zahl für eine bestimmte Temperatur berechnet wird, paßt sie nicht zu irgendeiner anderen Temperatur.

Man muß sich einen Augenblick klar machen, wie kompliziert und untereinander verschieden die bei der Muskelkontraktion vorkommenden Energieumwandlungen sind — Oberflächen- und Volumenenergie, thermische, elektrische und chemische Energie spielen ihre Rolle. Man muß zugestehen, glaube ich, daß der Versuch, aus dem Temperaturkoeffizienten des ganzen Prozesses Schlüsse zu ziehen, kaum zu Ergebnissen von großem Wert führen kann. Diese Bemerkung trifft natürlich ebenso für die Wirksamkeit des lebenden Protoplasmas wie für den Muskel zu.

Krogh (1914, S. 1) stellt außerdem fest, daß die Geschwindigkeit der Zellteilung bei Embryonen von Amphibien, Fischen, Insekten und Echinodemen auch nicht angenähert durch van 't Hoffs Formel des Temperatureinflusses auf chemische Reaktionen ausgedrückt werden kann. In normalen Grenzen besteht eine lineare Beziehung. In einer weiteren Schrift (1914, S. 2) legt Krogh dar, daß es kein Temperaturoptimum für die Kohlensäureabgabe gibt und daß auch dieser Prozeß einem linearen Gesetz folgt.

Betrachten wir diese Dinge aber auch von einer anderen Seite. Wir dürfen nicht vergessen, daß die Lebensprozesse in heterogenen Systemen stattfinden, d. h. in Systemen, die aus verschiedenartigen festen und flüssigen Phasen bestehen. Wenn sie nicht grobheterogen sind, so sind sie wenigstens kolloidal oder ultramikroskopisch heterogen. Zu dem einen, rein chemischen Prozeß kommen verschiedene andere Prozesse hinzu, wie die Diffusion der reagierenden Substanzen zu der Oberfläche, an der die Reaktion geschieht, hin und von ihr fort, wie es etwa bei der Wirkung von Salzsäure auf einer Marmorplatte der Fall ist, bei der auch Kondensierung an der Oberfläche stattfindet. Wie Nernst (1911, S. 587) zeigt, wird die Geschwindigkeit des Prozesses als eines Ganzen durch die Geschwindigkeit des am langsamsten fortschreitenden Teilprozesses bestimmt. In vielen Fällen ist der langsamste Teilprozeß eine Diffusion, wie in den Versuchen von Brunner (1904, S. 56). Aber das braucht nicht immer so zu sein. Durch niedrige Temperatur kann die Geschwindigkeit der chemischen Reaktion im Gesamtprozeß so weit verlangsamt werden, daß sie langsamer wird als die Diffusionsgeschwindigkeit. In solchem Fall würde die „Grenzgeschwindigkeit", um Blackmans Ausdruck zu gebrauchen, von der Diffusionsgeschwindigkeit auf die Geschwindigkeit der chemischen Reaktion übertragen werden. Noch kenne ich kein Beispiel für solche Veränderung.

Weiteres über heterogene Reaktionen siehe im 10. Kapitel bei der Katalyse. Hier richten wir unsere Aufmerksamkeit hauptsächlich auf die Komplexität eines gegebenen vitalen Prozesses und auf die Ungewißheit, welcher Faktor die Geschwindigkeit der Reaktion bestimmt oder welcher es ist, dessen Temperaturkoeffizient gemessen wird.

## Tierische Wärme und Temperaturregulierung.

Man ersieht aus dem vorhergehenden Abschnitt, daß es für den Organismus vorteilhaft ist, wenn anders er auf veränderte äußere Bedingungen s c h n e l l reagieren soll, daß seine Prozesse bei erhöhter Temperatur vor sich gehen. Nehmen wir an, es handle sich um einen chemischen Prozeß, z. B. um einen Oxydationsprozeß. Temperaturerhöhung beschleunigt die Reaktion, sie wird immer schneller und schneller und nähert sich schließlich einer Explosion. Daher ist es nötig, eine solche Reaktion zu regulieren. Bei der Oxydation kann man z. B. die Sauerstoffzufuhr beschränken. Organismen mit ausgebildeter Blutzirkulation — das Blut führt den Sauerstoff an die Verbrauchsorte — können durch später zu beschreibende Mittel die Blutzufuhr zu ihren verschiedenen Organen verringern. Beim Warmblüter wird die Temperatur hauptsächlich durch die Muskeltätigkeit, die vom Nervensystem abhängig ist, aufrecht erhalten.

Außer der Beschleunigung chemischer Reaktionen hat höhere Temperatur auch auf physikalische Prozesse begünstigenden Einfluß, wie Verminderung der inneren Reibung von Flüssigkeiten, z. B. Blut, Erhöhung der Diffusionsgeschwindigkeit usw. Näheres siehe im 14. Kapitel.

## Die Einwirkung der Temperatur auf das Gleichgewicht

Es ist schon darauf hingewiesen worden, daß manchmal die Beeinflussung der Reaktionsgeschwindigkeit durch Temperaturerhöhung mit der Beeinflussung des chemischen Gleichgewichts einer umkehrbaren Reaktion durch die Temperatur irrtümlicherweise zusammengeworfen wird. Wir haben gesehen, daß jede Reaktionsgeschwindigkeit, ob es sich nun um eine exo- oder um eine endotherme Reaktion handelt, durch Temperaturerhöhung beschleunigt wird. Auf die Gleichgewichtslage kann die Wirkung der Temperaturerhöhung in Einzelfällen verschieden sein, wie wir theoretisch aus der Beobachtung sehen können, daß von den beiden entgegengesetzten, im Gleichgewicht befindlichen Reaktionen eine mehr als die andere beschleunigt werden kann. Wenn z. B die synthetische Reaktion bei dem Gleichgewicht zwischen Alkohol, Säure, Ester und Wasser mehr als die hydrolytische beschleunigt würde, würde sich das Gleichgewicht so verhalten, daß mehr Ester und weniger Alkohol und Säure, und umgekehrt, vorhanden sein würde.

Die Abhängigkeit des Gleichgewichtes von der Temperatur ist nun wirklich bei exothermen und endothermen Reaktionen verschieden. Das diese Verhältnisse beherrschende Gesetz wurde von VAN 'T HOFF (1884, S. 161—176) thermodynamisch abgeleitet. Die Beweisführung kann der Leser in MELLORS (S. 395—401) „Chemische Statik und Dynamik" nachschlagen. Das durch VAN 'T HOFF eingeführte „Prinzip des beweglichen Gleichgewichts" kann man kurz folgendermaßen ausdrücken: Bei jeder Temperaturänderung eines im Gleichgewicht befindlichen Systems erfolgt innerhalb des Systems eine solche chemische Veränderung, welche der Temperaturänderung entgegenarbeitet. Wenn wir die drei möglichen Fälle getrennt behandeln, wird verständlich werden, was damit gemeint ist.

1. Angenommen, es sei eine Substanz $B$ aus einer anderen Substanz $A$ gebildet und dabei Wärme frei geworden. Eine Temperaturerhöhung wird dann eine Zunahme von $A$ verursachen. Mit anderen Worten: die Reaktion ist teil-

weise umgekehrt. Dabei wird Wärme absorbiert und die Temperatur sinkt etwas. Da das Gesetz ebensowohl physikalische wie chemische Vorgänge beherrscht, kann man als Beispiel sich die von Wärmeentwicklung begleitete Verdichtung des Wasserdampfes ($A$) zur Flüssigkeit ($B$) denken. Das Gesetz lehrt uns, daß bekanntlich die Erhöhung der Temperatur die Dampfmenge ($A$) vermehrt.

2. Ist dagegen die Bildung von $B$ aus $A$ eine endotherme, von Wärmeabsorption begleitete Reaktion, so verursacht das Steigen der Temperatur eine Abnahme in der Quantität von $A$, d. h. die Reaktion wird weitergehen. Da die Reaktion Wärme beim Fortschreiten verbraucht, so muß sozusagen eine Extrawärmezufuhr sie beschleunigen. Es wird von neuem Wärme absorbiert. Ein mnemotechnisches Beispiel ist Äther ($A$). Durch natürliche Verdunstung zu Dampf ($B$) kühlt er ab, und wenn die Wärmeabsorption aus der Umgebung gehindert wird, kann der Äther so kalt werden, daß die Verdunstung praktisch aufhört. Wenn jetzt Wärme zugeführt wird, bildet sich mehr Dampf ($A$) und die flüssige Phase ($A$) verringert sich.

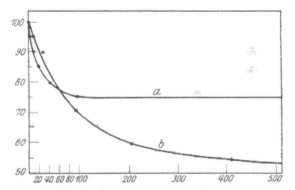

Abb. 21. Wirkung der Temperatur auf die Geschwindigkeit der Adsorption von Kongorot durch Papier. Abszisse: Zeit in Minuten. Ordinate: Der jeweils nicht adsorbierte Gesamtbetrag. $a$ bei 50°, $b$ bei 10°. Bei der höheren Temperatur geht die Adsorption rascher vor sich, obwohl der gesamte adsorbierte Betrag, wenn Gleichgewicht erreicht ist, geringer ist.

3. Endlich sei eine Reaktion ohne Wärmetönung angenommen. Hier ist eine Temperaturerhöhung ohne Einfluß auf die betreffenden Mengen von $A$ und $B$.

In allgemeinerer Form lehrte Le Chatelier (siehe 1888, S. 210) diesen Grundsatz 1884. In dieser Form kann man sehen, daß er bereits in dem zweiten Energiegesetz enthalten ist (siehe Lewis, 1916, Bd. 2, S. 140). Man kann ihn so fassen: Wenn irgendein Einfluß oder Faktor, der das Gleichgewicht eines Systems verändern kann, geändert wird, neigt das System dazu, sich so zu verändern, daß es der Veränderung in diesem Faktor entgegensteht und sie aufhebt. Wenn es z. B. die Temperatur ist, so bewirkt es die Abnahme der Temperaturänderung.

In diesem Zusammenhange ist es lehrreich, einen Färbeprozeß zu betrachten, etwa die Aufnahme eines Farbstoffes durch Papier oder eine histologische Färbemethode. Man wird später sehen, daß in den lebenden Zellen sehr viele Prozesse vorkommen, welche diesem aufs Haar gleichen. Ich (1906, S. 187) fand, daß die Farbstoffmenge, welche ein Stück Papier bestimmter Größe aus einer gegebenen Lösung Kongorot bei völliger Sättigung aufnimmt, bei 50° kleiner als bei 10° ist. Ob nun dieser Prozeß ein einfacher Adsorptionsprozeß (Verdichtung an der Oberfläche) oder teilweise auch ein chemischer ist — zweifellos ist er mit Wärmeentwicklung verknüpft. Wenn man das System, Papier in Berührung mit Farblösung, mit $A$ und das gefärbte Papier mit $B$ bezeichnet, so lehrt uns van 't Hoffs Gesetz — siehe oben Fall 1 —, daß Temperaturerhöhung, wie der Versuch zeigt, eine Zunahme in $A$ verursacht.

Wenn nun auch bei der höheren Temperatur die Menge des Reaktionsprodukts geringer ist, seine Bildungsgeschwindigkeit ist größer. Die Kurven von Abb. 21 veranschaulichen dies. Man sieht, daß bei der höheren Temperatur das Gleichgewicht in ungefähr 100 Minuten erreicht wird (Kurve *a*), während bei der niedrigeren Temperatur (Kurve *b*) es beim Schluß des Versuches (24 Stunden) noch nicht völlig erreicht war. Die bei der niedrigeren Temperatur aufgenommene Substanzmenge betrug erheblich mehr als die Hälfte der ursprünglich in der Lösung vorhandenen; bei der höheren Temperatur wird nur ein Viertel der Gesamtmenge adsorbiert. Man wird später sehen, daß dieser Versuch (21. Kapitel) der Art, in der Sauerstoff mit Hämoglobin reagiert, in mancher Beziehung ähnlich ist.

Infolge des großen Einflusses, den die Temperatur sowohl auf die Geschwindigkeit wie auf das Gleichgewicht chemischer und physikalischer Prozesse hat, muß bei der Untersuchung solcher Prozesse für konstante, bekannte Temperatur mit großer Aufmerksamkeit gesorgt werden. Die Mittel dazu findet man in den Lehrbüchern, z. B. von FINDLAY, OSTWALD-LUTHER oder SPENCER, beschrieben, welche Anleitung zur Ausführung physikalisch-chemischer Messungen geben.

## Zusammenfassung.

Die wesentliche Eigenschaft des Lebens ist unaufhörliche Veränderung. Diese Veränderung erfordert Arbeitsleistung. Wenn Arbeit geleistet werden soll, muß Energie zur Verfügung stehen.

Von den beiden Hauptsätzen der Thermodynamik lehrt uns der erste, daß es bei der Umwandlung einer Energieart in eine andere weder Zuwachs noch Verlust an Energie gibt. Das zweite Gesetz behandelt die Bedingungen, unter denen Energieumwandlungen stattfinden und die Größe des Teiles einer Energieform, der völlig in eine andere umwandelbar ist.

Während die Gesamtenergie unveränderlich ist, ist die freie Energie, d. h. der Bruchteil der Gesamtenergie, der in andere Energieformen umwandelbar ist und daher Arbeit leisten kann, nicht konstant. Soweit wir imstande sind, sie in dem gegenwärtigen Zustand des Weltalls zu erforschen, neigt freie Energie immer zur Verringerung. Diese Erfahrungstatsache wird durch das sogenannte „Prinzip von CARNOT und CLAUSIUS" ausgesprochen und ist sehr wichtig für die Erklärung vieler physiologischer Probleme.

Energie ist das Produkt zweier Faktoren ($I + C$). Der eine, eine Art „Kraft", heißt Intensitätsfaktor, der andere, von räumlicher Beschaffenheit oder massenartig, Kapazitätsfaktor. Kapazitätsfaktoren können algebraisch addiert werden, Intensitätsfaktoren nicht.

Im Tierkörper entsteht Energie auf chemischem Wege. Die chemische Energie geht schnell in die verschiedenen anderen Energieformen über, ohne vorher in Wärme übergegangen zu sein.

Die in den grünen Pflanzen enthaltene Energie stammt letzten Endes von den Sonnenstrahlen. Die tierische Energie hat daher den gleichen Ursprung.

Die mechanische Arbeit, die ein chemischer Prozeß leisten kann, ist nach der Nernstschen Formel berechenbar, sie hängt von der Gleichgewichtslage des als umkehrbar angesehenen Prozesses ab, und ist um so größer, je vollständiger die Reaktion nach einer Richtung verläuft. Das Auftreten molekularer Kräfte, sog. Oberflächenenergien, spielt in Zellphänomenen eine wichtige Rolle. Die Oberflächenenergie ermöglicht in einem kleinen Raum mannigfache und verschiedenartige Anordnungen. Das ist eine Folge von Veränderungen in ihrem Kapazitätsfaktor, der Oberflächenausdehnung, hauptsächlich infolge Aggregation kolloidaler Körperchen. Die für den Lebensprozeß besonders charakteristischen Phänomene sind mit Energieübertragung oder Energieumwandlung verknüpft. Viele anorganische Prozesse zeigen in solchen Stadien ebenfalls einen besonderen Grad der Wirksamkeit.

Die aus vollständiger Oxydation der Nahrungsstoffe erhaltene Gesamtenergie, die „Verbrennungswärme", bedeutet nicht notwendig, daß Stoffe, welche gleiche Verbrennungswärme liefern, auch hinsichtlich der freien Energie gleichwertig sind. Man muß den Unterschied zwischen freier und gebundener Energie in Betracht ziehen. Der „Kampf um das Dasein" geht um den Besitz der freien Energie.

Die Formel für die Arbeitsleistung bei der Kompression eines Gases von dem Volumen $v_2$ auf $v_1$ oder von dem Druck $p_1$ auf $p_2$ ist

$$R T \log_e \frac{v_2}{v_1} \quad \text{oder} \quad R T \log_e \frac{p_1}{p_2}.$$

Sie ist ebenso, um physiologisch interessante Fälle anzuführen, auf die Konzentration einer Lösung von einem osmotischen Druck auf einen anderen, auf das Potential metallischer Elektroden und auf Lösungen, die von einer nur für ein Ion durchlässigen Membran eingeschlossen werden, anwendbar.

Die Eigenschaften des Kohlenstoffatoms ermöglichen die Umwandlung chemischer Energie in besonders wertvoller Weise. Der als „organische Chemie" bezeichnete Abschnitt dieser Wissenschaft ist daher für die Physiologen von besonderer Wichtigkeit.

Der Einfluß der Temperaturerhöhung auf die Reaktionsgeschwindigkeit muß von der Beeinflussung der Gleichgewichtslage sorgfältig unterschieden werden. Erstere nimmt immer zu, während letztere durch van 't Hoffs „Prinzip des beweglichen Gleichgewichts" beherrscht wird.

Ob steigende Temperatur das Fortschreiten der Reaktion über die bisherige Gleichgewichtslage hinaus bewirkt oder nicht, hängt davon ab, ob die Reaktion exotherm oder endotherm ist. In ersterem Falle wirft ein Temperaturanstieg die Reaktion zurück, während es in letzterem umgekehrt ist. Wenn die Reaktion ohne Wärmetönung vor sich geht, wird durch Temperaturveränderung keine Änderung des Gleichgewichts erzeugt.

Der Temperaturkoeffizient komplexer Prozesse in heterogenen Systemen, wie in lebenden Zellen, ist kein Mittel, um zu entscheiden, ob ein solcher Prozeß chemischer oder physikalischer Natur ist.

## Literatur.

Lehre von der Energie im allgemeinen: Nernst (1911, S. 1—36, 592—725); B. Moore (1906, S. 1—14); W. C. Mc C. Lewis (1916, Bd. 2, S. 1—74); Mellor (1904, S. 1—29, 383 bis 428); W. Ostwald (1912, S. 2).

Chemische Energie: Helm (1894).

Folgende Aufsätze von Boltzmann (1905) sind interessant: 3. Der zweite Hauptsatz der mechanischen Wärmetheorie (S. 35—50). 9. Zur Energetik (S. 137—140). 8. Ein Wort der Mathematik an die Energetik (S. 104—127).

Willard Gibbs Arbeiten können nur von dem erfahrenen Mathematiker mit Nutzen studiert werden.

# III. Oberflächenwirkung.

Im 1. Kapitel haben wir gezeigt, daß die lebenden Zellen ein sehr komplexes System nicht mischbarer Bestandteile darstellen: flüssige, feste, manchmal auch gasförmige Körper kommen vor. Einige der festen Substanzen, die „hydrophilen" Kolloide, enthalten so viel Wasser, daß viele ihrer Eigenschaften sich denen der Flüssigkeiten nähern. Es hat sich nun gezeigt, daß diese verschiedenen „Phasen", wie wir sie von WILLARD GIBBS zu benennen gelernt haben, an ihren Grenzflächen andere Eigenschaften haben als in ihrem Innern.

## Oberflächenspannung.

Wenn eine Flüssigkeit durch ein Gas, einen festen Körper oder eine andere nicht mit ihr mischbare Flüssigkeit begrenzt wird, so treten die bekannten Oberflächenerscheinungen auf. Die Grenzfläche der Flüssigkeit ist gespannt wie eine elastische Membran.

Ein einfacher Versuch, dies zu demonstrieren, stammt von VAN DER MEUS-BRUGGHE (1866, S.312). Man nimmt eine Schlinge feiner Seide und bindet sie an einen Drahtring. Das Ganze wird in eine Seifenlösung getaucht, um eine Membran zu erzeugen; die Schlinge schwimmt dann in der Membran; der sie bildende Seidenfaden ist nicht gespannt und kann durch eine feine, mit der Seifenlösung angefeuchtete Nadel (Abb. 22) leicht hin und her bewegt werden. Die

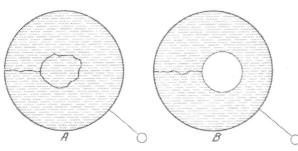

Abb. 22. Drahtschlinge mit Seifenlösung. Bei *A* schwimmt eine Schlinge aus feiner Seide in der Seifenmembran. Bei *B* ist die Seifenlösung in der Schlinge durch Absaugen mit einem spitzen Stückchen Filtrierpapier entfernt. Die Spannung der Seifenmembran zwischen dem Ring und der Schlinge strebt dahin, die Fläche der Membran möglichst zu verkleinern. Die Schlinge wird dadurch in Kreisform ausgedehnt, denn der Kreis ist die Fläche mit möglichst großem Inhalt. (VAN DER MEUSBRUGGHE.)

Seifenmembran innerhalb der Schlinge wird jetzt durch Berührung mit einem fein zugespitzten Stückchen Filtrierpapier abgesaugt. Die Schlinge wird sofort durch die Spannung der sie umgebenden Membran zu einem Kreis gedehnt, und bei einem erneuten Versuch, durch Berührung mit der Nadel ihre Form zu ändern, fühlt man deutlichen Widerstand. Die Seifenlösung wird nach BOYS (1912, S. 170) aus reinem ölsauren Natron mit Zusatz von ungefähr 25% Glycerin hergestellt. Die Tatsache, daß eine frei bewegliche Flüssigkeit diejenige Gestalt annimmt, welche die kleinste Oberfläche hat, also eine Kugel bildet, kann am besten unter Benutzung von Orthotoluidin nach BARLING demonstriert werden. Orthotoluidin hat bei 22° die Dichtigkeit des Wassers, aber einen größeren Ausdehnungskoeffizienten. Oberhalb von 22° ist es spezifisch leichter, unterhalb von 22° schwerer als Wasser. Wenn man nun ein Becherglas halb mit

Wasser von 22° füllt und eine NaCl-Lösung von ungefähr 0,3% auf den Boden des Gefäßes schichtet, so daß am Boden des Gefäßes eine spezifisch schwerere Schicht liegt, so kann man aus einem Scheidetrichter Orthotoluidin auf die Grenzfläche der beiden Schichten fließen lassen. Man bekommt so Toluidinkugeln von 6—8 cm Durchmesser.

Der Genter Physiker PLATTEN hat sich besonders mit den Eigenschaften solcher frei schwebender Flüssigkeitskugeln beschäftigt. Er war erblindet, weil er bei optischen Experimenten seine Augen der Blendung durch das direkte Licht der Mittagssonne ausgesetzt hatte. Seine Arbeiten wurden 1873 veröffentlicht. Sein Schwiegersohn, der oben bereits genannte VAN DER MEUSBRUGGHE, half ihm bei seinen Untersuchungen. Die Oberflächenspannung kann mit dem Apparat von SEARLE (von PYE in Cambridge hergestellt) gemessen werden (Abb. 23). Bei diesem Apparat greift der Zug der Oberflächenspannung eines Flüssigkeitshäutchens an einem Draht von Phosphorbronze an, der dadurch gedrillt wird. Danach ermittelt man, wie groß das Gewicht sein muß, welches die gleiche Drillung des Drahtes bewirkt. Ein rechteckiger Objektträger wird an dem einen Ende des Zeigers befestigt, das außerdem noch eine kleine Schale trägt, um Gewichte daraufzulegen zu

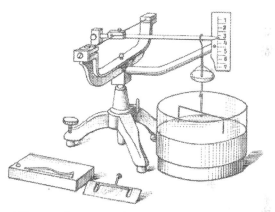

Abb. 23. SEARLES Torsionswage zur Messung der Oberflächenspannung von Flüssigkeiten.

können. Das Gegengewicht wird so eingestellt, daß der Zeiger wagrecht steht, wenn die untere Kante des Objektträgers die Oberfläche der Flüssigkeit eben berührt. Dann wird die Stellung des Zeigers an der Skala abgelesen und die Flüssigkeit entfernt. Nunmehr steigt der Zeiger erheblich. Sobald der Objektträger trocken geworden, legt man solange Gewichte auf die Schale, bis der Zeiger wieder wagrecht steht. Mit anderen Worten: Man torquiert den Draht durch eine bekannte Kraft um dieselbe Größe, um welche er durch die Oberflächenspannung der Flüssigkeit gedreht wurde. Wenn $A$ die Länge und $T$ die Dicke des Objektträgers ist, so wirkt die Oberflächenspannung über eine Strecke von $2(A + T)$. Wenn $M$ die Masse der aufgelegten Gewichte in Grammen beträgt, so ist ihr Gewicht in Dynen $981 \cdot M$, und die Oberflächenspannung in Dynen pro Zentimeter beträgt

$$\frac{981 \cdot M}{2(A + T)}.$$

Will man die Oberflächenspannung zwischen Wasser und Luft in absolutem Maß demonstrieren, so benutzt man am besten Leitungswasser, weil destilliertes Wasser meist mit Fettspuren verunreinigt ist, die, wie wir später sehen werden, einen beträchtlichen Einfluß auf die Oberflächenspannung haben. In Vorlesungsexperimenten erhielt ich ohne Schwierigkeit Werte von 71,6 Dynen, d. h.

98% des richtigen Wertes, der 73 Dynen beträgt. Das Gewicht der auf die Wagschale gebrachten Stücke betrug 1,11 g, also eine gut demonstrierbare Größe.

Der Einfluß der Oberflächenspannung auf die Größe der aus einer Öffnung fallenden Tropfen wird ebenfalls benutzt, um die Oberflächenspannung von Flüssigkeiten zu messen. Die von QUINCKE eingeführte Methode heißt gewöhnlich die stalagmometrische. Die Größe eines Tropfens wird solange wachsen, bis sein Gewicht der Spannung des Oberflächenhäutchens gleich geworden ist, das ihn, der Schwerkraft entgegenwirkend, trägt. Sobald diese Größe überschritten wird, fällt der Tropfen. In der Praxis zählt man die Anzahl von Tropfen in einem bestimmten Volumen der Flüssigkeit, und diese Zahl ist der Tropfengröße umgekehrt proportional. Die Tropfengröße ist aber proportional der Oberflächenspannung — je größer der Tropfen, um so größer die Oberflächenspannung. Das Tropfengewicht darf nicht vernachlässigt werden; man muß also das spezifische Gewicht der Flüssigkeit kennen. Unter der Annahme, daß die obere Grenze der Flüssigkeit eine Ebene ist (siehe aber SPENCER, 1911, 1, S. 147), ergibt sich die Formel:

$$\frac{\text{Anzahl der Wassertropfen} \cdot \text{Dichtigkeit der Flüssigkeit}}{\text{Tropfenanzahl einer Flüssigkeit}} \cdot 73 \text{ Dynen pro cm.}$$

Eine andere Methode gründet sich auf das Steigen oder Fallen eines Flüssigkeitsspiegels in einer Capillare, je nachdem es sich um eine benetzende oder nicht benetzende Flüssigkeit handelt. Die Grenzfläche zwischen Luft und Flüssigkeit in der Capillare ist gekrümmt. Die Oberflächenspannung des Meniscus hat daher eine vertikal wirkende Komponente, welche die Flüssigkeitssäule entweder entgegen der Schwerkraft hebt oder sie herabdrückt, je nachdem der Meniscus konkav oder konvex ist. Diese Methode wird am besten nach RÖNTGEN und SCHNEIDER (1886, S. 203), besonders in der von SCHRYVER (1910, S. 109) beschriebenen Modifikation, ausgeführt.

W. A. OSBORNE hat die Genauigkeit der Messung erhöht. Man nimmt 2 Capillaren von verschiedenen, aber bekannten Durchmessern und mißt die Differenz der Steighöhen der beiden zu vergleichenden Flüssigkeiten in den beiden Capillaren. Man braucht also nicht die Steighöhe selbst zu messen, was nicht ganz leicht ist, sondern nur die Differenz zweier Steighöhen. Da die Steighöhe dem Durchmesser der Capillare umgekehrt proportional und der Oberflächenspannung direkt proportional ist, so ist auch der Höhenunterschied der beiden Flüssigkeiten der Oberflächenspannung proportional. Wir kennen die Durchmesser der beiden Capillaren und die Oberflächenspannung der einen Flüssigkeit. Die Oberflächenspannung der zweiten Flüssigkeit ist daher leicht zu berechnen. Diese Methode wird auch von MICHAELIS und RONA (1909, S. 496) empfohlen.

Die Formel für die Berechnung der Oberflächenspannung aus der Steighöhe einer Flüssigkeit in einer Capillare ist:

$$\frac{\text{Steighöhe} \cdot \text{Röhrenradius} \cdot \text{Dichtigkeit} \cdot 981}{2} \cdot$$

Die exakte Entwicklung der Entstehung der Oberflächenspannung ist zu kompliziert, um sie hier auseinanderzusetzen. Man kann kurz sagen, daß sie durch die Anziehungskräfte zwischen den Molekülen einer Flüssigkeit zustande kommt, die das erzeugen, was der „Binnendruck" der Flüssigkeiten (LAPLACE,

1845, Bd. 10, S. 389) genannt wird. Man kann diesen Druck berechnen, der mehrere tausend Atmosphären beträgt (STEFAN, Wied. Ann. Bd. 29, S. 655). Die Moleküle im Innern der Flüssigkeit werden von diesen Kräften auf allen Seiten gleichmäßig beansprucht. Auf diejenigen an der Oberfläche (siehe Abb. 24) wirken diese Kräfte nur von der Flüssigkeitsseite her ein, diese Moleküle sind daher nicht im Gleichgewicht, sondern werden in die Flüssigkeit hineingezogen. Daraus ergibt sich, daß die Flüssigkeitsoberfläche immer so klein wie möglich wird, sich also, mit anderen Worten, kontrahiert. Daß jede Oberfläche einem Minimum von Ausdehnung zustrebt, kann auch aus der Energielehre bewiesen werden. Da es eine Kraft gibt, welche die Oberflächenmoleküle nach innen zieht, so muß Arbeit geleistet werden, um aus dem Innern der Flüssigkeit Moleküle an die Oberfläche zu befördern. Je größer daher die Oberfläche, desto größer ihr Energiegehalt. Aber die freie Energie, das haben wir bereits gelernt, strebt stets einem Minimum zu. Näheres hierüber bei FREUNDLICH (1909, S. 6—14).

Die Erklärung der Eigenschaften freier Oberflächen, die wir als Sitz der Spannung ansehen, verdanken wir THOMAS YOUNG (1805, S. 82), der molekulare Kohäsionskräfte, welche an der Oberfläche nicht im Gleichgewichte befindlich sind, als Ursache der Oberflächenspannung ansprach.

Die Werte der Oberflächenspannung reiner Flüssigkeiten sind sehr verschieden, wie das die folgenden Werte zeigen:

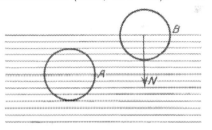

Wasser . . . . . 73 Dynen pro cm
Alkohol . . . . . 22 ,, ,, ,,
Äther . . . . . . 16 ,, ,, ,,

Abb. 24. Diagramm zur Veranschaulichung des Zusammenhanges der Oberflächenspannung mit dem Binnendruck von Flüssigkeiten. Das Molekül $A$ ist auf allen Seiten gleichen Anziehungskräften ausgesetzt. Das Molekül $B$ dagegen, an der Oberfläche der Flüssigkeit, wird von nicht im Gleichgewicht befindlichen Kräften beeinflußt, deren Resultante ein Zug in der Richtung von $N$ ist. Gleichgewicht herrscht, wenn die Anzahl der Moleküle an der Oberfläche ein Minimum ist, d. h. die Oberflächenausdehnung strebt einem Minimum zu. (ERRENA, 1907, S. 16.)

Da die Oberflächenspannung durch Vergrößerung der Oberfläche, wie beim Blasen einer Seifenblase, nicht vergrößert wird, so folgt daraus, daß der Druck innerhalb einer kleinen Blase größer ist als der innerhalb einer großen Blase. Wir haben hier also das genaue Gegenteil von dem, was beim Aufblasen eines Gummiballs eintritt. Bei der Seifenblase ist die zentral gerichtete Druckkomponente um so größer, je stärker die Krümmung der Oberfläche ist. Abb. 25 zeigt dies im Diagramm.

Die beiden Kurven sind gleich lang. Die senkrechte Komponente, d. h. das Lot auf die Sehne des Bogens, ist augenscheinlich in dem Bogen mit der größeren Krümmung größer.

So kann in sehr kleinen Flüssigkeitskugeln ein sehr großer Druck entstehen, was in kolloidalen Lösungen vorkommt.

## Oberflächenenergie.

Wenn eine Flüssigkeitsoberfläche im Spannungsstadium ist, so kann durch Verkleinerung der Oberfläche Arbeit geleistet werden. Die Oberflächenspannung ist der Intensitätsfaktor einer Energieform, deren Kapazitätsfaktor Ausdehnung der Oberfläche ist, also

Oberflächenenergie = Oberflächenspannung · Oberfläche.

Was ist die Quelle dieser Energie? Zweifellos handelt es sich um chemische Kräfte. Schon die Tatsache, daß die Oberflächenspannung von der chemischen Beschaffenheit abhängt, beweist dies. HARDY (1912, S. 621) hat kürzlich einige wichtige Versuche über diese Frage gemacht. Manche in Wasser unlösliche Flüssigkeiten breiten sich auf einer Wasserfläche zu einer dünnen Membran aus, weil sie die Oberflächenspannung herabsetzen. Substanzen von großer chemischer Stabilität, wie z. B. die schweren flüssigen Kohlenwasserstoffe, breiten sich überhaupt nicht aus und setzen die Oberflächenspannung nur sehr wenig herab. Äther, Glyceride setzen die Oberflächenspannung stark herab und breiten sich auf Wasserflächen aus. Man nimmt an, daß diese Wirkung die Folge einer Umsetzung an der Grenzfläche ist, die Sitz eines Kontaktpotentials zwischen Membran und Wasser wird.

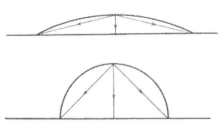

Abb. 25. Diagramm, um den Einfluß der Krümmung der Oberfläche auf den Druck innerhalb einer Seifenblase, eines Tropfens Flüssigkeit oder eines festen Partikels zu illustrieren. Die Länge des Bogens und damit der Gesamtbetrag der Oberflächenspannung ist in beiden Abbildungen derselbe. Die innere Komponente der Oberflächenspannung kann in jedem Fall angenähert durch die Länge der Vertikale dargestellt werden.

## Oberflächenspannung an verschiedenartigen Grenzflächen.

Bisher haben wir unsere Aufmerksamkeit auf die Grenzfläche zwischen reinen Flüssigkeiten und der Luft beschränkt. Wenn zwei unvermischbare Flüssigkeiten miteinander in Berührung kommen, so tritt an der Grenzfläche ebenfalls Oberflächenspannung auf, aber in geringerem Maße als an der Grenzfläche Luft—Flüssigkeit. Die Oberflächenspannung kann dann durch die Tropfmethode gemessen werden, wenn man das Stalagmometer mit der schwereren Flüssigkeit füllt und seine Öffnung in die leichtere eintauchen läßt. Für das wahre Tropfengewicht in der Flüssigkeit muß natürlich in diesem Falle eine Korrektur eingeführt werden.

Da die Oberflächenenergie an der Grenzfläche zweier Flüssigkeiten geringer ist als die Summe der Oberflächenenergie, welche an der Grenzfläche zwischen jeder von ihnen und der Luft auftritt, so folgt daraus, daß, wenn zwei früher mit Luft in Berührung gewesene Flüssigkeiten in Berührung miteinander gebracht werden, Arbeit gewonnen wird. Eine wichtige, von HARDY (1913) gefundene Tatsache ist, daß diese Arbeit am größten bei den chemisch wirksamsten Flüssigkeiten ist, bei Estern, Alkoholen und Säuren; am kleinsten bei den gesättigten Kohlenwasserstoffen. Die geringste Spur von Ölsäure, die einem unwirksamen Kohlenwasserstoff zugefügt wird, setzt seine Oberflächenenergie ganz bedeutend herab.

Grenzflächen zwischen Flüssigkeiten und zwischen diesen und festen Körpern spielen in der Physiologie eine weit größere Rolle als solche zwischen Gasen und Flüssigkeiten.

Für die Bestimmung der Oberflächenspannung an der Grenzfläche fest—flüssig haben wir leider keine direkte Bestimmungsmethode, aber OSTWALD (1900, Bd. 11, S. 503) wies auf eine indirekte hin, welche die größere Löslichkeit kleiner Körnchen gegenüber großen benutzt. An der Grenzfläche fest—flüssig treten molekulare Kräfte auf, welche das Lösungsmittel stärker wirksam machen.

Je größer die gesamte Oberfläche der Körnchen ist, um so größer scheinbar ihre Löslichkeit. Darum wachsen große Krystalle auf Kosten kleiner, da die in bezug auf große Körnchen oder Krystalle gesättigte Lösung hinsichtlich der kleineren nicht gesättigt ist (siehe auch das Buch von FREUNDLICH, 1909, S. 143—145).

W. J. JONES (1913) hat neue Messungen nach dieser Methode angestellt und findet, daß die Oberflächenspannung von Bariumsulfat bei Berührung mit seiner gesättigten Lösung 1,300 Dynen pro Zentimeter beträgt. Dies ist sehr viel mehr, als den Spannungen, die an den Grenzflächen flüssig—flüssig und flüssig—gasförmig auftreten, entspricht. An der Grenzfläche Luft—Wasser beträgt die Oberflächenspannung z. B. nur 73 Dynen. Wir werden später sehen, daß hier ein enger Zusammenhang mit der großen Adsorptionsfähigkeit besteht, welche feste Körper, wie z. B. Tierkohle, besitzen.

In der Regel verringern gelöste Substanzen die Oberflächenspannung an der Grenzfläche zwischen Lösungsmittel und Luft. Anorganische Salze (wie z. B. Kochsalz) erhöhen sie, aber nicht in sehr großem Maße. Verschiedene Stoffe üben sehr verschiedene · Beeinflussung der Oberflächenspannung aus. Einige,. z. B. gallensaure Salze, haben eine sehr große Wirkung. Das gleiche trifft für die Grenzfläche flüssig—flüssig zu, nur setzen hier alle gelösten Körper, auch anorganische Salze, die Oberflächenspannung herab.

W. C. Mc LEWIS (1909, 1, S. 469) fand, daß anorganische Salze die Grenzflächenspannung zwischen Kohlenwasserstoffen und Wasser verringern. Er weist auch darauf hin (1910, 1, S. 632), daß aus dem Quotienten Oberflächenkrümmung durch Dichtigkeit beider Phasen eine Größe erhalten wird, die er die „spezifische Capillarkonstante" nennt. Diese Konstante wird immer durch gelöste Substanzen, auch bei der Grenzfläche flüssig—gasförmig, herabgesetzt.

Kleine Mengen gelöster Substanzen setzen pro Gewichtseinheit die Oberflächenspannung stärker herab als größere. Die Kurve, welche dies ausdrückt, ist eine Parabel (FREUNDLICH, 1909, S. 65). Wenn wir die Adsorption besprechen, werden wir die Bedeutung davon erkennen.

Wenn lebendes Protoplasma mit irgendeiner Lösung in Berührung kommt, muß an den Grenzflächen Oberflächenspannung entstehen. KISCH (1912, S. 152) hat hierüber interessante Versuche mitgeteilt. Er brachte Hefe und andere Pilze in Lösungen, deren Oberflächenspannung durch Zusatz verschiedener Substanzen herabgesetzt war. Betrug die Oberflächenspannung weniger als die Hälfte von der zwischen Wasser und Luft, so wurden die Zellen dauernd geschädigt. Die nötigen wirksamen Konzentrationen betrugen für

Äthylalkohol . . . . . . . . . . . . . . . . . . . . . . . . . 28%
Isoamylalkohol . . . . . . . . . . . . . . . . . . . . . . . . 2%
Aceton  . . . . . . . . . . . . . . . . . . . . . . . . . . . 30%

Die Zellen höherer Pflanzen fand CZAPEK („Über eine Methode zur direkten Bestimmung der Oberflächenspannung der Plasmahaut von Pflanzenzellen",

Jena 1911) empfindlicher. Sie wurden schon geschädigt, wenn die Oberflächenspannung nur auf 0,68 der Oberflächenspannung zwischen Wasser und Luft
herabgesetzt wurde. Diese Ergebnisse sind schwer zu erklären, besonders mit
Rücksicht auf die Adsorptionserscheinungen, die wir gleich eingehend besprechen
werden.

## Elektrische Ladung.

Abgesehen von der durch nicht im Gleichgewichte befindliche molekulare Kräfte erzeugten Oberflächenspannung unterscheiden sich die Eigenschaften der Stoffe an Grenzflächen von denen, die im Innern der Substanz
vorherrschen, auf verschiedene Weise. Da ist zunächst die elektrische Ladung.
Wie wir aus FARADAYS Forschungen wissen, häuft sich in jedem elektrisch geladenen Körper die Ladung an der Oberfläche an.

Zunächst gilt der Satz, daß die Grenzfläche flüssig—fest oder zwischen nicht
mischbaren Flüssigkeiten fast immer der Sitz elektrischer Kräfte ist. HARDY und
HARVEY (1911, S. 220) haben gezeigt, daß die Grenzfläche zwischen Wasser und
Luft ebenfalls Sitz einer elektrischen Ladung ist. Der Ursprung dieser Ladung
ist nicht in allen Fällen klar. In vielen Fällen ist die elektrolytische Dissoziation an der Oberfläche die Ursache für das Entstehen und für das Vorzeichen
der Ladung. In anderen Fällen kommt aber eine derartige Ionenbildung nicht
in Frage. Nach W. C. Mc LEWIS (1909, Bd. 11, S. 211) sind Petroleumtropfen
in Wasser negativ geladen, aber Anilintropfen ebenfalls (RIDSDALE ELLIS,
1912, S. 346). Wenn die Ladung in letzterem Falle durch Ionenbildung entstände, müßte sie positiv sein. Anilin als Base dissoziiert in gewisser Menge OH-
Ionen ab, die wasserlöslich sind und das positiv geladene Anilinion zurücklassen.
Derselbe Vorgang wird wahrscheinlich bei der Oberfläche eines in Wasser suspendierten Körnchens stattfinden: die beweglicheren OH′ bewegen sich fort und
lassen die unlöslichen Kationen an der Oberfläche der Körnchen angehäuft zurück,
die sich dann wie gewaltige positiv elektrische Ionen verhalten. Diese Erklärung
genügt für Körnchen wie die des Aluminiumhydroxyds, die positiv geladen sind,
aber nicht für Anilin. W. C. Mc LEWIS (1910, Bd. 11, S. 64) nimmt in solchen
Fällen an, daß Elektronen die Ursache der Ladung sind, weil er für sehr verschiedene chemische Substanzen, Emulsionen, Suspensionen denselben Ladungs-
wert fand, nämlich 0,04 Volt.

Ebenso hat BURTON (1906) gezeigt, daß man den gleichen Wert für Suspensionen in Methyl- oder Äthylalkohol oder Äthylmalonat erhält. Die Frage
kann noch nicht als entschieden angesehen werden. Vgl. auch die Arbeit von
RUDGE (1914): „Elektrische Ladung des Staubes".

Ich muß hier auch die HELMHOLTZsche „Doppelschicht" erwähnen, obwohl ein näheres Eingehen darauf hier nicht möglich ist. Wer sich dafür interessiert, möge in seinen „Gesammelten Abhandlungen", S. 925 nachlesen; eine
Darstellung der Theorie findet man auch bei FREUNDLICH, Kapitel V: Die
capillarelektrischen Erscheinungen (1909, S. 184—262). Eine positive elektrische Ladung kann niemals ohne die gleichzeitige Anwesenheit einer gleichen
negativen vorkommen. Die Ladung an der Oberfläche eines festen Körpers,
der sich in einer Flüssigkeit befindet, erfordert daher die Existenz einer gleichen
und entgegengesetzten Ladung an der flüssigen Seite der Grenzfläche. Das

erschwert die Erklärung dieser Phänomene, darf aber nicht außer acht gelassen werden.

Später werden wir sehen, wie die Ladung an einer Oberfläche durch das Vorhandensein von Ionen in der sie berührenden Flüssigkeit vermehrt, vermindert, aufgehoben oder verändert werden kann. Die mechanische Oberflächenspannung wird durch elektrische Ladung vermindert. Wenn die Elemente der Oberfläche Ladungen gleichen Zeichens haben, stoßen sie sich gegenseitig ab. Dadurch wird die Oberfläche vergrößert, die Oberflächenspannung strebt aber danach, die Oberfläche zu verkleinern.

Wir werden im folgenden Kapitel sehen, wie die elektrische Ladung die Stabilität von Emulsionen beeinflußt.

## Beeinflussung der Löslichkeit und Reaktionsfähigkeit.

Die Löslichkeit mancher Körper ist in der Oberflächenschicht von der im Innern des Körpers verschieden. J. J. THOMSON (1888, S. 254) stellte z. B. fest, daß Kaliumsulfat an der Oberfläche um 60% löslicher ist. In derselben Arbeit (S. 234—237) wird dynamisch entwickelt, daß die Oberflächenspannung eine große Wirkung auf den chemischen Umsatz hat.

CHRISTOFF (1912, S. 456) findet, daß, je geringer die Oberflächenspannung einer Flüssigkeit, um so größer die Löslichkeit der Gase in der Flüssigkeit ist. Die Werte der Absorptionskoeffizienten (Gasvolumen gelöst pro Volumeneinheit der Flüssigkeit) bei 0° von Gasen, die für den Physiologen Interesse haben, sind folgende:

| | Wasser | Alkohol | Äther |
|---|---|---|---|
| Wasserstoff . . . . . . . . . | 0,02148 | 0,06925 | 0,1115 |
| Stickstoff . . . . . . . . . | 0,02348 | 0,12634 | 0,2580 |
| Kohlenoxyd . . . . . . . . | 0,03537 | 0,20443 | 0,3618 |
| Sauerstoff . . . . . . . . . | 0,04890 | 0,28397 | 0,4235 |
| Kohlendioxyd . . . . . . . | 1,713 | 4,3295 | 7,330 |

Die Werte für Wasser sind von WINKLER, für Alkohol von BUNSEN, für Äther von CHRISTOFF ermittelt.

Von Interesse sind auch die von VERNON (1907) erhaltenen Resultate. Er zeigte, daß Sauerstoff in Öl und Fett 4,5 mal löslicher ist als in Wasser, während Stickstoff 5,3 mal löslicher ist. In einem rohen Versuch, den ich machte, war Kohlendioxyd in Paraffinöl löslicher als in Wasser. Diese Tatsachen zeigen, daß es keinen Zweck hat, Lösungen vor der Wirksamkeit der Gase der Atmosphäre durch Bedecken mit Öl oder Kohlenwasserstoff zu schützen. Auch bei Versuchen, Tiere in komprimierter Luft zu halten, müssen sie berücksichtigt werden.

Wenn Gase von Holzkohle aufgenommen werden, muß natürlich starke Kompression eintreten; einige Beobachter behaupten, daß es bei bestimmten Gasen zur Verflüssigung kommen müsse. Dabei muß Wärme frei werden. Die Bedeutung hiervon wird man später erkennen.

Chemische Reaktionen können an Grenzflächen beschleunigt oder verzögert werden. So fand FREUNDLICH (1906, S. 85) eine Beschleunigung folgender Reaktionen an Tierkohle: Oxydation von Ameisen-, Citronen-, Mandelsäure und von Glycerin, Veresterung von Alkohol mit organischen Säuren, Zersetzung von Phenyl-thioharnstoff.

PERMAN und GREAVES (1908, S. 366) fanden, daß die Geschwindigkeit der
Ozonzersetzung durch Wärme von der Größe der mit dem Gase in Berührung
befindlichen Oberfläche abhängt und daß die Reaktion höchstwahrscheinlich
nur an der Oberfläche stattfindet.

Ein interessanter Fall, in dem die Reaktion durch Oberflächenkräfte verlangsamt wird, ist der von seinem Entdecker so genannte „tote Raum" (LIEB-
REICH, 1866). LIEBREICH gab in einem Reagensrohre zu einer molaren Lösung
von kohlensaurem Natron eine halbmolare Chloralhydratlösung. Durch das
entstehende Chloroform bildet sich dann eine Trübung. In der Oberflächenschicht
der Flüssigkeit fehlt diese aber, und er konnte zeigen, daß die Oberflächenschicht
klar bleibt, weil dort keine Reaktion stattfindet. Es ergibt sich aus der Thermodynamik, daß eine Reaktionshemmung eintreten muß, wenn die Oberflächenenergie durch die Reaktion vermehrt wird. Denn freiwillig ablaufende Prozesse
werden durch Vermehrung der freien Energie gehemmt. Es ist daher interessant,
daß Dr. MONCKMAN in dem Cavendish Laboratorium in Cambridge feststellte,
daß die Oberflächenspannung beträchtlich mit dem Fortschreiten der Reaktion
wuchs (J. J. THOMSON, 1888, S. 237). Diese Wirkung tritt zweifellos durch die
relative Unlöslichkeit des Chloroforms und das Verschwinden des Chloralhydrats
ein, aus dem das Chloroform gebildet wurde.

## Adsorption.

Jede in Wasser aufgelöste Substanz verringert die Oberflächenspannung
an der Grenzfläche zwischen der Lösung und einem festen Körper oder einer
anderen nicht mischbaren Flüssigkeit. Mit Ausnahme gewisser anorganischer
Salze ist dies auch an der Grenzfläche flüssig—gasförmig der Fall. An den
Grenzflächen häuft sich lokal freie Oberflächenenergie an, deren Quantität
durch an Grenzflächen angehäufte Stoffe verändert werden kann. Aus dem
2. Energiegesetz folgt, daß gelöste Stoffe, welche die Oberflächenspannung
erniedrigen, an der Oberfläche konzentriert werden, weil die freie Energie dadurch verringert wird.

Dieses Ergebnis ist von grundlegender Bedeutung. Es wurde 1878 von
WILLARD GIBBS (1906, S. 56) thermodynamisch und 1888 von J. J. THOMSON
(1888, S. 191, 192) kinetisch abgeleitet. Wir werden es von jetzt an als „Gibbs"-
oder „Gibbs-Thomson"-Prinzip bezeichnen. Es ist nur eine spezielle Anwendung
der allgemeinen Lehre von der Abnahme freier Energie, wie von GIBBS selbst in
seinem Werk über das „Heterogene Gleichgewicht" gezeigt wurde, entsprechend
der CLAUSIUSschen Formulierung der beiden Energiesätze, wie sie auf S. 30
dieses Buches gegeben ist. Für die Oberflächenenergie hat das GIBBSsche
Prinzip eine größere Bedeutung, als aus der obigen Verknüpfung mit der Oberflächenspannung hervorzugehen scheint. Man kann es folgendermaßen ausdrücken: Jeder Prozeß, der die freie Energie an einer Grenzfläche vermindert,
wird vor sich gehen, was auch immer das Wesen der betreffenden Energie sein
mag, ob sie mechanischer, elektrischer, chemischer oder anderer Natur sei. Wenn
die Oberfläche elektrisch geladen ist, wird jeder Prozeß begünstigt, der die Ladung
der Oberfläche vermindert. Wenn sie chemische Energie besitzt, tritt, wenn möglich, eine diese Energie herabsetzende Reaktion ein usw. Jeder gelöste Stoff in
einer Flüssigkeit, welcher in Berührung mit der Oberfläche einer anderen Phase

steht, wird an der Oberfläche angehäuft, wenn dadurch die dort vorhandene freie Energie vermindert wird. Diesen Prozeß nennt man „Adsorption". Sein Kennzeichen ist die Gebundenheit an das Vorhandensein von Oberflächen. Was für ein weiterer Prozeß ihm auch folgen mag, chemische Reaktion oder Diffusion in die andere Phase hinein, zuerst findet Anhäufung an der Grenzfläche statt. Die Geschwindigkeit, mit der der anschließende Prozeß verläuft, folgt natürlich dem Gesetz der Massenwirkung, also der Größe der Anhäufung an der Oberfläche. Wenn die Oberflächenenergie abnimmt, so muß Adsorption nach den Gesetzen der Thermodynamik eintreten, jede andere Erklärung des Phänomens ist dann unnötig.

Als Beispiel kann die wohlbekannte Wirkung der Kohle beim Entfärben oder Klären einer Lösung dienen. Eine verdünnte Lösung eines Farbstoffes, wie „Nachtblau", kann durch Tierkohle fast vollkommen entfärbt werden. Daß die Farbe nicht zerstört oder von der Kohle chemisch gebunden ist, kann man leicht durch Abfiltrieren und nachfolgende Alkoholextraktion nachweisen, der Alkohol färbt sich dann tiefblau. Der Prozeß ist umkehrbar.

Für die gewöhnliche Form der Oberflächenenergie hat GIBBS eine Formel angegeben, nach der die Menge der gelösten Substanz, welche sich an der Grenzfläche anhäuft, berechnet werden kann. Es sei $\Gamma$ der Überschuß des gelösten Stoffes in der Oberflächenschicht über den im Innern der Lösung befindlichen, $C$ die Konzentration des gelösten Stoffes, $R$ die Gaskonstante, $T$ die absolute Temperatur und $\sigma$ die Oberflächenspannung an der Grenzfläche. Dann stellt $\dfrac{d\sigma}{dC}$ die Änderung der Oberflächenspannung mit der Konzentration des gelösten Stoffes dar, die gemessen werden kann, und es wird

$$\Gamma = -\frac{C}{RT} \cdot \frac{d\sigma}{dC} .$$

Der Weg, auf dem man diese Gleichung erhält, kann im Rahmen dieses Buches nicht erörtert werden. Die Gaskonstante $R$ und die absolute Temperatur treten in der Formel auf, weil für verdünnte Lösungen die Gasgesetze gelten. Aus diesem Grunde kann die Formel nicht allgemein angewendet werden.

Diese Formel ist von W. C. M'c. LEWIS und von DONNAN und BARKER experimentell geprüft worden. Sie ist experimentell verifizierbar, wenn keine Komplikationen durch andere Formen der Oberflächenenergie, besonders elektrischer Natur, eintreten. LEWIS (1909, S. 486) fand für Coffein an Petroleum und (1910, Bd. 111, S. 136) für Anilin an Quecksilber befriedigende Übereinstimmung mit den aus den GIBBSschen Formeln berechneten Werten. DONNAN und BARKER (1911, S. 573) erhielten ähnliche Resultate für Nonylsäure und Saponin an der Grenzfläche zwischen Wasser und Luft. Nonylsäure setzt die Oberflächenspannung außerordentlich herab. Die Anhäufung von Substanzen an der Grenzfläche zwischen ihren Lösungen und der Luft zeigt sich auf sehr interessante Weise in den Versuchen von RAMSDEN (1904). Manche Substanzen, die in der Originalschrift aufgeführt sind, wie Eiweiß, Seife und Chinin, werden sogar in fester Form abgelagert, so daß die Oberflächenmembran der Lösung starr wird.

Am einfachsten sieht man das, wenn man mit einer 1 proz. Saponinlösung eine Blase bläst, wie man eine Seifenblase zu blasen pflegt. Wenn dann die Luft aus der Blase ausgesogen wird oder man sie sich von selbst zusammenziehen läßt, so fällt die Seifenblase gleichmäßig und regelmäßig ein, so daß sie kugelförmig bleibt. Eine Saponinmembran bleibt dagegen unter gleichen Versuchsbedingungen nicht elastisch, sie zieht sich unter Faltenbilduug zusammen. Manchmal kann man in der Membran eine Art Balkenbildung aus solidem Stoffe sehen. Etwas Ähnliches kommt bei Eiereiweiß vor. Es soll der Grund sein, warum Köchinnen zu Schnee geschlagenes Eiweiß nach dem Stehen nicht wieder zu Schaum machen können. Das Eiweiß ist aus der Lösung infolge Koagulation an der Oberfläche entwichen. Diese Gerinnung in Oberflächenmembranen ist auch der Grund für das Unwirksamwerden mit Luft geschüttelter Enzymlösungen, das SCHMIDT-NIELSEN (1909 und 1910) gefunden hat.

Wird die Oberflächenspannung mittels schwingender Tropfen oder Oberflächenwellen gemessen, so verhält sich die Oberflächenspannung wie die Elastizität bei der gewöhnlichen Form der Wellenbewegung in Luft; wenn die Oberflächenspannung sich ändert, ändert sich das Schwingungsverhältnis ebenfalls. Wenn reine Flüssigkeiten durch diese dynamische Methode, bei der die Oberfläche beständig erneuert wird, gemessen werden, so erhält man die gleichen Werte wie durch statische Methoden, z. B. Steighöhe in Capillaren oder die Tropfmethode, bei denen die Oberfläche Zeit hat, ein Gleichgewichtsstadium zu erreichen. Sind aber in der Lösung Substanzen vorhanden, welche die Oberflächenspannung verringern und daher in der Oberflächenschicht konzentriert werden, so hängt es von der Geschwindigkeit ab, mit der diese Adsorption stattfindet, ob die beiden Arten der Methode identische Werte geben. Sind die Werte nicht identisch, so hat die Adsorption nicht genug Zeit gehabt, bis zur Bildung einer neuen Oberfläche bei der dynamischen Methode ihren Gleichgewichtszustand zu erreichen. Um ein bezeichnendes Beispiel anzuführen: Eine 0,25 proz. Lösung von ölsaurem Natrium hat eine statische Oberflächenspannung von 26 Dynen, aber eine dynamische von 79 Dynen, praktisch die gleiche wie Wasser. Bis zur Bildung einer neuen Oberfläche hat demnach keine Adsorption stattgefunden. Das ist darum interessant, weil es zeigt, daß der wirkliche Adsorptionsprozeß eine gewisse Zeit, wenn auch eine sehr geringe, braucht.

Das GIBBSsche Prinzip schließt auch den Fall ein, daß eine Substanz die Oberflächenenergie erhöht. Dann muß ihre Konzentration an der Grenzfläche abnehmen (negative Adsorption). Das ist von LAGERGREN (1898) beschrieben worden. Wenn Kochsalzlösung mit Holzkohle geschüttelt wird, erhöht sich ihre Konzentration, weil gelöste Substanz aus der Oberfläche in den Binnenraum befördert wird. Diese Wirkung scheint mit der Abhängigkeit der Löslichkeit vom Druck zusammenzuhängen. Die Wassermembran an den Kohlenoberflächen ist wahrscheinlich durch molekulare Kräfte (NERNST, 1911, S. 124) sehr stark komprimiert.

Der Satz von CARNOT und CLAUSIUS zeigt, daß Adsorption stattfinden muß, wenn die freie Energie dabei abnimmt. Es ist jetzt noch nötig, die hierbei wirksamen Kräfte aufzuzeigen. TITOFF (1910, S. 674) weist darauf hin, daß bei Gasen die adsorbierte Menge mit der wohlbekannten Größe $a$ der Gleichung von VAN DER WAALS wächst:

$$\left(p + \frac{a}{v^2}\right)(v - b) = RT \, .$$

Die Bedeutung dieser Gleichung werden wir später besprechen (S. 182), hier genügt der Hinweis, daß sich in der Größe a die gegenseitige Anziehung der Moleküle ausdrückt. Wie ARRHENIUS (1912, S. 40) es faßt: „Die Adsorption erzeugenden Kräfte sind von der gleichen Ordnung und der gleichen Natur wie diejenigen, welche die gegenseitige Anziehung der Moleküle bewirken." Dafür spricht auch die von FREUNDLICH gefundene Tatsache, daß das Verhältnis, in dem eine Reihe verschiedener Substanzen von Holzkohle adsorbiert wird für andre Adsorbentien, wie Wolle, Seide, Baumwolle usw., das gleiche ist, wenn auch die absoluten Mengen verschieden sind.

Für den Physiologen sind 4 Spezialfälle der Adsorption von Bedeutung, weil sie in den Phänomenen, mit denen er es zu tun hat, eine Rolle spielen. Diese mögen hier zur Veranschaulichung des Wesens des Prozesses dienen. Andere Fälle werden später folgen.

## I. Die Adsorption der Gase durch feste Körper.

Diese Art der Adsorption ist allen Chemikern durch ihre Anwendung im Laboratorium (Tierkohle) geläufig. Die Adsorption wird durch Temperaturerhöhung vermindert. Dies bezieht sich aber nur auf das Gleichgewicht. Die Adsorptionsgeschwindigkeit wird dagegen durch Temperaturerhöhung vermehrt, entsprechend der allgemeinen Regel. Bei der Temperatur der flüssigen Luft adsorbiert Tierkohle Gase in solchem Grade, daß sie von DEWAR zur Erzeugung eines Hochvakuums benutzt worden ist.

Nach ARRHENIUS (1912, S. 29) ist die Adsorption von schwer verflüssigbaren Gasen, wie Wasserstoff und Helium, durch Holzkohle bei gewöhnlicher Temperatur dem Druck proportional. Bei hohen Temperaturen gilt dies für alle Gase sowie auch für manche gelöste Substanzen. Abweichungen werden vermutlich durch partielle Verflüssigung an der Oberfläche verursacht. Auf eine solche Verflüssigung hat TITOFF beim Ammoniak aus der Änderung der Adsorptionswärme geschlossen.

Das Gas wird an der Oberfläche verdichtet und nach einigen Beobachtern in manchen Fällen sogar verflüssigt. Bei der Kompression der Gase entsteht aber Wärme; es überrascht also nicht, daß die Adsorption unter positiver Wärmetönung verläuft. TITOFF (1910, S. 658ff.) hat die Adsorptionswärmen in einigen Fällen bestimmt. Wir werden seine Daten später beim Oxyhämoglobin benutzen.

Es ist kaum nötig, den Leser daran zu erinnern, daß diese Gasadsorption an Oberflächen keine chemische Reaktion ist. Würde bei der Adsorption von Sauerstoff an Tierkohle CO oder $CO_2$ entstehen, so könnte der Vorgang nicht für die Erzeugung eines Hochvakuums ausgenutzt werden. Das adsorbierte Gas kann außerdem durch Erwärmung wieder ausgetrieben werden.

Die Adsorption von Wasserdampf an der Oberfläche von Gefäßen, die im Vakuumexsikkator getrocknet worden sind, ist eine wohlbekannte Fehlerquelle für den Chemiker.

Wenn fein verteiltes Platin einer Mischung von Sauerstoff und Wasserstoff ausgesetzt wird, so tritt unter Wasserbildung eine Verbindung zwischen diesen Gasen ein. FARADAY (1834, S. 165) nahm zur Erklärung dieses Phänomens an, daß eine Gasverdichtung an der Oberfläche des Platins stattfände, welche die Moleküle in engere Berührung bringen sollte.

FARADAY besaß bereits eine vollständig klare Vorstellung von dieser Verdichtung an Oberflächen. Auf S. 180 seiner „Experimentellen Forschungen über
Elektrizität" (1839) spricht er von einer Anziehungskraft der Körper, die eine
mehr oder weniger enge Verbindung verursacht, ohne aber gleichzeitig eine
chemische Verbindung zu bewirken, die aber „gelegentlich unter günstigen Umständen zur chemischen Verbindung von Substanzen, welche gleichzeitig der
Adsorption unterworfen waren, führt". Auf S. 181 spricht er von „der Anziehung
zwischen Glas und Luft, die den Barometerherstellern gut bekannt ist," und
dann davon, daß es sich dabei nicht um Äußerung chemischer Affinitäten handelt.
Auf S. 181 erwähnt er wieder die Fähigkeit des Wasserdampfes, sich an Ton, Holzkohle und Torf zu kondensieren, obwohl keinerlei chemische Verwandtschaft besteht, „vielleicht hilft in diesem Falle eine, zwar nur geringe Löslichkeit mit".
(Siehe des Verfassers Brief in „Die Natur", Band XCIV, 1914, S. 253.)

Diese Frage wird im 10. Kapitel noch einmal behandelt werden.

## II. Die Adsorption des Zuckers.

Es ist wegen des Mechanismus der Enzymtätigkeit wichtig, zu wissen, ob
Zucker und verwandte Substanzem adsorbiert werden. Zucker verringert die
Oberflächenspannung an der Grenzfläche zwischen Wasser und einer anderen
Phase anscheinend nur minimial. MICHAELIS und RONA (1909, S. 492) und
PARKIN (1911, S. 16) haben indessen gezeigt, daß doch Adsorption vorkommen
kann. Die Verminderung der Oberflächenenergie muß daher eine oder mehrere
der anderen von uns erwähnten Formen der Oberflächenenergie betreffen.
MICHAELIS und RONA nehmen an, daß die Adsorption durch Kompressions-
oder Löslichkeitsveränderung an der Grenzfläche verursacht werde. (Siehe auch
WIEGNER, 1911 S. 126.)

## III. Salze.

Anorganische Salze vermehren die Oberflächenspannung an der Grenzfläche
Wasser—Luft, vermindern sie aber an der Grenzfläche Wasser—Kohlenwasserstoff, wie LEWIS (1909, S. 469) gezeigt hat. Theoretisch ist an einer solchen Grenzfläche Adsorption möglich. Sie kann auch experimentell nachgewiesen werden.
J. J. THOMSON (1888, S. 192) beschreibt ein Experiment von Dr. MONCKMAN und
ihm selbst, in dem eine tiefgefärbte Kaliumpermanganatlösung fast farblos
wurde, nachdem sie durch fein verteilte Kieselerde getropft war. SAMEC
(1911, S. 155) berichtet über einen Versuch von KUPEL, in welchem die scheinbare
Löslichkeit unlöslicher Salze in Stärkelösungen 1000 mal größer als in Wasser
war, infolge von Adsorption an den Stärkepartikeln.

## IV. Die Natur des Färbprozesses.

Beim Färben ist der erste Vorgang wohl sicher Adsorption. Inwieweit
andere Prozesse, wie feste Lösung und chemische Reaktion, in späteren Stadien
eine Rolle spielen, wird gleich erörtert werden.

## Elektrische Adsorption.

Bei der Adsorption von Elektrolyten und Farbstoffen handelt es sich noch
um andere Vorgänge als um einfache Herabsetzung der Oberflächenspannung,
da elektrische Kräfte mitwirken.

In den Versuchen von Lewis gehorchen Coffein und Anilin, und in denen von Donnan und Barker Nonylsäure und Saponin der Gibbsschen Formel. Dies sind aber Körper, welche praktisch keine Elektrolyten sind. Andererseits fand Lewis, daß gallensaure Salze und Farbstoffe, wie Methylorange und Kongorot, weit stärker adsorbiert wurden, als der Gibbsschen Formel entspricht. Diese Verbindungen sind Elektrolyte, d. h. sie dissoziieren in Wasser unter Bildung elektrisch geladener Produkte. Der nicht dissoziierte Teil· neigt außerdem zur Bildung von Aggregaten kolloider Natur, die ebenfalls elektrisch geladen sind.

Wir haben bereits gesehen, daß die meisten Grenzflächen fester Körper bei Berührung mit Wasser negative, einige wenige positive Ladungen aufnehmen. Der Ursprung dieser Ladung wird erst später behandelt werden. Zu beachten ist aber, daß die Ladung eine beträchtliche Menge freier Energie an der Oberfläche entstehen läßt. Wenn daher die Ablagerung einer in Wasser gelösten Substanz an der Grenzfläche das elektrische Potential dort herabsetzen würde, muß sie nach dem Gibbschen Theorem adsorbiert werden. Wenn es sich um Kohle handelt, die in Wasser negative Ladung annimmt, und wir dem Wasser positiv geladene Substanzen zusetzen, wie kolloidales Eisenhydroxyd, oder ein Salz, das in positive und negative Ionen dissoziiert, so muß das Kolloid oder das Kation des Salzes an der Oberfläche abgelagert werden, weil es ihre Ladung neutralisiert.

Perrin (1905, S. 100) hat zuerst angenommen, daß beim Färbeprozeß elektrische Kräfte mitspielen. V. Henri und Larguier des Bancels (1905) nahmen solche Kräfte zu Hilfe, um zu erklären, daß Anilinblau, als elektrisch negatives Kolloid, von Gelatine, einem ebenfalls elektrisch negativen Kolloid, wegen der gegenseitigen Abstoßung ihrer Ladungen nur in sehr kleiner Menge aufgenommen wird. Setzt man Bariumnitrat hinzu, das unter Bildung positiv geladener Bariumionen dissoziiert, so entladen diese Ionen die Farbstoffteilchen (nach Perrins Arbeit ist es wahrscheinlicher, daß die Gelatineoberfläche entladen wird); jetzt tritt die Abstoßung nicht mehr ein, und die Gelatine färbt sich tief. Die erste systematische Untersuchung der elektrischen Adsorption wurde von mir selbst 1906 gemacht. Ich fand, daß die Adsorption verschiedenartiger elektrisch geladener Körper durch elektrisch geladene Oberflächen, von dem Vorzeichen und der Größe der betreffenden Ladungen abhing. Eine elektrisch negative Oberfläche, z. B. die des Filtrierpapiers, adsorbiert große Mengen einer elektrisch positiven Substanz, z. B. von Nachtblau, aber nur Spuren eines negativen Farbstoffs, wie Kongorot. Die adsorbierte Menge hängt von der Ladungsgröße ab, wie aus ihrer Abhängigkeit von der Dielektrizitätskonstanten hervorgeht; Kongorot z. B. wird stärker aus verdünntem Alkohol als aus Wasser aufgenommen. Die Ladung des Papiers ist der Differenz zwischen seiner Dielektrizitätskonstante und der der Flüssigkeit, in die es eintaucht, proportional. Papier selbst hat eine Dielektrizitätskonstante von 2,82, Wasser von ungefähr 80, reiner Alkohol von 26 (siehe den Artikel von Graetz in Winkelmanns „Physik", 2. Aufl., Band IV, S. 112, 144 und 137). Daher ist Papier in Alkohol weniger negativ geladen und eine negative Farbe wird leichter adsorbiert.

Neutrale Salze, die keine chemische Wirkung auf die betreffenden Stoffe haben, wie Kochsalz auf Kongorot oder Nachtblau, erhöhen die Adsorption der negativen Farbstoffe und verringern die der positiven. Das positive Ion (Na) des Salzes vermindert nämlich die negative Ladung des Papiers entsprechend dem GIBBSschen Prinzip, daher wird die Adsorption eines gleich geladenen Körpers gefördert, während die eines entgegengesetzt geladenen verzögert wird. Die Adsorption des kolloidalen Arsensulfid (elektrisch negativ) wurde in der gleichen Weise wie beim Kongorot beeinflußt. Eine Spur Gelatine oder Eiweiß in der Lösung verhindert die Wirkung der Elektrolyte. Die Erklärung hierfür werden wir später im Kapitel Kolloide geben.

Ähnliche, aber unvollkommenere Theorien haben später PELET - JOLIVET (1910), MICHAELIS (1908) und GEE und HARRISON (1910) aufgestellt. Sie haben aber die Wirkung zugesetzter Salze und der Dielektrizitätskonstante nicht berücksichtigt.

Daß die elektrische Ladung an Oberflächen tatsächlich verringert, neutralisiert oder sogar durch Ionen entgegengesetzten Zeichens umgekehrt werden kann, hat PERRIN (1904) experimentell gezeigt. Er bestimmte die Wassermenge, welche durch Diaphragmen aus Papier oder anderen Stoffen hindurchgeht, die mit verschiedenen Elektrolyten beladen waren, wenn die Diaphragmen der anziehenden oder abstoßenden Wirkung geladener Elektroden auf beiden Seiten des Diaphragmas ausgesetzt wurden. Wenn letzteres z. B. negativ geladen ist, wird das es berührende Wasser positiv geladen und daher von der negativ geladenen Elektrode (Anode) angezogen.

EMIL BAUER (1913) beschreibt eine Methode zum Nachweis und zur Messung der Potentialänderung an einer Lipoidwassergrenzfläche bei Adsorption von Anionen oder Kationen. Auf Grund dieser Anschauung ist auch ein Modell des elektrischen Organs der Fische beschrieben. Die so erzeugte Veränderung der elektromotorischen Kraft ist permanent; sie hat immer das von der Theorie verlangte Vorzeichen. Es scheint sich tatsächlich um eine Adsorptionswirkung zu handeln (siehe 22. Kapitel).

Infolge der großen Wanderungsgeschwindigkeit der H- und OH-Ionen übertragen Säuren und Alkalien elektrische Ladungen in großem Maße auf Oberflächen. Auf diese Weise kann man z. B. Graphit positiv machen. Wie LACHS und MICHAELIS (1911, S. 5) gezeigt haben, wird beim Eintauchen von elektrisch positivem Graphit in Chlorkaliumlösung das negative Ion (Cl) adsorbiert, während elektronegativer Graphit vorzugsweise das positive Ion (K) adsorbiert.

Die Meinung dieser Autoren, daß der GIBBSsche Lehrsatz in solchen Fällen versagt, ist aber unrichtig. Wenn man annimmt, daß sich das GIBBSsche Theorem nur auf mechanische Oberflächenenergie bezieht, wird die elektrische Energie natürlich nicht berücksichtigt, aber das war selbstverständlich nicht GIBBS Absicht. Er wendet es vielmehr auf alle Formen der Oberflächenenergie an. Es ist tatsächlich nur eine Folgerung aus CARNOTS und CLAUSIUS' Prinzip, das für alle erdenklichen Formen der Energie gilt.

Vom Standpunkt der Energielehre aus können wir die Grundtatsache der elektrischen Adsorption so fassen: Jeder Prozeß, der die elektrische Energie an der Grenzfläche herabsetzt, geht von selbst vor sich.

Wenn daher z. B. eine Oberfläche negativ geladen ist, werden sich auf ihr positiv geladene Körper konzentrieren, um ihre Ladung aufzuheben. Diese Körper können positive Ionen (Kationen) oder kolloidale Aggregate sein. Hieraus allein ist aber noch nicht zu erklären, daß die Ladung häufig nicht nur auf Null sinkt, sondern daß ihr Vorzeichen umgekehrt wird (PERRIN 1904, S. 640). Nach HARRISON (1911, S. 20) wird die negative elektrische Ladung von „Diaminblau" durch Aluminiumsulfat in geringer Konzentration aufgehoben, in größerer Konzentration aber in eine positive umgekehrt. Dabei kann die elektrische Energie an der Oberfläche nach Umkehr des Vorzeichens größer als vorher sein. Andere Formen der Oberflächenenergie, etwa mechanische, von der Oberflächenspannung abhängige, haben dann wahrscheinlich abgenommen. Über Adsorption von Ionen unter Verminderung der Oberflächenspannung siehe FREUNDLICH (1909, S. 245), ELISSAFOFF (1912) und ISHIZAKA (1913). Letzterer findet, daß bei der Ausflockung des Aluminiumhydroxyds ein stark adsorbierbares (organisches) Anion, z. B. das der Salicylsäure, kräftiger als ein schwach adsorbierbares, z. B. ein einwertiges anorganisches Anion oder das der Sulphanilsäure, wirkt. Ist das Ion, das die Oberfläche auflädt, ein stark adsorbierbares, so kann die elektrische Ladung zunehmen, weil bei der Adsorption des Ions die Oberflächenspannung herabgesetzt wird. Ebenso finden FREUNDLICH und SCHUCHT (1913, S. 646), daß bei der Ausflockung eines negativen Kolloids durch Kationen diejenigen der Schwermetalle und organischen Basen wirksamer sind, als ihrer Wertigkeit entspricht, und daß dies an ihrer großen mechanischen Adsorbierbarkeit liegt.

## Chemische Adsorption.

Die Anwendung der Energielehre auf chemische Reaktionen lehrt, daß solche Reaktionen an Grenzflächen begünstigt werden, welche das chemische Potential dort vermindern. Die chemische Natur der Phase, an deren Oberfläche die Reaktion eintritt, muß natürlich so geartet sein, daß eine chemische Reaktion mit dem gelösten Stoff möglich ist. Solche Oberflächenphänomene unterscheiden sich von Reaktionen in einfachen Lösungen dadurch, daß in letzterem Falle das Gesetz der Massenwirkung gilt; dann ist die chemisch aktive Masse gleich der Anzahl der Moleküle in der Lösung; in ersterem Falle entspricht die Ausdehnung der Oberfläche oder die Anzahl der dort abgelagerten Moleküle der wirksamen Masse und beherrscht das Fortschreiten der Reaktion. Die Oberfläche ein und derselben Substanzmenge kann ungeheuer verschieden sein, je nach dem Grad der Unterteilung, worauf wir bereits hingewiesen haben. Man kann ja die Unterteilung in der Vorstellung so weit fortsetzen, daß man molekulare Dimensionen erhält, wie sie bei den einfachen chemischen Reaktionen in Wirksamkeit treten. Möglicherweise kann jedes Zwischenstadium existieren. Darauf sind wohl manche nicht recht gesicherte Beobachtungen zurückzuführen, die von einigen Autoren über Adsorption gemacht sind. Chemische Adsorption, wenn sie so, wie oben geschehen, definiert wird, müßte eigentlich theoretisch in den allgemeinen Begriff der Adsorption mit eingeschlossen werden. Gewöhnlich versteht man aber unter Adsorption nur die Vorgänge, bei denen nur physikalische Prozesse mitspielen (Veränderungen in der Oberflächenspannung oder elektrischen Ladung).

In Fällen „spezifischer" Adsorption, wenn eine Oberfläche vorzugsweise eine besondere Substanz aufnimmt, muß man wohl die chemische Natur der Oberfläche mit in Betracht ziehen. Die mannigfaltigen Möglichkeiten, daß Oberflächenspannung, elektrische Ladung usw. Differenzen hervorbringen, machen das

Zurückgreifen auf chemische Kräfte, abgesehen von seltenen Fällen, überflüssig (siehe VAN BEMMELEN, 1910, S. 423—430; FREUNDLICH, 1919, S. 153—162; BARGER und W. W. STARLING, 1915). Die physikalischen Eigenschaften einer Substanz hängen von ihrer chemischen Beschaffenheit ab.

Einige Beispiele mögen folgen: WÖHLER und PLÜDDEMANN (1918, S. 664) fanden, daß Kohle und rotes Eisenoxyd Benzoesäure 10 mal so stark adsorbieren wie Essigsäure. Chromoxyd adsorbiert beide Säuren gleichmäßig, während Platinschwarz Essigsäure nur wenig mehr als Benzoesäure, aber keine in sehr großem Maße, adsorbiert. Diese, offenbar spezifischen, Adsorptionen können kaum chemischer Natur sein. Einen anderen Fall von spezifischer Adsorption führt MARC (1913, S. 692) an. Krystallisierte Substanzen, wie Bariumcarbonat, adsorbieren Krystalle nur, wenn diese isomorph sind oder in einer, dem Bariumcarbonat ähnlichen Gestalt krystallisieren. Man nimmt an, daß sie eine feste Lösung an der adsorbierenden Oberfläche bilden können. So wird Kaliumnitrat adsorbiert, weil es, wie Bariumcarbonat, zu dem rhombischen System gehört. Kohlensaures Natron (Hexagonalsystem) wird nicht nennenswert adsorbiert; Calciumcarbonat (Hexagonalsystem) adsorbiert andererseits Natriumnitrat, aber nicht Kaliumnitrat. Da man Calciumcarbonat auch in Krystallen aus dem rhombischen System erhalten kann, ist die Hypothese experimentell prüfbar: diese Krystalle müssen Kaliumnitrat, aber nicht Natriumnitrat adsorbieren. Man muß sich auch daran erinnern, daß Kaliumnitrat im Hexagonalsystem isomorph mit Natriumnitrat krystallisieren kann. Diese Ablagerung eines Salzes auf einem isomorphen Krystall kann man als gewöhnliches Wachsen eines Krystalls in einer Lösung eines isomorphen Salzes betrachten, wie Kalkspat durch Apposition von Natriumnitratschichten wächst. Das Wachstum erfolgt nach einem komplexen parabolischen Gesetz, also muß Konzentration an der Oberfläche eingetreten sein.

FREUNDLICH (1909, S. 514) weist darauf hin, daß Gelatine Zucker erst nach Vorbehandlung mit Formaldehyd adsorbiert. Wir haben oben gesehen, daß sich die Struktur der Gelatine durch Einwirkung des Formaldehyds beträchtlich verändert, wie HARDY (1899, S. 165) gezeigt hat. Andererseits reagiert Formaldehyd chemisch mit Proteinen; die Erklärung dieser Tatsache ist also nicht ganz einfach.

DRURYS (1914) Arbeit zeigt, daß die Verdichtung eines gelösten Stoffes auf einer Oberfläche von der „Vorgeschichte" der Oberfläche oder von dem auf ihr verdichteten Gas abhängig ist.

Die physikalische Konfiguration der Oberfläche kann auch eine Rolle spielen, wenn sowohl der adsorbierende wie der adsorbierte Körper Oberflächen einer bestimmten Struktur haben. Zur grobsinnlichen Veranschaulichung diene folgendes Beispiel: Eine ebene und eine mit vorspringenden Spitzen besetzte Oberfläche können nicht in enge Berührung kommen, wohl aber zwei glatt polierte Oberflächen. Dieser Gedanke ist aber bis heute rein hypothetisch. Das Problem der spezifischen Adsorption ist bis jetzt noch nicht gelöst.

## Kombination verschiedener Kräfte.

Die verschiedenartigen Formen der Oberflächenenergie können gleichzeitig auf derselben Oberfläche vorhanden sein; die dann erfolgende gegenseitige Beeinflussung ist nicht ohne Interesse. Eine elektrische Ladung wirkt verringernd auf die mechanische Oberflächenspannung, wie wir aus der folgenden Betrachtung sehen können. Die Oberflächenspannung entsteht durch gegenseitige Anziehung der Oberflächenelemente; werden diese Elemente elektrisch geladen, so stoßen sie sich, da sie gleichnamige Elektrizität erhalten, gegenseitig ab, und so entsteht eine der Oberflächenspannung entgegengesetzte Kraft.

Dabei ist die durch elektrische Ladung bedingte Adsorptionsvermehrung größer als die Adsorptionsverminderung, welche infolge der Abnahme der Oberflächenspannung eintritt, soweit man aus den bisher bekannten Fällen schließen kann. In Lewis' (1909, S. 494) Experimenten mit ölsaurem Natron sehen wir, daß die an einer Wasser—Öl-Grenzfläche adsorbierte Menge 100 mal größer war, als der Gibbs schen Formel der Verringerung der Oberflächenspannung entsprach.

## Adsorptionsgeschwindigkeit.

Man kann annehmen, daß der eigentliche Vorgang der Anheftung an der Oberfläche mit sehr großer Geschwindigkeit vor sich geht, wenn nur die Substanz die Oberfläche, an der sie adsorbiert wird, erst erreicht hat. Der auf S. 60 oben erwähnte Unterschied zwischen statischer und dynamischer Oberflächenspannung zeigt aber, daß die Geschwindigkeit der Konzentration an der Oberfläche nicht gleich Null ist. Wenn aber in einem Adsorptionsversuch eine deutlich meßbare Zeit vergeht, bevor das Gleichgewicht erreicht ist — in vielen Fällen sind es mehrere Stunden —, so wird dabei meist die Zeit gemessen, welche die Substanz braucht, um aus der Lösung zur adsorbierenden Oberfläche hin zu diffundieren. Wie zu erwarten, wird die zur Erreichung des Gleichgewichts gebrauchte Zeit durch Schütteln abgekürzt (Arendt, 1915).

## Die Beeinflussung der Adsorption durch die Temperatur.

Entsprechend den obigen Darlegungen wirkt die Temperatur auf die Adsorptionsgeschwindigkeit in der gleichen Weise wie auf die Diffusion. Bei Kongorot und Filtrierpapier erhielt ich (1906, S. 188) den Koeffizienten 1,36 für 10° C. Brunner (1904, S. 62) fand den Koeffizienten für die Diffusion von Benzoesäure zu 1,5.

Entsprechend der allgemeinen Regel wächst die Adsorptionsgeschwindigkeit mit der Temperatur, die im Gleichgewicht adsorbierte Menge nimmt aber mit steigender Temperatur ab. Temperaturerhöhung bringt eine Adsorptionsverbindung zur Dissoziation. Es ist bekannt, daß Holzkohle das bei niedriger Temperatur adsorbierte Gas beim Erhitzen wieder abgibt. Bei Kongorot zeigten meine Experimente, daß die adsorbierte Menge der Temperatur umgekehrt proportional war (1906, S. 190). Bei 100° C wurde die Farbe in dem Papier fixiert und konnte durch Waschen nicht mehr entfernt werden. Dann findet wahrscheinlich chemische Verbindung statt, die bei gewöhnlicher Temperatur sehr langsam fortschreitet. Darauf werden wir unten zurückkommen.

Die Adsorptionsverminderung durch Temperaturanstieg ist sicher dadurch zu erklären, daß die Oberflächenenergie selbst sich anormal verhält. Ihr Temperaturkoeffizient ist negativ. Die Oberflächenspannung einer Probe Leitungswasser betrug 73,8 Dynen bei 17° und 65 Dynen bei 60°. Milchsäure in 44 proz. Lösung hat bei 18° einen Wert von 50,5 Dynen und von 47 Dynen bei 67°.

Ebenso adsorbieren 2 g Holzkohle bei 0° 51% der Milchsäure aus 20 ccm einer 0,71 proz. Lösung, aber bei 40° nur 42%. Die Oberflächenspannung an der Grenzfläche zwischen einer Flüssigkeit und ihrem Dampf muß bei der kritischen Temperatur verschwinden, denn die Grenzfläche verschwindet. Wir müssen daher erwarten, daß die Oberflächenspannung in dem Maße abnimmt, in dem die Temperatur sich dem kritischen Punkte nähert.

In der Physiologie findet diese Tatsache Anwendung bei der Muskelkontraktion. Ihre Kraft nimmt mit steigender Temperatur ab. WEIZSÄCKER (1914) hat experimentell gezeigt, daß eine der Komponenten des Prozesses der Muskelkontraktion einen negativen Temperaturkoeffizienten hat. Man kann daraus den Schluß ziehen, daß die Oberflächenenergie eine wichtige Rolle bei der Muskelkontraktion spielt.

## Adsorptionswärme.

Da die Adsorption mit steigender Temperatur abnimmt, verlangt das VAN'T HOFFsche Prinzip des mobilen Gleichgewichts, daß sie unter Wärmeentwicklung vor sich geht. Das ist bei den Gasen, wie wir gesehen haben, leicht nachzuweisen; bei Flüssigkeiten und festen Körpern ist es schwer, die Adsorptionswärme von der Schmelz- und Verdünnungswärme abzutrennen.

## Die Adsorptionsformel.

Eine der charakteristischen Eigenschaften eines Adsorptionsprozesses besteht darin, daß die im Gleichgewicht adsorbierte Menge nicht in direkt linearem Verhältnis zu der Konzentration der adsorbierten Substanz in der Lösung steht. Angenommen, $a$ ist die aus einer gewissen Lösung adsorbierte Menge, dann wird die von aus einer doppelt konzentrierten Lösung adsorbierte Menge nicht $2\,a$ sein, sondern $a \times$ einer Wurzel aus 2, jedenfalls ist der erhaltene Wert kleiner als $2\,a$. Diese Wurzel, als Exponent $\dfrac{1}{n}$ ausgedrückt, liegt gewöhnlich zwischen den Werten von 0,1 und 0,5. In letzterem Falle kann sie natürlich auch leicht als Quadratwurzel ausgedrückt werden, aber — wie wir auf den folgenden Seiten oft sehen werden — sie hat sehr selten diesen Wert. Eine Tabelle für den Exponenten für eine Anzahl typischer Fälle findet man auf S. 150 und 151 in FREUNDLICHS (1909) Arbeit. Mit anderen Worten: je verdünnter die Lösung, desto größer ist verhältnismäßig die aus ihr adsorbierte Menge. FREUNDLICH (1909, S. 146) gibt die diese Beziehuug ausdrückende Gleichung folgendermaßen:

$$\frac{x}{m} = a \cdot C^{\frac{1}{n}},$$

wobei $x$ die von der Oberfläche $m$ adsorbierte Menge ist, aus einer Lösung, deren Endkonzentration $C$ ist, und in der $a$ und $\dfrac{1}{n}$ für eine bestimmte Oberfläche und eine bestimmte Lösung Konstante sind. Die Temperatur wird als konstant angenommen, so daß die Formel auch Adsorptionsisotherme genannt wird. $a$ kann als die von der Oberflächeneinheit aus einer Lösung adsorbierte Menge bezeichnet werden, deren Konzentration im Adsorptionsgleichgewicht gleich der Einheit ist. Ihr Wert kann stark schwanken, je nach der Oberflächenspannung, elektrischen Ladung usw. Der Größenordnung nach übertrifft sie die Werte von $\dfrac{1}{n}$ erheblich.

Die Beziehung dieser Formel zu der Verminderung der Oberflächenspannung durch mehr oder weniger konzentrierte Lösungen, die wir S. 55 kennen gelernt haben, ist klar. Wenn wir die Wirkung einander folgender Adsorptionen auf derselben Oberfläche betrachten, so leuchtet es ein, daß die erste eine größere Verminderung der Oberflächenenergie als die folgenden verursachen wird, und so fort. Jede folgende Ablagerung geschieht auf einer Oberfläche, deren Energie durch die vorangegangene Ablagerung bereits verringert ist. Zuletzt wird das Stadium der Sättigung erreicht.

Die Kurve der FREUNDLICHschen Gleichung wird gewöhnlich inkorrekt eine Exponentialkurve genannt. Eine Exponentialkurve ist aber dadurch charakterisiert, daß eine der Variabeln Exponent ist, z. B. $y = a\,e^{bx}$. Unsere Kurve ist eine Parabel: $y = a\,x^n$; ist $n = 2$ oder $\dfrac{1}{n} = 0{,}5$, so ist es eine gewöhnliche Parabel, ist $n = 3$ eine Parabel 3. Ordnung. Um $\dfrac{1}{n}$ und $a$ für eine Reihe von Versuchen zu bestimmen, wird die Formel am besten logarithmiert. Es ergibt sich dann:

$$\log \frac{x}{m} = \log a + \frac{1}{n} \log C .$$

Die Kurve dieser Formel ist eine gegen die Koordinaten geneigte Gerade. Werden die Werte für $\log \dfrac{x}{m}$ als Ordinaten und die für $C$ als Abszissen aufgetragen, so ist $\dfrac{1}{n}$ die Tangente des Winkels, den die Gerade mit der Abszissenachse bildet. Diese Linie schneidet die Ordinatenachse im Punkte $a$. Die Entfernung von $a$ bis zum Schnittpunkt der Koordinatenachsen ist gleich $\log a$.

Obgleich diese Formel für Adsorptionsprozesse gewöhnlich ausreicht, hat H. C. SCHMIDT (1911, S. 660) für die Grenzwerte der Konzentrationen eine kompliziertere angegeben, nämlich die folgende:

$$\left( \frac{a - x}{v} \right) S = K\,x\,e^{\frac{A(s-x)}{s}} .$$

$x$ ist die adsorbierte Menge, $a$ die Menge der ursprünglich vorhandenen Substanz, $v$ das Volumen, in welchem $a$ gelöst ist. $\dfrac{a - x}{v}$ ist dann die Konzentration der Lösung im Gleichgewicht. $S$ ist das Adsorptionsmaximum, d. h. die Menge, die im Adsorptionsgleichgewicht aus einer gesättigten Lösung aufgenommen wird, und daher ist $\dfrac{S - x}{S}$ das Verhältnis der bei einer gegebenen Konzentration adsorbierten Menge zu der bei Sättigung adsorbierten. $A$ und $K$ sind Konstante. Bei Essigsäure und Holzkohle gibt diese Formel genaue Werte für alle Säurekonzentrationen zwischen 1 und 3000.

Die Sättigungskonzentration wird darum in Rechnung gestellt, weil eine schon vollkommen bedeckte Oberfläche keine Substanz mehr aufnehmen kann, da sich keine Veränderung der Oberflächenenergie ergeben würde. Dies stimmt mit den experimentellen Daten überein.

In SCHMIDTS Gleichung drückt die Konstante $S$ das Maximum der Adsorption aus gesättigter Lösung aus, und $A$ ist die bei einer bestimmten Konzentration adsorbierte Menge. ARRHENIUS (1912, S. 21) weist nun darauf hin, daß das Produkt von $S$ und $A$ in SCHMIDTS Versuchen innerhalb der Fehlergrenzen gleich dem reziproken Wert von $\log_e 10$ oder 0,4343 ist. Dann ist die SCHMIDTsche Gleichung aber die Integration der folgenden Differentialgleichung:

$$\frac{da}{dc} = \frac{1}{K} \cdot \frac{S-a}{a},$$

wobei $c$ die Konzentration ist. Die Gleichung zeigt, daß die bei verschiedener Konzentration adsorbierte Menge der bereits adsorbierten ($a$) umgekehrt proportional ist und direkt proportional der Entfernung vom Sättigungspunkt ($S-a$). ARRHENIUS findet, daß die Adsorptionserscheinungen dieser Formel sehr genau folgen, außer in den Fällen, wo die adsorbierte Menge sehr klein ist, und zwar infolge des für die ersten adsorbierten Mengen sehr großen Wertes der Adsorptionswärme (ARRHENIUS, 1912, S. 37). TITOFF (1910, S. 659) findet für die Adsorptionswärme des Stickstoffs pro Kubikzentimeter des adsorbierten Gases 0,373 g Calorien für die ersten kleinen Mengen und nahe dem Sättigungspunkt 0,203 g Calorien. Für kleine Werte von $a$ krümmen sich die Isothermen, die $\log a$ als Funktion von $\log p$ (= Konzentration) geben, anstatt gerade Linien zu sein, bis sie die Koordinatenachsen unter einem Winkel von 45° schneiden und so dem HENRYschen Gesetz gehorchen.

Wenn man einen experimentell gefundenen Prozeß am besten durch eine parabolische Formel obiger Art ausdrücken kann, darf man noch nicht voreilig daraus auf eine Adsorption schließen. Man muß noch andere Tatsachen berücksichtigen, z. B. sei eine Substanz in zwei miteinander nicht mischbaren Lösungsmitteln löslich, in dem einen aber in höherem Grade als in dem anderen: dann wird sie sich in einem bestimmten Verhältnis auf beide verteilen; dieses Verhältnis wird Verteilungskoeffizient genannt. Wenn die aufgelöste Substanz in beiden Lösungsmitteln in einzelnen Molekülen vorhanden ist, wie Bernsteinsäure in Äther und Wasser, so besteht eine einfache lineare Beziehung, wie auch die Konzentration sein möge. Wenn sich aber die Molekülen der gelösten Substanz in einem der beiden Lösungsmittel aggregieren, so daß die Anzahl der wirksamen Moleküle halbiert oder sonst vermindert wird, wie bei der Benzoesäure, die in Benzin bimolekular ist, so besteht kein lineares Verhältnis mehr, sondern ein exponentielles z. B. ist bei Benzoesäure in Wasser und Benzin die Konzentration im Wasser gleich der Quadratwurzel der Konzentration in Benzin (NERNST, 1911, S. 495 bis 498). Wir sehen dann, daß die Konzentration einer Substanz in einer Phase variiert, und zwar abhängig von dem Zustand der Substanz in der zweiten Phase. Wenn wir also finden, daß $n$ in der FREUNDLICHschen Formel in einem besonderen Fall zu einer ganzen Zahl, z. B. 2, wird, so könnte es sich um einen einfachen Fall einer Verteilung zwischen zwei Lösungsmitteln handeln, in deren einer die Substanz bimolekular ist. Nur dann entsteht keine Schwierigkeit, wenn der Exponent für jeden anderen Vorgang als einen Adsorptionsvorgang unmöglich wird. Das ist der Fall, wenn er die Existenz von Molekülbrüchen in einem der Lösungsmittel einschließen würde. Bei der Adsorption von Arsensäure durch frisch gefälltes Eisenhydroxyd ist, wie BILTZ festgestellt hat, der Exponent ein Fünftel. Würde es sich um Verteilung zwischen zwei Lösungsmittel handeln, so müßte die Arsensäure, wie NERNST (1911, S. 499) zeigt, im Eisenhydroxyd ein Molekulargewicht von einem

Fünftel dessen besitzen, was sie im Wasser hat. Aber im Wasser ist sie bereits in einzelnen Molekülen vorhanden. Wie PHILIP (1910, S. 227) zeigt, nimmt die Konzentration des Kohlendioxyd auf Holzkohle proportional der Kubikwurzel des Druckes in den Versuchen von TRAVERS (1907) zu. Würde es sich um Lösung in Holzkohle handeln, so müßte das Molekulargewicht der in der Holzkohle gelösten $CO_2$ ein Drittel dessen betragen, das sie im Gaszustand hat, was nicht möglich ist. Also wird das Gas auf der Oberfläche verdichtet.

ARRHENIUS ("Medd. k. Vetenskaps akad. Nobelinstitut" [2], Nr. 7, 1910, angeführt von MARC, 1913) hat für die Adsorption von Gasen durch Holzkohle eine einfache Formel angegeben; die Verdichtbarkeit der Gase gehorcht der gleichen Formel. Dementsprechend betrachtet er die Adsorption als eine rein molekulare Eigenschaft der adsorbierten Materie und nicht als Oberflächenphänomen. Es scheint indessen nach der MARCschen Arbeit (1913), daß die ARRHENIUSsche Formel sich nur auf eine sehr begrenzte Anzahl von Adsorptionsfällen anwenden läßt. Die befriedigende Anwendung dieser Theorie auf gewisse Fälle folgt aus dem Zusammenhange der Oberflächenspannung mit molekularer Anziehung, entsprechend der YOUNG-LAPLACEschen Theorie. Der wirkliche Adsorptionsprozeß in jedem besonderen Fall ist ein Komplex von mehreren Faktoren.

LANGMUIR (1916, 1918) behandelt die Oberflächeneigenschaften vom chemischen Gesichtspunkt aus. Er nimmt an, daß die Moleküle in der Oberflächenschicht sich derart anordnen, daß die Restaffinitäten nach innen gezogen werden. Da die chemische Wirksamkeit dem elektromagnetischen Feld um die Atome zugeschrieben wird, ist die Oberflächenenergie ein Maß der potentiellen Energie des sich nach außen erstreckenden Kraftfeldes, und die Moleküle ordnen sich derart, daß dieses möglichst klein wird. Andere Atome oder Moleküle können sich mit gewissen Atomen der Oberfläche vereinigen, die so vollkommen oder nur teilweise bedeckt oder gesättigt werden kann. Weitere Einzelheiten siehe LEWIS (1918, S. 461 ff.).

## Adsorptionsverbindungen.

Fügt man zu einer durch freie Säure blau gefärbten kolloidalen Lösung von Kongorot schnell eine ebenfalls kolloidale Lösung von Thoriumhydroxyd, so bildet sich ein blauer Niederschlag. Diesen Niederschlag kann man abfiltrieren oder besser abzentrifugieren und wieder in Wasser suspendieren. Die Suspension wird bei Zimmertemperatur langsam rot und geht zum Teil in Lösung; der Vorgang wird durch Kochen beschleunigt. Wie erklärt sich dieses Phänomen?

Die Körnchenoberflächen von Kongorotsäure sind negativ geladen, wie man leicht durch ihr Verhalten zu geladenen Elektroden zeigen kann. Die Körnchen von Thoriumhydroxyd sind hingegen positiv geladen. Durch Aggregation dieser beiden Substanzen neutralisieren sich die Ladungen gegenseitig und freie Energie verschwindet; der Prozeß geht also freiwillig vor sich. Chemische Verbindung zwischen beiden geht aber nur sehr langsam vor sich, wahrscheinlich wegen der sehr geringen Ionisierung dieser beiden Kolloide. Wir haben tatsächlich freie Säure und freie Base dicht beieinander, aber unverbunden, wie es die blaue Farbe der freien Säure zeigt. Wenn chemische Verbindung eintritt, so ist das gebildete Salz rot, was sich rasch beim Erhitzen des Adsorptionsgemisches oder langsam bei gewöhnlicher Temperatur zeigt. Zum Gelingen des Experiments sind gewisse Kunstgriffe nötig, worauf ich in meiner Schrift (1911, S. 83) hinweise.

Diesen besonderen Typus einer Adsorptionsverbindung trifft man bei Kolloiden häufig, daher auch im lebenden Organismus. Die Natur des Komplexes ist indessen selten so klar wie in dem gegebenen Falle. Gewöhnlich muß man andere Eigenschaften in Betracht ziehen. Eine von diesen ist das Fehlen jedes quantitativen, stöchiometrischen Verhältnisses zwischen den Bestandteilen der Verbindung. Sie können in ganz wechselnden Mengenverhältnissen vorhanden sein. Der Kolloidkomplex von Eisenchlorid und Eisenhydroxyd, der in dialysierten Lösungen von Eisenchlorid vorhanden ist, kann sehr verschiedene Chlormengen enthalten, von 65,5%, wie im Eisenchlorid, durch alle Stadien bis zu 6,4%.

Zur Unterscheidung zwischen chemischer Verbindung und Adsorption sollen einige Spezialfälle angeführt werden.

Wenn eine gegebene Menge Tierkohle im Gleichgewicht mit Essigsäurelösungen verschiedener Konzentration ist, so ist für jede Konzentration eine bestimmte Menge in beiden Phasen vorhanden; es bleibt also immer mehr oder weniger Essigsäure in der Lösung zurück, wie klein auch immer die ursprünglich vorhandene Menge sein mag. Will man eine echte chemische Reaktion damit vergleichen, so muß man daran denken, daß die an der Oberfläche der Holzkohle adsorbierte Essigsäure dort zeitweilig fixiert ist; sie spielt in der Lösung nicht mit. Die Adsorptionsverbindung entspricht also einem Niederschlag in einer Lösung. Zum Vergleich müssen wir also eine chemische Reaktion nehmen, die zur Bildung eines Niederschlages führt. Man füge z. B. zu einer Silbernitratlösung Kochsalzlösungen verschiedener Konzentration hinzu. Jedem ist bekannt, was geschieht. In allen Kochsalzlösungen, die schwächer konzentriert sind, als dem Silbernitrat entspricht, wird alles Chlor ausgefällt und in der Lösung bleibt nichts zurück; bei allen Konzentrationen von Kochsalz, die größer sind, als dem Silberäquivalent entspricht, ist die Niederschlagsmenge die gleiche, unabhängig von der Kochsalzkonzentration. Bei graphischer Darstellung erhält man statt einer Parabel zwei Gerade, die aufeinander senkrecht stehen. Die Abbildung von FREUNDLICH (1909, S. 287) zeigt dies für die Reaktion zwischen Diphenylamin und Pikrinsäure, welche APPLEYARD und WALKER (Journ. of the chem. soc. Bd. 69, S. 1334. 1896) untersucht haben. Diese Beziehung kann auch theoretisch aus dem Massenwirkungsgesetz abgeleitet werden, wie FREUNDLICH an der erwähnten Stelle zeigt. Reaktionen zwischen schwachen Säuren und Basen, die keinen Niederschlag ergeben, können damit nicht verglichen werden.

Wenn Holzkohle Brom, Benzoesäure, Anilin oder Phenol adsorbiert, so schwankt der Wert des Exponenten in der FREUNDLICHschen Formel nur zwischen 0,5 und 0,2. Bei einem echten chemischen Prozeß wäre das kaum möglich.

Die Menge, in der eine Adsorptionsverbindung gebildet wird, ist von der Konzentration abhängig, nicht von der gesamten vorhandenen Menge der adsorbierten Substanz. BRAILSFORD ROBERTSON (Kolloid-Zeitschr. Bd. 3, S. 54) weist darauf hin, daß man dies ebenso bei umkehrbaren Reaktionen findet, wie bei der Bildung des Essigsäureäthylesters. Er vergißt aber, daß der gebildete Ester, obgleich er in seiner Quantität von der Konzentration der vorhandenen Säure abhängig ist, immer dieselbe Zusammensetzung hat, während eine Adsorptionsverbindung um so mehr Essigsäure zu enthalten pflegt, je größer die Konzentration der Säure in der Lösung ist.

RAEHLMANN (1906, S. 152) hat beschrieben, wie man die Bestandteile gewisser Adsorptionsverbindungen sichtbar machen kann. Einer dieser Versuche ist folgender: Der Extrakt aus dem Fustikholz, der zum Färben gebraucht wird, erscheint unter dem Ultramikroskop als Suspension winziger Körperchen, die zu klein sind, um als getrennte Pünktchen sichtbar zu sein. Durch Hinzufügung von Alaun kann man diese „Amikronen" sich aggregieren lassen. Sie bilden dann größere, grünlich gefärbte Pünktchen, die man sehen kann. Serumeiweiß verhält sich ähnlich und bildet unter dem Einfluß des Alauns gelbe Körnchen. Der Farbstoff „Kongotiefblau" besteht schon ohne Alaunzusatz unter dem Ultramikroskop aus sichtbaren roten Körnchen. In jeder einzelnen dieser drei Lösungen haben wir also grüne, gelbe und rote Körperchen. Wenn sie aber vermischt werden, bildet sich eine Adsorptionsverbindung, die eine grüne Lösung gibt. Unter dem Ultramikroskop sieht man, daß diese Lösung aus aggregierten Körperchen besteht; jedes enthält drei der einfacheren, jedes ein rotes, grünes und gelbes. Wenn Eiweiß, Kongoblau und Fustik ohne Alaun vermischt werden, findet keine Aggregierung der Körnchen statt. Kongoblau und wahrscheinlich auch die anderen Kolloide sind negativ geladen und müssen durch das dreiwertige Aluminiumion neutralisiert werden, bevor Aggregation eintreten kann. Die Bedeutung dieses Versuches wird man nach der Lesung des 4. Kapitels (Der kolloidale Zustand) erkennen.

Wir wollen nun weiter einen festen Körper betrachten, der in die Lösung einer Substanz eingetaucht sei, welche die Oberflächenspannung des Wassers verringert und deshalb an der Oberfläche des festen Körpers abgelagert wird. Dann nehmen wir weiter an, daß diese adsorbierte Substanz in eine echte chemische Verbindung mit der festen treten kann. Es ist klar, daß diese Reaktion nur an der Oberfläche fortschreiten kann, und es hängt von der Löslichkeit des Reaktionsproduktes ab, ob die ganze Masse des festen Körpers reagiert oder ob sich nur eine Schicht des Reaktionsproduktes auf seiner Oberfläche ablagert. Keinesfalls kann die Reaktion dem Gesetz der Massenwirkung in seiner üblichen Form gehorchen; denn die Reaktionsgeschwindigkeit hängt nicht von der Masse, sondern von der Oberfläche des festen Körpers ab.

Nun wollen wir uns den festen Körper zu immer kleineren und kleineren Körperchen verteilt vorstellen, bis sie Moleküle werden. Von da an gehorcht die Reaktion dem Gesetz der Massenwirkung, da keine Oberflächenwirkung mehr besteht.

So kommt die Meinung B. MOORES (1909, S. 520) zustande, daß die Grenze zwischen den von ihm sogenannten „Molekularverbindungen" (diese sind dasselbe, was sonst „Adsorptionsverbindungen" heißt) und echten chemischen Verbindungen in keiner Weise exakt definierbar ist. Wie wir im nächsten Kapitel sehen werden, gilt das gleiche für den Übergang von Krystalloiden zu Kolloiden. Das ändert aber nichts daran, daß man für die Adsorptionserscheinungen die Oberflächenenergie der Kolloide und der festen Körper in Betracht ziehen muß. MOORE will anscheinend die Adsorptionsphänomene durch chemische Kräfte einer dunklen unbestimmten Art erklären (s. S. 534 des erwähnten Artikels). Es ist aber sicher festgestellt, daß die Oberflächenenergie, die sich durch verschiedene wohlbekannte Kräfte erklären läßt, auftritt und wirksam ist. Sie kann diese Phänomene ohne weitere Hilfshypothesen befriedigend erklären.

Mir scheint, daß das wohlbekannte Gesetz der Logik, genannt „WILHELM VON ACCAMS Messer", auf den vorliegenden Fall angewendet werden kann: „Entia non sunt multiplicanda praeter necessitatem." WILLIAM HAMILTON (1853, S. 628—631) meint dasselbe, nur etwas ausführlicher, mit seinem „Gesetz der Sparsamkeit". Zur Erklärung eines Vorganges darf man niemals zahlreichere und kompliziertere Ursachen annehmen, als unbedingt nötig ist.

Als Physiologen können wir, wenn beide möglich sind, sowohl die chemische als auch die physikalische Erklärungsweise annehmen, je nachdem, welche weiter führt. Einige Chemiker nehmen es, wie es scheint, übel, wenn ein chemischer Vorgang durch mehr physikalische Kräfte erklärt wird. Wie wir bereits gezeigt haben, ist die letzte Quelle tierischer Energie fast ganz chemische Energie, aber bei der Übertragung und in der Ausnutzung dieser Energie kommen physikalische Faktoren ins Spiel, die man, ohne schwere Irrtümer zu begehen, nicht unbeachtet lassen darf. Das gleiche gilt für viele nicht vitale Prozesse, z. B. für die galvanische Kette oder für Phänomene, die an Oberflächenhäutchen auftreten.

Daß es, wie MOORE zeigt, eine Art stöchiometrische Beziehung zwischen den Bestandteilen von Adsorptionsverbindungen gibt, ist nicht wunderbar. Erinnern wir uns an die gesättigte Adsorption, die dann eintritt, wenn die adsorbierende Oberfläche von der adsorbierten Substanz ganz bedeckt ist. Dann besteht eine Beziehung zwischen der Oberflächenausdehnung und der Menge der Adsorptionsverbindung, aber das ist sensu strictiori kein stöchiometrisches Verhältnis. Die adsorbierte Menge hängt dann nicht von der Masse des Adsorbens, sondern von seiner Teilchengröße oder seiner Gestalt ab.

Die Bestandteile lebender Zellen bestehen zum größten Teil aus Kolloiden. Daher kommen Adsorptionsverbindungen häufig in Extrakten aus diesen Zellen vor. Besonderes Interesse bieten die Adsorptionsverbindungen des Lecithins. Wird Eidotter mit Äther ausgezogen, so geht ein Gemisch von Lecithin und Vitellin in Lösung, obgleich Vitellin allein in Äther unlöslich ist. Jecorin, ein Komplex von Glucose, Lecithin und Eiweiß ist wohl auch eine Adsorptionsverbindung. A. MAYER und TERROINE (1907) haben es durch Zusammengeben verdünnter alkoholischer Lösungen von Acidalbumin, Lecithin und Glucose dargestellt. Die Mischung wird zur Trockne gebracht, mit Äther extrahiert, die Lösung mit absolutem Alkohol gefällt, genau entsprechend der ursprünglichen Gewinnung aus der Leber durch DRECHSEL. Die Eigenschaften dieses künstlichen Jecorins sind genau die des natürlichen. Daß es eine Adsorptionsverbindung ist, erkennt man daran, daß seine Zusammensetzung, je nach den relativen Verhältnissen der Substanzen, aus denen es gewonnen wird, verschieden ist. Es ist eingewendet worden, ein Jecorin konstanter Zusammensetzung könne durch wiederholte Fällung und Wiederauflösung erhalten werden. Darauf ist aber zu erwidern, daß es sich deshalb doch um eine Adsorptionsverbindung handeln kann. Wenn die Mischung der einzelnen Bestandteile durch absoluten Alkohol gefällt wird, ist es zunächst klar, daß der Niederschlag immer die gleiche Zusammensetzung haben wird. Das wird auch der Fall sein, wenn z. B. elektropositives Nachtblau von elektronegativem Papier adsorbiert wird. Aus einer mäßig konzentrierten Lösung der Farbe wird praktisch der gesamte Farbstoff adsorbiert; es bleibt so wenig in der Lösung, daß es analytisch nicht zu ermitteln ist. Jetzt denken wir uns dieses gefärbte Papier aufgelöst und wieder ausgefällt: in dem zweiten Niederschlag würde praktisch der gesamte Farbstoff wieder mit niedergerissen.

Ein anderer lehrreicher Fall ist die künstlich hergestellte „Laccase", ein Oxydationsferment. DONY-HÉNAULT (1908) stellte sie durch Fällung einer Lösung von Gummi arabicum, Manganformiat und doppeltkohlensaurem Natron durch Alkohol her. Der Niederschlag ist wasserlöslich und durch Alkohol aus der Lösung wieder fällbar. Es ist zweifellos eine Adsorptionsverbindung von Gummi mit kolloidalem Manganhydroxyd. Wenn der Gummi, der als Schutzkolloid wirkt und das fein verteilte Mangan in kolloidaler Lösung hält (siehe folgendes Kapitel), durch Alkohol ausgefällt wird, reißt er adsorbiertes Mangan mit.

Die an Eiweißkörper gebundenen anorganischen Salze sind wahrscheinlich adsorbiert. Die Art, in der sie durch Wasser auswaschbar sind, zeigt, daß sie dem Eiweißkörper nicht nur beigemischt sind, die Tatsache, daß sie ausgewaschen werden können, zeigt aber, daß sie nicht chemisch gebunden sind (siehe meine Untersuchung über Gelatine: BAYLISS, 1906, S. 179—185).

Verschiedene andere Verbindungen, bei denen die Adsorption eine Rolle spielt, werden später beschrieben werden.

Manche Beobachter meinen, viele dieser Adsorptionsverbindungen, besonders die Lecithin enthaltenden, gehören eher zu den festen Lösungen. Die Abhängigkeit der Zusammensetzung der Adsorptionsverbindung von den Konzentrationen in der Lösung weist eher auf Oberflächenverdichtung hin, obwohl man das Bestehen einer festen Lösung nicht ganz ausschließen kann. LOEWE (1912, S. 216—218) stellt fest, daß die sog. „Lipoide", zu denen z. B. Lecithin gehört, Farbstoffe, Schlafmittel und Tetanusgift auf eine Art aufnehmen, die nicht zu der Annahme einer festen Lösung, wohl aber zu der eines Adsorptionsvorganges paßt. Die Exponenten der Gleichungen, welche das Verhältnis: aufgenommene Menge zur Konzentration der Lösung ausdrücken, haben Werte, welche nicht zu der Annahme einer Verteilung auf 2 Phasen in ungleicher Proportion passen. Läßt man Nicotin oder Methylenblau in Lösung lange Zeit mit Lipoiden in Berührung, so findet keine Diffusion in die Lipoidsphase statt. Es handelt sich also wohl um Oberflächenwirkung.

## Beeinflussung von chemischen Reaktionen durch Adsorption.

Es ist klar, daß ein Adsorptionsvorgang nicht ausschließt, daß sich eine chemische Reaktion an ihn anknüpft. Häufig erfordert sogar die chemische Reaktion eine vorhergehende Adsorption. Wenigstens einer der Bestandteile einer Adsorptionsverbindung besitzt natürlich eine Oberfläche, entweder eine sichtbare, wie beim Papier, bei Zellkörnern usw., oder die nur ultramikroskopisch erkennbare Oberfläche kolloidaler Körperchen. Substanzen in solchen Aggregatstadien sind natürlich träge, was chemische Reaktion anbetrifft. Wenn chemische Reaktion zwischen den Komponenten der Phase stattfindet, die Oberfläche und adsorbierte Substanz besitzt, kann man erwarten, daß sie nur langsam fortschreitet.

O. C. M. Davis (1907) findet, daß Holzkohle Jod mit großer Schnellig-keit bis zu einem gewissen scheinbaren Gleichgewicht aufnimmt. Bleiben die Komponenten längere Zeit zusammen, so tritt langsames Verschwinden des Jods ein. Der erste Teil des Prozesses ist verschieden, je nach der besonderen Art der gebrauchten Holzkohle, deren Oberflächen verschieden zu sein pflegen. Der zweite Prozeß ist aber für verschiedenartige Holzkohlen derselbe und wird von Davis selbst als Eindringen des Jods in die Masse des festen Körpers auf-gefaßt, also als feste Lösung angesehen. Freundlich (1909, S. 173) hält eine chemische Reaktion für wahrscheinlicher, da Jod ein sehr stark reagierender Körper ist. Diese Annahme würde erklären, warum der zweite Teil des Prozesses nicht umkehrbar ist und sich nicht mit der Art der gebrauchten Holzkohle ver-ändert.

Bei der Fixierung von Farbstoffen auf Geweben durch Erhitzen handelt es sich wahrscheinlich um chemische Reaktionen. Wenn Kongorot durch Filtrier-papier bei Abwesenheit von Elektrolyten aufgenommen wird, ist es leicht wieder auswaschbar. Durch Erhitzen auf 100° wird es fixiert. Der gleiche Prozeß geht auch bei gewöhnlicher Temperatur, aber langsamer vor sich.

Es gibt 2 Arten von Reaktionen, in denen die Geschwindigkeit des rein chemi-schen Vorganges durch Adsorptionsvorgänge beherrscht wird. Im ersten Falle werden die beiden reagierenden Substanzen auf der Oberfläche einer dritten verdichtet und verbinden sich dort, indem sie die adsorbierende Oberfläche unverändert lassen. Dieser Prozeß gehört zu denen, die wir später als „kata-lytische" kennen lernen werden. Beispiele für solche Reaktionen sind:

1. Die Bildung von Schwefelsäure unter dem Einfluß von Platin. Boden-stein und Fink (1907) haben gezeigt, daß die Geschwindigkeit der Reaktion durch die Adsorption von $SO_3$ an der Platinoberfläche beherrscht wird.

2. Die Wirkung des Platins auf die Reduktion von Titansulfat durch Wasser-stoff (Denham, 1910).

3. Die Zersetzung des Ozons beim Erwärmen findet an den Wänden des das Gas enthaltenden Gefäßes oder an sonstigen etwa vorhandenen Oberflächen statt (Perman und Greaves, 1908).

Für die zweite Art ist die oben beschriebene Reaktion zwischen einem kolloi-dalen Hydroxyd und einer kolloidalen Säure typisch. Die reagierenden Sub-stanzen werden zuerst durch gegenseitige Adsorption zusammengebracht, und dann erst erfolgt die chemische Reaktion. Einen sehr ähnlichen Fall beschreibt van Bemmelen (1910, S. 486). Wenn eine Bariumhydroxydlösung zu kolloidaler Kieselerde hinzugefügt wird, fällt ein weißer Niederschlag aus, der sowohl Barium-hydroxyd wie Kieselerde, aber keinen kieselsauren Baryt enthält. Beim Stehen bildet sich langsam das Salz und krystallisiert aus. Ein anderer Fall ist die Wirkung von Tannin auf Leder. Nach Freundlich (1909, S. 532) wird Tannin zunächst durch einen Adsorptionsprozeß aufgenommen, darauf folgt dann eine echte chemische Reaktion, die langsam stattfindet und die Bildung unlöslicher Körper zur Folge hat.

Wenn eine chemische Reaktion der Adsorption folgt, wird die Reaktions-geschwindigkeit durch verschiedenartige Bedingungen beeinflußt und gehorcht nicht der gewöhnlichen Form des Gesetzes der Massenwirkung. Die aktive Masse ist hier die an der Oberfläche adsorbierte Menge, die Reaktion als Ganzes folgt daher dem parabolischen Adsorptionsgesetz. Für den Physiologen sind die Systeme von hauptsächlichem Interesse, zu denen die Kolloide gehören. In diesen heterogenen Systemen ist die disperse Phase so fein verteilt, daß im Vergleich zu den von NERNST erforschten Fällen die Diffusionsgeschwindigkeit keine so wichtige Rolle zu spielen scheint. Wir werden auf diese Frage bei der Behandlung der Enzyme wieder zurückkommen.

Hier ist der Ort, auf einige biologisch interessante Fälle hinzuweisen, die die Art und Weise veranschaulichen, in der Adsorptionsvorgänge bei sehr verschiedenartigen Prozessen mitspielen:

1. Die Fähigkeit des Erdbodens, lösliche Salze zurückzuhalten. Wertvolle Nährstoffe werden daher durch den Regen nicht fortgeschwemmt. Durch J. J. THOMSON (1888, S. 192) in dem Versuch mit Sand und Permanganatlösung gezeigt.

2. Dr. HARRIETTE CHICK (1906, S. 247) hat gezeigt, daß die komplexen organischen Substanzen, die den Nitrobakterien im Filtrierprozeß der Rieselfelder schädlich sind, durch Adsorption in den oberen Schichten des Filtrierbettes zurückgehalten werden.

3. Die Wirkung gewisser Gifte auf Mikroorganismen ist proportional der an ihren Oberflächen abgelagerten Menge (H. MORAWITZ, 1909, S. 317—322).

4. CRAW (1905) hat gezeigt, daß die Verbindung zwischen Toxin und Antitoxin besser als Adsorption als als chemische Reaktion aufzufassen ist. Am überzeugendsten in dieser Hinsicht ist die durch DANYSZ (1902) gegebene Erklärung des merkwürdigen Phänomens der Neutralisation von Diphtherietoxin durch das Antitoxin. Er zeigte, daß bei fraktionierter Zugabe von Toxin zum Antitoxin mehr Toxin neutralisiert wurde, als wenn man die gleiche Menge auf einmal hinzutat.

Um die giftige Substanz aus den Purgierkörnern, das Ricin, zu neutralisieren, braucht man bei fraktionierter Zugabe von Antiricin weniger hinzuzufügen, als wenn man es auf einmal hinzusetzt. Wenn man Ricin in einzelnen Dosen einer bestimmten Menge Antiricin hinzufügt, erfordert die gleiche Menge Ricin mehr Antiricin zur Neutralisierung, als wenn das Ganze auf einmal hinzugefügt wird.

Dasselbe findet sich bei der Adsorption von Kongorot durch Papier (BAYLISS, 1906, S. 222). Die Erklärung dafür ist, daß die gleiche Menge des Adsorbens relativ mehr aus einer verdünnten Lösung als aus einer konzentrierten aufnimmt.

5. Bei der Aufnahme von Bacillen durch Leukocyten, welche mit Opsonin sensibilisiert sind, fand LEDINGHAM (1912, S. 359), daß beide Prozesse dem Gesetze der Adsorption folgten. Die beiden Teile des Phänomens sind 1. die Aufnahme des Opsonins durch die Bakterien und 2. das Eindringen der so empfindlich gemachten Mikroorganismen in die Leukocyten.

6. Wenn Tetanusgift in den Nervenstamm eines Warmblüters eingeführt wird, wird es bis zum Zentralnervensystem weitergeleitet und ruft dann Krämpfe hervor. Wenn man den gleichen Versuch an einem Frosch bei 8° C ausführt, fand MORGENROTH (1900), daß trotz der Aufnahme durch das Nervensystem keine Krämpfe auftreten; diese treten erst ein, wenn das Tier auf 20° C erwärmt wird. Hier handelt es sich um das gleiche wie bei dem oben angeführten Beispiel von Kongorotsäure und Thoriumhydroxyd. Das Gift übt trotz der

Adsorption keine Wirkung aus, solange keine chemische Reaktion stattfindet. Diese tritt erst beim Erwärmen ein.

7. Die Reaktionsgeschwindigkeit der Fermentprozesse wird durch Adsorptionsprozesse beherrscht, eine eingehende Besprechung kann erst später gegeben werden.

8. Wenn der protoplasmatische Inhalt von Infusorien oder die Wurzelhaare einer Pflanze in Wasser ausgedrückt werden, bildet sich sogleich eine Membran auf der freien Oberfläche des Protoplasmas. Diese Tatsache haben KÜHNE (1864, S. 39) und PFEFFER (1897, S. 92, 93) beschrieben. Die Natur dieser Membran wird im 5. Kapitel besprochen, und es genügt hier, darauf aufmerksam zu machen, daß es sich zweifellos um Anhäufung von Zellbestandteilen an der Grenzfläche handelt, welche die Oberflächenenergie verringern.

9. Die blaue, durch die Einwirkung von Jod auf Stärke gebildete Substanz ist lange bekannt gewesen, aber ihre Natur als Adsorptionsverbindung ist erst kürzlich durch die Arbeit von BARGER und FIELD (1912) klargestellt worden. Sie zeigen auch, daß ähnliche blaue Verbindungen von Substanzen sehr verschiedenartiger chemischer Natur gebildet werden, so von Saponarin, Cholsäure und Lanthanacetat.

10. In der Zelle vor sich gehende Prozesse können durch Stoffe, welche überhaupt nicht in die Zelle eindringen, sehr stark beeinflußt werden. Dies zeigt ein sehr interessanter Versuch von WARBURG (1910, S. 310, 311, 313). Der Sauerstoffverbrauch von befruchteten Seeigeleiern in künstlichem Seewasser wird durch Zusatz von 10 ccm $n/_{10}$-Natronlauge auf einen Liter Seewasser verdoppelt, die Zellteilung gleichzeitig zum Stillstand gebracht. Wenn die Zellen vorher mit Neutralrot gefärbt sind, was ihre Entwicklung nicht beeinträchtigt, findet nach der Hinzufügung der Natronlauge keine Farbenänderung statt; gibt man statt der Natronlauge Ammoniak hinzu, für welchen die Zellmembran durchlässig ist, so werden die Zellen in weniger als in einer Minute gelb. Obwohl die Zellen durch diese Ammoniakkonzentration nicht geschädigt werden, steigt der Sauerstoffverbrauch nur um 10%, während er um 100% ansteigt, wenn die H-Ionenkonzentration sich nur an der Oberfläche der Zelle ändert.

## Der Zustand der adsorbierten Substanz.

Ein wichtiger Punkt ist zu beachten. Wenn ein Elektrolyt, wie Essigsäure, von Holzkohle adsorbiert wird, wird er zeitweilig an der Oberfläche fixiert. Das soll aber nicht heißen, daß dieselben Moleküle immer an der gleichen Stelle bleiben, sondern daß ein gewisser Prozentsatz der Säure aus der Lösung herausgenommen wird und für bestimmte Eigenschaften der Lösung, wie elektrische Leitfähigkeit oder osmotischer Druck des Systems, nicht mehr mitspielt. Eine Mischung von Essigsäure und Holzkohle hat nur die elektrische Leitfähigkeit, welche der flüssigen Phase zukommt. Wenn die Teilchen des Adsorbenten zu groß sind, um einen osmotischen Druck zu geben (siehe 5. Kapitel), ist der osmotische Druck ebenso nur der Druck der flüssigen Phase. Die Adsorptionsverbindung von Holzkohle mit Essigsäure oder einem andern adsorbierten Elektrolyten hat keinen höheren osmotischen Druck und keine höhere Leitfähigkeit als die Holzkohle selbst. Einige Beobachter neigen dazu, den osmotischen Druck, den einige Kolloidlösungen zeigen, fälschlicherweise den adsorbierten Elektrolyten oder Krystalloiden zuzuschreiben.

Elektrolytisch nicht dissoziierte Salze zeigen, wenn sie adsorbiert sind, keine ihrer charakteristischen Reaktionen. Vom Eisen wird dann z. B. gesagt, es sei „maskiert".

Ruer (1905) fand, daß durch Zirkonhydroxyd adsorbierte Chloride keine Reaktion mit Silbernitrat geben. Das Vorhandensein von Chlor in kolloidalem Eisenhydroxyd kann nur nach Verwandlung der kolloidalen in eine echte Lösung (mittels Salpetersäure) nachgewiesen werden, d. h. nach Aufhebung der adsorbierenden Oberflächen.

Adsorbierte Substanzen werden nur so lange fixiert, als die mit ihnen im Gleichgewicht befindliche Lösung ihre Konzentration nicht ändert, die dabei sehr gering sein kann. Durch wiederholtes Waschen kann man praktisch die ganze adsorbierte Substanz entfernen, obwohl theoretisch eine unendliche Zahl wiederholter Auswaschungen nötig ist. Wenn mit Zucker beladene Holzkohle in ein Osmometer gebracht wird, dessen Membran für Wasser und Zucker, aber nicht für Holzkohle durchlässig ist, wird sowohl Zucker als Wasser hinausdiffundieren, und durch wiederholten Wasserwechsel kann man den Zucker fast ganz von der innen befindlichen Holzkohle entfernen. Nur adsorbierte Substanzen diffundieren auf diese Weise. Wenn sie es nicht tun, so liegt keine Adsorptionsverbindung vor, sondern eine nicht dissoziierende chemische Verbindung mit der für die Membran undurchlässigen Substanz. Viele Substanzen, z. B. viele Farbstoffe, müssen in dem adsorbierten Stadium im festen Aggregatzustande sein (siehe Willows und Hatschek, 1915, S. 47).

## Adsorption aus Mischungen.

Bei der Adsorption aus einer Mischung werden alle gelösten Substanzen aufgenommen, aber in bestimmten relativen Mengen. Wie Williams (1913), der in Arrhenius' Laboratorium arbeitete, gezeigt hat, wird das Lösungsmittel außerdem selbst an der Oberfläche verdichtet. Das führt zu komplexen Zuständen, deren vollständige Untersuchung noch aussteht. Wie wir später sehen werden, haben diese Tatsachen einen bedeutenden Einfluß auf das Gleichgewicht bei Fermentreaktionen.

Wenn eine Oberfläche, die eine bestimmte Substanz adsorbiert hat, mit der Lösung einer anderen, die Oberflächenspannung des Wassers stärker erniedrigenden in Berührung gebracht wird, findet mehr oder weniger vollkommene Verdrängung der ersteren durch die zweite statt.

Ein interessantes Beispiel hierfür bieten Schmidt-Nielsens Versuche (1910, S. 342). Wenn man Lab in Lösung schüttelt, wird es durch Adsorption an der Oberfläche des erzeugten Schaumes mehr oder weniger unwirksam. Dieses Unwirksamwerden fehlt vollständig, wenn etwas Saponin hinzugefügt wird, obwohl die Schaumbildung dadurch verstärkt wird. Saponin erniedrigt die Oberflächenspannung stärker als Lab und verdrängt dieses daher von der Oberfläche. Dasselbe sieht man beim Eluieren von aus Kohle adsorbiertem Lab in Jahnson-Blohms Versuchen (1912). Zu Lab hinzugefügte Holzkohle verhindert seine Wirksamkeit auf Milch (wirkt als Antienzym). Wird aber einer solchen unwirksamen Mischung Saponin hinzugefügt, so wird sie wirksam. Das adsorbierte Lab wird durch

Saponin aus der Adsorption verdrängt. Die Verbindung mit dem „Antikörper"
wird aufgehoben.

Daß eine Substanz eine andere aus der Adsorption verdrängen kann, ist
für die Verdrängung des Sauerstoffs aus dem Oxyhämoglobin durch Kohlenoxyd wichtig.

## Färbeprozesse.

Im vorhergegangenen ist häufig gezeigt worden, welche wichtige Rolle die
Adsorption beim Färbeprozeß spielt. Ebenso ist darauf hingewiesen worden,
daß dieser Adsorption, welche die Hauptrolle spielt, chemisches Reagieren
nachfolgen kann.

WEBER (1894) findet, daß die von Cellulose aufgenommene Menge Farbstoff
der Oberflächenausdehnung der Cellulose proportional ist. Frisch gefällte Cellulose
nimmt mehr auf als ein gleiches Gewicht zusammengedrückten Papiers. Frisch
gefällte Dinitrocellulose adsorbiert in ungefähr dem gleichen Grad wie gewöhnliche Cellulose, eine zusammenhängende Papierfläche aber adsorbiert wenig
oder gar nicht.

Die Bezeichnung „basischer" oder „saurer" Farbstoff kann zu Mißverständnissen führen. Mit ein oder zwei Ausnahmen sind alle Farbstoffe neutrale Salze.
Die sog. „basischen" Farben sind Salze einer organischen Farbbase mit einer
anorganischen Säure, meistens Salzsäure, bisweilen mit Essigsäure. Die „sauren"
Farbstoffe hingegen sind Salze einer organischen Farbstoffsäure mit einer anorganischen Base, gewöhnlich Natriumhydroxyd.

Wenn daher ein „basischer" Farbstoff einen besonderen Zellbestandteil färbt,
so folgt daraus noch nicht, daß dieser Bestandteil eine Säure ist. Wenn er eine
solche ist, muß er eine stärkere Säure sein als die mit der Farbbase des Farbstoffes (gewöhnlich Salzsäure) verbundene. Wenn der fragliche Zellbestandteil
ein Salz ist, kann doppelte Umsetzung stattfinden. Je schwerer die Verbindung
zwischen Farbbase und Zellbestandteil löslich ist, desto vollständiger wird die
Umsetzung stattfinden. Ähnliches gilt mutatis mutandis für „saure" Farben.
Da die meisten färbenden Körper in den Zellen negativ geladene Kolloide sind,
versteht man leicht, warum elektropositive Farben (viele basische Farbstoffe)
adsorbiert werden. Es leuchtet auch ein, daß Hämoglobin, eins der wenigen
elektropositiven Kolloide des Organismus (ISCOVESCO, 1906), „saure" Farbstoffe,
wie z. B. Eosin und saures Fuchsin, aufnimmt. Wenn, wie in den meisten
Fällen, die Farbsalze elektrolytisch dissoziiert sind, ist das positive Ion das
gefärbte in den „basischen" Farbstoffen und wird von negativen Oberflächen
aufgenommen, während das negative Ion der „sauren" Farbstoffe durch die
positiven Oberflächen aufgenommen wird. Die „basischen" Farbstoffe sind
häufig hydrolytisch gespalten unter Bildung elektropositiver freier Basen in
kolloidaler Lösung.

Es gibt weitere interessante Tatsachen, welche die große Bedeutung der
elektrischen Ladung der Oberfläche zeigen. LEE und HARRISON (siehe WILLIAM
HARRISON, 1911, S. 6 der neuen Ausgabe) stellten fest, daß Baumwolle, Wolle
und Seide bei einer Temperatur von 40° C die stärkste negative Ladung aufwiesen. BROWN (1901, S. 92) hat kürzlich gezeigt, daß die maximale Adsorption
„basischer" (elektropositiver) Farbstoffe durch Wolle bei der gleichen Temperatur
stattfindet.

W. Harrison (1911, S. 26) zeigte auch, daß Baumwolle verschiedener Vorbehandlung (nitriert, mercerisiert usw.) gegen verdünnte Kochsalzlösung ein Kontaktpotential annimmt, dessen Größe von der Vorbehandlung abhängig ist, das aber stets negatives Vorzeichen hat. Die Menge des adsorbierten „sauren" Farbstoffs (elektronegativ) war der Abnahme der Ladung parallel.

Daß die Ablagerung eines elektropositiven Farbstoffes auf einer negativen Oberfläche eine Herabsetzung der Ladung an dieser Oberfläche bewirkt, zeigt ein Versuch von Larguier des Bancels (1909). Die Ladung von Wolle wurde durch die Tropfenzahl gemessen, die in einer bestimmten Zeit von einer Elektrode zur anderen in einem Apparat ähnlich dem Perrins (1904, S. 616) wanderten. Sie entsprach der Tropfenzahl 77. Durch Färbung mit Methylenblau wurde die Tropfenzahl auf 18 herabgesetzt.

Auf den beträchtlichen Einfluß der Elektrolyte auf die Änderung der elektrischen Ladung von Oberflächen ist häufig hingewiesen worden, ebenso darauf, daß elektronegative Stoffe kaum von elektronegativen Oberflächen adsorbiert werden. Damit unter solchen Bedingungen Adsorption eintritt, muß die Oberfläche entladen oder die Größe ihrer Ladung durch Ionen mit entgegengesetzten Vorzeichen verkleinert sein. Dazu genügen schon sehr geringe Mengen eines entsprechenden Ions, wie aus einem Versuch von Elissafoff (1912, S. 404) hervorgeht, dessen Arbeit genauer in dem Kapitel über den kolloidalen Zustand besprochen werden wird. 0,2 mg Thoriumnitrat pro Liter verringerten die Ladung an der Oberfläche einer Quarzcapillare um 50%.

„Saure" Farbstoffe färben nur bei Gegenwart von Elektrolyten, darum färben sich frisch herauspräparierte Nervenfasern des Frosches mit Kongorot nur an den Schnittflächen, an denen (nach Macdonald, 1905, S. 329) Elektrolyte frei werden. Emil Mayr (1906, S. 560) findet, daß die Affinität von Nissl-Körpern in Nervenzellen für „basische" Farbstoffe durch vorhergehende Behandlung mit Neutralsalzen herabgesetzt wird. Das stimmt auch mit der Lehre der elektrischen Adsorption überein. Die Nissl-Körper haben aller Wahrscheinlichkeit nach eine negative Ladung; diese Ladung wird durch Kationen vermindert, zugleich wird die Adsorptionsfähigkeit für positive Substanzen, wie die „basischen" Farbstoffe, herabgesetzt.

Die Außerachtlassung dieser Elektrolytwirkung hat mitunter zu unrichtigen Anschauungen über den Färbeprozeß geführt. Die technischen Farbstoffe haben fast immer einen großen Aschegehalt, häufig 20—30% Chlornatrium oder Natriumsulfat. Wenn Kongorot eine „echte" Farbe für Baumwolle sein soll, so gilt das nur für technische Produkte und ihren Salzgehalt. Wenn Adsorption unter Elektrolytwirkung stattfindet, ist die Bindung gewöhnlich „fester", d. h. nicht so leicht durch Wasser auswaschbar, als wenn sie ohne Mitwirkung von Elektrolyten vor sich geht. Das trifft besonders für elektronegative Farbstoffe zu.

Gewisse, als „anormale Adsorption" beschriebene Fälle (Biltz, 1910) erklären sich auch durch das Vorhandensein von Elektrolyten (Bayliss, 1911, S. 3).

Für viele Zwecke braucht man reine Farbstoffe. Folgende Methode von Harrison (1911, S. 17) sei empfohlen. Sie besteht in dem Ersatz der nicht flüchtigen Salzverunreinigungen durch ein flüchtiges Salz. Der Farbstoff wird aus konzentrierter Lösung durch Sättigung mit kohlensaurem Ammoniak („ausgesalzen") gefällt, wieder in Wasser aufgelöst und wieder ausgesalzen. Nach dem Waschen mit gesättigter Ammoncarbonatlösung wird der Niederschlag bei 110° C getrocknet; alles kohlensaure Ammonium verflüchtigt sich bei dieser Temperatur.

Über eine merkwürdige Beobachtung berichten FREUNDLICH und LOSEV (1907, S. 311, 312): Wenn ein „saurer" Farbstoff adsorbiert wird, wird das ganze Molekül aufgenommen. Wenn ein „basischer" Farbstoff adsorbiert wird, wird nur das positive Farbstoffion aufgenommen, die Säure bleibt zurück. Der Vorgang ist bisher noch nicht aufgeklärt (siehe FREUNDLICH und NEUMANN, 1909). Zweierlei kommt in Betracht. Die „sauren" Farbstoffe sind in der Regel Natronsalze starker (Sulphon-) Säuren und in Lösung sehr wenig, wenn überhaupt, hydrolytisch gespalten; elektrolytisch sind sie beträchtlich disso-ziiert. Das eine große Anzahl Atome enthaltende Anion verhält sich an-scheinend wie ein Kolloid und hat negative Ladung. Die „basischen" Farbstoffe andererseits sind Salze einer ziemlich schwachen, organischen Farbbase mit einer starken Säure; sie sind in Lösung hydrolytisch gespalten. Die freie Base ist im gewöhnlichen Sinne unlöslich, bildet aber, da die Körperchen positiv geladen sind, eine kolloidale Lösung. Das verschiedene Verhalten der beiden Farbstoff-arten kann vielleicht irgendwie von dieser Verschiedenheit bei der Dissoziation abhängen.

## Zusammenfassung.

Die Grenzfläche zwischen einer flüssigen und einer anderen Phase — fest, nicht mischbare Flüssigkeit oder Gas — hat andere Eigenschaften als das Innere der beiden Phasen.

Die Oberflächenmembran verhält sich, als wäre sie gespannt; sie ist daher Sitz einer besonderen Art Energie.

Diese Oberflächenspannung entsteht durch die Anziehungskräfte zwischen den Molekülen der Flüssigkeit, durch die Kräfte, welche den LAPLACEschen Binnendruck erzeugen.

Die Größe der Oberflächenenergie ist von der chemischen Natur der Flüssig-keit abhängig.

Alle gelösten Substanzen, außer gewissen anorganischen Salzen, vermindern die Oberflächenspannung an der Grenzfläche zwischen Flüssigkeit und Luft; die betreffenden Salze wirken ebenso an der Grenzfläche zwischen Flüssigkeiten.

Die Grenzfläche zweier Phasen ist auch fast immer der Sitz elektrischer Kräfte, die gewöhnlich durch elektrolytische Dissoziation in der einen oder anderen Phase entstehen. Daß auch der Reibungselektrizität verwandte Vorgänge vor-kommen, kann, bis jetzt wenigstens, nicht ausgeschlossen werden.

Die Löslichkeit ändert sich in der Oberflächenmembran.

Jeder Prozeß, der mit Abnahme der freien Energie verbunden ist, läuft von selbst ab. Wenn daher eine gelöste Substanz die Oberflächenenergie des Lösungsmittels herabsetzt, so lagert sie sich in der Oberfläche in höherer Kon-zentration ab als im Innern der Lösung, denn dadurch wird stärkere Abnahme der Oberflächenenergie bewirkt (Theorem von WILLARD GIBBS).

Diese Konzentrationserhöhung an der Oberfläche heißt „Adsorption"; sie spielt in der Physiologie eine wichtige Rolle. Die Oberflächenenergie, um die es sich beim GIBBSschen Theorem handelt, kann verschiedener Art sein: mechanische, elektrische, chemische Energie usw.

In gewissen Fällen führt die Konzentration an der Oberfläche zur Bildung eines mehr oder minder festen Häutchens, so bei Saponin- oder Eiweißlösungen (RAMSDEN).

Ist die gelöste Substanz elektrisch geladen, entweder in der Form von Ionen oder von Kolloidkörperchen, und besitzt die Grenzfläche der Lösung ebenfalls eine elektrische Ladung, so hängt der Adsorptionsgrad von den Vorzeichen der beiden Ladungen ab; Adsorption einer negativ geladenen Substanz an einer negativ geladenen Oberfläche würde nicht Abnahme, sondern Zunahme der freien Energie bewirken. Adsorption einer entgegengesetzt geladenen Substanz führt aber durch Neutralisierung der Ladung zur Abnahme der freien Energie.

Wenn eine Oberfläche ungeladen ist, die Adsorption eines elektrisch geladenen Ions aber zur Verminderung mechanischer Oberflächenenergie führen würde, so wird sie stattfinden. Nach der Adsorption ist die Oberfläche dann Sitz einer elektrischen Ladung.

Adsorption eines gleich geladenen Ions oder Kolloids kann, unter Umkehrung des Vorzeichens der Ladung an der Oberfläche, dann eintreten, wenn bereits Ionen mit umgekehrter Ladung an der Oberfläche adsorbiert sind. Haben die gelöste Substanz und die Oberfläche entgegengesetzte Ladungen, so wird natürlich durch vorherige Adsorption einer der gelösten Substanz gleich geladenen Ionenart die Adsorption vermindert.

Die elektrische Adsorption spielt bei allen Färbeprozessen, auch den histologischen, eine große Rolle.

Chemische Reaktionen, die zur Abnahme des chemischen Potentials führen, werden ebenfalls an der Oberfläche begünstigt. Die Reaktionsgeschwindigkeit hängt dann nicht von der aktiven Masse der reagierenden Stoffe, wie in einer echten Lösung, sondern von der Ausdehnung der wirksamen Oberfläche ab. Das Gesetz der Massenwirkung läßt sich dann in seiner einfachen Form nicht anwenden, da es auf die Oberfläche einer oder beider reagierenden Stoffe ankommt.

Die chemische Beschaffenheit der adsorbierenden Oberfläche ist nicht ohne Bedeutung. Es kann durch sie eine „spezifische Wirkung" hereinkommen. Die Frage bedarf aber weiterer Untersuchung.

Die Adsorptionsgeschwindigkeit ist sehr groß, wenn auch nicht gleich Null, sobald Adsorbens und adsorbierte Substanz sehr nahe beieinander sind. Wenn andererseits die zu adsorbierende Substanz auch aus entfernten Orten des Systems zur Grenzfläche diffundieren muß, hängt die Adsorptionsgeschwindigkeit von der Diffusionsgeschwindigkeit ab und wird daher durch Temperaturanstieg beschleunigt.

Die gesamte im Gleichgewicht adsorbierte Menge nimmt mit steigender Temperatur ab. Nach dem Prinzip des mobilen Gleichgewichts geht daher die Adsorption unter positiver Wärmetönung vor sich.

Die Kurve, welche die Beziehung zwischen der Konzentration der adsorbierten Substanz in der Lösung und der adsorbierten Menge ausdrückt, ist eine Parabel.

Weder die Annahme einer chemischen Reaktion zwischen Adsorbens und Adsorbat noch einer Verteilung auf zwei verschiedene Lösungsmittel kann die

Adsorption erklären, ohne daß unmögliche Hilfshypothesen über Molekular-assoziation usw. gemacht werden.

Es gibt Verbindungen mehrerer Substanzen, in denen, wie verschiedenartige Tatsachen zeigen, die einzelnen Bestandteile nicht chemisch verbunden sind. Das zeigt sich besonders durch die Abhängigkeit ihrer Zusammensetzung von der relativen Konzentration ihrer Muttersubstanzen. Solche Verbindungen sind Adsorptionsverbindungen.

In einigen dieser Adsorptionsverbindungen sind die Einzelbestandteile noch nebeneinander unverbunden nachweisbar.

Da die chemische Reaktionsgeschwindigkeit von der Konzentration der reagierenden Substanzen abhängig ist, so muß die Reaktionsgeschwindigkeit, wenn getrennte Phasen miteinander reagieren, von der Menge der aus der einen Phase an Oberflächen der zweiten Phase adsorbierten Substanz beherrscht werden. Werden zwei miteinander reagierende Substanzen, beide an der Ober-fläche einer dritten adsorbiert, mit der sie nicht chemisch reagieren, so wird ihre Reaktionsgeschwindigkeit durch erhöhte Konzentration oder molekulare Annäherung, welche durch die Adsorption bewirkt wird, zunehmen.

Es sind bereits mehrere biologische Reaktionen nachgewiesen, welche von der Adsorption beherrscht werden.

Adsorbierte Salze dissoziieren nicht mehr elektrolytisch, sie zeigen daher ihre charakteristischen Reaktionen nicht mehr, ebensowenig sind sie osmotisch wirksam.

Eine Substanz, welche die Oberflächenenergie stärker als eine andere herab-setzt, wird letztere aus der Adsorption an einer Oberfläche verdrängen und sich an ihren Platz setzen.

Alle Bestandteile einer Lösung, einschließlich des Lösungsmittels, werden an der Oberfläche angehäuft, und zwar in bestimmten Proportionen.

Adsorption spielt bei allen Färbeprozessen eine große Rolle. Man kann fast alle dabei vorkommenden Erscheinungen durch Adsorption erklären, wenn sich auch wahrscheinlich öfter an den Adsorptionsprozeß chemische Prozesse an-schließen. Die Geschwindigkeit dieser chemischen Reaktionen wird aber durch die adsorbierte Menge beherrscht.

## Literatur.

Oberflächenwirkung im allgemeinen: FREUNDLICH (1909, S. 1—184).
Adsorption: WOLFGANG OSTWALD (1904, S. 390—445).
Elektrische Adsorption: WOLFGANG OSTWALD (1909, S. 422, 433); PERRIN (1904, 1905).
Färben: A. FISCHER (1899, S. 73—201).
Chemische Wirkung vorbereitende Adsorption: BAYLISS (1911, S. 1); BOYS (1912); WILLOWS und HATSCHEK (1915); DONNAN und BARKER (1911); FREUNDLICH (1909, S. 184—265); BAYLISS (1906, S. 1).

# IV. Der kolloidale Zustand.

Wenn wir ein Stück metallischen Goldes in Wasser werfen, und es in immer kleinere Teile zerlegen, so müssen wir endlich, vorausgesetzt, daß unser Verfahren zwecksentsprechend ist, zu Goldmolekülen kommen. Vor der Erreichung dieser

Teilchengröße hätten wir aber durch ein Stadium hindurchgehen müssen, in welchem die Partikelchen so klein werden, daß sie bei gewöhnlicher Beleuchtung nicht mehr sichtbar sind. Die Teilchen wären dann im Wasser suspendiert und diese Suspension einer echten Lösung, in der der gelöste Stoff zu Molekülen oder gar zu Ionen zerteilt ist, sehr ähnlich. Die größeren Goldpartikel, welche bei dieser immer feineren Stoffaufteilung zuerst entstehen, sinken im Wasser sofort nach dem Umrühren zu Boden; wenn die Teilchen immer kleiner werden, dauert das Zu-Boden-Sinken länger und länger, bis sie unterhalb einer gewissen Teilchengröße gar nicht mehr zu sinken scheinen. Dann ist der zerteilte Stoff im sog. „kolloidalen Zustand". Die Dimensionen der Partikelchen sind in diesem Zustand erheblich größer als die der Goldmoleküle, aber zwischen der grob sichtbaren Teilgröße, von der wir ausgingen, der kolloidalen Teilchengröße und der Größe der Moleküle gibt es keine festen Grenzen, sondern nur Übergänge.

In der beschriebenen Weise kann man natürlich in Wirklichkeit nicht vorgehen, es gelingt aber auf andere Weise, wie FARADAY (1858, S. 159) gezeigt hat. Läßt man Reduktionsmittel auf Lösungen von Goldsalzen einwirken, so erhält man schöne rote oder purpurfarbige Lösungen. FARADAY zeigte nun, daß diese beständigen Lösungen in Wirklichkeit Suspensionen metallischen Goldes in feinster Verteilung waren (S. 160 obiger Schrift). Eine kolloidale Goldlösung, welche FARADAY selbst dargestellt hat, wird noch in der Royal Institution aufbewahrt.

Diese Goldlösungen sind die Grundlage vieler späterer Arbeiten geworden. Ihre Darstellungsmethode soll daher im folgenden angegeben werden: Die Herstellung der rubinroten Lösung hat FARADAY (1858, S. 159) selbst folgendermaßen beschrieben: „Wenn man ein oder zwei Pinten der schwachen, oben beschriebenen Goldsalzlösung (d. h. ungefähr 2 grains Goldchlorid in zwei oder drei Pinten Wasser) in eine ganz saubere Glasflasche gibt, einen Tropfen einer Lösung von Phosphor in Schwefelkohlenstoff hinzufügt, dann das Ganze gut durchschüttelt, so verändert sich das Aussehen der Flüssigkeit sofort. Sie färbt sich rot. Nach 6—12 stündigem Stehen erhält man die gewünschte rubinrote Flüssigkeit. Gibt man zuviel der Lösung von Phosphor in Schwefelkohlenstoff zu, so fällt das reduzierte Gold aus und bildet Klumpen, die zu Boden sinken." ZSIGMONDY (1905, S. 97—101) verbesserte FARADAYS Methode durch Zusatz von Kaliumcarbonat zur Neutralisation der bei der Goldreduktion frei werdenden Säure. Neben anderen nützlichen Hinweisen macht ZSIGMONDY darauf aufmerksam, daß man ganz reines Wasser und Jenaer Glasgefäße benutzen muß, um einheitliche Resultate zu erzielen. Das Wasser muß absolut kolloidfrei sein. Daß das Gefäß tadellos sauber sein muß, wußte FARADAY bereits, obgleich zu jener Zeit die Eigenschaften der Kolloide noch unbekannt waren.

Eine prachtvolle tiefblaue Goldlösung erält man durch Reduktion mit Hydrazin (GUTBIER, zitiert nach SVEDBERG, 1909, S. 10). Eine 0,1 prozentige Goldchloridlösung wird mit Soda neutralisiert und sehr verdünntes Hydrazin (1 : 4000) tropfenweise unter Vermeidung jeden Überschusses zugesetzt.

Woher wissen wir nun, daß solche Lösungen Suspensionen sehr fein verteilter Materie im Lösungsmittel darstellen? Im Tageslicht sind sie vollkommen durchsichtig, wenn es auch Kolloidlösungen gibt, deren Partikel größer sind und die opalisieren. FARADAY fand aber, daß selbst seine durchsichtigsten gefärbten

Goldlösungen, wenn ein starkes Strahlenbündel durch sie hindurch geschickt wurde, Trübungen zeigten. Seine Beobachtung bildet die Grundlage des später zu beschreibenden Ultramikroskops. Diese Eigenschaft kolloidaler Lösungen wird meist als „TYNDALL-Phänomen" bezeichnet, obwohl sie eigentlich von FARADAY (1858, S. 160) entdeckt ist. TYNDALL wies darauf hin, daß das reflektierte oder richtiger das von dem eigentlichen Wege des Strahles abgebeugte Licht polarisiert ist. Daraus geht hervor, daß die suspendierten Partikel von gleicher Größenordnung wie die Wellenlänge des Lichtstrahls sind.

Einen weiteren Beweis, daß es sich um Suspensionen handelt, hat FRIEDEN-THAL (1913) geliefert. Durch sehr starkes Zentrifugieren hat er mehrere Kolloide von der Lösung getrennt, z. B. Caseinogen von Milch. Jodstärke, die mit gewöhnlicher Stärke gemischt war, konnte infolge ihres größeren Gewichts von letzterer getrennt werden.

Bei dem kolloidalen Zustand handelt es sich also um ein heterogenes System oder um ein mehrphasiges System. Der Punkt, den man nie vergessen darf, ist dabei, daß diese Phasen, aus denen das System besteht, durch Oberflächen und Grenzflächen voneinander getrennt sind. Ein gewöhnliches heterogenes System, etwa ein Stück Gold, das in Wasser liegt, ist etwas ganz anderes als eine kolloidale Lösung; denn das Stück Gold ist ein homogener Körper, wenigstens für die gewöhnlichen Methoden. Erst bei Spezialuntersuchungen erkennt man seinen mikroheterogenen Charakter. Von den echten Lösungen, welche Moleküle oder Ionen enthalten, ist die kolloidale Lösung auch wieder dadurch unterschieden, daß sie Kontaktoberflächen besitzt. Sie weist darum alle Eigenschaften auf, welche an das Vorhandensein von Oberflächen geknüpft sind. Diese Eigenschaften treten natürlich infolge der riesigen Oberflächenentwicklung und der weitgehenden Unterteilung bei kolloidalen Lösungen besonders stark hervor.

Für die beiden Phasen, aus denen ein kolloidales System gewöhnlich besteht, hat man zweckmäßigerweise auch besondere Bezeichnungen eingeführt. HARDY (1900, Bd. 2, S. 256) hat sehr zweckmäßig die „äußere" und „innere" Phase unterschieden. Andere Gelehrte nennen HARDYS innere Phase die „disperse Phase", und die äußere Phase die „kontinuierliche" (Wo. OSTWALD, 1907, S. 256). Man kann beide Bezeichnungen gebrauchen.

Eine wesentliche Bedingung für die Entstehung einer kolloidalen Lösung einer Substanz ist, daß sie praktisch in der äußeren oder „dispergierenden" Phase, um diesen anderen häufig gebrauchten Ausdruck zu benutzen, unlöslich ist. Aber wie wir später sehen werden, bedarf diese Feststellung einer Einschränkung. VON WEIMARN (1911, S. 6) hat besonders darauf hingewiesen, daß unter geeigneten Bedingungen alle Substanzen Kolloide werden können.

Zur Veranschaulichung diene die Tatsache, daß harzige Substanzen, wie Gummigutt oder Mastix, echte Lösungen in Alkohol bilden. Werden solche Lösungen in Wasser gegossen, so entsteht eine kolloidale Lösung. Derselbe Forscher (1912) zeigt, daß umgekehrt durch entsprechendes Verfahren, besonders sehr langsame Ausscheidung, alle Substanzen krystallisiert erhalten werden können, obwohl die Krystalle flüssiger oder halbflüssiger Stoffe, wie Eiweißkörper, sehr klein und durch den Einfluß der Oberflächenspannung verbogen und an den Ecken abgeschliffen sind.

Die Kenntnisse der Grundeigenschaften des kolloidalen Zustandes verdanken wir THOMAS GRAHAM.

GRAHAM (1861, S. 183) ging von einem anderen Gesichtspunkt als FARADAY aus. Er beobachtete, daß manche Stoffe besonders langsam diffundieren und nicht zur Krystallisation zu bringen sind. Sie können auch durch eine Membran, wie geleimtes Papier oder Pergamentpapier (ungeleimtes, mit Schwefelsäure behandeltes Papier), nicht passieren, obwohl diese Membran ihrer eigenen chemischen Beschaffenheit nicht unähnlich ist. Hierher gehören Kieselsäure, Stärke, Eiweiß, Gelatine usw. GRAHAM (1861, S. 183) sagt: „Da Gelatine ($\varkappa o\lambda\lambda\eta =$ Leim) ein typischer Vertreter dieser Stoffe ist, schlage ich vor, derartige Substanzen als Kolloide zu bezeichnen und ihren besonderen Aggregatzustand den kolloidalen Zustand der Materie zu nennen. Dem kolloidalen Zustand steht der krystallinische gegenüber. Stoffe der letzten Art heißen Krystalloide. Beide Arten unterscheiden sich zweifellos durch die Art der Aggregation ihrer Moleküle." Obwohl GRAHAM hier von der „kolloidalen Beschaffenheit" der Materie spricht, erkennt man doch, daß er die Klasse der Kolloide ganz streng von der der Krystalloide trennt. „Sie erscheinen wie verschiedene Welten der Materie" (1861, S. 220). Aber gleichzeitig weiß er auch, daß die gleiche Substanz, z. B. Kieselsäure, in beiden Zuständen vorkommen kann, und auf der Seite, welche diesem Satze folgt, steht, daß das Kolloidmolekül „durch die Aggregierung einer Anzahl kleinerer krystalloider Moleküle" gebildet werden kann. Vielleicht wollte er mehr Nachdruck auf das Wort „erscheinen" legen. Es ist in jedem Falle besser, von dem „kolloidalen Zustand" als von den „Kolloiden" als einer besonderen Klasse von Stoffen zu reden.

GRAHAM hat ein wichtiges Merkmal dieses Zustandes klar erkannt: seine Unbeständigkeit. Nachdem er darauf hingewiesen hat, daß kolloidale Lösungen von Kieselerde früher oder später sich in Gallerte verwandeln und endlich krystallisieren, sagt er (1861, S. 184): „Der kolloidale Zustand ist in Wirklichkeit ein dynamischer Zustand der Materie, der krystalloide ein statischer. Das Kolloid besitzt ENERGIA. Es ist wahrscheinlich die erste Kraftquelle für die Erscheinungen des organischen Lebens. Chemische Veränderungen der Kolloide gehen langsam vor sich (ein Kolloidprozeß braucht immer Zeit). Das ist bei den Prozessen, welche sich im Reich der organischen Chemie abspielen, ebenso. Wir wissen jetzt, daß diese ENERGIA GRAHAMS Oberflächenenergie in ihrer verschiedenen Erscheinungsweise ist.

Die beiden Phasen, aus denen eine kolloidale Lösung besteht, können sehr verschiedenartig sein. Die Tabelle wird dies veranschaulichen:

| Innere oder disperse Phase | Äußere oder kontinuierliche Phase | Beispiel |
| --- | --- | --- |
| 1. Gas | 1. Flüssigkeit | 1. Schaum |
| 2. Flüssigkeit | 2. Gas | 2. Nebel |
| 3. Flüssigkeit | 3. Eine andere nichtmischbare Flüssigkeit | 3. Emulsion oder Emulsoid; Milch |
| 4. Flüssigkeit | 4. Fester Körper | 4. Gallerte, wie Gelatine |
| 5. Fester Körper | 5. Gas | 5. Tabaksrauch |
| 6. Fester Körper | 6. Flüssigkeit | 6. Gewöhnliche kolloidale Lösung, wie z. B. kolloidale Goldlösung, Arsensulfid usw. |
| 7. Fester Körper | 7. Ein anderer fester Körper | 7. Rubinglas |

Für den Physiologen sind die wichtigsten Systeme die aus festen Körpern und Flüssigkeiten zusammengesetzten, Nr. 3, 4 und 6. Wo. OSTWALD (1908, S. 334) teilt die Kolloide danach ein, ob die disperse Phase fest oder flüssig ist. Diese Einteilung hat manches für sich, wenn sie auch nicht auf den vielleicht wichtigsten Unterschied der verschiedenen Arten begründet ist, nämlich die Affinität der dispersen Phase zum Wasser. Ist die innere Phase zwar flüssig, aber zu äußerst feinen Tröpfchen zerteilt, so sind ihre mechanischen Eigenschaften denen fester Körper sehr ähnlich. Der große, durch die nach innen gerichtete Komponente der Oberflächenspannung entstehende Druck macht sie starr. Dagegen ist die Affinität der dispersen Phase zum Wasser oder überhaupt zu dem die äußere Phase bildenden Lösungsmittel diejenige Eigenschaft eines kolloidalen Systems, von der die meisten anderen abhängig sind. Je mehr Wasser die innere Phase enthält — und sie kann 90% enthalten —, um so geringer ist der Unterschied zwischen den Eigenschaften der beiden Komponenten, welche sich an den Grenzflächen zwischen beiden Phasen treffen. Dementsprechend nimmt dann auch die Oberflächenenergie ab.

Nach HARDY (1900, Bd. 1, S. 236) und QUINCKE (1902, S. 1012) ist in der Regel der in der inneren Phase enthaltene Stoff in der äußeren Phase nicht völlig unlöslich, so daß die beiden Phasen erstens eine feste Substanz, die eine gewisse Menge Lösungsmittel aufgenommen hat, zweitens eine sehr verdünnte echte Lösung des festen Körpers darstellen. Die Substanz der festen Phase wird in der Regel bei Temperaturerhöhung löslicher. Daraus kann manchmal erkannt werden, ob die äußere Phase einer kolloidalen Lösung aus einer verdünnten echten Lösung der suspendierten Substanz besteht. Am bequemsten weist man das durch Messung der elektrischen Leitfähigkeit nach. Man kann eine kolloidale Lösung noch so lange dialysieren (ein später beschriebenes Reinigungsmittel, das von der Undurchlässigkeit gewisser Membranen für Kolloide abhängt), sie wird immer noch Spuren fremder Elektrolyte enthalten. Wenn man dann die Temperatur erhöht, werden sich diese Fremdkörper nicht an Zahl vermehren. Da diese Verunreinigungen nur in sehr geringer Konzentration vorhanden sind, kann man sie als vollkommen elektrolytisch dissoziiert ansehen. Wenn die Zunahme in der Leitfähigkeit von diesen Verunreinigungen abhängt, kann sie nur durch vermehrte Beweglichkeit der bereits vor der Temperaturerhöhung vorhanden gewesenen Ionen verursacht sein. Sie hängt dann von der verminderten Viskosität des Lösungsmittels ab. Deren Temperaturkoeffizient ist bekannt; er beträgt zwischen 2 und 2,4% der Leitfähigkeit bei 18° pro Grad Temperatursteigerung. Wir wollen einmal eine bei 18° gesättigte Lösung eines Elektrolyten, und zwar eines ziemlich schwer löslichen, wie Sulfanilsäure, betrachten. Wir bestimmen die Leitfähigkeit bei verschiedenen Temperaturen und erhalten einen Temperaturkoeffizienten von 2,6% pro Grad Temperatursteigerung. Wenn wir in der Lösung einen Überschuß ungelöster Säure haben, so wird bei Temperaturerhöhung allmählich davon mehr und mehr in Lösung gehen, die tatsächliche Anzahl der Ionen wird dadurch vermehrt und der Temperaturkoeffizient der Leitfähigkeit scheint wesentlich höher zu sein, nämlich 5,9%. Übertragen wir dies auf unser kolloidales System. Falls die Leitfähigkeit durch Verunreinigungen bedingt ist, kann der Temperaturkoeffizient nicht mehr als 2 bis 2,4% pro Grad Temperatursteigerung betragen. Erweist er sich im Experiment höher, so muß mehr von dem Kolloid in echte Lösung gegangen sein. Als Beispiel diene die freie Säure des Kongorots. Hier ist der Temperaturkoeffizient entweder 3,6 oder 7,3%, je nachdem die Messung erst bei höherer und dann bei niederer Temperatur vorgenommen wird oder umgekehrt. Der Unterschied beruht zweifellos auf Hysteresis (was das ist, wird später erklärt werden). Die Messungen wurden in einem Quarzgefäß vorgenommen. Die Hypothese kann auch auf andere Weise, die allerdings etwas unbefriedigender ist, geprüft werden. Wenn eine verdünnte Lösung eines Elektrolyten weiter verdünnt wird, etwa auf das Doppelte ihres Volumens, so wird ihre Leitfähigkeit halbiert, weil Dissoziation in neue Ionen nicht mehr möglich ist. Wenn die Leitfähigkeit einer kolloidalen Lösung durch Spuren verunreinigender Elektrolyte verursacht wird, muß ihre Leitfähigkeit bei Verdünnung in genau der gleichen Weise abnehmen. Wird sie aber durch geringe Mengen in echte Lösung gegangenen Kolloids verursacht, so bleibt sie bei der Verdünnung unverändert oder nimmt zumindesten weniger ab, als dem Verdünnungsgrade entspricht. Es ist immer ein Überschuß der festen Phase vorhanden; die äußere Phase ist daher immer als eine gesättigte Lösung anzusehen. Wenn durch feinere Dispersion die suspendierten Teilchen an Größe abnehmen, so kann sogar bei Verdünnung die Leitfähigkeit zunehmen, weil die Löslichkeit mit dem Dispersionsgrade wächst. Die Versuche von HULETT (1901, S. 406) zeigen, daß die Löslichkeit von Bariumsulfat bei einer Teilchengröße von $1,8\,\mu$ 2,29 Millimole pro Liter beträgt, während sie bei einer Teilchengröße von $0,1\,\mu$ 4,15 Millimole pro Liter ist. Das stimmt zu der Erfahrung der Chemiker, daß große Körperchen in Niederschlägen auf Kosten kleinerer wachsen. Aus einer Mischung von Krystallen, die sich aus einer heiß gesättigten, sich abkühlenden Lösung abscheiden, verschwinden die kleineren Krystalle allmählich, während die größeren wachsen. Der Vorgang ist von einer Verminderung der Oberflächenenergie begleitet.

PERRIN (1905, S. 85) teilt die kolloidalen Lösungen in „hydrophile" und „hydrophobe" ein, je nach der Affinität der dispersen Phase zum Wasser; „lyophile" und „lyophobe" würde besser sein, wie FREUNDLICH meint, denn das Wasser kann durch andere Lösungsmittel vertreten werden. Diese Klassifizierung stimmt fast mit der HARDYS (1900, S. 1 und 2) überein; HARDY unterscheidet reversible und irreversible Kolloide, je nachdem sie nach Einengen zur Trockne durch erneute Zugabe des Lösungsmittels wieder in Lösung gehen oder als fester Rückstand zurückbleiben. Typische Beispiele der hydrophilen Kolloide sind Gelatine und Gummi, der hydrophoben Gold und Arsensulfid. Auch Zwischenformen kommen vor, Systeme, die Eigenschaften von beiden Klassen haben. Das sind z. B. die Schwefelpräparate von SVEN ODÉN (1912, S. 712). Sie geben wie die hydrophilen Kolloide reversible Ausfällung durch Salze, aber schon durch sehr geringe Mengen von zweiwertigen Ionen werden sie wie hydrophobe Kolloide ausgeflockt. Die Existenz dieser Zwischenstufen verringert den theoretischen Wert aller dieser Einteilungen der Kolloide, obwohl sie praktisch sehr brauchbar sind.

GRAHAM (1864, S. 312; S. 630 der Gesammelten Ausgabe, 1876) hat die Bezeichnungen Sol und Gel eingeführt; eine zuerst flüssige Kolloidlösung von Kieselsäure wird im Verlaufe der Zeit gallertartig. Die beiden Stadien werden dementsprechend „Hydrosol" und „Hydrogel" genannt, wenn die äußere Phase Wasser ist; wenn sie Alkohol ist, heißt sie „Alcosol" usw.

Die Anwendung der Begriffe „homogen" und „heterogen" auf Lösungen kann zu Mißverständnissen führen. Keine Lösung kann absolut homogen sein; ein Molekül Wasser und eins von Chlornatrium kann nicht gleichzeitig an derselben Stelle sein. VON CALCAR und LOBRY DE BRUYN (1904, S. 218) nehmen an, daß es ihnen durch Zentrifugieren gelungen sei, Konzentrationsveränderungen in einer Jodkaliumlösung hervorzubringen. Wenn wir nach BAKHUIS ROOZEBOOM (1901, S. 9) die Möglichkeit, beide Phasen rein mechanisch trennen zu können, zum Kriterium der Heterogenität machen, so dürfen kolloidale Lösungen nicht heterogen genannt werden. Der Punkt, auf den es ankommt, ist nach den Arbeiten von WILLARD GIBBS der Nachweis, daß sich an den Partikeln in der kolloidalen Lösung dieselben Vorgänge finden lassen, welche an den Berührungsgrenzflächen makroskopischer, fester Substanzen auftreten. Darüber ist kein Streit möglich. Um Mißverständnisse zu vermeiden, ist es vielleicht ratsam, die Bezeichnung „heterogen" fallen zu lassen und die kolloidalen Lösungen „mikroheterogen" zu nennen, weil eine oder mehrere Phasen in feinster Verteilung vorkommen.

Wo hören nun die „molaren" Eigenschaften auf und wo beginnen die „molekularen"? Die Frage bleibt noch unbeantwortet, aber sicher muß ein allmählicher Übergang bestehen. Der Streit darüber, welche Eigenschaften der kolloidalen Lösungen chemischer und welche physikalischer Natur sind, ist vielleicht nur durch eine etwas zu ausschließliche Betrachtung der Eigenschaften entstanden, welche gerade diesen Übergangsstadien angehören.

Vorgänge, die sich an den Grenzflächen zweier Phasen abspielen, werden eine um so größere Rolle spielen, je mehr die gesamte Oberfläche dieser Grenzflächen zunimmt. Es ist daher von Interesse, sich vorzustellen, um wieweit die Oberfläche einer gegebenen Masse bei kolloidaler Verteilung zunimmt. Man fand durch eine später zu beschreibende Methode, daß die Goldkörnchen in einigen Präparaten von SIEDENTOPF und ZSIGMONDY (1906) einen Radius von ungefähr einem millionstel Zentimeter haben. Eine Goldkugel von einem Zehntel Zentimeter Radius hat eine Oberfläche von 0,126 qcm, während die Oberfläche der gleichen Masse, wenn man sie in die obigen kolloidalen Dimensionen zerlegten, eine Oberfläche von ungefähr 100 qm hätte, also eine Vergrößerung ums Zehnmillionenfache.

Wie der Leser bemerkt, nähern wir uns bei diesen feinsten Körnchen schon molekularen Dimensionen. SIEDENTOPF und ZSIGMONDY erhielten in der Tat Goldhydrosole mit Körnchen von weniger als $6 \mu\mu$ im Durchmesser ($\mu$ ist 0,001 mm und $\mu\mu$ ist ein Tausendstel davon, d. h. ein Millionstel eines Millimeters), während nach LOBRY DE BRUYN und WOLFF (1904) Stärkemoleküle einen Durchmesser von $5 \mu\mu$ und selbst Kohlendioxydmoleküle einen Durchmesser von $0,29 \mu\mu$ haben (NERNST, 1911, S. 434).

Es hat sich gezeigt, daß das beste Hilfsmittel, um in praxi zu entscheiden, ob eine Lösung kolloidaler Natur ist oder nicht, in der Dialysierfähigkeit (GRAHAM) besteht. Diese Eigenschaft geht den anderen, von der großen Oberflächenentwicklung abhängenden parallel, aber es ist etwas willkürlich, gerade von einer bestimmten Dimension an die kolloidale Natur einer Lösung beginnen zu lassen. Es gibt ja auch Stoffe, z. B. manche Farbstoffe, die Übergänge darstellen. Durch manche Pergamentpapiersorten permeieren sie, durch andere nicht.

Diese Stoffe haben einige, aber nicht alle Eigenschaften der Kolloide. Die Größe der Körnchen in kolloidalen Lösungen von Gold, Kieselerde oder Schwefelarsen kann, wie wir wissen, nur durch Aggregation einer Anzahl Moleküle erreicht werden. Bei organischen Verbindungen, z. B. Stärke, kann schon ein Molekül groß genug sein, um die charakteristischen Oberflächeneigenschaften zu entwickeln. Hämoglobin geht nicht durch Pergamentpapier, aber Messungen seines osmotischen Druckes durch Hüfner und Gansser (1907) haben gezeigt, daß es in Lösung in einzelnen Molekülen vorhanden ist. Woher man das weiß, wird man verstehen, wenn man das 4. Kapitel über osmotischen Druck gelesen hat. Salze, wie Kongorot oder Caseinogen in alkalischer Lösung, sind in Lösung elektrolytisch dissoziiert, aber keines ihrer Ionen geht durch Pergamentpapier hindurch. Wie das zugeht, wird im nächsten Kapitel besprochen. Vielleicht ist hier das organische Ion selbst groß genug, um die Eigenschaften des kolloidalen Zustandes zu besitzen, oder es handelt sich um Aggregate dieser Ionen.

## Das Ultramikroskop.

Vieles der neueren Erkenntnis des kolloidalen Zustandes verdankt man dem Ultramikroskop. Siedentopf und Zsigmondy beschrieben diesen Apparat zuerst im Jahre 1903. Einzelheiten über den Bau des Instruments übergehe ich und verweise den Leser auf die Originalarbeit (1903) oder auf das Buch von Zsigmondy (1905, S. 83—97); hier soll nur das Prinzip des Apparates geschildert werden.

Es beruht auf der Beobachtung, daß Staubkörnchen, die bei gewöhnlichem Lichte vollkommen unsichtbar sind, im Sonnenstrahl klar sichtbar werden. Rayleigh (1899) hat gezeigt, daß bei genügend starker Beleuchtung jedes Körperchen sichtbar wird, das auch der stärksten mikroskopischen Vergrößerung entgeht. Diese Körperchen sind kleiner als die Wellenlängen des sichtbaren Teils des Spektrums. Die Wellenlänge der D-Linie des Natrons ist z. B. 589 $\mu\mu$, und die Grenzen des sichtbaren Spektrums liegen, grob berechnet, zwischen 700 und 400 $\mu\mu$. Dimensionen solcher Werte sind für die Körperchen in einer kolloidalen Lösung noch sehr groß. Sie brauchen, wie wir gesehen haben, nicht größer als 6 $\mu\mu$ zu sein, wenn sie auch gewöhnlich größer sind. Man kann keinen Gegenstand, der kleiner als die halbe Wellenlänge des ihn beleuchtenden Lichtes ist, in seiner wahren Gestalt und Größe sehen, weil dann Beugung der Lichtstrahlen eintritt. Damit wird der mikroskopischen Beobachtung eine Grenze gesetzt. Ein glänzend beleuchtetes Staubkörnchen sieht man in einem Sonnenstrahl als Scheibe, wegen der von seiner Oberfläche ausgesandten gebeugten Strahlen, und es sieht viel größer aus, als es wirklich ist.

Das Faraday-Phänomen in einer kolloidalen Lösung ist ähnlich dem der Sonnenstäubchen in einem Sonnenstrahl. Siedentopf und Zsigmondy entdeckten, daß die Beugungsbilder der Körnchen einer sehr verdünnten Suspension sichtbar wurden, wenn man ein Mikroskop senkrecht so auf den in die Flüssigkeit einfallenden Strahl richtete, daß kein direktes Licht in das Mikroskop gelangte. Bei dieser Form des Ultramikroskops kommt die zu untersuchende Flüssigkeit in einen Trog, der ebene, durchsichtige Wände und einen ebensolchen Boden besitzt. Ein horizontaler, sehr schmaler starker Lichtstrahl (Sonnenlicht oder Bogenlampe) fällt seitlich, durch ein passendes Linsensystem geleitet, in den

Trog ein. Die Bahn des Strahls wird von oben mittels einer Wasser-Immersions-linse, die das Objektiv eines gewöhnlichen Mikroskops bildet, betrachtet. Wenn die Lösung Körnchen enthält, sieht man dieselben als helle Scheiben mit kräftiger BROWNscher Bewegung. Die Grenze der Sichtbarkeit hängt von der Beleuch-

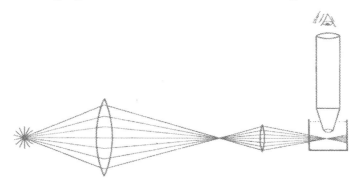

Abb. 26. Diagramm des Verlaufes der Lichtstrahlen
im Ultramikroskop.

tungsstärke ab. Sehr feine Körnchen, die einzeln nicht mehr sichtbar sind, erscheinen als eine Art Nebel. „Submikronen" heißen nach ZSIGMONDY Körper-chen, welche im Mikroskop nicht mehr wahrgenommen werden können, im Ultramikroskop aber als einzelne Scheiben erscheinen. „Amikronen" sind als getrennte Scheiben auch im Ultramikroskop nicht mehr erkennbar; sie geben nur ein unbestimmtes Aufleuchten des eintretenden Lichtstrahls. Abb. 26 zeigt

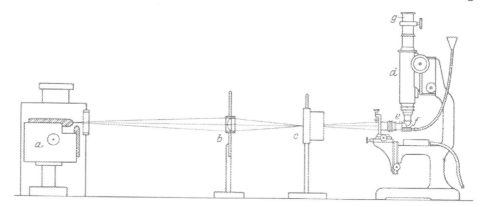

Abb. 27. Einrichtung des Ultramikroskops bei ZSIGMONDYS neuester Form. *a* Bogenlampe; *b* Kondensorlinse mit großer Brennweite; *c* Präzisionsspalt zur Begrenzung des beleuchteten Feldes. Er ist im rechten Winkel drehbar, um Zählung von Teilchen zu ermöglichen; *d* Be-obachtungsmikroskop mit dem Kondensorobjektiv *e* und Okular *g*, *f* Zelle zur Aufnahme von Lösungen, in welche die Beobachtungs- und Kondensorobjektive eintauchen. Beide sind Wasser-Immersionslinsen. (ZSIGMONDY und BACHMANN, 1914; hergestellt von WINKEL und vervollkommnet von ZEISS.)

den Gang der Lichtstrahlen, Abb. 27 die Einrichtung des Apparates nach ZSIG-MONDY und BACHMANN (1914) und Abb. 28 das vom Beobachter gesehene helle Feld.

Eine exakte Erklärung aller durch diese Methode erhaltbaren Erschei-nungen steht noch aus. Schlußfolgerungen aus allen diesen Beobachtungen

sind daher nur mit großer Vorsicht möglich. Aus eigener Erfahrung möchte ich
auf folgendes hinweisen: Völlig körnchenfreies Wasser ist sehr schwierig zu erhalten. Man hat also in kolloidalen Lösungen immer Fremdkörper beigemischt.
Diese darf man nicht für den gesuchten, kolloidgelösten Stoff halten. In einer
sehr reinen verdünnten Lösung von Kongorot sieht man fast immer einige
glänzende Lichtscheiben; bei genauer Beobachtung mit dem stärksten Licht, das
der Apparat geben kann, erkennt man aber, daß die ganze Bahn des Lichtstrahls
von einem schwachen Nebel angefüllt ist. Hier kann man leicht zeigen, daß
die wenigen gesehenen Körnchen nicht das gelöste Kolloid sind; säuert man
nämlich schwach an, so flockt die Farbsäure aus. Sie bildet dann eine kolloidale

Lösung mit verhältnis-
mäßig großen Körnchen.
Dann ist die ganze Strah-
lenbahn dicht mit glän-
zenden Beugungsbildern
erfüllt. Man braucht wohl
nicht zu wiederholen, daß
das Auftreten solcher
dicht aneinander gelager-
ter Körperchen nur ein
scheinbares ist. Zwischen
der Größe der Beugungs-
bilder und der wahren
Größe der Objekte besteht
eine bedeutende Diskre-
panz. Dagegen ist folgen-
des klar: Die Lösung des
Farbsalzes ist nicht zu
Partikeln im Ultramikros-
kop auflösbar; sie enthält
Amikronen, die Lösung
der Farbsalze enthält Submikronen.

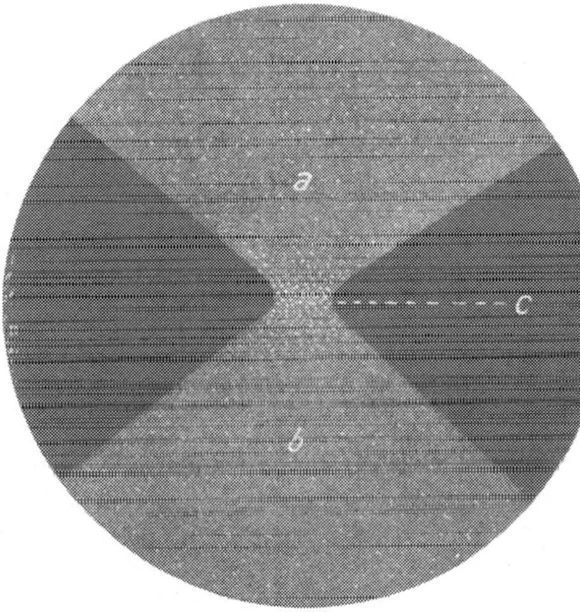

Wenn sich ferner der
Brechungsindex des Körn-
chens dem der äußeren
flüssigen Phase nähert, ist
das System optisch
nicht heterogen; dann ent-

Abb. 28. Aussehen des beleuchteten Feldes. Die Strahlen
konvergieren nach der Mitte zu und divergieren dann wieder
(a und b). Man beachte, daß die größte Anzahl der Körperchen
an der am hellsten beleuchteten Stelle c erscheint. Das
kommt daher, daß, je stärker die Beleuchtung, desto kleiner
die Körperchen, die man noch eben sehen kann. Die Körperchen, die zu klein sind, um außerhalb des Fokus des Strahles
gesehen zu werden, werden in dem helleren Licht des Fokus
sichtbar.

stehen keine Beugungsbilder. Das scheint bei einigen hydrophilen Kolloiden,
besonders Proteinen, vorzukommen.

Wenn eine gegebene Lösung optisch nicht auflösbar ist, braucht es darum
noch keine echte Lösung zu sein. Sie kann aus Körnchen bestehen, die zu klein
sind für die zur Verfügung stehende Beleuchtung, oder der Brechungsindex der
Körnchen kann dem der wässerigen Phase zu nahe liegen.

In dem von der Firma ZEISS oder WINKEL hergestellten Instrument werden
die von dem Krater der positiven Kohle des Flammenbogens der Bogenlampe

ausgehenden Strahlen durch eine Kondensatorlinse so gebrochen, daß sie in einem adjustierbaren Schlitz vereinigt werden, dessen Öffnung an dem in Grade eingeteilten Kopf der adjustierenden Schraube abgelesen werden kann. Der Schlitz ist um 90° drehbar. Aus der Drehung kann man die wirkliche Masse der Körnchen nach der geistreichen Methode von Siedentopf und Zsigmondy schätzen (Zsigmondy, 1905, S. 93—97). Zunächst wird die in einem größeren Volumen vorhandene Gesamtmenge des Kolloids durch chemische Analyse ermittelt. Die Lösung wird dann auf bekanntes Volumen verdünnt, damit die unter dem Ultramikroskop erscheinenden Körnchen weit genug voneinander liegen, so daß man sie zählen kann. Mittels eines Okularmikrometers wird eine bestimmte Fläche des Feldes ausgeschnitten und die Anzahl der Körnchen in dem dieser Fläche entsprechenden Volumen gezählt. Die Tiefe erhält man durch Drehen des Schlitzes um 90°; dadurch wird die frühere Tiefe jetzt die Breite. Ihr Maß kann an dem Okularmikrometer abgelesen werden. Eine einfache Rechnung gibt dann die Anzahl der Körnchen in der Volumeneinheit der ursprünglichen Lösung. Daraus und aus der bekannten gesamten Menge des Kolloids in der Lösung kann man die Masse eines Körnchens berechnen.

### Dunkelfeldbeleuchtung.

Eine andere, bisweilen auch „ultramikroskopisch" genannte Methode, die man zum Nachweis von Mikroorganismen benutzt, die aber nicht streng ultramikroskopisch ist, wenn sie auch mit dem gewöhnlichen Mikroskop nicht mehr nachweisbare Strukturen aufzeigt, ist eine Verbesserung der Dunkelfeldbeleuchtung durch den von Wenham (1872) eingeführten, besonders gebauten Spiegelkondensator. Die zentralen Strahlen des beleuchtenden Lichtstrahls werden abgeblendet und die peripheren Strahlen durch eine parabolische Oberfläche so gebrochen, daß sie sich in einem Punkte des zu untersuchenden Objekts treffen; sie kreuzen sich in einem solchen Winkel, daß sie nicht in das Objektiv gelangen, das nur gebrochenes oder gebeugtes Licht von den Strukturen des Präparats aufnimmt. Die parabolische Form wird hauptsächlich zur Untersuchung verhältnismäßig grober Strukturen, wie der Spirogyra Abb. 6, benutzt. Eine von Zeiss hergestellte kardiale Oberfläche, wie in dem Apparat von Siedentopf, gibt eine glänzendere Beleuchtung und kann für kleinere Körperchen kolloidaler Lösungen benutzt werden. Letzteres Instrument besitzt auch eine elektrische Heizeinrichtung. Man kann damit die Veränderungen, welche beim Erwärmen kolloidaler Lösungen vor sich gehen, beobachten.

Die Zerstreuung des Lichtes durch Suspensionen hat Theodor W. Richards, (1906, auch Biltz, 1907) zur Grundlage quantitativer analytischer Methoden gemacht. Man kann so noch sehr kleine Mengen von Niederschlägen quantitativ bestimmen. Dieses Instrument nennt Richards „Nephelometer".

## Dialyse.

Eine Definition des kolloidalen Zustandes ist, daß Materie in diesem Zustande nicht durch eine Membran, wie Pergamentpapier, hindurchgeht. Sowohl die Entdeckung dieser Tatsache wie auch ihre Anwendung zur Trennung der Kolloide von Krystalloiden ist Graham (1861, S. 186) zuzuschreiben. Graham nennt diesen Vorgang „Dialyse".

Ich glaube, daß man in den Dialysierapparaten am besten den Flüssigkeitsspiegel innen nicht über den oberen Rand des Papiers steigen läßt, da es schwierig ist, einen sicheren Abschluß an dem unteren Rande der Glasglocke zu erzielen. Das Papier muß groß genug sein, um es um das oberste Ende des Gefäßes herumbinden zu können. Man kann einen ununterbrochenen Wasserstrom durch das äußere Gefäß fließen lassen. Ein gegebenes Volumen destillierten Wassers ist wirksamer, wenn es nicht auf einmal, sondern nach und nach unter jedesmaligem Wechsel der Außenflüssigkeit zugesetzt wird.

Krystalloide gehen sehr schnell durch Pergamentpapier. GRAHAM zeigte, daß 96% des Salzgehaltes einer 2prozentigen Lösung von Natriumchlorid in 24 Stunden dialysierten, wenn das Volumen des Außenwassers das Zehnfache von dem der Lösung betrug und einmal gewechselt wurde. Verdünnte, in den Dialysierschlauch gebrachte Salzsäure färbte blaues Lackmuspapier in der Außenflüssigkeit in 5,7 Sekunden rot. Wichtig ist, daß sich das Papier durch die Einwirkung von Alkali verändert; es quillt dann mehr als unter Einwirkung von reinem Wasser. Das beeinflußt seine Durchlässigkeit; ich habe beobachtet, daß Kongorot, das durch manche Papiere sehr langsam hindurchgeht, in schwach alkalischer Lösung sehr viel rascher dialysiert. Andere Formen von Dialysiergefäßen findet man in den praktischen Handbüchern, z. B. in dem Artikel von ZUNZ (1912, S. 478—485), beschrieben.

J. J. ABEL hat den Stoffwechsel bei höheren Tieren oder den Stoffwechsel bestimmter Organe mit Hilfe der Dialyse bestimmt. Das aus einer Kanüle aus einer Arterie herausfließende Blut wird durch Hirudin ungerinnbar gemacht und passiert dann durch eine Reihe Kollodiumröhren, die in warme RINGERsche Lösung eintauchen. Kollodium ist, wie Pergamentpapier, undurchlässig für Kolloide. Nachdem das Blut diese Röhren durchlaufen hat, wird es zu einer Vene zurückgeleitet und so in ständigem Kreislauf durch den Dialysator gehalten. Auf seinem Wege gibt es die in ihm enthaltenen diffusiblen Stoffe an die äußere Flüssigkeit so lange ab, bis innen und außen die gleichen Konzentrationen herrschen, was durch genügend lange Fortsetzung des Prozesses erreicht werden kann. Will man in einer bestimmten Zeit das Diffusionsmaximum erhalten, so muß die Ringerlösung von Zeit zu Zeit gewechselt werden. ABEL hat so schon beträchtliche Mengen von Aminosäuren erhalten. Um die Veränderungen, welche das Blut beim Durchgang durch ein bestimmtes Organ erfährt, zu bestimmen, kann man die Blutdialysate aus dem Blute vor und nach Durchfluß durch das Organ vergleichen. Die Stoffe, die aus dem Blut herausdialysieren, sind Zucker, Harnstoff, Phosphate, Amylase und Aminosäuren. Der Entdecker hat seiner Methode den Namen „Vividiffusion" beigelegt.

## Ultrafiltration.

Aus hydrophilen Kolloiden bestehende Membranen lassen unter mäßigem Druck kein Wasser durchfiltrieren. Bei einem Drucke von 2 bis 30 oder mehr Atmosphären ist es aber möglich, kolloidale Lösungen zu konzentrieren und sie von „krystalloiden" Beimischungen zu trennen, indem man die flüssige Phase durch die Membran hindurchzwängt.

Der erste, der diese Methode erprobte, war CHAS. J. MARTIN (1896). Sein Filter bestand aus einer Chamberland-Kerze, deren Poren mit Gelatine gefüllt waren. Diese wurde in eine Schrapnellhülse dicht eingesetzt, der Raum zwischen beiden mit der zu filtrierenden Flüssigkeit angefüllt und auf diese ein Druck von etwa 30 oder mehr Atmosphären ausgeübt. Das Wasser und die Krystalloide wurden durch das Filter gepreßt, die Kolloide blieben zurück.

BECHHOLD (1907) veränderte die Apparatur dadurch, daß er als Filter flache Scheiben von verschieden großer Durchlässigkeit benutzte. Er lehrte auch die Anfertigung von Membranen mit verschiedener Porenweite. Einige seiner Resultate sind im 5. Kapitel: „Durchlässigkeit von Membranen" besprochen. Der Name „Ultrafiltration" ist ebenfalls durch BECHHOLD eingeführt worden. Siehe auch die Arbeit von W. BROWN (1915) und von WALPOLE (1915).

## BROWNsche Bewegung.

Wenn man Sand mit Wasser durchschüttelt und die Mischung stehen läßt, fällt der Sand schnell auf den Boden. Die überstehende Flüssigkeit ist klar und frei von Körnern. Warum bleiben aber Goldkörnchen, deren spezifisches Gewicht größer als das der Sandkörner ist, unbegrenzt lange in kolloidaler Lösung suspendiert?

Es ist klar, daß das irgendwie mit ihrer Größe zusammenhängen muß. Aber es müssen auch Kräfte wirksam sein, die das Zusammenkleben verhindern, so daß sich keine größeren Körner bilden können, welche schnell fallen würden. Je größer die Anzahl Körnchen, in die eine gegebene Masse zerteilt ist, um so größer ist die Oberflächenenergie. Nach dem CARNOT-CLAUSIUSschen Prinzip strebt nun das System danach, diese freie Energie zu verringern. Gäbe es nichts, was dies verhindert, so müßten die Körnchen agglutinieren und größere bilden, welche dann untersinken würden.

1828 bemerkte der Botaniker ROBERT BROWN (1828) in mikroskopischen Präparaten Körnchen, welche sich andauernd in schneller, schwingender Bewegung befanden. Je kleiner die Körnchen waren, desto größer die Amplitude. Zur Erklärung dieser BROWNschen Bewegung sind zu verschiedenen Zeiten verschiedene Umstände herangezogen worden. Ungleichheit der Temperatur, elektrische Ladung usw., aber keine dieser Erklärungen ließ sich durch das Experiment bestätigen.

Etwas, was jede Annahme eines äußeren Grundes dieser Bewegung sofort unmöglich macht, ist die vollständige Unabhängigkeit der Bewegungsrichtung zweier dicht beieinander liegender Körnchen. Daß elektrische Ladungen nichts mit der Erscheinung zu tun haben, zeigt ein Versuch von SVEDBERG (1907). Durch fraktionierten Zusatz eines Aluminiumsalzes zu einer kolloidalen Silberlösung konnte er aus Gründen, die erst später auseinandergesetzt werden können, das Zeichen der elektrischen Ladung auf den Silberkörnchen umkehren, dabei wurde das Stadium der elektrischen Neutralität passiert, ohne daß der Umfang der Bewegungen dabei abnahm. Ein Hinweis auf BROWNS Schrift findet sich in „Middlemarch", 2. Buch, 17. Kapitel.

Erst in den letzten Jahren, besonders durch PERRINS (1908) Arbeit, hat man erkannt, daß diese Bewegung dieselbe ist wie die der Moleküle der wässerigen Phase, wie sie von der kinetischen Theorie gefordert wird.

Der Beweis für diese Anschauung beweist gleichzeitig viel für die reale Existenz der Moleküle. Um ihn zu verstehen, muß einiges über die kinetische

Gastheorie und über die Moleküle als Grundlage der wissenschaftlichen Chemie auseinandergesetzt werden.

Die Atomtheorie DALTONS führte zu Widersprüchen, als man sie auf die Volumina anwenden wollte, in denen Gase miteinander reagieren. Diese Schwierigkeiten wurden durch die Hypothese AVOGADROS (1813) beseitigt, nach der gleiche Gasvolumina bei gleichem Druck gleiche Anzahl von Molekülen enthalten. Wenn nun die Moleküle tatsächlich existieren, folgt daraus, daß in einem bestimmten Volumen eines Gases, z. B. einem Kubikmillimeter, eine ganz bestimmte Anzahl von Molekülen vorhanden sein muß. Diese Zahl, die von Druck und Temperatur abhängig ist, heißt die „AVOGADROsche Konstante"; bei normalem Druck und normaler Temperatur wird sie mit dem Buchstaben $N$ bezeichnet. Sie ist nach verschiedenen, voneinander unabhängigen Methoden bestimmt worden. Die erhaltenen Werte liegen sehr nahe beieinander. Ein sicherer Beweis, daß die Annahme, auf Grund deren sie berechnet wurden, richtig ist. Eine kurze Beschreibung dieser Methoden finden wir in PERRINS Monographie (1910, S. 75 bis 93).

Nach der kinetischen Theorie der Gase sind diese Moleküle, wenn auch sehr klein, so doch von bestimmter Größe, und der von dem Molekül oder vielmehr von seiner Wirkungssphäre eingenommene Raum ist sehr klein im Vergleich zu dem nicht besetzten Raum. Bei allen Temperaturen über dem absoluten Nullpunkt sind die Moleküle in unaufhörlicher Bewegung. Jedes beliebige Molekül bewegt sich in bestimmter Richtung, bis es ein anderes trifft. Nach dem Zusammenstoß und dem Austausch kinetischer Energie prallen die beiden Moleküle voneinander ab und wandern weiter, aber mit einer nach Richtung und Größe veränderten Geschwindigkeit, bis weitere Zusammenstöße folgen. Man sieht, daß, wenn das Gas eine Mischung von Molekülen verschiedenartiger Massen ist, die kinetische Energie jedes einzelnen Moleküls fortwährend wechselt, aber um einen Durchschnittswert schwankt. Die zwischen den einzelnen Zusammenstößen durchwanderte Entfernung schwankt ebenso um einen bestimmten Mittelwert, die sog. mittlere „freie Wegstrecke".

Die ersten Publikationen der kinetischen Gastheorie erfolgten unabhängig voneinander durch KROENIG (1856) und CLAUSIUS (1857). J. J. WATERSTON hatte aber bereits 1845 eine vollständige Entwicklung der Theorie an die Londoner Akademie geschickt. Diese Schrift wurde leider erst 1892 in den „Philosophical Transactions" gedruckt, nachdem Lord RAYLEIGH sie im Archiv gefunden hatte.

Ähnliche Erscheinungen treten auch in Flüssigkeiten auf. Hier liegen aber die Moleküle schon so dicht beieinander, daß die Kohäsionskräfte, die Größe $a$ der VAN DER WAALschen Gleichung, über die später mehr zu sagen ist, eine viel gewichtigere Rolle spielt als die Größe $b$, die das Volumen der Moleküle darstellt. Bei den festen Körpern bleiben die durch die Wärme bedingten Bewegungen der Moleküle auf Schwingungen um eine Gleichgewichtslage beschränkt. Die Moleküle der festen Körper wechseln ihren Platz nicht beständig, wie das die Moleküle der Gase und Flüssigkeiten tun.

Wir wollen nun ein einzelnes Molekül im Inneren einer Flüssigkeit betrachten. Es wird durch den Stoß anderer Moleküle hierhin und dorthin, herauf und herunter usw. getrieben und macht gelegentlich eine verhältnismäßig lange Reise, ehe es mit einem anderen Molekül zusammenstößt.

Man kann leicht zeigen (PERRIN, 1910, S. 11), daß die durchschnittliche, molekulare, kinetische Energie in allen Gasen die gleiche ist, und VAN 'T HOFF hat nachgewiesen, daß für verdünnte Lösungen das gleiche gilt. Ein Alkoholmolekül hat in wässeriger Lösung die gleiche kinetische Energie wie ein Wassermolekül. Zuckermoleküle haben in Lösung die gleiche Durchschnittsenergie wie die des Wassers, ebenso alle anderen leichten oder schweren Moleküle, sofern sie sich nur in echter Lösung befinden. Warum sollten wir also diese Anschauungsweise nicht auch auf Aggregate von Molekülen, mit anderen Worten, auf kolloidale Körnchen ausdehnen? Das ist der Ausgangspunkt von PERRINS wichtiger Arbeit.

Man beachte zunächst, was mit einem Körnchen geschieht, das im Vergleich zu den Molekülen der Flüssigkeit, in die es eingetaucht wird, sehr groß ist. Es wird allerseits von einer großen Zahl von Molekülen bombardiert, in allen möglichen Richtungen bewegt, deren Resultante Null oder ungefähr Null ist, Es kann also keine Bewegung wahrnehmbar sein. Wenn man sich die Körnchen kleiner und kleiner werdend vorstellt, werden sie von weniger und weniger Molekülen getroffen, so daß die auf sie einwirkenden Kräfte sich nicht mehr im Gleichgewicht befinden. Die Körnchen werden dann hierhin und dorthin, ebenso wie die Moleküle der Flüssigkeit selbst, getrieben werden. Man kann also mit Recht annehmen, daß ihre durchschnittliche kinetische Energie auch mit der der Flüssigkeitsmoleküle oder irgendeines anderen Moleküls in Lösung übereinstimmen wird.

Wenn wir nun auf Grund dieser Betrachtung versuchen, die AVOGADROsche Konstante aus der direkten Beobachtung der BROWNschen Bewegung oder aus auf ihr beruhenden Gleichgewichten zu berechnen, und die erreichten Werte mit den auf andere Art erhaltenen übereinstimmen, ist der Beweis geliefert, daß unsere Hypothese richtig ist. Solche Versuche hat PERRIN (1910) durchgeführt.

Drei verschiedene Methoden gibt PERRIN an, deren genaue Einzelheiten man in seiner kleinen Monographie findet. Die erste Methode beruht auf folgender Überlegung: Wenn die BROWNsche Bewegung der Körnchen wirklich dasselbe ist wie die Bewegung der Moleküle in einem Gas, so muß ihre vertikale Verteilung im Gleichgewicht demselben Gesetz folgen wie die Verteilung atmosphärischer Luft unter dem Einfluß der Schwerkraft. Um dies experimentell zu bestätigen, mußten Suspensionen dargestellt werden, deren Körnchen gleich groß waren und die außerdem mit dem gewöhnlichen Mikroskop noch sichtbar waren; denn die Körnchen mußten unter dem Mikroskop gefällt werden. Die Suspensionen wurden aus Gummi und Mastix bereitet. Durch fraktioniertes Zentrifugieren erhielt man Präparate mit Körnchen von einheitlicher Größe. Durch diese Versuche erhielt man für die Anzahl der Moleküle in 22,4 Litern eines Gases den Wert von $70,5 \cdot 10^{22}$.

Die zweite Methode gründete sich auf eine Formel von EINSTEIN, welche die Durchschnittsverschiebung eines Körnchens in einer bestimmten Zeit angibt. Diese Formel enthält neben anderen experimentell feststellbaren Größen auch die Größe $N$. Die Lagen eines einzelnen Körnchens wurden in Zwischenräumen von 30 Sekunden durch die Camera lucida auf Kurvenpapier aufgezeichnet. Beispiele von drei solchen Zeichnungen sind in Abb. 29 wiedergegeben. Diese Abbildung kann von der Kompliziertheit der fraglichen Bewegungen nur eine

schwache Vorstellung geben. Wäre die Lage jedes Körnchens in kürzeren Zeit-
räumen als alle 30 Sekunden aufgezeichnet worden, so hätte zwischen jeder
der eingezeichneten Lagen ein ebenso großer Weg, wie ihn jetzt die ganze Abbildung zeigt, eingefügt werden müssen.

Diese Abbildungen zeigen ferner, welche komplizierten Wirkungen durch
scheinbar einfache und gleichförmige verursacht werden können. Die durchschnittliche kinetische Energie jedes Moleküls ist dieselbe wie die aller anderen
Moleküle. Die Kräfte, welche auf jedes Molekül wirken, kann man sich sym-
metrisch in der wässe-
rigen Phase verteilt
denken. Dennoch resul-
tiert diese scheinbar
„chaotische" Verschie-
denartigkeit der Be-
wegung. In Wirklichkeit
ist es natürlich keine
„chaotische" Bewegung.
Weil wir nicht genügend
adaptierte Beobach-
tungsmethoden haben,
entsteht dieser Ein-
druck. Durch diese
zweite Methode erhielt
man einen Wert von $N$
von $71,5 \cdot 10^{22}$.

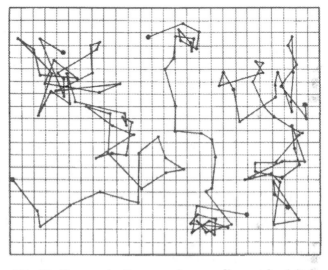

Abb. 29. BROWNsche Bewegungskurven, die man durch Vereinigung der aufeinander folgenden Lagen von 3 Mastix-
partikeln erhält, wenn alle 30 Sekunden ihre Lage markiert
wird. Sie geben nur eine schwache Vorstellung von der Kompliziertheit der wirklichen Bahnen. Würden die Lagen der
Partikel alle Sekunden aufgezeichnet, so würde jede Verbin-
dungslinie eine vielzackige Linie sein, die relativ ebenso kompliziert wäre wie diese ganze Zeichnung. (PERRIN, 1910, S. 64
von SODDYS Übersetzung.)

Die dritte Methode
gründet sich auf folgende
Überlegung. Von einer
gewissen Körnchengröße
an müssen viele Stöße
der Wassermoleküle
mehr oder weniger
tangential gerichtet sein.
Dadurch entsteht eine Rotation der Körnchen, die man beobachten kann,
wenn diese Körnchen Marken tragen, um sie unterscheiden zu können (etwa
bei ihrer Bildung einschließen). Eine ebenfalls von EINSTEIN abgeleitete Formel gibt die Möglichkeit, hieraus wieder $N$ zu bestimmen; der so gefundene
Wert betrug $65 \cdot 10^{22}$.

Wenn wir diese verschiedenartigen Werte mit den letzten und genauesten
Messungen MILLIKANS (1917) vergleichen (gemessen auf Grund der elektrischen
Ladung von Gasionen), die $60,62 \cdot 10^{22}$ mit einem Fehler von nur 2% ergibt,
fällt die sehr enge Übereinstimmung ins Auge. Daraus ergibt sich als Schluß,
daß die BROWNsche Bewegung das gleiche ist wie die Bewegung der Moleküle
nach der kinetischen Theorie. PERRINS (1911, S. 1—2) letzte Resultate ergeben
Werte, die sich der von MILLIKAN gefundenen Zahl noch enger nähern.

Nach der zweiten Methode sind auch Versuche an größeren Partikeln angestellt worden. Um sie in Suspension zu halten, wurde als wässerige Phase

27 prozentige Harnstofflösung benutzt. Diese ergaben für $N$ einen Wert von $78 \cdot 10^{22}$. Bei der kleinen Anzahl der Beobachtungen ist die Übereinstimmung als befriedigend anzusehen. Da EINSTEINS Theorem auf der Annahme gleicher Verteilung der kinetischen Energie beruht und die Versuche zeigten, daß Körnchen, deren Durchmesser im Verhältnis $1:60\,000$ schwankten, den gleichen Wert von $N$ ergaben, so muß man sie als schwerstwiegende Bestätigung der Hypothese der gleichen Verteilung der kinetischen Energie ansehen.

RAMSAY (1891) vertrat den Standpunkt, daß die BROWNsche Bewegung durch die Stöße der Flüssigkeitsmoleküle gegen die Körnchen entsteht, und RAMSAY und SENTER (British Association Reports, 1901) schlossen aus der Tatsache, daß die Dichtigkeit der kolloidalen Lösungen von Schwefelarsen die gleiche ist, ob sie nun mit der Senkwage oder durch Wägen bestimmt wird, daß die Körnchen des Kolloids gegen den Stab der Senkwage treffen und ihn mit der gleichen Energie beeinflussen, wie es die Wassermoleküle tun.

Man kann eine gewisse Befriedigung nicht unterdrücken, daß PERRINS Versuche deutlich zeigen, daß wir uns nicht mit den aus der Thermodynamik abgeleiteten Formeln zufrieden zu geben brauchen. In diesen Versuchen verhalten die sichtbaren Körnchen sich genau wie die angenommenen Moleküle der Atomtheorie. Der Chemiker darf jetzt wieder mehr Vertrauen hegen, daß seine Strukturformeln den tatsächlichen Verhältnissen entsprechen. VAN 'T HOFFS Lösungstheorie findet sich bestätigt.

Anläßlich der Veranschaulichung der kinetischen Theorie durch die BROWNsche Bewegung sei darauf hingewiesen, daß Theorien über die Bewegungen der Moleküle, wie die kinetische Gastheorie, im wesentlichen nur statistisch sein können, d. h. sie sagen nichts über die in einem einzelnen Molekül in einem bestimmten Augenblick vorhandene Energie; sie geben nur den Durchschnittswert aus einer sehr großen Anzahl. Wenn es möglich wäre, die Energie eines einzelnen Moleküls in einem gegebenen Augenblicke zu messen, so könnten Werte erhalten werden, die sehr weit vom Mittelwert entfernt liegen. Man sollte den wertvollen Aufsatz von HUYE (1917) über die Anwendung der Wahrscheinlichkeitsrechnung auf physikochemische und biologische Fragen lesen.

Wahrscheinlich auf Grund dieser Betrachtung hat DONNAN darauf hingewiesen, daß der zweite Hauptsatz der Thermodynamik nicht für die lebenden Organismen zu gelten braucht. Wenn wir einen einzelnen Organismus gegenüber der Welt ähnlicher Organismen wie ein Molekül ansehen, erscheint es prima facie nicht durchaus unmöglich, daß er sich so sehr von dem Durchschnitt unterscheiden könnte, daß dadurch ein Überschreiten der aus der allgemeinen Masse abgeleiteten Gesetze zustande käme. In Wirklichkeit finden wir solche Abweichungen aber nicht. Wir wissen z. B., daß nach Reizung des Nervus vagus das Herz sicher stillsteht, wenn nicht ein gegenwirkendes Mittel, z. B. Atropin, da ist, das wir aber genau feststellen und dessen Wirksamkeit wir in Betracht ziehen können.

### Andere Bedingungen der Stabilität.

Obgleich die BROWNsche Bewegung die Hauptursache für die Beständigkeit kolloidaler Suspensionen ist, gibt es noch andere Faktoren, die eine Rolle spielen. Das spezifische Gewicht des Lösungsmittels der Suspension übt sicher eine Wirkung aus. Je größer die Dichtigkeit, desto geringer das effektive Gewicht der Körnchen, daher wird die Rührwirkung des Bombardements durch die Wassermoleküle um so größer sein.

Ebenso kann eine elektrische Ladung der Ausflockung entgegenwirken, weil mit gleichnamiger Elektrizität beladene Teilchen sich abstoßen. Wenn aber eine Anzahl Körnchen dem Rest entgegengesetzt geladen werden, so kommt es natürlich durch gegenseitige Anziehung zur Aggregation. Näheres hierüber wird später folgen. Daß die elektrische Ladung nicht der einzige Grund für die Stabilität von Suspensionen ist, geht daraus hervor, daß sie auf Null sinken kann, ohne daß die Stabilität abnimmt (siehe SVEDBERGS, auf S. 96 erwähnten Versuch), in dem die BROWNsche Bewegung durch die Entladung nicht beeinflußt wurde.

Auf die entgegengesetzte Wirkung der Oberflächenspannung und der elektrischen Ladung ist schon hingewiesen worden. LEWIS (1909, S. 3) hat gezeigt, daß bei einer gewissen elektrischen Ladung und bei einem bestimmten Radius des Körnchens, die Oberflächenenergie zu einem Minimum und die Stabilität daher zu einem Maximum wird. Die Oberflächenspannung wirkt tangential und die elektrische Kraft radial ein. Nur die radiale Komponente der ersteren wirkt der elektrischen Kraft entgegen. Letztere ist der vierten Potenz des Radius umgekehrt proportional, erstere ist nur dem einfachen Radius umgekehrt proportional.

Auch die Viscosität der äußeren Phase ist von Bedeutung. Eine Zunahme der inneren Reibung des suspendierenden Mediums verlängert die Zeit, in welcher die suspendierten Körnchen unter dem Einfluß der Schwerkraft zu Boden sinken.

## Die Farbe einiger Hydrosole.

Interessante Beweise für den allmählichen Übergang von Molekülen zu Suspensionen gibt die Arbeit von SVEDBERG (1909, S. 2) über die Farbe der Goldhydrosole. Mit zunehmender Verteilung, d. h. immer kleiner werdender Unterteilung, nähert sich die Farbe der kolloidalen Goldlösung mehr und mehr der eines Goldsalzes in echter Lösung oder der Farbe des Goldions, vorausgesetzt, daß das Anion ungefärbt ist. Die Absorption im Spektrum wandert mehr und mehr in den ultravioletten Bezirk, in dem das Goldchlorid eine charakteristische Absorption besitzt. WÖHLER und SPENGEL (1910) haben gezeigt, daß Lösungen von kolloidalem Platin mit beträchtlicher Teilchengröße mehr oder weniger violett gefärbt sind. Mit immer feinerer Unterteilung nähert sich die Farbe allmählich dem Orange der echten Platinsalzlösungen. Wo. OSTWALD (1911) zeigt, daß das Absorptionsmaximum in gesetzmäßiger Weise von der Teilchengröße abhängt. Mit zunehmender Unterteilung wandert die Absorption in das Gebiet der kürzeren Wellenlängen. Die Färbung der Lösung, also die Farbe im durchfallenden Licht, geht aus Blau oder Grün in Rot und Gelb über. Wegen weiterer Einzelheiten verweise ich den Leser auf die interessante Arbeit des letztgenannten Verfassers.

Die Beziehung zwischen den Dimensionen der Körnchen und der Wellenlänge der absorbierten Lichtstrahlen läßt Resonanzwirkungen vermuten. Zwischen der Schwingungszahl des Körnchens und der der absorbierten Lichtstrahlen müssen einfache Beziehungen bestehen.

Durch das Resonanzphänomen kann die Energie einer Reihe periodisch aufeinander folgender Stöße akkumuliert werden, wobei der Energiegehalt eines

einzelnen Impulses nur sehr gering zu sein braucht. Das verdient eine nähere
Betrachtung. Denken wir uns ein Pendel mit einer Schwingungsdauer von einer
Sekunde. Die Zeit, in der das Pendel in gleicher Richtung schwingend denselben
Punkt zum zweitenmal durchschreitet, soll also eine Sekunde nach dem ersten
Durchgang liegen. Wir denken uns das Pendel zunächst ruhend, geben ihm
dann einen leichten Stoß in Richtung seiner Schwingungsebene und wiederholen
alle Sekunden den schwachen Stoß. Dann bekommen wir schließlich eine sehr
bedeutende Amplitude; jeder Stoß fügt seine Wirkung dem vorhergehenden zu.
Ist aber der Zwischenraum zwischen den periodischen Stößen nicht ein Viel-
faches der Schwingungsdauer des Pendels, so erhält man entweder gar keine
oder nur eine sehr kleine Amplitude, da es nur gelegentlich einmal geschehen
wird, daß der Stoß in der gleichen Richtung, in der sich das Pendel bewegt,
geschieht. Alle anderen Stöße müssen die Pendelbewegung hemmen, da kinetische Energie von dem Pendel an den Körper, der die periodischen Stöße
hervorbringt, abgegeben wird.

Resonanzphänome kommen auch bei chemischen Zersetzungen durch Lichtstrahlen in Frage. Die Betrachtung der Schwingungsverhältnisse des Lichtes
und der Moleküle ergibt die Möglichkeit beträchtlicher Energieänderungen in
verhältnismäßig kurzer Zeit. Die Schwingungszahl des Lichtes der $D$-Linie des
Natrons beträgt gegen $5 \cdot 10^{14}$ pro Sekunde.

Die Resonanz spielt ferner bei der Erzeugung starker Hochfrequenzströme,
wie sie in der Elektrotherapie gebraucht werden, eine wichtige Rolle; ebenso,
nach der HELMHOLTZschen Theorie, bei der Funktion des Gehörapparates.

Ein lehrreiches Modell zur Veranschaulichung der Resonanzerscheinungen
ist von BURCH (1913, S. 490) beschrieben worden.

## Die elektrische Ladung.

Grenzflächen zwischen verschiedenen Phasen sind gewöhnlich, wie wir bereits gesehen haben, der Sitz von elektrischen Potentialdifferenzen. Es ist also
nicht weiter erstaunlich, daß elektrische Ladungen in kolloidalen Lösungen eine
wichtige Rolle spielen.

Sie entstehen häufig durch elektrolytische Dissoziation. Nehmen wir ein
Kieselsäurepartikelchen in Wasser. Dieses Körnchen besteht aus einer sehr
großen Anzahl Moleküle. Man nimmt nun an, daß Kieselsäure in Wasser nicht
ganz unlöslich ist. Die äußere Schicht der Moleküle wird daher elektrolytisch
dissoziieren können. H-Ionen werden infolge ihrer großen Beweglichkeit in die
wässerige Phase wandern, die Kieselsäureanionen bleiben wahrscheinlich infolge
ihrer relativen Unlöslichkeit auf der äußeren Oberfläche des Körnchens abgelagert. Dieses Körnchen wird dann entsprechend einer großen Anzahl dissoziierter Moleküle negativ geladen sein. Es verhält sich einfach wie ein viel-
wertiges Anion. Dies gilt, wie für Kieselsäure, so für alle sauren Substanzen
im Kolloidzustand. Wenn sie, wie z. B. Aluminiumhydroxyd, basisch sind,
werden OH'-Ionen abgegeben und lassen ein mehrwertiges Kation zurück.
Solche Substanzen nennt HARDY (1910) „elektrolytische Kolloide" und das
große, teilweise dissoziierte Aggregat ein „Pseudoion" oder, vorzugsweise, ein
„Kolloidion".

Unter dem Ultramikroskop findet man dann verschieden große Körnchen. Bringt man die Lösung aber in ein elektrisches Feld zwischen entgegengesetzt geladenen Elektroden, so bewegen sich alle mit derselben Geschwindigkeit. Die Potentialdifferenzen zwischen ihnen und der äußeren Wasserphase müssen daher für alle die gleichen sein. Daraus folgt, daß die Ladung ihrer Größe direkt proportional sein muß. Während ein echtes Ion bei gleicher chemischer Zusammensetzung immer die gleiche Ladung hat, sind diese kolloidalen Ionen verschieden geladen, obwohl ihre chemische Natur dieselbe ist. Wenn die Ladung, wie beschrieben, der Dissoziation in der Oberfläche zuzuschreiben ist, müssen natürlich mehr Ionen auf einer großen Oberfläche als auf einer kleineren entstehen.

Einige Kolloide dissoziieren in Wasser ebenso stark elektrolytisch wie viele anorganische Salze. Zu dieser Klasse gehören Farbstoffe mit hohem Molekulargewicht, wie Kongorot. Die wirkliche Zusammensetzung ihrer Lösungen ist noch nicht aufgeklärt, der osmotische Druck ist geringer, als man nach der Leitfähigkeit erwarten müßte (siehe meine Arbeit über Kongorot usw.; BAYLISS 1911). Hierher gehören Salze von Proteinen mit einer starken Säure oder Base, wie Caseinnatrium oder Globulinhydrochlorid.

Kongorot ist ein Natronsalz. Bei seiner elektrolytischen Dissoziation entstehen vermutlich Na-Ionen. Diese Ionen können schnell durch Pergamentpapier hindurchgehen; Chlornatrium diffundiert bekanntlich leicht durch Pergamentpapier. Wenn aber das Anion kolloidal ist, können auch die Na-Ionen nicht mehr durch das Papier hindurchdiffundieren. Die elektrostatische Anziehung hält sie fest. Ein Ion kann die unmittelbare Nähe eines entgegengesetzt geladenen Ions nicht verlassen, wenn nicht Arbeit geleistet wird, um die Anziehung zu überwinden. Die H-Ionen bei unserer Kieselsäure bleiben daher dem entgegengesetzt geladenen Körnchen sehr nahe und bilden eigentlich eine Art HELMHOLTZscher Doppelschicht. Es gibt, wie wir im folgenden Kapitel sehen werden, sehr wichtige Erscheinungen, welche durch solche kolloidalen Salze, die an Membranen haften, zu erklären sind.

Substanzen wie Kongorot und Salze von Caseinogen kann man „elektrolytisch dissoziierte" Kolloide nennen, um sie von HARDYS elektrolytischen Kolloiden zu unterscheiden. Der Unterschied zwischen beiden Arten kann recht unbedeutend werden, da das große Kolloidion in beiden Fällen aus Ionenaggregaten bestehen kann; diese Aggregate sind aber im ersteren Falle zu klein, um durch das Ultramikroskop aufgelöst zu werden. Bestenfalls sieht man einen schwachen Nebel. Eine andere Form solcher Kolloide ist die der „ionischen" von M'BAIN (1920), die aus einem Aggregat von Ionen und unzerlegtem Salz mit Wassermolekülen besteht.

Es gibt aber auch Erscheinungen, welche durch die Annahme einer elektrolytischen Dissoziation nicht erklärbar sind. QUINCKE (1898, S. 217) fand, daß eine große Zahl neutraler und sehr verschiedener Substanzen, Papier, Holzkohle usw. in Wasser negativ geladen sind. Daß Petroleumtropfen (LEWIS) und Anilintropfen (RIDSDALE ELLIS) die gleiche Ladung besitzen können, ist bereits (S. 56 oben) erwähnt worden. Gleichzeitig wurde darauf hingewiesen, daß eine Erklärung auf chemischer Basis schwierig sei. Wie HARDY (1912, S. 632) andererseits gezeigt hat, genügt eine geringe Verunreinigung durch eine chemisch wirksame Substanz, z. B. einen Ester oder Ölsäure, um die Ausbreitung eines schweren Kohlenwasserstofföls auf Wasser zu bewirken, der sich auf ganz reinem Wasser nicht ausbreitet. Da dem so ist, darf eine chemische Erklärung aller obigen Fälle nicht ohne weiteres ausgeschlossen werden.

Elektrische Ladungen können, was man nicht außer acht lassen darf, auch durch andere Mittel als elektrolytische Dissoziation im gewöhnlichen Sinne übertragen werden. Es genügt, auf die Phänomene der Reibungselektrizität hinzuweisen. Die Trennung der positiven und negativen Elektrizität und die Quelle der daraus entstehenden elektrischen Energie beruht hier auf der mechanischen Arbeit, welche die ungleichnamigen Elektrizitäten in der elektrischen Doppelschicht auseinanderreißt. Man sieht aber nicht ein, wodurch die elektrische Doppelschicht zuerst entstanden ist.

RUDGE (1914) findet, daß fein zerstäubte Pulver starke Ladungen bei der Zerstäubung aufnehmen und daß das Vorzeichen der Ladung von der chemischen Natur der zerstäubten Stoffe abhängt. „Saure" Substanzen, wie Sand oder Molybdänsäure, werden negativ „basische" Substanzen, Kohle, Mehl, Mennige oder Alkaloide werden positiv geladen. Infolgedessen dürfen die durch Reibungselektrizität entstandenen Ladungen auf elektrolytische Dissoziation zurückgeführt werden.

Ferner sei hier an die von der elektrischen Ladung der Gase und der Wirkung des ultravioletten Lichtes abhängigen Erscheinungen erinnert. Wohl auf Grund solcher Vorgänge hat LEWIS daran gedacht, das Auftreten einer elektrischen Ladung in manchen Fällen auf „elektronischen" Ursprung zurückzuführen. PERRIN äußert (1904 und 1905) in seiner Arbeit über das Auftreten von Ladungen an den Grenzflächen zwischen festen und flüssigen Phasen ähnliche Anschauungen. Elektrische Ladungen treten nur bei Flüssigkeiten auf, welche elektrolytischer Dissoziation fähig sind, wie Wasser, Alkohol usw. Bei Äther, Chloroform, Terpentinöl fanden sich keine Ladungen. HARDY hat aber gezeigt, daß auch bei Nichtleitern, in denen keine Ionen wandern können, zwischen beiden Phasen Potentialdifferenzen auftreten können.

Viele der von PERRIN beschriebenen Fälle sind, wie oben gezeigt, durch die Annahme einer elektrolytischen Dissoziation der Kolloide erklärbar, aber bei Holzkohle, Carborund, Cellulose usw. erscheint es recht gekünstelt, wenn man auch hier eine elektrolytische Dissoziation zugrunde legen wollte. Es dient der Sache nicht sehr, auf das Vorhandensein von Graphitsäure bei der Holzkohle hinzuweisen; denn das Vorzeichen der Ladung ist beim Anilin gerade das Umgekehrte von dem, was auf Grund der Annahme einer elektrolytischen Dissoziation zu erwarten wäre. Die Existenz einer Ladung auf Petroleumtropfen bildet eine weitere Schwierigkeit. Inwieweit Verunreinigungen, wie in HARDYS (1912, S. 632) Versuchen über Oberflächenspannung, hierbei eine Rolle spielen, ist noch nicht geklärt. Es wäre interessant, festzustellen, ob HARDYS reines Kohlenwasserstofföl, das sich auf dem Wasser nicht ausbreitet, an der Grenzfläche gegen Wasser geladen ist.

Hierher gehört auch ein Versuch von SEE und HARRISON (1910, S. 46). Alizarin (1 Teil in 10 000) bildet in 2,5% Alkohol eine kolloidale Lösung und in 50% Alkohol eine echte Lösung. Wenn man einen Strom durch diese letztere Lösung schickt, so wandert der Farbstoff nicht, er ist also nicht elektrolytisch dissoziiert und ungeladen. In der kolloidalen Lösung sind die Körnchen gleichzeitig mit der Ausbildung von Grenzflächen geladen und bewegen sich im elektrischen Feld. Diese Ladung kann nicht durch elektrolytische Dissoziation veranlaßt sein, da die Moleküle in echter Lösung nicht dissoziiert sind. Enthält die Lösung zwischen 2,5 und 50% Alkohol, so zeigen die Wanderungsgeschwindigkeiten der Körnchen alle Zwischenstufen. Die Erklärung dieses Versuches scheint mir nicht ganz einfach. Infolge der geringen Dielektrizitätskonstante des Alkohols würde man eine geringere Ladung erwarten. Außerdem habe ich gefunden, daß der Temperaturkoeffizient der Leitfähigkeit einer gut ausgewaschenen Alizarinsuspension in Wasser 3,29 beträgt. Dieser Wert ist zu groß, um ihn auf Verunreinigungen durch fremde Elektrolytspuren zu beziehen. Er ist um 28% größer als der von KCl. Er kann nur durch eine geringe echte Löslichkeit und elektrolytische Dissoziation des Alizarins selbst verursacht sein

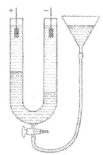

Abb. 30. Apparat zur Bestimmung des Vorzeichens der elektrischen Ladung kolloidaler Teilchen. (HARDYS Modifikation der WHETHAMschen Methode zur Messung der Wanderungsgeschwindigkeit gefärbter Ionen; Journ. physiol. Bd. 33, S. 289.) Der obere Teil jedes Schenkels des U-Rohrs ist mit Wasser gefüllt, welches durch Dialyse ins Gleichgewicht mit den in der Kolloidlösung enthaltenen diffusiblen Elektrolyten gebracht ist. Der untere Teil (schraffiert) enthält die kolloidale Lösung. Diese Lösung wird vorsichtig unter das Wasser unterschichtet, in die wässerige Schicht beider Schenkel des U-Rohres tauchen Platinelektroden, an die eine Potentialdifferenz von 100—200 Volt angelegt wird. Die Lage der beiden Menisci in der Abbildung ist die eines „elektro-negativen Kolloids", das ungefähr 2 Stunden lang dem elektrischen Feld ausgesetzt wurde.

(siehe S. 88 oben). In diesem Falle kann die elektrische Ladung durch Oberflächenionisation veranlaßt sein. Es würden kolloidale negative Ionen, ähnlich denen der Kieselsäure, entstehen. Wir wissen ja auch, daß sich Alizarin wie eine schwache Säure verhält.

Die Frage nach dem Ursprung der Ladung erfordert in manchen Fällen weitere Untersuchungen, obgleich PERRINS Auffassung der Elektrisierung an Grenzflächen gerechtfertigt zu sein scheint. In der Mehrzahl der Fälle besteht kein Zweifel, daß eine elektrolytische Dissoziation die Ursache der Ladung ist.

Man muß noch auf eine Möglichkeit hinweisen, obgleich die Versuche von ELISSAFOV, die im nächsten Abschnitt beschrieben werden, damit im Widerspruch stehen. Bei der Berührung einer unlöslichen Substanz mit Wasser entsteht Oberflächenspannung gewöhnlicher mechanischer Art. Ist im Wasser eine Spur eines Elektrolyten zugegen, so kann die eine Ionenart, in die der Elektrolyt dissoziiert, eine größere Verminderung der Oberflächenenergie erzeugen als die andere. Diese Ionen würden sich dann an den Grenzflächen konzentrieren und eine elektrische Ladung entstehen lassen. Die Versuche von LACHS und MICHAELIS (1911) zeigen, daß an einer bereits geladenen Oberfläche

Ionen entgegengesetzten Vorzeichens adsorbiert werden. Wenn ein Ion die Oberflächenenergie verringert, kann es adsorbiert werden und seine Ladung übertragen (siehe S. 65 oben).

Man kann die elektrische Ladung nach PERRINS Methode (S. 81 oben) feststellen, wenn der betreffende Stoff, wie Papier, Sand usw., zu einer Pastille gepreßt werden kann. Bei kolloidalen Lösungen, die elektrolytfrei dialysiert werden können, ist WHETHAMS (1893, S. 342—345) Methode die beste. Man läßt die Lösung vorsichtig auf den Boden der Biegung einer U-Röhre (Abb. 30) laufen, die vorher halb mit destilliertem Wasser oder dem Dialysat gefüllt war, das sich im Gleichgewicht mit der kolloidalen Lösung befindet. Um das spezifische Gewicht herabzusetzen, kann man ihr etwas Alkohol zusetzen. Dadurch erhält man in beiden Teilen der Röhre eine scharf begrenzte Oberfläche. An das U-Rohr wird mit Hilfe zweier Elektroden — in jedem Schenkel eine — eine Potentialdifferenz von 160—200 Volt angelegt. Die Grenzfläche steigt dann in dem einen Rohr und fällt in dem anderen. Die Kolloidkörnchen wandern zu der Elektrode, die ihnen entgegengesetzt geladen ist; ihre Wanderungsgeschwindigkeit kann gemessen werden.

## Wirkung von Elektrolyten.

Da viele Eigenschaften kolloidaler Partikel von ihrer elektrischen Ladung abhängen, kann man erwarten, daß die in Lösungen von Elektrolyten vorhandenen, geladenen Ionen eine erhebliche Wirkung auf diese Eigenschaften ausüben. Das ist auch der Fall.

PERRIN (1904, S. 625) stellte fest, daß die Anwesenheit von $H'$- oder $OH'$-Ionen die Potentialdifferenz, welche bei der Benetzung fester Körper mit Wasser auftritt, in sehr hohem Grade beeinflußt. Naphthalin ist z. B. in 0,0002 molarer Salzsäure elektropositiv und in Natriumhydroxyd der gleichen Konzentration negativ geladen. Das scheint ein Gesetz zu sein, das für die meisten unlöslichen Körper, aber nicht für alle, gilt. Cellulose ist selbst in 0,002 molarer Salzsäure negativ geladen, aber in geringerem Grade als in Alkalien. Einwertige Ionen, wie z. B. $Na^{\cdot}$ und $Cl'$, üben, im Gegensatz zu den $H^{\cdot}$- und $OH'$-Ionen, nur eine verhältnismäßig kleine Wirkung aus. Mehrwertige Ionen dagegen haben eine kräftige Wirkung. Wenn ein fester Körper in eine schwach alkalische Lösung eintaucht und negativ geladen ist, wird die Hinzufügung eines mehrwertigen elektropositiven Ions die Oberflächenladung entweder stark verringern, sie auf Null bringen, oder ihr Vorzeichen umkehren. Ähnlich wird, mutatis mutandis, ein mehrwertiges elektronegatives Ion die Ladung einer elektro-positiven Oberfläche verringern.

Welches ist nun die Wirkung solcher Ladungsveränderungen auf die suspendierten Partikel kolloidaler Lösungen?

FARADAY (1858, S. 165) wußte bereits, daß Goldhydrosole durch Salze ausgeflockt werden können. Diese Fähigkeit der Salze zog schon sehr früh die Aufmerksamkeit der Forscher auf sich. SCHULTZE (1882) bemerkte, daß die fällende Kraft verschiedener Elektrolyte mit der Valenz steigt, aber rascher, als der wachsenden elektrischen Ladung entspricht. HARDY (1900, S. 341), der bessere quantitative Methoden benutzte, stellte ein Gesetz auf, nach dem, wenn wir die fällende Kraft eines einwertigen Ions $x$ nennen, die eines zweiwertigen $x^2$ und eines dreiwertigen $x^3$ ist. METHAM (1899) zeigte, daß dieses Ergebnis aus der Wahrscheinlichkeitsrechnung abgeleitet werden kann. Angenommen, die Ladung eines dreiwertigen Ions fällt eine bestimmte Anzahl kolloidaler Körnchen aus, wenn die gleiche Ladung übertragen werden soll, so müssen diese Körnchen bei zweiwertigen Ionen auf zwei statt auf eins treffen, und bei einwertigen auf drei. Die Aussichten, auf zwei oder drei getrennte Ionen statt auf nur eins zu stoßen, sind proportional dem Quadrat und der dritten Potenz ihrer Konzentration.

HARDY (1900, Bd. 1, S. 242) ging weiter und zeigte, daß das ausfällende Ion dem gefällten Kolloid umgekehrt geladen ist. Er stellt folgende allgemeine Regel auf: „Die ausflockende Kraft eines Salzes wird durch die Wertigkeit eines seiner Ionen bestimmt. Das vorherrschende Ion ist entweder das negative oder das positive Ion, je nachdem der Dispersitätsgrad mit wachsendem Potential wächst oder abnimmt. Das ausflockende Ion ist immer entgegengesetzt geladen wie das Kolloid." Das ist die sog. HARDYsche Regel.

Man könnte fragen: Woher wissen wir, welches das wirksame Ion ist, da wir nicht eins ohne das andere hinzufügen können? Wir können es durch einen Reihenversuch ermitteln; wir nehmen mehrere Salze nacheinander mit dem gleichen Anion, aber verschiedenem Kation und umgekehrt. Wir finden z. B., daß Kaliumchlorid, Sulfat und Phosphat bei gleicher Konzentration des K-Ions die gleiche Wirkung auf ein negatives Kolloid, z. B. Schwefelarsen, ausüben, obgleich die Wertigkeit der Anionen sich wie 1 : 2 : 3 verhält. Andererseits sind die Chloride von Kalium, Calcium und Lanthan in ihrer Wirkung sehr verschieden. Umgekehrt haben bei einem positiven Kolloid die Glieder der letzten Reihe gleiche Wirkung, während das Chlorid, Sulfat und Phosphat des gleichen Metalls stark ansteigende Wirksamkeit aufweisen.

Elektronegative Kolloide sind z. B.: Gold, Platin, Schwefelarsen, Kieselsäure, „unlösliche" organische Säuren, wie Caseinogen, Mastix oder die freie Kongorotsäure; ebenso Suspensionen der meisten Pulver, Holzkohle, Kaolin usw. Die Hydroxyde von Aluminium, Thorium, Eisen sind dagegen elektropositiv.

Ich empfehle dem Studenten, folgende Versuche mit Schwefelarsen zu machen: Schwefelarsen erhält man durch Einleiten von Schwefelwasserstoff in eine gesättigte Lösung arseniger Säure. Das sich ergebende Hydrosol muß man dialysieren. Beim Stehen sinken die gröberen Körnchen zu Boden. Zu Proben dieser Lösung setze man gleiche Volumina von 0,00005 molarem Lanthansulfat, 0,0275 molarem Calciumchlorid und 0,74 molarem Kaliumchlorid. Die Konzentrationen der Mischungen an La$^{\cdots}$-, Ca$^{\cdot\cdot}$- und K$^{\cdot}$-Ionen verhalten sich dann wie $x : x^2 : x^3$. Die Fällung wird dann in allen 3 Teilen etwa dieselbe sein. Man kann auch Versuche mit wechselnden Mengen machen. Es zeigt sich, daß eine bestimmte Konzentration von Ca$^{\cdot\cdot}$ oder K$^{\cdot}$ noch ganz unwirksam ist, während die gleiche Konzentration von La$^{\cdots}$ bereits stark fällend wirkt. Nimmt man die Konzentration von K$^{\cdot}$ gleich der wirksamen von Ca$^{\cdot\cdot}$, so ist sie wieder völlig unwirksam. Man kann entsprechende Versuche auch mit einem Hydrosol von Eisenhydroxyd machen. Es wird durch Dialyse einer konzentrierten Eisenchloridlösung erhalten. Dieses Salz ist elektrolytisch stark hydrolysiert. Man dialysiert die freie Säure fort und erhält so das kolloidale Eisenhydroxyd. Zur Ausfällung nehme man Kaliumchlorid, Sulfat und Phosphat. Das Phosphat muß neutral sein, man erhält es durch Mischen von 10 Teilen einer molaren Phosphorsäure mit 17,7 Teilen molarer Natronlauge und Verdünnung zu einer Konzentration von ungefähr 0,00057 molarer $PO_4'''$ (PRIDEAUX, 1991). Die entsprechenden Lösungen von Sulfat und Chlorid sind dann 0,0067 und 1,35 molar an $SO_4''$- und $Cl'$-Ionen. Man wird dann finden, daß verschiedene Kolloidpräparate verschiedene Konzentrationen zur Fällung verlangen. Dies liegt, wie wir später sehen werden, an dem verschiedenen Dispersitätsgrade. Als dreiwertiges Ion wird Lanthan darum gewählt, weil seine Salze sehr wenig elektrolytisch dissoziiert sind.

Bevor wir weitergehen, muß ich bemerken, daß die beiden großen Klassen der Kolloide, die Suspensions- oder lyophoben Kolloide und die Emulsions- oder lyophilen Kolloide in ihrer Empfindlichkeit gegen die fällende Wirkung der Elektrolyte sehr voneinander abweichen. Die erste Klasse ist sehr empfindlich, die zweite verhältnismäßig unempfindlich. Der Unterschied ist aber nur ein gradueller und kein fundamentaler, wie aus folgendem hervorgehen wird. WIEGNER (1910, S. 235) zeigte, daß sich durch Chlorkalium noch in einer Konzentration von 2,5 Millimol auf 1000 Emulsoid (Olivenöl und Wasser), bei Beobachtung mit dem Ultramikroskop, deutliche Agglutination nachweisen ließ. MINES (1912, S. 211) stellt fest, daß Eiweiß durch ein dreiwertiges Ion, z. B. La''', selbst in einer Konzentration von nur 0,0016 molar gefällt wird, während es gegen einwertige Ionen verhältnismäßig unempfindlich ist. In ihren Versuchen über die Eigenschaften des BENCE-JONESschen Eiweißkörpers fanden HOPKINS und SAVORY (1911, S. 213), daß die fällende Wirkung gewisser Ionen in der Kälte sehr deutlich ist.

Der Mechanismus der Elektrolytwirkung muß mit der Neutralisierung der elektrischen Ladung auf den kolloidalen Körnchen durch die entgegengesetzte Ladung des fällenden Ions zusammenhängen. Man hat früher daran gedacht, daß die gleich geladenen kolloidalen Körnchen infolge der gegenseitigen elektrostatischen Abstoßung in Suspension blieben; dann müßte ihre Stabilität bei elektrischer Neutralität am geringsten sein. Würde ein Überschuß des fällenden Elektrolyten hinzugefügt, um den Körnchen eine neue Ladung mit einem, ihrem ursprünglichen entgegengesetzten Zeichen zu geben, so müßte wieder eine stabile Suspension entstehen. Obwohl dies in vielen Fällen der Fall zu sein scheint, liegt in anderen das Maximum der Stabilität nicht im elektrischen Neutralpunkt. Das Vorhandensein der HELMHOLTZschen Doppelschicht schafft theoretische Schwierigkeiten. Daher kann die gegenseitige Abstoßung der Körnchen nicht als direkter Grund der Stabilität der Suspensionen angenommen werden. Das Vorhandensein elektrischer Ladungen gleichen Zeichens ist aber der Vereinigung der geladenen Partikel sicher hinderlich.

Der Mechanismus der Ausflockung durch Elektrolyte wird gut durch folgenden Versuch von MINES (1912, S. 227) veranschaulicht: Die Blutkörperchen von Scyllium werden durch Cerchlorid in 0,0008 molarer Lösung, wie Abb. 31 zeigt, agglutiniert (aggregiert). In 0,08 molarer Lösung bleiben sie suspendiert. Wie aus der Bestimmung der Wanderungsrichtung der Blutkörperchen im elektrischen Felde hervorgeht, sind sie negativ geladen. In der starken Cerlösung ist ihre Ladung vollständig umgekehrt; die Körperchen sind elektropositiv. Wenn man verdünnte Cerlösung hinzufügt, sind einige von ihnen früher umgeladen als andere; diese positiven vereinigen sich mit negativen und bilden Aggregate, die groß genug sind, um schnell unter den Einfluß der Schwerkraft zu fallen.

Daß Elektrolytüberschuß tatsächlich das Ladungsvorzeichen der Körperchen umkehrt, kann man durch einen Apparat, entsprechend dem von RIDSDALE ELLIS (1912, S. 339) angegebenen, untersuchen. Er vermeidet durch die Benutzung unpolarisierbarer Elektroden die Entstehung von Gasen und andere lästige elektrolytische Störungen.

Wenn die Ladung der Körperchen durch die Adsorption von Ionen entgegengesetzten Zeichens neutralisiert oder umgekehrt wird, folgt daraus, daß diese Ionen bei der Ausflockung mit niedergerissen werden müssen. Das ist auch nachgewiesen worden. LINDER und PICTON (1895, S. 66) fanden, daß bei Ausfällung von Schwefelarsen durch Bariumchlorid, das Ba$\cdot\cdot$-Ion mit dem Niederschlag niedergerissen wird, die überstehende Flüssigkeit wird durch freigewordene

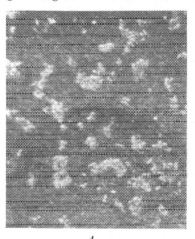

*A*                *B*

Abb. 31. Agglutination durch Elektrolyte. Mikrophotogramme von Blutkörperchen von Scyllium canicula, in $^1/_2$ n-Natriumchloridlösung suspendiert. *A* Wirkung der Hinzufügung von 0,0008 molarem Cerchlorid; *B* Dasselbe bei 0,08 molarem Ceriumchlorid. Das gelöste dreiwertige Ion bewirkt Agglutination, indem es das Vorzeichen der Ladung nur eines Teiles der Blutkörperchen umkehrt. Die konzentrierte Lösung bewirkt rapiden Umschlag der Ladung zum positiven Vorzeichen bei allen Blutkörperchen zugleich.

Salzsäure sauer. Das Ba$\cdot\cdot$-Ion wird durch elektrostatische Kräfte im Niederschlag festgehalten; durch einfaches Auswaschen mit Wasser kann es nicht entfernt werden, obgleich es durch andere Kationen ersetzt werden kann, wenn der Niederschlag mit einer Salzlösung gewaschen wird. Hierher gehört auch eine Beobachtung von PAINE (1912, S. 62). Kolloidales Kupfer ist elektropositiv (wahrscheinlich wegen einer Hydroxydschicht), und das fällende Ion ist natürlich das Anion. Wenn dies Cl' ist, kann man es durch wiederholtes Waschen des Niederschlags entfernen und von neuem eine kolloidale Lösung bilden. Ist es zweiwertig, wie SO$_4''$, so kann es nicht einfach ausgewaschen werden. Wird der Niederschlag aber zunächst mit überschüssigem Kochsalz behandelt, so kann nachträgliches Auswaschen mit Wasser die ursprüngliche kolloidale Lösung wieder herstellen. Das zeigt die kräftigere Wirkung des zweiwertigen Ions.

ODÉN und OHLON (1913) haben bei dieser reversiblen Ausflockung die Dimensionen der Aggregate vor der Fällung und nach erneuter Suspension gemessen. Hydrosole von Silber oder Schwefel können durch Ammonnitrat oder Kochsalz ausgeflockt und durch Auswaschen mit Wasser wieder suspendiert werden. Im Ultramikroskop hatten die Teilchen nach Ausflockung und Resuspension dieselbe Größe wie vorher. Es findet daher bei der Ausflockung keine wirkliche Verschmelzung statt; sonst ist es schwer zu verstehen, daß die erneute Suspension wieder die gleiche Teilchengröße ergibt.

LINDER und PICTON (1905, S. 1914) suchen das Mitniedergerissenwerden des fällenden Ions durch Salzbildung zu erklären. Daß dem nicht so ist, zeigen die quantitativen Beziehungen; PERRIN (1905, S. 69) findet z. B., daß ein Atom Lanthan als Nitrat 425 Atome Arsen als Sulfit ausfällt. Ein weiteres derartiges Beispiel geben HOPKINS und SAVORY (1911) bei dem BENCE-JONESschen Eiweißkörper. Näheres darüber später bei Besprechung der Eiweißkörper.

Es ist wichtig, eine Vorstellung von der Menge der mitgerissenen Ionen zu haben. BURTON (1906) schätzte die Zahl der durch ein Teilchen eines kolloidalen Silberpräparates adsorbierten Aluminiumionen auf $2 \cdot 10^7$. Besser als die stark hydrolytisch dissoziierten Aluminiumsalze hätte man Lanthansalze für den Versuch gewählt. Man kann aber eine annähernde Vorstellung von der Zahl der an einem kolloidalen Körnchen adsorbierten Atome erhalten, wenn BURTONS Wert mit der oben erwähnten PERRINschen Zahl verglichen wird. Ein La$\cdots$-Ion fällt 425 Atome Arsen (als Sulfit), so daß die Anzahl Atome in einem kolloidalen Körnchen ungefähr $425 \cdot 2 \cdot 10^7$ oder $8,5 \cdot 10^9$ ist. Das gilt natürlich nur für ein bestimmtes Hydrosol. Die Dimensionen der Körnchen weichen aber sehr voneinander ab. Bei der freien Säure des Kongorots fand ich (1909, S. 283) durch eine ultramikroskopische Methode, daß die Masse jedes Körnchens annähernd $2,3 \cdot 10^{-11}$ mg betrug. Wenn man die Masse des Wasserstoffatoms zu $1,6 \cdot 10^{-21}$ mg annimmt, ist die des Moleküls der Säure (Molekulargewicht 652) $1,04 \cdot 10^{-18}$, so daß es durchschnittlich $2 \cdot 10^7$ Moleküle in jedem Körnchen geben würde. Jedes Molekül enthält 70 Atome, so daß in jedem Körnchen $70 \cdot 2 \cdot 10^7$ Atome sein würden oder etwa ein Sechstel der Zahl von denen, die in dem Körnchen von Schwefelarsen enthalten sind.

Obgleich es möglich ist, durch eine chemische Formel eine lange Kette darzustellen, z. B. 400 Eisenhydroxydmoleküle hintereinander und am Schlusse ein Eisenchloridmolekül, alle durch einfache Bindungen vereinigt, so kann ich keinen Vorteil darin erkennen. Eine solche Formel scheint mir die wesentliche Natur chemischer Verbindungen, d. h. die Änderung ihrer Eigenschaften, eher zu verdunkeln; denn solche Kolloide verhalten sich chemisch nur wie Mischungen. Man muß außerdem diese Eisenhydroxydkolloide als vollkommen hydrolysiert ansehen, da es möglich ist, durch Dialyse alles Chlor zu entfernen, obgleich sie dann sehr unstabil werden. Wenn eine Verbindung in einer Lösung vollständig hydrolysiert ist, wodurch unterscheidet es sich dann von einer Mischung? Auch ist es schwer glaublich, daß ein Atom Chlor am Ende einer langen Kette eine chemische Wirkung auf Moleküle, die 400 Stellen von ihm entfernt sind, haben kann.

Wenn die elektrische Ladung auf kolloidalen Körnchen durch Ionenablagerung auf der Oberfläche veranlaßt wird, muß die Ladung um so größer sein, je feiner die Unterteilung einer gegebenen Masse wird. Bei gleichem Gehalt zweier Lösungen an fester Substanz, braucht diejenige, in der die kleineren

Körnchen enthalten sind, mehr fällende Elektrolyte zur Neutralisation der Ladung und Ausflockung. Das hat SVEN ODÉN (1912, S. 123) für Hydrosole von Schwefel und Silber experimentell bewiesen. Ein Schwefelhydrosol mit Körnchen von einem Durchmesser von 90 $\mu\mu$ verlangte eine Konzentration von Salzsäure von einem Mol. pro Liter; ein anderes mit Körnchen von 210 $\mu\mu$ beanspruchte nur 0,5 Mol. pro Liter. Wenn die Körnchen zu klein waren, um durch das Ultramikroskop aufgelöst zu werden, brauchte man 0,3 molares Natriumchlorid, während Körnchen von 210 $\mu\mu$ nur 0,07 molares Natriumchlorid verlangten. Außerdem ist zu bemerken, daß je kleiner die Körnchen, desto größer die Veränderungen der Oberflächenenergie bei der Ausflockung sind.

Aus dem oben erwähnten Versuch von MINES geht hervor, daß bei Ungleichheit und unregelmäßiger Verteilung der elektrischen Ladungen Fällung eintritt. Dadurch wird es verständlich, warum die fällende Wirksamkeit einer bestimmten Elektrolytmenge von der Schnelligkeit, mit der sie hinzugesetzt wird, abhängig ist, wie FREUNDLICH (1903, S. 145 und 151) festgestellt hat. Wenn eine Elektrolytmenge, welche, auf einmal zugesetzt, Ausflockung bewirkt, allmählich in lauter kleinen einzelnen Fraktionen hinzugefügt wird, so kann die Ausflockung fehlen. Das Kolloid hat sich an das fällende Ion „gewöhnt"; denn die elektrischen Veränderungen haben alle Partikelchen gleichmäßig beeinflußt.

Wenn die elektrische Ladung durch Ionenablagerung auf der Oberfläche veranlaßt wird, kann man die Wirkungsweise eines Elektrolyten weiter auf folgende Weise analysieren (FREUNDLICH und ELISSAFOV s. ELISSAFOV, 1912, S. 411): Die Ladung entsteht dadurch, daß die Ionen der schwerlöslichen Substanz, aus der die Teilchen der Suspension bestehen, verschiedene Lösungstension haben. Auf der Oberfläche eines solchen Stoffes, wie Glas, ist eine Schicht von kieselsaurem Salz abgelagert, welche die Tendenz hat, in Wasser in echte Lösung zu gehen. Die K·- und Na·-Ionen haben große Lösungstension, sie bilden eine äußere Schicht; die fast unlöslichen, langsam diffundierenden, vielleicht stark adsorbierten Kieselsäureionen bilden eine innere Schicht, die, an den kolloiden Teilchen fest haftend, ihnen die Eigenschaften eines großen multivalenten Ions verleihen: HARDYS kolloidale Ionen. Der wesentliche Unterschied zwischen diesem und einem gewöhnlichen Ion besteht darin, daß wegen der Größe des kolloidalen Ions Oberflächenwirkungen mitspielen, so daß durch Adsorption in der Nachbarschaft dieses Ions Konzentrationsdifferenzen entstehen können. Nach dem Massenwirkungsgesetz besteht nun eine konstante Beziehung zwischen dem Produkt der Anion- und Kationkonzentrationen einerseits und der Konzentration des nicht zersetzten Elektrolyts andererseits. Oder in üblicher Weise ausgedrückt:

$$\text{(Anion)} \cdot \text{(Kation)} = K \cdot \text{(Undissoziiertes Salz)}.$$

Auf unseren Fall des mehrwertigen kolloidalen Anions angewandt, ergibt sich:

$$\text{(Mehrwertiges Anion)} \cdot \text{(Kation)} = K \cdot \text{(Nicht zersetztes Salz)}.$$

Das heißt: die Konzentration des mehrwertigen Anions ist von der Konzentration des Kations abhängig und daher ebenso die Ladung an der Oberfläche. Zusatz von Kationen eines Elektrolyten vermindert daher die Konzentration des

Anions auf der Oberfläche und kann sie bis auf Null herabdrücken, damit natürlich auch die elektrische Ladung. Weiteres hierüber in der oben angeführten Arbeit.

Nach DUMANSKIS (1910) Versuchen können Stoffe, die alle Zeichen einer echten Lösung aufweisen, durch Neutralsalze in den Kolloidzustand überführt werden. Lösungen von Molybdänoxyd zeigten z. B. unter dem Ultramikroskop keine Zeichen von Heterogenität, selbst keinen diffus leuchtenden Kegel. Ebenso ergab die Gefrierpunktserniedrigung, daß die vorhandenen Moleküle nicht polymerisiert waren. Nach Zugabe von Ammoniak, Bariumchlorid oder anderer Salze bildete sich durch Agglutination der Moleküle eine kolloidale Lösung.

Bei der Ausflockung von Kolloiden durch Elektrolyte gibt es einen schwierigen Punkt, der bisher nicht genügend geklärt ist. Wenn ein Ion des fällenden Salzes mit der Ausflockung niedergerissen wird, muß das andere Ion frei zurückbleiben. So scheint z. B. das Cl-Ion in der Lösung zurückbleiben zu müssen, wenn Calciumchlorid auf Schwefelarsen wirkt. Nimmt man an, daß dann die hydrolytische Dissoziation des Wassers zunimmt, welche die H·-Ionen liefert, deren Zunahme durch die auftretende saure Reaktion bewiesen wird, so weiß man nichts mit den dazu gehörigen OH′-Ionen anzufangen.

## Emulsoide.

Die für den Physiologen wichtigste Klasse kolloidaler Lösungen sind die emulsoiden, lyophilen, stabilen oder reversiblen Lösungen. Obgleich man diese vier Namen allgemein auf die meisten Glieder der Klasse anwendet, sind sie jedoch, genau genommen, nicht synonym. Da alle möglichen Übergangsstadien vorkommen, fehlen natürlich manche dieser Merkmale bei einem gegebenen Stoff. Das Wort „emulsoid" deutet auf die flüssige Natur der dispersen Phase, diese Phase kann einen größeren oder geringeren Prozentsatz an Wasser oder ein anderes Lösungsmittel von gleicher Zusammensetzung wie die festen Phasen haben, wie man es besonders bei Proteinen sieht. Daher können alle Zwischenstufen zwischen festen Körpern und Flüssigkeiten bestehen. Wenn die verteilte Phase aus einer nichtmischbaren Flüssigkeit, z. B. Petroleum, besteht, so zeigt das System Eigenschaften, die sich denen der lyophoben Klasse nähern, z. B. ähnliche Empfindlichkeit gegen Elektrolyte (LEWIS, 1909, S. 493). Auf die Starrheit sehr winziger Flüssigkeitstropfen ist schon hingewiesen worden. Daß sie durch das Ultrafilter zurückgehalten werden, zeigt, daß sie nicht genügend deformiert werden können, um durch Öffnungen hindurchgetrieben zu werden, die groß im Vergleich mit molekularen Dimensionen, zu klein im Verhältnis zu kolloidalen Dimensionen sind.

Kieselsäure ist lyophil. Zur Trockne gebrachte Kieselsäure geht aber mit Wasser nicht wieder in Lösung. Es handelt sich also nicht um eine umkehrbare Lösung, im Gegensatz zu den meisten Gliedern der Klasse, die in diesem Sinne reversibel sind.

Die Bezeichnung „stabil" bezieht sich darauf, daß diese Lösungen durch Elektrolyte sehr viel schwerer ausgeflockt werden als die lyophoben Suspensionen. Es handelt sich hierbei wieder, wie im vorigen Abschnitt S. 92 gezeigt ist, um nur graduelle Unterschiede. Eiereiweiß, ein typisches Emulsoid, wird beispielsweise durch etwa 0,002 molares La··· gefällt, während Schwefelarsen schon bei 0,00005 molarem La··· ausflockt. Einwertige Ionen sind praktisch für emulsoide Kolloide unwirksam, d. h. soweit es ihre Wirkung als geladene Ionen betrifft. Das ist nicht weiter merkwürdig, wenn wir das oben auseinandergesetzte Verhältnis der Fällungskraft ein- und mehrwertiger Ionen in Betracht ziehen.

MINES (1912, S. 211) hat ein gutes Reagenz für emulsoide Lösungen angegeben. Kobalt und einige andere Metalle bilden mit Ammoniak und einer Säure komplexe Salze. Diese dissoziieren elektrolytisch unter Bildung eines großen dreiwertigen Kations, z. B. Co $(NH_3)_6^{...}$ (Luteokobalt-) Ion. Emulsoide wie Eiereiweiß werden selbst bei verhältnismäßig hohen Konzentrationen dieses Ions bis zu 0,02 molar nicht gefällt, während Suspensoide fast ebenso empfindlich dafür sind wie für das einfache $La^{...}$-Ion.

Durch Kochen geronnenes Eiweiß verhielt sich wie ein Suspensoid. Wie MINES zeigt, enthält Teeinfus suspensoide Kolloide, während Sahne ein Emulsoid ist. Mit diesen leicht zugänglichen Stoffen kann man das verschiedene Verhalten nachweisen. Kieselsäure scheint eine Ausnahme zu sein; obwohl sie die meisten Merkmale der Emulsoide zeigt, ist sie ebenso empfindlich gegen das komplexe dreiwertige Ion wie gegen das einfache. Eine feine Emulsion von Olivenöl verhält sich gegen dreiwertige Ionen wie ein Emulsoid.

Die Tatsachen des vorstehenden Abschnitts zeigen, daß die Wertigkeit nicht der einzige bei der Ausflockungsfähigkeit der Elektrolyte beteiligte Faktor ist, obwohl diese Fähigkeit mit der elektrischen Ladung zusammenhängt. Das komplexe Ion weicht in zwei Punkten von dem einfachen ab; es hat eine geringere Wanderungsgeschwindigkeit und entsprechend seiner größeren Oberfläche ist die Ladungsdichtigkeit geringer. MINES (1912, S. 235) gibt an, daß sich die relative Dichtigkeit auf Lanthan- und Luteokobalt-Ionen wie 1,37 : 0,26 verhält. Er nimmt an, daß die Fähigkeit, sich an die auszufällenden Teilchen anzusetzen, mit der Ladungsdichtigkeit zusammenhängt.

Die beiden Phasen, aus denen die Lösungen hydrophiler Kolloide bestehen, unterscheiden sich nur im relativen Gehalt an Wasser und fester Substanz in jeder von ihnen. Man wird daher gleich sehen, wie man ihre Eigenschaften durch Änderung der Verteilung des Wassers ändern kann. Auf diesen Punkt hat HATSCHEK (1913, S. 46) besonderen Wert gelegt. Wenn der Wassergehalt der inneren Phase weit genug verringert ist, wird diese Phase fest werden und das System wird ein suspensoides sein. Bei großem Wassergehalt der inneren Phase nähern sich ihre Eigenschaften denen einer Flüssigkeit und das System wird ein emulsoides. Das „Aussalzen" von Proteinen usw. durch hohe Konzentrationen von Elektrolyten wird durch die Entfernung des Wassers aus der inneren Phase und nachfolgende Fällung verursacht. Nach HATSCHEK ist das Wasser in den Emulsoiden „imbibiert". Über Imbibition werden wir später handeln. Die Möglichkeit, daß auch chemische Affinität dabei eine Rolle spielen kann, darf aber nicht vergessen werden.

Wenn wir die Reihe der von HOFMEISTER (1888) auf ihre relative Wirkung auf die Aussalzung des Eiweißes untersuchten Salze betrachten (sog. „HOFMEISTERsche Reihe"), so ergibt sich kein deutlicher Grund für das verschiedene Verhalten der Salze. Chemische Differenzen können es nicht sein; denn die Reaktion mit so verschieden beschaffenen Substanzen wie Eiweiß, Gelatine, Agar und Stärke ergibt immer dieselbe Reihe. Nach HATSCHEK (1912, S. 46) wirken sie, indem sie die Verteilung des Wassers zwischen den beiden Phasen verändern; die Salze der HOFMEISTERschen Reihe tun dies durch ihre Wirkung auf die Kompressibilität des Wassers. Die Auflösung von Emulsoiden ist gewöhnlich von einer Verminderung des Volumens begleitet. Diese Erscheinung gehört zu den von FREUNDLICH (1909, S. 54 und 412) unter dem Ausdruck „lyotrop" zusammengefaßten Veränderungen in dem Lösungsmittel. Wenn Wasser das Lösungsmittel ist, sprechen wir von Hydratation der Salzionen und Veränderungen in dem Gleichgewicht zwischen den verschiedenartigen Molekularzuständen des flüssigen Wassers. Diese Veränderungen verursachen ihrerseits Veränderungen im Binnendruck, der wieder zu Änderungen der Kompressibilität, Zähigkeit, Löslichkeit usw. führt. Wegen weiterer Einzelheiten über die HOFMEISTERsche Reihe und über die Wirkung der Salze auf Emulsoide verweise ich den Leser auf FREUNDLICHS (1909, S. 424 ff.) Buch.

FARADAY (1858, S. 175) wußte bereits, daß man die fällende Wirkung des „Salzes" auf Goldlösungen durch Hinzufügung einer Spur „Gallerte" verhindern kann. Andere emulsoide Kolloide haben dieselbe Wirkung, wenn auch in verschiedenem Grade. Hierauf gründet sich „die Goldzahl", die SCHULZ und ZSIGMONDY (1903) als Erkennungszeichen für Proteine bestimmten. Dieser Schutz, welchen ein Emulsoid einem Suspensoid gegen Ausfällung durch Elektrolyte verleiht, scheint durch die Ablagerung einer Emulsoidmembran auf der Oberfläche der suspensoiden Teilchen zustande zu kommen. So wird das System praktisch in ein emulsoides verwandelt. Durch die Anwendung dieser Methode auf die Fällungskraft komplexer dreiwertiger Ionen hat MINES (1912, S. 219) gefunden, daß ein durch ein Emulsoid geschütztes Goldhydrosol ebenso empfindlich wie das Emulsoid selbst wird. Wenn das schützende Kolloid ein Protein wie Gelatine ist, dessen Ladungsvorzeichen durch Säure leicht umgekehrt wird, werden die vorher gegen Säure unempfindlichen Goldteilchen empfindlich (ibid., S. 222). Man kann durch elektrische Überführung zeigen, daß die Umkehrung des Ladungsvorzeichens auf den Goldteilchen durch Säure a l l e i n ziemlich schwierig ist. Wenn sie aber mit Gelatine überzogen sind, gelingt das leicht. Gelatine allein läßt das Ladungsvorzeichen unbeeinflußt. Die Adsorption des Schutzkolloids an der Oberfläche der Goldkörnchen ist zweifellos eine Folge der dadurch hervorgerufenen Herabsetzung der Oberflächenspannung; die Goldzahl wechselt je nach der diesbezüglichen Kapazität.

Die schützende Wirkung braucht nicht vollkommen zu sein, wie ich in einigen Versuchen mit Schwefelarsen und mit Kongorot feststellte. In diesen Fällen wurde die Ausflockung durch Calciumsulfat, wie beim Gold, durch Eiweißzusatz verhindert. Beim sorgfältigen Vergleich dieser Mischung mit der ursprünglichen, stellte sich aber heraus, daß sie etwas trüber war. Unter dem Ultramikroskop war beim Kongorot der Unterschied deutlich erkennbar. Beim Fehlen von Elektrolyten ist dieser Farbstoff nicht in Körnchen auflösbar. Nach Zusatz von Serumeiweiß und Calciumsulfat sah man in der Lösung deutlich erkennbare, aber nicht leuchtende Körnchen, obwohl die übliche Ausflockung nicht stattgefunden hatte. Das stimmt zu der zwar sehr geringen, aber doch immerhin vorhandenen Wirkung der Salze auf Emulsoide.

WALPOLE (1913, Bd. 3) hat gezeigt, daß Gelatine in sehr schwacher Konzentration (1 : 100 000 000) die fällende Wirkung der Salzsäure auf Hydrosole von Gold, Mastix oder Öl erhöht. In Konzentrationen von $10^{-6}$ bis $10^{-4\cdot4}$ von

Gelatine gibt es zwei Konzentrationen der Säure, welche ausflockend wirken, während zwischen diesen beiden keine Wirkung hervorgerufen wird. Die bei Gegenwart eines Schutzkolloides hervorgerufene Ausflockung durch Säure ist durch Alkali reversibel. Die ultramikroskopische Beobachtung zeigt, daß die Ausflockung des Ölhydrosolen aus einer Anzahl der ursprünglich vorhandenen winzigen Partikelchen bestehen, die aneinander gepreßt sind. Bei der Aus-flockung durch Salzsäure in Gegenwart von Gelatine in schwächerer Konzentration als $10^{-8}$ besteht die Fällung aus verhältnismäßig großen Öltropfen. In diesen Fällen von Ausfällung rufen Gelatinespuren keine Änderung des Ladungsvorzeichens hervor. Gelatinekonzentrationen, die größer als $10^{-4,4}$ sind, schützen gegen die Säurewirkung. Dabei wird das Ladungsvorzeichen der Körnchen durch die Säure umgekehrt. Wegen weiterer Einzelheiten siehe WALPOLES (1914, Bd. 2) zweite Schrift.

Emulsoide und Suspensoide zeigen auffallende Unterschiede in der Zähig-keit oder inneren Reibung. Die Viscosität der Suspensoide ist von gleicher Größenordnung wie die des Wassers, die der Emulsoide aber ist beträchtlich größer (FREUNDLICH, 1909, S. 396). Die verschiedenen Arten, in denen sich dieses kundgibt, sind nur durch die Annahme zu erklären, daß wir es mit einem zwei-phasischen System von zwei flüssigen Phasen zu tun haben (s. HATSCHEK, 1913, S. 43). Bringt man ein Emulsoid mit einer festen Oberfläche in Berührung, so bleiben Tropfen der zäheren Phase an ihr hängen. Beim Abfließen der Flüssig-keit werden diese Tropfen deformiert und auseinandergerissen. Daß die große Viscosität durch die Zweiphasigkeit des Systems entsteht, wird ferner dadurch bewiesen, daß man durch mechanische Deformation Doppelbrechung bekommt (KUNDT, 1881, S. 110). In homogenen zähen Flüssigkeiten, wie Glycerin, starken Zuckerlösungen usw., ist das nicht der Fall, während man in Gelatine, selbst in 0,01 prozentiger Lösung, durch mechanischen Druck, der in der ver-teilten Phase asymmetrische Spannung hervorruft, Doppelbrechung bekommt.

Die Viscosisät der Emulsoide hat einen hohen Temperaturkoeffizienten.

Bei den Emulsoiden spielen zwei Erscheinungen eine große Rolle: Die Ge-latinisierung und die Quellung infolge von Imbibition mit Wasser.

Die folgenden beiden Abschnitte behandeln diese in Kürze.

## Gele.

Wenn eine Gelatinelösung, die bei Temperaturen von ungefähr 20—25° eine frei bewegliche Flüssigkeit ist, abgekühlt wird, „erstarrt" sie zu einer Substanz, welche die Form, in die sie gebracht ist, bewahrt. Sie hat auch seine gewisse Formelastizität. Bei nicht zu starker Deformation nimmt sie nach dem Auf-hören der deformierenden Kraft die ursprüngliche Form wieder an. Was hat stattgefunden? Erinnern wir uns an die oben erwähnten Versuche HARDYS (1900, 2) über Fixierung des Protoplasmas. Dieser Forscher zeigte, daß aus Gelatine, welche bei Ausschluß jeder chemischen Beeinflussung durch fällende Reagentien durch Abkühlung erstarrt ist, nur durch enormen Druck das in ihr enthaltene Wasser ausgepreßt werden kann. Das Wasser bildet demnach keine kontinuierliche Phase mehr, sondern ist in Bläschen, die von der festen Phase gebildet werden, eingeschlossen. Das Wasser muß also durch Gelatine hindurchgepreßt werden. Aus dem oben über die Natur der Emulsoide Gesagten ergibt sich, daß der zur Beschreibung der Phänomene benutzte Begriff „feste Phase" eigentlich nur „relativ festere Phase" bedeutet.

Nach Hardys (1900, 2) Arbeit ist das erste Zeichen der Gelatisierung eine Systemveränderung. Aus einem mikroheterogenen wird ein gröber heterogenes; Tropfen der verteilten Phase werden abgeschieden. Hierdurch wird wiederum bewiesen, daß die innere Phase eines Emulsoids eine Flüssigkeit ist; denn nur eine Flüssigkeit kann Tropfen bilden. Das weitere Schicksal dieser Tropfen hängt von der Konzentration der Lösung ab. In sehr verdünnter Lösung bleiben die Tröpfchen genügend klein, um eine permanente, disperse, frei bewegliche Phase zu werden, wie die Brownsche Bewegung zeigt. Wenn die Lösung konzentrierter ist, vereinigen sich die Tröpfchen. Sie bilden dann ein Netzwerk oder eine ähnliche Struktur, aber die wässerige Phase bleibt noch kontinuierlich. In noch stärker konzentrierten Lösungen kann man an der Lichtbrechung der ausgeschiedenen Tropfen erkennen, daß sie aus Bestandteilen der wässerigen Phase bestehen. Die festere Phase ist jetzt die kontinuierliche oder äußere geworden, während die flüssige die innere oder verteilte Phase ist.

Die oben beschriebene Veränderung ist umkehrbar. Sie ist den isothermen Vorgängen analog, die in einem komplexen System von Emulsoiden, nach Art des lebenden Protoplasmas, vorkommen können.

Die Zusammensetzung der beiden Phasen eines kolloidalen Systems, die sich nicht qualitativ, sondern nur quantitativ unterscheiden, geht aus folgenden Zahlen hervor (Hardy, 1900, 2, S. 257). Es handelt sich um ein aus drei Stoffen — Gelatine, Alkohol und Wasser — zusammengesetztes Kolloid. Die Zahlen stellen Gramme Gelatine in 100 ccm der Gelatinelösung bei 15° dar.

| Ganze Mischung | Innere Phase | Äußere Phase |
|---|---|---|
| 6,7 | 17,0 | 2,0 |
| 13,5 | 18,0 | 5,5 |
| 36,5 | 8,5 | 40,0 |

Wichtig sind Bachmanns (1912) und Zsigmondys (1913) Arbeiten über die ultramikroskopische Beobachtung der Bildung von Gelen. Die Versuche wurden an reinen Seifenlösungen angestellt; ihre Ergebnisse sind in Abb. 32 dargestellt. Warme Lösungen der Natron- oder Kalisalze der Palmin- oder Stearinsäure erstarren bekanntlich beim Abkühlen zu einer mehr oder weniger durchsichtigen, zähen Gallerte. Später verwandelt sie sich in eine undurchsichtige, weiße, bröckelige Masse. Unter dem Ultramikroskop (B und F der Abbildung) erscheint die erstere als ein feines fädiges Netzwerk, während letztere krystallinisch ist (D in der Abbildung). Die Struktur der zuerst entstehenden Gallerte zeigt einen stark polarisierten Lichtkegel. Sie besitzt einen außerordentlich hohen Grad der Heterogenität, viel höher als die von Bütschli beschriebenen Schaumstrukturen. Bei weiterer Abkühlung werden die Körnchen größer; man erkennt die Brownsche Bewegung (A). Diese Körnchen vermehren sich fortgesetzt, hemmen sich gegenseitig in ihren Bewegungen und bilden plötzlich Fäden, die „krystallinisch" aussehen sollen (s. F und H) und eine Art Flechtwerk ergeben. Nach einiger Zeit verwandelt sich dieses Flechtwerk in deutliche getrennte Krystalle (E und H).

Ob man die ersten Körnchen in Nägelis Sinne als „Micellen", d. h. als Aggregate mit krystallinischen Eigenschaften ansehen soll, ist Ansichtssache. Es ist klar, daß die Kräfte, welche schließlich die Bildung von Krystallen herbeiführen, von Anfang an dagewesen sein müssen. Sie brauchen aber Zeit, um sich auszuwirken. Die ultramikroskopischen, wahrscheinlich krystallinischen Körnchen trennen sich zuerst in Fäden und Netzwerk (s. auch Bradford, 1919 und M'Bain, 1920).

Wichtig für die Natur der beiden Phasen ist es, daß nach Bachmann die „inter-micellare" Flüssigkeit bei einem Gel aus 1 proz. palmitinsaurem Natrium 0,06% des Salzes enthielt.

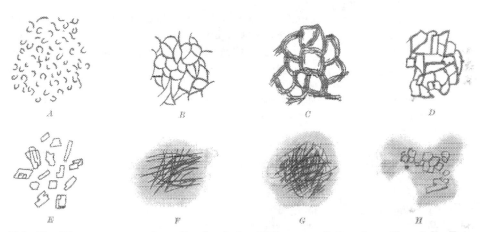

Abb. 32. Diagramme von ultramikroskopischen Bildern von Seifengelen während der Entstehung. *A, B, C, D, E* Stadien der Gelbildung und Krystallisation von 5 proz. stearinsaurem Natrium in Wasser. Über 200—300 mal vergrößert. *F* Gallerte von 10 proz. ölinsaurem Natrium. Das Filzwerk wird durch optische Auflösung der feineren Fädchen erhalten. Karboid-Kondensor. Über 140 mal vergrößert. *G* Gallerte von 5 proz. palmitinsaurem Natrium. Nadelähnliche Fasern. *H* Krystalle von stearinsaurem Natrium aus wässeriger Lösung von über 10%. Endstadium. Über 300 mal vergrößert. (Nach Bachmann.)

## Imbibition.

Nach dem Trocknen können viele Emulsoide wieder große Wassermengen aufnehmen, ohne jedoch Lösungen zu bilden, wie es gewöhnliche hygroskopische Substanzen, Calciumchlorid z. B., tun.

Die meisten Teile von Pflanzen und Tieren haben diese Eigenschaft in höherem oder geringerem Grade. Der Stiel der Alge, Laminaria, nimmt unter den erwähnten Bedingungen enorm an Volumen zu. Er wird deswegen in der chirurgischen Praxis gebraucht.

Die meisten Untersuchungen über die Imbibition sind an Gelatine, andere an Stärke angestellt.

Das auffallendste bei dieser Erscheinung ist vielleicht der große Druck, der bei der Quellung auftritt, oder umgekehrt, erforderlich ist, um ·das aufgenommene Wasser wieder auszupressen. Reinke (1879) fand, daß Laminaria selbst bei einem Druck von 42 Atmosphären noch 16% Wasser aufnehmen konnte.

Bei allen diesen Prozessen ist das Gesamtvolum, also Gel plus Wasser, nach dem Quellen geringer, obwohl das Volumen des Gels selbst sehr stark zunimmt.

Um Wasser so stark zu komprimieren, als der Kontraktion des Gesamtvolums (Gel plus Wasser) entspricht, ist ein Druck von einigen 300 Atmosphären nötig. Man begreift daher den Ursprung der Quellungswärme.

Diese Kompression des Wassers kann nach R. DU BOIS-REYMOND (1913) auf folgende Weise gezeigt werden: Stücke des getrockneten Materials, z. B. Laminaria, werden an dem eingetauchten Teil einer Senkwage befestigt. Ein passender Bereich der Skala wird durch Anbringung von Gewichten eingestellt. Beim Quellen des Materials sinkt das Hydrometer und zeigt, daß das Quellungswasser an Dichtigkeit zugenommen hat. Die Temperatur muß natürlich konstant gehalten werden.

Zahlreiche Arbeiten beschäftigen sich mit dem Einfluß der Elektrolyte auf die Quellung der Emulsoide, besonders der Proteine. Die auffallendste Wirkung ist die von Säure und Alkali. SPIRO (1904, S. 276) zeigte, daß beide die von Gelatine aufgenommene Wassermenge sehr vermehren, und CHIARI (1911) fand, daß sorgfältig gereinigte Gelatine gegen sehr kleine Unterschiede der H-Ionenkonzentration empfindlich ist; schon der Unterschied zwischen gewöhnlichem destillierten Wasser und unter Ausschluß von $CO_2$ hergestelltem konnte nachgewiesen werden. Nach PAULI entstehen sowohl unter Säure- als unter Alkalieinfluß elektrolytisch dissoziierte Proteinsalze. Infolge ihrer Affinität zum Wasser kommt es zur Quellung. Näheres hierüber in dem Abschnitt über die Eiweißkörper.

MARTIN FISCHER (1910) hat das Ödem durch Proteinquellung infolge von Säurewirkung erklären wollen. Er nimmt an, daß die Kolloide der Gewebe mehr Wasser aufnehmen, wenn die Reaktion des Blutes stärker sauer wird. Wenn auch solche Wirkungen durchaus möglich sind, so können sie doch die Flüssigkeitsansammlung in ödematösen Geweben nicht erklären; eine in solche Gewebe hineingesteckte feine Kanüle oder Hohlnadel läßt einen langsamen Flüssigkeitsstrom heraustropfen, außerdem wandern Ödeme, bekanntlich der Schwerkraft folgend, in die am tiefsten liegenden Körpergegenden. Soweit ich unterrichtet bin, hat M. FISCHER eine wirklich für diese Wirkung in Betracht zu ziehende, genügend große Veränderung der H-Ionenkonzentration im Blut nicht nachgewiesen. Wie wir in 7. Kapitel sehen werden, ist die chemische Zusammensetzung des Blutes derart, daß die Reaktion sehr konstant bleiben muß. Die große Empfindlichkeit der Gelatine gegen die Änderung der H-Ionenkonzentration tritt nur beim Fehlen von Neutralsalzen auf. Gerade diese Bedingung fehlt aber in den lebenden Organismen.

SIEBECKS Arbeit (1912, S. 467) über Nierenzellen und BEUTNERS (1913, S. 224) über Muskeln führte zu dem Schluß, daß die in gewissen Lösungen eintretende Volumzunahme eher durch eine osmotische Wasseraufnahme als durch einen Imbibitionsprozeß veranlaßt wird. Änderung der Reaktion nach der sauren oder alkalischen Seite bleibt so lange wirkungslos, als die Zellen nicht dauernd geschädigt sind. Die Wirkung von Neutralsalzen auf das Zellvolumen ist andererseits der molekularen Konzentration proportional; die quellende Wirkung ist auch bei gleicher molekularer Konzentration von der chemischen Natur des Salzes abhängig.

HOFMEISTER (1888) fand, daß die quellende Wirkung der Neutralsalze der bereits beim „Aussalzen" erwähnten Reihe folgt. Auf die Beziehung dieser

Reihe zu den Eigenschaften des Lösungsmittels ist schon auf S. 113 ff. hingewiesen. Samec (1911, S. 156) macht darauf aufmerksam, daß parallel mit der
die Quellung fördernden Wirkung der Anionen der Hofmeisterschen Reihe
eine Reihe physiko-chemischer Eigenschaften der Salzlösungen geht. Wachsende
Diffusionsgeschwindigkeit und Kompressibilität erhöht die begünstigende Wirkung, während Oberflächenspannung, innere Reibung, elektrische Leitfähigkeit,
Verminderung der Löslichkeit anderer löslicher Stoffe, maximale Dichtigkeit,
Wirkung auf Katalyse der Ester, Inversion von Rohrzucker durch Säuren
und Dissoziation schwacher Säuren Eigenschaften sind, mit deren Zunahme die
quellungsfördernde Wirkung der Neutralsalze abnimmt.

Man fühlt sich versucht, alle diese verschiedenartigen Erscheinungen mit der
Hydration des entsprechenden Krystalloids in der Lösung in Verbindung zu
bringen. Ein Teil des Lösungsmittels wird auf diese Weise in dem Bereich des
gelösten Stoffes gehalten, so daß jeder Prozeß, bei dem Wasser mitspielt, bei der
Anwesenheit von Krystalloiden einen anderen Verlauf als bei ihrem Fehlen
nehmen muß. Die Veränderung würde im allgemeinen gleich der durch Konzen-
trationszunahme verursachten sein. Es scheint aber noch ein Faktor hinzu-
zukommen. Es gibt nämlich einige Krystalloide, deren Lösungen stärker quellend
als reines Wasser wirken. Samec (S. 157) erklärt dies durch Adsorption des Krystalloids an der Oberfläche der Gelelemente. Die adsorbierte, hoch hydrierte Substanz bringt dann Wasser in engere Berührung mit dem Kolloid. Samec (1911,
S. 154) hat ferner darauf hingewiesen, daß ein bestimmtes Ion genau die gleiche
Wirkung auf ein Protein wie auf Stärke hat und daß die Bildung chemischer
Verbindungen keine wichtige Rolle spielen kann. Weitere Aufklärung über
das Verhalten der Gelatine in verschiedenen wässerigen Lösungen findet man in
Ehrenbergs (1913) Schrift.

Was die Natur des Prozesses selbst anlangt, so lenkt Posynak (1912, S. 154)
die Aufmerksamkeit auf drei Möglichkeiten:

1. Kondensation des Wassers auf der Oberfläche der Körnchen des Gels,
die dazu führt, die capillaren Räume zwischen ihnen auszufüllen, während die
Körnchen selbst an Größe unverändert bleiben.

2. Einfache Lösung der Flüssigkeit in der Substanz der Körnchen, die sich
dadurch in ihrer Größe, Dichtigkeit usw. verändern.

3. Beide Prozesse finden nebeneinander statt. Das sieht Posynak theoretisch
als das wahrscheinlichste an, obgleich seine Experimente über den Einfluß des
Druckes auf den Gehalt eines Gels an Lösungsmittel mehr zugunsten der ersten
Annahme sprechen. Er findet, daß die Beziehung des Gehaltes solcher Gele wie
Gummi und Gelatine an Trockensubstanz ($c$) zu dem Druck $P$ der Formel

$$P = A c^k$$

gehorcht, in der $A$ und $k$ Konstante sind. $A$ ändert sich erheblich von Gel zu
Gel und von Flüssigkeit zu Flüssigkeit, während $k$ immer den gleichen Wert
(= 3) behält. Letzteres ist durch die Annahme einer Lösung der Flüssigkeit
in der kolloidalen Substanz und einer darauf folgenden Veränderung ihrer
Eigenschaften schwer zu erklären. Nach Zsigmondy (1913) ist die Herabsetzung des Dampfdruckes bei der Quellung von Kieselsäure in Wasser durch
die Bildung eines konkaven Meniscus, nicht durch Bildung von Hydraten zu

erklären. Die Quellung besteht dann im Ausfüllen von Hohlräumen. Aber eine Vereinigung der kolloiden Substanz mit Wasser findet nicht statt.

Die Ähnlichkeit von POSNYAKS Gleichung mit der Adsorptionsgleichung springt in die Augen. Die schnellen Veränderungen in der Verteilung des Wassers, wie wir sie in den lebenden Organismen finden, wären leichter erklärbar, wenn das Wasser nur auf der Oberfläche sich befände, nicht aber im Innern der kolloiden Substanz. Nach POSNYAK ist es wahrscheinlich, daß der auf beide Arten des Prozesses treffende relative Anteil je nach der zur Verfügung stehenden Wassermenge verschieden ist.

Einige kürzlich von mir gemachte Versuche sprechen für diese Annahme. 90—95 proz. Alkohol kann Wasser durch Gelatine entzogen werden, die natürlich vorher scharf getrocknet sein muß. Ich fand, daß sie Wasser aus 90 proz. Alkohol anzieht, so daß dieser stärker wird. Aber zu meiner Überraschung ließ sich keine Volumenzunahme der Gelatine dabei nachweisen, obgleich die dem Alkohol entzogene Wassermenge groß genug war, um leicht nachgewiesen werden zu können. Die Gelatine schien nachher auch genau so hart und hornig zu sein wie beim Hineintun. Die einzige Erklärung scheint folgende zu sein: Um das Volumen nach dem Eintauchen in Alkohol zu bestimmen, ließ man die Stücke ungefähr eine Minute an der Luft trocknen; der anhaftende Alkohol verdunstete dabei von der Oberfläche und das an der Oberfläche konzentrierte Wasser verschwand zusammen mit dem Alkohol. Daß wäre in so kurzer Zeit nicht möglich gewesen, wenn Wasser in die Gelatinesubstanz eingedrungen wäre.

Man wird auf den folgenden Seiten sehen, daß die oben beschriebenen Tatsachen von besonderer Bedeutung für die Enzymwirkung sind.

## Proteine.

In vieler Hinsicht sind die Proteine die wichtigsten emulsoiden Kolloide und gleichzeitig am schwierigsten auf befriedigende Weise zu behandeln. Diese Schwierigkeit wird hauptsächlich dadurch verursacht, daß die an ihnen zu beobachtenden Erscheinungen von zwei verschiedenen Gesichtspunkten aus beschrieben werden können: von dem des reinen Strukturchemikers aus und von dem physiko-chemischen Standpunkt des Kolloidchemikers.

Als Beispiel diene der bekannte Nachweis von Eiweißkörpern durch Essigsäure und Ferrocyankalium. In verdünnten Lösungen gibt Ferrocyankalium keinen Niederschlag, dieser erscheint erst, wenn mit Essigsäure angesäuert wird. Das kann man so erklären, daß man sagt: Die Eiweiß-Ferrocyanverbindung ist in neutraler oder alkalischer Lösung löslich, in saurer aber unlöslich. Oder indem man sagt, das negative Ferrocyanion hat keine fällende Wirkung auf ein elektronegatives Kolloid, wie ein Protein in neutraler oder alkalischer Lösung es ist, aber es wird ebenso stark fällend wie ein vierwertiges Ion, wenn das Kolloid durch das H-Ion einer Säure elektropositiv geworden ist.

Man darf nun diese beiden Gesichtspunkte nicht als entgegengesetzte oder sich gegenseitig ausschließende ansehen. PERRIN (1905, S. 110) sagt über diese Änderung der elektrischen Ladung, sie sei von einer Veränderung der Zusammensetzung der elektrischen Doppelschicht bedingt, damit ändere sich die durch chemische Analyse ermittelbare Zusammensetzung des Kolloids ebenfalls. Physikalische und chemische Änderungen sind hier nur zwei Erscheinungsformen ein und desselben Vorganges.

Andererseits haben die Proteine bestimmte physikalische Eigenschaften, welche bei der rein chemischen Beschreibung nicht erwähnt zu werden pflegen, die aber in ihrem Verhalten eine Rolle spielen müssen. Sie diffundieren nicht durch Pergamentpapier. Ihre Elementarteilchen sind in Lösung also groß genug, um die Eigenschaften der Materie aufzuweisen, deren Charakteristicum die Oberflächenentwicklung ist. Dadurch kommen elektrische Erscheinungen zum Vorschein, die ganz andere als die einfacher Elektrolyte sind usw.

Wenn wir ein Buch wie „Die Physikalische Chemie der Proteine" von J. BRAILSFORD ROBERTSON (1912) betrachten, das den ganzen Gegenstand ohne Rücksicht auf irgendeine der Auffassungen, welche die moderne Entwicklung der Kolloidchemie eingeführt hat, behandeln will, so können wir nicht umhin, dem Berichterstatter (W. O.) in der Zeitschr. f. physikal. Chemie Bd. 81, S. 508 beizustimmen, der darauf hinweist, was bei angemessener Behandlung dieser Fragen in Betracht zu ziehen ist. „Da der kolloidale, d. h. nicht homogene Charakter des Proteins über jeden Zweifel hinaus experimentell bewiesen ist, scheint es mir (dem Kritiker), daß in dem absichtlichen Beiseiteschieben dieser Tatsache ein methodischer Irrtum liegt, ein Irrtum, der die Gefahr mit sich bringt, daß mehr Gewicht auf die besondere Behandlung von an sich richtig beobachteten Tatsachen gelegt wird, als im Interesse der Wissenschaft erwünscht ist. Diese Gefahr ist um so ernster, wenn der Verfasser es versteht, mit großem Geschick und ebensolcher Vorliebe komplizierte mathematische Formeln zu handhaben. Dadurch kann er in die theoretische Behandlung seiner Probleme ebenso viele Variable einführen, wie es eine befriedigende Übereinstimmung mit experimentellen Ergebnissen verlangt. Wegen der komplizierten und veränderlichen Natur der fraglichen Substanzen kann man eine vollkommen genaue Übereinstimmung zwischen Experiment und Berechnung nicht erwarten. Es bieten sich daher die weitesten Möglichkeiten für theoretische Darlegung."

Über die beiden Theorien, die rein elektro-chemische und die kolloidale, in der die Bedingungen, welche bei Grenzflächen resultieren, berücksichtigt werden, sagt derselbe Kritiker: „Die beiden sind tatsächlich nirgends und niemals in Opposition. Es sind nur verschiedene Stufen in der vollkommenen Analyse der physiko-chemischen Phänomene."

A. W. STEWART (Chemische Welt Bd. 2, S. 53) hat die irreführende Wirkung einer einseitigen Betrachtungsweise folgendermaßen illustriert: „Wir wollen einen Diamanten und etwas Graphit, zwei Proben derselben Substanz, einmal durch rein chemische, ein andermal durch rein physikalische Methoden untersuchen lassen. Der Chemiker würde sie für identisch erklären; denn seine Analyse ergab in beiden Proben, daß es sich um Kohlenstoff handle. Nach Prüfung von Farbe, Dichtigkeit, Form usw. würde andererseits der Physiker sie für voneinander verschieden erklären. Beide würden recht haben, aber jeder von beiden ist nur im Besitz der halben Wahrheit." Wollen wir Glas schneiden, so hilft es uns nichts, wenn man uns sagt, daß die chemische Zusammensetzung des Diamanten und des Graphits die gleiche ist. Wollen wir aber Kohlenoxyd durch Verbrennung in Sauerstoff herstellen, dann können wir beide Proben nehmen, obwohl wir kaum zu diesem Zweck gerade den Diamanten nehmen würden.

Wenn die Elektronentheorie des Aufbaues der Atome richtig ist, wird man vermutlich zwischen dem chemischen und dem physikalischen Gesichtspunkt einen Ausgleich in der Molekularphysik finden.

Die Fragen, die uns beim Studium der Proteine entgegentreten, lernt man aus der Arbeit von HOPKINS und SAVORY (1911, S. 249) über den BENCE-JONESschen Eiweißkörper kennen. Er findet sich im Urin bei gewissen Stoffwechselanomalien. Charakteristisch ist sein Verhalten beim Erwärmen. Bei Abwesenheit von Salzen und Erwärmen auf 50° koaguliert er irreversibel und wird zum Suspensionskolloid.

Bei Gegenwart von Neutralsalzen löst sich die Fällung beim Kochen wieder. Vielleicht entsteht eine Salzverbindung des Eiweißkörpers. Wir werden aber später sehen, daß diese Erklärung recht zweifelhaft ist. Wenn man die Suspensoidpartikel durch Säure oder Alkalispuren positiv oder negativ lädt, kommt die fällende Wirkung der Elektrolyte ins Spiel, das Anion oder das Kation herrscht dann, entsprechend dem HARDYschen Gesetz, vor. Wir haben dann einen komplizierten Zustand antagonistischer Wirkungen. Es sind zwei Arten von Wirkungen zu berücksichtigen: die eine geht zwischen dem Salz als einem Ganzen und dem Proteinmolekül vor sich — vielleicht handelt es sich um eine chemische Wirkung, obwohl man die lyotropischen, im vorigen Abschnitt beschriebenen Wirkungen nicht vergessen darf —; die andere Beziehung ist eine physiko-chemische, kolloidale oder elektrische zwischen den Partikeln (lediglich als Partikel betrachtet) und den Ionen des Salzes als Träger elektrischer Ladungen. Anders können die experimentell gefundenen Tatsachen nicht befriedigend erklärt werden.

Hier muß einiges über den chemischen Bau der Proteine vorausgeschickt werden, um dessen Einfluß auf die kolloidalen Reaktionen der Eiweißkörper zu verstehen. Eingehender handelt das 9. Kapitel darüber. Es ist hauptsächlich durch EMIL FISCHERS Arbeit („Gesammelte Schriften", 1906) gezeigt worden, daß die Eiweißkörper durch Verbindung einer Anzahl Moleküle verschiedener Aminosäuren entstehen. Die Aminosäuren sind durch das Vorhandensein von einer oder mehr $NH_2$-Gruppen charakterisiert, die ihnen basische Eigenschaften, und einer oder mehr Carboxylgruppen, die ihnen saure Eigenschaften verleihen. Alanin oder Aminoproposionsäure ist

$$CH_3—CH—COOH$$
$$\vert$$
$$NH_2$$

Sie gehören darum zu d e r Klasse der Elektrolyte, die BREDIG (1899) Ampholyte nennt und die sich gegen starke Basen wie Säuren und gegen starke Säuren wie Basen verhalten. Wenn die COOH und $NH_2$-Gruppen an Zahl gleich sind, wie im Alanin, ist die Aminosäure fast ebenso stark als Base wie als Säure. Sie reagiert dann praktisch neutral, genau genommen ganz schwach sauer. Wenn die $NH_2$-Gruppen wie bei der Diaminomonokarbonsäure Lysin im Überschuß sind, wird die Substanz eine ziemlich starke Base; wenn dagegen die Carboxylgruppen überwiegen, wie bei der Monoaminodikarbonsäure Asparaginsäure haben wir eine ziemlich starke Säure. Unter Wasserabspaltung kann sich die Carboxylgruppe der einen Aminosäure mit der Aminogruppe der andern verbinden:

$$—CO\boxed{OH \quad H}HN— \quad wird \quad —CO—HN—.$$

Es bleiben immer einige NH$_2$- und einige COOH-Gruppen als freie Gruppen übrig, und entsprechend ihrer relativen Zahl haben die betreffenden Proteine oder Polypeptide die Eigenschaften einer Base, einer neutralen Substanz oder einer Säure. Dieser kurze Hinweis wird für unseren gegenwärtigen Zweck genügen, wobei man nicht vergessen darf, daß einige der wichtigsten Aminosäuren kompliziertere Verbindungen sind, die aromatische Kerne (Pyrrol, Imidazol usw.) enthalten.

Wenn sich eine Aminosäure mit einer Base oder Säure, z. B. Natronlauge oder Salzsäure, verbindet, bildet sie ein Salz; so wird aus Alanin: Natrium-Aminopropionat oder Alanin-Chlorwasserstoff, entsprechend:

$$CH_3—CH—COONa \qquad\qquad CH_3—CH—COOH$$
$$\ \ \ \ \ \ \ |\ \ \ \ \ \ \ \ \ \ \ \ \ \ \ \ \ \ \ \ \ \ \ \ \ \ \ \ \ \ |$$
$$\ \ \ \ \ NH_2 \qquad\qquad\qquad\qquad\ \ \ \ NH_2HCl$$

Ebenso reagieren die freien HN$_2$- und COOH-Gruppen des Proteins mit einer Säure oder einer Base unter Salzbildung.

Wie alle Salze dissoziieren auch die Proteinsalze in Lösung elektrolytisch; das Natriumsalz von Globulin zersetzt sich z. B. teilweise in Na˙ und ein großes organisches Anion, das dann kolloidale Eigenschaften hat. Das Hydrochlorid zersetzt sich in Cl′ und ein großes kolloidales organisches Kation. So kann das gleiche Protein, durch einfache chemische Mittel negativ oder positiv geladen werden. Diese kolloidalen Ionen neigen anscheinend sehr dazu, Aggregate zu bilden, wie es auch einfache, unlösliche, anorganische Salze, z. B. Schwefelarsen, tun. Es bleibt bis heute unsicher, ob nicht viele der natürlich vorkommenden komplexen Proteine nur Aggregate verschiedener Proteine einfacher Eiweißkörper sind, die durch nicht streng chemische Mittel vereinigt sind.

Wie oben bemerkt, können Proteine entweder schwache Säuren oder schwache Basen sein. Im ersteren Falle wird durch das Übergewicht der abgegebenen H˙-Ionen ein negativ geladenes kolloidales Ion, wie bei der Kieselsäure, zurückbleiben; in letzterem Falle ist das Proteinkörnchen positiv, da OH′-Ionen von großer Wanderungsgeschwindigkeit abdissoziert werden. Wenn das Protein ein Aggregat ist, wird nur an der Oberfläche des Aggregats Dissoziation stattfinden; das kolloidale Ion wird dann größer als bei den einfachen Proteinen sein.

Krystalle von Leucin, einer einfachen Aminosäure, die in ihrer eigenen gesättigten Lösung suspendiert sind, haben eine starke negative Ladung, wie nach dem eher mehr sauren als basischen Charakter des Leucins zu erwarten ist. Wird ein Strom durch eine angesäuerte Leucinlösung geschickt, so wandert der gelöste Stoff zur Kathode, in einer alkalischen Lösung ist die Wanderung umgekehrt. Leucin verhält sich also ebenso, wie unter denselben Bedingungen sich ein Protein verhalten würde.

Gibt man kleine Mengen einer starken Säure zu einer Lösung einer sehr schwachen Säure, so wird nach dem Massenwirkungsgesetz die Dissoziation der schwachen Säure zurückgedrängt, deren Moleküle dann ungeladen neutral sind. Das gleiche geschieht, wenn man zu einer Proteinlösung eine starke Säure zusetzt. Aber die Aminosäurenatur der Proteine bewirkt, daß bei erneutem Säurezusatz Salzbildung eintritt. Die Säure verbindet sich dann mit den basischen Gruppen der Aminosäure. Bei einer bestimmten Säurekonzentration besteht daher das Protein aus einem Maximum elektrisch neutraler Moleküle. Das ist der isoelektrische Punkt, der entsprechend dem Grad ihrer sauren Eigenschaften bei verschiedenen Proteinen verschieden ist.

Man hat nun experimentell gefunden, daß der lyophile Charakter sich mit dem Vorhandensein oder dem Fehlen der elektrischen Ladung sehr ändert, d. h. je nachdem das Protein als Ion oder in anderer Form vorhanden ist (PAULI, 1912, S. 226). Die hierin inbegriffene Zunahme der Hydratation geht der Zunahme anderer Eigenschaften, wie Viscosität, Quellung, Löslichkeit, osmotischer Druck, schwerere Ausflockung durch Alkohol und Erhitzen, Oberflächenspannung und Drehung des polarisierten Lichtes, parallel. HATSCHEK hat, wie bereits erwähnt, die Bedeutung der Verteilung des Lösungsmittels zwischen den Phasen eines kolloidalen Systems betont, und wir sehen jetzt, daß die Wirkung von Säure und Alkali auf Zunahme des Wassergehaltes der verteilten Phase durch die Bildung von Proteinionen erklärbar ist. Wie ich im 8. Kapitel mehr im einzelnen zeigen werde, sind Ionen gewöhnlich mit einer beträchtlichen Anzahl Moleküle des Lösungsmittels verbunden.

Die Wirkung der Neutralsalze ist nicht so einfach. Das vorher gegebene Beispiel des BENCE-JONESschen Eiweißkörpers weist auf eine doppelte, wenn nicht gar dreifache hin.

Hochkonzentrierte Salzlösungen entfernen Wasser aus der inneren Phase und „salzen" die Proteine „aus", wie oben bei den Emulsoiden beschrieben ist (S. 113). Die fällende Kraft der Salze folgt der „HOFMEISTERschen Reihe", und es ist wichtig, daß bestimmte Eigenschaften des Wassers, wie Oberflächenspannung, Viscosität, Kompressibilität, in der gleichen Weise betroffen werden; man muß annehmen, daß die Wirkung der Neutralsalze, Wasser zu entfernen, eher an dem Wasser als an dem Proten angreift (PAULI, 1912, S. 238).

ROTHMUND fand unabhängig davon, daß sich auch die gleiche Reihe auf die Löslichkeit des Phenylthiocarbamid anwenden ließ. SCHRYVER (1910) setzt die Erscheinungen in Beziehung zu der Wirkung der Salze auf die Oberflächenspannung des Wassers.

Ob zwischen Proteinen und Neutralsalzen auch chemische Verbindung vorkommt, ist strittig. Man hat daran gedacht, daß sich Kalium und Chlor, ebenso wie H und Cl, mit der Aminogruppe verbinden könnten. Eine andere Möglichkeit ist, daß sich das K wie gewöhnlich mit COOH verbindet, während sich Cl und das aus COOH abgespaltene H mit $NH_2$ verbinden. Diese Annahmen sind vom chemischen Standpunkt aus nicht sehr wahrscheinlich, aber möglich sind sie. Bis vor kurzem gab es für das Bestehen chemischer Eiweiß-Neutralsalzverbindungen keinen Beweis. PFEIFFER und MODELSKI (1912) haben aber krystallisierende Salze von Glykokoll mit Calciumchlorid und Lithiumchlorid erhalten; mit KCl wurden keine erhalten. Dieser Beweis wird dadurch unsicher, daß eine konstante Zusammensetzung dieser Krystalle beim Umkrystallisieren nur bei Gegenwart von Essigsäure erhalten werden konnte. Beim Umkrystallisieren aus Wasser ergab sich keine konstante Zusammensetzung.

Ich habe einige dieser Versuche wiederholt, aber ich konnte selbst beim Umkrystallisieren aus essigsaurer Lösung keine Krystalle von konstanter Zusammensetzung erhalten und mußte daraus schließen, daß PFEIFFERS und MODELSKIS Präparate aus Mischkrystallen bestanden, obgleich die von ihnen gefundene Zusammensetzung der von der chemischen Formel erforderten entsprach. Ich fand, daß in nicht zu konzentrierter Lösung die reine Aminosäure sowohl bei Glykokoll als auch bei Leucin zuerst auskrystallisierte; erst wenn die Lösung fast bis zur Trockne verdunstet war oder bei Alkoholzusatz krystallisierte auch Neutralsalz aus. Darum erfordert diese Frage weitere Aufklärung.

Sichere Beweise haben wir dafür, daß Salze durch Proteine adsorbiert werden. Beeinflussungen, wie die der Koagulationstemperatur, lassen sich nur durch eine Kurve, wie die der Adsorptionsisotherme, nicht aber durch stöchiometrische Beziehungen ausdrücken. Die an die Proteinteilchen adsorbierte Salzmenge steht zu der freien in der äußeren Phase in bestimmtem Verhältnis. Nach PAULI (1912, S. 231) kommt wahrscheinlich eine Oberflächenwirkung in Frage, da die Viscosität der Proteinlösungen immer durch Salzzusatz verringert wird. Das bedeutet, daß die Grenzflächen zwischen Eiweiß und Wasser zu Grenzflächen zwischen Salz und Wasser werden.

Wenn Salze durch Protein adsorbiert werden, so müssen schwer lösliche Salze in Eiweißlösungen scheinbar leicht löslich werden. Das haben PAULI und SAMEC (1909, S. 241) bei Calciumsulfat, Phosphat und Carbonat, Kieselsäure und Harnsäure festgestellt. Bei leicht löslichen Salzen macht die adsorbierte Menge einen zu kleinen Prozentsatz des gesamten gelösten Stoffes aus, um nachgewiesen werden zu können.

Einige von mir selbst gemachte Versuche (1906, S. 182) über die Auswaschbarkeit von Salzen aus Gelatine durch Wasser weisen auch darauf hin, daß es sich um Adsorption handelt, wie andere Versuche über die Aufnahme von Salzen.

Die Messung der elektrischen Leitfähigkeit ergibt ferner, daß sie durch Neutralsalze in diesen Fällen nicht in der Weise beeinflußt wird wie in anderen, bei denen chemische Reaktion stattfindet, z. B. mit starken Basen oder Säuren.

BUGARSKYS und LIEBERMANNS (1898, S. 68, 72) Versuche beweisen, daß zwischen Proteinen und Neutralsalzen keine chemische Verbindung stattfindet, was zwischen Proteinen und starken Säuren oder Alkali der Fall ist (s. a. S. 267 unten).

Es ist also sehr zweifelhaft, ob zwischen Neutralsalzen und Proteinen überhaupt chemische Reaktion vorkommt. Beobachtete Tatsachen dürfen auf diese Weise nur dann erklärt werden, wenn eine chemische Reaktion direkt nachweisbar ist.

Daß, wie SAMEC (1911, S. 154) zeigt, Anionen auf die Quellung von Eiweiß und von Stärke in derselben Weise wirken, ist schwer zu verstehen, wenn man annehmen wollte, daß eine chemische Reaktion zwischen Anion und Kolloid hier eine Rolle spielt.

Die Arbeit von MINES (1912, S. 217) über die Wirkung sehr verschiedener Ionen auf Emulsoide, einschließlich der Eiweißkörper, zeigt, abgesehen von Beeinflussung des Lösungsmittels oder chemischer Reaktion zwischen Ion und Kolloid, noch Beziehungen elektrischer Natur zwischen Ionen und Kolloiden auf. Die Wirkung ist der auf Suspensoide oder hydrophobe Kolloide ähnlich. Letztere sind, wie wir bereits gesehen haben, durch elektrische Ladungen als solche veranlaßt; man wird daher bei den Proteinen ähnliche Wirkungen vermuten. Den schlagendsten Beweis hierfür gibt vielleicht das Verhalten des Herzmuskels,

das wir aber besser .im 7. Kapitel bei der Wirksamkeit der Elektrolyte im
allgemeinen besprechen. Hier genüge der Hinweis, daß das Herz des Haies
gegen verschiedene einfache dreiwertige Ionen 10 000 mal empfindlicher als
gegen das zweiwertige Ion Mg ist (S. 261). Diese außergewöhnliche Ungleichheit
zwischen der Wirksamkeit zweier Ionen, die chemisch nicht sehr verschieden
sind, deren elektrische Ladungen sich aber wie 3 : 2 verhalten, zeigt deutlich,
daß Elektrolyte eine Wirkung auf Proteine oder andere Emulsoide haben, welche
nicht in der Bildung von Salzen besteht. Diese Wirkung ist vielmehr von ihrer
elektrischen Ladung abhängig. Da es sich dann um die Adsorption von Ionen
an Kolloidgrenzflächen handelt, diese Adsorption aber nur zwischen Körpern
entgegengesetzter Ladung stattfindet, so muß Vorzeichen und Größe der Ladung
der Proteinpartikel eine wichtige Rolle spielen. In neutraler wäßriger Lösung
ist diese Ladung gewöhnlich klein, in saurer oder alkalischer aber wird die Ladung
durch Bildung kolloidaler Ionen größer, die Beeinflussung der Kolloidpartikel
durch die Ionen der Neutralsalze wächst dann, wie wir bei dem BENCE-
JONESschen Eiweißkörper gesehen haben.

Seide ist ein Protein. Sie kann gut zur Verifizierung dieser Verhältnisse im
Experiment dienen. In reinem Wasser ist sie schwach negativ geladen, und zwar
weil die Säuregruppen über die basischen überwiegen. Als elektronegatives
Kolloid wird sie von Kationen am stärksten beeinflußt, soweit es die von der
Ladung abhängenden Eigenschaften betrifft. Ich habe kürzlich ihr Verhalten
gegen die kolloidale Kongorotsäure geprüft, mit der sie, als potentielle Base,
das bekannte rote Farbsalz bildet. Seide und Kongorotsäure sind negativ, es
kann also nur sehr geringe Adsorption stattfinden, wenn wir das Ladungsvorzeichen. auf der Seide nicht durch Kationenzusatz umkehren. Hierzu nimmt
man Calciumsulfat in sehr geringer Konzentration. Die Wirkung der Elektrolyten war die gleiche wie bei Filtrierpapier (s. S. 63 oben). Der Farbstoff wurde
von der Seide adsorbiert, die sich dann blau färbte, entsprechend der Farbe der
freien Säure, wie bei der Adsorptionsverbindung des Thoriumhydroxyds mit
der gleichen Säure. Beim Erhitzen erfolgt chemische Reaktion. Es entsteht
ein rotes Salz des Seidenproteins. Die Bedeutung dieses Versuches besteht
darin, daß er die Rolle der elektrischen Kräfte neben den rein chemischen
zeigt. Leucin in gesättigter Lösung suspendiert, bildet ebenfalls mit der
Kongorotsäure eine blaue Adsorptionsverbindung, die beim Erwärmen ein
rotes Salz gibt.

Die natürlichen Proteine sind, wie wir gesehen haben, gegen die Wirksamkeit neutraler Salze verhältnismäßig unempfindlich. Gewisse Proteine, die sog.
Albumine und Globuline, können Veränderungen eingehen, „denaturiert" werden.
Dadurch werden sie den Suspensoiden ähnlicher. Sie sind dann gegen die Wirksamkeit der Salze empfindlicher. Ihre hohe Viscosität und geringe Oberflächenspannung läßt sie aber auch dann als hydrophile erkennen. Die bekannteste „Denaturierung" ist die Eiweißkoagulation durch Siedetemperatur. Was eigentlich
dabei geschieht, ist noch unbekannt, obgleich HARDYS (1899, S. 182) und CHICK
und MARTINS (1912) Arbeiten viel zur Aufklärung dieses Vorganges beigetragen
haben. HARDY zeigte, daß es bei der Gerinnung des Eiweißes durch Kochen
zwei deutliche Stadien gibt: 1. Denaturierung; das Protein wird dann durch
Salze nach dem gleichen Gesetz der Wertigkeit wie anorganische Suspensoide

ausfällbar, und 2. die Agglutination der denaturierten Körnchen durch — falls sie vorhanden sind — Elektrolyte.

Wir sahen bei den durch Cersalze beeinflußten Blutkörperchen, daß bei großer Konzentration an C```-Ionen das Ladungsvorzeichen auf allen Körperchen umgekehrt wird, so daß die Agglutination wieder aufgehoben wird. Ebenso kann Protein durch Salze dispergiert werden. Wenn alle Körnchen gleich geladen sind, wenn auch unter Umkehrung des ursprünglichen Ladungsvorzeichens, stoßen sie sich gegenseitig ab; außerdem wird die Dispersion durch die Verminderung der Oberflächenspannung unterstützt, die infolge der erhöhten Ladung eintritt. CHICK und MARTIN (1912, S. 293) weisen darauf hin, daß die Redispersion gekochten Eiweißes durch schwache Säure oder Alkali ein ähnlicher Vorgang ist. In einer locker agglutinierten Masse ist jedes Körnchen ausreichend abgegrenzt, um seine eigene Ladung zu tragen, während bei dichter Lagerung der Körnchen ohne Zwischenräume die Ladung sich an der Oberfläche der gesamten Masse befindet. Im ersteren Falle würde schon eine kleine Ladung zur Redispersion führen, im anderen kann sie nur die oberflächlichsten Körnchen beeinflussen.

CHICK und MARTIN (1913) haben auch die Vorgänge bei der „Aussalzung" genau studiert und in einer sehr lesenswerten Arbeit beschrieben. Die Bedeutung der Wasserstoffionenkonzentration und der Wertigkeit des fällenden Ions zeigt, daß die elektrische Ladung hierbei von größter Wichtigkeit ist.

Nach diesem kurzen Bericht über die kolloidale Natur der Proteine wird man begreifen, daß die bei ihnen auftretenden Erscheinungen sehr verwickelt und keineswegs ganz geklärt sind. Wegen ihrer großen Verschiedenheit in der chemischen Beschaffenheit und der entsprechenden Verschiedenheit in ihrem Verhalten wird es fast zur Notwendigkeit, jeden einzelnen Eiweißkörper besonders zu studieren. In der Fähigkeit, die mannigfaltigsten Zustandsänderungen einzugehen, liegt ihre physiologische Bedeutung. Elektrolyte und Wasserstoffionenkonzentration spielen dabei eine große Rolle. Ebenso die Adsorption der Salze, besonders der verhältnismäßig schwer löslichen. Da der Grad der Adsorption proportional der Oberfläche ist, sieht man, wie durch Veränderungen der Aggregierung, der elektrischen Ladung oder Oberflächenspannung adsorbierte und darum unwirksame Substanzen frei gemacht und wirksam werden können. Sie werden „mobilisiert", um eine häufige Ausdrucksweise zu gebrauchen.

Die Proteine des Blutplasmas scheinen nicht den Gewebszellen als Nahrung zu dienen. QUAGLIARIELLO (1912, S. 174) zeigte, daß sie nach Einspritzung in die Blutbahn nur äußerst langsam verwertet wurden. Ihre physiologische Bedeutung liegt wohl in ihren kolloiden Eigenschaften.

## Komplexe kolloidale Systeme.

Wenn man eine Lösung eines elektrisch positiven Kolloids, wie Eisenhydroxyd, zu der eines elektrisch negativen Kolloids, wie Schwefelarsen, hinzufügt und das Verhältnis der beiden so gewählt wird, daß ihre Ladungen sich gegenseitig aufheben, werden beide Kolloide gemeinsam ausgefällt; es entsteht eine Lösung, die keines der beiden Kolloide mehr enthält. Der Vorgang ist besonders von BILTZ (1904) untersucht worden. Der Niederschlag ist in solchem

Falle elektrisch neutral. Wenn ein Überschuß eines der beiden Kolloide vorhanden ist, tritt nur teilweise Fällung ein; beide Kolloide sind dann im Niederschlag und in der überstehenden Flüssigkeit vorhanden, aber in den beiden
in verschiedener Proportion. Mit anderen Worten: wir erhalten eine Adsorptionsverbindung, deren Zusammensetzung von der relativen Konzentration ihrer
Komponenten in der Lösung abhängt. Die elektrische Ladung trägt das Zeichen
des im Überschuß vorhandenen Kolloids. Die Tatsache, daß nur teilweise Fällung
oder bloße Aggregation stattfindet, wenn eines der beiden Kolloide im Überschuß vorhanden ist, kann auch so ausgedrückt werden: Der Niederschlag ist
im Überschuß eines der beiden Kolloide löslich.

Schon in so einem verhältnismäßig einfachen System sind viele Komplikationen möglich. Wenn außerdem noch emulsoide Kolloide oder Proteine vorhanden sind, werden die Möglichkeiten noch mannigfaltiger.

Die dreifachen Adsorptionsverbindungen von RAEHLMANN (1906) sind bereits (S. 73) beschrieben worden; ein oder zwei Beispiele anderer komplexer
Systeme mögen zur weiteren Klarstellung dienen.

Darauf, daß Filtrierpapier erheblich mehr Kongorot aufnimmt, wenn seine
negative Ladung durch Kationen herabgesetzt oder umgekehrt wird, z. B.
durch Ca¨, ist früher hingewiesen worden. Wenn man Gelatine zusetzt, wird
diese Wirkung praktisch aufgehoben, weil die Gelatine das Papier mit einem
Emulsoid überzieht, das gegen Ca¨-Ionen unempfindlich ist. Eiweiß verhält
sich ebenso wie Gelatine, aber nur in neutraler Lösung. In saurer Lösung, in
der es positiv geladen ist, erhöht es die Wirksamkeit der Ca¨-Ionen, in alkalischer
vermindert es ihre Wirksamkeit wie in neutraler Lösung (s. BAYLISS, 1906, S. 201).

Das folgende Experiment von LARGUIER DES BANCELS (1908, S. 198) zeigt
die Abhängigkeit solcher Beeinflussungen von der Konzentration: 2 ccm einer
verdünnten (0,125proz.) Lösung von Anilinblau wird durch 5 Tropfen einer Eisen-
hydroxydlösung vollständig gefällt. Wenn man 5 Tropfen gesättigter Ammon-
sulfatlösung zusetzt, tritt nur teilweise Fällung ein; die Lösung bleibt tiefblau. Wenn man aber 40 Tropfen des Ammonsulfats zusetzt, ist die Fällung
wieder fast vollständig.

Beispiele für Kolloidwirkungen in sehr kompliziert zusammengesetzten
Lösungen sind: die Gerinnung des Blutes und die unzähligen, mit Hämolysinen,
Immunität und Anaphylaxie zusammenhängenden Vorgänge, überhaupt die
intercellulären Prozesse im allgemeinen.

Zur Beschreibung der Hämolyse und Blutgerinnung hat man eine Menge
Begriffe eingeführt, die zum Teil bestimmte chemische Individuen bezeichnen
sollen.

Wir haben gesehen, daß die Vorgänge in kolloiden Systemen sehr verwickelt
sein können, auch wenn nur wenige chemische Stoffe dabei mitspielen. Wenn man
erst über die Vorgänge der Hämolyse und Blutgerinnung klarere Vorstellungen
und genauere Kenntnisse haben wird, werden auch die meisten dieser Namen
verschwinden. Zur Zeit beruhigt sich ein Experimentator damit, einen Befund
als „Komplementablenkung" zu bezeichnen, ohne zu merken, daß er damit
nur in einer klassischen Sprache das sagt, was er vorher in seiner Muttersprache
beschrieben hat. Die „Komplementablenkung" ist wohl eine Adsorptionserschei-
nung, also eine allgemeine Erscheinung, die sich nur nach allgemeinen Natur-

gesetzen, wie dem Prinzip von CARNOT und CLAUSIUS, erklären läßt. Diese Frage der Terminologie werden wir noch einmal behandeln müssen (S. 373 und 399 unten).

Für die im vorhergehenden behandelten Fragen sind die Arbeiten von GENGOU (1908) sehr lehrreich.

## Methoden zur Herstellung kolloidaler Lösungen.

Einige Methoden sind gelegentlich schon erwähnt worden. Im allgemeinen kann man sagen, daß das erstrebte Ziel möglichst feine Unterteilung des Stoffes ist, den man im Kolloidzustand zu erhalten wünscht. Bei den Suspensoiden oder irreversiblen Kolloiden kann man natürlich nicht einen Teil des trockenen, festen Körpers nehmen und in Wasser auflösen, wie man das sonst bei der Herstellung von Lösungen tut. Dagegen geht das fast immer mit Emulsoiden, besonders mit Proteinen. Will man z. B. kolloidales Silber als Trockenpräparat haben, das leicht wasserlöslich sein soll, so müssen die Partikel einen Überzug von Protein haben. Das wird erreicht, indem man der kolloidalen Silberlösung etwas Protein zusetzt und sie dann zur Trockne bringt. Das im Handel befindliche „Collargol" ist ein solches kolloidales Silberpräparat.

Lösungen von Suspensoiden können fast immer nur dadurch erhalten werden, daß sich die Körnchen in der Flüssigkeit bilden, die das Verteilungsmittel sein soll. Schwefelarsen erhält man durch Behandlung einer wässerigen Arsensäurelösung mit Schwefelwasserstoff, Sole verschiedener Metalle durch Zerstäubung mit dem elektrischen Flammenbogen oder Funken (BREDIG, SVEDBERG) unter Wasser oder einer anderen Flüssigkeit. Zur Erhaltung stabiler, permanenter Suspensionen ist die Abwesenheit aller fremden Elektrolyte Vorbedingung.

Der Analytiker hat bisweilen mit den Schwierigkeiten zu kämpfen, wenn sich ein kolloidaler Niederschlag durchaus nicht absetzen will. Durch Zusatz einer Spur eines geeigneten positiven oder negativen dreiwertigen Ions wird der Niederschlag häufig zum sofortigen Absetzen gebracht.

Gewisse Metalle, z. B. Blei und Kupfer, bilden bei Berührung mit Wasser Spuren kolloidaler Hydroxyde und „vergiften" dadurch das Wasser. Man nennt das die „oligo-dynamische" Wirksamkeit, über die später mehr gesagt werden wird.

Metallhydrosole können häufig durch Reduktion ihrer Salze gewonnen werden, z. B. Reduktion von Goldsalzen durch Phosphor oder Formaldehyd.

Wird die wässerige Lösung eines Metallsalzes der Dialyse unterworfen, so dialysiert die Säure allmählich heraus, das kolloidale Hydroxyd bleibt zurück. Beispiele dafür sind Eisen- und Thoriumhydroxyd. In solchen Fällen, ebenso wenn sich das Kolloid durch doppelte Zersetzung bildet, entsteht gewöhnlich eine Adsorptionsverbindung mit dem Salz oder Fällungsmittel. Eisenchlorid gibt z. B. bei Dialyse eine Reihe Kolloide, die auf einen Teil Eisen verschiedene Chlormengen enthalten, von 3 Cl auf 1 Eisen an bis zu 1 Cl auf 400 oder 500 Fe ohne jedes stöchiometriches Verhältnis. Wenn man die Dialyse fortsetzt, bis fast alles Chlor entfernt ist, neigt das Kolloid zur schnellen Ausflockung; es scheint nur als Adsorptionsverbindung mit einer bestimmten Menge Chlor stabil zu sein.

Zur Herstellung salzfreier Emulsoide dient längere Dialyse, welche die einzige Methode dafür ist, die man gegenwärtig kennt. Die Entfernung der letzten Salzspuren ist schwierig, denn mit zunehmender Verdünnung wächst die relative Menge der adsorbierten Substanz.

Für kolloidale Farbstoffe ist HARRISONS (S. 81 oben) Methode ein nützliches Reinigungsmittel.

Bei der Herstellung einer kolloidalen Lösung aus einer echten nimmt die Oberflächenenergie auf Kosten der osmotischen zu (s. S. 194). Die Energieänderungen können aber ohne besondere Untersuchung des Einzelfalles nicht angegeben werden. Wenn die kolloidale Lösung durch Zerstäubung eines festen Stoffes, wie bei BREDIGs elektrischer Methode, hergestellt wird, nimmt die Oberflächenenergie und die elektrische Energie stark, die osmotische Energie schwach zu, doch muß dem System Energie zugeführt werden. Die osmotische Energie eines gelösten Salzes kann nicht von selbst verschwinden.

## Zusammenfassung.

Im kolloidalen Zustand ist Materie in der Form ultramikroskopischer Teilchen von festen Körpern oder Tropfen von Flüssigkeiten suspendiert oder auf andere Art in einem anderen festen Körper, einer Flüssigkeit oder einem Gas dispergiert. Eine kolloidale Lösung ist ein heterogenes System, in dem Sinne, daß zwischen den Phasen Berührungsgrenzflächen vorhanden sind, obgleich diese Phasen durch mechanische Mittel nicht schnell getrennt werden können.

Die meisten charakteristischen Eigenschaften dieses Zustandes hängen von der enormen Entwicklung der Oberfläche im Verhältnis zu der ganzen Masse ab.

Der Hauptfaktor in der Stabilität solcher Systeme, abgesehen von solchen, die aus zwei festen Phasen bestehen, ist die BROWNsche Bewegung der Teilchen; diese Bewegung ist im wesentlichen identisch mit der molekularen Bewegung des Mediums, in dem die Teilchen suspendiert sind.

Durch geeignete Mittel kann jede Substanz in kolloidalem Zustand erhalten werden. Gewöhnlich als Kolloide vorkommende Stoffe können auch krystalloid erhalten werden.

Die beiden großen Klassen der Kolloide, Emulsoide oder Lyophile und Suspensoide oder Lyophobe, die in der Physiologie von größter Bedeutung sind, unterscheiden sich durch die Beschaffenheit der inneren Phase. Sie ist bei den Emulsoiden flüssig, bei den Suspensoiden fest. Andere Eigenschaften gehen damit parallel. Die Bezeichnungen „Lyophile" und „Lyophobe" sind mit Rücksicht auf die Beziehung der verteilten Phase zur sie umgebenden Flüssigkeit gewählt. Bei den Emulsoiden besteht die innere Phase meist aus einer festen Substanz, die wechselnde Mengen Lösungsmittel binden kann. Dadurch wird der Eindruck einer Lösung mehr oder minder hervorgerufen. Das relative Verhältnis von Wasser usw. in den beiden Phasen kann man durch verschiedenartige Agentien, besonders Elektrolyte, reversibel ändern.

Durch das Ultramikroskop kann häufig das Vorhandensein von Teilchen bestimmter Größe nachgewiesen werden. Man sieht durch Beugung des Lichtes auf ihrer Oberfläche im Ultramikroskop leuchtende Scheiben.

Diese Körnchen können wegen ihrer Dimension nicht durch eine Membran aus kolloidaler Substanz, wie z. B. Pergamentpapier oder Kollodium, diffundieren, während Krystalloide schnell hindurchgehen. Das nennt man Dialyse. Sie wird häufig zur Trennung von Kolloiden von Krystalloiden benutzt. Wird hierbei der Druck erheblich höher als der osmotische gewählt, so tritt durch die Membran auch Wasser aus. Diese „Ultrafiltration" kann daher zur Konzentrierung kolloidaler Lösungen benutzt werden.

Kann der Stoff, der die innere Phase bildet, in Wasser elektrolytisch dissoziieren und ist das eine der gebildeten Ionen wasserlöslich und frei diffusibel, so bewegen sich diese Ionen fort und diffundieren in die Lösung, soweit es die elektrostatischen Kräfte zulassen. Die andere entgegengesetzt geladene Ionenart bleibt auf der Oberfläche des Körnchens konzentriert und lädt es elektrisch auf. Das so gebildete vielwertige Riesenion wird von HARDY kolloidales Ion genannt.

Die Möglichkeit, daß die Teilchen auf eine der Reibungselektrizität verwandte Art aufgeladen werden, kann noch nicht ausgeschlossen werden. Sie könnte die Ursache der elektrischen Ladung sein, die gewöhnlich an den Grenzflächen zweier Phasen gefunden wird. Aufgeladene kolloidale Teilchen sind gegen Ionen mit entgegengesetzter Ladung empfindlich. Diese neutralisieren die Ladungen auf den Teilchen und flocken sie aus, wobei sie selber mit niedergerissen werden. Dabei steht die Wirkung der Wertigkeit in keinem Verhältnis zu der vermehrten Zahl der Ladungen.

Bei den Emulsoiden, die weniger empfindlich als Suspensoide gegen diese rein elektrische Wirkung sind, haben neutrale Salze noch eine weitere Wirkung, die sich am deutlichsten im „Aussalzen" zeigt. Sie wirken auch schon in schwächerer Konzentration, als zum Aussalzen nötig ist, und zwar wegen ihrer Wirkung auf die allgemeinen Eigenschaften des Wassers. Sie verschieben die Verteilung des Wassers zwischen beiden Phasen des Systems. Dadurch ändern sich wieder andere Eigenschaften, wie Oberflächenspannung, Viscosität, Kompressibilität, Gerinnungszeit usw. Dies kann durch die Annahme erklärt werden, daß ein Teil des Wassers mit Elektrolytionen reagiert.

Salze können von Proteinen adsorbiert werden. Ob auch chemische Verbindung vorkommt, ist zweifelhaft.

Gewisse Emulsoide, wie Gelatine, haben die Eigenschaft, halbfeste Strukturen, „Gele" zu bilden. In einzelnen Fällen konnte gezeigt werden, daß es sich dabei um die Auswechselung der Phasen handelt. Die festere Phase, die vorher die dispergierte oder innere Phase war, wird zur äußeren, kontinuierlichen.

Ein weiteres wichtiges Merkmal der Emulsoide ist ihr Quellungsvermögen. Sie können große Wassermengen aufnehmen, schwellen dabei und üben einen sehr bedeutenden Druck aus. Säuren und Alkali vermehren die dabei aufgenommene Wassermenge. Die Wirkung der Neutralsalze folgt in der Hauptsache dem gleichen Gesetz wie ihre fällende Wirkung. Außerdem scheint auch die Adsorption eine Rolle zu spielen.

Bei der Quellung sind wahrscheinlich zwei Prozesse beteiligt, einmal Wasserverdichtung an den Oberflächen kolloidaler Elemente, zweitens Lösung des Wassers in der Substanz der Körnchen. Welcher von beiden Prozessen die größere Rolle spielt, hängt von der dem Kolloid zur Verfügung stehenden Wassermenge ab.

Die Volumenänderung lebender Zellen durch Krystalloide kann durch die Quellung nicht erklärt werden.

Proteine sind Emulsoide und gehorchen den gleichen Gesetzen wie andere Glieder dieser Klasse. Als amphotere Stoffe bilden sie Salze mit starken Säuren oder Basen. Diese Salze dissoziieren elektrolytisch. In einer Proteinsäureverbindung ist das kolloidale Proteinion das positive. Die Teilchen der inneren Phase haben dann positive Ladungen; im zweiten Fall ist es das negative.

Da die sauren und basischen Gruppen nicht von genau gleicher Stärke sein können, sind Proteine mitunter durch Oberflächenionisierung oben erwähnter Art elektrisch geladen.

Die durch Säure und Alkali bedingten physikalischen Änderungen können aus den Eigenschaften und den relativen Mengen der jeweils gebildeten Ionen abgeleitet werden.

Es gibt Proteine, welche „denaturiert" werden können. Dabei bekommen sie mehr und mehr Suspensoideigenschaften. Gegen Elektrolyte verhalten sie sich dann entsprechend der HARDYschen Wertigkeitsregel.

Das Zusammenkleben kolloidaler Teilchen und ihre wechselseitige Beeinflussung, welche in Kolloid und Krystalloidgemischen vorkommen, sind sehr komplizierte Vorgänge. Sie haben große Bedeutung für die Physiologie, sind aber noch unzulänglich untersucht.

### Literatur.

Allgemeines: Wo. OSTWALD (1909). — FREUNDLICH (1909, S. 291 zu Ende). — HATSCHEK (1913). — GRAHAM (1861). — ZSIGMONDY (1905). — BURTON (1916).

BROWNsche Bewegung und die kinetische Theorie: PERRIN (1910). — RAMSAY: Elemente und Elektronen S. 79—111. London: Harper 1912.

Emulsoide: MINES (1912).

Proteine: PAULI (1912). — CHICK und MARTIN (1910 und 1912). — HARDY: Kolloidale Lösungen. Die Globuline. Journ. für Physiol. Bd. 33, S. 251—337.

Dunkelfeldbeleuchtung: SIEDENTOPF (1913): Übungen zur wissenschaftlichen Mikroskopie H. 1; Dunkelfeldbeleuchtung. Leipzig: Hirzel.

Herstellungsmethoden: SVEDBERG (1909, S. 1).

# V. Die Durchlässigkeit von Membranen und die Eigenschaften der Zelloberfläche.

Eine Amöbe, die sich eine pflanzliche Zelle einverleibt hat, geht dazu über, sie zu verdauen. Die Verdauungsprodukte müssen, wenn sie zur Ernährung dienen sollen, aus der verdauenden Vakuole in die anderen Teile des Protoplasmas diffundieren. Wenn sie aber auch aus dem Protoplasma in das umgebende Wasser diffundieren könnten, wären sie für den Organismus verloren. Es muß also an der äußeren Oberfläche einer Amöbe eine Schicht oder ein Häutchen vorhanden sein, durch welches gelöste, nicht kolloidale Stoffe, wie Zucker und Aminosäuren, nicht hindurchgehen können.

Wir haben im 1. Kapitel nachgewiesen, daß lebendes Protoplasma die Eigenschaften einer Flüssigkeit hat. Auch daraus folgt die Notwendigkeit, daß etwas wie eine Umhüllung da sein muß, sonst würde der Organismus sich kolloid im Wasser dispergieren und so zugrunde gehen.

Von der Beschaffenheit der Grenzschicht oder der Zellmembran hängt es ab, welche Stoffe in die Zelle eindringen können und welche nicht. Sie ist daher von großer Wichtigkeit.

## Allgemeine Eigenschaften von Membranen.

Eine Membran, die nichts als eine dünne Fläche oder ein Häutchen ist, kann aus allen möglichen Stoffen bestehen. Wir wollen also die Membranen nach ihrem Verhalten gegen Wasser und gegen darin aufgelöste Substanzen einteilen. Zunächst gibt es solche aus Glas oder Glimmer, die weder Wasser noch darin aufgelöste Substanzen hindurchgehen lassen. Wir nennen sie „impermeabel"; sie haben für uns eine verhältnismäßig kleine Bedeutung. Es gibt auch Stoffe, welche für Wasser impermeabel sind, bestimmte andere Flüssigkeiten oder Gase aber hindurchgehen lassen; Gummi ist z. B. für Wasser undurchlässig, läßt aber Pyridin durch. Ein Metall, Palladium, kann man unter allen Umständen als undurchlässig gegen Wasser ansehen, es läßt aber Wasserstoff durch. Solche Fälle sind für manche Fragen von Bedeutung.

Die für den Physiologen wichtigsten Membranen sind diejenigen, welche Wasser hindurchgehen lassen, gelöste Substanzen aber zurückhalten. Dabei gibt es graduelle Unterschiede; einige Membranen, wie Pergamentpapier, Gelatine usw., lassen Kolloide nicht durch, sind aber für Krystalloide frei durchlässig. Andererseits hält Ferrocyankupfer die meisten Kolloide und die meisten Krystalloide zurück, läßt aber Wasser durch. Eine Membran, die keine gelöste Substanz, wohl aber Wasser durchläßt, wird halbdurchlässig genannt. Solche Membranen sind im Laboratorium nicht herstellbar, obwohl die TRAUBEsche Ferrocyankupfermembran einer semipermeablen Membran recht nahe kommt. Eine Membran, die Wasser durchläßt, eine bestimmte gelöste Substanz aber nicht, heißt halbdurchlässig für die fragliche Substanz.

Man kann die Membran auch auf ihre mechanische Konstruktion hin ansehen. Sie könnte siebartig sein; verschiedene Membranen hätten dann verschieden große Löcher. Oder eine Membran läßt bestimmte Stoffe durch, weil sie in der Substanz der Membran löslich sind. Oder sie kann drittens reversible chemische Verbindungen mit den Substanzen bilden, für die sie durchlässig ist. Die beiden letzten Fälle können wir vorläufig kurz abmachen. Als Beispiel für eine Membran, die einen Stoff durchläßt, der in der Membransubstanz löslich ist, diene eine Wassermembran, die durch nasses Pergamentpapier getragen wird. Sie läßt Kohlendioxyd durch, hält aber Sauerstoff und Stickstoff zurück. Bei näherer Betrachtung ergibt sich, daß nach genügend langer Zeit, zu beiden Seiten der Membran die gleiche Gaszusammensetzung herrschen muß; denn Sauerstoff und Stickstoff sind zwar schwerer als Kohlensäure, aber nicht absolut unlöslich in Wasser. RAMSAY (1894) hat gezeigt, daß eine Palladiummembran für Wasserstoff, aber nicht für Sauerstoff durchlässig ist, entweder weil der Wasserstoff in ihr löslich ist oder weil sich eine reversible Palladium-Wasserstoffverbindung bildet, welche bei niedrigerem Wasserstoffdruck wieder dissoziiert.

Membranen, wie Pergamentpapier, Gelatine, Collodium usw., die Wasser und Krystalloide hindurchlassen, Kolloide jedoch zurückhalten, haben sicher eine poröse Struktur. Viele Tatsachen beweisen das. BILTZ (1910) zeigte, daß die Diffusionsgeschwindigkeit von Farbstoffen durch Pergamentpapier zu ihrer Molekulargröße in einem direkten Verhältnis steht. HEYMANS (1912) fand, daß einige Mikroorganismen durch Pergamentpapier hindurchgehen können. Bei der Besprechung des Ultrafilters von BECHHOLD sahen wir, daß die Durchlässigkeit durch verschiedene Collodiumstärken verändert wurde. BECHHOLD (1908) selbst hat die Größe der Poren verschiedenartiger Membranen bestimmt, indem er sie mit Wasser bedeckt und dann Luftblasen hindurchpreßt. SCHOEP hat die Porengröße ebenfalls bestimmt. Er setzte dem Collodium, aus dem die Membran bestand, Ricinusöl und Glycerin zu.

Wenn eine Ferrocyankaliumlösung mit Kupfersulfatlösung überschichtet wird, bildet sich an der Berührungsfläche eine Membran, die aus einem Ferrocyankupfergel besteht. Dieses Gel enthält einen beträchtlichen Prozentsatz Wasser; nach dem Trocknen läßt es weder gelöste Substanzen noch Wasser durch. Um Versuche mit einer solchen Membran ausführen zu können, muß man sie festigen. Zu diesem Zweck läßt man sie sich in den Poren eines unglasierten Porzellanzylinders oder auch in Collodium bilden. Näheres hierüber in dem Kapitel über den osmotischen Druck. Die kolloidale Ferrocyankupfermembran hat engere Poren als Membranen aus Kollodium oder Gelatine. TRAUBE (1867), ihr Entdecker, zeigte, daß sie Rohrzucker und selbst manche Salze nicht durchläßt. Er bezeichnete sie als „Molekülsieb"; denn ihre Poren sind zwar groß genug, um Wasser durchzulassen, für gelöste Stoffe aber zu eng. Eine eingehendere Untersuchung zeigte indessen, daß einige Salze hindurchgehen. Chlorkalium permeierte, Bariumchlorid, Calciumchlorid, Kaliumsulfat, Bariumnitrat und Ammonsulfat wurden zurückgehalten.

OSTWALD (1890) hat darauf hingewiesen, daß die Membran für ein Salz impermeabel sein kann, wenn sie auch nur das eine seiner beiden Ionen nicht durchläßt. Wenn nur ein Ion durchgelassen wird, läßt die elektrostatische Anziehung zwischen den entgegengesetzt geladenen Ionen das durchlässige Ion nicht weiter gehen, als bis sein osmotischer Druck der elektrostatischen Anziehung äquivalent geworden ist. Ferrocyankupfer läßt die beiden Ionen des Chlorkaliums durch; wenn es für Calciumchlorid undurchlässig ist, so muß das Calcium i o n zurückgehalten werden. Bei Kaliumsulfat muß die Membran aus demselben Grunde für das Sulfation undurchlässig sein.

Die Halbdurchlässigkeit der Membran ist nicht vollkommen. Deshalb haben einige Autoren sie nicht als Molekülsieb auffassen wollen, sondern an Löslichkeit der permeierenden Stoffe in der Membran gedacht. Diese Ansicht bringt uns nicht weiter; auch wenn wir die moderne Auffassung der Hydratation der gelösten Stoffe und besonders ihrer Ionen einführen, können wir die Membran immer noch als ein Sieb auffassen. Gelöste Stoffe vereinigen sich mit einer Anzahl Moleküle des Lösungsmittels; ihre Zahl wechselt mit der chemischen Natur des gelösten Stoffes. Nach J. C. PHILIP (1907) haften jedem Molekül von Kaliumchlorid 7 bis 11 Moleküle Wassers an, während bei Kupferchlorid diese Zahl 21 beträgt usw. TRAUBES Ansicht wird ferner durch seinen Befund unterstützt, daß eine für Kaliumchlorid durchlässige Ferrocyankupfermembran nach Behandlung mit Chlorsilber auch für Chlorkalium undurchlässig wird (TRAUBE, 1899, S. 216). Es ist nicht wahrscheinlich, daß die Löslichkeit des Kaliumchlorids in Silberchlorid oder in Ferrocyankupfer wesentlich verschieden ist. Höchstens würde man nach dem alten Satz „similia similibus solvuntur" (ROTHMUND, 1907, S. 112) erwarten, daß Chlorkalium in Silberchlorid leichter löslich wäre. Andererseits muß man annehmen, daß etwaige Poren durch Ablagerung von Silberchlorid in ihnen enger werden.

PAUL WALDEN (1892) hat die Durchlässigkeit einer großen Zahl von Fällungsmembranen sorgfältig durchuntersucht. In den Tabellen auf S. 176 und 177 seiner Arbeit findet sich für die vorliegende Frage bedeutungsvolles Material. Die Membranen können nach der Undurchlässigkeit für die untersuchten Stoffe geordnet werden. Tanningelatine ist die erste der Reihe; sie läßt alle Stoffe außer Tannin durch, während Ferrocyankupfer, als letztes Glied der Reihe, für mehr Stoffe als alle anderen Membranen undurchlässig ist. Keine Membran verhält sich gegen einen bestimmten Stoff unregelmäßig. Wenn man annimmt, daß die Porengröße vom Ferrocyankupfer zur Tanningelatine stetig zunimmt, findet man keine Substanz, die durch eine Membran mit kleineren Poren diffundiert, während sie durch die mit den größeren Poren zurückgehalten wird, was nach der Lösungstheorie möglich wäre. Das Verhalten der Hydrochloride der drei Äthylamine ist wichtig. Die Ferrocyankupfermembran ist für Monoäthylaminhydrochlorid leicht durchlässig, für Diäthylamin schwach und für Triäthylamin undurchlässig, entsprechend der Zunahme der Molekulargröße.

Andrerseits ist es oft schwierig zu beweisen, daß die Membran nicht chemisch verändert oder mechanisch beschädigt ist, wenn sie scheinbar für einen bestimmten gelösten Stoff durchlässig wird. Diese Erwägung spricht gegen die Eindeutigkeit der Versuche TAMMANNS über die Durchlässigkeit der Membranen für Farbstoffe. Er hatte aus seinen Versuchen geschlossen, daß es Farbstoffe gibt, die durch eine Membran mit kleinerer Porengröße hindurchgehen, von einer anderen mit größerer Porenweite aber zurückgehalten werden, und dem hält TRAUBES Theorie nicht stand. In WALDENS Versuchen ist die Durchlässigkeit der Ferrocyanzinkmembran die gleiche wie die der Ferrocyankupfermembran. In TAMMANNS Versuchen ist die Zinkmembran für Farbstoffe durchlässig, welche durch die Kupfermembran zurückgehalten werden; sie ist sogar für „Baumwollblau" durchlässig, das durch eine Tanningelatinemembran nicht hindurchgeht. Sogar Pergamentpapier ist für „Baumwollblau" nur schwach durchlässig. Wenn wir die quantitativen Differenzen vernachlässigen, die sehr schwer befriedigend zu beurteilen sind, so widersprechen nur 2 von TAMMANNS 17 Farben der TRAUBEschen Theorie. Eine von ihnen ist „Baumwollblau" und die andere Fuchsinchlorid; diese gehen durch die Ferrocyankupfermembran hindurch, durch die Ferrocyanzinkmembran nicht. Nach CAIN und THORPE („Synthetische Farbstoffe", 1913) ist „Baumwollblau" eine Mischung der Ammoniak- und Natronsalze der Bi- und Trisulfonsäuren des Rosanilinblaus. Da sogar Pergamentpapier für das Salz der Monosulfonsäure („Anilinblau") undurchlässig ist, kann man kaum annehmen, daß eine Ferrocyanzinkmembran (wenn sie vollkommen intakt ist) für „Baumwollblau" durchlässig sein soll. Auf BILTZ' (1910 S. 117) Versuche über das Hindurchgehen von Farbstoffen durch Pergamentpapier ist oben hingewiesen worden. Diese Versuche zeigen eine unverkennbare Beziehung zwischen der Molekulargröße der Farbstoffe und ihrer Fähigkeit, durch Papier zu diffundieren. Ein Farbstoff, dessen Molekül weniger als 45 Atome enthält, diffundiert leicht. Von 45 Atomen an nimmt die Diffusionsfähigkeit ab. Zwischen 55 bis

70 Atomen ist die Diffusionsgeschwindigkeit stark herabgesetzt. Farbstoffe, deren Molekül mehr als 70 Atome enthält, diffundieren nicht mehr. Nun hängt das Molekularvolumen nicht nur von der Anzahl der darin enthaltenen Atome ab. Es kommt auch auf die chemische Anordnung an; dementsprechend hat auch die chemische Struktur eine Wirkung auf die Resultate. Die „Siebtheorie" hält also bei Kolloiden, wie es scheint, stand. Da wir zwischen ihnen und den Krystalloiden keine feste Grenze ziehen können, wird die allgemeine Anwendung der Theorie dadurch unterstützt.

ABEL (1914) findet mit seiner „Vividiffusionsmethode", daß die Diffusionsgeschwindigkeit von der Dicke seiner Kollodiummembran unabhängig ist. Auch das spricht für die Annahme, daß die Diffusion durch Poren der Membran hindurch vor sich geht, nicht aber infolge einer Löslichkeit in der Membransubstanz.

Wenn wir uns daran erinnern, daß die Ferrocyankupfermembran für Wasser leicht durchlässig, daneben aber auch wasserhaltig ist, ist es nicht leicht zu verstehen, wie eine Substanz, welche, wie der Zucker, in dem in der Membran enthaltenen Wasser leicht löslich ist, nicht hindurchzugehen vermag, wenn nicht etwas wie ein Sieb vorhanden ist, das den Molekülen jenseits einer gewissen Größe ein mechanisches Hindernis entgegenstellt.

TINKERS (1916, 1917) Photographien zeigen, daß wirklich in der Ferrocyankupfermembran Poren vorhanden sind. Infolge der Brechung können ihre wahren Maße nicht angegeben werden. Derselbe Autor gibt an, daß die Poren durch Adsorption des Lösungsmittels verengt werden, die Osmose soll durch die Verschiedenheit zwischen „der Hydration" auf beiden Seiten der Membran verursacht werden. MEIGS (1915) meint, daß Membranen gleicher chemischer Zusammensetzung je nach ihrem physikalischen Zustand verschieden sind.

Nach BARTELL (1911) gehorcht die Durchflußgeschwindigkeit von Wasser, das durch die Poren einer Ferrocyankupfermembran gepreßt wird, der POISEUILLESschen Formel für Capillaren.

Vor der endgültigen Entscheidung zwischen beiden Möglichkeiten müßte man genau wissen, was mit einem in Lösung gehenden Stoff eigentlich passiert. Dann wird sich wahrscheinlich herausstellen, daß der Widerspruch zwischen den beiden entgegengesetzten Ansichten nur ein scheinbarer ist.

Die Bemerkungen auf S. 14 oben über die Struktur kolloidaler Membranen sind wichtig. Wenn die Gelatinemembran die Struktur einer Honigwabe hat, muß jeder hindurchgehende Stoff durch eine aus viel feineren Poren bestehende Struktur hindurchgehen, als wenn die Membranstruktur schwammähnlich wäre. Dann könnte er durch einen gewundenen Kanal zwischen den wirklichen Trabekeln der festen Phase hindurchgehen.

Es kommt noch hinzu, daß die Oberflächen der Membranelemente gelöste Substanzen adsorbieren. Filtriert man Salzlösungen durch Gelatine, so enthält das zuerst durchgehende Filtrat weniger Salz als die ursprüngliche Lösung. Das geht so lange weiter, bis die Adsorptionsfähigkeit der Membran gesättigt ist. Ein adsorbiertes Kolloid kann die Porengröße erheblich herabsetzen, das Filter wird dann für Stoffe, für die es zuerst durchlässig war, undurchlässig.

Man findet häufig, daß ein gelöster Stoff, der von einer Membran zurückgehalten wird, nach ziemlich langer Zeit doch in Spuren hindurchgeht. Dafür gibt es zwei Erklärungsmöglichkeiten. In einer künstlichen Membran sind die

Poren nicht alle genau gleich groß, wie BECHHOLD in seinen Messungen verschiedener Membranen feststellte. Angenommen, einige von ihnen lassen einen gelösten Stoff noch durch, während die große Mehrheit zu eng ist, um ihn durchzulassen. Bei der geringen Diffusionsgeschwindigkeit wird es lange dauern, bis eine bestimmbare Menge des gelösten Stoffes durch die wenigen passierbaren Kanäle hindurchgegangen ist. Zum selben Ergebnis kommt man, wenn man die Teilchen des gelösten Stoffes verschieden groß, die Poren der Membran aber gleich groß annimmt.

Das führt uns dazu, die Durchgangsgeschwindigkeit durch eine Membran in Betracht zu ziehen. Außer den im vorangehenden Paragraphen erwähnten Faktoren zeigt eine einfache Überlegung, daß eine Membran für einen gelösten Stoff frei durchlässig sein kann; wenn aber die Diffusion sehr langsam vor sich geht, so geht in der Zeiteinheit verhältnismäßig wenig hindurch. Der Zustrom an der Membranoberfläche kann nicht genügend aufgenommen werden. Das spielt bei bestimmten osmotischen Vorgängen, die im nächsten Kapitel besprochen werden, eine Rolle.

## Die Oberflächenmembran der Zelle.

Der Anfang dieses Kapitels wies auf die Notwendigkeit einer Anordnung hin, durch die bei Organismen, wie der Amöbe, Zucker und andere lösliche Nahrungsstoffe verhindert werden, aus dem Protoplasma in die Umgebung herauszudiffundieren und so verloren zu gehen. Eine Membran, welche die Eigenschaften einer TRAUBEschen hätte, also vollkommener „semipermeabel" wäre, würde die gestellten Anforderungen erfüllen.

Wie wir im einzelnen weiter hören werden, besteht zwischen den Eigenschaften der Zellmembran und denen der künstlichen eine bemerkenswerte Ähnlichkeit, so verschieden auch der chemische Aufbau ist. Beide sind für Salmiak durchlässig, für Ammonsulfat undurchlässig. Gewöhnlich wird angegeben, daß die Zellmembran für Kaliumchlorid undurchlässig ist, während wir sahen, daß die Ferrocyankupfermembran dafür frei durchlässig ist. Diese Angabe bedarf einer Einschränkung. OVERTON (1904, S. 188—209) hat gezeigt, daß die Muskelzelle für Chlorkalium nicht vollkommen undurchlässig ist, daß ferner die Kalisalze in zwei Gruppen zerfallen; für die erste Gruppe, Kaliumsulfat und Kaliumphosphat, besteht vollkommene Halbdurchlässigkeit, die zweite Gruppe wird durch das Chlorkalium repräsentiert.. Dieses Verhalten ähnelt dem der Ferrocyankupfermembran, die, nach WALDEN (1892), für Chloride, Bromide, Jodide und Thiocyanate durchlässig, für Sulfate, Phosphate und Oxalate undurchlässig ist. Die Muskelzelle ist aber für Kaliumchlorid nur sehr langsam durchlässig. MEIGS (1913) findet, daß eine mit Calciumphosphat imprägnierte Celloidinmembran hinsichtlich ihrer Durchlässigkeit der Zellmembran am meisten ähnelt. Sie ist für Chloride des Natriums, Kaliums und Calciums, für Rohrzucker und Alanin undurchlässig, für Glycerin und Harnstoff etwas durchlässig und für Alkohol frei durchlässig. Obgleich es ziemlich unwahrscheinlich ist, daß die Zellmembran wirklich aus Calciumphosphat zusammengesetzt ist, ist es wichtig, daß man eine künstliche Membran von fast vollkommener Halbdurchlässigkeit herstellen kann. PHILIPPSON (1913) zeigt wiederum, daß mit Ätherextrakt aus Muskeln imprägnierte Kollodiummembranen für anorganische Säuren fast undurchlässig werden, während sie die Durchlässigkeit für organische Säuren behalten, diese nimmt in der Reihe: Ameisen-, Essig-, Milch-, Buttersäure zu. Dieses Resultat ist ein weiterer Fortschritt bei der künstlichen Erzeugung von Membranen, welche ähnliche Eigenschaften wie die Zellmembran haben.

Die auf S. 155 unten erwähnten Beobachtungen von KÜHNE und PFEFFER zeigen, daß wirklich an der Grenzfläche zwischen Protoplasma und Wasser eine Membran gebildet wird. Wenn in der Zelle die Oberflächenenergie herabsetzende Substanzen vorhanden sind, müssen sie an der Oberfläche konzentriert werden, und nach RAMSDENS Versuchen (S. 59) sind wir darauf vorbereitet, daß sich eine zusammenhängende Membran bildet. Es ist also nicht notwendig, daß eine wirkliche, sichtbare Haut vorhanden ist, obwohl sie in gewissen Fällen zu bestehen scheint. Eine derartig entstandene Membran ist ein Teil des lebenden Protoplasmas selbst. Solange dieses lebt, teilt sie seine Fähigkeit, sich den Veränderungen der Umgebung gemäß selbst zu ändern und anzupassen. Das wird später noch genauer auseinandergesetzt werden (s. auch CHAMBERS, 1917).

Wenn wir zu den Zellen der Gewebe höherer Organismen kommen, die ihre Nahrung aus dem Blut oder einer anderen sie umgebenden Flüssigkeit aufnehmen, stoßen wir sogleich auf eine Schwierigkeit, wenn wir die Existenz einer solchen halbdurchlässigen Membran annehmen. Wenn sie das Ausgewaschenwerden der Nährstoffe aus der Zelle verhindert, muß sie nämlich auch ihren Eintritt verhindern.

Infolgedessen haben manche Forscher die Existenz einer für Elektrolyte und andere Krystalloide undurchlässigen Membran abgelehnt. MARTIN FISCHER und GERTRUDE MOORE (1907, S. 342) scheinen z. B. anzunehmen, daß die Erscheinungen, für deren Erklärung eine halbdurchlässige Membran gefordert wurde, durch Quellung von Kolloiden zustande kommen. Zum klaren Verständnis dieser Frage müssen wir hier einiges, das eigentlich erst beim osmotischen Druck abgehandelt werden kann, vorwegnehmen. Denken wir uns ein Bläschen, begrenzt von einer Ferrocyankupferhaut, das eine Zuckerlösung enthält und das wir in Wasser eintauchen. Da die Membran für Zucker undurchlässig, für Wasser aber durchlässig ist, üben die Zuckermoleküle innen einen Zug auf die Wassermoleküle aus, die durch den als Osmose bekannten Vorgang in das Bläschen eindringen und es ausdehnen. Das muß zunächst als experimentell erwiesene Tatsache anerkannt werden. Wenn die Außenflüssigkeit durch eine Zuckerlösung ersetzt wird, deren Konzentration geringer ist als die innerhalb der Membran, so dringt ebenfalls Wasser ein, bis die Zuckerkonzentration auf beiden Seiten gleich ist. Ist die äußere Lösung stärker konzentriert als die innere, so geht Wasser heraus, bis die Konzentration auf beiden Seiten wieder gleich ist. Es ist außerdem nicht notwendig, daß die beiden Lösungen, innen und außen, denselben gelösten Stoff enthalten, nur muß die Membran für beide undurchlässig sein. Die Größe der Ausdehnung oder des Zusammenfallens des Bläschens steht in genauer Proportion zu der molekularen Konzentration der Lösungen, da der Grad der Verdünnung und Konzentration, die nötig sind, um die innere und äußere Lösung in das osmotische Gleichgewicht zu bringen, von ihr abhängt. Sorgfältige Untersuchungen von SIEBECK (1912) über das Verhalten der Nierenzellen und von BEUTNER (1912, S. 2 und 1913, S. 3) an Muskelzellen haben gezeigt, daß lebende Zellen in der gleichen Weise wie die oben beschriebene halbdurchlässige Membran reagieren. Die Volumänderungen sind der molaren Konzentration der gebrauchten Lösungen direkt proportional.

Alle die verschiedenen Glieder der „HOFMEISTERschen Reihe" haben bei gleicher Konzentration gleiche Wirkung. Wie wir S. 118 oben gesehen haben, gehorcht der Quellungsvorgang einem anderen Gesetz. Die gerade erwähnten Elektrolytreihen beeinflussen die Quellung bei gleicher Konzentration durch ihre Einwirkung auf das Lösungsmittel, das Wasser. Sie ändern seine Verteilung auf die beiden Phasen des kolloidalen Systems. Außerdem verhält sich Rohrzucker, was seine Wirkung auf das Volumen der Zellen anbetrifft, genau wie ein Salz von gleichem osmotischen Druck, vorausgesetzt, daß das Salz für die Membran undurchlässig ist. Auf die Quellung übt der Zucker dagegen keinen Einfluß aus. MARTIN FISCHER und G. MOORE (1907, S. 339) finden, daß Nichtelektrolyte im allgemeinen keine Wirkung auf die Fibrinquellung haben.

Ich glaube, es ist nicht nötig, noch weitere Beweise dafür zu bringen, daß die Quellung nicht genügt, um mehr als einen kleinen Teil des Verhaltens der Zellen gegen Lösungen verschiedener Konzentration zu erklären. Andererseits muß die Möglichkeit, den Wassergehalt der Zellbestandteile zu ändern, eine wichtige Rolle in der Zellmechanik spielen.

Wir können nun dazu übergehen, die Natur und Eigenschaften der Zellmembran zu betrachten. Es wird etwas klarer werden, wenn ich zuerst das Endergebnis mitteile, zu dem uns die Betrachtung aller Erscheinungen führt, obwohl es beim ersten Anblick keineswegs sehr einleuchtend aussieht. Die Zellmembran ist manchmal für Krystalloide durchlässig, manchmal nicht. Dieses recht launische Verhalten kann aber in Beziehung zu funktionellen Veränderungen in der Zelle gesetzt werden und ist von der Anwesenheit bestimmter Stoffe abhängig. Dadurch wird die Sache schon etwas befriedigender. Für Kolloide ist die Membran wahrscheinlich immer undurchlässig, obgleich es in besonderen Fällen, bei den Zellen der Sekretionsdrüsen, Einrichtungen zu geben scheint, durch die Kolloide (wahrscheinlich durch einen Riß in der Membran) in die Zelle oder aus ihr herausgelangen können.

*Undurchlässigkeit für Krystalloide.* Bringt man einen Schnitt der Wurzel der Zuckerrübe in Leitungswasser, so geht weder das rote Pigment noch der Rohrzucker aus den Zellen heraus. Das läßt sich nur auf Grund zweier Hypothesen erklären: entweder die Zellmembran ist für diese Substanzen undurchlässig oder sie sind irreversibel mit den unlöslichen Stoffen in der Zelle verbunden. MOORE und ROAF (1908, S. 80) glauben, daß die Annahme einer halbdurchlässigen Membran überflüssig sei. Sie meinen den Unterschied in der Zusammensetzung des Zellinnern und des Außenwassers durch chemische Verbindung der Zellproteine mit Elektrolyten hinreichend erklären zu können. Ist diese Verbindung aber eine Adsorptionsverbindung, so darf der Unterschied zwischen Zelläußerem und Zellinnerem nur ein quantitativer sein. Denn Adsorptionsprozesse sind reversibel und die adsorbierte Menge steht in einem bestimmten Verhältnis zur Konzentration des gelösten Stoffes. Das widerspricht aber der Erfahrung bei der Runkelrübe, und wir werden weiter noch andere Beispiele finden. Wenn die hypothetische Verbindung eine echte chemische ist, darf sie weder hydrolytisch noch elektrolytisch dissoziieren, sie muß wirklich vollkommen unlöslich, chemisch indifferent sein. Es ist schwer einzusehen, welchen Wert solche Substanz in der Dynamik der Zelle haben kann. Direkte Messungen der elektrolytischen Leitfähigkeit des Zelleninhaltes von Höber (1912, S. 2) zeigen, daß mindestens ein Teil der anorganischen Bestandteile sich in freiem Zustande befindet.

Wir müssen darum die Existenz irgendeiner Membran annehmen, und die zu beantwortende Frage ist: Muß die Membran für Elektrolyte und andere Krystalloide unbedingt undurchlässig sein, oder genügt es, wenn sie für Kolloide undurchlässig ist? Es ist klar, daß man im zweiten Falle weniger Schwierigkeiten hat, sich eine entsprechende Struktur vorzustellen. Man kennt bisher keine künstliche Membran, welche für Chlorkalium z. B. halbdurchlässig wäre, für das die Zelle gewöhnlich halbdurchlässig ist, aber man hat bereits in der oben erwähnten (S. 138) Richtung wichtige Schritte unternommen.

Die Hauptbeweise können bequem unter drei Überschriften gruppiert werden: 1. Die Veränderungen im Volumen und Binnendruck bei Beeinflussung durch Lösungen verschiedener Konzentration. 2. Der Unterschied in Art und Konzentration der Krystalloide in der Innen- und Außenflüssigkeit der Zelle. 3. Der elektrische Widerstand lebender Zellen gegen angelegte elektrische Ströme.

1. Wenn man Zellen oder Blutkörperchen in Lösungen von Krystalloiden verschiedener Konzentration bringt, so stellt sich heraus, daß es bei den meisten von ihnen — vorausgesetzt, daß sie die Zelle nicht schädigen — eine bestimmte Konzentration gibt, bei der keine Volumänderung der Zelle eintritt. Stärker konzentriertere Lösungen bewirken Einschrumpfen, schwächere Anschwellen. Nach der Annahme, daß dies durch osmotische Kräfte bedingt ist, wird die keine Veränderung erzeugende Lösung „isotonisch" und die anderen dementsprechend „hyper- und hypotonisch" genannt. Aber die Sache ist nicht ganz so einfach, wie es zuerst erscheinen mag. Das Wort „isotonisch" schließt in sich, daß die Lösung, die keine Veränderung in dem Volumen der Zellen bewirkt, den gleichen osmotischen Druck hat wie der normale Zellinhalt. Inwieweit das richtig ist, hängt von der Durchlässigkeit der Membran ab, wie die folgenden Betrachtungen zeigen werden. Angenommen, wir haben eine 5 proz. Zuckerlösung in einer Blase aus einer elastischen Membran eingeschlossen, die für Wasser durchlässig, für Zucker aber undurchlässig ist, und tauchen sie in Wasser. Das Wasser dringt in den Beutel, der sich ausdehnt und endlich wahrscheinlich reißen wird, wenn ihn nicht eine äußere Hülle, wie die Cellulosewand der Pflanzenzellen, stützt. Der sich entwickelnde Druck, wenn die Zelle ihr Volumen nicht ändern kann, ist der volle osmotische Druck der Zuckerlösung. Die so entstehende Spannung in der Zelle wird „Turgor" genannt. Das ist der normale Zustand der Pflanzenzelle, der die Stiele höherer Pflanzen steif und aufrecht bleiben läßt, solange die Zellmembranen ihre Eigenschaft, halbdurchlässig zu sein, beibehalten. Daß innerhalb der Pflanzenzellen ein sehr beträchtlicher Druck besteht, geht aus der Betrachtung der wachsenden Cambiumschicht zwischen dem Holz und der Rinde des Baumes hervor. In dieser Schicht findet Wachstum statt. Das Holz nimmt beständig im Durchmesser zu; es ist daher klar, daß die Rinde eine enorme Dehnungskraft haben muß und daß die wachsenden Zellen einem großen Druck ausgesetzt werden, der sie zusammenpressen und töten würde, wenn ihm nicht ein gleich großer Druck in ihnen entgegenwirken würde. Die Spannung in der Rinde kann man dadurch nachweisen, daß man aus der Rinde

einen Ring herausschneidet. Wenn er dann in seine Lage wieder zurückgebracht wird, lassen sich die Enden nicht mehr aneinanderfügen.

Nach der zum Strecken der Rinde bis zu ihrer usprünglichen Länge erforderlichen Spannung kann der auf die Cambiumzellen ausgeübte Druck berechnet werden. Man findet häufig in Pflanzenzellen einen Druck, der nicht weniger als 15 Atmosphären beträgt. Ein Druck dieser Größenordnung kann nur durch osmotische Kräfte oder durch Quellung aufrecht erhalten werden. Der Bau einer Pflanzenzelle, in der sich, von einer protoplasmatischen Membran umgeben, eine Lösung befindet, läßt sofort an einen osmotischen Mechanismus denken. Wir haben bereits gesehen, daß die Quellung diese Erscheinungen nicht erklären kann. Aus der molekularen Konzentration des Zellsaftes, die aus der Gefrierpunktserniedrigung oder auf andere Weise erhalten wird, kann auf die im nächsten Kapitel erklärte Art der höchst mögliche Druck berechnet werden, der bei einer idealen halbdurchlässigen Membran entstehen kann. Es ist natürlich schwer, den Saft nur einer bestimmten Zellart unvermischt zu gewinnen. Nach den erhaltenen Resultaten kann man aber sagen, daß der osmotische Druck eine Größenordnung besitzt, welche zu der Annahme, der Turgor entstehe durch osmotischen Druck, paßt.

Eine große Anzahl von Gefrierpunktsbestimmungen findet man in BOTTAZZIS (1908) Arbeit. Die Zahlen entsprechen meist Drucken von ungefähr 11—15 Atmosphären. Sie entsprechen einer etwa halbmolaren Salpeterlösung (5,05%).

Das Schrumpfen einer in hypertonische Lösungen gebrachten Zelle erkennt man bei Pflanzenzellen daran, daß die der Zellwand anliegende protoplasmatische Schicht sich von der Membran ablöst, so daß zwischen beiden eine Lücke entsteht. Man nennt das „Plasmolyse". Der Vorgang ist namentlich von DE VRIES (1884) studiert worden. Er hat bei der Untersuchung der Zellpermeabilität eine große Rolle gespielt.

Zum Verständnis der Vorgänge, welche dem Einbringen von Zellen in Lösungen verschiedener Konzentration folgen, dient uns wieder das Modell, das wir schon kennen. Die Lösung des Stoffes sei in eine Membran eingeschlossen, so daß ein Bläschen entsteht. Die Membran sei für den gelösten Stoff impermeabel und das Bläschen werde in eine schwach hypotonische Lösung des gleichen Stoffes versenkt. Dann wird das Bläschen zunächst Wasser anziehen und sich dabei ausdehnen. Das geht so lange weiter, bis sein Inhalt auf gleiche Konzentration mit der äußeren Lösung verdünnt ist. Dann geschieht nichts mehr, aber das Bläschen ist jetzt stärker gedehnt als vorher.

Nun wollen wir annehmen, daß die elastische Membran sowohl für Wasser wie für den gleichen Stoff leicht durchlässig ist. Auch in diesem Falle fängt die Zelle zunächst an, sich auszudehnen, weil der osmotische Druck innen größer als außen ist; denn der gelöste Stoff kann nicht augenblicklich aus dem Bläschen heraus. Aber im Gegensatz zu dem ersten Fall wird schließlich das ursprüngliche Volumen wiedererhalten. Da der gelöste Stoff allmählich hinausdiffundiert, wird der innere osmotische Druck durch freie Diffusion gleich dem äußeren. Eine Kraft, welche die Membran auf die Dauer gespannt hält, ist also nicht da. Im ersten Falle kann das Anfangsvolumen der Zelle nur dann wiedererhalten werden, wenn Wasser aus ihr herausdiffundierte. Da aber der gelöste Stoff nicht heraus kann, würde hierdurch wieder die ursprüngliche Konzentration erreicht werden und das Gleichgewicht wäre wieder gestört. Es gibt nun viele Permeabilitätsgrade zwischen diesen beiden Grenzfällen, so daß der gelöste Stoff mit verschiedener Geschwindigkeit entweichen kann. Daraus ergibt sich, daß es länger oder kürzer dauert, bis die Zelle ihr Anfangsvolume wieder erreicht. Wenn überhaupt keine Volumenänderung eintritt, so muß die äußere Lösung in beiden Fällen dem Zellinhalt isotonisch sein. Wenn die Volumenänderung nur vorübergehend und die Membran elastisch ist, kann man daraus schließen, daß die Membran für den gelösten Stoff mehr oder weniger durchlässig ist.

Bei manchen Versuchen an lebenden Zellen oder Blutkörperchen liegen andere Bedingungen vor. Die Membran ist für den in der Außenflüssigkeit gelösten Stoff durchlässig, für die im Zellinhalte gelösten aber undurchlässig. Beide Lösungen seien isotonisch. Dann findet zunächst keine Veränderung statt. Aber plötzlich fängt die Zelle an zu schwellen. Warum? Weil der in der Außenflüssigkeit gelöste Stoff in die Zelle eindringt. Der osmotische Druck in der Zelle ist dann der ursprüngliche plus dem der hineindiffundierten Substanz; während der osmotische Druck in der Außenflüssigkeit der gleiche wie vorher bleibt, wenn wir, wie in allen diesen Fällen, annehmen, daß das Volumen der Außenflüssigkeit im Vergleich zu dem der Zelle groß ist. Letzten Endes wird die Sachlage die gleiche sein, als wenn die äußere Flüssigkeit reines Wasser gewesen wäre, obwohl die Konzentration des diffusiblen gelösten Stoffes auf beiden Seiten der Zellmembran gleich ist, wenn die Zelle die nicht diffundierteren Zellbestandteile und damit ihre osmotischen Kräfte völlig zurückhält.

Wenn die Elastizität der Zellmembran nicht sicher vorausgesetzt werden kann, kann auch aus der Wirkung einer anisotonischen Lösung kein sicherer Schluß gezogen werden. In einer hypotonischen Lösung wird die Zelle zunächst ihr Volumen vermehren, die Membran sei für den gelösten Stoff durchlässig oder nicht. Wenn sie für den gelösten Stoff undurchlässig ist, bleibt diese Volumenzunahme dauernd bestehen. Ist aber die Volumenzunahme nur vorübergehend, muß die Zellmembran mehr oder weniger durchlässig sein. Wenn die Membran nun nicht elastisch ist, kann eine dauernde Volumenzunahme auch bei einer hypotonischen Lösung entstehen, für deren gelösten Stoff die Membran durchlässig ist. Zuerst wurde der Zellinhalt verdünnt, bis sein osmotischer Druck dem der Außenflüssigkeit gleich wurde. Dabei wurde die unelastische Zellmembran ausgedehnt. Wenn die Membran aber unelastisch ist, so gibt es keine Kraft, welche sie wieder in den Anfangszustand zurückbringen könnte. Das Volumen der Zelle erscheint dann dauernd vermehrt. Man muß also mit Schlußfolgerungen vorsichtig sein, solange man nicht bestimmt weiß, daß die Membran elastisch ist.

Berechnungen von ROAF (1912, S. 145) machen es wahrscheinlich, daß sich das Gleichgewicht zwischen diffusiblen Substanzen innerhalb und außerhalb der Zelle mit großer Schnelligkeit einstellt, so daß es möglich ist, daß ein Prozeß, der in einem Osmometer mit Pergamentpapier 7 Tage bis zur Einstellung des Gleichgewichts braucht, in 0,001 Minute bei einer Zelle ablaufen kann, weil sie im Verhältnis zum Volumen eine sehr große Oberfläche hat. Man kann also annehmen, daß das osmotische Gleichgewicht für völlig permeierende Stoffe praktisch fast augenblicklich sich einstellt. Wenn wir aber annehmen, daß von 1000 Siebporen nur immer eine weit genug ist, um den Durchgang eines Moleküls des gelösten Stoffes zu gestatten, so wird die Diffusionsgeschwindigkeit dieses Stoffes auch nur ein tausendstel von der eines anderen gelösten Stoffes betragen, dessen Moleküle durch alle Poren hindurch können.

Einige Versuche von OVERTON (1902) am Froschsartorius zeigen die Undurchlässigkeit der Zellen für Krystalloide. Wenn man den Muskel in 0,7 proz. Kochsalzlösung bringt, so findet man keine Gewichtsveränderung, auch nicht in mehreren Stunden; diese Lösung ist also mit dem Muskel isotonisch (OVERTON, S. 129). Angenommen, wir setzen einer solchen Lösung eine andere Substanz zu; wenn die Muskelzellen für sie undurchlässig sind, müssen sie zusammenschrumpfen, um ihren osmotischen Druck durch Wasserverlust zu erhöhen. OVERTON setzt Methylalkohol bis zu 5% zu. Es wird keine Wirkung erzielt; daher sind die Zellen für Methylalkohol durchlässig (S. 167), denn diese Konzentration von Methylalkohol erhöht den osmotischen Druck der Salzlösung sehr erheblich. Wenn die zugesetzte Substanz langsam in den Muskel eindringt, ergibt sich eine kombinierte Wirkung. Ein Muskel, den man in eine Lösung bringt, die 0,35% Natronchlorid und 3% Äthylenglykol enthält, d. h. eine Lösung, deren osmotischer Druck gleich dem einer 2 proz. Kochsalzlösung, mithin stark hypertonisch ist, verliert zuerst an Gewicht, als wenn er für Glykol undurchlässig wäre, nimmt aber später an Gewicht zu. Die Erklärung dafür ist, daß das Glykol langsam eindringen kann, so daß nach einiger Zeit seine Konzentration innerhalb und außerhalb der Zelle sich ausgleicht und die Wirkung der 0,35 proz. hypotonischen Kochsalzlösung allein übrigbleibt (S. 195). Glucosezusatz hat die gleiche Wirkung wie Kochsalzlösung mit dem gleichen osmotischen Druck, nämlich ein beständiges Einschrumpfen; die Membran ist also für Glucose undurchlässig (S. 224).

Es muß noch eine Möglichkeit erörtert werden, die ROAF anzunehmen scheint. Vielleicht ist die Membran nur für Kolloide undurchlässig, für Salze aber durchlässig (S. 145). OSTWALD (1890) hat darauf hingewiesen, daß eine Membran nur für ein Ion eines elektrolytisch dissoziierten Salzes undurchlässig zu sein braucht, damit beide Ionen zurückgehalten werden. Betrachten wir nun die Verbindung eines Eiweißkörpers mit einer Säure oder einer Base, welche durch die Zellmembran permeieren kann. Dissoziiert die Eiweiß-Säureverbindung nicht hydrolytisch, so hält das nicht permeierende kolloidale Ion das diffusible Ion fest. Dann darf aber kein zweites kolloidales Salz zugegen sein, bei dem etwa das Kation diffusibel ist, während bei dem ersten Salz das Anion permeieren kann.

Wenn z. B. das Hydrochlorid eines Proteins und das Natronsalz eines Proteins zugegen wären, würden die positiven und negativen anorganischen Ionen zusammen entweichen, Natronchlorid würde diffundieren und durch die elektrostatische Anziehung des kolloidalen Ions nicht gehindert werden.

Die Annahme einer nur für Kolloide undurchlässigen Membran erklärt daher die Halbdurchlässigkeit der Zelle für Neutralsalze nicht. Wir haben oben gesehen, daß sich das Vorhandensein von Verbindungen zwischen Proteinen und solchen Salzen nicht beweisen läßt, außerdem erklärt die Annahme ROAFS die Undurchlässigkeit für Glykose nicht. Glucose verbindet sich nicht mit Eiweißkörpern. Sie existiert nach ASHER (1912) im Blute im freien Zustande.

Eine weitere Schwierigkeit liegt in dem hohen osmotischen Druck mancher Zellen; für einen Druck von 11 Atmosphären ist eine halbmolare Lösung nötig, und wenn wir uns daran erinnern, daß das Molekulargewicht der Proteine gegen 2000 beträgt, so sieht man, daß es eine solche Lösung nicht geben kann. Die gesamte Trockensubstanz der Zelle beträgt nicht mehr als 20% des frischen Gewichtes, bei jungem, wachsendem Cambium noch weniger. Nur Stoffe mit kleinem Molekulargewicht können den beobachteten osmotischen Druck geben. Der Hämatokrit (HEDIN, 1891) zur Bestimmung des Blutkörperchenvolumens ist eine praktische Anwendung der in dem vorangehenden Abschnitt beschriebenen Tatsachen (HÖBER, 1910).

2. Weitere Tatsachen über die Verteilung von Krystalloiden zwischen Außenflüssigkeit und Zelle, die zur Annahme einer für Krystalloide impermeablen Membran führen, sind folgende:

Die roten Blutkörperchen des Kaninchens enthalten viel mehr Kalium als das sie umgebende Plasma und gar kein Natrium nach ABDERHALDENS (1898, S. 100) Analysen:

|  | Plasma | Körperchen |  |
|---|---|---|---|
| Kalium . . . . . . . | 0,259 | 5,229 | pro Tausend. |
| Natrium . . . . . . . | 4,442 | 0 | |

Das ist nur möglich bei einer für Kalium und Natrium impermeablen Membran, wenn nicht Kalium und Natrium mit Kolloiden irreversible, nicht dissoziierende Verbindungen bilden. Man kann außerdem leicht zeigen, daß die Salze des Blutserums schnell durch eine Membran von Pergamentpapier hindurchgehen, die für Kolloide undurchlässig ist. Man macht das oft zu analytischen oder präparativen Zwecken. Wenn die Membran der Blutkörperchen des Kaninchens nur für Kolloide undurchlässig wäre, müßten Natronsalze aus dem Serum unweigerlich hineingehen.

Wie DONNAN (1911) und ich (1911, S. 249) unabhängig voneinander feststellten, kann es vorkommen, daß auf beiden Seiten einer Membran verschiedene Konzentrationen desselben freidiffusiblen Salzes herrschen und dennoch Gleichgewicht besteht. Das hat ROAF (1912, S. 145) in der Ansicht bestärkt, daß es unnötig ist, eine für Elektrolyte undurchlässige Membran anzunehmen. Wir müssen diese Meinung kurz berücksichtigen. Denken wir uns eine Lösung des Natronsalzes eines Proteins oder der Kongorotsäure innerhalb einer Membran von Pergamentpapier. Solange nur reines Wasser auf der anderen Seite der Membran vorhanden ist, können die Natriumionen nicht weiter entweichen, als bis ihr osmotischer Druck der elektrostatischen Anziehung des entgegengesetzten kolloidalen Ions gleich und entgegengesetzt gerichtet ist. Da die Natriumionen auf der Außenfläche der Membran sind, bildet sich eine HELMHOLTZsche Doppelschicht. Man kann nun nicht annehmen, daß immer dieselben einzelnen Ionen in dieser Doppelschicht vorhanden sind; es findet ein beständiger Austausch zwischen ihnen und denen im Innern der Lösungen statt. Da ihre besondere Lage nur eine Folge ihrer positiven Ladung ist, so müssen sie mit anderen Kationen, falls solche vorhanden sind, in Austausch treten. Wenn sich ein Salz, z. B. KCl, in der äußeren Lösung befindet, so tritt dieser Fall ein. Dann besteht die äußere Lage der Doppelschicht sowohl aus Kalium- wie Natrium-Ionen. Ihr Verhältnis zueinander richtet sich nach ihrer Konzentration in den Lösungen. Zuletzt findet man dieses Verhältnis auch in beiden Lösungen unabhängig von der absoluten Konzentration der Ionen darin. OSTWALD (1890, S. 714) hob dies mit Rücksicht auf die Ferrocyankupfermembran hervor. W. A. OSBORNE (1906) fand es experimentell bei den Salzen von Caseinogen oder Seifen an einer Pergamentpapiermembran bestätigt; ich selbst für Kongorot oder Serumeiweiß unter ähnlichen Bedingungen. Obwohl hier, wie wir sahen, das Verhältnis der Konzentrationen diffusibler Salze auf beiden Seiten der Membran das gleiche ist, ist die absolute Konzentration auf der die kolloidale Lösung enthaltenen Seite größer. Das scheint darauf zu beruhen, daß die Konzentration des nicht dissoziierten Salzes auf beiden Seiten der Membran gleich sein muß; soweit ich es übersehen kann, gibt es keine Kräfte, die eine verschiedene Konzentration elektrisch-neutraler, frei diffundierender Stoffe möglich machen können. Wenn wir also z. B. Natriumchlorid in dezimolarer Lösung außen und das Natronsalz von Kongorot innen haben und 10% unzersetzten Natronchlorids annehmen, muß diese Konzentration unzersetzter Moleküle innen und außen die gleiche sein. Das ist unmöglich, wenn die gesamte Konzentration des Chlorids auf beiden Seiten die gleiche ist, da die innen befindliche weniger dissoziiert ist als die außen befindliche wegen des Vorhandenseins des Farbsalzes mit einem beiden Salzen gemeinsamen Ion (Natrium). Diese Erklärung der ungleichen Verteilung von Natriumchlorid auf beiden Seiten einer Membran findet auch Anwendung, wenn das betreffende diffusible Salz zunächst kein Ion mit dem kolloidalen Salz, z. B. KCl, gemeinsam hat, weil, wie oben erwähnt, nach der Erreichung des Gleichgewichts sowohl innen wie außen alle Arten der diffusiblen Ionen des Systems vorhanden sein müssen. Das habe ich experimentell nachgewiesen, während Donnan (1911) es aus thermodynamischen Betrachtungen (1911) abgeleitet hat.

Wir sehen daher, daß das Vorhandensein eines kolloidalen Salzes innerhalb einer nur für Kolloide halbdurchlässigen Membran das ungleiche Verhältnis von Kalium zu Natrium im Plasma und in den Blutkörperchen des Kaninchens nicht erklärt.

Wir betrachten ferner die Muskelzelle. Katz' (1896, S. 42) Versuche haben gezeigt, daß bei dem Kaninchen das Verhältnis des Natrium zu Kalium in diesen Zellen wie 0,46 zu 4 ist, während die entsprechenden Zahlen für das Blutplasma 4,44 zu 0,259 sind. Fahr (1909) hat experimentell bewiesen, daß das Natrium im Froschmuskel nur in der intercellulären Lymphe usw. enthalten ist, die Muskelzellen selbst enthalten überhaupt kein Natrium. Solche Tatsachen können ohne die Annahme einer für Salze undurchlässigen Membran nicht erklärt werden.

Nach Meigs und Ryan (1912, S. 411) sind die Salze der glatten Muskeln in nicht diffusibler Form vorhanden, und diese Autoren leugnen das Vorhandensein einer halbdurchlässigen Membran. Das gegebene Beispiel ist, glaube ich, nicht sehr überzeugend. Wenn man glatte Muskeln in hypotonische Salzlösung taucht, nehmen sie an Gewicht zu, die Zeit, in der das geschieht, ist aber für glatte und quergestreifte Muskulatur verschieden. Das erklärt sich leicht durch verschieden starke Quellung in den beiden Fällen. Quellungsvorgänge können beim glatten Muskel eine wichtige Rolle spielen, obwohl wir oben gesehen haben (S. 139), daß sie für den quergestreiften Muskel vernachlässigt werden können. Quellungswasser ist natürlich nicht osmotisch wirksam. Um einen gegebenen osmotischen Druck im Gleichgewicht zu halten, muß also mehr Wasser in der Zeiteinheit aufgenommen werden, weil ja ein Teil osmotisch unwirksam ist. Wenn man glatte Muskeln in eine isotonische Lösung von Rohrzucker eintaucht, nehmen sie, wie gesagt, viel schneller als quergestreifte Muskeln an Gewicht zu;

aber wir werden gleich sehen, daß Rohrzucker für viele Zellen keine unschädliche Substanz ist. Die schnellere Gewichtszunahme müßte man erwarten, wenn eine gewisse Menge Quellungswasser aufgenommen wird. Wenn man glatte Muskeln quer durchschneidet, diffundiert das Kalium sehr langsam heraus; die Adsorptionsmöglichkeit oder die Bildung einer neuen Membran auf der Schnittfläche darf nicht vernachlässigt werden. Diese Beobachter meinen ferner, es sei mit dem Vorhandensein einer semipermeablen Membran nicht zu vereinigen, daß aus dem tätigen Muskel Kaliumphosphat austritt und später wieder ersetzt wird. Wenn wir das Entweichen des Phosphats einmal zugeben, so werden wir später sehen, daß im Erregungszustand eine Zunahme der Durchlässigkeit erfolgt. Es kann sein, daß der Durchtritt der Salze zu dieser Zeit stattfindet.

Es gibt noch viele andere, auch sonst wichtige Tatsachen, die eine Undurchlässigkeit für Krystalloide beweisen.

BETHE (1909) fand, daß Quallen beim Aufenthalt in mit Neutralrot gefärbtem Seewasser die Farbe aufnehmen. Die Zellen sehen dann orange gefärbt aus; diesen Farbton nimmt das Neutralrot bei neutraler Reaktion an. Wenn man dem Wasser Salzsäure zusetzte, um die darin befindliche Farbe kirschrot zu färben, behielten die Zellen trotzdem stundenlang den orangefarbenen Ton bei. Die Säure führt zum Absterben der Zellen. Ihre Färbung ändert sich aber, solange sie am Leben bleiben, nicht. Das gleiche beobachtete man bei Natriumhydroxyd; die Zellen färbten sich nicht gelb, wie sonst Neutralrot in alkalischer Lösung.

O. WARBURG (1910) fand bei Eiern einer Seeigelart die gleiche Erscheinung. Er konnte zeigen, daß die fehlende Farbenveränderung wirklich durch das Nichteintreten von Alkali und nicht etwa durch eine Veränderung des Farbstoffes in der Zelle verursacht war. Für Ammoniak ist die Zellmembran nämlich durchgängig. Brachte man die mit Neutralrot gefärbten Eier in Ammoniak, so wurden sie sofort gelb.

Man kann dagegen einwenden, die chemische oder die Adsorptionsverbindung des Farbstoffes mit der Zellstruktur sei für Natriumhydroxyd weniger empfindlich als für Ammoniak. Das hat NEWTON HARVEY (1913) untersucht. Er zeigte, daß die Adsorptionsverbindungen von Neutralrot mit verschiedenen Proteinen, Lecithin usw., durch die beiden Alkalien bei genau der gleichen Konzentration beeinflußt werden. Wenn außerdem durch Einwirkung von mit Chloroform gesättigtem Seewasser die Seeigeleier für Natriumhydroxyd durchlässig gemacht werden, verändert dieses Alkali das Neutralrot in den Zellen ebenso schnell, wie es Ammoniumhydroxyd tut.

Aus BETHES und WARBURGS obigen Versuchen ergibt sich außerdem die wichtige Folgerung, daß Säure und Alkali ihre charakteristischen Wirkungen, ohne in das Zellinnere einzudringen, hervorbringen können. Auf diese Frage werde ich später wieder zurückkommen.

Beim Untersuchen der Wirkung von Säuren auf die Bildung der Befruchtungsmembran in den Eiern der Seeigel fand JACQUES LOEB (1909), daß diese Beeinflussung nicht von der Stärke der Säuren, sondern von ihrer Fähigkeit, in die Zelle einzudringen, oder von ihrer Lipoidlöslichkeit abhängt. Die Mineralsäuren waren viel weniger wirksam als die Fettsäuren. Bei der Durchströmung des Pankreas mit Salzlösungen fand HUSTIN (1912, S. 334), daß gegenüber dem

Blut hypotonische Lösungen ihre Konzentration beim Passieren der Gefäße erhöhten, hypertonische Lösungen aber verminderten. Die Erklärung ist bei der Annahme der Halbdurchlässigkeit der Drüsenzellenmembran einfach; diese Zellen würden aus einer hypotonischen Lösung Wasser aufnehmen, um ihren osmotischen Druck gegen sie auszugleichen, und an eine hypertonische Lösung Wasser abgeben. Keine andere Annahme gibt eine befriedigende Erklärung. Werden die Drüsenzellen vor der Durchströmung mit Natriumfluorid abgetötet, so ändert sich die Konzentration anisotonischer Lösungen bei der Durchströmung nicht mehr.

Das Verhältnis des Zuckergehaltes von Blutkörperchen zu dem des Plasmas ist sehr veränderlich, obgleich der Zuckergehalt in der Regel im Plasma höher ist als in den Blutkörperchen. Der Zusatz von Glucose zum Blut erhöht manchmal den Gehalt der Körperchen, manchmal nicht (HÖBER, 1912, S. 1). Es ist schwer, dies zu erklären. Am wahrscheinlichsten scheint es zu sein, daß die Körperchen für Glucose durchlässig und undurchlässig werden können, daß sie aber gewöhnlich undurchlässig sind.

HÖBER (1911, S. 244) hat darauf hingewiesen, daß es unmöglich ist, die stets vorhandene Differenz des Quotienten $\dfrac{\text{Kalium}}{\text{Natrium}}$ in den Blutkörperchen und in dem sie umgebenden Plasma anders als durch Annahme einer semipermeablen Membran zu erklären. Können Kalium und Natrium, und wenn auch noch so langsam, in die Zelle eindringen, so muß sich früher oder später ein Gleichgewicht einstellen, wenn man nicht die äußerst unwahrscheinliche Annahme macht, daß den Blutkörperchen und anderen Zellen aus einer anderen Quelle als aus dem Blutplasma dauernd Salze zugeführt werden, und daß dieses sie ebenso schnell ausstoßen kann, wie sie hineinkommen.

Der dritte Beweis für die Halbdurchlässigkeit der Zellmembran beruht auf elektrophysiologischen Vorgängen. Zunächst einige physikalische Vorbemerkungen.

Wenn man in eine Salzlösung zwei Metalldrähte tauchen läßt und an diese einen elektrischen Strom anschließt, wird die Übertragung der Elektrizität von dem einen Draht zu dem anderen durch Atome oder Moleküle bewirkt, von denen jedes eine bestimmte Elektrizitätsmenge mit sich führt. Diese Atome oder Moleküle mitsamt ihren Ladungen, die je nach der Wertigkeit des Trägers verschieden sind, heißen Ionen. Die einzelne, durch ein einwertiges Ion mitgeführte Ladung heißt Elektron. Ein zweiwertiges Ion trägt zwei Elektrone usw. Wir stellen uns an einer Seite eines Feldes eine Schafherde vor, die auf die andere Seite hinüberläuft; die Menge an Wolle (= Elektrizität), die an der anderen Seite in der Zeiteinheit ankommt, hängt von der Anzahl der Schafe und der Ungehemmtheit des Laufes ab. Angenommen, es sind eine Anzahl viereckiger Hürden in der Mitte des Feldes, jede umsäumt und durch einen schmalen Zwischenraum von der benachbarten Hürde getrennt: dann würde in der Zeiteinheit die jetzt herüberkommende Anzahl Schafe viel kleiner sein als vorher, weil sie aufeinander warten müssen, um durch die Öffnungen zu gelangen, sie würden sich auch noch in der Bemühung, hindurchzukommen, gegenseitig hindern. Man kann dann sagen: je weniger Wolle in der Zeiteinheit hinüberkommt, desto geringer ist die Leitfähigkeit (in der elektrischen Terminologie ausgedrückt). Es

würde ferner nichts bessern, wenn die geschlossenen Hürden voller Schafe
wären, da diese Schafe den Übergang nicht beschleunigen könnten. Wenn aber
die Gatter entfernt würden, so könnten die eingesperrten Schafe herauskommen
und über das Feld laufen, während die ursprünglich freien Schafe einen ebenso
ungehemmten Lauf haben würden, als wenn keine Hürden da wären.

Was die Übertragung der Elektrizität betrifft, so sind die lebenden Zellen
die mit Schafen angefüllten eingezäunten Hürden. Sie halten auf gleiche Weise
das Hindurchgehen der Ionen auf, indem sie einen Teil des Kanals ausfüllen;
dieser Widerstand wird beseitigt, wenn wir ihre Membranen für Salze durchlässig machen. Das ist für die Blutkörperchen im einzelnen von S. N. STEWART
(1897) beschrieben und zur Grundlage einer Bestimmungsmethode des relativen
Verhältnisses von Körperchen und Plasma im Blut geworden (1899).

OSTERHOUT (1912) findet, daß lebende Zellen von Laminaria für Salze
des Seewassers undurchlässig sind, wie es ihr Nichtteilnehmen an der Leitung
eines elektrischen Stromes beweist. Sie werden durch ein Protoplasma tötendes
Agens, z. B. Hitze, Chloroform usw., zu Leitern gemacht. Ihre Durchlässigkeit
kann auch, wie wir später sehen werden, im umgekehrten Sinne verändert werden.
M'CLENDON (1910, S. 255) stellt fest, daß die angehäuften Eier von Seeigeln
eine viel geringere Leitfähigkeit haben als das Seewasser. Er schreibt das der
Undurchlässigkeit der Zellmembran für Ionen zu.

Daß eine für Salze undurchlässige Membran sie zum Nichtleiter macht,
zeigt das Ferrocyankupfermodell von MORSE und HORN (1901) in interessanter
Weise. Bringt man auf die eine Seite der Membran Kupfersulfat und auf die
andere Ferrocyankalium und schickt dann vom Kupfer zum Cyan einen Strom
hindurch, so werden Lücken in der Membran verstopft. Ihr Widerstand wächst
allmählich; in einem von BERKELEY und HARTLEY (1906, S. 487) beobachteten
Fall wuchs der Widerstand einer Membran z. B. von 2,700 Ohm auf 300,000 Ohm.

Obwohl der Widerstand, welchen lebende Zellen dem Hindurchgehen eines
elektrischen Stromes entgegensetzen, einfach und befriedigend durch die Existenz
einer Membran, die für Salze undurchlässig ist, erklärt werden kann, darf man
nicht übersehen, daß auch andere Erklärungen gegeben worden sind. Es ist sehr
schwer, ja unmöglich, experimentell zu beweisen, daß Zellen vollkommene
Nichtleiter sind, weil man nicht alle außen den Zellen anhaftenden Elektrolyte
entfernen kann, ohne den normalen Zustand der Membran zu beeinflussen.
Wir können daher die Möglichkeit nicht endgültig zurückweisen, daß ihr hoher
Widerstand durch elektrolytisch dissoziierte Kolloide, die in einer nur für Kolloide
undurchlässigen Membran eingeschlossen sind, verursacht wird. Wie wir später
im einzelnen sehen werden, würde dieser Umstand dem Hindurchgehen eines in
einer Richtung in die Zelle eintretenden und in der entgegengesetzten Richtung
sie verlassenden Stromes entgegenstehen, da das eine Ion eingeschlossen ist.
Man kann allerdings dieser Ansicht gegenüber einwenden, daß die Anwesenheit
solcher Kolloide in den Blutkörperchen noch nicht bewiesen ist.

Wenn die Elektrolyte in der Zelle mit den Zellproteinen zu nicht dissoziierten
Salzen verbunden wären, würden sie Nichtleiter sein, da nur Ionen den Strom
leiten können. Aber für die Existenz solcher Verbindungen in der Zelle gibt es
keinen Beweis. Es sind früher Gründe angeführt worden, um zu zeigen, daß die
Adsorption als Erklärung ungenügend ist, da eine Adsorptionsverbindung nur

bei der Anwesenheit freier Elektrolyte in der mit ihr in Berührung befindlichen Phase existenzfähig ist. Daher müssen freie Elektrolyte im Innern lebender Zellen vorhanden sein. Ihre Existenz im Zellinnern ist durch HÖBER experimentell auf zwei Arten gezeigt worden.

Die erste von ihnen (1910, S. 2) gründet sich darauf, daß die Kapazität eines Kondensators wächst, wenn man eine leitende Schicht in das Dielektricum zwischen die Platten einschiebt. Die Kapazitätsvermehrung ist proportional der Leitfähigkeit der Schicht. Es leuchtet ein, daß Ionen, die aus der Zelle heraus können, hierbei nicht in Frage kommen. Nach dieser Methode ergab sich die innere Leitfähigkeit mehrfach mit Rohrzuckerlösung gewaschener Blutkörperchen zu ungefähr dem gleichen Wert wie bei einer $^n/_{10}$-KCl-Lösung.

Die zweite Methode (1912, S, 2) gründet sich auf einen Versuch von J. J. THOMSON (1895). Ein leitender Körper, der in die Achse einer Spule gebracht wird, durch die man einen schnell wechselnden Strom schickt, verringert die Kraft dieses Stromes durch Dämpfung der Schwingungen in einem Ausmaß, das seiner Leitfähigkeit proportional ist. Durch diese empfindlichere Methode erweist sich der Gehalt der Blutkörperchen an freien Elektrolyten gleich dem einer 0,1—0,4 proz. Lösung von Kaliumchlorid. Die Methode wurde später verbessert (1913), so daß man weniger Material brauchte und gleichzeitig die Empfindlichkeit erhöhte. Auch Froschmuskeln wurden untersucht und ergaben eine innere Leitfähigkeit, entsprechend einer 0,1—0,2 proz. Kochsalzlösung.

Der Vergleich dieser Zahlen mit den FAHRschen Analysen (1909) ergibt, daß ein Teil der Salze an kolloidalen Oberflächen adsorbiert sein muß, ohne daß sich dabei dissoziierbare Salze ergeben. Dieser Teil ist an der Leitfähigkeit nicht beteiligt, denn sie ist geringer, als der Gesamtmenge der FAHRschen Werte entspricht. Der Wert für die Leitfähigkeit ist an Muskeln gewonnen, die 6 Stunden in isotonischer Rohrzuckerlösung gelegen hatten. Die Membran hat also die Elektrolyte nicht aus der Zelle herausgelassen.

Wir sahen, daß ROAF den hohen Widerstand der Zellen gegen den konstanten Strom nicht durch eine für Salze impermeable Membran, sondern durch in der Zelle eingeschlossene kolloidale Salze erklären will. Ob ein System, das aus einem Salz eines Kolloids mit einem Krystalloid auf einer Seite einer Pergamentmembran, auf deren anderer sich Wasser befindet, besteht, den elektrischen Strom leitet oder nicht, hängt, wie ich zeigen konnte, vom Ladungsvorzeichen des kolloidalen Ions und von der Stromrichtung ab. Angenommen, wir haben ein Natronsalz einer kolloidalen Säure, z. B. Caseinogen oder Kongorot, und die Elektrode in dieser Lösung ist die positive oder Anode. Der Strom muß durch die Membran von innen nach außen hindurchgehen, d. h. positiv geladene Ionen müssen zu der negativen Elektrode und negative Ionen von außen nach innen hindurchgehen und dort entladen werden; wenn das nicht geschieht, kann kein Strom hindurchgehen. Natriumionen können frei durch die Membran hindurchgehen, und die entgegengesetzten negativen Ionen sind bereits innen, so daß der Strom fließt, wenn die innere Elektrode die Anode ist. Wenn aber die äußere Elektrode die Anode ist, müssen die negativen Ionen sie erreichen, damit ein Strom hindurchgeht. Das ist unmöglich, weil eine unpassierbare Schranke zwischen ihnen und der Elektrode besteht.

Das könnte den Widerstand der Zellen gegen das Hindurchgehen des Stromes erklären. Die Grenzfläche auf der einen Seite der Zelle würde Strömen in der einen Richtung entgegenstehen, und die auf der anderen Seite denen der entgegengesetzten Richtung. Die Zellen würden sich wie Nichtleiter verhalten. Das ist aber nur möglich, wenn es außer dem kolloidalen Ion keine andere Ionenart des gleichen Vorzeichens gibt. Jedes freidiffusible Ion transportiert den Strom, und wir wissen, daß es in den Zellen anorganische Ionen mit beiden Vorzeichen gibt. Die meisten anorganischen Bestandteile der Zelle müßten dann als kolloidale Salze vorhanden sein, die nicht kolloidalen Salze der Zellen und des Blutplasmas müßten frei diffusibel sein. Wenn dies aber, wie wir S. 144 gezeigt haben, der Fall wäre, müßte das Verhältnis der verschiedenen Kationen, d. h. Kalium zu Natrium, inner- und außerhalb der Blutkörperchen das gleiche sein; das ist ja aber gerade nicht der Fall.

## Funktionelle Veränderungen der Durchlässigkeit.

Wir sahen, daß die Zellmembran gewöhnlich für Kolloide und die Mehrzahl der Krystalloide impermeabel ist.

Es gibt aber Stoffe, wie Ammoniumsalze, Harnstoff, Glycerin, Alkohol usw., für welche die Membran zu jeder Zeit mehr oder weniger durchlässig ist. Wenn man sie in hypertonische Lösungen solcher Stoffe bringt, findet zunächst Plasmolyse oder ein Schrumpfen der Zelle statt, das je nach der Diffusionsgeschwindigkeit größer oder kleiner ist; wenn aber die Konzentration auf beiden Seiten der Membran gleich geworden ist, verschwindet die Zelländerung wieder.

Andererseits wissen wir, daß es für die chemischen Prozesse in der Zelle nötig ist, daß Stoffe wie Glucose und Aminosäuren, die gewöhnlich nicht durch die Membran hindurchgehen können, in die Zelle gelangen. Neuere Arbeiten haben nun gezeigt, daß man umkehrbare Veränderungen der Durchlässigkeit hervorrufen kann, ohne die Zelle zu töten.

Wie bereits erwähnt, hat OSTERHOUT (1912) gezeigt, daß die Zellen von Laminaria für Ionen des Seewassers undurchlässig sind. Bringt man sie aber in reine Kochsalzlösungen der gleichen Leitfähigkeit (und Temperatur) wie Seewasser, so nimmt ihre Leitfähigkeit schnell zu, bis sie dem Hindurchgehen des Stromes wenig mehr Widerstand entgegenstellen als die Salzlösung selbst. Wenn man sie nicht zu lange in der Lösung belassen hat, wird nach Zurückbringung der Zellen in Meerwasser der normale Zustand der Zellen wieder hergestellt.

Dies widerspricht, nebenbei bemerkt, der Ansicht, die Membran sei nur für Kolloide halbdurchlässig; denn man müßte annehmen, daß sie unter der Einwirkung von Natronchlorid durchlässig wird, dabei müßte aber die protoplasmatische Substanz der Zellen herausdiffundieren. Beim Wiederhineinbringen in reines Meerwasser wäre dann keine Wiederherstellung möglich.

Larven von Arenicola kontrahieren sich, wenn man sie in dem Meerwasser isotonische Kochsalzlösungen bringt, und lassen das in ihnen befindliche Pigment austreten (LILLIE, 1909). Dieses Pigment ist in Wasser löslich und anscheinend nicht kolloidal gelöst. Der Zusatz von einem Volumen von 0,5 Molarem Calciumchlorid auf 24 Volumina von 0,5 Molarem Natriumchlorid verhindert die Zusammenziehung und auch den Pigmentverlust.

FLURI (1909) fand, daß Spirogyrazellen nach dreitägigem Verweilen in 0,01 proz. Lösung von Aluminiumsulfat für die meisten Salze sowohl wie für Glucose durchlässig wurden. Die Beeinflussung war reversibel, wie durch Zurückbringen der Zellen in reines Wasser gezeigt werden konnte.

NEWTON HARVEY (1911, S. 546) legte dar, daß ein Natronsalz die Membran von Spirogyra und Elodea für Natriumhydroxyd durchlässig macht, für das sie, wie wir in WARBURGS Versuchen gesehen haben, normalerweise undurchlässig ist.

Zu erwähnen ist noch, daß M'CLENDON (1912, S. 296) feststellte, daß die Eier von Fundulus in reinen Natriumchloridlösungen Magnesium verlieren.

SIEBECK (1913) zeigte, daß in isotonische Chlorkaliumlösung gebrachte Froschmuskeln quellen, Chlorkalium vermindert oder hebt die Impermeabilität für Kalium auf, die der normale Muskel bei Gegenwart von Natrium und Calcium besitzt.

WÄCHTER (1905) zeigte, daß das Austreten von Zucker aus den Zwiebelzellen durch Kaliumnitrat gehindert wurde.

OSTERHOUT (1910) weist darauf hin, daß die Haarwurzeln von Dianthus barbatus, die in destilliertem Wasser gewachsen sind, keine Krystalle von Calciumoxalat enthalten. Gibt man etwas Calcium in das Wasser, so erscheinen bald die Krystalle. Man kann sie leicht durch Beobachtung zwischen gekreuzten Nicols in dem polarisierenden Mikroskop nachweisen.

GÉRARD (1912) fand, daß bei abundanter Fütterung mit Kaliumsalzen das Blut seine beständige Zusammensetzung aufrecht erhält, während die Gewebszellen Natrium verlieren.

Ich gebe diese verschiedenartigen Beispiele, damit der Leser deutlich erkennt, daß die Zellmembran sich in ihrer Durchlässigkeit ändern kann.

Sehr instruktiv ist das Verhalten von Scheiben aus der Wurzel der roten Rübe. Man findet, daß das Pigment die Zellen nicht verläßt, wenn sie in Leitungswasser liegen. (Es ist gut, die Scheiben 1 oder 2 Minuten vorher mit Leitungswasser abzuspülen, um den Inhalt der Zellen, die beim Schneiden der Scheiben beschädigt worden sind, zu entfernen.) Wenn man sie dagegen in 0,31 Molare Kochsalzlösung (= 1,82% NaCl) bringt, die fast mit dem Zellinhalt isotonisch ist, geht das Pigment allmählich heraus. Ein Zusatz von 0,17% Calciumchlorid zu dem reinen Natronsalz verhindert diese Wirkung. Man nimmt am besten 3,64 proz. Natronchloridlösung und verdünnt sie entweder mit einem gleichen Volumen Wasser oder 0,34 proz. Calciumchloridlösung. Man kann mit den roten Rüben viele andere Versuche über Durchlässigkeit machen; Chloroform, gallensaure Salze, Seife verursachen alle bei der Erwärmung auf 50° einen Pigmentverlust, dann werden die Zellen aber in den meisten Fällen abgetötet. Wenn man quantitative Versuche machen will, kann man den mit dem Pigment zugleich entweichenden Rohrzucker bestimmen. In diesem Falle müssen die verglichenen Scheiben gleiche Dimensionen haben.

Aus den verschiedenen angeführten Beispielen geht hervor, daß Calcium die Zellmembran verändert. Das Calcium macht sie weniger durchlässig; Natrium hat die entgegengesetzte Wirkung. OSTERHOUT (1912, S. 114) stellte fest, daß auch sichtbare Beeinflussungen durch Calcium nachzuweisen sind. Der Antagonismus des Calciums und anderer Ionen ist sehr wichtig. Er wird im 7. Kapitel besprochen werden.

Von praktischer Bedeutung ist die Einwirkung des Rohrzuckers auf die Zellmembran. Um die Wirkung verschiedener Salze nachweisen zu können, muß man die Zellen erst in einer isotonischen Lösung eines Nicht-Elektrolyten suspendieren. Der Rohrzucker scheint am wenigsten schädlich und für diesen Zweck am geeignetsten zu sein, wenn er mit den Zellen nicht zu lange in Berührung ist, aber er erhöht die Durchlässigkeit der Membran, wenn die Zellen zu lange in der Rohrzuckerlösung bleiben. BETHE (1908, S. 560) fand, daß sich die Zusammenziehung der Quallen verlangsamt, wenn man ein Volum isotonischer Rohrzuckerlösung zu 19 Volumina Meerwasser hinzusetzte. MAGNUS (1904, S. 131) stellte fest, daß die Bewegungen des in Ringerlösung überlebenden Dünndarms schwächer wurden, wenn der Ringerlösung schon 0,02% Rohrzucker zugesetzt wurde. KÜSTER (1909) bemerkte, daß bei der Plasmolyse der Zwiebelzellen in hypertonischer Rohrzuckerlösung das Protoplasma in getrennte Stücke zerfiel. Brachte man die Schnitte dann in Wasser, so vereinigten sich diese Klumpen nicht wieder. Die Zellmembran schien fixiert oder koaguliert zu sein. Nach BANG (1909, S. 263) geben Blutkörperchen an isotonische Rohrzuckerlösung bei längerem Verweilen Salze ab. Der Muskel ist dagegen gegen die Einwirkung von Rohrzucker verhältnismäßig widerstandsfähig. In 22 Stunden bei mehrfachem Wechsel der Suspensionsflüssigkeit gibt er kaum mehr Salze ab, als in den Zwischenräumen zwischen den Zellen enthalten sein können (FAHR, 1909). OVERTON (1902, S. 349) zeigte, daß ein Muskel, der seine Erregbarkeit durch Liegen in Rohrzuckerlösung dadurch verloren hatte, daß die Natriumsalze aus der Zwischenzellflüssigkeit herausdiffundiert waren, seine Erregbarkeit schnell wieder gewinnt, wenn man ihn in Kochsalzlösung bringt. Isotonische Rohrzuckerlösung übt also auf den Muskel keine irreversible Wirkung aus.

Wenn ein Stoff in eine Zelle eindringt, darf man daraus nicht voreilig folgern, daß die Zelle normalerweise für ihn durchlässig ist. Versuche OSTERHOUTS (1912) zeigen dies. Laminariazellen erwiesen sich für NaCl frei durchlässig, wenn dieses Salz allein anwesend war, undurchlässig aber, wenn daneben noch Calcium in der Lösung enthalten war. Versuche über die Durchlässigkeit für einen bestimmten Stoff sind nur dann beweisend, wenn die Membran sich in ihrem normalen Zustand befindet. Dieser Beweis ist oft nicht geführt worden und, wie man zugeben muß, recht schwer zu führen.

Es gibt noch andere Stoffe, welche, wenn sie zu Elektrolytlösungen zugesetzt werden, Veränderungen in der Durchlässigkeit hervorrufen. Die wichtigsten davon sind die sogenannten Anaesthetica oder Narkotica. Sie werden in einem späteren Abschnitt dieses Kapitels besprochen werden.

Ferner sind funktionelle Veränderungen der Zelle mit Veränderungen der Durchlässigkeit verknüpft. Die contractilen Gewebe geraten bei Reizung in Erregung, gleichzeitig zeigt die Zellmembran erhöhte Durchlässigkeit. Näheres hierüber später.

LEPESCHKIN (1908) fand, daß die Durchlässigkeit von Pflanzenzellen bei Belichtung zunimmt. Die Frage ist von TRÖNDLE (1910) mit Rücksicht auf das Verhältnis der Durchlässigkeitsänderung zur Strahlungsintensität weiter bearbeitet worden. Die Tatsache ist auch für die auf Bestrahlung hin erfolgenden Bewegungen der Pflanze wichtig. Verminderung der Durchlässigkeit bewirkt eine Minderung in der Konzentration der osmotisch wirksamen Sub-

stanzen in der Zelle, der osmotische Druck und der Turgor müssen dann abnehmen, so daß entgegengesetzte Kräfte die Seite eines dem Licht ausgesetzten Stieles beugen können. Daher kommt die heliotropische Krümmung.
V. H. BLACKMAN (1918) findet auch, daß das Licht eine Zunahme der Durchlässigkeit in dem Pulvinus der lichtempfindlichen Pflanze verursacht, was
unten Seite 520 beschrieben werden wird.

Die große Differenz der relativen Zuckerkonzentration in den Blutkörperchen
und dem Plasma und die Art, in der Veränderungen in der Konzentration des
Plasmas diejenige in den Körperchen beeinflussen, zeigen, daß die Durchlässigkeit der Blutkörperchen nicht etwas Festes und Unveränderliches ist. Die
folgenden Angaben aus einer Arbeit von HÖBER (1912) werden das veranschaulichen:

Eine Zunahme der Glucosekonzentration im Blut wurde auf verschiedene
Weise erzeugt, indem man Glucose zu defibriniertem Blut zusetzte und die
Verteilung zwischen Plasma und Körperchen nach dem Stehen bestimmte oder
dem lebenden Tier Adrenalin gab oder das Pankreas exstirpierte oder eine große
Menge Glucose in den Magen einführte.

| | Glucose in Prozenten | | Ver- |
| | Plasma | Körperch. | hältnis |
|---|---|---|---|
| Blut vom Hund + Glucose . . . . . . . . . . . . . | 0,572 | 0,106 | 5,4 |
| „ „ „ nach 30 Minuten . . . . . . . . . . | 0,576 | 0,099 | 5,8 |
| Blut vom Hund + Glucose . . . . . . . . . . . . . | 0,793 | 0,074 | 10,7 |
| „ „ „ nach 39 Minuten . . . . . . . . . . | 0,793 | 0,112 | 7,1 |
| Hund, normal . . . . . . . . . . . . . . . . . . . | 0,125 | 0,049 | 2,5 |
| „ „ nach Adrenalin . . . . . . . . . . . . | 0,339 | 0,078 | 4,4 |
| „ „ „ „ 40 Minuten später . . . | 0,413 | 0,059 | 7,1 |
| Hund nach Pankreasexstirpation . . . . . . . . . . . | 0,621 | 0,192 | 3,23 |
| Kaninchen, nach 20 g Glucose per os . . . . . . . . | 0,214 | 0,249 | 0,86 |
| „ „ 20 g „ „ „ . . . . . . . . | 1,017 | 0,293 | 3,5 |

Man findet keine Übereinstimmung, wie das der Fall sein müßte, wenn die
Körperchen immer für Glucose durchlässig wären; aber der Zuckergehalt der
Körperchen bleibt auch nicht derselbe, was wieder der Fall sein würde, wenn
sie immer undurchlässig wären. In der Regel ist eine Zunahme im Zuckergehalt
des Plasmas von einer Zunahme im Zuckergehalt der Körperchen gefolgt. Die
Zunahme steht aber zum Zuckergehalt des Plasmas in keinem konstanten Verhältnis. Es ist möglich, daß die normale Halbdurchlässigkeit der Membran für
Glucose nur bei einem bestimmten Konzentrationsunterschied auf beiden Seiten
vorhanden ist, daß aber die Größe dieser Differenz durch andere Einflüsse verändert werden kann. Die Membranen können durch die Einwirkung anderer
Substanzen auf verschiedene Glucosekonzentrationen abgestimmt werden. Vielleicht trifft das für alle Zellen zu. Die bisherigen experimentellen Ergebnisse
reichen aber für eine solche Behauptung nicht aus.

Die Einwirkung von Elektrolyten auf die Durchlässigkeit der Membran läßt
vermuten, daß bei diesen Erscheinungen elektrische Kräfte eine Rolle spielen.
Dem Leser wird die Beziehung zur Fällung der Kolloide auffallen. Es scheint
auch möglich, daß das Vorhandensein oder das Fehlen einer elektrischen Ladung

auf der Membran selbst bei der Bestimmung der Ionendurchlässigkeit wichtig sein kann. Eine negativ geladene Membran würde dem Hindurchgehen elektronegativer Ionen einen gewissen Widerstand entgegensetzen. Untersuchungen von GIRARD (1910, S. 479) unterstützen anscheinend diese Ansicht. Eine Gelatinemembran ließ Magnesiumchlorid leichter durch, wenn sie durch eine Spur Säure eine positive Ladung hatte. Außerdem kommt die in der Membranstruktur gesetzte Änderung in Betracht. Das Vorhandensein einer elektrischen Ladung kann einen dauernden Einfluß auf die Verteilung eines Elektrolyten auf beiden Seiten einer Membran kaum ausüben, wohl aber kann die zur Erreichung des Gleichgewichts nötige Zeit beeinflußt werden, die bei schnellen Zustandsänderungen von großer Bedeutung ist. Auf MINES Versuche (1912) über die Entstehung von Potentialdifferenzen wird im 22. Kapitel hingewiesen werden.

OVERTONS Arbeit (1899, Bd. I u. II) hat eine auffallende Übereinstimmung zwischen dem Säure-Basencharakter der Farbstoffe (als Salze einer Farbsäure oder einer Farbbase) und ihrer Zellpermeabilität gezeigt. Während die Zellmembran für erstere undurchlässig ist, ist sie für letztere leicht durchlässig. Er bringt diese Tatsache zur Lipoidlöslichkeit und zu der lipoiden Natur der Membran in Beziehung; das ist eine Frage, die wir bald besprechen werden. Hier können wir unsere Aufmerksamkeit darauf richten, daß diese beiden Farbstoffarten oder ihre Dissoziationsprodukte, die Farbstoffionen, entgegengesetzte elektrische Ladungen haben. Die sogenannten „sauren" Farben, d. h. solche, in denen der gefärbte Teil des Salzes das saure Radikal ist, sind elektronegativ, während die „basischen" Farben elektropositiv geladen sind, was zweifellos auf ihre Adsorption durch Membran- und Zellbestandteile von Einfluß ist. ENDLER (1912) hat zeigen können, daß die Geschwindigkeit mit der die diffusiblen Farbstoffe in die Zelle eindringen, durch das Vorhandensein verschiedener Elektrolyten sehr beeinflußt wird. Er setzt dies zu Veränderungen in der elektrischen Ladung in Beziehung. Es ist aber auch möglich, daß die von ihm beschriebenen Wirkungen „lyotropischen" Ursprungs sind.

HARDY und HARVEY (1911, S. 220) fanden, daß einzellige Pflanzen und Tiere in der Regel eine Oberflächenladung besitzen, die sich bei Zelltätigkeit ändert. Dies geht daraus hervor, daß verschiedene Individuen der gleichen Gattung einer gemischten Kultur im elektrischen Felde verschieden schnell wandern. Rote Blutkörperchen haben andererseits eine bestimmte einheitliche Wanderungsgeschwindigkeit. Obschon lebende Zellen, haben sie nur einen geringen Stoffwechsel, und alle ziemlich den gleichen.

Nach LILLIES Arbeit (1917, S. 49) scheint es sogar möglich, daß die Zellmembran unter gewissen Bedingungen völlig unpermeabel wird, sozusagen: wasserdicht.

## Die Zusammensetzung der Zellmembran.

Zunächst müssen wir uns daran erinnern, daß die Membran, welche die äußere Oberfläche des Protoplasmas bildet, wie jede Grenzfläche zwischen zwei Phasen optisch nicht von der übrigen Zelle getrennt werden kann. Unter der Einwirkung giftiger Substanzen kann nach Abtötung der Zelle eine Membran nachweisbar werden. Es gibt aber auch Membranen, welche ganze Organe einhüllen, die man von den darunter liegenden Zellen abtrennen kann. Eine solche bedeckt das Gerstenkorn, deren Eigenschaften ADRIAN BROWN (1909) untersucht hat.

Solche Membranen spielen in der Physiologie eine wichtige Rolle. Sie haben aber mit denen, die uns hier interessieren, nichts zu tun.

Eine Protoplasmamasse, z. B. eine Amöbe, sei in Wasser eingetaucht. Nach WILLARD GIBBS' Lehre wird jeder die Oberflächenenergie vermindernde Bestandteil des Protoplasmas in der Grenzfläche zwischen den beiden Phasen konzentriert. So bildet sich bereits eine Art Membran. Wie ferner RAMSDEN (1904) gezeigt hat und auf Seite 59 oben beschrieben ist, koagulieren viele Zellstoffe, besonders die Proteine, wenn sie an Grenzflächen konzentriert werden. Fettartige Stoffe, die sogenannten Lipoide, wie Lecithin und die Fette selbst, sind normale Bestandteile der Zellen und haben, wie wir im 3. Kapitel gesehen haben, eine besonders kräftige Wirkung in der Verminderung der Oberflächenenergie; sie werden daher einen großen Anteil bei der Bildung dieser Membran haben.

Ein interessanter Versuch von NÄGELI (1855, Bd. I, S. 9 u. 10), der auch von PFEFFER besprochen worden ist (1897, Bd. I, S. 92, und 1877, S. 127 usw.) zeigt, daß sich solche Membranen auf jeder freien protoplasmatischen Oberfläche bilden müssen. Man bringt ein Wurzelhaar von Hydrocharis (eine Wasserpflanze mit verhältnismäßig langen Wurzelhaaren, diese sind Fortsätze der Wurzelzellen selbst) unter ein Deckglas in eine Farbstofflösung, z. B. Anilinblau, für das die normalen Zellen undurchlässig sind. Das Wurzelhaar wird dann durch Druck zusammengepreßt, und an den Stellen, wo die Zellwand zerrissen ist, treten Protoplasmamassen heraus und bilden kleine Kugeln. Diese Kugeln zeigen ähnliche osmotische Erscheinungen wie die intakte Zelle. Das Protoplasma bleibt ungefärbt. KÜHNE (1864, S. 39) beschreibt die Bildung einer ähnlichen Membran auf freiem Protoplasma, das aus den Zellen eines Ciliaten, Stentor, ausgepreßt war. Weitere Beobachtungen bei PFEFFER (1890, S. 193 usw.) und bei CHAMBERS (1917).

KITE (1913) erzeugte künstliche Vakuolen in Zellen, indem er bestimmte Lösungen in die Zelle injizierte. Diese verhielten sich, als wären sie von einer ähnlichen Membran umgeben, wie die Außenwand der Zelle sie darstellt. Die „Membran" der künstlichen Vakuole entsteht wahrscheinlich durch Adsorption oberflächenaktiver Körper an der Grenzfläche zwischen künstlicher Vakuole und Protoplasma.

Die durchsichtige Grenzschicht des Protoplasmas, das sogenannte Hyaloplasma der Amöben, Mycetozoen, Leukocyten und anderer ähnlicher Organismen entsteht auch durch die Wirkung von Oberflächenkräften. Wenn die Zelle durch Wasseraufnahme oder Abgabe ihr Volum ändert, ändert sich die Dicke der Hyaloplasmaschicht nicht, es muß sich also ihr Gesamtvolumen geändert haben. Sie erstreckt sich konstant von der Oberfläche bis zu derselben Tiefe in das Zellinnere hinein, wie auch der Umfang der Zelle wechseln mag. Diese klare Schicht entspricht wohl kaum der Zellmembran, welche die Halbdurchlässigkeit verursacht, denn ein Farbstoff, der nicht in eine Zelle eindringen kann, wird aufgehalten, bevor er das Hyaloplasma erreicht, das wie die übrige Zelle ungefärbt bleibt (HÖBER, 1911, S. 59).

Die Neubildung einer Zellmembran auf frischen Protoplasmaoberflächen, auf die wir soeben hingewiesen haben, geschieht gewöhnlich nur in „lebendem" Zustande. Unter gewissen Bedingungen kommt es auch nach dem Tode der

Zelle noch dazu, wie es folgender Versuch PFEFFERS (1877, S. 136) zeigt. Man bringt ein Wurzelhaar von Hydrocharis in eine isotonische Rohrzuckerlösung, legt es unter das Mikroskop und setzt eine Spur Salzsäure zu. Das Protoplasma wird körnig und undurchsichtig und seine Bewegung hört auf, die Zelle wird also abgetötet. Gibt man jetzt Kirschsaft oder einen anderen Farbstoff hinzu, für welchen die normale Zelle undurchlässig ist, so sieht man, daß die Membran auch der toten Zelle undurchlässig bleibt, die Farbe dringt nicht ein. Jetzt ersetzen wir die gefärbte isotonische Lösung durch eine hypotonische. Die Zelle nimmt Wasser auf und ihr Volum wächst dementsprechend. Die Zellmembran kann aber dieser Volumzunahme nicht wie die Membran einer lebenden Zelle folgen, sie reißt vielmehr an mehreren Stellen, die Flüssigkeit dringt durch die Risse ein und färbt langsam das ganze Protoplasma. Daraus darf aber nicht geschlossen werden, daß die halbdurchlässige Membran nach der Einwirkung der Salzsäure noch der natürlichen entspricht. Der Versuch zeigt nur, daß man durch Salzsäureeinwirkung auf die Zelle eine der natürlichen Membran nach Eigenschaften und Lage ähnliche erzeugen kann.

Manchmal gelingt es die Existenz einer Membran unter dem Mikroskop nachzuweisen, aber es gibt keinen Beweis dafür, daß die Membran in der lebenden Zelle in dem gleichen Zustande existierte wie in dem sichtbar gemachten. Wir sahen schon, daß eine gleiche Membran, wie an der äußeren Oberfläche des Zellprotoplasmas, an den Grenzflächen der Zellvakuolen existiert.

DE VRIES (1885) plasmolysierte Spirogyrazellen durch Eintauchen in 10 proz. mit Eosin gefärbte Salpeterlösung. Nach ungefähr einer Stunde stirbt die Zelle ab, dann färbt sie sich mit dem Eosin. Der rote, zusammengeschrumpfte Protoplast liegt in einer rosafarbenen Flüssigkeit, welche sich zwischen ihm und der Zellwand befindet. Die Vakuolen allein bleiben ungefärbt, manchmal treten sie aus der Zelle als farblose Kugeln heraus, die dann langsam den Farbstoff aufnehmen. Dabei färbt sich zuerst die Oberflächenschicht sehr tief, bevor der Farbstoff in den flüssigen Inhalt der Vakuole eindringt.

Am Anfang dieses Abschnittes wurde gezeigt, daß oberflächenaktive Stoffe des Protoplasmas sich an der Oberfläche konzentrieren und so wahrscheinlich die Zellmembran bilden helfen. Der eben beschriebene Versuch führt zu einer weiteren wichtigen Folgerung. Die Grenzfläche zwischen beiden Phasen kann als beiden Phasen zugehörig betrachtet werden, so daß Bestandteile beider Phasen sich dort konzentrieren werden, wenn sie die Oberflächenenergie vermindern. Das betrifft weniger das Protoplasma von Organismen wie Amöben oder Pflanzenzellen, bei denen die äußere Phase fast reines Wasser ist, ist aber bei den höheren Tieren von großer Bedeutung. Hier stehen die Organzellen mit sehr kompliziert zusammengesetzten Lösungen in Berührung. In DE VRIES' Versuch ließ die abgetötete Zellmembran den Farbstoff durch, die Membran der Vakuole ließ ihn aber zunächst nicht durch. Also wird die Struktur der Vakuolenmembran, die in Berührung mit dem Zellprotoplasma und dem Vakuoleninhalt steht, eine andere sein als die der äußeren Zellmembran, weil eben in dem Vakuoleninhalt Stoffe gelöst sind, die zur Bildung der Membran beitragen.

Die hier über die Natur der Zellmembran vertretene Ansicht bedeutet, daß ihre Zusammensetzung veränderlich ist, sie wird von den in dem Zellprotoplasma und in dem umgebenden Medium vorhandenen Stoffen beeinflußt. In gewissem Sinne ist sie wirklich ein Teil des Protoplasmas, so daß man sich nicht über ihre Durchlässigkeit und ihre Fähigkeit, sich bei wechselnden funktionellen Stadien der Zelle zu ändern, zu wundern braucht. Daß sie sich leicht bildet, zeigt ein oben beschriebener Versuch Nägelis, bei dem eine frische Protoplasmaoberfläche sich schnell mit einer Membran bedeckt, welche anscheinend die gleiche Durchlässigkeit wie die ursprüngliche hat. Daß sie wieder resorbiert werden kann, wird durch den Umstand erwiesen, daß Pseudopodien der Protozoen wieder zusammenfließen können und daß eine Anzahl amöboider Organismen, z. B. Mycetozoen, sich wieder zu einem Plasmodium vereinigen. In obigem Sinne können wir Höbers Ansicht zustimmen (1911, S. 264), daß die Zellmembran eine lebende Struktur ist. So wie ich sie ansehe, kann man sie als lokale Konzentration integrierender Teile des Zellprotoplasmas betrachten.

Auch optische Befunde sprechen mit einiger Wahrscheinlichkeit dafür, daß an der Zelloberfläche etwas vorhanden ist, das vom Zellinhalt sich unterscheidet. Haidukov (1910, S. 51 und Abb. 3 B auf Platte V) sah bei einer keimenden Spore eines Mycetozoen bei Dunkelfeldbeleuchtung das Auftreten netzförmiger Erscheinungen auf der Oberfläche des Protoplasmas; dieses Netzwerk war violett gefärbt, während Körperchen in dem Endoplasma gelb sind. Auch Osterhout (1912, Bd. II, S. 114) sah eine deutliche Veränderung unter der Einwirkung von Calcium auf der Oberfläche des Protoplasmas. Man muß aber bei der Erklärung dieser Erscheinungen vorsichtig sein. Täuschungen durch Diffraktion sind möglich.

Die Frage nach der chemischen Zusammensetzung der Zellmembran ist viel diskutiert worden. Da Lipoide und Cholesterin allgemeine Bestandteile des Protoplasmas und stark oberflächenaktive Stoffe sind, ist es zweifellos richtig, daß sie einen wichtigen Teil der Membran bilden müssen. Overton (1899) hat nun die Ansicht vertreten, daß die Zellmembran im wesentlichen aus Lipoiden bestehe. Er hat diese Annahme durch eine große Menge evidenter Beweise gestützt, die lehrreich und wichtig genug sind, näher geprüft zu werden. Es ist zunächst sehr bemerkenswert, daß bei den Zellen verschiedenster Art in dem Zustand, in dem sie gewöhnlich untersucht werden, die leicht in die Zelle eindringenden Substanzen lipoidlöslich sind. Mit Rücksicht auf später erst zu erörternde Befunde ist es vielleicht richtiger zu sagen, daß Lösungsmittel für Lipoide, wie z. B. Alkohol, Chloroform, Benzin usw., und Stoffe, welche sich in diesen Lösungsmitteln leicht lösen, z. B. Harnstoff, Fettsäuren, einige Ammoniumsalze usw., sich als fähig erweisen, die Zellmembran zu durchdringen. Stoffe, für die die Membran undurchlässig ist, sind in Lipoide auflösenden Lösungsmitteln schwer- oder unlöslich, wie Zucker, Aminosäuren, anorganische Salze, Mineralsäuren usw. Wir bemerken z. B., daß Natriumhydroxyd, das in Benzin unlöslich ist, nicht eindringt, während in Benzin lösliches Ammoniumhydroxyd schnell eindringt. Aber dem Leser fällt zweifellos auf, daß diese beiden Basen sich auch noch auf viele andere Arten als bloß in der Löslichkeit in Benzin unterscheiden.

Loeb (1909) zeigte ferner, daß niedere Fettsäuren die mit der Befruchtung verknüpften Zellprozesse stärker beeinflussen als Mineralsäuren. Man kann das mit der „Lipoidlöslichkeit" der niederen Fettsäuren erklären.

OVERTON (1899, Bd. II) hat die Anilinfarbstoffe durchuntersucht, um seine Hypothese zu prüfen. Er fand, daß die lipoidlöslichen Salze der Farbbasen eindringen, die lipoidunlöslichen Salze der Farbsäuren nicht. Die Bedeutung des Ausdrucks „lipoidlöslich" und „lipoidunlöslich" wird später auseinandergesetzt werden. Nun sind die „basischen" Farbstoffe, welche eindringen, positiv geladen, d. h. der färbende Bestandteil, während die „sauren" Farbstoffe elektronegativ sind. Die Lipoidlöslichkeit ist also nicht der einzige Unterschied zwischen den beiden Klassen. Ebensowenig wie zwischen Natrium- und Ammoniumhydroxyd ist ferner zwischen Essig- und Salzsäure die „Lipoidlöslichkeit" der einzige Unterschied.

Eine Schicht Benzin zeigt zwar die gleiche elektive Durchlässigkeit für organische, schwache Basen und Säuren einerseits und starke anorganische Basen und Säuren andererseits wie die Zellmembran, deshalb nimmt aber doch niemand an, daß die Zellmembran aus Benzin besteht. Benzin löst aber die „basischen" Farben nicht, obwohl Lösungen gewisser Lipoide in Chloroform usw. es tun. Wir werden indessen gleich sehen, daß es sich wahrscheinlich dabei um echte Adsorption an der Oberfläche des Lipoids handelt, das kolloidal gelöst ist.

Trotzdem müssen wir nach OVERTONS Arbeit wohl zugestehen, daß „Lipoide" eine wichtige Rolle bei den Eigenschaften der Zellmembran spielen, wenn wir auch später sehen werden, daß neben den Lipoiden auch andere Stoffe von Wichtigkeit sind. Wir werden außerdem finden, daß es schwer ist, sie als Lösungsmittel im gewöhnlichen Sinne anzusehen.

An dieser Stelle ist es nützlich, einige chemische und physikalische Eigenschaften der Zellbestandteile kennenzulernen, die unter der etwas vagen Bezeichnung „Lipoide" zusammengefaßt werden.

Manchmal werden alle durch Alkohol extrahierbaren Stoffe Lipoide genannt. Das muß Verwirrung anrichten, denn Glucose, Urea, freie Basen, wie z. B. Choline, sind alle in Alkohol löslich, sie sind aber keine Lipoide. OVERTON selbst schließt das Cholesterin ein, obwohl, genau genommen, der Name für die zu den eigentlichen Fetten gehörigen Stoffe reserviert bleiben sollte. Da das Cholesterin aber in seinen physikalischen Eigenschaften den Fetten sehr ähnlich ist, mag es für den gegenwärtigen Zweck zu den Lipoiden gerechnet werden.

Die einfachen gewöhnlichen Fette, Glycerinester von sowohl gesättigten wie ungesättigten höheren Fettsäuren, sind gewöhnliche Bestandteile der Zelle, aber am interessantesten sind jene komplizierten Fette, die LEATHES (1910) nebst ihren Derivaten „Lipine" genannt hat. Lipine sind Verbindungen von Fettsäuren mit einer stickstoffhaltigen Gruppe, sie enthalten keinen Phosphor und kein Kohlenhydrat. Phosphorlipine enthalten außerdem Phosphor und heißen manchmal „Phosphatide", während „Galaktolipine" keinen Phosphor, sondern eine Kohlenhydratgruppe, Galaktose, enthalten und den Cerebrinen oder Cerebrosiden einiger Autoren entsprechen. Das bekannteste dieser Lipoide ist das Phosphorlipin, Lecithin, dessen Formel gewöhnlich geschrieben wird:

$$CH_2 \cdot O \cdot OC \cdot C_{17}H_{33}$$
$$CH \cdot O \cdot OC \cdot C_{15}H_{31}$$
$$CH_2 \cdot O - P = O$$

$$OH \quad O \cdot C_2H_4 \quad \cdot CH_3$$
$$N \cdot CH_3$$
$$HO \quad \cdot CH_3$$

Es ist eine Glycerinphosphorsäure, die einerseits mit je einem Molekül Palmitin und Stearinsäure verbunden ist, andererseits mit einer tertiären Ammoniumbase, dem Cholin. Der Palmitin- und Ölsäurerest kann durch andere Fettsäureradikale ersetzt werden, und andere Basen können den Cholinrest vertreten.

Für uns kommen vor allem die physikalischen Eigenschaften dieses Stoffes in Betracht. Es ist ein weicher, wachsartiger Stoff, löslich (wahrscheinlich kolloidal) in Chloroform, Benzin, Öl und Alkohol, weniger in Äther, unlöslich in kaltem Aceton oder Äthylacetat. In Wasser tritt Dispersion ein. Dabei treten die sogenannten „Myelin"formen auf, welche den Pseudopodien amöboider Organismen gleichen. Beim Schütteln mit Wasser entsteht eine kolloidale Lösung des emulsoiden Typus, bei dem die innere Phase aus Lecithin, das „imbibiertes" Wasser enthält, besteht.

Obgleich die physikalischen Eigenschaften die auffallendsten sind, läßt die chemische Zusammensetzung wichtige Funktionen chemischer Natur vermuten, ihre physiologische Rolle ist aber noch unbekannt.

Wenn alkoholische Lösungen, die Lecithin und Glucose oder gewisse Proteine enthalten, zur Trockne gebracht werden, bleibt eine Adsorptionsverbindung von Lecithin und Traubenzucker oder Eiweiß zurück, aus der Äther Stoffe herauslöst, die für gewöhnlich von Äther nicht aufgenommen werden. Früher hielt man sie für bestimmte chemische Verbindungen, es hat sich aber ergeben, daß das Verhältnis ihrer Bestandteile sich mit dem der ursprünglichen Mischung ändert und kein konstantes ist. „Jecorin", das Glucose enthält, und „Vitellin" (S. 74 oben) haben wir bereits kennengelernt.

Das Verhalten von Lecithin und Wasser ist für die Zellmembran sehr wichtig. Mit sehr seltenen Ausnahmen ist diese Membran frei durchlässig für Wasser. Die echten Fette sind es nicht, während, wie oben festgestellt, Lecithin leicht in Wasser quillt und darum dafür durchlässig ist. Wie NATHANSOHN (1904, S. 640) darlegt, hat es in gequollenem Zustand die Fähigkeit, Lösungsmittel nur für lipoidlösliche Substanzen zu sein, verloren; festes Lecithin, in Benzin gelöst, löst nur die „basischen" Farbstoffe, feuchtes Lecithin in Benzin ist auch ein „Lösungsmittel" für die schwefelsauren Farbstoffe, für die die Zellmembran normalerweise undurchlässig ist. RUHLAND (1909, S. 34) stellte Membranen aus Lecithin und auch aus Cholesterin nach der Methode von PASCUCCI (1905) her und fand, daß kein Farbstoff, ob „basisch" oder „sauer", durch Cholesterin diffundierte. Ebenso auch nicht durch Lecithin-Membranen, die vollkommen undurchlässig waren, solange sie nicht mit Wasser gesättigt waren; war dies der Fall (wie man aus dem Fallen der Wassersäule in der Zelle ersehen konnte), so fingen beide Arten von Farbstoffen an hindurchzutreten.

LOEWE (1912) hat kürzlich eine wichtige Arbeit über die physikalische Chemie dieser „Lipoide" veröffentlicht. Cephalin ist eine in ihrer Zusammensetzung mit Lecithin eng verwandte Substanz und in beträchtlicher Menge im Gehirn vorhanden. Wie bereits erwähnt, bildet Lecithin in Wasser eine kolloidale Lösung, und LOEWE zeigt, daß Cephalin in Chloroform und Benzin ebenfalls kolloidal gelöst ist. Die Lösungen zeigen das Faraday-Tyndall-Phänomen und unter dem Ultramikroskop einen leuchtenden Kegel. Die Lösung des Stoffes in Chloroform zeigt nur eine minimale Erhöhung des Siedepunktes, woraus hervorgeht — ebenso aus der Dampfdruckmessung —, daß es sich um keine echte Lösung handeln kann. Läßt man Cephaelin erst in Wasser quellen, so verliert es seine Ätherlöslichkeit. Dabei fällt einem ein, daß die alte Methode HOPPE-SEYLERS, die Lipoide des Gehirns darzustellen, zuerst das Ausgangsmaterial mit Alkohol wasserfrei machte und dann erst die Ätherextraktion folgen ließ. Nun beeinflußt das Wasser die Löslichkeit von Stoffen, die in Äther, wie Krystalloide in Wasser, löslich sind, nicht. Man kann z. B. Pikrinsäure aus wässeriger Lösung mit Äther ausschütteln. Cephalin befindet sich also in diesen verschiedenen sogenannten „Lösungsmitteln" für Lipoide nicht in echter Lösung.

Das erschwert nun aber die OVERTONsche Erklärung seiner Versuche über das Eindringen lipoidlöslicher Stoffe in die Zelle sehr. Nach seiner Ansicht wird eine Substanz in die Zelle aufgenommen, weil sie in Lecithin und ähnlichen Substanzen löslich ist. Nehmen wir z. B. Methylenblau. Methylenblau ist in Chloroform fast unlöslich, wird aber dem Chloroform Cephalin zugesetzt, so färbt sich die Chloroform-Lipoidphase tiefblau, wenn sie mit einer wässerigen Lösung Methylenblau in Berührung gebracht wird. Die von den Anhängern der Lipoid-Membrantheorie gegebene Erklärung ist, daß Methylenblau in Cephalin löslicher ist als in Wasser und daß die Färbung des Lipoids durch eine echte Lösung der Farbe in ihm verursacht wird. LOEWE bringt nun einen starken Beweis gegen diese Anschauung. Wenn der Farbstoff in echter Lösung vorhanden ist, muß ein bestimmtes Verhältnis zwischen seiner Konzentration in der Wasserphase und in der Chloroform-Lipoidphase bestehen (sog. Verteilungskoeffizient). Dieses Verhältnis ändert sich mit der Konzentration nicht, wenn das Molekulargewicht des gelösten Stoffes in beiden Lösungsmitteln das gleiche ist. LOEWE findet nun aber, daß sich dies Verhältnis mit der Konzentration sehr erheblich ändert und dem parabolischen Adsorptionsgesetz folgt, d. h. es ist eine Funktion der Konzentration. Der Exponent $1/n$ hat Werte zwischen 0,35 und 0,16 je nach dem benutzten Lipoid, Cephalin, Cholesterin, anderen Gehirnlipoiden usw. Andererseits ist für jedes individuelle Lipoid der Wert ziemlich konstant. Also handelt es sich um Adsorption, man darf aber nicht vergessen, wie es LOEWE anscheinend getan hat, daß die Verteilung zwischen zwei Lösungsmitteln, wenn das Molekulargewicht des gelösten Stoffes in den beiden nicht das gleiche ist, auch zu einem Exponentialausdruck führt. Das Molekulargewicht der Essigsäure ist bei Lösung in Benzin doppelt so groß als bei wässeriger Lösung, weil zwei Moleküle sich zu einem verbinden. Der Exponent entspricht dann dem Verhältnis der Molekulargewichte in beiden Lösungsmitteln. Er ist dann eine ganze Zahl. Wenn Methylenblau sich zwischen Lipoid und Wasser verteilt, so müßte man, um ein ganzzahliges Verhältnis für die Molekulargewichte zu erhalten, annehmen, daß das Methylenblau in beiden Phasen sehr beträchtliche Assoziation der Moleküle aufweist. Das ist aber in einer wässerigen Methylenblaulösung, nach der elektrischen Leitfähigkeit zu urteilen, nicht der Fall. LOEWES Erklärung ist also richtig. Wenn, wie dieser Forscher außerdem darlegt, das Phänomen auf einer Verteilung gemäß der verschiedenen Löslichkeit beruhte, müßte der Farbstoff schnell entfernt werden, wenn die lipoide Phase mit reinem Wasser geschüttelt wird. Das ist aber nicht so, wir haben denselben Vorgang wie bei mit Methylenblau gefärbtem Papier. Papier hat gemäß seiner negativen Ladung eine stark adsorbierende Kraft für elektropositive Farbstoffe.

Gleichgewicht findet nur statt, wenn ein sehr tief gefärbtes Papier in Berührung mit einer sehr verdünnten Farbstofflösung ist; FREUNDLICH zeigt, daß daher durch reines Wasser nur sehr wenig Farbe entfernt werden kann. Daß die Färbung von Lipoiden durch Methylenblau eine Oberflächenerscheinung ist, beweist eine weitere Beobachtung LOEWEs. Wenn Cephalin mit einer wässerigen Methylenblaulösung behandelt wird, dringt der Farbstoff nicht in das Cephalin ein. Wenn man ferner einer Lösung des Farbstoffes Gelatine zusetzt, um die Vermischung der verschiedenen Schichten zu verhindern, darüber eine Lipoidschicht legt und hierüber wieder Wasser, so geht in das Wasser kein Farbstoff über. Das gleiche gilt für andere als lipoid„löslich" geltende Stoffe, wie Narkotica, Nicotin und Tetanusgift. Andere Lipoide, Cerebroside (ein Galaktolipin) und die Restlipoide des Gehirns, nach Entfernung von Cephalin und Cerebrosid, verhielten sich alle wie Cephalin. Cholesterin folgte dem Verteilungsgesetz, löste aber sehr wenig Farbstoff auf. Thymol war in Chloroform teils kolloidal, teils echt gelöst, gehorchte aber dem Adsorptionsgesetz und nicht dem Verteilungsgesetz. In diesem letzteren Falle nahmen anscheinend nur die kolloidalen Körperchen die Farbe auf. Es besteht aber noch eine Schwierigkeit für die Annahme der Lösungs-Verteilungstheorie. Wenn wir einen besonderen Fall von LOEWE nehmen, z. B. den ersten auf Tafel II (S. 161 seiner Schrift), so sehen wir, daß die endgültige Konzentration des Farbstoffs in der Lipoid-Chloroformphase größer ist als in der Wasserphase. Wenn wir uns daran erinnern, daß der Farbstoff in Chloroform selbst praktisch unlöslich ist, so ergibt sich das Resultat, daß die lösende Kraft des Chloroforms für den Farbstoff durch Zusatz von 0,5% Cephalin mindestens auf die des Wassers erhöht worden ist. Wenn wir diese Wirkung mit der Zunahme der lösenden Kraft des Alkohols für Rohrzucker vergleichen, die durch Zusatz von 3,28% Wasser nach SCHEIBLER (1872) nur um 0,36% gesteigert werden kann, müssen wir die glatte Unmöglichkeit, diese Reihen so zu erklären, zugestehen.

Nach LOEWEs Versuchen würde also eine Lipoidmembran den Eintritt „lipoidlöslicher" Stoffe in die Zelle nicht begünstigen, ihn statt dessen sogar hindern, weil sie diese Stoffe festhält, statt sie weiter zu befördern. Andererseits muß dafür eine Erklärung gefunden werden, daß gerade diese Stoffe so leicht in die Zelle eindringen; es muß dabei etwas anderes im Spiele sein als Verteilung auf verschiedene Lösungsmittel.

Bevor wir weiter gehen, muß ich ein paar Worte über das Cholesterin sagen. Es ist bemerkenswert, daß diese chemisch wenig reaktionsfähige Substanz überall in den Zellen vorhanden ist und das läßt vermuten, daß sie eine wichtige Rolle bei der Regelung des Zellmechanismus spielt. Genau genommen ist sie kein Lipoid, obgleich man sie der Bequemlichkeit halber gewöhnlich dazu rechnet. Nach ihrer chemischen Beschaffenheit ist sie ein einwertiger Alkohol. Sie gehört zu den Terpenen; nach WINDAUS und STEIN (1904) ist das komplizierte in Frage kommende Terpen Methyl-Isopropyl-Phenanthren. Die bekanntesten Terpene sind die ätherischen Öle der Pflanzen; Cymen, aus dem Öl von Kümmelsamen, und Methyl-Isopropyl-Benzen aus dem Öl von Eucalyptus. Es ist interessant, auch beim Tier einen Vertreter dieser in dem Pflanzenreich so weitverbreiteten Klasse von Stoffen zu finden. Cholesterin ist in Äther, Benzin, Chloroform und Fetten löslich; unlöslich in Wasser und kaltem Alkohol. In der oben erwähnten Arbeit zeigt LOEWE, daß Cholesterin lipoidlösliche Farbstoffe nur in einem geringen Grade und nur durch Lösung, nicht durch Adsorption aufnimmt.

Lipoide bilden zwar einen Teil der Bestandteile der Zellmembran, sie sind aber nicht die einzigen Stoffe, aus denen die Zellmembran besteht. Einmal ist es schwer zu verstehen, wie die Durchlässigkeit sich durch Prozesse, die inner- und außerhalb der Zelle vor sich gehen, regulieren sollte, wenn die Membran nicht sehr kompliziert zusammengesetzt ist. Es gibt auch direktere Beweise, daß es sich, wie wir gleich sehen werden, um eine komplexere Struktur als ein bloßes Lipoid handelt. Aber was für eine Erklärung man auch immer geben mag, sicher ist, daß Zellen für „lipoidlösliche" Stoffe immer durchgängig sind, während sie für die nicht darin löslichen, wie Zucker, Aminosäuren und die meisten Salze, nur zeitweise durchlässig sind. Es gibt danach zwei Arten der Durchlässigkeit, von denen nur die letztere einer funktionellen Veränderung unterworfen ist.

Daß die Membran der roten Blutkörperchen aus mehr als einer Art von Stoffen besteht, zeigen RYVOSH' (1907) Versuche über Hämolyse durch Saponin. Dieses Glucosid läßt die Körperchen durch eine irgendwie lösende oder dispergierende Einwirkung auf die Zellmembran sich auflösen. Saponin wird an Grenzflächen stark adsorbiert und verdrängt die meisten anderen Stoffe aus der Adsorption. Andererseits ist es schwierig, eine irgendwie beträchtliche Herabsetzung der Oberflächenspannung durch Saponin nachzuweisen. Diese Schwierigkeit entsteht nach RAMSDEN (1904) durch die Bildung einer starren Haut an der Grenzfläche zwischen einer Saponinlösung und einer anderen Phase. Wir haben gesehen, daß Hämolyse auch durch Einbringen von Blutkörperchen in hypotonische Lösungen erhalten wird. Dabei wird die Erscheinung durch Wasseraufnahme durch Osmose verursacht. Die Blutkörperchen verschiedener Tierarten besitzen nun eine verschiedene relative Widerstandskraft gegen diese beiden Arten der Hämolyse. Bei manchen Tierarten muß die Differenz zwischen dem osmotischen Druck der Blutkörperchen und der hypotonischen Lösung erheblich größer sein, um Hämolyse zu erzeugen, als bei anderen. Andere wieder brauchen höhere Saponinkonzentration dazu. Je widerstandsfähiger die Blut- körperchen einer Tierart gegen Saponin sind, desto empfindlicher sind sie gegen hypotonische Lösungen, und umgekehrt. Die beiden Reihen unten veranschau- lichen das; die widerstandsfähigsten Arten stehen in beiden Reihen an der Spitze der linken Kolonne:

| Hypotonizität: | | Saponin: | |
|---|---|---|---|
| Meerschweinchen | Graue Maus | Schaf | Schwein |
| Weiße Ratte | Katze | Ziege | Graue Ratte |
| Hund | Ochse | Ochse | Hund |
| Graue Ratte | Ziege | Katze | Weiße Ratte |
| Schwein | Schaf | Graue Maus | Meerschweinchen |

Nur das Kaninchen hat von allen Versuchstieren nicht seinen entsprechenden Platz in den beiden Reihen.

Es ist klar, daß der durch Saponin beeinflußte Membranbestandteil ein anderer sein muß als der, welcher bei der Volumvergrößerung des roten Blut- körperchens einreißt.

Während die meisten lipoidlösenden Mittel Hämolyse verursachen, wirkt reines Olein gar nicht, aber schon eine Spur eines ölsauren Salzes genügt; die auf die Lipoide der Zellmembran ausgeübte lösende Wirkung kann also nicht der Hauptfaktor sein. Eher ist an eine Oberflächenspannungs- und eine Adsorptionsbeeinflussung zu denken, die zu Veränderungen in dem kolloidalen Zustand der Membran führt.

MINES (1912, S. 226) hat gezeigt, daß rote Blutkörperchen sich gegen die agglutinierende Wirkung dreiwertiger Ionen verhalten, als wären sie mit einem emulsoiden Kolloid überzogen. Eine Suspension von Lecithin in Wasser verhält sich gegen Elektrolyte eher wie ein Suspensoid (PORGES und NEUBAUER, 1907), das schon durch zweiwertige Ionen in schwachen Konzentrationen gefällt wird. Das läßt annehmen, daß die Zusammensetzung der Zellmembran eher die eines Proteins als eines Lecithins ist.

Nach PASCUCCI (1905, S. 551) besteht das Stroma oder der farblose Teil der roten Blutkörperchen aus Protein, Lecithin, Cholesterin und einem Cerebrosid. Den größeren Teil dieses Stromas bildet die äußere Membran. Man hat verschiedene Gründe, anzunehmen, daß in dem Blutkörperchen, wenn überhaupt, so nur sehr wenig protoplasmatisches Gerüst vorhanden ist. Der Hauptgrund dafür ist der unter gewissen Bedingungen eintretende Übergang des Hämoglobins in große Krystalle innerhalb des Körperchens; dabei ist dann zwischen den Krystallen nichts von einer protoplasmatischen Substanz zu sehen.

Der gleiche Forscher stellte künstliche Membranen von Lecithin und Cholesterin (S. 555) durch Imprägnieren eines feinen Seidengewebes her. Das Ende einer Glasröhre wurde mit dem geschmolzenen Lipoid oder einer Mischung von beiden gefüllt und das Gewebe darüber gebunden. Solche Membranen wurden durch hämolytische Agenzien, Saponin, Cobragift und Tetanustoxin in ähnlicher Weise wie Blutkörperchen angegriffen; sie wurden für Hämoglobin durchlässig. Lecithin wurde viel leichter angegriffen als Cholesterin. Lipoidlösungsmittel griffen, wie zu erwarten war, beide an, verdünnte Schwefelsäure hatte keine Wirkung. Alkali, sowohl Natrium- wie Ammoniumhydroxyd, machte sie durchlässig. Hierin unterschieden sich diese künstlichen Membranen von der normalen Zellmembran, die, wie wir gesehen haben, für Ammoniak durchlässig, für Natronlauge undurchlässig ist.

GARUMS' Versuche (1912) an den Hautdrüsen des Frosches führten ihn zu dem Schluß, daß das Eindringen von Farbstoffen in die Zellen dieser Drüsen nicht von ihrer Lipoidlöslichkeit abhängig ist. Einige von ihnen, die eindringen, sind in Lipoiden unlöslich. Gifte wie Saponin, Natriumfluorid und Äther, die Lipoide angreifen, beeinflussen die vitale Färbung der Drüsenzellen nicht. Es wäre aber möglich, daß secernierende Zellen sich von der Mehrzahl der anderen Zellarten verschieden verhalten.

PESKIND (1903, S. 420) kommt auf Grund von nicht sehr überzeugenden experimentellen Ergebnissen zu dem Schluß, daß die Zellmembran aus einem Nucleoproteid und Lipoiden bestehe.

Das Eindringen lipoidlöslicher Stoffe in die Zelle kann leicht dazu Veranlassung geben, daß bei der Erklärung der physiologischen Wirkung solcher Stoffe falsche Schlußfolgerungen gezogen werden. Man hat offenbar manchmal angenommen, daß ein bestimmter Stoff, z. B. Chloroform, der in der Lipoidmembran löslicher ist als in einer wässerigen Flüssigkeit, darum in der Zelle in höherer Konzentration als in der umgebenden Flüssigkeit vorhanden sein müsse. Wenn die Lösung innerhalb der Zelle die gleiche ist wie die außerhalb, muß auch die Chloroformkonzentration in beiden die gleiche sein; die größere Lipoidlöslichkeit bedeutet nur, daß die Konzentration in der Zellmembran selbst höher ist. Der Ausdruck „Verteilungskoeffizient" besagt, daß die Konzentrationen einer Substanz in zwei Phasen, entsprechend ihrer relativen Löslichkeit in beiden, stets im selben Verhältnis stehen. Wenn also das Zellinnere nicht die gleiche lösende Kraft hat wie das Lipoid selbst, bezieht sich der „Verteilungskoeffizient" nur auf die Membran und nicht auf die Zelle als Ganzes. Ob die Konzentration in dem Zellprotoplasma höher ist, hängt von der Menge der Lipoide ab, die es enthält. Wenn sich z. B. herausstellt, daß Narkotica von dem Nervensystem in größerem Verhältnis als von anderen Geweben aufgenommen werden, so heißt das, daß lipoide Bestandteile in diesem Gewebe in größerem Verhältnis vorhanden sind. Es bedeutet noch nicht, daß die protoplasmatische Substanz der Nervenzelle selbst einer größeren Konzentration des Narkoticums ausgesetzt ist als die der anderen Zellen.

Versuche von OSTERHOUT (1911) an Spirogyra zeigen, daß die Zellen dieser Alge sowohl für Natriumchlorid wie für Calciumchlorid, wie auch für viele andere Salze, durchlässig sind, wenn diese Salze allein vorhanden sind. Man folgert daraus, daß die Membran nicht lipoider Natur ist, da diese Salze in solchen Substanzen unlöslich sind. Man beobachtete aber bemerkenswerterweise, daß eine Mischung von Natrium- und Calciumchloriden die Membran für beide undurchlässig macht. Diese Ergebnisse werden als Beweis dafür angeführt, daß die Membran aus Eiweißstoffen bestehe. Mir scheint indessen, daß man bei ihrer Erklärung vorsichtig sein muß. Aus diesen Versuchen geht nur hervor, daß ein reines Salz die Membran reversibel stärker durchlässig macht, da in den angeführten Versuchen die Zellen nicht dauernd beschädigt waren. Man muß daraus, daß die unbehandelten Zellen mit 0,375 molarem Natrium chlorid isotonisch waren, schließen, daß sie eine beträchtliche Menge osmotisch wirksamer Krystalloide enthalten, die sich in dem fast reinen Wasser, in dem die Zellen normaliter leben, verteilen würden, wenn die Membran nicht für Salze undurchlässig wäre.

Daß eine einfache Proteinmembran nicht genügt, solche Undurchlässigkeit zu erklären, zeigt das Verhalten einiger interessanter, von NEWTON HARVEY (1912) hergestellter Proteinmembranen. Wenn man Chloroform mit Eiweißlösungen durchschüttelt, bilden sich Membranen durch Eiweißniederschläge an den Grenzflächen der Chloroformtropfen, wie sie RAMSDEN (1904) beschrieben hat. Wenn man diese Kügelchen in Wasser stehen läßt, diffundiert das Chloroform schneller heraus, als Wasser eindringt, so daß sie zusammenschrumpfen; wenn man Lecithin in dem vorher mit Eiweiß durchschüttelten Chloroform auflöst, dringt das Wasser so schnell in die Tropfen ein, daß es zu keinem Zusammenschrumpfen kommt. Beim Stehenlassen an der Luft verdunstet das Chloroform im Laufe von ein oder zwei Stunden vollständig. In den zarten Proteinmembranen bleibt eine kolloidale Lecithinlösung zurück, zum Teil in der Form von mikroskopischen Kügelchen. Wenn man einer Suspension dieser künstlichen Zellen in Wasser eine verdünnte Lösung von Neutralrot zusetzt, nehmen die Lecithinkügelchen die Farbe durch Adsorption auf und werden rot; dadurch kann man die Durchlässigkeit der Proteinmembran gegenüber Alkali feststellen. Im Gegensatz zu dem Verhalten der lebenden Zelle, die für Natriumhydroxyd undurchlässig, für Ammoniumhydroxyd aber durchlässig ist, gehen beide Alkalien durch die Proteinmembran gleich schnell hindurch. Die Membran der lebenden Zelle ist daher anders zusammengesetzt als die, welche sich auf Chloroformtropfen in einer Eier-Eiweißlösung verdichtet.

Derselbe Forscher hat den lehrreichen Versuch gemacht, eine Lecithinlösung in Benzin statt in Chloroform zu nehmen und obige Prozeduren zu wiederholen. Das Benzin der Tröpfchen kann natürlich nicht in das Wasser diffundieren. Wenn man diese künstlichen Zellen mit Neutralrot färbt und in Ammoniumhydroxyd von 0,0001 molarer Konzentration bringt, findet fast sofort eine Veränderung nach Gelb statt, während es selbst bei 0,1 molarem Natriumhydroxyd 20 Minuten dauert, um diese Veränderung hervorzurufen. Ammoniumhydroxyd ist in Benzin-Lecithinlösung leicht löslich, Natriumhydroxyd nicht. Aber es läßt sich leicht nachweisen, daß feuchtes Benzin selbst sich in der gleichen Art verhält.

Mit Neutralrot gefärbte Gelatine läßt man auf dem Boden eines Erlenmeyerkölbchens gelatinieren, das man dann mit Wasser füllt und in ein Wassergefäß umstülpt. Mittels einer gebogenen Röhre läßt man Benzin in das Kölbchen hineinlaufen, so daß es eine Schicht zwischen dem Wasser und der Gelatine bildet. Man kann dann dem Wasser in dem Kölbchen verschiedene Alkalien und Säuren zusetzen und findet, daß Benzin für Ammoniumhydroxyd und Essigsäure durchlässig, für Natriumhydroxyd und Salzsäure undurchlässig ist. Es verhält sich also ebenso wie die Zellmembran. Daraus kann natürlich nicht der absurde Schluß gezogen werden, daß die Zellmembran aus Benzin besteht. NEWTON HARVEYS Versuch sagt uns nichts über die Eigenschaften des Lecithins, wenn es mit Wasser gesättigt ist; wie wir oben sahen, wird nach PASCUCCI eine Lecithinmembran sowohl durch Ammonium- wie durch Natriumhydroxyd angegriffen. Keiner dieser Versuche liefert den Beweis, daß sich die Zellmembran nur aus Lipoiden zusammensetzt.

## Wirkung von Giften.

Abgetötete Zellen sind meist völlig durchlässig. Einige Stoffe aber töten in verdünnter Lösung die Zelle ab, ohne sie durchlässig zu machen. Formaldehyd in 4 proz. Lösung zerstört die Halbdurchlässigkeit, in 0,2 proz. Lösung bleibt diese Eigenschaft aber für längere Zeit ziemlich unverändert erhalten. B. STEWART (1901) konnte zeigen, daß mit verdünntem Formaldehyd behandelte Blutkörperchen ihre normale Durchlässigkeit für Ammoniumchlorid und ihre normale Undurchlässigkeit für Natriumchlorid behalten. Saponin und Wasser bewirkten die gleiche Veränderung in der Durchlässigkeit für Ionen wie bei lebenden Blutkörperchen, obgleich sie nicht lackfarben werden. Saponin und Wasser wirken also primär nicht auf das Hämoglobin, sondern auf die Membran der roten Blutkörperchen. Wenn nach der Fixation durch Formaldehyd die Blutkörperchen mit Äther, der Lipoide entfernt, behandelt werden, erhöht sich die Leitfähigkeit der Blutkörperchen, Saponin hat dann keine Wirkung mehr. Lipoide sind also integrierende Teile der Membran. Sie sind es, an denen die Saponinwirkung angreift. Möglich bleibt es allerdings, daß Äther, abgesehen von der Entfernung der Lipoide, noch andere Veränderungen in der Natur der Membran hervorbringt.

Noguchi (1905) hat eine bemerkenswerte Beeinflussung von Blutkörperchen beschrieben, die durch Cobragift hervorgerufen wird. Es wirkt, wie die meisten Schlangengifte, in schwacher Konzentration hämolysierend, verschiedene Tierarten sind verschieden resistent. In großem Überschuß wirkt Cobragift nicht hämolytisch; es verhindert dann sogar die hämolytische Wirkung des Saponins. Selbst mehrmalige Behandlung mit Wasser hämolysiert Blutkörperchen nach Vorbehandlung mit großen Cobragiftdosen nicht. Die einzige Erklärungsmöglichkeit bildet die Annahme, daß die Membran „wasserdicht" geworden ist, wie Wachs oder Kautschuk. Wenn sie mit Natriumchlorid gewaschen wird, erhält sie ihr normales Verhalten gegen Wasser wieder. Ein Bestandteil der Membran verbindet sich vermutlich mit dem Gift und bildet einen in Wasser unlöslichen, durch Natriumchlorid aber zersetzbaren Stoff.

Wie Formaldehyd wirken auch Äther und Chloroform in verdünnter und in konzentrierter Lösung verschieden. Im letzteren Fall erhöhen sie die Durchlässigkeit, im ersteren vermindern sie diese. Osterhout (1913) hat das bei Laminaria durch Leitfähigkeitsmessungen gezeigt. Die verminderte Durchlässigkeit ist reversibel und nicht mit dauernder Schädigung der Zellen verknüpft, es scheint sich um die normale narkotische Wirkung zu handeln. Weiteres darüber unter Narkose (siehe unten).

Die Halbdurchlässigkeit der Membran kann den Zelltod dann überdauern, wenn die Membran irgendwie fixiert ist.

Eine auf natürliche Weise sterbende Zelle kann von einer zähen, undurchdringlichen Membran umgeben werden. Penard (1890) machte folgende interessante Beobachtung. Eine lebende Amöbe hatte das Ei eines kleinen Wurmes verschluckt. Nach dem Tode der Amöbe hatte sich das Ei entwickelt, aber der Wurm konnte nicht durch die umgebende Membran heraus.

Langsames Erhitzen vernichtet die Halbdurchlässigkeit der Membran. Schon bei 40° geht das Pigment aus den Zellen der roten Rübe heraus. Plötzliches Erhitzen auf 100° mag eine für histologische Zwecke brauchbare Methode sein, was aber dabei aus der Zellmembran wird, ist unbekannt.

## Die Natur der Membran.

Welche Folgerungen können nun aus all diesen Versuchen gezogen werden? Zunächst scheint es sicher, daß die Membran aus Kolloiden besteht. Das zeigt die Wirkung der Elektrolyte, besonders der Umstand, daß die Wertigkeit der Elektrolyte eine wichtige Rolle spielt.

Interessant sind folgende Beobachtungen von Szucs (1910) über die Verminderung der Durchlässigkeit von Spirogyrazellen für Methylviolett. Um in 8 Minuten eine bestimmte Farbtiefe hervorzurufen, brauchte man Konzentrationen von 0,08 molarem Kaliumnitrat, 0,04 molarem Calciumnitrat, 0,0005-molarem Aluminiumnitrat. Man erkennt, daß die Wirkung zu der Wertigkeit des Kations in Beziehung steht. Wahrscheinlich handelt es sich um Koagulation der Kolloide der Zellmembran. Ebenso sind Blutkörperchen in isotonischer Kochsalzlösung für Saponin viel empfindlicher als in Rohrzuckerlösung (Han-

DOWSKY, 1912, S. 413). 0,002% Saponin bewirkten in ersterem Falle 98% Hämolyse, in letzterem Falle aber nur 20%. Wie das zustande kommt, ist noch nicht ganz aufgeklärt. Saponin ist in wässeriger Lösung nicht kolloidal. Die oben (S. 112) erwähnten Versuche DUMANSKIS mit Molybdänoxyd lassen daran denken, daß Elektrolyte seine Aggregation begünstigen und außerdem die Ladung der Blutkörperchen beeinflussen, so daß eine Adsorption durch elektrische Kräfte hervorgerufen wird.

Zweitens haben wir die Gründe kennengelernt, welche die Annahme einer nur aus einer Art Stoffen zusammengesetzten Membran unmöglich machen, mögen dies nun Lipoide oder Eiweißkörper sein. Die Zellmembran ist ein kolloidales System, in dem alle Stoffe des Zellinhaltes und der Außenflüssigkeit vorhanden sein müssen, welche die Oberflächenenergie an der Grenzfläche herabsetzen.

LEPESCHKIN (1911) kommt auf Grund einer großen Reihe von Versuchen zu dem Schluß, daß eine einfache Mosaikstruktur aus Lipoid und Protein nicht befriedigend ist, ein kolloidaler Komplex müsse angenommen werden. Man erinnere sich zunächst an die Wirkung des Zusatzes verschiedener Mengen von Glycerin oder Ricinusöl zu Kollodium, bei der Bildung einer künstlichen Membran (S. 111 oben). LILLIE (1912, Bd. 2, S. 17) nimmt an, daß die Funktion der Lipoide darin besteht, die Stabilität der anderen Kolloide als Schutz vor übermäßiger Aggregation zu erhöhen, wie es im vorhergehenden Kapitel beschrieben ist. Siehe NEWTON HARVEY (1915).

Lipoide gehören zu den Stoffen, welche die Membran bilden. Sie fungieren aber nicht als Lösungsmittel für lipoidlösliche Stoffe, dabei müßte die Aufnahme dieser Stoffe nach dem Verteilungssatze vor sich gehen, vielmehr handelt es sich dabei um Oberflächenadsorption, weil sie kolloidal dispergiert sind. Eine kolloidale Lecithinlösung in Benzin ist von einer Benzinlösung in Lecithin prinzipiell verschieden. Es kommt eben darauf an, welches die äußere oder kontinuierliche und welches die innere oder disperse Phase ist.

Nach RUHLAND (1913) gilt für Farbstoffe und Enzyme immer, daß die Durchlässigkeit nicht von der Löslichkeit in der Membran abhängt, sondern von der Größe der Partikel oder Moleküle. Man kann also die Membran als Sieb ansehen. In seiner Schrift findet man eine vollständige Übersicht über die Literatur des Gegenstandes.

Die Membran hat aber keine unveränderliche dauernde Struktur, und das ist sehr wesentlich. Ihre Durchlässigkeit kann, wie in OSTERHOUTS Versuchen, durch Beeinflussungen verändert werden, welche nur die Außenseite der Membran treffen. Natriumsalze machen sie für Na-Ionen durchlässig, der Zusatz von Calcium stellt die normale Halbdurchlässigkeit wieder her; andere Beispiele habe ich oben angeführt. Funktionelle Veränderungen in der Zelle führen zu Veränderungen in der Durchlässigkeit der Zellmembran, wie wir im nächsten Abschnitt sehen werden. Wenn wir aber die Zellmembran als einen integrierenden Teil des protoplasmatischen Systems, als an der Grenzfläche konzentrierte Zellbestandteile ansehen, wird diese Eigenschaft der Zellmembran verständlicher.

## Erscheinungen, bei denen Veränderungen der Durchlässigkeit eintreten.

Wenn die Zellmembran für Stoffe, für die sie bisher durchlässig war, undurchlässig wird — was muß weiter daraus folgen? Wir wissen, daß in einer umkehrbaren Reaktion die Gleichgewichtslage von der relativen Konzentration der Bestandteile des Systems abhängt. Eine solche Reaktion läuft scheinbar in nur einer Richtung, wenn die Reaktionsprodukte aus der Zelle entweichen können; wenn aber die Membran undurchlässig für sie wird, kommt die Reaktion ins Gleichgewicht und hört praktisch auf.

In einer Zelle, welche Stärke oder Glykogen und ein diese Stoffe zu Zucker hydrolysierendes Ferment enthält, hört diese Reaktion bald auf, wenn die Membran für diesen Zucker undurchlässig ist, zum Teil wegen der inversen Reaktion, zum Teil weil die Wirkung der Enzyme mehr oder weniger durch die Anhäufung der Reaktionsprodukte gelähmt wird, wie wir im 10. Kapitel sehen werden. Sobald aber die Reaktionsprodukte wieder aus der Zelle herausdiffundieren können, beginnt die Reaktion von neuem. Diese Überlegung gilt für jede umkehrbare, in der Zelle stattfindende Reaktion.

Aus der kräftigen Wirkung der Elektrolyte auf kolloidale Systeme, wie sie im Protoplasma vorhanden, folgt, daß Veränderungen in der Durchlässigkeit der Membran für dieses von großer Bedeutung sind. Daß solche Veränderungen in der Tat eintreten, ist, neben anderem, durch M'CLENDONS Versuche (1912, Bd. 2) erwiesen. Er fand Zunahme der elektrischen Leitfähigkeit im herausgeschnittenen Muskel, ein Zeichen erhöhter Durchlässigkeit für Ionen, das gleiche, was wir schon bei Laminaria unter dem Einfluß von Substanzen, welche die Durchlässigkeit der Zellen erhöhen, kennengelernt haben.

Man könnte vielleicht denken, daß die erhöhte Leitfähigkeit dadurch zustande kommt, daß infolge Verkleinerung der aktiven Oberflächen der Zellkolloide mehr adsorbierte Elektrolyte frei würden und in Lösung gingen; das hat MAC DONALD (1909, S. 44) angenommen. Aber wir wissen, daß unter normalen Bedingungen die Zellmembran undurchlässig für Ionen, und ein Nichtleiter ist. Zunahme leitender Ionen innerhalb der Zelle ohne erhöhte Durchlässigkeit der Membran kann daher keine Wirkung auf die elektrische Leitfähigkeit des Gewebes haben.

LILLIE (1911) hat dafür Beweise beigebracht, daß alle Agenzien, die erhöhte Durchlässigkeit der Zellmembran verursachen, in erregender Weise wirken. Die Larven der Arenicola enthalten ein gelbes Pigment, für welches die Membran de norma undurchlässig ist. Wenn man diese Larven in reine, dem Meerwasser isotonische Kochsalzlösung bringt, ziehen sich die Zellen tonisch zusammen und stoßen das Pigment aus. Setzt man der Kochsalzlösung Calcium- oder Magnesiumionen zu, so tritt diese Beeinflussung nicht ein, genau wie die durch Natriumionen hervorgerufene erhöhte Durchlässigkeit von Laminaria durch Calcium aufgehoben wird. Mehr über den Mechanismus der Muskelkontraktion wird im 13. Kapitel gesagt werden. Hier sei nur noch eine wichtige Folgerung angeführt. Die Fähigkeit des Muskels, in Erregung zu geraten und sich dann zu kontrahieren, ist mit der Semipermeabilität der Zellmembran ursächlich verknüpft. So lange daher die Zellmembran permeabel ist, muß der Muskel unerregbar sein. Daher kommt das sogenannte „Refraktärstadium". PFEFFER (1873) zeigte, daß bei den Bewegungen der „reizempfindlichen Pflanzen" Wasser aus den Zellen des Pulvinus herausgedrückt wird. Das verursacht einen Verlust an Turgor, vielleicht weil die Membran nicht mehr halbdurchlässig ist, daher nimmt der osmotische Druck ab. BLACKMAN und PAINE (1918) zeigen, daß die osmotische Konzentration des Zellinhaltes dabei abnimmt.

## Narkose.

Es gibt eine Gruppe von Substanzen, die zeitweilig gerade jene Tätigkeiten der lebenden Zellen aufheben, die wir als Manifestationen des Lebens ansehen. Man nennt sie „Narkotica“ oder „Anästhetica“. Der erste Name bedeutet „Betäubung“ oder Lähmung, während letzterer sich auf die Aufhebung der Schmerzempfindung bezieht. Der eine bezieht sich auf die Aufhebung aller Arten der Zelltätigkeit, inklusive derer des Nervensystems, der andere eigentlich nur auf das Bewußtsein. In Wirklichkeit bilden Anästhetica und Narkotica nur eine Gruppe, beide Ausdrücke werden ohne Unterschied nebeneinander gebraucht.

Wie HANS MEYER (1899) und OVERTON (1901) zuerst unabhängig voneinander darlegten, steht die Intensität der Wirkung eines Narkoticums in Beziehung zu seinem Teilungskoeffizienten zwischen Fetten oder Lipoiden und wässerigen Flüssigkeiten; je löslicher das Narkoticum in ersteren, desto größer seine Wirkung. Obwohl so erklärt wird, wie ein Narkoticum in das Innere einer Zelle Zutritt erhält, weiß man daraus über seine eigentliche Wirkung nicht mehr, als daß sie irgendwie auf die Zellmembran ausgeübt wird. Wie oben ausgeführt, würde größere Löslichkeit in der Membran nur dann einen höheren Wirkungsgrad bedeuten, wenn die Narkose eine direkte Wirkung auf die Zellmembran selbst wäre. Die Konzentration des Narkoticums in der Wasserphase der Zelle würde sich durch bloße Zunahme der Löslichkeit in der Membran nicht erhöhen.

Was für Beweise für die Wirkung der Narkotica auf die Durchlässigkeit der Zellmembran gibt es nun?

Wie LILLIE (1912, Bd. 1) zeigte, haben Stoffe von ganz verschiedenen chemischen Eigenschaften die Fähigkeit, Zellen zeitweilig unerregbar zu machen. Man denke etwa an die Wirkung isotonischer Rohrzuckerlösung auf den Muskel (siehe S. 152 oben). Die „Anaesthetica par excellence“, wie Äther, Chloroform, Alkohol usw., haben besonders starke Wirkungen auf die Erregbarkeit, die zweifellos mit ihrer Lipoidlöslichkeit zusammenhängt. Die bloße Tatsache lipoider Löslichkeit macht andererseits eine Substanz nicht zu einem Anaestheticum.

Caprylalkohol ist z. B. ein kräftiges Anaestheticum. Seine „kritische Konzentration“ (OVERTON) beträgt 0,0004 Mole pro Liter, die des Äthylalkohols 0,3 Mole; er ist also 750 mal stärker wirksam als Äthylalkohol. Benzin aber ist ein sehr schwaches Anaestheticum, obgleich seine Lipoidlöslichkeit ebenso groß ist wie die des Caprylalkohols. Der Umstand, daß Benzin in Wasser nur schwach löslich ist, ist nicht der Grund dafür. Nach ROTHMUND (1907, S. 75) lösen sich von Benzin 1,4 Teile, von Caprylalkohol nur 1 Teil in 2000 Teilen Wasser.

Wenn die Lipoidlöslichkeit die einzige Eigenschaft wäre, die einen Stoff befähigte, ein Narkoticum zu sein, würde man erwarten, daß, je größer der Gehalt eines Organs an Lipoiden, desto kleiner die eben wirksame Menge eines Narkoticums ist. Für das Zentralnervensystem trifft dies zwar zu, aber CHOQUARD (1913) hat gezeigt, daß es für den Herzmuskel und den Skelettmuskel nicht zutrifft. Nach ERLANDSEN (1907) ist der erstere erheblich reicher an Lipoiden als der letztere, er müßte also für alle lipoidlöslichen Narkotica empfindlicher sein. CHOQUARDS Versuche zeigen zahlreiche Ausnahmen.

Wir wenden uns nun den Versuchen über die Wirkung der Anaesthetica auf die Durchlässigkeit zu. Nach LILLIE (1911) besteht im allgemeinen Parallelismus zwischen der Erregung bewirkenden Fähigkeit der Pharmaca und der

Beeinflussung der Durchlässigkeit der Zellmembran im Sinne einer Erhöhung. Wir müßten also erwarten, daß Narkotica, welche die Erregbarkeit aufheben, die Membran undurchlässiger machen. LILLIE selbst hat gezeigt (1912, Bd. 2), daß die Wirkung von Natriumchlorid bei der Arenicola-Larve gleichzeitig Erregung und Pigmentaustritt hervorzurufen, durch Äther, Alkohol, Chloroform und Chloreton gehemmt wird. Er zieht den Schluß, daß die charakteristische, narkotische Beeinflussung eine Beeinflussung der Zellmembran ist, die sie gegen Stoffe, welche ihre Permeabilität erhöhen, widerstandsfähiger macht. Obwohl lipoidlösliche Anaesthetica augenblicklich in die Zelle eindringen, zeigt der Umstand, daß Magnesiumchlorid trotz seines äußerst langsamen Eintritts in die Zelle kräftig narkotisch wirkt, daß die Wirkung im wesentlichen an der Zellmembran angreifen muß. Weitere Beispiele liefern OSTERHOUTs Versuche (1913) über Laminaria. In 1 proz. Äther erhöht sich der elektrische Widerstand der Zellen und zeigt eine abnehmende Durchlässigkeit für Salze; in 3 proz. Äther läßt der Widerstand nach vorhergehendem Anstieg nach, und das Gewebe wird getötet. Wenn man es 1 proz. Äther aussetzt, findet völlige Erholung statt. Da die Reversibilität ein charakteristisches Merkmal der Narkose ist, kann man sagen, daß die Narkose mit Abnahme der Durchlässigkeit der Zellmembran einhergeht.

Wie sich der Zustand der lipoiden Bestandteile der Membran bei der Narkose verändert, wissen wir also immer noch nicht. Eine rein lösende Wirkung ist ausgeschlossen, die Lipoide müßten ja dabei ausgewaschen werden und der Vorgang könnte nicht umkehrbar sein. Darauf hat OVERTON (1901, S. 51) hingewiesen. Dafür, daß sich die kolloidale Dispersion der Lipoide ändert, d. h. die Zahl der Lipoidpartikel, haben wir keine Beweise. LILLIE meint (1912, S. 395), daß die lipoiden Körperchen durch Aufnahme des Anaestheticums größer werden müssen. CALUGAREANU (1910, S. 100) hat das bei Lecithinsuspensionen nach Zusatz von Äther oder Chloroform gesehen. Ein solcher Prozeß würde die Lücken oder Poren der Membran, wenn man ihr eine siebähnliche Struktur zuschreibt, verkleinern, er würde ferner umkehrbar sein. Nach LOEWE (1913) machen Narkotica Lipoide aus lyophilen zu lyophoben Kolloiden, indem sie dieselben mit einer undurchlässigen Schicht umgeben. Solche Agenzien würden daher die Durchlässigkeit insoweit vermindern, als Wasser in den kolloidalen Körperchen als Lösungsmittel oder Träger für gelöste Stoffe wirkt. Dann wäre keine Erregung mehr möglich, weil die Membran nicht durchlässiger werden kann, und daß Narkotica die Durchlässigkeit verringern, ist experimentell erwiesen. Wird den lipoiden Körperchen ihr Wasser entzogen oder nicht? Die Abnahme der Durchlässigkeit weist auf letzteres hin, denn sonst würden sie zusammenschrumpfen und mehr Raum für die Diffusion des Wassers lassen. Andererseits kann die nicht umkehrbare Zunahme der Durchlässigkeit, die zum Tode führt, durch wirkliches Herauslösen der Lipoide aus der Membran verursacht sein. CZAPEKS Untersuchungen (1911) haben gezeigt, daß zwischen dem Vermögen der verschiedenen Alkohole, Zellen zu töten, und ihrer Oberflächenaktivität enge Übereinstimmung besteht. Wenn, wie bereits erwähnt (S. 54), die Oberflächenspannung an der Zellmembran bis zu einem gewissen Grade verringert wird, erfolgt der Tod. Diese Erscheinung ist aber zweifellos auch mit der Größe der Lipoidlöslichkeit verbunden. Es ist schwer, zu sagen, ob die Oberflächenspannung als solche eine wichtige Rolle spielt.

Zweifellos muß die Adsorption wirksamer Stoffe, auch der Narkotica, durch die Bestandteile der Zellmembran eine wichtige Rolle spielen. STRAUB (1912, S. 11) sieht die Adsorptionstheorie als die befriedigendste, wenigstens für Alkaloide an.

Ein Versuch von CALUGAREANU (1910, S. 101) zeigt, daß Lecithin sich zwischen Wasser und Chloroform nicht entsprechend den gewöhnlichen Gesetzen der relativen Löslichkeit verteilt. Wenn man Chloroform mit einer gleichen Menge 0,5 proz. wässeriger Lecithin„lösung" durchschüttelt, gehen nicht entsprechende Lecithinmengen in die Chloroformphase über, in welcher es erheblich löslicher ist als im Wasser, die Chloroformschicht enthält schließlich nur 8% des ganzen vorhandenen Lipoids, das übrige bleibt in der wässerigen Phase, hat aber 50% des Chloroforms aufgenommen. Zweifellos liegt dies daran, daß das Lecithin in der wässerigen Phase als Emulsionskolloid vorliegt, besonders bei Gegenwart von Chloroform.

Es ist wohl kaum nötig, noch hervorzuheben, daß man bisher den Zusammenhang der Membrandurchlässigkeit mit der Erregung oder der Narkose nicht erklären kann; es sind weitere Untersuchungen erforderlich, eine genauere Kenntnis der elektrischen Eigenschaften der Zelloberfläche wird wahrscheinlich weitere Aufklärung bringen. Wir haben gesehen (S. 144), daß die Undurchlässigkeit der Membran für nur ein Ion eines Salzes das Entweichen des anderen, diffusiblen Ions verhindert, da hierdurch eine Potentialdifferenz auf beiden Seiten der Membran entstehen müßte, ferner, daß dies durch Salze, deren beide Ionen diffusibel sind, geändert werden kann. Ob aber solche Veränderungen in der Polarisation der Membran zur Erklärung der Veränderung in der Durchlässigkeit ausreichen, wie LILLIE meint, ob nicht vielmehr die Veränderung in der Durchlässigkeit der erste Faktor ist, werde ich später im 13. Kapitel besprechen.

Die Stoffe, denen ARMSTRONG (1910) den Namen „Hormone" gegeben hat, bewirken, ebenso wie tödliche Dosen von Narkoticis, Zunahme der Durchlässigkeit. Diese „Hormone" sind lipoidlöslich. Sie sind den Körpern, welche wie Äther, Alkohol, Toluol die Semipermeabilität der Membran vernichten, sehr ähnlich. Sie wirken, indem sie einen enzymatischen Prozeß in Gang setzen, der ohne sie nicht vor sich geht, obwohl Ferment und Substrat in der Zelle vorhanden sind. So findet sich in den Blättern des Kirschlorbeerbaumes Emulsin neben Amydalin. ARMSTRONG meint, in die Zelle eingedrungenes Hormon bringe die Reaktion zwischen beiden in Gang. Besser wird der Vorgang durch eine Annahme erklärt, welche mit anderen ähnlichen Prozessen übereinstimmt. Man kann an das Durchgängigwerden einer Membran denken, welche vorher den Weg vom Ferment zum Substrat absperrte.

### Hämolyse.

Es gibt zwei Arten Hämolyse. Bei der einen wirken hämolytische Agenzien, wie Saponin, auf die Oberflächenmembran der Blutkörperchen, bei der anderen zerfällt das Blutkörperchen durch osmotische Schwellung, z. B. bei Einwirkung von destilliertem Wasser. Auf Lipoide wirkende Substanzen erzeugen die erste Wirkung, hypotonische Lösungen die zweite.

RYVOSH (1913) behauptet mit HAMBURGER, daß bei der Hämolyse durch hypotonische Lösungen die Membran nicht zerstört, sondern nur so stark gedehnt wird, daß das Pigment entweichen kann. Sie begründen ihre Ansicht auf folgendem Versuch: Nach Behandlung mit Wasser oder mit 0,3 proz. Kochsalzlösung beträgt das abzentrifugierte Sediment im ersteren Falle 0,2, im letzteren 0,8. Bringt man dann die Sedimente in 2 proz. Kochsalzlösung, so werden sie nach erneutem Zentrifugieren einander praktisch gleich und betragen 0,2—0,25. Das heißt: obwohl die Körperchen in 0,3 proz. Kochsalzlösung sehr stark Wasser aufgenommen hatten, konnten sie dies doch unter dem Einfluß einer hypertonischen Lösung wieder abgeben. Sie hatten also ihre Halbdurchlässigkeit für Kochsalz beibehalten.

Weitere Einzelheiten gehen über unseren Rahmen hinaus und können in dem zusammenfassenden Referat von STEWART (1909) nachgesehen werden.

### Sekretion.

Produkte, welche in Drüsenzellen gebildet werden, verlassen die Zelle auf der Seite, welche dem Alveolus und dem Drüsenausführungsgang zugekehrt ist. Die chemischen Vorgänge in der Drüsenzelle werden in einem späteren Kapitel behandelt, aber davon abgesehen müssen auch die Änderungen in der Permeabilität der Drüsenzellmembran berücksichtigt werden. Verschiedene Arbeiten von ASHER und seinen Mitarbeitern haben eine Anzahl Tatsachen zutage gefördert, die hierfür wichtig sind. Bekanntlich hat Atropin die Eigenschaft, die Tätigkeit der absondernden Drüsen zu hemmen, und GARMUS (1912) zeigt, daß unter der Wirkung dieses Alkaloids die Zellen der Hautdrüsen des Frosches weniger Farbstoff als normalerweise aufnehmen. Es ist nicht wahrscheinlich, daß die färbbare Materie verringert wird, eher ist die verminderte Färbung einer Verminderung der Durchlässigkeit zuzuschreiben, besonders da Pilocarpin, das die Sekretion vermehrt, beim Färben die entgegengesetzte Wirkung hat. Wir sahen vorher, daß in der Muskelzelle mit der Erregung auch die Durchlässigkeit zunimmt. STRAUB (1912, S. 22) hat gezeigt, daß der Antagonismus zwischen Atropin und Muscarin sich dadurch erklärt, daß das Atropin die Permeabilität für Muscarin vermindert.

### Die Nervensynapse.

Nach der von SHERRINGTON (1906, S. 16) vertretenen Ansicht findet die Übertragung eines Nervenreizes auf den Zellkörper eines anderen Neurons durch eine Membran, die „synaptische Membran" statt. Je nach der Durchlässigkeit dieser Membran ist Reizleitung möglich oder nicht. Mag es sich bei der Reizleitung um chemische oder physikalische Prozesse handeln — es ist jedenfalls sehr wahrscheinlich, daß die Ionen dissoziierter Salze eine große Rolle bei der Leitung der Erregung im Nerven spielen, so daß es wichtig ist, zu überlegen, welche Art Wirkung man erwarten kann.

Wir haben bisher nur sehr wenig Klarheit über diese Frage, aber ein paar interessante Beobachtungen sind da. LOCKE (1894) stellte fest, daß das Eintauchen des Sartoriusmuskels des Frosches in 0,7 proz. Kochsalzlösung die Muskelkontraktion nach Erregung seines Nerven verhinderte, obwohl die direkte Erregbarkeit nicht aufgehoben und Eintauchen des Nerven allein wirkungslos war. Zusatz von Spuren von Calcium zu der Lösung stellten den normalen Zustand wieder her. Nach OVERTON (1904, S. 280) verschwindet die Reflexerregbarkeit des Zentralnervensystems bei Abwesenheit von Calcium, wobei uns die Wirkung von Calciumsalzen auf Kolloide einfällt. Ob für das Zustandekommen der Reizleitung die synaptische Membran im osmotischen Sinne mehr oder weniger halb-durchlässig sein muß, können wir nicht beantworten, bevor wir nicht mehr über die Natur dieses Prozesses wissen.

Gewisse, unten beschriebene Tatsachen über reziproke Nerventätigkeit bei Reflexwirkung werden klarer, wenn wir uns eine für gewisse Ionen in nur einer Richtung durchlässige Membran vorstellen. Es ist wahrscheinlich, daß die Froschhaut für Natronionen von außen nach innen, aber nicht umgekehrt durch-lässig ist. Die beste Erklärung dafür ist, daß die Haut wie ein Geradrichter für alternierende Ströme wirkt, d. h. sie läßt in der Periode, in welcher der Strom in einer Richtung fließt, ihn leichter hindurchgehen als in der, in welcher der Strom in der entgegengesetzten Richtung fließt (BAYLISS, 1908, S. 235).

Man würde, wie HÖBER richtig darlegt (1911, S. 493), das gleiche Ergebnis erhalten, wenn die Zellmembranen auf der Innenseite der Haut nur für ein Ion des Salzes durchlässig wären. Ich fand, daß der Vorgang auch im Modellversuch darstellbar ist. Eine Pergamentmembran ist für das Natrium-Ion durchlässig, für Kongorot nicht. Ein konstanter Strom kann nur fließen, wenn positive Ionen zu dem negativen Pol und negative Ionen zum positiven Pol wandern. Wenn sich der positive Pol außerhalb der Membran befindet, die für die nega-tiven Ionen undurchlässig ist, können diese nicht zu der positiven Elektrode gelangen. Wenn diese Elektrode auf derselben Seite der Membran ist, so daß die Anionen dieselbe ungehemmt erreichen können, geht der Strom leicht hin-durch, weil die Kationen durch die Membran hindurchgehen können.

Man braucht daher keine nur einsinnige Durchlässigkeit anzunehmen, die schwer vorstellbar ist, denn diese könnte nur bei der lebenden Membran vor-handen sein. Sie würde Aufwand von Energie auf Kosten von Zellprozessen erfordern. Sonst würde ja von selbst eine Potentialdifferenz auf beiden Seiten der Membran auftreten, welche dauernd Arbeit liefern könnte.

### Befruchtung der Eizelle.

M'CLENDON (1910, S. 256) hat nachgewiesen, daß bei der Befruchtung die Permeabilität der Zellmembran für Elektrolyte steigt. Die elektrische Leit-fähigkeit von Seeigeleiern wuchs bei der Befruchtung. LILLIE führt zu gunsten der Annahme einer erhöhten Durchlässigkeit Pigmentaustritt aus der Zelle an; er sieht das wesentliche Element bei der künstlichen Parthenogenese durch Salze in der Zunahme der Durchlässigkeit der Zellmembran (siehe auch LILLIE, 1917).

GRAY (1913, 1916) fand bei Echinuseiern bei dem Befruchtungsprozeß Abnahme des elektrischen Widerstandes, der später wieder nahezu den normalen Wert erreichte.

### Die Durchlässigkeit der Blutgefäße.

Alle für die Ernährung der Zellen nötigen Stoffe und alle Produkte des Zellstoffwechsels müssen, wenn sie in den Blutstrom übergehen, durch die Wand der Capillargefäße hindurchgehen — ausgenommen vielleicht bei der Leber — (SCHÄFER, 1902). Einige dieser Stoffe sind nun kolloidal. Diese müssen durch eine Art Filtrationsprozeß zwischen den Zellen hindurchdiffundieren, wenn die Zellmembran nicht durchlässig für Kolloide wird, was unwahrscheinlich ist. Wir werden diese Frage später besprechen. Bezüglich der Eiweißkörper des Blutes sei hier nur kurz darauf hingewiesen, daß sie wie aus dem (S. 127 oben) erwähnten Beispiel hervorgeht, nicht zur Ernährung der Zellen dienen. In pathologischen Fällen kann die Wandung der Capillaren allerdings für Eiweißstoffe durchlässig werden. Der Lymphstrom, der bei Ödematösen aus einer ins Unterhautzellgewebe eingestochenen Kanüle stetig fließt, enthält Eiweiß, das aus den Blutcapillaren ausgetreten sein muß. Normalerweise sind die Blutgefäße aber für Kolloide undurchlässig (siehe F. H. SCOTT, 1916).

## Erscheinungen, welche durch Eigentätigkeit der Zellmembran verursacht werden.

Es gibt viele Stoffe, die auf Zellprozesse eine kräftige Wirkung ausüben, von denen man aber nachweisen kann, daß sie dabei nicht in die Zelle eindringen. In anderen Fällen sind sie, obwohl sie eindringen, wirkungslos.

Auf einen dieser Fälle ist hingewiesen worden, nämlich auf O. WARBURGS Versuche (1910, S. 313) über die Wirkung von Alkali auf die Oxydationsprozesse in dem sich entwickelnden Seeigelei. Der Sauerstoffverbrauch wurde durch Zusatz sehr kleiner Mengen von Natriumhydroxyd zu dem Seewasser, in dem die Zellen lebten, verdoppelt. Ammoniumhydroxyd war dagegen fast wirkungslos. Durch Färben der Zellen mit Neutralrot konnte man nachweisen, daß Natriumhydroxyd nicht in die Zelle eindrang, während Ammoniumhydroxyd einen raschen Umschlag der Zellfarbe in Gelb hervorrief, ein Zeichen, daß Alkali in die Zelle eingedrungen war. Die Oxydationsbeschleunigung durch Natriumhydroxyd mußte also durch Beeinflussung der Zellmembran hervorgerufen sein.

Weitere Beobachtungen desselben Forschers (1911, S. 425) sind für uns von Bedeutung. Die jungen roten Blutkörperchen der Gans haben einen verhältnismäßig großen Sauerstoffverbrauch. Dieser wird — anders als beim Seeigelei — nicht durch Salze beeinflußt. Wenn aber die Zellmembran durch sorgfältiges Gefrierenlassen und Wiederauftauen, das den Sauerstoffverbrauch nicht beeinflußt, zerstört ist, wird der Atmungsprozeß „salzempfindlich" (besonders für $BaCl_2$). Die unvermeidliche Folgerung ist, daß bei intakter Membran Bariumchlorid nicht eindringen kann. In denjenigen Fällen, in denen $BaCl_2$ eine Wirkung auf die intakte Zelle ausübt, muß es das durch Beeinflussung der Zellmembran ·tun, da es ja in die Zelle nicht eindringen kann.

NEWTON HARVEY (1911, S. 546), der an Paramäcien arbeitete, fand, daß die Wirkung des Natriumhydroxyds (Veränderungen im Verhalten, Bläschenbildung, Aufhören der Bewegung und schließlicher Tod) eintritt, ohne daß das Alkali in die Zelle eindringt. Derselbe zeigte später (1913) in einer besonderen Versuchsreihe, daß die angewandte Methode einwandfrei war.

BETHES Versuche (1909) an Medusen zeigten, daß deren Bewegungen durch Säurezusatz beschleunigt wurden, obwohl sich die Farbe der mit Indicatoren gefärbten Zellen nicht änderte.

Ein Versuch von OVERTON (1904, S. 202) zeigt, daß die Kaliumwirkung auf den Muskel nur durch eine Beeinflussung der Zellmembran zustande kommt. Ein Froschsartorius wurde aus Ringerlösung zuerst in 6proz. Rohrzuckerlösung, dann in 2proz. Kaliumtartratlösung übertragen. Dabei fand keine Gewichtsänderung statt, die Zellen sind für das Salz vollständig undurchlässig, dessen Lösung mit der Rohrzuckerlösung isotonisch ist. Trotzdem ist der Muskel vollständig gelähmt. Wenn man ihn in Ringerlösung zurückbringt, erhält er seine Erregbarkeit schnell wieder. Das bestätigt die Ansicht, daß die Kaliumwirkung auf der Zellmembran stattfindet. Wäre Kalium in das Innere der Zelle eingedrungen, so wäre die Schnelligkeit unbegreiflich, mit der es wieder aus der Zelle herausdiffundiert sein müßte.

OVERTON zeigte (1902, Bd. 2), wie wir schon gesehen haben, ferner, daß der Muskel nach kompletter Auswaschung des Kochsalzes unerregbar wird und es bleibt, bis ihm wieder Kochsalz zugeführt wird. FAHR (1909) schließt aus seinen Versuchen, daß die Muskelzellen selbst, unter normalen Bedingungen überhaupt kein Natrium enthalten. Da aber Natrium für die Muskeltätigkeit unbedingt nötig ist, folgt daraus, daß es auf die Membran wirken muß, weil dies der einzige Teil der Zelle ist, mit dem es in Beziehung tritt.

STRAUB (1912, S. 14) zieht ähnliche Folgerungen aus der Beeinflussung des Herzmuskels durch Calcium, der für diese Substanz undurchlässig ist. Abb. 33 veranschaulicht das. In der Zeichnung stehen die ersten drei Schläge unter der Einwirkung von Ringerlösung, die Na-, K- und Ca-Ionen enthält. Bei der Markierung wird die ursprüngliche Lösung durch eine Ca-freie ersetzt. Man sieht, daß der Calciummangel sich schon bei dem ersten der Veränderung folgenden Schlag geltend macht. Am Ende der Markierung wird wieder Ringerlösung zugeführt und wieder zeigt schon der nächste Herzschlag die Wirkung. STRAUB berechnet, daß die Beeinflussung in weniger als in 0,1 Sekunden zustande kommt. Nun enthält der Zellinhalt Calcium, das

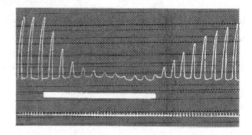

Abb. 33. Wirkung der Calciumentziehung auf das Froschherz. Die ersten drei Schläge sind normal (RINGERsche Lösung, welche Calcium enthält). Am Anfang des weißen Feldes wird diese Lösung plötzlich durch eine andere, sonst gleiche ersetzt, die aber calciumfrei ist. Die Wirkung zeigt sich sofort beim ersten Schlag nach dem Flüssigkeitswechsel. Am Ende des weißen Feldes wird das Herz wieder mit normaler Lösung gespeist. Die Wirkung zeigt sich sofort. Zeit in Sekunden. Man beachte, daß zur Beeinflussung der Muskelzellen weniger als 0,1 Sekunden nötig sind. Es handelt sich um Beeinflussung des Kolloidsystems der Zellmembran. Das ist der einzige Teil der Zelle, dem man in so kurzer Zeit Calcium entziehen könnte. (STRAUB.)

in der Zeit, in der die Beeinflussung durch die calciumfreie Lösung eintritt, nicht bereits herausdiffundiert sein kann. Das Calcium konnte nur von der äußeren Oberfläche der Zellen entfernt werden.

Die Versuche desselben Forschers über die Wirkung des Muscarins auf das Herz der Aplysia (1907) sind bereits beschrieben worden. Bringt man das Aplysienherz in ein kleines Volumen einer Muscarinlösung, so sieht man die Giftwirkung nur, solange die Giftkonzentration in der Lösung über einem gewissen Minimum liegt. Sonst erholt sich das Herz, obwohl sich Muscarin in seinen Zellen angesammelt hat und dort bleibt. Eine Wirkung ist demnach nur während des Eindringens des Giftes durch die Membran vorhanden. Man muß annehmen, daß es die Membran wieder verläßt und in die Zellsubstanz übergeht, sobald weniger als eine gewisse minimale Konzentration in der äußeren Flüssigkeit vorhanden ist.

Sehr ähnliche Ergebnisse erhielt NEUKIRCH (1912) für die Beeinflussung des herausgeschnittenen Dünndarms vom Kaninchen, der in körperwarmer sauerstoffgesättigter Salzlösung suspendiert war, durch Pilocarpin. Der Zusatz von Pilocarpin zu dieser Lösung bewirkt starkes Anwachsen des Tonus, der allmählich wieder sinkt, aber selbst nach mehreren Stunden den Anfangswert noch nicht wieder erreicht hat. Wird nun die pilocarpinhaltige durch eine reine Salzlösung ersetzt, so tritt von neuem Tonuszunahme ein; jetzt diffundiert das Alkaloid aus den Zellen in die Salzlösung. Wenn man ferner sofort nach dieser Tonuszunahme die reine Salzlösung wieder durch die ursprüngliche Pilocarpin-Salzlösung ersetzt, so verschwindet der Tonus. In diesem Falle tritt keine Diffusion von Pilocarpin aus den Zellen heraus ein, weil die Pilocarpinkonzentration innen und außen gleich ist. Hier ist das Vorhandensein von gleich konzentrierten Lösungen des Alkaloids auf beiden Seiten der Membran von keiner oder sehr geringer Wirkung. Die charakteristische Wirkung tritt nur während der Passage des Giftes durch die Membran auf.

Wenn wir daran denken, daß die Zellmembran ein veränderlicher Teil des Zellsystems ist, werden uns diese verschiedenen oben beschriebenen Beispiele nicht überraschen.

## Durchlässigkeit für feste Körper.

Die Erscheinungen der Phagocytose und der Verdauung bei den Protozoen zeigen, daß feste Körperchen in die Zelle eindringen können. Bei der Beschreibung der Sekretionen werden wir sehen, daß bisweilen auch feste Produkte die Zelle verlassen. Das geht wohl ebenso vor sich, wie eine Nadel durch eine Seifenmembran hindurchfallen kann, ohne die Membran zu zerstören, die sich über dem Ende der Nadel nach ihrem Hindurchgehen wieder von selbst schließt. Wenn wir annehmen, daß die Zellmembran eine örtliche Konzentration ist, die durch die Wirkung von Oberflächenkräften entstanden ist, ist das verständlich; wenn die Membran eine fixierte feste Schicht bildete, wäre es unverständlich. In letzterem Falle müßte ein Loch entstehen, wenn ein fester Körper in die Zelle eindringen würde.

## Zusammenfassung.

Da das Protoplasma die Eigenschaften einer Flüssigkeit hat und man in ihm freie, in keiner chemischen Bindung befindliche Salze nachweisen kann, muß es ein Mittel geben, durch welches die freie Diffusion des Inhaltes einer Zelle oder eines Organismus in das umgebende Medium verhindert wird.

Man ist durchaus berechtigt, anzunehmen, daß die Durchgangsregelung von Substanzen von innen nach außen bei der Zelle durch ein Häutchen oder eine Membran beeinflußt wird.

Die Membran der Zelle muß Wasser ungehemmt hindurchgehen lassen, gelöste Substanzen aber zurückhalten können. Solche Membranen werden „halbdurchlässig" genannt.

Man kann künstliche Membranen von verschiedenen Graden der Durchlässigkeit herstellen; einige halten nur Kolloide zurück, andere lassen manche Krystalloide, aber keinen Zucker hindurchgehen usw.

Es gibt verschiedene Ansichten über die Frage, warum eine Membran für einige gelöste Stoffe durchlässig und für andere undurchlässig ist. Ich habe im Text Gründe angeführt, warum ich mit einigen Abänderungen die ursprüngliche Siebtheorie von TRAUBE annehme, nach welcher der Durchgang eines gelösten Stoffes durch eine Membran von dem Verhältnis der Größe der Poren in der Membran zu der Molekular- oder Partikelgröße des gelösten Stoffes abhängig ist. Man muß die Hydratation der gelösten Stoffe dabei berücksichtigen. In einigen Fällen spielt auch die Frage der Löslichkeit in der Substanz der Membran eine Rolle.

Die protoplasmatische Substanz der Zelle kann auf einer frischen Grenzfläche eine neue Membran bilden. Die in dem Protoplasma vorhandenen, die Oberflächenenergie verringernden Substanzen, deren es eine große Anzahl gibt, konzentrieren sich an der Grenzfläche zwischen Protoplasma und äußerer Phase, und einige von ihnen können koagulieren. Auf diese Weise bildet sich eine Membran. Man muß beachten, daß die Zellmembran demgemäß ein integrierender Teil des Zellsystems ist und sich mit Veränderungen in der Zusammensetzung des Zellinhaltes ändern kann.

Auf diese Weise wird eine Schwierigkeit überwunden. Wenn die Zellen immer für solche gelösten Stoffe wie Zucker, Aminosäuren und Salze undurchlässig sind, wie kann dann Wachstum oder Zelltätigkeit stattfinden? Wir müssen folgern, daß die Durchlässigkeit der Membran nicht immer die gleiche ist, was auch experimentell bewiesen werden kann.

Die erwähnte Schwierigkeit hat verschiedene Forscher veranlaßt, die Existenz einer halbdurchlässigen, das Zellprotoplasma bedeckenden Membran ganz und gar abzulehnen. Im Text sind verschiedene Beispiele angeführt, die zeigen, daß die Zellmembran normalerweise für Krystalloide undurchlässig ist.

Der Beweis für die Halbdurchlässigkeit der Membran beruht auf der Volumänderung der Zellen in Lösungen von verschiedenem osmotischem Druck, in der Differenz der Zusammensetzung des Zellinhalts und der Außenflüssigkeit hinsichtlich Art und Menge der Krystalloide, und in der Leitfähigkeit lebender Zellen für den elektrischen Strom, welche mit ihrem Elektrolytgehalt nicht übereinstimmt.

Der gewöhnliche Zustand der Zellmembran ist die Halbdurchlässigkeit. Sie kann reversibel — d. h. ohne Abtötung der Zelle — verändert werden, wenn gewisse Stoffe auf die Membran wirken. Besonders wirksam sind Elektrolyte. Auch Narkotica und Licht haben Einfluß.

Die chemische Natur der Membran hängt von den Bestandteilen des Protoplasmas ab, welche die Oberflächenenergie verringern. Da Fette oder Lipoide besonders oberflächenaktiv sind, kann man erwarten, daß die Membran viele Eigenschaften der Lipoide aufweist. Die Ansicht ist aber wohl begründet, daß die Zellmembran nicht nur aus Lipoiden besteht. Noch weniger kann sie nur aus Eiweißstoffen bestehen. Die verschiedenen Stoffe, aus denen sie zusammengesetzt ist, befinden sich in komplexer, kolloidaler Mischung, in engerer Verbindung, als es ein bloßes Mosaik von Lipoid und Eiweiß sein könnte.

Im allgemeinen ist die Zellmembran für in Lipoiden lösliche Stoffe immer durchlässig, aber es ist unsicher, ob das im wesentlichen der Löslichkeit selbst oder einer anderen Eigenschaft, wie der Oberflächenspannung oder den moleku-

laren Dimensionen, zuzuschreiben ist. Die Löslichkeit vieler Farbstoffe und
anderer Substanzen in Lipoidlösungen beruht nicht auf echter Lösung, sondern
ist eine Oberflächenadsorption auf den kolloidalen Körperchen des Lipoids.
Diese Farbstoffe sind in dem Lipoid selbst unlöslich. Für lipoidunlösliche Substanzen kann sich die Durchlässigkeit der Membran ändern; sie kann unter
Umständen für sie durchlässig werden, gewöhnlich ist sie für Salze, Zucker usw.
undurchlässig. Das ist nur bei einer komplexen Struktur möglich.

Im Text sind verschiedene Beispiele dafür angeführt, daß bei Zelltätigkeit
Veränderungen der Durchlässigkeit stattfinden. Ich habe auf das Excitations-
stadium des Muskels, die Narkose, die Sekretion, die Erregungsleitung in den
Nervenbahnen von einem Neuron zum anderen oder zu einer Muskelzelle, die
Befruchtung des Eis und Veränderungen in den Capillarwandungen hingewiesen.

Stoffe, welche nicht in die Zelle eindringen, können die Zellprozesse sehr
stark beeinflussen. Dazu gehört die Wirkung von Alkali auf den Oxydationsprozeß in Seeigeleiern und auf die Bewegungen der Medusa, und die von K-,
Na- und Ca-Ionen auf den Muskel. Ferner wirkt Muscarin und Pilocarpin nur
während seines Durchtritts durch die Zellmembran.

Kurz: die Zellmembran ist eine örtliche Konzentration von Bestandteilen
des Zellprotoplasmas, die durch deren Fähigkeit, die Oberflächenenergie zu verringern, verursacht wird. Auch oberflächenaktive Stoffe der Außenflüssigkeit
der Zelle nehmen an der Membranbildung teil. Die Eigenschaften der Membran
sind daher nicht fixiert, sondern veränderungsfähig je nach den in der Zelle
stattfindenden chemischen Prozessen. Sie können durch Einflüsse, die nur an
der Außenseite stattfinden, verändert werden. Die Membran ist ein Teil dessen,
was wir vorläufig „das lebende System" der Zelle nennen wollen. Im ruhenden
Zustand, in dem die Zellmembran gewöhnlich untersucht wird, ist sie sowohl
für Kolloide wie für die Mehrzahl der Krystalloide undurchlässig, sie kann aber
zeitweilig für alle Krystalloide und vielleicht auch für einige Kolloide durchlässig werden.

### Literatur.

Höber (1911), Kapitel VI, VII und XIII. — Overton (1907). — Zanger (1908). —
Eigenschaften der Lipoide. Maclean (1918).

# VI. Der osmotische Druck.

Metallisches Palladium läßt Wasserstoff ungehemmt hindurchgehen, Stickstoff aber nicht; Ramsay (1894, S. 206) hat das in einem interessanten Versuch
gezeigt. Ein Palladiumgefäß wurde mit Stickstoff gefüllt und mit einem Quecksilbermanometer verbunden. Es wurde dann in eine Wasserstoffatmosphäre gebracht, darauf stieg das Quecksilber ständig in dem Manometer. Warum geschah
das?

Weil Wasserstoff durch die Wände des Gefäßes hindurchgeht, bis seine
Konzentration oder sein Druck inner- und außerhalb des Gefäßes dieselben
sind; da aber der Stickstoff nicht entweichen kann, um dem eindringenden

Wasserstoff Platz zu machen, muß die in dem geschlossenen Gefäß enthaltene Gasmenge zunehmen und der Gesamtdruck muß steigen.

Einen ähnlichen Versuch kann man anstellen, wenn als Scheidewand eine Wassermembran oder eine Membran aus mit Wasser getränktem Pergamentpapier benutzt wird. Diese Membran ist für Kohlendioxyd frei durchlässig, weil das Gas in Wasser löslich ist; sie ist für Sauerstoff und Stickstoff fast undurchlässig. Wenn wir also ein glockenförmiges Gefäß nehmen und über das weite Ende eine nasse Pergamentpapiermembran binden, den Binnenraum mit einem Manometer verbinden, das Gefäß in Kohlendioxyd eintauchen, so steigt der Druck innen schnell aus ähnlichen Gründen wie bei dem Palladiumgefäß in Wasserstoff.

Wir wissen aus dem DALTONschen Gesetz, daß der Gesamtdruck einer Mischung verschiedener Gase gleich der Summe der Drucke ist, die jedes Gas ausüben würde, wenn es allein das Gefäß anfüllte. Denken wir uns eine Mischung von Stickstoff und Kohlendioxyd, die zu $1/5$ aus Stickstoff und zu $4/5$ aus Kohlendioxyd besteht, bei atmosphärischem Druck. Der Partiardruck des Stickstoffs ist dann $1/5$ von 760 mm, also 152 mm Quecksilber; man nennt diese Größe auch die „Spannung des Gases". Diese Mischung wollen wir nun in unser oben beschriebenes Gefäß und dieses dann in einen Gasraum bringen, der aus reiner Kohlensäure unter Atmosphärendruck besteht. Der Druck im Innern des Gefäßes steigt, weil Kohlendioxyd hineindiffundiert, und zwar solange, bis die Kohlensäurespannung auf beiden Seiten der Membran gleich ist. Es ist der einfacheren Beschreibung halber besser, vor dem Einbringen des Gefäßes in die Kohlendioxydatmosphäre den Druck im Innern des Gefäßes zu erhöhen, indem wir mehr von der Gasmischung hineinpressen, bis das Manometer +152 mm zeigt, d. h. bis der Partiardruck der Kohlensäure im Innern des Gefäßes gleich einer Atmosphäre ist. Dadurch vermeiden wir einen weiteren Zufluß von Kohlendioxyd, und wir finden, daß das Manometer immer fest bei +152 mm Quecksilber bleibt, wenn der Barometerdruck 760 mm beträgt. So haben wir auch ein Maß der Stickstoffspannung in der Gasmischung. Natürlich bleibt der Druck nicht unbegrenzt auf diesem Punkt, da Stickstoff in Wasser nicht absolut unlöslich ist. Er geht vielmehr sehr langsam durch die Membran, bis die Zusammensetzung der Gasmischung auf beiden Seiten der Membran gleich geworden ist und das Manometer keinen Überdruck mehr zeigt.

Wir wollen nun einen analogen Versuch mit einem flüssigen System machen. Wir haben in dem vorhergehenden Kapitel gesehen, daß eine Ferrocyankupfermembran für Wasser durchlässig, für in Wasser gelösten Rohrzucker undurchlässig ist. PFEFFER (1877) zeigte, daß man die Ferrocyankupfermembran dadurch stabilisieren kann, daß man sie in den Poren einer Tonzelle entstehen läßt, damit sie dem zu erzeugenden Druck widerstehen kann. Er fand, daß dieser bei Lösungen als „osmotischer Druck" bezeichnete Druck der Konzentration des gelösten Stoffes und der absoluten Temperatur direkt proportional war.

Der Vorgang, daß Wasser durch eine Membran von einer Lösung in die zweite hineindiffundiert, wird seit DUTROCHET (1827, S. 393) „Endosmose" oder „Exosmose" genannt, daher nennt man den durch Endosmose entstehenden Druck den „osmotischen".

PFEFFERS Versuche sind die Grundlage für die späteren Arbeiten über den osmotischen Druck geworden, besonders für die Lösungstheorie, die später VAN 'T HOFF aufgestellt hat.

Die Ähnlichkeit des Vorganges bei Gasen und bei Lösungen ist in die Augen springend, aber erst VAN 'T HOFFS (1885, Bd. 1) thermodynamische Betrachtungen (siehe COHENS Buch, 1912, S. 225) haben zu der Ansicht geführt, daß der durch eine gelöste Substanz entwickelte Druck mit dem gleichbedeutend ist, den die gelöste Substanz ausüben würde, wenn sie als Gas bei der gleichen Temperatur das gleiche Volumen einnehmen würde wie in der Lösung. Mit anderen Worten: Ein gelöster Stoff verhält sich so, als wäre er bei fehlendem Lösungsmittel zu Gasmolekülen zerteilt.

Diese Behauptung will nicht besagen, daß der Zustand des gelösten Zustandes wirklich der gasförmige ist, obwohl wir später sehen werden, daß die kinetische Theorie wie bei den Gasen so auch bei dem flüssigen Zustand die befriedigendste Erklärung der Erscheinung gibt. Die Erscheinung des osmotischen Druckes, sein Zusammenhang mit dem Dampfdruck usw. sind natürlich von jeder Theorie ihres Ursprungs unabhängig.

Wegen der Bedeutung von VAN 'T HOFFS Theorie führe ich die eigenen Worte des Autors selbst an (1885, Bd. 2, S. 42 u. 43):

1. „Loi de BOYLE pour les solutions. La pression osmotique est proportionelle à la concentration, si la température reste invariable.

2. „Loi de GAY-LUSSAC pour les solutions. La pression osmotique est proportionelle à la température absolue, si la concentration reste invariable.

Ce sont là les analogies qui ont été demonstrées et verifiées en détail dans le travail cité (die vorhergehende Schrift, 1885, Bd. 1); elles ont rapport à la variation de la pression avec les circonstances. Je vais ajouter maintenant une troisième proposition, ayant rapport à la grandeur absolue de cette pression, et n'étant, en réalité, autre chose qu'une extension de la loi D'AVOGADRO.

3. „Loi D'AVOGADRO pour les solutions. La pression exercée par les gaz à une température déterminée, si un même nombre de molecules en occupe un volume donné, est égale à la pression osmotique qu'exerce dans les mêmes circonstances la grande majorité des corps, dissous dans les liquides quelconques."

Bei normaler Temperatur und normalem Druck nimmt ein Grammolekül eines Gases ein Volumen von 22,4 Litern ein. Wenn man ein Grammolekül eines festen Körpers in 22,4 Litern Wasser auflöst, müßte also sein osmotischer Druck eine Atmosphäre betragen, wie man auch aus folgender Betrachtung ersehen kann. Nach BOYLES Gesetz ist ein Druck von 22,4 Atmosphären nötig, um ein Grammolekül eines Gases auf das Volumen eines Liters zusammenzupressen, d. h. das Volumen, das ein gelöster Stoff bei „molarer" Konzentration einnimmt.

Wir wollen ein Beispiel aus PFEFFERS Versuchen nehmen: Eine 4 proz. Lösung von Rohrzucker gab bei 15° einen osmotischen Druck von 208,2 cm Quecksilber. Falls wir das GAY-LUSSACsche Gesetz anwenden, würde dies bei 0°

$$208,2 \cdot \frac{273}{273 + 15} = 197,4 \text{ cm Quecksilber sein.}$$ Ein Grammolekül Zucker wiegt

342 g, die Anzahl Liter, in der bei einer 4 proz. Lösung ein Grammolekül

gelöst wird, beträgt $\frac{342}{40} = 8,55$. Der osmotische Druck sollte also rechnerisch $76 \cdot \frac{22,4}{8,55} = 199$ cm Quecksilber betragen, was bei der Schwierigkeit der Messung eine sehr gute Übereinstimmung bedeutet.

Dieses Beispiel dient zum Beweis von VAN 'T HOFFS Theorie. Die Versuche von DE VRIES mit osmotischen Lösungen, auf die ich in dem vorhergehenden Kapitel hingewiesen habe, gaben eine weitere Bestätigung für ihre Richtigkeit.

Bevor wir weitergehen, müssen wir hervorheben, daß die Theorie nur für verdünnte Lösungen gilt. Für unseren Zweck können wir alle Lösungen als verdünnte betrachten, in denen die Zahl der Moleküle des gelösten Stoffes gegenüber denen des Lösungsmittels so klein ist, daß alle Wirkungen hintangesetzt werden können, die durch die Wirkung der Moleküle des gelösten Stoffes aufeinander, ihr tatsächliches Volumen oder ihre Verbindung mit dem Lösungsmittel im Sinne von Hydratation oder Solvation entstehen.

Wenn wir zu konzentrierten Lösungen kommen, müssen diese Faktoren mit in Betracht gezogen werden, wie VAN 'T HOFF selbst (siehe COHENS Buch, 1912, S. 282) angab, unter Hinweis auf die Behandlung der Frage vom kinetischen Standpunkt aus. Der osmotische Druck solcher Lösungen ist in der Tat höher, als es das einfache Gasgesetz uns erwarten läßt; die Abweichungen werden mit steigender Konzentration größer.

Die bedeutendste Arbeit über konzentrierte Lösungen ist die von MORSE und seinen Mitarbeitern (1901 usw., Zusammenfassung 1914) in den Vereinigten Staaten und von BERKELEY und HARTLEY (1906, Bd. 1) in England. Diese Versuche wurden an Rohrzuckerlösungen angestellt. Eine weitere Reihe Messungen an Ferrocyancalcium machten 1908 BERKELEY, HARTLEY und BURTON. Für von diesen Beobachtern angewandten interessanten Methoden verweise ich den Leser auf die Monographie von MORSE (1914) und die von FINDLAY (1913). Die Herstellung der Ferrocyankupfermembran ist besonders interessant.

Eine Formel zu finden, die für konzentrierte Lösungen ebenso wie für verdünnte gilt, ist bei Einführung einer genügenden Zahl empirischer Konstanten nicht schwer. Wenn man den eingeführten Konstanten eine physikalische Bedeutung geben kann, obgleich man sie zur Zeit noch nicht durch eine unabhängige Methode bestimmen kann, so zieht man eine solche Beziehung vor. Aus diesem Grunde habe ich auf den folgenden Seiten den Standpunkt von VAN DER WAALS (1873) und bezüglich der Einzelheiten den von OTTO STERN (1913) eingenommen. Diese Behandlung besteht in der Anwendung der VAN DER WAALSschen Zustandsgleichung auf Lösungen; man darf aber darum nicht denken, daß ein anderer Standpunkt unmöglich ist. Die Behandlung auf Grund der Thermodynamik (FINDLAY, 1913) führt zu einer logarithmischen Formel und liefert Resultate, die natürlich zwingend sind, wenn sie auf richtiger Grundlage stehen, aber mir scheint, daß uns diese Betrachtungsweise in der Kenntnis der physikalisch wichtigen Faktoren nicht weiter bringt. NERNST (1911, S. 155) scheint der gleichen Meinung zu sein. ARRHENIUS (1912, S. 6) hat ausgeführt, daß VAN 'T HOFF den thermodynamischen Weg wählte, weil zu jener Zeit die kinetische Theorie nicht so leicht zu handhaben war wie erstere. BOLTZMANN begünstigte aber wieder die kinetische Theorie, die er als Anwendung der Wahr-

scheinlichkeitstheorie erklärte. Die Anwendung der kinetischen Theorie auf
Flüssigkeiten finden wir in NERNSTS Buch (1911, S. 212—219) besprochen.

Das einfache Gasgesetz

$$PV = RT$$

gilt in Wahrheit nicht einmal für Gase allgemein. Es versagt namentlich bei
hohen Drucken. Es gibt genauere Resultate, je höher die Temperatur ist, ein
Umstand, der für die von MORSE und seinen Mitarbeitern (1912, S. 29) erhaltenen experimentellen Ergebnisse wichtig ist. Der osmotische Druck einer
molaren Lösung (Normalgewicht, siehe unten) war bei 5° 1,115 mal so groß wie
der berechnete; bei 40° nur 1,085 mal, und bei 80° stimmten die Werte überein.

Da das BOYLE-GAY-LUSSACsche Gesetz das Verhalten von Gasen bei jeder
Temperatur und jedem Druck nicht ausdrücken kann, untersuchte VAN DER
WAALS (1873, siehe Bibliographie) die Ursachen, warum es versagt. Er formu-
lierte ein allgemeineres Gesetz, das gewöhnlich folgendermaßen ausgedrückt wird:

$$\left(P + \frac{a}{V^2}\right)(V - b) = RT \, .$$

Wir bemerken, daß $P$ um einen neuen Faktor vermehrt ist, der eine Funktion von $V$ ist, während $V$ um einen anderen Faktor, $b$, verringert wird.

Wir wollen zuerst diese Größe $b$ betrachten. Sie ist von dem wirklichen
Raum abhängig, den die Moleküle einnehmen. Wenn die Moleküle wirklich
existieren, und alle neueren Arbeiten beweisen es, so müssen sie auch Raum
einnehmen. Die Übereinstimmung unter den Werten für die AVAGADOROsche
Konstante, die man nach den verschiedenen, im 4. Kapitel beschriebenen Methoden erhält, ist an sich schon ein ausreichender Beweis für die wirkliche
Existenz der Moleküle. Bei Gasen mittlerer Temperatur und mittleren Druckes
ist der von den Molekülen eingenommene Raum verschwindend klein gegenüber
dem Raum, in dem ihre freie Bewegung vor sich geht. LARMOR (1908) hat berechnet, daß bei Atmosphärendruck in einem Volum von 2 Litern nur ein Molekül
vorhanden sein würde, wenn wir uns die Dimensionen des Gasmoleküls so vergrößert denken, daß sein Durchmesser einen Zentimeter betrüge. Der von den
wirklichen Molekülen selbst eingenommene Raum beträgt also nur etwa $^1/_{4000}$
des gesamten Volumens, welches das Gas einnimmt. Wenn das Gas komprimiert
wird, nimmt das Volumen der Moleküle nicht ab, so daß der Anteil des Gesamt-
volumens, der von ihnen eingenommen wird, relativ zum Gesamtvolumen immer
mehr zunehmen muß. Das $V$ der einfachen Gasgleichung, d. h. der für die Bewegung der Moleküle verfügbare freie Raum ist in Wirklichkeit das gemessene
Gasvolum, vermindert um den Raum, welchen die Moleküle einnehmen. Dieser
Raum entspricht nicht der chemischen Molekulargröße; er ist von dem Raum
abhängig, auf den die Moleküle zusammengedrückt werden müssen, wenn sie
anfangen sollen, Widerstand zu leisten. Nach VAN DER WAALS ist er 4 mal
so groß als das Molekularvolum des Gases in stark verdünntem Zustand. Bei
starker Kompression des Gases nimmt er bis auf die Hälfte ab.

Wir wenden uns nun den Flüssigkeiten zu. VAN DER WAALS hat seine Formel
auf reine Lösungen bezogen, in denen nur freie, aber keine assoziierten Moleküle
vorhanden sind. In erster Annäherung dürfen wir daher bei Annahme der VAN
DER WAALSschen Gleichung hoffen, bessere Übereinstimmung zwischen berech-

netem und gefundenem osmotischen Druck zu erhalten, wenn wir unsere Rohrzuckerlösung so herstellen, daß wir 10 g Rohrzucker mit 100 ccm Wasser mischen
und dann auflösen, aber nicht 10 g Rohrzucker in Wasser lösen und auf ein Volumen von 100 ccm auffüllen. Das ist in der Tat der Fall, wie die folgenden Zahlen
von MORSES und FRASERS Versuchen zeigen:

| Konzentration | | Osmotischer Druck in Atmosphären | | |
|---|---|---|---|---|
| Als Normal-gewicht | Als Normal-volumen | Beobachtet | Berechnet auf Normal-volumen | auf Normal-gewicht |
| 0,1 | 0,098 | 2,59 | 2,34 | 2,39 |
| 0,3 | 0,282 | 7,61 | 6,74 | 7,17 |
| 0,5 | 0,452 | 12,75 | 10.81 | 11,95 |
| 0,8 | 0,684 | 20,91 | 16,36 | 19,12 |
| 1,0 | 0,825 | 26,64 | 19,73 | 23,90 |

Indem wir also sogenannte gewichtsnormale und nicht volumnormale
Lösungen nehmen, können wir den von den Molekülen des gelösten Stoffes
eingenommenen Raum berücksichtigen, also $(V - b)$ statt des $V$ der einfachen Gasgleichung einführen.

Dieses Verfahren führt aber, wie die Tabelle zeigt, noch zu keiner befriedigenden Lösung, und wir müssen auch die zweite VAN DER WAALSsche Konstante
in Betracht ziehen, nämlich $a$. Sie bezieht sich auf die gegenseitige Anziehung
der Moleküle und wirkt deshalb in der entgegengesetzten Weise wie $b$. Diese
gegenseitige Anziehung der Moleküle haben wir bereits im 3. Kapitel bei den
Flüssigkeiten als LAPLACEschen Binnendruck kennen gelernt, der die Oberflächenspannung verursacht. Diese Anziehungskräfte sind um so schwächer, je
weiter die Moleküle voneinander entfernt sind. Sie sind dem Quadrat des Volumens, das von einer gegebenen Zahl von Molekülen eingenommen wird, umgekehrt proportional. Das führt zu dem Ausdruck $\dfrac{a}{V^2}$. Wir müssen das $P$ der
einfachen Gasgleichung um diese Größe vermehren.

Bei der Anwendung der VAN DER WAALSschen Theorie auf Lösungen folge
ich hauptsächlich der Behandlung OTTO STERNS (1912). Sie ist leichter faßlich'
als die ähnliche von BERKELEY (1907). Für eingehenderes Verständnis müssen
aber die Originalarbeiten zu Rate gezogen werden.

Zunächst dürfen wir selbst bei verdünnten Lösungen nicht erwarten, daß
sie dem einfachen Gasgesetz genau gehorchen, weil schon das Lösungsmittel im
Vergleich zu einem Gas sehr konzentriert in bezug auf seinen Molekularzustand
ist. Mit anderen Worten: seine Moleküle sind dicht gepackt. Nach VAN DER
WAALS beträgt das Volumen der Moleküle beim Siedepunkt etwa $^1/_4$ des ganzen
von der Flüssigkeit eingenommenen Raumes.

Daß zwischen den Molekülen einer Flüssigkeit noch Zwischenräume sind,
zeigt neben anderen die Tatsache, daß Flüssigkeiten nicht völlig inkompressibel
sind. PARSONS und COOK (1911, S. 343) fanden, daß Wasser bei 4° durch einen
Druck von 4500 Atmosphären auf 87% seines Volumens und Äther bei 35°
durch 4000 Atmosphären auf 80% seines Volumens komprimierbar ist.

Die Moleküle des Lösungsmittels beeinflussen nun die des gelösten Stoffes sowohl entsprechend den anziehenden als auch den abstoßenden Kräften der Gleichung von VAN DER WAALS; daher die selbst bei verdünnten Lösungen eigentlich nicht zu erwartende Tatsache, daß der osmotische Druck dem Gasdruck des als Gas gedachten gelösten Stoffes so nahe kommt. Der Grund dafür ist nach STERN die Anwesenheit der halbdurchlässigen Membran, welche die durch anziehende und abstoßende Kräfte entstandenen Wirkungen in verdünnten Lösungen auf folgende Weise kompensiert: Was $a$ betrifft, wird ein Molekül, das gegen die Membran stößt, von allen Seiten von dem Lösungsmittel umgeben, da die Membran dafür durchlässig ist. Die anziehenden Kräfte sind daher auf allen Seiten gleich, gerade als wäre die Membran nicht vorhanden und spielte keine Rolle bei der Erzeugung des osmotischen Druckes, der eben nur durch ungleiche Kräfte auf beiden Seiten der Membran beeinflußt werden kann. $b$ muß dagegen zweifellos zu einer Erhöhung des osmotischen Druckes führen, aber ein Teil des gesamten osmotischen Druckes, und zwar der Teil, der genau dem durch das Volumen der Moleküle entstandenen entspricht, wird von den Molekülen des Lösungsmittels beim Hindurchgehen durch die Membran aufgenommen. Ein gewisser Teil der Membran besteht aus Molekülen des Lösungsmittels, welche die Membransubstanz bedecken, so daß eine bestimmte Anzahl Moleküle des gelösten Stoffes auf diese Moleküle des Lösungsmittels statt auf die Membran prallen und darum osmotisch unwirksam sind. HALDANE (1919) hat dies in etwas anderer Form entwickelt.

Bei konzentrierten Lösungen sind aber diese Überlegungen nicht ausreichend. In verdünnten Lösungen ist der Molarquotient, d. h. die Anzahl Mole des gelösten Stoffes dividiert durch die Anzahl Mole des Lösungsmittels, so klein, daß ihre Wirkung aufeinander vernachlässigt werden kann. Das ist bei konzentrierten Lösungen nicht der Fall. OTTO STERN hat daher folgende Abänderung der VAN DER WAALSschen Formel entwickelt:

$$\left[\pi + \frac{a_1 - a_{1 \cdot 2}\,(x_0 - x)}{v^2}\right] \cdot \left[V - b_1 + b_{1 \cdot 2}\,(x_0 - x)\right] = RT,$$

wobei $\pi$ der osmotische Druck ist; $a_1$ und $b_1$ sind die VAN DER WAALSschen Konstanten des gelösten Stoffes, $a_{1 \cdot 2}$ und $b_{1 \cdot 2}$ sind Konstanten, die von der Anziehung und Abstoßung zwischen den Molekülen des Lösungsmittels und gelösten Stoffes abhängen, und $x_0 - x$ ist die Differenz zwischen der Konzentration des Lösungsmittels außerhalb der Membran und in der Lösung.

Wir bemerken, daß das $a$ der VAN DER WAALSschen Gleichung um einen Faktor verkleinert ist, der die Anziehung zwischen den Molekülen des gelösten Stoffes und denen des Lösungsmittels ausdrückt. Es wirkt auf den osmotischen Druck in entgegengesetzter Richtung wie die Anziehung zwischen den Molekülen des gelösten Stoffes. Die Anziehung zwischen den Molekülen des Lösungsmittels und des gelösten Stoffes treibt die Moleküle des gelösten Stoffes voneinander fort, trotz ihrer gegenseitigen Anziehung. Die Differenz $x_0 - x$ muß in die Gleichung eingeführt werden, weil die Konzentration des Lösungsmittels innerhalb der Membran geringer ist als außerhalb. Sie ist um den von den Molekülen des gelösten Stoffes eingenommenen Raum verringert. Aus ähnlichen Gründen sind die durch $b$ ausgedrückten abstoßenden Kräfte in einer Lösung geringer als in einer reinen Flüssigkeit.

Die Ableitung der Formel geht über die Grenzen dieses Buches hinaus, aber ein oder zwei Punkte müssen hervorgehoben werden.

Da sie zwei neue additive Konstanten enthält, ist es nicht merkwürdig, wenn sie befriedigende experimentelle Resultate liefert. Diese neuen Konstanten können leider durch eine unabhängige Methode noch nicht experimentell bestimmt werden, aber es ist doch befriedigend, eine der VAN DER WAALSschen ähnliche Gleichung zu besitzen, die nur Faktoren enthält, denen man eine physikalische Bedeutung zuschreiben kann.

Wenn das Lösungsmittel, wie Wasser, eine Flüssigkeit ist, die sich assoziiert, läßt sich die Gleichung noch anwenden, obgleich die numerischen Werte der Konstanten nicht die gleichen sind.

Es ist ferner zu bedenken, daß den beiden VAN DER WAALSschen Konstanten andere Konstanten gegenüberstehen, durch die ihre Größe vermindert wird. Ein Gas in Lösung gehorcht daher dem idealen Gasgesetz mehr als im Gaszustand. Wenn wir es mit zwei leicht mischbaren Substanzen zu tun haben, deren kritische Punkte nicht weit voneinander entfernt sind, so daß man ihren molekularen Zustand als ähnlich bezeichnen kann, sind $a_{1.2}$ und $b_{1.2}$ von gleicher Größenordnung wie $a$ und $b$. Die Differenz zwischen der Konzentration des reinen Lösungsmittels und der Konzentration, die es in der Lösung hat, ist fast identisch mit der Konzentration des gelösten Stoffes; mit anderen Worten: $\frac{x_0 - x}{v}$ ist fast gleich $\frac{1}{v}$, der Konzentration des gelösten Stoffes. $x_0 - x$ ist darum praktisch gleich Eins. Daher heben sich die $a$ darstellenden sowohl wie die $b$ vertretenden Faktoren auf, und ein Gas in Lösung gehorcht dem idealen Gasgesetz strenger als im Gaszustand.

Dieses beachtenswerte Ergebnis erprobte OTTO STERN bei den Lösungen von Kohlendioxyd in Methyl- und Äthylalkohol, Aceton, Methyl- und Äthylacetat (bei niedrigen Temperaturen, um zu hohe Drucke zu vermeiden). Die gemessenen Werte waren die Absorptionskoeffizienten. Aus diesen wurde der osmotische Druck nach der NERNSTschen Formel berechnet, die die Zunahme des Koeffizienten bei zunehmendem Druck angibt.

Bei $-78°$ wurden für Methylalkohol die Werte der Tabelle erhalten. Die „theoretischer osmotischer Druck" überschriebene Spalte gibt die nach der einfachen Gasgleichung berechneten Werte an, man sieht, wie eng die beobachteten Werte mit ihnen übereinstimmen; sie weichen nur bei höherem Druck ab. Die letzte Spalte gibt den entsprechenden Druck im Gaszustand an, wie er sich nach der VAN DER WAALSschen Formel berechnet:

| Druck in mm Hg | Konzentration in Molen pro Liter | Theoretischer osmotischer Druck | Beobachteter osmotischer Druck | Gasdruck nach VAN DER WAALS' Formel |
|---|---|---|---|---|
| 50 | 0,49 | 7,93 | 7,93 | 7,05 |
| 100 | 0,98 | 15,7 | 15,7 | 12,1 |
| 200 | 1,97 | 31,6 | 31,6 | 18,1 |
| 400 | 4,02 | 64,3 | 63,1 | 10,8 |
| 700 | 7,30 | 116,8 | 113,2 | −44 |

## Die Ursache des osmotischen Druckes.

Die Grundlage der vorhergehenden Betrachtungen ist die kinetische Theorie gewesen, nach welcher der osmotische Druck in einer Lösung, welche von einer nur für das Lösungsmittel durchlässigen Membran zusammengepreßt wird, durch die Stöße der Moleküle des gelösten Stoffes gegen die Membran entsteht, durch die sie nicht hindurchgehen können (NERNST, 1911, S. 244). Es gibt auch andere Erklärungen, wie Oberflächenspannung, Anziehung zwischen dem gelösten Stoff und dem Lösungsmittel usw., aber eine Besprechung würde über den Rahmen dieses Buches hinausgehen. Obwohl VAN 'T HOFF die thermodynamische Methode bei der quantitativen mathematischen Behandlung des osmotischen Druckes angewendet hat, erklärt er seine Erscheinungen in den Ausdrücken der oben erwähnten kinetischen Theorie (siehe S. 482 seiner Schrift, 1887). Für unsere Zwecke genügt die kinetische Theorie vollkommen den Anforderungen. Diejenigen, die tiefer eindringen wollen, verweise ich auf FINDLAYS Monographie (1913, S. 65—76) und auf CALLENDARS Schrift (1908). CALLENDAR bemerkt: „Es ist wahrscheinlich, daß alle Theorien einige Wahrheitselemente enthalten und daß sie nur verschiedene Seiten ein und derselben Sache darstellen."

## Hydratation des gelösten Stoffes.

Ein Punkt erfordert noch einige Worte. Viele Stoffe hydratisieren bei Lösung in Wasser, d. h. jedes Molekül vergesellschaftet sich mit einer größeren oder kleineren Anzahl von Wassermolekülen. Die Folge davon ist, daß die Anzahl der freien Wassermoleküle in einem gegebenen Volumen abnimmt, während die Anzahl der Moleküle des gelösten Stoffes dieselbe bleibt.

Bei verdünnten Lösungen hat das, wie NERNST zeigt (1911, S. 271 und 469), auf den osmotischen Druck keinen Einfluß, nach welcher Methode immer der osmotische Druck gemessen wird. Die Anzahl der Wassermoleküle ist im Verhältnis zu denen des gelösten Stoffes so groß, daß die Fixation einer bestimmten Anzahl von ihnen keine meßbare Wirkung ausübt. Berechnungen des osmotischen Druckes für konzentrierte Rohrzuckerlösungen auf Grund der Annahme, daß jedes Rohrzuckermolekül mit fünf Wassermolekülen verbunden ist, ergeben einen, mit dem experimentell erhaltenen, fast gleichen Wert (siehe FINDLAY, 1913, S. 42).

Über die Natur dieser Hydratation herrschen noch große Meinungsverschiedenheiten. CALLENDAR (1908, S. 498) sagt z. B., daß die Folgerungen von JONES und BASSETT (1905) den seinigen „diametral entgegengesetzt" sind.

## Messungsmethoden des osmotischen Druckes.

Die direkte Messung des osmotischen Druckes geschieht entweder nach PFEFFER — der in dem Osmometer erzeugte Druck wird gemessen, wenn die eine Seite der Membran bei atmosphärischem Druck mit Wasser in Berührung ist — oder nach BERKELEY; er mißt den Druck, den man auf die Lösung ausüben muß, um jeden Durchtritt des Lösungsmittels durch die Membran zu verhindern. Beide Methoden sind experimentell schwierig durchzuführen und auch nur in gewissen Fällen anwendbar, weil wir nur wenig passende, halbdurchlässige Membranen kennen. In der Praxis nimmt man gewöhnlich seine Zuflucht zu der Bestimmung anderer Eigenschaften der Lösungen, die in bekannter Weise vom osmotischen Druck abhängig sind. Abb. 34 zeigt die Konstruktion einiger osmotischer Zellen nach MORSE.

Bevor wir zu den indirekten Methoden übergehen, sei noch die direkte Methode FAUARDS angeführt. Bei Erwähnung der TRAUBESchen halbdurchlässigen Membran wurde die aus Tannin und Gelatine erhaltene bereits beschrieben. FOUARD benutzt diese, aber statt den osmotischen Druck in einem Manometer zu messen, bringt er ihn ins Gleichgewicht mit Rohrzucker- lösungen von bekanntem osmotischen Druck. Man muß den osmotischen Druck der Lösung im In- nern der TRAUBESchen Zelle natürlich ungefähr kennen, um sich eine große Anzahl von Vorversuchen zu er- sparen. Man nimmt einen kleinen Zylinder aus Silbergaze, taucht ihn in 6 proz. Kollodium zur Bil- dung einer Membran, wäscht ihn in Wasser aus und füllt ihn dann mit 1 proz. Gelatine, die wieder ausgegossen wird. Nach 5—6 tägigem Verweilen in verdünnter Tanninlösung ist er zum Gebrauch fertig. Zur Aufbewahrung wird er in verdünnte Lösungen der Membranbildner, etwa innen Gelatine und außen Tannin, oder umgekehrt, gebracht. Beim Versuch wird er mit einer Capillare armiert, die horizontal ge- bogen ist und auf gleichem Niveau mit der Außen- flüssigkeit steht. Die Lö- sung in der Zelle, deren osmotischer Druck ge- messen wird, bildet in der Capillare einen Meniscus. Wenn der osmotische Druck

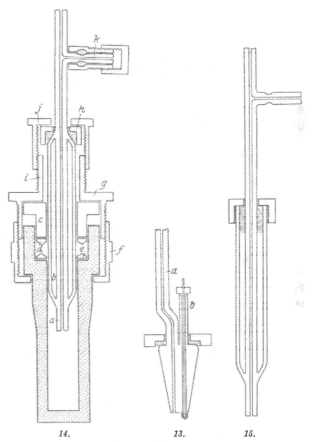

14.   13.   15.

Abb. 34. Eine der Formen des Osmometers, wie es von MORSE verwendet wird. *13*. Fester Glasstopfen bei Ver- wendung von Substanzen, welche Metalle angreifen. *a* Ma- nometerrohr. *b* Öffnung für die Lösung, am unteren Ende des Stopfens durch ein Ventil verschließbar. *14*. Glas- Manometerverbindung für Gefäße mit geradem Hals. *a* Manometer am unteren Ende mit einem geraden Röhr- chen verschmolzen. *b* Zwischenraum zwischen Manometer und Glasröhrchen. *c* Messingring. *d* und *e* Porzellanringe zur Dichtung des Verschlusses. *f* Messingkragen. *g, h, i* und *j* Messingstücke, mittels welcher das Gefäß geschlossen und auch der anfängliche Druck eingestellt wird. *k* Öff- nung für die Lösung. *15*. Glas-Manometerverbindung für Gefäße mit geradem Hals. Dasselbe wie in Abb. *14*, das Glasgefäß bleibt offen und wird mit einer Messingkappe und einer Mischung von Bleiglätte und Glycerin ge- schlossen. (MORSE, 1914, S. 25. Carnegie-Institut in Washington.)

der außen befindlichen Rohrzuckerlösung größer ist als der der inneren
Lösung, geht Wasser heraus, und der Meniscus bewegt sich nach der Zelle
hin, und umgekehrt. Je nach Zusatz von Wasser oder Zucker kann man
eine äußere Lösung erhalten, die den gleichen osmotischen Druck hat wie die
innere. Dann findet keine Bewegung des Meniscus mehr statt. Die Konzentration der Zuckerlösung wird dann durch eine geeignete Methode bestimmt:
durch das spezifische Gewicht oder die Bestimmung der Drehung der Ebene
des polarisierten Lichtes. Ihren osmotischen Druck berechnet man aus den
Messungen von MORSE und anderen. Die Methode läßt sich nur anwenden,
wenn die Membran für den gelösten Stoff, dessen osmotischen Druck man bestimmen will, schwer durchlässig ist. Der gelöste Stoff oder das Lösungsmittel
dürfen natürlich nicht chemisch mit der Membran reagieren. Nach WALDEN
(1892, S. 708) sind solche Membranen für fast alle anorganischen Salze durchlässig. Die von FOUARD untersuchten Substanzen waren Lactose, Glucose,

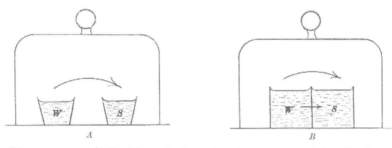

Abb. 35. Diagramme, um die Beziehung des Dampfdruckes zum osmotischen Druck zu illustrieren. *W* Wasser. *S* eine wässerige Lösung. In *A* sind die Lösungen durch Luft getrennt.
In *B* befindet sich zwischen beiden noch eine semipermeable Membran, vermittels deren
beide in Kontakt sind. (Nach ARRHENIUS.)

Mannit, Asparagin und Chinintartrat. Die Tannin-Gelatinemembran war für
diese undurchlässig, sie ist aber von allen von WALDEN untersuchten Fällungsmembranen die durchlässigste (siehe S. 135 oben); am wenigsten durchlässig
war die Ferrocyankupfermembran.

*Dampfdruck.* Daß eine Lösung, welche einen aufgelösten Stoff enthält,
einen niedrigeren Dampfdruck haben muß als das reine Lösungsmittel, kann
man leicht aus folgender Betrachtung von ARRHENIUS (1901, S. 33) ersehen.

Zwei Gefäße, *W* und *S*, befinden sich (Abb. 35) in einem geschlossenen,
mit Luft gefüllten Raum. *W* enthält eine wässerige verdünnte Lösung eines
nicht flüchtigen Stoffes und *S* eine stärkere Lösung der gleichen gelösten Substanz. Das Wasser destilliert von *W* nach *S*, da die Luft als halb durchlässige
Membran angesehen werden kann: durchlässig für Wasser als Dampf, undurchlässig für den nicht flüchtigen gelösten Stoff. Der Druck des Wasserdampfes
über *W* muß daher größer sein als über *S*, sonst würde er nicht von dem einen
Gefäß zum anderen hinüberdestillieren. Nun wollen wir annehmen, daß *W*
und *S* statt in getrennten Gefäßen sich in e i n e m Gefäß befinden, aber durch
eine Membran getrennt sind, die für das Lösungsmittel durchlässig, für den
gelösten Stoff undurchlässig ist. Wie wir wissen, geht das Wasser solange in die
stärkere Lösung, bis der osmotische Druck in beiden gleich groß ist. Wenn nun

der Druck des Wasserdampfes über *S* größer wäre als über *W*, würde das Wasser
beständig nach *W* überdestillieren und durch die Membran wieder nach *S* hindurchgehen, das Gleichgewicht würde niemals erreicht werden und wir würden
einen von selbst verlaufenden unaufhörlichen Kreisprozeß haben, d. h. ein Per-
petuum mobile, das auf Kosten der Wärme der Umgebung dauernd Arbeit
leisten würde, was dem zweiten Hauptsatz der Thermodynamik widerspricht
(NERNST, 1911, S. 132).

Die Berechnung der quantitativen Beziehung zwischen Dampfdruck und
osmotischem Druck geht über den Rahmen dieses Buches hinaus; man findet
sie bei NERNST (1911, S. 132—137).

In praxi gibt es verschiedene Methoden zur Bestimmung des Dampfdruckes
einer Lösung. Er kann durch Einführung der Lösung in ein TORRICELLIsches
Vakuum und Messen des Falles der Quecksilbersäule direkt gemessen werden,
ferner durch eine Differentialmethode, welche den Unterschied des Druckes
über dem Lösungsmittel und der Lösung bestimmt. FRIEDENTHAL (1903) beschreibt einen Apparat für physiologische Zwecke. Die Methode hat den Nachteil, daß die zu untersuchenden Lösungen in ein Vakuum gebracht werden
müssen. In ihnen gelöste Gase müssen also vorher entfernt werden, andererseits kann die Untersuchung bei Körpertemperatur vorgenommen werden; ein
Vorteil gegenüber der Gefrierpunktmethode. Eine andere Methode ist von
OSTWALD angegeben und von JAMES WALKER erprobt (1888). Sie ist darauf begründet, daß die von einem indifferenten Gas, welches durch eine Lösung geht,
aufgenommene Menge des Lösungsmittels proportional dem Dampfdruck der
Lösung ist. Diese Methode haben BERKELEY und HARTLEY benutzt (1906,
Bd. 2), um den Dampfdruck von Rohrzuckerlösungen mit dem auf direkte
Methode erhaltenen osmotischen Druck zu vergleichen. Eine andere Methode
ist die Bestimmung des Taupunktes, wie sie M'BAIN (1920) anwendet.

Wenn keine zu große Genauigkeit verlangt wird, kann man die leicht aus-
zuführende Methode von BARGER (1904) benutzen. Wenn wir in dem in Abb. 35
(obere Abbildung) dargestellten Versuch die Volumenänderungen der beiden
Lösungen beobachten können und der osmotische Druck der einen von beiden
Lösungen bekannt ist, so können wir feststellen, wann die Konzentration beider
Lösungen konstant geworden ist, wann also keine Volumenänderungen mehr
auftreten. Dann ist der Dampfdruck der unbekannten Lösung gleich dem der
bekannten Zuckerlösung. BARGER füllt abwechselnd Tropfen beider Lösungen
in eine Capillare und verfolgt die Veränderung der Länge der verschiedenen
Tropfen durch Messung unter dem Mikroskop.

Man spart viel Zeit, wenn man den zu messenden osmotischen Druck der
Lösung annähernd kennt. Ich konnte mit dieser Methode bei Lösungen von
Kongorot (1911, II, S. 233) Konzentrationen von 0,020 und 0,023 molar noch
gut unterscheiden.

Der Siedepunkt einer Lösung hängt ebenfalls von ihrem osmotischen Druck
ab. Von den Chemikern wird diese Methode häufig angewandt. Für physi-
logische Zwecke ist sie häufig unbenutzbar, weil sich physiologische Flüssigkeit
bei den nötigen hohen Temperaturen meist zersetzen.

Die Methode der Gefrierpunktbestimmung ist sehr wertvoll, obgleich sie
nicht so empfindlich ist wie direkte Messungen. Eine dezimolare Lösung in

Wasser setzt den Gefrierpunkt nur um 0,184° herab, so daß ein sehr empfindliches Thermometer notwendig ist. 0,001°, eine schwer noch genau zu messende Größe, entspricht einem osmotischen Druck von 0,012 Atmosphären, d. h. ungefähr 9,1 mm Quecksilber; das ist ein Druck, der mit einem Flüssigkeitsmanometer von geringem spezifischen Gewicht noch sehr leicht zu messen ist.

Lösungen gleichen osmotischen Druckes haben gleichen Gefrierpunkt. Der Gefrierpunkt ist die Temperatur, bei der das feste Lösungsmittel (Eis) und die Lösung nebeneinander bestehen können. Sie müssen also auch den gleichen Dampfdruck haben, sonst würde isotherme Destillation eintreten. Lösungen haben einen niedrigeren Dampfdruck als das reine Lösungsmittel, daher muß das Eis, mit dem sie bei ihrem Gefrierpunkt im Gleichgewicht sind, einen niedrigeren Dampfdruck haben als reines Eis im Gleichgewicht mit Wasser; mit anderen Worten: es muß niedrigere Temperatur haben.

Man braucht wohl kaum daran zu erinnern, daß Eis einen bestimmbaren Dampfdruck hat, der mit sinkender Temperatur abnimmt, theoretisch bis herab zum absoluten Nullpunkt, in dem Wasserdampf, wie alle Gase, als solche zu existieren aufhören. So konnte man Gewebe durch Abkühlung unter ihren Gefrierpunkt trocknen, wie in ALTMANNS (S. 17 oben) beschriebener Methode.

Bei der Messung des Gefrierpunktes von Lösungen sind zwei wichtige Gesetze zu beachten: BLAGDENS (1788) Gesetz stellt fest, daß die Gefrierpunktserniedrigung der Konzentration der Lösung proportional ist. Das RAOULTsche Gesetz (1883) besagt, daß äquimolekulare Mengen verschiedener Stoffe im gleichen Lösungsmittel seinen Gefrierpunkt um die gleiche Größe herabsetzen.

Eine eingehendere theoretische Behandlung findet man in NERNSTS Buch (1911, S. 146), für praktische Einzelheiten der angewandten Methoden vergleiche man FINDLAYS Monographie (1906, S. 110—123), NERNSTS Buch (1911, S. 259—263) und RAOULTS Monographien (1900—1901). GUYE und BOGDAN (1903) haben den gewöhnlichen BECKMANNschen Apparat derart abgeändert, daß er auch für kleinere Lösungsmengen brauchbar geworden ist; 1,5 ccm statt 10—20 ccm. Dadurch wird der Apparat für physiologische Arbeiten leichter anwendbar. Für die übliche Form des Apparates hat man oft nicht die nötige Flüssigkeitsmenge zur Verfügung. Eine weitere Abänderung, die noch weniger Lösung verlangt, ist von BURIAN und DRUCKER (1910) beschrieben. Man erhält trotzdem noch genaue Resultate.

Die Anzahl Grade, um die der Gefrierpunkt einer Lösung tiefer liegt als der Gefrierpunkt des Wassers, wird durch $\Delta$ bezeichnet.

Eine weitere Methode zur Messung des osmotischen Druckes für physiologische Zwecke beruht auf der Beeinflussung der kritischen Lösungstemperatur durch gelöste Stoffe. Viele Flüssigkeiten, wie Phenol und Wasser, lösen sich bis zu einem bestimmten Grad ineinander. Oberhalb einer bestimmten Temperatur sind diese beiden Flüssigkeiten in allen Verhältnissen mischbar, von einer bestimmten niederen Temperatur an sondert sich aber das Phenol deutlich als besondere Phase ab. Man erkennt dies daran, daß die Lösung anfängt, opalescent zu werden. Diese Temperatur wird durch gelöste Substanzen im Verhältnis zu ihrer molekularen Konzentration verändert. Wegen weiterer Einzelheiten verweise ich den Leser auf TIMMERMANNS Schrift (1907) und bezüglich der Anwendung der Methode auf den Urin auf ATKINS und WALLACES

Arbeit (1913). Zusammenfassende Behandlung aller Methoden zur Bestimmung des osmotischen Druckes in dem wertvollen Werk von HAMBURGER (1904).

## Die osmotische Arbeit und die Volumenergie.

Die Erhöhung des osmotischen Druckes einer Lösung erfordert, wie die Kompression eines Gases, Arbeitsleistung. Die gesamte geleistete Arbeit hängt von dem Volumen der Lösung und von dem Druck ab, auf den sie gebracht wird. Genau wie für Gase (siehe S. 36 oben) gilt:

$$A = RT \log_e \frac{p_2}{p_1}$$

für ein Grammolekül, wobei $p_1$ und $p_2$ der entsprechende niedrigere und höhere Druck ist.

Den osmotischen Druck einer Lösung kann man erhöhen, indem man auf irgendeine Weise einen Teil des Lösungsmittels aus der Lösung entfernt. Nach dem zweiten Hauptsatz der Thermodynamik muß die geleistete Arbeit dabei in allen Fällen die gleiche sein (NERNST 1911, S. 19), vorausgesetzt, daß der Prozeß isotherm ist. Wenn ein Teil des Lösungsmittels durch Verdunstenlassen entfernt wird, kann man durch eine einfache Betrachtung, deren Einzelheiten man in NERNSTS Buch findet (1911, S. 132—135), zeigen, daß die geleistete Arbeit auch durch die Formel

$$P \frac{m}{s}$$

ausgedrückt werden kann, wobei $m$ das Molekulargewicht des Lösungsmittels ist, $s$ das spezifische Gewicht und $P$ der osmotische Druck der Lösung.

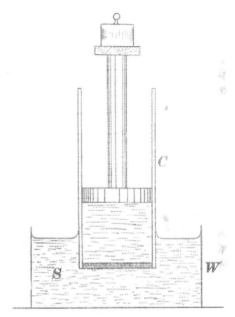

Abb. 36. Schema zur Illustration osmotischer Arbeitsleistung. Der Cylinder $C$ hat einen genau passenden Kolben und wird unten durch eine, in Hinsicht auf die in $S$ gelöste Substanz semipermeable Membran verschlossen. Die Lösung innerhalb des Cylinders wird konzentrierter als diejenige außerhalb, wenn das Gewicht auf die Spitze des Kolbens verbracht wird. Geschieht dies, so sinkt der Kolben mit dem Gewicht und leistet Arbeit.

Die Grundlage der allgemeinen Theorie versteht man am besten durch folgendes Gedankenexperiment, das sich auf VAN 'T HOFFS Betrachtungen begründet (1887). In einem Gefäß $W$ (Abb. 36), das die Lösung $S$ enthält, befindet sich ein Zylinder $C$, der unten durch eine halbdurchlässige Membran verschlossen ist, welche undurchlässig für den gelösten Stoff, aber durchlässig für das Lösungsmittel ist. Der Zylinder enthält eine konzentriertere Lösung der gleichen Substanz und ist mit einem reibungslos beweglichen Kolben versehen, den man mit Gewichten belasten kann. Die Differenz im osmotischen Druck, der durch den Unterschied in der Konzentration der beiden Lösungen entsteht, wird durch

die Belastung des Kolbens genau ausgeglichen und das System ist im Gleichgewicht. Nun belastet man den Kolben noch mehr. Dann muß Wasser durch
die Membran hindurchgedrückt werden; der osmotische Druck im Zylinder steigt,
gleichzeitig sinkt das Gewicht um eine bestimmte Höhe und leistet eine bestimmte
Arbeit an der Lösung. Entfernt man die Mehrbelastung wieder, so tritt wieder
Wasser in den Zylinder ein, hebt den Kolben mit der ursprünglichen Belastung
und leistet so äußere Arbeit. So sehen wir, daß Lösungen, wie Gase, Volumenergie besitzen, die aufgenommen oder abgegeben werden kann.

Als wichtige physiologische Folgerung ergibt sich aus dieser Tatsache, daß
Sekrete, wie Urin, die einen höheren osmotischen Druck als das Blut haben,
nur unter Arbeitsaufwand abgesondert werden können. Die dabei geleistete
Arbeit kann berechnet werden.

## Osmotischer Druck und Reaktionsgeschwindigkeit.

Die Inversion von Rohrzucker durch Säure gehorcht in konzentrierten
Rohrzuckerlösungen nicht dem Massenwirkungsgesetz, nach dem die Reaktionsgeschwindigkeit der aktiven reagierenden Masse der Substanz proportional ist,
wobei unter „aktiver Masse" die Konzentration in Grammolekülen pro Liter
zu verstehen ist. ARRHENIUS (1899) hat gezeigt, daß die experimentellen Ergebnisse mit dem Gesetz übereinstimmen, wenn statt der „aktiven Masse" der
osmotische Druck in die Gleichung eingesetzt wird. MELLOR (1904, S. 283)
drückt das so aus: „Der osmotische Druck von gelöstem Rohrzucker ist bei
konstanter Temperatur proportional der Anzahl der Zusammenstöße des Zuckermoleküls mit der „halb durchlässigen" Wand des Gefäßes, das die Zuckerlösung
enthält. Die in der Zeiteinheit invertierte Zuckermenge ist proportional der
Zahl der Zusammenstöße der Zuckermoleküle mit den Molekülen oder vielmehr
den Ionen der Säure. Die Säuremenge in der Lösung ist konstant, folglich ist
die Anzahl der Zusammenstöße der Zuckermoleküle mit den Säuremolekülen
proportional dem osmotischen Druck der Zuckermoleküle. Mit anderen Worten:
die Reaktionsgeschwindigkeit ist dem osmotischen Druck der Zuckermoleküle
proportional." Wie wir gesehen haben, muß man außerdem das von den Zucker-
molekülen selbst eingenommene Volum mit in Rechnung ziehen, worauf COHEN
(1897) hingewiesen hat.

## Hydrodiffusion.

Gelöste Substanzen wandern immer von dem Orte höherer zum Orte niedrigerer Konzentration. Man nennt das „Diffusion" oder Hydrodiffusion. Nach
der kinetischen Theorie erklärt es sich durch die immerwährende Bewegung der
Moleküle.

Die Erscheinungen sind von GRAHAM (1850) untersucht worden. Er zeigte,
daß die Diffusionsgeschwindigkeit von der Natur des diffundierenden Stoffes
abhängig ist. Spätere Untersuchungen zeigten, daß die Diffusionsgeschwindigkeit umgekehrt proportional der Molekulargröße und direkt proportional der
Konzentrationsdifferenz an den beiden Orten, zwischen denen die Diffusion vor
sich geht, ist.

Das Gesetz ist dem sogenannten „NEWTONschen Gesetz der Abkühlung",
allgemeiner dem „Geschwindigkeitsgesetz" völlig analog. Jeder Prozeß, der einem

Gleichgewicht zustrebt, wird um so langsamer, je näher er dem Endstadium kommt. Die treibende Kraft wird geringer und geringer. Das Gesetz findet sowohl auf umkehrbare chemische Reaktionen wie auf die Wärmeleitung, das Fließen von Wasser durch eine zwei Wasserbehälter verbindende Röhre usw., Anwendung.

Bei der Diffusion ist die treibende Kraft identisch mit dem osmotischen Druck der Lösung. Der ganze Vorgang ist der Ausgleichung von Dichtigkeitsunterschieden in Gasen völlig analog. Bei letzteren findet der Vorgang aber sehr schnell statt, während er in einer Flüssigkeit wegen der enormen Reibung der sich in den Flüssigkeiten bewegenden Moleküle sehr viel länger dauert.

Es ist interessant, diese innere Reibung aus dem osmotischen Druck und der Diffusionsgeschwindigkeit zu berechnen, was auf einem dem Ohmschen Gesetz entsprechenden Wege möglich ist. Nach NERNST (1911, S. 152) ist eine Kraft gleich dem Gewicht von $6,7 \times 109$ kg erforderlich, um ein Molekül (342 g) Rohrzucker mit einer Geschwindigkeit von 1 cm pro Sekunde durch Wasser hindurchzutreiben. Daraus sieht man, wie langsam ein reiner Diffusionsprozeß vor sich gehen muß. Ein von GRAHAM (1850, S. 462 der Gesammelten Ausgabe) beschriebener Versuch ist lehrreich. Ein Glaszylinder von 11 inch. Höhe wurde zu $^1/_8$ seines Rauminhaltes mit einer gesättigten Lösung von Calciumbicarbonat gefüllt, das außerdem 200 g Natronchlorid in 8 cub. inch. enthielt. Das Gefäß wurde dann vollständig mit destilliertem Wasser gefüllt, ohne die untere Schicht aufzurühren, mit einer Glasplatte bedeckt und bei konstanter Temperatur 6 Monate stehen gelassen. Durch einen Heber wurden dann Proben aus verschiedener Tiefe entnommen und analysiert. Es ergab sich, daß selbst nach 6 Monaten noch keine Ausgleichung der Konzentration erreicht war. Das Verhältnis der Kochsalzkonzentration an der Oberfläche und am Grunde betrug 11 : 12, das des Calciumbicarbonats 1 : 4. Bei einer anderen Versuchsreihe (S. 557 der Gesammelten Schriften) betrug nach 14 Tagen die Kochsalzkonzentration an der Spitze einer Säule von 127 mm nur $^1/_{22}$ von der am Boden befindlichen; Zucker war zu dieser Zeit in der obersten Schicht eben nachweisbar, die obersten 50 ccm enthielten nur 5 mg Glucose.

Die verschiedenen Diffusionskoeffizienten verschiedener gelöster Stoffe können vorübergehend zu erheblichen Unterschieden des osmotischen Druckes zwischen zwei Lösungen in einem Osmometer führen, auch wenn die beiden Lösungen anfänglich denselben osmotischen Druck hatten und durch eine für beide gelösten Stoffe durchlässige Membran getrennt sind. Kochsalz diffundiert schneller als Magnesiumsulfat. Wenn wir also isotonische Lösungen auf beiden Seiten einer für beide gelösten Stoffe durchlässigen Membran haben, wird das erste Salz schneller durch die Membran diffundieren als das zweite. Die molare Konzentration und der osmotische Druck der Kochsalzlösung nehmen ab, während beide Größen in der $MgSO_4$-Lösung zunehmen; das Wasser geht in die letztere Lösung. Dieser Unterschied in der Konzentration ist natürlich nur vorübergehend, er kann aber zunächst erhebliche Veränderungen in dem osmotischen Druck hervorrufen. Das ist für die Resorption im Verdauungstrakt von Bedeutung.

Die Lösung eines elektrolytisch dissoziierten Salzes, die an reines Wasser angrenzt, muß, falls das Anion und Kation verschieden große Wanderungsgeschwindigkeiten haben, eine Potentialdifferenz zwischen der Vorder- und Rückseite der diffundierenden Schicht aufweisen, da die sich schneller bewegenden Ionen der Vorderfläche das Zeichen ihrer Ladungen geben. Wegen der elektrostatischen Anziehung kann die eine Gruppe von Ionen die andere Gruppe nur so weit überholen, bis ihre kinetische Energie der elektrostatischen Anziehung gleich geworden ist. (Über die Größe dieser Kräfte siehe ARRHENIUS' Berechnung auf S. 218 unten.) Diese Erscheinung ist möglicherweise eine Quelle von Potentialdifferenzen in Geweben; mehr darüber im 22. Kapitel.

## Osmotischer Druck von Kolloiden.

Der osmotische Druck einer Lösung, auf welche Methode man auch immer ihn mißt, steht zu der molekularen Konzentration in direkter Beziehung. Wenn ein Molekül auf irgendeine Weise elektrolytisch oder hydrolytisch dissoziiert, wirkt jeder Teil wie ein osmotisches Element. Er ist einem Molekül osmotisch gleichwertig. Wenn eine Verbindung von Molekülen vorhanden ist, verhält sich demnach die verbundene Gruppe wie ein einziges Molekül. Die Messung des osmotischen Druckes ist somit das wertvollste Mittel zur Bestimmung der molekularen Konzentration einer gegebenen Lösung.

Haben wir nun einen Grund, nur den Verbindungen einer kleinen Anzahl Moleküle einen osmotischen Druck zuzuschreiben und ihn Molekülgruppen abzusprechen, welche, wie bei Kolloiden, durch eine sehr große Anzahl von Molekülen gebildet werden? Oder bei welchem Grade der Molekularassoziation hört der osmotische Druck auf? Einige Stoffe verdanken, wie wir außerdem im 4. Kapitel gesehen haben, ihre kolloidalen Eigenschaften dem Umstande, daß ihre einzelnen Moleküle oder Ionen zu groß sind, um durch Pergamentpapier hindurchzugehen. Wenn Kolloide keinen osmotischen Druck haben sollen, muß man ihn auch einigen echten Molekülen absprechen, so daß wir wieder fragen können: Bei welchen molekularen Dimensionen hört der osmotische Druck auf?

Jede kolloidale permanente Suspension besteht aus Körperchen in beständiger BROWNscher Bewegung, welche der von der kinetischen Theorie geforderten molekularen Bewegung genau entspricht. Wie PERRIN (S. 85 oben) außerdem gezeigt hat, besitzt jedes Körperchen die gleiche kinetische Energie wie ein Molekül. Wenn also diese kinetische Energie die Ursache des osmotischen Druckes ist, so folgt daraus, daß kolloidale Suspensionen osmotischen Druck haben müssen.

Eine kurze Betrachtung zeigt indessen, daß er nicht groß sein kann, wenigstens bei einer kolloidalen Suspension. Eine echte dezimolare Lösung hat einen osmotischen Druck von 1702 mm Quecksilber bei 0°, wie wir aus folgender Berechnung ersehen können: Ein Grammolekül eines Gases nimmt bei normaler Temperatur und normalem Druck ein Volumen von 22,4 Litern ein; darum ist, um es auf einen Liter, das Volumen eines Grammols in molekularer Lösung, zu komprimieren, nach BOYLES Gesetz ein Druck von 22,4 Atmosphären oder 17024 mm Quecksilber erforderlich. Wenn aber die Anzahl Moleküle, welche in einer dezimolaren Lösung enthalten sind, zu je 500 aggregiert sind, hat die Lösung, obgleich sie die gleiche Menge des ganzen festen Körpers enthält, nur noch $^2/_{1000}$ der aktiven Elemente. Ihre wirksame molare Konzentration beträgt nur noch 0,002, und ihr osmotischer Druck 3,4 mm Quecksilber.

Bei Substanzen, die infolge der besonderen Größe ihrer einzelnen Moleküle kolloidal sind, was beim Hämoglobin der Fall zu sein scheint, kann man keine Lösungen von großer molekularer Konzentration erhalten. Entsprechend seinem Eisengehalt ist das Molekulargewicht des Hämoglobins 12 000 bis 14 000. Eine 0,01 molare Lösung müßte also 12prozentig sein. Kolloidale Lösungen so hoher Konzentration sind oft nicht herstellbar; eine dezimolare Lösung würde fest sein.

Das scheint mir auch die Annahme von ROAFS Ansicht (1912, Bd. 1) zu erschweren, der meint, die Zellmembran sei nur für Kolloide halb durchlässig. Pflanzenzellen enthalten gewöhnlich Lösungen mit einem osmotischen Druck von 4,5 Atmosphären, entsprechend dem einer 0,2 molaren Lösung. Ein Eiweiß-salz, dessen Molekulargewicht nur 2000 betrüge, müßte in 40proz. Lösung vorhanden sein, um einen solchen osmotischen Druck zu liefern. Die Trocken-substanz des Protoplasmas beträgt aber bei weitem keine 40%. Die Ansicht ROAFS bietet mehr Schwierigkeiten als die Annahme einer echten, halbdurch-lässigen Membran. Wenn wir Halbdurchlässigkeit für Glucose oder Krystalloide, die Nichtleiter sind, zulassen, ist es kein großer Schritt, das gleiche auch bei gewissen Salzen oder selbst Säuren und Alkalien anzunehmen.

Den ersten sicheren Beweis dafür, daß kolloidale Lösungen einen meßbaren osmotischen Druck haben, führte STARLING (1896 und 1899) für die Kolloide des Blutserums. Serum wurde unter Druck durch Gelatine filtriert; das Filtrat enthielt alle krystalloidalen Bestandteile des Serums, da Gelatine nur Kolloide zurückhält. Das Filtrat wurde in ein Osmometer mit einer Gelatinemembran gebracht, auf der anderen Seite der Membran befand sich unfiltriertes Serum. Unter diesen Bedingungen gefundene Differenzen im osmotischen Druck der Innen- und Außenflüssigkeit konnten nur durch Differenzen in der molaren Konzentration und diese wieder nur durch Kolloide bedingt sein. Es fand sich eine Druckdifferenz von 30—40 mm Quecksilber. Dieser osmotische Druck spielt bei der Harnsekretion, wie wir später sehen werden, eine wichtige Rolle.

MOORE und PARKER (1902) maßen den osmotischen Druck von Eiweiß, Serum und Seifen, MOORE und ROAF (1907) von Serumeiweiß, Gelatine und Gummi. HÜFNER und GAUSSER (1907) und ROAF (1910) machten, unabhängig davon, genaue Bestimmungen des osmotischen Druckes von Hämoglobinlösungen. SAMEC und JENCIC (1915) zeigen, daß „lösliche Stärke" einen leicht meßbaren osmotischen Druck hat. Die wertvollen „Protein-studien" von SÖRENSEN (1917) enthalten eine ins einzelne gehende Untersuchung des osmotischen Druckes von Eiweißlösungen; M'BAINS (1920) ebenso von Seifenlösungen.

Da Kolloide fast niemals „rein", d. h. frei von Elektrolyten und anderen Stoffen mit niederem Molekulargewicht erhalten werden können, so war man nicht sicher, ob der beobachtete osmotische Druck nicht durch diese nicht kolloidalen Verunreinigungen verursacht sei. Diese Stoffe könnten zwar, wenn sie allein in der Lösung vorhanden wären, die Membran durchdringen. Das gleichzeitig vorhandene Kolloid sollte sie aber zurückhalten. Auf diese Weise käme ein scheinbarer osmotischer Druck von Kolloiden zustande. Folgende Überlegung zeigt aber, daß das nicht der Fall sein kann. Wenn diese fremden Stoffe chemisch an Kolloide gebunden sind, bilden sie einen wesentlichen Be-standteil der kolloidalen Körperchen und sind keine Verunreinigungen. Sind sie nur adsorbiert, so werden sie an der Oberfläche der kolloidalen Körperchen fest-gehalten. Dann sind sie von den kolloidalen Elementen, durch deren molare Konzentration der osmotische Druck der Lösung verursacht wird, nicht trennbar;

sie sind in Wirklichkeit nicht frei und können daher ihren eigenen osmotischen
Druck nicht ausüben. Der durch die kolloidale Substanz verursachte osmotische
Druck kann, wenn die Verunreinigungen Salze sind, höchstens abnehmen, weil
die Aggregation der kolloidalen Körperchen verstärkt wird. Wenn die Verunreinigungen aber frei gelöst sind, diffundieren sie solange, bis auf beiden Seiten
der Membran Gleichgewicht herrscht, dann aber sind sie osmotisch unwirksam.
Ein besonderer Fall ist es, wie oben S. 144 erwähnt, wenn das Kolloid und der
diffusible Stoff Elektrolyte sind. Dann nimmt aber die Konzentration des
diffusiblen Salzes bei Anwesenheit des Kolloides ab, und der osmotische Druck
sinkt. Diffusible Stoffe können also den osmotischen Druck der Kolloide nicht
erklären.

Der osmotische Druck von gelöstem Hämoglobin führt zu einer ähnlichen
Molekulargröße wie die Berechnung auf Grund des Eisengehaltes (HÜFNER und
GAUSSER, 1907, S. 209).

MOORE und ROAF (1907, S. 63) fanden, daß der osmotische Druck einer
Eiweißlösung durch Zusatz von Natronlauge steigt. Sie schreiben das der Bildung eines Salzes mit kleineren „Lösungs"aggregaten zu. Um die interessanten
und wichtigen Erscheinungen zu untersuchen, die elektrolytisch dissoziierte Salze
aufweisen, deren eines oder anderes Ion nicht durch die Membran hindurchkann,
wählt man am besten Salze von bekanntem Molekulargewicht und bekannter
chemischer Zusammensetzung, um die quantitativen Beziehungen zu finden.
Viele Anilinfarben mit großem Molekulargewicht entsprechen dieser Forderung.
Ich (1909, 1911) fand Kongorot und verwandte Farben für diesen Zweck gut
brauchbar. Wir müssen auf diese freilich etwas verwickelten Verhältnisse etwas
näher eingehen, weil Salze dieser Art häufig in der Zelle vorkommen und in ihr
eine wichtige Rolle spielen.

Von der chemischen Zusammensetzung des Kongorots brauchen wir für
unseren Zweck nur zu merken, daß das gefärbte Ion das Anion ist. Es ist eine
substituierte, mit zwei Natriumionen verbundene Disulfonsäure. Das Anion
geht durch eine Pergamentpapiermembran nicht hindurch. Messungen der
elektrischen Leitfähigkeit dieser Farbstoffe ergeben, daß sie elektrolytisch stark
dissoziiert sind. Die Frage, ob die Natriumionen osmotisch aktiv sind, wenn die
Membran für sie durchlässig ist, muß also beantwortet werden. Man könnte
annehmen, daß diese Ionen in die Membran so tief eindringen, daß ihr osmotischer Druck der elektrostatischen Anziehung der nicht diffusiblen Ionen innerhalb der Membran gleich, aber entgegengesetzt gerichtet ist. Das müßte dann
jeden Druck unwirksam machen, der durch die kinetische Energie dieser Ionen
auf der entgegengesetzten Seite der Membran veranlaßt wird. Es ist zuzugeben,
daß diese Verhältnisse gedanklich schwer vorstellbar sind, aber der osmotische
Druck, der durch die Wirkung der Anionen und des elektrolytisch nicht dissoziierten Anteils der nicht diffusiblen Substanz entsteht, wird nur durch den
mechanischen Zwang erkannt, durch den die Membran die genannten Stoffe
zurückhält, während sie Wasser frei hindurchläßt. In ähnlicher Weise werden
die Natriumionen durch die Anziehung der entgegengesetzt geladenen Ionen
zurückgehalten, die selbst wieder von der Membran zurückgehalten werden, so
daß die Membran selbst tatsächlich den Druck beider Arten Ionen tragen muß.
Mit anderen Worten: der Zug der Anionen an den Kationen könnte nicht wirk-

sam sein, wenn nicht der Zwang der Membran den ersteren einen Stützpunkt für den Gegenzug geben würde.

Das Experiment zeigt nun, daß alle vorhandenen Ionen osmotisch aktiv sind. Dampfdruckmessungen (S. 189) nach Barger gaben die gleichen Werte wie direkte Messung mit einem Pergamentpapier-Osmometer (Bayliss, 1911, S. 233). Die Dampfdruckmethode gibt die gesamte molare Konzentration der Lösung, einschließlich der Natriumionen, und ebenso tut es die Pergamentpapiermembran. Ein noch einfacherer Beweis, daß die diffusiblen Ionen osmotisch aktiv sind, ergibt sich aus Versuchen mit „Chicagoblau". Beim Chicagoblau ist das Anion, wie beim Kongorot, eine komplexe Sulfonsäure; es sind aber im Molekül 4 Sulfonsäuregruppen enthalten, die sich mit 4 Na-Ionen verbinden. Wenn diese inaktiv wären, müßte der osmotische Druck im Pergamentpapierosmometer der gleiche sein wie der einer isomolekularen Kongorotlösung. Die Konzentration des nicht diffusiblen Anions ist ja dieselbe; der gefundene osmotische Druck ist doppelt so groß, also sind die Natriumionen osmotisch aktiv.

Die Sache ist aber nicht so ganz einfach. Obgleich alle anwesenden Ionen osmotisch aktiv sein müssen, sind die numerischen Werte des osmotischen Druckes, ob sie nun direkt oder über den Dampfdruck gemessen werden, viel geringer, als es der Fall sein würde, wenn es sich um elektrolytisch dissoziierte gewöhnliche anorganische Salze handelte, wie etwa Kochsalz. Wie das zugeht, ist noch nicht aufgeklärt, es handelt sich aber jedenfalls um Bildung komplexer Ionenaggregate. Merkwürdigerweise gibt aber die Messung der elektrischen Leitfähigkeit Werte, als wenn keine Aggregation bestände. Die komplexen Ionen besitzen also wohl die gleiche Anzahl Ladungen wie im freien, nicht aggregierten Zustand.

Wie elektrostatische Kräfte die Verteilung der diffusiblen Salze auf beiden Seiten der Membran beeinflussen, ist oben schon auseinandergesetzt (S. 144). Wenn der Farbstoff ein Natronsalz, das diffusible Salz Kochsalz ist, so findet man im Osmometer immer weniger Kochsalz als in der Außenflüssigkeit. Das liegt daran, daß im Gleichgewicht auf beiden Seiten der Membran die gleiche Konzentration an undissoziiertem Kochsalz herrschen muß; denn das diffundiert frei und wird durch keine elektrostatischen Kräfte gehemmt. Dann muß aber die Gesamt-Kochsalzkonzentration im Osmometer geringer sein; denn im Osmometer wird die Dissoziation des Kochsalzes zurückgedrängt, weil ja Na-Ionen im Osmometer bereits vorhanden sind, welche von der Dissoziation der Farbstoff-Natriumverbindung herrühren.

Auf den ersten Blick scheint es seltsam, daß Salze, welche mit dem Farbstoff kein gemeinsames Ion haben, doch ebenso beeinflußt werden. Im Gleichgewicht sind nämlich auf beiden Seiten der Membran beide Arten des diffusiblen Kations im gleichen Verhältnis vorhanden. Die Schicht der Natriumionen, die von der Dissoziation des Farbsalzes herrühren und an der Außenseite der Doppelschicht der Membran liegen, besteht nicht etwa dauernd aus denselben Ionenindividuen. Es besteht vielmehr ein beständiger Wechsel zwischen den Ionen der Doppelschicht und Ionen der gleichen Art im Innern der Lösung. Wenn die Außenflüssigkeit im Osmometer eine Chlorkaliumlösung ist, werden die Natriumionen, da sie nur durch positive Ladung an ihrem Platze gehalten werden, natürlich mit den Kaliumionen der äußeren Lösung sich austauschen. Anfänglich besteht dann die äußere Schicht auf der Membran aus beiden (Kalium- und

Natrium-) Ionen; diese vermischen sich dann auf ihrer Wanderung mit den Natriumionen in der Lösung innerhalb der Membran, schließlich kommt dieselbe Verteilung des diffusiblen Salzes auf beiden Seiten der Membran heraus, als wenn die Außenflüssigkeit Chlornatrium gewesen wäre. Natürlich wird auch eine bestimmte Menge des Kaliumsalzes des Farbstoffs vorhanden sein an Stelle eines Teiles des ursprünglich vorhanden gewesenen Natriumsalzes. Wichtig ist, daß das Verhältnis von Natrium zu Kalium auf beiden Seiten der Membran dasselbe sein wird, wie ich es in der Tat experimentell bestätigt gefunden habe. Es folgt daraus, wie bereits gesagt wurde, daß eine nur für Kolloide undurchlässige Membran die ungleiche Konzentration von Kalium und Natrium im Plasma und im roten Blutkörperchen nicht erklären kann. Man muß vielmehr annehmen, daß die Membran des roten Blutkörperchens auch für Elektrolyte impermeabel ist.

Die Bildung einer Doppelschicht auf der Membran muß, wie durch LAQUEUR und SACKUR (1903, S. 203) gezeigt wurde, eine beträchtliche Potentialdifferenz zwischen den beiden Seiten der Membran verursachen. Sie kann aus der NERNSTschen Formel für metallische Elektroden berechnet werden:

$$\frac{R \cdot T}{n q} \log \frac{C_2}{C_1},$$

wobei $R$ und $T$ ihre gewöhnliche Bedeutung haben, $q$ die Ladung eines Grammäquivalents des betreffenden diffusiblen Ions ist, $n$ die Zahl dieser Grammäquivalente, $c_2$ die Konzentration dieses Ions innerhalb der Membran, und $c_1$ seine Konzentration in der äußeren Lösung. Direkte Messungen, die ich (1911, S. 243—248) anstellte, beweisen, daß die NERNSTsche Formel auf unseren Fall angewendet werden kann. Die gleiche Formel gilt, wie sich der Leser erinnern wird, für die isotherme Kompression eines Salzes oder die Konzentration einer Lösung; da wir es aber mit elektrischen Ladungen zu tun haben, müssen wir $\varphi$ einführen, um die Größen in den Maßeinheiten unserer Messung zu erhalten. Mit anderen Worten: die Zahl der Grammäquivalente der gewöhnlichen Formel muß in die Zahl der Ladungen auf diesen Grammäquivalenten umgewandelt werden. $R$, die Gaskonstante, muß ebenfalls in elektrischen Einheiten ausgedrückt werden. Die Ableitung der Formel wird im 22. Kapitel gegeben werden.

Die im vorliegenden Abschnitt erhaltenen Resultate gelten nicht allein für Farbstoffe, sondern für alle Salze, von denen ein Ion durch eine Membran nicht hindurch kann, während das entgegengesetzte frei diffundiert. Diese Resultate gelten ebenso für Eiweißsalze und auch für nicht kolloidale Elektrolyte, wenn die Membran nur das eine seiner Ionen durchläßt. Der letztere Fall ist durch OSTWALD (1890) diskutiert worden. Die Betrachtungen über den Ionenaustausch geben auch die Erklärung der Experimente von W. A. OSBORNE (1906) über Ionenaustausch zwischen Kolloiden und Salzen.

Da Farbstoffe von dem Molekulargewicht des Kongorots, deren Moleküle gerade groß genug sind, um durch Pergamentpapier nicht mehr hindurchtreten zu können, beträchtliche osmotische Drucke ausüben, so sind sie für die Untersuchung verschiedener Probleme, welche der osmotische Druck darbietet, gut verwendbar. Die Schwierigkeit, zuverlässige Kupfer-Ferrocyanidmembranen herzustellen, wird vermieden. Eine 0,01 molare Lösung von Kongorot hat einen osmotischen Druck von 170 mm Quecksilber, der osmotische Druck einer isomolaren Chicagoblaulösung ist fast doppelt so groß. Für länger dauernde Versuche mit Farbstoffen mit einem indiffusiblen Anion ist ein Punkt zu beachten: die freie Säure ist unlöslich, wenn elektrolytfrei, bildet sie eine kolloidale Lösung, wird aber aus dieser durch Elektrolytspuren ausgeflockt. Die Außenflüssigkeit im Osmometer absorbiert Kohlensäure aus der Luft. Diese diffundiert in die Binnenlösung im Osmometer. Obgleich sie eine schwächere Säure als die Farbstoffsäure ist, zersetzt die Kohlensäure durch Massenwirkung langsam das Farbstoffsalz, wobei die freie Säure ausflockt, während Natriumcarbonat in die Außenflüssigkeit diffundiert. Diese Tatsache wurde schon durch GRAHAM (1861, S. 217) festgestellt. Er fand bei Versuchen mit Eiweiß-Natronsalzen, daß das ganze Natrium im Laufe der Zeit hinausdiffundierte und in der Außenflüssigkeit als kohlensaures Natron vorhanden war. Dasselbe geschieht mit den Salzen von Caseinogen. Es ist nötig, hierauf hinzuweisen. Experimente, bei denen dieser Faktor außer acht gelassen war, haben schon zu ungenauen Resultaten geführt. Es ist z. B. kein Beweis für hydrolytische Zersetzung, wenn man findet, daß Natrium herausdiffundiert ist.

Der Osmometer von MOORE und ROAF (1907) mit den von mir beschriebenen Zusätzen (1909, S. 271) ist zur Untersuchung von Kolloidlösungen bequemer verwendbar. Die Platinbelag ist kaum nötig; es genügt, die Innenfläche galvanoplastisch zu vergolden. Die Membran kann aus Pergamentpapier sein, das man auch mit Gelatine, Kollodium usw. imprägnieren kann.

Viele Eiweißkörper nehmen, wie wir (S. 124 oben) gesehen haben, Wasser durch Imbibition auf. Wenn man also eine Lösung bekannter molarer Konzentration zu Eiweiß hinzugibt, so sollte man meinen, daß die Lösung wegen der Wasseraufnahme durch das Kolloid konzentrierter würde; denn dessen Quellungswasser ist ja nicht mehr als Lösungsmittel frei. Der osmotische Druck würde also höher sein, als er theoretisch sein sollte. Wieweit das tatsächlich der Fall ist, ist schwer festzustellen, weil das Molekulargewicht der Eiweißkörper unbekannt ist. Das Hämoglobin, dessen osmotischer Druck in Übereinstimmung mit seinem Molekulargewicht steht, läßt vermuten, daß die Wirkung der Imbibition gleichgültig ist. Einige von mir selbst gemachte Messungen des osmotischen Druckes des Natriumsalzes von Caseinogen (1911, S. 234) stimmen mit dem von LAQUEUR und SACKUR (1903, S. 199) bestimmten Molekulargewicht überein. Obgleich jedes Molekül des Proteins eine beträchtliche Zahl von Wassermolekülen aufnimmt, kann die ganze Anzahl der vorhandenen Proteinmoleküle doch zu klein sein, um die molare Konzentration des Wassers entsprechend zu beeinflussen, das immer im Überschuß da ist. PAULI (1910, S. 485) ist indessen der Meinung, daß die Imbibition eine wichtige Rolle in dem wirklichen osmotischen Druck der Proteine spielt.

Der osmotische Druck ist ein Ausdruck der kinetischen Energie von in Bewegung befindlichen Körperchen, die sich auch in der Hydrodiffusion zeigt. SVEDBERG fand (vgl. ARRHENIUS, 1912, S. 27), daß ein Goldhydrosol eine Diffusionskonstante von 0,27 pro Tag hatte; die Diffusionskonstante von Chlor, Brom und Jod betrug bei gleichen Maßeinheiten 1,22, 0,8 und 0,5. Der Unterschied zwischen Chlor und Jod ist also größer als der zwischen Jod und Goldsol.

## Beziehung zu Zellprozessen.

Lebende Zellen sind, wie wir in dem vorhergehenden Kapitel gesehen haben, von einer halbdurchlässigen Membran umgeben. Die Differenz zwischen dem osmotischen Druck in der Zelle und in der umgebenden Flüssigkeit muß also eine große Bedeutung haben.

Der osmotische Druck im Innern einer Amöbe muß höher sein, als der des Wassers, in dem sie lebt. Wenn die Zelle von einer halbdurchlässigen Membran eingeschlossen wird, muß sie daher beständig Wasser aufnehmen. Nach STEMPELL (Zool. Jahrb., Abt. Zool., Bd. 34, S. 437—478. 1914) haben die contractilen Vakuolen dieser Organismen die Funktion, das Wasser, das auf diese Weise eingedrungen ist, periodisch zu entfernen.

Zwischen Pflanzen- und Tierzellen bestehen nun große Unterschiede. Erstere, von einer zähen Cellulosehülle umgeben, sind gewöhnlich von Wasser oder einer erheblich hypotonischen Lösung umgeben; ihr innerer osmotischer

Druck ist nicht kompensiert und hält einen Zustand der Spannung oder „Turgor"
in der Zelle aufrecht, der die mehr oder weniger starre Beschaffenheit der lebenden
Pflanzenstruktur erhält, ohne welche die Pflanze nicht leben kann, weil die
Aufnahmeflächen für Luft und Licht sonst nicht ausreichen würden.

Tierische Zellen können ihre Dimensionen meist durch Wasseraufnahme
oder -abgabe verändern. Damit sie in einem Normalzustand bleiben, müssen
sie von einer isotonischen Lösung umgeben sein. Jede Substanz, für welche die
Zellmembran undurchlässig ist, kann in geeigneter Konzentration eine isotonische
Lösung bilden. Andererseits gibt es nur sehr wenig Substanzen, die nur durch
ihren osmotischen Druck die Zelle beeinflussen. Vielleicht hat Rohrzucker die
geringste Wirkung; aber auch der ist, wie wir oben gesehen haben (S. 152),
keine vollkommen indifferente Substanz. Rein osmotische Zellbeeinflussungen
sind daher nur schwer experimentell realisierbar. Trotzdem gibt es Fälle, bei
denen die osmotische Beeinflussung klar zutage tritt.

Als Beispiel kann eine von DALE (1913) entdeckte Tatsache dienen. Der
Uterus des Meerschweinchens ist ein häufig benutztes Testobjekt, um die Wirkung
von Giften auf glatte Muskeln nachzuweisen. Er wird in isotonischer Salzlösung
(RINGERsche Lösung) suspendiert und reagiert auf Zusatz von Giften, z. B.
$\beta$-Imidazolyläthylamin, mit Kontraktion. Wenn man nun die Konzentration der
Lösung an Natriumchlorid von den normalen 0,9% auf 1,1% erhöht, nimmt die
Erregbarkeit erheblich ab und ist bei 1,3% erloschen. Wenn der osmotische Druck
durch isotonische Mengen von Natriumsulfat oder Rohrzucker erhöht wird, ist
die Wirkung die gleiche. Es scheint sich also um eine rein osmotische Beeinflussung zu handeln. Die umgekehrte Beeinflussung erhält man bei Verdünnung
der Lösung (es genügt schon Herabsetzung von 0,9 auf 0,85% NaCl). Die Erregbarkeit durch Gifte wächst dann deutlich an. Verdünnung mit isotonischer Rohrzuckerlösung hat keine Wirkung, Harnstofflösung wirkt wie reines Wasser, da
die Zellen für Harnstoff durchlässig sind. Wenn ein Gift tonusherabsetzend
wirkt, wie Adrenalin am virginellen Uterus der Katze, vermehrt Zunahme des
osmotischen Druckes die hemmende Wirkung, Abnahme des osmotischen Druckes
vermindert sie. Der Tonus selbst nimmt mit wachsendem osmotischen Druck
ab, mit sinkendem zu.

Wir haben die beiden typischen Fälle (Nierenzellen, quergestreifter Muskel)
schon kurz besprochen, welche von SIEBECK (1912) und BEUTNER (1912, 1913)
untersucht worden sind. Das Volumen der Zellen entsprach dem osmotischen
Druck der Außenflüssigkeit genau.

Verminderung des Zellvolumens durch Wasserverlust muß die Wirkung
haben, die Konzentration der Stoffe in der Zelle zu erhöhen, für welche die
Membran undurchlässig ist. Reaktionen, die sich an solchen Stoffen abspielen,
werden dann durch Massenwirkung beschleunigt; Zunahme des Zellvolumens
durch Wasseraufnahme muß dagegen solche Prozesse verlangsamen.

Interessant ist z. B. die Hefezelle. Sie zeigt das Phänomen der „Selbstgärung", denn
sie enthält sowohl Glykogen als auch die Fermente, welche zuerst das Glykogen in Zucker
überführen und dann den Zucker vergären. HARDEN und PAINE (1911) fanden, daß die
Geschwindigkeit der Selbstgärung in Lösungen, die Plasmolyse verursachen, zunahm,
zweifellos durch Zunahme der Konzentration sowohl der Enzyme wie des Substrats in der
Zelle. Wenn der osmotische Druck der Lösungen verschiedener Substanzen der gleiche war,
veranlaßten sie gleiche Zunahme. Wenn sich keine Plasmolyse ergab, entweder weil die

Lösung mit dem Zellinhalt isotonisch oder weil die Zellmembran für den in der Außenflüssigkeit gelösten Stoff, z. B. Harnstoff, durchlässig war, erhielt man keine Wirkung.

Der Vorgang, bei dem die Rolle des osmotischen Druckes am sinnfälligsten ist, ist die Sekretion. Ein vertikales Rohr sei am unteren Ende durch eine halbdurchlässige Membran geschlossen, am oberen Ende offen. Wir füllen es mit einer Rohrzuckerlösung und stellen es dann mit seinem unteren Ende in Wasser. Das Wasser dringt in die Röhre durch Osmose ein und bewirkt dauerndes Ausfließen der Flüssigkeit aus dem oberen Ende des Rohres, solange eine osmotisch wirksame Substanz innen vorhanden ist. Für das Resultat ist es gleichgültig, ob das Rohr am oberen Ende durch eine durchlässige Membran geschlossen ist oder nur durch eine Membran, durch die Rohrzucker nur langsam hindurchgehen kann, solange er nur schneller hindurchgeht als durch die halbdurchlässige Membran am unteren Ende. Wenn man ein solches Rohr, mit einer durchlässigen Membran an dem einen und einer halbdurchlässigen an dem anderen Ende, in Wasser oder in eine Lösung mit geringerem osmotischen Druck als dem innen enthaltenen eintaucht, fließt ein Strom hindurch, der die gelöste Substanz mitnimmt, bis der osmotische Druck innen und außen gleich ist.

Ein Mechanismus dieser Art kommt bei Pflanzen vor, bei denen sich Sekrettropfen an der Spitze einer Zellsäule bilden. Man nennt diese Organe „Hydathoden". Durch plasmolytische Methoden konnte gezeigt werden, daß der osmotische Druck der Zellen nach dem Ende der Zellsäule hin abnimmt (LEPESCHKIN, 1906). Die luftführenden Hyphen des Pilzes Pilobolus, die an ihren Spitzen Tropfen absondern, sind auch von LEPESCHKIN (1906) untersucht worden, und es fand sich ein ähnlicher Mechanismus.

Die Erscheinung des Blutens abgeschnittener Sproßenden oder der „Wurzeldruck" erklärt sich auf ähnliche Weise. Die Flüssigkeiten in der Wurzel haben einen höheren osmotischen Druck als die sehr verdünnte Lösung im Erdboden, und da die Zellen mit halbdurchlässigen Membranen versehen sind, findet ein Zufluß von Flüssigkeit wie in unserem Glasrohrmodell statt.

Eine wichtige Reihe von Arbeiten verdanken wir DEMOOR und seinen Mitarbeitern (1907). Sie behandeln die Beziehung der Sekretionsorgane, wie der Leber, der Niere, der Submaxillardrüse, zu dem osmotischen Druck der Flüssigkeit, die ihre Blutgefäße durchströmt. Eingehender werden wir darüber im 11. Kapitel handeln; hier sei nur andeutend auf ein oder zwei Punkte hingewiesen.

Die Endothelien der Blutcapillaren reagieren wie alle anderen Zellen auf Änderung des osmotischen Druckes mit Volumänderungen. Nach DEMOOR bewirkt Volumänderung der Capillarendothelien Änderung des Gefäßlumens, so daß, wenn alles andere gleich bleibt, ein Sinken in dem osmotischen Druck des Blutes ein Anschwellen der Endothelien der Blutgefäße und damit Verkleinerung des Gefäßquerschnittes verursachen. Das findet besondere Anwendung auf die Funktion der Niere. Bei der Leber (1907, S. 32) stellte es sich heraus, daß die Durchströmungsgeschwindigkeit einer 1,5 proz. Natriumchloridlösung größer war als die einer 0,6 proz., während eine 0,9 proz. dazwischen lag. Eine 0,6 proz. wurde bei der Durchströmung konzentrierter und eine 1,5 proz. wurde verdünnter. Die Zellen nehmen aus einer hypotonischen Lösung Wasser auf und schwellen an. Dadurch wird die Zirkulation gehindert, und umgekehrt. Wieweit diese Wirkung den Leberzellen selbst zukommt und wieweit den Capillarendothelien, ist nicht ganz klar, wahrscheinlich spielen die ersteren die Hauptrolle. Wir erinnern uns, daß die Lebercapillaren Zweige in die Substanz der Leberzellen

ausstrecken (SCHÄFER, 1902), so daß die Capillaren an gewissen Stellen keine
Wände haben. Die beschriebenen Reaktionen verschwinden, wenn die Halbdurchlässigkeit der Zellen durch Natriumfluorid zerstört wird.

Ähnliche Erscheinungen fand man im kleinen Kreislauf (S. 52); es ist hierbei
wahrscheinlich, daß Veränderungen in dem Volumen der Capillarendothelien
den Hauptanteil haben.

In der Niere finden wir ähnliche Verhältnisse. Die Sekretionsgeschwindigkeit sinkt bei Durchströmung mit hypotonischen und steigt bei Durchströmung
mit hypertonischen Lösungen, wie STARLING (1899) beobachtete. Untersuchungen
über die Veränderungen des Volumens der Niere zeigen aber, daß das Organ als
Ganzes bei Durchströmung mit hypertonischen Lösungen anschwillt, und umgekehrt (S. 69). Wegen der Kompliziertheit der beteiligten Faktoren verschieben
wir die Besprechung der Frage besser bis zum 11. Kapitel.

Wir haben gesehen, warum tierische Zellen von Flüssigkeiten mit dem
gleichen osmotischen Druck, wie sie ihn selbst haben, umgeben sein müssen.
Außerdem hat sich gezeigt, daß sie die Fähigkeit haben, ihre eigene osmotische
Konzentration zu einem gewissen Grade anisotonischen Lösungen anzupassen.
Die Cambiumzellen der Bäume scheinen bei Zunahme des osmotischen Druckes
der Außenflüssigkeit osmotisch wirksame Substanzen zu bilden, um ihren eigenen
osmotischen Druck zu erhöhen.

Die Körperflüssigkeit und das Blut von wirbellosen Seetieren haben den
gleichen osmotischen Druck wie das Seewasser, in dem sie leben, wie BOTTAZZI
gezeigt hat (1897). Maia verrucosa, eine Crustacee, nimmt z. B. in konzentriertem
oder verdünntem Seewasser den gleichen osmotischen Druck wie die umgebende
Lösung an; folgende Angaben FREDERICQs (1901) zeigen das:

|  | $\varDelta$ von | |
|---|---|---|
|  | Seewasser | Körperflüssigkeit |
| Normal . . . . . . . | 2,3° | — |
| Konzentriert . . . . . | 2,96° | 2,94° |
| Verdünnt . . . . . . | 1,38° | 1,4° |

Die Regulation wird wahrscheinlich durch die Zellen der Kiemen beeinflußt.
Da die in Frage kommenden Veränderungen nicht ständig auf das Tier einwirken, so müssen die Zellen ihren eigenen osmotischen Druck verändert haben,
um die Veränderung in dem der Körperflüssigkeit auszugleichen.

Das gleiche Verhalten zeigen die niederen Fische, die Selachier. Bei höher
organisierten Formen sind aber Regulationsmechanismen wirksam, welche den
osmotischen Druck des Blutes konstant halten. Folgende Werte aus BOTTAZZIS
Arbeit (1908) betreffen Seetiere:

Selachier . . . . . . . . . . . . $\varDelta = 2,26°$;
Teleostier . . . . . . . . . . . $\varDelta = 1,04-0,76°$;
Reptilien, Schildkröte . . . . . . $\varDelta = 0,61°$;
Säugetier, Walfisch . . . . . . . $\varDelta = 0,65-0,7°$.

Bei Teleostiern sind die Regulationsmechanismen noch nicht völlig entwickelt. DAKIN (1908) fand, daß die Depression des Gefrierpunktes des Seewassers bei Kiel 1,09° betrug, bei Helgoland aber 1,9°; dementsprechend stieg

die Gefrierpunktserniedrigung des Blutes vom Rochen. Die der Scholle war dagegen nur von 0,66° auf 0,8° gestiegen, d. h. um 20%, während die des Wassers um 74% gestiegen war. Der Dorsch ist noch unabhängiger von dem Medium; wenn $\Delta$ des Seewassers von 1,2° auf 1,9° stieg, stieg $\Delta$ im Blute des Dorsches nur von 0,73° auf 0,757°, also nur um 3,9%.

Mit zunehmender Vervollkommnung der Regulationsmechanismen neigt $\Delta$ des Blutes dazu, einen festen Wert von etwa 0,6° zu erreichen. Dies ist der Wert, den das Blut der höheren Landwirbeltiere zeigt.

Der Vorteil eines konstanten osmotischen Druckes wird uns klar, wenn wir uns daran erinnern, daß er fast ganz durch Salze verursacht ist. Kolloidalsysteme, wie Protoplasma, sind gegen Elektrolyte besonders empfindlich, wie wir im 4. Kapitel sahen. Die Anpassung solcher Prozesse ist um so vollkommener, je größer die Konstanz der Elektrolytkonzentration des Mediums ist, in welchem sie stattfinden.

Die Regulierung des osmotischen Druckes im Blut geht aus interessanten Beobachtungen COHNHEIMS (1912, 1) hervor. Schweiß enthält eine erhebliche Menge Salze; $\Delta$ ungefähr 0,5° nach TARUGI und TOMASINELLI (1908). COHNHEIM fand, daß er bei einer Bergbesteigung bei heißem Wetter erheblich an Gewicht durch Schweißverlust abnahm. Dieser Gewichtsverlust konnte nur durch Trinken salzhaltigen Wassers ersetzt werden. Destilliertes Wasser ging schnell wieder durch Haut und Nieren verloren.

## Wirkungen des Zellstoffwechsels.

Die energieliefernden chemischen Reaktionen in der Zelle bestehen meist in der Zerlegung großer Moleküle in mehrere kleine, z. B. die Oxydation eines Moleküls Glucose zu 6 Molekülen Kohlendioxyd und 6 Molekülen Wasser. Da der osmotische Druck einer Lösung proportional ihrer molaren Konzentration ist, müßte trotz der Wasserbildung der osmotische Druck einer Glucoselösung auf das 6fache ihres anfänglichen Wertes steigen. Die Bedeutung dieser Tatsache für die Lymphbildung in tätigen Organen werden wir gleich kennenlernen.

Der Zusatz von Kohlensäure zu Blut erhöht den osmotischen Druck des Blutes erheblich mehr, als es der molaren Konzentration des zugefügten Stoffes entspricht. KOVACS (1902) fand, daß Zusatz von Kohlendioxyd zu Kaninchenblut $\Delta$ in 10 Minuten von 0,6° auf 0,72° erhöhte. Die Wirkung wird durch eine komplexe Reaktion mit den Salzen des Blutes verursacht, die wir im nächsten Kapitel besprechen werden.

## Lymphbildung und Resorption durch die Gewebsspalten.

Es ist selten, daß die Blutgefäße sich in unmittelbarer Berührung mit den Gewebszellen befinden, denen sie die Nährstoffe zuführen und deren Stoffwechselprodukte sie entfernen. Zwischen Zelle und Blutcapillare liegt ein Raum von wechselnder Größe, der mit einer Flüssigkeit gefüllt ist, deren Zusammensetzung der des Blutes sehr ähnlich ist, nur fehlen die roten Blutkörperchen. Auch ist die Lymphe gewöhnlich eiweißärmer. Diese Lymphe wird ständig durch schnelle oder langsame Transsudation aus dem Blut gebildet und durch die Lymphgefäße in das Blut zurückbefördert. Da der Blutdruck in den Gefäßen größer ist als der Flüssigkeitsdruck in den Gewebszwischenräumen, so spielt die Filtration bei der Lymphbildung eine Rolle; STARLING (1896 und 1920) hat aber außerdem auf die Bedeutung osmotischer Prozesse hingewiesen. Ein

Wachsen des osmotischen Druckes der Lymphe, wodurch er auch immer entstanden sein möge, muß den Übertritt von Wasser aus dem Blut in die Lymphe
und eine Zunahme des Volumens der Lymphe bewirken. Wir sehen also, warum
die Menge der Lymphe, die aus einem Organ ausfließt, durch Tätigkeit des
Organs vermehrt werden muß. Chemische Prozesse sind die Quelle der Energie, auf
deren Kosten die Tätigkeit eines Organs vor sich geht, diese führen zur Produktion einer größeren Anzahl kleiner Moleküle aus großen. Also muß die molare
Konzentration und damit der osmotische Druck des Zellinhaltes zunehmen.
Die Stoffwechselprodukte diffundieren aus den Zellen in die sie umgebende
Lymphe und erhöhen den osmotischen Druck der Lymphe über den des Blutes,
dann geht Wasser aus dem Blut in die Lymphe über und verursacht eine Zunahme ihres Volumens.

Die Lymphe enthält nur etwa die Hälfte des Blutplasmaeiweißes; die Blutgefäße sind normalerweise für Kolloide undurchlässig, wie die Glomeruli in den
Nieren. Es ergibt sich also ein wirksamer osmotischer Druck, etwa halb so
groß, als der der Blutkolloide ist; er beträgt etwa 15—20 mm Quecksilber. Wo
der Blutdruck höher ist als dieser Wert, findet Filtration in die Gewebszwischen-
räume statt. Nahe dem Übergang der Capillaren in Venen ist der Blutdruck
niedriger als der wirksame osmotische Druck, so daß Wasser in das Blut übergehen muß. Unter normalen Bedingungen gleichen sich beide Prozesse zusammen
mit dem Lymphstrom in den Lymphgefäßen aus. Wenn der osmotische Druck
der Blutkolloide bei Hydrämie fällt, erhöht sich der wirksame Filtrierungs-
druck, die Filtrierung überwiegt dann. Außerdem wird der osmotische Druck,
der zur Rückresorption führt, niedriger, so daß wieder weniger Flüssigkeit aufgenommen wird. Diese beiden miteinander verknüpften Ursachen führen zur
Ödembildung.

Wenn der Arteriendruck durch Blutverlust fällt, nimmt die Filtration ab,
während die Rückresorption unverändert ist, da der osmotische Druck der Blutkolloide zunächst derselbe bleibt. Die Rückresorption übersteigt dann die Filtration, das Blut wird verdünnter. Es neigt also scheinbar dazu, sein ursprüng-
liches Volumen wieder zu erlangen (siehe auch STARLING, 1896, S. 321).

Obige Betrachtungen spielen eine wichtige Rolle, wenn es sich darum
handelt, die Zusammensetzung von Flüssigkeiten anzugeben, welche zum Ersatz
für durch eine Verwundung verlorenes Blut zugeführt werden sollen, oder welche
den Wasserverlust aus dem Plasma ersetzen sollen, etwa bei Verdurstenden
(BAYLISS, 1916).

Hierfür sind ferner YANAGAWAS (1916) Beobachtungen über die Beeinflussung des Lymphstromes durch Gifte von Wichtigkeit.

## Anwendung des Ausdruckes „Osmotischer Druck".

Einige Autoren sind der Ansicht, daß der osmotische Druck nur beim Vorhandensein
einer halbdurchlässigen Membran besteht. Wenn dem so ist, dürfte man nur dann von dem
osmotischen Druck einer Lösung sprechen, wenn sie vom reinen Lösungsmittel durch eine
für gelöste Substanzen undurchlässige Membran getrennt wäre. Wenn daher jene Eigenschaft einer Lösung, die sie veranlassen würde, unter diesen besonderen Umständen osmotischen Druck zu zeigen, durch irgendeine andere Methode bestimmt, wie etwa durch den
Gefrierpunkt, müßte man eine andere Bezeichnung wählen.

Das würde zwar mit dem, was Dutrochet ursprünglich unter Osmose verstand, übereinstimmen, aber viele Unbequemlichkeiten und auch Verwirrung verursachen. Wir brauchen ein Wort, um die Konzentration einer Lösung an solchen Elementen auszudrücken, die im Sinne des Avogadroschen Gesetzes wie Moleküle wirken, da die molare Konzentration nichts über dissoziierte Elektrolyte oder Kolloide aussagt. Es scheint mir, daß wir, selbst theoretisch, voll berechtigt sind, von dem osmotischen Druck des Blutes, ohne jeden gedanklichen Hinblick auf eine halbdurchlässige Membran, zu sprechen. Wir beabsichtigen damit, jene Eigenschaften auszudrücken, die durch die kinetische Energie der Moleküle der gelösten Stoffe oder ihnen gleichwertiger Elemente verursacht sind. Beim Vorhandensein einer halbdurchlässigen Membran würde er sich als endlicher Druck nachweisen lassen, den man durch einen Manometer messen kann; aber die Erscheinung, die diesen Druck verursacht, ist immer da und führt, neben anderen mitwirkenden Faktoren, zur Diffusion.

Das Leugnen der Existenz des osmotischen Druckes, solange keine semipermeable Membran vorhanden ist, führt zum Leugnen seiner Existenz überhaupt, da wir keine vollkommene halbdurchlässige Membran kennen.

In einem offenen Gefäß ist der atmosphärische Luftdruck, wie jedermann zugibt, doch vorhanden, obgleich er nicht nachzuweisen ist, wenn das Gefäß nicht geschlossen und mit einem Manometer versehen ist, während der äußere Atmosphärendruck entfernt wird.

In dem vorliegenden Buche werde ich fortfahren, die Worte „osmotischer Druck" zu gebrauchen, indem ich damit jene Eigenschaft von Lösungen bezeichne, die ihnen durch die kinetische Energie der gelösten Stoffe zuerteilt ist.

Der Name „Tonus" wird manchmal, namentlich bei Blutkörperchen und lebenden Zellen, im allgemeinen benutzt, aber es ist nicht durchaus das gleiche wie osmotischer Druck, wenn wir nicht zugeben, daß letzterer je nach der gebrauchten Membran sich verändern kann. Wir sagen z. B., daß eine Lösung von Natriumchlorid „isotonisch" ist mit Säugetierblutkörperchen, weil sie keine Veränderung in ihrem Volumen bewirkt. Wir können aber eine gleichwertige Menge Harnstoff zu dieser Lösung hinzusetzen, ohne sie weniger „isotonisch" mit den Blutkörperchen zu machen, weil die Membran der roten Blutkörperchen für Harnstoff durchlässig ist. Der osmotische Druck der Lösung wird aber durch den Harnstoffzusatz verdoppelt, wie Dampfdruckmessungen zeigen. Das Wort „isotonisch" kann nur angewandt werden, wenn es sich um eine bestimmte halbdurchlässige Membran handelt. Es bezieht sich nur auf jene Bestandteile der Lösung, für welche die Membran undurchlässig ist; der osmotische Druck bezieht sich aber auf alle gelösten Stoffe, unter der Annahme, daß die Membran für alle gelösten Stoffe undurchlässig, für das Lösungsmittel durchlässig ist.

Macallum (1911, S. 617) scheint anzunehmen, daß die van 't Hoff-Arrheniussche Theorie des osmotischen Druckes für physiologische Erscheinungen nicht gültig ist. Der osmotische Druck des Zellinhalts soll nicht durch die Konzentration der Elektrolyte in der Zelle gegeben sein, weil diese durch Oberflächenspannung an der Zellmembran konzentriert sein können. Das scheint mir nicht ganz der richtige Weg zur Beschreibung der Tatsachen zu sein. Der osmotische Druck wird nur durch freie Elektrolyte gezeigt. Wenn wir daher den osmotischen Druck auswerten wollen, der durch die Kaliumsalze in einer Zelle verursacht wird, müssen an Oberflächen adsorbierte Salze außer Rechnung bleiben. Obwohl die Konzentration des Kaliums an der Zellmembran größer sein kann, folgt daraus nicht, daß ihr osmotischer Druck hier irgendwie größer ist. Das Kalium ist zufolge seiner Eigenschaft, die Oberflächenenergie zu verringern, konzentriert, und um das zu können, müssen die Kaliumatome durch die adsorbierende Oberfläche in ihrer Beweglichkeit eingeschränkt, und so unfähig gemacht werden, die kinetische Energie zu besitzen, die für den Nachweis osmotischer Wirksamkeit nötig ist.

## Zusammenfassung.

Wenn irgendeine Substanz in einem Lösungsmittel aufgelöst wird, verhält sich die Lösung, verglichen mit dem reinen Lösungsmittel, als ob der gelöste Stoff einen Druck ausübte.

Dieser Druck heißt „osmotischer Druck". Wird die Lösung von dem reinen Lösungsmittel durch eine Membran getrennt, die für den gelösten Stoff undurchlässig, für das Lösungsmittel aber durchlässig ist, so zeigt sich, daß das Lösungsmittel in die Lösung übergeht und ihr Volumen vermehrt durch einen Prozeß, der seit Jahren „Osmose" genannt wird.

Man kann die Existenz des osmotischen Druckes nachweisen, wenn man das Gefäß, das die Lösung enthält, so mit einem Manometer verbindet, daß eine Volumzunahme verhindert wird und das Manometer den Anstieg des Druckes anzeigt. Indirekt zeigt die Wirkung des gelösten Stoffes auf den Dampfdruck des Lösungsmittels und die verschiedenen davon abhängenden Erscheinungen den Druck an, der durch den gelösten Stoff ausgeübt wird.

Van 't Hoff zeigte, auf der Grundlage der Experimente von Pfeffer und de Vries, daß der osmotische Druck gleich dem Gasdruck ist, der durch die gelöste Substanz ausgeübt werden würde, wenn sie im gasförmigen Zustand das gleiche Volumen einnehmen würde wie in der Lösung.

Da selbst die Gase dem einfachen Gasgesetz nur unvollkommen gehorchen, kann man nicht erwarten, daß es sich auf Lösungen, besonders auf konzentrierte, ohne Korrekturen wird anwenden lassen.

Solche Faktoren sind in der van der Waalsschen Zustandsgleichung vorhanden, die auf Gase und reine Flüssigkeiten anwendbar ist. Sie ergeben sich aus der Berücksichtigung des von den Molekülen selbst eingenommenen Raumes, um den der zu ihrer Bewegung freigelassene Raum verkleinert wird, und aus der gegenseitigen Anziehung, die die Moleküle aufeinander ausüben, durch welche der Druck, der durch ihre kinetische Energie entsteht, herabgesetzt wird.

Wenn ähnliche Korrektionsfaktoren in die van der Waalssche Gleichung eingeführt werden, um die Wechselwirkung zwischen den Molekülen des Lösungsmittels und des gelösten Stoffes zu berücksichtigen, kann man eine Gleichung aufstellen, die den osmotischen Druck von Lösungen allgemein ausdrückt.

Die kinetische Theorie über den Ursprung des osmotischen Druckes befriedigt die physiologischen Tatsachen besser, als es andere Theorien tun.

Die Hydratation des gelösten Stoffes oder Imbibition mit dem Lösungsmittel kann vernachlässigt werden (nur nicht bei sehr konzentrierten Lösungen), da die Anzahl der freien Moleküle des Lösungsmittels die von der gelösten Substanz fixierten bei weitem überwiegt.

Praktisch wird der osmotische Druck entweder direkt oder durch Methoden, die von Veränderungen des Dampfdruckes abhängen, gemessen, von denen die Depression des Gefrierpunktes des Lösungsmittels die am häufigsten gebrauchte ist. Ist das Lösungsmittel Wasser, so wird dieser Wert $\varDelta$ genannt.

Wie immer der osmotische Druck einer Lösung durch Entfernen des Lösungsmittels erhöht werde, die Arbeit, die zur Entfernung derselben Menge Lösungsmittel nötig ist, muß immer dieselbe sein. Der mathematische Ausdruck für die geleistete Arbeit ist derselbe wie für die isotherme Kompression eines Gases.

Daraus folgt, daß durch geeignete Mittel eine Lösung hergestellt werden kann, welche bei Verdünnung Arbeit leisten kann; der Kapazitätsfaktor dieser Arbeit ist das Volumen der Lösung, die verdünnt wird. Also besitzen Lösungen, ebenso wie Gase, Volumenergie.

Nach der kinetischen Theorie müssen Substanzen in Lösung von Orten höherer Konzentration zu Orten von niedrigerer Konzentration wandern, bis überall die gleiche Konzentration erreicht ist. Anders als bei den Gasen verläuft dieser Prozeß in Flüssigkeiten äußerst langsam wegen des großen Reibungswiderstandes.

Da die kinetische Energie eines Moleküls, eines Ions oder eines Kolloidteilchens die gleiche ist, sind diese Elemente für die Erzeugung des osmotischen Druckes gleichwertig, der nur von der molaren Konzentration der wirksamen Elemente abhängt. Kolloidlösungen müssen daher einen echten osmotischen Druck besitzen, der aber meist infolge der niedrigen molaren Konzentration an aktiven Elementen in solchen Lösungen klein ist.

Diffusible Verunreinigungen spielen bei dem osmotischen Druck der Kolloide keine Rolle, abgesehen davon, daß sie den Dispersitätsgrad beeinflussen können.

Der osmotische Druck elektrolytisch dissoziierter Salze, von denen nur ein Ion kolloidal ist, verlangt besondere Betrachtung. Es hat sich gezeigt, daß die diffusiblen Ionen, obgleich die Membran für sie durchlässig ist, eine wichtige Rolle in der Produktion des osmotischen Druckes spielen.

Dabei kommt es dann zu gewissen besonderen Erscheinungen, deren Erklärung im Text gegeben ist. Ein Salz, dessen beide Ionen durch die Membran hindurch können, ist, wenn das Gleichgewicht erreicht ist, so verteilt, daß es in der kolloidalen Lösung geringer konzentriert ist. Das geschieht immer, ob nun die beiden Salze ein gemeinsames Ion haben oder nicht. Es besteht außerdem eine beträchtliche Potentialdifferenz auf beiden Seiten der Membran, weil es zur Ausbildung einer „elektrischen Doppelschicht" kommt. Das System ist einer metallischen Elektrode in einer Lösung eines ihrer Salze völlig vergleichbar. Die Potentialdifferenz wird durch eine ähnliche Formel berechnet. Die Konzentration des diffusiblen Ions innerhalb der Membran tritt in dieser Formel an die Stelle der „elektrolytischen Lösungstension" des Metalls in der NERNSTschen Formel.

Der osmotische Druck spielt eine Rolle bei verschiedenen physiologischen Erscheinungen. Das Volumen tierischer Zellen, der Turgor pflanzlicher Zellen, die Reaktion der glatten Muskulatur auf Gifte, die Geschwindigkeit intracellulärer Reaktionen, der Prozeß der Sekretion, Wurzeldruck, die Geschwindigkeit des Blutstromes, die Lymphproduktion und die Resorption von Flüssigkeit aus Gewebsräumen sind kurz im Text besprochen.

Gewisse Zellen besitzen die Kraft, den osmotischen Druck ihres Inhalts zu regulieren, während die höheren Tiere Mechanismen entwickelt haben, welche den osmotischen Druck ihres Blutes und ihrer Körperflüssigkeit auf einem konstanten Wert erhalten.

## Literatur.

Allgemeine Theorie: NERNST (1911, S. 125—161); VAN 'T HOFF (1885); OTTO STERN (1913); RAOULT (1900 und 1901); FINDLAY (1913); HALDANE (1919).

VAN DER WAALS' Zustandsgleichung: NERNST (1911, S. 209—221).

Methoden: Allgemeine: HAMBURGER (1904). — Direkte: BERKELEY und HARTLEY (1906, Bd. 1); BAYLISS (1909, Bd. 1); MORSE (1914); MOORE und ROAF (1907).

Dampfdruck: BARGER (1904).

Gefrierpunkt: FINDLEY (1906, S. 110—116); RAOULT (1900 und 1901).

Lymphproduktion: STARLING (1909, Vorträge IV und V).

# VII. Elektrolyte und ihre Wirkung.

## Elektrolytische Dissoziation.

DE VRIES (1884, 1885, 1888) hatte bei seinen Untersuchungen über Plasmolyse gefunden, daß eine Reihe von Stoffen, wie Zucker, Mannit usw., in isomolaren Konzentrationen gleiche plasmolytische Wirkungen hatten. Andere Stoffe aber, wie Natriumchlorid, Calciumnitrat usw., wirkten schon bei einer molaren Konzentration, die geringer als die des Zuckers war. Die relativen Konzentrationen der verschiedenen Stoffe der letzteren Gruppe, die plasmolytisch, also osmotisch der ersten Gruppe gleichwertig waren, wurden durch eine Reihe numerischer Werte, die „isotonischen Koeffizienten", ausgedrückt.

RAOULT (1878 usw.) fand bei der Untersuchung des Gefrierpunktes der verschiedenen in Frage kommenden Lösungen ähnliche Verhältnisse. VAN 'T HOFF (1885) drückte dies durch Bezugnahme auf den osmotischen Druck in folgender Weise aus: Das Symbol $i$ gibt die Zahl an, mit welcher der osmotische Druck einer Substanz, wie Rohrzucker, multipliziert werden muß, um den osmotischen Druck einer äquimolaren Lösung des betreffenden Stoffes der zweiten Kategorie zu finden, auf welchen sich der gegebene Wert von $i$ bezieht. Die folgende von PHILIP (1910, S. 132) auf Grund der Arbeit von VAN 'T HOFF und REICHER (1889) zusammengestellte Tabelle gibt einige Werte von $i$. Unter I. ist $i$ auf Grund der Gefrierpunktserniedrigung, unter II. nach den plasmolytischen Experimenten von DE VRIES und unter III. nach der elektrischen Leitfähigkeit berechnet. Die Bedeutung der dritten Kolumne werden wir später sehen.

| | Gramäquivalente pro Liter | I. | II. | III. |
|---|---|---|---|---|
| Kaliumchlorid . . . . . | 0,14 | 1,82 | 1,81 | 1,86 |
| Calciumnitrat . . . . . . | 0,18 | 2,47 | 2,48 | 2,46 |
| Magnesiumsulfat . . . . | 0,38 | 1,20 | 1,25 | 1,35 |
| Calciumchlorid . . . . . | 0,184 | 2,67 | 2,78 | 2,42 |
| Ferrocyankalium . . . . | 0,356 | — | 3,09 | 3,07 |

Wir haben gesehen, daß der osmotische Druck einer Lösung der Anzahl der Moleküle des in der Volumeinheit gelösten Stoffes direkt proportional ist. Offenbar bringt also eine kleinere Anzahl von Moleküle der zweiten Gruppe von Substanzen die gleiche Wirkung hervor wie eine größere Anzahl von Molekülen der ersten Gruppe. Wenn wir 1 Gramm-Molekül Kaliumchlorid in 10 Liter Wasser lösen, finden wir einen osmotischen Druck, der etwa 1,8mal so groß ist wie der einer Rohrzuckerlösung, welche in 10 Liter 1 Gramm-Molekül Rohrzucker enthält.

Es muß also in der Kaliumchloridlösung Elemente geben, die osmotisch aktiver sind als die der Rohrzuckerlösung. Da die osmotisch aktiven Elemente der letzteren Lösung der Anzahl der vorhandenen Moleküle entsprechen, folgt daraus, daß im ersteren Falle die Anzahl der aktiven „Moleküle" sich irgendwie vermehrt haben muß. Mit anderen Worten: es müssen Moleküle sich gespalten haben, um eine größere Anzahl osmotisch aktiver Elemente zu bilden.

Wenn Gasmoleküle, wie dies bei Chlor der Fall ist, bei hoher Temperatur sich in Atome spalten und nicht länger dem AVOGADROschen Gesetz zu folgen scheinen, sagt man: sie sind „dissoziiert". Ebenso können wir annehmen, daß in Lösungen mit anomalem osmotischen Druck „Dissoziation" von Molekülen stattgefunden hat.

Was für eine „Dissoziation" kann aber ein Salz wie Kaliumchlorid in wässriger Lösung erfahren? An Hydrolyse in Salzsäure und Kaliumhydroxyd kann man nicht denken; diese können nicht nebeneinander in Lösung bestehen. Außerdem würde eine solche Hypothese die Erscheinungen bei Säuren oder Basen nicht erklären können, die sich genau ebenso wie Salze verhalten. Es können auch nicht Kalium und Chlor in ihrem gewöhnlichen Zustand vorhanden sein; denn Kalium wird durch Wasser sofort in sein Hydroxyd verwandelt, und die Anwesenheit von Chlor würde sich sofort bemerkbar machen. Wenn wir die Stoffe der beiden erwähnten Klassen durchgehen, fällt uns sogleich die Tatsache auf, daß die Stoffe mit abnorm hohem osmotischen Druck, die in wässeriger Lösung „dissoziiert" sind, alle gute Elektrizitätsleiter sind, während die Stoffe mit „normalem" osmotischem Druck Nichtleiter sind. Ferner hat sich herausgestellt, daß eine Substanz mit anomalem osmotischem Druck und guter Leitung der Elektrizität in wässeriger Lösung, in einem Lösungsmittel, in dem sie die Elektrizität nicht leitet (Salzsäure in Benzin), auch einen normalen osmotischen Druck hat. Auf jeden Fall überschreitet dann ihr osmotischer Druck den normalen nicht.

Wenn man durch eine Lösung von Salzsäure in Wasser einen elektrischen Strom hindurchschickt, erhält man an der Anode, wo der Strom in die Lösung eintritt, freies Chlor, und an der Kathode, wo der Strom die Lösung verläßt, freien Wasserstoff. Einer der Bestandteile des gelösten Stoffes, der, wenn er die Elektrizität leitet, „Elektrolyt" genannt wird, „wandert" in einer Richtung, der andere in der anderen Richtung. FARADAY gebrauchte zuerst den Ausdruck „Elektrolyt" und zeigte, daß der elektrische Strom wirklich auf diese Weise durch die Lösung eines Stoffes, der fähig ist, ihn zu leiten, befördert wird. Jeder Bestandteil des Elektrolyten trägt eine bestimmte Menge Elektrizität; in unserem Falle trägt der Wasserstoff positive Elektrizität von der Anode zu der Kathode und das Chlor trägt negative Elektrizität von der Kathode zur Anode. Der Name, den FARADAY (1834, S. 78 und 79, und 1839, Bd. I, S. 197, 198) für diese elektrisch geladenen Atome oder Moleküle gebrauchte, war „Ionen" ($\iota\acute{\omega}\nu$, Partizip von $\varepsilon\tilde{\iota}\mu\iota = $ „gehend"), diejenigen, die eine positive Ladung haben, die sie an der Kathode abgeben, nannte er „Kationen" ($\varkappa\alpha\tau\acute{\alpha} = $ „herunter") und diejenigen, welche eine negative Ladung tragen, nannte er „Anionen" ($\dot{\alpha}\nu\acute{\alpha} = $ „hinauf"), wobei die Richtung des elektrischen Stromes als positive Richtung gerechnet wird. Die Elektroden sind „Anoden" und „Kathoden" ($\acute{o}\delta\acute{o}\varsigma = $ Weg). Um einen Strom leiten zu können, muß die gelöste Substanz also in positiv und negativ geladene Teile zerlegt, d. h. „elektrolytisch zersetzt" werden.

Wir bemerken hier mit NERNST (1911, S. 356), daß das Wort „Ionisierung", das bisweilen gebraucht wird, besser für Gasionen reserviert bleibt, die durch X-Strahlen, ultraviolettes Licht usw. erzeugt werden und aus einer Anzahl von Gasmolekülen bestehen, die um ein einzelnes Elektron gelagert sind.

Aus diesen Betrachtungen über die elektrolytische Leitung geht hervor, daß Chlor und Wasserstoff auch noch in einer ganz anderen Weise existieren können, als es uns aus der anorganischen Chemie geläufig ist. Wenn sie elektrische Ladungen durch die Lösung, durch die ein Strom hindurchgeht, weiterbefördern, sind sie als Wasserstoff und Chlor chemisch nicht erkennbar.

Das Quantum Elektrizität, das von einem einwertigen Ion getragen wird, hat, wie FARADAY zeigte, eine bestimmte Größe. Es hat die Bezeichnung „Elektron" bekommen, die JOHNSTONE STONEY eingeführt hat. Ein zweiwertiges Ion trägt zwei Elektronen und so weiter. HELMHOLTZ (1881) förderte die Ansicht, daß die Elektrizität eine atomistische Struktur hat; wir können jetzt in gewissem Sinne positive und negative Elektronen als zwei neue einwertige Elemente ansehen. So kann man sagen, daß ein positives Elektron das Cl in HCl ersetzen kann. Dann entsteht ein Wasserstoffion, an Stelle von Chlorwasserstoff (NERNST, 1911, S. 395). Daher wird es verständlich, daß die Eigenschaften des Wasserstoff-Ions andere sind als die des freien Wasserstoffs. Ein Wasserstoff-Ion ist eine neue chemische Verbindung, und es ist das Charakteristicum chemischer Verbindungen, andere Eigenschaften zu haben als ihre Komponenten.

Die moderne Entwicklung der Wissenschaft von den Elektronen überschreitet den Rahmen dieses Buches; Näheres findet man in der kurzen Arbeit von RAMSAY (1912) über „Elemente und Elektronen". Nur auf einen Punkt sei hier hingewiesen: Wir haben oben die Existenz zweier Arten von Elektronen, positive und negative, angenommen. Die Frage ist noch nicht endgültig entschieden, ob es nicht nur eine Art, die negative, gibt, und ob positive Ladung in Wirklichkeit nicht nur das Fehlen einer negativen bedeutet. Das hat aber für unsere Betrachtung keine Bedeutung, die Existenz der positiven Elektrizität ist sicher bewiesen.

Da ein Wasserstoffatom von einem Wasserstoffion sehr verschieden ist, ist es nicht angängig, dasselbe Symbol für beide anzuwenden. Man ist allgemein übereingekommen, eine einzelne positive Ladung mit einem Punkt und eine einzelne negative mit einem Strich zu bezeichnen und sie so oft zu wiederholen, wie es die Wertigkeit des Ions erfordert. Demnach sind $\overset{\cdot}{H}$, $\overset{\cdot\cdot}{Ca}$, $\overset{\cdot}{NH_4}$ positive Ionen, und $\overset{\prime}{Cl}$, $SO_4''$, $PO_4'''$ negative Ionen. Die Zeichen + und − sind zweifellos ausdrucksvoller, machen dem Drucker aber Schwierigkeit, wenn sie an die Spitze eines Symbols gesetzt werden; in anderen Stellungen könnten sie leicht Irrtümer hervorrufen.

Obgleich es am bequemsten ist, von positiver und negativer Ladung zu sprechen, sollte man die Möglichkeit nicht vergessen, daß das scheinbare Vorhandensein einer positiven Ladung einfach die Abwesenheit einer negativen bedeuten kann, so daß z. B. $\overset{\cdot}{H}$ bedeutet, daß das Wasserstoffion ein negatives Elektron weniger hat als ein „ungeladenes" Atom und zwei weniger als $OH'$.

Bis jetzt haben wir nur von Ionen gesprochen, die in einer Lösung vorhanden sind, durch welche ein elektrischer Strom wirklich hindurchgeht. CLAUSIUS (1857) wies nun darauf hin, daß man, um die Erscheinungen der Elektrolyse zu erklären, annehmen muß, daß ein Teil der Moleküle des Elektrolyten bereits in Ionen zerfallen sei, die voneinander unabhängig Bewegung besitzen. Bei den Lösungen mit anomalen osmotischem Druck sehen wir in der auf S. 208 oben angeführten Tabelle, daß der „isotonische Koeffizient" oder VAN 'T HOFFS Faktor i, d. h. das Verhältnis zwischen dem wirklichen osmotischen Druck der Lösung eines Elektrolyten und dem, den sie haben würde, wenn sie nur undissoziierte Moleküle enthielte, keine ganze Zahl ist, obgleich dieser Faktor bei verdünnten Lösungen starker Säuren und Basen einer ganzen Zahl sehr nahe kommt. Für verdünnte Salzsäure ist er praktisch 2, aber für 0,1 proz. Kochsalzlösung beträgt er nur 1,9. Die Messung der elektrischen Leitfähigkeit zeigt nun das gleiche Verhältnis zwischen dem Teil des gelösten Stoffes, der den Strom trägt, d. h. den Ionen, und dem nicht zersetzten Bruchteil, der keinen Anteil an der Leitung der Elektrizität hat, wie aus der oben angeführten Tabelle hervorgeht.

Bei der Betrachtung dieser verschiedenen Tatsachen erkannte ARRHENIUS (1887), daß man den anomalen osmotischen Druck der Lösungen der Elektrolyte sehr einfach durch die Annahme erklären kann, daß die Dissoziation in Ionen nicht nur während des Durchgangs eines Stromes stattfindet, sondern der Normalzustand der Lösung eines Elektrolyten unter allen möglichen Umständen ist. Der Beweis, daß dem so ist, wird gleich gegeben werden. Diese Theorie ist die sog. Theorie von der „elektrolytischen Dissoziation", die bis auf den heutigen Tag eine sehr große Rolle in der Wissenschaft spielt.

ARRHENIUS hatte bereits d i e Moleküle „aktiv" genannt, die bei dem Durchtritt eines elektrischen Stromes wirksam sind und deren Ionen in ihren Bewegungen unabhängig voneinander sind, während er diejenigen als „inaktiv" bezeichnet, deren Ionen fest miteinander verbunden sind. In einer Schrift: „Über die Dissoziation der im Wasser gelösten Stoffe" (1887, S. 637) gibt er den Beweis für die Annahme der beiden Hypothesen wie folgt:

„1. Das Gesetz von VAN 'T HOFF gilt nicht nur für die größere Anzahl der Stoffe, sondern für alle, auch für die, welche man als Ausnahmen angesehen hatte (Elektrolyte in wässeriger Lösung)."

Dieses Gesetz von VAN 'T HOFF, das eine Verallgemeinerung des AVOGADROschen Gesetzes ist, ist bereits (S. 180) angeführt worden, es sei hier noch einmal wiederholt:

„Der Druck, den ein Gas bei einer gegebenen Temperatur besitzt, wenn eine gegebene Anzahl Moleküle in einem gegebenen Volumen vorhanden sind, hat den gleichen Wert wie der osmotische Druck, der unter den gleichen Bedingungen durch die Mehrzahl von Stoffen ausgeübt wird, wenn sie in irgendeiner Art Flüssigkeit aufgelöst werden."

Die zweite Hypothese von ARRHENIUS besagt:

„2. Alle Elektrolyte (in wässeriger Lösung) bestehen teils aus Molekülen, die aktiv sind (in elektrolytischer und chemischer Beziehung) und teils aus inaktiven Molekülen. Letztere werden mit zunehmender Verdünnung in aktive Moleküle verwandelt, so daß in unendlich verdünnten Lösungen nur aktive Moleküle vorhanden sind."

Wir dürfen jetzt diese Hypothesen „Gesetze" zu nennen wagen, obgleich es, wie wir gleich sehen werden, nicht an Einwänden gegen sie gefehlt hat.

Man nimmt darum an, daß in allen Lösungen von Elektrolyten freie Ionen vorhanden sind, ob nun ein elektrischer Strom hindurchgeht oder nicht. Ein Beweis für ihre wirkliche Existenz unter gewöhnlichen Umständen ist natürlich erwünscht. Da das Charakteristicum eines Ions seine elektrische Ladung ist, so ergibt sich die Schwierigkeit, seine Eigenschaften durch andere als elektrische Methoden zu untersuchen. Diese könnten aber Bedingungen einführen, welche die Frage komplizieren. Zunächst gibt J. J. Thomson (1888, S. 294) folgende Gründe für den Schluß, „daß die Dissoziation der Moleküle, welche den Stromdurchtritt ermöglicht, nicht durch die elektromotorische Kraft verursacht wird, sondern ganz unabhängig von dem elektrischen Feld stattfindet". Mit anderen Worten: sie sind bereits dissoziiert, bevor der Strom hindurchgeschickt wird.

1. Die kleinste elektromotorische Kraft genügt schon, um einen Strom hindurchzuschicken, so daß keine bestimmte elektromotorische Kraft erforderlich ist, um die Moleküle zu dissoziieren.

2. Die Experimente von Fitzgerald und Tronton (1886, S. 312) zeigen, daß das Ohmsche Gesetz auch für Elektrolyte von exakter Gültigkeit ist. „Wenn die elektromotorische Kraft die Moleküle erst zersetzen würde, müßte die Stromstärke einer höheren Kraft als der angewendeten elektromotorischen Kraft proportional sein."

3. J. J. Thomson konnte nicht die leichteste Veränderung in dem osmotischen Druck der Lösung eines Elektrolyten während des Durchgangs eines Stromes durch sie nachweisen. Wenn die Anzahl der dissoziierten Moleküle durch Anlegung eines elektrischen Stromes vermehrt würde, müßte der osmotische Druck beträchtlich steigen; bei verdünnten, starken Säuren fast um das Doppelte.

Wir wollen ferner das Verhalten einer organischen Chlorverbindung, z. B. des Chloroforms, $CHCl_3$, mit dem eines anorganischen Chlorids, $CaCl_2$, vergleichen. In ersterem Falle ist das Chlor durch die üblichen Reagenzien nicht nachweisbar. Das Molekül als Ganzes hat gewisse Eigenschaften. Im zweiten Falle ist das Verhalten gegen Reagenzien in verdünnter Lösung nicht das einer bestimmten Verbindung mit ihren eigenen besonderen Eigenschaften; seine Reaktionen sind einfach die, welche allen Calciumsalzen gemeinsam sind, zusammen mit denen, die allen Chloriden gemeinsam sind. Nach der elektrolytischen Dissoziationstheorie enthalten alle Chloride in verdünnter Lösung Chlorionen, und alle Calciumsalze enthalten Calciumionen. Calciumsalze haben auch eine besondere Wirkung auf den Herzmuskel, und es hat sich herausgestellt, daß es gleichgültig ist, welches Calciumsalz man nimmt. Salzsäure hat auch keine ihr besonders eigentümlichen Eigenschaften; sie schmeckt sauer, färbt Lackmus rot, löst Metalle auf, invertiert Rohrzucker wie alle Säuren; sie fällt Silbersalze wie alle Chloride. Das Nitrat, Chlorid und Bromid des Kupfers ist in verdünnter Lösung in Wasser blau gefärbt, aber in alkoholischer Lösung, in der man nur geringe Dissoziation erwarten kann, sind die Salze entsprechend blau, grün und braun gefärbt. Ostwald (1892) hat gezeigt, daß die Eigenschaften einer Lösung, einschließlich ihrer Farbe, sich additiv aus den Eigenschaften ihrer Ionen zusammensetzen, indem er Photographien der Absorptionsspektren der Permanganate des Zinks, Cadmiums, Ammoniums, Zinns, Kaliums, Nickels, Magnesiums, Kupfers, Wasserstoffs, Aluminiums, Natriums, Bariums und Kobalts in verdünnter Lösung aufnahm; das Absorptionsband lag bei allen in derselben Zone. Verschiedene Salze desselben Farbstoffs zeigen das gleiche Verhalten.

Vor der Besprechung weiterer Beweise muß die elektrolytische Leitfähigkeit abgehandelt werden.

## Elektrolytische Leitfähigkeit.

Da der Durchgang eines elektrischen Stromes durch eine Lösung durch die zwischen den Elektroden vorhandenen Ionen bewirkt wird, muß die Strom-

menge, die durch eine gegebene Lösung hindurchgeht, in erster Linie von der
Größe der Elektroden abhängen — je größer sie sind, desto mehr Ionen sind
zwischen ihnen gelegen. Wenn alles andere gleich gehalten wird, muß der Strom,
der hindurchgeht, direkt proportional der Elektrodenfläche sein, wenn die Lösung
zwischen ihnen den gleichen Querschnitt hat wie die Elektroden, so daß
sich der Strom nicht über die Elektrodenfläche hinaus ausbreiten kann. Da
ferner die Geschwindigkeit, mit der sich die Ionen bewegen, begrenzt ist, braucht
ein Ion mit wachsender Entfernung zwischen den Elektroden längere Zeit, bis
es seine Ladung zu der entgegengesetzten Elektrode getragen hat. Um so weniger
Elektrizität wird dann in der Zeiteinheit weitergetragen, d. h. der Strom nimmt
ab. Beim Vergleichen der Leitfähigkeit einer Lösung mit der einer anderen, ist
es deshalb notwendig, sich über die (an sich willkürlichen) Dimensionen zu
einigen. Als Einheit der Leitfähigkeit dient eine Flüssigkeitssäule von einem
Zentimeter Länge und einem Quadratzentimeter Querdurchschnitt, welche einen
Widerstand von einem Ohm hat (NERNST, 1911, S. 361). Der Widerstand ist
der reziproke Wert der Leitfähigkeit; wenn der Widerstand einer Lösung doppelt
so groß ist als der einer anderen, geht nur der halbe Strom hindurch, ihre Leitfähigkeit beträgt also die Hälfte der anderen.

Wenn also ein Körper von den oben gegebenen Dimensionen einen Wider-
stand $w$ in Ohm hat (gewöhnlich $\omega$ geschrieben), ist seine Leitfähigkeit $(\varkappa) = \dfrac{1}{w}$
in reziproken Ohm, häufig *mho* genannt (d. h. Ohm von rückwärts gelesen).
Die Leitfähigkeit einer bestimmten Lösung wird die „spezifische Leitfähigkeit"
jener Lösung genannt; um aber Lösungen verschiedener Salze miteinander zu
vergleichen, geht man von Lösungen molarer Konzentration aus. Unter der
„äquivalenten Leitfähigkeit" versteht man die gefundene Leitfähigkeit dividiert
durch die Konzentration in Grammäquivalenten pro Kubikzentimeter $(\eta)$; sie
wird durch den Buchstaben $\varLambda$ bezeichnet, also $\dfrac{\varkappa}{\eta} = \varLambda$. Die Leitfähigkeit der
Lösung eines Elektrolyten hängt von ihrer Konzentration ab, da der gelöste
Stoff in die I o n e n dissoziiert, die den Strom leiten; je mehr Ionen in dem
Raum zwischen den Elektroden vorhanden sind, desto mehr Strom geht hindurch. Grammäquivalente statt Gramm-Moleküle werden benutzt, weil Salze
mit mehrwertigen Ionen dann einfacher mit denen mit einwertigen Ionen vergleichbar sind. Wenn äquimolare Lösungen von KCl und $K_2SO_4$ verglichen
würden, würde das zweite Salz, bei gleichem Dissoziationsgrad, die doppelte Leitfähigkeit des ersten besitzen, da es Ionen mit vier Ladungen, zwei negativen und
zwei positiven, abdissoziiert, während das erste nur ein negatives und ein positives Ion ergeben würde.

Nach der ARRHENIUSschen Theorie von der elektrolytischen Dissoziation
werden die „inaktiven Moleküle" durch Verdünnung in aktive Moleküle verwandelt. Das ist der Ausdruck der experimentellen Tatsache, daß die äquivalente Leitfähigkeit oder die Anzahl der Ionen, in welche ein Grammäquivalent dissoziiert, sich bei Verdünnung der Lösung vermehrt. Durch Auftragen
aufeinander folgender Werte der äquivalenten Leitfähigkeit mit zunehmender
Verdünnung in Kurvenform, kann der Wert bei unendlicher Verdünnung, d. h.
bei vollständiger Dissoziation, extrapoliert werden. Die äquivalente Leitfähigkeit

kann auch durch Angabe des Lösungsvolumens in Kubikzentimetern, das 1 Grammäquivalent enthält, ausgedrückt werden. Dieses Volum wird durch das Symbol
$\Phi$ bezeichnet. Die äquivalente Leitfähigkeit wird dann $\varkappa\,\Phi$. $\Phi$ ist also gleich $\dfrac{1}{\eta}$.

Wir gehen jetzt dazu über, die Methoden zur Messung der Leitfähigkeit
zu betrachten. Was tatsächlich gemessen wird, ist der Widerstand eines Flüssig-
keitszylinders von bekannten Dimensionen. Der Wert dieser Dimensionen wird
in einem bestimmten Widerstandsgefäß bestimmt, indem man darin den Widerstand einer Lösung mißt, deren Leitfähigkeit aus früheren Messungen in einem
Gefäß bekannt ist, dessen Dimensionen man direkt messen kann. · Einzelheiten
der Methode siehe bei FINDLAY (1906, S. 144—181) oder ASHER (1911, S. 161
bis 174). Hier seien nur die allgemeinen Grundlagen der Methodik erörtert.
Der Widerstand metallischer Leiter wird bekanntlich durch die WHEATSTONEsche
Brücke mit großer Genauigkeit gemessen. Die gleiche Methode ist — bei Ein-
führung einiger Modifikationen — auch bei Lösungen von Elektrolyten anwendbar.
Diese Modifikationen sind notwendig, weil beim Stromdurchgang durch einen
Elektrolyten Ablagerung von Ionen auf den metallischen Elektroden stattfindet,
welche die Stromstärke vermindert (sog. „Polarisation"). Daher sind genaue
Messungen mit der gewöhnlichen Methode nicht möglich. Die Schwierigkeit
wird nach KOHLRAUSCH durch Anwendung eines Stromes beseitigt, der seine
Richtung so schnell ändert, daß keine Zeit zum Entstehen von Polarisation da ist.
Jede Elektrode wird abwechselnd zur Anode und zur Kathode gemacht. Eine
kleine Induktionsrolle mit einem sehr schnell schwingenden Unterbrecher
wird hierfür benutzt, die induzierten Wechselströme von der Sekundärrolle
werden durch den Elektrolyten hindurchgeschickt. Zum Nachweis des Nullpunktes braucht man dann ein Instrument, das auf Wechselströme anspricht,
was das gewöhnliche Galvanometer nur bei Wechselströmen sehr geringer Frequenz
tut. Man benutzt als Nullpunktindicator meist ein Mikrophon.

Wenn die Lösungen einen sehr hohen Widerstand haben, wird es schwierig, einen genügend starken Strom hindurchzuschicken, um mit dem Telephon noch scharfe Ausschläge zu
erhalten. In solchen Fällen ist die Methode von WHETHAM (1900) von großem Wert. Hierbei
wird der Strom durch einen rotierenden Kommutator gesendet. Um statt des Telephons
ein empfindliches Galvanometer des gewöhnlichen Typus gebrauchen zu können, wird der
Wechselstrom wieder in Gleichstrom transformiert, bevor er durch das Galvanometer geht.
Das geschieht durch einen zweiten Kommutator, der auf der gleichen Achse wie der den
Wechselstrom erzeugende läuft. Mit dieser Methode kann man mit sehr verschiedenen
elektromotorischen Kräften arbeiten, ebenso mit sehr verschiedener Empfindlichkeit des
Galvanometers. Die bequemsten Gefäße zum physiologischen Gebrauch sind die von HENRY
(Abb. 21A aus ASHERS, 1911, Artikel).

Wir können jetzt zur Betrachtung weiterer Beweise zugunsten der elektrolytischen Dissoziationstheorie zurückkehren.

## Ionen-Leitfähigkeit.

Die molekulare Leitfähigkeit folgender Reihen von Salzen in 0,001 molarer
Konzentration beträgt nach KOHLRAUSCH und MALTHY (1899) für

|     | Chlorid | Nitrat |
|-----|---------|--------|
| K   | 129,05  | 125,49 |
| Na  | 108,06  | 104,53 |
| Li  | 98,06   | 94,38  |

Die Einheiten, in denen diese ausgedrückt werden, sind für den vorliegenden Zweck nebensächlich, da alle in der gleichen Maßeinheit ausgedrückt sind.

Der Unterschied zwischen KCl und NaCl beträgt 20,99 und zwischen $KNO_3$ und $NaNO_3$ 20,96, d. h. in praxi ist er derselbe. Ebenso ist der Unterschied zwischen KCl und LiCl 30,99, und zwischen $KNO_3$ und $LiNO_3$ beträgt er 31,11. Was bedeutet das? Offenbar, daß es nichts ausmacht, ob wir ein Chlorid oder ein Nitrat nehmen, wenn wir Na oder Li für K einsetzen; d. h. der metallische Teil des Salzes hat, unabhängig von dem sauren, damit verbundenen Radikal, seinen bestimmten Anteil an der Leitfähigkeit. In ähnlicher Weise beträgt der Unterschied zwischen KCl und $KNO_3$ 3,56, zwischen NaCl und $NaNO_3$ 3,53 und zwischen LiCl und $LiNO_3$ 3,68, so daß die gleiche Beobachtung auch für das andere Radikal zutrifft. Vielleicht wird diese Tatsache klarer, wenn man sie in symbolischer Form ausdrückt:

$$(K + Cl) - (Na + Cl) = (K + NO_3) - (Na + NO_3)$$

und

$$(K + Cl) - (K + NO_3) = (Na + Cl) - (Na + NO_3) .$$

Diese Gleichungen können nur gelten, wenn K, Na, Cl und $NO_3$ jedes einen bestimmten Wert haben, unabhängig von dem der anderen.

Wir können also schließen, daß die Leitfähigkeit einer stark verdünnten Lösung auf den voneinander unabhängigen Leitfähigkeiten ihrer Ionen beruht. Wenn dem aber so ist, müssen diese Ionen als getrennte Wesenheiten vorhanden sein. KOHLRAUSCH drückt das durch sein Gesetz der unabhängigen Ionenwanderung aus. Das Symbol $u$ wird dem Teil beigelegt, der durch das Kation, und $v$ dem, der durch das Anion verursacht wird. Die molekulare Leitfähigkeit eines binären (d. h. eines in zwei einwertige Ionen dissoziierten) Ekeltrolyten bei unendlicher Verdünnung ist dann $u + v$. Diese Werte sind für dieselben Ionen immer dieselben, in was für Salzen die betr. Ionen auch immer vorkommen mögen.

In der Tabelle auf S. 214 sieht man, daß die Leitfähigkeit des Li-Ions geringer ist als die des Na-Ions, und diese ist wiederum geringer als die des K-Ions. Da jedes dieser Ionen die gleiche Ladung trägt, folgt daraus, daß sie verschiedene Wanderungsgeschwindigkeiten haben müssen. Eine kleine Betrachtung zeigt, daß, wenn dem so ist, die Konzentration des Elektrolyten an den beiden Elektroden verschieden sein muß, wenn der Strom eine Zeitlang hindurchgegangen ist. Auf Grund dieser Tatsache hat HITTORF die Wanderungsgeschwindigkeit der Ionen bestimmt. Einzelheiten über diese Messungen in den Hand- und Lehrbüchern (PHILIP, 1910, S. 143 usw.; NERNST, 1911, S. 362 usw.).

Folgende Tabelle zeigt die molekularen Leitfähigkeiten einiger Ionen bei einer Temperatur von 18° (NERNST, 1911, S. 366):

| | K | $NH_4$ | Na | Li | Ag | H |
|---|---|---|---|---|---|---|
| $u =$ | 65,3 | 64,2 | 44,4 | 35,5 | 55,7 | 318 |

| | Cl | Br | I | $NO_3$ | $ClO_3$ | $CO_2H$ |
|---|---|---|---|---|---|---|
| $v =$ | 65,9 | 66,7 | 66,7 | 60,8 | 56,5 | 45 |

| | $C_2H_3O_2$ | OH |
|---|---|---|
| $v =$ | 33,7 | 174 |

Bei den großen organischen Ionen nimmt die Wanderungsgeschwindigkeit mit zunehmender Größe nur wenig ab. Die Werte einiger Anionen bei 25° sind (nach BREDIG, 1894) in folgender Tabelle zusammengestellt:

| Anion von | Anzahl der Atome | Wanderungs-geschwindig-keit | Leitfähigkeit des Na-Salzes, unendliche Ver-dünnung |
|---|---|---|---|
| Essigsäure . . . . . . . . . . | 7 | 38,3 | 87,5 |
| Capronsäure . . . . . . . . . | 19 | 27,4 | 76,6 |
| Pikrinsäure . . . . . . . . . . | 18 | 31,5 | 80,7 |
| Lacton- der o-Toluol-$\beta$-isobuttersäure | 40 | 23,0 | 72,2 |

Der praktische Nutzen dieser Feststellungen ist, daß wir die Werte der molekularen Leitfähigkeit bei unendlicher Verdünnung in Fällen berechnen können, wo man sie experimentell nicht bestimmen kann. So ist Ammoniumhydroxyd z. B. bei einer Verdünnung, bei der die Widerstandsmessung keine exakten Werte mehr gibt, noch längst nicht völlig dissoziert. Aber nach dem KOHL-RAUSCHschen Gesetz können wir den Wert aus der Summe als Wanderungsgeschwindigkeit seiner Ionen erhalten, $NH_4^{\cdot}$ und $OH'$, nämlich:

$$64,2 + 174 = 238,2.$$

Da wir die Leitfähigkeit der Salze kennen, wenn sie vollkommen dissoziiert sind, können wir den Dissoziationsgrad bei jeder Konzentration aus der Messung der Leitfähigkeit bestimmen. Wenn also ein binäres Salz bei einer bekannten Konzentration die Hälfte der molekularen Leitfähigkeit hat, die wir nach KOHL-RAUSCHS Gesetz als Grenzwert bei unendlicher Verdünnung erhalten, wissen wir, daß nur die Hälfte seiner Moleküle an der Leitung des Stromes teilnimmt.

Von Interesse ist ferner der reelle Wert für die Wanderungsgeschwindigkeit der einzelnen Ionen. Wie NERNST (1911, S. 363) zeigt, würden uns die kleinen Dimensionen der Ionen erwarten lassen, daß der Reibungswiderstand gegen ihre Bewegungen sehr groß ist. Ihre Geschwindigkeit ist daher proportional der auf sie einwirkenden Kraft. Wenn das Potential in der Lösung um 1 Volt pro Zentimeter sinkt, d. h. wenn die Elektroden 10 cm voneinander entfernt sind und eine Potentialdifferenz von 10 Volt zwischen ihnen besteht, so bewegt sich das Wasserstoffion mit einer Geschwindigkeit von 0,0033 cm pro Sekunde und das Kaliumion mit 0,00067 cm pro Sekunde. Die Methoden, mit denen diese Werte ermittelt wurden, gehen über den Rahmen dieses Buches hinaus.

Diese langsame Bewegung von Ionen ist ein weiterer Beweis dafür, daß in der Lösung eines Elektrolyten Ionen auch dann vorhanden sind, wenn kein elektrischer Strom hindurchgeschickt wird. In einer Lösung von Kupfersulfat mögen sich 2 Elektroden in 2,2 cm Abstand voneinander befinden. Die Anode soll aus Kupfer und die Kathode aus Platin bestehen. Sobald ein Strom hindurchgeschickt wird, lagert sich sofort Kupfer auf der Platinplatte ab und von der Anode löst das $SO_4''$-Ion Kupfer auf. Wenn nun der elektrische Strom selbst die $CuSO_4$-Moleküle in Ionen zerlegen würde, und die beiden entgegengesetzt geladenen Teile entsprechend der alten Auffassung von den beiden entgegengesetzten Polen angezogen würden, so müßte das $SO_4''$-Ion, das zu einem Kupferion an der Kathode gehört, in unserem Falle 2,2 cm in weniger als einer Sekunde durchwandern. Bei einer Potentialdifferenz von 2,2 Volt und einer Wanderungsgeschwindigkeit des $SO_4''$-Ions von 0,0018 cm pro Sekunde (dies ist die Wanderungsgeschwindigkeit des $H^{\cdot}$-Ions, die des $SO_4''$-Ions ist in Wirklichkeit kleiner) wären 20 Minuten nötig, die Entfernung von 2,2 cm zwischen den Elektroden zurückzulegen.

OSTWALD (1888, S. 272) weist auf ein anderes, ähnliches Experiment hin. Es ist bekannt, daß amalgamiertes Zink von verdünnter Schwefelsäure nicht angegriffen wird. Wenn man aber ein Stück Platin in die gleiche Lösung, selbst in erheblichem Abstande davon, eintaucht, so bilden sich Wasserstoffbläschen auf dem Platin und das Zink geht in die Lösung, sobald die beiden Metalle durch einen Draht verbunden werden. Der Wasserstoff kann nicht aus dem gleichen schwefelsauren Molekül entstammen, dessen $SO_4$ das Zink angreift, da er in der gegebenen Zeit eine so große Strecke nicht durchwandern kann. Er muß aus der unmittelbaren Nachbarschaft kommen und schon als dissoziiertes Wasserstoffion vorhanden gewesen sein.

Eine andere Tatsache, die sich durch die verschiedene Wanderungsgeschwindigkeit der bereits vorhandenen Ionen erklärt und für die es keine andere Erklärung gibt, ist, daß die Lösung eines Elektrolyten in Berührung mit reinem Wasser an der Grenzfläche fast immer Sitz einer Potentialdifferenz wird. Diese wird durch die verschiedene Diffusionsgeschwindigkeit der beiden Ionen verursacht. Entweder eilt das Anion oder das Kation dem anderen voraus unter Bildung einer HELMHOLTZschen Doppelschicht. Natürlich können sich die beiden Ionen wegen der elektrostatischen Anziehung nicht weit voneinander trennen. Bei der Besprechung der Entstehung von Potentialdifferenzen in lebenden Geweben werden wir dieser Erscheinung wieder begegnen.

## Hydratation von Ionen.

Bei Betrachtung der Zahlen der Tabelle für die Leitfähigkeiten der Ionen auf S. 214 fällt auf, daß Lithium mit einem Atomgewicht von 7 viel langsamer wandert als Kalium mit einem Atomgewicht von 39. Die Erklärung ist wahrscheinlich die, daß das Lithiumion eine größere Anzahl von Wassermolekülen als das Kaliumion mit sich trägt, so daß es größere Reibung überwinden muß.

Die Hauptarbeit bei dieser Frage hat BOUSFIELD (1905, 1906, 1912) geleistet, auf dessen Schriften ich den Leser hinweise. Eine interessante Tatsache, die wert ist, angeführt zu werden, ergibt sich aus den Resultaten seiner letzten Arbeit (1912, S. 168). Die Anzahl der Moleküle des Wassers, die bei unendlicher Verdünnung mit beiden Ionen verbunden sind, beträgt für

| KCl | NaCl | LiCl |
|-----|------|------|
| 9   | 13   | 21   |

Es gibt Gründe für die Annahme, daß die mit dem Cl'-Ion verbundenen Wassermoleküle 5 sind. Seine Wanderungsgeschwindigkeit ist nur ein wenig größer als die des Kaliums, so daß sein Anteil etwas über die Hälfte der 9 Wassermoleküle von KCl beträgt. Wenn dem so ist, haben wir für die Zahl der Wassermoleküle, die mit den Ionen verbunden sind,

| K | Na | Li |
|---|----|----|
| 4 | 8  | 16 |

Wie der Verfasser sagt, „eine sehr ansprechende Reihe".

## Weitere Beweise und einige Schwierigkeiten.

Der Hauptbeweis für die Richtigkeit der elektrolytischen Dissoziationstheorie ist zweifellos der Umstand, daß sie eine genaue quantitative Erklärung so vieler Erscheinungen zu geben imstande ist. Man kann aus ihr sogar die numerischen Werte der Faktoren bei diesen Erscheinungen vorausberechnen. Es überrascht nicht, daß Ableitungen aus ihr sich nicht immer bestätigt haben. Bei Theorien von so weitreichender Anwendung sind immer Modifikationen und Zusätze nötig.

Einwände sind gegen sie erhoben worden, aber keine andere Theorie ist imstande gewesen, so genaue quantitative Resultate zu geben, noch dazu in so einfacher und direkter Weise. Heutzutage kann man sie ruhig für unentbehrlich erklären. Es gibt viele Erscheinungen, welche ohne sie nicht einmal beschrieben werden könnten oder doch nur mit Schwierigkeiten, geschweige denn quantitativ behandelt werden könnten. Wir werden einige von ihnen gleich in einigen auffallenden Beispielen antreffen.

Hier sei nur eins erwähnt: Wie wir sehen werden, entspricht die Acidität einer Lösung nach unserer Theorie der Zahl, die ihre Konzentration an H-Ionen ausdrückt. Die Schwierigkeit, die jene fanden, welche die Theorie nicht annehmen, sehen wir auf S. 576 der Arbeit von E. F. und H. E. Armstrong (1913), welche Gemische von Alkaliphosphat und Phosphorsäure untersuchten; die Zahlen ergaben nur relative Werte.

Einige der Schwierigkeiten wollen wir behandeln. Sie zeigen die Punkte, bei denen weitere Untersuchungen nötig sind, sind aber auch sonst lehrreich.

Zur Zeit der ersten Veröffentlichung der Theorie wurde der Einwand gemacht, daß es möglich sei, durch Diffusion die Dissoziationsprodukte des Salmiaks, $NH_4$ und HCl, voneinander zu trennen, was bei Na- und Cl-Ionen nicht geht. Gegenwärtig ist die von Arrhenius (1910, S. 176) gegebene Erklärung allgemein angenommen. Diese Erklärung beruht auf der elektrischen Ladung der Ionen, während die Produkte gewöhnlicher Dissoziation keine Ladung haben. Die Ladung ist sehr groß; 96,500 Coulombs pro Äquivalent. In einer Röhre befinde sich eine Wasserschicht über einer Lösung von Natriumchlorid. Wenn das Na und Cl keine Ladung hätten, würde letzteres, das viel schneller als Na diffundiert (im Verhältnis von 68 zu 45), nach kurzer Zeit in der wässerigen Schicht im Überschuß vorhanden sein. Wenn aber nur $10^{-13}$ Grammäquivalente von Cl-Ionen im Überschuß über Na-Ionen in die obere Schicht gegangen sind, würde diese Schicht eine negative Ladung von $96,500 \cdot 10^{-13}$ Coulombs entsprechend $96,500 \cdot 10^{-13} \cdot 3 \cdot 10^{10} = 290$ elektrostatischen Einheiten haben, eine Elektrizitätsmenge, die bei einer Kugel von 10 cm Durchmesser einen Funken von 0,3 cm Länge geben würde. Es ist nun leicht zu berechnen, daß die elektrischen Kräfte, die durch die nicht nachweisbare Menge von $10^{-13}$ Grammäquivalenten von Cl hervorgerufen werden, jede mögliche osmotische Kraft weit übertreffen, die eine ungleiche Diffusion der beiden Ionen verursachen könnte. Die elektrolytische Einheit der elektromotorischen Kraft ist gegen 300 Volt, so daß die oben erwähnten 290 Einheiten ein Potential von

$$\frac{290 \cdot 300}{10} = 8,700 \text{ Volt}$$

auf einer Kugel von 10 cm Radius, in runden Zahlen also $10^4$ Volt geben würden. Das würde ungefähr der Ladung eines Flüssigkeitswürfels von 10 cm Seitenlänge in einem Diffusionsgefäß entsprechen.

Wir denken uns jetzt eine halb normale Natriumchloridlösung von einem Zentimeter Höhe und einem Quadratzentimeter Grundfläche und nehmen ein Potential von $10^4$ Volt am Ende $A$ und das Nullpotential bei $B$ an (Abb. 37). Wir nehmen ferner an, daß das Natriumchlorid so diffundiert, daß seine Konzentration bei $A$ null, bei $B$ normal, auf der Hälfte des Weges halb normal ist.

Der Einfachheit halber nehmen wir vollkommene Dissoziation an. Auf die Cl-Ionen wirkt eine elektrische Kraft von $\dfrac{V}{l} \cdot e$, wobei $\dfrac{V}{l}$ das Sinken des Potentials pro Zentimeter ist, d. h. $10^4$ Volt, und $e$ die Ladungssumme auf den Ionen, d. h. $\dfrac{96.500}{2\,000} = 48{,}2$ Coulombs, da die Lösung pro Kubikzentimeter $\dfrac{0{,}5}{1\,000}$ Gramm Ionen enthält. Die ganze wirkende Kraft ist $48{,}2 \cdot 10^4$ Volt pro Zentimeter $= 48{,}2 \cdot 10^{11}$ Dynen (ARRHENIUS, 1901, S. 6). Die osmotische Kraft andererseits, die auf die gleichen Cl-Ionen wirkt, wird durch den Unterschied zwischen dem osmotischen Druck der normalen Lösung bei $B$ und 'dem der Nullkonzentration bei $A$ gegeben, d. h. bei $18°$, $22{,}4 \cdot \dfrac{273 + 18}{273} = 24{,}2$ Atmosphären oder $23{,}9 \cdot 10^6$ Dynen. Die osmotische Kraft ist deshalb $2 \cdot 10^5$ mal geringer als die elektrostatische Kraft, welche die Diffusion verhindert; mit anderen Worten: letztere ist 200 000 mal so stark. Wir sehen also, wie ein außerordentlich kleiner Überschuß von Cl- über Na-Ionen genügen würde, jede weitere Diffusion unmöglich zu machen. Wenn sich ein Ion weiterbewegt, muß das entgegengesetzte auf unendlich kleine Entfernung folgen.

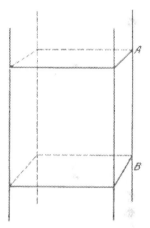

Abb. 37. Diagramm zur Berechnung der elektrostatischen Anziehung zwischen entgegengeladenen Ionen. (ARRHENIUS.)

Eine schwierigere Frage ergibt sich aus der Betrachtung der Energie. Wir wissen, daß Natrium und Chlor sich unter bedeutender Wärmeentwicklung miteinander verbinden. Um sie als Ionen zu trennen, wenn man die Verbindung in Wasser auflöst, muß irgend woher die entsprechende Energiemenge zugeführt werden. Der Umstand, daß Ionen hydratisieren, scheint eine Möglichkeit zu bieten, wenn wir Hydrate für chemische Verbindungen ansehen, die unter Wärmeentwicklung gebildet werden.

BOUSFIELD und LOWRY (1907, S. 125) nahmen an, daß die „Affinität des ionischen Kerns" zu Wasser die Hauptquelle der erforderlichen Energie ist. Einen weiteren Beweis für diese Ansicht gibt BOUSFIELD (1912, S. 149). Die Begründung kann man kurz folgendermaßen fassen: Atome, die aus einer großen Anzahl winziger Körper oder Körperchen zusammengesetzt sind, kann man als zusammendrückbar ansehen. Die Bildungswärme einer Verbindung ist annähernd gleich der Summe gewisser „Wärmekonstanten" der Komponenten, multipliziert mit $0{,}875\, \delta V$, wobei $\delta V$ die Veränderung des Atomvolumens ist, welche stattfindet. Die innere Energie eines Atoms wäre dann die Summe der kinetischen Energie der Körperchen und der potentiellen Energie, die durch ihre gegenseitige Anziehung verursacht wird. Der Faktor $0{,}875\, \delta V$ stellt darum die Veränderung in der inneren Energie der Atome dar, die durch ihre Volumänderung bei der Vereinigung entsteht. Wie Kompression oder Contraction die innere Energie eines Atoms durch Annäherung sich gegenseitig anziehender Körperchen vermindert, ist auf S. 151 der Originalabhandlung zu finden. Wenn wir diese Betrachtungen auf die Größenordnung der Wärmebildung beim Entstehen fester, flüssiger oder ionisierter Moleküle anwenden, stellt sich heraus, daß $\delta V$ in dem ionischen Zustand beträchtlich größer als im festen oder flüssigen ist; der Wert für KCl beträgt in dem ionischen Zustand 42,7, im festen Zustand 32,5. D. h. die Contraction, die bei Vereinigung mit Wassermolekülen im ionischen Zustand stattfindet, ist größer als die in dem festen Zustand und kann wohl die Quelle der Energie sein, die zur elektrolytischen Dissoziation erforderlich ist.

LARMOR (1908, S. 37) weist auf die Möglichkeit hin, daß „innere potentielle Energie
frei wird, weil Ionen stärkere Affinität zum Lösungsmittel haben". Es besteht kein Zweifel
darüber, daß molekulare Kräfte die erforderliche Energie liefern können, aber es bleibt noch
die Frage, warum sie diese Energiemengen für in der Dissoziation gelöste Salze freimachen
sollen. Wir können sagen, daß die Affinität eines Ions zum Wasser größer ist als die, welche
es für ein entgegengesetztes Ion hat. Aber ist das mehr als Aussprechen des gleichen Problems,
nur in anderen Worten?

Eine weitere Schwierigkeit, die man aufgeworfen hat, ist folgende: Wenn
wir zugeben, daß sich die Ionen irgendwie getrennt haben, was hindert die entgegengesetzten elektrischen Ladungen daran, sich gegenseitig unter Reproduktion
des Salzes wieder zu neutralisieren? Wir haben gesehen, daß ein analoger Prozeß
bei der gegenwärtigen Ausflockung entgegengesetzt geladener Kolloide eintritt.
Die Antwort ist wahrscheinlich mit der der vorhergehenden Frage verknüpft.
Die Kräfte, welche die Dissoziation verursacht haben, bleiben wahrscheinlich
dauernd tätig, eine Wiedervereinigung der Ionen zu verhindern.

Es besteht kein Zweifel, daß die Dielektrizitätskonstante des Lösungsmittels
etwas damit zu tun hat. Ihre Wirkungsweise deutlich zu machen, ist nicht
einfach, folgendes möge zur Veranschaulichung dienen:

Bekanntlich ziehen sich zwei entgegengesetzt geladene Körper gegenseitig mit einer
bestimmten meßbaren Kraft an. Man könnte annehmen, daß diese Kraft von dem zwischen
beiden Körpern befindlichen isolierenden Stoff unabhängig sei. FARADAY fand aber, daß
dies nicht zutrifft. Es sei Luft der Isolator zwischen den beiden Körpern, sie sollen ferner
solche Ladung haben und so weit voneinander entfernt sein, daß die anziehende Kraft gleich
dem Gewicht von 10 g ist. Nimmt man als Zwischenschicht Petroleum an Stelle von Luft,
beträgt die anziehende Kraft nur 10/2,2, nimmt man Rizinusöl, nur 10/4,3. Die Nenner
dieser Brüche sind die sog. „Dielektrizitätskonstanten" der Flüssigkeiten. Sie haben auch
sonst noch große Bedeutung. Die Aufnahmefähigkeit eines Kondensators ist z. B. größer,
je größer die Dielektrizitätskonstante des Materials zwischen den Platten ist; da die
von Glimmer 8 beträgt, benutzt man ihn statt Paraffin, das nur eine Dielektrizitätskonstante von 2,3 hat. Nach der modernen Theorie der Elektronen ist die Dielektrizitätskonstante um so größer, je größer die Anzahl der Elektronen ist, die in einem gegebenen
Raum der Substanz vorhanden sind. Diese wirken als Partikeln, welche die Elektrizität
leiten. Sie sind von einer isolierenden Substanz mit ganz speziellen Eigenschaften,
dem Lichtäther, umgeben. Wenn sich elektrische Kräfte durch einen Nichtleiter ausbreiten,
wirken sie auf die Elektronen ein; je mehr von ihnen vorhanden sind, desto größer das Hindernis für die Kräfte. Die Beziehung zwischen Elektrizität und Licht wurde, wie sich der Leser
erinnern wird, von CLERK MAXWELL ausgearbeitet. Damit hängt es zusammen, daß die Dielektrizitätskonstante eines Stoffes dem Quadrat ihres Brechungsindex gleich ist (für
Licht von sehr großer Wellenlänge oder elektrische Wellen berechnet; MAXWELLS Gesetz).

Von allen Flüssigkeiten, mit Ausnahme der Blausäure, des Wasserstoffperoxyds und Formamids, hat Wasser die höchste Dielektrizitätskonstante.
Sie ist ungefähr 80 mal so groß als die der Luft, die Mehrzahl anderer Flüssigkeiten
hat Werte, die zwischen 40 für Nitromethan und 6,46 für Essigsäure variieren.
Wenn eine Substanz in mehr als einer dieser verschiedenen Flüssigkeiten löslich
ist, ist ihre Leitfähigkeit, d. h. ihr Dissoziationsgrad, um so größer, je höher die
Dielektrizitätskonstante des Lösungsmittels ist (J. J. THOMSON, 1893, und NERNST,
1894, unabhängig davon). Folgende Zahlen dienen zur Veranschaulichung
(WALDEN, 1906). Der gelöste Stoff ist Tetra-Äthyl-Ammoniumjodid in verschiedenen organischen Lösungsmitteln gelöst.

CENTNERSZWER (1902, S. 223) gibt die molekulare Leitfähigkeit von Jodkalium in Blausäure auf 262 an, während sie in Wasser 80 beträgt. Die Dielektrizitätskonstante von flüssiger Blausäure ist 95.

| Dielektrizitäts-konstante | Lösungsmittel | Dissoziationsgrad bei Auflösung in 100 Litern = 0,01 Molar |
|---|---|---|
| 84 | Formamid | 93% |
| 81,7 | Wasser | 91% |
| 40 | Nitromethan | 78% |
| 21 | Aceton | 50% |
| 14 | Salicylaldehyd | 34% |

Wenn wir annehmen, daß die entgegengesetzt geladenen Ionen durch Dissoziation voneinander getrennt sind, so bestimmt die Größe der Dielektrizitätskonstante, die die Entfernung beherrscht, auf die sich entgegengesetzt geladene Körper ohne Ausgleich ihrer Ladung nähern können, wie nah Ionen sich in verschiedenen Lösungsmitteln kommen können, ohne sich unter Ladungsausgleich zu vereinigen. Die kinetische Energie der Ionen, welche ihre Vereinigung verhindert, braucht um so geringer zu sein, je höher die Dielektrizitätskonstante des Lösungsmittels. Mit wachsender Dielektrizitätskonstante des Lösungsmittels nimmt daher die Zahl der freien Ionen ein und desselben gelösten Stoffes zu.

Betrachtungen solcher Art, welche veranschaulichen, warum sich nicht alle Ionen mit ihren entgegengesetzt geladenen Kameraden verbinden, erklären darum doch nicht, warum es überhaupt zur Dissoziation kommt, wenn man ein festes Salz in Wasser löst. Bei Annahme von FARADAYS Ansicht über die elektrische Natur chemischer Affinität erscheint es möglich, daß die elektronischen Kräfte des Dielektrikums dabei mitspielen. Wenn Moleküle sich voneinander trennen, wie bei der Auflösung eines festen Körpers, können sie für Kräfte, die danach streben, die Verbindung zwischen ihren Hauptionen zu lösen, zugänglicher werden. Ist die Trennung einmal geschehen, so verhindert die hohe isolierende Kraft oder die Dielektrizitätskonstante des Lösungsmittels ihre Wiedervereinigung in wechselndem Grade.

Vielleicht ist die ernsteste Schwierigkeit für ARRHENIUS' Theorie das Verhalten starker Säuren, starker Basen und Salze, verglichen mit dem schwacher Säuren und schwacher Basen. Wie OSTWALD zeigte, läßt sich in letzterem Falle der Dissoziationsgrad nach dem Massenwirkungsgesetz ableiten. In ersterem Falle ist das Verhalten ganz abweichend. In einer Schrift von A. A. NOYES, MELCHER, COOPER und EASTMAN (1910, S. 375) wird die Aufmerksamkeit auf die Tatsache gelenkt, daß die elektrolytische Dissoziation in ersterem Falle bei Salzen, starken Säuren und starken Basen „eine vorläufig nicht durch spezifisch chemische Affinitäten zu bestimmende Erscheinung ist, sondern durch elektrische Kräfte, die aus den Ladungen auf den Ionen stammen; daß sie nur sekundär durch chemische Massenwirkung beeinflußt wird, statt dessen vielmehr durch gewisse allgemeine, verhältnismäßig einfache, empirisch ermittelbare Gesetze beherrscht wird, deren theoretische Bedeutung noch unbekannt ist. Es ist eine Erscheinung, die sich fast in jeder Hinsicht von der Dissoziation chemischer Stoffe, einschließlich der der Ionisierung schwacher Säuren und Basen, unterscheidet."

Die Gründe für diese Ansicht finden wir in der Originalschrift; hier genügt der Hinweis auf die ähnlichen Dissoziationswerte von Salzen verschiedener chemischer Natur, aber gleicher Ionisation, die Beziehung dieser Größe zur Wertigkeit, die geringere Beeinflussung der Dissoziation von Salzen, starken Säuren und Basen durch die Temperatur. Ebenso ist die Beeinflussung der Dielektrizitätskonstante durch die Temperatur gering, während zwischen Dissoziation und Konzentration eine Exponentialbeziehung besteht, die nicht der vom Massenwirkungsgesetz verlangten entspricht. Endlich sind die optischen Eigenschaften dissoziierter Salze in äquimolarer Konzentration unabhängig von der wirklichen Konzentration und darum von der Dissoziation, wenn die Lösung nur mäßig verdünnt ist.

Die Wirkung der Temperatur auf die Dissoziation muß von der Wirkung auf die Wanderungsgeschwindigkeit der Ionen unterschieden werden. Der Temperaturkoeffizient der Leitfähigkeit eines Salzes beträgt pro Grad etwa 2%, wie ARRHENIUS (1901, S. 136) zeigt, aber das erklärt sich fast vollständig durch die vermehrte Wanderungsgeschwindigkeit der Ionen, die wieder durch Verminderung der inneren Reibung des Lösungsmittels verursacht ist. Die Zunahme der Anzahl der Ionen ist nur sehr klein. In anderen Fällen, die NOYES und seine Mitarbeiter (1910) als mehr chemischer Natur ansehen (siehe unten), wächst die Zahl der Ionen bei Temperaturanstieg beträchtlich. Das Wasser selbst ist ein auffallendes Beispiel. Nach den Angaben von KOHLRAUSCH und HEYDWEILLER (1894, S. 209) beträgt der Temperaturkoeffizient der Dissoziation des Wassers bei 18° 5,32% (NERNST, 1911, S. 670). Das stimmt zu der bedeutenden Dissoziationswärme des Wassers.

Wie oben bemerkt, nehmen NOYES und seine Mitarbeiter (1910, S. 376) an, daß Ionen zwei verschiedene Arten von Molekülen, nämlich elektrische und chemische, bilden können. Im ersteren Falle ist die Vereinigung nicht so eng, und die Bestandteile behalten ihre elektrischen Ladungen und ihre charakteristischen optischen Eigenschaften bei. „Zweitens können sich die Ionen in engerer Weise verbinden um gewöhnliche ungeladene Moleküle zu bilden, deren Bestandteile ihre Eigenschaften und ursprünglichen Charakter völlig verloren haben." „Bei Salzen, anorganischen Säuren und Basen ist die Neigung, chemische Moleküle zu bilden, verhältnismäßig gering; hier herrschen die neutralen elektrischen Moleküle vor. Bei organischen Säuren überwiegen in der Regel chemische Moleküle. Letztere werden in Übereinstimmung mit dem Massenwirkungsgesetz gebildet; elektrische Moleküle werden nach einem Gesetz gebildet, dessen theoretische Grundlagen noch unbekannt sind."

Nach G. N. LEWIS (1910, S. 218) weichen diese Salze, starke Säuren und Basen in mäßig konzentrierten Lösungen vom Massenwirkungsgesetz ab, in stark verdünnten Lösungen dagegen gehorchen sie dem Massenwirkungsgesetz. Die Ionen scheinen den Gesetzen, die für vollkommene Lösungen gelten, zu folgen. Um die Abweichungen zu erklären, muß man daher auf die undissoziierten Moleküle zurückgreifen. Der Verfasser zeigt, daß in gewissen Fällen das richtige Resultat vorausgesagt werden kann, wenn man die undissoziierten Moleküle vernachlässigt und nur die Ionen berücksichtigt.

Eine Ableitung der elektrolytischen Dissoziationstheorie, die durch von ihr unabhängige Methoden bestätigt werden konnte, ist die Konstanz des Produkts der Konzentrationen der H·- und OH′-Ionen in verdünnten wässerigen Lösungen. Die NERNSTsche Gleichung für die elektromotorische Kraft der Konzentrationsketten gibt gute Resultate, wenn die Konzentration der Ionen allein berücksichtigt wird. Auch die Berechnung von LEWIS (S. 219) ergibt richtige Resultate. Sie gründet sich nur auf aus der ARRHENIUSschen Theorie abgeleitete Größen, die NERNSTsche Gleichung, das Löslichkeitsprodukt und die Dissoziationskonstante des Wassers. Das Resultat war von dem angenommenen Wert verschieden, unabhängige Untersuchungen von HUBER und NERNST ergaben aber bald danach eine vollkommene Übereinstimmung mit dem berechneten Wert. Der Verfasser bemerkt dazu: „Die Berechnung hätte falsch sein müssen, wenn nur eine ihrer Grundlagen unzuverlässig gewesen wäre." Im ganzen zeigt sich, daß die späteren besseren Theorien die erste einfache von ARRHENIUS nur vervollkommnet, nicht aber verdrängt haben. Übrigens ist der Aufsteller dieser Theorie immer bereit gewesen, die Schwierigkeiten zuzugeben. Ob die Ansichten von NOYES sie erklären können, bleibt abzuwarten; gegen ihre gegenwärtige Form sind viele Einwände möglich. Vielleicht können sie aber eine Antwort auf die Frage geben, warum eine konzentrierte Lösung von z. B. Kaliumchlorid, in der nur 25% dissoziiert sind, nur die Eigenschaften der Ionen aufweist. Hat das KCl-Molekül keine eigenen Eigenschaften?

ARRHENIUS (1914, S. 1424) selbst legt dar, daß die Dielektrizitätskonstante des Lösungsmittels durch die Anwesenheit starker Elektrolyte mit höheren Dielektrizitätskonstanten zunimmt. Das würde ihre dissoziierende Kraft erhöhen.

Einige leidenschaftliche Anhänger der Theorie von der elektrolytischen Dissoziation sind wohl etwas zu weit gegangen. Man sollte nicht behaupten, daß alle chemischen Reaktionen zwischen Ionen stattfinden, sondern nur, daß es keinen absoluten Beweis dafür gibt, daß in irgendeiner besonderen Reaktion elektrische Kräfte nicht mitwirken.

## Die Wirkung von Ionen bei physiologischen Prozessen.

Elektrolyte können bei physiologischen Prozessen auf dreierlei Art eine Rolle spielen. Bei der Besprechung des kolloidalen Zustandes sahen wir, daß Neutralsalze hierbei besonders durch die Ladung ihrer Ionen Beeinflussungen ausüben können. Diese Wirkung haben besonders Ionen, deren Wertigkeit größer als Eins ist. Die chemische Natur der Ionen dagegen spielt keine Rolle; die Wirkung von Ca¨ war z. B. nicht von der von Ba¨ zu unterscheiden. Mehrwertige Ionen zeigen diese Wirkung schon bei sehr geringer Konzentration. Nachgewiesen wird diese Wirkung z. B. durch Beeinflussung des Herzschlages durch dreiwertige Ionen. Die Wirkung scheint von der chemischen Natur der Ionen unabhängig zu sein, denn sie zeigt sich bei sehr vielen verschiedenen Ionen und schon bei außerordentlich niedrigen Konzentrationen (MINES, 1911).

Zweitens können die Salze auf das Lösungsmittel wirken, lyotropisch, wie das FREUNDLICH nennt. Diese Wirkung zeigt sich erst bei starker Salzkonzentration. Beispiele sind das „Aussalzen von Proteinen", die verschiedenen Wirkungen von Anionen und Kationen auf Prozesse wie die Imbibition. Sie gehorchen der „HOFMEISTERschen Reihe".

Drittens gibt es Wirkungen von mehr chemischer Art. Dahin gehört die Beeinflussung des Herzmuskels durch Kalium- und Natriumsalze. Diese ist eine reine Ionenwirkung. Die benutzten Lösungen sind nämlich so verdünnt, daß sie fast vollkommen dissoziiert sind. Außerdem ist es gleichgültig, mit welchen Anionen das K- oder Na-Ion verbunden ist. Es handelt sich also um Wirkungen, bei denen nur die Ionen beteiligt sind, nicht aber die unzersetzen Moleküle.

Hierher gehört ferner die Rolle des Calciums bei der Blutgerinnung. Es kann hierbei nicht einmal durch Barium vertreten werden; ferner die Bariumcontractur des glatten Muskels.

## Wasserstoff- und Hydroxylionen.

Säuren und Basen sind, wie allgemein bekannt, in mannigfacher Weise von großer Wirksamkeit. Es ist daher selbstverständlich, bei der Erörterung der Bedeutung der Ionen für physiologische Prozesse mit den Dissoziationsprodukten der Säuren und Basen zu beginnen.

Es ist ferner bekannt, daß verschiedene Säuren auch bei gleicher molekularer Konzentration sehr verschieden wirksam sind. Die eine treibt die andere aus ihren Salzen aus; trotz gleicher Konzentration schmecken sie verschieden stark sauer und invertieren Rohrzucker mit verschiedener Geschwindigkeit.

Hier hat sich die elektrolytische Dissoziationstheorie von besonderem Werte gezeigt; denn sie kann für die Wirksamkeit einer sauren oder alkalischen Lösung genaue quantitative Werte angeben. Was ist — nach der Theorie von der elektrolytischen Dissoziation — der gemeinsame Charakter aller Säuren bzw. aller Basen? Für die Säuren das H-Ion und für die Basen das OH-Ion. Salzsäure und Essigsäure dissoziieren in Lösung in H˙ und Cl′ und in H˙ und CH$_3$—COO′. Der beiden gemeinsame Stoff ist das H˙-Ion. Aber warum ist, wie wir aus vielen Erfahrungen wissen, Salzsäure die stärkere von beiden? Die Antwort auf diese Frage ergibt die Messung der elektrischen Leitfähigkeit. Salzsäure erweist sich als der bessere Leiter; also ist sie stärker dissoziiert und enthält eine höhere Konzentration an Wasserstoffionen. Damit haben wir den numerischen Wert für die Acidität, nämlich die Konzentration der H˙-Ionen. Das gleiche gilt für Basen wie Natrium- oder Ammoniumhydroxyd; hier gibt die Konzentration der OH′-Ionen das Maß der Alkalinität einer Lösung. Wie wir später zeigen werden, ist das Produkt der H˙- und OH′-Ionenkonzentrationen in wässerigen Lösungen eine konstante Größe; daher entspricht einer jeden OH′-Ionenkonzentration eine ganz bestimmte Konzentration an H˙-Ionen. Der Einfachheit halber wird sowohl Acidität wie Alkalinität als H˙-Konzentration ausgedrückt. Der Neutralpunkt liegt bei der H˙- und OH′-Ionenkonzentration, welche in reinstem Wasser gefunden wird; diese beträgt bei 25° $1 \cdot 10^{-7}$ g pro Liter. Eine Lösung, deren H˙-Ionenkonzentration größer ist, heißt sauer, eine Lösung, deren H˙-Ionenkonzentration geringer ist, alkalisch.

Statt des umständlichen Ausdrucks, wie $1,3 \cdot 10^{-6}$, hat SÖRENSEN (1909, S. 28) den negativen Exponenten von 10, als positive ganze Zahl geschrieben, eingeführt, den er den Wasserstoffionenexponenten oder $p_H$ nennt. $5 \cdot 10^{-6}$ ist dasselbe wie $10^{-5,3}$, und eine Lösung, die diese Konzentration an Wasserstoffionen hat, hat also ein $p_H$ von 5,3. Eine $\frac{1}{100}$-Lösung von Salzsäure ist 0,00916 normal an Wasserstoffionen. Wenn wir diesen Wert als Logarithmen von der Basis 10 ausdrücken wollen, erinnern wir uns, daß Dezimalbrüche negative Kennziffern haben. log 0,00916 schreibt man als 3,962 oder $-3 + 0,962$, d. h. $-2,038$, das ist der gesuchte Exponent, und $p_H$ ist also 2,038. Obgleich diese Methode praktisch bequem ist, hat sie für den Anfänger gewisse Nachteile. Die $p_H$-Werte nehmen mit zunehmender Acidität ab. Außerdem sieht man zwar ein, daß eine H˙-Ionenkonzentration von $4 \cdot 10^{-6}$ doppelt so groß ist wie von $2 \cdot 10^{-6}$, aber nicht, daß ein $p_H$ von 5,398 die doppelte Acidität der $p_H$ 5,699 bedeutet. Man muß sich erst daran gewöhnen, in negativen Logarithmen zu denken.

Eine der auffallendsten Tatsachen bei den Säuren und zugleich ein starker Beweis für die Richtigkeit der ARRHENIUSschen Theorie besteht darin, daß die Neutralisationswärme der verschiedensten Säuren praktisch dieselbe ist. Nach der ARRHENIUSschen Theorie ist das leicht verständlich. Der Vorgang ist ja immer derselbe: Vereinigung von H' mit OH'. Andererseits hat man hieraus einen Einwand gegen die Theorie erhoben. Eine schwache Säure ist darum „schwach", weil sie eine geringere Anzahl von H'-Ionen als eine starke enthält; die Neutralisationswärme einer schwachen Säure müsse daher geringer sein, wenn sie durch die Verbindung von H' und OH'-Ionen entsteht. Dieser Einwand berücksichtigt nicht, daß die elektrolytische Dissoziation zu einem Gleichgewicht führt; sobald die freien Ionen, sagen wir die Hälfte der vorhandenen Säure neutralisiert sind, wird die übrig bleibende nicht dissoziierte Säure sofort wieder zur Hälfte dissoziieren, ihre Ionen werden dann neutralisiert usw., bis alle Säuremoleküle durch den Ionenzustand hindurchgegangen sind und alle Wasserstoffionen sich mit den Hydroxylionen der Base verbunden haben.

Um nun auf die Frage von den starken und schwachen Säuren zurückzukommen: Wir erinnern uns daran, daß der Grund, warum Salzsäure so viel stärker ist als Essigsäure gleicher Konzentration, darin besteht, daß erstere stärker dissoziiert ist. Da bei sehr starker Verdünnung selbst schwache Säuren fast vollständig dissoziiert sind, ist es klar, daß der Unterschied zwischen starken und schwachen Säuren mit abnehmender Konzentration geringer werden muß. Für die Acidität irgendeiner Lösung braucht man nur ihr $p_H$ anzugeben. Um die „Stärke" verschiedener Säuren zahlenmäßig miteinander vergleichen zu können, muß man aber einen Ausdruck haben, der von der Konzentration unabhängig ist.

Das geschieht für eine große Anzahl von Säuren durch die Angabe ihrer Dissoziationskonstanten. Um die Bedeutung dieses Wertes zu verstehen, müssen wir, auf die Gefahr der Wiederholung hin, wieder auf das Gesetz der Massenwirkung zurückgreifen. Die historische Entwicklung dieses Gesetzes wird im 10. Kapitel behandelt, hier gebe ich nur eine kurze Beschreibung. Das Gesetz in seiner einfachsten Form sagt aus, daß die Geschwindigkeit, mit der eine Reaktion fortschreitet, der Menge, oder vielmehr der Konzentration, der reagierenden Substanzen direkt proportional ist. Wir haben schon Fälle kennen gelernt, bei denen nicht die ganze Masse eines Stoffes an der chemischen Reaktion teilnimmt, z. B. in heterogenen Systemen, bei denen die „aktive Masse" von der Oberfläche abhängt. Hier wird die „Masse" in obigem Sinne als wirklich an der Reaktion teilnehmende Masse aufgefaßt, dann gilt aber das obige Gesetz bedingungslos für alle Reaktionen. Es ist wohl überflüssig, zu bemerken, daß die Reaktionsgeschwindigkeit irgendeiner Reaktion auch noch von vielen anderen Faktoren abhängt, die aber unter der Form einer Konstante $(K)$ zusammengefaßt werden können, solange sie unverändert bleiben.

Das Massenwirkungsgesetz besagt, daß, wenn sonst alles konstant bleibt, die Verdopplung der Konzentration irgendeines der reagierenden Stoffe die Reaktionsgeschwindigkeit verdoppelt; wenn zwei verdoppelt werden, wächst die Geschwindigkeit auf das Vierfache und so fort. Dies folgt aus der kinetischen Theorie; denn die Geschwindigkeit des Fortschreitens der Reaktion hängt von der Anzahl der Zusammenstöße in der Zeiteinheit ab, die zwischen den reagierenden Molekülen stattfinden. Wenn die Anzahl einer Art dieser Moleküle in einem gegebenen Raum verdoppelt wird, wird auch die Anzahl der Zusammenstöße verdoppelt, wenn auch die Anzahl einer zweiten Art dann verdoppelt wird, wird dieses Verhältnis wieder verdoppelt; die Wirkung der Verdopplung der

Konzentration von beiden besteht dann darin, die ursprüngliche Geschwindigkeit zu vervierfachen.

Die Konzentrationen der reagierenden Substanzen werden durch Klammern ausgedrückt. Die Geschwindigkeit der Reaktion:

$$A + B \rightleftarrows C + D \, ,$$

in welcher $A$ und $B$ unter Bildung von $C$ und $D$, und $C$ und $D$ unter Bildung von A und B reagieren, wird folgendermaßen ausgedrückt:

$$K\,(A) \cdot (B) \rightleftarrows K'(C) \cdot (D) \quad \text{oder} \quad K\,(C)_A \cdot (C)_B \rightleftarrows K'(C)_C \cdot (D)_D \, .$$

$A$, $B$, $C$, $D$ mögen z. B. für die Konzentrationen von Essigsäure, Äthylalkohol, Äthylacetat und Wasser stehen, die Formel lautet dann:

$$K\,(CH_3COOH) \cdot (C_2H_5OH) \rightleftarrows K'\,(CH_3COOC_2H_5) \cdot (H_2O)$$

oder

$$K\,(C_{\text{Säure}}) \cdot (C_{\text{Alkohol}}) \rightleftarrows K'\,(C_{\text{Ester}}) \cdot (C_{\text{Wasser}}) \, ,$$

wobei $K$ und $K'$ die Geschwindigkeitskonstanten der beiden entsprechenden Reaktionen sind. Das Verhältnis dieser beiden Größen bestimmt die Zusammensetzung des Systems im Gleichgewichtszustand. Verläuft die Reaktion von rechts nach links doppelt so schnell wie umgekehrt, so muß die Konzentration der Stoffe links in der Gleichung in der Gleichgewichtslage entsprechend vermehrt sein; denn im Gleichgewicht verlaufen beide Reaktionen gleich schnell.

Nun legte ARRHENIUS dar, daß die elektrolytische Dissoziation dem Massenwirkungsgesetz gehorchen muß. Um seine Anwendung auf diesen Fall zu verstehen, wollen wir die Äthylacetatreaktion im Gleichgewicht betrachten, nämlich

$$(Alkohol)\ (Säure) = K\ (Ester)\ (Wasser),$$

wobei $K$ das Verhältnis der beiden Geschwindigkeitskonstanten aus unserer früheren Formel ist und die „Gleichgewichtskonstante" genannt wird. Die Ausdrücke in den Klammern bedeuten die entsprechenden Konzentrationen der Stoffe. Wenn wir die Konzentration einer der Komponenten erhöhen, so sieht man leicht, daß dadurch ähnliche Veränderungen bei allen anderen Konzentrationen bewirkt werden, wenn wir z. B. Wasser zusetzen, wird die Konzentration des Esters abnehmen. Der Ester kann aber ohne Zunahme von Säure und Alkohol nicht abnehmen. Vielleicht wird die Sache klarer, wenn wir die obige Gleichung in die Formel bringen:

$$K = \frac{(Alkohol)\ (Säure)}{(Ester)\ (Wasser)} \, .$$

Wird Wasser zugesetzt, so kann der Wert des Bruches durch Zunahme von Alkohol oder Säure konstant gehalten werden, aber keines von beiden kann für sich allein geschehen oder ohne Hydrolyse des Esters.

Nun betrachten wir Essigsäure in Wasser; die umkehrbare Reaktion ist:

$$SH \rightleftarrows H^{\cdot} + S' .$$

Nach dem Massenwirkungsgesetz

$$K\,(SH) \rightleftarrows (H^{\cdot}) \cdot (S') \quad \text{oder} \quad K = \frac{(H^{\cdot}) \cdot (S')}{(SH)}$$

wobei $K$ die Gleichgewichtskonstante ist.

Wir nennen den Dissoziationsgrad $\alpha$. Wenn $\alpha = 0,5$ ist, ist also die Hälfte der Moleküle der Säure dissoziiert. Wenn $V$ das Volumen der Lösung ist, das ein Molekül des Elektrolyts enthält, wird $(H^{\cdot}) = \dfrac{\alpha}{V}$, und auch $(S') = \dfrac{\alpha}{V}$, da sie einander gleich sind, und $(SH) = \dfrac{1-\alpha}{V}$. Darum:

$$K = \frac{\alpha}{V} \cdot \frac{\alpha}{V} : \frac{1-\alpha}{V} = \frac{\alpha^2}{V(1-\alpha)}\,.$$

Dieses Resultat wurde durch OSTWALD (1888) abgeleitet. Es ist das sog. „Verdünnungsgesetz". Es wurde experimentell für schwache Säuren und Basen verifiziert. Für Salze, starke Säuren und Basen gilt ein anderes Gesetz, das, wie oben beschrieben (S. 222), vom Massenwirkungsgesetz nicht abhängt.

Aus dem Verdünnungsgesetz geht hervor, daß die Konstante $K$ (die „Dissoziationskonstante" oder „Affinitätskonstante") von der Verdünnung unabhängig ist. Sie dient zur vergleichenden Bestimmung der „Stärke" der verschiedenen Elektrolyte. In der folgenden Tabelle sind eine Reihe solcher Dissoziations-

### Tabelle der Dissoziationskonstanten.

| Substanzen | Säuren-Dissoziations-konstante | Basen-Dissoziations-konstante | Autoren |
|---|---|---|---|
| Trichloressigsäure . . . . . | $121 \;\cdot 10^{-2}$ | — | OSTWALD (1889, S. 178) |
| Oxalsäure . . . . . . . . . | $10 \;\cdot 10^{-2}$ | — | „ S. 281) |
| Dichloressigsäure . . . . . | $51,4 \;\cdot 10^{-3}$ | — | „ S. 177) |
| Maleinsäure . . . . . . . | $11,7 \;\cdot 10^{-3}$ | — | „ S. 380) |
| Trichlormilchsäure . . . | $46,5 \;\cdot 10^{-4}$ | — | „ S. 194) |
| Monochloressigsäure . . . . | $15,5 \;\cdot 10^{-4}$ | — | „ S. 176) |
| Salicylsäure . . . . . . . | $10,2 \;\cdot 10^{-4}$ | — | „ S. 247) |
| Weinsteinsäure . . . . . . | $97 \;\cdot 10^{-5}$ | — | „ S. 372) |
| Mandelsäure . . . . . . . | $41,7 \;\cdot 10^{-5}$ | — | „ S. 272) |
| Milchsäure . . . . . . . . | $13,8 \;\cdot 10^{-5}$ | — | „ S. 191) |
| Asparaginsäure . . . . . . | $6,9 \;\cdot 10^{-5}$ | $1,3 \cdot 10^{-2}$ | WINKELBLECH (1901, S. 587) |
| Bernsteinsäure . . . . . . | $6,6 \;\cdot 10^{-5}$ | — | OSTWALD (1889, S. 282) |
| Benzoesäure . . . . . . . | $6,0 \;\cdot 10^{-5}$ | — | „ S. 246) |
| Essigsäure . . . . . . . . | $1,8 \;\cdot 10^{-5}$ | — | „ S. 174) |
| Caprylsäure . . . . . . . | $1,45 \cdot 10^{-5}$ | — | „ S. 176) |
| m. Amidobenzoesäure . . . | $9,6 \;\cdot 10^{-6}$ | $1,9 \cdot 10^{-11}$ | WINKELBLECH (1901, S. 587) |
| Kohlensäure (I. Konstante) . | $3,2 \;\cdot 10^{-7}$ | — | OSTWALD (1897, S. 159) |
| Arsenige Säure . . . . . . | $6,3 \;\cdot 10^{-10}$ | $1,0 \cdot 10^{-14}$ | WOOD (1908, S. 411) |
| Leucin . . . . . . . . . . | $3,1 \;\cdot 10^{-10}$ | $2,7 \cdot 10^{-12}$ | WINKELBLECH (1901, S. 587) |
| Phenol . . . . . . . . . . | $1,3 \;\cdot 10^{-10}$ | — | LUNDÉN (1908, S. 83) |
| Glucose . . . . . . . . . . | $5,1 \;\cdot 10^{-13}$ | — | „ S. 83) |
| Harnstoff . . . . . . . . | — | $1,5 \cdot 10^{-14}$ | „ S. 85) |
| Amino-azo-benzol . . . . . | — | $8,9 \cdot 10^{-12}$ | „ S. 86) |
| Anilin . . . . . . . . . . | — | $1,1 \cdot 10^{-8}$ | WINKELBLECH (1901, S. 586) |
| Glyoxal . . . . . . . . . | — | $1,2 \cdot 10^{-7}$ | LUNDÉN (1908, S. 87) |
| Ammoniak . . . . . . . . | — | $2,3 \cdot 10^{-5}$ | WINKELBLECH (1901, S. 586) |

konstanten zusammengestellt. Die basischen Konstanten zeigen natürlich die Stärke als Basen an und werden aus der Konzentration der OH'-Ionen erhalten. Stoffe mit sowohl sauren wie basischen Eigenschaften heißen Ampholyte und werden später besprochen werden.

*Physiologische Wirkung der Wasserstoff- und Hydroxylionen.* Die große
Wirksamkeit dieser Ionen bei physiologischen Prozessen werden wir im weiteren
Verlaufe bei den verschiedensten Vorgängen kennen lernen. In vielen Fällen
ist sie zweifellos eine Folge der großen Wanderungsgeschwindigkeit dieser Ionen.
Man nimmt an, daß diese ungewöhnlich große Wanderungsgeschwindigkeit
durch eine besondere Wirkung auf die Moleküle des Lösungsmittels entsteht.

Wir haben bereits gesehen, daß schon sehr geringe Konzentrationen von H·-
oder OH′-Ionen auf das Vorzeichen der elektrischen Ladung kolloidaler Körperchen von größtem Einfluß sind. Besonders die Enzyme sind für die Reaktion
sehr empfindlich, was wahrscheinlich zum großen Teil durch ihre kolloidale Natur
verursacht ist. Methoden, durch welche man erreichen kann, daß trotz der
Entstehung saurer Produkte durch fermentative Tätigkeit sich die Reaktion
nicht ändert, werden später angegeben werden.

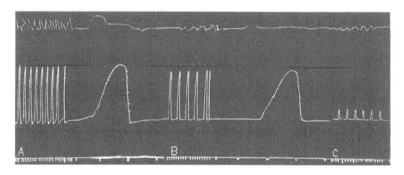

Abb. 38. Säurewirkung am herausgeschnittenen Froschherz. *A.* Durchströmt mit normaler
Ringerlösung, mit einer H-Ionenkonzentration von $10^{-7,7}$. *B.* Nach 20 Minuten langer
Durchströmung mit schwach saurer Ringerlösung, H-Ionenkonzentration $10^{-6,5}$. *C.* Nach
80 Minuten langer Durchströmung mit saurer Lösung. Die obere Kurve ist diejenige des Herz-
ohres, die untere die des Ventrikels. Die Skala gibt die Zeiten in Sekunden. Wie die Zeit-
skala erkennen läßt, wurde die Drehung der Trommel an zwei Stellen beschleunigt, um die
Einzelheiten der Kurven besser zu zeigen.

Selbst Enzyme wie Emulsin, die nicht wie Pepsin oder Trypsin nur bei ziemlich stark
saurer oder alkalischer Reaktion wirken, können schon durch Zusatz von Blutserum hinsichtlich der Reaktionsgeschwindigkeit stark beeinflußt werden. Daraus hat man auf das Vorhandensein von „Antifermenten" geschlossen, obwohl die Wirkung in Wahrheit nur durch
die Verminderung der H·-Ionenkonzentration entsteht (siehe BAYLISS, 1912, 2, S. 460
bis 462).

Das Froschherz wird schon beeinflußt, wenn die Reaktion vom Neutralpunkt ($10^{-7,7}$) auf $10^{-6,5}$ erhöht wird. Eine H· von $10^{-6}$ tötet es bereits.

Auf der alkalischen Seite ist eine H·-Ionenkonzentration von $10^{-10}$ tödlich.
Zusatz von 0,036 mg Salzsäure zu einem Liter destilliertem Wasser würde seine
H·-Ionenkonzentration von $10^{-7,7}$ auf $10^{-6}$ erhöhen.

Das Atmungszentrum ist gegen winzigste Veränderungen in dem Kohlensäuredruck des Blutes äußerst empfindlich, d. h. aller Wahrscheinlichkeit nach
gegen Veränderungen in der H·-Ionenkonzentration, die von der Dissoziation
von $H_2CO_3$ abhängt.

Diese Tatsachen werden genügen, um die Bedeutung zweier Dinge zu zeigen,
auf die wir unsere Aufmerksamkeit lenken müssen. Das erste ist eine Methode,

um die H⋅-Ionenkonzentration einer Lösung genau messen zu können, das zweite ist die Fähigkeit des Blutes und der Zellen, ihre nahezu neutrale Reaktion aufrecht erhalten zu können, indem sie verhältnismäßig große Säure- oder Alkalimengen neutralisieren.

In destilliertem Wasser würde der Zusatz von $^1/_{1000000}$ eines Grammoleküls von Salzsäure auf einen Liter, seine H⋅-Ionenkonzentration von $10^{-7,7}$ auf $10^{-6}$ erhöhen, was mehr als das Zehnfache bedeutet. Eine so große Veränderung würde für viele feinere protoplasmische Prozesse tödlich sein. Der Mechanismus, der eine solche Verschiebung der Reaktion bei Säurezusatz zum Blut verhindert, wird später beschrieben werden.

*Die Messung der Wasserstoffionenkonzentration.* Eine ganz kurze Betrachtung genügt, um zu zeigen, daß bei schwachen Säuren und Basen, ja sogar bei starken konzentrierten Lösungen, die gewöhnlichen Methoden der Titration durch Zusatz einer Normallösung von Säure oder Base, bis eine gewisse Veränderung in einem gefärbten Indicator erzeugt wird, nicht genügen, um die Anzahl der freien Wasserstoffionen im Liter zu erhalten, obgleich sie wertvollen Aufschluß über die totale Konzentration der freien Säure oder Base geben (d. h. dissoziierte plus nicht dissoziierte Säure). Verschiedene Säuren sind, auch in äquimolaren Lösungen, sehr verschieden stark dissoziiert. Der dissoziierte Anteil ist immer ein bestimmter Bruchteil der gesamten vorhandenen Säure. Wenn also ein Teil der Säure durch Zusatz einer Base entfernt wird, erleidet die übrig bleibende Säure eine weitere Dissoziation und so fort, bis die ganze Säure, wie auch immer ihre ursprüngliche Dissoziation war, vollkommen dissoziiert ist und ihre Wasserstoffionen in Verbindung mit den Hydroxylionen der Base getreten sind.

Es gibt aber Methoden, durch welche die tatsächliche Wasserstoffionenkonzentration bestimmt werden kann, ohne sie durch die Messung zu verändern.

Wir wollen zunächst die Messung mit Indicatoren besprechen. Es gibt Farbstoffe, die ihren Farbenton mit der H⋅-Ionenkonzentration verändern. Für physiologische Zwecke werden namentlich solche benutzt, bei denen der Farbumschlag in der Nähe des Neutralpunktes liegt.

Daß es wirklich die Wasserstoffionenkonzentration ist, welche Indicatoren „anzeigen", sieht man bei Zusatz des Indicators zu verschiedenen Konzentrationen derselben Säure, z. B. zu doppeltnormaler, normaler, dezi-, zenti- und millinormaler Salzsäure; Krystallviolett ist in der ersten Lösung gelb, gelbgrün in der zweiten, blaugrün in der dritten, blau in der vierten und violett in der fünften gefärbt. Da keinerlei Alkali zugesetzt wurde, ist der einzige Unterschied zwischen den verschiedenen Lösungen die Konzentration der Säure, also die H⋅-Ionenkonzentration.

Näheres über die Theorie der Indicatoren findet man in PRIDEAUX' Buch (1920); wir müssen uns hier mit diesem Hinweis begnügen. Indicatoren sind meist Salze einer sehr schwachen Säure oder einer sehr schwachen Base, seltener freie Säuren oder Basen. Die Veränderung in der Farbe entsteht durch die elektrolytische Dissoziation des Salzes. Eines der entstehenden Ionen ist anders gefärbt als die freie, nicht dissoziierte Säure oder Base.

Die Stärke der Indicatorsäure oder Base ist natürlich bei den verschiedenen Indicatoren verschieden, der Säuregehalt einer gegebenen Lösung kann also durch eine Reihe von Indicatoren, die ihre Farbe bei verschiedenen H⋅-Ionenkonzentrationen ändern, bestimmt werden. In der Theorie ist diese Frage etwas komplizierter wegen der sog. „Pseudosäuren", die im freien Zustand eine andere chemische Struktur haben als in ihren elektrolytisch dissoziierten Salzen; aber die ursprünglich von OSTWALD gegebene Erklärung ändert sich praktisch hierdurch nicht.

Daß die Indicatoren tatsächlich jeder bei einem bestimmten Acidität sgrad der Lösung reagieren, kann man leicht durch den Vergleich von Methylorange und Phenolphthalein zeigen. In einer Lösung von Salzsäure ist Methylorange rot. Nun wird Alkali zugesetzt, bis die Farbe sich eben in Orange verändert, die Lösung also alkalisch ist für diesen Indicator. Eine zweite gleich große Säuremenge bleibt mit Phenolphthalein farblos. Um sie rot zu färben, muß man mehr Alkali zusetzen, als nötig war, um die Veränderung der Farbe beim Methylorange zu erreichen.

Bei der Anwendung von Indicatoren müssen verschiedene Vorsichtsmaßregeln beobachtet werden.

Erstens ändert sich die Wasserstoffionenkonzentration, bei welcher der Farbwechsel des Indicators stattfindet, durch gleichzeitige Anwesenheit anderer Stoffe wie Salze oder Eiweißkörper. Näheres hierüber in SÖRENSENS (1909) Untersuchungen, welche die verschiedenen Methoden zur Bestimmung der Wasserstoffionenkonzentration behandeln. Dort ist die Indicatorenmethode für physiologische Zwecke vollständig behandelt. Zweitens muß die zugesetzte Indicatormenge möglichst klein sein, damit die Neutralisation von H·-Ionen durch den Indicator oder Reaktion des Indicators mit ihnen vernachlässigt werden kann.

Von einer verdünnten Lösung von Kongorot, dem Natriumsalz einer Säure, deren gefärbtes Ion rot ist, während die undissoziierte freie Säure blau ist, setzen wir einen Tropfen zu einer sehr verdünnten Lösung von Salzsäure. Es entsteht Blaufärbung. Andererseits versetzt man eine größere Menge einer konzentrierten Lösung des Indicators mit einer kleinen Menge der sehr verdünnten Säure. Die Farbe bleibt rot, weil die gesamte freie Salzsäure nur ausreicht, um sich mit einem Teil des Farbstoffs zu verbinden. Gefärbtes Salz bleibt im Überschuß und seine rote Farbe überwiegt die bläuliche Farbe der sehr kleinen Menge der freien Farbsäure. Die Nichtbeachtung dieser Tatsache führt leicht zu Irrtümern, wenn man Reagenzpapier benutzt und nur einen Tropfen einer sehr verdünnten Lösung, der nur eine sehr kleine Menge von Wasserstoffionen enthält, auf das Papier gibt, wie WALPOLE (1913, S. 1) gezeigt hat. Die Reaktion ist dann verschieden, je nachdem man nur einen Tropfen auf das Papier tut oder das Papier in ein größeres Flüssigkeitsvolumen eintaucht.

WALPOLE (1910) hat auch einen genialen Kunstgriff beschrieben, durch den es möglich ist, die Indicatorenmethode auch bei Lösungen mit Eigenfarbe zu benutzen. Diese Methode besteht im wesentlichen in folgendem:

Man vergleicht die Lösung, welche den Indicator enthält, mit der ursprünglichen Lösung, vor die man ein zweites Gefäß mit einer passenden Verdünnung des Indicators in Wasser schaltet. Bei Titrationen, wofür die Methode besonders ausgebildet wurde, wird in das Gefäß, das den Indicator allein enthält, so lange Säure oder Alkali gegeben, bis man die gewünschte Färbung erhalten hat. Diese Färbung wird nun durch ein zweites Gefäß hindurchbetrachtet, das die Lösung mit der Eigenfarbe enthält, aber ohne Indicator und mit der eigengefärbten Lösung + Indicator bei gleicher Schichtdicke verglichen, während man die Titration ausführt. Die Lichtabsorption und die Färbung ist dann bei der Versuchs- und der Vergleichslösung dieselbe.

Die auf Seite 231 gegebene Tabelle, die nach den Resultaten von SALM (1906) und SÖRENSEN (1909) zusammengestellt ist, ist sehr zweckmäßig. Mit Ausnahme der eingeklammerten Indicatoren enthält sie nur solche, die, wie SÖRENSEN fand, durch die gleichzeitige Anwesenheit von geringen Salz- und Eiweißmengen, wie sie in physiologischen Lösungen vorkommen, unbeeinflußt bleiben. Ich habe zwei von den von SÖRENSEN empfohlenen Indicatoren ausgelassen, weil sie nur schwer zu bekommen sind. Statt dessen sind da, wo die Reihen sonst unvollständig wären, andere gebräuchliche Indicatoren eingesetzt, die gegen die störende Anwesenheit

Farbe der Indicatoren bei Wasserstoffionenkonzentration im $N_H$

| Indicator | 2 | 1 | $10^{-1}$ | $10^{-2}$ | $10^{-3}$ | $10^{-4}$ | $10^{-5}$ | $10^{-6}$ | $10^{-7}$ | $10^{-8}$ | $10^{-9}$ | $10^{-10}$ | $10^{-11}$ | $10^{-12}$ | Konzentration der Indicatorlösung | Tropfen zugesetzt zu 10 ccm der Versuchslösung |
|---|---|---|---|---|---|---|---|---|---|---|---|---|---|---|---|---|
| Methylviolett 6 B = Krystallviolett | gold-gelb | grün | grün-blau | blau | violett | | | | | | | | | | 0,05% | 3—8 |
| Tropäolin OO = Diphenylaminorange | | | rot | fleisch-farben | gelb | | | | | | | | | | 0,01% | 3—5 |
| Benzylanilin-azobenzol [SÖRENSEN] (S. 99) | | | | rot | orange | | | | | | | | | | 0,02% in 50%Alkohol | 5—10 |
| (Dimethylamino-azobenzol) | | | | rot | fleisch-farben | gold-gelb | | | | | | | | | 0,01% in 80%Alkohol | 5—10 |
| Methylorange = Tropäolin D | | | | rot | orange-rot | orange | gelb | | | | | | | | 0,01% | 3—5 |
| (Kongorot) | | | | | blau | violett | schar-lach | | | | | | | | 0,01% | 3—5 |
| Methylrot | | | | | violett-rot | rot | orange | gelb | | | | | | | 0,02% in 60%Alkohol | 4 |
| Paranitrophenol | | | | | | | keine | grün schwach | grün-gelb | | | | | | 0,04% in 6% Alkohol | 3—20 |
| Neutralrot | blau | blau-violett | rot | | | | | | rosa | orange | gelb | | | | 0,01% in 50%Alkohol | 10—20 |
| n-Naphthol-phthalein | | | | | | | | | keine | grün-lich | blau | | | | 0,04% in 60%Alkohol | 4—12 |
| Tropäolin OOO.I. = n-Naphtol-orange | | | | | | | | | gelb | orange-rot | rot | | | | 0,01% | 4—10 |
| Phenolphthalein | | | | | | | | | keine | rosa | rot | | | | 0,05% in 50%Alkohol | 3—20 |
| Tyhmolphthalein | | | | | | | | | | | | keine | blau | | 0,04% in 50%Alkohol | 3—20 |
| Tropäolin O = Resorcingelb | | | | | | | | | | | | | grün-gelb | orange | 0,01% | 5—10 |

Tafel der Indicatoren, kombiniert aus den Angaben von SALM und von SÖRENSEN (1909). Die doppelte vertikale Linie gibt die Punkte des schärfsten Farbenschlages an. Die freien Quadrate muß man sich mit dem Farbton, welcher zunächst steht, ausgefüllt denken. Phenolphthalein ist z. B. bei allen Wasserstoffionenkonzentrationen, die größer als $10^9$ sind, farblos, bei allen, die kleiner sind, rot gefärbt.

neutraler Salze und Proteine aber empfindlicher sind. Diese sind durch Klammern bezeichnet.

Für viele physiologische Zwecke ist Neutralrot ein äußerst wertvoller Indicator. Es ändert die Farbe beim Neutralpunkt und bei H˙-Ionenkonzentrationen, welche etwas größer oder kleiner sind. Gleichzeitige Anwesenheit von Eiweißstoffen beeinflußt es kaum, außerdem ist es für lebendes Protoplasma unschädlich.

Wenn Neutralsalze oder Proteine in beträchtlicher Menge vorhanden sind, muß man Schutzmaßregeln treffen, die von SÖRENSEN (1909, S. 77—120) angegeben sind. Die Phenol- und Thymolphthaleine werden am wenigsten beeinflußt, besonders ferner ein neuer Indicator, a-Naphtholphthalein, dessen Farbton zwischen den H˙-Ionenkonzentrationen von $10^{-7,26}$ und $10^{-8,68}$, d. h. ein klein wenig nach der alkalischen Seite der Neutralität [SÖRENSEN und PALITZSCH (1910)], sich ändert.

*Die Wasserstoffelektrode.* Diese Methode ist etwas schwieriger. Sie erfordert außerdem den Besitz einer größeren Apparatur, und wenn man Wert auf kleine Unterschiede in der H˙-Ionenkonzentration legt, muß sehr sorgfältig gearbeitet werden. Sie ist aber die direkteste Methode und wird durch gleichzeitige Anwesenheit anderer Stoffe am wenigsten beeinflußt.

Um ihr Prinzip zu verstehen, schicken wir einige Worte über die Theorie des Elektrodenpotentials voraus.

Wenn man einen festen Körper in Wasser bringt, hat er eine gewisse Neigung Moleküle in das Wasser zu schicken, um eine Lösung zu bilden. Diese Tendenz ist in verschiedenen Fällen sehr verschieden. Sie heißt der „Lösungsdruck" des betreffenden Stoffes. Es fiel NERNST (1889, S. 150—151) auf, daß man die elektrischen Erscheinungen an Metallen, die in Lösungen ihrer eigenen Salze eintauchen, quantitativ von einem ähnlichen Gesichtspunkt aus behandeln könnte, wenn man von der elektrolytischen Dissoziationstheorie ausgeht. Ein Metall, z. B. Kupfer, das in eine Lösung eines seiner Salze, z. B. Kupfersulfat, eintaucht, hat die Neigung, Cu˙˙-Ionen in die Lösung zu schicken. Es gibt aber bereits Ionen gleicher Art in der Lösung, die durch ihren osmotischen Druck sich dem Eintritt ähnlicher Ionen aus dem Metall widersetzen. Die Kraft, mit der das Metall dazu neigt, Ionen in die Lösung zu entsenden, wird von NERNST sein „elektrolytischer Lösungsdruck" genannt und kann größer oder geringer als der osmotische Druck der Metallionen in der Lösung sein. Im ersteren Falle wird sich das Metall negativ aufladen (wegen der Abgabe positiver Ladungen auf den Ionen, die es aussendet). Sein Potential hängt von dem Unterschied zwischen seinem elektrolytischen Lösungsdruck und dem osmotischen Druck der Ionen in der Lösung ab. Wenn letzterer der größere ist, hat die Elektrode eine positive Ladung, weil sie positive Ionen aus der Lösung aufnimmt. Man darf dabei nicht außer acht lassen, daß die vom Metall abgegebenen Ionen wegen der elektrostatischen Anziehung nicht unbegrenzt weit von der metallischen Elektrode hinwegwandern können, worauf ich oben hingewiesen habe.

Um einen Stromkreis schließen zu können, müssen wir nun statt einer metallischen Elektrode deren zwei haben, wenn wir die Potentialdifferenz wirklich messen wollen. Wenn wir eine Kette bilden, indem wir zwei Elektroden desselben Metalls in Lösungen von derselben Konzentration tauchen lassen, erhalten wir aus dieser Kombination keine elektromotorische Kraft, weil die beiden Elektrodenpotentiale gleich, aber entgegengesetzt gerichtet sind. Wenn aber die Konzentrationen des Metallions in den beiden Lösungen ungleich sind, ist die elektromotorische Kraft der Kette gleich der Differenz zwischen der Konzentration an beiden Elektroden. Eine solche elektrische Kette heißt: Konzentrationskette. Wenn wir die Konzentration einer der Lösungen kennen und die elektromotorische Kraft der Kette messen können, können wir die Konzentration der anderen Lösung aus der Differenz erhalten, vorausgesetzt, daß wir das Gesetz kennen, welches die Beziehung zwischen dem Potential und der Konzentration der Lösung regiert. NERNST (1889) hat, ursprünglich aus thermodynamischen Betrachtungen heraus, gezeigt, daß diese Beziehung durch dieselbe Formel ausgedrückt wird, die wir für die Arbeit erhielten, welche zur isothermischen Kompression eines Gases nötig ist. Zum gleichen Resultat würde auch die Anwendung der VAN T'HOFFschen Übertragung der Gasgesetze auf verdünnte Lösungen führen. Der Ausdruck lautete (siehe S. 37 oben):

$$R T \log_e \frac{P}{p} .$$

Wir können die beiden Drucke in der Formel als osmotischen Druck der metallischen Ionen der Lösung ($p$) und als elektrolytischen Lösungsdruck der metallischen Elektrode ($P$) ansehen. Wir haben dann nur die Größen in der Formel in den passenden elektrischen Einheiten auszudrücken, um die Beziehung zwischen Potential und Konzentration der Ionen in der Lösung zu erhalten. Das geschieht durch Division mit der FARADAYschen Konstante, der Ladung Coulombs von einem Gramm-Ion. Dann wird der Druck nicht mehr in mechanischen Einheiten, sondern in elektrischer Kraft ausgedrückt. Wenn das betreffende Ion mehrwertig ist, muß die FARADAYsche Konstante ($F$) natürlich mit der Zahl der getragenen Ladungen, d. h. mit der Wertigkeit ($n$) multipliziert werden. $R$, die Gaskonstante, muß auch in elektrischen Einheiten ausgedrückt werden. Wir haben also:

$$\frac{R T}{n F} \log_e \frac{P}{p} .$$

$R$ beträgt in elektrischen Einheiten 8,3 und $F$ in Coulombs ist 96,540, so daß bei einer Temperatur von $18°$ ($= 273 + 18$ absolute Temperatur) der Wert von $\frac{R T}{F}$, wenn er mit 2,3 multipliziert wird, um gewöhnliche Logarithmen anwenden zu können,

$$\frac{8,3 \cdot 291 \cdot 2,3}{96,540} = 0,058$$

beträgt.

Eine andere Berechnungsmethode dieser Zahl finden wir in dem Buch von NERNST (1911, S. 753).

Wir brauchen also nur $P$, den elektrolytischen Lösungsdruck des gebrauchten Metalls zu kennen, um $p$, den osmotischen Druck der Ionen in der Lösung und damit ihre Konzentration bestimmen zu können. $P$ wurde für eine Anzahl Metalle bestimmt. Bei einer Konzentrationskette fällt er aus der Gleichung heraus.

Die gesamte elektromotorische Kraft der Kette ist nämlich:

$$\frac{R T}{n F} \log_e \frac{P}{p_1} - \frac{R T}{n F} \log_e \frac{P}{p_2} = \frac{R T}{n F} \log_e \left( \frac{P}{p_1} - \frac{P}{p_2} \right) = \frac{R T}{n F} \log_e \frac{p_2}{p_1} \text{ oder } - \frac{R T}{n F} \log_e \frac{p_1}{p_2} ,$$

wobei $p_1$ und $p_2$ die entsprechenden Konzentrationen der beiden Lösungen sind.

Der elektrolytische Lösungsdruck entspricht dem osmotischen Druck der Ionen in der Lösung, der gerade die Neigung der Ionen der Elektrode, in die Lösung überzugehen, aufhebt; die Elektrode müßte also das Potential Null haben, wenn es möglich wäre, die Lösung von der richtigen Konzentration zu finden.

Gewisse Metalle, z. B. Platin und Kupfer, haben einen sehr niedrigen elektrolytischen Lösungsdruck, so daß sie in Lösungen ihrer Salze immer positiv geladen sind, je höher dann die Konzentration des Salzes, desto größer ihre Neigung, positive Ionen in das Metall zu schicken, mit anderen Worten, desto größer das Elektrodenpotential. Zink ist andererseits ein Beispiel für ein Metall mit einem sehr hohen elektrolytischen Lösungsdruck, der osmotische Druck der Ionen in Lösungen seiner Salze ist daher immer niedriger als der osmotische Druck der vom Zink ausgesendeten Ionen. In diesem Falle ist das Elektrodenpotential um so höher, je niedriger die Konzentration der Lösung, da es durch das Ausschicken von Ionen von der Elektrode entsteht.

Wir können nun zur Beschreibung der Wasserstoffelektrode übergehen. Wenn wir eine Elektrode aus Wasserstoff machen könnten und sie in eine Lösung, welche Wasserstoffionen enthält, eintauchen ließen, d. h. in eine saure Lösung, könnten wir durch Messung des Potentials der Elektrode die Wasserstoffionenkonzentration messen. Wenn wir Palladium mit Wasserstoff sättigen, würden wir das Gewünschte erhalten, wenigstens solange unsere Lösung das Metall nicht chemisch angreift. Man muß natürlich bedenken, daß das Potential nur durch der Elektrode wie der Lösung gemeinsame Ionen bestimmt ist. Palladium wird aber von einigen Säuren angegriffen, die mit in Betracht gezogen werden müssen, z. B. Salzsäure. Darum benutzt man Platin, das auch Wasserstoff aufnimmt, obgleich in geringerer Menge als Palladium, so daß es mehr Sorgfalt erfordert, es zu sättigen und gesättigt zu halten. Praktisch nimmt man oft Goldelektroden, die mit Platinschwarz überzogen werden, das schnell mit Wasserstoff gesättigt werden kann. Das Gold dient natürlich nur als leitende Stütze für das Platin.

Es ist nicht nötig, daß beide Elektroden Wasserstoffelektroden sind, d. h. man braucht keine reine Wasserstoffkette zu benutzen, obwohl es manchmal wünschenswert sein kann. Die zweite Elektrode kann sehr verschieden gewählt werden; sie muß nur die Bedingung erfüllen, daß ihre elektromotorische Kraft genau bekannt ist. In der Praxis wird allgemein die OSTWALDsche Calomelelektrode, die auf S. 202 in FINDLAYS (1906) Buch beschrieben ist, benutzt. Die in der Schrift von SCHMIDT (1909) angeführten Tabellen sind für schnelle Berechnung sehr angenehm.

Wir haben bisher einen Faktor unberücksichtigt gelassen, um die Darstellung nicht zu sehr zu komplizieren. Wir sahen oben (S. 217), daß bei verschiedener Wanderungsgeschwindigkeit der beiden Ionen eines Elektrolyten an der Grenzfläche ein „Kontaktpotential" auftritt, sowohl an der Grenzfläche gegen reines Wasser, wie an der Grenzfläche gegen eine Lösung von anderer Konzentration. Diese elektromotorische Kraft wird in der vollständigen NERNSTschen Formel für eine Konzentrationskette durch den Ausdruck

$$\frac{u-v}{u+v} R T \log_e \frac{c_1}{c_2}$$

berücksichtigt, wobei $u$ und $v$ die Beweglichkeit der betreffenden beiden Ionen bedeuten und $c_1$ und $c_2$ die Konzentrationen der beiden sich berührenden Lösungen; $R$ und $T$ haben ihre gewöhnliche Bedeutung (NERNST, 1911, S. 752).

Bei den komplexen physiologischen Lösungen, mit denen wir es oft zu tun haben, sind Berechnungen auf Grund dieses Ausdruckes praktisch unmöglich; wir kennen die betreffenden Ionen nicht immer und fast nie ihre Konzentration. Das Kontaktpotential wird deshalb so klein wie möglich gemacht. Dies geschieht durch die Zwischenschaltung einer gesättigten Kaliumchloridlösung in der von BJERRUM (1905) beschriebenen Art. Der große Überschuß an Ionen mit fast gleicher Wanderungsgeschwindigkeit scheint die beiden Kontaktpotentiale zwischen dieser Lösung und den Lösungen in den Elektrodengefäßen praktisch gleich und einander entgegengesetzt zu machen, während die Dissoziation der Elektrodenflüssigkeit an der Grenzfläche sehr verringert wird. Wenn große Genauigkeit verlangt wird, wird die elektromotorische Kraft der Kette unter Zwischenschaltung von Kaliumchloridlösungen verschiedener Konzentration bestimmt. Aus den erhaltenen Angaben kann der wahre Wert durch Extrapolation berechnet werden. Auch andere leicht lösliche Salze, z. B. Ammoniumnitrat, werden benutzt.

Die Messung selbst geschieht durch eine Kompensations- oder Potentiometermethode. Ein Draht, am besten aus Platin-Iridium, wird über eine Skala gespannt und der Strom einer konstanten Stromquelle hindurchgeschickt, etwa eines Akkumulators. Durch einen Schleifkontakt kann jeder gewünschte Wert der elektromotorischen Kraft abgetastet werden. Der Strom der konstanten Stromquelle ist dem Strom der Wasserstoffkette entgegengesetzt zu schalten. Es wird solange mit dem Schleifkontakt abgetastet, bis die Anordnung stromlos wird. Um dies nachzuweisen, wird ein Capillarelektrometer — im 20. Kapitel beschrieben — zwischengeschaltet; das Capillarelektrometer benutzt man wegen des hohen Widerstandes im Stromkreis. Um die elektromotorische Kraft zu bestimmen, welche jedem Zentimeter des Widerstandsdrahtes entspricht, wird der konstanten Stromquelle zunächst die EMK eines Normalelementes gegengeschaltet und abgelesen, bei welchem Stande des Schleifkontaktes das Elektrometer keinen Ausschlag mehr gibt.

Weitere Einzelheiten findet der Leser in FINDLAYS (1906) Buch über die allgemeine Methode und in SÖRENSENS (1909) Schrift über die physiologischen Anwendungen. Die Schaltungsweise und der Stromverlauf ist aus Abb. 162, Kap. 22 zu ersehen.

Die wichtigste Anwendung, welche diese Methode gefunden hat, ist die Bestimmung der wahren Wasserstoffionenkonzentration des Blutes, die auf keine andere Weise erhalten werden kann. Die Schwierigkeit ist hier, daß ein Teil der Wasserstoffionen aus der gelösten Kohlensäure stammt. Wenn man also wie gewöhnlich die Lösung, in welche die Platinelektrode hineinragt, mit Wasserstoffgas sättigt, wird die Kohlensäure ausgetrieben und der Säuregehalt nimmt ab. Bei den ersten Bestimmungen der Reaktion des Blutes wurde dies noch nicht ausreichend berücksichtigt. Der Schwierigkeit wird abgeholfen, indem man nicht Wasserstoff dauernd durchleitet, sondern ein abgeschlossenes Volumen Wasserstoff dauernd in Berührung mit der Elektrode läßt, die vorher damit gesättigt worden ist. Dieses Wasserstoffvolumen wird dann mit einem Teil des Blutes durchgeschüttelt, so daß die Kohlendioxydspannung der Gasphase gleich derjenigen der Flüssigkeit wird. Das Blut, das einen Teil seines Kohlendioxyds verloren hat, wird durch frisches ersetzt, das an den Elektrodenwasserstoff nur noch eine Spur Kohlensäure abgibt. Das geschah zuerst durch MICHAELIS; HASSELBALCH (1910) hat eine verbesserte Methode beschrieben.

Neuerdings hat WALPOLE (1913, S. 2) eine einfache Form der Wasserstoffelektrode angegeben, die man für verschiedene Zwecke gebrauchen kann; sie kann auch für die HASSELBALCHsche Methode modifiziert werden. Abb. 39 zeigt die WALPOLsche Elektrode.

In einer späteren Arbeit beschreibt WALPOLE (1914, S. 1) Verbesserungen seiner Elektrode. PETERS (1914) gebraucht eine andere ausgezeichnete Form. Die besten sind wohl die von M'CLENDON und MAGOON (1916) oder die W. M. CLARKsche (1915).

Im Blut oder einer anderen hämoglobinhaltigen Lösung entsteht noch eine weitere Schwierigkeit. Platin nimmt Sauerstoff wie Wasserstoff auf, in reinem Sauerstoff ist es eine Hydroxylionenelektrode, die aber, weil gegen verschiedene Störungen empfindlich, nicht wie die Wasserstoffelektrode für exakte Bestimmungen dienen kann. Die Wasserstoffelektrode kann in einer Lösung mit einer gegebenen Wasserstoffionenkonzentration nicht dasselbe Potential haben, wenn das Gas an der Elektrode auch Sauerstoff enthält, was beim Schütteln mit einer Lösung von Oxyhämoglobin immer der Fall sein muß. Zur Zeit hat man keine Methode zur Entfernung des Sauerstoffs, ohne noch andere Veränderungen im Blut hervorzurufen. Vielleicht ginge es mit Kohlenoxyd.

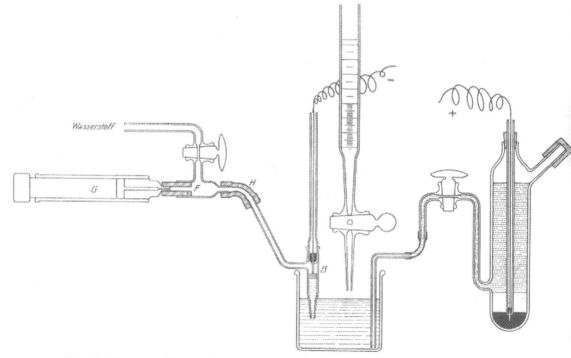

Abb. 39. WALPOLES Wasserstoffelektrode. $G$ = Glasspritze, um die Lösung nach $B$ zu saugen; die Wasserstoffelektrode selbst hat ein Volum von etwa 3 ccm. Ein feiner Platindraht berührt eben die Oberfläche der Lösung. Rechts die OSTWALDsche Kalomelelektrode. Die Bürette wird benutzt, wenn man eine saure oder alkalische Lösung elektrometrisch titrieren will.

Die Methode kann, wenn man geeignete Elektroden benutzt, wahrscheinlich als allgemeine Methode ausgebildet werden, um die Konzentration bestimmter Ionen in einer Lösung zu messen. Sie kann dann wohl noch erheblich weitere Anwendung in der Physiologie erfahren. So kann man die Veränderungen in der Konzentration von Chlorionen, die durch Trennung und Dissoziation von Chloriden entstehen und ferner Veränderungen in der Sauerstoffspannung, auf diese Weise untersuchen. Das kommt bei physiologischer Organfunktion vor; ROAF (1913) hat so bereits wertvolle Aufklärungen über Veränderungen bei der Muskelkontraktion erhalten. Ich werde später auf seine Resultate eingehen.

Bei der NERNSTschen Theorie der metallischen Elektroden darf man nicht vergessen, daß es sich nicht um Vorgänge wie bei einer gewöhnlichen Lösung handelt. Dank der Kräfte der elektrostatischen Anziehung können die von dem Metall abgegebenen Ionen nicht über die unmittelbare Nähe der Elektrode selbst hinausgehen, sie lassen daher eine HELMHOLTZsche Doppelschicht entstehen. Eine Elektrolytlösung, die von einer nur für ein Ion durchlässigen Membran eingeschlossen ist, verhält sich genau so. Die Oberfläche des Metalls der NERNST-schen Elektrode kann man als für ihre eigenen, positiv geladenen Ionen durchlässig ansehen, aber nicht für die entgegengesetzt geladene Masse des Metalls. Die ersteren Ionen werden dann durch elektrostatische Anziehung festgehalten. Wird aber die Kette durch einen angelegten Draht zu einem Stromkreis geschlossen, können sie von der einen Elektrode, die sich auflöst, fortwandern und lagern sich auf der entgegengesetzten ab. Dort verlieren sie ihre Ladungen und vermehren die Masse des Metalls.

Ein Punkt der NERNSTschen Theorie ist dem Leser vielleicht schon aufgefallen, der aber gewöhnlich übergangen wird. Er ist aber der Aufmerksamkeit von NERNST (1911, S. 139) nicht entgangen. Wenn $p_1$ in dem Ausdruck

$$\frac{RT}{F}\log_e\frac{p_2}{p_1}$$

Null wird, d. h. wenn die eine Elektrodenflüssigkeit unendlich verdünnt, mit anderen Worten, Wasser ist, wird der Wert der Potentialdifferenz unendlich. NERNST legt dar, daß theoretisch die Diffusion einer Substanz in einen Raum, der für sie ein Vakuum ist, mit unendlicher Geschwindigkeit stattfinden müßte. Bei Gasen wird diese Beschaffenheit nur für eine unendlich kurze Zeit dauern. Wasser ist praktisch für elektrolytische Diffusion kein Vakuum, da immer Ionen darin vorhanden sind. Auch andere, mit Oberflächeneigenschaften zusammenhängende Gründe machen Messungen von Lösungen von weniger als 0,001 molarer Stärke unzuverlässig, der Zustand der Lösung im ganzen kann dann nicht festgestellt werden (siehe die obigen Bemerkungen von NERNST).

Es gibt noch andere Methoden zur Bestimmung der Wasserstoffionenkonzentration einer Lösung. Sie sind chemischer Natur und mitunter nützlich. In der Regel erfordern sie, daß man, abgesehen von der Wasserstoffionenkonzentration, die chemische Zusammensetzung der Lösung kennt.

*Hydrolyse von Estern.* Die Geschwindigkeit der Hydrolyse von Methyl oder Äthylessigsäureester in wässeriger Lösung ist der Wasserstoffionenkonzentration proportional. Bei großen Wasserstoffkonzentrationen kann man dies als Grundlage für eine Bestimmung der H-Ionenkonzentration wählen, bei schwachen Säuren aber ist die Reaktionsbeschleunigung zu gering. Die Anwesenheit von neutralen Salzen beeinflußt die Reaktionsgeschwindigkeit in anormaler Weise. Wenn wir für einen Augenblick auf die Gleichung für das Dissoziationsgleichgewicht einer schwachen Säure zurückgreifen:

$$K\,(C)_{HS} \rightleftarrows (C)_S \cdot (C)_H \qquad \text{oder} \qquad K = \frac{(C)_{S'} \cdot (C)_H}{(C)_{HS}},$$

sehen wir, daß jede Zunahme der Konzentration des Acetations zur Verringerung der des Wasserstoffions führt, wenn K konstant bleiben soll. Die Zunahme des Acetations kann, wie experimentell erweisbar, durch Zusatz eines Salzes der schwachen Säure, etwa von Natriumacetat, hervorgebracht werden, das in Acetat- und in Natriumionen dissoziiert. Es ist das ja nur eine Ableitung aus dem Gesetz der Massenwirkung. Das gilt aber nicht für starke Säuren und ihre Salze. Der Zusatz von Natriumchlorid zu einer Lösung von Salzsäure vermehrte die Hydrolyse eines Esters durch die Lösung, statt sie zu mindern. Diese Schwierigkeit der elektrolytischen Dissoziationstheorie hat ARRHENIUS selbst (1889, S. 2, und 1899) hervorgehoben und „Neutralsalzwirkung" genannt. Neutrale Salze einer starken Säure erhöhen die Wirkung der Säure in einer noch nicht aufgeklärten Weise.

Auf das anormale Verhalten der Salze, starker Säuren und starker Basen und die Ansichten von NOYES usw. über die Frage (siehe S. 222 oben) ist schon hingewiesen worden. Von Interesse sind einige von SENTER (1910) hierüber gemachte Annahmen. Man kann annehmen, daß der Einfluß der Neutralsalze entweder auf das Wasser oder auf die hydrolysierte Substanz, Zucker oder Ester, ausgeübt wird. In ersterem Falle kann die Dissoziation erhöht werden, oder es kann sich um unbekannte Einwirkungen auf die nicht dissoziierten Moleküle handeln. In letzterem Falle kann es sich um eine indirekte Wirkung auf die dissoziierende Kraft des Mediums handeln. SENTER selbst spricht sich für diese letztere Ansicht aus, sieht es aber als wahrscheinlich an, daß noch andere zusammenwirkende Ursachen vorhanden sein können. Wahrscheinlich kann die Hydration der Ionen des Natriumchlorids die wirkliche Konzentration sowohl der Säure wie des Zuckers erhöhen, aber es ist fraglich, ob diese Wirkung groß genug wäre.

Über verschiedene Hypothesen zur Erklärung des Vorgangs siehe CALDWELL (1906), SNETTLAGE (1913) und TAYLOR (1914). Nach CALDWELL wird die Wirkung der Salze auf die Erhöhung der Hydrolysengeschwindigkeit durch Säuren durch eine Zunahme in der Konzentration der Säure erklärt. Sie findet auf zweierlei Arten statt. Wenn man Normallösungen nimmt, wird ein Teil des Wassers durch die Moleküle des Salzes ersetzt, im Sinne der VAN DER WAALS' Konstante b. Diese Salze nehmen auch auf irgendeine Art Wasser auf, so daß es zur Verdünnung der Säure unbrauchbar wird. Die wirklich freie Wassermenge beträgt dann weniger, als sie zu sein scheint. Bestimmungen des Wasserzusatzes, der nötig ist, um die Hydrolysengeschwindigkeit auf den gleichen Wert wie bei Abwesenheit des Salzes zu bringen, führen zu Werten der für „Hydration" des Salzes verbrauchten Menge, die sich den auf anderer Weise gefundenen nähern, wie im nächsten Kapitel gezeigt werden wird. SNETTLAGE (Arbeit aus BREDIGS Laboratorium) nimmt an, daß der nicht dissoziierte Teil der Säure auch eine katalytische Wirkung bei der Hydrolyse von Ester oder Rohrzucker hat. Mit der Affinitätskonstante der Säure steigt die katalytische Kraft des nicht dissoziierten Teils. Bei den schwächsten Säuren ist die der nicht dissoziierten Moleküle geringer als die der Wasserstoffionen, aber bei den starken Säuren kann sie gelegentlich größer sein. Die Wirkung der Chloride auf die Geschwindigkeit der Hydrolyse des Rohrzuckers durch Salzsäure erklärt sich dann durch die Abnahme der Dissoziation der Säure, wie sie die Massenwirkung nach der ARRHENIUS schen Theorie verlangt. TAYLOR (1914) kommt im einzelnen zu ähnlichen Folgerungen. Er findet auch, daß die katalytische Wirkung der nicht dissoziierten Säure mit der Affinitätskonstante der Säure wächst. Wenn $C_1$ die Konzentration der Wasserstoffionen ist, $C_2$ die der nicht dissoziierten Säure, $k_H$ die katalytische Wirkung ersterer, $k_m$ die der letzteren, dann ist

$$\frac{k_m}{k_H} = \frac{C_1}{\sqrt{C_2}}.$$

Ob die H·-Ionenkonzentration wirklich durch neutrale Salze erhöht wird, ist also noch ungeklärt. Über diese „Neutralsalzwirkung" bei physiologischen Erscheinungen siehe HÖBERS (1910, S. 3) Schrift.

Zur Messung sehr schwacher Säuren hat FRAENKEL (1907) eine empfindliche Methode angegeben. Diazoessigsäureester wird unter Entwicklung von gasförmigem Stickstoff schon durch sehr niedrige Konzentrationen von Wasserstoffionen zersetzt. Das kann für die Bestimmung der Dissoziation bei den sehr schwachen Aminosäuren benutzt werden.

Statt der Hydrolysengeschwindigkeit der Ester kann auch die Bestimmung der Inversionsgeschwindigkeit des Rohrzuckers benutzt werden. Sie kann nur bei starken Säuren angewendet werden und zeigt „Neutralsalzwirkung". Die Inversion des Rohrzuckers ist seine Hydrolyse unter der Bildung von Glucose und Fructose. Da der Vorgang mit einer beträchtlichen Abnahme der Drehung des polarisierten Lichtes durch die Lösung verbunden ist, kann seine Geschwindigkeit bequem polarimetrisch verfolgt werden.

## Erhaltung der Neutralität im Organismus.

Wir haben gesehen, wie empfindlich die verschiedenen chemischen und physikalischen Prozesse, die im Organismus stattfinden, für Veränderungen in der Konzentration der Wasserstoffionen sind. Eine große Anzahl der vor sich gehenden Reaktionen verändert nun aber die H$\cdot$-Ionenkonzentration. Es ist kaum anzunehmen, daß es wünschenswert wäre, diese Veränderungen ganz zu neutralisieren, selbst wenn es möglich wäre. Z. B. dient die Empfindlichkeit des Atmungszentrums für eine leichte Zunahme der Wasserstoffionenkonzentration dazu, um die beiden Produkte der Muskeltätigkeit zu entfernen. Die Kohlensäure wird durch die Zunahme der Lungenventilation und die Milchsäure durch vermehrte Zufuhr von Sauerstoff fortgeschafft. Andererseits würden, wenn es nicht einen wirksamen Mechanismus zur Beschränkung der Veränderungen in der Wasserstoffionenkonzentration gäbe, die sehr empfindlichen protoplasmatischen Prozesse erheblich gestört werden.

Einen solchen Mechanismus gibt es nun wirklich. Er ist hauptsächlich durch die Arbeit von LAWRENCE J. HENDERSON (1909) geklärt worden. Man sollte seine Arbeit hierüber lesen, weil die Frage hier nicht so eingehend wie in der Originalabhandlung auseinandergesetzt werden kann.

Ein Mittel, einen Überschuß von Wasserstoff- oder Hydroxylionen aufzusaugen, würde man bei den komplexen Formen der elektrolytischen Dissoziation der Salze von zwei- oder dreiwertigen Säuren erwarten, außerdem in der hydrolytischen Dissoziation von Salzen schwacher Säuren mit starken Basen. Der letztere Prozeß ist hier noch nicht besprochen; wir müssen ihn gleich besprechen.

Es gibt zwei Systeme dieser Art, denen schon frühere Forscher ihre Aufmerksamkeit zuwandten. Beide finden sich im tierischen Organismus weit verbreitet. Das erste ist das der Bicarbonate und der Kohlensäure, welches man hauptsächlich im Blut, gewöhnlich aber auch in den Gewebszellen antrifft. Das zweite ist das der sauren und alkalischen Phosphate, das die größere Rolle in den Zellen spielt. Auch Zusammenwirkung beider Systeme kommt vor, etwa so:

$$Na_2HPO_4 + H_2CO_3 = NaH_2PO_4 + NaHCO_3 .$$

Es liegt also immer ein komplexer Gleichgewichtszustand zwischen den beiden Phosphaten und zwischen Bicarbonat und Kohlensäure vor. Die Proteine als amphotere Elektrolyte können sich mit Säuren und mit Basen verbinden. Obwohl sie gewöhnlich nur mit starken Säuren und starken Basen reagieren, muß auch ihre Mitwirkung untersucht werden. Wie wir aber sehen werden, ist die Rolle der Proteine verhältnismäßig unbedeutend. Auch die Adsorption kann eine (aber nur untergeordnete) Rolle spielen.

Bei der weiteren Behandlung der Frage lehne ich mich eng an LAWRENCE J. HENDERSON an.

In Blut und Geweben haben wir es zwar nicht mit einfachen wässerigen Lösungen zu tun. Da handelt es sich um mehrphasige Systeme und an den Grenzflächen findet Adsorption statt. Zunächst behandeln wir also des leichteren Verständnisses halber den Fall der einfachen wässerigen Lösung. Das Resultat kann dann nachher nötigenfalls durch Einführung weiterer Faktoren modifiziert werden.

Wie man seit langem weiß, kann man zu Blut verhältnismäßig viel freie Säure oder Alkali zusetzen, ohne seine Reaktion wesentlich zu verändern. Man führte das auf den Gehalt des Blutes an Carbonat und Phosphat zurück; der Mechanismus des Vorganges konnte aber vor Ausbildung der Theorie von der elektrolytischen Dissoziation nicht näher analysiert werden.

Wir wollen zunächst das Phosphatsystem betrachten. Das Mononatriumphosphat ($NaH_2PO_4$) verhält sich wie eine sehr schwache Säure, während das Dinatriumphosphat ($Na_2HPO_4$) eine sehr schwache Base ist. Für die spätere Darstellung denken wir uns, daß die Dissoziation beider Salze folgendermaßen stufenweise vor sich geht:

$$Na_2HPO_4 \rightleftarrows Na^{\cdot} + NaHPO_4' \, , \tag{1}$$

$$NaH_2PO_4 \rightleftarrows Na^{\cdot} + H_2PO_4' \, , \tag{2}$$

$$NaHPO_4' \rightleftarrows Na^{\cdot} + HPO_4'' \, , \tag{3}$$

$$H_2PO_4' \rightleftarrows H^{\cdot} + HPO_4'' \, , \tag{4}$$

$$H_2O \rightleftarrows H^{\cdot} + OH' \, , \tag{5}$$

$$HPO_4'' + H_2O \rightleftarrows H_2PO_4' + OH' \, . \tag{6}$$

*Hydrolytische Dissoziation.* Aus den beiden letzten Gleichungen geht hervor, daß die alkalische Reaktion in Lösungen von $Na_2HPO_4$ von den $OH'$-Ionen des Wassers stammt, die übrig bleiben, wenn $HPO_4''$ mit dem $H^{\cdot}$-Ion des Wassers unter Bildung von $H_2PO_4'$ reagiert. Die elektrolytische Dissoziation des Wassers haben wir noch nicht besprochen. Daß es eine solche gibt, wird im folgenden Kapitel bewiesen werden. Diese elektrolytische Dissoziation des Wassers in $H^{\cdot}$ und $OH'$ erklärt nicht nur diesen, sondern auch noch andere Prozesse in einfacher und klarer Form.

Ein Salz einer schwachen Säure mit einer starken oder schwachen Base oder einer schwachen Base mit einer starken oder schwachen Säure, d. h. jedes Salz, von dem die eine oder beide Komponenten eine schwache ist, wird in wässeriger Lösung zu einem Teil hydrolytisch gespalten. In der Lösung ist dann freie Säure und freie Base vorhanden. Die Bezeichnung „stark" und „schwach" ist dabei cum grano salis zu verstehen. Ammoniumhydroxyd verhält sich z. B. gegen die starke Säure Salzsäure, wie eine schwache Base, gegen die sehr schwache Säure Leucin, aber wie eine ziemlich starke Base. Salze von schwachen Säuren mit schwachen Basen sind nicht so stark hydrolytisch gespalten, wie man erwarten könnte. Ich komme später noch einmal hierauf zurück.

Um tiefer in den Prozeß einzudringen, müssen wir mehr ins einzelne gehen. Wie wir sahen, drückt die Dissoziationskonstante eines Elektrolyten das Verhältnis aus, in welchem der undissoziierte Teil des Elektrolyten zu den abdissoziierten Ionen steht. Was geschieht nun, wenn eine starke Säure, wie Salzsäure, der Lösung eines Salzes einer schwachen Säure, wie Natriumacetat, zugesetzt wird? Beide Verbindungen sind elektrolytisch stark dissoziiert. Bei ihrer Vermischung können sich zwei andere Elektrolyte bilden, nämlich: NaCl und $CH_3COOH$. NaCl ist stark, $CH_3COOH$ nur sehr schwach elektrolytisch dissoziiert. Die niedrige Dissoziationskonstante der Essigsäure bedeutet, daß Acetationen und Wasserstoffionen nur zu einem sehr kleinen Umfang nebeneinander bestehen können. Sie verbinden sich in unserem Fall fast vollkommen zu undissoziierter Essigsäure, und das Resultat ist, daß die Wasserstoffionen der Salzsäure fast vollkommen verschwinden. Roh kann man die Reaktion folgendermaßen ausdrücken:

$$H^{\cdot} + Cl' + Na^{\cdot} + CH_3COO' = CH_3COOH + Cl' + Na^{\cdot}.$$

Außerdem können $H^{\cdot}$- und $OH'$-Ionen wegen ihrer großen Affinität nur in sehr geringem Ausmaß nebeneinander existieren. Die Neutralisation einer starken Säure durch eine starke Base kann daher durch eine der obigen Gleichung ähnliche dargestellt werden:

$$H^{\cdot} + Cl' + Na^{\cdot} + OH' = H_2O + Cl' + Na^{\cdot}.$$

Reines Wasser enthält die geringe Konzentration von $H^{\cdot}$- wie von $OH'$-Ionen, die nebeneinander existenzfähig sind. Wenn wir das Gesetz der Massenwirkung auf dieses Gleichgewicht $H_2O \rightleftarrows H^{\cdot} + OH'$ anwenden, erhalten wir

$$K = \frac{C_{H^{\cdot}} \cdot C_{OH'}}{C_{H_2O}},$$

wobei $C_{H^{\cdot}}$, $C_{OH'}$ und $C_{H_2O}$ die Konzentrationen der $H^{\cdot}$-Ionen, der $OH^{\cdot}$-Ionen und des undissoziierten Anteils des Wassers bedeuten. Da letztere im Verhältnis zu den anderen immer sehr groß ist, kann man sie konstant setzen, so daß das Produkt $C_{H^{\cdot}} \cdot C_{OH'}$ in jeder wässerigen Lösung konstant sein muß. Dies Produkt hat den zahlenmäßigen Wert von $1,2 \cdot 10^{-14}$.

Wasser ist also sowohl eine sehr schwache Säure als auch eine sehr schwache Base, d. h. es ist das; wir werden das später einen „amphoteren Elektrolyten" nennen lernen. Wenn man ein neutrales Salz $AB$ ($A'$ sei das Anion und $B^{\cdot}$ das Kation) in Wasser auflöst, ist die Bildung zweier neuer Verbindungen mit den Ionen des Wassers möglich, nämlich $HA$ und $BOH$. Inwieweit das geschieht, hängt von der Stärke der Säure und der Base ab. Bei $NaCl$ z. B. sind die entstehenden $HCl$- und $NaOH$-Mengen sehr klein, weil $HCl$ und $NaOH$ beide sehr stark dissoziieren. Annähernd gleiche Mengen von $H^{\cdot}$ und $OH'$ aus dem Wasser werden verbraucht. Es dissoziiert eine weitere kleine Wassermenge und das Produkt $C_{H^{\cdot}} \cdot C_{OH'}$ bleibt gleich $1,2 \cdot 10^{-14}$. Anders ist das z. B. beim Borax. Hier ist $HA$ eine sehr schwache Säure, während $BOH$ eine starke Base ist. Wir haben jetzt in Lösung $A'$, $B^{\cdot}$, $H^{\cdot}$ und $OH'$-Ionen; wie vorher bildet sich $HA$ und $BOH$. Da aber $HA$ sehr schwach dissoziiert ist, während $BOH$ sehr stark dissoziiert ist, gibt es einen Überschuß von $OH'$-Ionen. Auch jetzt dissoziiert wieder etwas Wasser, bis $C_{H^{\cdot}} \cdot C_{OH'}$ wieder gleich $1,2 \cdot 10^{-14}$ geworden ist. Der Überschuß an $OH'$-Ionen wird dadurch aber nicht beseitigt und die Lösung reagiert alkalisch. Wenn die entstehende Säure stark, die entstehende Base schwach ist, wie in einer Lösung von Anilinhydrochlorid, ergibt sich, daß die Lösung eine saure Reaktion hat. Der elektrolytische Dissoziationsgrad kann durch die oben beschriebenen Methoden quantitativ bestimmt werden (Gaskette, Hydrolyse von Estern usw.).

Die oben gegebene-Behandlung des Gegenstandes stammt von PHILIP (1910, S. 260). Man vergleiche ferner NERNST (1911, S. 530—533). Der Prozeß hängt im wesentlichen von der schwachen elektrolytischen Dissoziation schwacher Säuren und schwacher Basen ab. Aus der NERNSTschen Gleichung für die Reaktionskonstante der Hydrolyse (1911, S. 531),

$$\frac{K_4}{K_2 K_3}$$

wobei $K_4$ die Dissoziationskonstante des Wassers, $K_2$ die der Säure und $K_3$ die der Base ist, sehen wir, daß der Grad der Hydrolyse berechnet werden kann, wenn die Stärken der Säure und Base bekannt sind. Die Hydrolyse kann bei sehr verschiedenen relativen Werten von $K_2$ und $K_3$ dieselbe Größe haben. Sie ist am größten, wenn beide klein sind. Wenn die eine oder die andere der nichtdissoziierten Komponenten unlöslich ist, wird der gelöste Anteil fast ganz dissoziieren. Beim Quecksilberacetat kann man die hydrolytische Dissoziation sehen. Eine Lösung von Quecksilberacetat ist zunächst klar, trübt sich aber beim Stehen und schließlich fällt rotes Quecksilberoxyd aus.

Die hydrolytische Spaltung in wässeriger Lösung beträgt selten mehr als 3 bis 5% des Gesamtgehaltes an gelöstem Stoff. Wenn sowohl Säure wie Base schwach sind, wie beim Anilinacetat, kann die Hydrolyse bis zu 28% betragen (BAYLISS, 1909, 2, S. 359). In der Regel ist sie im Vergleich zur elektrolytischen Dissoziation sehr gering, bisweilen vermißt man sie ganz. Stearinsaures Natron scheint z. B. beträchtlich zu hydrolysieren, palmitinsaures aber nicht; Kongorot ebenfalls nicht, auch nicht das Natriumsalz des Caseinogens. Die Säuren sind in diesen Fällen in Wasser unlöslich, es ist dann sehr schwierig, vorher zu sagen, was als starke Säure anzusehen ist. Wir kehren nun wieder zu der Betrachtung unseres Phosphatsystems zurück.

In einer Lösung von $NaH_2PO_4$, die eine saure Reaktion hat, können $H^{\cdot}$-Ionen nur auf Grund der Gleichung (4) entstehen. Der Prozeß nach Gleichung (2) muß vorhergegangen sein. Aus der Vereinigung beider Gleichungen erhalten wir:

$$NaH_2PO_4 = Na^{\cdot} + H^{\cdot} + HPO_4''.$$

In einer Lösung von $Na_2HPO_4$ haben wir auch $HPO_4''$-Ionen aus (1) und (3):

$$Na_2HPO_4 = Na^{\cdot} + Na^{\cdot} + HPO_4''.$$

Wenn wir $Na_2HPO_4$ einer Lösung von $NaH_2PO_4$ zusetzen, fügen wir einen Überschuß von $HPO_4''$-Ionen hinzu. Da diese Lösungen als schwache Säuren und Basen dem Gesetz der Massenwirkung folgen, kehren wir die Dissoziation der Gleichung (4) um:

$$H_2PO_4' \rightleftarrows H^{\cdot} + HPO_4'',$$

und die $H^{\cdot}$-Ionenkonzentration des sauren Phosphats wird herabgesetzt.

In ähnlicher Weise wird die Alkalinität einer Lösung von $Na_2HPO_4$ durch die $OH'$-Ionen verursacht, die, entsprechend der Gleichung (6), aus der Hydrolyse der $HPO_4''$-Ionen sich ableiten. Vielleicht würde es richtiger sein, zu sagen, daß das $HPO_4''$-Ion sich mit $H^{\cdot}$-Ionen des Wassers verbindet, um $H_2PO_4'$-Ionen zu bilden, analog, wie sich Acetationen mit Wasserstoffionen verbinden, und undissoziierte Essigsäure bilden. In beiden Fällen ergibt sich ein Überschuß an $OH'$-Ionen. Wenn man dann $NaH_2PO_4$ zu $Na_2HPO_4$ zusetzt, so kehrt der Überschuß der $H_2PO_4'$-Ionen die Gleichung (6) um und die Alkalinität wird herabgesetzt.

Das Mononatriumphosphat als schwache Säure gibt nach Gleichung (2) und (4) sehr wenig $H^{\cdot}$- und $HPO_4''$-Ionen ab. Eine sehr kleine Menge des Dinatriumsalzes, welches als ein Natriumsalz viele $HPO_4''$-Ionen nach Gleichung (1) und (3) gibt, hat daher erhebliche Kraft, den Säuregehalt des ersteren zu verringern. Auch läßt das Dinatriumsalz, als eine schwache Base, sehr wenig $OH'$-Ionen nach Gleichung (1), (3) und (6) entstehen. Daher verringert eine sehr kleine Menge von $NaH_2PO_4$, welches als Natriumsalz unter Bildung vieler $H_2PO_4'$-

Ionen dissoziiert, erheblich die Hydroxylionenkonzentration des Dinatriumsalzes durch Umkehrung der Gleichung (6).

Diese Betrachtungen zeigen, daß Phosphatgemische, selbst wenn das saure oder das alkalische Salz in beträchtlichem Überschuß vorhanden ist, nur wenig vom Neutralpunkt abweichen können. Sie werden daher benutzt, um bestimmte Wasserstoffionenkonzentrationen in der Nähe des Neutralpunktes festzulegen, wie wir später sehen werden.

*Das Bicarbonatsystem.* Ähnliche Betrachtungen können auf das System Bicarbonat-Kohlensäure angewandt werden. Da die Kohlensäure zweibasisch und nicht wie die Phosphorsäure dreibasisch ist, liegen die Verhältnisse einfacher, andererseits kann Kohlensäure gasförmig entweichen, wodurch eine neue Komplikation hereinkommt.

Die Dissoziationsgleichungen können folgendermaßen geschrieben werden, ähnlich wie beim Phosphat:

$$\text{NaHCO}_3 \rightleftarrows \text{Na}^{\cdot} + \text{HCO}_3', \tag{3}$$

$$\text{H}_2\text{CO}_3 \rightleftarrows \text{H}^{\cdot} + \text{HCO}_3', \tag{4}$$

$$\text{H}_2\text{O} \rightleftarrows \text{H}^{\cdot} + \text{OH}', \tag{5}$$

$$\text{HCO}_3' + \text{H}_2\text{O} \rightleftarrows \text{H}_2\text{CO}_3 + \text{OH}'. \tag{6}$$

Da Kohlensäure, $\text{H}_2\text{CO}_3$, eine sehr schwache Säure ist, werden nach Gleichung (4) nur wenig Wasserstoffionen gebildet. Natriumbicarbonat erzeugt als schwache Base wenig Hydroxylionen, als Natriumsalz bringt es aber eine beträchtliche Anzahl von $\text{HCO}_3'$-Ionen hervor. Wenn $\text{CO}_2$ einer Bicarbonatlösung zugesetzt und $\text{CO}_2 \cdot \text{H}_2\text{CO}_3$ gebildet wird, wird durch Dissoziation die Konzentration von $\text{HCO}_3'$ erhöht. Durch Umkehrung von Gleichung (3) wird dann das nicht dissoziierte $\text{NaHCO}_3$ zunehmen.

Daß hierbei die $\text{H}^{\cdot}$-Ionenkonzentration sich nur wenig ändert, erkennt man am besten, wenn man ein bestimmtes Beispiel einmal zahlenmäßig durchrechnet. Wir müssen aber vorher noch das Prinzip der isohydrischen Lösungen besprechen. Wenn zwei Lösungen ein gemeinsames Ion haben, das in beiden in gleicher Konzentration vorhanden ist, ändert sich beim Vermischen beider Lösungen die Konzentration dieses Ions nicht.

Die Dissoziationskonstante von $\text{H}_2\text{CO}_3$ ist $3 \cdot 10^{-7}$, also

$$(3 \cdot 10^{-7})(\text{H}_2\text{CO}_3) = (\text{H}^{\cdot})\,(\text{HCO}_3'),$$

und die von $\text{H}_2\text{PO}_4'$ ist $2 \cdot 10^{-7}$ nach LAWRENCE J. HENDERSON (1909, S. 269), daher:

$$(2 \cdot 10^{-7})(\text{H}_2\text{PO}_4') = (\text{H}^{\cdot})\,(\text{HPO}_4'').$$

$\text{H}_2\text{CO}_3$ und $\text{NaHCO}_3$ seien nebeneinander gelöst. Bei dem niedrigen Wert der Dissoziationskonstante der Kohlensäure können wir annehmen, daß die Konzentration der nichtdissoziierten $\text{H}_2\text{CO}_3$ fast genau die gleiche ist wie die der gelösten $\text{CO}_2$; praktisch stammen daher alle $\text{HCO}_3'$-Ionen von dem stark dissoziierten $\text{NaHCO}_3$, ihre Konzentration ist daher der $\text{NaHCO}_3$-Konzentration proportional, in dezimolarer Konzentration, z. B. gegen 0,8 davon, da die Dissoziation etwa 80% beträgt. Die Dissoziation von $\text{NaH}_2\text{PO}_4$ ist auch 0,8, und die von $\text{Na}_2\text{HPO}_4$ ist für das $\text{H}^{\cdot}$-Ion 0,64.

Wir können obige Gleichungen folgendermaßen schreiben:

$$(H^{\cdot}) = \frac{(H_2CO_3)}{(HCO'_3)} \cdot (3 \cdot 10^{-7}) = \frac{(H_2PO'_4)}{(HPO''_4)} \cdot (2 \cdot 10^{-7}),$$

und, wenn wir $^1/_{10}$ normale Salzlösungen annehmen,

$$(H^{\cdot}) = \frac{(H_2CO_3)}{0,8\,(NaHCO_3)} \cdot (3 \cdot 10^{-7}) = \frac{0,8(NaH_2PO_4)}{0,64\,(Na_2HPO_4)} \cdot (2 \cdot 10^{-7}).$$

Um eine Wasserstoffionenkonzentration von $1 \cdot 10^{-7}$ (d. h. Neutralität bei $24°$) zu erhalten, muß

$$\frac{(H_2CO_3)}{(NaHCO_3)} = \frac{1}{3,75} \quad \text{oder} \quad \frac{(NaH_2PO_4)}{(Na_2HPO_4)} = \frac{1}{2,5}$$

werden. Diese Formel gibt an, wieviel von den beiden Säuren und ihren Salzen in einer Lösung vorhanden sein muß, um neutrale Reaktion zu erhalten. Da die Lösungen isohydrisch sind, können alle beide Paare oder nur eines der Konstituenten vorhanden sein. Die absoluten Konzentrationen können beliebig variieren, wenn nur die Verhältnisse konstant gehalten werden. Diese können sich nur ändern, wenn die Dissoziationskonstante sich ändert.

Der Einfachheit halber wollen wir jetzt nur das erste ($CO_2$) System nehmen. Die $CO_2$-Konzentration sei dezimolar, was der $CO_2$-Konzentration des Blutes entspricht. Wir wollen sehen, welche Veränderung nötig ist, um die $H^{\cdot}$-Ionenkonzentration von $0,5 \cdot 10^{-7}$ auf $1,0 \cdot 10^{-7}$ zu erhöhen. Der leichteren Berechnung wegen soll die gesamte $CO_2$ dabei durch Verdünnung konstant bleiben. Wie oben erhalten wir

$$0,5 \cdot 10^{-7} = (3 \cdot 10^{-7}) \cdot \frac{(H_2CO_3)}{0,8\,(NaHCO_3)} \quad \text{oder} \quad \frac{(H_2CO_3)}{(NaHCO_3)} = \frac{1}{7,5},$$

d. h. $(H_2CO_3) = 0,012$ Molar und $(NaHCO_3) = 0,088$ Molar, zusammen $0,1$ Molar.

Vorher hatten wir für $H^{\cdot} = 1 \cdot 10^{-7}$, für $\dfrac{H_2CO_3}{NaHCO_3}$ einen Wert von $\dfrac{1}{3,75}$ erhalten. Die Konzentration von $NaHCO_3$ muß dann $0,046$ Molar sein. Der Unterschied zwischen diesem und dem Wert für $0,5 \cdot 10^{-7}$ beträgt $0,088 - 0,046 = 0,042$ Grammolekül $NaHCO_3$ oder $CO_2$. Es ist also fast halb so viel $CO_2$, als dem bereits vorhandenen Bicarbonat entspricht, erforderlich, um eine so kleine Veränderung der Wasserstoffionenkonzentration hervorzurufen wie die von $0,5 \cdot 10^{-7}$ auf $1 \cdot 10^{-7}$, durch Zusatz von $0,001$ Grammolekül Salzsäure zu 10 000 Litern Wasser würde die gleiche Reaktionsverschiebung erhalten werden.

Ebenso kann man die Menge des Bicarbonats berechnen, die erforderlich ist, um die Wasserstoffionenkonzentration von $0,5 \cdot 10^{-7}$ auf $0,2 \cdot 10^{-7}$ herabzusetzen. Es ist nämlich:

$$0,2 \cdot 10^{-7} = \frac{(H_2CO_3)}{0,8\,(NaHCO_3)} \cdot (3 \cdot 10^{-7}) \quad \text{oder} \quad \frac{1}{18,7},$$

d. h. $0,228$ Mol. Bicarbonat. Man muß also $0,228 - 0,088 = 0,140$ Mol. zusetzen, d. h. fast zweimal so viel Alkali als ursprünglich vorhanden war.

Das Phosphatgleichgewicht kann auf die gleiche Weise behandelt werden. Jetzt wissen wir also, woher es kommt, daß das Blut und die Körperzellen fast immer nahezu völlig neutrale Reaktion aufweisen.

Das Resultat dieser Rechnungen kann auch noch folgendermaßen veranschaulicht werden. Wenn ein unter konstantem $CO_2$-Druck stehendes Bicarbonatsystem um nur 0,0000002 Mol. alkalischer gemacht werden soll, muß man ein Volumen von $^1/_{10}$ n-NaOH hinzusetzen, das fast ebensogroß als das Volumen der Ausgangslösung ist. Ein weiteres Beispiel gibt L. J. Henderson (1913, S. 147—152). 1 kg $CO_2$ sei in 100 Litern Wasser gelöst, je 50 g NaOH werde zugesetzt. Vor dem Zusatz beträgt die Wasserstoffionenkonzentration etwa $10^{-4}$, ist also 1000 mal größer als im Neutralpunkt. Nach Zusatz von 50 g NaOH ist die H˙-Ionenkonzentration noch 50 mal so groß als im Neutralpunkt. Nach weiterem Zusatz von 200 g NaOH beträgt die H˙-Ionenkonzentration nur $10^{-6}$, sie ist 10 mal so groß als bei Neutralität, obgleich noch 682 g freie $CO_2$ vorhanden sind. 0,004 g Salzsäure in 100 Litern reinen Wassers gelöst, ergeben die gleiche Acidität. Wird jetzt wieder NaOH zugesetzt, bis die Lösung im ganzen 450 g enthält, so ist die Änderung der Acidität kaum feststellbar. Wenn im ganzen 700 g zugesetzt worden sind, ist die Reaktion praktisch die des reinen Wassers, weitere 50 g NaOH bewirken nur eine Änderung der H˙-Ionenkonzentration von $0,2 \cdot 10^{-7}$ auf $0,6 \cdot 10^{-7}$, dementsprechend in der OH˙-Ionenkonzentration von $1,1 \cdot 10^{-7}$ auf $1,7 \cdot 10^{-7}$. Im reinen Wasser würde schon ein Zehntausendstel der gleichen NaOH-Menge die H˙-Ionenkonzentration von $1,1 \cdot 10^{-7}$ auf $0,1 \cdot 10^{-7}$ herabsetzen und die der OH˙-Ionen von $1,1 \cdot 10^{-7}$ auf $12 \cdot 10^{-7}$ steigern. 50 g NaOH würde bei Zusatz zu reinem Wasser die OH˙-Ionenkonzentration auf $120\,000 \cdot 10^{-7}$ erhöhen.

Noch deutlicher zeigt dies ein Versuch von L. J. Henderson (1913, S. 149 bis 151), der ungefähr den Verhältnissen im Blute luftatmender Tiere entspricht. Eine Lösung von 1 kg Natronbicarbonat in 100 Litern Wasser soll sich mit einem unbegrenzten Gasraum ins Gleichgewicht setzen, der pro Liter 1 g $CO_2$ enthält. Nun setzt man nach und nach kleine Mengen Salzsäure unter beständigem Schütteln zu, so daß immer Gleichgewicht mit der $CO_2$ in der Gasphase vorhanden ist. Die Temperatur werde so gewählt, daß der Absorptionskoeffizient der $CO_2$ gleich 1 ist, sie soll also etwa 17° betragen. Er ergeben sich dann folgende Werte:

| HCl | $H_2CO_3 : NaHCO_3$ | $(H˙)$ $N \times$ | $(OH')$ $N \times$ | Säuregehalt entsprechend Neutralität | Alkaligehalt entsprechend Neutralität |
|---|---|---|---|---|---|
| 0 | 2,27 : 11,9 | 0,000000057 | 0,000000176 | 0,57 | 1,76 |
| 10 | 2,27 : 11,5 | 0,000000059 | 0,000000170 | 0,59 | 1,70 |
| 50 | 2,27 : 10,0 | 0,000000068 | 0,000000147 | 0,68 | 1,47 |
| 100 | 2,27 : 8,2 | 0,000000083 | 0,000000120 | 0,83 | 1,20 |
| 150 | 2,27 : 6,3 | 0,000000108 | 0,000000093 | 1,08 | 0,93 |
| 200 | 2,27 : 4,4 | 0,000000454 | 0,000000065 | 1,54 | 0,65 |
| 250 | 2,27 : 2,6 | 0,00000026 | 0,000000039 | 2,6 | 0,39 |
| 300 | 2,27 : 0,68 | 0,0000010 | 0,000000010 | 10 | 0,10 |
| 310 | 2,27 : 0,31 | 0,0000022 | 0,0000000045 | 22 | 0,045 |
| 318 | ∞ | 0,00026 | 0,00000000039 | 260 | 0,0039 |
| 320 | . . . | 0,00045 | 0,00000000022 | 450 | 0,0022 |
| 330 | . . . | 0,0027 | 0,000000000027 | 2700 | 0,00037 |

Erst nach Zusatz von 250 g Salzsäure nimmt die H˙-Ionenkonzentration auf das 2,6fache derjenigen zu, die im Neutralpunkt herrscht. Es ist leicht einzusehen, warum in diesem Fall die H˙-Ionenkonzentration so konstant bleibt.

Am Anfang ist die freie $CO_2$ der Lösung im Gleichgewicht mit der der Gasphase. Bei Zusatz von Salzsäure bildet sich Natriumchlorid und $CO_2$. Die Kohlensäure entweicht in die Gasphase, die Gesamtacidität ist dieselbe wie vorher, entsprechend einer Kohlensäuresättigung bei einem Partialdruck von 1 g pro 1 l Luft, die ganze Salzsäure also hat sich mit dem Bicarbonat verbunden. Die Konzentration an Bicarbonat nimmt zwar ab, aber die freie Säure nimmt nicht zu. Erst wenn das ganze Bicarbonat zersetzt ist, zeigt sich die Wirkung weiterer Salzsäurezusatzes, dann verursacht der Zusatz von 2 g einen fast ebenso großen Anstieg im Säuregehalt als vorher der Zusatz von 318 g. Vorher brachte ein 100 mal größerer Salzsäurezusatz nur $1/_{200}$ des jetzigen Anwachsens der Acidität.

Beim Vergleich der relativen Alkalimengen, welche eine bestimmte Veränderung in der H·-Ionenkonzentration hervorbringen, was durch den Farbumschlag von Indicatoren in Lösungen verschiedener schwacher Säuren bestimmt wurde, fand HENDERSON eine interessante Tatsache (1908, S. 176). Mit Ausnahme von $SH_2$ verlangten $NaH_2PO_4$ und $H_2CO_3$ die größten Mengen. Sowohl schwächere als stärkere Säuren erforderten sehr viel weniger; zwischen diesen dreien und den nächstfolgenden in der Reihe klaffte ein großer Zwischenraum.

*Die „Nützlichkeit" der Kohlensäure.* Ein Umstand wird dem Leser schon aufgefallen sein, auf den L. J. HENDERSON (1913) nachdrücklich hingewiesen hat: Kohlendioxyd, ein Hauptprodukt der Verbrennung in dem lebenden Wesen, ist der wirksamste Regulator der Neutralität. Die Organismen hätten sich nicht bis zu dem jetzigen Grad der Vollkommenheit entwickeln können, wenn kein derartiger Regulationsmechanismus vorhanden gewesen wäre. Und nur in einem System, in dem die Kohlensäure die Hauptrolle spielt, konnte er entwickelt werden. Trotzdem bleibt es sehr merkwürdig, daß gerade unter den Verbindungen des Kohlenstoffes — und wir sahen oben S. 43, daß der Kohlenstoff die Fähigkeit hat sehr viele verschiedene und komplex zusammengesetzte Verbindungen zu bilden —, daß gerade unter diesen eine einfache Säure sich findet, welche die Eigenschaften der Kohlensäure, die man sonst nur noch beim Schwefelwasserstoff findet, hat. Dazu kommt noch, daß diese Eigenschaften nicht durch besondere Eigenschaften des Kohlenstoffatoms an sich bedingt sind. Im nächsten Kapitel wird es uns mit dem Wasser ähnlich gehen.

Hier soll aber eine Bemerkung PARKERS (1913, S. 1) nicht vergessen werden. Er sagt nämlich, daß viele nützlich erscheinenden „Anpassungen" in Wirklichkeit gar keine Anpassungen sind. Wenn ein Mensch ohnmächtig wird und hinfällt, so ist seine Muskulatur völlig erschlafft. Und wenn man schon einmal hinfällt, tut man sich bei völlig erschlaffter Muskulatur am wenigsten. Daß aber die Muskulatur — was in diesem Falle günstig ist — völlig erschlafft ist, das ist kaum nützliche Anpassung, sondern nur eine Folge der Ohnmacht. PARKER meint, die meisten tierischen Reaktionen seien wohl weder vorteilhaft noch schädlich für das Leben des Individuums, sie hingen vielmehr von dem physikalischen und chemischen Bau des betreffenden Organismus ab. Gleichzeitig legt er dar, daß sie wirkliche Anpassungen sind. Die Fähigkeit eines Individuums, in Anpassung an seine Umgebung zu reagieren, ist durch die Ausrottung von Myriaden von Individuen erreicht, die das nicht konnten. Man hat die Anpassung als eine Art transcendentaler Eigenschaft des Organismus ansehen wollen, als Entelechie, die verstandesmäßig arbeitet. Aber PARKER bemerkt, was verstehen wir denn unter Intelligenz anderes als „jenes Aggregat nervöser Zustände und Handlungen, welches unser Hauptmittel zur Anpassung ist?" Zu den Anpassungsreaktionen gehört eben die Intelligenz mit dazu. Die Einführung eines Ausdrucks, wie Entelechie, bedeutet einen Zirkelschluß. Sie ist dazu angetan, den wissenschaftlichen Fortschritt durch Scheinerklärungen aufzuhalten. Über die Fragen, die sie zu beantworten vorgeben, lernen wir aus ihnen nichts. „Die Einzelheiten der tierischen Reaktionen wären dann in der Hauptsache keine Anpassungen, ihre Verschiedenheit hängt hauptsächlich von der wechselnden Beschaffenheit des tierischen Körpers ab, die er in dem betreffenden Augenblick gerade hat; die Hauptfaktoren der tierischen Reaktionen sind anpassungsfähig, aber durch die Annahme von so etwas wie Intelligenz sind sie nicht erklärbar."

Bei einem Mollusken (Onchidium) haben CROSIER und AREY (1919) ein Verhalten beschrieben, das zunächst wie eine komplizierte Anpassung aussieht. Es handelt sich aber um einen Fall von Heliotropismus, bei dem die Bewegungen durch die Beschaffenheit des steinigen Grundes, über den der Mollusk hinkriecht, modifiziert werden.

Die Wirkung der Temperatursteigerung auf die Wasserstoffionenkonzentration muß berücksichtigt werden. Den großen Temperaturkoeffizienten der elektrischen Dissoziation des Wassers haben wir bereits bei anderer Gelegenheit erwähnt. Er gehört seiner Größenordnung nach in die Reihe derer, die bei chemischen Reaktionen gefunden werden. Der Temperaturkoeffizient der Dissoziation der Natriumsalze ist andererseits der niedrigste aller Salze, die dem OSTWALDschen „Verdünnungsgesetz" nicht gehorchen. Bei Mischungen von Bicarbonat und $CO_2$ erhöht steigende Temperatur an sich die Alkalinität, da die Dissoziation des Wassers mehr als die des Bicarbonats erhöht wird. Reines destilliertes Wasser hat bei 18° eine Dissoziationskonstante von $0,64 \cdot 10^{-14}$, d. h.

$$(C)_{OH'} \, (C)_{H^.} = 0,64 \cdot 10^{-14} \,.$$

Eine Lösung von Natriumbicarbonat und $CO_2$, die, bei 18°, eine Wasserstoffionenkonzentration von $0,30 \cdot 10^{-7}$ hat, hat entsprechend eine Hydroxylionenkonzentration von

$$\frac{0,64 \cdot 10^{-14}}{0,30 \cdot 10^{-7}} = 2,1 \cdot 10^{-7} \,,$$

da das Produkt von $(C)_{OH'}$ und $(C)_{H^.}$ in allen wässerigen Lösungen bei der gleichen Temperatur konstant ist.

Bei 42° ist die Wasserstoffionenkonzentration der Bicarbonatmischung wegen ihres niedrigen Temperaturkoeffizienten nur auf $0,42 \cdot 10^{-7}$ gestiegen, während die Dissoziationskonstante des Wassers $3,76 \cdot 10^{-14}$ geworden ist (KOHLRAUSCH und HEYDWEILLER, 1894, S. 209). Daher ist die Hydroxylionenkonzentration auf

$$\frac{3,76 \cdot 10^{-14}}{0,43 \cdot 10^{-7}} = 9,0 \cdot 10^{-7}$$

gestiegen, d. h. sie ist 4,3 mal so groß wie bei 18°.

Die im Blut und den Geweben vorhandenen Proteine spielen, wenn überhaupt, so nur eine kleine Rolle bei der Neutralisation von Säure und Alkali innerhalb der Grenzen, die bei den lebenden Organismen möglich sind, nämlich einer $H^.$-Ionenkonzentration zwischen $10^{-4}$ und $10^{-10}$. Innerhalb dieser Grenzen scheinen die Eiweißkörper innere Ammoniumsalze zu bilden, etwa wie die Betaine

$$\text{Gewöhnliches Betain ist } CH_2 \!\! \left< \begin{array}{l} N(CH_3)_3 \\ COO \end{array} \right.$$

$$\text{Glycin ist } CH_2 \!\! \left< \begin{array}{l} NH_3 \\ COO \end{array} \right.$$

$$\text{und Proteine sind: } R \!\! \left< \begin{array}{l} NH_3 \\ COO \end{array} \right. \quad \text{weder} \quad R \!\! \left< \begin{array}{l} NH_2 \\ COOH \end{array} \right. \quad \text{noch} \quad R \!\! \left< \begin{array}{l} NH_3OH \\ COOH \end{array} \right.$$

Erst bei einer H-Ionenkonzentration, die saurer als $10^{-4}$ oder alkalischer als $10^{-10}$ ist, wird der Ring gesprengt und eine Verbindung des letzten Typs gebildet. Dann kann Verbindung mit Säure oder Base stattfinden (siehe Bayliss, 1919, 2, S. 173). Lösungen von reinen Proteinen besitzen kaum eine elektrische Leitfähigkeit. Weitere Tatsachen in bezug auf Aminosäuren findet man auf S. 266.

*Die Reaktion des Blutes.* Die Wasserstoffionenkonzentration des Blutes bei 38° beträgt nach den besten bisher vorliegenden Messungen $0,4 \cdot 10^{-7}$, und die entsprechende OH'-Ionenkonzentration $7,2 \cdot 10^{-7}$ g Ionen pro Liter. Sie liegt also eine Spur nach der alkalischen Seite der Neutralität. Bei Zimmertemperatur würde die Alkalinität etwas geringer sein, weil die OH'-Ionenkonzentration in $CO_2$ und Bicarbonatsystemen mit steigender Temperatur, wie oben beschrieben, zunimmt. Direkte Messungen der Wirkung der Temperatur auf solche Systeme haben eine 4mal so große Alkalinität als bei 18° gezeigt. Das kommt daher, daß die elektrolytische Dissoziation des Wassers schneller mit der Temperatur steigt als die des Natriumbicarbonats.

Die Reaktion des Blutes kann auch bei der Anwendung von Neutralrot als Indicator gemessen werden (Bayliss, 1919, 2, S. 162).

Das Protoplasma besitzt in seinen Phosphaten einen wirksamen Mechanismus, der eine erhebliche Veränderung in der Reaktion unmöglich macht. Das gesamte Phosphat muß erst in das saure Salz umgewandelt sein, ehe die Wasserstoffionenkonzentration höher werden kann, als einer Lösung von **saurem** Phosphat entspricht. Ebenso muß das gesamte Phosphat erst in das basische Salz überführt sein, ehe die Alkalinität größer werden kann als die einer Lösung von $Na_2HPO_4$.

„*Puffer.*" Die Wirkung von Stoffen wie Bicarbonat, Phosphat, Aminosäuren usw. beim „Aufsaugen" des Überschusses von Wasserstoff- oder Hydroxylionen wurde von Fernbach und Hubert (1900, S. 295) der von „Tampons" verglichen. Sörensen (1909) nahm das Wort an, gab es im Deutschen mit „Puffer" wieder, woher wieder der englische Ausdruck „Buffer" kommt, der mir weder sehr anschaulich erscheint, noch den Sinn des ursprünglichen Bildes — Tampon — richtig wiedergibt. Ein Eisenbahnpuffer absorbiert nicht selbst die Maschine, wie die erwähnten Substanzen Ionen absorbieren. Eine Bezeichnung, die bildhaft den Vorgang der Aufsaugung einer Flüssigkeit durch einen Schwamm ausdrückte, wäre besser, aber nicht leicht zu finden.

*Der praktische Gebrauch von Phosphatmischungen.* Es ist oft wichtig, Lösungen mit bestimmter, genau bekannter aber geringer H·-Ionenkonzentration zu haben. Ebenso die H·-Ionenkonzentration in einem System konstant zu halten, in welchem chemische Veränderungen, die für eine Veränderung der Reaktion empfindlich sind, vor sich gehen. Beispiele für solche Fälle sind die Durchströmung herausgeschnittener Organe mit Salzlösungen, oder die Beobachtung der Geschwindigkeit von Fermentreaktionen. Für ersteres nimmt man am besten Bicarbonatpuffer, für letztere Phosphatlösungen, die auch zur Bereitung von Normallösungen sehr wertvoll sind.

Die Phosphatgemische kann man sich leicht und schnell aus Standardlösungen herstellen, die in bestimmten Verhältnissen miteinander gemischt werden (kohlensäurefreie Normal-Natronlauge und Normal-Phosphorsäure), wie aus folgender Tabelle, die aus einer Arbeit von Prideaux (1911) stammt, zu ersehen ist.

| ccm NaOH (Molar) auf 10 ccm von Molar H₃PO₄ in 100 ccm von Wasser | H˙-Ionen-konzen-tration | Färbung von Neutralrot | Färbung anderer Indicatoren |
|---|---|---|---|
| 10,0 | $10^{-4}$ | Carmin | Methylorange: rot |
| 10,6 | $10^{-5}$ | Carmin | Methylorange: orange; Methylrot: rot |
| 11,5 | $10^{-6}$ | Spur Rot | Methylrot: orange |
| 13,0 | $10^{-6,4}$ | ³/₄ Carmin, ¹/₄ Rot | Methylrot: gelborange |
| 15,5 | $10^{-6,7}$ | ¹/₂ Carmin, ¹/₂ Rot | Methylrot: gelb |
| 16,0 | $10^{-6,8}$ | ¹/₄ Carmin, ³/₄ Rot | |
| 16,5 | $10^{-6,9}$ | Rot | |
| 17,2 | $10^{-7}$ | Spur von Orange | |
| 17,7 | $10^{-7,7}$ | ¹/₄ Orange, ³/₄ Rot | |
| 18,0 | $10^{-7,2}$ | ¹/₂ Orange, ¹/₂ Rot | |
| 18,5 | $10^{-7,4}$ | ³/₄ Orange, ¹/₄ Rot | |
| 19,2 | $10^{-7,7}$ | Orange | |
| 19,6 | $10^{-8}$ | Spur mehr Gelb | |
| 20,0 | $10^{-9}$ | ³/₄ Orange, ¹/₄ Gelb | Phenolphthalein: farblos |
| 20,4 | $10^{-10}$ | ¹/₂ Orange, ¹/₂ Gelb | Phenolphthalein: schwachrot |
| 21,0 | $10^{-10,5}$ | ¹/₄ Orange, ³/₄ Gelb | Phenolphthalein: rot; Thymolphth.: farblos |
| 22,6 | $10^{-11}$ | Gelb | Thymolphthalein: blau; Tropaeolin O: gelb |
| 28,5 | $10^{-12}$ | Gelb | Tropaeolin O: orange |

Nach Sörensen muß der H˙-Ionenexponent dieser Lösungen um 0,2 erhöht werden. 10 Teile Säure + 17,2 Teile Lauge würde danach den Wert $10^{-7,2}$ statt $10^{-7}$ haben (siehe Prideaux, 1919).

Die Gleichung, nach welcher jede andere gewünschte Wasserstoffionenkonzentration berechnet werden kann, ist in Prideauxs Arbeit S. 125 angegeben.

Man kann die Werte auch an den Kurven der Abb. 40 ablesen, die aus Prideauxs Arbeit entnommen sind. Die Abszissen geben die Zahl der Kubikcentimeter der Normal-NaOH, welche den 10 ccm der Normal-Phosphorsäure zugesetzt werden müssen, um — nach Verdünnung auf 100 ccm — eine Wasserstoffionenkonzentration der gewählten Ordinate zu erhalten. Der untere Teil der Abb. 40 zeigt den

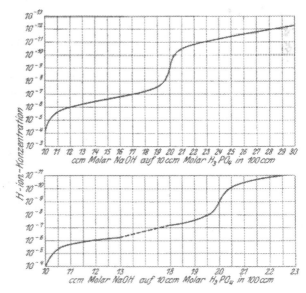

Abb. 40. 1 cm molare NaOH zu 10 ccm molar H₃PO₄ in 100 ccm. Kurven zur Herstellung von Phosphatlösungen von bekannter Wasserstoffionenkonzentration.

steileren Teil der Kurve in größerem Maßstab, so daß bei Herstellung eines größeren Volumens, etwa eines Liters, größere Genauigkeit erhalten werden kann.

Man benutzt die Kurve, z. B. zur Herstellung der optimalen Reaktion für die Emulsinwirkung, in folgender Weise: Die optimale Reaktion beträgt nach VULQUIN (1911) $5 \cdot 10^{-6}$ H·-Ionen pro Liter. Der Exponent von 10, den wir brauchen, ist log 5 minus 6 mal log 10 = −5,31. Entsprechend dieser Ordinate in der Tabelle finden wir 10,8; wir müssen daher 10,8 ccm von molarem NaOH zu 10 ccm molarer Phosphorsäure zusetzen und auf 100 ccm verdünnen. Über andere Gemische siehe PRIDEAUX (1916).

## Physiologische Salzlösungen.

Wenn die Zellen lebender Organismen nicht durch eine widerstandsfähige Hülle geschützt sind, müssen die Lösungen, welche sie umspülen, den gleichen osmotischen Druck haben wie der Zellinhalt, wie wir oben ausführlich auseinandergesetzt haben. Sonst schrumpft oder quillt die Zelle durch den Verlust oder Gewinn von Wasser, bis ihr osmotischer Druck gleich dem der umgebenden Lösung ist. Wenn dies nicht möglich ist, geht die Zelle zugrunde. In jedem Falle wird die funktionelle Wirksamkeit der Zelle durch Konzentration oder Verdünnung des Zellinhalts erheblich verändert oder geschädigt. Dies gilt besonders für Untersuchungen an tierischen Zellen, die immer ein isotonisches Medium verlangen. Oft will man das Blut oder eine andere Lösung, mit denen die Zellen normalerweise in Berührung sind, durch eine künstliche Lösung von bekannter Zusammensetzung, die nach Belieben verändert werden kann, ersetzen. Zunächst glaubte man, daß Gewebskulturen nur in artgleichem Plasma möglich seien (ROSS HARRISON u. a.). Da aber geeignete Ersatzflüssigkeiten für andere Versuchszwecke gefunden werden konnten, so müßte es auch für Gewebskulturen möglich sein. LEWIS und LEWIS haben in der Tat Gewebskulturen im künstlichen Medium erzielen können.

Man könnte nun annehmen, daß jede isotonische Lösung brauchbar wäre, solange der gelöste Stoff zwei Bedingungen erfülle: Er müsse völlig ungiftig, und die Zellwand müsse für ihn undurchlässig sein. Zu Anfang nahm man ein in allen tierischen Flüssigkeiten vorhandenes Salz, das Kochsalz, für die histologische Untersuchung frischer Gewebe oder für die Verdünnung des Blutes; es brachte keine Volumänderungen der Blutkörperchen hervor und war recht brauchbar. Als RINGER (1880—1882, 1882—1883, 1 und 2) aber zur Speisung des herausgeschnittenen Froschherzens eine Kochsalzlösung benutzte, konnte der normale Schlag nicht aufrecht erhalten werden. RINGERS Arbeit über diese Frage ist grundlegend. Er lehrte zuerst eine Durchströmungsflüssigkeit herzustellen, welche die volle Funktion des Herzens aufrecht erhielt. Obwohl diese Lösung — die altbekannte Ringersche Lösung — überall gebraucht wird, könnte die Art, wie ihre Zusammensetzung zuerst gefunden wurde, leicht in Vergessenheit geraten. Darum seien hier RINGERS Versuche kurz dargestellt.

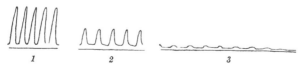

Abb. 41. Die Wirkung einer reinen Kochsalzlösung auf das Froschherz. *1* Die Kurve, die man 8 Minuten nach Verdrängung des Blutes durch reine 0,75 proz. Kochsalzlösung erhält. *2* 6 Minuten später. *3* Nach weiteren 4 Minuten.

Wenn man das Herz mit, dem Blute isotonischer, 0,75% Kochsalzlösung speiste, verminderten sich allmählich die Schläge an Umfang und hörten schließlich auf (1882—1883, 1, S. 31), wie dies Abb. 41 zeigt. Ebenso verschwand die Erregbarkeit für den elektrischen Reiz.

Spätere Arbeiten haben gezeigt, daß diese Wirkung der reinen Kochsalzlösung nicht nur durch den Mangel eines wesentlichen Salzes verursacht ist, sondern auch durch eine toxische Wirkung der Na⁻-Ionen, welche zwar weniger ausgesprochen, aber doch ähnlich der toxischen Wirkung der K⁻-Ionen ist. CLARK (1913, 2, 77) findet nämlich, daß die gewöhnliche Ringersche Lösung durch Ersatz eines Teiles des Natriumchlorids durch isotonischen Rohrzucker noch verbesserbar ist, und ABEL (1914) fand es ratsam, das Natriumchlorid auf 0,6% herabzusetzen, um bei seinen „vividiffusions" Experimenten Ödeme zu vermeiden (Abb. 42).

Bei den weiteren Versuchen von RINGER zeigte sich, daß ein stillstehendes Herz durch Zusatz von CaCl$_2$ zur Kochsalzlösung wieder erregbar wurde, daß es wieder anfing, spontan zu schlagen, daß aber diese Erholung nur langsam und

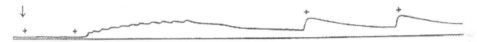

Abb. 42. Die Wirkung des Zusatzes von 5 ccm einer 0,25 proz. Calciumchloridlösung zu 100 ccm reiner Kochsalzlösung. Die Herzschläge, welche unter der reinen Natriumchloridwirkung ausgesetzt hatten, setzten nach Reizung spontan wieder ein, aber die Diastole war verkürzt, so daß die einzelnen Kontraktionen verschmelzen.

unvollständig vor sich ging. Es blieb Neigung zu einem tonischen, systolischen Zustand bestehen (Abb. 42).

Das sieht man, wenn auch nicht sehr auffallend, in den Abbildungen der Tafel 2 der ersten Arbeit (1880—1882), in der Salzlösungen, die mit calciumhaltigem Leitungswasser hergestellt waren, benutzt wurden.

Danach entdeckte man (1882—1883, 1, S. 35), daß eine Spur Kalium (1 ccm einer 1 proz. KCl-Lösung auf 100 ccm Kochsalzlösung in Leitungswasser) diese tonisierende Wirkung des Calciums aufhob, ohne es der Kraft zu berauben,

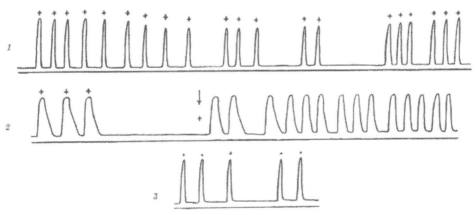

Abb. 43. Antagonismus von Calcium und Kalium. 1 Normale Herzkontraktionen. 2 Wirkung bei Hinzufügung von Calcium. Die ersten 3 Schläge zeigen die Verlängerung der Systole. Bei dem Pfeil wurden 3 Tropfen einer 1 proz. Kaliumchloridlösung zu der Lösung hinzugefügt. Die Calciumwirkung wird teilweise aufgehoben. 3 Auf Zusatz von zwei weiteren Tropfen von Kaliumchloridlösung werden die Schläge ganz normal.

die schädliche Wirkung des reinen Natriumchlorid aufzuheben (Abb. 43). So erhielt man eine Lösung, die fähig war, den Herzschlag bei einer befriedigenden Höhe beträchtliche Zeit aufrecht zu erhalten, aber nach dem, was auf den früheren

Seiten des vorliegenden Kapitels gesagt wurde, ist es nicht überraschend, was
RINGER selbst noch fand, daß der Zusatz einer kleinen Menge von Natriumbicarbonat günstig war. RINGER hat schon gezeigt, daß dieser Zusatz die Wirkung
hatte, eine ganz schwache Alkalinität, ähnlich der des Blutes, zu erzeugen und
die Säurebildung bei den Kontraktionen des Herzmuskels zu neutralisieren
(siehe 1882—1883, Bd. 2, S. 223). RINGER setzte 5 ccm einer 1 proz. Lösung
von $NaHCO_3$ auf 100 ccm der Speisungsflüssigkeit zu (Abb. 43).

Angesichts der fundamentalen Bedeutung dieser Tatsachen sei die einfachste Art, sie
nachzuweisen, hier beschrieben. Man bindet das Herz des Frosches oder der Schildkröte
an eine Kanüle, die man nach SYMES' Methode (1911) durch das Herzohr in die Herzkammer
einführt. Die Art, auf welche die Wirkung verschiedener Elektrolyte gezeigt werden kann,
versteht man am besten aus der Beschreibung eines wirklichen Experiments. Man nahm
das Herz einer Schildkröte und befestigte einen Schreibhebel an der Spitze der Kammer,
bevor man eine Flüssigkeit einfließen ließ (Abb. 44). Die Schläge waren, wie es häufig geschieht, klein, A. Dann begann man das Herz mit einer Lösung zu füllen, die 0,75% Natriumchlorid und 0,01% Natriumbicarbonat, B, enthielt. Die Schläge besserten sich nicht und würden wahrscheinlich aufgehört haben, wenn man weiter mit dieser Lösung nachgefüllt hätte.
Eine Lösung, die aus 100 ccm der vorigen bestand, welche 3 ccm von dezimolarem Calciumchlorid zugesetzt waren, wurde bei C eingefüllt. Diese enthielt einen schwachen Überschuß
von Calcium über den normalen Gehalt an Ca. Eine sofortige Besserung ist festzustellen,
aber die Erholung ist unvollkommen, wie die allmähliche Erhöhung der Lage der Diastole
zeigt. Dann setzte man 6 ccm einer $n/_{10}$-KCl-Lösung der Lösung zu, die bereits
Natrium und Calcium enthielt. Die tonische Wirkung des Calciums wurde beseitigt, und
nach 1 oder 2 Minuten erhielt man die Kurve D, die einen regelmäßigen, kräftigen Schlag zeigt,
der lange Zeit angehalten hätte. Bei E wird das Herz wieder mit reiner Kochsalzlösung
gespeist und der kleine unregelmäßige Schlag erscheint wieder. Bei F wird wieder die gleiche
Menge KCl wie vorher hinzugesetzt. Es ergibt sich keine Besserung im Schlag, aber man
beobachtet die charakteristische erholende Wirkung des Kaliums auf die Senkung der Kurve
in der Diastole. Bei G wird die gleiche Calciummenge wie vorher zugesetzt, und wir sehen
den kräftigen, regelmäßigen Schlag, den die normale Ringersche Lösung erzeugt, welche
Natrium, Kalium und Calcium enthält. Um bei H die Wirkung von Calcium auf deutlichere
Weise zu beobachten, setzte man weitere 3 ccm der Calciumchloridlösung zu, und weitere
3 ccm vor jedem Absatz in der Kurve. Wir sehen die Zunahme der tonischen Contractur,
die jeder neue Zusatz hervorruft. Bei K setzte man wieder Kaliumchlorid zu, aber, obwohl
es den Herztonus verringerte, nahm die Größe des Schlages eher ab; in der Tat ist der Antagonismus nicht vollkommen, wenn die Lösung einen Überschuß weit über das normale
Verhältnis hinaus von Calcium oder Kalium enthält. Bei L wurde schließlich die normale
Ringersche Lösung eingefüllt.

Es ist ein bemerkenswerter Umstand, daß das Verhältnis von Natrium-
Kalium- und Calciumionen zueinander in Seewasser fast identisch ist mit demjenigen, das RINGER als optimal für die Erhaltung des Herzschlages fand. Allerdings ist die osmotische Konzentration des Meerwassers höher. Außer den erwähnten Salzen enthält das Meerwasser nun noch Magnesium. Die Anwesenheit
von Magnesium scheint in einer künstlichen physiologischen Salzlösung nicht
unbedingt notwendig zu sein, obwohl NEUKIRCH (1912) fand, daß die Konzentrationen des herausgeschnittenen Darmes des Kaninchens regelmäßiger waren,
wenn Magnesium vorhanden war (Abb. 44).

Wenn wir uns die relativen Verhältnisse dieser Ionen im Blutserum und im
Seewasser ansehen, bemerken wir, daß das Verhältnis von Calcium zu Natrium
in beiden Lösungen sehr ähnlich während das des Kaliums zum Natrium
nicht sehr verschieden ist. Im Seewasser ist allerdings ein großer Überschuß
an Magnesium. Man erklärt das folgendermaßen. BUNGE (1894, S. 120) nahm

an, daß der verhältnismäßig hohe Gehalt an Natriumchlorid im Blut der Landwirbeltiere ein Erbteil von im Meere lebenden Vorfahren ist, welche in einer, an
diesem Salz ziemlich reichen Lösung lebten. MACCALLUM (1903, S. 234), dem

|  | Blutserum | Seewasser |
|---|---|---|
| Na . . . . . . . . . | 100 | 100 |
| Ca . . . . . . . . . | 2,58 | 3,84 |
| K . . . . . . . . . | 6,69 | 3,66 |

(MACCALLUM 1910, S. 603.)

die Ähnlichkeit des Verhältnisses des Kaliums und Calciums zum Natrium im
Blutplasma der Wirbeltiere und im Seewasser auffiel, sprach unabhängig von
BUNGE dieselbe Meinung aus.

Seit der ersten Verflüssigung von Wasser auf der Erdoberfläche hat der
Ozean beständig Salze aufgenommen, entweder durch Auflösung aus seinem

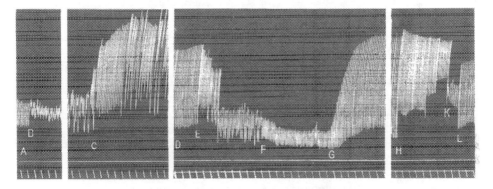

Abb. 44. Wirkung von Elektrolyten auf das Herz der Schildkröte. *A* Das ausgeschnittene
Herz vor Durchströmung. *B* Durchströmung mit 0,75 proz. Natriumchlorid und 0,01 proz.
Kaliumbicarbonat. *C* Hinzufügung von 3 ccm von 0,1 molarem Calciumchlorid auf 100 ccm.
*D* Es wird Kaliumchlorid hinzugefügt, 6 ccm von 0,1 molar, auf 100 ccm der Mischung,
welche Natrium- und Calciumsalze enthält. *E* Wieder reines Natriumchlorid. *F* Kaliumchlorid, 6 ccm auf 100. *G* Calciumchlorid hinzugefügt. *H* 3 ccm Calciumchlorid hinzugefügt. *K* Mehr Kaliumchlorid hinzugefügt, entsprechend der Calciumchloridmenge. Die
tonisierende Wirkung des Calciums wird teilweise aufgehoben, aber die Kontraktionshöhe wird
nicht wieder normal. *L* Normale Ringerlösung.
*B* bis *C* und *E* bis *F:* Na allein. *C* bis *D:* Na + Ca. *D* bis *E* und *G* bis *H:* Na + Ca + K.
*F* bis *G:* Na + K.

Bett oder durch Zufuhr mit den Flüssen. Die Salze bleiben bei der Verdunstung des Wassers zurück. Beständig steigt Wasserdampf auf und bildet
die Flüsse von neuem, welche weitere Bestandteile aus dem Erdboden herauswaschen. Es ist daher leicht zu verstehen, warum die totale Konzentration der
Salze im Seewasser heute so viel höher ist als zu jener Zeit, in der die Vorfahren der Landwirbeltiere aus dem Meere auswanderten.

Man glaubt allgemein, daß das Leben im Ozean begann und bis zum Ende
des Cambriums in ihm allein weiterbestand. Als Wirbeltiere mit einem geschlossenen Kreislaufsystem sich zuerst aufs Land begaben, waren die anorganischen Bestandteile ihres Blutes die gleichen wie in dem Wasser des Ozeans,
den sie verließen.

Das Cambrium dauerte äußerst lange, nach der Tiefe der Ablagerungen zu urteilen, die bis zu 40 000 Fuß in British-Columbia und 12 000 Fuß in Wales beträgt. Man kann darum erwarten, daß das Protoplasma sich den Meersalzen während dieser langen Periode angepaßt hat, und daß Einrichtungen entstanden, welche die Konzentration der Salze des Blutes konstant erhielten. Diese Mechanismen wirken seitdem beständig weiter, auch als das Leben aus dem Ozean aufs Festland abwanderte.

Wenn diese Ansicht richtig ist, ist der Salzgehalt des Blutes derselbe wie der des Ozeans im Frühcambrium. Zur Zeit ändert sich im Meereswasser das Verhältnis Calcium-Kalium überhaupt nicht, wie MACCALLUM gezeigt hat. Das Calcium wird von den Meeresorganismen zur Bildung von Knochen, Schalen, Korallen ebenso schnell verbraucht wie die Flüsse es hereinbringen. Kalium kommt heute in viel geringerer Menge ins Meer als in früheren geologischen Perioden, weil es in dem Körper der Pflanzen, die heute das feste Land bedecken, in großer Menge angehäuft wird. Die Hauptschwierigkeit ist der verhältnismäßig so sehr viel größere Magnesiumgehalt des Meerwassers. MACCALLUM erklärt dies damit, daß das Meerwasser an Magnesium noch dauernd reicher wird. In den Ozeanen des Präcambrium muß der Magnesiumgehalt sehr klein gewesen sein. Vielleicht nicht so klein wie im Blutplasma, denn der Magnesiumgehalt des Blutplasmas könnte einer noch früheren geologischen Periode entsprechen als der, in welcher Tiere mit geschlossenem Blutkreislauf entstanden sind. Die Gewebe würden dann nur die Salzkonzentration reproduzieren, welche durch lange währende Anpassung in ihnen stabilisiert wäre. Selbst die Organismen, welche heute in der See leben, und deren Vorfahren seit dem Cambrium im Meere gelebt haben, nehmen weniger Magnesium auf als der Seewasserkonzentration entspricht (1904, S. 8 des Abdrucks). Ferner ist zu beachten, daß in früheren geologischen Perioden Magnesiumchlorid in Magnesiumoxyd überging und so aus der Lösung ein Wasser des Urozeans ausgefällt wurde (1904, S. 12).

Ein ebenso interessantes wie schwieriges Problem bieten die Salze der Zellen dar. MACCALLUM bemerkt dazu: Wenn im Blutplasma der Wirbeltiere die Macht der Vererbung immer wieder die Salzkonzentration erzeugt, die einst beim Aufenthalt im präcambrischen Ozean erworben wurde, warum soll dann für die Gewebszellen nicht das gleiche gelten?

Wir können hier nicht weiter auf diese schwierigen Fragen eingehen. Wer sich eingehender unterrichten will, möge außer der bereits angezogenen Arbeit eine weitere über die Salze des Blutes (1910) studieren.

Wie dem auch sei, die Tatsache bleibt bestehen, daß das Meerwasser, wenn es durch Verdünnung isotonisch gemacht wird, eine sehr wirksame physiologische Salzlösung ist, trotz der Anwesenheit eines unnötig großen Magnesiumüberschusses.

Für Versuche am Froschherzen hat die beste „Ringersche Lösung" folgende Zusammensetzung:

| | | | |
|---|---|---|---|
| NaCl | 0,65 | $NaH_2PO_4$ | 0,001 |
| KCl | 0,014 | (Glucose) | (0,2) |
| $CaCl_2$ | 0,012 | Wasser | auf 100 |
| $NaHCO_3$ | 0,02 | | |

Diese Lösung hat eine Wasserstoffionenkonzentration von $10^{-8,3}$.

Der osmotische Druck des Blutes warmblütiger Wirbeltiere ist höher als der des Frosches. Für Säugetierorgane muß also die Gesamtsalzkonzentration erhöht werden. Für das isolierte Säugetierherz fand LOCKE (1900) folgende Zusammensetzung als zweckmäßig:

| | | | |
|---|---|---|---|
| NaCl | 0,9 | NaHCO₃ | 0,01—0,03 |
| KCl | 0,042 | (Glucose) | 0,1—0,25 |
| CaCl₂ | 0,024 | Wasser | auf 100 |

Als Energiequelle setzt man vorteilhaft Traubenzucker zu, falls sich dieser Zusatz nicht aus besonderen Gründen verbietet. Für Säugetiere muß die Lösung mit Sauerstoff gesättigt werden, am bequemsten, indem man Sauerstoff aus einer Bombe durch ein Berkefeldfilter, das in die Lösung taucht, hindurchbläst, wie KEITH LUCAS vorgeschlagen hat. Statt „Lockescher" Lösung spricht man besser von „Ringer-Lockescher" Lösung.

TYRODE (1910) setzt noch etwas Magnesium und Bicarbonat zu und erhält folgende Lösung:

| | | | |
|---|---|---|---|
| NaCl | 0,8 | NaH₂PO₄ | 0,005 |
| KCl | 0,02 | NaHCO₃ | 0,1 |
| CaCl₂ | 0,02 | Glucose | 0,1 |
| MgCl₂ | 0,01 | Wasser | auf 100 |

Diese Lösung ist für den Dünndarm des Kaninchens sehr geeignet, der Magnesiumzusatz scheint aber für das Herz keinerlei Vorteil zu haben, wie LOCKE darlegt (1900). Die letzte Lösung kann man Ringer-Tyrode-Lösung nennen.

Der Bicarbonatzusatz sichert eine ganz schwach alkalische Reaktion, außerdem kann das Bicarbonat saure Stoffwechselprodukte neutralisieren (s. S. 243).

Die Arbeit von CLARK (1913, Bd. 2) über das Froschherz hat gezeigt, daß dauernde Durchströmung mit stets erneuter Salzlösung einen wichtigen Bestandteil aus den Zellen entfernt; ein kleines Volumen Ringerscher Lösung, das mehrmals durch ein Herz hindurchgeflossen ist, ist imstande, ein zweites Herz wieder zu beleben, dessen Schlaghöhe durch kontinuierliche Durchströmung bereits herabgesetzt war (Abb. 45). Die betreffende Substanz scheint lipoider Natur zu sein. Sie setzt die Oberflächenspannung des Wassers stark herab. Durch Ätherextraktion des Trockenrückstandes des Blutserums scheint ein Stoff von ähnlicher Wirkung erhalten zu werden, der ein durch kontinuierliche Durchströmung mit Ringerscher Lösung „hypodynamisch" gewordenes Herz ebenfalls kräftig restituiert (Abb. 46). Die gleiche Wirkung hat das Lecithin. Das Ca ist bei dieser Wirkung mit beteiligt. Es scheint sich dabei um eine

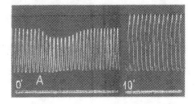

Abb. 45. *A* Das Froschherz nach 4 stündiger Durchströmung mit Ringerlösung. Bei der Marke 10′, werden 2 ccm Ringerlösung, welche seit 12 Stunden durch ein anderes Herz geflossen waren, zu 2 ccm, welche bereits zirkulierten, hinzugefügt. Das Resultat zeigt, daß durch fortgesetzte Durchspülung mit Salzlösungen aus dem Froschherzmuskel eine wichtige Substanz ausgespült wird.

Änderung der kolloidalen Beschaffenheit der Zellmembran zu handeln, die ja sicher eine beträchtliche Lipoidmenge enthält. CUSHNY und GUNN (1913) zeigen, daß ein mit Salzlösungen durchspültes Herz in abnormer Weise auf nachfolgende Durchströmung mit Serum reagiert.

*Antagonismus von Salzen.* In physiologischen Salzlösungen ist ein Salz allein niemals fähig, die normale Erregbarkeit lebender Gewebe aufrecht-zuerhalten. Ähnliches sahen wir schon früher bei Besprechung der Permeabilität der Zellmembran. In diesem letzteren Falle fanden wir, daß die Wirkung eines einzelnen Salzes meist darin besteht, einen Verlust der halb durchlässigen Eigenschaften der Membran zu verursachen, und es kann wohl sein, daß wir es bei Durchströmung von Organen mit physiologischen Salzlösungen mit ähnlichen Erscheinungen zu tun haben.

Die Art, in der ein Salz imstande ist, die toxischen Eigenschaften eines anderen zu neutralisieren, ist noch nicht völlig aufgeklärt. Loeb (1903) zeigte, daß Gammarus in ½ Stunde stirbt, wenn er in, dem Seewasser isotonische, Rohrzucker- oder Kochsalzlösung gebracht wird, und

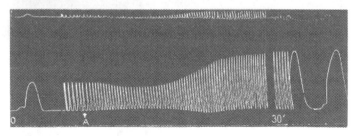

Abb. 46. Wirkung von Lipoidbestandteilen des Serums auf ein hypodynamisches Herz. *1* Schläge eines Herzens, das durch verlängerte Durchströmung mit Ringerlösung hypodynamisch gemacht ist. Bei *A* werden die Bestandteile des Serums, welche unlöslich in Alkohol sind, hinzugefügt. Keinerlei Wirkung. Das Pulsvolum wächst kaum von 0,026 zu 0,033 ccm an. *2* Bei *B* Wirkung der alkohollöslichen Substanzen des Serums. Das Pulsvolum wächst in 60′ von 0,02 auf 0,12 ccm an. *3* Wirkung des Ätherextraktes vom Trockenrückstand des Alkoholextraktes von Serum, hinzugefügt bei *A*. *4* Ähnliche Wirkung von Natronseife wie von obigem Ätherextrakt.

zwar stirbt er ebenso schnell, wie wenn er in destilliertes Wasser gebracht wäre. Der Zusatz von Chlorkalium oder von Calciumchlorid allein zu destilliertem Wasser oder Rohrzuckerlösung ändert nichts. In Lösungen, die Natriumchlorid und entweder Kalium- oder Calciumchlorid enthalten, sterben die Tiere ebenso schnell wie in reinem Wasser. Nur in einer Lösung, welche Na˙-, K˙- und Ca˙˙-

Ionen in dem Verhältnis und in der Konzentration enthält, in welcher sie im Seewasser vorhanden sind, sind die Tiere imstande, am Leben zu bleiben. Die normale Halbdurchlässigkeit der kolloidalen Bestandteile der Zellmembran bleibt nur dann intakt, wenn diese 3 Salze vorhanden sind. Vielleicht würden Untersuchungen über die physikalischen Eigenschaften der Proteine und Lipoide, wie auch anderer kolloidaler Systeme unter dem Einfluß dieser Salze, die einmal jedes für sich und einmal gemeinsam einwirken müßten, diese Frage beleuchten. LOEB und WASTENEYS (1915) zeigten, daß reine Kochsalzlösungen die Durchlässigkeit erhöhen.

Ähnliche Erscheinungen haben LOEB und WASTENEYS (1911) bei einem Fisch (Fundulus) untersucht, der durch den osmotischen Druck der in den Experimenten verwendeten Lösungen unbeeinflußt blieb. In Natriumchlorid- oder Chlorkaliumlösungen, deren Konzentration die gleiche wie im Meerwasser war, lebte der Fisch nur wenige Tage; während er in Calcium- oder Magnesiumchloridlösungen unbegrenzt lebte. Es zeigte sich aber, daß, ganz anders als beim Froschherzen, Natrium- und Kaliumsalze ihre Toxizität wechselwirkend aufhoben, wenn beide in bestimmten Mischungsverhältnissen in der Lösung vorhanden waren. Bei dem Herzen war außerdem noch die Anwesenheit von Calcium nötig. Die Seewasserpflanze, *Ruppia maritima*, verlangt sogar nach den Untersuchungen von OSTERHOUT (1906) 4 Salze, nämlich alle Kationen, die in merklichen Mengen im Seewasser vorhanden sind: Natrium, Kalium, Calcium und Magnesium.

Die Experimente von LOEB und WASTENEYS erbringen den direkten Beweis, daß die Wirkung von einem Kation auf ein anderes stattfindet und nicht auf ein Anion. Da von einer gewissen KCl-Konzentration an, NaCl die toxische Wirkung des Chlorkaliums nicht mehr aufhebt, handelt es sich wohl um eine Art Verteilung an der Zellmembran und höchstwahrscheinlich um eine elektrische Adsorption. Wir haben oben gesehen (S. 124), daß die Existenz chemischer Verbindungen von Eiweißkörpern mit Neutralsalzen nicht bewiesen werden kann, ob diese nun „Ionenproteide" oder anders genannt werden. Andererseits kann ein Stoff einen andern aus der Adsorption verdrängen, wenn dabei irgendwie eine Verminderung der freien Energie stattfindet.

Wenn das Verhältnis von Natriumchlorid zu Chlorkalium weit weniger beträgt als das im Seewasser, z. B. nur 8 : 1, wird die toxische Wirkung des Kaliums erhöht.

Calciumchlorid selbst ist für Fundulus nicht toxisch, wenn es die toxische Wirkung von Chlornatrium und Chlorkalium auf den Fisch neutralisiert, so hat ein nichttoxisches Ion ein toxisches neutralisiert. Die kaliumentgiftende Fähigkeit des Calciums ist viel größer — etwa 500 mal — als die des Natriums. Aber genau wie beim Natrium ist auch beim Calcium die entgiftende Fähigkeit begrenzt und interessanterweise ist die Grenze die gleiche, d. h. eine Lösung, welche mehr als 6,6 ccm von 0,5 Molar KCl auf 100 ccm Wasser enthält, kann nicht mehr, weder durch ein Calcium- noch durch ein Natriumsalz, noch durch beide zusammen entgiftet werden.

Der Umstand, daß das Calcium eine viel kräftigere Wirkung als das Natrium ausübt, ist angesichts der Wirkung des Ca¨ auf die Zellmembran nicht besonders auffallend. Ca¨ hat, als zweiwertiges Ion, eine viel größere Wirkung auf die kolloidale Aggregation als das Natrium. Strontiumchlorid hat eine dem Calciumchlorid ungefähr gleich große Wirkung; Bariumchlorid ist auch hochwertig, aber sehr giftig. Magnesiumchlorid hat eine verhältnismäßig kleine Wirkung, die Wertigkeit des Ions ist also nicht der einzige ausschlaggebende Faktor.

Eine Kochsalzlösung von der Konzentration des Kochsalzes wie im Meerwasser kann nicht durch K˙ allein, sondern nur durch K˙ und Ca˙˙ entgiftet werden.

Von Interesse ist ferner, daß die toxische Wirkung von Säuren auch durch Natriumionen und noch besser durch Calciumionen aufgehoben wird.

Auf die antagonistische Wirkung von Na˙ und Ca˙˙ auf die Zellmembran habe ich bereits früher hingewiesen, und CLOWES (1916) hat gezeigt, daß bei Systemen von Öl und Wasser die Umkehrung der Phasen von beiden Ionen antagonistisch beeinflußt wird. Es ist schwer zu verstehen, warum die Wirkungen eines ein- und eines zweiwertigen Kations nicht nur quantitativ verschieden sind, sondern entgegengesetztes Vorzeichen haben. CLOWES nimmt an, daß ein Gegensatz nur zwischen dem Kation und dem Anion besteht. Beim Calciumchlorid wird das Kation stärker adsorbiert, seine Gegenwirkung ist größer als die des Anions. Beim Natriumchlorid wird das Anion stärker adsorbiert als das Kation. Damit hängt es zusammen, daß die entgiftende Konzentration an CaCl$_2$ so sehr viel kleiner ist als an NaCl. Diese Auffassung wird ferner dadurch bestätigt, daß zur Ausgleichung der CaCl$_2$-Wirkung Natriumcitrat wirksamer ist als Natriumchlorid, weil das Citration stärker adsorbiert wird als das Chlorion.

Nach ZWAARDEMAKER (1918) ersetzen gleiche radio-aktive Mengen Radium, Emanation, Thorium oder Uranium die gleiche Kaliummenge, das ebenfalls schwach radio-aktiv ist. CLARK (unveröffentlicht) findet, daß Uranium das Kalium nicht so wie Rubidium ersetzt.

Wenn bei dieser Wirkung der Ionen allgemeine elektrische Vorgänge eine Rolle spielen, ist es möglich, daß die Affinität eines Ions zu seiner Ladung mit in Betracht gezogen werden muß, worauf A. P. MATTHEWS (1904) hinwies. Man würde dann erwarten, daß die wirksamsten Ionen jene sind, welche sich am leichtesten von ihren Ladungen trennen. Obgleich wir MATTHEWS darin zustimmen müssen, daß die physiologische Wirkung oft keine Beziehung zu der chemischen Struktur hat — so schmecken Berylliumsulphat, Bleiacetat, Zucker, Phloroglucin und Saccharin alle süß — geht man zweifellos zu weit, wenn man sagt, daß alle Wirkungen von Enzymen oder Toxinen nichts mit ihrer chemischen Struktur zu tun hätten, oder daß die Wirkung von Blei oder einem anderen Salz auf den lebenden Organismus nur durch den Charakter und die Anzahl seiner elektrischen Ladungen und durch die Leichtigkeit bestimmt wird, mit der es sich von diesen Ladungen trennt, sonst aber durch nichts.

## Wirkung von Salzen in besonderen Fällen.

Die verschiedenen Möglichkeiten, wie Elektrolyte Zellprozesse beeinflussen können, erkennt man am besten durch die Behandlung typischer Fälle. Einige von ihnen verlangen später noch eingehendere Betrachtung, so daß sie hier nur erwähnt zu werden brauchen.

Sehr gut ist das von HÖBER (1911, S. 444) gebrauchte Bild, welches die Art wiedergeben soll, wie uns unsere Methoden das Zusammenwirken dieser verschiedenen Beeinflussungen erkennen lassen. Er vergleicht unsere Aufnahmevermögen einem Spiegel, der in seiner gegenwärtigen Beschaffenheit kein scharfes Bild gibt. Wenn das Bild sich unklar erweist, dürfen wir nicht folgern, daß der Spiegel selbst ungeeignet ist und den zu spiegelnden Gegenstand verzerrt, sondern daß er nicht genügend geputzt ist, um die feinen Einzelheiten ebensogut zu zeigen wie die gröberen Umrisse. Die physikalische Chemie der Kolloide, um nur einen Umstand zu erwähnen, hat noch zu viele Lücken, um alle die Auskünfte zu geben, die man von ihr verlangen kann.

Hier seien nun die verschiedenen Wirkungsmöglichkeiten der Salze oder der Elektrolyte noch einmal aufgeführt. Die elektrische Ladung hat als solche ihre Wirkung; ferner besteht eine Wirkung auf das Lösungsmittel, die sich durch lyotropische Wirkungen zeigt und häufig in den „Hofmeisterreihen" ausgedrückt wird; endlich kommen mehr chemische Wirkungen in Frage, die mit dem bisher erwähnten nichts zu tun haben. Dann handelt es sich aber um Salze eines bestimmten Elements oder einer kleinen Gruppe von Elementen.

*Die Wirkung des Vorzeichens der elektrischen Ladung auf die Zellmembran* ist die erste Beeinflussung, die wir ins Auge zu fassen haben. Die Frage ist von MINES (1912) bearbeitet worden.

*Adsorption an Grenzflächen.* Wenn ein elektrisch geladener Stoff an kolloidalen Grenzflächen eines Kolloids adsorbiert wird, hängt die adsorbierte Menge in hohem Maße von dem Vorzeichen der Ladung der Oberfläche ab, je nachdem sie der Ladung der adsorbierten Substanz gleich oder entgegengesetzt ist. Durch Elektrolyte kann die Ladung der Oberfläche aufgehoben oder umgekehrt werden.

*Hämoglobin.* Die starke Wirkung der Elektrolyte auf die Dissoziation des Oxyhämoglobins, die BARCROFT und CAMIS (1909) beschrieben haben, hängt wahrscheinlich von der kolloidalen Natur dieser Substanz ab. Bei einem gegebenen Sauerstoffdruck nimmt dieselbe Hämoglobinmenge weniger Sauerstoff in einer Salzlösung auf als in reinem Wasser. Bei einem Sauerstoffdruck von 30 mm Hg beträgt die prozentuale Sättigung in Wasser 85, und in Ringerscher Lösung nur 60. Die Wirkung ist in saurer Lösung noch stärker und ein feines Kennzeichen der Wasserstoffionenkonzentration im Blut. Die Bedeutung dieser Tatsachen werden wir später bei der Besprechung der Sauerstoffversorgung der Gewebe noch kennenlernen.

*Fermentreaktionen.* Viele Enzyme sind bei Fehlen von Elektrolyten unwirksam. Dies scheint in einigen Fällen dadurch bedingt zu sein, daß die Salze das Zustandekommen einer Adsorptionsverbindung zwischen Ferment und Substrat begünstigen.

*Hämolysin.* GENGOU (1908) zeigte, daß das Hämolysin aus Aalserum bei Abwesenheit von Elektrolyten unwirksam ist.

*Sekretion.* Später wird gezeigt werden, daß ein Extrakt der Duodenalschleimhaut nur bei Gegenwart von Elektrolyten seine, die Pankreassaftsekretion beschleunigende, Wirkung entfalten kann.

*Elektrische Reizung.* Da in lebenden Geweben immer Salze vorhanden sind, ist es klar, daß die Zuführung eines elektrischen Stromes an den beiden Elektroden immer zur Ablagerung von Ionen mit entgegengesetztem Vorzeichen führen muß. Die erregende Wirkung der Kathode und die hemmende Wirkung der Anode hängt hiermit zweifellos zusammen. Die entgegengesetzte Wirkung von H˙- und OH′-Ionen ist eine bekannte Tatsache und bereits erwähnt worden.

*Glatte Muskulatur.* HOOKER (1911) zeigte bei der Durchströmung der Blutgefäße des Frosches mit Salzlösungen, daß das Calcium eine Kontraktion der Muscularis erzeugt, während Kalium und Natrium Dilatation hervorrufen.

GASKELL (1880—1882, S. 55 u. 56) hat bereits gezeigt, daß Säuren Dilatation und Alkalien Kontraktion verursachen.

*Pigmentzellen.* Der Fisch Fundulus besitzt gelbe und schwarze Pigmentzellen in der Haut. SPAETH hat gezeigt (1913), daß Kaliumsalze erstere dilatieren, letztere zusammenziehen. Natriumsalze haben die entgegengesetzte Wirkung. Wenn man diese Zellen photographiert, sieht man, daß die Dilatation und Kontraktion nicht die Zelle als Ganzes betrifft, denn die Zellfortsätze bleiben unverändert. Die Pigmentkörnchen wandern vom Zentrum der Zelle fort nach den Fortsätzen.

## Besondere Wirkungen bestimmter Ionen.

*Calcium.* Das Calcium kann bei manchen Beeinflussungen durch andere Erdalkalien vertreten werden, bei anderen aber nicht. Barium z. B. ist für tierische Organismen sehr giftig. Die Eigenschaft des Calciums, die Konsolidierung oder Stabilität in kolloidalen Systemen zu begünstigen, während die Alkalimetalle die Verflüssigung begünstigen, wird von HOEBER mit vollem Recht (1911, S. 446) als sehr wichtig für die Erklärung der physiologischen Wirkung des Calciums angesehen. Außerdem legt dieser Autor dar, daß die Wirkung eines zweiwertigen Ions weniger eingreifend ist als die eines mehrwertigen Ions. Sie ist auch viel leichter reversibel.

Daß das Herz der Wirbeltiere zur Aufrechterhaltung seiner Tätigkeit Calcium braucht, haben wir bereits erfahren und LOVATT EVANS (1912, Bd. 2, S. 410) hat gezeigt, daß für das Herz der Schnecke das gleiche gilt. Das Schneckenherz verträgt aber viel höhere Calciumkonzentrationen. Noch in 2 proz. $CaCl_2$-Lösung schlägt es völlig normal. Das Barium ist für das Schneckenherz ebenso giftig wie für das Wirbeltierherz. In einer Verdünnung von 1 : 20 000 bewirkt es schon deutlich Verstärkung der Systole.

LOCKE (1894) zeigte, daß das Calcium auch für die Erregungsübertragung vom Nerv auf den Muskel nötig ist, und OVERTON (1904) wies das gleiche für die Erregungsleitung durch die Synapse einer Nervenfaser mit einer Nervenzelle nach. Nach BUSQUET und TACHON (1908) wird die hemmende Wirkung des N. vagus auf das Froschherz bei Durchströmung mit reiner NaCl-Lösung aufgehoben; HOWELL (1906) zeigte, daß eine Spur Calcium die hemmende Wirkung des N. vagus wiederherstellt.

CLARK (1912, S. 12) hat gezeigt, daß Digitoxin (die aktive Substanz des Fingerhuts) ohne Calcium unwirksam ist.

In Abb. 47 sieht man das Herz des Frosches zuerst normal in Ringerscher Lösung schlagen. Bei *A* wird mit calciumfreier Ringerscher Lösung durchströmt, um Calcium herauszuwaschen, und bei *A'* läßt man dieselben 3 ccm Lösung immer wieder durch das Herz gehen. Die schwache Herztätigkeit, welche die Kurve verzeichnet, kann dann stundenlang so weiter gehen. Bei *B* wird eine Spur von Calciumchlorid zugesetzt; der Schlag wird wieder normal. Bei *B'* setzt man 0,01 mg Digitoxin zu, und bei *C* wird wieder mit Ca¨-freier Ringerlösung durchströmt. Man sieht, daß der Schlag zwar etwas stärker und langsamer ist, der typische systolische Tonus aber, den die Droge normalerweise erzeugt, fehlt. Bei *D* wird die normale Menge von Calciumchlorid (0,02%) zugesetzt; sofort kommt es zu systolischem Stillstand. Der Ca¨-Zusatz diente nur dazu, die Kaliumwirkung der Lösung aufzuheben. Der systolische Stillstand wird nicht durch das Ca¨ bewirkt, sondern durch das Digitoxin, daß bei Ca¨-Abwesenheit unwirksam war.

HAMBURGER (1910) stellt fest, daß die amöboide Bewegung von Phagocyten durch Ca¨ vermehrt wird, während Barium, Strontium und Magnesium
wirkungslos sind.

CHIARI und JANUSCHKE (1910) haben eine interessante Ca¨-Wirkung beschrieben. Wenn man Jodnatrium Hunden intravenös einspritzt, wird in die
Pleura und in das Perikard Flüssigkeit ausgeschieden, und es kommt zu
Lungenödem. Wenn aber gleichzeitig Calciumchlorid eingespritzt wird, bleiben
die serösen Höhlen lange trocken. Auch auf andere Weise erzeugte Exsudate
werden ähnlich durch Ca¨ beeinflußt. Entzündung und Anschwellung der

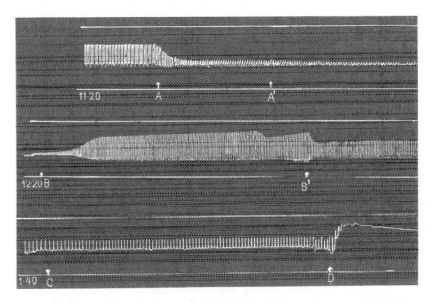

Abb. 47. Wirkungslosigkeit von Digitoxin auf das Froschherz bei Abwesenheit von Calcium.
CLARK 1912, Abb. 7. Proc. R. Soc. Med.

Augenlider (durch Senföl) wird durch vorherige subcutane Einspritzung von
Calciumchlorid verhindert. Neuere Untersuchungen haben indessen gezeigt,
daß diese Resultate sehr zweifelhaft sind.

Eine interessante, von MINES festgestellte Tatsache ist, daß die Strontiumwirkung auf
den Herzmuskel durch Calcium aufgehoben werden kann. Die charakteristische tonus-
steigernde Wirkung des Calciums besitzt das Strontium in höherem Grade; wenn man aber einer
Ringerschen Lösung, die genügend Strontium enthält, um eine deutliche Verlängerung des
Schlages zu geben, die normale Menge an Calciumsalz zusetzt, kehrt der Schlag wieder zu
seiner richtigen Form zurück. Es ist schwer, zu sagen, auf welche Weise diese Wirkung
hervorgerufen wird; vielleicht setzt das Calcium eine Form der Oberflächenenergie stärker herab
als das Strontium, und verdrängt es von der Zellmembran, oder es gibt seine elektrische Ladung
mit größerer Leichtigkeit als das Strontium ab und kann daher eine bestimmte kolloidale
Konsistenz der Membran aufrechterhalten.

Wenn das Calcium fehlt, kann sich das Froschherz nicht kontrahieren. Die
Fortdauer der elektrischen Veränderung zeigt aber, daß der Erregungsprozeß weiter
verläuft (s. MINES 1913, Bd. 3, S. 231). LOCKE und ROSENHEIM (1907) fanden
auch, daß noch Glucose verbraucht wird. Daher scheint bei dem Mechanismus der

Umwandlung chemischer Energie in mechanische Arbeit etwas zu fehlen. Die aktiven Oberflächen (s. unten S. 541) sind dann so verändert, daß die Zunahme der Oberflächenenergie, die sonst beim Entstehen von Milchsäure stattfindet, unmöglich gemacht ist.

Wenn man die Blutgefäße des Frosches mit Ringerscher Lösung durchströmt und eine Spur Adrenalin zusetzt, nimmt die Durchflußgeschwindigkeit infolge der Gefäßkontraktion deutlich ab. Durchströmt man aber mit isotonischer NaCl-Lösung (R. H. PEARCE mit ASHER 1913, S. 274), so bewirkt Adrenalin eine Erweiterung der Gefäße. Es scheint, daß für die normale Wirkung des Adrenalins auf die sympathischen Nervenendigungen Calcium nötig ist. Wie ich (1901, Bd. 1) gezeigt habe, kommen aber an den Gefäßen des Frosches bei Durchströmung mit Salzlösungen spontane rhythmische Tonusschwankungen vor, die man nicht mit Salzbeeinflussungen zu verwechseln darf. Ich konnte daher PEARCES Resultate nicht bestätigen. Die scheinbare Umkehrung einer Erregung in Hemmung werden wir später genauer kennenlernen.

Zwei physiologische Vorgänge, die von jeher besonders das Interesse auf sich gezogen haben, beruhen auf kolloidaler Ausflockung: die Gerinnung des Blutes und die der Milch durch Lab. Beide gehen nur bei Gegenwart von Ca¨ vor sich. Bei der Blutgerinnung wurde das zuerst von ARTHUS ET PAGÉS (1890) nachgewiesen. Der begünstigende Einfluß des Calciums war zwar schon früher bekannt gewesen, auch hatten RINGER und SAINSBURG (1890) gezeigt, daß Ca¨ durch Ba¨ und Sr¨ ersetzbar war. ARTHUS und PAGÉS wiesen ebenfalls die Vertretbarkeit von Ca¨ durch Sr¨ nach.

Bei der Gerinnung des Caseinogens der Milch durch Lab wird dieser Stoff chemisch verändert, so daß er durch Ca¨ ausgeflockt wird. FRASER HARRIS (1896) zeigte, daß dabei Strontium und Barium das Calcium ersetzen können.

*Magnesium.* MELTZER und AUER (1905) zeigten, daß subcutane Injektion von 1,7 g Magnesiumsulphat pro Kilogramm beim Kaninchen in 30 bis 40 Minuten tiefe Narkose hervorruft, 1908 zeigten sie dann, daß die Narkose nach Magnesiumgabe durch intravenöse Injektion von etwa 8 ccm 3proz. Calciumchloridlösung in wenigen Sekunden aufgehoben wird. 1909 weisen dieselben Autoren nach, daß Einbringung einer molaren Lösung von $MgSO_4$ in den Cervicalkanal in 15 Minuten die Zentren in der Medulla oblongata lähmt. MELTZER (1913) zeigt, daß Magnesiumsulfatgaben den Eintritt der Äthernarkose beschleunigen. 0,6 g Magnesiumsulphat pro Kilogramm Körpergewicht beim Kaninchen intramuskulär gegeben, 0,8 g bei Hunden, haben nur geringe narkotische Wirkung. Bei nachfolgender Äthergabe erzielt man mit dem 10. Teil der Ätherdose, die gewöhnlich leichte Anästhesie erzeugt, tiefe Narkose.

*Natrium.* OVERTON (1904) zeigte, daß der Froschmuskel in isotonischer Rohrzuckerlösung seine Erregbarkeit verliert. Der Vorgang ist reversibel. Nach Einbringen in isotonische Lösungen von Natriumsalzen (nicht von Kalium- oder Ammoniumsalzen) kehrt die Erregbarkeit wieder.

Nerven verhalten sich in ähnlicher Weise.

*Kalium.* Kalium wirkt meistens, aber nicht immer, lähmend, wie wir bei dem Herzen gesehen haben. Seine Anwesenheit ist nötig, um die entgegengesetzte Wirkung des Calciums auszugleichen.

Wahrscheinlich hängt die kräftige physiologische Wirkung des Kaliums mit der großen Wanderungsgeschwindigkeit der Kaliumionen zusammen. Aus der Tabelle auf S. 215 ist zu ersehen, daß diese Ionen eine höhere Wanderungsgeschwindigkeit als alle anderen Kationen, außer den Wasserstoffionen, haben. Daher spielen sie bei allen Erscheinungen eine bedeutende Rolle, die mit der elektrischen Ladung auf Oberflächen zusammenhängen. Bei der Bildung einer HELMHOLTZschen Doppelschicht überholen die Kaliumionen andere Kationen und häufen sich auf der positiv geladenen Seite der Schicht im Überschuß an. Man vergleiche ferner die Bemerkungen auf S. 258 über die Radioaktivität dieses Metalls.

HOWELL (1906) zeigte, daß der Nervus vagus seine hemmende Wirkung auf das Herz bei Abwesenheit von Kaliumsalzen verliert, und die Ähnlichkeit zwischen der Wirkung des Kaliums und der des Nervus vagus veranlaßte ihn zu der Hypothese (1906, S. 291), die Wirkung des Nerven bestehe darin, auf irgendeine Weise Kaliumionen in Freiheit zu setzen. HOWELL und DUKE (1908) fanden, daß eine kleine Menge Ringer-Locke-Lösung, die mehrfach ein unter Vagusreizung stehendes Säugetierherz passiert hatte, eine kleine Zunahme der Kaliumkonzentration aufwies.

HEMMETER (1913) fand in der Asche normaler Herzen denselben Kaliumgehalt wie in der Asche von Herzen, die unter Vagusreizung gestanden hatten. Unter gleichen Bedingungen zeigte auch das Herzblut des Haifisches keine Differenz im Kaliumgehalt. Die Mengen, um die es sich handelt, dürften aber wohl noch in die Fehlergrenze der Bestimmungsmethode fallen. Interessanter ist die Tatsache, daß das Blut, das durch gekreuzten Kreislauf aus dem Herzen eines Hais zu einem zweiten Herzen geleitet wurde, keine Wirkung auf das zweite hatte, wenn das erste durch Vagusreizung gehemmt war. Bei solchen Experimenten sind aber negative Resultate immer weniger überzeugend als positive.

*Chlor.* Von den Anionen zeigt das Chlor, nach den Untersuchungen von WYSS (1906), eine ausgesprochene Wirkung auf das Zentralnervensystem. Durch große Dosen von Bromnatrium kann der Chlorgehalt des Blutes auf den 3. Teil reduziert werden. Dann tritt eine ausgesprochene Lähmung ein, über deren Ursache noch Streitigkeiten bestehen. Nach von WYSS wird die Lähmung nicht durch Anhäufung von Brom, sondern durch den Chlorverlust verursacht, wenn man nämlich Kochsalz gibt, geht die Lähmung sofort zurück. Ebenso wirkt Ammoniumchlorid, während Natriumnitrat und -sulphat oder Magnesiumsulphat wirkungslos sind. GRÜNWALD (1909) erhielt ähnliche Resultate. Er gab Kaninchen chlorarmes Futter unter Darreichung von Diureticis.

*Kohlendioxyd.* Es ist zweifelhaft, ob das Kohlendioxyd oder die $CO_3$-Ionen eine besondere Wirkung auf Zellprozesse haben, ob nicht vielmehr die Wirkung, die sie ausüben, den H·-Ionen zuzuschreiben ist, die immer in ihrer Lösung vorhanden sind. Es wird von einigen, z. B. von LAQUEUR und VERZÁR (1912) behauptet, daß das Kohlendioxyd an sich eine erregende Wirkung auf das Atmungszentrum hat, aber die Experimente sind nicht überzeugend (siehe 21. Kapitel). RONA (1912) stellte fest, daß ähnliche Wirkungen bei den Darmbewegungen zu beobachten sind. Durch Zusatz von Natriumbicarbonat zu einer Salzlösung, die weder Bicarbonat noch Phosphat enthält, wurden die vorher unregelmäßigen Bewegungen eines ausgeschnittenen Darmstückes vollkommen regelmäßig. Das war nicht eine Folge der Verschiebung der H·-Ionenkonzentration, denn die Bicarbonatlösung hatte die gleiche H·-Ionenkonzentration wie die Lösung, der sie zugesetzt wurde.

Die Erzeugung der gleichen Alkalinität durch Glykokoll und Natronlauge als Puffersubstanzen war ebenfalls ohne Wirkung. Das Resultat ist eine Wirkung der $CO_3^-$-Ionen oder der undissoziierten $H_2CO_3$ selbst.

JACOBS (1920) bestätigte, daß Lösungen, welche Kohlendioxyd enthalten, stärker wirksam sind als andere Säuren von gleicher Wasserstoffionenkonzentration. Da die Zellmembran für gelöstes Kohlendioxyd durchgängig, für H˙-Ionen undurchlässig ist, kann Kohlensäure in die Zelle eindringen. Wenn diese dann hydrolytisch dissoziiert, können H˙-Ionen mit der Zellstruktur reagieren, andere Säuren können aber, solange die Zellmembran intakt ist, nicht in die Zelle eindringen.

## Salze schwacher Säuren mit schwachen Basen.

Wenn man zu der verdünnten Lösung einer starken Base eine starke Säure zusetzt, hat die Mischung eine erheblich geringere Leitfähigkeit als den Leitfähigkeiten der Säure und der Base entspricht. Da das gebildete Salz ebenso stark wie die Säure und die Base dissoziiert ist, muß die Verminderung der Leitfähigkeit dadurch entstanden sein, daß Ionen mit großer Wanderungsgeschwindigkeit — H˙ und OH′-Ionen — verschwunden sind.

Die Leitfähigkeit einer 0,05 molaren Salzsäure bei 21,8° beträgt z. B. 17,945 reziproke Megohm, die einer entsprechenden Natronlauge beträgt 9,695 reziproke Megohme: zusammen 27,640, während eine 0,05 molare Kochsalzlösung nur eine Leitfähigkeit von 4,995 besitzt. In 20 l der Kochsalzlösung sind annähernd 1 Mol. Cl′ und 1 Mol. Na˙ enthalten. In 20 l der Salzsäure 1 Mol. Cl′ und 1 Mol H˙, in 20 l der Natronlauge 1 Mol Na˙ und 1 Mol OH′. In der Kochsalzlösung sind also 2 Mole, in den beiden unvermischten Lösungen zusammen 4 Mole enthalten. Die doppelte Leitfähigkeit der Kochsalzlösung beträgt aber immer erst 9,99 statt 27,64. Die Verminderung kommt also nur teilweise durch das Verschwinden von H˙ und OH′-Ionen, die sich zu Wasser verbinden, zustande. Die geringere Wanderungsgeschwindigkeit der Na˙- und Cl′-Ionen spielt gleichfalls eine Rolle.

Wenn wir eine schwache Base, wie z. B. Anilin, mit einer starken Säure neutralisieren, erhalten wir ebenfalls eine Verminderung der Leitfähigkeit, ebenso wenn eine schwache Säure mit einer starken Base neutralisiert wird.

Bei einer schwachen Base und einer schwachen Säure ist die Leitfähigkeit des Salzes größer als die Summe der Leitfähigkeiten der Base und der Säure. Das gebildete Salz ist stärker elektrolytisch dissoziiert als Base und Säure für sich. Daher nimmt die Zahl der die Elektrizität leitenden Ionen zu.

Daß, um ein bestimmtes Beispiel anzuführen, die Verbindung des Acetatanions mit dem H˙-Ion schwach dissoziiert, dagegen die Verbindung des Acetatanions mit dem Anilinkation stark, das ist nicht ganz leicht zu begreifen.

Bei physiologischen Vorgängen spielen solche Prozesse wahrscheinlich eine beträchtliche Rolle. Die organischen Säuren und Basen, die im Stoffwechsel der Zelle entstehen, sind fast alle schwache Säuren und schwache Basen. Sie sind also nur schwach elektrolytisch dissoziiert. Das bei ihrer Verbindung entstehende Salz ist stark dissoziiert. Die Gesamtkonzentration an Ionen nimmt also stark zu. Wenn die Wirkungen eines Stoffes also I o n e n wirkungen sind, so müssen die S a l z e schwacher Säuren stärker wirksam sein als ihre Muttersubstanzen.

Der Vorgang findet in zwei Fällen praktische Anwendung:

Einmal kann man mit seiner Hilfe den Verlauf der tryptischen Eiweißspaltung verfolgen. Dabei entstehen schwache Säuren, die Aminosäuren. Diese verbinden sich mit Ammoniak, das der Lösung zugesetzt wird, um die für die Wirksamkeit des Trypins nötige Alkalinität zu erzeugen oder mit Diaminosäuren welche wie Basen wirken. Durch die elektrolytische Dissoziation der gebildeten Produkte entsteht eine Zunahme der Leitfähigkeit.

Die Leitfähigkeit von Leucin in 0,05 molarer Konzentration beträgt bei 22° nur ungefähr 3 reziproke Megohme, die von Ammoniumhydroxyd beträgt unter den gleichen Bedingungen 232 reziproke Megohme, zusammen 235. Das bei der Vermischung gebildete Salz ist stark dissoziiert, und die Lösung hat eine Leitfähigkeit von 1,548 reziproken Megohmen. Ähnlich verhält sich das Anilinacetat; Anilin in 0,05 molarer Lösung hat einen Wert von 13, Essigsäure in der gleichen Konzentration 330, zusammen 343, während 0,05 molares Anilinacetat 1,518 hat.

Zweitens erkennen wir so die r e l a t i v e n Stärken von Säuren und Basen. Eine Säure, die gegen eine starke Base schwach ist, kann gegen eine schwächere Base verhältnismäßig stark sein.

Salicylsäure, die eine Dissoziationskonstante von $102 \cdot 10^{-5}$ hat, gibt nach Neutralisation mit Ammoniak eine Zunahme der Leitfähigkeit. Gegen die Base Ammoniumhydroxyd verhält sie sich also wie eine schwache Säure. Bei Neutralisation mit Anilin nimmt die Leitfähigkeit ab, gegenüber der schwachen Base Anilin verhält sie sich also wie eine starke Säure. Äpfelsäure (Dissoziationskonstante $= 1170 \cdot 10^{-5}$) ist eine starke Säure für beide Basen, Essigsäure (Dissoziationskonstante $= 1,8 \cdot 10^{-5}$) ist gegenüber beiden Basen eine schwache Säure. Die Monamino-Monocarboxylsäuren verbinden sich mit der schwachen Säure Essigsäure nicht, weil sie zu schwache Basen sind. Andererseits sind die Diamino-mono-carboxylsäuren genügend starke Basen, um sich mit Säuren zu verbinden, die ebenso stark sind wie die Monoaminodicarboxylsäuren. Ich fand z. B., daß 0,17 molare Diaminopropionsäure bei 40° eine Leitfähigkeit von 1,672 reziproke Megohmen hatte, 0,095 molare Glutaminsäure hatte eine Leitfähigkeit von 950, zusammen 2,622; eine Lösung, die beide in der gleichen Konzentration wie vorher enthält, hatte eine Leitfähigkeit von 5,142 reziproken Megohmen und zeigt, daß eine Verbindung stattgefunden hatte (BAYLISS, 1909, 2).

Man muß beachten, daß hier die Worte „schwach" und „stark" nur mit Rücksicht auf ihre relative Kraft, sich mit schwachen Säuren oder Basen entsprechend zu verbinden, angewendet werden. Das hat nichts damit zu tun, daß dieser Ausdruck sonst gebraucht wird, um auf Grund der elektrolytischen Dissoziation der Lösungen ein absolutes Maß der Stärke einer Säure zu geben.

## Amphotere Elektrolyte.

Es gibt eine wichtige Gruppe von Substanzen, auf die bereits gelegentlich bei Behandlung der kolloidalen Eigenschaften der Proteine hingewiesen wurde, die entweder als Säuren oder als Basen wirken können, d. h. sie dissoziieren unter Bildung von H·- und von OH′-Ionen. Wir haben gesehen, daß auch das Wasser dazu gehört und müssen unsere Aufmerksamkeit jetzt einer sehr wichtigen Klasse von Stoffen, den Aminosäuren, zuwenden. Diese verdanken ihre sowohl basischen als sauren Eigenschaften dem Umstande, daß sie eine oder mehrere $NH_2$-Gruppen und eine oder mehrere COOH-Gruppen enthalten.

Aminoessigsäure oder Glykokoll ist in wäßriger Lösung:

$$CH_2—NH_3OH$$
$$|$$
$$COOH.$$

Der Bequemlichkeit halber können wir das Radikal, das mit H und OH verbunden ist, R nennen, also beim Glykokoll:

$$CH_2—NH_3—$$
$$\qquad\qquad = R.$$
$$COO--$$

Dann enthält die Lösung nach den Untersuchungen von BREDIG (1899) und von J. WALKER (1904) folgende Moleküle und Ionen:

$$H\dot{\ }; OH′, HR\dot{\ }, ROH′, HROH, und R.$$

Ob R als ein Ion mit sowohl einer negativen wie einer positiven Ladung angesehen werden muß, ist zweifelhaft. Wenn dies der Fall ist, wird es durch Abgabe sowohl der H˙- wie der OH′-Ionen gebildet und würde beim Glykokoll folgendermaßen aussehen:

$$CH_2NH_3^+$$
$$|$$
$$COO'.$$

Manchmal wird es daher ein „hermaphroditisches" Ion genannt. In BREDIGS System aber ist es als ungeladen dargestellt. Es ist wahrscheinlich eigentlich ein inneres Anhydrid:

$$CH_2NH_3$$
$$| \diagup$$
$$COO.$$

In diesem Fall könnten die beiden vereinigten Reste entgegengesetzte Ladungen haben, die dann auf einem Ion existenzfähig wären (1894, S. 323). Über die Länge der Ketten, die ohne Selbstneutralisierung existieren können, hat BREDIG (1894, S. 323) eine interessante Bemerkung gemacht. Wenn man eine genügend lange Kette bilden könnte, die an den Enden entgegengesetzte Ladungen hat, müßte es durch ein optisches Mittel möglich sein, zu erkennen, ob bei Durchsendung eines elektrischen Stroms durch die Lösung eine richtende Veränderung erzeugt wird. BREDIG selbst war bei Betain nicht imstande, etwas derartiges nachzuweisen.

Ein Ion mit zwei entgegengesetzten Ladungen bewegt sich natürlich zu keiner der beiden Elektroden hin, da es von beiden gleicherweise angezogen wird. Es kann daher keinen Anteil an der Leitung des Stromes nehmen. Im FARADAYschen Sinn kann man es daher auch nicht als Ion bezeichnen.

Wie wir oben gesehen haben (S. 125), gibt es keinen Beweis dafür, daß eine Aminosäure sich gleichzeitig mit den positiven und negativen Ionen eines neutralen Salzes verbinden kann. Ein „hermaphroditisches" Ion müßte dazu imstande sein.

Die verschiedenen oben aufgezählten Ionen existieren in Lösungen der Aminosäuren in sehr kleinen Konzentrationen, ihre elektrische Leitfähigkeit ist aber sehr gering, besonders bei den Mono-amino-monocarboxyl-Reihen. Die sauren und basischen Gruppen bekämpfen sich gegenseitig, so daß beide Dissoziationskonstanten sehr klein sind. Die Mono-amino-monocarboxyl-Säuren sind sehr schwach, sowohl als Säuren wie als Basen. Die Carboxyl-Gruppe ist ein wenig stärker als Säure als die $NH_2$-Gruppe als Base, so daß die sauren Eigenschaften sehr schwach überwiegen.

Wenn eine zweite COOH- oder eine zweite $NH_2$-Gruppe hinzukommt, wie bei der Asparagensäure oder beim Lysin, erhalten wir im ersten Falle einen stärker sauren, im zweiten einen stärker basischen Körper.

Nach WINKELBLECHS Untersuchungen (1901) bilden nur solche Basen Salze mit Aminosäuren, die stärker sauer als basisch sind, z. B. beim Taurin ist es so (Aminoäthylsulfonsäure). Selbst starke Säuren, wie Salzsäure, bilden dann keine Salze, in denen die Aminosäure als Base funktionieren könnte. Wenn umgekehrt die basische Gruppe erheblich stärker ist als die saure, wie beim Betain (Tri-Methyl-Glykokoll), bilden sich Salze nur mit Säuren. Man findet also die etwas unerwartete Tatsache, daß beim Übergang von Glykokoll zum Alanin, Leucin, Sarkosin und Betain die stärkere Säure gleichzeitig auch die stärkere Base ist, aber das scheint nur für die Monoaminomonocarbonsäuren zu gelten.

Die beiden Dissoziationskonstanten werden entweder durch Leitfähigkeitsmessungen der Salze mit Salzsäure oder Natronlauge bestimmt, oder durch Messung der hydrolytischen Dissoziation. Näheres bei LUNDÉN (1908) und WINKELBLECH (1901).

In der folgenden Tabelle sind die Werte einiger Dissoziationskonstanten von Ampholyten nach LUNDÉN (1908, Bd. 81) für 25° zusammengestellt:

|  | Säuredissoziationskonstante | Basendissoziationskonstante |
|---|---|---|
| Theobromin . . . . . . . . . . | $1,1 \cdot 10^{-10}$ | $4,8 \cdot 10^{-14}$ (bei $40°$) |
| Xanthin . . . . . . . . . . | $1,2 \cdot 10^{-10}$ (bei $40°$) | $4,8 \cdot 10^{-14}$ (bei $40°$) |
| Leucin . . . . . . . . . . | $1,8 \cdot 10^{-10}$ | $2,3 \cdot 10^{-12}$ |
| Glykokoll . . . . . . . . . | $1,8 \cdot 10^{-10}$ | $2,7 \cdot 10^{-12}$ |
| $\alpha$-Alanin . . . . . . . . . | $1,9 \cdot 10^{-10}$ | $5,1 \cdot 10^{-12}$ |
| Arsenige Säure . . . . . . . | $6,0 \cdot 10^{-10}$ | $1,0 \cdot 10^{-14}$ |
| $\beta$-$\iota$-Asparagin . . . . . . . . | $1,35 \cdot 10^{-9}$ | $1,53 \cdot 10^{-12}$ |
| Histidin . . . . . . . . . . | $2,2 \cdot 10^{-9}$ | $5,7 \cdot 10^{-9}$ |
| Tyrosin . . . . . . . . . . . | $4,0 \cdot 10^{-9}$ | $2,6 \cdot 10^{-12}$ |
| Glycylglycin . . . . . . . . | $1,8 \cdot 10^{-8}$ | $2,0 \cdot 10^{-11}$ |
| Asparaginsäure . . . . . . . | $1,5 \cdot 10^{-4}$ | $1,2 \cdot 10^{-12}$ |

Als wir über die Eiweißkörper als Kolloide sprachen, haben wir bereits gesehen, wie die Beeinflussung ihrer elektrischen Ladung durch Säure oder Alkali sich durch ihren Ampholytcharakter erklärt. Einen weiteren Beweis hierfür bieten die Messungen der Gefrierpunkte ihrer Salze mit Säure und Alkali, die Bugarszky und Liebermann (1898, S. 79) angestellt haben. In untenstehender Tabelle gibt die erste Spalte die Gramme Eiweiß, die zu 100 ccm der Säure, Base oder des Salzes in 0,05 molarer Konzentration zugesetzt sind, die 3 übrigen Spalten zeigen die entsprechenden Gefrierpunktserniedrigungen an.

| Gramme Eiweiß | $\varDelta$ für HCl | $\varDelta$ für NaOH | $\varDelta$ für NaCl |
|---|---|---|---|
| 0 | 0,186 | 0,181 | 0,183 |
| 0,8 | 0,172 | 0,162 | 0,191 |
| 1,6 | 0,146 | 0,151 | 0,194 |
| 3,2 | 0,101 | 0,116 | 0,199 |
| 6,4 | 0,087 | 0,097 | 0,203 |

Bei Zusatz von Säure und Lauge nimmt $\varDelta$ stark ab durch Bildung von Eiweißsalzen. Bei Zusatz von Eiweiß zum Neutralsalz fehlt diese Einwirkung. Die entgegengesetzte Wirkung, eine Zunahme von $\varDelta$ durch Eiweißzusatz zur Kochsalzlösung entsteht durch das Eiweiß, da 6,4 g des Proteins in 100 ccm Wasser eine Gefrierpunktdepression von $0,02°$ gaben; dieses, zu 0,183 hinzugefügt, gibt 0,205, wie in der Tabelle, diese Zunahme liegt innerhalb der Fehlergrenzen der Bestimmungsmethode.

## Wirkung der Elektrolyte in stärkster Verdünnung.

Die kräftige Wirkung von geringen Spuren von *Wasserstoff- und Hydroxylionen* auf den Herzschlag haben wir bereits kennengelernt. Weitere Beispiele werden später angeführt werden.

Hier seien noch ein paar Fälle angeführt, in denen winzige Elektrolytmengen eine deutlich physiologische Wirkung haben.

Elissafoff (1912) zeigte, daß das 4 wertige Thoriumion die Oberflächenladung von Quarz noch um $50\%$ herabsetzte, wenn die Lösung nur ein Grammion in Tausend Millionen Gramm Wasser enthielt.

Die außerordentliche Wirkung von Zinkspuren auf das Wachstum von Schimmelpilzen wurde von Raulin (1870. Bd. 1 u. 2) entdeckt, Manganspuren wirken ebenso. RAULIN war nicht sicher, ob die Wirkung der Mangansalze nicht durch Spuren von Verunreinigungen mit Zinksalzen verursacht war. Die Frage wurde dann von BERTRAND und JAVILLIER weiter bearbeitet (1912). Sie fanden, daß auch dem Mangan eine solche Wirkung zukommt. Ein Teil Mangan auf eine Million Nährlösung erhöht die Ausbeute bei Aspergillus von 0,610 auf 0,631, die Wirkung wächst beständig mit wachsender Manganmenge (bis zu 1% Mangan). Später zeigte sich, daß Zn und Mn gemeinsam stärker wirken als jedes für sich allein. Um ein Beispiel zu geben:

Gewicht des Ertrages

$$
\begin{array}{lr}
\text{Kontrolle (ohne Zusatz)} \dots \dots \dots & 1{,}45 \\
\text{mit Zn } 1:500\,000 \dots \dots \dots \dots & 4{,}10 \\
\text{,, Mn } 1:5000 \dots \dots \dots \dots \dots & 2{,}79 \\
\text{,, beiden zusammen} \dots \dots \dots \dots & 4{,}35
\end{array}
$$

Die Zahlen zeigen außerdem die wirklich erstaunliche Wirkung von Zink allein. In einem anderen Experiment finden wir, daß der Zusatz von einem Teil Zink auf 25 Millionen der Lösung den Ertrag von 3,00 auf 4,54 vermehrt, d. h. um mehr als 50%, und 1 Teil Zink auf 10 Millionen verdoppelt ihn fast.

Der Verfasser zeigt, wie wichtig diese Funktion der nur in Spuren vorhandenen Elemente ist. Er meint, daß es sich um katalytische Prozesse handelt. Wir werden später Gelegenheit haben, auf die Frage nach der Wirkung solcher Stoffe, und zwar nicht nur anorganischer, zurückkommen, die, obgleich sie nur in minimalen Mengen vorhanden sind, für die normale Funktion des Protoplasmas anscheinend unentbehrlich sind.

Nach RAULINS Arbeit schien es auch, daß Spuren von Eisen eine große Wirkung auf die normale Fortpflanzung (Bildung von Conidien) hatten. BERTRAND, der dann sehr reine Nährlösungen herzustellen lehrte, zeigte 1912, daß auch bei Gegenwart von Zn und Fe sich keine Conidien bildeten. Diese traten nur auf, wenn auch Mn vorhanden war. Wenn eines dieser 3 Elemente fehlt oder in zu kleiner Menge vorhanden ist, ist ein vollkommen normales Wachstum ausgeschlossen. Kräftiges Wachstum des Mycelium findet mit Eisen und Zink allein zwar statt, Conidienbildung dagegen nur bei gleichzeitiger Anwesenheit von Mn.

## Oligodynamische Wirkungen.

Während Spuren von Zink das Wachstum von Aspergillus begünstigen, findet sich, daß andere Metalle, besonders Kupfer, stark giftig sind, besonders für höhere Organismen.

In einer nachgelassenen Schrift von NÄGELI (1893) werden einige hierher gehörige sehr wichtige Beobachtungen mitgeteilt. Gewöhnliches destilliertes Wasser wirkte rasch giftig auf Spirogyren, ebenso fanden RINGER und PHEAR später (1895), daß es Kaulquappen schädigte.

NÄGELI entdeckte, daß die toxische Wirkung durch das Vorhandensein winziger Spuren von Schwermetallen im Wasser verursacht wurde. Leitungswasser, welches gewöhnlich ungiftig ist, wurde giftig, nachdem es in Berührung mit metallischem Kupfer, Quecksilber, Blei, Zinn, Eisen oder Silber gewesen war. Es stellte sich auch heraus, daß der Zusatz verschiedener unlöslicher fester Körper, wie Papier, Wolle, Paraffin oder gewisser Kolloide, z. B. Gummi oder

Gelatine, dem Wasser seinen toxischen Charakter nahm. Nach dem, was in früheren Kapiteln dieses Buches bei der Behandlung des kolloidalen Zustandes und der Adsorptionserscheinungen gesagt wurde, ist die Erklärung dieser neutralisierenden Kraft der Oberflächen klar. Das toxische Metall ist entweder als Hydroxyd oder Carbonat in kolloidalem Zustand vorhanden; es wird als elektropositives Kolloid kräftig von elektronegativen Oberflächen adsorbiert, also auch durch die von NÄGELI gebrauchten. Die von RINGER beobachtete Tatsache (1886, S. 292), daß Calciumphosphat den toxischen Eigenschaften des destillierten Wassers stärker entgegenwirkt, erklärt sich leicht durch die größere fällende Wirkung des 3 wertigen $PO_4'''$-Ions auf ein elektro-positives Kolloid.

NÄGELI bestimmte die Kupfermenge in 12 l destillierten Wassers, das 4 Tage mit 12 Zweipfennigstücken in Berührung gewesen war. Es enthielt einen Teil Kupfer in 77 Millionen. Dieses Wasser war für Spirogyren so giftig, da es sie in 1 Minute abtötete. Wegen der sehr kleinen Menge Kupfer im Wasser nannte NÄGELI die betreffende Wirkung „*oligodynamisch*".

Bei der Wiederholung dieser Experimente fand LOCKE (1895), daß von den verschiedenen geprüften Metallen das Kupfer bei weitem am giftigsten war. Ein Streifen blanken Kupfers von 4,5 · 1,5 cm Flächeninhalt, den man für 20 Stunden in 200 ccm destillierten Wassers brachte, machte das Wasser für Kaulquappen und den Wurm Tubifex toxisch. Messing hatte die gleiche Wirkung wie Kupfer, Zink war nicht so kräftig wirksam, trotzdem es auch giftig ist, während Zinn unschädlich zu sein schien.

RAULIN hatte bei seiner oben erwähnten Arbeit beobachtet, daß Silbernitrat in einer Verdünnung von 1 : 1,600 000 genügte, um das Keimen der Sporen des Aspergillus zu verhindern; wenn die Kulturflüssigkeit in einem Silbergefäß enthalten ist, wird bereits genug Metall aufgelöst, um das Wachstum zu hemmen.

RINGER und PHEAR schrieben die toxische Wirkung ihres destillierten Wassers nicht der „oligodynamischen Wirkung" zu, aber LOCKE zeigte in der oben angeführten Schrift, daß es sich doch um oligodynamische Wirkungen handelte. In Glasgefäßen destilliertes Wasser hatte nämlich keinerlei schädliche Wirkung.

Es hat sich herausgestellt, daß einige blanke Metalle schnell in den kolloidalen Zustand übergehen, wenn man sie mit reinem destillierten Wasser in Berührung bringt (siehe TRAUBE-MENGARINI und SCALA, 1912). Demnach bilden Blei, Zink, Eisen, Zinn, Aluminium, Kupfer und Nickel auf diese Weise kolloidale Lösungen, in welchen die disperse Phase zuerst als Metall vorhanden ist, dann aber ins Hydrosol übergeht.

## Zusammenfassung.

Es gibt eine Gruppe von Stoffen, die nach Lösung in Wasser einen höheren osmotischen Druck zeigen als ihrer molaren Konzentration entspricht. Alle diese Stoffe leiten in Lösung den elektrischen Strom, sie sind elektrolytisch gespalten, um die von FARADAY eingeführte Bezeichnung zu gebrauchen.

Die Moleküle von Elektrolyten werden bei Lösung in Wasser aufgespalten und dissoziiert. Daher sind in ihren Lösungen mehr osmotisch-wirksame Elemente als in Lösungen von Nichtelektrolyten in der gleichen molaren Konzentration.

Da Elektrolyte die Elektrizität mittels ihrer „Ionen" leiten, die an den beiden Elektroden (FARADAY) erscheinen, vertrat ARRHENIUS die Ansicht, daß diese Ionen in Lösungen von Elektrolyten bereits unter gewöhnlichen Bedingungen, also auch ohne jeden Durchgang eines elektrischen Stroms vorhanden sind.

Man hat auf verschiedene Weise bewiesen, daß dies wirklich der Fall ist. So wird Salzsäure in wässeriger Lösung mehr oder weniger vollständig in Wasserstoffionen zerlegt, von denen jedes eine positive Ladung trägt, und in Chlorionen, die jedes eine negative Ladung haben. Das ist die sog. „elektrolytische Dissoziation".

Je verdünnter die Lösung, desto vollständiger die Dissoziation. Die Fähigkeit, den elektrischen Strom zu leiten, hängt von der Anzahl der die elektrische Ladung tragenden Ionen und von ihrer Wanderungsgeschwindigkeit ab. Die Wanderungsgeschwindigkeit verschiedener Ionen ist verschieden. Sie hängt vom Atom- oder Molekulargewicht des betreffenden Ions und von seiner Hydratation ab, d. h. der Anzahl Wassermoleküle, die sich mit einem Ion verbinden. Unter gleichen Bedingungen ist die Wanderungsgeschwindigkeit eines Ions immer dieselbe. Die absolute Wanderungsgeschwindigkeit ist von geringer Größenordnung. Wasserstoffionen, die schnellsten, haben eine Geschwindigkeit von nur 0,0033 cm pro Sekunde bei einer Potentialdifferenz von 1 Volt pro Zentimeter; die Geschwindigkeit hängt natürlich von der Kraft ab, welche die Bewegung hervorruft.

Es ist unmöglich, die entgegengesetzt geladenen Ionen durch Diffusion oder andere Mittel, abgesehen vom Durchschicken eines elektrischen Stromes, voneinander zu trennen, weil die enorme elektrostatische Anziehung zwischen ihnen eine merkliche Entfernung des positiven Ions von dem es begleitenden negativen verhindert.

Wenn aber eins der Ionen sich schneller bewegt als das entgegengesetzt geladene, so bildet sich eine Schicht gegenüber derjenigen der sich langsamer bewegenden Ionen. Beide Schichten sind aber nur ganz wenig voneinander entfernt. Diese Erscheinung nennt man die „Helmholtzsche Doppelschicht". Sie ist die Ursache für das Auftreten einer elektromotorischen Kraft an der Grenzfläche zweier Lösungen, die Ionen verschiedener Wanderungsgeschwindigkeit enthalten.

Im Text ist angegeben, woher die Energie kommt, welche zur Dissoziation der Elektrolyte nötig ist. Ebenso die Beziehung, die zwischen dieser Größe und der Dielektrizitätskonstante besteht.

Während das Gleichgewicht zwischen nichtdissoziierten Molekülen und Ionen bei den schwachen Säuren und Basen dem Gesetz der Massenwirkung gehorcht, wie ihr Verhalten bei der Verdünnung zeigt (OSTWALDS Verdünnungsgesetz), folgen starke Säuren, starke Basen und Salze einem anderen Gesetz. Diese Abweichung ist bisher noch nicht erklärt. NOYES und seine Mitarbeiter haben angenommen, daß es zwei verschiedene Arten der Verbindung von Ionen zu Molekülen gibt: eine lockere mehr elektrischer Art, die andere chemisch und stabiler. Erstere würde bei den starken Elektrolyten vorkommen.

Auf physiologische Vorgänge wirken die Elektrolyte auf dreierlei Weise: Durch die elektrischen Ladungen auf ihren Ionen wie bei den Kolloiden; durch eine Wirkung auf die Eigenschaften des Lösungsmittels „lyotropische"

Wirkung; drittens durch die rein chemischen Eigenschaften ihrer Ionen oder Moleküle.

Die wichtige Rolle, die der Säuregrad und die Alkalinität spielen, zeigt den Wert der elektrolytischen Dissoziationstheorie besonders auffallend. Diese Eigenschaften der Lösungen können durch die numerischen Werte ihrer Konzentration an Wasserstoff- oder Hydroxylionen ausgedrückt werden. Eine Säure ist „schwach" oder der Säuregrad gering, weil verhältnismäßig wenig Wasserstoffionen vorhanden sind.

Auf Grund der verschiedenen Dissoziationsgrade können wir die Stärke der Säuren oder Basen mit Ausnahme derer, die nicht dem Gesetz der Massenwirkung folgen, durch numerische Werte ausdrücken. Man nennt sie die „Dissoziationskonstanten" oder „Affinitätskonstanten".

Um ihre Bedeutung zu verstehen, muß eine kurze Erklärung des Gesetzes der Massenwirkung eingefügt werden. Dieses Gesetz sagt aus, daß die Geschwindigkeit einer Reaktion den Massen der reagierenden Substanzen proportional ist. Die Bedeutung der „Geschwindigkeitskonstante" und der „Gleichgewichtskonstante" als Verhältnis der beiden Geschwindigkeitskonstanten der beiden entgegengesetzten Reaktionen in einem umkehrbaren System ist im Text auseinandergesetzt worden.

Die „Dissoziationskonstante" ist die Gleichgewichtskonstante der umkehrbaren Reaktion der elektrolytischen Dissoziation. Da die Voraussetzung ist, daß das Gesetz der Massenwirkung befolgt wird, kann sie nur für schwache Elektrolyten angegeben werden.

Beispiele für die Wirksamkeit der Wasserstoff- und Hydroxylionen auf Zellprozesse sind im Text angeführt worden, z. B. die Wirkung auf Enzyme, den Charakter des Herzschlages usw.

Genaue Methoden zur Bestimmung der Wasserstoffionenkonzentration sind daher unentbehrlich. Es werden Methoden für den Gebrauch der Indicatoren, die Wasserstoffelektrode, die Hydrolyse von Estern oder Rohrzucker beschrieben.

Anläßlich der Wasserstoffelektroden wird die Theorie des Elektrodenpotentials besprochen. Die Fehlerquellen, die bei Ausführung der Methode, besonders bei der Messung von Blut, in Betracht kommen und ihre Vermeidung werden erörtert.

Bei der Anwendung der Methode der Hydrolyse von Estern usw. muß man die Neutralsalzwirkung, welche die hydrolysierende Kraft einer gegebenen Säurekonzentration erhöht, berücksichtigen.

Die kräftige Wirkung von Veränderungen der Wasserstoffionenkonzentration auf physiologische Prozesse erfordert die Existenz von Mechanismen, welche stärkere Schwankungen der $p_H$ verhindern.

Es gibt namentlich 2 chemische Systeme, in welchen der Zusatz von Säure oder Alkali erst bei Zusatz verhältnismäßig großer Mengen eine stärkere Veränderung der Wasserstoffionenkonzentration hervorbringt. Das eine ist das System Bicarbonat-Kohlensäure, das andere sind Systeme, die aus primären und sekundären Phosphaten bestehen. Das erste ist weiter verbreitet, aber das Phosphatsystem ist gleichfalls für protoplasmatische Reaktionen von großer Bedeutung. Proteine spielen anscheinend nur dann eine Rolle, wenn die H-Ionenkonzentration größer als $10^{-5}$ oder kleiner als $10^{-10}$ ist.

Bei den im vorigen Paragraphen erwähnten Reaktionen spielen die Erscheinungen der „hydrolytischen Dissoziation" eine wichtige Rolle. Sie treten in wässerigen Lösungen von Salzen schwacher Basen und Säuren auf, wenn freie Säure oder freie Base daneben entsteht. Sie werden durch 2 Umstände verursacht: erstens dadurch, daß das Wasser selbst ein sehr schwacher Elektrolyt ist, der stets, wenn auch nur sehr schwach, in Wasserstoff- und Hydroxylionen dissoziiert; zweitens durch die schwache elektrolytische Dissoziation schwacher Säuren und schwacher Basen. Durch die Wechselwirkung der 4 verschiedenen Ionenarten wird ein Überschuß von OH'-Ionen erhalten, wenn die Base stärker ist und von Wasserstoffionen, wenn die Säure stärker ist. Die Salze organischer Säuren mit starken Basen sind oft nur in geringem Grade dissoziiert. Dies ist auch dann der Fall, wenn es sich um eine schwache Säure handelt.

In dem Bicarbonatsystem wird bei Zunahme der Wasserstoffionenkonzentration die Neutralität durch das Entweichen von gasförmiger Kohlensäure aufrechterhalten. Im Text sind viele Beispiele angeführt, welche die Wirksamkeit des Systems zeigen, wenn die Wasserstoffionenkonzentration sich nicht zu weit vom Neutralpunkte entfernt.

Abgesehen vom Schwefelwasserstoff ist die Kohlensäure die Säure mit stärkster neutralisierender Kraft. Der Punkt ist wichtig, da die Kohlensäure das allgemeine Oxydationsprodukt bei fast allen Lebewesen ist.

Steigende Temperatur bewirkt im System Bicarbonat-Kohlensäure Verschiebung der Reaktion nach der alkalischen Seite, weil der Temperaturkoeffizient der elektrolytischen Dissoziation beim Wasser größer ist als beim Bicarbonat.

Die Wasserstoffionenkonzentration des Blutes bei $38°$ ist $0,4 \cdot 10^{-7}$, und die Hydroxylionenkonzentration beträgt $7,2 \cdot 10^{-7}$ Grammole pro Liter. Sie ist also eine Spur alkalischer als im Neutralpunkt. Bei dieser Reaktion reagiert Methylorange oder Lackmus alkalisch, Phenolphthalein sauer, Neutralrot ist orange gefärbt.

Im Text ist angegeben, wie man mit Hilfe von Phosphatgemischen Lösungen bekannter H'-Ionenkonzentration herstellt.

RINGERS Experimente am Froschherzen haben gezeigt, daß eine künstliche Salzlösung, welche das Blut ersetzen soll, nicht nur Natriumchlorid in isotonischer Konzentration, sondern außerdem noch Kalium und Calciumsalze enthalten muß. Die wirksamen Bestandteile dieser Salze sind die Kationen.

Es ist bewiesen, daß die Salzzusammensetzung des Blutplasmas höherer Wirbeltiere ein Überbleibsel der Zusammensetzung des Ozeans der präcambrischen geologischen Periode ist. In dieser Periode hatte das Blutplasma den gleichen Salzgehalt wie das Seewasser, und als die Vorfahren der heutigen Landwirbeltiere den Ozean am Ende des Cambriums verließen, war ihr Blutplasma an diese Salzkonzentration angepaßt.

Da diese Salze auf das Protoplasma antagonistisch wirken, ist jedes für sich allein ein Protoplasmagift.

Eine Reihe von Beispielen zeigen die Rolle der Elektrolyte bei Zellprozessen; kurz erwähnt werden: Enzyme, Hämoglobin, Hämolysin, Sekretion, Muskelkontraktion, Pigmentzellen, Gerinnung des Blutes, Übertragung der Erregung vom Nerven auf den Muskel und von der Nervenfaser auf die Nervenzelle, Wirkung von Drogen, Phagocytose, Narkose, das Atmungszentrum.

Die Salze schwacher Säuren mit schwachen Basen haben insofern eine Bedeutung, als sie viel stärker elektrolytisch dissoziiert sind als die freien Säuren und die freien Basen selbst.

Amphotere Elektrolyte, von denen, abgesehen vom Wasser, Proteine und Aminosäuren die wichtigsten sind, können sowohl mit Säuren als auch mit Basen Salze bilden, vorausgesetzt, daß diese ziemlich stark sind. Für eine Verbindung amphoterer Elektrolyte mit Neutralsalzen fehlen Beweise.

Es gibt gewisse Schwermetalle, die eine sehr kräftige Wirkung auf lebende Zellen ausüben, selbst in äußerst geringer Konzentration. Zink und Mangan begünstigen das normale Wachstum von Aspergillus, während Kupfer, Blei und einige andere Metalle eine intensiv toxische Wirkung auf das Protoplasma der Spirogyra und auf tierische Zellen haben. Letztere Wirkung nennt man „oligodynamisch".

### Literatur.

Elektrolytische Dissoziation: ARRHENIUS (1887); HOEBER (1911, S. 97—181); NERNST (1911, S. 353—393); RAOULT (1901).

Elektrodenpotential: NERNST (1889).

Physiologische Wirkung von Elektrolyten: RINGER (1880—1882); HOEBER (1911, S. 385—451).

Indicatoren: PRIDEAUX (1919).

# VIII. Die Eigenschaften und die physiologische Funktion des Wassers.

Wenn das Wasser eine dem gewöhnlichen Leben so wenig geläufige Flüssigkeit wäre wie etwa der Amylalkohol oder das Toluol, würde jeder seine außergewöhnlichen Eigenschaften sofort erkennen. Trotz oder wegen seiner allgemeinen Verbreitung ist es von den Naturphilosophen des Altertums wie THALES als der Ursprung aller Dinge angesehen worden. Die moderne Naturwissenschaft hat uns dann gelehrt, welche Bedeutung es bei all den Prozessen hat, die uns hier angehen. Um Maßeinheiten für das spezifische Gewicht, die Wärmekapazität usw. zu erhalten, geht man vom Wasser aus. Die meisten chemischen Reaktionen gehen in wässeriger Lösung vor sich. Die Wirkung des Wassers in seinen verschiedenen Aggregatzuständen als Eis, Flüssigkeit oder Dampf ist der Hauptfaktor bei geologischen Veränderungen. Schließlich gehen alle physiologischen Prozesse in Systemen vor sich, die als wesentliche Komponente das Wasser enthalten.

Wir haben seine Bedeutung schon verschiedentlich gestreift. Bei der Tätigkeit des Protoplasmas, bei der Entstehung kolloidaler Lösungen, bei der Permeabilität der Zellmembran, beim osmotischen Druck und, im letzten Kapitel, bei der Dissoziation der Elektrolyte. Wir wenden uns jetzt zur Betrachtung seiner physikalischen und chemischen Eigenschaften und zu ihrer Bedeutung für die vitalen Prozesse. In vielen Punkten, auf die ich die Aufmerksamkeit lenke, bin ich dem 3. Kapitel von L. J. HENDERSONS „Fitness of the Environment"

(1913) gefolgt, auf das ich den Leser hinweise, der sich eingehender mit diesen Fragen beschäftigen will. ·

## Die Wärmekapazität.

Von allen festen Körpern und Flüssigkeiten hat das Wasser bei gewöhnlicher Temperatur und normalem Druck die höchste Wärmekapazität oder spezifische Wärme. Mit anderen Worten: Um die Temperatur einer gegebenen Wassermenge um eine bestimmte Anzahl Temperaturgrade zu erhöhen, muß eine größere Wärmemenge zugeführt werden als bei irgendeiner anderen Substanz. Man wählt darum das Wasser als Grundlage für die Einheit der spezifischen Wärme und damit auch für die Einheit der Wärmemenge. Die kleine Calorie ist die Wärmemenge, die erforderlich ist, um die Temperatur von einem Gramm Wasser von $0°$ auf $1°$ C zu erhöhen.

Das Gesetz von DULONG und PETIT sagt aus, daß die spezifische Wärme eines Elements seinem Atomgewicht umgekehrt proportional ist. Ein Stoff mit hoher spezifischer Wärme muß also aus Atomen mit niederem Atomgewicht bestehen. Dahin gehören vor allem Sauerstoffverbindungen.

Die allgemeinste Art, auf welche die hohe spezifische Wärme des Wassers für das Leben wichtig ist, ist die Eigenschaft des Meeres, der Seen und Flüsse, starke Temperaturschwankungen zu verhindern. Durch ozeanische Strömungen können daher große Wärmemengen von heißeren zu kälteren Teilen der Erde geleitet werden. Natürlich spielen auch andere Eigenschaften des Wassers, wie die latente Verdunstungswärme, eine große Rolle bei der Vermeidung starker Temperaturschwankungen.

Die hohe spezifische Wärme des Wassers ist dem lebenden Organismus, dessen Organe fast alle bis 80% Wasser enthalten, direkt günstig. Die durch die Muskeltätigkeit erzeugte Wärme würde sonst einen großen Anstieg der Körpertemperatur verursachen, bevor sie von der Oberfläche durch Ausstrahlung und Verdunstung abgegeben werden könnte. Je höher organisiert ein Geschöpf ist, desto empfindlicher sind die feinen Anpassungen seiner chemischen und physikalischen Prozesse gegen schwache Temperaturschwankungen.

Nach L. J. HENDERSON (S. 91) besteht die auffallendste Veränderung der modernen Laboratorien gegen früher in der allgemeinen Einführung von Thermostaten, um Untersuchungen bei konstanter Temperatur durchzuführen. Als ich mich kürzlich in meinem eigenen Laboratorium umsah, zählte ich gleich fünf, die auf verschiedene Temperaturen eingestellt waren.

Die einzige Flüssigkeit, die eine größere spezifische Wärme als das Wasser hat, ist verflüssigtes Ammoniak.

## Die latente Wärme.

Die latente Wärme ist diejenige Wärmemenge, die erforderlich ist, um einen festen Körper in einen flüssigen von derselben Temperatur, oder eine Flüssigkeit in ein Gas von gleicher Temperatur umzuwandeln. Bei den entsprechenden umgekehrten Vorgängen wird diese Wärmemenge frei gemacht.

Um 1 g Eis von $0°$ in 1 g Wasser von $0°$ umzuwandeln, ist eine Wärmezufuhr von 80 Calorien nötig, also eine Wärmemenge, welche 1 g Wasser von $0°$ auf $80°$ erwärmen könnte.

Um 1 g Wasser bei 100° in 1 g Dampf von 100° zu verwandeln, wird noch mehr Wärme gebraucht, nämlich 536 Calorien. Um 1 g Wasser von 100° zu verdampfen, wird also eine Wärmemenge verbraucht, welche die Temperatur von 536 g Wasser um 1° erhöhen würde.

Ein diphasisches System aus Eis und Wasser ist daher ein äußerst empfindlicher Thermostat. Bei Zufügung oder Entnahme von Wärme findet keine Temperaturveränderung statt, es wird nur Eis geschmolzen oder Wasser gefriert. Daher sinkt die Temperatur großer Wassermassen fast nie unter den Gefrierpunkt. Sie kann es ja erst tun, wenn alles Wasser zu Eis geworden ist.

Der Gefrierpunkt des Wassers liegt, verglichen mit dem anderer Flüssigkeiten, nicht sehr tief. Die meisten chemischen Reaktionen können bei dieser Temperatur noch stattfinden. Die latente Schmelzwärme des Eises ist außerdem größer als die aller anderen Flüssigkeiten, Ammoniak ausgenommen.

Die latente Verdampfungswärme ist bei der Temperaturregulation noch wichtiger. Die Verdunstung findet — im Gegensatz zum Gefrieren — bei allen Temperaturen, auch unter 0°, statt. Sie ist bei höheren Temperaturen natürlich größer; daher wird sie bei hohen Temperaturen stärker temperaturerniedrigend wirken als bei tiefen.

Die latente Verdampfungswärme des Wassers ist absolut die größte aller bekannten Stoffe, nicht einmal Ammoniak ausgenommen.

Die große Menge der Sonnenwärme, die bei der Verdunstung des Wassers vom Ozean absorbiert wird, wird wiedergewonnen, wenn wieder Verdichtung, z. B. zu Regen, stattfindet. Sie erwärmt nicht nur die kälteren Stellen, wo Verdichtung eintritt, wieder, sondern ist auch die Quelle aller Wasserkraft der Erde. Keine andere Flüssigkeit könnte dies mit der gleichen Sparsamkeit des Materials tun.

Daß der im Stoffwechsel erzeugte Wärmeüberschuß durch Verdunstung von Wasser an der Körperoberfläche fortgeschafft wird, wurde bereits erwähnt. Wenn die umgebende Temperatur die gleiche wie die des Organismus ist, kann keine Wärmeabgabe durch Strahlung oder Leitung stattfinden, dann ist die Verdunstung von Wasser das einzig zur Verfügung stehende Mittel, außerdem ist es das wirksamste.

## Die Wärmeleitung.

Auch hier nimmt das Wasser, obgleich es im Vergleich zu den Metallen ein schlechter Leiter ist, den ersten Platz unter allen anderen Flüssigkeiten und selbst nichtmetallischen festen Körpern ein, wie das die relativen Werte in der folgenden Tabelle zeigen:

| | | | |
|---|---|---|---|
| Silber | 1,00 | Glas | 0,0016 |
| Blei | 0,08 | Glycerin | 0,00066 |
| Wasser | 0,0125 | Alkohol | 0,00046 |

Es besteht demnach ein größerer Unterschied zwischen Silber und Blei als zwischen Blei und Wasser.

Das ist für die Wärmeleitung zwischen Zellen oder Zellteilen wichtig, bei denen die Struktur Konvektionsströme ausschließt.

## Die Ausdehnung bei der Temperaturänderung.

Die Tatsache, daß das Wasser seine höchste Dichtigkeit bei einer Temperatur von 4° oberhalb seines Gefrierpunktes hat, ist allgemein bekannt. Abweichend von den meisten anderen Stoffen dehnt es sich bei Abkühlung von 4° auf 0° aus, statt sich zusammenzuziehen. Beim Gefrieren erfolgt eine weitere Ausdehnung, aber das ist nicht ungewöhnlich. Die beiden Erscheinungen zusammen erklären die Tatsache, daß große Wassermengen bei der Abkühlung nur auf der Oberfläche gefrieren. Da Wasser bei 4° dichter ist als bei niedrigerer Temperatur, sinkt es, in der Tiefe bildet sich kein Eis, außer durch das Wachsen der Eisschicht von der Oberfläche her. In Salzwasser ist natürlich das ausgefrorene Eis frei von Salzen und deshalb erst recht leichter als Meerwasser.

Wenn sich das Eis im Winter auf dem Boden der Seen und Ströme bilden würde, könnte es im Sommer nicht schmelzen, der Diffusionsprozeß der wärmeren und leichteren Wasserschichten von der Oberfläche würde zu langsam vor sich gehen. Ein altes Experiment von RUMFORD zeigt, daß man in einem Reagensglas, dessen untere Hälfte Eis, dessen obere Wasser enthält, das Wasser zum Kochen erhitzen kann, ohne daß das Eis am Boden schmilzt. Würde das Wasser am Grunde der Seen gefrieren, so würde mit jedem Jahre die Eisschicht dicker werden, bis schließlich der ganze oder fast der ganze See zu Eis geworden wäre.

Soviel über die Abhängigkeit der Eigenschaften des Wassers von der Temperatur. Die einzige Flüssigkeit, die sich ähnlich verhält, ist das Ammoniak. Aber auch dies zeigt die Eigenschaft der anomalen Dichte in flüssigem Zustande nicht.

## Die Oberflächenspannung.

Wie wir schon gesehen haben, beträgt die Oberflächenspannung des Wassers 75 Dynen. Sie ist größer als die aller anderen Flüssigkeiten, außer Quecksilber. Das Glycerin kommt mit 65 Dynen der Oberflächenspannung des Wassers am nächsten.

Die Bedeutung dieser Tatsache für die Adsorptionserscheinungen haben wir im 3. Kapitel behandelt. Das Protoplasma ist ein heterogenes System, also müssen Adsorptionsprozesse bei den physiologischen Vorgängen eine wichtige Rolle spielen.

Der Übergang des Wassers aus dem Nährboden in die Pflanzen wird durch die große Oberflächenspannung begünstigt. Infolgedessen können die Wurzeln noch Wasser aus beträchtlicher Entfernung heranbringen. Man nimmt an, daß das Wasser unter normalen Bedingungen im Erdboden um 4 oder 5 Fuß steigen kann. Siehe die Monographie von RUSSELL (1912, S. 102—105).

## Die Durchlässigkeit für Strahlungen.

Im flüssigen Zustand ist das Wasser praktisch für alle Strahlen des sichtbaren Spektrums durchgängig. In sehr dicken Schichten erscheint es blau, dann absorbiert es mehr Strahlen längerer als kürzerer Wellenlänge. Die Strahlen von noch größerer Wellenlänge, die Wärmestrahlen, werden verhältnismäßig stärker absorbiert. Ein mit Wasser gefülltes Gefäß kann zur Not schon die Wärmestrahlung einer Bogenlampe absorbieren, wovon bei mikroskopischer

Beobachtung oder in der Photographie Gebrauch gemacht wird. Ultraviolette Strahlen werden in sehr geringem Umfange absorbiert.

Diese verhältnismäßig geringe Absorption von strahlender Energie hat eine gewisse Bedeutung. Strahlende Energie kann in Wasser gelöste Stoffe beeinflussen. In den grünen Blättern braucht die Energie der Sonnenstrahlung nicht erst in Wärme umgewandelt zu werden, ehe sie das photochemische System des Chloroplasten beeinflußt.

## Das Wasser als Lösungsmittel.

Wenn es richtig ist, daß die chemische Wissenschaft fast ganz auf den Erfahrungen über Reaktionen in wässerigen Lösungen aufgebaut ist, so liegt das nicht daran, daß das Wasser das am leichtesten und billigsten zugängliche Lösungsmittel ist, es hat vielmehr in dieser Beziehung ganz einzigartige Eigenschaften. Es gibt keine andere Flüssigkeit, in der so viele Stoffe verschiedenster Art löslich sind. Anorganische Salze sind in anderen Flüssigkeiten meist unlöslich. Organische Stoffe sind häufig in Alkohol, Äther usw. löslich, aber auch von ihnen ist die Mehrzahl wasserlöslich.

Auch geologische Tatsachen, auf die wir hier nicht eingehen können, zeigen die einzigartige Stellung des Wassers als Lösungsmittel. So berechnet L. J. HENDERSON (1913, S. 113), daß die Flüsse dem Meere pro Jahr 5000 Millionen Tonnen aufgelöster Stoffe zuführen.

Beim lebenden Tier zeigt uns der Urin die große Anzahl wasserlöslicher Stoffe, die vorher im Blut aufgelöst waren, als da sind: Harnstoff, Carbaminsäure, Kreatin, Kreatinin, Harnsäure, Xanthin, Guanin, Hypoxanthin, Adenin, Oxalsäure, Allantoin, Hippursäure, Phenacetursäure, Benzoesäure, Phenolschwefelsäure, Indoxylschwefelsäure, para-Oxyphenylessigsäure, Urobilin, Urochrom, Uroerythrin, Hämatoporphyrin, Glucose, Lactose (wenn die Milchdrüsen in Tätigkeit sind), Glykuronsäure, Glykokoll, Alanin, Leucin, Tyrosin, verschiedene Fermente, Putrescin, Cadaverin, Chloride, Bromide, Jodide, Phosphate, Sulfate, Kalium, Ammonium, Natrium, Calcium, Magnesium und Eisensalze, Stickstoff, Argon und andere Stoffe. Unter pathologischen Veränderungen kommen vor: Eiweißkörper, $\beta$-Oxybuttersäure, Acetessigsäure, Aceton, Cystin, Homogentisinsäure. Nur wenige dieser Stoffe sind in anderen Lösungsmitteln, meist auch nicht in Alkohol, löslich.

*Chemische Stabilität.* Abgesehen von der hydrolytischen und elektrolytischen Dissoziation hat das Wasser infolge seiner chemischen Trägheit kaum eine Wirkung auf die in ihm gelösten Stoffe. Nach Verdunstung des Lösungsmittels erhält man daher den gelösten Stoff unverändert zurück. Das gilt auch für in Lösung elektrolytisch dissoziierte Stoffe, da sich ihre Ionen bei der Konzentration wieder vereinigen; selbst für hydrolytisch dissoziierte gelöste Stoffe gilt das bis zu einem gewissen Grade, wenn die Dissoziationsprodukte nicht flüchtig sind.

*Löslichkeit.* Was in Wirklichkeit passiert, wenn ein Stoff in Wasser gelöst wird, das wissen wir heute einfach nicht. Es ist unerklärt, warum die Natriumsalze fast alle in Wasser löslich sind, während manche entsprechende Kaliumsalze unlöslich sind, warum die Nitrate von praktisch allen Metallen löslich sind, während das gleiche für nur wenige Chloride gilt. Die Tatsache selbst ist für das Entstehen des osmotischen Druckes von großer Bedeutung, denn nur gelöste

Moleküle haben osmotische Energie. Der Auflösungsvorgang ist eine ,,Dispersion'' gleicher Art, wie die bei den kolloidalen Lösungen mehr oder weniger sichtbare und deutliche, die sich nur durch den Grad der Unterteilung unterscheidet.

Die Geschichte der verschiedenen vorgeschlagenen Theorien ist sehr interessant und kann in der von WALDEN (1910) gegebenen Zusammenfassung eingesehen werden. Zwischen den Anhängern der physikalischen und der chemischen Theorien hat es viele Diskussionen gegeben. Die einen bringen die Sache mit der chemischen Affinität in Zusammenhang, die wiederum entsprechend den Fortschritten der Molekularphysik verschieden aufgefaßt wird. Wir werden gleich sehen, daß es sich bei der Auflösung eines Stoffes um eine Reaktion zwischen gelöstem Stoff und Lösungsmittel handelt, was als ,,Hydratation'' und Solvation bezeichnet wird. Da aber die chemischen Eigenschaften des gelösten Stoffes sich dabei nur wenig oder gar nicht ändern, so ist es mehr ein Wortstreit, ob wir den Prozeß der Auflösung als eine Absättigung von ,,Restaffinitäten'' ansehen oder es vorziehen, von anziehenden Kräften zwischen Molekülen zu sprechen; keine von beiden Ausdrucksweisen gibt eine weitergehende Erklärung, und die verschiedenen Ausdrucksweisen sind augenblicklich gleich gut. Daß verschiedene Forscher den einen oder den anderen Ausdruck bevorzugen, liegt an ihrer jeweils mehr chemisch oder mehr physikalisch gerichteten Arbeitsweise. In ferner Zukunft werden sie sich zweifellos versöhnen, wenn einmal die physikalische Beschreibung der Eigenschaften der Atome weiter sein wird.

Verdünnte Lösungen werden tagtäglich im Laboratorium des Physiologen gebraucht. Eine empfindliche Methode, um Veränderungen ihrer Konzentration nachzuweisen, ist die Interferenzmethode. Schon seit langem ist für viele Zwecke eine Methode angewandt worden, bei der der Brechungsindex einer Flüssigkeit durch die Lichtablenkung in einem Prisma direkt bestimmt wurde. Die Messungsmethode, durch Änderungen des Brechungsindex Änderungen der Interferenzspektren hervorbringen zu lassen, ist aber weitaus empfindlicher. Wenn Lichtstrahlen bestimmter Wellenlänge zu einem Teil durch reines Wasser, zum anderen durch eine beliebige Lösung hindurchgehen, wird in der Lösung der Lichtdurchgang verlangsamt sein. Die Wellenlänge ist bei beiden Strahlen nach dem Austritt aus dem reinen Wasser und aus der Lösung daher nicht mehr dieselbe. Vereinigt man nun beide Strahlen wieder, so treten Interferenzerscheinungen auf, und es ergibt sich eine Reihe abwechselnd dunkler und heller Streifen. Diese kurze Beschreibung beabsichtigt nur, das Prinzip zu veranschaulichen, auf welchem die Methode aufgebaut ist. Einzelheiten über den Bau des Instruments findet man in LÖWES Arbeiten (1910 und 1912). Die zu messenden Veränderungen in der Konzentration der Lösung dürfen nur e i n e n Bestandteil der Lösung angehen, oder gleichzeitige Änderungen anderer müssen gesetzmäßig auf die Änderung des einen zurückführbar sein. Die Methode kann auch, wie ursprünglich von RAYLEIGH, zur Analyse von Gasgemischen verwendet werden, wenn die Spannung nur eines Gases sich ändert. Mit dem von ZEISS hergestellten Instrument kann man die Konzentration von Lösungen bis zu 8% Natriumchlorid mit einem Fehler von 0,003% des gelösten Stoffes bestimmen. Mit einer längeren Kammer können Lösungen zwischen 0 und 1% mit einem Fehler von 0,0004% gemessen werden. Das Interferometer wird auch von der Firma HILGER hergestellt.

*Die Hydratation des gelösten Stoffes.* Wie schon erwähnt, kommt es häufig zu einer Verbindung oder Assoziation zwischen gelöstem Stoff und Lösungsmittel. Wenn wir zunächst von der Hydratation der Ionen absehen, so muß man allerdings zugeben, daß der Beweis für eine solche Hydratation hauptsächlich indirekt geführt wird, und NERNST (1911, S. 271 und 537) sieht die Hypothese als keineswegs bewiesen an.

Der Begriff der „Hydratation" muß von dem der hydrolytischen Dissoziation unterschieden werden. Ersterer bezieht sich auf die Verbindung der Moleküle oder Ionen des gelösten Stoffes mit Wassermolekülen als solchen, letzterer bedeutet, wie bereits erklärt, eine Zersetzung eines Salzes in freie Säure und Base durch eine Zwischenreaktion mit den Wasserstoff- und Hydroxylionen des elektrolytisch dissoziierten Wassers.

Die Löslichkeit der Gase in Wasser wird nicht nur durch Elektrolyte, sondern auch durch einige Nichtelektrolyte verringert, und die befriedigendste Art der Erklärung der Tatsache ist, daß die gelöste Substanz auf irgend eine Weise eine Anzahl Wassermoleküle aufgenommen hat und daher weniger Wassermoleküle zurückbleiben, um das Gas aufzulösen. 1 Molekül Saccharose nimmt z. B. 6 Moleküle Wasser auf (PHILIP, 1907). CARL MÜLLER (1912, S. 502) zeigte, daß die Abnahme der Löslichkeit eines Gases durch einen gegebenen gelösten Stoff von der chemischen Natur des Gases unabhängig ist. Das kann nur durch einen Einfluß der gelösten Substanz auf das Lösungsmittel erklärt werden. Am leichtesten durch die Annahme einer Bildung von „Hydraten". Diese Erscheinung der Hydratation kann vielleicht bei der Wirkung von Neutralsalzen auf die Inversionsgeschwindigkeit des Rohrzuckers bei Säuregegenwart in Frage kommen. Wenn das Neutralsalz eine Anzahl Moleküle des zur Verfügung stehenden Wassers aufnimmt, muß die Säure im Rest des Lösungsmittels in höherer Konzentration vorhanden sein. Es ist aber zweifelhaft, ob die gesamte scheinbare Zunahme der Konzentration der H·-Ionen so erklärt werden darf (siehe auch S. 238 oben).

JONES (1907) und JONES und ANDERSON (1909) haben für die Hydratation der Salze in Lösung sichere Beweise erbracht. Wenn diese stattfindet, nimmt man allgemein an, daß sich ein Gleichgewicht ausbildet, so daß bei Zunahme des Verhältnisses Lösungsmittel zum gelösten Stoff entsprechend mehr Moleküle des Lösungsmittels mit einem Molekül des gelösten Stoffes reagieren. Die Absorption des Lichtes durch Lösungen ist nun nach dem Beerschen Gesetz (siehe 19. Kapitel) der Anzahl Moleküle proportional, durch die die Strahlen hindurchgehen. Wenn nun Wassermoleküle sich mit den Molekülen des gelösten Stoffes verbinden, ist zu erwarten, daß die Schwingungsperiode und andere Eigenschaften des gelösten Stoffes sich mit zunehmender Verdünnung ändern. Abb. 48 zeigt 4 Reihen Photographien von Absorptionsspektren von Kupferchloridlösungen in Wasser. Bei A wächst die Konzentration von oben nach unten von 0,562 molar bis zu 4,5 molar, während die Schichtdicke der Lösung umgekehrt wechselt als die Konzentration, so daß das Licht die gleiche Anzahl von Kupferchloridmolekülen passieren muß. Man sieht, daß mit zunehmender Verdünnung der Lösung immer weniger Ultraviolett absorbiert wird. Bei B haben wir eine ähnliche Reihe mit verdünnteren Lösungen. Bei C und D sind die Konzentrationen derart gewählt, daß die zunehmende Dissoziation bei der Verdünnung eliminiert wird. Die Anzahl der nichtdissoziierten Moleküle in der Lichtbahn ist hier konstant. Man beobachtet eine ähnliche Wirkung. Die Zunahme der Absorption mit steigender Konzentration kann, wenn die Anzahl der Moleküle konstant gehalten wird, auf zweierlei Art erklärt werden. Es können Aggregate gebildet und die absorbierende Kraft dadurch vermehrt werden; oder es können Solvationen entsprechend der Verdünnung entstehen,

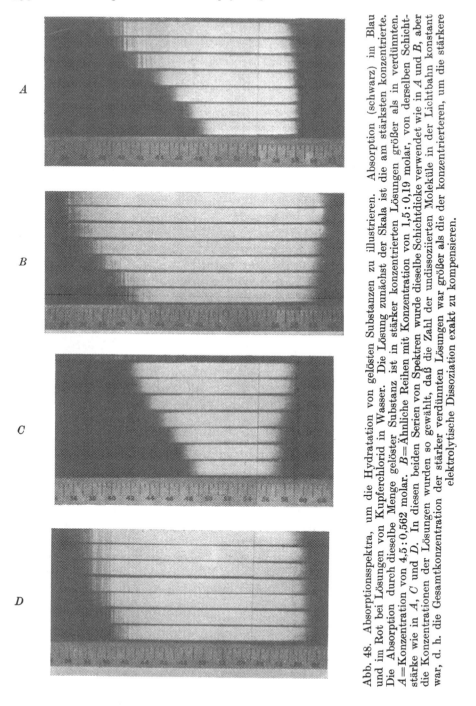

Abb. 48. Absorptionsspektra, um die Hydratation von gelösten Substanzen zu illustrieren. Absorption (schwarz) in Blau und im Rot bei Lösungen von Kupferchlorid in Wasser. Die Lösung zunächst der Skala ist die am stärksten konzentrierte. Die Absorption durch dieselbe Menge gelöster Substanz ist in stärker konzentrierten Lösungen größer als in verdünnten. A=Konzentration von 4.5 : 0,562 molar. B=Ähnliche Reihen mit Konzentration von 1,5 : 0,19 molar, von derselben Schichtstärke wie in A, C und D. In diesen beiden Serien von Spektren wurde dieselbe Schichtdicke verwendet wie in A und B, aber die Konzentrationen der Lösungen wurden so gewählt, daß die Zahl der undissoziierten Moleküle in der Lichtbahn konstant war, d. h. die Gesamtkonzentration der stärker verdünnten Lösungen war größer als die der konzentrierteren, um die stärkere elektrolytische Dissoziation exakt zu kompensieren.

und die absorbierende Kraft kann mit wachsender Zahl der aufgenommenen Wassermoleküle abnehmen. Um zwischen beiden Ansichten zu entscheiden, kann man versuchen, durch Temperatursteigerung die vermuteten Aggregate zu zerlegen. Die erhaltene Wirkung ist dann die gleiche wie die wachsender Konzentration; man muß daher schließen, daß die Wirkung höherer Konzentrationen auf die Absorption des Lichtes nicht durch Aggregation des gelösten Stoffes bewirkt wird, die die entgegengesetzte Wirkung haben müßte. Die Konzentration des Wassers wurde bei diesen Experimenten auch durch Zusatz von Calciumchlorid oder Alkohol verändert, ferner wurden sehr verschiedene Metallsalze immer mit dem gleichen Resultat geprüft.

Für den Physiologen ist das Verhalten der Aminosäuren in Wasser wichtig. WINKELBLECH (1901, S. 590) zeigt, daß Taurin (Amido-Äthyl-Sulfonsäure) mit Salzsäure kein Salz bildet, und daß man gewöhnlich annimmt, daß es in wässeriger Lösung zu einer Ringbildung als inneres Anhydrid oder inneres Salz kommt. Könnte es nicht auch sein, daß das Taurin durch die Sulfonsäuregruppe zu einer zu starken Säure wird, trotz der teilweisen Gegenwirkung der Amidogruppe? Amidosäuren mit Carboxylgruppen sind dagegen, auch wenn sich Carboxyl und Aminogruppe zu inneren Salzen verbinden, als Salze schwacher Säuren und Basen immer stark dissoziiert, entsprechend den auf S. 242 beschriebenen Gesetzen. Wie WINKELBLECH zeigt (1901, S. 592), ist das Glykokoll hydrolytisch entsprechend der Arrheniusschen Gleichung zu 99,967% dissoziiert; dieses Verhältnis entspricht einem Glykokollhydrat, abgesehen von einer geringen Menge, die als inneres Salz vorhanden ist und einigen wenigen Ionen. Es ist darum in Lösung praktisch ganz vorhanden als

$$CH_2 \Big\langle {\ NH_3OH \atop COOH} \quad \text{nicht als} \quad CH_2 \Big\langle {\ NH \atop CO} .$$

Es ist indessen schwer zu erkennen, warum die erstere Verbindung nicht stärker dissoziiert ist. Möglicherweise liegt die Erklärung in der Bildung eines inneren Ammoniaksalzes (s. S. 247 oben).

Der Umstand, daß das Taurin und die entsprechende Carboxylsäure, Alanin, die gleiche sehr kleine elektrische Leitfähigkeit haben, zeigt, daß die elektrolytische Dissoziation äußerst gering ist; man würde erwarten, daß die Anwesenheit der stark sauren Sulfonsäuregruppe erheblich mehr H·-Ionen als die Carboxylgruppe abdissoziieren würde. Das ist einer der zahlreichen Fälle, welche zeigen, daß die chemischen Eigenschaften einer Gruppe nicht festgelegt sind, sondern auch von den anderen Bestandteilen des Moleküls abhängen.

Die Beziehung lyophiler Kolloide zum Lösungsmittel ist oben behandelt worden (S. 114).

## Dielektrizitätskonstante und elektrolytische Dissoziation.

Im vorigen Kapitel wurde die Beziehung der Dielektrizitätskonstante zur elektrolytischen Dissoziation besprochen und darauf hingewiesen, daß das Wasser eine höhere Dielektrizitätskonstante als irgendein anderes Lösungsmittel hat, außer Blausäure und Wasserstoffperoxyd. Die elektrolytische Dissoziation in anderen Lösungsmitteln scheint im Vergleich zu der einfachen Zerlegung der Mehrzahl der Salze in Wasser sehr kompliziert zu sein. Eine Assoziation von Lösungsmittel und gelöster Substanz scheint in großem Umfange stattzufinden, außerdem auch zwischen den Molekülen der gelösten Substanz. Elektrolytisch dissoziierte Kolloide in wässeriger Lösung (S. 197) verhalten sich ähnlich.

Obwohl das Wasser in ihm gelöste Stoffe chemisch nicht zersetzt, befähigt es sie doch, durch die Dissoziierung in Ionen alle Reaktionen einzugehen, die zwischen den gelösten Substanzen in molekularem Zustand nicht eintreten. VELEY (1910, S. 49) zeigte, daß reine Salpetersäure nicht mit Calciumcarbonat reagiert. Die Bedeutung der Ionen bei physiologischen Prozessen ist ausführlich im vorigen Kapitel beschrieben worden, es braucht daher hier nicht mehr darauf eingegangen zu werden.

Wenn wir die Stoffe nach der Größe ihrer Dielektrizitätskonstante, Verdampfungswärme und Wärmeleitfähigkeit ordnen, so sehen wir, daß diese Eigenschaften der Materie unzweifelhaft miteinander zusammenhängen. Man findet ferner, daß diese Eigenschaften mit dem kritischen Druck und beiden Konstanten von VAN DER WAALS zusammenhängen. Es sind daher einige der wunderbaren Eigenschaften des Wassers voneinander abhängig.

## Die Konstitution des Wassers.

Die prozentuelle Zusammensetzung des Wassers — 2 Volumina Wasserstoff auf 1 Volumen Sauerstoff — wurde von CAVENDISH (1781) zuerst gefunden, die richtige Erklärung der erhaltenen Resultate wurde aber erst von LAVOISIER 1783 gegeben, da CAVENDISH noch die Lehre vom Phlogiston vertrat.

Erst in den letzten Jahren aber und hauptsächlich durch den Einfluß von ARMSTRONG hat man eingesehen, daß das Wasser durch das Symbol $H_2O$ mit dem Molekulargewicht 18 nicht richtig oder vielmehr nur unter ganz bestimmten Bedingungen richtig beschrieben ist.

In erster Linie liegen der Gefrier- und Siedepunkt keineswegs dort, wo man sie bei einer einfachen Verbindung erwarten müßte, die aus nur 3 Molekülen von Gasen mit äußerst niedrigen Gefrier- und Siedepunkten entsteht. Wenn man das Wasser mit ähnlichen Verbindungen vergleicht, müßte der Gefrierpunkt, wie JACQUES DUCLAUX darlegt (1912), bei etwa —150° und der Siedepunkt bei —100° liegen. Es scheint also, daß das Molekulargewicht des Wassers größer als 18 sein muß; mit anderen Worten: es muß eine polymerisierte oder assoziierte Flüssigkeit vorliegen, in welcher eine Anzahl Moleküle miteinander verbunden sind. Wenn man Formaldehyd, das bei —20° flüssig ist, mit seinem Polymeren, dem Trioxymethylen, vergleicht, das aus 3 Molekülen Formaldehyd besteht, bemerken wir, daß letzteres selbst noch bei 150° fest ist; es treten also erhebliche Veränderungen der Eigenschaften ein, wenn nur 3 Moleküle zu einem Polymeren zusammentreten, und wenn $H_2O$ bei —100° sieden müßte, könnte $H_6O_3$ gut bei +100° sieden.

Man muß annehmen, daß bei der Polymerisierung eine chemische Verbindung zwischen den einfachen Molekülen eintritt. Obgleich Formaldehyd und Glucose die gleiche prozentuale Zusammensetzung haben, würde sie dennoch niemand als die gleichen chemischen Substanzen ansehen. Bei einer gegebenen Temperatur gibt es ferner ein Gleichgewicht zwischen den Polymeren des Wassers, die gegenseitig ineinander verwandelbar sind; die verschiedenen chemischen Individuen können leicht ineinander verwandelt werden, und die chemische Veränderung ist hier keineswegs so deutlich, wie in dem oben gegebenen Beispiel.

Wir können jetzt gleich dazu übergehen, die von SUTHERLAND (1900) vorgeschlagenen Namen anzuwenden. Die aus einzelnen Molekülen zusammengesetzte Substanz, die nicht als Flüssigkeit zu existieren scheint, ist Hydrol, die aus 2 Molekülen ist Dihydrol, die aus 3 Molekülen ist Trihydrol usw.

Soweit ist die Theorie einfach, aber man kann durch sie bereits mehrere besondere Eigenschaften des Wassers erklären. Der Grad der Polymerisierung nimmt, der allgemeinen Regel nach, zu, wenn die Temperatur sinkt, so daß kaltes Wasser chemisch nicht die gleiche Flüssigkeit ist wie warmes. Es ist weniger flüchtig, daher sinkt sein Dampfdruck schneller als der einer einfachen Flüssigkeit. Das macht das Wasser zu einem sehr geeigneten Werkzeug für die Temperaturregulation des Warmblüters. Die durch seine Verdunstung erzeugte Abkühlung ist um so größer, je höher die Temperatur ist.

Wir sahen, daß die spezifische Wärme des Wassers ungewöhnlich hoch ist. Wenn dem Wasser Wärme zugeführt wird, besorgt sie dreierlei: ein Teil dient zur Erwärmung der komplexen Moleküle, ein anderer Teil zur Erwärmung der einfachen Moleküle, und ein dritter Teil zur Zerlegung einer gewissen Anzahl komplexer Moleküle in einfache. Die spezifische Wärme des Wassers hat bei ungefähr 30° ein Minimum. Die Anteile der zugeführten Wärme, welche die beiden ersten Prozesse besorgen, nehmen wahrscheinlich, wie gewöhnlich, mit steigender Temperatur zu, der dritte nimmt aber schnell ab, da er der Konzentration der komplexen Moleküle proportional ist, welche zwischen 0° und 100° beträchtlich abnimmt; daher ist ein Minimum zu erwarten.

Es gibt aber gewisse Eigenschaften, die durch diese einfache Annahme noch nicht erklärt werden können. RÖNTGEN (1892) überlegte, wie das bei niedrigen Temperaturen sich bildende Polymere beschaffen sein könnte. Dabei kam ihm der Gedanke, daß es sich zeigen müßte, wenn man das ganze Wasser in das Polymere verwandelte. Wenn man aber Wasser abkühlt, verwandelt es sich in Eis. Wie stimmen nun die Eigenschaften des Eises mit den Forderungen der Annahme eines Polymeren überein? Betrachten wir die Dichte, so zeigt sich, daß das Eis eine größere Dichte als Wasser von 0° hat; wenn wir also annehmen, daß Eismoleküle in flüssigem Wasser existieren können, sind wir imstande zu erklären, warum das Wasser bei 4° die größte Dichte hat: die Veränderung des Volumens bei der Erwärmung von Wasser von 0° auf 1° ist dann das Ergebnis von zwei entgegengesetzten Prozessen — einmal Ausdehnung der einfachen Moleküle, zweitens Zusammenziehung bei der Umwandlung von Eis in Wasser. Letzterer Prozeß überwiegt bei niedrigeren Temperaturen und fehlt fast völlig bei höheren, ferner gibt es einen Punkt, wo der Unterschied zwischen beiden am geringsten ist. Der Leser wird schon bemerkt haben, daß nach dieser Anschauung das Wasser eine kolloidale Eislösung ist. Wir werden gleich sehen, daß noch eine dritte Komponente, der Wasserdampf, mit ins Spiel kommt.

Da die Anwesenheit der großen Eismoleküle die Zähigkeit erhöht, erkennen wir, warum die Viscosität des Wassers mit sinkender Temperatur stark zunehmen muß.

Die Kompressibilität verhält sich ähnlich, da Drucksteigerung die Depolymerisierung begünstigt. Das führt wieder zu einer Volumverminderung, die sich zu der Kompressibilität des reinen Hydrols addiert.

Es bleiben immer noch einige Fragen unbeantwortet. Wenn die Zusammendrückbarkeit des Wassers auch größer ist als die des Hydrols, so ist sie doch ungewöhnlich gering. Auch haben wir noch keine Erklärung für die hohe Dielektrizitätskonstante und wissen noch nicht, warum Eis leichter als Wasser ist.

Hier hilft eine andere Eigenschaft des Wassers weiter. Das Wasser hat von allen anderen bekannten Flüssigkeiten, abgesehen von geschmolzenen Metallen, in der Volumeinheit die größte Molekülzahl. An Gramm-Molen pro Kubikzentimeter hat

| | | | |
|---|---|---|---|
| Wasser | 55 | Fluorwasserstoffsäure | 49 |
| Brom | 20 | Benzin | 11,5 |
| Schwefelsäure | 22 | Heptan | 7,1 |
| Ammoniak | 37 | | |

Das bedeutet, daß zwischen den Molekülen des Wassers weniger Raum als zwischen denen anderer Flüssigkeiten ist. Dadurch erklärt sich zweifellos die geringe Kompressibilität. Die Dielektrizitätskonstante nimmt ebenfalls schnell zu, wenn die molekulare Dichtigkeit einer Substanz zunimmt. Schließlich ist anzunehmen, daß die molekularen Kräfte, welche die Hydrolmoleküle ungewöhnlich eng aneinanderpressen, verschwinden, wenn die neue eisbildende Gruppe entsteht, so daß letztere das größere Volumen einnimmt, entsprechend dem, das man das normale Volumen des Wassers nennen könnte. Man muß nichtsdestoweniger zugeben, daß der Grund, warum im Wasser die Moleküle so dicht beieinander liegen, noch nicht erklärt ist.

Über die Anzahl Moleküle, aus welchen die verschiedenen Polymeren sich zusammensetzen, herrscht keine Übereinstimmung. Der Mittelweg scheint zu sein, daß Eis Trihydrol, Dampf Monohydrol, flüssiges Wasser meistens Dihydrol ist, mit wechselnden Mengen der anderen beiden Polymeren je nach der Temperatur gemischt. Nach NERNST und LEVY (1909) sind auch im Wasserdampf immer einige Moleküle der Polymeren enthalten, so daß wir, wenn diese dem Zustand des Wassers im Eis entsprechen, die Anwesenheit von Eis im Dampf zugeben müssen!

Es besteht auch eine Meinungsverschiedenheit über die Anzahl der Eismoleküle, die im flüssigen Wasser bei verschiedenen Temperaturen vorhanden sind. Wie J. DUCLAUX (1912) zeigt, könnte man ihre Anzahl durch die Bestimmung der Absorption des Lichtes verschiedener Wellenlängen durch Wasser und durch Eis ermitteln. Eis scheint blauer zu sein als Wasser, das, als Dihydrol, blaßgrün ist. Der Leser hat vielleicht schon bemerkt, daß das Eis der Gletscher von tieferem Blau ist als eine andre gleich dicke Wasserschicht.

Es wurde schon oben erwähnt, daß man als dritte Komponente den Wasserdampf in das Wassersystem einführen muß. Das Wasser in seinem gewöhnlichen flüssigen Zustand ist dann eine aus 3 Komponenten bestehende Mischung. Das haben BONSFIELD und LOWRY (1910) durch Vergleichen der Eigenschaften des Wassers mit einer Reihe wasserhaltiger Lösungen gezeigt. Das Wasser kann dann als unendliche Verdünnung einer solchen Lösung angesehen werden. Das sorgsame Studium der „Lösungsvolumina" von Ätznatron bei verschiedener Konzentration und Temperatur zeigte, daß es außer der Anomalität des Wassers in der Nähe des Gefrierpunktes eine zweite in der Nähe von 60° gibt; der für diese Wirkung verantwortliche Faktor wird um so deutlicher, je mehr man sich dem Siedepunkt nähert. Der vollständige Beweis für die Ansicht, daß die Erscheinung durch die Existenz einer dritten Verbindung, Wasserdampf oder Monohydrol, verursacht ist, würde uns aber hier zu weit führen.

Das „Lösungsvolumen" eines gelösten Stoffes ist die Volumenzunahme des Lösungsmittels, wenn 1 g der gelösten Substanz in 100 ccm der Flüssigkeit aufgelöst wird. Wenn 1 g Natriumchlorid in 100 ccm Wasser aufgelöst wird, erhält man ein Gesamtvolumen von 100,2 ccm. Das Lösungsvolumen von 1 g Natriumchlorid beträgt demnach 0,2 ccm. Man könnte annehmen, daß dies das Volumen des Salzes im flüssigen Zustand ist, aber das kann nicht sein, weil das Lösungsvolumen mit der Konzentration wechselt. Außerdem hat

Natriumhydroxyd bei bestimmten Temperaturen und Konzentrationen ein negatives Lösungsvolumen; 140 g der festen Substanz können einem Liter Wasser bei 0° zugesetzt werden, ohne daß das Volumen überhaupt zunimmt. Natürlich muß dabei die Temperatur von 0° erhalten bleiben. Es ist daher klar, daß in dem Lösungsmittel selbst Veränderungen stattfinden müssen.

Die beim Auflösen hervorgerufene Kontraktion ist am größten bei Anwesenheit eines großen Überschusses des Lösungsmittels, genau so wie die Zahl der Wassermoleküle in dem gelösten Stoff, wenn Hydratation stattfindet, um so größer ist, je verdünnter die Lösung. Die vernünftigste Erklärung der Kontraktion ist also, daß das gebundene Wasser eine größere Dichtigkeit als normales Wasser hat — eine Ansicht, die auch durch andere Beweise gestützt wird.

Der Grad der Kontraktion bei gleichem Volumen des Lösungsmittels verändert sich mit der Temperatur. Sie zeigt bei einer besonderen Temperatur ein Maximum, welches sich mit dem Grad der Hydratation des gelösten Stoffes ändert. In den meisten von BOUSFIELD und LOWRY untersuchten Fällen beträgt die Temperatur, bei welcher dieses Maximum erreicht ist, gegen 60°. Beim Übergang löslicher Stoffe mit einer geringen Affinität zum Wasser zu solchen mit einer großen wird das Maximum bei immer niedrigeren Temperaturen erreicht; bei Lithiumchlorid bei 35°.

Wir sahen, daß die Tatsache der größten Dichtigkeit des Wassers bei 4° am besten durch die Annahme der Existenz eines Polymeren, das identisch mit Eis ist, erklärbar ist. Die Konzentration dieses Polymers würde mit steigender Temperatur abnehmen. Um die Veränderungen in dem Volumen des bei der Hydratation von gelösten Stoffen aufgenommenen Wassers zu erklären, muß man eine ähnliche Annahme machen; wenn die Temperatur steigt, muß eine dritte Komponente von niedriger Dichtigkeit entstehen, die teilweise wieder verschwindet, wenn man ein hydratbildendes Salz zusetzt. Man muß natürlich diese dritte Komponente als gleichbedeutend mit Wasserdampf ansehen, d. h. mit Monohydrol, und wenn dem so ist, muß die intermediäre Komponente zwischen Dampf und Eis Dihydrol sein.

Zusammenfassend können wir sagen, daß flüssiges Wasser ein System von drei Komponenten ist: Eis oder Trihydrol, welches in höchster Konzentration beim Gefrierpunkt vorhanden ist; Dihydrol, die Hauptkomponente bei gewöhnlichen Temperaturen; und Monohydrol oder Wasserdampf, das beim Ansteigen der Temperatur zum Siedepunkt in steigendem Maße gebildet wird. Bei jeder Temperatur gibt es dann ein bestimmtes relatives Verhältnis von allen drei dieser Substanzen, beim Gefrierpunkt fehlt das Monohydrol wahrscheinlich fast ganz, während das Trihydrol beim Siedepunkt fast völlig verschwunden ist.

Man muß diese drei Bestandteile als chemische Individuen ansehen, obwohl sie sehr leicht ineinander überführbar sind. Wenn man die Vierwertigkeit von Sauerstoff als feststehende Tatsache ansieht, muß man für das Trihydrol schreiben

$$H_2O \diagdown \underset{O}{\overset{H_2}{|}} \diagup OH_2 ,$$

für das Dihydrol $H_2=O=O=H_2$ und für Monohydrol $H_2O$; hier müssen sich dann zwei Affinitäten von Sauerstoff gegenseitig sättigen.

ARMSTRONG (1908) bevorzugt den Namen „Hydron" an Stelle von „Hydrol", für das einfache Molekül und Dihydron usw. für die Polymeren. Der Grund ist, daß Wasser nicht zu der Gruppe der Alkohole, sondern vielmehr zu den Ketonen gehört. Genau genommen ist dies zweifellos richtig, aber andererseits kann man Wasser bequem als den einfachsten Alkohol ansehen, wenn wir OH als charakteristische Gruppe der Klasse betrachten.

ARMSTRONG nimmt ferner an, daß im Wasser ein Isomer des Dihydrons vorhanden ist, in welchem eins der Moleküle in H und OH unter zunehmender chemischer Wirksamkeit aufgelöst ist. Demnach, da Dihydron

$$\begin{array}{c} \text{H} \\ \diagdown \\ \text{H} \diagup \end{array} \text{O} = \text{O} \begin{array}{c} \diagup \text{H} \\ \\ \diagdown \text{H} \end{array}$$

ist, ist Hydronol

$$\begin{array}{c} \text{H} \\ \diagdown \\ \text{H} \diagup \end{array} \text{O} \begin{array}{c} \diagup \text{H} \\ \\ \diagdown \text{OH} \end{array}$$

und für diese Verbindung können wir die Bezeichnung —ol gebrauchen. Die Wirksamkeit des „Hydronols" entspricht nach dieser „Assoziationstheorie" der Dissoziation in H˙- und OH′- Ionen nach der elektrolytischen Dissoziationstheorie. Nach dieser Anschauung, die hier nicht weiter besprochen werden kann, kommt die elektrische Leitfähigkeit von konzentrierten Lösungen, z. B. von Salzsäure, hauptsächlich durch die „hydrolysierte" gelöste

Substanz, $\text{H}_2\text{O} \begin{array}{c} \diagup \text{H} \\ \diagdown \text{Cl}′ \end{array}$ zustande, in verdünnter Lösung aber durch die „hydrolierte" gelöste

Substanz $\text{HCl} \begin{array}{c} \diagup \text{H} \\ \diagdown \text{OH} \end{array}$ ; in konzentrierten Lösungen wäre daher hauptsächlich die gelöste

Substanz, in verdünnten das Lösungsmittel wirksam. Es ergibt sich ferner, daß die „Hydratation" in zwei Formen, als „Hydrolation" und als „Hydronation" vorkommen kann. Wegen weiterer Einzelheiten verweise ich den Leser auf die Originalabhandlung.

Daß man die beiden hypothetischen Polymeren durch Strukturformeln darstellen kann, beweist natürlich noch nicht, daß sie wirklich existieren. Ich kann über die Sicherheit dieser Hypothese, über die viel gestritten wird, keine Meinung abgeben, will aber bemerken, daß man die Erscheinungen, zu deren Erklärung sie dienen soll, ebensogut auch nach der elektrolytischen Dissoziationstheorie erklären kann.

Die Ansichten von BOUSFIELD und LOWRY (1910, S. 18) werden hierdurch nicht berührt, sie fassen Dihydrol und vielleicht auch Trihydrol nicht als einfache Substanzen, sondern als Mischungen von Hydron und Hydronol mit bestimmter Dichte auf.

Wichtig ist, daß PHILIPPE A. GUYE (1910), der das Problem vom chemischen Gesichtspunkt aus behandelt, betreffs der ternären Natur des Wassers zu dem gleichen Schluß kommt, wie BOUSFIELD und LOWRY.

## Die Hydratation von Ionen.

Ionen verhalten sich hinsichtlich einer Verbindung mit Wasser ähnlich wie gelöste Stoffe im allgemeinen. Hierauf ist bereits in verschiedener Beziehung hingewiesen, so daß es unnötig ist, die Frage noch einmal zu besprechen. Nur auf eine interessante Arbeit von KOHLRAUSCH (1902) sei noch hingewiesen. KOHLRAUSCH fand, daß mit steigender Temperatur die Wanderungsgeschwindigkeit verschiedener Ionen einander immer ähnlicher wurde. Oberhalb des Siedepunktes des Wassers ist die Wirkung noch deutlicher, wie aus nachfolgender Tabelle von NOYES und seinen Mitarbeitern (1907, S. 47) hervorgeht:

Wanderungsgeschwindigkeit von Ionen bei verschiedenen Temperaturen.

| | 18° | 100° | 140° | 156° | 218° | 281° | 306° |
|---|---|---|---|---|---|---|---|
| KCl . . . . . . | 130,1 | 414 | 565 | 625 | 825 | 1,005 | 1,120 |
| NaCl . . . . . | 109,0 | 362 | 500 | 555 | 750 | 970 | 1,080 |
| Verhältnis . . . | 1,194 | 1,144 | 1,130 | 1,126 | 1,086 | 1,036 | 1,037 |

Die graphische Darstellung dieser Resultate ergibt, daß die Ionenbeweglichkeiten bei 360° C identisch sein würden, das ist etwa die kritische Temperatur des Wassers. Bei niedrigeren Temperaturen ist das Natriumion voluminöser und wandert daher langsamer, weil es sich mit mehr Wassermolekülen verbindet als das Kaliumion. Bei hohen Temperaturen gibt das Natriumion das Wasser ab. Natrium- und Kaliumionen haben dann fast gleichen Umfang und gleiche Beweglichkeit.

## Osmotischer Druck, Hydratation und die Konstitution des Wassers.

Man könnte daran denken, daß die Betrachtungen der letzten Seiten die Annahmen über den osmotischen Druck ungültig machen könnten. Die Konzentration des Lösungsmittels könnte durch die Menge verringert werden, welche von dem gelösten Stoff aufgenommen wird; die wirksame Konzentration des gelösten Stoffes würde dann zunehmen. NERNST (1911, S. 271) hat gezeigt, daß sich experimentell solche Anomalien nicht nachweisen lassen.

Folgende Tabelle von BOUSFIELD und LOWRY (1910, S. 21) zeigt, warum dies so sein muß:

| Molare Konzentration von KCl | Freies Wasser in g pro 1000 g | Wasser, verbunden mit KCl in g pro 1000 g |
|---|---|---|
| 0,201 | 971 | 29 |
| 0,151 | 977 | 23 |
| 0,100 | 984 | 16 |
| 0,076 | 987,5 | 12,5 |

Man sieht, daß das Verhältnis des Hydratationswassers zum gesamten Wasser schnell mit der Konzentration abnimmt und daß es nur in hohen Konzentrationen nachweisbar wäre. Bei niedrigeren Konzentrationen ist die Menge des Hydratationswassers zu klein. Bei 0,2 molarer Konzentration sind noch 97% des Wassers frei.

Da nach der kinetischen Theorie der osmotische Druck von der Energie der Bewegung der Moleküle der gelösten Substanz abhängt, ist es klar, daß ein gewisser Grad von Polymerisation des Lösungsmittels, durch welchen die Gesamtzahl seiner Moleküle abnimmt, keine deutliche Wirkung auf den osmotischen Druck des gelösten Stoffes ausüben kann.

## Die elektrolytische Dissoziation des Wassers.

Je sorgfältiger das Wasser gereinigt wird, desto geringer wird seine elektrische Leitfähigkeit. Man muß daher den Schluß ziehen, daß es nur sehr schwach in Ionen dissoziiert. H' und OH' können daher nur in kleinsten Spuren nebeneinander bestehen. Wir haben oben die Bedeutung dieser Tatsache für die Neutralisation einer Base durch eine Säure kennengelernt; wir sahen ferner, daß die Neutralisationswärme einer starken Säure durch eine starke Base immer die gleiche ist, welche Säure oder Base man auch anwendet.

Nun könnte es scheinen, da die Leitfähigkeit von gewöhnlichem destilliertem Wasser durch Verunreinigungen verursacht wird, daß die von ARMSTRONG vertretene Ansicht richtig ist, nach der ein wirklich völlig reines Wasser ein elektrischer Nichtleiter wäre. Es ist klar, daß diese Ansicht nicht durch direkte Messungen der Leitfähigkeit gereinigten Wassers widerlegt werden kann. Die Resultate von KOHLRAUSCH und HEYDWEILLER (1894) zeigen aber eine deutliche Grenze, jenseits welcher eine weitere Reinigung keine Wirkung mehr ausübt. Diese Experimente geben eine Konzentration von $1,05 \cdot 10^{-7}$ Gramm-Ionen pro Liter bei $25°$, oder von $0,78 \cdot 10^{-7}$ bei $18°$. Das gibt einen Wert für das Produkt der Ionenkonzentration $(H^\cdot)\,(OH')$ von $1,1 \cdot 10^{-14}$ bei $25°$.

Die Richtigkeit dieses Wertes wird dadurch erhärtet, daß andere unabhängige Methoden Werte angeben, die mit diesem fast identisch sind.

1. Durch Zusatz von großen Mengen eines starken Alkalis zu Wasser kann die Konzentration freier Wasserstoffionen, die aus der Dissoziation einer als Unreinheit vorhandenen Säure stammen, unmeßbar klein gemacht werden; wenn trotzdem die Anwesenheit solcher Ionen nachgewiesen werden kann, müssen sie aus dem Wasser selbst stammen. Dieser Nachweis kann durch eine Säure-Alkalikette nach der Nernstschen Methode (s. S. 233 oben) geführt werden. Der Wert für die Konzentration an Wasserstoffionen, den man auf diese Weise fand, war $0,8 \cdot 10^{-7}$ bei $19°$.

2. Wir haben gesehen, wie befriedigend sich die hydrolytische Dissoziation gewisser Salze in Wasser durch die Existenz von $H^\cdot$- und $OH'$-Ionen in Wasser erklärt. Das ist ein weiterer Beweis für die Richtigkeit der Hypothese. Man kann aber auch den numerischen Wert der Dissoziation des Wassers aus dem Grade der Hydrolyse einer gelösten Substanz berechnen, und auf diese Weise hat man den Wert $0,68 \cdot 10^{-7}$ gefunden.

3. In dem Kapitel über „Katalyse" werden wir sehen, daß Säuren die Esterhydrolyse in Wasser beschleunigen und Alkalien die Verseifungsgeschwindigkeit erhöhen. Aus der Bestimmung der Geschwindigkeit dieser Reaktionen in reinem Wasser kann man wiederum die Konzentration der Wasserstoff- und Hydroxylionen im Wasser berechnen. Bei Methylacetat fand WIJS (1893) einen Wert von $1,2 \cdot 10^{-7}$ bei $25°$.

Wenn man die vier Werte zusammenstellt und sie auf gleiche Temperatur ($25°$) umrechnet, findet sich:

durch die Säure-Alkalikette . . . . . . . . . . . . $1,19 \cdot 10^{-7}$
durch hydrolytische Dissoziation eines gelösten Stoffes $1,10 \cdot 10^{-7}$
durch Verseifungsgeschwindigkeit von Estern . . . . $1,20 \cdot 10^{-7}$
durch elektrische Leitfähigkeit . . . . . . . . . . $1,05 \cdot 10^{-7}$.

Man kann nicht annehmen, daß einander so nahe liegende Werte durch zufällige Verunreinigungen bedingt sein könnten.

Außerdem konnte ARRHENIUS (1889, S. 103) auf Grund dieser Hypothese den hohen Temperaturkoeffizienten der Leitfähigkeit des Wassers voraussagen.

Andererseits findet WALDEN (1910), daß das Wasser bei Auflösung in Blausäure keine höhere Leitfähigkeit hat, im Gegensatz zu anderen binären Elektrolyten. Es scheint, daß hier anormale Bedingungen vorliegen (chemische Verbindung mit dem Lösungsmittel). Wie NERNST darlegt, ist das Wasser einer zweiten elektrolytischen Dissoziation fähig, da

$$OH' \rightleftarrows O'' + H^\cdot$$

ist. Aber die Trennung des zweiten Wasserstoffions von einer solchen dibasischen Säure geht nur sehr schwer vor sich. Die Konzentration von Sauerstoffionen ist wohl so gering, daß sie dem Nachweis entgeht.

## Hydrolytische Dissoziation von gelösten Stoffen.

Hier sind noch einige weitere Tatsachen anzuführen.

Denham (1908) hat gezeigt, daß die Wasserstoffelektrode auch zur Bestimmung des Grades der Hydrolyse benutzt werden kann. Man findet auf diese Weise, daß Chlorammonium in Wasser fast gar nicht hydrolytisch dissoziiert, 0,018% einer 0,01 molaren Lösung bei 25°, eine 0,031 molare Lösung von Anilinhydrochlorid dissoziiert dagegen zu 2,6%. Ammoniak ist also eine etwa 70 000 mal so starke Base als Anilin.

Ferner ist die *hydrolytische Dissoziation der Indicatoren* wichtig. Sie zeigt, daß ihre Stärken als Säuren oder Basen nicht zu klein sein dürfen, sonst wird der Umschlagspunkt ungenau. Es ergibt sich als Regel, daß man schwache Basen nicht mit schwachen Indicatorsäuren und umgekehrt titrieren soll. Weitere Einzelheiten in Nernsts Buch (1911, S. 535).

Dadurch, daß man die Hydrolyse durch Zusatz eines Überschusses einer Säure oder einer Base zurückdrängen kann, kann man Hydrolysenprodukte, die ausfallen, wieder in Lösung bringen. So setzt man dem Quecksilberacetat Essigsäure zu. Durch Verminderung der H˙-Ionenkonzentration in Eisenchloridlösungen (durch Zusatz von Natriumacetat) wird, umgekehrt, Eisenhydroxyd ausgefällt. Aus Natriumsilicat kann durch Zusatz von Chlorammonium Kieselsäure ausgefällt werden. Diese Wirkung wird in der analytischen Chemie ausgiebig verwertet (Nernst, 1911, S. 548).

Wenn die schwache Base oder Säure eines hydrolytisch gespaltenen Salzes eine sehr geringe Leitfähigkeit besitzt, ändert ein überschüssiger Zusatz dieser Komponente die molare Leitfähigkeit des gelösten Stoffes nicht. Man kann dies, wie Bredig (1894, Bd. 1, S. 214) gezeigt hat, zur Bestimmung des Grades der Hydrolyse benutzen. Bei Anilinsalzen ist das z. B. der Fall.

## Das Wasser als Katalysator.

Die als „Katalyse" bezeichnete Erscheinung wird in einem späteren Kapitel besprochen. Hier darüber nur folgendes. Es gibt Stoffe, welche die Reaktionsgeschwindigkeit sehr stark beschleunigen, obwohl sie in die Endprodukte der Reaktion nicht eingehen und nach Ablauf der Reaktion unverändert nachgewiesen werden können.

Wasserstoffionen sind einer der kräftigsten dieser Katalysatoren; wenn sie auch im Wasser nur in sehr geringer Menge vorhanden sind, darf ihre Wirkung doch nicht übersehen werden.

Hydroxylionen sind keine Katalysatoren, sie werden bei der Verseifung der Ester verbraucht:

$$CH_3CO_2CH_3 + OH' = CH_3COO' + CH_3OH.$$

Das Ergebnis dieser Reaktion ist eine Vermehrung der Wasserstoffionen und eine Verminderung der Hydroxylionen. Es handelt sich also um einen doppelten Prozeß. Einzelheiten darüber in Nernsts Buch (1911, S. 567).

Man nahm bis auf die jüngste Zeit an, daß die meisten Oxydationsprozesse sich einfach durch die direkte Vereinigung von Sauerstoff mit der zu oxydierenden Substanz erklärten; hauptsächlich die Arbeit von H. B. Dixon und H. B. Baker hat aber endgültig gezeigt, daß auch das Vorhandensein von Wasser notwendig ist. Dies wird eingehend in dem Kapitel über die Oxydation besprochen werden. Es ist auch ein Fall, in dem das Wasser die Rolle eines Katalysators spielt.

ARMSTRONG will nicht zugeben, daß das Wasser selbst in diesen Fällen wirkt, er meint, daß die darin enthaltenen Verunreinigungen als leitende Systeme wirken, um die anderen Komponenten zum Reagieren zu bringen. Ein auffallender Fall, der diese Ansicht zu bekräftigen scheint, ist der von BRERETON BAKER (1902) beschriebene. DIXON hatte bereits gezeigt, daß zur Explosion einer Mischung von Sauerstoff und Wasserstoffgas Wasserdampf vorhanden sein muß. BAKER zeigte, daß, wenn die Gase fast vollkommen getrocknet sind, beim Erwärmen langsame Verbindung stattfindet; obgleich sich aber mehr als genug Wasser bildet, um eine Explosion hervorzurufen, erfolgt keine. Nach ARMSTRONG ist die Erklärung die, daß das gebildete Wasser zu rein ist, um das notwendige leitende System zwischen den reagierenden Gasen entstehen zu lassen.

## Das Wasser bei umkehrbaren Reaktionen.

Bei einer großen Anzahl der in den lebenden Organismen eintretenden Reaktionen handelt es sich um den Ein- oder Austritt von Wasser aus dem Molekül der betreffenden Verbindung. Der Eintritt von Wasser — hydrolytische Spaltung unter Zerlegung großer Moleküle in kleinere — spielt bei der Verdauung eine sehr große Rolle. Er wird durch gewisse Agentien — Fermente oder Enzyme — katalytisch beschleunigt. Als ein Beispiel können wir das Glycyl-Glycin nehmen:

$$COOH-CH_2-NH-CO-CH_2-NH_2.$$
$$\uparrow$$

Durch den Eintritt eines Wassermoleküls bei dem Pfeil wird die Verbindung in 2 Moleküle Glykokoll hydrolytisch gespalten:

$$COOH-CH_2-NH_2 \qquad HOOC-CH_2-NH_2.$$

Umgekehrt tritt durch die Herausnahme von 1 $H_2O$ aus 2 Molekülen Glykokoll (H aus einer $NH_2$-Gruppe und OH aus einer Carboxylgruppe) eine Synthese von Glycyl-Glycin ein.

Wir betrachten ferner das Gleichgewicht in einer Mischung von Methylacetat und Wasser. Wenn auf 1 Molekül Ester 1 Molekül Wasser zugesetzt wird, hydrolysiert ein Teil des Wassers einen Teil des Esters. Wenn ein gewisser Bruchteil des Esters hydrolysiert ist, kommt der Prozeß aber zum Stillstand, weil die Hydrolysenprodukte durch Massenwirkung die umgekehrte Reaktion der Synthese hervorrufen. Auf die übliche Weise ausgedrückt haben wir im Gleichgewicht:

$$K \cdot C_{Ester} \cdot C_{H_2O} = C_{Alkohol} \cdot C_{Säure}$$

oder

$$K = \frac{C_{Ester} \cdot C_{H_2O}}{C_{Alkohol} \cdot C_{Säure}}.$$

Angenommen, wir erhöhen jetzt die Konzentration des Wassers. Es ist klar, daß K nur konstant bleiben kann durch Verringerung von $C_{Ester}$, was zu gleicher Zeit eine Zunahme der im Nenner stehenden Größen einschließt. In ähnlicher Weise bedeutet Abnahme des Wassers Zunahme des Esters oder Synthese. Es ist klar, daß auf diese Weise durch Veränderung der wirklichen oder wirksamen

Konzentration des Wassers die lebende Zelle die Möglichkeit hat, die Lage des Gleichgewichts in solchen umkehrbaren Reaktionen zu verändern, so daß entweder die Synthese oder die Hydrolyse überwiegt. Es ist höchstwahrscheinlich, daß derartige Mechanismen in dem protoplasmischen System wirksam sind, die Aufnahme oder Abgabe des Wassers durch kolloidale Stoffe spielt wohl die Hauptrolle dabei. Auf jeden Fall sehen wir, daß das Wasser nicht nur als Lösungsmittel in der Zelle von Bedeutung ist, welches die miteinander reagierenden Stoffe zueinander kommen läßt, sondern daß es auch eine wirkliche Komponente der chemischen Reaktionen ist.

In reinem Wasser verläuft der Prozeß bis zur Erreichung des Gleichgewichts außerordentlich langsam, so daß er durch einen Katalysator beschleunigt werden muß. Daher das universale Vorhandensein der Enzyme im Organismus.

Obgleich das Wasser chemisch eine träge reagierende Substanz ist, gehen gewisse chemische Individuen, wie z. B. Natrium, eine heftige Reaktion mit ihm ein. Aber auch diese Reaktion kann durch die Anwesenheit einer anderen Substanz, die als Katalysator wirkt, beschleunigt oder aufgehoben werden. H. BRERETON BAKER (1910) und BAKER und PARKER (1913) haben gezeigt, wie erheblich die Geschwindigkeit der Reaktion zwischen Natriumamalgam und Wasser durch Reinigung des Wassers herabgesetzt werden kann.

## Trocknung und Sterilisation.

Wir haben bisher gezeigt, daß für den Ablauf der vitalen Prozesse die Gegenwart des Wassers unerläßlich ist. Es entsteht die interessante Frage, wie weit man dem Protoplasma das Wasser entziehen kann, ohne die Zelle zu töten, so daß sie, bei erneutem Zutritt von Wasser, ihre Funktionen wieder aufnehmen kann.

Daß Austrocknung an der Luft nicht unbedingt schädlich ist, zeigt die tägliche Erfahrung mit Samen, die man eine lange Reihe von Jahren aufbewahren kann, ohne daß sie ihre Keimfähigkeit verlieren.

SHATTOCK und DUDGEON (1912) haben außerdem gezeigt, daß man gewisse Bakterien, auch wenn sie keine Sporen bilden, 116 Tage im Vakuum (über Holzkohle in flüssiger Luft) aufbewahren kann. Man sollte annehmen, daß auf diese Weise alles Wasser aus den Organismen entfernt würde. Mr. SHATTOCK sagt mir, daß er seit Veröffentlichung der erwähnten Schrift gefunden hat, daß der Bacillus pyocyaneus auch nach zweijährigem Aufenthalt im Vakuum noch kräftigen Wachstums fähig war.

Offenbar hören unter solchen Bedingungen alle chemischen Prozesse auf, so daß wir annehmen müssen, daß das Protoplasma in dem Zustande bleibt, in welchem es sich im Augenblick der Austrocknung befand. Trotzdem beginnt das Leben bei erneuter Wasserzufuhr wieder. Der betreffende Bacillus lebt sogar länger im trockenen Vakuum als wenn er bloß an der Luft getrocknet wird; in letzterem Falle lebte er nie länger als 9 Tage, zweifellos wegen der sich noch fortsetzenden chemischen Veränderungen. Man kann aber auch in vollkommen trockenem Zustand noch Veränderungen in den Zellen erzeugen, da SHATTOCK und DUDGEON fanden, daß Bakterien durch Sonnenlicht oder ultraviolette Strahlen auch in dem absolut trockenen Vakuum schnell getötet wurden.

Natürlich kann die viel komplexere und empfindlichere Organisation der höheren Tiere nicht auf diese Weise getrocknet werden. Es ist aber bekannt, daß so hoch entwickelte Geschöpfe, wie Rädertiere, die Austrocknung an der Luft überleben; das scheint durch eine Membran verursacht zu sein, welche den vollständigen Wasserverlust verhindert. DAVIS (1873) sah einen Tropfen Flüssigkeit herauskommen, als er die Cyste von Philodina punktierte.

Es scheint möglich, daß die Trocknung bei der eutektischen Temperatur nach ALT-MANNS Methode, wie sie im 1. Kapitel dieses Buches (S. 17) beschrieben ist, die Erholung der Zellen höherer Organismen zulassen könnte. Wenn dem so ist, würde man darin eine wertvolle Untersuchungsmethode zur Verfügung haben; Gewebe, die auf diese Weise entwässert sind, können in dünne Schnitte geschnitten und die Zellen unter dem Mikroskop beobachtet werden. Es tritt aber die oben erwähnte Schwierigkeit auf, wenn man wieder Wasser zusetzen will.

Praktisch wichtig ist der Umstand, daß die Organismen gegen höhere Temperaturen um so widerstandsfähiger sind, je weniger Wasser sie enthalten. Das ist aber nicht immer der Fall — der Bacillus pyocyaneus wird getötet, wenn man ihn, naß oder trocken, 1 Stunde lang auf 65° erwärmt. Besonders widerstandsfähig gegen erhöhte Temperaturen sind Pilz- und Bakteriensporen; bekanntlich ist eine höhere Sterilisationstemperatur nötig, wenn man sie abtöten will. Auch Enzyme können im trockenen Zustande sehr viel höher erhitzt werden als in Lösung, ohne ihre Wirksamkeit zu verlieren.

DREYER und AINLEY WALKER (1912) zeigen, daß in Glycerin oder Öl suspendierte Sporen von Bakterien, bei Erwärmung auf 119° C für eine halbe Stunde, nicht getötet werden. Dies ist praktisch wichtig, weil man häufig auch nichtwässerige Flüssigkeiten sterilisieren muß.

Daß die Organismen mehr oder weniger Gefahr laufen, durch Austrocknung geschädigt zu werden, zeigt die von vielen von ihnen getroffene Vorsicht, diese Gefahr zu vermeiden, indem sie sich mit einer für Wasser verhältnismäßig undurchlässigen Substanzschicht umgeben und sog. „Cysten" bilden, wie sie bei den Rotiferen erwähnt wurden.

Man versteht leicht, daß das Protoplasma im trockenen Zustand gegen niedrige Temperaturen widerstandsfähiger ist als im gewöhnlichen wasserhaltigen Zustand. Man kann Samen, obgleich sie nicht ganz frei von Wasser sind, der Temperatur der flüssigen Luft ohne Nachteil aussetzen.

## Hydrotropismus.

Das Bedürfnis nach Wasser veranlaßt manche Organismen, sich der Stelle zuzuwenden, wo sie es finden. Das sieht man bei den Wurzeln der Pflanzen, welche die Erscheinung des „Hydrotropismus" besonders gut erkennen lassen. Die dem Wasser abgewandte Seite der Wurzeln wächst schneller als die ihm zugewandte, so daß sich eine Krümmung ergibt. Das entgegengesetzte Verhalten zeigen die Sporangien von Mucor, die sich von der feuchten Oberfläche fortneigen.

## Die Viscosität der Flüssigkeiten.

Eigentlich gehören die Erscheinungen der Viscosität nicht hierher, denn es zeigen auch andere Flüssigkeiten als Wasser die Erscheinungen der Viscosität. Die Flüssigkeiten, mit denen es der Physiologe zu tun hat, sind immer wässerige Lösungen oder Suspensionen. Daher mag die Sache hier abgehandelt werden.

Wie NEWTON gezeigt hat, sind die kleinsten Teile der Flüssigkeiten nicht frei gegeneinander beweglich, weil sie gegenseitige Kohärenz zeigen. Das läßt Reibung entstehen, so daß die Viscosität oder innere Reibung einer Flüssigkeit proportional der Geschwindigkeit ist, mit welcher diese Teilchen sich aneinander vorbeibewegen, außerdem noch der Ausdehnung der sich aneinander reibenden Grenzflächen.

Die Methoden zur Bestimmung der Viscosität bestehen entweder in der Messung des Widerstandes, der der Bewegung einer Fläche geboten wird, welche durch die Flüssigkeit hindurchgeführt wird, oder in dem Widerstand, der dem Durchtritt der Flüssigkeit durch eine enge Röhre entgegengesetzt wird; die letztere Methode ist einfach, sie erfordert nur die Bestimmung der Zeit, die eine gegebene Menge der Flüssigkeit bei einem gegebenen Druck braucht, um die Röhre zu passieren.

Die Durchströmungsgeschwindigkeit von Flüssigkeiten durch Röhren ist in der Technik wichtig, ebenso aber auch in der Physiologie. Durch die innere Reibung des Blutes entsteht das, was man „den peripheren Widerstand" im Gefäßsystem nennt. Von ihm hängt — bei gegebenem Schlagvolum und gegebener Pulsfrequenz — der arterielle Blutdruck ab.

Wenn infolge der Druckdifferenz am Eingang und Ausgang einer Röhre eine Flüssigkeit durch sie hindurchläuft, ist die der Wand der Röhre adhärierende Schicht in Ruhe, während die im Zentrum des Rohres befindlichen Teile die größte Geschwindigkeit haben. Jedes weiter nach außen gelegene Teilchen reibt sich an seinen Nachbar, so daß die Geschwindigkeit vom Zentrum nach der Peripherie dauernd abnimmt, bis sie in der Randschicht Null wird. Wir sehen also, daß die Reibung zwischen den Teilen der Flüssigkeit selbst und nicht zwischen der Flüssigkeit und der Wand der Röhre stattfindet.

Nehmen wir weiter an, die Röhre sei weit und die innere Reibung der Flüssigkeit nicht groß; die Dicke der Schicht an der Peripherie, in welcher die Geschwindigkeit von Null bis zum Maximum wächst, ist nur gering. Der übrige Teil der Flüssigkeitssäule bewegt sich in allen Teilen mit der gleichen Geschwindigkeit, in diesem Teil des Stromes gibt es also keine Reibung. Solche Röhren sind die großen Arterien und Venen. In einem engen Rohr, etwa einer Arteriole, reicht die Schicht, deren Teile verschiedene Geschwindigkeiten haben, bis zu der Achse der Röhre, so daß in der ganzen Flüssigkeitssäule immer Reibung stattfindet. Wenn sich eine große Arterie nun in kleine Arteriolen aufspaltet, ohne daß der Gesamtquerschnitt sich ändert, die Strömungsgeschwindigkeit also nicht wächst, verursacht die ganze strömende Blutmasse Reibungswiderstand, während in der großen Arterie dies nur durch einen kleinen Teil des Blutes geschah. Wenn der Gesamtquerschnitt der Arteriolen größer ist als der der großen Arterie, bleibt das Ergebnis für die innere Reibung dasselbe, allerdings ist die Wirkung dann kleiner, weil die Strömungsgeschwindigkeit abnimmt.

Der periphere Widerstand des Arteriensystems, der durch die Aufspaltung in Arteriolen entsteht, entspringt ganz aus der inneren Reibung des Blutes, er geht nicht aus der Reibung gegen die Gefäßwände hervor; wenn wir davon absehen, daß durch die Reibung zwischen Blut und Gefäßwand die ruhende Blutschicht, welche die Gefäßwände auskleidet, entsteht.

Da der Reibungswiderstand in Flüssigkeiten dem Quadrat der Geschwindigkeit proportional ist, mit der die sich reibenden Flächen aneinander vorbeigleiten, so ist der Widerstand in den Capillaren verhältnismäßig klein. Dies liegt daran, daß infolge der enormen Zunahme des Gesamtquerschnittes in den Capillaren die Strömungsgeschwindigkeit in ihnen sehr viel kleiner ist als in den Arteriolen.

Der gesamte Reibungswiderstand des Blutes hängt also von der Eigenschaft der Flüssigkeiten ab, innere Reibung oder Viscosität zu haben. Diese ist bei verschiedenen Flüssigkeiten sehr verschieden. Man vergleiche etwa Wasser und Syrup. Es ist daher wichtig, zu fragen, wovon die innere Reibung einer Flüssigkeit abhängig ist.

Wir müssen einerseits homogene Flüssigkeiten betrachten, reine Flüssigkeiten und reine Lösungen, andererseits kolloidale Lösungen und Suspensionen, wie die der Blutkörperchen im Plasma.

Der Viscositätskoeffizient ist die Kraft, die pro Flächeneinheit erforderlich ist, um in zwei parallelen Schichten von 1 cm Abstand die Strömungsgeschwindigkeit um eine Maßeinheit zu erhöhen. Er beträgt $6{,}6 \cdot 10^{-3}$ Dynen für Wasser, gegen $10 \cdot 10^{-3}$ für Serum und $25 \cdot 10^{-3}$ für Blut.

*Chemische Zusammensetzung.* Der Regel nach wächst die innere Reibung mit dem Molekulargewicht, in homologen Reihen proportional. Die Zunahme der Viscosität des Wassers, die durch die Bildung von Polymeren mit einem höheren Molekulargewicht verursacht wird, wurde oben besprochen.

*Temperatur.* Temperaturanstieg bewirkt Sinken der Viscosität, was jedem von Flüssigkeiten wie Ricinusöl, Glycerin usw. bekannt ist. Daher braucht man ein dickes Schmieröl für den Zylinder eines luftgekühlten Petroleummotors; die hohe Temperatur würde jedes andere Schmiermittel zu dünnflüssig werden lassen. Die Viscosität des Blutes nimmt mit steigender Temperatur stark ab, das Herz braucht dann weniger Arbeit zu leisten, um eine bestimmte Blutmenge durch die Gefäße zu treiben, oder die gleiche Arbeit treibt das Blut rascher hindurch. Das ist ein Vorzug, den die warmblütigen Tiere vor den Kaltblütern haben.

*Blut.* Auch andere Änderungen der Viscosität des Blutes als die durch Temperaturerhöhung bedingten sind wichtig. Die Anwesenheit der Blutkörperchen erhöht die Viscosität, die darum in „lackfarbenem" Blut niedriger ist als im normalen Blut. Auch Blutverdünnung bewirkt Abnahme der Viscosität. Verdünntes Blut geht schneller durch die Nierengefäße und begünstigt die Ausscheidung des Urins. Siehe die Schriften von DENNING und WATSON (1906) und BURTON-OPITZ (1911).

Das Blut ist eine Suspension und müßte daher dem Arrheniusschen logarithmischen Gesetz (1917) gehorchen. Wenn $x$ die Viscosität der flüssigen Phase einer Suspension, $c$ der Prozentsatz des von den suspendierten Körperchen eingenommenen Volumens und $\theta$ eine Konstante ist, ergibt sich:

$$\log x = \theta c .$$

BAZETT (1919) stellt fest, daß die Formel, wenn man $\theta$ den Wert von 0,00773 gibt, den man aus einem besonderen Fall erhält, Werte für Verdünnungen des

Blutes mit Plasma gibt, welche mit den experimentellen Daten übereinstimmen. Wenn man diese Werte mit der Viscosität der flüssigen Phase (Plasma) multipliziert, erhalten wir die Viscosität der Suspension.

*Die Viscosität kolloidaler Lösungen.* Die innere Reibung des Blutplasmas als einer kolloidalen Lösung wird durch die gleichen Faktoren beeinflußt wie die, welche auf die der kolloidalen Lösungen im allgemeinen einwirken. Ich kann mich hier nur kurz damit befassen; der Leser findet weitere Einzelheiten in dem Bericht über die Diskussion in der Faradaygesellschaft am 13. März 1913. Was die Suspensoide betrifft, so ist der Grad der Dispersität der Hauptfaktor, und es scheint, daß das Maximum der Viscosität bei mittleren Werten der Dispersion erhalten wird; sowohl bei sehr kleinen als bei sehr großen Partikeln nimmt die Viscosität ab. Es ist unsicher, ob dies mit der variablen Menge des Dispersionsmittels zusammenhängt, die mit den Körperchen assoziiert ist. Emulsoide zeigen bezüglich der Viscosität ein sehr wechselndes Verhalten, die Viscositätsbestimmung ist daher ein wichtiges Hilfsmittel bei der Untersuchung solcher Systeme [siehe die Schrift von Wo. Ostwald (1913), von der die folgenden Feststellungen hauptsächlich abgeleitet sind]. Ich habe bereits auf die Wirkungen der Konzentration, Temperatur und den Grad der Dispersion hingewiesen. Andere Faktoren sind Solvation, elektrische Dissoziation, wozu die Solvation wohl auch gehört, thermische Vorbehandlung wie bei der Gelatine. Hier spielt auch die mechanische Vorbehandlung eine Rolle. Die Viscosität der Gelatine nimmt durch wiederholtes Hindurchgehen durch eine enge Röhre ab, was auf eine Art „Struktur" schließen läßt; Impfung mit kleinen Mengen eines zäheren Kolloids ruft eine viel größere Wirkung hervor, als die durch ihre eigene Viscosität verursachte; ferner spielt die

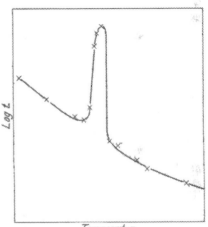

Abb. 49. Veränderungen in der Viscosität des Albumins bei der Koagulation. Abszissen: Temperatur. Ordinaten: Logarithmen der Durchflußzeiten durch die Capillare des Viscosimeters. [Wo. Ostwald (1913).]

Geschwindigkeit, mit der Temperaturänderungen vorgenommen werden, eine Rolle; endlich der Zusatz von Elektrolyten oder Nichtelektrolyten, die die Viscosität auf verschiedenste Weise erhöhen oder vermindern können. Besonders auffallende Veränderungen in der Viscosität, die durch kleine Veränderungen der Temperatur hervorgerufen werden, zeigen solche Kolloide wie Gelatine, die „Gele" bilden, ferner solche, welche beim Erwärmen gerinnen. Zur Veranschaulichung geben wir die Veränderung in der Viscosität eines verdünnten Eiweiß„sols" beim Erwärmen (Abb. 49 aus Wo. Ostwalds Schrift). Von 50° bis 57° nimmt die Viscosität regelmäßig ab; bei 57,5°, gerade bevor Trübung auftritt, findet eine große Zunahme statt, welche bei 60° wieder eine ebenso große Abnahme zeigt. Dann bildet die Kurve praktisch eine Fortsetzung der Richtung des ersten Teiles unter 57°, als ob in der Zwischenzeit nichts geschehen wäre.

Bei dem Agar ist die Wirkung der Konzentration sehr deutlich; zwischen 0 und 1% nimmt die Viscosität stark zu, auf die mehrtausendfache Größe der Viscosität reinen Wassers.

Die allgemeine Theorie der Viscosität solcher zweiphasigen Systeme hat HATSCHEK (1910—1913) behandelt. Wenn die kolloiden Teilchen nicht deformierbar sind, ist die Viscosität unabhängig von ihrer Größe und eine lineare Funktion des Volumens der dispersen Phase. Bei 2 flüssigen Phasen, Emulsionen oder emulsoiden Kolloiden wird die Sache komplizierter. Die durch die treibende Kraft bewirkte Formänderung muß dann berücksichtigt werden, Bei Emulsoiden nimmt die Viscosität von einer bestimmten Konzentration an bei weiterer Konzentrationssteigerung stark zu. Die Konzentration, von der an sich diese Wirkung zu zeigen beginnt, ist bei verschiedenen Kolloiden verschieden. Sie dient als Maß ihrer „lyophilen" Eigenschaften oder ihrer Affinität zu dem Lösungsmittel. Bei Caseinogen beginnt sie bei 5%, bei Glykogen bei 25%, bei Gummi bei 0,405%. Die starke Quellung von Gummi in seinen Lösungsmitteln, bevor sich ein Hydrosol bildet, ist eine bekannte Tatsache. Es ist klar, daß bei der Untersuchung solcher Systeme der ausgeübte Druck ein wichtiger Faktor ist. Von ihm hängt es ab, wie weit die deformierten Tropfen zu ihrer ursprünglichen Ruheform zurückkehren können, die je nach dem Verhältnis der Phasen sphärisch oder polyedrisch ist. HATSCHEK (1913) hat den Apparat von CONETTE verbessert, bei welchem man den ausgeübten Druck nach Belieben ändern kann. Er besteht im wesentlichen aus zwei konzentrischen Zylindern, dem äußeren, den man mit der gewünschten Geschwindigkeit rotieren lassen kann, während der innere an einem Draht suspendiert ist. Die Flüssigkeit befindet sich in dem Raum zwischen beiden. Der Torsionsgrad des Drahtes wird durch die Reflektion eines Lichtstrahls gemessen, der von einem Spiegel am Zylinder zurückgeworfen wird.

Interessant sind ferner einige Beobachtungen von ARISZ (1913). Er bestimmte die Fließbarkeit, d. h. den reziproken Wert der Viscosität bei Gelatinesol und Gel in ihrer Abhängigkeit von der Temperatur. Es stellte sich heraus, daß sich eine stetige Kurve ohne Knick ergibt und es sich demnach um einen einheitlichen Prozeß handelt. Die Kurven für Intensität der Faradaywirkung und die Elastizität zeigten ähnliche Kontinuität.

## Zusammenfassung.

Von allen uns bekannten Stoffen hat das Wasser die merkwürdigste Vereinigung von Eigenschaften, die alle für die Bedeutung des Wassers für die Lebensprozesse eine wichtige Rolle spielen.

Hierher gehören seine hohe spezifische Wärme, seine große latente Schmelz- und Verdampfungswärme, seine gute Wärmeleitfähigkeit, die für ein Nichtmetall ungewöhnlich hoch ist, das Maximum der Dichte bei $+4°$, seine hohe Oberflächenspannung, seine Durchlässigkeit für strahlende Energie, seine lösenden Kräfte und seine bedeutende chemische Trägheit als Lösungsmittel, der hohe Wert der Dielektrizitätskonstante. In fast allen diesen Eigenschaften übertrifft es die meisten anderen Stoffe, nur von zwei Flüssigkeiten wird es selbst übertroffen, dem Ammoniak und der Blausäure. Einige dieser Eigenschaften hängen untereinander zusammen, andere nicht. Im Text ist die Bedeutung aller dieser Eigenschaften für den Lebensprozeß behandelt.

Viele dieser Eigenschaften finden eine genügende Erklärung in der Natur des Wassers als einer Mischung von Polymeren, die aus 3 Aggregaten besteht: Trihydrol, einer Verbindung von 3 Molekülen von $H_2O$, anscheinend identisch mit Eis; Dihydrol, aus 2 Molekülen $H_2O$ bestehend, im größten Verhältnis in gewöhnlichem flüssigen Wasser vorhanden; und schließlich Monohydrol oder Wasserdampf, aus einzelnen $H_2O$-Molekülen bestehend. Das relative Verhältnis dieser 3 Verbindungen zueinander ändert sich mit der Temperatur, mit steigender Temperatur nimmt die Konzentration der polymeren Formen ab.

Die Zuführung von Wärme hat deshalb dreierlei zu tun: die Polymeren zu zersetzen, die Polymeren zu erwärmen und ebenso die einzelnen Moleküle; damit erklären sich die mit der spezifischen Wärme des Wassers zusammenhängenden Anomalien.

Die Tatsache, daß das Wasser bei $+4°$ die größte Dichte hat, kann durch die Annahme erklärt werden, daß Eis oder Trihydrol auch in flüssigem Wasser existiert, da Eis bei $0°$ eine niedrigere Dichtigkeit als Wasser bei $0°$ hat; wenn Wasser von $0°$ erwärmt wird, gehen 2 entgegengesetzte Prozesse vor sich: Ausdehnung von Molekülen, zweitens aber Kontraktion, durch die Verwandlung von Eis in Wasser verursacht. Da letzterer Prozeß bei niedrigeren Temperaturen überwiegt und bei höheren fast ganz fehlt, muß es einen Punkt geben, wo der Unterschied zwischen ihnen am geringsten ist.

Die ungewöhnliche Zunahme sowohl der Viscosität als auch der Kompressibilität beim Sinken der Temperatur wird durch die Existenz von Polymeren erklärt.

Gewisse andere Eigenschaften des Wassers erklären sich durch den Umstand, daß es von allen Flüssigkeiten die größte Anzahl Moleküle in der Volumeinheit enthält.

Der Beweis für die Existenz einzelner Moleküle von Monohydrol in flüssigem Wasser wird im Text durch die Betrachtung der Lösungsvolumina gegeben.

Viele gelöste Stoffe, Elektrolyte, Ionen wie Nichtelektrolyte, nehmen eine gewisse Anzahl Wassermoleküle auf und bilden „Hydrate". Ob man diese als chemische Verbindungen ansehen soll, ist Ansichtssache.

Es wird gezeigt, daß die Theorie des osmotischen Druckes, wie sie im 6. Kapitel gegeben ist, weder durch die Hydratation von gelösten Stoffen, noch durch die Polymerisation des Lösungsmittels beeinflußt wird.

Das Wasser ist in sehr geringem Umfange elektrolytisch dissoziiert. Der Wert der Dissoziationskonstante, den man durch 4 unabhängige Methoden erhält, ist praktisch identisch, ein genügender Beweis für die Richtigkeit der Annahme.

Diese elektrolytische Dissoziation des Wassers ist die Ursache der hydrolytischen Dissoziation" der darin aufgelösten Salze von schwachen Säuren und Basen.

Die Eigenschaften des Wassers als Katalysator sind in vielen Fällen von Bedeutung.

Die Konzentration des Wassers in umkehrbaren Reaktionen von Hydrolyse und Synthese ist ein mächtiger Faktor bei der Geschwindigkeit chemischer Reaktionen im Protoplasma. Es gibt im Protoplasma zweifellos Mechanismen kolloidaler Natur, welche Veränderungen in der Konzentration des aktiven Wassers hervorbringen können. Abnahme des Wassers begünstigt die Synthese, Zunahme die Hydrolyse.

Es ist bewiesen, daß man gewissen Bakterien das Wasser vollkommen entziehen kann, ohne ihren Tod zu verursachen. Wenn Organismen sich einkapseln, scheinen sie nicht vollkommen auszutrocknen. Die Kapselmembran scheint praktisch für Wasser undurchlässig zu sein.

Sowohl Organismen wie komplexe organische Verbindungen, wie die Enzyme, können, ohne vernichtet zu werden, im trockenen Zustand einer viel höheren Temperatur widerstehen als bei Anwesenheit von Wasser.

Die Moleküle von Flüssigkeiten, die sich aneinander vorbeibewegen, erfahren eine Reibung; dies ist die sogenannte innere Reibung oder die Viscosität.

Es wird auf die Rolle hingewiesen, welche die Viscosität des Blutes spielt, indem sie den „peripheren Widerstand" des Arteriensystems hervorbringt. Es wird gezeigt, daß dieser Faktor, von dem bei gegebenem Herzschlag die Höhe des Arteriendruckes abhängt, durch die innere Reibung des Blutes und nicht durch seine Reibung an den Wänden der Blutgefäße verursacht ist.

Die Viscosität kolloidaler Systeme hängt hauptsächlich von dem Grad der Dispersion der inneren Phase ab. Bei den Suspensoiden findet sich die größte Viscosität bei einem mittleren Dispersionsgrad. Bei den Emulsoiden, bei denen die innere Phase deformierbar ist, müssen andere Faktoren, besonders der ausgeübte Deformationsdruck, in Betracht gezogen werden.

### Literatur.

Allgemeine Eigenschaften des Wassers: L. J. HENDERSON (1913, S. 72—132).

Beschaffenheit: Besprechung in der FARADAY-Gesellschaft, 1910 (Transaktions der FARADAY-Gesellschaft Bd. 6, Teil I, Juli 1910).

Funktion bei reversiblen Reaktionen: BAYLISS (1913, S. 243—244).

# IX. Die Ernährung.

## Der Stoffverbrauch.

Ein Nahrungsstoff kann definiert werden als eine Substanz, die von einem Organismus aufgenommen und zu einem bestimmten Zwecke verbraucht wird. Es gibt drei Arten des Stoffverbrauchs. Wenn ein Organismus an Größe zunimmt, muß er den angesetzten Stoff von außen erhalten haben. Im erwachsenen Organismus wird aber der hauptsächlichste Teil der Nahrung verbraucht, um Energie für die Muskelbewegung und Erzeugung von Wärme usw. zu liefern. Ein kleiner, jedoch wesentlicher Teil ist aber auch erforderlich, um die Abnutzung der Gewebe wieder rückgängig zu machen; das ist auch in der Jugend nötig. Man kann das für dasselbe wie das Wachstum erklären, wir werden aber später sehen, daß gewisse Dinge nur für das Wachstum nötig, für die Erhaltung aber nicht nötig sind. Es ist fast so wie bei einer Maschine, ist sie einmal fertig, so brauchen nur einige arbeitende Teile von Zeit zu Zeit erneuert zu werden.

Ein Beispiel diene zur Veranschaulichung. Um einen Petroleummotor zu bauen, braucht man Eisen, Stahl, Messing, Kupfer, Porzellan, Isoliermaterial, Asbest usw. Einige dieser Materialien können durch irgendwelche andere nicht ersetzt werden; Isoliermaterial kann z. B. nicht durch Metall ersetzt werden. Wir werden analoge Bedingungen beim Wachstum der Organismen finden. Wenn die Maschine fertiggestellt ist, muß man ihr Brennmaterial zuführen, damit die Maschine arbeiten kann. Dieser Brennstoff wird nicht zum Bestandteil der Maschine, er entspricht dem Teil unserer Nahrung, der für die Energielieferung verbraucht wird. Wenn der Motor ständig arbeitet, müssen bestimmte Teile, die sich stark abnutzen, von Zeit zu Zeit ersetzt werden, z. B. Kolbenringe, Auskleidungen der Achsenlager usw. Diese Teile entsprechen dem Bruchteil unserer Nahrung, der zur Wiederherstellung oder Erhaltung von abgenutztem Gewebe verbraucht wird. Wir sehen, daß einige Teile praktisch niemals erneuert zu werden brauchen, wie etwa das Schwungrad. Nun wird der Leser wahrscheinlich fragen, was beim Organismus dem Schmieröl der Maschine entspricht? Wir dürfen natürlich nicht erwarten, daß wir unseren Vergleich auf alle Einzelheiten übertragen können, und er scheint hier zu versagen. Aber die sog. Enzyme entsprechen gewissermaßen dem Schmieröl, sie werden aber vom Organismus selbst hergestellt. Wasser und Salze sind die Nahrungsbestandteile, welche der Funktion des Schmieröls bei der Maschine am nächsten kommen; sie liefern keine Energie, sind aber für das Arbeiten der lebenden Maschine unentbehrlich. Wir können auch die Abfallprodukte in beiden Fällen vergleichen. Die Verbrennungsprodukte des Petroleums entweichen gasförmig als Kohlendioxyd und Wasserdampf, genau wie die gleichen Substanzen in der von den Lungen ausgeatmeten Luft entweichen. Das verbrauchte Schmieröl führt feine Teilchen Metall, vom Zylinder und dem Achsenlager, mit sich; ebenso entfernt das von den Nieren ausgeschiedene Wasser die Produkte, die sich bei der Abnutzung der Gewebe bilden, außer anderen Stoffen, deren Bedeutung gleich klarer werden wird. Von unserer Stickstoffnahrung, dem Eiweiß, wird nur ein Teil für energieliefernde Reaktionen verbraucht, der Rest wird als Abfallprodukt — Harnstoff — mit dem Harn ausgeschieden. Wenn beim Motor in dem verbrennenden Petroleum eine Verunreinigung enthalten wäre, die bei der Explosion so umgewandelt würde, daß sie leicht löslich im Schmieröl würde, dann würde sie mit dem verbrauchten Schmieröl abfließen; dieses abfließende Schmieröl entspräche dem von den Nieren gebildeten Harn.

## Notwendige Nahrungsstoffe.

Aus den drei verschiedenen Zwecken, welchen die Nahrung dient, geht klar hervor, daß Stoffe, die für einen Organismus notwendig sind, es nicht für einen anderen zu sein brauchen. Es gibt aber einige Nahrungsstoffe, die für alle unentbehrlich sind, wie Sauerstoff, Wasserstoff, Stickstoff und Kohlenstoff.

*Sauerstoff.* Obwohl der Sauerstoff gewöhnlich bei Aufzählung der Nahrungsstoffe vergessen wird, ist er doch der wichtigste von allen. Ohne Sauerstoff — abgesehen von gewissen Spezialfällen — ist kein Leben möglich. Wie bereits erwähnt (S. 31), stammt die Energie des tierischen Körpers aus der Oxydation der Nahrungsstoffe. Beim Tier kommt keine Bildung von Stoffen vor, deren Energieinhalt nicht aus der Energie der Nahrungsstoffe stammt. Die bei einer Reaktion freiwerdende Energie kann aber das Energiepotential in einer anderen Reaktion erhöhen, was wir beim Muskel kennenlernen werden. Die grüne Pflanze braucht im Gegensatz zum Tier die Energie der Sonnenstrahlung, um den Energieinhalt von Kohlendioxyd und Wasser auf den des Kohlenhydrats zu erhöhen.

*Wasser und Salze.* Wasser und Salze liefern zwar keine Energie, ihre Zufuhr in der Nahrung ist aber nötig, weil sie zahlreiche Funktionen in der Zelle ausüben, von denen wir in den vorhergehenden Kapiteln gesprochen haben. Sie müssen dauernd zugeführt werden, weil die Niere Wasser ausscheiden muß, um die Abfallprodukte aufzulösen und dabei Salze aus dem Blut durch das Filter des Glomerulus mit dem Wasser hindurchgehen. Eine Betrachtung des osmotischen Druckes dieser Salze, der im Blut gegen 3,5 Atmosphären beträgt, zeigt, eine wie große Arbeitsleistung erforderlich wäre, um sie aus dem Wasser abzuscheiden, in welchem sie gelöst sind.

Die Bedeutung des Kohlenstoffs und Wasserstoffs als Energiequelle für die Oxydationsprozesse ist klar. Ihre Verbrennungswärme genügt, dies zu zeigen. In der Nahrung kommen sie als Verbindungen vor, so daß ihr ganzer Energieinhalt nicht zur Verfügung steht. Man könnte meinen, für die energieliefernden Prozesse wäre der Wasserstoff allein schon genügend, aber als Wasserstoffgas oder Kohlenwasserstoff wäre er unbrauchbar. Das gleiche gilt für den Kohlenstoff. Diese beiden Elemente kommen in der Nahrung immer in Verbindungen, teilweise oxydiert vor, weil die Kohlenwasserstoffe chemisch zu träge sind, um unter Bedingungen zu reagieren, die mit der Existenz des protoplasmatischen Systems vereinbar sind. Daß der Kohlenstoff, weil er eine so große Zahl verschiedener Verbindungen bilden kann, für die Zelle von besonderem Werte ist, haben wir oben auf S. 43 schon dargelegt.

Die Stellung des Stickstoffs ist eine etwas andere. Als direkte Energiequelle ist sein Wert gering. Aber, wie wir später sehen werden, kann auch das Eiweiß eine gewisse Energiemenge liefern, obwohl der Eiweißstickstoff fast sofort unoxydiert ausgeschieden wird. Es scheint, als ob die Aminosäuren, die durch die Wirkung der Enzyme auf das Nahrungseiweiß entstehen, nach Desamidierung in der Leber gewisse Rückstände zurücklassen, welche aus irgendeinem Grunde schneller oxydiert und als Wärmequellen verbraucht werden, vielleicht weil die beiden Prozesse Teile der gleichen Reaktion sind oder, anders ausgedrückt, wegen des „nascierenden" Zustandes der gebildeten Keto- oder Oxyfettsäuren.

Für das Wachstum oder die Wiederherstellung der Zellstrukturen, welche Stickstoff enthalten, muß dieses Element natürlich zugeführt werden. Das gleiche gilt für Schwefel und Phosphor, die integrierende Bestandteile der Zellen sind.

Obwohl der Stickstoff unbedingt in der Nahrung enthalten sein muß, ist die Menge, die zur Erhaltung des Lebens selbst der höheren Organismen nötig ist, erstaunlich gering. M'COLLUM (1911, Bd. 1, S. 212) fand, daß Schweine mit einer stickstofffreien Diät länger als 3 Wochen ohne Gewichtsverlust ernährt werden können. Doch wird dabei dauernd Stickstoff ausgeschieden. Bei M'COLLUMS Schweinen betrug der täglich ausgeschiedene Stickstoff 0,31 g bei Schweinen von 84 lbs. Gewicht. Das ist die geringste Menge, die theoretisch nötig wäre, um jeden Stickstoffverlust zu verhindern. Diese durch Abnutzung abgegebene Stickstoffmenge wird bisweilen der endogene Eiweißumsatz genannt. Der angegebene Wert von 0,31 g N müßte den bei gewöhnlicher Diät ausgeschiedenen 12—15 g gegenübergestellt werden. Bei diesen Tieren würde also die geringste Stickstoffmenge, welche zur Wiederherstellung der Zellstruktur nötig wäre, nur etwa 2% des Stickstoffumsatzes bei normaler Diät betragen. Die Frage nach dem Stickstoffminimum wird später zur Besprechung kommen.

Ferner erfordern Sekretionsprodukte, welche besondere Elemente enthalten, die Zufuhr einer Nahrung, welche diese Elemente enthält. Für die Salzsäure des Magensaftes ist z. B. Chlor erforderlich. Um das Hämoglobin der Blutkörperchen zu bilden, ist Eisen notwendig, denn da eine gewisse Menge der Blutkörperchen regelmäßig zugrunde geht, müssen sich neue bilden. Wahrscheinlich wird das erforderliche Eisen aus Zerfallsprodukten der alten Zellen gewonnen, so daß nur eine verhältnismäßig geringe Neuzufuhr von Eisen nötig ist.

Um Mißverständnisse zu vermeiden, sei hier erwähnt, daß neuere Forscher auch die Notwendigkeit winziger Mengen gewisser organischer Substanzen gezeigt haben, deren Natur man noch nicht kennt. Einzelheiten hierüber werden später gegeben werden.

## Die chemische Zusammensetzung der erforderlichen Nahrungsstoffe.

Die grüne Pflanze kann den Kohlenstoff aus der Kohlensäure der Luft, den Wasserstoff aus dem Wasser und den Stickstoff aus gelösten Nitraten durch ihre Wurzeln aufnehmen. Pflanzen, wie Bohnen oder Goldlack, kann man aus Samen oder Früchten züchten, wenn die Wurzeln der Keimlinge in eine rein anorganische Lösung tauchen, welche Salpeter, Calciumsulfat und Phosphat enthält. Auch eine Spur Eisen muß vorhanden sein. Dieses Wachstum ist nur im Licht möglich und durch die strahlende Energie der Sonne wird die Assimilation des Kohlenstoffs ermöglicht

Die Methoden, wie man derartige lehrreiche Experimente machen kann, findet man in den Arbeiten von DARWIN und ACTON (1894, S. 51—55) und von MACDOUGAL (1901, S. 223—232) und in vielen anderen pflanzenphysiologischen Practicis.

Den grünen Farbstoff, das Chlorophyll, durch den die Kohlenstoffassimilation in der grünen Pflanze bewirkt wird, hat man die interessanteste existierende chemische Verbindung genannt. Der Mechanismus, auf Grund dessen allein das Leben der Tierwelt möglich wurde, ist ohne Zweifel von äußerster Bedeutung. Die Frage wird im 19. Kapitel besprochen.

Die Pilze, zu denen viele hochorganisierte, aber chlorophyllfreie Pflanzen gehören, brauchen andere Kohlenstoffquellen als die Kohlensäure der Luft. Ihre beste Kohlenstoffquelle ist der Zucker; sie kommen aber auch mit einfacheren Kohlenstoffverbindungen aus. Die einfachsten — etwa Ameisensäure oder Harnstoff — genügen aber nicht.

Die höheren Pilze können auch nicht, wie die grüne Pflanze, auf Kosten von Nitraten leben. Sie brauchen als Stickstoffquelle Ammoniaksalze, Amine oder Aminosäuren. Der Harnstoff, der als Kohlenstoffquelle unbrauchbar ist, genügt dagegen als Stickstoffquelle. Die niederen Pilzarten, Schimmelpilze und manche Bakterien, können dagegen den Stickstoff der Nitrate ausnutzen; diese Fähigkeit ist also nicht ganz auf die grüne Pflanze begrenzt. Sie ist nicht, wie man glauben könnte, von der Energiezufuhr durch die Sonnenstrahlung abhängig, wie die Assimilation des Kohlenstoffs der Kohlensäure. Während aber alle grünen Pflanzen den Nitratstickstoff assimilieren können, haben von den Pilzen nur einige niedrige Formen diese Fähigkeit. Die meisten Bakterien stellen sogar sehr spezialisierte Forderungen hinsichtlich der chemischen Natur ihrer Nahrungsstoffe. Tuberkelbacillen konnte man z. B. erst dann kultivieren, als man dem Nährboden Glycerin zusetzte. Andererseits gibt es einige Bakterien, welche die sehr bemerkenswerte Fähigkeit haben, Methan als Kohlenstoffquelle ausnutzen zu können (SÖHNGEN, 1905). Aus der Tatsache, daß manche Bakterien imstande sind, auf manchen Nährböden zu wachsen, folgt aber durchaus nicht, daß diese Nährböden diejenigen sind, auf denen sie am besten gedeihen. In Ermangelung einer besseren Ernährung können sie damit auskommen.

Der tierische Organismus braucht auch bei seinen niedersten Formen, den Protozoen, schon mindestens Glucose als Kohlenstoffquelle. Was den Stickstoff betrifft, so scheinen die Anforderungen unter verschiedenen Bedingungen verschieden zu sein, je nachdem es sich um Wachstum, Erhaltung oder Energiequelle handelt. GRAFES Experimente (1912) scheinen zu zeigen, daß Ammoniaksalze bei Überschuß an Kohlenhydrat die Abnutzungsquote beim Hund und Schwein ersetzen können; Gewebsneubildung findet dabei aber nicht statt. Weiteres hierüber in dem Abschnitt über den Eiweißstoffwechsel, dort auch die wahrscheinliche Erklärung.

Die sehr einfachen Organismen, die Protozoen, können als rudimentäre Vorfahren höherer Tiere angesehen werden, weil sie einzellig sind. Wenn auch nicht bezweifelt werden kann, daß die höheren Tiere im Laufe der Entwicklung aus einfacheren Geschöpfen dieser Art entstanden sind, muß man doch zugeben, daß die heutigen Protozoen bereits komplexe, hochdifferentiierte Organismen sind. Die Amöbe kann in einem rein anorganischen Kulturmedium nicht wachsen, wenn sie nicht mit Bakterien versorgt wird, zum mindesten mit toten.

Als allgemeine Regel können wir sagen, daß Tiere eine Nahrung brauchen, welche vorher von der Pflanze aufgebaut worden ist. Sie nähren sich entweder von pflanzlicher Materie oder von anderen Tieren.

Früher glaubte man, daß in der Nahrung unbedingt echte Eiweißkörper aufgenommen werden müßten, jetzt ist aber mit Sicherheit bewiesen, daß auch die Hydrolysenprodukte des Eiweißes, die Aminosäuren, ausreichen, um den Verlust von Stickstoff beim erwachsenen Tier aufzuheben.

*Optische Aktivität.* Wie wir sahen, gibt es Fälle, in denen eine bestimmte Stickstoff- oder Kohlenstoffverbindung als Nahrung vorgezogen wird. Von den Aminosäuren ist es z. B. nur die *l*-Reihe, welche zum Aufbau des Gewebseiweißes dient, während die entgegengesetzten optischen -Isomeren, wenn auch nicht ganz leicht, als Energiequelle dienen können. Auch bei den Kohlenhydraten kann nur die *d*-Reihe leicht nutzbar gemacht werden. Es wird indessen manchmal der Fehler gemacht, dies als absolute Tatsachen anzusehen, während es nur relative sind. PASTEUR (1860, S. 33 der Neuauflage in „Ostwalds Klassikern") benutzte in seiner klassischen Arbeit über die Trennung der *d*- und *l*-Tartrate Schimmelpilze, um die Rechtssäure verbrauchen zu lassen und die andere übrig zu behalten. Sobald aber die *d*-Säure verbraucht war, fingen die Schimmelpilze an, auch die l-Säure zu verbrauchen, so daß die drehende Kraft der Lösung durch ein Maximum ging. Andere Beispiele werden wir bei Besprechung der Enzyme kennenlernen, die allgemeine Frage in einem späteren Abschnitt dieses Kapitels behandeln. Ferner werden manche Disacchäride als Nährstoffe bevorzugt, für deren Hydrolyse besondere Enzyme in der Zelle gebildet werden. Diese Tatsachen sind hauptsächlich an verschiedenen Arten von Hefe studiert worden. EMIL FISCHER hat auch gezeigt (1884—1908), daß die gewöhnliche Hefe von allen möglichen Kohlenhydraten der Formel $C_nH_{2n}O_n$ nur die vergärt, die eine Kohlenstoffkette von 3 Atomen oder einem Mehrfachen davon enthalten. Bei Zuckern gleicher Struktur, aber verschiedener Konfiguration werden die optischen Antipoden mit verschiedener Geschwindigkeit vergoren.

Eins der auffallendsten Beispiele ist das Sorbosebakterium, das BERTRAND (1896) untersucht hat. Es wirkt nur auf Glycerin oder Zucker mit einer endständigen Alkoholgruppe, greift aber nicht an dieser, sondern an der benachbarten an, die es in eine Ketongruppe umwandelt. Außerdem darf die Hydroxylgruppe der angegriffenen Gruppe nicht neben dem H eines benachbarten CHOH stehen. Glycerin wird so zu Dihydroxyaceton oxydiert.

*Salze.* Wir sahen bereits, daß die Zufuhr von Salzen zur Ernährung aller Organismen nötig ist; die erforderlichen Salze selbst sind aber von Fall zu Fall verschieden. Das ist eins der Probleme der Agrikulturchemie. Abgesehen von den Nitraten scheint das Kalium und das Calcium unentbehrlich zu sein, andere Salze sind mehr oder weniger günstig. Ich weise den Leser auf die Monographie von E. J. RUSSELL (1912) zur weiteren Information hin. Ferner sei auf die bahnbrechende Arbeit von RAULIN (1870) hingewiesen, von der einige Gesichtspunkte schon erwähnt worden sind. Durch zahlreiche Experimente mit verschiedenen Salzen in verschiedener Konzentration stellte es sich heraus, daß für das Wachstum von Aspergillus ein Medium folgender Zusammensetzung die besten Resultate ergab:

| | | | |
|---|---|---|---|
| Wasser | 1,500 | Magnesiumcarbonat | 0,40 |
| Rohrzucker, kryst. | 70 | Ammoniumsulfat | 0,25 |
| Weinsteinsäure | 4 | Zinksulfat | 0,07 |
| Ammoniumnitrat | 4 | Eisensulfat | 0,07 |
| Ammoniumphosphat | 0,60 | Kaliumsilicat | 0,07 |
| Kaliumcarbonat | 0,60 | | |

Es ist zu beachten, daß einige dieser Substanzen Nahrungsstoffe sensu strictiori sind, sie werden zu wirklichen Bestandteilen der Zellen. Andere aber sind Energiequelle oder wachstumsfördernd, wie Zucker, Ammoniumnitrat, Phosphat, Eisen und Kalium. Weinsteinsäure hält die Lösung sauer und verhindert das Wachstum von Bakterien; Eisen dient dazu, schädigende Substanzen, welche sich beim Wachstum bilden, zu neutralisieren, wahrscheinlich zu oxydieren. Rohrzucker wird erst durch ein Enzym im Schimmelpilz hydrolysiert, Lactose kann ihn nicht ersetzen, weil das zur Hydrolysierung der Lactose erforderliche Enzym fehlt. Glucose kann ihn natürlich ersetzen. Der Alkohol, der das Keimen der Sporen hemmt, ist aber interessanter Weise für die ausgewachsene Pflanze eine ausgezeichnete Kohlenstoffquelle.

## Der Kreislauf des Stickstoffs.

Das Vorhandensein der für die lebenden Organismen nötigen Kohlenstoff- und Wasserstoffquellen wird, wie wir sahen, durch die Tätigkeit der grünen Pflanzen garantiert, welche aus Kohlensäure und Wasser Zucker bilden, welche bei den Verbrennungsprozessen wieder regeneriert werden. Wasser und Salze stehen außerdem leicht zur Verfügung. Ihre chemische Energie wird beim Durchgang durch den Organismus nicht geändert. Der Stickstoff muß der grünen Pflanze als Nitrat dargeboten werden. Durch eine in der grünen Pflanze vor sich gehende Synthese wird er in Verbindungen übergeführt, die dann den Tieren als Nahrung dienen können. Der atmosphärische Stickstoff ist hierfür wertlos. Das Ammoniak, das sich aus den Exkreten der Tiere und Überbleibseln von Pflanzen hauptsächlich durch Bakterientätigkeit bildet, kann zwar von der höheren Pflanze als Stickstoffquelle ausgenutzt werden, es ist aber nicht die normal und am besten ausnutzbare Stickstoffquelle (siehe RUSSELL, 1912, S. 30—31); außerdem geht bei der Umwandlung der Residuen von Pflanzen und Tieren in Ammoniak immer eine gewisse Menge als freier Stickstoff verloren. Es ist darum eine Sache von fundamentaler Bedeutung für die ununterbrochene Existenz des Lebens auf der Erde, daß es Wege gibt, auf denen die Umwandlung von freiem gasförmigen Stickstoff in eine Form vor sich geht, die von der wachsenden grünen Pflanze ausgenutzt werden kann, und daß außerdem ein Mechanismus zur Umwandlung von Ammoniak in Nitrate wirksam ist.

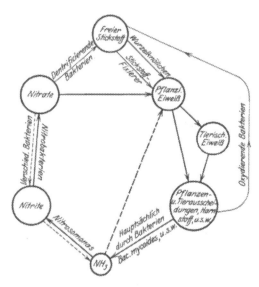

Abb. 50. Diagramm des Stickstoffkreislaufes aus der atmosphärischen Luft durch Pflanzen und Tiere.

Das in Abb. 50 gezeigte Schema dient dazu, den Prozeß zu erläutern und die Auseinandersetzung im Text zu verkürzen. Ergänzende Einzelheiten kann man in der Monographie von RUSSELL (1912, Kapitel IV) finden.

Wenn wir der Richtung der Pfeile in der Abbildung folgen und vom atmosphärischen Stickstoff ausgehen, sehen wir, daß es zwei Wege gibt, auf welchen dieser in einer als Nährstoff von der grünen Pflanze ausnutzbaren Form „fixiert" wird. Erstens können Bakterien im Erdboden ihren Stickstoff aus der Atmosphäre beziehen. VINOGRADSKY wies (1895) ihre Existenz nach. Die Hauptformen sind ein anaerobes Chlostridium und ein anaerober Azotobakter, den BEIJERINCK (1901) entdeckte.

VINOGRADSKY erkannte, daß der Prozeß Energiezufuhr verlangte, weil er endotherm ist. Im Experiment wird dem Nährboden Glucose zugesetzt, von der ein großer Anteil zersetzt wird. Für jedes Milligramm Stickstoff, das assimiliert wird, müssen 500 mg Zucker oxydiert werden. Im Erdboden vertreten Zersetzungsprodukte der Cellulose die Stelle der Glucose als Energiequelle.

Der zweite Prozeß findet sich hauptsächlich bei den Leguminosen. RUSSELL legt dar (1912, S. 84, Fußnote), daß es schon den Römern bekannt war, daß das Wachstum von Wicken, einer Leguminose, auf einem Boden, auf dem später Weizen angebaut werden sollte, größere Weizenerträge lieferte. In VERGILS „Georgica", Buch I, Vers 73 ff. wird dem Landmann empfohlen, „vor dem Säen eines gelben Weizens eine Ernte Bohnen mit ihren großen Schoten abzunehmen, oder den zarten Ableger der Wicke oder der Lupine mit ihren schwachen Stengeln und raschelndem Stroh". Dies sind — beachtenswerterweise — lauter Leguminosen.

Das an dieser Stelle mit „Stroh" übersetzte Wort heißt im Lateinischen „silva"; aber es ist schwer einzusehen, in welchem Sinne ein Feld Lupinen ein „Wald" genannt werden könnte.

Die Ursache der nützlichen Wirkung dieser Pflanzen wurde von HELL-
RIEGEL und WILFARTH (1888) entdeckt. Sie fanden, daß beim Kultivieren von
Pflanzen in besonderen Töpfen der Gesamtstickstoff, d. h. der Stickstoffgehalt
des Kulturbodens + dem Stickstoffgehalt der Pflanze bei Hafer immer etwas
abnahm, während er bei Erbsen immer zunahm. Die Zuuahme konnte nur aus
dem Stickstoff der Atmosphäre stammen. Man wußte damals bereits, daß die
Wurzelknöllchen der Leguminosen Bakterien enthalten und es war naheliegend,

anzunehmen, daß diese Organismen Stickstoff in einer für die Pflanze ausnutzbaren
Form fixieren. BEIJERINCK (1888) isolierte
die Organismen aus den Wurzelknötchen,
die auch im Erdboden vorhanden sein
müssen, weil Extrakte des Erdbodens, auf
dem Leguminosen gewachsen sind, die
Wurzeln anderer Pflanzen der gleichen
Ordnung infizieren. Trotzdem konnte man
sie im Boden selbst nicht entdecken. Wenn
sie aber in die Wurzelhaare eingedrungen
sind, vermehren sie sich rasch unter
Bildung eines Wurzelknötchens. Innerhalb der Knötchen verwandeln sie sich in
Y-förmige „Bakteroide". Abb. 51 zeigt
Wurzeln mit Knötchen. Der chemische
Prozeß der Stickstoffassimilation ist unbekannt. Man nimmt an, daß das Endprodukt ein lösliches Eiweiß ist, welches
von der Pflanze aufgenommen wird. Nach
dem, was wir über die Stickstoffzufuhr
zu den Geweben bei Tieren wissen, scheint
es wahrscheinlich zu sein, daß es sich um
eine Aminosäure oder ein Amid handelt.

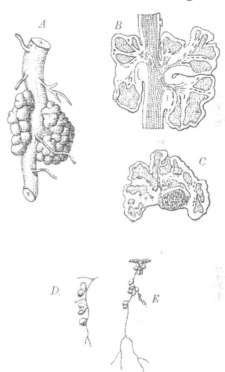

Auf jeden Fall sind diese Dinge von großer
praktischer Bedeutung, da die Leguminosen zu den gewöhnlichsten Pflanzen
gehören und der Prozeß unabhängig von

Abb. 51. Wurzelknötchen der Leguminose,
etwa natürliche Größe. A Lupine, äußere
Ansicht. B Längsschnitt des Lupinenknöt-
chens. C Querschnitt. D Cracca minor. E Klee.

allen andern organischen Substanzen im Erdboden vor sich geht. Die Energiequelle für die chemische Arbeit der Mikroorganismen ist Kohlenhydrat, das von
der Leguminose geliefert wird. Das Wachstum dieser Pflanzen führt also immer
zu einer Zunahme des organischen Stickstoffs im Erdboden.

Infolge dieser beiden Prozesse kann die grüne Pflanze Eiweiß bilden. Wenn
sie von einem Tier gefressen wird, dienen diese Proteine ihm als Stickstoffnahrung. Die verbrauchten Produkte, welche Stickstoff enthalten, sowohl vom
Tier wie von der Pflanze, sind teils einfach zusammengesetzt, wie der Harnstoff,
teils mehr oder weniger unlösliche feste Körper. Sie werden nach Rückkehr zum
Erdboden namentlich durch Bakterientätigkeit in Ammoniaksalze übergeführt.
Die komplizierten Verbindungen zerfallen dabei zunächst in Aminosäuren, die
dann hydrolysiert oder oxydiert werden. Dabei tritt ein erheblicher Verlust

(als freier gasförmiger Stickstoff) ein, den die Linie in der schematischen Zeichnung darstellt. Man nimmt an, daß dieser Verlust durch oxydierende Bakterien verursacht ist, aber die Frage ist noch nicht entschieden.

Die so gebildeten Ammoniaksalze können in gewissem Umfange als Stickstoffnahrung für die grüne Pflanze dienen (die unterbrochene Linie im Diagramm) und so wieder zu Pflanzeneiweiß werden. Diese Prozesse spielen aber keine große Rolle, denn nach Russell (1912, S. 31) leiden Pflanzen, die nur Ammoniaksalze als Stickstoffquelle zur Verfügung haben, unter Stickstoffmangel. Es sind aber Mechanismen vorhanden, die Ammoniaksalze in Nitrate verwandeln. Die erste Stufe ist die Bildung von Ammoniumcarbonat durch einfache chemische Umsetzung mit alkalischen Carbonaten, soweit das Ammoniak nicht an sich schon als Carbonat vorliegt. Dieses Ammoniumcarbonat wird durch einen besonderen Organismus, Nitrosomonas, rasch in Nitrite verwandelt, und diese Nitrite durch einen anderen Organismus, Nitrobakter, wieder in Nitrate. Diese Bakterien sind im normalen Erdboden immer vorhanden. Sie wirken mit solcher Schnelligkeit, daß nur Spuren von Ammoniak oder Nitrit im Erdboden nachgewiesen werden können.

Man kann dies durch Zusatz von ungefähr einem halben Gramm Humus auf 50 ccm einer Kulturflüssigkeit von folgender Zusammensetzung leicht nachweisen:

| | | | |
|---|---|---|---|
| Ammoniumsulfat | . . . . . . 0,5 | Magnesiumsulfat | . . . . . . 0,1 |
| Natriumchlorid | . . . . . . 0,5 | Eisensulfat | . . . . . . . . 0,1 |
| Saures Kaliumphosphat | . . . 0,25 | Wasser | . . . . . . . . bis 1,000 |

Hierzu muß zur Aufrechterhaltung neutraler Reaktion auf 50 ccm Lösung etwa 0,5 g festes Magnesiumcarbonat zugesetzt werden. Nach ungefähr 4 Wochen ist das Ammoniak verschwunden und statt dessen Nitrat gebildet worden, das man durch die Reaktion mit Diphenylamin und Schwefelsäure nachweisen kann.

Der chemische Prozeß, durch den diese Umwandlung vor sich geht, ist unbekannt. Die ihn bewirkenden Bakterien haben außergewöhnliche Eigenschaften. Kohlendioxyd dient ihnen als Kohlenstoffquelle, und es scheint sogar, daß bei Kulturen in vitro andere höhere Kohlenstoffverbindungen schädlich sind, besonders Glucose oder Pepton. Um aber aus Kohlensäure die das Protoplasma zusammensetzenden Stoffe zu machen, muß man Energie von außen zuführen. Strahlende Energie kommt nicht in Frage, weil die Organismen kein Chlorophyll besitzen, das Licht ist ihnen sogar schädlich. Man hat daher angenommen, daß die energieliefernde Reaktion die Oxydation von Ammoniumnitrit zu Nitrat ist. Die schädliche Wirkung organischer Verbindungen ist nur in künstlichen Kulturen vorhanden; im Erdboden hat Glucose eine fördernde Wirkung, andere Zuckerarten nicht. Stickstoffverbindungen sind auch hier schädlich. Die Organismen werden durch eine Temperatur von 45° C oder durch das Fehlen von Sauerstoff getötet.

Man hat für die Verbesserung des Bodens Präparate verkauft, welche Salpeter verwandelnde Bakterien enthalten sollen und „Nitragin" heißen, ihre nützliche Wirkung ist aber zweifelhaft (siehe Miß Dawsons Untersuchungen, 1898 und 1900). Auch hoher Protozoenreichtum des Bodens kann das Wachstum der Nitritbakterien, die den Protozoen als Nahrung dienen, zurückdrängen Russell, 1912, S. 118).

Normalerweise werden die Nitrate zur Eiweißsynthese in den grünen Pflanzen verbraucht, beim Fehlen von Sauerstoff aber verschwinden sie schnell. Sie werden dann wieder in Nitrate und Ammoniak zurückverwandelt, wie es die punktierten Linien des Schemas zeigen, außerdem auch in freiem Stickstoff, wie die dünne Linie angibt. Viele verschiedene Formen von Bakterien sind bei diesen Prozessen beteiligt, die auch noch andere Stoffe herstellen.

Wegen der Wichtigkeit der Nitrate als Stickstoffnahrung für die Pflanzen (und damit indirekt für das Tier) ist es so wichtig, den atmosphärischen Stickstoff in Nitrat überzuführen. Es ist seit langem bekannt, daß man den Sauerstoff und Stickstoff der Luft bei Anwesenheit von Wasserdampf durch elektrische Entladung zur Verbindung bringen kann, so daß Salpetersäure entsteht. In den letzten Jahren ist dieser Prozeß teilweise im großen durchgeführt worden unter Benutzung großer elektrischer Lichtbogen; beträchtliche Mengen von Salpetersäure werden jährlich in einer Gegend hergestellt, wo reichliche Wasserkraft zur Verfügung steht. Im BIRKELAND-Prozeß, der besonders in Norwegen angewandt wird, wird der Flammenbogen durch eine elektromotorische Kraft von 5000 Volt erzeugt und zu einer Scheibe von 2 m im Durchmesser ausgedehnt bei einer Temperatur von etwa 3000°. Wenn man Stickstoff über Calciumcarbid leitet, das auf 1000° erwärmt ist, bildet sich Calciumcyanamid. Das Calciumcarbid wird im elektrischen Ofen aus Kalk und Kohle hergestellt. Calciumcyanamid gibt in wässeriger Lösung Ammoniak ab und wurde zeitweise zur Stickstoffdüngung für Pflanzen empfohlen. Ein anderer Prozeß von offenbar großer Wirksamkeit ist kürzlich durch HABER (1914) entdeckt worden. Wenn man eine Mischung von Wasserstoff und Stickstoff komprimiert und sie durch einen bestimmten Katalysator bei einer hohen Temperatur beeinflussen läßt, bildet sich Ammoniak durch direkte Verbindung mit guter Ausbeute, das unter Benutzung eines anderen Katalysators zu Salpetersäure oxydiert werden kann.

## Die drei Klassen der organischen Nahrungsstoffe.

Die Nahrung der höheren Tiere besteht meist aus einer Mischung von Eiweiß, Kohlenhydrat und Fett. Das Fett ist wegen seiner hohen potentiellen Energie wichtig, da es weniger oxydiert ist als das Kohlenhydrat. Es ist kein unumgänglich nötiger Nahrungsstoff, da es im Organismus aus Kohlenhydraten gebildet werden kann. Eine gewisse Menge Kohlenhydrat scheint dagegen notwendig zu sein, wie wir später sehen werden. Durch Eiweiß kann an und für sich der gesamte Energiebedarf des Organismus befriedigt werden. Da aber vom Stickstoff als solchem nur eine kleine Menge wirklich gebraucht wird, wäre das eine sehr verschwenderische Ernährungsweise. Das, worauf es ankommt, ist folgendes: Eine bestimmte minimale Energiezufuhr ist nötig, wenn keine Körpersubstanz eingeschmolzen werden soll.

## Besondere Erfordernisse.

In gleichem Maße, in dem die Kompliziertheit der Organismen im Laufe der Entwicklung zunimmt, scheint ihre Fähigkeit abzunehmen, die zahllosen Verbindungen, aus denen sie bestehen, zu synthetisieren. Um die Abnutzung zu ersetzen, den Energiebedarf zu bestreiten, das Wachstum zu ermöglichen, sind verschiedene Stoffe nötig. Eine Ernährung, welche die Abnutzung ersetzt, kann einen ungenügenden Energieinhalt haben, bei hinreichender Energiezufuhr kann trotzdem das Wachstum unmöglich sein. Hopkins (1912) zeigte z. B., daß bei Ernährung von jungen Ratten mit reinem Caseinogen, Fett, Kohlenhydrat und Salzen das Wachstum bald aufhörte, obgleich der Energieinhalt der Nahrung reichlich hierfür genügte. Das Wachstum fing aber wieder an und ging schnell weiter, wenn man der Nahrung eine geringe Menge frischer Milch (3 ccm pro Tag) zusetzte.

Abb. 52 stellt eines dieser Experimente dar. Die Milchmengen entsprachen nur etwa 4% oder weniger von der Trockensubstanz der gesamten Nahrung. Sie können die Vermehrung des Wachstums nicht erklären, das etwa $^1/_2$ g pro Ratte täglich betrug, während die Trockensubstanz der zugesetzten Milch nicht mehr als ungefähr 0,08 g sein würde. Ich weise hier auf diesen Versuch nur als Beispiel hin und werde ihn später eingehender besprechen. Wir sehen ferner, daß der wirksame Bestandteil der Milch unbekannt ist. Der Rückstand der Milch, der nach Entfernung der Eiweißkörper und der Salze erhalten wird, ist ebenfalls wirksam. Früher hatte Lunin (1886, S. 37) bereits gezeigt, daß eine „synthetische" Milch, welche alle bekannten Bestandteile der Milch enthält, keine ausreichende Nahrung ist.

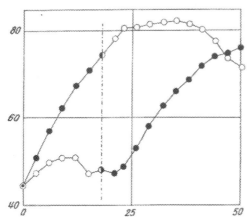

Abb. 52. Ausbleiben des Wachstums von Ratten bei reiner synthetischer Kost. Ordinate: Gewichtszunahme der Tiere in Gramm. Abszisse: Zeit in Tagen. Untere Kurve (bis zum 18. Tag) 8 männliche Tiere bei reiner Kost, frei vom „akzessorischen Faktor". Obere Kurve: 8 gleiche Tiere, die außerdem 3 ccm Milch pro Tag erhalten. Am 18. Tag, markiert durch die vertikal punktierte Linie, wurde die Hinzugabe von Milch zwischen den beiden Serien gewechselt.

Wir wollen nun versuchen, etwas mehr über diese Nahrungsbestandteile zu erfahren, die zwar unbedingt in der Nahrung enthalten sein müssen, aber quantitativ in nur sehr geringer Menge. Als Energiequelle haben sie daher keinerlei Bedeutung. Sie sind entweder zur Aufrechterhaltung des Wachstums oder zur Erhaltung der Zellen nötig, oder sie sind Hormone oder Katalysatoren, deren Funktion gleich erklärt werden wird. Es giebt einen besonderen Stoff, ohne den das Wachstum unmöglich wird. Zur bloßen Erhaltung der Zellen ist er nicht notwendig.

1. Als Gewebsbestandteil. Wir wir auf Seite 122 gesehen haben, besteht das Eiweiß der Gewebe aus einer großen Anzahl verschiedener Aminosäuren. Es entsteht die Frage, ob der Organismus alle diese Aminosäuren selbst herstellen kann oder ob sie ihm von außen zugeführt werden müssen. Die grüne Pflanze braucht nur Nitrate als Stickstoffnahrung. Sie muß also die Aminosäuren ihrer Eiweißkörper, die dieselben wie beim Tier sind, selbst herstellen können. Eines dieser Pflanzenproteine, das Gliadin aus Weizenkörnern, enthält Alanin, Valin, Leucin, Phenylalanin, Tyrosin, Serin, Cystin, Prolin, Asparagin- und Glutaminsäure, Tryptophan, Arginin und Histidin. Die chemische Konstitution dieser Körper findet der Leser in den Monographien von Plimmer (1912, 1913).

Einen interessanten direkten Beweis der Synthese einiger Aminosäuren durch Schimmel-pilze haben ABDERHALDEN und RONA (1905) gegeben, welche Aspergillus in einer Kultur-flüssigkeit wachsen ließen, deren Stickstoffquelle Salpeter, deren Kohlenstoffquelle Rohr-zucker war. Die Aminosäuren wurden dann durch die Estermethode von EMIL FISCHER einzeln nachgewiesen (siehe PLIMMERS Monographie, 1912, S. 22 usw.) Glycin, Alanin, Leucin, Asparagin und Glutaminsäure wurden isoliert und bestimmt. Von Interesse ist das Fehlen aromatischer Verbindungen.

Diese weitgehenden synthetischen Fähigkeiten der Pflanze hat der tierische Organismus zum großen Teil verloren. Zu einem kleinen Teil hat er sie behalten, vielleicht werden in Zukunft noch mehr Beispiele dafür gefunden. Daß Glyko-koll auch in den höheren Organismen synthetisiert werden kann, hat MAGNUS LEVY (1907) bewiesen.

Dieser Beweis kann auf zweierlei Weise geführt werden. Die Proteine der Milch ent-halten nur ungefähr 0,3% Glykokoll; ein saugendes Kalb kann aus 100 g Milcheiweiß 78 g Gewebseiweiß aufbauen. Dieses Gewebseiweiß enthält wenigstens 2,5 g Glykokoll. Wenn man einem Tier Benzoesäure gibt, wird sie, mit Glykokoll gepaart, als Hippursäure im Harn ausgeschieden. Ein Kaninchen, dessen Glykokollgehalt zu 6,6 g bestimmt wurde, schied 8 g dieser Aminosäure als Hippursäure aus, wenn ihm Benzoesäure gegeben wurde. Dieses Experiment ist vielleicht nicht ganz so überzeugend, weil der Glykokollgehalt des Kaninchens nicht genau bekannt ist. Andererseits ist es wenig wahrscheinlich, daß sämtliches Glykokoll aus dem Gewebseiweiß des Tieres herausgelöst worden ist.

HART und HUMPHREY (1915) zeigten, daß man ganz bestimmte Eiweißarten verfüttern muß, um das Maximum der Milchproduktion zu erhalten. Die Fähigkeit der Kühe zur Aminosäurensynthese ist also begrenzt.

Alanin bildet sich vielleicht auch auf folgende Weise: EMBDEN und KRAUS (1912) zeigten, daß von der Leber Milchsäure aus Glykogen gebildet wird, und KNOOP (1910), daß die Leber $\alpha$-Oxysäuren mit Ammoniak verbinden kann und so die entsprechenden $\alpha$-Aminosäuren bilden; aus Milchsäure kann Alanin daher folgendermaßen erhalten werden:

$$\begin{array}{ccc} CH_3 & & CH_3 \\ | & & | \\ CHOH + NH_3 & = & CHNH_2 + H_2O\,. \\ | & & | \\ COOH & & COOH \end{array}$$

Außerdem fanden EMBDEN und SCHMITZ (1910), daß eine glykogenreiche Leber beträchtliche Alaninmengen bildete, wenn als Durchströmungsflüssigkeit Salmiak zugesetzt wurde. Die Leber kann also aus einer Ketosäure die entsprechende Aminosäure bilden. Die einzigen $\alpha$-Oxy- oder Ketonsäuren, die, soweit wir bisher wissen, von dem Organismus erzeugt werden, sind die Milch- und die Brenz-traubensäure, die beide Alanin geben. DAKIN und DUDLEY (1913, Bd. 1) haben gezeigt, daß viele Aminosäuren (tatsächlich alle von ihnen geprüften), nämlich Glykokoll, Alanin, Valin, Leucin, Phenylalanin und Asparaginsäure, bei niedrigen Temperaturen von selbst in die entsprechenden $\alpha$-Ketoaldehyde und Ammoniak dissoziieren. Diese Reaktion ist umkehrbar, sie wird wahrscheinlich von einem Enzym katalysiert, die Bildung einer Aminosäure aus der entsprechen-den Oxysäure scheint daher über den Ketoaldehyd zu gehen. Folglich:

$$R \cdot CH \cdot NH_2 \cdot COOH \rightleftarrows R \cdot CO \cdot CHO + NH_3\,.$$

Aus Glykokoll, Alanin, Asparagin und Glutaminsäure sowie Histidin ent-steht bei phlorrhizinvergifteten Tieren Glucose (RINGER und LUSK, 1910). Da die betreffenden Reaktionen umkehrbar sind, könnten diese Aminosäuren im Organismus auch aus Glucose und Ammoniak gebildet werden.

Wichtig sind ferner Versuche von HENRIQUES und HANSEN (1904), welche zeigten, daß man Ratten bei Fütterung mit der Fraktion der Eiweißverdauungsprodukte, welche nur Monoaminosäuren enthielt, im Stickstoffgleichgewicht erhalten konnte. Da das Gewebseiweiß auch Diaminosäuren enthält, müssen diese, wenn die Versuche richtig sind, im Organismus synthetisiert worden sein.

HINDHEDE (1914) findet für das Stickstoffminimum bei Ernährung mit Brot denselben Wert wie bei Ernährung mit Kartoffeln. Daraus muß man schließen, daß, zum mindesten für den Erhaltungsstoffwechsel, keine bestimmten Aminosäuren notwendig sind.

Eine für den Erhaltungsstoffwechsel ausreichende Nahrung kann aber für den Stoffwechsel des wachsenden Organismus unzulänglich sein, wenn ein notwendiger Stoff fehlt. Wenn dieser Stoff im Organismus nicht gebildet werden kann, muß die Nahrung für das Wachstum insuffizient werden. Wir haben bereits hierauf aufmerksam gemacht. OSBORNE und MENDEL (1922, Bd. 2) haben erwachsene Ratten mit gliadin- und proteinfreier Milch 530 Tage am Leben erhalten. Gliadin enthält kein Glykokoll und kein Lysin, die für das Wachstum neuer Gewebe nötig sind. Entsprechende Versuche zeigten dann, daß bei dieser Ernährung kein Wachstum möglich war. Es ist wahrscheinlich, daß die Abnutzung der Zellen nicht zur Auflösung von lysinhaltigem Eiweiß führt, oder daß die Lysin enthaltende Gruppe dabei intakt bleiben kann.

Das Fehlen eines bestimmten Nahrungsbestandteils kann noch auf andere Weise wirken. Wie wir später mehr im einzelnen sehen werden, bilden bestimmte Organe Stoffe, welche auf andere Organe einwirken. So ein Stoff ist z. B. das Adrenalin. Sie sind wesentlich für die normalen Funktionen des Organismus. Wenn zu ihrer Produktion bestimmte chemische Radikale nötig sind, welche der Organismus selbst nicht herstellen kann, müssen diese in der Nahrung vorhanden sein, weil sonst das normale Leben unmöglich wird.

Das Tryptophan hat sicher eine besondere Bedeutung. Diese Substanz ist in den meisten Eiweißkörpern unserer Nahrung enthalten. Sie hat folgende Struktur:

$$C_6H_4 \left\langle \begin{matrix} C == CH_2 \\ NH \end{matrix} \right\rangle CH \cdot \begin{matrix} CH \cdot NH_2 \\ COOH \end{matrix},$$

d. h. Indolaminopropionsäure. Das Zein, der Eiweißkörper der Maiskörner, enthält kein Tryptophan. HOPKINS und WILCOCK (1906) fanden, daß Mäuse nicht länger als ungefähr 20 Tage mit Zein, Kohlenhydrat und Fett leben können. Bei gleichzeitigem Zusatz von Tryptophan lebten die Tiere länger und waren entschieden in besserem Zustand.

Weitere Beweise geben die Experimente von HENRIQUES (1907) und die von ABDERHALDEN und FRANK (1910). Es ist oben schon erwähnt worden, daß die bei vollständiger Verdauung des Eiweißes durch Fermente erhaltenen Produkte eine ausreichende Eiweißnahrung darstellen. HENRIQUES zeigte dann, daß die bei 6stündiger Hydrolyse des Eiweißes mit Säure, erhaltenen Produkte ebenfalls ausreichend sind, um ein Tier im Stickstoffgleichgewicht zu erhalten. Mit den Produkten einer 17stündigen, sauren Hydrolyse war dies nicht mehr möglich. Der einzige nachweisbare Unterschied zwischen beiden Produkten bestand darin, daß die Tryptophanreaktion nach 6 Stunden noch vorhanden war, nach 17 Stunden aber fehlte. ABDERHALDEN und FRANK hydrolysierten Pferdefleisch durch Kochen mit Schwefelsäure vollständig und setzten dann 0,5% Tryptophan zu. Das erhaltene Produkt war eine ausreichende Stickstoffnahrung für Hunde. Welches die Funktion des Tryptophans ist, weiß man nicht. HOPKINS denkt daran, daß es für ein inneres Sekret nötig ist.

Die Experimente von OSBORNE, MENDEL und FERRY (1912, Bd. 1) zeigen, daß ein erwachsenes Tier, dessen einzige Eiweißnahrung Gliadin ist, Gewebe neu aufbauen kann, wie die auf Seite 485 und 486 ihrer Arbeit angegebenen Experimente zeigen. Eine Ratte wurde 178 Tage nur mit Gliadin, von Eiweiß befreiter Milch, Kohlenhydraten und Fett gefüttert; am Ende dieser Zeit wurden vier junge Ratten geboren. Von diesen wurden, nachdem sie 30 Tage mit Muttermilch ernährt worden waren, drei auf normale Diät gesetzt, während die vierte die gleiche Gliadinnahrung bekam, welche die Mutter die ganze Zeit erhalten hatte. Die drei ersteren wuchsen gut, das Wachstum der vierten begann schnell nachzulassen. Die Nahrung, welche nicht nur zur eigenen Erhaltung, sondern auch zur Erzeugung der Jungen und für die Sekretion normaler Milch durch das erwachsene Tier genügte, war für das Wachstum des jungen Tieres nicht ausreichend. Die erforderlichen Stoffe waren in der Milch der Mutter vorhanden, die jungen Ratten, die damit ernährt wurden, zeigten normales Wachstum. Die ausgewachsene Ratte kann daher gewisse Stoffe aus der Nahrung neu bilden, welche die junge nicht neu bilden kann. Diese müssen dann dem jungen Tier von außen zugeführt werden. Doch können diese Experimente die Frage nicht entscheiden, ob das Wachstum aufhörte, weil in der Nahrung Lysin oder weil in der Nahrung ein „akzessorischer Faktor" fehlte. Da aber nach Ersetzung des Gliadins der Nahrung durch Casein die Ratte wieder weiter wuchs, ergibt sich, daß die Wachstumshemmung durch Lysinmangel bedingt war.

Eigentlich gehört auch das Zink zu den akzessorischen Nahrungsstoffen, wegen des Einflusses, den es auf das Wachstum von Aspergillus hat; denn nach der Arbeit von BERTRAND und JAVILLIER (1912, 2) scheint es in den Aufbau der Pflanze einzugehen. Das beweist aber noch nicht, daß es einen Teil der chemischen Struktur des Protoplasmas mit bilden hilft.

*2. Als akzessorische Faktoren.* Wir haben gesehen, daß das lysinfreie Gliadin in den Versuchen von OSBORNE und MENDEL zur Erhaltung des erwachsenen Tieres ausreicht, nicht aber für das Wachstum des jungen Tieres. Allerdings scheint es nach der Arbeit von HOPKINS und NEVILLE (1913) bei längerdauernden Versuchen auch als Erhaltungsnahrung nicht auszureichen. Eine Nahrung, die an und für sich für jedes Tier, auch für das wachsende, völlig ausreichend ist, kann doch für die Erhaltung des Lebens unzureichend sein, wenn ihr gewisse, schon in winzigen Mengen wirkende Stoffe fehlen. Ihre Existenz kann auf verschiedene Weise bewiesen werden.

Da viele dieser Experimente bei Ratten und Mäusen gemacht wurden und einige Untersucher glauben, diese kleinen Tiere seien für Stoffwechselversuche nicht zu gebrauchen, ist es gut, darauf hinzuweisen, daß nach HOPKINS (1912, S. 427) gerade kleine Tiere für solche

Versuche besonders brauchbar sind; man kann gleichzeitig eine große Zahl von Einzel-
versuchen machen, ferner ist ihr Stoffwechsel ein sehr schneller, was für Versuche an wachsenden Tieren sehr vorteilhaft ist.

HOPKINS zeigte (1912), daß eine insuffiziente Nahrung, welche das Wachstum
hemmte und die Tiere in längstens 27 Tagen zum Exitus brachte, durch den
Zusatz einer sehr geringen Menge frischer Milch vollkommen ausreichend wurde
(siehe Abb. 52, S. 308). Ohne Milchzusatz können die Tiere ihr Gewicht nur
kurze Zeit konstant erhalten. Die wirksame Substanz muß in der Milch in
äußerst geringer Menge vorhanden gewesen sein. Eiweißfreie alkoholische Extrakte
aus dem Trockenrückstand von Milch, ferner der Ätherextrakt aus dem Trockenrückstand des alkoholischen Extraktes (der also keine anorganischen Bestandteile enthält), ferner gekochter wässeriger Extrakt aus Mangold waren wirksam.
Der wirksame Stoff kann daher weder ein Eiweißstoff sein, noch ein anorganisches
Salz, noch Milchzucker. Denn Milchzuckerzusatz ändert an der Insuffizienz
der Nahrung nichts. Ferner haben wir aus LUNINS Versuchen schon gelernt,
daß eine nur aus Casein, Butter, Milchzucker und Salzen bestehende Nahrung
insuffizient ist.

Eine rohe Schätzung des Maximalgehalts an wirksamer Substanz können wir folgendermaßen gewinnen: Die Milch enthält 4% ätherlöslicher Stoffe. d. h. also für 2 ccm Milch
0,08 g, doch können wir hiervon auf Grund von STEPPS (1909 und 1910) Versuchen den
größeren Teil als unwirksam ausschließen. STEPP fütterte Mäuse mit Brot und Milch, die
mit Alkohol und Äther extrahiert waren; er fand, daß sie bei dieser Nahrung 3—4 Wochen
lebten. Wurde aber eine winzige Menge des Trockenrückstandes der Extrakte zugesetzt,
so lebten die Tiere unbegrenzt und schienen in normaler Verfassung zu sein. In einer weiteren
Arbeit (1913) stellt STEPP fest, daß Äther allein den wirksamen Bestandteil aus den getrockneten Nahrungsstoffen nicht extrahiert, während dies bei Extraktion mit Alkohol der Fall
ist. Er findet auch, daß der Zusatz des Neutralfettes der Milch unwirksam war, ferner der
Zusatz von Lecithin, Cholesterin, Cephalin, Cerebron oder Phytin. Wir können daher von
obigen 0,08 g in HOPKINS Nahrung jenen Teil abziehen, der aus Fett, Lecithin, Cholesterin
usw. besteht. Dann bleiben höchstens ein paar Milligramm übrig. Ferner sind gekochte
wässerige Extrakte aus Mangold, die nur eine Spur Lipoid enthalten, wirksam, wie HOPKINS
feststellte. Wir müssen daher der Meinung von HOPKINS beistimmen, daß diese Stoffe
eine katalytische oder erregende Wirkung haben, aber keine echten Gewebsbildner sind.

STEPP meint, daß der wirksame Stoff ein Lipoid sei. Es gibt aber auch
andere Stoffe im Trockenrückstand von Brot und Milch, die alkohollöslich und
bis zu einem gewissen Grade auch ätherlöslich sind.

OSBORNE, MENDEL, FERRY und WAKEMAN (1913) finden, daß der ,,akzes-
sorische Faktor'' für das Wachstum, der in der Milch enthalten ist, in das Butter-
fett übergeht. Der wirksame Stoff ist stickstoff- und phosphorfrei, er kann also
weder Lecithin sein, noch zu FUNKS ,,Vitaminen'' gehören, die wir gleich besprechen werden. Die Löslichkeit der wirksamen Substanz in Fetten beweist
nicht, daß sie selbst ein fettartiger Körper ist. Das Vitamin FUNKS muß zu
einer anderen Klasse von Stoffen gehören, wahrscheinlich ist aber die stickstoffhaltige Substanz, die er analysiert hat, gar nicht der wirksame Stoff gewesen.

Nach M'COLLUM und DAVIS (1915) gibt es zwei Arten von Stoffen, von denen jede
für sich unwirksam ist. Gibt man Ratten polierten Reis zu fressen, so wachsen sie nicht.
Zusatz von Weizenkörnern ändert nichts. Alleiniger Zusatz von Butter auch nicht Erst
nach Zusatz von Weizenkörnern + Butter wird die Nahrung adäquat. Die im Weizenkeim
enthaltene wirksame Substanz ist in Wasser, aber nicht in Fett löslich; man kann sie den
,,wasserlöslichen Faktor B'' nennen; die andere ist der ,,fettlösliche Faktor A''. Die frische

Milch in Hopkins Versuchen enthält beide. Die schädlichen Wirkungen, die durch das Fehlen dieser Faktoren in der Nahrung bedingt sind, erscheinen nicht sofort, es dauert mehrere Tage, bis diese Wirkungen auftreten. Das zeigt, daß diese Faktoren im Organismus nicht schnell verschwinden, obgleich sie nur in sehr kleiner Menge vorhanden sein können. Sie unterliegen keiner chemischen Veränderung wie die echten „Nahrungs"stoffe. Die Art, auf die sie wirken, ist bisher unbekannt, der Chemiker wird an die sog. „katalytischen" Erscheinungen denken, die im 10. Kapitel besprochen werden. Sie werden, wie es scheint, unverändert im Urin ausgeschieden (Gaglio. 1919). Nach Untersuchungen an Ziegen, die an Skorbut litten, gibt es noch einen dritten Faktor, den Antiskorbutfaktor oder den Faktor C (Harden und Zilwa, 1919).

Die Versuche von Loewi und anderen, bei denen die Zufuhr von Aminosäuren als einziger Stickstoffnahrung Erhaltung des Gewichts und sogar Gewebsansatz gefunden wurde, sind nicht mit einer Nahrung, die frei von den „akzessorischen Faktoren" war, ausgeführt. Die Nahrung enthielt diese Faktoren in dem nicht extrahierten Kohlenhydrat, das außerdem verfüttert wurde.

Eine Nahrung, die für ein wachsendes Tier insuffizient ist, kann für ein ausgewachsenes vollkommen ausreichend sein. Eine interessante und, wenn sie sich bestätigt, praktisch wichtige Anwendung dieses Umstandes wird von Sweet, Corson-White und Saxon (1913 und 1915) berichtet. Da bösartige Geschwülste, z. B. Krebs, wachsende Gewebe sind, müßte es möglich sein, ihre Zunahme durch eine für das Wachstum ungenügende Nahrung hintanzuhalten, die aber zur Erhaltung des Organismus ausreichend wäre. Mäuse, die man mit gut gewaschenem Gluten aus Weizen, ferner mit Stärke, Speck, Lactose und Salzen fütterte, konnten, bei völliger Hemmung des Wachstums, für 30 Tage auf demselben Gewicht gehalten werden. Wurden Mäuse mit Tumoren geimpft, so wuchsen diese bei normal ernährten Tieren sehr viel rascher als bei Tieren, die mit der soeben geschilderten Nahrung gefüttert waren. Eine Maus z. B. hatte bei eingeschränkter Nahrung 52 Tage nach der Impfung einen kaum sichtbaren Tumor von 4 mm Durchmesser. Wurde die Maus dann auf normale Kost von Brot, Korn usw. gesetzt, so war nach 30 Tagen der Tumor ebenso groß wie die Maus selbst. Professor Hopkins sagte mir, daß er schon vor 1913 ähnliche Resultate hatte.

Durch das Fehlen von solchen Stoffen in der Nahrung, wie sie soeben beschrieben wurden, werden, wie verschiedene Beobachter nachgewiesen haben, ganz bestimmte Erkrankungen hervorgerufen. Fraser und Stanton (1911) haben gezeigt, daß die sog. „Beriberi"-Krankheit durch die ausschließliche Ernährung mit poliertem Reis verursacht wird. Beim Polieren der Reiskörner wird das Perikarp und die darunterliegende Schicht entfernt. Bei mit solchem Reis ernährtem Geflügel entwickelt sich eine Polyneuritis (Entzündung und nachfolgende Degeneration der peripheren Nerven), die in ähnlicher Form bei Beriberi-kranken Menschen auftritt. Sie kann daher zum experimentellen Studium der Krankheit benutzt werden. Wenn man dem weißen Reis die bei der Polierung abfallenden Stoffe zusetzt, bleiben die Tiere gesund, die bereits erkrankten können dadurch geheilt werden. Die Stoffe, deren Fehlen in der Nahrung das Beriberi hervorruft, werden durch zweistündiges Erhitzen auf 120° zerstört. Sie sind in schwachsaurem, 91 proz. Alkohol löslich. Funk konnte (1911, 1912) aus den Stoffen, die beim Polieren der Reiskörner abfallen, ferner aus Hefe, Milch, Ochsenhirn und Citronensaft Substanzen isolieren, welche bei Zufuhr per os in Mengen von 0,02—0,04 g

die Polyneuritis des Geflügels heilt. Nach FUNK handelt es sich um Pyrimidin-
basen. Pyrimidin ist

$$
\begin{array}{cc}
N\!\!-\!\!CH \\
\| \quad \| \\
HC \quad CH\,, \\
| \quad | \\
N\!\!=\!\!CH
\end{array}
$$

es ist neben dem Imidazol

$$
\begin{array}{c}
HC\!\!-\!\!NH \\
\| \qquad \rangle CH \\
HC\!\!-\!\!N
\end{array}
$$

der charakteristische Bestandteil der Nucleine. Durch Gaben von den Nucleinen
nahe stehenden Stoffen, wie Thymus, Nucleinsäure, Guanidin wurde eine deutliche Besserung der Geflügel-Beriberi erzielt. FUNK nennt die wirksamen Substanzen „Vitamine". Sie sind außerordentlich wirksam; eine nur 0,4 mg Stickstoff enthaltende Menge heilt eine Taube. Von schwerer Polyneuritis befallene
Tauben erholten sich in 6—12 Stunden, häufig schienen sie nach 3 Stunden
schon ganz wohl zu sein. Die Paralyse scheint allein durch eine funktionelle
Störung in den Achsenzylindern verursacht zu sein, obwohl auch die Markscheide
degeneriert war. Es ist unmöglich, daß degenerierte Achsenzylinder in so kurzer
Zeit regeneriert werden können. Die Leitung der Erregung im Nerven kann, wie
es scheint, auch, wenn die Markscheide nicht mehr normal ist, noch vor sich
gehen. Die von FUNK den Vitaminen zugeschriebene Struktur wird aber
von anderen Forschern bestritten. Wir sahen bereits, daß die wirksame Substanz der Butter keinen Stickstoff enthält, die von FUNK untersuchte Substanz
ist wahrscheinlich nicht die wirksame. Diese war wohl nur in Spuren vorhanden.
FUNK scheint später selbst zu dem Schluß gekommen zu sein, daß dies so ist,
obwohl er behauptet, daß die wirksame Substanz eine Base ist und durch Phosphorwolframsäure gefällt wird. Vielleicht wird aber die wirksame Substanz durch
Adsorption bei der Ausfällung mitgerissen.

HOLST und FRÖLICH (1912) haben gezeigt, daß der Skorbut durch den aus-
schließlichen Genuß von Konserven verursacht wird, in denen ebenfalls ein
wesentlicher Nahrungsbestandteil fehlt. Er ist in dem frischen Material, aus
dem die Konserven hergestellt werden, vorhanden. Der Kapitän COOK konnte
auf seiner zweiten Reise diese Krankheit vermeiden, obgleich die Seereise
1000 Tage dauerte. Er schreibt (1776, S. 405): „Wir kamen in Gegenden, in
denen weder die Kunst des Menschen noch die Natur irgendwelche frische Nahrung tierischer oder pflanzlicher Natur bot. Es war meine erste Sorge, soweit
ich es irgend konnte, frische Nahrungsmittel herbeizuschaffen und meine Leute
durch mein Beispiel und meine Autorität zu zwingen, davon zu essen. Der
Nutzen frischer Nahrung wurde allen bald so klar, daß weder das eine noch das
andere mehr nötig war."

Für das Fehlen solcher Minimumstoffe scheinen nicht nur die höheren
Organismen empfindlich zu sein. WILDIERS zeigte (1901), daß eine sehr kleine
Aussaat Hefe in einer künstlich zusammengestellten Kulturflüssigkeit nicht
wächst, während die gleiche Hefemenge auf sterilisierter Bierwürze sich ausgezeichnet entwickelt. Größere Hefeaussaaten wachsen auch im künstlich

zusammengestellten Nährmedium. Das rührt nach WILDIERS davon her, daß in ihnen ein unbekanntes Agens vorhanden ist, das WILDIERS „Bios" nennt. Dieses Bios findet man in allen Kulturen wachsender Hefe. Wenn man das Kulturmedium mit einer ungenügenden Menge von Hefe und gleichzeitig mit kleinen Mengen gekochten Hefenextraktes impft, der sogar durch Ton filtriert sein kann, kann die Hefe wachsen. Die Kulturmedien enthielten stets die nötigen Phosphatmengen; die Wirkung beruht also nicht auf der Zuführung von phosphorsauren Salzen. Wenn Kulturflüssigkeiten durch versehentlich aus der Luft hineingeratene Hefekeime infiziert werden, versteht man nicht, woher in diesen Fällen das „Bios" stammt; aber nach den Beobachtungen von KOSSOVICS (1896) scheint es möglich, daß Bakterien etwas derartiges hervorbringen könnten. Die Arbeit von WILDIERS hat nicht die ihr gebührende Berücksichtigung gefunden, daher folgen hier Einzelheiten daraus.

Das „Bios" ist löslich in 80 proz. Alkohol, unlöslich in absolutem Alkohol und in Äther. Es wird durch Bleiacetat, Phosphorwolframsäure, Phosphormolybdänsäure und Quecksilberchlorid nicht gefällt. Es ist in Liebigs Fleischextrakt und dem Handelspepton, im Malzextrakt vor dem Wachstum der Hefe bereits vorhanden. Die peptischen und tryptischen Verdauungsprodukte reiner Eiweißkörper enthalten es nicht. Thymusnucleinsäure ist unwirksam. Es ist weder identisch mit der Substanz von HOPKINS, die ätherlöslich ist, noch mit den „Vitaminen" FUNKS, welche durch die Fällungsmittel der organischen Basen niedergerissen werden. Beim Wachstum der Hefe wird es nicht gebildet, es scheint dabei vielmehr zu verschwinden. Wenn man die Kulturflüssigkeit der ursprünglich eine gewisse Menge Bios zugesetzt wurde, kocht und einengt, muß man eine neue Quantität „Bios" zusetzen, um bei erneuter Impfung wieder Wachstum zu erzielen. WILDIERS meint, daß diese Befunde zur Klärung des berühmten Streites zwischen PASTEUR und LIEBIG beitragen könnten. PASTEUR impfte seine Kulturen mit einem Stückchen Hefe von der Größe eines großen Stecknadelkopfes. Das war wahrscheinlich ungefähr die niedrigste Grenze des „Bios". Wenn daher LIEBIG eine kleinere Menge nahm, konnte er kein Wachstum mehr erhalten. Wie WILDIERS bemerkt (S. 328), würde sich die Diskrepanz wahrscheinlich erklärt haben, wenn LIEBIG PASTEURS Einladung, sich seine Experimente anzusehen, angenommen hätte. Wir sehen auch, wie gering die nötige Menge des „Bios" ist. Eine kleinere Menge als die optimale läßt ein sehr langsames Wachstum noch zu, aber unter dem Mikroskop sieht man nur sehr wenig lebende Zellen, es scheint, daß, damit eine neue Zelle wachsen könne, sie auf den Tod einer alten warten müsse, um das erforderliche „Bios" zu erhalten. Es scheint sich um einen Körper von besonderer Struktur zu handeln, den die Hefe nicht bilden kann.

ABEL AMAND (1903) begegnet einigen Einwendungen gegen diese Experimente. Wir sahen, daß der Einfluß der Anzahl der Zellen dadurch eliminiert wurde, daß die gleiche Anzahl von Zellen, welche in PASTEURS Medium nicht wachsen konnte, in Malzextrakt kräftig wuchs. AMANDS Versuche sollten zeigen, daß das zugesetzte „Bios" nicht etwa eine „aligodynamische" Wirkung aufhob, entstanden durch Kupfer, das in dem destillierten Wasser vorhanden war. Aus Glasgefäßen destilliertes Wasser gab die gleichen Resultate. Auch die gebrauchten Chemikalien wurden untersucht, wie eingehend in der Originalarbeit zu lesen ist. Die Möglichkeit von aus den Chemikalien stammenden, oligodynamisch wirkenden Giften scheint ausgeschlossen zu sein. Außerdem kann man sich an die Experimente von RINGER erinnern, in welchen die schädliche Wirkung des destillierten Wassers durch Calcium, das einen Bestandteil des Hefekulturmediums bildet, aufgehoben wurde. In einer weiteren Schrift (1904) zeigt AMAND, daß das „Bios" beim Wachstum der Hefe verschwindet und aus den Zellen nicht extrahiert werden kann. Es wird entweder bei der Synthese einer komplexeren Substanz verbraucht oder geht so im Stoffwechsel zugrunde. Nach DEVLOO (1906) ist das wirksame Prinzip eine Base, die durch Quecksilberchlorid bei Anwesenheit von Bariumhydroxyd gefällt wird. Es kann, zum mindesten teilweise, das Cholin im Lecithin ersetzen und kann natürlich als Base einer lecithinähnlichen Substanz vorkommen. Es ist nicht Cholin selbst und kann aus Cholin auch nicht hergestellt werden. Siehe auch die Schriften von Williams (1919) und von Backman (1919).

Twort und Ingram (1912) haben die interessante Beobachtung gemacht, daß Jöhnes Bacillus, der die pseudo-tuberkulöse Enteritis der Ochsen verursacht, nur auf einem Medium wächst, dem tote Tuberkelbacillen oder einige andere „säurefeste" Bacillen zugesetzt worden sjnd. Die wirksame Substanz ist alkohollöslich.

Bottomley findet (1914), daß Substanzen, welche das Pflanzenwachstum anregen, sich in Torf bilden, auf dem bestimmte aerobe Bodenbakterien kultiviert werden. Sie sind sehr wirksam; der wässerige Extrakt von 0,18 g solchen Torfes verursachte in 6 Wochen ein doppelt so starkes Wachstum, wie bei den Kontrollpflanzen. Es scheint sich um ähnliche Dinge zu handeln, wie bei den „akzessorischen Faktoren" unserer Nahrungsmittel.

Nach Thornton und Smith (1914) kann Euglena, ein chlorophyllhaltiges Protozoon, in einer nur aus anorganischen Salzen bestehenden Kulturflüssigkeit nicht wachsen, auch wenn alle erforderlichen Elemente vorhanden sind. Wenn man aber eine Spur Tyrosin zusetzt, geht kräftiges Wachstum vor sich. Es scheint, daß das Tyrosin nicht als Nahrungsstoff dient, da die wirksame Menge so klein ist (0,4 mg in 10 ccm). Als Kohlenstoffquelle dient die $CO_2$ der Luft, denn Euglena wächst im Dunkeln nicht. Das Tyrosin verschwindet zwar, aber durch die Wirkung von Bakterien, die in geringer Menge immer daneben vorhanden sind. Siehe auch E. J. Allen (1914) über das Wachstum der Diatomeen.

Die Tatsache, daß zum normalen Wachstum des Aspergillus Mangan und Zink vorhanden sein muß, gehört auch hierher.

Dorothy Jordan Lloyd (1916) legt dar, daß die Resultate, die sie mit Meningokokken erhielt, annehmen lassen, daß es Reizfaktoren gibt, die eine katalytische Wirkung hervorbringen und die Geschwindigkeit des Eiweißstoffwechsels erhöhen. Wenn sie fehlen und kein Wachstum vor sich geht, so liegt das nicht daran, daß der betreffende Prozeß nicht vor sich geht, sondern nur daran, daß seine Geschwindigkeit zu gering ist.

Ein wichtiger Punkt ist aber noch nicht erörtert worden. Wir sahen im 5. Kapitel, welch wichtige Rolle die Zellmembran bei den vitalen Prozessen spielt. Die Stoffmenge, die zum Aufbau der Zellmembran nötig ist, ist zwar unendlich klein, es könnte aber doch möglich sein, daß es etwas für den Bau der Zellmembran durchaus Notwendiges gibt, einen Stoff, der bei der Tätigkeit der Zelle allmählich verbraucht wird. Man denkt an Clarks Experimente (1913, 2) über die Wirkung längerer Durchströmung mit einer einfachen Salzlösung, die etwas aus der Zelle herauswäscht, das durch den Ätherextrakt ersetzt werden kann, der aus dem Trockenrückstand des alkoholischen Extraktes aus getrocknetem Serum erhalten wird (siehe S. 255 oben). Man denkt zunächst an das Lecithin. Aber weder dieses, noch das Cholesterin kommt in Frage. Denn Stepp fand, daß weder diese Körper noch andere „Lipoide" den wirksamen Faktor in der Milch ersetzen können.

Für die Theorie der Ernährung ergibt sich aus all diesen Versuchen ein wichtiger Schluß. Wie von Starling und mir selbst (1906, S. 696) und von Hopkins (1906, S. 395) unabhängig festgestellt wurde, genügt es nicht, den Wert einer Nahrung nur nach ihrem Caloriengehalt oder ihrem Gehalt an Fett, Kohlenhydrat und Eiweiß zu berechnen; man muß auch die An- und Abwesenheit der kleinen Menge der „akzessorischen Faktoren" oder der „Hormone" in Betracht ziehen.

## Der Eiweißstoffwechsel.

Unsere nächste Aufgabe besteht darin, kurz die Veränderungen zu besprechen, die die drei Klassen der organischen Nahrungsstoffe beim Durchgang durch den Organismus erfahren. Wir beginnen mit den Eiweißkörpern.

Die Konstitution der Eiweißkörper. EMIL FISCHER (1899—1906) hat zuerst den sicheren Nachweis erbracht, daß die Eiweißkörper aus Pflanzen und Tieren aus Aminosäuren bestehen, die sich unter Wasseraustritt, wie oben S. 122 gezeigt wurde, miteinander verbinden.

Folgende Aminosäuren sind aus verschiedenen Eiweißkörpern dargestellt worden:

*Monoaminomonocarbonsäuren.* Glykokoll (Aminoessigsäure), Alanin (Aminopropionsäure), Aminobuttersäure, Valin (Aminoisovaleriansäure), Leucin (Aminoisobutylessigsäure), Isoleucin ($\alpha$-Amino-$\beta$-methyl-$\beta$-äthylpropionsäure), Phenylalanin, Tyrosin (para-Oxyphenylaminopropionsäure), Serin ($\alpha$-Amino-$\beta$-oxypropionsäure), Cystin (Kondensation zweier Moleküle von $\alpha$-Amino-$\beta$-thiopropionsäure, der schwefelhaltige Bestandteil der Eiweißkörper).

*Monoaminodicarbonsäuren.* Asparaginsäure ($\alpha$-Aminobernsteinsäure), Glutaminsäure ($\alpha$-Aminoglutarsäure).

*Diaminomonocarbonsäure.* Arginin ($\alpha$-Amino-$\delta$-guanidinvaleriansäure),
Guanidin ist $NH = C - NH_2$.
$$\begin{array}{c} | \\ NH_2 \end{array}$$

Lysin (Diaminocapronsäure):
$$\overset{\displaystyle H}{NH_2-CH_2-CH_2-CH_2-CH_2-\underset{\displaystyle NH_2}{C}-COOH}.$$

*Heterocyclische Verbindungen.* Histidin ($\beta$-Amidazol-$\alpha$-aminopropionsäure), Prolin ($\alpha$-Pyrrolidincarbonsäure)

Pyrrolidin =
$$\begin{array}{c} \overline{CH_2 \; CH_2} \\ | \quad | \\ CH_2 \; CH_2 \, . \\ \diagdown \diagup \\ NH \end{array}$$

Oxyprolin ($\gamma$- oder $\beta$-Oxypyrrolydincarbonsäure), Tryptophan (Konstitution siehe S. 310). Endlich Ammoniak. Alle Aminosäuren sind $\alpha$-Aminosäuren, d. h. die Amidogruppe ist der Carboxylgruppe benachbart.

Wegen weiterer Einzelheiten siehe die Monographie von PLIMMER (1912, 1913).

Sind damit alle Aminosäuren, welche das Eiweißmolekül zusammensetzen, angegeben? OSBORNE und Mitarbeiter fanden beim Zein 85,4% des Gesamtstickstoffs als Aminostickstoff wieder. Mit Rücksicht auf die bei der Darstellung der Monocarboxylsäuren unvermeidlichen Verluste ist das eine ausreichende Übereinstimmung.

Diese Aminosäuren verbinden sich, wie wir schon gesehen haben, folgendermaßen miteinander. Aus

$$-\text{CO} \boxed{\text{OH} \quad \text{H}} \text{NH}-$$

entsteht unter Wasseraustritt

$$-\text{CO}-\text{NH}-,$$

das ist die sog. „Peptidbindung". Fischer hat so eine große Anzahl Peptide synthetisch gewinnen können, die zwei oder mehr von den verschiedenen Aminosäuren enthalten.

Die Gewebseiweiße sind aus Verbindungen der verschiedenen oben aufgeführten Aminosäuren aufgebaut; sie enthalten relativ verschiedene Mengen der einzelnen Aminosäuren. Gelatine enthält z. B. 16% Glykokoll und 0,9% Glutaminsäure, Gliadin aus Weizen enthält fast gar kein Glyokkoll, aber 43% Glutaminsäure.

Im Eiweißmolekül sind sehr wenig freie Amidogruppen vorhanden.

van Slyke und Birchard haben (1914) eine große Anzahl natürlicher Eiweißkörper analysiert. Die freien Aminogruppen entsprachen der Hälfte der Aminogruppen, welche im Lysin enthalten sind. Alle übrigen Aminogruppen waren zu Peptidverbindungen kondensiert.

Die Bestimmung der relativen Menge der Aminogruppen kann als Anhaltspunkt dafür dienen, ob ein bestimmter Eiweißkörper ein Gemisch aus einfacheren Eiweißen darstellt, oder ein einziges großes Molekül besitzt. Die Bestimmung der Aminogruppen kann ferner ein Maß der Hydrolyse des Eiweißes, entweder durch Verdauungsfermente oder durch Säuren, geben. Es stehen uns zwei Methoden für diesen Zweck zur Verfügung.

Sörensens Methode gründet sich darauf, daß NH$_2$-Gruppen mit Formaldehyd reagieren unter Bildung von Methylen-Iminogruppen:

$$\text{RNH}_2 + \text{CHOH} = \text{RNCH}_2 + \text{H}_2\text{O} \,.$$

Wenn Formaldehyd auf Eiweißkörper einwirkt, werden die basischen Gruppen eliminiert und das freie Carboxyl kann als Säure auf übliche Weise titriert werden. Dies zeigte zuerst Schiff (siehe Plimmers Monographie, 1912, 1913).

Van Slykes Methode hängt von dem Umstande ab, daß freie Aminogruppen mit salpetriger Säure folgendermaßen reagieren:

$$\text{RNH}_2 + \text{HNO}_2 = \text{ROH} + \text{H}_2\text{O} + \text{N}_2 \,.$$

Das entwickelte Stickstoffgas wird gemessen (van Slyke, 1912 und 1913).

Auf Grund dieser beiden Methoden ergibt sich, daß in den Eiweißkörpern nur 1% Stickstoff als freie Amidogruppe enthalten ist.

Nach ihren Eigenschaften werden mehrere Klassen echter Eiweißkörper unterschieden. Hinzu kommen die Eiweißkörper, die sich mit anderen Stoffen verbinden, wie etwa den Nucleinen oder den Kohlenhydraten. Die chemischen und physiologischen Gesellschaften Englands und Amerikas haben bezüglich der Nomenklatur der Eiweißkörper ein Übereinkommen getroffen. Die von ihnen vorgeschlagenen Bezeichnungen sollten allgemein gebraucht werden, um Mißverständnisse zu vermeiden. Man findet sie in Plimmers Monographie (1912, S. 1 und 2).

Wir haben nun weiter zu fragen, was aus dem Nahrungseiweiß wird, ehe seine Stoffwechselendprodukte ausgeschieden werden. SCHWANN (1839, S. 229), (S. 193 der Sydenham-Society-Übersetzung) führte den Ausdruck „Metabolismus" ein, um die chemischen Veränderungen auszudrücken, welchen sich die Bestandteile des Körpers unterziehen. Er spricht von „Erscheinungen, welche mit chemischen Veränderungen sowohl der Bestandteile der Zelle selbst wie des umgebenden Materials verwandt sind; diese kann man metabolische Erscheinungen nennen, τὸ μεταβολικὸν was Umwandlung hervorzubringen oder zu erleiden befähigt ist".

In dem Rahmen des vorliegenden Buches ist es unmöglich, im einzelnen alle die zahlreichen Tatsachen zu beschreiben, die über diese wichtigen Erscheinungen bekannt geworden sind. Über den Eiweißstoffwechsel möge der Leser die Monographie von CATHCART (1912) nachschlagen.

Es ist sicher nachgewiesen, daß die Proteine der Nahrung vor der Resorption vollkommen zu Aminosäuren hydrolysiert werden. Einige Zeit nahm man an, daß die Resynthese zu Eiweißkörpern in der Darmwand stattfände. Zu dieser Ansicht kam man, weil es nicht gelang, Aminosäuren oder Peptone im Blut nachzuweisen. Es scheint zunächst, daß eine solche unmittelbare Wiedervereinigung sehr unzweckmäßig sein würde. Es sei z. B. nötig, daß Zelleiweißkörper aufgebaut werden müssen, von denen das eine Glykokoll, aber kein Glutamin, während das andere Glutamin aber kein Glykokoll enthält. Wenn nun das synthetisierte Eiweiß, das durch den Blutstrom herbeigeführt wird, der Zusammensetzung des ersten entspräche, müßte ein großer Teil davon hydrolysiert werden, um die Aminosäuren für den Aufbau des zweiten zu liefern. Die hierfür nicht nötigen Aminosäuren wären aber nutzlos verschwendet. Aber auch wenn diese anderen Zwecken nutzbar gemacht würden, wäre es doch unzweckmäßig, wenn die Aminosäuren in der Darmwand zu Eiweißkörpern würden und bei Berührung mit den Gewebszellen dieses Eiweiß wieder zu Aminosäuren zerfiele.

Wir können aber jetzt auch den Nachweis erbringen, daß Aminosäuren wirklich im Blut existieren. Nach VAN SLYKE und MEYER (1912) enthält das Blut eines Hundes, der 24 Stunden kein Futter bekommen hat, Aminosäuren entsprechend 4 mg Stickstoff pro 100 ccm. In der Verdauung auf Fleischfütterung steigt dieser Wert auf 10 mg.

Diese Aminosäuren werden von den Geweben leicht in einer Form aufgenommen, die wir später kennen lernen werden. Darum enthält das Blut so geringe Mengen. Es stellte sich z. B. heraus, daß nach Injektion von 12 g Alanin in 10 Minuten in die Vene eines Hundes 5 Minuten später nur noch 1,5 g davon im Blute nachweisbar waren, während 1,5 g mit dem Harn ausgeschieden waren.

FOLIN und DENIS (1912) kamen zu gleichen Schlüssen. Sie konnten ebenfalls keinen Beweis für eine Proteinsynthese in der Darmwand finden. Auch ABEL (1913) war imstande, nach der genialen, oben (S. 95) erwähnten Methode der Dialyse des lebenden Blutes, 20 g Aminosäure aus dem Blut von 3 oder 4 Hunden zu gewinnen, so daß es möglich war, sie zu trennen und festzustellen, welche vorhanden waren. Da wir jetzt bessere Methoden zur Bestimmung der Aminosäuren haben, können wir sie auch im Blute nachweisen. Der Schluß ist gerechtfertigt, daß das Nahrungseiweiß als Aminosäure zu den Gewebszellen gelangt. DELANNEY (1913) wies ihre Anwesenheit in den Körperflüssigkeiten der wirbellosen Tiere nach. BUGLIA (1912, S. 184) fand, daß man durch langsame Injektion von Aminosäuren in den Venen das Stickstoffbedürfnis eines Hundes befriedigen kann.

Wir sahen bereits, daß die zum Ersatz des in den Organen verlorengehenden Eiweißes nötige Stickstoffmenge sehr klein ist. Wenn wir nun einem Tier eine sehr eiweißreiche Nahrung verfüttern, was wird dann aus dem in der Nahrung gegebenen Eiweiß, das dieses Eiweißminimum überschreitet? Der Versuch zeigt, daß in diesem Falle der nicht zum Wachstum oder zur Wiederherstellung gebrauchte Aminosäurenstickstoff im Urin als Harnstoff erscheint, während der Rest des Moleküls zu Kohlendioxyd und Wasser umgewandelt wird.

Die intermediären chemischen Prozesse bestehen zunächst in Desamidierung, durch welche $NH_3$ abgespalten wird, und außerdem ein Derivat der Fettsäure entsteht; das Ammoniak wird dann in Harnstoff umgewandelt, während das Derivat der Fettsäure verbrennt, um Energie zu liefern.

Dies ist etwa die Ansicht FOLINS (1905) über den Eiweißstoffwechsel. Eine ähnliche Ansicht wurde von DELANNAY ausgesprochen (1913, Bd. 1). Kann man nun derartige intermediäre Reaktionen nachweisen, und in welchen Organen?

DAKIN und DUDLEY (1913, 2) haben gezeigt, daß eine a-Aminosäure in wässeriger Lösung spontan in den entsprechenden a-Ketoaldehyd und in Ammoniak dissoziiert. Es ist wahrscheinlich, daß dieser Prozeß im Organismus durch ein Enzym beschleunigt wird. Alanin geht so in Ammoniak und den Aldehyd der Brenztraubensäure über. Der Ketoaldehyd kann auf dreierlei Weise weiter zerlegt werden: durch Oxydation, durch Hydrolyse oder durch Reduktion, und zwar folgendermaßen:

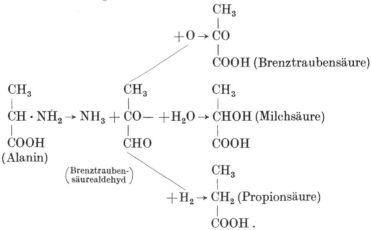

Nebenbei sei bemerkt, daß es, wie wir später sehen werden, wirklich 3 Klassen von Fermenten in der Zelle gibt, welche diese 3 Prozesse beschleunigen.

*Desamidierung.* Bei den Säugetieren geht das gesamte, mit Aminosäuren beladene Blut, das aus dem Darmgebiet kommt, zunächst durch die Leber, bevor es die verschiedenen anderen Organe und Gewebe erreicht. Bei anderen Wirbeltieren geht nur ein Teil davon diesen Weg. Die Leber hat die Kraft, Ammoniaksalze in Harnstoff zu verwandeln, wie zuerst durch SCHRÖDER (1882 und 1885) bewiesen wurde. Wir könnten also erwarten, daß die Aminosäuren zuerst in der Leber desamidiert würden, und das abgespaltene Ammoniak in Harnstoff umgewandelt würde, während der Fettsäurerest zu den Geweben weitergeschickt würde. Man muß aber annehmen, daß ein Teil der Aminosäuren der desamidierenden Wirkung der Leber entgeht, um den für das Wachstum und die Erhaltung nötigen Stickstoff zu liefern.

*Die „spezifisch dynamische Wirkung" Rubners.* Obwohl der Prozeß der Desamidierung nur eine geringe Wärmetönung hat (LEATHES, 1906, 154), scheinen die Aminosäuren gewisse spezielle Eigenschaften zu haben, durch welche sie die Wärmeproduktion anregen. Wenn die Wärmeproduktion nach der Aufnahme einer gewissen Menge von Kohlenhydrat oder Fett gemessen wird, findet sich, daß die Mehrausgabe der aufgenommenen Nahrungsmenge entspricht. Bei Eiweißzufuhr aber wird überschüssige Wärme produziert, es tritt irgendwie eine Reizung der Zellen ein. Die Versuche von ANDERSON und LUSK (1917) zeigen, daß das Eiweiß auch bei Arbeitsleistung nicht besser ausgenutzt wird. Der Energieinhalt des nötigen Nahrungsmaterials war bei einem Hunde, der eine bestimmte Arbeit zu leisten hatte, derselbe, ob nun der Hund diese Arbeit auf Kosten von eingeschmolzenem Körpermaterial oder einer Kohlenhydrat- oder Eiweißnahrung leistete. Leistete er aber diese Arbeit auf Kosten von gefüttertem Eiweiß, so wurde eine Extrawärmemenge frei, welche der „spezifisch dynamischen Wärmebildung" des Eiweißes entsprach. Diese addierte sich zu der Energiemenge, welche zur Leistung der mechanischen Arbeit verbraucht wurde. Mit anderen Worten: Der Organismus verlor im ganzen mehr Energie, wenn dieselbe Arbeit auf Kosten von Eiweiß geleistet wurde, als wenn dies auf Kosten von Kohlenhydraten geschah. Bei besonders niedriger Außentemperatur kann diese „Extrawärme" nützlich sein, unter gewöhnlichen Bedingungen aber kann man sie nicht anders als verschwendet ansehen. Die „spezifisch-dynamische Wirkung" des Eiweißes scheint ein zufälliges Vorkommnis von zweifelhaftem physiologischen Wert zu sein, das beim Verbrauch von Nahrungseiweiß eintritt.

LUSK (1905) behauptet, daß die „spezifisch-dynamische Wirkung" durch einen Reiz entsteht, den die Aminosäuren auf die Zellen ausüben. Nicht die Aminosäuren selbst sind die Erreger, sondern die Oxysäuren, die bei der Desamidierung aus ihnen entstehen.

Aus einigen Versuchen scheint hervorzugehen, daß die Leber vor den anderen Geweben nicht durch eine besonders starke Fähigkeit zur Desamidierung ausgezeichnet ist. Die Experimente von LANG (1904) und von MIß BOSTOCK (1911) haben gezeigt, daß Gewebe in vitro imstande sind, Aminosäuren in gewissem Umfange zu desaminieren; daß aber der Prozeß nicht ganz der gleiche ist wie im lebenden Organismus geht daraus hervor, daß Amide in vitro schneller beeinflußt werden als Aminosäuren, während im lebenden Organismus das Gegenteil der Fall ist. Daß die Hauptmenge der vom Darm her resorbierten Aminosäuren der sofortigen Desamidierung in der Leber entgeht, zeigen auch die Resultate von VAN SLYKE und MEYER (1912, S. 408). Das Blut der Femoralarterie enthielt in einem Versuch im Hunger 3,7 mg Aminosäure-Stickstoff pro 100 ccm, nach Nahrungsaufnahme aber 8,6 mg, während gleichzeitig das der Pfortader nur wenig mehr, nämlich 9,5 mg enthielt. Bei dem Durchfluß durch die Leber verschwand also nur 0,9 mg, d. h. nicht mehr als zu erwarten wäre, wenn das Desamidierungsvermögen der Leber nicht größer als das eines anderen Organs von gleicher Größe wäre. Vielleicht geht die Reaktion aber ziemlich langsam vor sich.

Nach großen Dosen von Aminosäuren kann man die bei der Desamidierung entstehenden Produkte im Urin nachweisen. Man kann aus Alanin Milchsäure (NEUBERG und LANGSTEIN (1903), Glycerinsäure aus Diaminopropionsäure (MAYER, 1904) erhalten.

Es hat sich auch gezeigt, daß Schimmelpilze, Bakterien, Hefe und Fliegenlarven Ammoniak aus Aminosäuren abspalten.

Es ist wahrscheinlich, daß Aminosäuren den Geweben zugeführt werden und, mit Ausnahme jenes kleinen Teiles, der zur Wiederherstellung oder zum Wachstum gebraucht wird, dort desamidiert werden.

Der Fettsäurerest dient als Energiequelle. Was aber ist das Schicksal des Ammoniaks?

Die große Wirksamkeit der Leber bei der Umwandlung von Ammoniak in Harnstoff macht es wahrscheinlich, daß die Hauptmenge des in den Geweben gebildeten Ammoniaks in diesem Organ in Harnstoff umgewandelt wird. Wenn man eine Ecksche Fistel anlegt, d. h. wenn man eine Verbindung macht zwischen der Pfortader und der Vena cava, so daß die Leber praktisch aus der Zirkulation ausgeschaltet wird, findet eine große Zunahme des Ammoniaks im Blut statt. Normalerweise findet sich auch viel mehr Ammoniak in dem Pfortaderblut, das in die Leber geht, als in dem der Lebervenen, die aus ihr kommen. Man vergleiche die Untersuchungen von NENCKI und SALASKIN (siehe CATHCARTS Monographie, 1912 S. 51).

Andererseits behaupten FOLIN und DENIS (1912), daß auch die Gewebe die Fähigkeit haben, Ammoniak in Harnstoff zu verwandeln. Sie stellen fest, daß der Harnstoffgehalt des Blutes der Vena hepatica nach der Einspritzung verschiedener Eiweißkörper und Aminosäuren in das Lumen der Eingeweide nicht größer ist als derjenige der Femoralis. Danach wäre in der Leber dem Blute kein Harnstoff mehr zugefügt worden. Wenn dem so ist, müssen alle Gewebe an der Bildung des Harnstoffes teil haben. Diese Autoren sagen (1912, S. 161): „Das Nahrungseiweiß erreicht die Gewebe in Form von Aminosäuren, und jene Aminosäuren, welche nicht zum Wiederaufbau des vernichteten Körpermaterials gebraucht werden, werden nicht wieder zu Protein oder Protoplasma aufgebaut, sondern völlig zersetzt und ihr Stickstoff in Harnstoff verwandelt.“

Die Resultate von VAN SLYKE und MEYER (1913, S. 2) stehen im Gegensatz zu FOLIN und DENIS. Nach ihnen ist die Leber die hauptsächlichste, wenn nicht die einzige Stelle, wo Desamidierung stattfindet. Wie wir sahen, werden die Aminosäuren leicht von allen Geweben aufgenommen. Die von der Leber aufgenommenen verschwinden in verhältnismäßig kurzer Zeit wieder, aber während der Zeit, die für dieses Verschwinden in der Leber erforderlich ist, nehmen die durch den Muskel aufgenommenen nicht ab. Auch aus anderen Organen verschwinden sie weniger leicht als aus der Leber. Die Verminderung des Aminosäuregehaltes der Leber wird von einer Zunahme des Harnstoffs im Blut begleitet. Die Leber neigt darum beständig dazu, den Aminosäuregehalt des Blutes zu vermindern, und da zwischen der Aminosäurekonzentration im Blut und der in den Geweben immer Gleichgewicht besteht, gehen Aminosäuren aus den Geweben in das Blut über, wenn die Leber Aminosäuren aus dem Blute entfernt. Wir sehen also, daß es nicht nötig ist, daß die Desaminierung auch noch durch andere Gewebe als die Leber vollzogen wird. In einer weiteren Arbeit (1913, 3) zeigen die gleichen Forscher, daß im Hunger der Aminosäuregehalt der Gewebe nicht abnimmt. Er wird höchstwahrscheinlich durch Autolyse von Eiweiß konstant gehalten, das System Aminosäure-Protein scheint das einer umkehrbaren chemischen Reaktion zu sein. Diese Ansicht wird durch die Tatsache gestützt, daß Ernährung mit großen Eiweißmengen die Aminosäuren der Gewebe nicht vermehrt. Dann sind offenbar übernormale Mengen von Stickstoff, die gespeichert werden, als Eiweiß vorhanden.

Jedenfalls ist der alte Streit zwischen PFLÜGER und VOIT gegenstandslos geworden, der sich darum drehte, ob das Nahrungseiweiß vor seiner Zersetzung erst zu Zellprotoplasma werden müsse.

Wenn diese Ansicht richtig ist, besteht, solange wie die „akzessorischen Faktoren" anwesend sind, keine Notwendigkeit, daß das Nahrungs- und Körpereiweiß von gleicher chemischer Zusammensetzung sein muß. Das Experiment hat diesen Schluß bestätigt. Abgesehen von Gradunterschieden in der Verdaulichkeit und dergleichen scheinen die verschiedenen Proteine gleichwertig zu sein.

Eine weitere Folge ist, daß eine Ernährung mit reinen Aminosäuren möglich sein müßte. Der experimentelle Beweis hierfür ist oben (S. 310) angeführt worden.

Über den chemischen Mechanismus der Desamidierung sind wir wenig informiert. Wahrscheinlich sind alle drei oben angeführten (S. 320) Reaktionen beteiligt.

Eine alte Beobachtung von Strecker, die BACH (1913, 1, S. 157, 158) anführt, zeigt die interessante Möglichkeit der Bildung von Hydroxysäuren und Aldehyden aus Aminosäuren. Alloxan reagiert folgendermaßen stufenweise mit Aminosäuren:

$$OC\langle^{NH-CO}_{NH-CO}\rangle CO + R\cdot CH\langle^{NH_2}_{COOH} + 3H\cdot OH =$$

$$OC\langle^{NH-CO}_{NH-CO}\rangle CH\cdot OH + R\cdot CH\langle^{OH}_{OH} + CO\langle^{OH}_{OH} + NH_3 =$$

$$OC\langle^{NH-CO}_{NH-CO}\rangle CH\cdot NH_2 + RCHO + CO_2 + 3H_2O.$$

Man kann die allgemeinen Tatsachen des Eiweißstoffwechsels auch etwas anders auffassen als es FOLIN getan hat, der (1905) eine große Anzahl von Analysen des Urins nach stickstoffreicher und stickstoffarmer Ernährung ausgeführt hat, die beide praktisch purin-, kreatin- oder kreatininfrei waren (siehe später S. 328). Wenn man die beiden Reihen vergleicht, sehen wir, daß einige Stoffwechselendprodukte fast konstant bleiben, während andere bei stickstoffreicher Ernährung stark zunehmen. Die konstanten Produkte sind besonders Kreatinin und neutraler Schwefel; in geringerem Umfang Harnsäure und Ätherschwefelsäuren. Die veränderlichen Produkte sind Harnstoff und anorganische Sulphate, nicht Kreatin und wahrscheinlich nicht neutraler Schwefel. Erstere stellen eine konstante Form des immer vorhandenen Stoffwechsels dar, den FOLIN den Gewebs- oder endogenen Stoffwechsel nennt. Letztere, die den variablen Teil darstellen, gehören dem Eiweißstoffwechsel an, der zur Desamidierung und Energieproduktion führt. FOLIN nennt ihn den exogenen oder intermediären Stoffwechsel. Diese Ansicht hat man im allgemeinen angenommen, obgleich die scharfe Unterscheidung der beiden Typen nicht immer möglich ist. FOLIN selbst gibt zu, daß der Harnstoff wahrscheinlich ein Endprodukt von beiden ist. Nach CATHCART (1912, S. 95) ändert sich die Kreatinausscheidung etwas, wenn sich die Eiweißzufuhr ändert.

Die praktische Bedeutung der Frage besteht darin, daß theoretisch nur d i e Eiweißmenge in der Nahrung aufgenommen werden müßte, welche für etwaige Neubildung von Geweben nötig ist, und welche außerdem die „Abnutzung" ersetzt, d. h. eine Menge, welche der „endogenen" Quote entspricht. Die Stickstoffnahrung ist der teuerste Teil der Nahrung, es ist also von einiger Bedeutung, zu wissen, wie weit sie vernünftigerweise reduziert werden kann. Die Größe des S t i c k s t o f f m i n i m u m s ist daher eine Frage, die eine Besprechung verlangt.

Zunächst, was bedeutet die Stickstoffausscheidung im Hunger? Diese Größe kann mit einer gewissen Berechtigung als der Gewebseinschmelzung entsprechend angesehen werden. Was wir aber für unseren gegenwärtigen Zweck zu wissen wünschen, ist der Stickstoffverlust, der bei stickstofffreier Kohlenhydratnahrung gefunden wird. Im totalen Hunger kommt es auch zum Zerfall von Gewebseiweiß, um die für das Leben notwendige Energie zu liefern, man denke nur an die Herztätigkeit. Dadurch wird das Ergebnis getrübt. Wenn es ein bestimmtes Stoffwechselendprodukt gäbe, daß auch bei normaler Nahrungszufuhr nur dem endogenen Stoffwechsel entstammte, wäre es am zweckmäßigsten, seine Menge in den Ausscheidungen zu bestimmen. Ob es aber ein solches Produkt gibt, ist unsicher, obwohl nach CATHCART (1904) ein Bestandteil des Muskels, das Kreatin ein solcher Körper ist, der auch im Hungerharn vorkommt, so daß das Studium seiner Ausscheidung wertvolle Aufklärung gibt, worauf ich später hinweisen werde. Indessen ist von GRAHAM und POULTON (1913) bezweifelt worden, ob die zur Kreatinbestimmung im Harn verwendete Methode richtige Resultate gibt. Nach diesen Gelehrten fehlt ein sicherer Beweis dafür, daß dieser Stoff unter allen Umständen im Urin vorhanden ist. Nach CATHCART und ARR (1914) beeinflussen die Resultate dieser Forscher die Schlüsse, die CATHCART aus seinen Experimenten zieht, nicht. Nach M'COLLUM (1911, 1) kann statt dessen die Kreatininausscheidung bestimmt werden. Kreatinin ist ein Anhydrid des Kreatins (siehe unten, S. 328). Dieses ist ein konstanter Bruchteil des totalen Stickstoffs, der bei lange fortgesetzter stickstofffreier Ernährung ausgeschieden wird. Beim Schwein beträgt der Kreatininstickstoff unter diesen Umständen 18,5% des gesamten ausgeschiedenen Stickstoffs. Wenn man also den Kreatininstickstoff mit 5,5 multipliziert, erhält man den gesamten Stickstoff, der sich aus dem endogenen Stoffwechsel ergibt. Dieser Schluß beruht auf der Tatsache, daß Kreatin oder Kreatinin ein charakteristisches Produkt des Zerfalls von Muskelgewebe ist.

In einer späteren Schrift zeigen M'COLLUM und HOAGLAND (1913), daß dieser Schluß gewisse Veränderungen erfordert, welche berücksichtigt werden müssen, wenn man derartige Berechnungen durchführen will. Es gibt, sagen sie, wenigstens zwei Typen des endogenen Eiweißstoffwechsels. Der eine Typ des endogenen Eiweißstoffwechsels kann durch Mineralsäurezufuhr gesteigert werden (Neutralisierung der Säure durch Ammoniak), oder durch Zufuhr von Glykokoll (Bildung von Hippursäure), der andere, der der Kreatininausscheidung entspricht, bleibt dabei unbeeinflußt.

Nach CATHCARTS Experimenten (1909) scheint es, daß beim Menschen das Stickstoffminimum bei eiweißfreier Kohlenhydratkost 5 g pro die beträgt. VOIT hat nun erklärt, daß die tägliche Eiweißaufnahme 120 g betragen müsse, welche 18 g Stickstoff entsprechen. CHITTENDEN (1905) sieht das als viel zu viel an. Er war imstande, das Stickstoffgleichgewicht mit 6 g Stickstoff (40 g Protein) bei verschiedenen Klassen von Menschen aufrechtzuhalten, die verschiedene Arten von Arbeit leisten. Es ist kein Zweifel, daß die Voitsche Zahl die Eiweißmenge, welche viele Menschen täglich aufzunehmen gewöhnt sind, erheblich übersteigt. HAMILL und SCHRYVER (1906) bestimmten z. B. die Stickstoffausscheidung im Urin von sieben von uns, die zu jener Zeit im Physiologischen Laboratorium des University College in London arbeiteten. Wir wechselten weder in unserer Beschäftigung noch in der aufgenommenen Nahrung, nur an einem Tage fand ein Essen der Physiologischen Gesellschaft statt, welches dazu angetan war, den allgemeinen Durchschnitt zu erhöhen. Die erhaltenen Werte betrugen 0,16—0,2 g Stickstoff pro Kilogramm Körpergewicht oder einen Durchschnitt von 13,5 g pro Individuum, gleichwertig 93 g Eiweiß; ein Wert, der nur $^3/_4$ des von VOIT angegebenen aber mehr als das Doppelte des von CHITTENDEN als genügend angesehenen beträgt.

Interessant ist, daß in ROWNTREES „Armut, eine Studie über das Stadtleben", ATWATERS Norm von 125 g als Eiweißminimum angenommen ist, demzufolge findet der Verfasser, daß 27% der Bevölkerung Yorks in Armut leben, weil ihr Eiweißverbrauch unter dieser Zahl liegt. Der niedrigste Wert, den ROWNTREE findet, betrug 89 g, er liegt nur wenig unter dem der Laboratoriumsarbeiter. So wenig Eiweiß nahmen nur die Menschen zu sich, deren wöchentliches Einkommen weniger als 26 Schillinge betrug. Man muß also Schlüsse über die soziale Lage aus dem Eiweißgehalt der Nahrung mit großer Vorsicht ziehen. Sonst würden nach ROWNTREE die Physiologen zur Klasse der Paupers gehören.

CATHCART (1912, S. 69) sieht auf Grund eigener Erfahrungen 90 g Eiweiß als Durchschnittswert an (siehe S. 66—72 in der Monographie des Verfassers, 1912). SIVÉN (1901) kam mit 28,3 g Eiweiß = 4,52 g Stickstoff pro die ins Stickstoffgleichgewicht. Aber es scheint, daß längeres Verharren auf einer so geringen Eiweißzufuhr den Körper gegen äußere Einflüsse, z. B. eine Infektion, widerstandsunfähiger macht, obgleich diese Wirkung keineswegs ganz sicher ist und die Resultate von HINDHEDE, die ich gleich anführen werde, zeigen, daß es nicht notwendig der Fall ist.

Die Art der Arbeitsleistung des Organismus muß natürlich auch in Betracht gezogen werden. In M'COLLUMS Experimenten an Schweinen (1911) betrug die zur Erhaltung erforderliche gesamte Stickstoffmenge nur 2,6 g für ein Schwein von ungefähr dem Gewicht eines Menschen.

Die neue Arbeit von HINDHEDE (1913) gibt einige wertvolle Angaben über diese Frage. Bei seinen Experimenten war der gesamte Calorienwert der Nahrung abundant, was nach CATHCART (1912, S. 70) von wesentlicher Bedeutung ist. In einigen Versuchen von CHITTENDEN war das nicht beachtet worden, bei diesen war die gesamte Calorienzufuhr zu gering. Ein weiterer Punkt von Bedeutung in HINDHEDES Versuchen ist, daß sie über einen längeren Zeitraum ausgedehnt wurden. Ein kräftiger, gesunder junger Mann von 70 kg, ein Laboratoriumsdiener in dem Ernährungsinstitut zu Kopenhagen, war das Versuchsobjekt. Während er seine gewohnte Arbeit tat, konnte er bei einer Kost leben, die nur aus Kartoffeln, vermutlich neuen Kartoffeln, Margarine und, als Geschmackskorrigens, einer kleinen Zwiebel bestand. Die Nahrung enthielt durchschnittlich nur 4,425 g Stickstoff pro Tag. Dieser Versuch dauerte 178 Tage und obgleich 75 g

Stickstoff vom Körper abgegeben wurden, war die Versuchsperson im übrigen in keiner anderen Beschaffenheit als am Anfang der Periode. Nach den gegebenen Zahlen scheint er die meiste Zeit in diesem Versuch im Stickstoffgleichgewicht gewesen zu sein. Der Verlust an Stickstoff trat in ein oder zwei kurzen Perioden ein, in welchen weniger Stickstoff aufgenommen wurde, weil man einen großen Teil der Kartoffelnahrung durch Obst ersetzt hatte. Während der 150 Tage, an welchen die Kartoffelkost eingenommen wurde, war Stickstoffgleichgewicht von 5 g Stickstoff täglich vorhanden. In einer besonderen Periode von 19 Tagen, in der alle Bedingungen besonders günstig waren, wurde das Stickstoffgleichgewicht schon bei 3,5 g täglich erreicht. Die Kartoffelnahrung scheint die einzige zu sein, mit der man sich so lange Zeit behelfen kann. Dabei war es unmöglich, die Stickstoffzufuhr weiter herabzusetzen, ohne gleichzeitig die Calorienzufuhr unter den notwendigen Wert herabzudrücken, der 4000 Calorien pro Tag betrug. Auch die Art der Zubereitung der Nahrung war von großer Bedeutung. Sie mußte durch Zusatz von Geschmacksstoffen so schmackhaft gemacht werden, daß der Mann genügend große Nahrungsmengen essen konnte; er mußte nämlich, entsprechend der Arbeit, die er leistete, 2,2—3,5 kg pro Tag essen. Die Experimente sind darum besonders bedeutungsvoll, weil die Versuchsperson in Wahrheit mehr als ein gewöhnlicher Laboratoriumsdiener war; er führte die Arbeiten eines Assistenten aus und arbeitete 14—16 Stunden täglich angespannt und mit großem Interesse, und zwar nicht nur bei diesen Experimenten, sondern auch bei seiner sonstigen Arbeit. Klar ist die Bedeutung der hohen Calorienzufuhr. Die von VOIT für den Soldaten im Felde vorgeschriebene Nahrung hat einen Energieinhalt von 3575 Calorien mit 145 g Eiweiß, entsprechend 23,2 g Stickstoff.

In einer zweiten Versuchsperiode leistete derselbe Mann schwere Arbeit als Maurer und Arbeiter 95 Tage lang. Bei einer Nahrung von ungefähr 5000 Calorien, mit einem Durchschnitt von 7,22 g Stickstoff täglich, ergab sich ein leichter Verlust an Stickstoff, nämlich 34 g für die ganze Periode. Um das Stickstoffminimum für schwere Arbeit zu erhalten, kann man die letzten 10 Tage der Periode benutzen, in welchen das Stickstoffgleichgewicht bei 5,72 g Stickstoff (= 35,75 g Protein) erhalten wurde.

Eine wichtige Frage ist es natürlich, ob es dem Betreffenden während dieser langen Periode mit minimaler Stickstoffzufuhr irgendwie schlechter ging. Man muß zugeben, daß er eine gewisse Menge stickstoffhaltiger Substanz verloren hatte, obwohl jeder Beweis gegeben war, daß seine Verfassung genau so gut war wie zu Anfang. Es war keine Erholungszeit nötig, und er freute sich sogar darauf, ein neues Experiment zu beginnen.

Ähnliche Resultate hat HINDHEDE in Selbstversuchen und an einem Studenten erhalten. Ersterer hatte ein Eiweißminimum von 16 g mit einem Calorienwert von 2650 bei leichter Arbeit. Letzterer leistete mäßige Arbeit bei einer Nahrung von 3700 Calorien und einer Eiweißzufuhr von 25 g.

Wir müssen also wohl zugeben, daß für einen kräftigen gesunden Mann die Nahrung, die erforderlich ist, um die Abnutzung zu ersetzen, weit weniger beträgt als man bisher gewöhnlich angenommen hat. Nach der Zunahme des Eiweißminimums von 25 g bei leichter Arbeit auf 35 g bei schwerer Arbeit, scheint im letzteren Falle die Abnutzungsquote größer zu sein. Sie beträgt aber in beiden Fällen den gleichen Bruchteil der gesamten Energieaufnahme.

*Die Wirkung der Kohlenhydrate.* Bei den bereits erwähnten Experimenten über Ernährung mit Verdauungsprodukten der Eiweißkörper waren LOEWIS (1902) Versuche positiv, während andere Forscher nicht imstande waren, seine Resultate zu bestätigen. CATHCART lenkt die Aufmerksamkeit auf die Tatsache, daß bei LOEWIS Experimenten genügend Kohlenhydrat vorhanden war, um den Calorienwert zu erhöhen, während in den mißlungenen Experimenten nur Fett gegeben wurde. Ferner fand CATHCART (1909), daß bei Abwesenheit von Kohlehydrat und stickstofffreier Nahrung Kreatin im Urin auftrat, während es fehlte, wenn Kohlenhydrat gegeben wurde. Aus diesen Versuchen wird geschlossen, daß bei Gegenwart von Kohlenhydrat eine Resynthese von Kreatin zu Gewebseiweiß stattfindet. Es scheint also, daß eine gewisse Stickstoffmenge, welche bei der „Abnutzung" verlorengeht, durch Kohlehydrat geschützt werden kann. Nach GRAHAM und POULTON (1913) ist aber eine Wiederholung dieser Experimente wünschenswert, während CATHCART und ARR (1914) der Meinung sind, daß die Ergebnisse von GRAHAM und POULTON ihre Resultate nicht beeinflussen.

Auch andere Experimente bestätigen die Notwendigkeit der Kohlenhydrate für die Eiweißsynthese. HAUSTEEN (1899) zeigte dies für höhere Pflanzen und FELIX EHRLICH (1911) wies nach, daß Aminosäuren nur bei Gegenwart von Kohlenhydrat für Hefe eine zureichende Stickstoffnahrung sind.

*Erhaltungsstoffwechsel.* Wir haben bereits Gründe kennengelernt, welche annehmen lassen, daß bei der Abnutzung der tätigen Zellen nicht das Ganze der großen Moleküle der stickstoffhaltigen Bestandteile des protoplasmatischen Systems zerfällt. Man kann das entweder so ausdrücken, daß man sagt, gewisse „Seitenketten" eines Riesenmoleküls oder „Biogens" werden zersetzt, oder man nimmt an, daß gewisse chemische Individuen, welche einen Teil des gesamten Reaktionssystems des Zellenmechanismus bilden, vielleicht durch Nebenreaktionen zersetzt werden. Oben (S. 20) sind Gründe dafür angeführt worden, welche die „Biogenhypothese" sehr unwahrscheinlich machen; einen weiteren Beweis gegen diese Annahme findet man S. 598, aber bei dem gegenwärtigen Stand unseres Wissens ist eine Entscheidung unmöglich.

Dafür, daß das Protoplasma selbst nicht zerfällt, kann ich hier einen weiteren Beweis geben. M'COLLUM (1911, 2) fütterte Schweine hinreichend lange mit eiweißfreier Nahrung, um ein konstantes Verhältnis zwischen dem Kreatinin und der gesamten Stickstoffausscheidung zu erhalten. Dann ist die gesamte Stickstoffausscheidung durch den endogenen Stoffwechsel verursacht. Das zu untersuchende Nahrungseiweiß wird dann in solcher Menge der Nahrung zugesetzt, daß es dem zersetzten Eiweiß gleichwertig ist. Dafür wird eine isodyname Kohlenhydratmenge weggelassen. Für unsere Zwecke sind die Versuche mit Zein und Gelatine am wichtigsten. Zein enthält weder Glykokoll, Lysin, noch Tryptophan, dagegen einen Überschuß von Glutaminsäure; Gelatine enthält weder Tyrosin noch Tryptophan, aber einen Überschuß an Glykokoll. Das Tier verwertet den Stickstoff des Zeins zu 80% und den der Gelatine zu 50—60%. Von der Stickstoffmenge, welche, entsprechend dem Nahrungsstickstoff, im Urin erscheinen müßte, wenn der Nahrungsstickstoff nicht teilweise zur Wiederherstellung von Zellmaterial verbraucht würde, erschienen nur 20—40% im Harn wieder. Andererseits führt Zeinfütterung, auch bei größerer Gabe als für den Erhaltungsstoffwechsel nötig, nicht zur Bildung von neuem Körpergewebe.

Bei Caseinfütterung aber nimmt das Körpereiweiß um 20—25% zu. Es leuchtet ein, daß die Wiederherstellungsprozesse anders geartet sind als die Wachstumsprozesse. Die Prozesse der Zellabnutzung und ihrer Wiederherstellung bedeuten nicht die Zerstörung und Resynthese eines ganzen Eiweißmoleküls.

Bei der Erforschung des endogenen Stickstoffwechsels ist auf die Bedeutung des Kreatins hingewiesen; daher folgt hier einiges über seine chemische Beschaffenheit. Es ist ein substituiertes Guanidin. Eine Amidogruppe ist durch Methylglykokoll ersetzt.

Guanidin ist

$$H-N=C\diagup\diagdown\begin{matrix}NH_2\\NH_2\end{matrix},$$

Methylglykokoll oder Sarcosin ist

$$H-N-CH_2COOH$$
$$|$$
$$CH_3,$$

Kreatin ist also

$$H-N=C\diagup\diagdown\begin{matrix}NH_2\\N-CH_2COOH\\|\\CH_3\end{matrix}.$$

Wenn man das Kreatin mit verdünnten Säuren kocht, verliert es ein Molekül Wasser und wird in Kreatinin umgewandelt, das ein inneres Anhydrid mit basischen Eigenschaften ist, weil die COOH-Gruppe verschwunden ist.

$$H-N=C\diagup\diagdown\begin{matrix}NH\\N-CH_2-CO\\|\\CH_3\end{matrix}.$$

Kreatinin geht in alkalischer Lösung wieder in Kreatin über (siehe Bunge-Plimmer, 1907, S. 153—155).

Zur quantitativen Bestimmung dient die Methode von Folin (1904), welche auf der Farbenreaktion des Kreatinins mit alkalischem Natriumpikrat, wie sie Jaffé beschrieben hat, beruht.

Da die Nucleine wichtige Bestandteile des Zellkerns sind, ist zu erwarten, daß der Nucleinstoffwechsel hauptsächlich endogener Art ist. Bevor wir die Frage besprechen muß die chemische Natur dieser Stoffe behandelt werden. Ihre charakteristische Gruppe ist, wie bereits gesagt, der Purinkern, dessen Chemie vollständig von Emil Fischer (1882—1906) klar gestellt worden ist. Er ist eine Vereinigung des Pyrimidin- und Imid-Azolringes, also:

$$
\begin{array}{ccc}
\begin{matrix}-N-C=\\|\quad|\\=C\quad C-\\|\quad\|\\-N-C-\end{matrix}
&
\begin{matrix}|\quad|\\C-N\diagdown\\\|\quad\quad C=\\-C-N\diagup\\|\end{matrix}
&
\begin{matrix}-N_1-C_6=\\|\quad|\\=C_2\quad C_5-N_7\diagdown\\|\quad\|\quad\quad\quad C_8=\\-N_3\quad C_4-N_9\diagup\end{matrix}
\\
\text{Pyrimidin-} & \text{Imid-Azol-} & \text{Purinkern.}\\
\text{ring} & \text{ring}
\end{array}
$$

Man sieht, daß bei dem Purinkern die beiden ihn bildenden Ringe 2 Kohlenstoffatome gemeinsam haben.

Wie in der Formel angegeben, hat jedes Atom des Purinkerns eine Ordnungs-
zahl erhalten, um sich leichter verständigen zu können. Purin selbst ist

$$
\begin{array}{l}
\text{N}=\text{CH} \\
\quad | \qquad | \\
\text{HC} \quad \text{C}-\text{NH} \\
\quad \| \qquad \| \qquad \diagdown \text{CH} . \\
\text{N}-\text{C}-\text{N} \diagup
\end{array}
$$

Harnsäure ist

$$
\begin{array}{l}
\text{HN}-\text{CO} \\
\quad | \qquad | \\
\text{OC} \quad \text{C}-\text{NH} \\
\quad | \qquad \| \qquad \diagdown \text{CO} , \\
\text{HN}-\text{C}-\text{NH} \diagup
\end{array}
$$

sie ist 2—6—8 Trioxypurin. Man kennt eine große Anzahl wichtiger Sub-
stitutionsverbindungen, bei denen Amino-, Oxy- oder Methylgruppen in verschiedenen Stellungen vorkommen.

Die sog. Nucleine sind Verbindungen von Eiweißkörpern mit Nucleinsäure. Diese ist eine Verbindung von Phosphorsäure mit einer Pentose (einem
Kohlenhydrat mit 5 C-Atomen) und Purin- oder Pyrimidinderivaten. Je nach
dem betreffenden Purinderivat gibt es eine ganze Anzahl von Enzymen, welche
beim Nucleinstoffwechsel eine Rolle spielen (siehe die Monographie von WALTER
JONES, 1914).

*Purinstoffwechsel.* Es gibt beim Purinstoffwechsel ebenso wie beim Eiweißstoffwechsel einen exogenen und einen endogenen Anteil. Aus FOLINS Tabelle
auf S. 94 von CATHCARTS Monographie (1912) ist zu ersehen, daß die Harnsäure
im Harn, welche als Maß des Purinstoffwechsels dient, bei stickstoffreicher Kost
zwar zunimmt, daß die Zunahme aber relativ sehr viel geringer ist als die Zunahme der Harnstoffausscheidung. Wenn letzterer von 2,2 g auf 14,7 g steigt,
steigt die Harnsäure nur von 0,09 auf 0,18 g. Daraus geht nach FOLIN hervor,
daß die Harnsäure hauptsächlich endogenen Ursprungs ist. Es handelt sich hierbei natürlich um Versuche mit möglichst purinfreier Diät. Wenn nämlich Purinderivate in der Nahrung in größerer Menge, als zur Erhaltung erforderlich ist,
gegeben werden, werden sie sofort wieder im Urin ausgeschieden. Die Angaben
von HAMILL und SCHRYVER (1906) zeigen, daß bei gewöhnlicher Nahrung der
Harnsäurestickstoff einen konstanten Bruchteil der gesamten Stickstoffausscheidung darstellt. Der Organismus kann auch Purine aus gewöhnlichen
Proteinen bilden, so nehmen die Purinkörper bei dem sich entwickelnden
Hühnchen zu. Das Hühnerei ist vor der Bebrütung praktisch purinfrei.
Für das erwachsene Tier ist eine solche Synthese von Purinen bisher nicht erwiesen, was nichts gegen ihre Möglichkeit beweist. Die Frage ist dadurch kompliziert, daß es in verschiedenen Geweben oxydierende Enzyme gibt, unter deren
Einwirkung Harnsäure in Harnstoff und Oxalsäure übergeht. Ein intermediäres
Produkt dieser Umwandlung ist das Alloxan, das, wie wir S. 323 gesehen haben,
vielleicht auch bei der Desaminierung eine Rolle spielt. ACKROYD und HOPKINS
(1916) haben gezeigt, daß das Arginin und das Histidin zusammen als Muttersubstanzen des Purinringes dienen können.

Die Ausscheidung der endogenen Harnsäure nimmt im Fieber und bei er-
schöpfender Muskelarbeit zu. In beiden Fällen kommt es zum Zerfall von Muskelsubstanz. Die Harnsäure scheint daher letzten Endes aus dem Muskel zu stammen.

Näheres findet der Leser in STARLINGS Buch (1915, S. 774—782).

Die vermehrte Bildung der Harnsäure bei ermüdender Muskelanstrengung führt uns zunächst dazu, die Frage des Eiweißstoffwechsels bei Muskelarbeit zu betrachten.

## Der Stickstoffwechsel bei der Muskelarbeit.

Da man den endogenen Stickstoffstoffwechsel als Ausdruck der Abnutzung der Gewebe ansehen darf, sollte man erwarten, daß er durch Muskelarbeit deutlich gesteigert würde.

Bemerkenswerterweise aber wird er durch Muskelarbeit nicht beeinflußt, solange folgende Bedingungen erfüllt sind. Es darf keine übertrieben große, zu pathologischen Zuständen führende Arbeit geleistet werden, und Kohlenhydrat und Sauerstoff müssen in genügender Menge zur Verfügung stehen.

Den Nachweis, daß dem wirklich so ist, findet der Leser in CATHCARTS Monographie (1912, S. 109—121), ferner in der Arbeit von HIGGINS und BENEDICT (1911) über die Zusammensetzung des Harns von Marathonläufern. Zwar konnten absolute Werte nicht ermittelt werden, wohl aber aus dem Verhältnis C : N, und dem Verhältnis Calorien pro Gramm Stickstoff bestimmte Schlüsse auf den Eiweißstoffwechsel gezogen werden. Bei 12 von 18 Läufern wurden normale Werte erhalten, bei 6 waren sie hoch. Bei diesen 6 war weder Milchsäure noch Zucker im Harn vermehrt, so daß eine Störung der Kohlenhydratverbrennung nicht vorlag. Das Resultat kann nur durch Veränderungen im Eiweißstoffwechsel bedingt sein. Harnsäure, Aminosäuren erhöhen den Wert C : N im Harn, da dieser Wert normalerweise fast nur von Harnstoff und Ammoniak abhängig ist.

Man ist allgemein übereingekommen, daß die Quelle der Energie bei der Muskelarbeit die Oxydation des Kohlenhydrats ist, welche im nächsten Abschnitt dieses Kapitels besprochen wird. Dabei ist aber sehr merkwürdig, daß sich bei der Tätigkeit der Muskelmaschine nur selten eine Steigerung der Abnutzung nachweisen läßt.

Wie soll man sich das erklären? Man kann zwar erschöpfende Arbeitsleistung als eine Leistung unter pathologischen Bedingungen ansehen, aber die Tatsache, daß dabei die Harnsäureausscheidung vermehrt wird, kann als Hinweis dafür angesehen werden, daß der endogene Stickstoffumsatz bei der Muskelarbeit immer zunimmt. Die erschöpfende Arbeitsleistung besteht wohl nur in der Vergrößerung einer besonderen Phase der chemischen Reaktionen des ganzen Prozesses, der Muskelkontraktion und -erschlaffung. Außerdem hat die Analyse des Muskels nach der Arbeit gezeigt, daß der Puringehalt zunimmt (BURIAN, 1905, M'LEOD, 1899), während BROWN und CATHCART (1909) und PEKELHARING und VAN HOOGENHUYZE (1910) eine Zunahme des Kreatins festgestellt haben.

HERMANN (1867, S. 100 des ersten Teiles) hat zwei Prozesse bei der Muskeltätigkeit unterschieden. Der erste ist der Kontraktionsprozeß. Dabei wird Energie frei. Es entsteht Kohlensäure, Milchsäure und eine stickstoffhaltige Verbindung, vorläufig „Myosin" genannt. Der zweite Prozeß führt zu einem Verbrauch der Muskelsubstanz selber. Dabei entsteht Kohlensäure und Kreatin. Die Wiederherstellung des energieliefernden Materials von hohem chemischen Potential wird durch einen Oxydationsprozeß bewirkt, unter Umsetzung des stickstoffhaltigen Zerfallproduktes „Myosin" und wahrscheinlich außerdem unter Umwandlung von Milchsäure. Die Wiederherstellung der Gewebsstruktur selbst erfordert die Zufuhr von etwas stickstoffhaltigem Material von außen her. — HERMANN sagt noch „Eiweiß" —, wir sagen jetzt besser Aminosäuren oder Purin. Natürlich ist auch Sauerstoff erforderlich. Wie wir später sehen werden, hat HERMANN schon eine recht ähnliche Auffassung wie später FLETCHER und HOPKINS, die ihre Meinung auf Grund einer großen Anzahl von Versuchen aufgestellt und gezeigt haben, daß die Kontraktion selbst schon ein doppelter Prozeß ist. Uns interessiert hier vorläufig nur der Unterschied zwischen dem Stickstoffstoffwechsel bei beiden Arten der Veränderung; die normale Kontraktion führt zu der Entstehung eines Produktes, welches unter Energiezufuhr, die aus irgendeinem Oxydationsprozeß stammt, wieder aufgebaut wird, während die Abnutzung der Maschine als solche zu stickstoffhaltigen Verbindungen wie Kreatin oder Harnsäure usw. führt, die ausgeschieden werden und durch neues Material ersetzt werden müssen.

Die komplexe Substanz von hohem Energiegehalt wurde zuerst von HERMANN „Inogen" genannt (S. 79 des dritten Teiles des oben erwähnten Buches). HERMANN gibt dort ferner an, daß er diesen Ausdruck zuerst in der zweiten Auflage seines „Grundriß der Physiologie des Menschen", Berlin 1867, gebraucht hat.

Beim Hungertier nimmt das Herz nicht an Gewicht ab, obwohl es beständig arbeitet. Es muß also die Fähigkeit haben, den Stickstoff nutzbar zu machen, der aus anderen Geweben zu ihm kommt. In CATHCARTS bereits erwähnten Versuchen (1909) wurde die Kreatinausscheidung im Hunger benutzt, um die Größe der Resynthese zu bestimmen. Dabei wurde angenommen, daß die Kreatinausscheidung im Hunger dadurch bedingt ist, daß etwas fehlt, das beim gefütterten Tier das Kreatin im Organismus zurückhält. Wenn Kohlenhydrat in der Nahrung gegeben wurde, verschwand das Kreatin im Harn, nicht aber wenn Eiweiß oder Fett verfüttert wurde. Nach CATHCART bedeutet das Auftreten des Kreatins im Harn, daß die Resynthese aufhört, die nur bei Anwesenheit von Kohlenhydrat stattfindet.

Wir sahen oben (S. 327), wie wichtig die Funktion des Kohlenhydrats bei der Synthese des Eiweißes ist, CATHCARTS Hypothese in ihrer Anwendung auf den Muskel stimmt daher mit anderen bekannten Tatsachen überein.

Was bei der Eiweißsynthese bei Gegenwart von Kohlenhydrat chemisch passiert, ist vorläufig rein hypothetisch. Wir wissen, daß Aldehyde sich mit Ammoniak verbinden können. Es ist mehr als wahrscheinlich, daß Aminosäuren sich in ähnlicher Weise mit reaktionsfähigen Aldehyden oder Ketonen im Organismus verbinden. Die Bildung von Brenztraubensäure- oder Glycerinaldehyd im Kohlenhydratstoffwechsel ist, wie wir später sehen werden, eine experimentell sicher erwiesene Tatsache.

KNOOP (1910) zeigte, daß $\alpha$-Ketosäuren im tierischen Organismus in die entsprechenden Aminosäuren umgewandelt werden. Das ist der umgekehrte Prozeß einer der Arten von Desamidierung der Aminosäuren, wie wir oben sahen. Er ist offenbar, zusammen mit der ähnlichen Verwandlung von $a$-Hydroxylsäuren, die erste Stufe bei der Resynthese des Eiweißes.

## Der Kohlenhydratstoffwechsel.

Viele Tatsachen, die sich auf diesen Teil unseres Gegenstandes beziehen, sind bereits gestreift worden. Die Funktion der Kohlenhydrate ist es, die nötige Energie zu liefern. Das gilt nicht nur für die Muskelkontraktion, über die wir Einzelheiten in Kapitel XIV geben werden, sondern auch für die Energiezufuhr, welche für die Durchführung endothermer Reaktionen nötig ist, wofür wir ein Beispiel bei den nitrifizierenden Organismen gesehen haben.

Der Zuckerverbrauch des arbeitenden Herzens ist von LOCKE und ROSENHEIM (1907), ROHDE (1910) nachgewiesen und von anderen bestätigt worden; bei den Darmbewegungen von RONA und NEUKIRCH (1912). In diesen Fällen ist die chemische Struktur des zugeführten Zuckers nicht gleichgültig. Dextrose, Mannose und Galaktose werden von der Darmmuskulatur verwendet und erhöhen ihre Tätigkeit. Fructose kann von diesem Muskel nicht verbraucht werden. Sie erhöht seine Wirksamkeit nicht.

Im folgenden muß ich annehmen, daß der Leser mit den elementaren Tatsachen vertraut ist, die sich auf die Eigenschaften und die Stereochemie der gewöhnlichen Kohlenhydrate beziehen; man findet sie in dem Buche von BUNGE und PLIMMER (1907, S. 106—130) und hauptsächlich auch in dem von L. J. HENDERSON (1913, S. 222—232). In den Arbeiten von EMIL FISCHER (1884—1908) ist die Struktur und die Stereochemie der Zucker aufgeklärt worden. Ihm verdanken wir auch, wie wir schon gesehen haben, die Kenntnis der Struktur der Purine und der Eiweißstoffe.

Der Organismus braucht stets Energiezufuhr. Wenn Kohlenhydrate oder Fette fehlen, wird statt dessen Eiweiß zersetzt. Diese Funktion der Kohlenhydrate als Eiweißsparer zeigt sich sogar im Hunger, wenn die Stickstoffausscheidung auf $\frac{1}{3}$ der bisherigen Menge sinkt, sobald man Sahne und Stärke füttert (CATHCART, 1909). Dabei sind die Kohlenhydrate wirksamer als Fette, die Stickstoffausscheidung, die durch Kohlenhydratgabe vermindert war, steigt bei alleiniger Fettzufuhr wieder an. Dies ist eine Folge davon, daß das Kohlenhydrat eine wesentliche Rolle bei der Eiweißsynthese spielt.

## Die Produkte des Kohlenhydratstoffwechsels.

Die Endprodukte des Kohlenhydratstoffwechsels im Organismus sind natürlich Kohlendioxyd und Wasser. Es ist aber ebenso interessant wie wichtig, die intermediär entstehenden Stoffe zu kennen, da sie eine wichtige Rolle bei verschiedenen physiologischen Prozessen spielen, die synthetischen Prozesse mit eingeschlossen.

Unser Wissen verdanken wir hauptsächlich der Arbeit EMBDENS und seiner Mitarbeiter, ferner der DAKINS und seiner Mitarbeiter. Zur Vereinfachung der Auseinandersetzung diene das folgende Schema, das im wesentlichen auf den Resultaten dieser Forscher beruht:

$d$-Glucose

↑↓

aktiver Glycerinaldehyd ⇄ Glycerin

↑↓

Brenztraubensäurealdehyd ⇄ $d$-Alanin

↑↓

$d$-Milchsäure

↑↓

Brenztraubensäure

↓

Acetessigsäure — Acetaldehyd ⇄ Alkohol

↓

(Essigsäure)

↓

Kohlendioxyd und Wasser

Wenn man an die Stelle der Namen chemische Formeln setzt, erhält man:

$$CH_2OH \cdot CHOH \cdot CHOH \cdot CHOH \cdot CHOH \cdot CHO$$

$$CH_2OH \cdot CHOH \cdot CHO \mid CH_2OH \cdot CHOH \cdot CHO \rightleftarrows CH_2OH \cdot CHOH \cdot CH_2OH$$

$$CH_3 \cdot CO \cdot CHO \rightleftarrows CH_3CH(NH_2)COOH$$

$$CH_3 \cdot CHOH \cdot COOH$$

$$CH_3 \cdot CO \cdot COOH$$

$$CH_3 \cdot CO \cdot CH_2 \cdot COOH \leftarrow CH_3 \cdot CHO \rightleftarrows CH_3 \cdot CH_2 \cdot OH$$

$$(CH_3COOH)$$

$$2\,CO_2 + 2\,H_2O.$$

Man sieht, daß die meisten dieser Reaktionen umkehrbare sind; wir finden dies in den meisten Fällen direkt durch das Experiment bewiesen und, wie von EMBDEN und KRAUS (1912) dargelegt ist, sind die Prozesse der Hydrolyse, Oxydation und Synthese alle im Kohlenhydratstoffwechsel eng untereinander verbunden. Gespeichertes Kohlenhydrat wird zu Glykogen, dieses hydrolysiert wird Glucose, je nachdem es der Organismus verlangt. Hier haben wir eine umkehrbare Reaktion, und die Tatsache, daß Glucose erzeugt wird, berechtigt uns, die Glucose zum Ausgangspunkt unserer Untersuchung zu machen.

Wir können weiter fragen, welchen experimentellen Beweis es dafür gibt, daß unser Schema bei den Umsetzungen der Kohlenhydrate im Organismus durchlaufen wird. Einige der Reaktionen, die in folgendem einzeln numeriert aufgeführt werden, schließen mehr als eine Stufe in sich. Die einzelnen Reaktionen sind der Bequemlichkeit halber für spätere Hinweise numeriert, der Buchstabe *R* soll bedeuten, daß die so gekennzeichnete Reaktion, die in umgekehrter Richtung verlaufende synthetische Phase des unter der gleichen Ziffer bereits behandelten Prozesses ist.

1. *Glucose in Milchsäure.* EMBDEN und KRAUS (1912) zeigten, daß die glykogenarme Leber bei Durchströmung mit zuckerreichem Blut Milchsäure bildet. Wenn die Leber viel Glykogen enthält, wird Milchsäure auch ohne Durchströmung mit zuckerreichem Blut abgegeben.

1. *R. Milchsäure in Glucose.* Die vorige Reaktion umgekehrt. Wenn die Leber arm an Glykogen war und man sie mit Milchsäure enthaltendem Blut durchströmte, verschwand die Milchsäure. Ferner wird Milchsäure beim pankreaslosen, diabetischen Hund in Glucose verwandelt (EMBDEN und OPPENHEIMER, 1912, S. 196), (MANDEL und LUSK, 1906).

Die verschiedenen Veränderungen, die wir behandeln, gehen aller Wahrscheinlichkeit nach alle, sicher aber einige, durch die Wirksamkeit der Enzyme vor sich. Die Bedingungen, unter denen Enzyme die synthetische Seite der umkehrbaren Reaktionen katalysieren, werden im nächsten Kapitel besprochen.

2. *Glycerinaldehyd in Milchsäure.* Warum wird Glycerinaldehyd ($CH_2OH \cdot CHOH \cdot CHO$), an Stelle des Dihydroxyacetons ($CH_2OH \cdot CO \cdot CH_2OH$) als das Zwischenstadium zwischen Glucose und Milchsäure angenommen? Nach

der Wirknng des Alkalis auf Glucose (siehe DAKINS Monographie, 1912, S. 86)
scheint es höchst wahrscheinlich, daß das eine oder das andere davon das richtige
ist. EMBDEN, BALDES und SCHMITZ (1912) zeigten, daß gewaschene Blutkörperchen leicht Milchsäure aus ersterem bildeten, ebenso wie sie es aus Glucose tun,
daß aber aus Dihydroxyaceton sehr wenig gebildet wird, tatsächlich weniger als
aus Glucose. Daher scheint das Dihydroxyaceton kein Zwischenprodukt im Organismus zu sein. Es ist bemerkenswert, daß die natürlich nicht vorkommende
$l$-Milchsäure in größerem Verhältnis als die $d$-Milchsäure gebildet wird. Die
glykogenarme Leber hat die gleiche Wirkung.

Wahrscheinlich wurde in diesen Versuchen die $l$-Milchsäure gebildet, weil das Ausgangsmaterial racemischer Glycerinaldehyd war. Die $d$-Komponente wird von der glykogenarmen
Leber schneller verbraucht, um Zucker zu bilden, als die $l$-Komponente, bei der die Milchsäure-
reaktion sich sozusagen beruhigen muß. Andererseits ist bewiesen, daß Dihydroxyaceton
schneller durch Hefe vergoren wird als Glycerinaldehyd, so daß es in diesem Falle das Zwischenstadium sein kann; obgleich Milchsäure selbst kein Zwischenstatium zu sein scheint (siehe
HARDENS Monographie, 1911, S. 90—94).

2. *R. Milchsäure in Glycerinaldehyd.* Jch weiß nicht, ob diese Reaktion
nachgewiesen worden ist. Wenn aber Glycerinaldehyd ein Zwischenprodukt ist,
muß sie stattfinden können, weil Milchsäure, wie wir gesehen haben, in Glucose
verwandelt werden kann.

3. *Glucose in Glycerinaldehyd.* Diese Reaktion ist ebenfalls nicht nachgewiesen, aber die gleiche Begründung wie oben trifft zu.

3. *R. Glycerinaldehyd in Glucose.* EMBDEN, BALDES und SCHMITZ (1912,
S. 127) haben gezeigt, daß die Leber diese Reaktion ausführen kann.

4. *R. Glycerin in Glucose.* Die Bedeutung des Glycerinaldehyds wird durch
das Verhalten des Glycerins sicher erwiesen. LÜTHJE (1904) zeigte, daß das
diabetische Tier aus Glycerin Glucose bilden kann, und SCHMITZ (1912) stellte
fest, daß Glycerin aus der Durchströmungsflüssigkeit bei der glykogenarmen
Leber verschwand.

5. *Milchsäure aus Glycerin.* OPPENHEIMER (1912) zeigte, daß Milchsäure
aus Glycerin bei der Durchströmung der glykogenfreien Leber gebildet wird.
Der Weg vom Glycerin zur Milchsäure geht über den Glycerinaldehyd als Oxy-
dationsstadium, so daß der Weg zur Glucose ebenfalls über die gleiche Zwischenstufe geht.

5. *R. Glycerin aus Milchsäure.* EMBDEN, SCHMITZ und BALDES (1912, S. 127)
zeigten, daß die Leber im Durchströmungsversuch aus Glycerinaldehyd Glycerin
bildet, so daß auch diese Reaktion eine umkehrbare ist.

6. *R. Alanin aus Brenztraubensäure.* Wie bereits erwähnt, ist die Bildung
von Alanin aus Brenztraubensäure oder Milchsäure von KNOOP (1910) und von
EMBDEN und SCHMITZ (1910) gezeigt worden.

6. *Milchsäure aus Alanin.* NEUBERG und LANGSTEIN (1903) haben diesen
Prozeß nachgewiesen, die obige Reaktion ist also umkehrbar. NEUBERGS und
LANGSTEINS Reaktion ist als einer der ersten sicheren Fälle der Desamidierung
im tierischen Organismus wichtig. Die Reaktion geht sicher über den Brenztraubensäurealdehyd.

7. *Brenztraubensäure zu Milchsäure.* PAUL MAYER (1912) fand, daß nach
abundanter, subcutaner Zufuhr von Brenztraubensaurem Natron, sowohl Glucose
wie Milchsäure im Urin auftraten. EMBDEN und OPPENHEIMER (1913) stellten

fest, daß bei der künstlich durchströmten, glykogenfreien Leber aus Brenztraubensäure große Mengen von Milchsäure gebildet wurden.

8. *Brenztraubensäure zu Glucose.* Siehe Nummer 7 oben. A. J. RINGER
(1913) fand, daß Brenztraubensäure Glucose im Organismus bildet. Die erhaltene
Menge betrug aber bisweilen erheblich weniger als bei entsprechenden Mengen von
Milchsäure oder Alanin. Bei der Umwandlung von Alanin in Glucose ist Brenztraubensäure keine n o t w e n d i g e Zwischenstufe. Wir werden gleich sehen,
was das Zwischenstadium ist. DAKIN und JANNEY (1913) stellen fest, daß Brenztraubensäure nur dann in Glucose übergeht, wenn die sonstigen Bedingungen
zunächst den Übergang von Brenztraubensäure in Milchsäure, die den notwendigen Zwischenzustand bildet, begünstigen.

9. *Brenztraubensäurealdehyd in Milchsäure.* Der Brenztraubensäurealdehyd
wird öfter auch als Methyl-Glyoxal bezeichnet, was chemisch nicht ganz korrekt
ist, denn man kann ihn nicht als vom Glyoxal $\left(\begin{array}{c}CHO\\ |\\ CHO\end{array}\right)$ abgeleitet ansehen (durch
Ersatz eines Wasserstoffatoms in einer Aldehydgruppe durch Methyl). Während
EMBDEN und OPPENHEIMER (1913) den Brenztraubensäurealdehyd nicht für
ein intermediäres Produkt zwischen Glucose und Milchsäure halten, weil er optisch inaktiv ist, zeigt die neuere Arbeit von DAKIN und DUDLEY (1913, 1, 2, 3),
daß er zum mindesten besondere Bedeutung hat. Diese Beobachter finden,
daß es in fast allen Geweben, besonders in der Leber und im Muskel, ein Enzym,
Glyoxalase, gibt, welches mit großer Schnelligkeit auf ,,Glyoxale" verschiedener
Zusammensetzung wirkt und sie in Milchsäureverbindungen umwandelt. Die
Anwesenheit dieses Enzyms läßt fast annehmen, daß auch der Brenztraubensäurealdehyd ein Intermediärstadium zwischen Glucose und Milchsäure bildet;
er würde in unserem Schema gut zwischen den Glycerinaldehyd und die Milch-
säure passen. Der Umstand, daß er kein asymmetrisches Kohlenstoffatom be-
sitzt und daß es deshalb nicht optische Isomere wie bei der Milchsäure und dem
Glycerinaldehyd gibt, ist kein schlagender Einwand gegen die Annahme, daß der
Brenztraubensäurealdehyd eine Intermediärstufe zwischen Milchsäure und Glycerinaldehyd darstellt. DAKIN glaubt vielmehr, daß die Tatsache seiner optischen
Inaktivität der Synthese der Dextrose aus dem Glycerinaldehyd günstig ist.
Nehmen wir z. B. an, es seien beide optischen Isomere der Milchsäure zugleich
anwesend; wenn sie dann zuerst in Brenztraubensäurealdehyd übergehen, kann
sich aus beiden rechtsdrehender Glycerinaldehyd bilden (durch einen passenden
optisch wirksamen Katalysator) und aus diesem Dextrose. In der Tat liefert
*l*-Milchsäure, die natürlich im Tierkörper nicht vorkommende Form, im tierischen
Organismus, im Phloridzindiabetes (DAKIN und DUDLEY, 1913, 2, S. 129)
leicht Glucose. Wir werden später sehen, daß ein optisch aktiver Katalysator
imstande ist, aus optisch inaktiven Stoffen das eine optische Isomere eines optisch
aktiven Produktes im Überschuß zu bilden. Bei der Einwirkung der Glyoxalase auf Brenztraubensäure bildet sich eine Mischung von Rechts- und Linksmilchsäure, aber in ungleichen Mengenverhältnissen. Ein frisches Präparat
gibt Linksmilchsäure im Überschuß. Dasselbe Präparat, nach längerem Stehen,
Rechtsmilchsäure. Die Autoren nehmen daher an, daß es sich bei der Glyoxalase
um zwei Fermente handelt. Die Glyoxalase scheint eine weite Verbreitung zu

haben. Sie ist in der Auster und in der Hefe gefunden worden. Sie fehlt im Pankreas. Der Pankreasextrakt enthält sogar einen Stoff, welcher die Glyoxalasewirkung hemmt (DAKIN und DUDLEY, 1913, 3). Diese Tatsachen sind wegen der engen Beziehungen zwischen dem Pankreas und dem Kohlenhydratstoffwechsel wichtig.

9. *R. Milchsäure in Brenztraubensäurealdehyd.* DAKIN und DUDLEY (1913, 1) zeigten, daß die Milchsäure durch Nitrophenylhydrazin leicht in den Brenztraubensäurealdehyd übergeführt werden kann. Ferner, daß in schwach saurer Lösung sowohl Milchsäure als auch Alanin unter Bildung von Brenztraubensäurealdehyd zersetzt werden:

$$CH_3 \cdot CHOH \cdot COOH \rightarrow CH_3 \cdot CO \cdot CHO + H_2O$$
$$CH_3 \cdot CH \cdot NH_2 \cdot COOH \rightarrow CH_3 \cdot CO \cdot CHO + NH_3 .$$

Bei der Wirkung der Glyoxalase auf Alanin kann also Milchsäure über Brenztraubensäurealdehyd entstehen. Mit Ausnahme der direkten Umwandlung des Brenztraubensäurealdehyds in Alanin sind alle Reaktionen, welche die Verwandlung von Glucose, Brenztraubensäurealdehyd, Milchsäure und Alanin in sich schließen, umkehrbar, die genannten Autoren haben ferner die analoge Synthese von Glykokoll aus Glyoxal erhalten.

*Acetaldehyd.* NEUBAUER (1909) zeigte, daß a-Ketosäuren im Organismus in gewöhnliche um ein Kohlenstoffatom ärmere Fettsäuren verwandelt werden, so daß aus Brenztraubensäure Essigsäure wird. Hierbei muß als Zwischenstufe Acetaldehyd durchlaufen werden.

Nach NEUBERG und KARCZAG (1911) wird Brenztraubensäure durch Hefepreßsaft zu Kohlensäure und zu Acetaldehyd vergoren. MASUDA (1912) fand, daß die Leber, die von alkoholhaltigem Blut durchströmt wird, Aldehyd bildet, und EMBDEN und BALDES (1912), daß auch die umgekehrte Reaktion von Acetaldehyd zu Alkohol stattfindet, selbst bei Anwesenheit von Sauerstoff.

Es ist nicht bewiesen, daß der Äthylalkohol ein Intermediärprodukt bei der Oxydation der Glucose im tierischen Organismus ist, dagegen scheint der Acetaldehyd ein Intermediärprodukt bei der alkoholischen Gärung zu sein, wenn auch kein Intermediärprodukt, das notwendigerweise durchlaufen werden muß. Das Alanin wird durch Hefe unter Bildung von Alkohol, Kohlendioxyd und Ammoniak vergoren und die wahrscheinlichsten Intermediärprodukte scheinen dabei Brenztraubensäure und Acetaldehyd zu sein.

Unter gewissen Bedingungen, wahrscheinlich bei unvollständiger Oxydation, wird Äthylalkohol bei der Destillation verschiedener Gewebe, besonders des Muskels, erhalten. Die Möglichkeit der Resorption von Alkohol aus dem Verdauungstrakt scheint in einigen dieser Experimente ausgeschlossen worden zu sein, aber es scheint nicht leicht zu sein, dies mit absoluter Sicherheit zu tun.

*Acetessigsäure* wird in der Leber aus Brenztraubensäure gebildet (EMBDEN und OPPENHEIMER, 1912). Sie muß durch Aldolkondensation aus Acetaldehyd über $\beta$-Oxybuttersäure gebildet werden.

Der Leser möge sich daran erinnern, daß „Aldolkondensation" einfach die Vereinigung zweier Moleküle eines Aldehyds ist, was z. B. durch Einwirkenlassen starker Salzsäure geschehen kann:

$$CH_3CHO + CH_3CHO = CH_3CH(OH)CH_2CHO .$$

Bei Stoffwechselerkrankungen, welche den Kohlenhydratstoffwechsel betreffen, tritt Acetessigsäure im Harn auf. MASUDA fand 1912, daß Acetessigsäure aus Äthylalkohol über Acetaldehyd in der Leber gebildet werden kann. Es gibt also zwei Verbindungen, aus denen über Acetaldehyd Acetessigsäure gebildet werden kann, die Brenztraubensäure und den Äthylalkohol.

Die Oxydation des Aldehyds zu Kohlendioxyd und Wasser geht wahrscheinlich über die Essigsäure, wie man auf Grund der von NEUBAUER gefundenen Umwandlung der Brenztraubensäure in Essigsäure im Organismus annehmen kann. Das würde also die Hauptreaktion sein; andere würden entweder zur Alkoholbildung oder zur Acetessigsäure führen.

Eine andere Oxydation der Glucose führt zur Glucuronsäure. Dabei wird die endständige Alkoholgruppe in eine Carboxylgruppe umgewandelt. Noch weitere Oxydation würde zur Zuckersäure und zur Oxalsäure führen. Tieren gegebener Campher wird als gepaarte Glykuronsäure ausgeschieden (MUSCULUS und VON MERING, 1875). Daß diese Säure aus der Oxydation von Glucose entsteht, zeigen die Experimente von PAUL MAYER (1902), der fand, daß bei glykogenarmen Hungertieren nach Camphergabe nur sehr wenig Glykuronsäure ausgeschieden wurde, während man bei gleichzeitiger Glucosezufuhr die gewöhnliche Glykuronsäuremenge erhielt. Es ist zweifelhaft, ob, normalerweise, eine weitere Oxydation auf diesem Wege stattfindet, Oxalsäure ist im Organismus fast unverbrennbar (DAKIN, 1912, S. 45). Auf jeden Fall ist diese Art der Oxydation der Glucose nicht die hauptsächliche oder normale.

*Diabetes.* In bestimmten Krankheitszuständen und nach völliger Entfernung des Pankreas werden große Mengen Glucose durch die Nieren ausgeschieden. Eine bemerkenswerte Tatsache ist, daß selbst, wenn alle Kohlenhydratvorräte des Organismus verbraucht sind und keine in der Nahrung zugeführt werden, der Organismus aus Körpereiweiß Glucose bildet. Aus den Experimenten von CATHCART (S. 327) haben wir die Notwendigkeit der Kohlenhydrate für die Synthese des Eiweißes ersehen. Die Verhältnisse im Diabetes beweisen, daß die Zellen unbedingt Kohlenhydrat brauchen. Es ist interessant, festzustellen, daß selbst nach längerem Hungern der Zucker niemals in dem Blut des normalen Tieres fehlt.

Die Experimente von LUSK (1910) haben gezeigt, daß Glykokoll, Alanin und drei der Kohlenstoffatome der Asparagin- und Glutaminsäure im Organismus in Glucose übergehen können, ferner daß 100 Teile Fleisch 58 Teile Glucose geben können. Da die Reaktion zweifellos umkehrbar ist, ergibt sich die Möglichkeit der Bildung verschiedener Aminosäuren aus Glucose. Weiteres über die Frage des Diabetes siehe STARLINGS „Physiologie des Menschen" (1915, S. 800—809).

## Die Funktion des Rohrzuckers bei der Pflanze.

Nach PARKIN (1911) ist die Saccharose der Zucker, welcher sowohl als Reservekohlenhydrat wie als zirkulierender Zucker bei der Pflanze die größte Bedeutung hat. Er entspricht hinsichtlich seiner biologischen Bedeutung als Kohlenhydrat dem, was das Asparagin für den Stickstoffstoffwechsel ist (HORACE F. BROWN, 1906). Die Saccharose hat Eigenschaften, welche sie für solche Zwecke besonders geeignet machen. Sie ist leicht löslich und krystallisiert auch leicht. Sie wird leicht durch Säuren und durch Invertase hydrolysiert. Sie hat keine reduzierenden Eigenschaften, weil die Aldehydgruppe nicht frei ist. Es scheint, daß sie ohne vorhergehende Hydrolyse zu Stärke polymerisiert werden kann, ebenso wahrscheinlich auch zu Cellulose.

## Der Fettstoffwechsel.

Die Fette, die in der Nahrung aufgenommen oder in den Organismen gefunden werden, sind die Tri-Glyceride der höheren Fettsäuren, die manchmal, wie in der Milch, von kleinen Mengen der Glyceride der niedrigeren Fettsäuren der Butter-Capronsäure usw. begleitet sind. Die Säure kann entweder eine gesättigte, wie die Stearinsäure, oder eine nichtgesättigte, wie die Ölsäure, sein, in welcher Kohlenstoffatome durch doppelte Bindungen miteinander verbunden sind („Äthylenbindung").

Die Substanzen, die wir oben (S. 158) als „Lipoide" beschrieben haben, findet man auch in den Geweben. Ihre Funktion bei der Bildung der Zellmembran ist schon besprochen worden.

## Die Bildung des Fettes im Organismus.

1. *Aus Nahrungsfett.* Nahrungsfett, das nicht im Betriebsstoffwechsel oxydiert wird, scheint unverändert in den Geweben abgelagert zu werden. LEBEDEV (1882) fütterte Hunde, die den größeren Teil ihres Fettes durch längeren Hunger verloren hatten, entweder mit einer Nahrung, welche Hammelfett in beträchtlicher Menge enthielt oder mit einer ähnlichen Nahrung, welche Leinsamenöl an Stelle des Hammelfettes enthielt. Nach einigen Wochen stellte es sich heraus, daß das Fett des Hundes, welcher Hammelfett erhalten hatte, bei 50° fest war, während das des mit Öl gefütterten Hundes noch bei 0° flüssig war. Obgleich die Fette im Darmkanal hydrolysiert werden, werden ihre Komponenten in der Darmwand wieder synthetisiert. Im Chylus und im Blut sind sie wieder als Neutralfett vorhanden. Die Rolle, welche die Enzyme in diesem Prozeß spielen, besprechen wir später.

2. *Aus Nahrungskohlenhydrat.* Obgleich die Fettbildung aus Kohlenhydrat aus der landwirtschaftlichen Praxis der Tiermästung klar hervorgeht, fehlte es an exakten Beweisen hierfür bis zu den Experimenten von LAWES und GILBERT (1852, S. 350) an jungen Schweinen, die mit Gerste gefüttert wurden. In diesem wurde gezeigt, daß die angesetzte Fettmenge zu groß war, um aus dem Nahrungseiweiß hergeleitet werden zu können. Der Fettgehalt der Gerste selbst ist sehr klein.

Bis zu der neueren Arbeit von Miß SMEDLEY (1912) war der chemische Mechanismus dieser Umwandlung unbekannt.

Hinsichtlich der Glycerinkomponente zeigen die im vorigen Abschnitt beschriebenen Tatsachen, wie leicht sie aus Glucose entstehen kann.

Bezüglich der Fettsäurekomponente ist das erste, was man beachten muß, daß die Fettsäuren der im Organismus vorkommenden Fette immer eine gerade Anzahl Kohlenstoffatome enthalten. Das kann nicht ohne Grund der Fall sein. Zweitens hat LEATHES gezeigt, daß die Fettbildung aus Kohlenhydrat ein exothermer Prozeß ist. Das könnte zunächst überraschend erscheinen, weil die Verbrennungswärme eines Gramm-Moleküls Fett so viel höher ist als die eines Gramm-Moleküls Glucose. Aber wir müssen uns daran erinnern, daß mehrere Zuckermoleküle erforderlich sind, um ein Molekül einer höheren Fettsäure zu bilden; Stearinsäure enthält z. B. 18 Kohlenstoffatome.

Miß Smedley und Miß Lubrynzka (1913, 1 und 2) haben klar erwiesen daß der Prozeß der Fettsynthese im Organismus in folgender Weise stattfindet. Wir haben gesehen, daß die Brenztraubensäure ein intermediäres Produkt bei der Glucoseverbrennung ist. Außerdem ist die Annahme begründet, daß die Brenztraubensäure durch einen weiteren, wahrscheinlich enzymatischen Prozeß in Acetaldehyd und Kohlendioxyd umgewandelt wird. Dieser Aldehyd kann dann mit einem zweiten Molekül Brenztraubensäure reagieren und eine höhere Ketonsäure bilden, also:

$$CH_3CHO + CH_3CO \cdot COOH = CH_3CH : CH \cdot CO \cdot COOH + H_2O .$$

Den genannten Forschern ist es gelungen, diese Reaktion mit Butyl-Aldehyd und Brenztraubensäure zu erhalten.

Der nächste Zustand ist die Umwandlung der so erhaltenen Ketonsäure in den entsprechenden Aldehyd und Kohlendioxyd, durch einen Prozeß ähnlich dem, durch welchen Acetaldehyd aus Brenztraubensäure entsteht:

$$CH_3 \cdot CH : CH \cdot CO \cdot COOH = CH_3 \cdot CH : CH \cdot CHO + CO_2 .$$

Dieses Aldehyd, das 2 Kohlenstoffatome mehr hat als der Acetaldehyd, verbindet sich wieder mit einem weiteren Molekül Brenztraubensäure und bildet eine Ketonsäure mit einer wiederum längeren Kohlenstoffkette usw. Aus der jeweilig gebildeten ungesättigten Ketonsäure erhalten wir durch Oxydation immer eine ungesättigte Fettsäure mit einem Kohlenstoffatom weniger, also:

$$CH_3 \cdot CH : CH \cdot CO \cdot COOH + O = CH_3 \cdot CH : CH \cdot COOH + CO_2 ,$$

und aus dieser durch Reduktion, die Fettsäure, welche 2 Kohlenstoffatome mehr enthält als das Aldehyd, von welchem wir in diesem besonderen Fall ausgegangen sind. Z. B.:

$$CH_3 \cdot CH : CH \cdot COOH + H_2 = CH_3 \cdot CH_2 \cdot CH_2 \cdot COOH ,$$

das heißt, wir sind, vom Acetaldehyd ausgehend, zur Buttersäure gekommen.

Man kann den Prozeß beliebig oft wiederholen und Fettsäuren mit einer langen Kette von Kohlenstoffatomen erhalten. Man darf aber nicht vergessen, daß verzweigte Kohlenstoffketten auf diese verhältnismäßig einfache Weise nicht entstehen können.

Die umgekehrte Veränderung von Fett in Kohlenhydrat geschieht bekanntlich bei dem Keimen fetthaltiger Samen. Dabei wird Stärke und Cellulose aus Fett gebildet.

Wie Pembrey (1903) gezeigt hat, haben winterschlafende Säugetiere außerordentlich niedrige respiratorische Quotienten, die zwischen 0,3 und 0,4 liegen. Also müssen sauerstoffarme Verbindungen in sauerstoffreiche umgewandelt worden sein, also Fett in Kohlenhydrat. Daß hierbei wirklich Sauerstoff im Tierkörper zurückgehalten wird, ergibt sich aus der Gewichtszunahme. Wenn umgekehrt ein Murmeltier als Vorbereitung für den Winterschlaf das Kohlenhydrat seiner Nahrung in Fett verwandelt, ist der Atmungsquotient hoch.

Was diese rechnerische Größe, der respiratorische Quotient, eigentlich bedeutet, haben wir noch nicht besprochen. Er ist einfach das Verhältnis des Volumens der abgegebenen Kohlensäure zu dem des aufgenommenen Sauerstoffs. Man kann das Kohlenhydrat als aus Kohlenstoff plus Wasser bestehend ansehen. Wenn daher nur Kohlenhydrat im Organismus oxydiert wurde, würde der gesamte aufgenommene Sauerstoff sich mit Kohlenstoff verbinden, der respiratorische Quotient wäre in diesem Falle gleich eins. Wenn dagegen Fett verbrannt wird, muß Sauerstoff nicht nur zur Verbrennung von Kohlenstoff, sondern auch zur Verbrennung von Wasserstoff aufgenommen werden, was ein Blick auf die Formel des Palmitins zeigt.

Daher entsteht weniger Kohlensäure, als dem Volum des aufgenommenen Sauerstoffs entspricht, der respiratorische Quotient ist kleiner als eins. Aus dem respiratorischen Quotienten sind daher Rückschlüsse auf die Art des verbrannten Materials möglich.

3. *Fettbildung aus Nahrungseiweiß.* Wir haben gesehen, daß bei der Desamidierung von Aminosäuren im Organismus Brenztraubensäure aus Alanin gebildet werden kann, welche wir soeben als Grundstoff für die Synthese höherer Fettsäuren kennen gelernt haben. Trotzdem führen sehr hohe Eiweißgaben nicht zur Ablagerung von Fett im Organismus. Sie steigern lediglich vielmehr den Stickstoff- und den allgemeinen Stoffwechsel.

Bei manchen Vergiftungen sieht es so aus, als fände eine rasche Umwandlung des Protoplasmas, besonders in der Leber, in Fett statt. Die genauere Untersuchung hat aber ergeben, daß hierbei keine Zunahme des gesamten Fettes des Körpers erfolgt, das Fett wandert vielmehr aus anderen Teilen des Organismus in die Leber ein. Außerdem verändert sich die Aggregation der Plasmalipoide, die sich — vorher nicht direkt sichtbar — zu größeren Partikeln oder zu Tröpfchen zusammenballen, die man leicht unter dem Mikroskop sieht (M'CLENDON, 1915).

Eine Fettbildung aus Eiweiß findet bei der Entwicklung von Eiern statt.

Daß das Fett eine Energiequelle für den Muskel sein kann, ergibt sich aus dem respiratorischen Quotienten. Wir haben gesehen, daß dieser Wert bei der Fettverbrennung sinkt. Wenn Muskelarbeit bei einer Nahrung ausgeführt wird, die fast ganz aus Kohlenhydrat besteht, ist der Atmungsquotient 0,9; wenn ausschließlich Fett genommen wird, sinkt er auf 0,72. Das zeigt, daß in letzterem Falle eine Substanz, die oxydierbaren Wasserstoff und Kohlenstoff enthält, d. h. Fett, verbraucht wird.

Die chemischen Prozesse, die bei der Nutzbarmachung des Fettes stattfinden, sind nicht sicher bekannt. Aber es ist ganz und gar wahrscheinlich, daß der oben beschriebene Prozeß der Synthese aus niederen Fettsäuren auch in umgekehrter Richtung geht, die niederen Fettsäuren werden dann leicht verbrannt. Es gibt auch einen direkten Beweis für den Zerfall der Fette zu Acet-Essigsäure und $\beta$-Oxybuttersäure sowie zu Aceton bei Diabetikern. Sie können bei einer nur aus Fett und Eiweiß bestehenden Nahrung auftreten. Beim normalen Organismus hat es sich herausgestellt, daß eine ausschließliche Fettnahrung, die man einige Zeit fortsetzt, große Mengen dieser unvollständig verbrannten Produkte entstehen läßt.

## Brenztraubensäure.

Wir haben gesehen, wie häufig diese Verbindung eine wichtige Rolle bei den Stoffwechselprozessen spielt. Wegen ihrer Wichtigkeit seien die verschiedenen Prozesse noch einmal zusammengefaßt. Brenztraubensäure kann durch eine umkehrbare Reaktion in Alanin umgewandelt werden. Die Brenztraubensäure wird als Zwischenstufe bei der Zuckerverbrennung durchlaufen, also können alle in dem Schema auf S. 332 vorkommenden Stoffe aus ihr entstehen. Miß SMEDLEYS Arbeit hat ferner gezeigt, daß höhere Fettsäuren aus Brenztraubensäure als Ausgangsmaterial synthetisiert werden können. Es führen daher von der Brenztraubensäure Wege zum Eiweiß, zum Kohlenhydrat und zum Fett.

Wir sahen oben, daß die lebende Zelle von Aspergillus imstande ist, mehrere verschiedene Aminosäuren aus Nitraten zu bilden. Es wurde auch darauf hingewiesen, daß, wenn die passenden α-Keton- oder Hydroxylsäuren verfügbar waren, die entsprechenden Aminosäuren von der Leber gebildet werden konnten. Es kommen aber natürlich nur zwei solche Säuren im Organismus vor, die Brenztraubensäure und die Milchsäure, aus denen direkt nur Alanin gebildet werden kann. Miß SMEDLEYS Arbeit hat aber gezeigt, wie aus der Brenztraubensäure eine ungesättigte um zwei Kohlenstoffatome reichere α-Ketonsäure gebildet werden kann. Aus dieser kann durch Anlagerung von Wasserstoff die gesättigte Ketonsäure und daher die Aminosäure gebildet werden. Aber dieser Prozeß hat seine Grenzen, da er uns nur eine gerade Kette von Kohlenstoffatomen gibt, während z. B. das Leucin eine verzweigte Kohlenstoffkette hat. Siehe auch RINGER und LUSKS Resultate, S. 309 oben.

## Die Untersuchung intermediärer Stoffwechselprozesse.

Die Resultate der Versuche, die intermediären Stoffwechselprodukte der Eiweißstoffe, Fette oder Kohlenhydrate zu fassen, beruhen zum großen Teile entweder auf Experimenten an künstlich durchströmten Organen oder auf Versuchen mit Gewebsextrakten in vitro. Manche Forscher sind nun der Ansicht, daß aus solchen Versuchen sichere Schlüsse auf die Prozesse im ganzen Organismus nicht möglich sind.

Mir scheint eine solche Kritik nicht gerechtfertigt zu sein. Die Untersuchung aller Einnahmen und Ausgaben des Organismus, so wertvoll sie für gewisse Zwecke ist, gibt über die chemischen Reaktionen, durch welche die einen in die andern verwandelt werden, keine Aufklärung. Der Organismus ist oft mit einer Stadt verglichen worden, in der die verschiedenen Einzelindividuen die verschiedensten Berufe ausüben. Wenn wir sehen, daß eine große Menge Milch in die Stadt geht und daß eine entsprechende Menge Käse herauskommt, schließen wir, daß die Milch verbraucht wurde, um den Käse herzustellen, aber wir erfahren nichts über die angewandte Methode. Noch weniger erfährt man durch solche Methoden über die geistigen Tätigkeiten, wie die des Dichters oder Musikers. HOPKINS hat den Vergleich mit einem Taschenspieler gezogen, der einen Laib Brot in einen Hut legt und ein Kaninchen herausnimmt. Was wir zu kennen wünschen, sind die dazwischenliegenden Zustände zwischen dem Laib Brot und dem Kaninchen.

Wenn wir die Frage von einem anderen Gesichtspunkt aus betrachten und z. B. die Oxydation von Glucose nehmen, ist es sicher zulässig, zu untersuchen, welches die möglichen chemischen Veränderungen sind, die stattfinden können. Nun mögen gewisse mögliche Reaktionen durch Gewebsextrakt hervorgebracht werden, andere chemisch ebenfalls mögliche aber nicht. Wenn dies der Fall ist, so darf man, meiner Meinung nach, annehmen, daß die erstere Art es ist, in welcher der Organismus arbeitet, zum mindesten bis zum Beweise des Gegenteils.

Was nun die Durchströmungsexperimente anlangt, wenn man dem Blut Brenztraubensäure zusetzt, es durch die Leber leitet und im austretenden Blut Alanin findet, kann man nicht bestreiten, daß sich auch im ganzen Organis-

mus Alanin im Blut der Vena hepatica findet, wenn im Pfortaderblut Brenztraubensäure vorhanden gewesen ist. Wenn man einwendet, das Alanin könne
aus der Substanz der Zellen selbst herstammen, kann man darauf hinweisen,
daß wenn statt der Brenztraubensäure $\alpha$-Ketobuttersäure durch die Leber
geschickt wird, sich die $a$-Aminobuttersäure bildet. Es erscheint außerordentlich
unwahrscheinlich, daß die Durchlässigkeit der Zellen durch homologe Keto-
säuren in solcher Weise beeinflußt werden sollte, daß jedesmal die korrespondierende Aminosäure, und zwar diese allein, aus der Zelle ausgewaschen wird.

Da die besprochenen Reaktionen umkehrbar sind, z. B. die zwischen Milchsäure und Glucose, ist es kaum glaubhaft, daß Milchsäure aus den Zellen Glucose
und Glucose Milchsäure aus ihnen auswaschen sollte.

## Die Speicherungsprozesse.

Der Organismus ist imstande, in einer oder der anderen Form die Hauptklassen von Nahrungsstoffen, wenn auch in verschiedenem Grade, aufzuspeichern.

*Kohlenhydrate.* Diese werden, hauptsächlich in der Form von Glykogen,
in der Leber und im Muskelgewebe gespeichert. Das Glykogen liegt sozusagen
als Bodenkörper in der Zelle und kommt so nicht in die Gefahr, an unerwünschten
Reaktionen teilzunehmen. Wenn andererseits lösliches Kohlenhydrat erforderlich ist, wird das Glykogen durch ein Ferment, die Amylase, in Maltose und
Glykose umgewandelt. Bei der Pflanze ist die Stärke die gewöhnlichste Form des
aufgespeicherten Kohlenhydrats. Häufig kommt hier aber auch Rohrzucker
vor. Der Tierkörper scheint die Fähigkeit krystalloide Kohlenhydrate zu speichern,
entweder gar nicht oder nur in ganz geringem Maße zu besitzen.

Fett wird praktisch in allen Zellen in größerer oder kleinerer Menge, oft
auch in der Form von Lecithin oder verwandten Substanzen aufgespeichert.
Der Hauptvorrat des Neutralfettes liegt im subcutanen Bindegewebe. Bei der
Pflanze finden sich Neutralfette in einigen Früchten und in größerer Menge
überhaupt nur in Früchten.

*Proteine.* Es ist unmöglich, eine besondere Form zu nennen, in welcher
Stickstoff aufgespeichert wird. Das Protoplasma kann im allgemeinen zunehmen.
Wir sahen ferner, daß im Hunger die weniger wichtigen Gewebe Aminosäuren für
den Stoffwechsel der vitaleren Organe dank der Anwesenheit autolytischer Enzyme
abgeben. Ob eine spezielle Form des Eiweißes besonders gut aufspeicherbar
ist, das ist bis heute zweifelhaft, obgleich einige Forscher Beweise für das Vorhandensein eines solchen Stoffes zu haben glauben (siehe CATHCARTS Monographie,
1912, S. 58 und 79).

BERG (1914) und BERG und CAHN-BRONNER (1914) haben die Anwesenheit von Eiweiß-
partikeln (Granula nicht Protoplasma) in den Leberzellen von Tieren nach reichlicher Nahrungszufuhr beschrieben. Diese fanden sich besonders nach der Ernährung mit Aminosäuren.
Sie werden als gespeicherte, stickstoffhaltige Substanz angesehen.

NOEL PATON (1910) hat bei Hungertieren nach vorheriger abundanter Eiweißzufuhr die Kreatinausscheidung mit der Gesamtstickstoffausscheidung verglichen. Er fand so, daß das im Hunger eingeschmolzene Eiweiß zunächst zum
größten Teile kein Muskeleiweiß ist. Der Wert dieses Nachweises hängt natürlich davon ab, daß der Prozentgehalt des Muskels an Kreatin eine wirklich
konstante Größe ist.

Andere Forscher glauben, daß Stickstoff in einer Form gespeichert werden kann, welche eine einfachere Beschaffenheit hat als das Eiweiß. Diese Unterscheidung zwischen Eiweiß- und „Extraktiv"-Stickstoff führt zugleich zu der Annahme, daß der gespeicherte Stickstoff keinem Riesenprotoplasma- oder „Biogen"-Molekül im chemischen Sinne angehört.

Oben wurde bereits der Befund von van Slyke und Mayer erwähnt, daß in das Blut eingeführte Aminosäuren schnell wieder aus ihm verschwinden. In einer weiteren Schrift (1913, 1) zeigen van Slyke und Mayer, daß diese Stoffe von den Geweben in einer solchen Form aufgenommen werden, daß sie leicht wieder, selbst durch kaltes Wasser, ausgewaschen werden können. Es gibt außerdem ein bestimmtes Gleichgewicht, so daß das Blut, selbst beim Hungertier, nach 3—8 mg pro 100 ccm enthält. Dies weist darauf hin, daß es sich um einen Adsorptionsprozeß handelt. Die andere Hypothese, die nach diesen Autoren in Frage kommt, daß nämlich Verbindungen von Neutralsalzen und Aminosäuren entstehen, ähnlich den von Pfeiffer und Modelski dargestellten, ist unwahrscheinlich, da ich nachgewiesen habe, daß die Existenz solcher Ver- bindungen unbewiesen ist. (Mitteilung an die Biochem. Gesellschaft, noch nicht veröffentlicht.)

Hier ein Wort über die Versuche von Grafe und Schläpfer (1912), auf die bereits hingewiesen ist. In diesen Versuchen wurde den Tieren als einzige Stickstoffquelle Ammoniaksalz in der Nahrung gegeben. Dabei nahm die Stick- stoffausscheidung ab. Daraus scheint zu folgen, daß aus Kohlenhydraten und Ammoniak Eiweiß synthetisiert werden kann. Wir haben ja auch gesehen, daß im Organismus aus Ammoniak und Brenztraubensäure Alanin entstehen kann. Für die anderen nötigen Aminosäuren fehlt aber ein solcher Beweis. Wenn man annehmen will, daß die betreffenden $\alpha$-Ketosäuren aus Kohlenhydraten ent- stehen, so dürfte die Stickstoffretention bei Zufuhr von Ammoniaksalzen nur bei gleichzeitiger reichlicher Kohlenhydratzufuhr zur Beobachtung kommen. Taylor und Ringer (1913) haben hierüber Versuche angestellt. Sie stellten fest, daß selbst bei Abwesenheit von Kohlenhydrat in der Nahrung, Stickstoff aus Am- moniak zurückgehalten wurde, und sie sind der Ansicht, daß diese Erscheinung am besten als Umkehrung des Desaminierungsprozesses aufgefaßt wird. Wenn diese Reaktion ein Oxydationsprozeß ist, kann sie folgendermaßen dargestellt werden:

$$K = \frac{(\text{Ketonsäure}) \cdot (\text{NH}_3)}{(\text{Aminosäure}) \cdot (\text{Sauerstoff})},$$

wobei $K$ die Gleichgewichtskonstante ist und die eingeklammerten Faktoren die Konzentrationen der vier Komponenten des Systems sind. Zunahme von Ammoniak führt zur Abnahme der Ketonsäure, und diese wiederum schließt eine Zunahme der Aminosäuren in sich, die vom Organismus verwendet werden können. Auf diese Weise erhaltenes Alanin, z. B. kann für die gleichen Zwecke gebraucht werden wie Alanin, das aus hydrolysiertem Eiweiß stammt, so daß letzteres vor dem Zerfall bewahrt bleibt.

Diese Ansicht wird durch die späteren Experimente von Grafe (1913) unterstützt, in welchen gezeigt wird, daß es auch bei Zufuhr von Harnstoff in der Nahrung zur Stick- stoffretention kommt. Man braucht nur anzunehmen, daß die Reaktion, durch welche Ammoniak in Harnstoff verwandelt wird, umkehrbar ist, um zu sehen, daß ein Harnstoff- überschuß zur Zunahme des Ammoniaks führt. Es resultiert dann dasselbe, als wenn Am- moniak selbst gegeben würde. Die Tatsache, daß die subcutane Zufuhr von Ammoniaksalzen oder Harnstoff nicht zur Stickstoffretention sondern zur vollständigen Eliminierung durch die Nieren führt, läßt annehmen, daß die Konzentration, in welcher der Ammoniakstickstoff bei dieser Zuführungsart zu den Geweben gelangt, in welchen die Desaminierung stattfindet, zu klein ist, um eine merkliche Massenwirkung zu ergeben.

## Die optische Aktivität.

Es ist allgemein bekannt, daß Verbindungen, welche ein oder mehr Kohlenstoffatome enthalten, bei denen alle vier Bindungen durch lauter verschiedene Atome oder Radikale besetzt sind, wegen der dadurch entstehenden Asymmetrie die Ebene des polarisierten Lichtes drehen.

Die Theorie des asymmetrischen Kohlenstoffatoms ist durch LE BEL (1874) und VAN 'T HOFF (1874) gegeben worden. Als ein Beispiel wollen wir die Milchsäure betrachten:

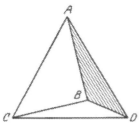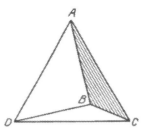

Abb. 53. Schema des asymmetrischen Kohlenstoffatoms. *A*, *B*, *C*, *D* stellen verschiedene Gruppen dar, die an den 4 Winkeln eines Tetraeders befestigt sind, welcher ein Kohlenstoffatom darstellt. Die beiden Abbildungen sind Spiegelbilder voneinander und können nicht zur Deckung gebracht werden. (VAN T'HOFF 1901, 11, S. 97.)

$$CH_3$$
$$|$$
$$H-C-OH$$
$$|$$
$$COOH.$$

Wir sehen, daß das mittlere Kohlenstoffatom mit vier verschiedenen Gruppen verbunden ist. Dementsprechend ist die Milchsäure optisch aktiv.

Da eine große Anzahl der Verbindungen von physiologischem Interesse optisch aktiv sind, so können diese, durch Ermittlung des Winkels, um den sie die Ebene des polarisierten Lichtes drehen, quantitativ bestimmt werden. Das hierzu verwandte Instrument heißt „Polarimeter", Einzelheiten über seinen Bau findet man in FINDLAYS Buch (1906).

Die Milchsäure, welche sich im Muskel bildet, dreht die Ebene des polarisierten Lichtes nach rechts; sie wird deshalb Dextro- oder *d*-Milchsäure genannt. Wenn aber Rohrzucker durch gewisse Bakterien vergoren wird, so erhält man eine Milchsäure, welche links dreht und daher Laevo- oder *l*-Milchsäure heißt. Es ist klar, daß eine Mischung der beiden in gewissen Verhältnissen gleichmäßig nach beiden Richtungen drehen muß und daher optisch inaktiv zu sein scheint. Eine solche Mischung heißt inaktive oder *dl*-Milchsäure.

Wir müssen uns jetzt daran erinnern, daß die auf Papier gezeichneten Schemata zur Darstellung der chemischen Struktur in einer Ebene liegen, während die Verbindungen sich im dreidimensionalen Raum befinden. Um daher die Beziehung dieser „optischen Isomeren", wie sie heißen, weil ihre chemische Zusammensetzung genau die gleiche ist, zu verstehen, müssen wir uns bemühen, sie im Raum darzustellen. Die einfachste Art hierfür besteht darin, die vier Gruppen an die Ecken eines Tetraeders zu setzen, wie dies für die Milchsäure perspektivisch in Abb. 53 dargestellt ist. Man erkennt dann, daß es unmöglich ist, diese Körper zur Deckung zu bringen, sie zusammenfallen zu lassen. Der eine ist nämlich das Spiegelbild des anderen.

Da es aber unbequem ist, diese perspektivischen Figuren anzuwenden, ist es üblich, sie durch ihre Projektionen auf eine ebene Fläche folgendermaßen darzustellen:

$$\begin{array}{ccc} & CH_3 & \\ & | & \\ OH- & C & -H \\ & | & \\ & COOH & \end{array} \qquad\qquad \begin{array}{ccc} & CH_3 & \\ & | & \\ H- & C & -OH \\ & | & \\ & COOH. & \end{array}$$

So geschriebene Formeln sind, solange sie nicht aus der Ebene des Papiers herausgehoben werden, ebenfalls nicht zur Deckung zu bringen. Diese Art optisch aktive Verbindungen darzustellen, ist nur ein Notbehelf, um die Schwierigkeit mit stereometrischen Körpern hantieren zu müssen, zu umgehen.

Die wirkliche Existenz einer solchen Asymmetrie, daß nämlich eines der Isomeren das Spiegelbild des anderen ist, kann vielleicht durch die Abb. 54 deutlicher gemacht werden, welche Krystalle der *d*- und *l*-Form des sauren Ammonsalzes der Äpfelsäure darstellt. Diese müßten die gleiche Form haben, man kann sie aber nicht zur Deckung bringen, weil sie Spiegelbilder voneinander sind. Solche hemiedischen Krystalle nennt man auch „enantiomorph".

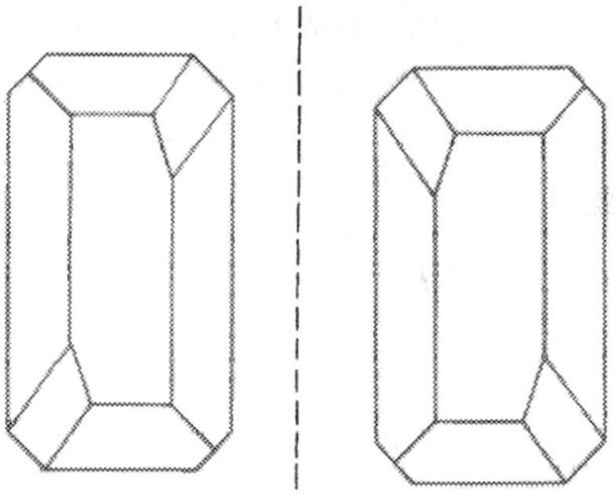

Abb. 54. Krystalle der beiden optischen Isomeren von apfelsaurem Ammonium. Obwohl die geometrische Form dieselbe ist, können sie nicht zur Koinzidenz gebracht werden.

Optische Isomeren werden auch als „optische Antipoden" bezeichnet. Sprachlich falsch ist es aber, von einem Antipoden im Singular zu sprechen, als wenn das Wort „die Antipoden" der Plural eines deutschen Wortes „der Antipode" wäre.

Wenn zwei asymmetrische Kohlenstoffatome, wie in der Weinsteinsäure, vorhanden sind, ist die Möglichkeit einer neuen Mannigfaltigkeit gegeben; nämlich zunächst:

$$\begin{array}{ccc} & COOH & \\ & | & \\ H- & C & -OH \\ & | & \\ OH- & C & -H \\ & | & \\ & COOH & \end{array} \qquad\qquad \begin{array}{ccc} & COOH & \\ & | & \\ OH- & C & -H \\ & | & \\ H- & C & -OH \\ & | & \\ & COOH & \end{array}$$

$d$-Weinsteinsäure. $\qquad\qquad l$-Weinsteinsäure.

Eine Mischung beider Formen findet sich in der Weintraube, sie wird Traubensäure genannt. Aber es gibt noch eine andere Möglichkeit zu einer optisch inaktiven Säure zu gelangen, wenn nämlich die in obigen Figuren dargestellte Asymmetrie sich in einem einzigen Molekül ausgleicht:

$$\begin{array}{ccc} & COOH & \\ & | & \\ H- & C & -OH \\ & | & \\ H- & C & -OH \\ & | & \\ & COOH, & \end{array}$$

das ist die Mesoweinsäure, die in einem Molekül ausgeglichene Weinsteinsäure.

Es gibt eine andere Klasse optischer Isomere, die man nicht mit denen verwechseln darf, welche wirkliche Spiegelbilder voneinander sind. Z. B. sind es
in den *a*- und *β*-Glucosiden der *d*-Glucose nur die endständigen Aldehydgruppen,
welche Spiegelbilder voneinander sind; die anderen Teile der Moleküle sind identisch. Solche Isomere haben verschiedene Eigenschaften, sie können durch ihr
verschiedenes Verhalten gegenüber Lösungsmitteln voneinander getrennt werden.
Die Rotationskraft des einen ist auch nicht gleich und entgegengesetzt der des
anderen. Das wirkliche Spiegelbild eines *a*-Methyl-*d*-Glucosids ist *a*-Methyl-
*l*-Glucosid. Diese haben die gleichen numerischen Werte für die optische Drehung,
aber mit entgegengesetztem Vorzeichen. Sie haben den gleichen Schmelzpunkt,
die gleiche Löslichkeit und die gleiche äußere Form der Krystalle, wie FISCHER
gezeigt hat (1909, S. 741—742). Folgende Formeln werden diese Beziehungen
deutlich machen:

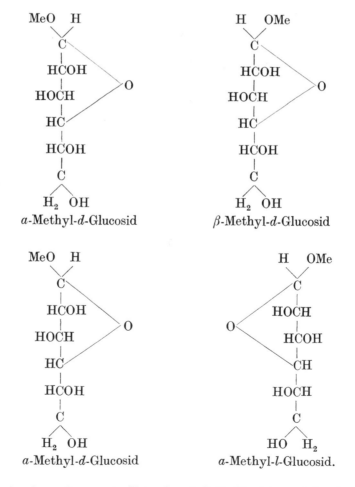

a-Methyl-*d*-Glucosid            β-Methyl-*d*-Glucosid

a-Methyl-*d*-Glucosid            a-Methyl-*l*-Glucosid.

Es ist eine bemerkenswerte Tatsache, daß die Strukturen lebender Organismen nur aus der einen Reihe der optischen Isomeren zusammengesetzt sind,

wenn beide vorkommen können. Die Aminosäuren gehören alle zu der *l*-Reihe, die Stärke und der Zucker zu der *d*-Reihe usw. Nicht nur dabei, sondern auch beim Verbrauch der Nahrungsstoffe für Energiezwecke wird die Reihe der gleichen Drehungsrichtung bevorzugt.

Man hat auf diese Tatsache etwas zu viel Wert gelegt, weil man, bei rein chemischen Vorgängen im Gegensatz zu den biochemischen Prozessen, stets zu optisch inaktiven Gemischen der beiden optischen Isomeren kommt. Die üblichen Methoden zur Trennung der beiden optischen Isomeren benutzen zwar immer irgendwie biochemische Faktoren. Aber man vergißt meist bei der Erörterung dieser Frage einige wichtige Tatsachen, die hier folgen mögen.

1. Wenn ein optisch aktiver Stoff durch die Einwirkung eines optisch unwirksamen Katalysators, etwa der Salzsäure, synthetisiert wird, bildet sich eine Mischung beider Isomeren. Wenn aber der Katalysator selbst optisch aktiv ist, bildet sich nur das e i n e Isomere oder es ist wenigstens in starkem Überschuß vorhanden.

Zum Beispiel entstehen aus Glucose und Methylalkohol durch die Einwirkung von Salzsäure die beiden optisch isomeren *a*- und *β*-Methyl-Glucoside. Wenn für die Synthese das Enzym, Emulsin, benutzt wird, bildet sich das *β*-Glucosid, ein anderes Enzym, die Maltose, bildet das *a*-Glucosid. Am besten wäre es, wenn der Leser die Arbeit von FAJANS (1910) über die asymmetrische Katalyse zu Rate zöge, welche sowohl die asymmetrische Katalyse durch Enzyme als auch durch andere optisch wirksame Substanzen behandelt. Natürlich kann man sagen, daß alle optisch aktiven Katalysatoren ursprünglich durch vitale Prozesse erzeugt wurden, aber hier ist der springende Punkt, daß eine chemische, nicht wirklich lebende Substanz imstande ist, neue, optisch aktive Stoffe zu bilden, vorausgesetzt, daß sie selbst optisch aktiv ist.

Ferner ist ERLENMEYERS Arbeit (1914) wichtig. Durch die Wirkung von *d*-Weinsteinsäure auf Benzaldehyd in alkoholischer Lösung erhielt man ein Laevo-Benzaldehyd. Andere Arbeiten desselben Verfassers findet man in der Biochemischen Zeitschrift (Bd. 64).

2. Wenn die Organismen auch das eine Isomere vorziehen, so haben sie doch die Fähigkeit, auch das andere zu verbrauchen. In dem klassischen Experiment von PASTEUR (1858) der Trennung der beiden Weinsteinsäuren durch die Lebenstätigkeit der Schimmelpilze wird die *d*-Säure zuerst verbraucht, so daß die *l*-Säure aus der Kultur dargestellt werden kann, wenn die *d*-Säure verbraucht ist. Wenn man das Experiment dann aber weitergehen ließ, begann die Drehung wieder abzunehmen, da jetzt auch die *l*-Säure verbraucht wurde. Das wird manchmal vergessen. Ähnliche Fälle sind auch bei der Verwertung der Aminosäuren durch höhere Pilze beschrieben.

Diese und andere Fälle habe ich in meiner Monographie über „Die Enzymwirkung" (1919, 1, S. 137) beschrieben. Es sei hier noch erwähnt, daß die Fähigkeit, beide Isomere zu verwerten, nicht auf Pilze beschränkt ist. PARNAS (1911) hat gezeigt, daß das Kaninchen *l*-Milchsäure verwerten kann, wenn die optisch inaktive Mischung der *r*- und *l*-Säure verfüttert wird, obgleich die *l*-Säure, wenn allein verfüttert, giftig ist und ausgeschieden wird.

3. Es entsteht die weitere Frage, ob in diesen Fällen das „körperfremde" Isomere nur als Brennmaterial dient oder auch als Gewebsbaustein dienen kann. Wenn das letztere geschieht, muß es vorher irgendwie in das entgegengesetzte Isomere verwandelt werden. Das kommt in der Tat vor. Wenn man *l*-Leucin mit Barytwasser auf 180° erwärmt, wird es in *dl*-Leucin verwandelt oder in die „Racemform". Das heißt, die Hälfte der *l*-Form wird in die *d*-Form verwandelt. Wie wir im nächsten Kapitel sehen werden, sind die Enzyme der Organismen sehr viel wirksamere Katalysatoren als Alkalien oder Säuren.

4. Wenn wir künstlich im Laboratorium eine optisch inaktive Mischung erzeugen, liegt das nicht daran, daß die rein chemische Reaktion unfähig wäre, das im Organismus allein vorkommende Isomere zu bilden, sondern daran, daß bei der rein chemischen Wirkung immer beide Antipoden gleichzeitig entstehen.

5. Es läßt sich ferner nachweisen, daß ein Enzym, das scheinbar nur auf das eine optische Isomere abgestimmt erscheint, auch gegenüber dem anderen nicht völlig unwirksam ist. Dabei gibt es zahlreiche Stufen verschiedener Wirkungsfähigkeit (siehe die Schrift von Fajans, 1910, und die Monographie von mir selbst, 1919, 1, S. 137).

6. Es ist wahrscheinlich, daß man optisch aktive Produkte erhalten kann, wenn man eine Reaktion unter dem Einfluß einer asymmetrischen äußeren Kraft, z. B. eine photo-chemische Reaktion durch polarisiertes Licht vor sich gehen läßt; bisher haben aber solche Versuche noch keinen Erfolg gehabt.

Es ist nicht leicht, zu sehen, worin der Vorteil dieser zweifellosen Bevorzugung eines besonderen optischen Isomeren für den Organismus besteht. Wir müssen uns daran erinnern, daß die Annahme einer Existenz von stereometrisch asymmetrischen Kohlenstoffatomen unvermeidbar ist. Die Enzyme, welche auf derartige Verbindungen einwirken, sind wahrscheinlich auch selbst optisch aktiv, und die Wirkungsgeschwindigkeit auf die eine Art des optischen Isomers ist zweifellos größer als auf die entgegengesetzte. Eine gewisse Sparsamkeit in der Anzahl der nötigen Enzyme wird erreicht, wenn man sie auf die beschränkt, welche nur für eine Art optischer Isomeren erforderlich sind, aber man kann kaum annehmen, daß dies viel zu bedeuten hat, und es würde tatsächlich scheinen, daß dabei mehr verloren als gewonnen wird. Es scheint nicht sehr schwer zu sein, ein Enzym, das auf das eine Isomere wirkt, durch das zu ersetzen, das das andere angreift. Currie (1911) stellte fest, daß von verschiedenen Reinkulturen des Bacillus bulgaricus (der kräftige Bulgarische Milchsäureerzeuger), die man aus verschiedenen Quellen erhielt, einige nur d-Milchsäure, andere eine Mischung von d- und l-Formen und eine Kultur nur l-Milchsäure erzeugte.

Wir müssen annehmen, daß die äußeren Kräfte, unter denen die asymmetrischen Kohlenstoffverbindungen, die die Basis des lebenden Protoplasmas bilden, erzeugt wurden, selbst auf irgendeine Art asymmetrisch waren. Zu jener geologischen Periode kann die Synthese das Streben in einer Richtung erhalten haben, an der natürlich festgehalten wurde, je komplizierter die Verbindungen wurden, die in den Organismen entstanden.

Nach dieser Ansicht ist die Bevorzugung eines Isomeren gegenüber dem anderen gleichsam eine Zufallssache, je nachdem, was zunächst durch die besondere Richtung der asymmetrischen Kraft erzeugt wird.

In einer neueren Arbeit von Emil Erlenmeyer (1913) wird gezeigt, daß man die beiden Komponenten einer Racemform auch ohne Zuhilfenahme von optisch aktiven Agenzien trennen kann.

Da die Eigenschaften der Isomere nur von der relativen Lage und Entfernung einzelner Atomgruppen im Molekül abhängen, müssen Moleküle, welche Spiegelbilder voneinander sind, in allen jenen Verhältnissen identisch sein, welche von molekularen Dimensionen und Anziehungen abhängen. Sie unterscheiden sich daher nur in der Krystallform, ihrem Verhalten gegen polarisiertes

Licht oder gegen andere asymmetrische Kräfte oder Substanzen, z. B. solche in lebenden Organismen.

Hierauf haben PASTEUR und VAN 'T HOFF (1901, 2. Heft, S. 98) hingewiesen. Isomere, deren atomare Struktur verschieden ist und die nicht Spiegelbilder voneinander sind, haben natürlich auch verschiedene chemische und physikalische Eigenschaften.

Wenn also das Salz einer $d$-Säure und einer $d$-Base mit dem Salz der gleichen Säure mit einer $l$-Base verglichen wird, sind die beiden Salze weder von gleicher Struktur noch sind sie Spiegelbilder, so daß sie chemisch und physikalisch trennbar sind. Das ist ein sehr gebräuchliches Mittel, um Racemformen aufzulösen. Man läßt die Racemform mit einer optisch aktiven Base oder Säure Salze bilden, das Salz des einen Isomeren hat dann eine andere Löslichkeit als das zweite, so daß sie durch fraktionierte Krystallisation getrennt werden können. Die Milchsäuren z. B. kann man durch Verbindung mit der optisch aktiven Base, Brucin, isolieren. In ähnlicher Weise sind, wie oben gezeigt, die beiden isomeren Formen der Glucoside nicht Spiegelbilder und können durch Krystallisation usw. getrennt werden.

Wenn aber diese Betrachtungen unveränderlich und unbedingt wahr wären, wäre es für immer unmöglich, die Komponenten einer Racemform ohne Zuhilfenahme einer anderen optisch aktiven Verbindung zu trennen. Solange ferner der Versuch, asymmetrische Verbindungen durch die Wirkung asymmetrischer äußerer Kräfte, wie des polarisierten Lichtes, zu erzeugen, nicht mehr Erfolg als bisher hat, sind wir anscheinend gezwungen, die Wirkung unbekannter, übernatürlicher Kräfte bei dem Ursprung des Lebens anzunehmen.

EMIL ERLENMEYER (1913, S. 442) legt nun dar, daß VAN 'T HOFF selbst auf die Möglichkeit einer anderen Form von Isomerie hinweist, die man eine relative nennen kann. Wenn sich zwei Kohlenstoffatome miteinander verbinden, haben wir sechs freie Affinitäten, und wenn diese durch sechs verschiedene einwertige Gruppen gesättigt sind, sind zwölf verschiedene Anordnungen möglich. Aber acht davon stammen aus den vier anderen durch bloße Rotation ohne Veränderung der Verbindung. Die vier verschiedenen zeige ich in dem Schema unten, wo die beiden Kohlenstoffatome durch Scheiben dargestellt werden, die auf der einen Seite weiß, auf der anderen schwarz sein sollen, und die Buchstaben $A$, $B$, $C$, $D$, $E$, $F$ bedeuten sechs verschiedene chemische Gruppen.

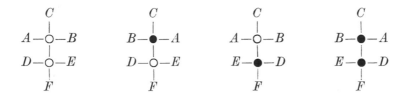

Man erkennt, daß man annimmt, daß das eine oder das andere Kohlenstoffatom sich um die Längsachse um 180° dreht. Siehe ferner die Beschreibung von VAN 'T HOFF (1901, 2. Heft, S. 110).

Inwieweit die Existenz aller dieser Isomeren in einem bestimmten Fall nachweisbar ist, ist Sache des Experiments. Um die optische Drehung der vier verschiedenen Stoffe besser zu verstehen, wollen wir die Wirkung des einen Kohlenstoffatoms $A$, die des anderen $B$ nennen. Dann erhalten nur die vier folgenden Resultate:

$$+A + B, \quad -A + B, \quad +A - B, \quad -A - B.$$

Es ist anzunehmen, daß von diesen relativen Isomeren eines am stabilsten ist und daß die verschiedenen relativen Lagen der verschiedenen Gruppen verschiedene Eigenschaften nach sich ziehen. Wir können für $A$ und $B$ zur Veranschaulichung Milchsäure und Brucin nehmen. Wir erhalten dann $d$-Brucin-$d$-Lactat, $d$-Brucin-$l$-Lactat, $l$-Brucin-$d$-Lactat, und $l$-Brucin-$l$-Lactat.

Das ist wichtig für die Verschiedenheit der Prozesse im lebenden Organismus. Die Existenz einer größeren Anzahl von Apfelsäuren als gewöhnlich angenommen wird, scheint sicher zu sein. ERLENMEYER hat ferner (1913, S. 447) auf folgenden Punkt hingewiesen. Wenn die $d$- und $l$-Formen einer Substanz nicht durchaus feste „Punktsysteme", sondern durch äußere Kräfte in „relative" Isomere verwandelbar sind (durch Rotation um eine Verbindungsachse), so wirkt eine Kraft, die in der gleichen Richtung auf die beiden Spiegelbilder wirkt, verschieden auf sie. Sie können in Modifikationen verwandelt werden, welche nicht mehr bloße Spiegelbilder voneinander sind. Diese können dann durch Mittel voneinander getrennt werden, welche die Zuhilfenahme optisch aktiver Reagenzien überflüssig machen.

Der experimentelle Beweis hierfür war der folgende: Wenn man eine Lösung von $d$-$l$-Asparagin (inaktiv) 20 Minuten kocht, so fällt beim Abkühlen zuerst $l$-Asparagin aus. Wenn man $d$- und $l$-Asparagin kalt in derselben Lösung auflöst, ist eine Trennung beider unmöglich, da sie die gleiche Löslichkeit haben. Eine der beiden Komponenten wird beim Erhitzen verändert, da sich die relative Löslichkeit ändert. Durch weitere Fraktionierung gelang es ERLENMEYER $d$- und $l$-Asparagin fast rein herzustellen. Es scheint unmöglich zu sein, vorauszusagen, ob man in einem bestimmten Versuch $d$- oder $l$-Asparagin erhält. Weitere Einzelheiten auch über die Bildung von zwei verschiedenen Kupfersalzen findet man in der Originalabhandlung. Die gleichen Erscheinungen fanden sich auch bei weinsteinsauren Salzen.

Sollten sich diese Resultate bestätigen, so haben wir damit eine Möglichkeit gewonnen, wie in der Pflanze optisch aktive Substanzen aus Racemformen entstehen können. Eines der „relativen Isomeren" würde wahrscheinlich leichter im Betriebsstoffwechsel oxydiert werden, und das andere Spiegelbild, das nicht verändert worden war, im Überschuß zurücklassen. Wenn erst einmal asymmetrische Verbindungen entstanden, so ist ihre weitere Bildung und Ausdehnung verhältnismäßig einfach, wie wir gesehen haben. Die Methode ist aber keine allgemeine. Das Asparagin ist aber eine sehr wichtige Verbindung im pflanzlichen Stoffwechsel (HORACE BROWN, 1906) und die Weinsteinsäure kommt so häufig vor, daß die Vermutung erlaubt ist, daß die optische Aktivität auf solche Weise zuerst entstanden ist.

Die Nomenklatur der optischen Isomeren ist dazu angetan, zu Unklarheit zu führen. Das wirkliche Zeichen der Rotation in verwandten Verbindungen ist nicht notwendig das gleiche. Glucose und Fructose gehören zu der gleichen Reihe, welche FISCHER die $d$-Reihe nennt, obgleich Fructose links dreht. ONSLOW sagte mir, daß große Buchstaben verwendet werden sollten, um die Reihen zu bezeichnen, und kleine für die Benennung der tatsächlichen Drehungsrichtung. Also müssen wir sagen: $D$-Glucose, $D$-Fructose und $D$-Alanin sind die physiologisch wichtigen Glieder der gleichen Reihe, obwohl die Glucose rechts und die beiden anderen links drehen, so daß sie auch als $d$-Glucose, $l$-Fructose und $l$-Alanin bezeichnet werden können. ONSLOWS Vorschlag scheint mir recht zweckmäßig zu sein.

## Das Wachstum in vitro.

Auf die Experimente von Ross Harrison und Carrel habe ich schon früher hingewiesen (S. 24). Es bleibt noch übrig, über den Chemismus dieser Vorgänge einiges zu sagen. Wenn sich bei diesen Versuchen wirklich neues Gewebe gebildet hat, was durch die Kernteilung bewiesen zu sein scheint, müssen die Proteine des Blutplasmas, das als Kulturflüssigkeit dient, für diesen Zweck verwendet worden sein. Im ausgewachsenen Tier werden die Serumproteine nicht als Nahrungsstoffe verbraucht. Wir haben gesehen, daß die Einspritzung solcher Proteine die Stickstoffausscheidung nicht vermehrt, was dagegen durch die Injektion von Aminosäuren bewirkt wird (Quagliarello, 1912). Andererseits kann vom Hungertier Gewebseiweiß zersetzt werden, so daß wir die Anwesenheit von Enzymen in den Zellen, die imstande sind, das Eiweiß zu hydrolysieren, zugeben müssen. Es kann wohl sein, daß in den erwähnten Wachstumsexperimenten diese Enzyme das Plasmaeiweiß der Kulturflüssigkeit hydrolysiert haben, bevor das wachsende Gewebe es verbraucht.

Zum Nachweis autolytischer Fermente dient das „Seidenpepton" Abderhaldens, das ein Polypeptid von großem Thyrosinreichtum ist. Wenn man ein Gewebsstückchen, z. B. von der Niere, in eine Seidenpeptonlösung bei 40° legt, bedeckt sich das Gewebsstückchen in ein paar Stunden mit Tyrosinkrystallen, die durch Hydrolyse des Polypeptids entstehen (Abderhalden und Steinbeck, 1910).

Hiermit hängt die Frage nach dem Wachstum von implantiertem Gewebe zusammen, die hauptsächlich von Carrel (1910, 1912) Guthrie und Mitarbeitern untersucht worden sind. Es wurden Blutgefäße implantiert, die aus anderen Teilen des Körpers kurze Zeit vorher exstirpiert waren. Gewebe von einem Tier auf ein anderes selbst gleicher Gattung zu überpflanzen, war sehr schwierig. Das transplantierte Gewebe verschwindet gewöhnlich früher oder später. Wenn es aber vorher durch Formaldehyd abgetötet wird, scheint es imstande zu sein, als Stütze für das Wachstum neuen Gewebes seitens des Wirtes zu dienen.

Das Gewebsprotoplasma muß daher irgendwie außerordentlich kompliziert sein. Das Thyroideagewebe eines Tieres wird von einem anderen Tier der gleichen Gattung als verschieden von seinem eigenen Thyreoideagewebe empfunden. Marshall und Jolly (1907) aber berichten, daß sie in 2 Fällen Ovarien von einer Ratte auf die andere transplantieren konnten, die augenscheinlich weiter funktionierten. Guthrie (1908) erhielt auch befruchtete Eier bei Hennen, deren Ovarien durch die anderer Hennen ersetzt waren. Carrel und Guthrie (1906) berichten über einen Fall, in dem sie die Nieren eines Hundes in eine Hündin durch Gefäßanastomose transplantierten und dann die Nieren der Hündin entfernten. Die transplantierten Nieren sonderten weiter, wenigstens 8 Tage lang, einen normalen Urin ab, d. h. bis zu der Zeit, da die Arbeit verfaßt wurde. Der Urin enthielt keine anormalen Bestandteile, außer einer Spur Eiweiß.

Weiteres hierüber siehe Kapitel XXIV.

## Der Einfluß des Nervensystems auf die Ernährung.

Die früheren Physiologen nahmen an, daß die einzige Art von zentrifugalen Nerven diejenigen wären, die die Muskelkontraktion verursachten. Da die Existenz von Nerven, die den Stillstand des Herzens verursachen, durch die Brüder Weber und die von Nerven, welche die Tätigkeit der Zellen von sezernieren-

den Drüsen beeinflussen, durch LUDWIG bewiesen war, glaubte man, daß es
auch Nervenbahnen gäbe, die das Wachstum und die Wiederherstellung leiten.
Nach der Ausschneidung bestimmter Nerven, in denen sensible Fasern verlaufen,
kam es zu Entzündungsprozessen in der Haut oder einer sensiblen Fläche,
welche von den betreffenden sensiblen Fasern versorgt wurde. Auf solchen
Flächen gesetzte Wunden wollten nach Nervendurchschneidung nicht wieder
richtig heilen. Es zeigte sich aber, daß es der Ausfall der Empfindung war, der
diese Erscheinung herbeiführte, denn wenn diese entnervten Oberflächen durch
sorgfältige Bedeckung vor jeglichem Trauma geschützt wurden, verhielten
sie sich wie völlig normale Haut.

CLARA JACOBSON (1910) machte sorgfältige Experimente an Tauben und Hunden
und fand, daß die Wundheilung in normalen und entnervten Hautstellen gleich schnell vor
sich ging.
Organe, die stark tätig sind, nehmen dementsprechend an Masse zu, wie allgemein bekannt ist. Das erklärt sich aber durch die erhöhte Blutzufuhr zum tätigen Organ. Die
Art und Weise, wie diese erhöhte Blutzufuhr zum tätigen Organ zustande kommt, wird
im XXIII. Kapitel auseinandergesetzt werden.

Nach einer Schädigung gewisser Teile des Zentralnervensystems im Fieber
und nach der Darreichung gewisser chemischer Substanzen erfolgt ein Anstieg
der Körpertemperatur. Dies kommt zwar zum Teil dadurch zustande, daß infolge der Kontraktion der Hautgefäße die Wärmeabgabe herabgesetzt ist,
andererseits scheint es sich aber doch auch um eine Steigerung der Wärmeproduktion zu handeln. Es ist aber nicht notwendig, hierfür bestimmte Nerveneinflüsse verantwortlich zu machen; gesteigerte Wärmebildung in der quergestreiften Muskulatur kann die Wirkung bereits herbeiführen. Man denke
an den Schüttelfrost und das Erwachen der Tiere aus dem Winterschlaf. Im
letzteren Falle dient die, durch Muskeltätigkeit erzeugte, Wärme dazu, die Temperatur des Tieres wieder auf normale Höhe zu bringen. Nach PEMBREY (1903)
erhöht eine Haselmaus ihre Temperatur in 42 Minuten um 19°.

CATHART und LEATHES (1907) stellten fest, daß die Menge der ausgeschiedenen Harnsäure verschieden war, je nach der Art, in welcher die Muskelkontraktion hervorgerufen
wurde. Wenn der Schüttelfrost durch plötzliche Abkühlung des Körpers hervorgerufen
wurde, ergab sich eine deutliche Zunahme der Harnsäureausscheidung. Kräftige, willkürliche Muskeltätigkeit bewirkte dagegen deutliches Sinken der Harnsäureausscheidung.
Wenn diese Experimente auch nicht die Existenz von Nerven beweisen, welche direkt
chemische Veränderungen beeinflussen, so lassen sie doch annehmen, daß verschiedene Arten
der Nerventätigkeit verschiedene chemische Reaktionen in den betroffenen Zellen erzeugen.

Da Zellen bekanntlich mit Nervenfasern ausgestattet sind, wäre es übereilt,
die Möglichkeit zu leugnen, daß Zellprozesse durch Impulse, die von den Nervenfasern aus auf die Zelle übergehen, beeinflußt werden.
Das einzige, was wir mit Sicherheit behaupten dürfen, ist dies: daß die Ernährung der Gewebe durch die Tätigkeit der Nerven direkt beeinflußt wird,
ist bisher nicht sicher bewiesen.
Andererseits müssen die Befunde von HEAD und CAMPBELL (1900) bei Herpes
zoster berücksichtigt werden. Bei dieser Erkrankung kommt es zur Bildung
von Bläschen auf der Haut in einer Zone, die dem Versorgungsgebiet bestimmter
Nerven genau entspricht. Die genannten Forscher zeigten, daß diese Hautverän-
derungen durch entzündliche Prozesse in den Ganglienknoten der dorsalen

Wurzeln entstehen. Infolgedessen gehen anormale Impulse in den efferenten sensiblen Bahnen zur Haut. Ich konnte zeigen (1901, 2), daß durch Reizung der sensiblen Bahnen der dorsalen Muskeln eine Erweiterung der Hautgefäße bewirkt wird. Man sieht aber nicht ein, wie eine solche Erweiterung der Hautgefäße die Bläschenbildung hervorrufen kann. Auf der anderen Seite kann man ebensowenig sagen, daß eine solche Wirkung unmöglich wäre.

## Mathematische Gesetze für das Wachstum und den Stoffwechsel.

Man könnte annehmen, daß solche komplizierten Prozesse wie die im vorliegenden Kapitel besprochenen nicht mathematisch faßbar wären.

SLATOR (1913) hat gezeigt, daß das Wachstum der Hefe durch eine logarithmische Formel ausgedrückt werden kann. Wenn man ein Kulturmedium mit $N$ Hefezellen pro Kubikzentimeter impft, ist die Wachstumsgeschwindigkeit in jedem Augenblick der zu jener Zeit vorhandenen Anzahl Zellen proportional, d. h. $N + n$, wo $n$ die Zunahme während der Zeit bedeutet, die seit der Impfung verstrichen ist.

Es handelt sich also um einen Spezialfall des „Zinseszinssatzes", der auf S. 38 oben behandelt wurde. Die einfachste Annahme, die man machen kann, ist die, daß der Zuwachs in direkter linearer Proportion zu $N + n$ steht, d. h.:

$$\frac{dN}{dt} = K(N + n),$$

wobei $K$ eine numerische Konstante ist. Bei der Integration ergibt die Gleichung:

$$K = \frac{1}{t} \log e \frac{N + n}{N}.$$

Man hätte denken sollen, daß dieser simple Ausdruck zu wenig kompliziert sei, um den Wachstumsprozeß zu beschreiben; SLATOR hat aber auf vier verschiedene Arten gezeigt, daß die Gleichung wirklich die Resultate fast bis zum Ende des Wachstums wiedergibt, bis nämlich die Nahrungszufuhr zu gering wird und die Anhäufung der Stoffwechselprodukte das Wachstum verhindert.

Die vier angewandten Methoden waren: 1. direktes Zählen der Zellen, 2. die Gärungsgeschwindigkeit (durch Messen der Bildungsgeschwindigkeit der Kohlensäure), 3. die Wachstumskonstante, $K$ wird bestimmt, indem man die Anzahl der Zellen und die Gärungsgeschwindigkeit mißt, wobei die Wachstumszeit eliminiert wird, und 4. indem man die Zeit vergleicht, die zwei Kulturen, die mit verschiedener, genau bekannter Zellenzahl geimpft sind, brauchen, um bei einem bestimmten Zustand anzukommen. Bei einer Kulturflüssigkeit, die aus Malzextrakt und einer kleinen Menge Hopfen bestand, stellte es sich heraus, daß die Zeit, die zur Verdoppelung der Zellenzahl nötig war, 2,9 Stunden betrug (siehe auch die Arbeit von HORACE BROWN, 1914). Das Wachstum der Bakterien ist von SLATOR (1916 und 1917) behandelt.

Ebenso haben wir bereits erkannt, daß auch bei den Stoffwechselprozessen der höheren Tiere das Massenwirkungsgesetz anwendbar ist, besonders wenn es sich um umkehrbare Prozesse handelt.

Ein interessantes Beispiel dafür, daß auch in der Zelle die Reaktionsgeschwindigkeit von der Konzentration der reagierenden Stoffe abhängig ist, findet sich in einer Arbeit von v. HOESSLIN und LESSER (1911, S. 356). Wenn man einen hungernden Hund mit Fleisch füttert, ist die Stickstoffausscheidung um $14 - 15\%$

größer, wenn das Futter auf einmal gegeben wird, als wenn man die gleiche Eiweißmenge fraktioniert alle 2—4 Stunden gibt.

OSBORNE und MENDEL (1915) zeigen, daß Ratten bei unzureichender Nahrung viel längere Zeit, als ihrer Wachstumsperiode entspricht, klein bleiben können. Wenn man ihnen zu irgendeiner Zeit wieder zureichende Nahrung gibt, wachsen sie zu ihrer normalen Größe, aber nicht darüber hinaus.

Auf die Mendelschen Vererbungsgesetze komme ich gleich zu sprechen.

## Physiologische Prozesse bei niederen Organismen.

Die fundamentalen Lebensprozesse sind sicher bei allen Lebewesen dieselben. Manche Forscher meinen daher, daß das Wesentliche dieser Vorgänge am besten bei den „niederen" Organismen studiert werden kann, weil bei ihnen die Strukturverhältnisse entsprechend einfacher sind.

Ohne den großen Wert der vergleichenden Methode für die Eliminierung nur gelegentlich auftretender Erscheinungen zu leugnen, muß doch betont werden, daß gerade diese Einfachheit in der Mehrzahl der Fälle ein Nachteil ist. Dasselbe Organ oder selbst die gleiche Zelle erfüllt alle die verschiedenen Funktionen, welche bei den höheren Organismen auf die spezialistisch ausgebildeten Zellen der verschiedenen Organsysteme verteilt sind. Außerdem ist die Größe des Organismus an sich von großer Bedeutung, wie aus dem vorliegenden Kapitel genügend klar hervorgegangen sein wird. Die Wissenschaft von der Ernährung würde fast unmöglich sein ohne die Versuche an größeren, warmblütigen Tieren. Der Vorteil der größeren Reaktionsgeschwindigkeit, welche durch die höhere Temperatur der Warmblüter entsteht, ist ebenfalls nicht zu unterschätzen.

Die Physiologie der einzelligen Organismen darf nicht als „allgemeine Physiologie" bezeichnet werden, wenn diese auch in mancher Hinsicht ihre besondere Bedeutung haben. Wenn man nun die Wahl hätte, entweder einfache oder komplizierte Organismen untersuchen zu können, würde man zweifellos die letzteren wählen, weil sie eine allgemeinere und mehr fundamentale Kenntnis vermitteln könnten.

Folgende Bemerkungen von CLAUDE BERNARD (1866, S. 100) werden mit Interesse gelesen werden: „Il ne faudrait pas croire, en effet, que l'animal inférieur est plus simple ou que ses fonctions sont moins compliquées ou moins nombreuses; et qu'on pourrait les prendre pour ainsi dire à leur naissance, pour suivre ensuite leur développement dans les animaux supérieurs, qui auraient ainsi des propriétés nouvelles se surajoutant aux premières. L'animal inférieur possède toutes les propriétés essentielles qu'on retrouve aux degrés les plus élevés de l'échelle des êtres; mais il les possède à l'état confus, et pour ainsi dire répandues dans toutes les parties du corps. Ainsi l'infusoire, qui s'agite et se dirige dans le liquide où il a pris naissance, possède évidemment la propriété de se mouvoir, il doit être doué de sensibilité pour déterminer ses mouvements; enfin, il peut se reproduire, puisque l'espèce ne périt pas. Voilà donc la vie à son dégré le plus infime, avec toutes les fonctions qu'elle manifeste chez les animaux élevés. Mais quand on cherche les organes de chacune de ces fonctions, on ne peut plus rien distinguer, et c'est à ce point de vue seulement qu'on doit parler de la prétendue simplicité des animaux inférieurs."

## Die Fortpflanzung.

In dem primitivsten Zustand kommt es häufig vor, daß sich der ganze Zellinhalt eines Organismus in eine Anzahl kleinerer Teile teilt, von denen jeder einen neuen Organismus entstehen läßt. Die neu entstandenen Organismen haben dabei dann nur die Eigenschaften der ersten Zelle, von der sie abstammen. Da die Anpassungskräfte von 2 Organismen oder Zellen in der Regel nicht dieselben sind, müßte es für die neu entstehenden Organismen vorteilhaft sein, wenn sie ihre Eigenschaften von mehr als von einem Ausgangsorganismus erben könnten. Dementsprechend finden wir sehr früh im Laufe der Entwicklung Einrichtungen, durch welche 2 Zellen ihre Kräfte durch Verschmelzung oder Vereinigung verbinden. Zuerst sind es, wie bei Spirogyra, zwei gleiche Zellen, welche sich vereinigen, aber fast plötzlich finden wir eine Differenzierung, durch welche eine große Zelle, die weibliche Zelle oder Gamete genannt, zur weiteren Entwicklung nicht imstande ist, ohne Verschmelzung mit einer anderen kleineren, gewöhnlich sehr beweglichen Zelle, der männlichen Gamete. Die große Verschiedenheit der Einrichtungen, durch welche diese „Befruchtung" beeinflußt oder erleichtert wird, geht über den Rahmen dieses Buches hinaus. In den Lehrbüchern der Botanik und Zoologie ist der Vorgang genau beschrieben. Hauptsächlich muß man sich die Unfähigkeit sowohl der männlichen wie der weiblichen Zelle, allein zu einem neuen Organismus zu wachsen, einprägen. Da die weibliche Zelle mehr oder weniger stillsteht und gleichsam von der männlichen Zelle aufgesucht wird, während der neue Organismus aus der befruchteten weiblichen Zelle wächst, soll die Wirkung der männlichen Zelle darin bestehen, die schlafenden Kräfte der Teilung und des Wachstums der weiblichen Zelle zu erwecken. Dabei wird aber allzu leicht vergessen, daß auch die männliche Zelle die Eigenschaften des Organismus mitbringt, aus dem sie entstanden ist.

Die geheimnisvolle befruchtende Kraft des männlichen Prinzips galt den frühesten Zeiten als Wunder und genoß daher religiöse Verehrung. Es ist sehr zu bedauern, daß der Geschlechtsvorgang jetzt statt dessen der Gegenstand schlechter Witze geworden ist. Natürlich kann es vorkommen, daß auch die Sexualsphäre mit echtem Humor behandelt wird, ohne ihre Heiligkeit zu zerstören. Die gewaltige Kunst eines Shakespeare bezeugt es. Aber leider muß ich sagen, daß die üble Gewohnheit herrscht, alles in die Sexualsphäre Gehörende an und für sich für komisch zu halten; die Zote herrscht da, wo der Witz gebieten sollte. Die übertriebene Geheimnistuerei, das prüde mit Stillschweigen Übergehen sind natürlich ebenso falsch. Ich denke, die Einführung der Physiologie als Lehrfach in der Schule wird auch in dieser Richtung eine gute Wirkung haben. Die fast allgemeine Unwissenheit auf einem Gebiete von vitalster Bedeutung für die Allgemeinheit sowohl wie für jeden einzelnen ist kaum weniger erstaunlich. Es ist sehr zu hoffen, daß in Zukunft der Geschlechtsakt als etwas durchaus Schönes und Gutes, in der Tat als το καλός, im Sinne der alten Griechen, angesehen wird. Sehet die herrliche Offenbarung des Geschlechtes in den „Lilien des Feldes", und wie die Gattenliebe die treibende Kraft vieler der größten und edelsten Taten in der Weltgeschichte gewesen ist.

Der Geschlechtstrieb ist von ungeheurer Kraft, aber er hat für die Arterhaltung zu sorgen. Vergehen auf diesem Gebiete sollte man mit Milde beurteilen. Wer aber andere zur Sünde verführt, werde ohne Gnade verurteilt.

Nach dieser Abschweifung, für die ich nicht um Verzeihung bitte, können wir in dem fortfahren, was der eigentliche Gegenstand unseres Buches ist. Die noch geheimnisvolle Kraft der männlichen Zelle, den Entwicklungsprozeß in der weiblichen Zelle hervorzurufen, wird in einer Arbeit von Loeb (1900) behandelt. Er hat gezeigt, daß eine „künstliche Parthenogenese" bei Seeigeleiern durch verschiedene Methoden erhalten werden kann.

Am wirksamsten war folgende Methode: Die Eier werden zuerst für 1,5—3 Minuten in eine Mischung von 50 ccm Meerwasser mit 2,8 ccm einer 0,1 molaren Buttersäure gebracht. Sie werden dann wieder in 200 ccm reines Meerwasser gebracht. Es bilden sich Befruchtungs-membranen, aber weiter geschieht nichts. Die nächste Stufe, nachdem die Eier 20 Minuten oder länger in dem natürlichen Meerwasser geblieben sind, besteht darin, sie in hypertonisches Meerwasser zu bringen, das durch Zusatz von 8 ccm von 2,5 molarem Natriumchlorid auf 50 ccm Meerwasser erhalten wird.

Die Zeit, für welche sie in dieser Lösung bleiben müssen, kann nur durch Probieren gefunden werden, man muß alle 5 Minuten Proben untersuchen, nachdem die ersten 15 Minuten vorüber sind. Dieses Entnehmen von Proben wird 60 Minuten lang fortgesetzt. Diejenigen, welche die richtige Zeit darin geblieben sind, entwickeln sich nach Zurückbringung in natürliches Meerwasser zu normalen Larven. Weitere Einzelheiten findet man in LOEBS Buch (1909).

Natürliche Parthenogenese kommt bei einigen Tierarten vor. Bei der Biene entwickeln sich die unbefruchteten Eier zu Drohnen. Die Möglichkeit, die Eigenschaften zweier Individuen zu mischen, fehlt natürlich in allen diesen Fällen von Parthenogenese. Aus den Experimenten von LOEB ersehen wir, daß die weibliche Zelle nur bei einer Konstellation von chemischen und physikalischen Einflüssen, die unter natürlichen Bedingungen höchst unwahrscheinlich ist, im-stande ist, sich ohne die Mitwirkung der männlichen Zelle zu entwickeln. Auf diese Weise ist der Vorteil der sexuellen Fortpflanzung zweier Individuen gesichert. Gleichzeitig sehen wir, daß die weibliche Zelle trotzdem die Fähigkeit besitzt, sich auch ohne Zutritt der männlichen zu entwickeln.

Näheres über die Gesetze, welche die Entwicklung beherrschen, in der Arbeit von PRZIBRAM über „Embryogenie" (1908).

## Mendelismus.

Die Tatsachen der Vererbung sind erst in den letzten Jahren wissenschaft-licher Behandlung zugänglich geworden, hauptsächlich dadurch, daß DE VRIES 1900 das Werk des Brünner Geistlichen GREGOR MENDEL, das dieser im Jahre 1865 herausgegeben hatte, neu entdeckte.

Innerhalb der Grenzen des uns zur Verfügung stehenden Raumes ist es nur möglich, eine Skizze der fundamentalen Tatsachen zu geben. Wegen weiterer Einzelheiten verweise ich den Leser auf das Buch von BATESON (1913).

Um den Prozeß der Erblichkeit von Generation zu Generation verfolgen zu können, richtete MENDEL seine Aufmerksamkeit auf eine bestimmte einzelne Eigenschaft; bei der Wicke z. B. nahm er die Eigenschaft besonderer Größe und besonderer Kleinheit. Wenn ein besonders großes Individuum mit einem sehr kleinen gekreuzt wurde, bestand die nächste Generation aus lauter großen Individuen. Die Eigenschaft der Größe wurde darum „dominierend" genannt, während die der Zwerghaftigkeit „recessiv" genannt wurde, weil es sich heraus-stellte, daß sie gleichsam vorübergehend schlief, weil sie in der nächstfolgenden Generation wieder auftrat. Man ließ die großen Individuen der ersten Gene-ration sich nur untereinander befruchten, in der nächsten Generation trat dann je ein Zwerg auf je drei Große auf. Der bemerkenswerte Umstand ist, daß sich herausstellt, daß die Zwerge von reiner Rasse sind, d. h. ihre ganze Nachkommenschaft sind Zwerge. Von den Großen ist ein Drittel reine Rasse, die anderen beiden Drittel ergeben die gleiche Mischung von einem Zwerg auf drei Große in der nächsten Generation usw. Wir werden gleich sehen, wie diese Proportionalität zu erklären ist. Hier bemerken wir, daß, auch wenn sie die Nachkommen von zwei großen Individuen sind, die Zwerge immer eine reine Rasse sind (Abb. 55 aus Batesons Schrift, 1906, veranschaulicht einige dieser Tatsachen).

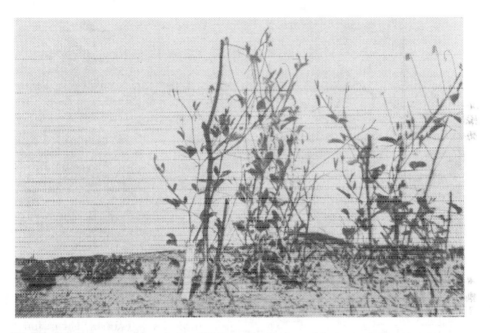

Abb. 55. Photogramm von spanischen Wicken. Fünf hohe und drei zwerghafte, gewachsen aus derselben Hülse von einer Kreuzung zwischen einer hohen und einer Zwergvarietät. Die kleinen Pflanzen links sind reine Zucht, recessiv, obwohl eines der Eltern groß war. Der große Charakter ist dominant, und einige der großen Individuen sind gemischter Zucht. Die ganze Familie entspricht der Generation $F_2$ in Abb. 56. (Batera, 1906.)

Bei den Geschlechtszellen oder Gameten, männlichen wie weiblichen, betragen die Chromosomen, die aus dem Kern durch Mitose entstehen, nur die Hälfte von den in den Kernen der Körperzellen enthaltenen. Wenn die Geschlechtszellen sich vereinen, um einen neuen Organismus entstehen zu lassen, wird die normale Anzahl wieder erreicht. Wenn man, der Einfachheit halber, die Eigenschaften, deren Vererbbarkeit dargestellt werden soll, durch Schwarz und Weiß wiedergibt, so stellt das Schema von Abb. 56 die Sachlage dar.

Die Charaktere Schwarz und Weiß gehorchen aber nicht immer einfachen Mendelschen Gesetzen. Irgendeine zufällig gewählte Eigenschaft braucht daher nicht immer geeignet zu sein, um die Vererbungsgesetze zu verifizieren.

Wir haben gerade gesehen, daß, verglichen mit den Keimzellen, die Körperzellen doppelte Strukturen sind, wir können also ein reines schwarzes Individuum durch zwei schwarze Symbole darstellen, jedes Rechteck stellt eine Keimzelle dar. Ein rein weißes Individuum wird durch zwei weiße Rechtecke dargestellt. Wenn ein schwarzes und ein weißes Individuum gekreuzt werden, enthält der

Bastard beide Eigenschaften, aber, wenn er Keime bildet, trennen sich die Eigenschaften wieder, so daß jeder Keim entweder schwarz oder weiß ist, nicht eine Mischung der beiden, und es bildet sich eine gleiche Anzahl schwarzer und weißer Zellen. Wenn eine der Eigenschaften dominiert, d. h. wenn sie die Offenbarung der anderen, recessiven, überwältigt (in unserem Falle wollen wir Schwarz dominierend und Weiß recessiv nennen), ist das Resultat wie in dem Diagramm von Abb. 56 (BATESON, 1906). Die Gameten werden durch die einzelnen Buchstaben und Rechtecke, die Zygoten durch je ein Paar davon dargestellt. Um zu zeigen, daß Schwarz dominiert, werden bei den Zygoten die schwarzen Rechtecke über die weißen gestellt. Die möglichen Verbindungen sind die gezeigten, da Schwarz dominiert, erscheinen die aus Schwarz und Weiß zusammengesetzten Individuen schwarz und von denen aus Schwarz zusammengesetzten nicht unterscheidbar. Auf diese Weise gibt es, wie man leicht sehen kann, drei schwarze auf ein weißes oder drei dominierende auf ein recessives. In Wirklichkeit sind zwei von den drei Dominierenden unrein. Wenn man eine von ihnen,

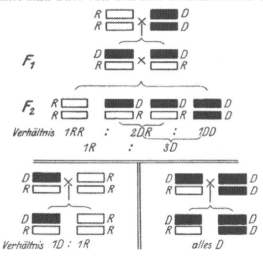

$F_1$

$F_2$

Verhältnis 1RR : 2DR : 1DD
             1R  :      3D

Verhältnis 1D : 1R                   alles D

Abb. 56. BATESONS Diagramm der Trennung von dominantem und recessivem Merkmal.

$D R$, mit $R R$ kreuzt, ergibt sich eine gleiche Anzahl von schwarzen und weißen (siehe das zweite Diagramm auf Abb. 56), während, wenn man $D R$ mit $D D$ kreuzt, alle schwarz erscheinen (drittes Diagramm). Wir sehen auch, daß, wenn bei der Befruchtung ein weißer, recessiver Keim einen anderen weißen Keim trifft, das Resultet rein weiß ist, und bei ihren Nachkommen verschwindet dann der Charakter Schwarz vollständig. Ebenso ist es bei den rein schwarzen Keimen.

Wenn wir also wissen, daß eine besondere Eigenschaft dominiert und eine andere recessiv ist, müssen, wenn ein recessives Individuum einmal in die Erscheinung getreten ist, alle seine Nachkommen recessiv sein, solange natürlich keine neue Kreuzung mit einem dominierenden Individuum stattfindet. Die chinesische Primel hat z. B. ein handförmiges Blatt. Gegen 1860 erschien eine Abart mit einem federartigen Blatt. Das erste dominiert, das zweite ist recessiv; so oft also die letztere Abart auftritt, pflanzt sie sich allein fort.

Natürlich ist die Sache nicht immer so einfach wie dies Beispiel, selbst wenn man weiß, welche Eigenschaft dominiert. Es gibt in einigen Fällen zwischen den Faktoren Zwischenwirkungen, und die Art, in der z. B. eine bestimmte Färbung hervorgebracht wird, ist mit in Betracht zu ziehen. Die Färbung ist nicht notwendig eine einzelne Eigenschaft, und die Faktoren, welche sie erzeugen, werden getrennt vererbt und lassen eine besonders bei Blumen anzutreffende Variabilität der Färbung entstehen. Diese komplexen Zwischenverwandtschaften sind aber sicher auflösbar.

Zur Veranschaulichung erwähne ich die Analyse von H. ONSLOW (1915) über den Unterschied zwischen recessivem Weiß oder Albinismus und dominierendem Weiß.

Ein anderer interessanter Fall besteht darin, daß die gleiche Eigenschaft, wie die der Schafe, Hörner zu tragen, bei einem Geschlecht dominierend, beim anderen recessiv ist. Der Fall bei gehörnten und hornlosen Schafen wurde von T. B. WOOD (1905) untersucht.

Diese sehr kurze Erklärung möge dazu dienen, die Art der Probleme anzuzeigen, die vom Mendelschen Gesichtspunkt aus angegriffen werden können.

## Symbiose.

Bei manchen einzelligen Tieren, wie Euglena, finden wir Chlorophyllkörner wie in einer Pflanzenzelle. Auch mehrzellige Tiere, wie Hydra viridis und der Plattwurm Convoluta Roscoffensis, nehmen Algen auf, welche dann bei der Ernährung mithelfen. KEEBLE (1910) zeigt, daß Convoluta, nachdem sie die grüne Alge aufgenommen hat, im Meerwasser leben und wachsen kann, welches keine festen Körperchen und nur Spuren organischer Materie enthält. Die Algen sind imstande, Kohlendioxyd zu zerlegen und Kohlenhydrat zu bilden wie unter normalen Bedingungen. Es scheint, daß die so gebildete Stärke in den Algenzellen zu Fett und in dieser Form als Nahrung für die Zellen des Tieres dient, denn Stärke kann von den Zellen des Tieres nicht angegriffen werden. Man kann sehen, wie Fettkörnchen aus den Algen in die tierischen Zellen herüberwandern. Es ist natürlich auch möglich, daß Zucker zu den tierischen Zellen hinüberwandert.

Ohne die grünen Zellen kann Convoluta Roscoffensis nicht wachsen, ebensowenig bei Lichtabschluß. Bei einem gewissen Stadium seiner Existenz hört der Organismus auf, feste Nahrung aufzunehmen, und hängt vollkommen von seinen pflanzlichen Symbionten ab.

KEEBLE hat ferner gezeigt (1910, S. 123), daß die symbiotischen Algen auch unabhängig existieren können.

Eine interessante Frage ist es, warum diese Algen so schnell wachsen, wie sie es im tierischen Organismus tun. Es ist klar, daß sie Stickstoff erhalten müssen, und es ist sehr bezeichnend, daß Convoluta Roscoffensis und C. paradoxa, die auch symbiotisch Algen enthält, sich dadurch von anderen Turbellarien unterscheiden, daß sie keine Organe besitzen, um die Endprodukte ihres Stickstoffwechsels auszuscheiden. Der Schluß ist klar: diese Produkte werden von der Alge nutzbar gemacht. Reine Algen wachsen auch besser, wenn ihnen Stickstoff in Form von Harnsäure zugeführt wird als wenn dies in Form von Nitraten geschieht. Die Zellen der Algen versorgen übrigens die tierischen Zellen nicht nur mit Fett und Kohlenhydrat, sondern auch mit stickstoffhaltiger Nahrung, die sie weitergeben, nachem sie den aus dem Meerwasser erhaltenen Stickstoff in eine Form verwandelt haben, welche für tierische Zellen ausnutzbar ist.

Ich empfehle dem Leser das fesselnde kleine Handbuch von KEEBLE (1910) zur weiteren Belehrung.

## Zusammenfassung.

Die Bedeutung der Nahrung eines wachsenden Organismus besteht in folgendem: 1. Material für den Aufbau neuer Körpersubstanz zu liefern, 2. bei der Abnutzung verlorengegangene Substanz zu ersetzen, 3. Energie zu liefern, welche bei der Muskelbewegung oder in endothermen Reaktionen verbraucht wird. Beim ausgewachsenen Organismus ist eine Materialzufuhr für den Aufbau neuer Körpersubstanz nicht mehr nötig.

Die zum Ersatz der bei der Abnutzung verlorenen Körpersubstanz nötige Menge ist klein.

Für das Wachstum müssen alle chemischen Elemente, welche Bestandteile des Organismus sind, in irgendeiner Form zugeführt werden. Dies ist bei den niedrigsten Organismen in Form sehr einfacher Verbindungen möglich. Die Tiere dagegen, von den Protozoen angefangen, verlangen organische Nahrung, Verbindungen, die in anderen Tieren oder Pflanzen entstanden sind; Kohlenstoffquelle muß bei ihnen mindestens Glucose sein, Stickstoffquelle müssen Aminosäuren sein.

Außer den bekannten organischen Verbindungen müssen auch Stoffe in sehr kleinen Mengen da sein, deren Beschaffenheit noch unbekannt ist. Sie sind sowohl für den Wachstums- als auch für den Erhaltungsstoffwechsel nötig. Einige von ihnen scheinen für das Wachstum nötig zu sein, können aber im Erhaltungsstoffwechsel fehlen. Diese „akzessorischen Faktoren" wirken nicht als Teil bestimmter chemischer Verbindungen, wie z. B. der Eiweißkörper des Protoplasmas, sondern als „Hormone" oder Katalysatoren, während die Möglichkeit, daß sie einen wesentlichen Teil des Zellmechanismus, z. B. der Oberflächenmembran, bilden, noch nicht endgültig ausgeschlossen ist.

Rein theoretisch genügt für die energieliefernden Prozesse die Zufuhr von Kohlenstoff und Wasserstoff. Der Stickstoff ist notwendig für den Ersatz der bei der Abnutzung der Maschine zu Verlust gekommenen Teile. Gleichzeitig scheint es für die meisten Menschen vorteilhaft zu sein, eine größere Menge Stickstoffnahrung aufzunehmen. Der Proteingehalt der meisten Normaldiäten ist aber sicher unnötig hoch.

Es gibt einige Organismen, welche ganz besondere Anforderungen an das Nahrungsmaterial stellen.

Wie sich aus den in den voraufgehenden Kapiteln gegebenen Tatsachen ergibt, ist die Anwesenheit anorganischer Salze in der Nahrung wesentlich.

Die Art, wie der atmosphärische Stickstoff in Verbindungen übergeführt wird, welche als Pflanzen- oder Tiernahrung dienen können, ist im Text auseinandergesetzt. Die einzelnen Stufen dabei sind: Bakterien aus dem Erdboden, in den Wurzelknötchen der Leguminosen, Pflanzen- und Tiereiweiß, Ammoniak, Nitrite und Nitrate. Letztere können wieder von Pflanzen ausgenutzt werden, wobei ein Teil als gasförmiger Stickstoff verlorengeht. Falls sie nicht in dieser Weise verbraucht werden, können sie durch einen umgekehrten Prozeß in Ammoniak umgewandelt werden.

Wenn die „akzessorischen Faktoren" oder Hormone als bestimmte chemische Individuen für bestimmte Vorgänge nötig sind, z. B. für eine innere Sekretion, und wenn der Organismus sie nicht synthetisch herstellen kann, so müssen sie in der Nahrung zugeführt werden. Eine derartige Verbindung ist das Tryptophan bei der wachsenden Ratte. Aber noch mehr ist nötig. Mit einer Nahrung aus reinem Protein, Fett, Kohlenhydrat und Salzen können Ratten nicht wachsen, selbst wenn die Nahrung alle bekannten chemischen Bestandteile der Nahrung, einschließlich des Tryptophans, enthält. Es fehlt ein Stoff, der absolut notwendig ist und der in einer winzigen Menge Milch oder gekochten Extrakten von frischen Gemüsen oder im Fleisch vorhanden ist. Wenn diese Faktoren aber vorhanden sind, können Tiere bei Zufuhr nur von Aminosäuren Stickstoffgleichgewicht aufweisen.

Gewisse Krankheiten wie Beri-Beri und Skorbut sind nachgewiesenermaßen durch das Fehlen ähnlicher akzessorischer Faktoren bei der Nahrung verursacht.

Auch das Wachstum von Hefe und von Bakterien ist von ähnlichen „akzessorischen Faktoren" abhängig.

Die chemische Struktur der Eiweißkörper als Kondensationsprodukt verschiedener Aminosäuren ist kurz im Text beschrieben.

Sind sie in der Nahrung aufgenommen, so werden sie zuerst durch die Verdauungsfermente zu Aminosäuren und verwandten Stoffen hydrolysiert. Der größere Teil dieser Aminosäuren, der in das Blut geht, wird hauptsächlich, oder vielleicht ausschließlich, in der Leber desamidiert. Das entstehende Ammoniak wird in Harnstoff umgewandelt, ebenfalls hauptsächlich oder vielleicht ausschließlich in der Leber; die erzeugten Hydroxyl- oder Ketofettsäuren werden für Energiezwecke verbrannt. Ein kleiner Teil der nicht desamidierten Aminosäuren wird von den Geweben für das Wachstum oder für den Ersatz der Abnutzungsquote verbraucht.

Es gibt also zwei mehr oder weniger verschiedene Formen des Eiweißstoffwechsels, eine „exogene" energieliefernde, bei welcher Stickstoff verlorengeht, die andere „endogene" für den Ersatz des Verlustes oder für das Wachstum, bei welcher Stickstoff im Organismus zurückgehalten wird.

Die Größe des erforderlichen Stickstoffminimums ist im Text besprochen. Die für einen gesunden Mann, welcher die gewöhnliche Arbeit leistet, nötige Menge beträgt im Minimum 3,5 g pro Tag, entsprechend 21 g Eiweiß. Der gesamte Energiewert der Nahrung soll nicht weniger als 3000 Calorien betragen, die durch Kohlenhydrat und Fett aufgebracht werden.

Die Gegenwart von Kohlenhydrat ist bei Tieren und Pflanzen von prinzipieller Wichtigkeit für die Eiweißsynthese.

Bei der Abnutzung des protoplasmatischen Mechanismus muß nur ein bestimmter Teil ersetzt werden; es handelt sich nicht um die Ersetzung eines komplexen Moleküls im ganzen.

Es wird die Bedeutung des Kreatin- und Purinstoffwechsels auseinandergesetzt.

Nicht ermüdende Muskelarbeit führt zu keiner Vermehrung des Stickstoffwechsels. Es scheint, daß eine komplizierte stickstoffhaltige Substanz von hohem Energieinhalt zerfällt, um die Energie für den Kontraktionsprozeß zu liefern. Der stickstoffhaltige Bestandteil wird normalerweise zur Resynthese von neuem „Inogen" verbraucht, während Kohlenstoff und Wasserstoff verbrennen.

Die Hauptfunktion des Kohlenhydrats und des Fettes der Nahrung ist, Energie zu liefern. Bei ihrer Oxydation werden eine Anzahl Zwischenprodukte erzeugt, welche schematisch im Text (S. 332) angegeben sind. Diese Zwischenprodukte haben große Bedeutung, weil aus ihnen andere wichtige Stoffe im Organismus entstehen können. Brenztraubensäurealdehyd, Brenztraubensäure und Milchsäure seien besonders genannt. Alle diese Reaktionen mit Ausnahme der letzten Oxydationsstadien sind unter Bedingungen reversibel, die sich beim lebenden Organismus vorfinden.

Das Fett ist außerdem wichtig, weil es leicht in erheblicher Menge aufgespeichert werden kann. Es kann aus den Kohlenhydraten der Nahrung gebildet werden. Dies kann man sich so vorstellen: Durch Kondensation eines
Aldehyds mit einer Ketonsäure erhalten wir ein anderes Aldehyd mit zwei
Kohlenstoffatomen mehr als das ursprüngliche, und durch Widerholung des
Prozesses und schließliche Reduktion werden Fettsäuren mit geraden Ketten
von Kohlenstoffatomen gebildet, die sich jedesmal um zwei Kohlenstoffatome
vermehren.

Es wird gezeigt, daß sowohl im Stoffwechsel der Eiweißkörper als auch der
Fette und der Kohlenhydrate häufig Brenztraubensäure entsteht. Diese Sub-
stanz bildet sozusagen einen Treffpunkt für die drei verschiedenen Klassen der
Nahrungsstoffe.

Die Bedeutung der Versuche mit künstlicher Durchströmung isolierter
Organe und der Versuche in vitro für die Aufklärung der Prozesse im ganzen
Organismus wird im Text erörtert.

Die Kohlenhydrate und die Fette werden in den Geweben leicht als Glykogen
und Neutralfett angehäuft. Es scheint aber keine besondere Form zu geben,
in welcher Eiweiß gespeichert wird, es sei denn als Gewebe oder protoplasmatische
Substanz, während Aminosäuren durch Gewebskolloide adsorbiert werden können.

Die Wirkung des Ammoniak und des Harnstoffs, den Stickstoffverlust zu
vermindern, wird wahrscheinlich durch Zurückdrängung der Desaminierung
von Aminosäuren und Zurückdrängung der Bildung von Harnstoff aus Ammoniak
durch Massenwirkung verursacht.

Die Frage der optischen Aktivität wird im Text besprochen und die Art
beschrieben, in welcher optisch aktive Verbindungen zuerst entstanden sein
können. Daß für die energieliefernden Prozesse das eine Isomere vorgezogen
wird, bedeutet nur einen graduellen, keinen prinzipiellen Unterschied. Die Zellbestandteile bestehen aber nur aus der einen Art der Isomeren.

Resultate, die man durch das Wachstum von Geweben in vitro erhält,
zeigen, daß die Gewebszellen allein Eiweiß umsetzen können, was ebenso durch
den Stoffverbrauch im Hunger nachgewiesen wird. Der Prozeß ist durch die
Anwesenheit autolytischer Enzyme zu erklären. Unter normalen Bedingungen
sind die Eiweißkörper des Blutes keine Nahrung für die Gewebszellen.

Der Umstand, daß ein Organ eines Tieres, abgesehen von besonderen Fällen,
nicht einfach in ein anderes transplantiert werden kann, zeigt, daß die protoplasmatischen Systeme der Zelle irgendwie außerordentlich kompliziert sein
müssen.

Es ist nicht bewiesen, daß die Ernährungsprozesse in den Zellen direkt
durch das Nervensystem beeinflußt werden. Andererseits macht es die Existenz
von Nervenfasern, welche die Zellen versorgen, unmöglich, dies vollkommen
abzulehnen.

Manche Wachstums- und Stoffwechselprozesse gehorchen bestimmten bekannten mathematischen Gesetzen.

Es wird darauf hingewiesen, daß die Untersuchung der Funktionen der
niedrigeren Organismen weniger leicht zu wertvollen Erkenntnissen führt als
die der höheren Organismen. Die Methoden der vergleichenden Physiologie
sind wertvoll, indem sie uns unwichtige Faktoren ausschließen lassen und bis-

weilen Experimente unter Bedingungen erlauben, in denen es unmöglich sein würde, die Organe warmblütiger Tiere in einem normalen Zustand zu erhalten. Die fundamentalen Erscheinungen der allgemeinen Physiologie können aber nicht entdeckt werden, wenn wir unsere Aufmerksamkeit nur auf die niedrigeren Organismen beschränken.

Der wesentliche Umstand in der Physiologie der geschlechtlichen Fortpflanzung ist der Vorteil, der durch die Vereinigung der Fähigkeiten und Eigenschaften von zwei Zellen verschiedener Individuen erhalten wird. Bestimmte Zellen werden für diesen Zweck ausgesondert, von denen jede unvollkommen und entwicklungsunfähig ist ohne die Mitwirkung der Zelle des entgegengesetzten Geschlechts. Bei der weiblichen Zelle ist diese Unfähigkeit der Entwicklung bis zu einem gewissen Grade nur eine relative. Man kann die Eier einiger wirbelloser Tiere sich durch chemische Beeinflussung entwickeln lassen, und man kennt einige seltene Fälle, in denen auch unbefruchtete Eier sich zu ausgewachsenen Tieren entwickeln.

Eine kurze Erklärung wird über die Tatsachen der Vererbung gegeben, wie sie sich aus den Lehren von MENDEL ergeben.

In gewissen Fällen leben Pflanzen- und Tierzellen nebeneinander in ein und demselben Organismus (Symbiose). Die Pflanzenzellen enthalten Chlorophyll und liefern Kohlenhydrate für das Tier; die tierischen Zellen liefern Stickstoffverbindungen, welche für das Wachstum der Pflanzenzellen nötig sind.

## Literatur.

Allgemeine Chemie: L. J. HENDERSON (1913, Kap. VI).

Proteine: PLIMMER (1912, 1913).

Kohlenhydrate: BUNGE-PLIMMER (1907, Kap. VIII).

Fette: BUNGE-PLIMMER (1907, Kap. VII).

Nucleine: WALTER JONES (1914).

Wachstum von Pflanzen: RUSSELL (1912).

Tierische Ernährung und Stoffwechsel: LUSK (1909); LEATHES (1906).

Eiweißstoffwechsel CATHCART (1912).

Akzessorische Faktoren: Medizinisches Untersuchungskomitee. Sonderbericht, Nr. 38 (1919).

Fortpflanzung: MARSHALL (1910); GEDDES und THOMSON (1914).

Mendelismus: BATESON (1913).

Symbiose: KEEBLE (1910).

Praktische Gesichtspunkte: BAYLISS (1917).

# X. Katalyse und Enzyme.

## Fundamentaltatsachen.

Seit der Arbeit von BERTHELOT und PÉAU DE ST. GILLES (1862) ist es allgemein bekannt, daß, wenn man Äthylacetat und Wasser in molekularen Teilen mischt und einige Wochen stehen läßt, der Ester unter Bildung von Äthylalkohol und Wasser hydrolysiert wird. Trotzdem aber genügend Wasser vorhanden ist, wird niemals aller Ester hydrolysiert, sondern nur ein bestimmter Bruchteil, wie lange man den Versuch auch gehen läßt. Die Reaktionsgeschwindigkeit wird allmählich langsamer und langsamer, endlich kommt die Reaktion zum Stillstand, dann sind alle vier Komponenten des Systems nebeneinander vorhanden, und zwar von Alkohol und Säure je ein Drittel Grammol auf zwei Drittel Grammole Ester und Wasser.

Auch wenn man, statt vom Ester und vom Wasser auszugehen, Essigsäure und Alkohol in molaren Verhältnissen mischt, erhält man, wenn die Reaktion zum Stillstand gekommen ist, die gleichen Mengenverhältnisse. Es handelt sich also um ein chemisches Gleichgewicht, daß durch Ausbalancierung zweier reverser Reaktionen zustande kommt.

Diese Reaktionen, welche wir für den vorliegenden Zweck als von selbst verlaufende ansehen können, gehen äußerst langsam vor sich. Wir können aber durch Zusatz einer Mineralsäure ihre Geschwindigkeit ungeheuer vermehren. Dann wird das Gleichgewicht, das sich bei Abwesenheit von Mineralsäure erst nach Wochen einstellt, schon in ein paar Stunden erreicht. Man muß hierbei drei wichtige Tatsachen beachten. Zunächst ist die Zusammensetzung des Systems ins Gleichgewicht die gleiche bei Gegenwart und bei Abwesenheit von Mineralsäure. Zweitens findet sich

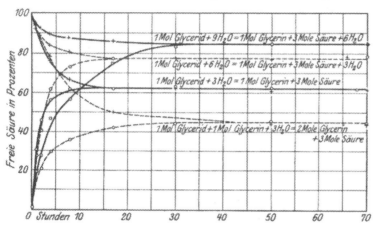

Abb. 57. Serien von Kurven, die die verschiedenen Gleichgewichtslagen des Systems: Ölsäure, Glycerin, Wasser, Neutralfett zeigen, das bei Lipasewirkung und verschiedenem Wassergehalt erhalten wird. Je größer die Konzentration des Wassers, desto näher liegt der Gleichgewichtspunkt dem der kompletten Hydrolyse. (Die oberen drei Kurvenpaare.) Die Gegenwart eines Überschusses von Glycerin unterstes (Kurvenpaar) führt zur Vermehrung der Synthese, ebensosehr durch Entfernung des Wassers wie durch die verstärkte Massenwirkung. Ordinate: Prozentsatz der freien Säure. Abszisse: Zeit in Stunden.

die zugesetzte Säure, nachdem ihre Arbeit getan ist, noch in demselben Zustande vor wie beim anfänglichen Zusatz. Endlich finden wir, ob wir nun von Ester und Wasser oder von Säure und Alkohol ausgehen, daß in beiden Fällen die Reaktionsgeschwindigkeit durch den Säurezusatz wächst. Wie wir später sehen werden, folgt letzteres daraus, daß die Gleichgewichtslage sich durch den Zusatz von Mineralsäure nicht ändert.

Wir wollen nun anstatt der Säure einen Extrakt aus dem Pankreas und an Stelle von Äthylacetat einen anderen ähnlichen Ester, Amyl-Butyrat, nehmen.

Dieser Versuch wurde 1907 von DIETZ ausgeführt. Er benutzte den höheren Ester, weil hierbei die Resultate leichter berechenbar sind. Die freiwillig verlaufende Reaktion geht hier so langsam vor sich, daß sie während der Versuchsdauer nicht merkbar ist. Sonst aber verhält sich das System genau wie das vorher besprochene.

Der Pankreasextrakt beschleunigt die Reaktionsgeschwindigkeit stärker als Mineralsäure. Sonst verhalten sich aber die drei Punkte, auf die es ankommt, beim Pankreasextrakt genau so wie bei der Mineralsäure, abgesehen davon, daß die Gleichgewichtslage bei der freiwilligen Reaktion nicht ganz dieselbe ist wie bei der durch Mineralsäure beschleunigten. Abb. 5 (S. 92) in meiner Schrift über die „Enzym-Wirkung" zeigt aber, daß die Gleichgewichtslage die gleiche ist, von welcher Seite her auch das Gleichgewicht erreicht wird, eine Tatsache, die auch aus Abb. 57 des vorliegenden Buches deutlich wird.

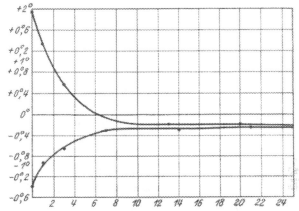

Abb. 58. Gleichgewicht bei Einwirkung von Emulsin auf Glycerin und Glucose (obere Kurve) auf Glycerin-Glucosid (untere Kurve). Die Lage ist die gleiche. Ordinate: Optische Drehung verdünnter Proben. Abszisse: Zeit in Tagen.

Bevor wir dazu übergehen, die Bedeutung der Tatsachen zu besprechen, sei noch ein weiterer Punkt berührt. Der Vorgang ist in Abb. 58 dargestellt. Das System besteht aus Glucose, Glycerin, Glycerin-Glucosid und Wasser. Das Gleichgewicht wird durch die Wirkung eines aus Mandeln gewonnenen, Emulsin genannten Körpers erreicht. Die Kurven, die ich eigenen Versuchen (1913) entnommen habe, zeigen, daß die Gleichgewichtslage dieselbe ist, ob wir nun von Glucose und Glycerin oder von Glucosid und Wasser ausgehen.

Es kommt hinzu, daß wir es mit optisch aktiven Stoffen zu tun haben. Glucose ist rechtsdrehend. Bei der Bildung des Glucosids nimmt die Drehung des Systems ab; endlich kommt es zur Linksdrehung. Es gibt nun zwei mögliche optische Isomere des Glucosids, entsprechend der Lage der Glyceringruppe in bezug auf das endständige Wasserstoffatom der Glucose. Wenn wir für den Glycerinrest G setzen und auf die Fläche projizieren, erhalten wie die Formeln:

Der durch die linke Formel dargestellte Körper wird α-Glucosid genannt, er dreht stärker rechts als Glucose, der zweite Körper heißt β-Glucosid, er dreht

links. Der für die Versuche benutzte Mandelextrakt hydrolysierte nur Glucoside
der β-Reihe. Die mitgeteilten Versuche zeigen, daß der Mandelextrakt auch die
Synthese des linksdrehenden β-Glucosids beschleunigt. Ähnliche Resultate
wurden von Bourquelot und Bridel (1913) bei den zahlreichen Glucosiden
der Alkohole erhalten. Es ist zu beachten, daß die beiden Glucoside nicht Spiegelbilder sind (s. S. 346 oben).

Ein wichtiger Umstand, dessen große Bedeutung wir später noch genauer
kennenlernen werden, ist, daß die Reaktion auch bei einem Alkoholgehalt vor
sich geht, bei dem das Emulsin vollkommen unlöslich ist, so daß es abfiltriert
werden kann. Das gleiche gilt von den Versuchen von Dietz mit Pankreasextrakten. Das in diesen wirksame Agens hat man „Lipase" genannt.

## Die Katalyse.

Was bedeuten alle diese Tatsachen? Zunächst wird es aus den im Kapitel
über Ernährung mitgeteilten Tatsachen klar geworden sein, daß die chemischen
Reaktionen, welche in dem lebenden Organismus stattfinden, solche sind, die
im Laboratorium nur durch kräftige Reagenzien und hohe Temperaturen bewirkt
werden können. Z. B. die Hydrolyse des Proteins zu Aminosäuren. Diese wird
im Laboratorium durch Kochen mit konzentrierter Salzsäure bewirkt; im Organismus findet sie mit gleicher Geschwindigkeit bei gewöhnlicher Temperatur
und in einem Medium statt, das eben schwach alkalisch oder neutral ist. Dieser
Umstand zog besonders die Aufmerksamkeit Schönbeins (1863) auf sich.

Berzelius (1837, S. 19—35) aber lenkte die Aufmerksamkeit der Chemiker
auf das, was er „eine Kraft" nannte, „welche von den bisher bekannten verschieden
ist". Wegen der Bedeutung der Frage werde ich etwas gekürzt die von Berzelius
gegebene Auseinandersetzung anführen.

Die zu lösende Aufgabe ist die folgende: Blut wird einem Organ zugeführt
und ohne Mithilfe einer anderen Flüssigkeit erhalten wir Speichel, Milch, Urin
usw. Kirchhof (1812) machte eine Entdeckung, welche den ersten Schlüssel
zu einem Verständnis der vitalen Prozesse gab, die aber, was wohl unnötig ist zu
bemerken, noch weit von der vollständigen Erklärung entfernt ist. Kirchhof
fand, daß man Stärke in Glucose verwandeln konnte, durch die Wirkung verdünnter Schwefelsäure, die selbst bei dem Prozeß nicht verändert wurde, da man
sie nach Durchführung der Reaktion wieder erhalten konnte. Die nächste Stufe
war, nach Berzelius, die Entdeckung des Wasserstoffperoxyds von Thénard.
Man stellte fest, daß es nicht nur durch lösliche Alkalien zersetzt wurde, sondern
auch durch viele feste, unlösliche Substanzen, wie Manganperoxyd, Silber,
Platin und Blutfaserstoff. Alle diese Stoffe gehen in die Endprodukte der Reaktion nicht ein, sondern bleiben unverändert; man hat festgestellt, daß sie durch
eine „ihnen innewohnende Kraft wirken, deren Natur noch unbekannt ist".
Kurz vor Thénards Entdeckung hatte Humphrey-Davy gefunden, daß Platin —
unter gewissen Bedingungen — die Kraft hatte, die Oxydation von Alkoholdampf
in Luft hervorzurufen. Edmund Davy, sein Vetter, machte das Platin wirksamer,
indem er es in sehr feiner Verteilung benutzte, und Döbereiner stellte Platin-
schwamm her, der die Verbindung von Sauerstoff- und Wasserstoffgas hervorbrachte. Wie wir später sehen werden, entsteht diese größere Wirksamkeit
durch die größere Ausdehnung der Oberfläche. Berzelius legt dar, daß diese

Eigenschaft nicht auf das Platin beschränkt ist, sondern in geringerem Grade auch anderen Substanzen zukommt. Während das Platin noch unter 0° wirksam ist, verlangt Gold eine höhere Temperatur, Silber eine noch höhere und Glas wenigstens 300°. Er spielt dann auf die Erscheinungen der alkoholischen Gärung an, die seit den frühesten Zeiten, vor der geschriebenen Geschichte, bekannt war. Aber bis zu CAGNIARD DE LATOUR (1838) war der Umstand, daß sie von einem lebenden Organismus bewirkt wurde, unbekannt. Die von BERZELIUS angewandten Worte sind der Anführung wert: „Wir haben die Tatsache kennengelernt, daß z. B. die Verwandlung von Zucker in Kohlensäure und Alkohol bei der Gärung unter dem Einfluß eines unlöslichen Körpers stattfindet, welchen wir ‚Ferment' nennen, und auch die Tatsache, daß dieses Ferment durch Blutfibrin, Pflanzeneiweiß, Käse und ähnliche Stoffe ersetzt werden kann, die allerdings weniger wirksam sind, ferner die Erfahrung, daß der Prozeß nicht durch eine chemische Wirkung zwischen dem Zucker und dem Ferment analog der doppelten Zersetzung erklärt werden kann. Beim Vergleich mit bekannten Beziehungen in der anorganischen Welt sah man, daß der Vorgang am ähnlichsten der Zersetzung von Wasserstoffperoxyd unter dem Einfluß von Platin, Silber oder Fibrin war; es war darum natürlich anzunehmen, daß es sich bei der Wirkung des ‚Ferments' um etwas Ähnliches handeln müsse." Die Untersuchungen von MITSCHERLICH über die Bildung von Äther aus Alkohol durch Schwefelsäure werden dann in Verbindung mit denen von KIRCHHOF über Zucker gebracht und mit der Wirkung der Alkalien bei der Zersetzung des Wasserstoffperoxyds. Was allen gemeinsam ist, ist die Offenbarung einer „neuen Kraft", die anders wirkt als die chemische Affinität in der gewöhnlichen Bedeutung des Wortes; eine Substanz beeinflußt chemische Veränderungen, ohne selbst an ihnen teilzunehmen. BERZELIUS schließt aber sorgfältig die Annahme aus, daß diese Kraft etwas anderes als eine besondere Manifestation bekannter Eigenschaften der Materie sei. Wir werden später sehen, daß der Vorgang in einigen Fällen auf Grund der bereits bekannten chemischen und physikalischen Gesetze erklärbar ist. Unser Autor gibt folgende Erklärung: „Ich will den Vorgang die katalytische Kraft der Substanzen und die dadurch beeinflußte Zersetzung Katalyse nennen; genau so, wie wir unter Analyse die Trennung der Bestandteile von Substanzen mittels gewöhnlicher chemischer Affinität verstehen. Katalytische Kraft beruht im wesentlichen darauf, daß Substanzen imstande sind, Affinitäten wirksam zu machen, welche sonst bei der betreffenden Temperatur schlafen; dies geschieht nicht durch die Affinität, sondern nur durch die Gegenwart der katalytisch wirksamen Stoffe."

BERZELIUS wendet sich dann den Erscheinungen bei den lebenden Organismen zu und sagt, daß wir berechtigte Gründe haben anzunehmen, daß bei lebenden Pflanzen und Tieren Tausende von katalytischen Prozessen zwischen den Geweben und den Flüssigkeiten stattfinden. Dabei ergibt sich die Bildung einer großen Anzahl chemischer Verbindungen, deren Entstehung aus dem Rohmaterial allein, Blut oder Pflanzensaft, sonst unbegreiflich wäre. Die Ursache wird vielleicht in der Zukunft in der katalytischen Kraft der organischen Gewebe entdeckt werden, aus denen die Organe des lebenden Körpers bestehen.

Hinsichtlich des Namens selbst muß man zugeben, daß „Katalyse" eine der „Analyse" entgegengesetzte Art des Prozesses annehmen läßt. Da letztere die

Trennung einer Verbindung in ihre Bestandteile bedeutet, müßte man die Katalyse eigentlich für einen synthetischen Prozeß halten. Das Wort ist aber so in
den allgemeinen Gebrauch übergegangen, daß es nur solche Prozesse wie die
von BERZELIUS angeführten bezeichnet. Es ist auch angenehm, ein Wort für das
Agens selbst zu haben: „Katalysator" wird am häufigsten gebraucht.

Wenn wir uns jetzt den am Anfang dieses Kapitels gegebenen Beispielen
zuwenden, sehen wir sofort, daß sie zu den katalytischen Prozessen gehören,
denn das betreffende Agens, Säure oder Gewebeextrakt, bildet selber keinen Teil
des endlich erhaltenen chemischen Systems im Gleichgewicht. Auch wenn wir
das erste, das Estersystem, betrachten, bemerken wir, daß der Katalysator nicht
wirklich einen neuen Prozeß bewirkt, sondern nur einen beschleunigt, der
bereits ohne ihn vor sich ging. OSTWALD (1902, II. 1, S. 515, 2. Ausgabe)
definiert darum einen Katalysator als eine Substanz, welche die Geschwindigkeit,
mit der das Gleichgewicht erreicht wird, erhöht, gleichzeitig weist er aber
darauf hin, daß die Reaktion ohne den Katalysator so langsam sein kann, daß sie
überhaupt nicht stattzufinden scheint.

Ein einfaches Experiment wird uns zum Verstehen der wesentlichen Eigen-
schaften eines Katalysators helfen und eine Verwechselung mit einigen anderen
Prozessen vermeiden lassen, welche eine oberflächliche Ähnlichkeit mit denen der
Katalyse haben.

Man nehme eine sorgfältig gereinigte, polierte Glasplatte von etwa 1 m Länge und etwa
20 cm Breite. Das eine Ende lasse man auf dem Tische ruhen und gebe das andere auf eine
passende Unterlage. Dann nehme man ein Messinggewicht von ungefähr 1 kg, reinige seine
Grundfläche und setze es auf das obere Ende der Glasplatte, welche eine schiefe Ebene bildet.
Durch vorsichtiges Anpassen des Winkels der Ebene wird man eine Lage herausfinden, bei
der das Gewicht sehr langsam heruntergleitet. Das ist der schwerste Teil des Experiments,
weil eine geringe Verunreinigung der Platte durch Staub das Gewicht schon zum Halten
bringt. Es ist zweckmäßig, die Oberfläche mit etwas Talk und einem Lederlappen vorher zu
polieren, ehe man das Gewicht daraufstellt. Dieser Teil des Experiments stellt eine Reaktion dar, welche von selbst sehr langsam stattfindet. Dann tue man etwas Öl auf die
Bodenfläche des Gewichts und stelle es wieder auf die Spitze der Ebene. Es wird mit großer
Schnelligkeit heruntergleiten. Das Öl stellt den Katalysator dar.

An diesem Versuch kann man verschiedenes lernen. Zunächst ist zu bemerken, daß die der „Reaktion" zur Verfügung stehende Energie einfach durch
den Fall des Gewichts über eine Strecke, welche der Höhendifferenz zwischen
dem oberen und unteren Ende der Glasplatte entspricht, verursacht wird. Durch
den Zusatz das Katalysators wird daran nichts geändert. Daher geht dieser in das
Endstadium nicht ein. Wichtig in Beziehung auf die katalytischen Reaktionen in
dem lebenden Organismus ist aber, daß die Form der Energie in beiden Fällen
verschieden sein kann. Ohne das Öl kommt das Gewicht auf dem Boden mit
sehr geringer kinetischer Energie an, da der größte Teil seiner potentiellen Energie
als Wärme verlorengegangen ist (wegen der Reibung am Glase). Mit Öl wird
sehr wenig Energie als Wärme verloren, und das Gewicht kommt am Boden
mit erheblicher kinetischer Energie an. Das lehrt uns, daß die wirklichen Produkte einer katalytischen Reaktion nicht notwendig identisch mit den bei Fehlen
eines Katalysators erhaltenen sind.

Zweitens können wir die Fallgeschwindigkeit innerhalb gewisser Grenzen
durch Anwendung verschieden großer Ölmengen variieren. Wenn auch der

Katalysator die Lage des Gleichgewichts nicht beeinflußt, so ist doch die Geschwindigkeit, mit der das Gleichgewicht erreicht wird, der Menge des vorhandenen Katalysators direkt proportional. Beim Vergleich der relativen Wirksamkeit verschiedener Mengen Öls sehen wir außerdem, daß kleine Mengen zuerst eine viel größere Wirkung hervorrufen, als wenn die gleichen Mengen zugesetzt werden, nachdem bereits eine beträchtliche Menge Öl vorhanden ist. Das ist charakteristisch für die Adsorption, und es trifft auf die Katalysatoren in den lebenden Organismen, die Enzyme, besonders zu.

Daran erkennen wir ferner den Unterschied zwischen dem, was man als „Auslösung eines Vorganges" bezeichnet, und der Katalyse. Wenn die Ebene der Bequemlichkeit halber zu einer steileren Lage als vorher emporgehoben wird, das Gewicht aber durch Anbringung einer Sperrvorrichtung am Heruntergleiten verhindert wird, fällt das Gewicht nach Wegnahme der Sperrvorrichtung immer. Wie groß die Arbeit ist, die man für die Wegnahme der Sperrvorrichtung braucht, ist gleichgültig. Ob die Sperrvorrichtung schwer oder leicht geht, das Gewicht fällt immer gleich rasch. Der echte Katalysator, Öl, übt seine Wirkung während des ganzen Herabgleitens aus, während die Wirkung der „Auslösung" vollendet ist, bevor der Fall beginnt. Übersättigte Lösungen sind Fälle von Auslösungsvorgängen. Sie bleiben so lange übersättigte Lösungen, bis sie mit einem Krystall geimpft werden. Die Krystallisationsgeschwindigkeit aber ist von der Menge der Impfkrystalle unabhängig. Das gleiche findet sich, wie B. Moore (1893) zeigt, bei unterkühlter Essigsäure.

Ein weiterer Umstand, dessen Bedeutung später gewürdigt werden wird, ist, daß bei unserem Modell das Öl teilweise am Glas kleben bleibt, so daß am Schluß nicht mehr die ganze Ölmenge an der Bodenfläche des Gewichts vorhanden ist. Man könnte sagen, daß es sich mit einem anderen Bestandteil des Systems „verbunden" hat. Bei einigen katalytischen Reaktionen treffen wir solche Erscheinungen an; z. B. verschwindet bei der Schwefelsäurefabrikation im Bleikammerprozeß die Salpetersäure, welche als Katalysator wirkt, allmählich. Sie wird in Nebenreaktionen verbraucht.

Manche Autoren meinen, daß die Katalysatoren Reaktionen in Gang bringen, die ohne sie wegen der „chemischen Reibung" nicht vor sich gehen können. Auch unser Beispiel zeigt diese Erscheinung. Die Reibung zwischen dem Gewicht und dem Glas kann so groß sein, daß ohne Öl scheinbar gar keine Bewegung stattfindet. Die ganze Frage hat rein theoretisches Interesse. Es handelt sich dabei vermutlich nur um verschiedene Terminologien. Der Gebrauch des Wortes „Reibung" begreift die Möglichkeit der Bewegung in sich, und man kann sagen, daß das Gewicht sich zwar wirklich in Bewegung setzt, aber durch die Reibung wieder festgehalten wird. Es gibt verschieden starke Reibungsgrade mit entsprechenden Bewegungsgeschwindigkeiten, und eine Reaktion kann so langsam vor sich gehen, daß es praktisch unmöglich ist zu sagen, ob sie wirklich fortschreitet oder nicht.

Die Anzahl der Reaktionen, die katalysiert werden können, ist sehr groß. Sie nimmt täglich zu.

Eine Besprechung des Mechanismus der Katalyse wird am besten noch verschoben. Er ist in verschiedenen Fällen wahrscheinlich verschieden.

Bevor wir zu den eigentlichen Enzymen übergehen, sind einige Worte über die Beziehungen zwischen umkehrbaren Reaktionen und der Katalyse nötig.

Zunächst sahen wir in dem Beispiel der Wirkung der Säure auf das Estersystem, daß die Gleichgewichtslage durch die Anwesenheit des Katalysators nicht verändert wird. Nun entsteht diese Gleichgewichtslage durch die gleichzeitige

Existenz der beiden entgegengesetzten Reaktionen der Hydrolyse und Synthese, welche in jedem Augenblick in gleichem Maße vor sich gehen.

Um zu sehen, wie die wirkliche Lage dieses Gleichgewichts von dem relativen Verhältnis zweier entgegengesetzter Reaktionen abhängt, können wir eine grobe Veranschaulichung benutzen, die nicht zu sehr ins einzelne verfolgt werden darf. Angenommen, zwei Leute fangen an, aufeinander von zwei verschiedenen Plätzen her los zu gehen. Wo sie sich treffen, hängt von dem Verhältnis der Geschwindigkeiten ab, mit denen beide sich fortbewegen. Wenn beide gleich schnell gehen, treffen sie sich auf halbem Wege zwischen den Plätzen, von denen sie ausgingen. Man stelle sich vor, daß einer von ihnen erregt, „katalysiert", ist, so daß er, statt zu gehen, läuft. Er trifft den anderen, bevor der viele Schritte von Hause gegangen ist. Es ist auch klar, daß, wenn einer von beiden läuft, die einzige Art, auf die die beiden sich an derselben Stelle („Gleichgewichtslage") treffen könnten, ist, daß der andere auch läuft und gleich schnell. Er mußte tatsächlich ebenso „katalysiert" sein.

Wir sehen daher, daß der Katalysator, die Säure, auf beide Reaktionen, die hydrolytische und synthetische, wirken muß. Daß dies wirklich der Fall ist, zeigt das Experiment; Säure kann sowohl für die Hydrolyse wie für die Synthese von Estern und anderen Verbindungen benutzt werden. Aus dem gewählten Beispiel geht ferner hervor, daß die beiden Leute nicht durch dieselbe Ursache erregt zu werden brauchen. Wenn einer schneller liefe als der andere, würden sie sich an einem anderen Gleichgewichtspunkt treffen. Es ist wichtig festzustellen, daß, wenn sie sich irgendwo außer an einem der Endpunkte treffen, beide beschleunigt worden sein müssen. Man muß den Schluß ziehen, daß bei einer katalytisch beschleunigten Reaktion deren Gleichgewicht nicht bei fast völliger Hydrolyse oder Synthese liegt, beide Prozesse durch den Katalysator beschleunigt worden sein müssen. Der Theorie nach ist jeder Katalysator hydrolytischer und synthetischer Wirkung fähig und, statt einen besonderen Beweis zu verlangen, daß ein Enzym ein synthetisches Agens ist, muß ein Beweis für die gegenteilige Feststellung gefordert werden. Bei dem durch Lipase beeinflußten Ester würde, wenn die hydrolytische Reaktion allein beschleunigt worden wäre, die synthetische Reaktion, die von selbst äußerst langsam vor sich geht, nicht zu einem wahrnehmbaren Umfang fortgeschritten sein, bevor die hydrolytische vollständig war. Der Gleichgewichtspunkt müßte dicht bei vollständiger Hydrolyse gelegen haben, statt etwa ein Drittel entfernt zu sein von dem Zustande vollständiger Synthese.

Auf diesen Gesichtspunkt weist VAN'T HOFF (1901, S. 211) besonders nachdrücklich hin. Als er starb, war er gerade mit Untersuchungen über die synthetische Wirkung der Enzyme beschäftigt (COHEN, 1912, S. 575—576). Er hatte bereits bedeutende Fortschritte in der Erklärung der Glucosidbildung (1910) gemacht, aber er kam leider niemals zu dem dritten Teil seines Programms, den Prozessen in dem lebenden Organismus. An diese letzten Untersuchungen des großen Forschers knüpft sich eine tragische Erinnerung. Sie wurden, wie OSTWALD sagt (1912, 1, S. 515), mit einem Teil seines eigenen Lebens bezahlt.

Es gibt praktisch viele Fälle, in denen das Gleichgewicht der vollkommenen Veränderung in einer Richtung so nahe liegt, daß einige Gelehrte auf diesem Gebiet behaupten, die umgekehrte Reaktion fehle überhaupt. Solch ein Fall ist die Wirkung von Emulsin auf Salicin; selbst bei Konzentrationen, bei denen die synthetische Wirkung sehr begünstigt wäre, scheint für den oberflächlichen Beobachter eine vollkommene Hydrolyse vorzuliegen. Eine eingehendere Untersuchung zeigt aber, daß die Reaktion nicht ganz vollständig ist. Sowohl VISSER (1905) als auch BOURQUELOT und BRIDEL (1913) stellten fest, daß diese Unvollständigkeit

Tatsache war, und die beiden, voneinander unabhängigen Versuchsreihen ergaben den gleichen Gleichgewichtspunkt.

Wenn also die synthetische Reaktion ebenfalls durch den Katalysator beschleunigt wird, so ist sie doch im Vergleich zu der hydrolytischen sehr langsam, wenn Emulsin auf Salicin oder seine Komponenten wirkt. Die Erklärung gab VAN 'T HOFF (1910), der darauf hinwies, daß Salicin das Glucosid eines tertiären Alkohols ist, d. h. eines Alkohols, welcher ein Kohlenstoffatom direkt mit drei anderen Kohlenstoffatomen verbunden enthält und mit seiner dritten Valenz mit Hydroxyl verbunden ist (s. BUNGE-PLIMMER, 1907, S. 71—73). Die Gruppe kann so dargestellt werden:

$$HO-\underset{\displaystyle\diagdown CH_3}{\overset{\displaystyle\diagup CH_3}{C}}-CH_3.$$

Es ist tertiärer Butylalkohol.

Nun sind nach der Arbeit von MEUSCHUTKIN (1879) über Esterifizierung tertiäre Alkohole sehr schwer zu esterisieren, und VAN'T HOFF zeigt, daß die gleiche Feststellung auch für die Bildung von Glucosiden gilt. Ein primärer Alkohol, der die $CH_2OH$-Gruppe enthält, wird dagegen leicht esterisiert oder in Glucosid verwandelt. Die Alkohole unserer ersten Experimente, Isoamyl- und Äthylalkohol und Glycerin sind alle primär, so daß die synthetische Wirkung leicht vor sich geht, und das Gleichgewicht liegt in beträchtlicher Entfernung von beiden Enden. Wenn aber das Gleichgewicht dicht bei vollständiger Hydrolyse liegt, ist die synthetische Reaktion aus chemischen Gründen schwierig. Wir werden aber später sehen, daß selbst eine geringe Synthese von erheblicher Bedeutung ist, wenn das gebildete Produkt ebenso schnell entfernt wie gebildet wird.

Wichtig ist ferner, daß die Katalysatoren schon in minimalen Mengen sehr beträchtliche Wirkungen ausüben. Das überrascht nicht, wenn wir uns daran erinnern, daß sie gewöhnlich am Ende der Reaktion unverändert wieder erscheinen und deshalb zu weiterer Arbeit bereit sind. Wir haben bereits gesehen, daß die Gleichgewichtslage unter der Wirkung eines Katalysators nicht durch seine Menge beeinflußt wird. Dagegen ist die bis zur Erreichung des Gleichgewichts vergehende Zeit bei größerer Katalysatorkonzentration kürzer. Das kann bisweilen zur Entscheidung der Frage benutzt werden, ob es sich um einen katalytischen Prozeß oder um einen nichtkatalytischen handelt, in welchem die reagierenden Stoffe in molekularen Proportionen in Verbindung treten. In letzterem Falle hängt die Menge des Produktes von der zugesetzten Menge des Reagens ab, dessen Natur wir prüfen wollen. Daß die Endwirkung eines Katalysators unabhängig von seiner Menge ist, ist nicht auffallend, aber es ist sehr überraschend, zu sehen, wie beträchtliche Wirkungen schon durch minimale Mengen eines Katalysators hervorgebracht werden.

Z. B. fand BRODE (1901, S. 289), daß die Reaktion zwischen Wasserstoffperoxyd und Jodwasserstoffsäure durch die Anwesenheit eines Grammoleküls von Molybdänsäure in 31 000 000 Litern merklich beschleunigt wurde. O'SULLIVAN und TOMPSON (1890) fanden, daß ein Invertasepräparat, das sicher nur zu einem kleinen Teil aus aktivem Katalysator besteht, das 200 000 fache seines Gewichtes an Rohrzucker hydrolysierte. Diese Tatsachen werden dem Leser klar machen, daß die Menge der chemischen Energie, welche ein Katalysator einer Reaktion zuführen kann, vernachlässigt werden darf. Energiezufuhr kann das Wesen der katalytischen Wirkung also nicht sein. Darauf werde ich noch zurückkommen.

*Heterogene Systeme.* Wir werden gleich sehen, daß gerade die Katalysatoren, die von speziellem Interesse für uns sind, sich im Kolloidzustand befinden. Wir haben schon bei unseren ersten typischen Beispielen gesehen, daß Lipase und Emulsin in Flüssigkeiten noch wirksam sind, in welchen sie vollkommen unlöslich sind. Es ist deshalb nötig, kurz den Reaktionsmechanismus in mehrphasigen Systemen zu betrachten. Die Theorie dieser Reaktionen ist hauptsächlich durch NERNST (1904) entwickelt worden. Man kann sagen, daß sie in drei Stadien stattfinden. Wenn der Katalysator in Form fester Körperchen vorhanden ist und die anderen Komponenten, welche reagieren, echt gelöst sind, so müssen sie, wenn sie durch den Katalysator beeinflußt werden sollen, zum Katalysator hindiffundieren, der nicht einheitlich durch das System verteilt ist. Diese Diffusionsgeschwindigkeit ist also der erste Faktor. Wenn diese gelösten Stoffe die Oberflächenenergie herabsetzen, wie es praktisch alle gelösten Stoffe tun, werden sie zunächst durch Adsorption an der Grenzfläche zwischen dem Katalysator und der Lösung konzentriert werden. Die Adsorption ist der zweite Faktor. Der dritte ist die eigentlich chemische Reaktion. Es ist klar, daß die erhöhte Konzentration auf der Oberfläche an sich die Reaktion durch Massenwirkung beschleunigt, und das war die von FARADAY (1839, 1, S. 184) angenommene Erklärung für die Wirkung des Platins, die Verbindung von Sauerstoff und Wasserstoff hervorzubringen. Ob alle Fälle heterogener Katalyse nach diesen Richtlinien erklärt werden können, ist zweifelhaft. In gewissen Fällen von Katalyse in homogenen Systemen bilden sich, wie wir später sehen werden, intermediäre Verbindungen zwischen dem Katalysator und den reagierenden Stoffen; aber es ist sicher, daß das nicht auf alle Fälle zutrifft, es scheint eher eine Ausnahme zu sein.

FARADAYS Meinung, daß die dichte Annäherung von Sauerstoff und Wasserstoff auf der Oberfläche des Platins genüge, um ihre Moleküle eine Verbindung eingehen zu lassen, führte zu einer langen Auseinandersetzung mit DE LA RIVE, der behauptete, daß intermediär ein Platinoxyd entstände. Wir, die wir FARADAYS wundervolle Einsicht in den Mechanismus natürlicher Phänomene kennen, werden geneigt sein zu glauben, daß er höchstwahrscheinlich in diesem Falle recht hatte. KOHLRAUSCH sagte, ,,er riecht die Wahrheit" (siehe TYNDALLS ,,Faraday als Entdecker" 1870, S. 55).

Es liegt Grund für die Annahme vor, daß während des Kondensationsprozesses die molekularen Kräfte eine ungewöhnlich große chemische Wirksamkeit ergeben (siehe HARDYS Bemerkung zu der Arbeit von DRURY, 1914, S. 175).

Bei allen heterogenen Reaktionen hängt die Reaktionsgeschwindigkeit von dem am langsamsten verlaufenden Prozeß ab. Die Adsorption ist ein rasch vor sich gehender Prozeß, wenn die Substanzen überhaupt in Berührung sind. Die Reaktionsgeschwindigkeit muß also entweder von der Diffusionsgeschwindigkeit oder von der Geschwindigkeit der chemischen Reaktion abhängen. Wenn der Katalysator in kolloidaler Lösung ist, ist die Länge des Weges, der durch Diffusion zurückgelegt werden muß, sehr kurz, weil die wirksame Substanz fast einheitlich verteilt ist; dann ist es die chemische Reaktion selbst, welche die Geschwindigkeit des ganzen Prozesses beherrscht, es sei denn, daß die chemische Reaktion eine sehr schnelle ist. Wenn aber ein Metallbrocken in Säure geworfen wird, dann ist der Diffusionsprozeß langsamer als die chemische Reaktion.

Wenn eine Substanz auf der Oberfläche einer anderen adsorbiert wird, folgt nicht notwendig daraus, daß eine chemische Reaktion eintreten muß. Anilin auf der Oberfläche von Quecksilber in LEWIS Experimenten (1910, 3) kann man als Beispiel anführen. Wenn eine chemische Reaktion eintritt, wird ihre Geschwindigkeit durch die in jedem gegebenen Moment adsorbierte Menge beherrscht, so daß man eine Exponentialbeziehung zwischen der Konzentration und der Geschwindigkeit erwarten muß.

Die Wirkungsweise der Katalysatoren wird unter besonderer Berücksichtigung der Enzyme später besprochen.

## Enzyme als Katalysatoren.

Wir haben gesehen, daß manche aus Tieren und Pflanzen gewonnene Extrakte in katalytischer Weise, ähnlich wie anorganische Verbindungen, z. B. Säuren, wirken. Die dieser Wirkung zugrunde liegenden Stoffe heißen ,,Enzyme'' oder Fermente.

Ehe wir ihre Eigenschaften besprechen, muß einiges über die technischen Ausdrücke auf diesem Gebiete gesagt werden. Die Wahl der richtigen Worte ist dabei wirklich mehr als eine Seite der Bequemlichkeit. Wenn das gebrauchte Wort eine bestimmte Bedeutung hat, soll es uns etwas über den so benannten Gegenstand sagen, wenn es auch häufig vorkommt, daß die ursprüngliche Bedeutung in dem Maße, als unsere Kenntnis tiefer eindringt, einen anderen Sinn bekommt. Oft hängt der Fortschritt einer Wissenschaft von der bei der Beschreibung ihrer Phänomene gebrauchten Sprache ab. Es ist aber ein Fehler, sich in der Erfindung neuer Namen zu übereilen, man sollte sich stets eingehend fragen, ob der neue Name wirklich nötig ist, um Phänomene einer neuen Art zu beschreiben, die durch bereits im Gebrauch befindliche Namen nicht entsprechend gekennzeichnet sind. Zahlreiche Benennungen, die man früher für nötig hielt, sind heute wieder verschwunden.

Als Stoffe aus den Organismen extrahiert werden konnten, deren Wirkungsweise dem Prozeß der alkoholischen Gärung glich, war es natürlich, sie ,,Fermente'' zu nennen. Als dann CAGNIARD DE LATOUR (1838) zeigte, daß die alkoholische Gärung durch einen lebenden Organismus verursacht wurde, unterschied man Substanzen, wie die ,,Diastase'', die durch PAYEN und PERSOZ (1833) aus Malzextrakt gewonnen war als ,,lösliche'', ,,unorganisierte'' oder ,,ungeformte'' Fermente von ,,lebenden'', ,,organisierten'' oder ,,geformten'' Fermenten. Allmählich gab dieser doppelte Gebrauch der Bezeichnung ,,Ferment'' zu Verwechslungen Anlaß. KÜHNE (1878, S. 293) führte daher einen neuen Namen für die löslichen oder nicht organisierten Fermente ein. Der betreffende Passus seiner Arbeit lautet folgendermaßen:

,,Die letzteren Bezeichnungen (geformte und nicht geformte Fermente) haben keine allgemeine Aufnahme gefunden, da man einerseits einwendete, daß chemische Stoffe, wie Ptyalin, Pepsin usw. nicht Fermente genannt werden könnten, weil man diese Bezeichnung bereits für Hefezellen und andere O r g a n i s - m e n (BRUECKE) benutzt hatte, während man andererseits sagte, daß man Hefezellen nicht F e r m e n t e nennen könnte, weil dann alle Organismen, einschließlich des Menschen, so bezeichnet werden müßten (HOPPE-SEYLER). Ohne die Frage abzuweisen, warum diese Benennung so viel Widerspruch erregt, habe ich die Gelegenheit benutzt, eine neue vorzuschlagen; ich nenne einige der besser bekannten Substanzen, die von vielen ,,ungeformte Fermente'' genannt werden,

„Enzyme". Diese Bezeichnung soll keine besondere Hypothese einführen, sie stellt nur fest, daß $\varepsilon\nu$ $\zeta\acute{\nu}\mu\eta$ (in der Hefe) etwas da ist, was diese oder jene Wirksamkeit ausübt, die zu den fermentativen Prozessen gehört. Die Bezeichnung soll also nicht etwa nur für das Invertin der Hefe gelten; sie soll vielmehr darauf hinweisen, daß die komplizierteren Organismen, von denen man die Enzyme, Pepsin, Trypsin usw. erhalten kann, von den einzelligen Lebewesen keineswegs so fundamental verschieden sind, wie einige uns glauben machen wollen.

Der Name „Enzym" ist heute allgemein gebräuchlich, aber im gleichen Sinne wird auch der Ausdruck „Ferment" gebraucht, dagegen ist die Bezeichnung „Ferment" für bestimmte Klassen von Lebewesen nicht mehr üblich. Die Enzyme können kurz als Katalysatoren, die durch lebende Organismen erzeugt werden, bezeichnet werden. Wie wir sehen werden, handelt es sich bei den Enzymen um eine besondere Art von Katalysatoren; die Einführung dieser Bezeichnung ist also nur eine Sache der Bequemlichkeit. Die meisten von ihnen haben gewisse, begleitende Eigenschaften, welche sie von der Mehrzahl der anorganischen Katalysatoren unterscheiden, das ist aber auch alles, was eine besondere Bezeichnung rechtfertigen kann.

von WITTICH (1872) ist bereits zu dem Schluß gekommen, daß das Pepsin nur die Wirkung der Salzsäure auf das Fibrin beschleunigt. Er meinte damit aber wohl noch nicht, daß Enzymwirkungen im allgemeinen katalytische Wirkungen sind.

Erwünscht wäre e i n e Bezeichnung für alle Substanzen, auf welche Fermente wirken können. Es gibt aber keinen derartigen Ausdruck. „Hydrolyt" schließt alle Prozesse aus, die keine Hydrolysen sind, „Cymolyt" bezieht sich nur auf Enzyme und schließt andere Katalysatoren aus, eine solche Differenzierung muß aber unbedingt abgelehnt werden. „Substrat" wird ziemlich allgemein gebraucht; diesen, in der englischen Sprache etwas unbeholfenen Ausdruck, werden wir im folgenden benutzen.

Zur Bezeichnung der verschiedenen Enzyme hat DUCLAUX vorgeschlagen, die Endung „ase" an das Substrat anzuhängen, „Lactase" ist also das Enzym, welches auf Lactose wirkt. Daneben sind aber die alten Bezeichnungen wie „Pepsin" und „Trypsin" noch im Gebrauch geblieben.

Die Endung „lytisch" ist für eine Klasse von Enzymen gebraucht worden, welche auf eine Gruppe von Substanzen wirken; ein proteolytisches Enzym ist eins, das auf die Proteine im allgemeinen wirkt, Pepsin und Trypsin eingeschlossen. ARMSTRONG (1890) hat mit Recht darauf hingewiesen, daß „proteolytisch", in Analogie mit „elektrolytisch", eine Zersetzung durch das Protein bedeuten sollte, nicht aber eine Zersetzung des Proteins selbst. Um dies zu vermeiden, schlug man d i e Endung „klastisch" vor, und ich werde diese Bezeichnung vorzugsweise gebrauchen.

Eine neuere unglückliche Einführung von „ese" als Endung für ein Enzym, das nur synthetisch wirkt, hat sich als ungerechtfertigt erwiesen (BAYLISS, 1913, 1) und braucht uns nicht weiter zu beschäftigen.

Wir haben gesehen, daß BERZELIUS die Substanzen, welche wir jetzt Enzyme nennen, zu den Katalysatoren gerechnet hat. Es ist ebenso theoretisch wie praktisch wichtig, die Eigenschaften, welche bei den Enzymen gefunden werden, aufzuzählen.

Die einzige wirklich wesentliche Eigenschaft eines Katalysators ist, daß er die Reaktionsgeschwindigkeit ändert, aber in das am Schlusse eintretende chemische Gleichgewicht nicht eingeht. Ein Katalysator kann auch eine scheinbar nicht von selbst verlaufende Reaktion in Gang bringen. Außerdem kommen noch gewisse andere Eigenschaften in Betracht, die aber nicht das Wesen der Enzymwirkung betreffen. Sie können wichtig werden, wenn in einem bestimmten Fall entschieden werden soll, ob ein Prozeß enzymatisch ist oder nicht.

Im folgenden sollen zunächst einige typische Enzyme aufgeführt werden, ohne daß diese Liste vollständig sein soll, werden doch fortwährend neue Enzyme entdeckt. Inwieweit viele von diesen wirklich neuartige sind und nicht einfach neu entdeckte Fähigkeiten alter Enzyme, ist manchmal zweifelhaft. In der folgenden Liste ist der Name des Substrats in Klammern hinter den des Enzyms gestellt: Amylase (Stärke), Maltase (Maltose und $\alpha$-Glucoside), Emulsin ($\beta$-Glucoside), Pepsin (Proteine in saurem Medium), Trypsin (Proteine in alkalischem Medium), Urease (Harnstoff), Arginase (Ariginin), Lipase (Ester), Peroxydase (organische Peroxyde, einschließlich des Wasserstoffperoxyds) usw. Wir können die Enzyme auch in Klassen einteilen je nach der Art der beschleunigten chemischen Reaktion. Die meisten Enzyme fügen dem Substrat Wassermoleküle ein oder entziehen sie ihm. Sie können hydrolysierende Fermente genannt werden. Alle oben erwähnten, mit Ausnahme der Peroxydase, gehören zu dieser großen Klasse. Diejenigen, welche Sauerstoff oder Wasserstoff aktivieren, Oxydation oder Reduktion herbeiführen, werden im 20. Kapitel behandelt. Eine weitere Klasse von Enzymen spaltet ein komplexes Molekül in Bruchstücke, ohne das etwas in das Molekül ein- oder austritt. Dies geschieht wahrscheinlich durch eine Reihe einander folgender Reaktionen, von Oxydation, Reduktion und Hydrolyse. Ein Beispiel dafür ist die Zymase der Hefezelle, welche Glucose in Alkohol und Kohlensäure zerlegt:

$$C_6H_{12}O_6 = 2\,C_2H_6O + 2\,CO_2\,.$$

Man kann kein allgemeines Gesetz aufstellen, nach dem ein Enzym eine von selbst verlaufende Reaktion beschleunigt. Aber es gibt sicher einige Reaktionen, welche von selbst nur langsam fortschreiten, durch Enzyme aber beschleunigt werden: z. B. die Hydrolyse von Estern bei Gegenwart von Wasser. In anderen Fällen verläuft die durch das Enzym beschleunigte Reaktion bei gewöhnlicher Temperatur zu langsam, um nachweisbar zu sein. Bei Erhöhung der Temperatur kann sie dann nachweisbar werden, die Hydrolyse von Rohrzucker und von Salicin durch Wasser sind solche Fälle. Wenn man eine Reaktion durch Temperaturerhöhung nachweisbar machen kann, wird man annehmen dürfen, daß sie — wenn auch sehr langsam — auch bei gewöhnlicher Temperatur verläuft.

Bei der spontan verlaufenden Hydrolyse erhebt sich die Frage, ob die spontane Reaktion durch die katalytische Wirkung der immer vorhandenen kleinen Menge Wasserstoff und Hydroxyl-Ionen verursacht ist. Die Betrachtung zeigt aber, daß bei einer katalysierten Reaktion, welche durch Zusatz einer zweiten Substanz weiter beschleunigt wird, diese zweite ebenfalls ein Katalysator ist. Ausnahmen sind nur solche Fälle, in denen die zweite Substanz die Wirksamkeit des ersten Katalysators erhöht und ohne dessen Gegenwart unwirksam ist.

Ein wichtigerer Punkt ist die Frage nach der Beziehung des Enzyms zu den Endprodukten der Reaktion. In einigen Fällen ist das Enzym nach Ablauf der Reaktion unverändert wieder erhalten worden wie die Säure bei der Hydrolyse der Ester. In anderen Fällen verschwindet das Enzym teilweise oder ganz. Dieses Verschwinden wird aber durch die Unstabilität des Enzyms verursacht. Daß das Enzym nicht zu den Komponenten des Endgleichgewichts gehört, zeigen zahlreiche Experimente, welche beweisen, daß der Gesamtumsatz von der Ferment menge unabhängig ist. Eine Reihe von Kurven, welche diese Tatsache veranschaulichen, findet man in meiner Monographie (1919, 1), welche auch zeigt, wie die Geschwindigkeit des Umsatzes von der Menge des Katalysators abhängt. Ein weiteres Beispiel, das auf der synthetischen Wirkung des Emulsins beruht, wird in Abb. 59 gegeben.

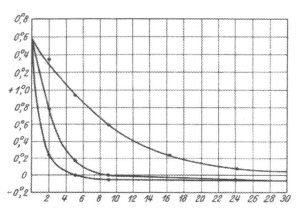

Abb. 59. Geschwindigkeit der Synthese von Glycerin-Glucosid bei verschiedenen Konzentrationen von Emulsin. Die Verhältnisse sind wie 1:4:12. Die oberste Kurve hat die niedrigste Konzentration. Alle gelangen schließlich an denselben Gleichgewichtspunkt.

Wenn das Enzym eine Komponente des Endgleichgewichts bilden würde, würde die Lage dieses Gleichgewichts durch Massenwirkung verschoben werden, wenn man nach Erreichung des Gleichgewichts eine weitere Enzymmenge hinzufügen würde. Dies ist aber nicht der Fall (BAYLISS, 1913, S. 246).

Das sog. „falsche Gleichgewicht", bei dem das Endresultat von der Enzymmenge abzuhängen scheint, habe ich in meiner Arbeit von 1913, S. 246 besprochen. Hier genügt es, zu sagen, daß die sorgfältige Prüfung der experimentellen Tatsachen zeigt, daß eine solche Annahme unbegründet ist. Das „falsche Gleichgewicht" erklärt sich zum größten Teil durch die Zerstörung des Enzyms, welche stattfindet, bevor es Zeit gehabt hat, die Reaktion bis zur Gleichgewichtslage zu führen. Je mehr Enzym anfangs vorhanden ist, desto schneller schreitet die Reaktion natürlich vorwärts. Ferner hat sie bereits einen weiteren Weg durchlaufen, bevor das Enzym total zerstört ist.

Der Umstand, daß die Gleichgewichtslage die gleiche ist, wir mögen von einem System ausgehen, das nur aus Substrat oder nur aus Reaktionsprodukten besteht, zeigt ebenfalls, daß wir es mit einem echten Gleichgewicht einer umkehrbaren Reaktion zu tun haben (s. Abb. 57 u. 58, S. 364 u. 365 oben).

Wir sehen also, daß bei den bisher betrachteten verhältnismäßig einfachen Fällen die Enzyme zweifellos typische Katalysatoren sind. Da aber viele Reaktionen im lebenden Organismus unter dem Einfluß von Enzymen von komplexer chemischer Natur stehen, die wir noch nicht vollkommen kennen, ist es nicht zu verwundern, daß wir Phänomene antreffen, welche beim ersten Anblick, schwer mit der Hypothese einer Katalyse im umkehrbaren System in Einklang zu bringen sind. Wir werden gleich mit größerer Wahrscheinlichkeit sehen, daß bei solchen Enzymwirkungen, bei denen wir alle Faktoren kontrollieren können, die Reaktion allen Gesetzen gehorcht, die nach der unserer Theorie in Frage kommen. Daher dürfen wir wohl auch behaupten, daß auch die komplizierteren Fälle, z. B. fermentative Prozesse bei den Eiweißkörpern, keine den in den einfacheren Fällen befolgten Regeln entgegengesetzten Annahmen erfordern. In diesen heterogenen Kolloidsystemen zeigen ja die in den vorangehenden Kapiteln angeführten Tatsachen, welche zahllosen Reaktionsmöglichkeiten durch Oberflächenwirkung, elektrische Ladung usw. vorhanden sind. Es ist der Zukunft überlassen, das Dazwischentreten dieser Faktoren im Laufe der chemischen Reaktionen zu untersuchen, die durch die verschiedenen individuellen Enzyme hervorgebracht werden.

Gewisse zufällige Eigenschaften, die den anorganischen Katalysatoren und den Enzymen gemeinsam sind, dienen dazu, unsere Stellung zu festigen. Die Tatsache, daß schon sehr kleine Mengen wirksam sind, ist bereits erwähnt worden; wie gering die wirklich wirksame Stoffmenge bei den Enzymen ist, wissen wir nicht, weil wir sie aus den sehr verwickelt zusammengesetzten Gewebsextrakten noch nicht chemisch rein gewinnen können.

Manche Autoren rechnen zu den spezifischen Eigenschaften der Enzyme ihre Thermolabilität und erklären sie für Kolloide (C. F. ARMSTRONG 1913). Die Extrakte, in denen wir die wirksamen Stoffe gewinnen, sind praktisch zwar alle kolloidal, aber wir sind nicht sicher, daß dieser Zustand für ihre Wirksamkeit in allen Fällen unumgänglich nötig ist. Was ihre s p e z i f i s c h e Natur betrifft, so ist der Umstand, daß ein besonderer Katalysator nur auf eine begrenzte Klasse von Substraten wirkt, nicht den von lebenden Organismen erzeugten eigentümlich; einige anorganische Katalysatoren sind auch streng spezifisch. Die Wolframsäure katalysiert z. B. die Oxydation der Jodwasserstoffsäure durch Wasserstoffperoxyd, aber nicht die durch Persulfate oder Bromsäure. Andererseits sind einige Enzyme nicht streng spezifisch, Emulsin wirkt auf die ganze Reihe der β-Glucoside, die fast unzählig sind. Einige Forscher scheinen für jedes Glucosid ein besonderes Enzym zu fordern. Diese Frage wird später eingehend besprochen werden.

Die Beeinflussung der Enzyme durch Erwärmung ist stark von den besonderen Begleitumständen abhängig. Gewöhnlich werden sie beim Erhitzen koaguliert. Manchmal scheint aber nur Adsorption oder eine reversible Änderung ihrer physikalischen Beschaffenheit vorzukommen. In Praxi wird die Thermolabilität oft benutzt, um festzustellen, ob es sich um einen fermentativen Prozeß handelt oder nicht. Reaktionen, die durch Erwärmen auf 100° vernichtet werden, sind fast immer Fermentreaktionen; oder durch „lebendes Protoplasma" verursachte, welch letzterer Ausdruck nur ein Deckmantel für die Unbekanntschaft mit dem eigentlichen Vorgang ist. Um „Enzymwirkung" und „Protoplasmawirkung" zu trennen, gebraucht man A n t i s e p t i c a , welche auf das, was wir „vitale Wirksamkeit" nennen, stärker wirken als auf Enzyme. Es handelt sich dabei also nur um graduelle Unterschiede, denn manche Enzyme sind gegen Antiseptica sehr empfindlich, andere nicht; der Unterschied hängt wahrscheinlich von der Kompliziertheit der Struktur ab. Invertase ist verhältnismäßig unempfindlich, Zymase sehr empfindlich. MEYERHOF (1913 und 1914) findet die hemmende Wirkung indifferenter Narkotica auf Enzyme vollkommen umkehrbar. Er nimmt an, daß es sich um Verdrängung des Substrates aus der Adsorption durch die stärker adsorbierbaren Narkotica handelt. Wir werden später sehen, daß eine Phase der Enzymwirkung in einer Adsorption besteht.

Wir können also annehmen, daß die Enzyme eine besondere Klasse von Katalysatoren sind; ihre Funktion besteht demnach darin, die Reaktionsgeschwindigkeit zu ändern. Die Faktoren, welche die Reaktionsgeschwindigkeit

beherrschen, haben wir gelegentlich schon besprochen. Da die Frage der Reaktionsgeschwindigkeit für die Enzymwirkung von besonderer Wichtigkeit ist, muß sie
hier eingehend erörtert werden.

## Die Reaktionsgeschwindigkeit.

Wenn ein großes Molekül von selbst oder unter der Wirkung eines Katalysators in kleinere zerfällt, sieht man ohne Schwierigkeit, daß die in einer gegebenen Zeit zerfallende Anzahl von Molekülen der Gesamtanzahl der vorhandenen
proportional ist.

Das ist das Gesetz der Massenwirkung in seiner einfachsten Form. Auf die
Geschichte dieses Gesetzes, welches die Grundlage der chemischen Statik und
Dynamik ist, werde ich bei der Besprechung des chemischen Gleichgewichts
eingehen.

Wenn $C$ die Konzentration zu der Zeit $t$ ist, ist $\dfrac{dC}{dt}$ die Reaktionsgeschwindigkeit in dem Zeitteil $dt$, der so klein ist, daß während seines Ablaufs die Geschwindigkeit konstant bleibt. Nach dem Massenwirkungsgesetz ist dann:

$$\frac{dC}{dt} = kC \,,$$

wo $K$ eine Konstante ist, die sich in jedem Einzelfall ändert und als Geschwindigkeitskonstante bezeichnet wird.

Um diese Gleichung für praktische Zwecke anzuwenden, muß sie integriert
werden, damit die Veränderung in einer meßbaren Zeit untersucht werden
kann. Der Leser wird sehen, daß wir wieder einen Fall des „Zinseszinsgesetzes"
haben, und die einfachste Form des Integrals ist

$$k = \frac{1}{t_2 - t_1} \log e \frac{C_1}{C_2} \,,$$

$t_1$ und $t_2$ sind die seit Beginn der Reaktion vergangenen Zeiten, die gleichzeitigen Konzentrationen der zerfallenden Moleküle sind $C_1$ und $C_2$. Dies ist die
Gleichung einer monomolekularen Reaktion.

In praxi kann man jede Eigenschaft des reagierenden Stoffes, welche eine bekannte
Funktion seiner Konzentration ist, zur Messung von $C$ benutzen. Also z. B. die polarimetrisch gewonnene Drehung oder die elektrolytische Leitfähigkeit.

Wir wollen einen Schritt weiter gehen und annehmen, daß es sich um eine
Reaktion handelt, bei der zwei Moleküle sich miteinander verbinden, um eins
oder mehrere neu zu bilden. Das nennt man eine bimolekulare Reaktion, weil die
Veränderung der Konzentration zweier Moleküle in Betracht gezogen werden
muß. Was für ein Gesetz haben wir hier? Wir wollen uns auf den kinetischen
Standpunkt stellen und annehmen, daß wir die Konzentration der einen reagierenden Komponente, $A$, erhöhen, die andere, $B$, also unverändert lassen. Die Geschwindigkeit wächst dann proportional zu $[A]$ (wir setzen $A$ in $[\ ]$, um seine
Konzentration auszudrücken), weil die Anzahl von Malen, die ein Molekül von $B$
auf eins von $A$ stößt, proportional der Anzahl $A$ ist, die in einem gegebenen
Raum vorhanden ist. Wenn wir $(B)$ erhöhen und $(A)$ unverändert lassen, findet
die Anzahl der Zusammenstöße proportional zu $(B)$ statt; wenn beide verändert

werden, ist daher die Geschwindigkeit der Reaktion proportional dem Produkt der Konzentrationen der beiden Moleküle oder

$$\frac{dx}{dt} = k(A)(B).$$

Praktisch können die meisten Fälle bimolekularer Reaktionen zur Integration vereinfacht werden, weil man die Konzentration von $A$ und $B$ gleichmäßig ändern kann. Bei der Verseifung der Ester, z. B. von Äthylacetat durch Natriumhydroxyd, ist die Gleichung:

$$\frac{dx}{dt} = k\,(a - x)\,(b - x),$$

wo $a$ und $b$ die Anfangskonzentrationen von Ester und Alkali sind und $x$ die Menge des in der Zeit $t$ erzeugten Natriumacetats. Wenn man äquivalente Mengen von Ester und Alkali nimmt, geht die Gleichung über in

$$\frac{dx}{dt} = k\,(a - x)^2,$$

weil $a = b$ wird. Das Integral dieser Gleichung ist

$$k = \frac{1}{t} \cdot \frac{x}{a\,(a - x)}.$$

*Die Hydrolyse des Rohrzuckers durch Säuren.* Dieser Prozeß ist eine monomolekulare Reaktion, da es sich um den Zerfall von je einem Molekül Rohrzucker handelt. Wenn wir die Formel auf ihn anwenden, stellt sich heraus, daß die Konstante $k$ während des ganzen Reaktionsverlaufes dieselbe bleibt. Wir haben auch bereits gesehen, wie die Messung dieser Geschwindigkeitskonstante als Methode dienen kann, um die Wasserstoffionenkonzentration verschieden saurer Lösungen zu bestimmen.

*Anwendung auf Enzyme.* Was für Werte erhalten wir nun für $k$, wenn der Rohrzucker statt durch Säure durch das Enzym Invertase hydrolysiert wird? Solche Messungen werden dadurch wertvoll, daß sie uns die Möglichkeit geben, falls $k$ sich ändert, nach Gründen dafür zu suchen; aus der Regelmäßigkeit der Änderung von $k$ können wir ferner die Genauigkeit der bei dem Versuch verwendeten Methode feststellen.

Wenn das Enzym auf ein einziges Substratmolekül wirkt, wie das bei den meisten Hydrolysen der Fall ist, könnten wir erwarten, daß die Reaktion der Gleichung für die monomolekulare Reaktion folgt. Wenn wir bei der Invertase die Geschwindigkeitskonstante der Gleichung für die monomolekulare Reaktion berechnen, finden wir aber, daß sie mit länger dauernder Reaktion stetig ansteigt, in einem speziellen Fall von 0,00058 auf 0,00097 (VICTOR HENRI, 1903, S. 506). Bei anderen Enzymwirkungen finden wir dagegen meist eine Abnahme in dem Werte von $k$. E. F. ARMSTRONG (1904, 1, S. 506) stellte fest, daß er bei Lactase von 0,0640 auf 0,0129 sank.

Wodurch kann nun diese Abnahme von $k$ bei den Enzymreaktionen, wenn wir die Zunahme von $k$ bei der Invertase vorläufig beiseite lassen, verursacht sein?

Es kann sich um zwei Dinge handeln. Erstens sind alle Reaktionen, mit welchen wir es zu tun haben, umkehrbar, also gibt es zwei entgegengesetzte Reaktionen, welche gleichzeitig fortschreiten, so daß das in einem Experiment beobachtete Resultat immer die Differenz dieser beiden Reaktionsgeschwindigkeiten ist. Angenommen, daß unsere Reaktion die Hydrolyse eines Substrats in einfachere Moleküle ist. Beim Näherkommen an die Gleichgewichtslage wird durch die Massenwirkung der Hydrolysenprodukte die inverse synthetische Reaktion immer stärker, im Gleichgewicht ist ihre Geschwindigkeit gleich der der hydrolytischen. Es ist unnötig, den Leser daran zu erinnern, daß das, wovon wir sprechen, die beobachtete Geschwindigkeit ist, d. h. der Gesamtumsatz in einer gegebenen Zeit, und nicht die Geschwindigkeitskonstante, welche natürlich von den wirksamen Massen unabhängig ist.

Unter den Bedingungen, unter welchen die meisten Enzymexperimente in vitro gemacht werden, ist die Gleichgewichtslage wegen des großen Überschusses an Wasser der vollständigen Hydrolyse so nahe, daß die synthetische Reaktion zu klein ist, um einen merklichen Einfluß auszuüben. Daher muß man nach anderen Gründen für die Verlangsamung der Hydrolyse suchen. Sind aber die Bedingungen derart, daß die synthetische Reaktion merklich wird wie bei der Lipase und bei dem Emulsin, dann spielt die Umkehrbarkeit der Reaktion eine wichtige Rolle. Abb. 57 (S. 364) zeigt, wie die hydrolytische Reaktion bei Lipase durch die Gegenwart des Wassers gefördert wird.

Zweitens aber muß man bedenken, daß die Geschwindigkeit einer katalysierten Reaktion von der Konzentration des Katalysators abhängt. Wenn dann etwas während des Verlaufes der Reaktion geschieht, was die Menge des vorhandenen Enzyms vermindert, entweder durch Zerstörung des Enzyms oder durch Lähmung seiner Wirksamkeit, ist das Resultat eine fortschreitende Verminderung der Reaktionsgeschwindigkeit. Wir sehen, daß dieses Verschwinden des Enzyms bei einer Zerstörung des Enzyms irreversibel sein muß, reversibel aber, wenn das Enzym nur vorübergehend gelähmt wird, etwa durch Anhäufung der Reaktionsprodukte, oder durch eine Adsorption, welche es aus dem Reaktionsraum entfernt, was bei vielen sog. „Antifermenten" der Fall zu sein scheint.

Es ist gut, hier zu erwähnen, daß die besonderen Fälle, welche auf den folgenden Seiten zur Erläuterung gebraucht werden, von dem Leser nicht als die einzigen der bekannten Art anzusehen sind. In meiner Monographie findet man zahlreiche andere (1919, 1).

Wir behandeln zuerst die Frage nach der Zerstörung des Enzyms. Jede Enzymlösung nimmt bei der Aufbewahrung an Wirksamkeit ab. Das wird hauptsächlich durch den komplexen Kolloidzustand dieser Substanzen verursacht. Die Schnelligkeit, mit der die Wirksamkeit abnimmt, ist in den einzelnen Fällen verschieden. Durch Erhöhung der Temperatur nimmt sie zu. Der zeitliche Verlauf des Prozesses wurde von TAMMANN (1892, 2) beim Emulsin untersucht. In Gegenwart des Substrats nimmt die Geschwindigkeit der Inaktivierung sehr ab (BAYLISS und STARLING 1903; PERNON 1904), obgleich die Zerstörung des Ferments nicht ganz verhindert wird. Diese schützende Wirkung des Substrats ist einer chemischen Bindung an das Enzym zugeschrieben worden. Wenn dies auch manchmal zutreffen mag, so habe ich doch festgestellt, daß (BAYLISS, 1911, 1) beim Trypsin schon eine einfache Adsorption an Holzkohle schützt; es gibt keinen Beweis, daß dies nicht die allgemeine Erklärung sein kann.

Selbst bei der Anwesenheit von Substrat hat sich gezeigt, daß bei sehr niedriger Enzymkonzentration seine Wirksamkeit vor der Vollendung der Reaktion verschwindet (TAMMANN, 1892, 2 und BAYLISS 1913, 1, S. 248), dieser Umstand hat zu gewissen irrigen Meinungen über das „falsche Gleichgewicht" geführt. Andererseits haben speziell hierfür angestellte Versuche beim Trypsin (BAYLISS, 1904) gezeigt, daß es im Verlauf von mehreren Stunden keinerlei merklichen Fermentverlust gibt, obgleich die Geschwindigkeitskonstante erheblich abgenommen hat. Die von selbst vor sich gehende Zerstörung des Enzyms ist daher nicht die einzige Ursache der Abnahme an Wirksamkeit.

*Reversible Inaktivierung.* Man hat experimentell festgestellt, daß der Zusatz gewisser Substanzen, zu denen bei vielen enzymatischen Prozessen gerade die Reaktionsprodukte gehören, eine große Wirkung auf die Wirksamkeit der Enzyme hat. Diese Wirkung wird auf mehrere verschiedene Weisen hervorgebracht: 1. Die Enzyme sind Kolloide und daher der Aggregation oder Fällung durch verschiedene Agenzien unterworfen. So wird Emulsin durch Benzaldehyd gefällt. Wahrscheinlich verursachen schon die kleinen, im Laufe der Hydrolyse des Amygdalins erzeugten Mengen einen gewissen Grad der Aggregation und dementsprechend eine Verminderung der wirksamen Oberfläche. Wir haben schon gesehen (S. 366), daß Enzyme durch ihre Oberflächen wirken, und ich werde gleich weitere Beweise geben. 2. Die meisten Enzyme sind außerordentlich empfindlich gegen Veränderungen der Wasserstoffionenkonzentration. Das ist eine allgemeine Eigenschaft des Kolloidzustandes und weist darauf hin, daß elektrische Ladungen eine Rolle spielen. Die leichte Abnahme in der Wasserstoffionenkonzentration, welche durch den Zusatz von Blutserum bewirkt wird, genügt, um die Emulsinwirkung kräftig zu hemmen (BAYLISS, 1912, 2). Trypsin ist nur bei leicht alkalischer Reaktion wirksam, es hat, wie alle Enzyme, bei einer ganz bestimmten Wasserstoffionenkonzentration sein Wirkungsoptimum. BRAILSFORD, ROBERTSON und SCHMIDT (1908/09) haben nun gezeigt, daß während des Verlaufes der Trypsinverdauung die Wasserstoffionenkonzentration dauernd steigt, weil durch die Trypsinverdauung Aminosäuren entstehen, welche sich mit dem freien Alkali verbinden, die Alkalinität verringern und so die Wirkung des Enzyms mehr und mehr verzögern, je weiter die Reaktion fortschreitet. Weiter hat sich gezeigt, daß der Zusatz von Aminosäuren eine beträchtliche Verlangsamung der Trypsinverdauung bewirkt.

Viele Untersucher werden schon bemerkt haben, daß Trypsinverdauungen von Caseinogen, zu denen man gerade die optimale Alkalimenge hinzuzugeben hat, nach Verlauf von einer Woche auf Lackmus sauer reagieren. Dann kann man die Trypsinwirkung durch erneute Alkalizugabe wieder steigern.

Wie KRONECKER (1874) gezeigt hat, kann man die Reaktion auch dadurch beschleunigen, daß man ihre Produkte fortschafft. Dieses Resultat wird nicht nur durch die Umkehrbarkeit der Reaktion, sondern auch dadurch verursacht, daß die Produkte mehr oder weniger lähmend auf das Enzym wirken.

Wie zu erwarten war, ist die Empfindlichkeit der Enzyme gegen verschiedene Substanzen viel größer als die, welche man gewöhnlich bei chemischen Reaktionen antrifft. Einige Forscher behaupten, daß es eine besondere „Affinität" jedes Enzyms für gewisse Produkte seiner Wirkung gibt, weil sie die Reaktionsgeschwindigkeit stärker als andere ähnliche Stoffe beeinflussen. So fand E. F. ARMSTRONG (1904, 2), daß Fructose die Wirkung der Invertase mehr als die entsprechende Konzentration von Glucose verzögert, und man hat das so ausgedrückt, daß Invertase von Fructose gehemmt wird. Der Umstand aber, daß Fructose auch die Wirkung der Maltase mehr als Glucose hemmt (PHILOCHE, 1908, S. 243), während sie doch in dem System Maltose-Maltase gar nicht vorkommt, läßt vermuten, daß es sich hier um etwas anderes als eine chemische Beziehung zwischen Ferment und Substrat handelt. Die außerordentliche Empfindlichkeit der Enzyme gegen Säuregehalt und einige anorganische Salze weist darauf hin, daß man bei der Auslegung derartiger Resultate sehr vorsichtig sein muß. BOURQUELOT (1913, 2, S. 3) stellt fest, daß durch Hydrochinon die Hydrolyse des Arbutins gehemmt wird, nicht aber die des Salicins. Es kann sich also nicht um eine Wirkung handeln, welche an dem Enzym angreift. Man glaubt, daß es sich um Beschleunigung der inversen Reaktion handelt.

Die Zunahme von $k$ bei der Invertasewirkung wird wahrscheinlich dadurch bewirkt, daß eine geringe Menge eines Stoffes entsteht, der die Wirksamkeit des Enzyms erhöht. Säure tut das, und man hat festgestellt, daß eine Säure in kleinen Mengen während der Wirkung der Invertase entsteht. Vielleicht handelt es sich um Lävulinsäure. Soweit ich unterrichtet bin, sind keine Messungen der Wasserstoffionenkonzentration während der Reaktion gemacht worden.

Zwischen der enzymatischen Bildung solcher Substanzen, welche die Enzymwirkung beschleunigen, und dem von OSTWALD (1902, II [2], S. 263—266) „Autokatalyse" genannten Prozeß, bestehen gewisse Ähnlichkeiten. Wir sahen zu Anfang dieses Kapitels, daß die spontane Hydrolyse des Methylacetats in Wasser durch Zusatz von Säure stark beschleunigt wird. Nun bildet sich bei der Hydrolyse selbst freie Essigsäure, welche wie ein, allerdings schwacher, Katalysator wirken muß. Sie nimmt durch ihre eigene Wirksamkeit dauernd zu. Wenn wir daher die Geschwindigkeitskonstante zu verschiedenen Zeiten bestimmen, finden wir, daß sie in immer größerem Maße wächst.

Bei einem eigenen derartigen Experiment betrug die Geschwindigkeitskonstante $49 \cdot 10^{-7}$ zu Beginn der Reaktion, in 19 Tagen war sie auf $593 \cdot 10^{-7}$ gestiegen, und in 42 Tagen auf $1498 \cdot 10^{-7}$. Bei halbnormaler Salzsäure war sie zu Anfang 1600 mal größer als in Wasser. Das Gleichgewicht wurde in ungefähr 6 Stunden erreicht. Wenn es also keine Autokatalyse gäbe, hätte die Erreichung des Gleichgewichts in Wasser $6 \cdot 1,600$ Stunden oder 400 Tage dauern müssen. Dieser Umstand kann dem Leser dazu dienen, sich zu vergegenwärtigen, wie langsam die spontane Reaktion ist. Ferner dafür, daß die Gleichgewichtslage unmöglich dieselbe sein könnte, wenn nicht der Katalysator die hydrolytische wie die synthetische Reaktion beschleunigte.

Bezüglich der Autokatalyse sind weitere Einzelheiten wichtig. Wenn die Kurve einer derartigen Reaktion mit der Zeit als Abszisse und dem Gesamtumsatz als Ordinate aufgezeichnet wird, erhält man eine $S$-Form. Die Geschwindigkeit ist zuerst langsam, wird schneller und dann wieder langsam. Dieser Verlauf ist für die Autokatalyse typisch. Er wird durch die geringe Wirksamkeit des Katalysators im Anfang der Reaktion, und die geringe Menge des Substrats am Schlusse der Reaktion verursacht. Letztere bedingt eine Abnahme des Umsatzes. Der Umsatz, der durch die Menge des in der Zeiteinheit hydrolysierten Esters gemessen wird, darf nicht mit der Geschwindigkeitskonstante verwechselt werden, welche stetig immer zunimmt.

Der Unterschied zwischen echter Autokatalyse und der Wirkung auf die oben beschriebenen Enzyme ist der, daß in ersterem Prozeß die tatsächliche Menge des Katalysators zu- oder abnimmt, während in letzterem das Enzym die Entstehung von Substanzen bewirkt, welche ähnlich positiv oder negativ auf das Enzym einwirken, wobei ihre Wirkung mit fortschreitender Reaktion mehr und mehr zunimmt, so daß nicht eine Veränderung der Konzentration des Katalysators stattfindet, sondern nur eine Veränderung seiner Wirksamkeit.

Wie wirken verschiedene Konzentrationen des Enzyms auf den Ablauf der Reaktion? Hier sei zunächst ein praktisch wichtiger Punkt erwähnt. Wie BREDIG (1902, S. 187) beim Vergleich der Wirkung der Enzyme unter verschiedenen Bedingungen oder Konzentrationen zeigte, müssen wir die Reaktionen in dem gleichen Zustand vergleichen, weil wir nur auf diese Weise sicher sein können, das gleiche Verhältnis von Substrat und Reaktionsprodukten zu erhalten, und wenn die Reaktion in Stufen verläuft, würden wir außerdem noch sonst zu ganz falschen Resultaten kommen. Was wir also vergleichen müssen, sind die Zeiten, die man braucht, um gleichen Umsatz hervorzurufen, nicht den Umsatz, der in der gleichen Zeit zu erzielen ist.

Praktisch geschieht dies am besten, indem man eine Reihe Messungen macht und sie als Kurven aufzeichnet. Wenn man den Umsatz als Ordinate, die Zeit als Abszisse wählt, gibt eine horizontale Linie, welche alle Kurven schneidet, die verlangten Zeitwerte.

Wenn man nicht sehr kleine Enzymmengen auf große Substratmengen und umgekehrt wirken läßt, findet man immer, daß ein deutliches Mißverhältnis zwischen der Enzymmenge und der Enzymwirkung besteht. Das kann man aus folgender Tabelle ersehen, welche eigenen Versuchen mit Trypsin und Caseinogen (1904) entnommen ist. Die erste Spalte gibt die relativen Mengen des Enzyms an, das zu der gleichen Substratmenge zugefügt wurde. Die zweite Spalte gibt die Zeiten an, die jedesmal gebraucht werden, um den gleichen Umsatz hervorzurufen, welche durch die elektrische Leitfähigkeit gemessen wurde, d. h. die durch die Zunahme der Konzentration der Carboxylgruppen (s. S. 265 oben). Die dritte Spalte zeigt die durchschnittliche Geschwindigkeit in jedem Falle, nämlich den reziproken Wert der gebrauchten Zeit (multipliziert mit 1000, um Brüche zu vermeiden). Die vierte Spalte gibt ein Maß der Wirksamkeit des Enzyms, wie es durch Division der Geschwindigkeit durch die Fermentmenge erhalten wurde, oder, mit anderen Worten, es stellt die Wirksamkeit gleicher Mengen des Enzyms dar, wenn sie in verschiedenen Konzentrationen vorhanden sind. Das kann man die „spezifische Wirksamkeit" nennen.

| Relative Konzentration des Enzyms | Zeiten gleichen Umsatzes in Minuten | Durchschnittsgeschwindigkeit · 1,000 | Spezifische Wirksamkeit |
|---|---|---|---|
| 8 | 41 | 24 | 3 |
| 5 | 48 | 20,8 | 4,16 |
| 4 | 55 | 18,2 | 4,55 |
| 2 | 81 | 12,4 | 6,2 |
| 1 | 144 | 7 | 7 |

Es ist klar, daß im Verhältnis zu ihren Konzentrationen die kleineren Mengen des Enzyms erheblich wirksamer sind als die größeren. Wenn wir die numerischen Werte der Enzymkonzentrationen 2 und 4 z. B. nehmen, finden wir, daß der Wert von 4, anstatt doppelt so groß als der von 2 zu sein, kleiner als das Doppelte ist. Statt mit 2 zu multiplizieren, wollen wir mit einer Wurzel von 2 multiplizieren, also mit $2^{-x}$ und sehen, welchen Wert wir $x$ geben müssen, um dem Experiment entsprechende Daten zu erhalten. Als erste Annäherung versuchen wir $x = 2$, dann müßte der Wert der Enzymkonzentration 4, derjenige der Konzentration 2 sein, multipliziert mit $2^{-2}$, d. h. $12,4 \cdot 1,4 = 17,4$, anstatt des experimentellen Wertes von 18,2, eine ganz befriedigende Übereinstimmung.

Das ist die Regel, die als Quadratwurzelgesetz von SCHÜTZ und BORRISSOV
bekannt ist, aber wir sehen, daß sie nur Annäherungswerte ergibt. Wenn
wir verschiedene Zustände desselben Experiments nehmen, finden wir, daß der
Wert des Exponenten gegen die Mitte der Reaktion fast auf 2 zunimmt, am Anfang aber sehr nahe der Einheit liegen kann. In diesem Falle ist die Geschwindigkeit der Enzymkonzentration direkt proportional. Auch die absolute Höhe der
Enzymkonzentration bewirkt Differenzen. Enzymkonzentrationen von 64,
128 und 256 (in empirischen Einheiten ausgedrückt) verhalten sich anders zueinander als Konzentrationen von 1, 2 und 4 (in denselben Einheiten ausgedrückt).
Einzelheiten über diese Experimente finden sich in einer Arbeit von mir (1911, 1,
S. 90—94).

Diese Resultate ergeben genau das, was zu erwarten war, wenn die Geschwindigkeit die Funktion eines Adsorptionsprozesses wäre. Hierdurch wurde ich
zuerst veranlaßt, bei den enzymatischen Prozessen an Adsorptionsprozesse als
erste Phase der Wirkung zu denken (1906, S. 224).

Es ist also unmöglich, ein einfaches, allgemeines Gesetz anzugeben, nach
dem man die Wirksamkeit eines Enzyms bei verschiedenen Konzentrationen
zahlenmäßig berechnen kann. Jeder Fall muß für sich allein untersucht werden,
bis wir mehr von den Veränderungen wissen, welche in dem kolloidalen Zustand
des Enzyms während des Verlaufes der Reaktion stattfinden. Dieser Zustand
ist zweifellos die Ursache der Veränderungen des Adsorptionsexponenten, die
wir angetroffen haben; er hat meist einen Wert zwischen eins und zwei, Werte
über zwei sind selten.

Die Reaktionsgeschwindigkeit enzymatischer Prozesse kann durch 3 Arten
von Stoffen beeinflußt werden, die wir nunmehr besprechen wollen.

1. *Elektrolyte.* Pepsin und Trypsin sind nur in Lösungen von bestimmten
Säuregraden wirksam, das Pepsin in saurer, das Trypsin in alkalischer Lösung.
Die Amylase wirkt nur bei Gegenwart von Neutralsalzen, welche überhaupt die
Enzymwirkung günstig beeinflussen (BIERRY, 1912).

2. *Co-Enzyme.* BERTRAND (1897) fand, daß die Oxydase des japanischen
Lacks nur bei Gegenwart von Mangan wirksam ist. Er nannte diese Substanz
das „Co-Enzym" der Laccase. Diese Oxydationssysteme betrachten wir im
20. Kapitel.

MAGNUS (1904) entdeckte, daß die Lipase der Leber ihre Wirksamkeit verliert, wenn sie dialysiert wird. Ihre Wirksamkeit wird aber wieder hergestellt,
wenn man gallensaure Salze zusetzt. Es ist wahrscheinlich, daß dabei eine
Wirkung auf das Enzym selbst ausgeübt wird. Die Wirksamkeit der Lipase
wird nämlich sowohl gegenüber wasserlöslichen Estern als auch gegenüber
Neutralfetten wieder hergestellt. Wäre sie nur gegen Neutralfett reaktiviert,
so hätte man an eine Emulsion der Fette durch gallensaure Salze denken können.
Die gallensauren Salze sind stark oberflächenaktiv. Sie können eine größere
kolloidale Dispersion des Enzyms hervorrufen und so seine wirksame Oberfläche
vergrößern.

Auch bei dem Ferment der alkoholischen Gärung kommt ein Co-
Enzym vor. Hefepreßsaft enthält ein Enzym oder vielmehr ein Enzymsystem
„Zymase", welches die Bildung von Alkohol und Kohlendioxyd aus Zucker
hervorruft. HARDEN und YOUNG (1906) zeigten, daß Hefepreßsaft, der durch

ein Martinsches Gelatinefilter filtriert war, welches Kolloide zurückhält, in zwei Bestandteile zerlegt wurde, von denen keiner für sich allein wirksam war. Fügte man beide Fraktionen wieder zusammen, so erhielt man wieder einen wirksamen Saft. Da anorganische Phosphate die Wirksamkeit des Hefesaftes erhöhen, glaubte man zunächst, daß sie das Co-Enzym sein könnten. Der Versuch lehrte aber, daß Phosphate allein nicht imstande waren, die auf dem Filter zurückgebliebene kolloidale Substanz zu reaktivieren. Man mußte außer Phosphat noch eine Abkochung des Hefepreßsaftes hinzusetzen. Beide Zusätze sind zur Reaktivierung nötig.

3. *Antienzyme.* Injiziert man einem Tier subcutan artfremdes Eiweiß, so entsteht eine Art neutralisierender Substanz, die „Antikörper" genannt wird, während das injizierte artfremde Eiweiß das „Antigen" heißt. Bisher kennt man nur Antigene, die zu den Eiweißkörpern gehören. Die Antikörper sind verschiedener Art, manchmal fällen sie das Antigen aus, dann heißen sie Präcipitine, manchmal wirken sie, indem sie seine toxischen Eigenschaften in anderer Weise neutralisieren und heißen „Antitoxine", manchmal verursachen sie Agglutination von Bakterien, „Agglutinine" usw.

Wenn nun Enzyme als Antigene verwendet werden, können sich Antienzyme, echte Antikörper in obigem, d. h. EHRLICHS Sinne, bilden. Man muß beachten, daß ein echtes Antienzym spezifisch sein muß und nur auf das besondere Enzym wirken darf, welches als sein Antigen seine Entstehung verursacht hat. Es ist daher unrichtig, jede Substanz, welche die Wirkung eines Enzyms verzögert, ein Antiferment zu nennen; sonst würde jedes Alkali mit Recht „Antipepsin" heißen.

Versuche mit Emulsin, bei denen das Enzym Kaninchen eingespritzt wurde, führten mich (1912, 2) dazu, die Beweise für die Existenz der Antienzyme zu überprüfen. In diesen Versuchen wurde ein Präcipitin gegen das Pflanzeneiweiß gebildet, das als Begleitstoff anhaftete. Ein Präcipitin gegen das Emulsin selber also wurde nicht gebildet. Das Serum hemmte die Wirkung des Emulsins nicht, es stellte sich vielmehr heraus, daß die Wirkung nur durch die Abnahme des Säuregehalts der Lösung verursacht war; wenn dieser durch Zusatz von saurem Phosphat wieder auf den Anfangswert gebracht wurde, verschwand die hemmende Wirkung. Man erhielt außerdem in einer Lösung von der gleichen Wasserstoffionenkonzentration, wie in der durch Zusatz von „Immunserum" hergestellten, die gleiche Hemmung.

Das „Antiemulsin" war das erste Antienzym, das beschrieben wurde (HILDEBRANDT); es wird im allgemeinen als typisch angesehen, und seine Existenz erschien wahrscheinlicher als die irgendeines anderen Antifermentes. Dies wird in meiner oben erwähnten Arbeit besprochen. Wenn das Serum eines Tieres normalerweise „Antienzym"-Eigenschaften zeigt, ist es natürlich unmöglich, einen befriedigenden Beweis zu erhalten, daß sie durch Einspritzung des betreffenden Enzyms vergrößert werden können, weil diese Eigenschaft von selbst schon stark wechseln kann. In anderen Fällen genügt die Adsorption von Enzymen durch Kolloidalstoffe zur Erklärung der „Anti"-Eigenschaften; HEDIN (1906) zeigte, daß die Adsorption des Trypsins durch Holzkohle einer typischen Verzögerung durch Antienzyme entspricht.

THAYSEN (1915) findet, daß das sog. „Antilab" des Serums durch die beiden oben erwähnten Einflüsse vollkommen erklärt wird: die Adsorption des Enzyms einerseits und die Wirkung der Veränderung in Wasserstoffionenkonzentration, wie ich sie selbst in dem Falle des Emulsins feststellte. Es wird kein echter Antikörper gebildet.

Wir werden später sehen, daß Enzyme keine Proteine sind, wenigstens ist dies für einige Fälle endgültig festgestellt, während es keinen exakten Beweis für die Eiweißnatur der Enzyme gibt. Das ist ein weiterer Grund, die Produktion echter Antikörper zu bezweifeln. Es sei denn, daß nachgewiesen wird, daß auch andere Substanzen als Proteine zur Antikörperbildung führen.

Unter besonderen Umständen trifft man auf Substanzen, welche die Wirkung der Enzyme verhindern. Ein solcher Stoff kommt in den Eingeweidewürmern vor, und schützt sie vor der Wirkung des Trypsins (WEINLAND, 1902). Die Eigenschaften dieser Substanz wurden besonders von HAMILL (1906) untersucht. Die Substanz war in 85proz. Alkohol löslich, durch Kochen in neutraler oder saurer Lösung nicht zerstörbar, leicht zerstörbar in alkalischer Lösung. Sie ist kein Kolloid. Bei Zusatz zu einem tryptischen Verdauungsgemisch verschwindet sie langsam, so daß zuletzt das Enzym seine volle Wirksamkeit wieder erhält und daher nur zeitweilig gelähmt ist. Ihr Verschwinden in der alkalischen Verdauungsflüssigkeit ist eine Folge ihrer Empfindlichkeit gegen Alkali. Wie wir sehen werden, besitzt diese Substanz keins der Charakteristica von EHRLICHS Antikörpern.

Das Verhalten von nativem Serum oder Eiweiß gegen Trypsin ist eigentümlich. Wenn man die Kurven auf S. 129 meiner Monographie (1919, 1) ansieht, bemerkt man, daß die Wirkung auf rohes Eiweiß nur langsam einsetzt, dann aber schneller wird, bis sie zuletzt ebenso rasch, wie bei gekochtem Material, vor sich geht. Das kann durch die Anwesenheit einer hindernden Substanz, ähnlich der in den Eingeweideparasiten, oder vielleicht durch die Adsorption des Enzyms durch das Protein verursacht sein. Natives Serumeiweiß scheint schwer angreifbar zu sein. Wenn es dann doch langsam angegriffen wird, wird das Enzym freigesetzt, so daß es zur weiteren Umwandlung der leicht angreifbaren Proteosen, die sich aus der anfänglichen Hydrolyse des Proteins bilden, verfügbar ist.

*Die Konzentration des Substrats.* Gemäß dem Gesetz der Massenwirkung muß man erwarten, daß der Umsatz bei einer Enzymreaktion direkt proportional der Konzentration des Substrats ist. Das trifft im großen und ganzen zu, so lange die Konzentration nicht einen gewissen Wert übersteigt, welcher in den einzelnen Fällen verschieden ist. Bei Caseinogenlösungen, deren Konzentration 5% nicht überschreitet, nimmt die Geschwindigkeit proportional der Substratkonzentration zu, wenn auch nicht in einfach linearem Verhältnis. Bei stärker konzentrierten Lösungen nimmt die Geschwindigkeit bis zu 8proz. Lösungen noch weiter zu. In einer 10proz. Lösung ist sie kleiner als in einer 8proz. Es handelt sich um zwei Beeinflussungen. Die Reaktionsgeschwindigkeit in einem kolloidal heterogenen System wird, wie wir gesehen haben, durch die jeweilige Menge der Adsorptionsverbindung zwischen Enzym und Substrat bestimmt. Wenn wir weiter berücksichtigen, was wir hinsichtlich der Adsorption im allgemeinen erfahren haben, sehen wir, daß bei einer gewissen Konzentration des Substrats, die wirksame, zur Verfügung stehende Oberfläche „gesättigt" sein muß, so daß eine weitere Zunahme in der Substratkonzentration keine größere Adsorption und darum keine Zunahme der Reaktionsgeschwindigkeit mehr ergibt. Wenn die „Konzentration" der wirksamen Oberfläche entsprechend dem Substrat erhöht wird, ergibt sich wieder eine Zunahme, bis die Oberfläche gesättigt ist.

Das erklärt die Tatsache, daß, von einer gewissen Grenze an, die weitere Erhöhung der Substratkonzentration nicht mehr zu einer Erhöhung des Umsatzes führt. Die folgenden zwei Versuchsreihen von E. F. Armstrong (1901, 1, S. 568) veranschaulichen dies. Eine sehr kleine Menge Lactase wirkte 46 Stunden lang auf verschiedene Konzentrationen von Lactose; es stellte sich heraus, daß die hydrolysierte Menge in allen Fällen die gleiche war, obgleich die Reaktion keineswegs beendet war, also:

Lactose   Hydrolysierte Menge
10% . . . . . 2,22
20% . . . . . 2,18
30% . . . . . 2,21

Wenn das Enzym im Überschuß über das Substrat vorhanden war, erhielt man ein anderes Resultat:

| Lactose Prozent | Veränderung in drei Stunden | Geschwindigkeits-konstante |
|---|---|---|
| 1,0 | 0,185 | 0,0296 |
| 0,5 | 0,098 | 0,0298 |
| 0,2 | 0,0416 | 0,0337 |

Die Hydrolyse steht in direktem Verhältnis zu der Konzentration des Substrats, und die Geschwindigkeitskonstante ist praktisch in den drei Versuchen dieselbe.

Bei Eiweißkörpern oder bei Glycerin kommt ein weiterer Faktor in Betracht, die Viscosität, welche, wie wir gesehen haben, das Zusammenkommen von Enzym und Substrat verzögert. Der Umstand, daß die Gelatine jenseits einer gewissen Konzentration eine deutlichere Hemmung, stärker als hochkonzentrierte Caseinogenlösungen, zeigt, unterstützt diese Ansicht, weil Gelatinelösungen eine größere Viscosität als Caseinogenlösungen haben. Die folgenden Zahlen zeigen die Veränderung der elektrischen Leitfähigkeit in 25 Minuten in Lösungen von Gelatine von verschiedenen Konzentrationen:

10% . . . 130 reziproke Megohme
8% . . . 170 „      „
4% . . . 240 „      „
2% . . . 280 „      „

Wir sehen, daß, je verdünnter die Lösung ist, desto größer der Umsatz. Ähnliches findet sich bei der Synthese von Glycerin-Glucosid durch Emulsin. Die Geschwindigkeit nimmt in Lösungen, die über 65% Glycerin enthalten, ab. Bei diesem System kann man die Wirkung auf den Gesamtumsatz prüfen, wenn die Gleichgewichtslage erreicht ist. Dieser steht zur Konzentration in direkter Beziehung, obwohl die Zeit, die bis zur Erreichung der Gleichgewichtslage vergeht, um so länger ist, je größer die Viscosität der Lösung.

*Der Einfluß der Temperatur.* Die enzymatischen Prozesse werden, wie alle chemischen Prozesse, durch Temperaturerhöhung beschleunigt. Bisweilen ist diese Beschleunigung sehr beträchtlich und beträgt mehr als das 3fache pro 10° Temperatursteigerung. Daraus geht hervor, daß derjenige Faktor, der die Geschwindigkeit des enzymatischen Prozesses beherrscht, in diesem heterogenen System die eigentliche chemische Reaktion ist. Denn Diffusions- wie Adsorptionsprozesse haben als physikalische Prozesse einen niedrigen Temperaturkoeffizienten.

Jenseits einer bestimmten Temperatur nimmt die Reaktionsgeschwindigkeit ab, bei noch weiterer Temperaturerhöhung wird jede Wirkung aufgehoben. Die Temperatur, bei welcher die größte Geschwindigkeit erreicht wird, heißt das Temperaturoptimum.

Die Enzyme werden durch Temperaturerhöhung stets geschädigt. Das Temperaturoptimum ist diejenige Temperatur, bei welcher die chemische Beschleunigung des Prozesses durch die erhöhte Temperatur, die gleichzeitig Schädigung des Ferments durch die erhöhte Temperatur am stärksten übersteigt. FROST BLACKMAN (1905) hat dies Problem bearbeitet und eine vollständige Erklärung gegeben. Es kommt vor allem auf die Versuchsdauer an. Die schädliche Wirkung der erhöhten Temperatur ist kein sehr schnell verlaufender Vorgang, die Verlangsamung der Reaktion wird daher um so deutlicher, je länger das System einer erhöhten Temperatur ausgesetzt wird. Weder das Temperaturoptimum noch die Temperatur, bei der das Ferment abgetötet wird, sind feststehende Punkte. Kurzdauernde Einwirkung einer hohen Temperatur braucht einen Organismus nicht zu töten, während die längere Einwirkung einer niedrigeren Temperatur ihn vernichten kann.

Anfänglich scheinen einige das Temperaturoptimum enzymatischer Prozesse für etwas besonders Geheimnisvolles, das auf „vitale Fähigkeiten" hinweist, angesehen zu haben. Wir sehen, daß es nur der Ausdruck der Empfindlichkeit der kolloidalen Eigenschaften des Enzymsystems gegenüber der Temperaturerhöhung ist, sich nicht auf die Enzyme beschränkt, sondern auch bei anorganischen Kolloiden nachgewiesen werden kann.

Praktisch wichtig ist folgendes: Es ist oft nötig, eine Reaktion in einem besonderen Stadium anzuhalten. Bei genauen Versuchen darf man das nicht durch Erhitzung der Versuchsflüssigkeit auf den Siedepunkt bewerkstelligen. Wie schnell man dies auch praktisch tun kann, das Enzym wird nicht sofort zerstört, und während seines kurzen Lebens wirkt es wegen der stark erhöhten Temperatur mit großer Energie. Wenn eine Verdünnung der Lösung erlaubt ist, kann man die Probe, Tropfen für Tropfen, in kochendes Wasser fallen lassen. Besser ist es, wenn der Zusatz chemischer Substanzen indifferent ist, was gewöhnlich der Fall ist, wenn man Quecksilbernitrat zusetzt, welches das Enzym sofort fällt und zerstört.

## Gleichgewicht und Reversibilität.

Die Mehrzahl der durch Enzyme katalysierten Reaktionen ist, wie man weiß, umkehrbar. Es ist aber theoretisch sehr wichtig, zu überlegen, wie weit es berechtigt ist, alle Reaktionen als umkehrbar anzusehen. Wenn wir den Standpunkt einnehmen, daß die Eigenschaften der bewegten Materie zur Erklärung aller physikalischen Phänomene genügen, so müssen nach J. J. THOMSON (1888, S. 281) nicht umkehrbare Prozesse, wie die durch Reibungswiderstand bewirkten, sich trotzdem als Wirkung von lauter umkehrbaren Prozessen erklären lassen. „Es folgt daraus, daß, wenn wir nur das Phänomen in allen seinen Einzelheiten beherrschen würden, wir es umkehrbar leiten könnten. Wie MAXWELL zeigte, ist die Nichtumkehrbarkeit eines Systems dann nur durch die Mangelhaftigkeit unserer technischen Vorrichtungen bedingt. Der Grund, warum wir nicht jeden Prozeß umkehren können, besteht darin, daß wir nur die Kraft besitzen, Moleküle en masse und nicht individuell zu behandeln, während die Umkehrung einiger Prozesse die Umkehrung der Bewegung von jedem einzelnen Molekül verlangen würde."

Auch NERNST (1911, S. 442) stellt fest, daß man die Reaktionen nicht in umkehrbare und nicht umkehrbare einteilen darf. „Es kann nicht zweifelhaft sein, daß durch geeignete Anpassung der Bedingungen des Experiments es möglich sein würde, eine Reaktion stattfinden zu lassen, einmal in einer, ein andermal in der entgegengesetzten Richtung, d. h. im Prinzip ist jede Reaktion umkehrbar." Eine der wichtigsten von diesen erwähnten Bedingungen ist die Temperatur wie in dem wohlbekannten Fall der Dissoziation von Ammoniumchlorid.

Es erscheint also gerechtfertigt, alle Reaktionen von diesem Gesichtspunkt aus anzusehen, obgleich, unter gewöhnlichen Umständen, die Gleichgewichtslage dem Zustand vollkommener Veränderung in einer Richtung so nahe sein kann, daß die Reaktion ganz in einer Richtung vor sich gegangen zu sein scheint.

Wenn eine Reaktion als umkehrbar erkannt ist, ist es üblich, das von VAN T' HOFF (1884, S. 5) vorgeschlagene Zeichen zu gebrauchen, nämlich zwei Pfeile, welche in entgegengesetzten Richtungen zeigen:

$$\text{Säure} + \text{Alkohol} \rightleftarrows \text{Ester} + \text{Wasser}$$

oder, bequemer, die von H. MARSHALL (1902) vorgeschlagene Veränderung: $\rightleftharpoons$.

Wir verdanken VAN'T HOFF (1884) die systematische Untersuchung der Gesetze der Reaktionsgeschwindigkeit und des Gleichgewichts.

Wir haben bereits Gelegenheit gehabt, auf einige Tatsachen hinzuweisen, welche die Umkehrbarkeit der enzymatisch beschleunigten Prozesse betreffen. Wir sahen, daß der Gleichgewichtspunkt bei sehr verschiedenen Lagen je nach der relativen Geschwindigkeit der beiden entgegengesetzten Reaktionen liegen kann. Wir haben gesehen, wie man bei diesem Gleichgewichtspunkt die beiden entgegengesetzten Reaktionen als noch fortschreitend, aber von gleicher Geschwindigkeit ansehen kann. Die kleinere Geschwindigkeit der einen Reaktion wird durch die größere aktive Masse im Gleichgewichtszustand ausgeglichen. Man muß daran denken, daß die wirkliche Lage des Gleichgewichts durch die relativen Werte der beiden Geschwindigkeitskonstanten bestimmt wird. Das Verhältnis dieser Konstanten ist offenbar auch konstant, es ist die Gleichgewichtskonstante. Wir bemerken ferner, daß die Gleichgewichtslage auf zwei Arten erklärt werden kann, entweder von dem dynamischen Gesichtspunkt aus, wie wir oben getan, durch das Verhältnis der beiden Geschwindigkeitskonstanten, oder von dem statischen Gesichtspunkt aus als das Verhältnis der relativen Massen der Komponenten. Die Gleichgewichtskonstante der Lipasereaktion von Dietz, die am Anfang dieses Kapitels angeführt ist, erweist sich experimentell als die gleiche, nach welcher von beiden Methoden man sie auch berechnen mag.

Obgleich man die Gleichgewichtslage durch die relativen Massen der Komponenten definieren kann, ist nicht anzunehmen, daß sie eine statische ist. Die beiden Reaktionen gehen weiter vor sich, die verschiedenen Moleküle wechseln ständig ihre Lage, die Anzahl der Veränderungen in der einen Richtung ist aber während derselben Zeit gleich der in der entgegengesetzten.

Diese dynamische Auffassung des Gleichgewichts ist von großer Bedeutung nicht nur für die Chemie, sondern auch für die Physiologie der Zelle. Der Gedanke scheint zuerst durch A. W. WILLIAMSON (1850) klar ausgesprochen worden zu sein.

Bevor wir weitergehen, einige ergänzende Bemerkungen über das Gesetz der Massenwirkung, besonders über seine Geschichte. Vor der Zeit von BERTHOLLET (1799) wurde allgemein behauptet, daß der Verlauf einer chemischen

Reaktion nichts mit der Menge des reagierenden Stoffes zu tun hätte. Dieser
Chemiker wies aber darauf hin, daß die Reaktion

$$CaCl_2 + Na_2CO_3 = CaCO_3 + 2\,NaCl$$

an den Ufern ägyptischer Seen in umgekehrter Richtung verlief, weil hier ein
großer Überschuß von Calciumcarbonat vorhanden war. So erklärte er die Ablagerungen von Natriumcarbonat. Wie er sagt: „ein Überschuß an Menge kann
eine Schwäche der Affinität ausgleichen", und „das Ergebnis einer chemischen
Reaktion hängt nicht nur von der Stärke der Affinitäten, sondern auch von der
Menge der wirksamen reagierenden Stoffe ab" (S. 5 der Neuauflage in OSTWALDS
„Klassikern"). Mehr als ein halbes Jahrhundert wurde diese Ansicht für falsch
gehalten. 1850 wandte WILHELMY die Massenwirkung in quantitativer Weise
auf die Hydrolyse des Rohrzuckers durch Säure an und stellte fest, daß die
Reaktionsgeschwindigkeit in jedem Augenblick proportional der Menge der
Substanz ist, die reagiert. HARCOURT und ESSON erhielten 1856 ähnliche Resultate,
aber es ist das große Verdienst von GULDBERG und WAAGE (1864), den Gedanken
formuliert und in seiner vollen Bedeutung in klarer und systematischer Weise
angewandt zu haben. Trotzdem blieb ihre Arbeit lange Zeit unbekannt, so daß
das Gesetz der Massenwirkung von JELLET (1873) unabhängig entwickelt wurde
und ferner von VAN T' HOFF (1877).

Um ein etwaiges Mißverständnis zu vermeiden, sei nochmals hervorgehoben,
daß die erwähnten Massen Konzentrationen sind, d. h. Masse pro Volumeinheit. Wenn wir wieder den kinetischen Gesichtspunkt einnehmen, können wir
sofort sehen, daß sich die Anzahl der wirksamen Zusammenstöße nicht verdoppeln würde, wenn wir die Masse und das Volumen zu gleicher Zeit verdoppel-
ten; die Zahl der möglichen Zusammenstöße würde die gleiche bleiben. Wir
müssen die Möglichkeit, die Anzahl der Zusammenstöße zu verdoppeln, sicher-
stellen, indem wir die Anzahl der Moleküle in dem gleichen Raum verdoppeln.

Wenn wir uns daran erinnern, daß die Zusammensetzung eines Systems
im Gleichgewicht durch die relativen Verhältnisse zweier entgegengesetzter
Reaktionen bestimmt wird, sehen wir, daß das Gesetz der Massenwirkung nicht
nur die Basis der chemischen Dynamik, sondern auch der chemischen Statik ist.

Indem wir dazu übergehen, seine Anwendung auf die Enzymwirkung zu
betrachten, wollen wir zunächst zusehen, welche Wirkung sich ergibt, wenn wir
die Konzentration einer Komponente einer umkehrbaren Reaktion im Gleichgewicht verändern. In dem uns bereits bekannten Estersystem ist die Geschwindigkeit der Hydrolyse proportional dem Produkt der Konzentrationen
des Esters und des Wassers, d. h.

$$v_1 = k_1 \cdot (\text{Ester}) \cdot (\text{Wasser}),$$

die der synthetischen Reaktion ist:

$$v_2 = k_2 \cdot (\text{Alkohol}) \cdot (\text{Säure}),$$

indem wir wie gewöhnlich Klammern anwenden, um Konzentrationen auszudrücken; $k_1$ und $k_2$ sind dann die beiden Geschwindigkeitskonstanten. Also
im Gleichgewicht:

$$k_1\,(\text{Ester})\,(\text{Wasser}) = k_2\,(\text{Alkohol})\,(\text{Säure})$$

oder

$$\frac{k_1}{k_2} = \frac{\text{(Alkohol) (Säure)}}{\text{(Ester) (Wasser)}},$$

und, wie wir vorher sahen,

$$\frac{k_1}{k_2} = K, \quad \text{die Gleichgewichtskonstante.}$$

Wenn wir nun die Konzentration einer Komponente erhöhen, muß die Konzentration der anderen abnehmen, da der Wert des Bruches unverändert bleiben muß. Wenn wir z. B. Wasser zusetzen, so kann der Wert des Bruches nur dann konstant bleiben, wenn die Konzentration von Alkohol und Säure zu-, die des Esters abnimmt. In Wirklichkeit sind die beiden Vorgänge nur einer, denn das eine kann ohne das andere nicht isoliert vor sich gehen. Wasserzusatz muß also Vermehrung der Hydrolyse ergeben, was sich auch experimentell zeigen läßt.

Wenn man daher die Beschleunigung der Synthese durch ein Enzym nachweisen will, muß die Konzentration des Wassers so weit wie möglich verringert werden (Abb. 57, S. 364).

Bei lebenden Zellen, in denen synthetische Prozesse leicht vor sich gehen, scheint hierfür ein sehr wirksames Mittel vorhanden zu sein, vielleicht durch Kondensation an Grenzflächen oder durch Imbibition seitens der Kolloide. Aber wir haben noch keine sehr deutliche Vorstellung von diesem Mechanismus.

Wie wir oben dargelegt haben, schreiten gewisse synthetische Reaktionen aus rein chemischen Gründen nur sehr langsam vorwärts, selbst wenn die Komponenten der Reaktion möglichst konzentriert angewendet werden. Bei den dynamischen und heterogenen Systemen in der Zelle darf man aber diese geringe Geschwindigkeit der Synthese nicht unterwerten. Wenn, sobald das Gleichgewicht festgelegt ist, die synthetischen Produkte irgendwie aus dem Reaktionsraume entfernt werden, wird sich von neuem synthetisches Produkt bilden, um das Gleichgewicht wieder herzustellen. Auf diese Weise kann der Prozeß dauernd weiter gehen und in kurzer Zeit eine beträchtliche Synthese stattfinden, deren Umfang von dem Grade abhängig ist, in dem das Enzym die synthetische Reaktion beschleunigen kann. Die Entfernung des synthetischen Produkts kann auf verschiedene Weise bewirkt werden. Das Produkt kann durch den Blutstrom ausgewaschen und zu einem anderen Teil des Organismus fortgeführt werden, es kann in der Form einer anderen Phase, z. B. als Stärke, Glykogen oder Fett abgelagert werden, oder es kann sofort in einer weiteren chemischen Reaktion verbraucht werden.

Ein bestimmtes Enzym in einer Zelle, z. B. Amylase in der Leber, hydrolysiert bei niedriger Konzentration von Glucose im Blut das in der Zelle aufgespeicherte Glykogen, während bei höherer Konzentration von Glucose, Glykogen synthetisiert wird, und, da es in unlöslicher Form aufgespeichert wird, kann der Prozeß bis zu einem beträchtlichen Umfang weiter vor sich gehen. Diese Möglichkeit hat CROFT HILL (1898) dargelegt.

Die Hydrolyse und das Verschwinden der Stärke im keimenden Samen wird durch die wachsende Pflanze reguliert. Wenn der Embryo entfernt wird,

hört die Stärke auf, hydrolysiert zu werden. Das ist offenbar ein Fall eines Gleichgewichts, wie er gerade erwähnt wurde, da PFEFFER und HANSTEEN (1893)
gezeigt haben, daß, wenn der Embryo von Mais oder Gerste durch ein Gips-
säulchen ersetzt wird, man das Verschwinden der Stärke anhalten oder wieder
in Gang bringen kann, je nachdem das Ende des Gipssäulchens in ein Tröpfchen
Wasser oder in eine große Wassermenge taucht. In ersterem Falle werden die
Produkte der Hydrolyse nicht entfernt, so daß die Reaktion bald in ihre Gleichgewichtslage kommt. In letzterem Falle werden sie durch Diffusion, so schnell
wie sie gebildet werden, entfernt, so daß ihre Konzentration dauernd niedrig
bleibt und kein Gleichgewicht erreicht wird.

Ich verweise den Leser auf das Kapitel über die Umkehrbarkeit der Enzymwirkung in meiner Monographie (1919, 1). Dort sind zahlreiche Fälle angeführt,
in welchen der direkte Beweis einer Synthese durch Enzyme erbracht werden
konnte. Eine Notwendigkeit für die Annahme spezieller synthesierender Enzyme
besteht nicht; alle Beweise, die zu ihrer Existenz vorgebracht worden sind,
können auch auf andere Weise erklärt werden (BAYLISS, 1913). Wenn die
Enzyme Katalysatoren umkehrbarer Reaktionen sind, müssen sie sowohl die
hydrolytische wie die synthetische Reaktion beschleunigen, wenn sie nicht
die Reaktion nach einer Richtung vollständig verlaufen lassen.

Es wurde bereits gelegentlich erwähnt, daß die wirkliche Gleichgewichtslage
häufig etwas verschieden ist, je nachdem die Reaktion durch H-Ionen oder
durch ein Enzym katalysiert wird. Dies scheint zunächst schwer verständlich.
Aber es gibt eine oder zwei an sich interessante Betrachtungsweisen, welche,
wie ich meine, diese Schwierigkeit vermindern oder beheben können. Die Schwierigkeit selbst würde viel größer sein, wenn diese Enzymreaktionen mit einer
erheblichen Wärmetönung verbunden wären, da die Energiezufuhr dann durch
das Enzym oder durch etwas anderes geschehen müßte. Da aber das wirksame
Enzym immer nur in sehr geringer Menge, verglichen mit der des Substrats,
vorhanden ist, scheint es nicht möglich, daß es eine merkliche Energiemenge
entweder durch eine chemische oder eine physikalische Veränderung zuführen
kann. Hydrolytische Wirkungen — und gerade bei ihnen erhebt sich die Frage —
sind praktisch thermo-neutral, wie VAN 'T HOFF (1909, S. 1075) nachwies; die
Wärmetönung ist sehr klein, bei der Umwandlung von einem Gramm-Molekül
Methylacetat in ein Molekül Alkohol und ein Molekül Säure, beträgt sie nur
— 0,9 große Calorien, denn:

$$
\begin{array}{lr}
\text{Verbrennungswärme von Methylalkohol} & 170,6 \\
\text{,,} \qquad\qquad \text{,, Essigsäure} & 61,7 \\
\hline
& 239,3 \\
\text{,,} \qquad\qquad \text{,, Methylacetat} & 233,2 \\
\text{Differenz} & -0,9
\end{array}
$$

Sie beträgt also nur 0,38% von der Verbrennungswärme des Esters. DIETZ
fand beim Äthylbuthyrat, daß im Gleichgewicht bei Katalyse durch Säure
85,5% des Esters vorhanden waren, bei Katalyse durch das Enzym Lipase nur
75%. Die kleinen Energiemengen, welche zur Verschiebung des Gleichgewichts
in diesem Falle nötig sind, können, wie HERZOG (1910, S. 196) darlegt, aus Ober-
flächen- oder Volumenenergieänderungen irgendeiner Art erhalten werden.

Der Unterschied zwischen der Katalyse durch Säure und der durch Enzyme besteht im wesentlichen in dem Umstande, daß es sich im ersteren Fall um ein Gleichgewicht in einem homogenen System handelt, im letzteren in einem heterogenen.

Wenn diese Verschiebung der Gleichgewichtslage durch Energiezufuhr seitens einer Komponente des Systems verursacht wird, kann man kaum annehmen, daß sie von dem Enzym selbst geliefert wird; wenn es so wäre, könnte sich nicht bei verschiedenen Enzymmenge dieselbe Gleichgewichtslage ergeben. Wir haben aber bereits gesehen, daß die Konzentration des Enzyms in Versuchen, bei denen das Gleichgewicht wirklich erreicht wurde, für die Lage des Gleichgewichtspunktes nebensächlich war. Möglich bleibt allerdings, daß die Energiezufuhr so gering ist, daß bereits die kleinste, wirksame Enzymmenge dafür ausreicht.

Wir haben ferner gesehen, daß die Lipase durch gallensaure Salze aktiviert wird, daher erhebt sich die Frage, ob sich diese Aktivierung auf die beiden Komponenten der umkehrbaren Reaktion erstreckt. Hamsik (1910) hat nachgewiesen, daß dies der Fall ist; die Gleichgewichtslage wird nicht beeinflußt. Diese Tatsache dient zur Bestätigung der Ansicht, die man über die Art der Wirkung des Co-Enzyms in diesem Falle hat, nämlich, daß es die wirksame Oberfläche des Enzyms vergrößert.

Hierher gehört auch eine interessante Beobachtung von Bourquelot und Bridel (1914). Wenn Maltase und Emulsin zusammen auf Glucose und Alkohol wirken, so daß sich ein Gemisch der $\alpha$- und $\beta$-Glucoside bildet, hat das System im Gleichgewicht immer dieselbe Zusammensetzung, wie auch immer die relative Menge oder die Reihenfolge sei, in denen die Enzyme zugesetzt werden. Es muß daher eine Umwandlung des einen Glucosids in das andere stattfinden, wahrscheinlich nach vorheriger Hydrolyse.

## Der Mechanismus der Enzymwirkung.

Der Mechanismus der Katalyse ist nicht immer derselbe, eine allgemeine befriedigende Beschreibung ist daher nicht möglich.

*Die Bildung von intermediären Verbindungen.* Bei der Beschleunigung der Reaktion zwischen Jodwasserstoffsäure und Wasserstoffperoxyd durch Molybdänsäure hat Brode (1901) nachgewiesen, daß intermediär eine Verbindung mit dem Katalysator auftritt. Durch die Wirkung des Wasserstoffperoxyds auf den Katalysator werden Peroxyde der Molybdänsäure gebildet; sie bilden sich mit großer Schnelligkeit und reagieren sofort mit großer Schnelligkeit mit Jodwasserstoffsäure unter Abscheidung von Jod und Rückbildung von Molybdänsäure. Diese beiden Reaktionen zusammen verlaufen schneller als die einfache unkatalysierte Reaktion zwischen Jodwasserstoffsäure und Wasserstoffperoxyd. Das Kriterium von Ostwald (1899, S. 517) hinsichtlich der Bedingungen, die vorhanden sein müssen, wenn wir den Fall als Katalyse auffassen wollen, ist also erfüllt.

Ein solcher Fall von Katalyse mit Bildung einer chemischen Intermediärverbindung scheint aber nur ausnahmsweise vorzukommen. Man findet aber in einigen Fällen, so bei der Katalyse des Methylacetats durch Chlorwasserstoffsäure, daß die Hydrolyse bei Gegenwart von Methylchlorid langsamer verläuft als die unkatalysierte. Methylchlorid kann also keine sich intermediär bildende Verbindung sein.

*Adsorption.* Wir hatten oben angenommen, daß die durch Adsorption erzeugte erhöhte Konzentration vielleicht bereits ausreichend sei, um die Erhöhung der Reaktionsgeschwindigkeit zu erklären. Aber es scheint kaum möglich, eine solche Annahme mit der Tatsache zu vereinigen, daß wir so außerordentlich viele verschiedene Enzyme kennen. Immerhin, ehe man nicht mehr über die

Natur, über die mannigfache Art des Adsorptionsvorganges weiß, muß man mit
solchen Argumentationen vorsichtig sein.

Die zahlreichen Theorien, die zur Erklärung der Katalyse aufgestellt
worden sind, findet der Leser in der Arbeit von MELLOR (1904, Kap. X).

Bevor wir zu einer Besprechung dessen übergehen, was wir über die Art der
Wirkung von Enzymen wissen, ist eine kurze Beschreibung ihrer physikalischen
und chemischen Eigenschaften, so weit sie bekannt sind, erforderlich.

*Physikalische Eigenschaften der Enzyme.* Sie sind in Lösung alle kolloid.
Sie dringen nicht durch dickes Pergamentpapier. Da aber verschiedene Proben
dieses Papiers verschiedene Porenweiten haben, so kann es vorkommen, daß
ein hoch disperses Enzym durch einige Sorten von Pergamentpapier permeiert.
Dies war bei der Amylase von FRAENKEL und HAMBURG (1906) der Fall.

Auf die Thermolabilität der Enzyme wurde schon aufmerksam gemacht.

Als Kolloide sind sie elektrisch geladen, und zwar je nach den in ihnen vorhandenen Elektrolyten verschieden. Diese Ladung scheint bei dem Mechanismus
ihrer Wirkung eine Rolle zu spielen, wie wir gleich sehen werden.

Viele, wenn nicht alle, sind optisch aktiv, was allerdings nur indirekt bewiesen werden kann.

*Die chemische Natur der Enzyme.* Angesichts der Tatsache, daß bereits verschwindend kleine Enzymmengen sehr kräftig wirken, ist es begreiflich, daß
die Erforschung der chemischen Beschaffenheit der Enzyme sehr schwierig ist.
Man hat früher geglaubt, daß sie eiweißartige Körper wären. Als man aber
Präparate von größerer Reinheit herstellte, zeigte es sich, daß die Eiweiß-
reaktionen mehr und mehr verschwanden, obgleich das Präparat an Wirksamkeit
zunahm. Nach BEIERINCK sind die Enzyme nicht imstande, als Stickstoffnahrung für Bakterien oder Hefe zu dienen. Es ist wahrschein ich, daß sie,
ebenso wie die anorganischen Katalysatoren, chemisch sehr verschieden geartet
sind. Bisher ist die chemische Beschaffenheit noch bei keinem einzigen Enzym
bekannt.

Es ist möglich, daß sie überhaupt keine chemischen Individuen sind, sondern
komplexe Systeme, wie BERTRAND vor einigen Jahren angenommen hat. In
einem Schreiben an die Französische Gesellschaft zur Förderung der Wissenschaft im Jahre 1909 hat er folgende Theorie aufgestellt: Einer der Bestandteile
des Systems ist von sich aus imstande, die in Frage kommende Reaktion bis zu
einem mäßigen Grade zu erzeugen, erfordert aber die Anwesenheit einer anderen,
an und für sich unwirksamen Substanz, damit seine Wirksamkeit merklich
wird. Der erste Bestandteil ist je nachdem irgend etwas wie Säure, Alkali, Calcium oder Mangansalz usw. Der andere ist eine komplexere Substanz, oft eiweiß-
ähnlich, von kolloidalem Charakter. Diese Auffassung entspricht der Meinung
von VON WITTICH (1872, S. 469) in bezug auf das Pepsin, das nur die Wirkung
der Salzsäure verstärken soll. Es ist aber nicht ganz klar, ob VON WITTICH
allgemein behaupten wollte, daß alle Enzymwirkungen derartige sind, obgleich
es den Anschein hat. Diese Ansicht wird ferner durch die Erfahrungen
mit der von DONY-HÉNAULT (1908, S. 151) hergestellten künstlichen „Laccase"
gestützt, bei welcher das wirksame Agens ein kolloidales Manganhydroxyd ist,
das vor der Aggregation durch ein „stabiles" Kolloid, Gummi arabicum, geschützt wird.

Ich fühle mich an dieser Stelle verpflichtet, einen leisen Protest gegen BUNGES Spott über die Physiologen (1907, S. 241) zu erheben. Er meint: „je weniger ein Physiologe von der Chemie weiß, desto mehr neigt er dazu über die schwierigsten chemischen Gegenstände — die Eiweißkörper und die Fermente — zu arbeiten." Wenn BUNGE hier unter „Chemie" die reine statische organische Strukturchemie versteht, dann muß man sagen, daß diese Wissenschaft uns praktisch über die Natur der Enzyme gar nichts gelehrt hat. Sie hat uns nur eine Unmenge Namen beschert, die BUNGE selbst mit Recht „als Hindernis und Hemmung der Wissenschaft" verachtet hat. Erst seitdem die Frage von dem kinetischen Standpunkt der physikalischen und Kolloidchemie angegriffen worden ist, fangen wir an, klarer zu sehen. Es liegt mir natürlich fern, die Arbeit der organischen Chemie als eine der Hilfen zum Verständnis unserer schwierigen Probleme zu unterschätzen, was ja aus den vorhergehenden Seiten des vorliegenden Buches deutlich hervorgeht, so etwas würde selbstverständlich abgeschmackt sein. Aber bei den Ansichten, von denen man manchmal hört, ist es nötig, darauf hinzuweisen, daß es auch andere Lehrgegenstände von gleicher Bedeutung in der physiologischen Wissenschaft gibt.

*Enzyme wirken auf ihren Oberflächen.* Der deutlichste direkte Beweis hierfür ist, daß das Emulsin, die Lipase, die Urease und das Trypsin ihre Wirkung noch in alkoholischen Medien ausüben, in welchen sie vollständig unlöslich sind, und aus welchen sie abfiltriert werden können (BAYLISS, 1915). Wenn das Enzym nicht gleichmäßig in der Lösung verteilt ist, muß die Diffusionsgeschwindigkeit eine Rolle spielen, als erster Prozeß im heterogenen System. Das kann experimentell gezeigt werden. Das Schütteln einer solchen Lösung beschleunigt die Reaktionsgeschwindigkeit. Wenn das Enzym sich in kolloidaler Lösung befindet, aber eine besondere Phase bildet, ist es verhältnismäßig gleichmäßig verteilt. Die Diffusionswege zum Enzym sind dann nur klein. Dann können wir mit Vorsicht die für die homogenen Systeme entwickelten Formeln für die Reaktionsgeschwindigkeit anwenden. Die Adsorption des Substrats auf der Oberfläche der Enzymphase ist, wie wir bei der Beschreibung heterogener Reaktionen im allgemeinen gesehen haben, der zweite Prozeß. Sie findet wahrscheinlich mit großer Schnelligkeit statt, sobald die reagierenden Stoffe einander genügend nahe zusammen sind. Dann erfolgt eine chemische Reaktion. Wird sie, z. B. durch starke Abkühlung, sehr verzögert, so ist es möglich, die Adsorptionsverbindung von Enzym und Substrat zu gewinnen. Die „Verbindung" von Stärke und Amylase ist von STARKENSTEIN (1910) und von PHILOCHE (1908, S. 393) dargestellt worden, die von Fibrin und Pepsin durch VON WITTICH (1872, S. 444), die von Trypsin mit Stärke, Caseinogen und Holzkohle, und von Amylase mit Caseinogen von mir selbst (1911, 1). Das Enzym wird, wie man sieht, nicht nur von seinem Substrat, sondern auch von anderen Körpern adsorbiert.

Ein weiterer interessanter Umstand ist, daß sich die Elektrolyte hierbei ebenso verhalten wie bei der S. 63 oben erwähnten „elektrischen Adsorption", was ich selbst bei Trypsin (1911, 1) gezeigt habe. Wenn das Enzym und das Substrat beide negativ geladen sind, besteht ein gewisses Hindernis für die Adsorption, da, falls sie stattfände, sich die elektrische Energie der Oberfläche vermehren würde. Wenn ein zweiwertiges Ion, z. B. Ca·· vorhanden ist, wird die Ladung auf der Oberfläche umgekehrt und die Adsorption erleichtert. Auf diese Weise kann man in vielen Fällen die günstige Wirkung der Elektrolyten erklären.

Die Bildung einer intermediären chemischen Verbindung zwischen Enzym und adsorbiertem Substrat konnte bisher nicht nachgewiesen werden.

Die Arbeit von WÖHLER, PLUDDEMANN und WÖHLER (1908) ist in dieser Beziehung von einiger Bedeutung. Ihre Untersuchungen betreffen die katalytische Wirkung verschiedener Oxyde, ferner von Platin auf die Oxydation von $SO_2$ bei der Herstellung der Schwefelsäure. Sie zeigen, daß Sulfide oder Oxyde gewöhnlicher Art als intermediäre Verbindungen zwischen Enzym und Substrat nicht angenommen werden dürfen. Eine solche Verbindung könnte nur einer endothermen Reaktion entstammen, wie etwa ein Peroxyd. Ihrer Meinung nach sprechen ihre Experimente mehr zugunsten einer Reaktionsbeschleunigung durch Konzentrationserhöhung infolge von Adsorption; eine endgültige Entscheidung konnten sie aber nicht erbringen.

Man darf ferner nicht außer acht lassen, daß möglicherweise das chemische Potential erhöht ist, das, wie HARDY darlegt, durch molekulare Kräfte bei dem Vorgang der Konzentration auf der Oberfläche hervorgebracht wird.

Wenn der natürliche Gleichgewichtszustand durch erhöhte Konzentration auf der Oberfläche schnell hervorgerufen wird, so folgt daraus, worauf Prof. HOPKINS mich hinweist, daß die verschiedenen Komponenten des Systems in dem gleichen Verhältnis adsorbiert werden müssen, wie sie in der Lösung enthalten sind. Wir haben bisher noch keinen genügenden Beweis hierüber. Es kann sein, daß man hier die Erklärung für die verschiedene Gleichgewichtslage bei Katalyse mit Säuren und mit Enzymen findet. Der Mechanismus der heterogenen Katalyse erfordert noch viel eingehendere Untersuchungen.

Es besteht die Möglichkeit, daß auch H'- und OH'-Ionen adsorbiert werden und den Prozeß unterstützen können, wie in der Theorie von BERTRAND (S. 325) MELLANBY und WOOLLEY (1915, S. 258) behaupten, daß die Pankreasamylase H'-Ionen „assoziiert", und daß hierdurch ihre Wirksamkeit bestimmt werde.

Die folgende Veranschaulichung möge dem Leser die Vorgänge bei heterogenen Reaktionen klarer machen. Ich muß mich wegen ihrer etwas trivialen Natur entschuldigen. Nehmen wir eine Anzahl von Schnecken in der Nähe einer Erdbeere an. Sobald eine Schnecke auf ihrer Wanderung die Anwesenheit von Nahrung gewahr wird, geht sie darauf zu. Das entspricht der Diffusion und würde dem wirklichen kinetischen Prozeß noch ähnlicher sein, wenn wir annehmen, daß die Schnecke von der Existenz der Erdbeere nichts wußte, bis sie zufällig mit ihr in Berührung kam. Der nächste Zustand, der der Adsorption, folgt schnell, wenn sich das Tier an die Frucht hängt. Wenn nichts weiter geschieht, findet keine chemische Reaktion statt. Die schließlich stattfindende chemische Reaktion entspricht dem Verzehren der Nahrung. Es ist klar, daß die Geschwindigkeit dieses Vorganges proportional der Anzahl der „adsorbierten" Schnecken ist. Man sieht auch, daß sie in keinem linearen Verhältnis zu der Gesamtzahl der Schnecken steht. Je mehr da sind, desto mehr stören sie sich gegenseitig, und wenn die Erdbeere vollständig bedeckt ist, erhöht das Ankommen weiterer Schnecken die Geschwindigkeit des Verschwindens der Erdbeere nicht mehr, da die neuen Ankömmlinge nicht bis zu der Frucht gelangen können. Die Erdbeere entspricht hier dem Enzym; wir können uns vorstellen, daß an Stelle der Frucht wir eine stark wirksame chemische Substanz haben, welche die Auflösung der Schnecken, die das Substrat darstellen, herbeiführt, die auf seiner Oberfläche adsorbiert werden.

Aus dieser Darstellung geht hervor, warum zwischen der Konzentration des Enzyms und seiner Wirksamkeit eine Exponentialbeziehung besteht, wie das der Vorstellung einer Adsorption entspricht.

Andererseits scheint es, daß wir entweder einige spezielle Eigenschaften der Enzymoberfläche selbst zuerteilen müssen, welche chemischer oder physikalischer Konfiguration sein kann, oder daß wir die Bildung einer chemischen intermediären Verbindung zwischen Enzym und Substrat annehmen müssen, die später wieder in das Enzym und die Endprodukte der Reaktion zerfallen würde. Die Beziehung zwischen den $\alpha$- und $\beta$-Glucosiden und Maltase und Emulsin soll zeigen, was hierunter zu verstehen ist. Die $\alpha$-Glucoside werden durch

Emulsin wenig oder gar nicht beeinflußt, wohl aber durch Maltase. Das Umgekehrte gilt für die $\beta$-Glucoside. Es scheint nun nicht möglich, daß eine gewöhnliche Oberfläche in solchem Grade zwischen den Eigenschaften von zwei Substanzen, die einander so ähnlich sind, wie es die $\alpha$- und $\beta$-Methylglucoside sind, unterscheiden kann. Allerdings unterscheiden sie sich, abgesehen von der optischen Isomerie, auch sonst noch, z. B. in der Löslichkeit. Wie schon bemerkt, würde es daher voreilig sein, diese Frage zu entscheiden, bevor wir nicht mehr über die Modalitäten der Adsorption wissen.

Es ist verständlich, daß eine besondere Konfiguration der Oberfläche, ein bestimmtes Muster sozusagen, eine engere Annäherung der reagierenden Moleküle zulassen kann, als es ein anderes Muster tut. Um es sehr grob zu veranschaulichen: eine mit vorspringenden Nägeln besetzte Oberfläche würde keine so dichte Annäherung einer anderen flachen Oberfläche zulassen wie eine flache Oberfläche. Wir dürfen uns aber nicht durch eine zu statische Auffassung der Erscheinungen irreführen lassen. Außerdem kann es eine echte chemische Verbindung mit der wirklichen chemischen Substanz in der Oberfläche eines kolloidalen Aggregats geben, ohne daß die Phänomene ihre charakteristische Adsorptionsnatur verlieren. (Siehe auch BARGER und W. W. STEARLING 1915.)

Mehr über den Mechanismus der Enzymwirkung findet der Leser in der Monographie des Verfassers (1919, Kap. VII). Der Vorgang ist offenbar ein besonderer Fall von Katalyse in heterogenen Systemen, und man sollte die Schriften von BANCROFT (1918) lesen. In solchen Systemen wird die Reaktionsgeschwindigkeit durch die Menge der reagierenden Substanzen bestimmt, die auf der Oberfläche des Katalysators adsorbiert sind. Man darf aber nicht vergessen, daß die physikalischen Eigenschaften der Oberfläche, von denen die Adsorption abhängt, das Ergebnis der chemischen Natur dieser Oberfläche sind. Ob der Adsorption eine chemische Verbindung mit der die Katalyse tragenden Materie folgt, oder ob die dichte Annäherung der adsorbierten Substanzen genügt, kann nicht als endgültig entschieden angesehen werden. Es ist aber auffallend, wie weit die Tatsachen sich auf letzterer Basis erklären lassen. Es ist außerdem wahrscheinlich, daß selbst, wenn eine chemische Verbindung mit dem Katalysator besteht, dies nicht ein wesentlicher Faktor in dem Vorgang sein muß, sondern eine störende Nebenreaktion sein kann. Die Frage verlangt weitere, tiefer gehende Bearbeitung. Besonders muß untersucht werden, welche Wirkung die verschiedene, relative Adsorption der Stoffe der flüssigen Phase auf das endliche Gleichgewicht hat. Die Schriften von HILDITSCH und ARMSTRONG (1919) enthalten interessante Tatsachen über das Gleichgewicht bei Anwendung metallischer Katalysatoren in Rücksicht auf ihre synthetischen Fähigkeiten.

## Die Zymogene.

Wenn die Zellen Enzyme hervorbringen, so wird dieser Prozeß Zwischenstadien durchlaufen müssen. Ein solches vorbereitendes Zwischenstadium ist wohl das, was man ein „Zymogen" nennt. Bisweilen werden die Enzyme in einer unwirksamen Form nach außen hin abgesondert; das Trypsinogen des Pankreassaftes ist zunächst unwirksam; es braucht ein anderes Enzym, die Enterokinase, um in wirksames Trypsin überzugehen. Einzelheiten hierüber in meiner Monographie (1919, 1) und ferner in dem nächsten Kapitel dieses Buches.

Zwischen einem Zymogen und einem Enzym, das wegen des fehlenden Co-Enzyms unwirksam ist, besteht ein wesentlicher Unterschied. Die Umwandlung eines Zymogens in ein Enzym ist, soweit wir bisher wissen, nicht reversibel, während man das Co-Enzym nach Belieben zusetzen oder entfernen kann.

## Die Enzymproduktion.

Die Enzyme scheinen als Antwort auf einen adäquaten Reiz oder richtiger Substrat aufzutreten. So stellte Duclaux (1899) fest, daß Penicillium glaucum beim Wachstum auf verschiedenen Kulturmedien verschiedene Enzyme hervorbrachte, die auf das betreffende Kulturmedium hydrolysierend wirkten, in anderen Fällen aber fehlten.

Sehr merkwürdig ist es, daß in manchen Zellen Enzyme vorkommen, welche dort niemals Gelegenheit haben, auf ihr Substrat zu treffen, z. B. Lactase in der Mandel. Wenn diese Lactase ein auswählendes Enzym ist, das nur auf Lactose wirkt, muß es gelegentlich gleichsam als ein Nebenprodukt des Stoffwechsels erzeugt worden sein. Sonst müßte es als eine nur zufällige Eigenschaft des Emulsins angesehen werden.

Das Erscheinen von Enzymen im Blut infolge der Injektion von Proteinen oder Kohlenhydraten, sog. Abwehrfermente (Abderhalden und Kapfberger, 1910) erfordert weitere Untersuchung. Sie sind nicht spezifisch, d. h. ein bestimmter Zucker kann ein Enzym frei machen, welches ihn, aber außerdem auch einen anderen hydrolysiert. Sie sind wohl schon vorher im Organismus vorhanden und werden nur freigemacht. Die Erzeugung eines Enzyms, das sonst nicht im Organismus gefunden wird, ist bisher nicht nachgewiesen worden.

## Spezifizität.

Wir sind vollkommen berechtigt, von der Beziehung zwischen den $\alpha$- und $\beta$-Glucosiden einerseits und Maltase und Emulsin andererseits als einer „spezifischen" zu sprechen, wenn der Unterschied auch, wie wir gleich sehen werden, eigentlich mehr ein quantitativer ist. Es gibt aber viele Grade der Spezifizität. Das Emulsin wirkt auf sehr viele verschiedene Glucoside, das Trypsin auf alle Proteine, während die Invertase auf nichts anderes als Rohrzucker wirken soll. Deswegen kann Bertrands Ansicht über die Fermentwirkung, zum mindesten in ihrer einfachsten Form, nicht zutreffen. Wenn die Invertase nämlich nur eine Säure aktiviert, müßte sie die Maltose und Lactose ebenso wie den Rohrzucker hydrolysieren.

Ich glaube aber, daß diejenigen Forscher, welche für jedes katalysierte Substrat ein besonderes Ferment annehmen wollen, unrecht haben. Wenn man sagt, daß im Emulsin eine Salicinase enthalten sei und damit nichts weiter meint, als daß das Emulsin das Salicin hydrolysiert, so überschreitet man die Grenzen des experimentell Gegebenen. Unter gewissen Bedingungen wirken zwar Extrakte, die Emulsin enthalten, kräftiger auf Salicin, als auf andere Glucoside, während andere Extrakte wieder besser auf letztere wirken; aber es ist nicht erwiesen, daß dieses durch etwas anderes als verschiedene Wirkungsbedingungen verursacht ist. Man muß sich daran erinnern, daß auch Wasserstoffionen einige Glucoside viel schneller als andere hydrolysieren. Bevor nicht ein besonderes Enzym hergestellt wird, welches niemals auf ein anderes Substrat als Salicin wirkt, sollte der Name Salicinase nicht gebraucht werden. Bei dem heutigen Stande der. Forschung ist es wichtiger, zu untersuchen, wie sich die Wirkungsgeschwindigkeit eines Enzyms auf verschiedenartige Substrate durch einen Wechsel der Bedingungen ändern kann (ARMSTRONG und HORTON, 1912).

Die Vermehrung der Fermentbenennungen kann sogar nachteilig sein, indem sie zu dem Glauben führt, daß man neues Wissen erhalten hat, wenn eine Erscheinung nicht in der Muttersprache, sondern durch einen latinisierten oder gräzisierten Ausdruck beschrieben wird.

Es ist z. B. gewagt, daß, wenn man sagt, daß die Injektion eines artfremden Eiweißes zur Bildung eines „Präcipitins" für dieses Eiweiß führt. Es könnte jemand glauben, daß dieses „Präcipitin" sich bereits als ein bestimmtes chemisches Individuum erwiesen hätte, während doch nur gesagt werden darf, daß sich ein Präcipitat bildet. Die „Seitenkettentheorie" von EHRLICH hat wohl großen heuristischen Wert gehabt. Jetzt ist sie aber mit einer Menge von Ausdrücken belastet, welche zum größten Teil nur Beschreibungen der Erscheinungen sind, aber glauben machen, daß dahinter wirkliche chemische Stoffe stecken. Eine oder zwei einfache, kolloidchemische Erklärungen werden hoffentlich den meisten dieser Ausdrücke den Garaus machen.

Man kommt in Versuchung, ein gut bekanntes Zitat von MOLIÈRE (1673) anzuführen. Der Leser wird sich daran erinnern, daß in dem zu „Le málade imaginaire" gehörigen Ballett, das eine Satire auf ärztliche Examina ist, einer der Studenten der Medizin singt (Bd. V, S. 308 der Ausgabe von HASLETTE):

> „Mihi a docto doctore
> Domandatur causam et rationem quare
> Opium facit dormire.
> A quoi respondeo.
> Quia est in eo
> Virtus dormitiva,
> Cujus est natura
> Sensus assoupire."

Wegen dieser tiefen Antwort erhält der Kandidat sein Diplom unter lautem Beifall, gleichzeitig mit der Erlaubnis zu „morden und zu heilen".

Dabei möchte ich die Aufmerksamkeit auf die Tatsache lenken, daß dieses Stück, das von vielen als seine beste Arbeit angesehen wird, das letzte ist, was MOLIÈRE geschrieben hat. Dieser Umstand möge der Aufmerksamkeit derer empfohlen sein, die die Menschen, wenn sie ein bestimmtes Alter erreicht haben, an der Teilnahme an der Arbeit der Welt verhindern wollen.

GALILEI war über 70 Jahre alt, als er eine seiner besten Arbeiten schrieb und, unter anderem, die Anwendung des Pendels bei der Regulierung der Uhren erfand. In einem der Briefe LEEUWENHOECKS finden wir die Worte: „Ein gewisser Herr, der vor einigen Monaten mit mir zusammen war, bat mich, weiter in meinen Beobachtungen fortzufahren und fügte hinzu, daß die Frucht, welche im Herbst reift, sich am längsten hielte. Dies ist jetzt der Herbst meines Lebens, da ich das Alter von $88^1/_4$ Jahren erreicht habe" (H. S. PLIMMER, 1913, S. 135). Man könnte von Tatmenschen ebenso wie von Denkern noch viele ähnliche Beispiele anführen.

Wir kehren zu unserem Thema zurück. Wie bereits bemerkt, gibt es verschiedene Umstände, die uns zwingen, es uns gut zu überlegen, ob wir die Lehre von der vollkommenen Spezifizität der Enzyme als Glaubensartikel annehmen sollen. Die dafür Interessierten werden sie in meiner Monographie (1919, 1, S. 135—141) finden. Ein oder zwei Punkte von allgemeinem Interesse seien hier noch erwähnt.

DAKIN (1904) stellte fest, daß bei der Hydrolyse von optisch inaktivem
Mandelsäureäthylester durch Lipase das eine Isomere schneller als das andere
hydrolysiert wurde, obgleich nach Ablauf der Reaktion beide vollständig zersetzt
waren. Daraus wurde auf eine optische Aktivität des Ferments geschlossen.
Es bildet mit den beiden Antipoden asymmetrische Verbindungen, von denen
die eine schneller als die andere hydrolysiert wird. FAJANS hat (1910) ähnliches
bei den beiden Camphercarbonsäuren gefunden, welche durch katalytisch wirkende optisch-aktive Basen zersetzt wurden.

Bezüglich der Synthese hat ROSENTHALER (1909), für die Bildung von
Benzaldehyd-Cyanhydrin denselben Befund erhoben. Das gleiche gilt für
Emulsin (BREDIG u. FISKE, 1912). Wir haben gesehen, daß lebende Organismen
häufig vorzugsweise das eine Isomere verbrauchen, wenn dieses aber verschwunden
ist, wird auch das entgegengesetzte angegriffen. Dox und NEIDIG (1912) zeigen,
daß Extrakte aus Aspergillus sowohl $\alpha$- wie $\beta$-Methylglucoside, aber mit verschiedener Geschwindigkeit hydrolysieren. Es sind andere Fälle bekannt, in
denen Gewebsextrakte, von denen man ursprünglich annahm, daß sie nur eine
Art Enzym, z. B. Maltase, enthalten, langsam auch auf das entgegengesetzte
Isomere wirkten. Es scheint einfacher zu sein, dies als durch eine langsame
Wirkung desselben Enzyms auf beide Isomere zu erklären, als durch geringe
Beimengungen eines zweiten Enzyms, besonders, wenn dieses andere Enzym
unter natürlichen Bedingungen niemals hätte wirken können. FAJANS (1910)
hat im einzelnen gezeigt, wieviel befriedigender die verschiedenen experimentellen
Ergebnisse sich nach dieser Hypothese erklären lassen.

Die oben erwähnten Resultate von ERLENMEYER (S. 347) zeigen, daß ein optisch aktives
Enzym schneller auf die passende Komponente einer racemischen Mischung wirken kann,
wenn eine indifferente optisch aktive Substanz vorhanden ist. Solch ein Umkehrungsprozeß
scheint etwas anderes als chemische Bindung im landläufigen Sinne zu sein.

# Zusammenfassung.

Es gibt eine große Anzahl Reaktionen, welche von selbst nur langsam
oder auch scheinbar gar nicht fortschreiten, die aber durch die Anwesenheit
kleiner Mengen verschiedener fremder Stoffe außerordentlich beschleunigt
werden können.

Die charakteristische Eigenschaft solcher beschleunigenden Agenzien, die
,,Katalysatoren'' genannt werden, ist, daß sie keinen Teil des Systems im Gleichgewicht bilden. Sie sind nach Ablauf der Reaktion noch in ihrer ursprünglichen
Form vorhanden. Es kann aber auch vorkommen, daß sie teilweise zerstört
oder dadurch, daß sie durch Nebenreaktionen in Beschlag genommen werden,
aus der Wirkungssphäre entfernt werden.

Wenn das System unter den Versuchsbedingungen zu einem bestimmten
Gleichgewicht kommt, wird die Gleichgewichtslage durch die Anwesenheit oder
die Menge des Katalysators nicht beeinflußt, der nur, und zwar abhängig von
seiner Konzentration, die Zeit, welche bis zur Erreichung der Gleichgewichtslage verstreicht, abkürzt.

Zwei wichtige Dinge werden hierdurch gezeigt, nämlich, daß der Katalysator
dem System keine Energie zuführt oder aus ihm entfernt, und daß er sowohl

die hydrolytische wie die synthetische Seite einer umkehrbaren Reaktion beschleunigt.

In den lebenden Organismen gibt es eine große Anzahl von Substanzen, welche sich wie Katalysatoren verhalten. Sie werden „Enzyme" genannt.

Sie sind äußerst wirksam und erklären das Eintreten von Reaktionen im Organismus, welche im Laboratorium stark wirkende Reagenzien und hohe Temperaturen erfordern. Lactose wird sowohl durch Salzsäure wie durch ein Enzym, Lactase, hydrolysiert, aber das Ferment ist, bezogen auf die Gewichtseinheit, wenigstens 5000 mal so stark wirksam wie die Säure.

Diese Enzyme sind alle Kolloide, d. h. sie bilden eine besondere Phase eines heterogenen Systems. Ihre Wirkung wird auf ihrer Oberfläche ausgeübt und ist von der Menge der adsorbierten reagierenden Stoffe abhängig.

Die von den Enzymen beeinflußten Stoffe werden gewöhnlich „Substrate" genannt.

Die heterogene Natur der Systeme, in welchen die enzymatische Reaktionen eintreten, ist aller Wahrscheinlichkeit nach der Grund, warum die Gleichgewichtslage unter der Wirkung des Enzyms nicht ganz dieselbe ist wie bei der Einwirkung von Säuren. Wegen der fast vollständigen Thermoneutralität der in Frage kommenden hydrolytischen Reaktionen ist nur eine geringe Energiemenge nötig, um das Gleichgewicht um den experimentell feststellbaren Betrag zu verändern.

Wenn ein System sich nicht in der Gleichgewichtslage befindet, aber katalytisch oder enzymatisch beeinflußbar ist, so werden immer b e i d e Reaktionen, die hydrolytische u n d die synthetische beschleunigt; der relative Grad dieser Beschleunigung hängt von der chemischen Schwierigkeit der beiden Reaktionen ab. Die Enzyme beschleunigen also sowohl die Synthese wie die Hydrolyse.

Daß ein Enzym einen Bestandteil des Systems im Gleichgewicht bildet, ist unbewiesen.

Da die wesentliche Eigenschaft eines Enzyms oder Katalysators in der Änderung der Geschwindigkeit einer chemischen Reaktion besteht, werden die aus dem Massenwirkungsgesetz ableitbaren Formeln im Text erörtert.

Wenn die Geschwindigkeitskonstante einer enzymatischen Reaktion nach der Gleichung einer monomolekularen Reaktion berechnet wird, nimmt sie meistens mit dem Fortschreiten der Reaktion erheblich ab. Das bedeutet, daß die Wirksamkeit des Enzyms abnimmt. In einigen Fällen findet eine spontane Zerstörung des Enzyms statt, in anderen wird es nur vorübergehend durch die Reaktionsprodukte gelähmt. Die häufigste Ursache hierfür ist eine durch den Ablauf der Reaktion bedingte Änderung der Wasserstoffionenkonzentration, da die Enzyme ein ausgesprochenes Optimum bei einer bestimmten H·-Ionenkonzentration haben und gegen Änderungen derselben sehr empfindlich sind.

Man hat versucht, eine chemische Affinität von Enzym zu Substrat oder zu Bestandteilen des Substrats nachzuweisen. Diese Beweise sind bisher nicht sehr überzeugend.

Zwischen der Konzentration eines Enzyms und seiner Wirksamkeit besteht eine Exponentialbeziehung, entsprechend der Tatsache, daß die Fermente durch ihre Oberflächen wirken. Kleine Konzentrationen sind verhältnismäßig wirksamer als größere. Das erklärt sich dadurch, daß die Reaktionsgeschwindigkeit von der adsorbierten Menge abhängig ist. Bestimmte Werte für diese Exponential-beziehung können nicht gegeben werden, da sie sich mit der relativen Konzentration des Enzyms und Substrats ändert. Bei nicht zu weit vorgeschrittener Reaktion und mittleren Fermentmengen hat der Exponent meist eine bei — 2 liegende Größe. Das ist das „Quadratwurzelgesetz", welches für ein bestimmtes Stadium der Reaktion eine rohe Annäherung darstellt.

Es gibt gewisse Agenzien, welche die Geschwindigkeit der enzymatischen Reaktionen durch eine besondere Wirkung auf den Katalysator beeinflussen. Dahin gehören Elektrolyte, Co-Enzyme und „Antienzyme".

Elektrolyte, besonders Wasserstoff- und Hydroxylionen, haben eine kräftige Wirkung. Neutrale Salze haben meist auch einen günstigen Einfluß.

Einige Enzyme erfordern zur Ausübung ihrer Wirksamkeit noch das Vorhandensein eines anderen Stoffes. Dieser andere Stoff, das sog. „Co-Enzym", wirkt in verschiedenen Fällen auf verschiedene Weise. In einigen vergrößert er die wirksame Oberfläche des Enzyms durch größere Dispersion, in anderen ist seine Art, zu wirken, mehr spezifisch und noch unaufgeklärt.

Es ist sehr zweifelhaft, ob echte „Antienzyme" der Art, die im Text beschrieben ist, wirklich existieren. Einige der Wirkungen, die als durch sie entstanden beschrieben sind, erklären sich durch die Veränderungen der Wasserstoffionenkonzentration, andere durch Adsorption des Enzyms durch ein Kolloid. Das Antienzym der Eingeweidewürmer ist eine besondere Substanz, die keine der Eigenschaften eines Antikörpers im Sinne der Theorie der Immunität hat.

Im Gegensatz zum Massenwirkungsgesetz ist die Reaktionsgeschwindigkeit nur so lange der Substratkonzentration proportional, als diese selbst klein ist. Jenseits einer gewissen Konzentration bleibt die Geschwindigkeit der Reaktion entweder konstant oder kann sogar abnehmen. Die Ursache scheint verschiedener Art zu sein: Die Viscosität, die Adsorptionssättigung des Enzyms oder eine Abnahme der Konzentration des Wassers. Wo aber die Frage untersucht worden ist, entspricht die Zusammensetzung des Systems im Gleichgewicht den Forderungen des Massenwirkungsgesetzes, so daß sich die anomale Wirkung der Zunahme der Konzentration nur auf die Geschwindigkeit, mit der das Gleichgewicht erreicht wird, bezieht.

Die Geschwindigkeit der enzymatischen Reaktionen wird durch Temperaturerhöhung stark beschleunigt. Das Temperaturoptimum entspricht der Temperatur, bei welcher die erhöhte Geschwindigkeit, welche durch die Temperatursteigerung hervorgebracht wird, das größte Übergewicht über die gleichzeitig zunehmende Zersetzungsgeschwindigkeit des Enzyms hat.

Es ist sehr wichtig, die umkehrbaren oder Gleichgewichtsreaktionen vom dynamischen Standpunkte aus anzusehen.

Das Gesetz der Massenwirkung zeigt, daß die Konzentration des Wassers so weit wie möglich herabgesetzt werden muß, wenn die Synthese möglichst weit getrieben werden soll. In der lebenden Zelle gibt es wahrscheinlich Mechanismen, welche das besorgen. Gleichzeitig kann, wenn die synthetisierten Produkte beständig irgendwie entfernt werden, auch ein kleiner Grad von Synthese eine beträchtliche Quantität an synthetisiertem Material ergeben, da die Reaktion dann dauernd bis zu ihrem Gleichgewicht weitergeht.

Die Existenz von Enzymen, welche entweder nur hydrolysieren oder nur synthesieren, ist unbewiesen. Wenn die Enzyme Katalysatoren sind, muß ein und dasselbe Enzym beide Vorgänge beschleunigen.

Es ist möglich, daß sich intermediär eine chemische Verbindung zwischen der Oberfläche des Enzyms und dem Substrat bildet. Daß dies aber der Fall ist, ist bisher nicht bewiesen.

Die reagierenden Substanzen in einer hydrolytischen Reaktion, z. B. Wasser und Substrat, werden sicher durch Adsorption auf der Oberfläche des Enzyms in enge Berührung miteinander gebracht. Die Frage ist noch offen, ob nicht dieser Umstand allein sowie die spezielle Natur der Oberfläche selbst eine genügende Erklärung für die Erhöhung der Reaktionsgeschwindigkeit sind. Diese spezielle Natur der Oberfläche wird hauptsächlich auf ihren physikalischen Eigenschaften beruhen, aber die Wirkung bestimmter Enzyme auf bestimmte Substrate muß erklärt werden.

Die Beeinflussung von Adsorptionsprozessen durch elektrische Kräfte muß für die Neutralsalzwirkung berücksichtigt werden.

Die chemische Natur der Enzyme ist wahrscheinlich sehr verschieden. Für einige ist bereits der Nachweis erbracht, daß sie keine Eiweißkörper sind. Es ist zweifelhaft, ob es überhaupt Enzyme gibt, die zu den Eiweißkörpern gehören. Einige scheinen komplexe Systeme von Kolloiden mit anorganischen Komponenten oder anderen einfachen Verbindungen zu sein.

Es gibt bei den heterogenen Reaktionen drei Stadien: Diffusion, Adsorption und chemische Reaktion. Die Geschwindigkeit der gesamten Reaktion hängt von der Geschwindigkeit des am langsamsten verlaufenden Prozesses ab. In kolloidalen Lösungen gehen Diffusion und Adsorption schnell vor sich, so daß die eigentliche chemische Reaktion es ist, welche die Reaktionsgeschwindigkeit beherrscht, ein Umstand, der den hohen Temperaturkoeffizienten erklärt. Die Geschwindigkeit der chemischen Veränderung selbst aber wird durch die Menge des in einem gegebenen Moment adsorbierten Substrats entsprechend dem Massenwirkungsgesetz bestimmt.

Einige Enzyme können in einem Vorstadium erhalten werden, in welchem sie unwirksam sind. Man nennt diese Stoffe „Zymogene". Diese werden durch gewisse Agenzien in die aktiven Enzyme verwandelt, eine Veränderung, welche nicht umkehrbar zu sein scheint.

Die Tatsache, daß viele Enzyme „spezifisch" oder auswählend zu sein scheinen, indem ihre Wirkung auf ein besonderes Substrat sehr viel größer ist als auf ein anderes, muß mit Vorsicht betrachtet werden. Es sind zunächst weitere Untersuchungen der Veränderungen der Wirksamkeit der Enzyme, die durch verschiedene Bedingungen hervorgerufen werden können, nötig. Es ist in vielen Fällen bewiesen, daß das gleiche Enzym auf verschiedene Substrate in so verschiedenem Grade wirken kann, daß es nur auf eins zu wirken scheint, wenn man nicht längere Beobachtungen anstellt, aber der Grund, warum der Wirkungsgrad in dem einen Fall so viel größer ist, ist unbekannt. Sicherlich spielt die optische Isomerie eine Rolle.

## Literatur.

Massenwirkung: MELLOR (1904, S. 177—184); NERNST (1911, S. 438—447).
Katalyse im allgemeinen: MELLOR (1904, Kap. X); BANCROFT (1918); WOKER (1910).
Wesen der Enzymwirkung: BAYLISS (1919, 1).
Kinetik der Enzymwirkung: HERZOG (1910).
Wirkung von einzelnen Enzymen: OPPENHEIMER (1909).
Synthetische Wirkung: BAYLISS (1913).

# XI. Die Sekretion.

Wir haben in den vorhergehenden Kapiteln gesehen, wie wichtig die Funktion der Enzyme bei der Regelung der chemischen Reaktionen in den lebender Organismen ist. Da gibt es nun eine Flüssigkeit, welche der Pankreassaft heißt und durch die Zellen eines bestimmten Organs gebildet und in das Darmlumen entleert wird. Das wichtigste in diesem Pankreassaft sind die Enzyme, welche er neben anderen Stoffen enthält. Die Bildung dieses Pankreassafts ist ein typischer Fall einer Sekretion. Die Zellen des Pankreas erzeugen Substanzen, die nicht in dem sie umspülenden Blute vorhanden sind, gleichzeitig nehmen sie Wasser aus dem Blut auf, um diese Substanzen in gelöster Form wegzuschaffen. Gleichzeitig mit dem Wasser findet man der Regel nach einige andere Bestandteile des Blutes, die bei der Sekretion weitergeleitet werden, besonders diffusible Salze wie Chlornatrium.

Eine Sekretion ist auch die Tätigkeit der Niere, deren Hauptfunktion darin besteht, gewisse Stoffwechselprodukte, wie Harnstoff, aus dem Blut auszuscheiden, die für den Körper, wenn sie nicht entfernt würden, schädlich sein würden. Es gibt außerdem die sog. inneren „Sekretionen". Dabei bilden sich Substanzen, die spezielle Wirkungen auf andere Teile des Organismus haben, aber anstatt aus Zellen durch eine Oberfläche, die in Verbindung mit einem besonderen Kanal, dem Drüsenausführungsgang steht, herauszugehen, werden sie in den Blutkreislauf geschickt. In solchen Fällen werden von dem Blut zugeführte Stoffe durch das in Frage kommende Organ in „chemische Boten" oder „Hormone" verwandelt und dem abströmenden Blut in dieser veränderten Form wieder zugeführt.

Man erkennt, daß der Sekretionsprozeß ein Teil des allgemeinen Zellstoffwechsels ist, besonders im Falle der inneren Sekretionen. Die Art, in welcher der Weg des Wassers bei den typischen äußeren Sekretionen beeinflußt wird, ist eine sehr interessante Frage, ebenso die Art, wie der Wasserstrom reguliert wird. Die Mechanismen, welche die Erzeugung des spezifischen Inhalts der Sekretion verursachen, erfordern ebenfalls unsere Betrachtung.

Bei dem gegenwärtigen Stand unseres Wissens ist es unmöglich, den Gegenstand von einem wirklich allgemeinen Gesichtspunkt aus zu behandeln. Vielleicht darf man die Weiterleitung des Wassers aus dem Blute in das Sekret als einen für die verschiedenen Drüsen prinzipiell gleichartigen Vorgang ansehen, den wir daher zuerst besprechen wollen. Später wird es nötig sein, auch besondere Beispiele zu wählen, unsere Hauptaufmerksamkeit soll aber, so weit wie möglich, auf solche Punkte allgemeinster Anwendung gerichtet bleiben.

### Die Sekretion von Wasser.

Die einleuchtendste Hypothese, die man machen kann, ist, daß die Schicht von Zellen, welche die Membran bildet, die zwischen die Blutgefäße und das

Lumen des Ausführungsganges geschaltet ist, die Eigenschaften einer halb durchlässigen Membran hat. Wenn daher der Blutdruck in den Blutgefäßen höher als der osmotische Druck des Blutes ist, wird reines Wasser hindurch filtrieren. Der osmotische Druck des Blutes beträgt aber, wie wir (S. 203) gesehen haben, 6,5 Atmosphären oder 5000 mm Quecksilber, während 200 mm Quecksilber schon ein hoher Blutdruck ist. Ein solcher Vorgang ist also unmöglich. Es kommt aber wahrscheinlich niemals vor, daß eine Sekretion aus reinem Wasser besteht, so daß der Unterschied der osmotischen Drucke geringer ist als der gegebene. Wenn die Membran oder eine der Membranen für die Krystalloide, aber nicht für die Kolloide des Blutes wie etwa eine Gelatinemembran, durchlässig ist, genügt ein viel niedrigerer arterieller Druck, um eine Lösung durchzufiltrieren, welche alle Krystalloide des Blutes in derselben Konzentration enthält. Wir werden gleich sehen, warum wir glauben, daß das bei dem „Glomerulus" der Niere der Fall ist, wo die sezernierte Flüssigkeit Blutplasma, aber ohne seine Kolloide ist.

Gewisse Krystalloide, die auf Kolloiden adsorbiert sind, können durch letztere zurückgehalten werden.

Obgleich die Sekretion von Wasser im allgemeinen kein einfacher Prozeß ist, wird man doch behaupten dürfen, daß osmotische Phänomene eine wichtige Rolle dabei spielen.

Wir haben gesehen (S. 201), daß eine Röhre, die eine Lösung einer Substanz enthält und an dem einen Ende durch eine für die gelöste Substanz undurchlässige Membran an dem anderen aber durch eine dafür durchlässige Membran geschlossen ist, bei

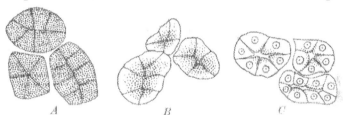

Abb. 60. Alveolen einer serösen Drüse des Kaninchens. Frisch, ohne irgendwelchen Zusatz. Die Grenzen zwischen den Zellen sind im ganzen zu deutlich gemacht. A In der Ruhe. B 1 Stunde 45 Min. nachher, nachdem 3,65 ccm Speichel auf kleine Pilocarpindosen abgesondert worden ist. C 5 Stunden nach A, nach 2stündiger Sympathicusreizung, mit Pausen 1,6 ccm Speichel abgesondert. Die Kerne sollten nicht so deutlich sein, wenn sie auch durch Körnchen nicht mehr verdeckt sind.

Eintauchen in Wasser eine kontinuierliche Strömung von Wasser oder richtiger verdünnter Lösung ergibt, die aus dem durchlässigen Ende herausgeht, und so lange dauert, als noch osmotisch wirksamer Stoff in der Röhre vorhanden ist. Einen solchen Mechanismus hat LEPESCHKIN (1906) bei dem Pilz Pilobolus und den Hydathoden höherer Pflanzen beschrieben.

Wenn wir daher zu der Annahme berechtigt sind, daß die sezernierenden Zellen solcher Organe, wie der Speicheldrüse oder des Pankreas, eine Membran an dem Ende nahe der Blutgefäße besitzen, die für einige Substanzen, welche in den Zellen erzeugt werden, undurchlässig ist, während an den nach dem Ausführungsgang zu gelegenen Enden die Membran für diese Substanzen durchlässig ist, können wir den Wasserzufluß erklären, so lange sich diese osmotisch wirksamen Substanzen bilden. Sie werden natürlich mit der Sekretion durch die für sie durchlässige Membran fortgeführt.

Wenn die Sekretion einen osmotisch höheren Druck hat als das Blut, ist es klar, daß ein so einfacher Mechanismus wie der beschriebene ungenügend ist, und es müssen weitere Komplikationen, sog. „protoplasmatische Wirksamkeiten" dazu kommen, um die Energie zu liefern, die zur Erhöhung des osmotischen Druckes nötig ist. Außerdem müssen, wenn ein solcher Mechanismus wirksam sein soll, in den Zellen dauernd osmotisch wirksame Stoffe erzeugt werden. Nur bei einfacher Filtration ist das überflüssig. Der osmotische Druck von Milch, Galle, Speichel und Schweiß ist tatsächlich niedriger als der des Blutes, der Urin aber hat einen erheblich höheren Druck als das Blut. Das Glomerulusfiltrat muß also in den Harnkanälchen eine Konzentrationserhöhung erfahren, wobei die Nierenzellen osmotische Arbeit leisten müssen.

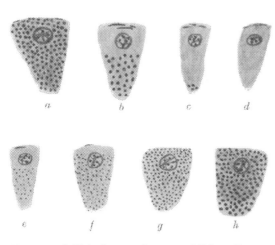

Abb. 61. Schleimdrüsen der menschlichen Zunge. Fixiertes Präparat. Diagramme von Serien funktioneller Stadien (a bis g) anfänglich Ruhestadium, dann Tätigkeit, dann wieder Ruhestadium h. (Nach ZIMMERMANN.)

Der Leser wird sich wahrscheinlich schon gesagt haben, daß ein umgekehrter Mechanismus, bei dem die Lage der durchlässigen und halbdurchlässigen Membranen vertauscht ist, zur Resorption von Wasser, etwa aus dem Lumen des Darmkanals führen würde.

Ein Umstand, der auf die Wirksamkeit osmotischer Prozesse bei der Sekretion des Wassers hinweist, ist die Entdeckung von LUDWIG (1851), daß der Druck im Ausführungsgang der Speicheldrüse, gegen den noch dauernd Speichel sezerniert wird, beträchtlich höher ist als der arterielle Blutdruck. HILL und FLACK (1912) fanden bei einem Arteriendruck von 130 mm Quecksilber einen Druck im Ausführungsgang der Speicheldrüse von 240 mm Quecksilber. Dieser Druck könnte entweder durch die Produktion osmotisch wirksamer Substanzen in der Zelle, für welche die Membran gegen die Blutgefäße hin unpermeabel wäre, entstehen oder durch einen

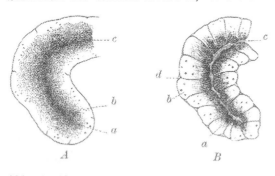

Abb. 62. Alveoli vom Kaninchenpankreas, lebend, in situ. a Innere granuläre Zone. b Äußere durchscheinende Zone, mit feiner Strichelung in B. c Lumen des Alveolus, deutlich in B, undeutlich in A. d Vertiefung an der Verbindungsstelle zweier Zellen, infolge der Volumabnahme.

Imbibitionsprozeß, durch welchen eine Quellung von Zellbestandteilen stattfände. Will man letzteres annehmen, so ist das Entstehen einer kontinuierlichen Strömung schwer erklärbar.

Man könnte hoffen, daß durch mikroskopisch sichtbare Veränderungen in den Drüsenzellen etwas Licht auf die uns beschäftigende Frage geworfen würde, aber die Auslegung der beobachteten Bilder ist nicht leicht. Wegen Einzelheiten verweise ich den Leser auf den Artikel von METZNER (1907, 1). Es genügt hier, zu erwähnen, daß es fast universell zu sein scheint, daß Körnchen („Zymogen"-körnchen) in dem mehr oder weniger homogenen Protoplasma der übrigen Zelle erscheinen und langsam an Größe zunehmen.

Wenn die Drüse zur Sekretion angeregt wird, unterziehen sich diese Körperchen gewöhnlich einem Lösungsprozeß. Sie werden als Quelle der spezifischen Bestandteile angesehen. Manchmal gehen die Körperchen direkt in die Sekretion über, ohne vorherige Lösung. Es ist verständlich, daß beim Zergehen dieser Körperchen Stoffe von kleinerem Molekulargewicht und höherem osmotischen Druck entstehen können. Während des Prozesses der kontinierlichen Sekretion müßten sich die Körperchen erneuern. Es ist aber nicht schwer, durch künstliche Reizung der Drüse ein fast vollständiges Verschwinden der Körperchen zu erhalten; die zurückbleibenden liegen dem Lumen des Ausführungsganges benachbart. Abb. 60 bis 63 zeigen dies in verschiedenen Fällen (s. auch Abb. 64 auf S. 423 unten).

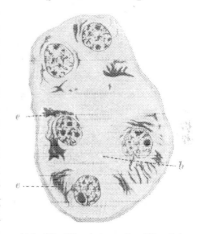

Abb. 63. Ein Acinus der Glandula submaxillaris eines hingerichteten Menschen. Gefärbt und fixiert nach FLEMMINGS Methode. Obj. 2 mm. Ok. 8. *e* Ergastoplasma. *b* Sekretorische Capillaren.

Gleichzeitig sieht man, daß die Zellen an Volumen abnehmen. BUNCH (1900) zeigte, daß, wenn die Submaxillardrüse zur Sekretion veranlaßt wird, die ganze Drüse rasch an Volumen abnimmt, obwohl die gleichzeitige Gefäßerweiterung zu einer Volumvermehrung führen müßte.

In fixierten Zellen färben sich die erwähnten Körperchen mit sog. „sauren", d. h. elektro-negativen Farbstoffen, z. B. Eosin und saurem Fuchsin. Sie verhalten sich daher wie elektro-positive Kolloide und umgekehrt wie das Zellprotoplasma und der Kern. Man sieht auch häufig einen speziell differenzierten Teil des Cytoplasmas, der „Kinoplasma" oder „Ergastoplasma" genannt wird. Das zeigt Abb. 63. Nach LAGUESSE und DEBEYRE (1912) kann man die Filamente des Ergastoplasmas in der frischen Zelle durch Janusgrün darstellen. Sie scheinen in der lebenden Zelle vorhanden zu sein und nicht erst durch die Fixierung hervorgebracht zu werden. Außerdem wird durch Janusgrün auf jedem Zymogenkörnchen eine kleine Randzone gefärbt, während das Zymogenkörnchen sonst ungefärbt bleibt. Weiteres über die morphologischen Veränderungen in Drüsenzellen findet man unten bei der Besprechung der Pankreassekretion.

Daß eine Veränderung der Durchlässigkeit in der sezernierenden Zelle stattfindet, zeigen die oben (S. 172) erwähnten Experimente von GARMUS (1912). Unter Atropin, welches die Sekretion hemmt, sind die Drüsenzellen für Farbstoffe weniger durchlässig, als wenn sie unter dem Einfluß von Pilocarpin sezernieren. Nach GILDEMEISTER (1913) wird die Zellmembran der Schweißdrüsen durchlässiger, wenn durch Reizung der Sekretionsnerven Schweißabsonderung hervorgerufen wird. Das kann durch die Verminderung der galvanischen Polarisation nachgewiesen werden. Die Polarisation ändert sich wahrscheinlich infolge

der Zunahme der Durchlässigkeit der Membran für Ionen, ebenso wie dies oben
für eine Pergamentmembran und Kongorot beschrieben wurde (S. 198).

Nach MACALLUM (1911, S. 644) spielen durch Oberflächenspannungsdiffe-
renzen verursachte Adsorptionsverschiedenheiten bei den Sekretionsprozessen
eine Rolle. Er benutzte das Kalium als Repräsentanten für oberflächenaktive
Stoffe und fand, daß in sezernierenden Zellen sich Kalium an der Grenzfläche
zwischen Zelle und Ausführungsgang anhäuft. Für den Übergang von Stoffen
aus dem Zellinnern in den Ausführungsgang kann das von Bedeutung sein.
Allerdings ist es schwierig, sich vorzustellen, daß adsorbierte Stoffe, die von der
Grenzfläche festgehalten werden, Vorgänge wie Diffusion und Osmose beeinflussen sollen. Interessant ist die Tatsache, daß das Kalium sich in den Zellen
des Darmes, die bei der Resorption beteiligt sind, an dem dem Darmlumen
e n t g e g e n g e s e t z t e n  Ende anhäuft. Auch während der Resorption von Fett
hat man bemerkt, daß die Zellen der Darmzotten eine größere Anhäufung von
Fetttröpfchen an der Basis zeigen.

## Der Glomerulus der Niere.

Wenn man annimmt, daß die Glomerulusmembran nur für Krystalloide
durchlässig, für Kolloide aber undurchlässig ist, so muß, wenn der arterielle
Druck den osmotischen Druck der Blutkolloide überschreitet, eine kolloidfreie
Lösung durchfiltriert werden, welche aber alle Krystalloide enthält (TAMMANN,
1896). TAMMANN erhielt inkorrekte Werte für den in Frage kommenden osmotischen Druck, aber STARLING (1899) stellte unter Benutzung der Martinschen
Gelatinefilter ein kolloidfreies Filtrat des Serums her und bestimmte den osmotischen Druck des nativen Blutserums und des kolloidfreien Serumfiltrats. Aus
der Differenz ergab sich der osmotische Druck der Kolloide, der etwa 30 mm
Quecksilber betrug. Wie bereits erwähnt, war dies der erste sichere Beweis dafür,
daß Kolloide einen meßbaren osmotischen Druck haben können. Man hat seit
langem gewußt, daß die Sekretion des Urins aufhört, wenn der arterielle Blutdruck unter 30 bis 40 mm Quecksilber fällt, und STARLING brachte die beiden
Tatsachen in Beziehung. zueinander Er maß auch den Unterschied zwischen
dem Druck im Ureter und dem Blutdruck in der Arterie, wenn ersterer allmählich erhöht wurde, bis die Sekretion aufhörte. Die Sekretion hörte bei einem
Blutdruck von 133 mm und einem Druck im Ureter von 92 mm auf. Die Differenz
beider Drucke beträgt 41 mm Quecksilber. Wie man leicht einsieht, muß die
Filtrationsgeschwindigkeit, bei gegebenem Blutdruck, zunehmen, wenn der
osmotische Druck der Blutkolloide — z. B. durch Hydraemie — abnimmt. Sie
kann durch die intravenöse Einspritzung hypertonischer Lösungen, z. B. Glucose,
hervorgebracht werden. Dann tritt Wasser aus den Geweben in das Blut über
(sog. hydrämische Plethora). Das gleiche Resultat kann einfacher durch Injektion einer isotonischen Salzlösung erhalten werden. In beiden Fällen ergibt
sich eine große Zunahme in der Geschwindigkeit der Urinsekretion. Es wurde
ferner durch KNOWLTON (1911) gezeigt, daß bei Zusatz eines Kolloids zu der
injizierten Salzlösung — benutzt wurde Gummi oder Gelatine, so daß der osmotische Druck des zugesetzten Kolloids dem der Serumkolloide entsprach — die
Harnsekretion kaum zunahm. Auch BARCROFT und STRAUB (1910) konnten,

durch den genialen Einfall, einen großen Teil des Blutplasmas durch Ringersche Lösung unter Zurückhaltung der sauerstoffliefernden roten Blutkörperchen zu ersetzen, ohne jede Blutdrucksteigerung die Harnsekretion sehr stark erhöhen.

Das Experiment ist so interessant, daß wir es im einzelnen beschreiben wollen. Ein Kaninchen mit einem Blutdruck von 95 mm Quecksilber sezernierte 0,05 ccm Urin pro Minute; man entnahm ihm 22 ccm Blut und injizierte 25 ccm Ringersche Lösung. Die Sekretion stieg auf 0,4 ccm pro Minute, bei einem Blutdruck von 52 mm Quecksilber. Das entnommene Blut wurde zentrifugiert, die Blutkörperchen gewaschen und mit Ringerscher Lösung wieder auf das Volumen des entnommenen Blutes gebracht. Dieses wurde dann injiziert; der Blutdruck stieg auf 84 mm Quecksilber, also fast auf die anfängliche Höhe, während die Urinsekretion auf 2,35 ccm pro Minute, d. h. das 50fache der ursprünglichen stieg, und das 6fache der nach der Salzinjektion erhaltenen betrug. Die Autoren weisen darauf hin, daß verhältnismäßig kleine Veränderungen in dem osmotischen Druck der Kolloide den notwendigen Filtrationsdruck schon sehr stark beeinflussen können. Wenn z. B. der Druck in den Blutgefäßen des Glomerulus 27 mm und der osmotische Druck der Kolloide 25 mm beträgt, so würde der zur Filtration verfügbare Druck 2 mm betragen. Wenn der osmotische Druck der Kolloide um $1/_5$ reduziert wurde, also 20 mm betrüge, so beträgt der Filtrationsdruck 7 mm, d. h. er ist 3,5mal so groß wie vorher.

Aus diesen verschiedenen Experimenten geht klar hervor, daß die Annahme einer Filtration imstande ist, die Produktion eines Urins zu erklären, der dem Blutplasma minus seiner Kolloide entspricht.

Wenn der im Glomerulus stattfindende Prozeß nichts anderes als eine Filtration darstellt, so wird die ganze Arbeit dabei vom Blutdruck geleistet, ohne Mitbeteiligung der im Glomerulus gelegenen Nierenzellen. BARCROFT und STRAUB (1910) haben den Sauerstoffverbrauch der Niere gemessen, welcher diese Auffassung bestätigt. Es trat keine Zunahme im Sauerstoffverbrauch ein, wenn die Zunahme der Sekretion nur durch Verdünnung des Blutes hervorgerufen wurde. Wir werden gleich sehen, daß überall da, wo Arbeit geleistet werden muß, sich ein erhöhter Sauerstoffverbrauch findet, um die nötige Energie durch Oxydation zu liefern.

Als weitere Stütze für die Annahme einer reinen Filtration im Glomerulus können folgende Überlegungen dienen. Wenn die Glomeruluszellen eine selektive Sekretion bewirken würden, so sollte man meinen, daß funktionswichtige Salze, wie etwa das Kochsalz, nicht weiter im Harn ausgeschieden würden, wenn sie in der Nahrung fehlen. COHNHEIMS Experimente (1912, S. 80) zeigen, daß das Gegenteil der Fall ist. Nach der Filtrationshypothese muß die Flüssigkeit, welche den Glomerulus verläßt, immer Kochsalz enthalten, solange freies Kochsalz im Blut enthalten ist. Wir werden aber sehen, daß es in den Harnkanälchen in bedeutender Menge rückresorbiert werden kann.

Man darf eine gewisse Schwierigkeit nicht übersehen. Der Urin des Frosches und der Wassertiere im allgemeinen hat einen n i e d r i g e r e n osmotischen Druck als das kolloidfreie Blutplasma. Nach reichlicher Flüssigkeitszufuhr kann das auch beim Menschen vorkommen. Man muß daran denken, daß wir keine direkte Kenntnis von der Zusammensetzung der Lösung haben, welche den Glomerulus in solchen Fällen verläßt, und bekanntlich sind die Harnkanälchen imstande, wertvolle Stoffe aus dem Glomerulusfiltrat, das an ihren Zellen vorbeifließt, zurückzuresorbieren. Wenn der Durchfluß sehr schnell vor sich geht, scheint dafür allerdings nicht sehr viel Zeit vorhanden zu sein. Man hat behauptet, daß die Harnkanälchen Wasser sezernieren, aber es scheint dafür keinen Beweis zu geben. Die Funktionen der Harnkanälchen werden später besprochen werden, wir werden dann sehen, daß, nach der Ansicht, für welche

CUSHNY (1917, S. 143) einen guten Beweis anführt, die Harnkanälchen eine
Flüssigkeit resorbieren, welche praktisch mit Ringer-Lockelösung identisch ist.
Wenn daher das Glomerulusfiltrat verdünnter als normalerweise ist, wird es
durch die Entfernung einer Lösung, die konzentrierter als es selbst ist, noch
weiter verdünnt werden.

BRODIE (1914) berechnet, daß der Druck, der zur Weiterbeförderung des Harns durch
die Harnkanälchen nötig ist, praktisch mit dem Blutdruck in den Glomerulis identisch ist.
Dann würde nur noch ein Überdruck von 1 bis 2 mm für die Filtration übrigbleiben. Bei
dieser Berechnung wird die Poiseuillesche Formel zugrunde gelegt. In dieser tritt der Radius
der Harnkanälchen in der vierten Potenz auf. Ein kleiner Fehler bei der Messung dieser
Größe bedeutet daher einen sehr großen im Resultat. BRODIE hat aber seine Messungen
an gehärteten Nierenpräparaten vorgenommen. Aber auch abgesehen davon ist die Annahme, daß ein Druck von 83 mm Quecksilber in dem Glomerulusende des Harnkanälchens
vorhanden sein soll, ohne dieses stark auszubauchen, wenig wahrscheinlich. Wenn diese
Ausbauchung durch den Widerstand der Nierenkapsel verhindert würde, müßte es zu einer
vollständigen Zusammendrückung der Capillaren und Venen kommen. In der Wandung der
Harnkanälchen ist ferner keine kräftige Muscularis nachweisbar, wie dies in den Arteriolen
des Glomerulus der Fall ist. Der von BRODIE aus dieser Berechnung gezogene Schluß ist,
daß der Glomerulus ein aktiv sezernierendes Organ für Wasser sein muß, und daß das Wasser
irgendwie mittels des Blutdruckes herausgetrieben wird. Wenn aber angenommen wird,
daß die Zellen ebenso wie die der Speicheldrüsen als aktiv sezernierendes Epithel wirken,
warum soll man dann noch einen weiteren treibenden Druck annehmen?

## Die bei der Sekretion geleistete Arbeit und der Sauerstoffverbrauch.

Das Glomerulusfiltrat hat keinen höheren osmotischen Druck als
das Blutplasma. Der Urin aber, der aus der Niere kommt, kann eine erheblich höhere molare Konzentration haben. Damit dies erreicht wird, muß osmotische Arbeit geleistet werden. Diese Arbeit kann in derselben Weise, wie früher
auf S. 36 geschehen, berechnet werden.

*Chemische Arbeit.* Wenn in einer sezernierenden Zelle bestimmte chemische
Verbindungen synthetisiert werden, so muß von den Drüsenzellen eine chemische
Arbeit geleistet werden. Ebenso entstammt die für ihre osmotische Arbeit erforderliche Energie chemischen Reaktionen in den Zellsystemen. Wir können
diese Arbeit nicht direkt messen, aber der Sauerstoffverbrauch oder die Kohlensäureproduktion, welche die Drüse in den verschiedenen Tätigkeitsstadien
liefert, gibt uns ein wertvolles indirektes Maß. Die den Zellen zur Verfügung
stehende Energie stammt aus der Oxydation von Stoffen mit hohem chemischen
Potential zu Stoffen von niedrigem chemischen Potential, wie Kohlensäure und
Wasser. Dabei wird ein Teil der freien Energie als Wärme zerstreut und durch
den Blutkreislauf fortgeführt, so daß es bisher praktisch unmöglich ist, ein absolutes Maß der Energiegröße zu erhalten, die erforderlich ist, um eine gegebene
Menge Urin zu sezernieren.

*Osmotische Arbeit.* Die Art der Berechnung haben wir bei Besprechung der
isothermen Kompression eines Gases schon im allgemeinen angegeben. Die
spezielle Anwendung auf die Urinsekretion zwingt uns dazu, etwas mehr ins
Detail zu gehen.

Der Urin kann nicht nur als konzentriertes Glomerulusfiltrat angesehen
werden, wie es DRESER (1892) bei seiner ersten annähernden Berechnung der
Nierenarbeit tat. Die relative Proportion der Bestandteile ist nicht derartig;

z. B. beträgt das Verhältnis von Kochsalz zu Harnstoff im Blut (oder Glomerulus-filtrat) etwa 10 : 1, während es im Urin umgekehrt ist und 1 : 2 wird. Während also der osmotische Druck des Kochsalzes nur von dem einer 0,18 Molarlösung auf den einer 0,36igen erhöht, d. h. verdoppelt zu werden braucht, muß der des Harnstoffes von 0,01 molar auf 0,4 molar, d. h. 40 mal, erhöht werden.

Es wird am besten sein, wie es DRESER getan hat, zuerst die geleistete Arbeit unter der Annahme zu berechnen, daß wir es nur mit einer Zunahme der Konzentration zu tun haben und zunächst außer acht lassen, daß die verschiedenen Bestandteile ungleich beeinflußt werden.

Die durch solche Berechnungsmethoden erhaltenen Resultate sind dabei von dem Mechanismus, durch welchen der Prozeß im Organismus bewirkt wird, vollkommen unabhängig.

Die Formel für die bei der isothermen Kompression eines Gases vom Volumen $v_1$, auf das Volumen $v_2$ geleistete Arbeit ist laut S. 37:

$$A = R\,T \log_e \frac{v_1}{v_2},$$

oder

$$= 2{,}303 \cdot R\,T \log_{10} \frac{v_1}{v_2}.$$

$R$ kann natürlich in jeder passenden Einheit ausgedrückt werden. Es beträgt

0,0821  für Liter Atmosphären,
1,991   für Gramm Calorien,
0,848   für Kilogramm Meter,

je nach den Einheiten, in welchen die Arbeit ausgedrückt werden soll, und $T$ wird für $37°$ $310°$, so daß:

$$A = \left\{ \begin{array}{ll} 58{,}61 & \text{l/Atm.} \\ 1421{,}4 & \text{g/Cal.} \\ 605{,}5 & \text{kg/m} \end{array} \right\} \cdot \log \frac{v_1}{v_2}.$$

Wie wir bereits gesehen haben, gilt dieselbe Formel für jede irgendwie bewirkte Veränderung der Konzentration einer Lösung. Handelt es sich um Lösungen von Elektrolyten, so müssen auch die Änderungen der elektrolytischen Dissoziation berücksichtigt werden.

Solche Berechnungen sind bei homoiothermen Tieren darum verhältnismäßig einfach, weil es sich dort praktisch um isotherme Systeme handelt. Jeder Temperaturwechsel ist so klein, daß er nur eine minimale Wirkung auf die Resultate der Berechnung hat. Das vereinfacht die Gleichungen sehr.

Ferner: die gesamte osmotische Konzentration des Blutes ist etwa 0,3 molar, die Nieren erzeugen hieraus unter gewöhnlichen Umständen einen Urin, der etwa molar ist, d. h. der osmotische Druck wird auf das Dreifache erhöht.

Für die Ausgestaltung der Formeln ist es praktischer, statt der Volumina die Konzentrationen anzugeben, d. h. den reziproken Wert des Volumens, in dem ein Grammol gelöst enthalten ist. Da ferner der osmotische Druck ($\pi$) und die Depression des Gefrierpunktes ($\varDelta$) auch in direkter Beziehung zueinander stehen, können wir an Stelle von $\dfrac{v_1}{v_2}$ entweder $\dfrac{c_2}{c_1}$, $\dfrac{\pi_2}{\pi_1}$ oder $\dfrac{\varDelta_2}{\varDelta_1}$ setzen.

Genau genommen ist die Anwendung des letzten Ausdruckes nur bei der Temperatur der in Frage kommenden Gefrierpunkte zulässig, da die elektrolytische Dissoziation nicht dieselbe sein kann. Der Fehler der Gefrierpunktsbestimmung ist aber größer als die kleinen Differenzen, die sich aus der Änderung der elektrolytischen Dissoziation mit der Temperatur ergeben.

Die minimale Arbeit, welche die Niere leisten muß, um aus einem Glomerulusfiltrat von $\Delta_1$ eine Urinmenge von $\Delta_2$ zu erzeugen, welche bei 37° 1 Grammolekül gelöst enthält, ist also

$$A = 58,61 \log \frac{\Delta_2}{\Delta_1} \, l/\text{Atm.} \quad \text{oder} \quad 1421,4 \log \frac{\Delta_2}{\Delta_1} \, g/\text{Cal.} \quad \text{oder} \quad 606,5 \log \frac{\Delta_2}{\Delta_1} \, \text{mkg.}$$

Wenn $n$ Mole statt eines komprimiert werden, erhöht sich die Arbeit auf das $n$fache. Die molare Konzentration kann man praktisch am besten aus der Gefrierpunktserniedrigung, von der sie ja, wie wir (S. 189) gesehen haben, abhängt, auf folgende Weise erhalten:

$$n = \frac{\Delta v}{1,85},$$

welches die Anzahl Mole in $v$ Litern Lösung gibt.

Die Depression des Gefrierpunktes des Urins ($\Delta_2$) liegt zwischen 1,5 und 2°; wir nehmen, um die Rechnung zu vereinfachen, 1,85°. Der Mensch erzeugt im Durchschnitt ferner 1,5 l Harn pro Tag. Es ist also

$$n = \frac{1,85 \cdot 1,5}{1,85} = 1,5,$$

$\Delta_1$ (Gefrierpunktserniedrigung des Blutes) ist 0,56.

Setzen wir diese Werte in die obige Gleichung ein, so erhalten wir

$$A = 1,5 \cdot 58,61 \cdot \log \frac{1,85}{0,56} = 45,6 \, l/\text{Atm.}$$

als tägliche osmotische Arbeit der Nieren.

Wie aber DRESER darlegt, muß noch berücksichtigt werden, daß, um 1,5 l Urin von $\Delta = 1,85°$ aus Blut von $\Delta = 0,56°$ zu erzeugen, $1,5 \cdot \frac{1,85}{0,56} = 3,955$ l Blut erforderlich sind.

Bei der Berechnung ist der Unterschied zwischen dieser Menge und der des sezernierten Urins, nämlich $4,955 - 1,5 = 3,455$ l, als reines Wasser angesetzt worden. Diese Menge bleibt aber in Wirklichkeit im Blut bei einem $\Delta$ von 0,56°. Wir haben also die Arbeit der Nieren um eine Größe, welche 3,455 l Wasser auf einen osmotischen Druck, entsprechend seinem $\Delta$ von 0,56° erhöht, zu hoch angesetzt. Ein $\Delta$ von 1,85° ist, wie wir sahen (S. 189), gleichwertig dem osmotischen Druck einer molaren Lösung, d. h. 22,4 Atm.; daher bedeutet 0,56° einen osmotischen Druck von $22,4 \cdot \frac{0,56}{1,85} = 6,8$ Atm. bei 0° oder 7,7 Atm. bei 37°. Wir müssen also $3,455 \cdot 7,7 = 26,6$ l/Atm. von unserem ersten Wert von 45,6 subtrahieren und erhalten als richtigen Wert 19 l/Atm., wenn wir annehmen, daß es sich um eine einfache Konzentration des Glomerulusfiltrats handelt.

Aber, wie bereits bemerkt, ist dies nicht alles. Wir müssen die relativen Konzentrationen der verschiedenen Urinbestandteile erklären, da sie keineswegs gleichwertig konzentriert werden. Der Urin ist etwas anderes als ein eingeengtes Glomerulusfiltrat. Diese Frage wird in der Arbeit von VON RHORER (1905) behandelt, auf welche ich den Leser wegen näherer Einzelheiten, als sie hier gegeben werden können, hinweise. Es ist klar, daß man eine vollkommen genaue Messung der gesamten geleisteten Arbeit nur erhalten kann, wenn man sie für jeden Urinbestandteil gesondert berechnet. Zur Veranschaulichung der Methode können wir die beiden Hauptbestandteile des Urins, Kochsalz und Harnstoff, nehmen, wie es VON RHORER (S. 388 bis 390) getan hat. Die osmotische Konzentration der anderen Bestandteile ist tatsächlich verhältnismäßig so gering, daß unser Resultat nicht sehr falsch werden kann.

Anstatt des verwickelt zusammengesetzten Glomerulusfiltrats können wir uns zunächst eine reine Kochsalzlösung von derselben Konzentration vorstellen wie im Blute, also 0,18 molar, einschließlich der Ionen. Wir müssen diese Lösung entsprechend dem Kochsalzgehalt des Urins auf 0,36 molar konzentrieren. Es ist lehrreich, das Problem nach VAN 'T HOFF zu behandeln, wie es auf S. 191 oben geschehen ist. Wir denken uns einen geschlossenen Zylinder, der einen für Kochsalz undurchlässigen Stempel enthält, der aber für alle anderen gelösten Stoffe des Glomerulusfiltrats und für Wasser durchlässig ist. Wir komprimieren das Filtrat, bis die Konzentration des Kochsalzes unterhalb des Stempels auf 0,36 molar gestiegen ist. In der Niere wird die Konzentration nur von 0,18 auf 0,36 erhöht, während in unserem Modell kein Kochsalz, aber Wasser durch den Stempel hindurchgeht, so daß die ursprüngliche Kochsalzkonzentration jenseits des Stempels vermindert wird; wir müssen daher beständig Kochsalz zur Lösung oberhalb des Stempels zusetzen, um ihre Konzentration von 0,18 molar konstant zu halten. So halten wir den osmotischen Druck oberhalb des Stempels unverändert bei $p_0$, während unterhalb der Druck während der Operation ein variabler, $p$, ist und sich allmählich von $p_0$ auf $2p_0$ (0,18 zu 0,36) erhöht. Die geleistete Arbeit besteht also darin, den Druck eines Volumens einer Lösung durch eine Reihe unendlich kleiner Stufen von $p_0$ auf einen höheren Druck zu bringen, durch die variablen Druckunterschiede von $p - p_0$, d. h.

$$dA = (p - p_0)\,dv.$$

Das Integral dieses Ausdruckes besteht aus zwei Gliedern

$$A = \int_{v'}^{v} p\,dv - p_0 \int_{v'}^{v} dv,$$

wobei $v$ das Anfangsvolumen und $v'$ das Endvolumen ist und der wirkliche Prozeß durch die Verminderung des Volumens von $v$ zu $v'$ stattfindet. Da $p_0$ konstant gehalten wird, steht es außerhalb des Integrationszeichens, anstatt dahinter wie $p$.

Das erste Glied kennen wir bereits (S. 37), es ist:

$$RT \log_e \frac{v}{v'},$$

das zweite ist einfach:

$$- p_0 (v - v').$$

Anstatt $\frac{v}{v'}$ können wir $\frac{c'}{c}$ (Konzentration statt Volumen) setzen, und da $vc = v'c' = n$ ($c$ ist die Anzahl der Mole, die in $v$ aufgelöst sind), ergibt sich

$$v' = \frac{n}{c'}, \quad \text{und} \quad v = \frac{n}{c}.$$

Da $p_0 v = RT$, ist

$$p_0 = \frac{RT}{v} \quad \text{oder} \quad = cRT.$$

Wenn wir diese Werte in das Integral einsetzen, haben wir:

$$A = nRT \, 2{,}3 \log \frac{c'}{c} - cRTn\left(\frac{1}{c} - \frac{1}{c'}\right)$$

$$= nRT\left[2{,}3 \log \frac{c'}{c} - c\left(\frac{c'-c}{cc'}\right)\right]$$

$$= nRT\left[2{,}3 \log \frac{c'}{c} - \frac{c'-c}{c'}\right].$$

In unserem besonderen Falle ist $n = 0{,}36$, $c = 0{,}18$, $c' = 0{,}36$ und $RT = 262{,}9$ kgm bei 37°, so daß

$$A = 0{,}36 \cdot 262{,}9 \left(2{,}3 \log \frac{0{,}36}{0{,}18} - \frac{0{,}36 - 0{,}18}{0{,}36}\right) = 18{,}28 \text{ kgm.}$$

Wir wiederholen nun den Prozeß bei derselben Lösung, denken uns diesmal aber den Stempel für Harnstoff undurchlässig, während er für Wasser, Kochsalz und die anderen gelösten Stoffe durchlässig ist. Die Harnstoffkonzentration muß von 0,01 auf 0,4 erhöht werden. $n$ ist 0,4, also ergibt sich:

$$A = 0{,}4 \cdot 262{,}9 \left(2{,}3 \log \frac{0{,}4}{0{,}01} - \frac{0{,}4 - 0{,}01}{0{,}4}\right) = 290 \text{ kgm.}$$

Die gesamte Arbeitsleistung beträgt demnach

$$18{,}28 + 290 = 308{,}28 \text{ kgm.}$$

Bei dem einfachen Prozeß der Berechnung der gesamten Konzentrationsarbeit, bei der ein Glomerulusfiltrat, das $0{,}18 + 0{,}01 = 0{,}19$ molar ist ($c_1$), durch einen für Kochsalz und Harnstoff unpermeablen Stempel auf $0{,}36 + 0{,}4 = 0{,}76$ molar ($c_2$) konzentriert wird, ergibt sich, wenn $n = 0{,}76$ ist:

$$A = 0{,}76 \cdot 262{,}9 \left(2{,}3 \log \frac{0{,}76}{0{,}19} - \frac{0{,}76 - 0{,}19}{0{,}76}\right) = 127{,}2 \text{ kgm.}$$

Wenn wir also die verschiedenen Partialdrucke von Harnstoff und Kochsalz in Rechnung setzen, erhalten wir eine $2^1/_2$ mal so große Arbeitsleistung.

Man kann so die Arbeit bei der Änderung der Konzentration berechnen. Sie ist unabhängig von dem Wege, auf dem die Konzentrationsarbeit geleistet wird. Die von den Zellen in Wirklichkeit im Sinne des Ingenieurs geleistete Arbeit hängt von der Wirksamkeit der Maschine ab. Diese Methode kann daher ebensogut angewandt werden, um die osmotische Arbeit zu berechnen, die nötig ist, um einen Harn abzusondern, der weniger konzentriert als das Blut ist, wie dies von VON RHORER (S. 383, 384) geschehen ist.

Da $n$ in obiger Formel mit $c'$ identisch ist wegen der in molaren Werten ausgedrückten Konzentration, können wir schreiben:

$$RT\left[c' \log \frac{c}{c} - cc'\left(\frac{c'-c}{cc'}\right)\right],$$

d. h.

$$-RT\left[c' \log \frac{c'}{c} + c - c'\right]$$

nach BARCROFT (1914, S. 94), oder, nach CUSHNY (1917, S. 33), wenn man alle Bestandteile in Betracht zieht:

$$-RT\left[\sum\left(c'\log\frac{c'}{c}\right)+\sum c-\sum c'\right].$$

*Alkalische und saure Sekretionen.* Man kann diesen Prozeß als die Veränderung der Konzentration der Hydroxyl- oder Wasserstoffionen des Blutes in die der betreffenden Sekretion ansehen oder als eines der osmotischen Partiarphänomene, die wir eben beim Urin behandelt haben. VON LIEBERMANN (1911, S. 34) zeigt, daß bei dem alkalischen Pankreassaft die Verringerung der OH′-Ionenkonzentration des Blutes durch intravenöse Injektion von Milchsäure die Sekretionsgeschwindigkeit (bei konstantem Reiz) herabsetzt. Das könnte durch die größere Arbeit veranlaßt sein, die nötig ist, um die OH′-Ionenkonzentration im Pankreassaft von einem niedrigeren Niveau zu der gleichen Höhe zu heben; aber es kann sich außerdem zweifellos auch um andere Faktoren handeln. Auf den Mechanismus der Sekretion von Säure und Alkali werde ich später noch zurückkommen (S. 437).

Wir haben schon so oft von intravenösen Injektionen gesprochen, daß es den Leser interessieren wird, zu erfahren, daß, nach SPRATS „History of the Royal Society" (1722, S. 317) CHRISTOPHER NEVEN es war, welcher, wie der Autor sagt, „der Urheber jenes bedeutenden anatomischen Experimentes war, Flüssigkeiten in die Adern von Tieren einzuspritzen. Ein jetzt allgemein bekanntes Experiment; aber es ist schon seit langem bei den Versammlungen in Oxford vorgeführt, dann von einigen Deutschen nach auswärts gebracht und veröffentlicht worden. Durch den Eingriff konnten verschiedene Tiere sofort zum Abführen oder Erbrechen gebracht, vergiftet, getötet oder wiederbelebt werden, je nach Art der eingespritzten Flüssigkeit. Daraus entstanden viele neue Versuche, hauptsächlich über die Bluttransfusion, welche die Gesellschaft auf mannigfache Weise fortgeführt hat, die wahrscheinlich mit außerordentlichem Erfolge ausgehen werden." (Siehe auch BAYLISS, 1918, S. 151—152.)

Sezernierende Drüsen verbrauchen ferner Energie für die Produktion der chemischen Bestandteile ihrer Sekretionen, falls diese Substanzen nicht bereits im Blut vorgebildet sind.

Wenn einmal die in der sezernierenden Drüse vor sich gehenden chemischen Prozesse besser bekannt sein werden, wird es vielleicht möglich sein, auf Grund des Nernstschen Theorems (s. oben S. 33) die Energieumwandlungen in der sezernierenden Drüse zu berechnen. Gegenwärtig müssen wir uns mit indirekten Messungen, durch Bestimmung des Unterschiedes zwischen dem Sauerstoffverbrauch des ruhenden und des tätigen Organs begnügen. Derartige Messungen sind namentlich von BARCROFT und seinen Mitarbeitern ausgeführt worden. Man bestimmt den Sauerstoffgehalt des Blutes, das der Drüse zugeführt wird, d. h. des gewöhnlichen Arterienblutes, und den Sauerstoffgehalt des durch die Vene abfließenden Blutes, und außerdem die Durchströmungsgeschwindigkeit. Die Hauptschwierigkeit bietet diese letzte Bestimmung, denn bei der Tätigkeit nimmt die Durchströmungsgeschwindigkeit zu. Die Submaxillaris der Katze verbraucht in der Ruhe etwa 0,02 ccm Sauerstoff pro Gramm und Minute. In der sezernierenden Drüse kann der Sauerstoffverbrauch auf das 50fache etwa ansteigen, d. h. auf 1,9 ccm pro Gramm und Minute (BARCROFT und PIPER, 1912, S. 362). Dieselben Beobachter haben aus dem Unterschied zwischen dem Sauerstoffverbrauch der ruhenden und dem der tätigen Drüse die für die Produktion von 0,3 ccm

Speichel nötige Sauerstoffmenge zu 0,18 ccm berechnet. Wenn man hieraus die umgesetzte Energiemenge berechnen will, so muß man wissen, zur Verbrennung welcher chemischen Substanz dieser Sauerstoff gedient hat. Wäre es Glucose, so hätten 0,24 mg verbrannt werden können (180 g Glucose verbrauchen bei völliger Verbrennung 192 g Sauerstoff).

Die Versuche von BARCROFT und PIPER ergaben ein weiteres sehr wichtiges Resultat. Wenn der zeitliche Verlauf der Speichelsekretion und des Sauerstoffverbrauchs miteinander verglichen wurde, ergab sich, daß der erhöhte Sauerstoffverbrauch erheblich länger andauerte als die Vermehrung der Speichelsekretion. Die Erhöhung des Sauerstoffverbrauchs konnte die Speichelsekretion um 7 Minuten überdauern. Die Länge der Dauer dieser Periode hing davon ab, wie stark die Drüse vorher in Tätigkeit gewesen war. Wir werden später etwas ähnliches bei dem willkürlich bewegten Muskel kennen lernen. Die aus Oxydationsprozessen erhaltene Energie wird augenscheinlich nicht direkt beim Sekretionsprozeß verbraucht, sondern als potentielle Energie in einem physikochemischen System aufgespeichert, von welchem sie beim Sekretionsprozeß abgegeben wird.

Anhänger der „Biogentheorie" könnten vielleicht denken, daß der Sauerstoff in ein Riesenmolekül, das analog dem Kaliumchlorat explosionsfähig wäre, aufgenommen wird. Diese Ansicht könnte durch gleichzeitige Bestimmung des Kohlendioxyds, das gleichzeitig mit dem Sauerstoffverbrauch ausgegeben wird, experimentell geprüft werden. Wenn beide Größen einander entsprechen würden, so würde das bedeuten, daß der Oxydationsprozeß für einen anderen, unabhängigen, chemischen oder physikalischen Vorgang die Energie lieferte. Wenn aber beide Größen einander nicht entsprechen sollten, so wäre die Frage in keiner Weise zu entscheiden. Wir werden später sehen, daß es keinen Beweis für die Existenz von „intramolekularem" Sauerstoff im Sinne der Biogenhypothese gibt, und wir haben bereits gesehen, daß wir mit Recht an der Richtigkeit dieser Annahme zweifeln.

Ich erinnere daran, daß CHAUVEAU und KAUFMANN (1886) bei der Passage des Blutes durch die Speicheldrüse des Pferdes eine Abnahme des Blutzuckers gefunden haben. Das gleiche fanden ASHER und KARANLOV (1910) für die Periode, welche der Sekretion des Speichels unmittelbar folgt. Es ist daher möglich, daß die Energie, welche zur Bildung des Systems von hoher potentieller Energie, die bei der eigentlichen Sekretion verbraucht wird, aus der Verbrennung von Traubenzucker herrührt.

Bemerkenswert ist, daß ASHER und KARANLOV eine Zunahme der Glucose im venösen Blut der Drüse während des Sekretionsprozesses fanden; sie halten es für möglich, daß der Zucker Bestandteil einer Substanz ist, welche während der Sekretion zersetzt wird. Dies ist nicht sehr wahrscheinlich, denn ein solcher Prozeß könnte keine größeren Energiemengen liefern. Es ist auch schwer zu verstehen, warum dann die Glucose nicht im Speichel auftritt. Es scheint außerdem, daß die Konzentration des venösen Blutes, die durch Wasserabgabe an den Speichel und die Lymphe gestiegen sein muß., bei den erwähnten Experimenten nicht genügend in Betracht gezogen worden ist. Z. B. wurden in Experiment 1 (S. 40 der Arbeit) während der 2 Minuten, die zur Sammlung des 10,57 ccm venösen Blutes zur Analyse nötig sind, 4 ccm Speichel sezerniert; wenn man die entsprechende Wassermenge dem Blut zurechnet, so macht das 14,57 ccm, und der Prozentsatz der Glucose muß sich in demselben Verhältnis vermindern, es ergibt sich dann 0,148% Blutzucker, ein Wert, der praktisch mit dem des arteriellen Blutes übereinstimmt. Die Lymphbildung ist nicht in Betracht gezogen. Berücksichtigt man diese, so würde der Wert im venösen Blut g e r i n g e r als im arteriellen werden. Nach BARCROFTS und PIPERS Resultaten ist nicht zu erwarten, daß während der ersten Periode der Drüsentätigkeit ein sehr beträchtlicher Verbrauch an Glucose stattfindet.

In BARCROFT und BRODIES Arbeit (1905, S. 65) über den Gasstoffwechsel der tätigen Niere ergab sich im Durchschnitt aller Versuche, daß die Kohlensäureproduktion ebenso groß war wie die Sauerstoffaufnahme. Der respiratorische Quotient ist also gleich Eins, wie man es bei der Verbrennung von Kohlenhydrat findet (s. oben S. 340). Daraus darf man wohl schließen, daß der energieliefernde Prozeß für die Sekretionsarbeit der Niere in der Verbrennung von Kohlenhydrat besteht. Der Sauerstoff kann nicht in intramolekularer Form zu einer „explodierbaren" Substanz geworden sein. Wenn dies der Fall wäre, müßte der respiratorische Quotient $\dfrac{CO_2}{O_2}$ während der Bildung dieser Substanz kleiner und bei ihrem Zerfall größer als Eins sein.

Die große Empfindlichkeit der Speicheldrüsen gegen eine nur geringe Verminderung der Sauerstoffzufuhr, wie HEIDENHAIN (1868, S. 88 bis 101), JONESCU (1909, S. 68) und LIEBERMANN (1911, S. 26) sie feststellten, zeigt, daß der Prozeß der Sekretbildung außer der eben erwähnten aufgespeicherten Energie noch freien Sauerstoff verlangt. LUDWIG (1851) erhielt aber noch eine schwache Sekretion, als die Zirkulation fast aufgehört hatte, so daß der Blutkreislauf nicht absolut notwendig ist. Dieser Verbrauch an Sauerstoff während der Sekretion läßt annehmen, daß das System hoher potentieller Energie, das sich vorher gebildet hatte, in sich selbst nicht den für seine Verbrennung nötigen Sauerstoff enthält, sondern aus einer oxydierbaren Substanz besteht, die imstande ist, Energie zu liefern, wenn ihr Sauerstoff zugeführt wird.

Diese unmittelbare Abhängigkeit vom Sauerstoff zeigen noch auffälliger die höheren Nervenzentren. Wahrscheinlich muß der Sauerstoff nicht nur in gewisser Menge, sondern bei einer Spannung zugeführt werden, die nicht weit unter derjenigen liegt, in welcher er in der Atmosphäre und im Arterienblut vorhanden ist, wenn eine richtige Funktion garantiert werden soll. Ein Organ kann an Mangel an Sauerstoff leiden, selbst wenn das von ihm kommende venöse Blut noch Sauerstoff enthält und dieser Sauerstoff unverbraucht die Zellen passiert hat.

*Wärmebildung.* Es ist von vornherein unwahrscheinlich, daß der Mechanismus der Drüsensekretion die freie chemische Energie vollkommen ausnutzt, ohne daß ein Teil als Wärme verloren geht. LUDWIG und SPIESS (1857) fanden denn auch, daß die Temperatur des von der Submaxillaris abgesonderten Speichels höher war als die des Blutes in der Carotis, aber BAYLISS und HILL (1894, 1) konnten keinen derartigen Unterschied nachweisen, wenn man die wirkliche Temperatur des Blutes im fließenden Strom ermittelt. Nach einem Brief an Prof. SCHÄFER scheint LUDWIG selbst diese negativen Resultate schon vorausgesehen zu haben. Natürlich zeigt das nur, daß die gebildete Wärme sofort von dem Blute aufgenommen und fortgeführt wird, wie das mit der auf Grund der Verbrennungen berechneten Wärmebildung gut übereinstimmt. Trotz Anwendung recht empfindlicher Methoden für die Wärmemessung waren wir bei der herausgeschnittenen Speicheldrüse der Grasschlange nicht imstande, irgendwelche Wärmeproduktion nachzuweisen (S. 352 der zitierten Arbeit).

## Die Arten der Drüsenreizung.

Es gibt zwei verschiedene Arten, wie man Drüsen zur Sekretion veranlassen kann. Einmal kann die Drüse durch chemische Stoffe, welche das

Blut herbeiführt, erregt werden, zweitens durch Reizung der Nervenfasern, welche in den Sekretionszellen enden. Letzten Endes sind natürlich die Prozesse im eigentlichen Zellsystem in beiden Fällen dieselben, so daß die Nervenreizung durch Produktion derselben chemischen Substanz wirken kann, welche direkt erregt, oder der chemische Erreger kann auf denselben Endmechanismus, wie der erregende Prozeß in der Nervenfaser, wirken.

Es ist seit langem bekannt, daß gewisse P h a r m a c a , von denen Pilocarpin das bekannteste ist, imstande sind, praktisch alle Drüsen in Tätigkeit zu versetzen. Die Tatsache, daß Drüsen, wie die Schleimdrüsen der Luftwege, die keine Nerven zu besitzen scheinen, erregt werden, scheint anzuzeigen, daß diese Wirkung nicht auf dem Nervenwege vermittelt wird. Andererseits verursacht das Adrenalin eine kräftige Sekretion bei der Submaxillaris der Katze, und wir wissen, daß die Wirkung dieser Substanz immer an den sympathischen Nervenendigungen angreift. Es scheint also, daß eine chemische Substanz die Drüsenzellen entweder direkt oder durch Reizung der Nervenenden auf ihnen erregen kann. In ersterem Falle ist es wahrscheinlich, daß das Pharmakon auf einen bestimmten Teil des Zellsystems, die „receptive Substanz" von LANGLEY (1906) wirkt. Nach vorheriger Atropingabe kann das Pilocarpin keine Sekretion mehr hervorrufen. In diesem Falle wirkt auch die Reizung der Sekretionsnerven nicht mehr. Das Pilocarpin scheint ein abnormes Excitantium für Drüsenzellen zu sein, da seine Wirkung besonders stark ist und beträchtliche morphologische Veränderungen in den Zellen setzt. In dieser Hinsicht weicht es von einem normalen chemischen Erreger ab, wie es das „Sekretin" für das Pankreas darstellt, dessen Mechanismus wir jetzt betrachten wollen. PAVLOV und seine Mitarbeiter (1901, S. 132 der englischen Übersetzung) zeigten, daß das Vorhandensein bestimmter Stoffe im Duodenum, besonders von Säuren, ein Einströmen des Pankreassaftes verursacht. Diese Sekretionserregung des Pankreas sah man als einen über das Nervensystem gehenden Reflex an, bis BAYLISS und STARLING (1902, 1) bei der Untersuchung der vom Oesophagus ausgehenden Reflexe feststellten, daß die Sekretionserregung des Pankreas durch Einbringung von Säure in das Duodenum auch dann noch vor sich ging, wenn sämtliche erreichbaren Nervenbahnen durchtrennt waren. Das führte zu der Annahme, daß durch Einbringung von Säure in das Duodenum ein chemischer Mechanismus in Gang gesetzt würde. Die Injektion von Säure in den Blutkreislauf hatte keine Wirkung. Durch die Wirkung der Säure auf die Dünndarmschleimhaut muß also ein Stoff produziert werden, der ins Blut diffundiert und im Pankreas angekommen, sekretionserregend wirkt. Der nächste Schritt war, daß die isolierte Dünndarmschleimhaut mit Säure verrieben und mit Salzsäure extrahiert wurde. Nach Neutralisation und Filtration wurde dieser Extrakt in eine Vene eingespritzt, und wir freuten uns sehr, als wir auf diese Weise eine starke Pankreassaftsekretion erhielten. Ich möchte darauf hinweisen, daß es ganz unwesentlich ist, ob in den ersten Versuchen wirklich alle Nerven durchschnitten waren. Die Annahme, daß dies der Fall gewesen, führte ja dazu, nach einem chemischen Mechanismus zu suchen.

Im 24. Kapitel findet man weitere Einzelheiten über die Eigenschaften dieses „Sekretins", wie wir es nannten, da wir keinen besseren Namen finden konnten. Der Name selbst ist jetzt allgemein gebräuchlich und, was auch für Einwände dagegen gemacht werden können, man muß zugeben, daß er den Vorteil hat, nichts über die chemische Natur der Substanz zu behaupten, über die wir fast nichts wissen.

Der unter der Wirkung des Sekretins gebildete Saft scheint derselbe zu sein wie bei der natürlichen Verdauung, vielleicht ist er etwas verdünnter; er enthält Trypsin als unwirksames Zymogen, Amylase und Lipase und alkalische Salze. Man kann durch wiederholte Sekretininjektionen das Pankreas kontinuierlich während vieler Stunden sezernieren lassen. Dann erhält man meist einen etwas verdünnteren Saft, aber es ist recht schwierig, Ermüdungserscheinungen herbeizuführen, die sich mikroskopisch in den Zellen nachweisen ließen.

Das Atropin beeinflußt im Gegensatz zu seiner Wirkung auf die durch Nervenreizung erzeugte Sekretion die Sekretionswirkung nicht. Das Sekretin muß daher auf die Zellen direkt wirken. In jedem Falle muß seine Wirkung an einem Zellteil ansetzen, der jenseits der Nervenendigungen liegt.

Wie weit diese natürliche Form des chemischen Reizes der Drüsen allgemein vorkommt, bleibt noch ungewiß. Es hat auf die Speichel- und Schweißdrüsen fast keine Wirkung, aber die Arbeit von PAVLOV (1901, Vortrag VII) und von EDKINS (1906) zeigt, daß der Magensaft zum Teil durch die Wirksamkeit einer chemischen Substanz erzeugt wird, deren Produktion in dem Magen selbst durch gewisse Bestandteile der Nahrung hervorgerufen wird. Diese Substanz wirkt über den Blutweg (s. S. 451 unten), andererseits werden die Magendrüsen auch durch Fasern im Nervus vagus kräftig erregt.

*Die Sekretion der Galle* wird durch dasselbe saure Extrakt aus dem Duodenum, welches das Pankreas reizt, hervorgerufen, ob aber dasselbe „Sekretin" dabei wirksam ist, können wir nicht feststellen. Die Leber kann auch durch Injektion von gallensauren Salzen in das Blut zur Sekretion angeregt werden; dann spielt die Konzentration der Bestandteile der Sekretion im Blut eine Rolle und beeinflußt die Stärke der Sekretion dieser Bestandteile aus dem Blut in den Drüsenausführungsgang. Die Zirkulationsgeschwindigkeit und der Blutdruck in der Leber (HEIDENHAIN, 1880, S. 259 bis 268) beeinflußt die Sekretionsgeschwindigkeit beträchtlich.

Der *Succus entericus* wird in einem besonderen Abschnitt des Dünndarms sezerniert, und zwar dann, wenn in dem höhergelegenen Darmabschnitt Trypsin vorhanden ist. In der Arbeit von PAVLOV (1901, S. 161 der englischen Ausgabe) wird auch hierfür ein chemischer Mechanismus wahrscheinlich gemacht.

*Der nervöse Mechanismus der Sekretion.* Die Mehrzahl der Drüsen, einschließlich derer mit innerer Sekretion, sind von Nerven versorgt, durch welche sie zur Wirkung angeregt werden können, und zwar durch Reflexe über das zentrale Nervensystem. Unsere meisten Kenntnisse hierüber stammen aus an den Speicheldrüsen gemachten Untersuchungen, weil diese Organe der experimentellen Untersuchung besonders zugänglich sind. Wir wollen zunächst die Verhältnisse an der Submaxillaris des Hundes betrachten und später die Resultate auf andere Drüsen anwenden. Die Glandula submaxillaris des Hundes wird von zwei Arten von Nervenfasern versorgt, die beide bei der Sekretion eine Rolle spielen. Die eine Nervenbahn ist in der Chorda tympani enthalten. Sie tritt aus dem Gehirn in dem schmalfaserigen Teil des N. facialis aus, welcher dem N. intermedius WRISBERGS beim Menschen entspricht, der das Mittelhirn zwischen dem Facialis und dem Acusticus verläßt (s. GASKELL, 1889, S. 172).

Diese Fasern kann man die cerebrale Versorgung nennen; die zweite Nervenbahn kommt aus dem sympathischen System, das besonders zur nervösen Versorgung der Eingeweide, Blutgefäße und ähnlicher Strukturen dient. Dieses Nervensystem wird später in einem besonderen Kapitel behandelt werden.

Man hat festgestellt, daß die Reizung der Chorda tympani eine reichliche wässerige Sekretion hervorruft, während die Reizung des Sympathicus eine kleine Menge eines sehr dicken Speichels erzeugt. HEIDENHAIN (1868, S. 113) nahm an, daß die einen Nervenfasern die Sekretion des Wassers und der diffusiblen Stoffe des Blutes besorgen, während die anderen die Bildung der spezifischen festen Bestandteile hervorrufen. Er nannte die ersten „Sekretionsfasern", die anderen „trophische", wobei er letztere Bezeichnung in einem mehr speziellen Sinne anwandte (1868, S. 101 bis 104 und 1880, S. 51). Man nimmt an, daß beide Arten Fasern in beiden Nerven, aber in verschiedener relativer Menge vorhanden sind, welche je nach der Tierart wechselt. Bei der Katze z. B. zeigte LANGLEY (1878), daß sowohl die Chorda- als auch die Sympathicusreizung große Mengen des gleichen Speichels geben. Der sympathische Nerv enthält Fasern, welche eine Zusammenziehung der Arterien der Drüsen verursachen, während die Chorda Fasern enthält, die sie erschlaffen lassen, so daß man gemeint hat (s. LANGLEY, 1898, S. 529), daß die verminderte Blutzufuhr für den verhältnismäßig konzentrierten Speichel verantwortlich zu machen ist, der auf Reizung der „trophischen" Nervenfasern produziert wird, daß daher keine Notwendigkeit besteht, die Existenz von zwei Arten von Nervenfasern aufzunehmen, welche die Sekretion beherrschen. Die Frage scheint aber durch die Experimente von BABKIN (1913) endgültig im letzteren Sinne entschieden zu sein. BABKIN untersuchte die Eigenschaften des sezernierten Speichels, je nachdem Fleischpulver oder Salzsäure in den Mund gebracht wurde. Es stellte sich heraus, daß die Durchblutung der Drüse beide Male gleichmäßig beschleunigt wurde; während aber der Gehalt an anorganischen Salzen derselbe war, waren die organischen Bestandteile des Speichels, der unter dem Anreiz von Fleisch sezerniert wurde, vier- bis fünfmal so groß wie in dem auf den Salzsäurereiz sezernierten Speichel. Da die Entfernung des obersten Cervicalganglions, durch welche der Einfluß der sympathischen Fasern beseitigt wird, keine Wirkung auf das Resultat hatte, muß man annehmen, daß die Chorda tympani auch „trophische Fasern" enthält. Vasoconstrictorische Fasern waren augenscheinlich in keinem der beiden Fälle erregt worden. Nach HEIDENHAINS Ansicht können wir sagen, daß Säure die Sekretions- und vasodilatorischen Fasern erregt, während die „trophischen" Fasern sehr wenig beeinflußt werden. Fleisch reizt sowohl die Sekretions- wie die trophischen Fasern beider Nerven, außer den Vasodilatoren der Chorda.

LANGLEY (1916) hält es für möglich, daß verschiedene Teile des Zentrums durch die verschiedenen Reize erregt werden und daß in der Drüse Zellen, welche verschiedene Mengen von festen Körpern sezernieren, erregt werden können.

Sollte es wahr sein, daß es zwei verschiedene Arten Fasern für die Speicheldrüsen gibt, so ist es wahrscheinlich, daß überall da, wo flüssige Sekretionen vorkommen, welche blutfremde Bestandteile enthalten, die Sekretion dieser Substanzen unter der Aufsicht spezieller Nervenfasern steht. Diese Feststellung gilt natürlich nur für solche Fälle, wo der Prozeß durch nervöse und nicht durch chemische Mechanismen beherrscht wird.

*Das Pankreas.* Beim Pankreas scheint der chemische Mechanismus so angepaßt zu sein, daß seine Entdecker an der Existenz eines Nervenmechanismus zweifelten, obwohl wir uns gehütet haben, dessen Existenz zu leugnen. (BAYLISS und STARLING, 1902, S. 343). Die damals vorliegenden Versuche ermöglichten es, die Erscheinungen allein durch die Annahme eines chemischen Mechanismus zu erklären. PAVLOV hat aber seitdem genügende Beweise dafür erbracht, daß der Nervus vagus Fasern enthält, welche die Pankreassaftsekretion beschleunigen. Es sind dabei aber verschiedene besondere Umstände zu berücksichtigen. G. W. ANREP hat die Versuchsmethode in England eingeführt. Es steht außer allem Zweifel, daß man durch Erregung des Vagus unter gewissen Bedingungen eine Sekretionsbeschleunigung erhalten kann. Durch den operativen Eingriff entstehen hemmende Reflexe. Um dies zu vermeiden, muß man die Chorda spinalis an dem Foramen magnum teilen; die Sekretion tritt erst nach mehreren aufeinander folgenden Reizungsperioden des Nervus vagus auf, und wenn sie erscheint, ist sie viel weniger reichlich als nach Sekretin. Im Safte ist dann aktives Trypsin enthalten. Dieser letztere Umstand macht es schwer, die Vaguswirkung als normale Art der Erzeugung des Saftes anzusehen, da DELEZENNE und FROUIN (1902 und 1903) gezeigt haben, daß der Saft, welcher aus einer Pankreasfistel beim Verdauen der Nahrung reichlich fließt, sowohl beim Hund wie beim Ochsen unwirksam ist, ehe er nicht durch Enterokinase aktiviert ist. Die Wirkung des Vagus wird durch Atropin wie die anderer Drüsennerven gehemmt. Da der auf Vagusreizung sezernierte Saft sehr konzentriert ist, müßte der Vagus hauptsächlich „trophische" Fasern enthalten. Über Hemmungsnerven der Drüsen wird später gesprochen werden. Man lese die Arbeit von BYLINA (1912) über die beiden Mechanismen, den chemischen und den nervösen.

Die Ansicht, daß es bestimmte „trophische" Fasern in den Drüsennerven gibt, wird ferner durch die Veränderungen in den mikroskopischen Bildern der Drüsenzellen gestützt. Die Reizung des Sympathicus ruft in den Zellen der Glandula submaxillaris stärkere Ermüdungsbilder hervor als die Reizung der Chorda tympani. BABKIN, RUBASHKIN und SAVICH (1909) haben ähnliches beim Pankreas beschrieben. Es ist, wie bereits erwähnt, kaum möglich, durch Sekretininjektionen Ermüdungsbilder in der Zelle hervorzurufen, während die Reizung des Nervus vagus deutliche Veränderungen ergibt. Nach den genannten Beobachtern geht der Sekretionsprozeß bei Erregung auf chemischem Wege folgendermaßen vor sich: Wasser fließt reichlich durch die Zelle, und man sieht etwas in den Zellen, was wie Flüssigkeitskanäle aussieht (s. ihre Abb. 23). Dieser Strom bringt die Zymogenkörnchen in die Ausführungsgänge, in denen man bisweilen auch Zymogenkörnchen liegen sehen kann; meist lösen sie sich aber bald auf. Beim Färben mit Eosin und Orange hat man festgestellt, daß die Sekretion in den Ausführungsgängen sich, ebenso wie die Körperchen innerhalb der Zellen, rot färbt. Sie scheint daher dieselbe chemische Natur zu haben. Wir wissen, daß das Trypsin darin noch als Zymogen enthalten ist. Man findet keine Zellbestandteile, die sich mit Orange färben.

Nach der Nervenreizung, welche nur eine kleine Menge eines stark konzentrierten Saftes ergibt, erhalten wir ein anderes Bild. Die Körperchen innerhalb der Zellen erfahren eine Verwandlung; sie verlieren allmählich die Eigenschaft, sich mit Eosin oder Eisenhämatoxylin zu färben, werden mit Orange färbbar und bilden manchmal große „Vakuolen", bevor sie in den Ausführungsgang kommen. Die Sekretion selbst in den Kanälen färbt sich mit Orange, aber nicht mit Eosin (s. Abb. 16 und 18 der Arbeit). Wie wir sahen, enthält sie wirksames Trypsin. Man sieht wenig oder nichts von den intracellulären Kanälen, die bei der mehr wässerigen Sekretion mit Sekretin gefunden werden. Einige dieser Figuren sind in Schwarzweiß in der Abb. 64 wiedergegeben.

Wenn der unter natürlichen Bedingungen sezernierte Saft wirksames Trypsin enthielte, wäre die Produktion von Enterokinase im Darm schwer zu verstehen. Wohl aber könnte der Wasserstrom durch die Zellen Zymogen mit forttragen, bevor es von der Zelle verarbeitet worden ist, und das würde eine Aktivierung nötig machen.

Nicht nur Drüsen mit sichtbarer Sekretion stehen unter der Kontrolle des Nervensystems, sondern auch Drüsen mit i n n e r e r  S e k r e t i o n. Das ist besonders für die Nebenniere nachgewiesen. Wenn die Splanchnicusnerven irgendwie erregt werden, wird Adrenalin ins Blut ausgeschüttet, wodurch die verschiedenen Erscheinungen der Sympathicuserregung entstehen, wie der Anstieg des Blutdrucks usw. (s. ASHER, 1910; ELLIOT, 1912, usw.).

## Der Sekretionsprozeß.

Es sind augenscheinlich zwei Arten von Prozessen oder vielmehr zwei Faktoren beteiligt; der eine betrifft die Übertragung des Wassers und den Übergang bestimmter, bereits im Blut vorhandener, gelöster Stoffe; der andere die Herstellung neuer chemischer Verbindungen. Ob durch spezifische Nervenfasern oder chemische Mittel nur der eine ohne den anderen erregt werden kann, ist bisher nie feststellbar gewesen. Ein Durchfluß von Wasser würde an und für sich die wasserlöslichen Bestandteile der Drüsenzellen auswaschen. Die Resultate der Vagusreizung beim Pankreas zeigen aber an, daß durch Nerveneinfluß chemische Veränderungen in Gang gesetzt werden können. Bei den „trophischen" Nerven scheint HEIDENHAIN die Bildung oder die Wiederherstellung der Substanzen miteinzuschließen, welche von den Zellen in dem Sekretionsprozeß früher abgegeben worden waren. Die oben beschriebene Vaguswirkung läßt eher vermuten, daß eine chemische Veränderung in den bereits in den Zellen aufgespeicherten Produkten veranlaßt wird. Andererseits bringt das Sekretin offenbar einen Prozeß in Gang, durch welchen das Wasser vorgebildete Substanzen, ohne sie chemisch zu verändern, auswäscht. Die Verlängerung der Periode des erhöhten Sauerstoffverbrauches, die erheblich über die eigentliche Sekretionsperiode hinausgeht, welche durch Erregung der Nerven herbeigeführt wird, läßt annehmen, daß der Wiederherstellungsprozeß, durch welchen in den Zellen ein für erneute Tätigkeit bereiter Zustand wiederhergestellt wird, ein automatischer Prozeß ist, der von der Massenwirkung in einem umkehrbaren System beherrscht wird. Bei dem allmählich verlaufenden Sekretionsprozeß, z. B. dem des Pankreas, der durch die Einführung von Säure in das Duodenum herbeigeführt wird, zeigt die Tatsache, daß Zeichen der Erschöpfung in den Zellen nur nach sehr ausgedehnter Tätigkeit auftreten, daß der natürliche Wiederherstellungsprozeß mit der Sekretionstätigkeit der Zellen Schritt hält.

Im ganzen ist der normale Sekretionsprozeß anscheinend folgender: Während der Ruhezeit bilden die Zellen Verbindungen, die vorbereitende Stadien für die Sekretionsbestandteile sind, deren Ausscheidung später durch nervösen oder

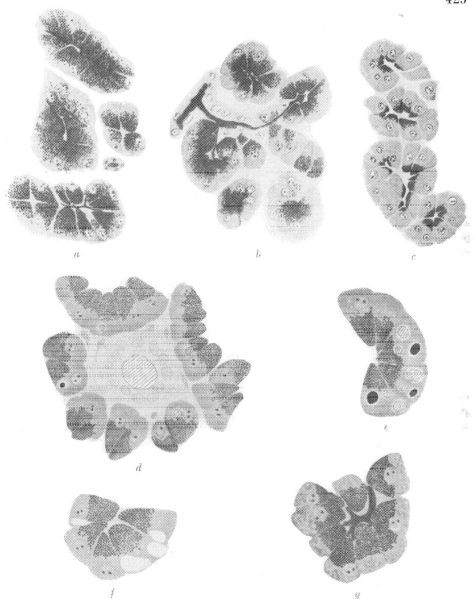

Abb. 64. Tätiges Pankreas nach Sekretininjektion und Vagusreizung. *a, b, c* gefärbt mit Eisenhämatoxylin; *a* Hungerhund; *b* nach Wirkung des Sekretins (Säure im Duodenum). In 4 Stunden 10 Minuten 62,8 ccm Saft sezerniert. Mäßige Änderung der Struktur und nur geringe Abnahme der Zymogenkörner; *c* nach Vagusreizung. 1 ccm Saft in den ersten 53 Minuten; 5,1 ccm in den nächsten $1^1/_2$ Stunden; 6,4 ccm in den letzten 41 Minuten. Starke Abnahme der Zymogenkörner; *d, e, f, g* gefärbt mit Eosin-Orange-Toluidinblau nach DOMI-NICIS. Die mit Eosin gefärbten Teile schwarz; die orange gefärbten (Sekrettropfen in den Zellen und Ausführungsgängen) schräg schattiert; *d* nach Vagusreizung. Die Zymogenkörner durch Eosin rot gefärbt. Der Inhalt der Zellvakuolen und das Sekret im Ausführungsgang orangegelb; *e* Vagusreizung. Einige Vakuolen färben sich rot, andere orange; *f* schwache Vagusreizung. 1 ccm Saft in 1 Stunde, 10 Minuten. Man sieht leere offene Vakuolen, welche mit Intercellularräumen in Verbindung stehen; *g* Wirkung des Sekretins. Das Sekret in den Ausführungsgängen mit Eosin rot gefärbt, keine orangefarbenen Vakuolen (BABKIN, RUBASH-KIN und SAWITSCH, 1909, Abb. 1, 3, 5, 16, 18, 21 u. 22).

chemischen Reiz in Gang gesetzt wird. Die Bildung dieser Stoffe geht wahrscheinlich durch eine umkehrbare Reaktion vor sich, so daß die weitere Produktion nach einiger Zeit infolge der Anhäufung der Produkte aufhört. Wenn
die Drüse zur Tätigkeit angeregt wird, wird irgendwie ein Wasserstrom durch
die Zelle in Bewegung gesetzt, der wahrscheinlich osmotischer Natur ist und
durch erhöhte Durchlässigkeit des äußeren Endes der Zelle und Zerfall einer
Substanz in kleinere Moleküle verursacht wird. Dieser Wasserstrom wäscht die
in der Zelle bereits aufgespeicherten Sekretionssubstanzen in den Ausführungsgang, manchmal nachdem sie noch durch einen Prozeß weiter verändert worden
sind, der erst stattfindet, wenn die Zellen zur Sekretionstätigkeit angeregt
worden sind. Da die aufgespeicherten Substanzen aus der Zelle heraus sind,
findet zur Wiederherstellung des Gleichgewichts Neubildung statt, so daß die
sezernierte Menge und ihre Neubildung, wenigstens solange keine übermäßige
Sekretion stattfindet, stets einander angeglichen werden. So ist eine dauernde
Sekretion ohne Erschöpfung möglich. Nach dieser Ansicht braucht die erhöhte
Produktion der Substanzen in der Zelle, welche nachher die wirklichen, in der
Sekretion enthaltenen Produkte entstehen läßt, nicht unter Aufsicht des
Nervensystems oder eines anderen erregenden Einflusses zu stehen, sondern es
ist eine spontane Tätigkeit der Zelle selbst, die durch das chemische Gleich-
gewicht reguliert wird. So sind die trophischen Nerven von HEIDENHAIN nicht
trophisch, weil sie den Stoffzuwachs beherrschen, sondern weil sie die Veränderungen in der Zelle regulieren, welche zu der Umwandlung der aufgespeicherten
Substanz in die spezifischen organischen Bestandteile der sezernierten Flüssigkeit führen.

### Die anabolischen oder hemmenden Nerven.

Unter gewissen Bedingungen läßt die Reizung des Nervus vagus die Pankreassekretion aufhören, welche durch vorhergehende Sekretininjektion angeregt war.
ANREP (1916) hat diese Wirkung untersucht und festgestellt, daß diese Erscheinung durch eine Kontraktion der Ausführungsgänge verursacht ist. Es ist
nicht überraschend, daß so etwas vorkommt, da wir im nächsten Kapitel sehen
werden, daß Vagusreizung Zusammenziehung der Darmmuskulatur verursacht.
Entwicklungsgeschichtlich sind aber die Pankreasausführungsgänge Ausstülpungen des Darmes. ANREP brachte einen Teil des Pankreas in einen Plethysmographen und fand, daß beim Aufhören der Sekretion die Drüse an Volumen zunahm. Letztere Tatsache zeigt, daß die Sekretion weiter vor sich ging, aber die
Drüse nicht verlassen konnte. Macht sich der eingeschlossene Saft dann Bahn,
so findet, wenn der erste Tropfen erscheint, eine Verkleinerung des Volumens
der Drüse statt, welche zu ihrem normalen Volumen zurückkehrt, nachdem die
scheinbare Sekretionshemmung aufgehört hat. In diesen Versuchen konnte das
Vorhandensein von vasodilatorischen Fasern im Vagus nicht nachgewiesen
werden. In der Drüse kam es nur zu einer minimalen Gefäßdilatation; dabei
mußte ein Sekretin verwendet werden, das durch vorherige Reinigung von der
blutdrucksenkenden Substanz befreit war, die wahrscheinlich $\beta$-Iminazoläthyl-
amin ist (s. hierüber das 24. Kapitel).

BRADFORD (1888, S. 315) meint, daß die befriedigendste Erklärung für das
Phänomen der „paralytischen Sekretion" der Submaxillaris die Annahme eines

besonderen Faserbündels in der Chorda tympani sei. Seine Funktion wäre die
spontane Tätigkeit der Drüsenzellen zu hemmen. Nach der Durchschneidung
des Nerven fängt eine Speichelsekretion nach ungefähr 4 Stunden an und dauert
einige Zeit. Gleichzeitig atrophiert die Drüse. Eine weitere Besprechung über
die Tätigkeit der Hemmungsnerven findet man im 13. Kapitel.

## Künstliche Durchströmung der Drüsen.

Es ist noch nicht möglich, endgültig festzustellen, ob alle Drüsen durch
chemische Stoffe erregbar sind und ob es Drüsen gibt, deren Tätigkeit nicht
vom Nervensystem aus kontrolliert wird.

Die nervöse Regulation scheint den Sekretionsmechanismus der Speicheldrüsen völlig verständlich zu machen, aber einige Beobachtungen von DEMOOR
(1911, 1912, 1913) zeigen, daß die Erregung der Nerven wirkungslos ist, wenn
bestimmte chemische Stoffe fehlen. Wenn die Submaxillaris mit Ringerscher
Lösung durchströmt wird, die mit Sauerstoff gesättigt ist, ruft die Reizung der
Chorda tympani Gefäßerweiterung, aber keine Speichelsekretion hervor. Ebenso
produziert das künstlich durchströmte Pankreas keinen Saft, wenn man der
Durchströmungsflüssigkeit Sekretin zusetzt. Wenn man den großen Sauerstoffverbrauch durch die Drüsenzellen berücksichtigt, so könnte man zunächst daran
denken, daß bei der künstlichen Durchströmung der Drüsen, die Sauerstoffversorgung ungenügend sei. Daß dies nicht der Grund für das vollständige Fehlen
der Sekretion ist, zeigt aber der Umstand, daß bei Zusatz einer gewissen Menge
Serum von demselben Tier (100 ccm auf 1,400 ccm der Salzlösung) die Reizung
der Chorda tympani eine allerdings nur 30 bis 60 Minuten dauernde Sekretion
hervorruft. Wahrscheinlich bedingt ein Bestandteil des Serums die für den
Sekretionsprozeß nötige Veränderung der Durchlässigkeit der Zellmembran.
Die geringe Sekretion, die man erhält, mag aus Vorräten in den Zellen entstehen,
und die Sauerstoffversorgung kann ungenügend sein, so daß die zur Neubildung
solcher Substanzen nötige Energie, in zu geringer Menge zur Verfügung steht.
Weitere Beobachtungen von DEMOOR zeigen, seiner Ansicht nach, daß bei der
Erregung der Sekretion nervöse Einflüsse wirken, welche die Produktion einer
chemischen Substanz verursachen, die auf die Zellprozesse in ähnlicher Weise
wirkt, wie das Sekretin auf das Pankreas. Diese erregende Substanz wirkt vielleicht hormonartig und wird im sezernierten Speichel mit fortgespült. Ein Beweis liegt in der Tatsache, daß der Zusatz von Speichel zur Durchströmungsflüssigkeit die Drüse sezernieren läßt. Die erregende Substanz scheint komplizierter Natur zu sein. Durch Erwärmen auf 62° verliert der Speichel seine
Fähigkeit, eine Sekretion bei der ruhenden Drüse hervorzurufen, obwohl der
inaktivierte Speichel eine durch Reizung der Chorda tympani hervorgerufene
Sekretion, wenn sie bereits fast aufgehört hat, noch beschleunigen kann.

HUSTINS Arbeit (1912, 1913) über das Pankreas ist ebenfalls in dieser Be-
ziehung interessant. Durchströmung des Pankreas mit sauerstoffgesättigter
Ringerscher Lösung, der man Sekretin zugesetzt hat, ergibt keine Sekretion.
Dazu ist noch Zusatz von Blut oder von Flüssigkeiten, die aus ihm stammen,
wie Hydrocelenflüssigkeit oder Lymphe, nötig. Der Autor schließt, daß
Sekretin, Sauerstoff, Elektrolyte und eine im Blut enthaltene Substanz zu-

sammen vorhanden sein müssen. Soweit sie den Sauerstoff betreffen, sind die Experimente überzeugend. Eine Mischung von Blut, Sekretin und Salzlösung, die bei Sättigung mit Sauerstoff wirksam ist, wird durch Auspumpung der Gase

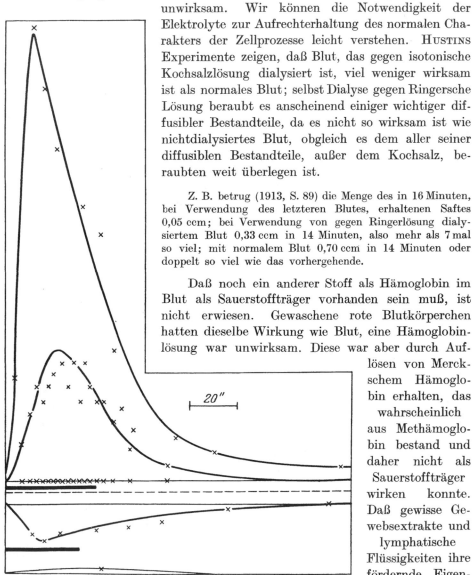

unwirksam. Wir können die Notwendigkeit der Elektrolyte zur Aufrechterhaltung des normalen Charakters der Zellprozesse leicht verstehen. Hustins Experimente zeigen, daß Blut, das gegen isotonische Kochsalzlösung dialysiert ist, viel weniger wirksam ist als normales Blut; selbst Dialyse gegen Ringersche Lösung beraubt es anscheinend einiger wichtiger diffusibler Bestandteile, da es nicht so wirksam ist wie nichtdialysiertes Blut, obgleich es dem aller seiner diffusiblen Bestandteile, außer dem Kochsalz, beraubten weit überlegen ist.

Z. B. betrug (1913, S. 89) die Menge des in 16 Minuten, bei Verwendung des letzteren Blutes, erhaltenen Saftes 0,05 ccm; bei Verwendung von gegen Ringerlösung dialysiertem Blut 0,33 ccm in 14 Minuten, also mehr als 7 mal so viel; mit normalem Blut 0,70 ccm in 14 Minuten oder doppelt so viel wie das vorhergehende.

Daß noch ein anderer Stoff als Hämoglobin im Blut als Sauerstoffträger vorhanden sein muß, ist nicht erwiesen. Gewaschene rote Blutkörperchen hatten dieselbe Wirkung wie Blut, eine Hämoglobinlösung war unwirksam. Diese war aber durch Auflösen von Merckschem Hämoglobin erhalten, das wahrscheinlich aus Methämoglobin bestand und daher nicht als Sauerstoffträger wirken konnte. Daß gewisse Gewebsextrakte und lymphatische Flüssigkeiten ihre fördernde Eigenschaft dem Umstand verdanken, daß sie bessere Sauerstoffträger sind, als reine Salzlösung, ist nicht hinreichend erwiesen. Außer-

Abb. 65. Aktionsströme von der Submaxillaris des Hundes. Obere Kurven (über der punktierten Linie) Chordareizung. Die Reizungsdauer wird durch die stark ausgezogene schwarze Linie bezeichnet. Obere Kurve Galvanometerausschlag, untere Kurve Sekretionsgeschwindigkeit, konstruiert aus der Tropfenzahl des abfließenden Speichels, die auf der Graden oberhalb der Reizungslinie verzeichnet ist. Untere Kurven: Sympathicusreizung, obere Kurve Galvanometerablenkung. Das Galvanometer wird nach der entgegengesetzten Seite wie bei Chordareizung abgelenkt. Untere: Sekretionsgeschwindigkeit (angenähert, da nur ein Tropfen erhalten wurde). (Nach L. Bayliss und Bradford, 1885.)

dem war es nicht möglich, aus diesen eine Substanz zu isolieren, welche das Blut hätte vertreten können. Die Erklärung des Versuches nach den Lehren von BORDET-EHRLICHS Theorie der Hämolyse wirft nicht viel Licht auf seine wirkliche Natur.

## Elektrische Vorgänge.

Über die Potentialdifferenz, welche sich zwischen dem Ende der gereizten Drüsenzelle findet, das nach dem Ausführungsgang hin gelegen ist, und dem, das nach dem Blute hin gelegen ist, sind viele Arbeiten erschienen. Die Ursache dieser Erscheinung ist noch nicht entdeckt, aber ein bis zwei Punkte sind dabei für die Frage der Sekretion wichtig.

Obgleich man seit vielen Jahren wußte, daß in den verschiedenen Drüsen der kaltblütigen Tiere und auch in den Schweißdrüsen der Säugetiere elektrische Veränderungen bei der Erregung nachweisbar werden, war es erst 1885 möglich, die verschiedenen Erscheinungen in den Speicheldrüsen zu untersuchen, die sich bei der Reizung der verschiedenen Nerven finden. Damals konnte ich mit BRADFORD zeigen, daß die Potentialdifferenz zwischen dem Hilus der Drüse und der entgegengesetzten Oberfläche, d. h. zwischen dem Ausführungsgang und der den Blutgefäßen zugekehrten Oberfläche der Zellen, das entgegengesetzte Vorzeichen hat, wenn einmal die Chorda tympani des Hundes gereizt wird und ein anderes Mal der Sympathicus. Wenn man die Kurven von Abb. 65 betrachtet, sieht man, daß die Reizung der Chorda tympani von einer großen Speichelsekretion begleitet ist, welche der elektrischen Veränderung fast parallel geht, während bei der Sympathicusreizung die Potentialdifferenz das entgegengesetzte Vorzeichen annimmt. Außerdem ist sie viel kleiner und es ergibt sich nur die Bildung eines Speicheltropfens. Es ist klar, daß diese Befunde die Annahme zweier verschiedener Arten von Nervenfasern auf das kräftigste unterstützen.

Zur Lähmung des Sympathicus sind bekanntlich erheblich größere Atropindosen nötig als zur Lähmung der Chorda. Das gleiche gilt für die elektrischen Veränderungen in der Drüse. Aber dies gilt nur für den Teil der elektrischen Wirkung der Chorda, der ein dem Sympathicus entgegengesetztes Vorzeichen hat. Nach einer Dosis Atropin, die zur Lähmung der „Sekretions"fasern der Chorda genügt, rief die Reizung dieses Nerven eine kleine elektrische Wirkung mit demselben Vorzeichen wie die nach Sympathicusreizung erhaltene hervor. Diese Wirkung wird normalerweise durch die viel größere entgegengesetzte vernichtet und ist zweifellos durch Fasern von derselben Art wie die, welche im Sympathicus vorherrschen, verursacht. Daß vasomotorische Wirkungen bei den Erscheinungen nicht mitsprechen, zeigt der Umstand, daß die elektrischen Veränderungen durch Atropin aufgehoben werden können. Atropin beeinflußt aber die Veränderungen der Gefäße nicht. Wie LANGLEY zeigte (1878), erzeugen bei der Katze beide Nerven eine wässerige Sekretion und demgemäß finden wir, daß hier die elektrische Veränderung nach Reizung der beiden Nerven immer dasselbe Vorzeichen hat, und zwar wie bei Chordareizung beim Hund, doch folgt gewöhnlich eine zweite Phase mit entgegengesetztem Vorzeichen.

Wir ziehen daraus den Schluß, daß die elektrische Veränderung des Vorzeichens bei der typischen Chordawirkung beim Hund durch die Sekretion von

Wasser, das Salze des Blutes gelöst enthält, entsteht, während die andere sich findet, wenn die spezifischen Bestandteile der Speichelsekretion in der Drüse entstehen.

Einen weiteren Beweis hierfür gaben die späteren Experimente von BRAD-FORD (1887). Zwei Experimente interessieren besonders (S. 92, 93). Der Sympathicus wurde beim Hund gereizt und gab das übliche spärliche zähe Sekret mit der üblichen kleinen elektrischen Veränderung. Plötzlich trat eine große elektrische Veränderung mit entgegengesetztem Zeichen auf und gleichzeitig eine reichliche Sekretion von wässerigem Speichel. Beim zweiten Experiment wurde die Chorda in Zwischenräumen während $1^1/_2$ Stunden gereizt. Wie LANGLEY zeigte (1889) und wie nicht anders zu erwarten war, erfolgt dann auf Reizung des Sympathicus eine Zeitlang eine wässerige Sekretion, da beide Nerven auf dieselben Zellen wirken. Das war der Fall bei BRADFORDS Experiment, aber die wässerige Sekretion trat erst nach einer langen Latenzperiode auf, während der die elektrische Wirkung das übliche „Sympathicus"vorzeichen hatte. Sobald die wässerige Sekretion auftrat, fand eine Veränderung in dem Vorzeichen der elektrischen Veränderung statt. Nach einer Pause ergab erneute Sympathicusreizung keine wässerige Sekretion mehr, gleichzeitig trat die gewöhnliche elektrische „Sympathicus"wirkung wieder auf.

Die möglichen Ursachen dieser Veränderungen wird man am besten verstehen, wenn man das 22. Kapitel gelesen hat. Daß die Chordawirkung nicht durch Flüssigkeitsansammlung in den Ausführungsgängen verursacht ist, zeigt ein anderes Experiment von BRAD-FORT (S. 98). Das Abklemmen des Ausführungsganges hatte keine Wirkung auf die elektrische Veränderung. Nachdem der Reiz aufgehört hatte, rief die Entfernung der Klemme keine elektrische Wirkung hervor, obwohl jetzt der Speichel aus den Ausführungsgängen frei abfließen konnte. Die elektrische Veränderung wird daher durch Erscheinungen in den Zellen selbst verursacht.

Entsprechende Veränderungen in den Schweißdrüsen (HERMANN und LUCHSINGER, 1878, 1), in der Haut des Frosches (HERMANN, 1878) und seiner Zunge (HERMANN und LUCHSINGER, 1878, 2) seien hier erwähnt, da sie leicht beobachtet werden können.

## Die Lymphproduktion.

Wir haben diesen Vorgang oben (S. 203) dadurch erklärt, daß in die Lymphräume die durch den Stoffwechsel erzeugten kleinen Moleküle hineindiffundieren, dadurch hier den osmotischen Druck steigern und so einen Flüssigkeitsstrom entstehen lassen.

Man vergleiche hierzu die ins einzelne gehenden Beobachtungen von BAINBRIDGE (1900) an der Submaxillaris.

## Adaption.

Mehrere Forscher nehmen an, daß auf den Reiz eines bestimmten Nahrungsstoffes die Produktion des betreffenden Fermentes gesteigert werde. Sie glauben hierfür positive Beweise erhalten zu haben.

Eine sorgfältige Untersuchung späterer Beobachter zeigte aber unerwartete Fehlerquellen auf. Der einzige wirklich bewiesene Fall besteht in der erhöhten amyloklastischen Wirkung des Speichels, wie LOVATT EVANS (1919, 1) sie beschrieben hat. Nur Kohlenhydratnahrung hatte diese Wirkung, und bloßes Kauen, ohne zu schlucken, war unwirksam. Die einfachste Erklärung ist, daß eine chemische hormonartige Substanz durch Einwirkung von Kohlenhydrat auf die Schleimhaut des Magens gebildet wird, welche dem Sekretin bei der Pankreassekretion entspräche.

## Die Niere.

Die Nierensekretion muß besonders behandelt werden, da in der Niere besondere nur ihr eigentümliche Sekretionsmechanismen vorhanden sind.

Die Nierentätigkeit beschränkt sich auf die Extraktion bestimmter Stoffe aus dem Blute. In der Niere gebildet wird nur die Hippursäure, dabei handelt es sich nur um die Vereinigung von Glykokoll und Benzoesäure, die beide im Blute präformiert vorhanden sind.

Wir haben die Funktion der Glomeruli bereits besprochen und kamen dabei zu dem Schluß, daß die Flüssigkeit, welche aus der Glomeruluskapsel austritt, ein Blutfiltrat ist. Dieses hat die Zusammensetzung eines kolloidfreien Blutplasmas. Der Urin aber, der die Niere verläßt, ist viel konzentrierter, aber nicht alle Bestandteile des Glomerulusfiltrats werden gleichmäßig konzentriert. Das uns jetzt beschäftigende Problem ist die Art, wie diese Eindickung des Glomerulusfiltrats vor sich geht, wenn der Urin durch die Harnkanälchen fließt. Diese bestehen aus einem Röhrensystem, das durch Zellen verschiedenartiger Struktur ausgekleidet wird.

Um das Weitere zu verstehen, muß die Kenntnis der anatomischen Verhältnisse in der Niere vorhanden sein. Man kann sie aus Cushnys Buch (1917, S. 1—14) oder aus dem Artikel von Metzner in Nagels Handbuch (1907, 2) erhalten. Sie wird in folgendem vorausgesetzt. Abb. 66 dient dazu, eine allgemeine Vorstellung von der Einrichtung des Systems der Harnkanälchen zu geben.

Bei den höheren Tieren erfüllt die Niere zweierlei Aufgaben. Einmal entfernt sie die nicht gasförmigen Stoffwechselendprodukte, die wertlos oder schädlich sind, zweitens hält sie den osmotischen Druck des Blutes konstant. Dieser osmotische Druck wird hauptsächlich durch Salze verursacht. Die Ausscheidung der Salze muß daher je nach der in der Nahrung aufgenommenen Menge ver-

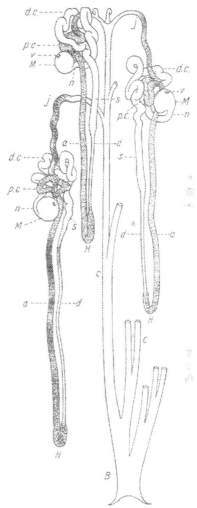

Abb. 66. Histologie der Niere (Huber). *m* Malpighische Körperchen, die Glomeruli enthalten. *v* Eintritt der Blutgefäße in den Glomerulus; *n* Hals; *d, c* Tubuli contorti. die aus dem Malpighischen Körperchen hervorgehen; *s* Schaltstück; *d* absteigender Schenkel der Henleschen Schleife. Alles obige weiß gelassen; *H* Bogen der Schleife; *a* aufsteigender Schenkel der Henleschen Schleife; *p, c* Tubuli contorti II. Ordnung; *j* Verbindungsstücke. Diese letzten 4 Teile sind schattiert. *c* Sammelrohr; *B* Bellinischer Kanal, der eine Anzahl von Sammelröhren aufnimmt und sich in den Hohlraum des Nierenbeckens ergießt.

mehrt oder vermindert werden. Ebenso muß die Wasserausscheidung der Niere mit der Wasseraufnahme und dem durch andere Organe bewirkten Wasserverlust in Einklang gebracht werden. Bei den niederen Tieren entspricht der osmotische Druck der Körperflüssigkeiten dem osmotischen Druck der Lösung, in welcher sie leben. Hier ist die erste Funktion die hauptsächliche oder einzige, wir wollen daher diese zuerst besprechen.

Wenn die Filtration im Glomerulus reichlich genug ist, müßte sie zur Auswaschung aller nichtkolloidalen Stoffwechselendprodukte ausreichen können. Da diese aber in sehr geringer Konzentration im Blut vorhanden sind, muß eine sehr große Menge Wasser mit ihnen filtriert werden.

Bei den Wassertieren hätte das nicht viel zu sagen. Bei einem Fisch, Lophius piscatorius, findet DENIS (1913), daß der Urin in der Harnblase ein spezifisches Gewicht von 1,016 hatte und nur 0,083% Stickstoff, aber 1,08% Chlor enthielt. Man vergleiche diese Zahlen mit denen eines der höheren Landwirbeltiere. Beim Menschen beträgt der Prozentgehalt des Harns an Stickstoff etwa 1% und der des Chlors etwa 0,6%. Im Meere lebenden Tieren steht Kochsalz und Wasser eben immer in beliebiger Menge zur Verfügung.

Bei den Landtieren, die oft nur schwer Wasser erhalten können, würde sein Verlust den Organismus schwer treffen. Ebenso wichtig aber sind die Salze. Daher sind Einrichtungen entstanden, welche die Verluste des Organismus an beiden vermindern. Nach der Ludwigschen (1844) Theorie wird das Wasser durch die Zellen, welche die Harnkanälchen auskleiden, resorbiert, wenn das verdünnte Glomerulusfiltrat an ihnen vorüberläuft. Wir fragen, welche Beweise es für diese Theorie gibt. Dabei muß berücksichtigt werden, daß es sich nicht um eine einfache Entfernung von Wasser handelt, denn von den beiden Hauptbestandteilen, dem Harnstoff und dem Kochsalz, wird der erstere viel stärker konzentriert als das letztere. Es muß daher in den Tubuli entweder Kochsalz resorbiert oder Harnstoff ausgeschieden werden. Diese beiden Stoffe sind die Repräsentanten zweier Klassen von Substanzen, welche in dem Glomerulusfiltrat vorhanden sind, das ja eine Mischung aller diffusiblen Stoffe des Blutes ist. Der Harnstoff stellt die verschiedenen Stoffwechselprodukte dar, welche soweit wie möglich entfernt werden müssen. Das Kochsalz entspricht den wertvollen Nahrungsstoffen einschließlich der Glucose, die nicht mehr als es unvermeidlich ist verlorengehen dürfen und doch im Glomerulusfiltrat vorhanden sind, weil — wenn man den Ausdruck gebrauchen darf — sie dort eben sein müssen. Das Kochsalz ist hauptsächlich von Bedeutung für die Erhaltung des richtigen osmotischen Druckes im Blute. Das könnte zwar auch durch andere Salze geschehen, aber wie wir oben gesehen haben, sind die Natriumsalze die ungiftigsten. Wo sie nicht aus der Erde oder dem Meerwasser erhalten werden, besteht großes Verlangen nach ihnen, besonders bei Tieren, die vorwiegend vegetabile Nahrung aufnehmen, welche ungenügende Aschenmengen enthält. Die Tubuli in einer idealen Niere müßten daher, außer dem Wasser, alle nützlichen Substanzen des Filtrats resorbieren, die Stoffwechselendprodukte aber nicht, diese müßten sie vielmehr durch aktive Sekretion vermehren.

Im Gegensatz zu der Theorie von LUDWIG glaubte BOWMAN (1842), der zwar den Glomerulusprozeß auch für eine Filtration hielt, daß die Zellen der Tubuli die spezifischen Stoffe, wie Harnstoff, Harnsäure usw. sezernierten, während das Filtrat, dessen Menge dann erheblich kleiner als bei LUDWIG gedacht wird, nur Wasser und Salze enthalten soll. Auf Seite 75 spricht Bowman von dem „Entweichen des Wassers" aus dem Blut, und nach der gegebenen Beschreibung ist es klar, daß er den Prozeß als eine durch den Blutdruck bewirkte Filtrierung ansah. In jedem Falle muß, da der osmotische Druck des Urins höher ist als der des Blutes, von den Zellen der Tubuli Arbeit geleistet werden.

*Resorption von Wasser.* Wenn wir die Menge des Glomerulusfiltrats berechnen, die konzentriert werden muß, um die tägliche Harnstoffausscheidung zu ergeben, wie es Starling getan hat, ergibt sich, daß der Glomerulus 30 l filtrieren läßt, von denen die Zellen der Tubuli 28 l rückresorbieren. Es ist zwar nicht unmöglich, daß so große Flüssigkeitsmassen durch die Glomeruli filtriert werden, aber es würde eine Verschwendung von Energie bedeuten. Wenn wir aber unsere Aufmerksamkeit auf das Kochsalz beschränken und annehmen, daß der Überschuß an Harnstoff von den Tubuluszellen sezerniert wird, braucht die Menge des Glomerulusfiltrates nur 6 l zu betragen, da 1 l Blut etwa 2,7 g Kochsalz enthält und täglich 15 g ausgeschieden werden. Diese 6 l würden nur auf 1,5 l konzentriert zu werden brauchen. Es scheint von einigen Gegnern der Rückresorption des Wassers vergessen worden zu sein, wie Cushny darlegt, daß die Zellen der Tubuli nicht mit denen einer sezernierenden Drüse zu vergleichen sind, welche bestimmte chemische Verbindungen herstellen, sondern daß ihre Funktion in der Abscheidung von Harnstoff usw. aus dem Blut besteht. Weil der Harnstoff nur in einer sehr kleinen Menge im Blut enthalten ist, ist die Menge an Flüssigkeit, mit der es die Nierenzellen zu tun haben, die gleiche, ob sie nun direkt aus dem Blut oder aus dem Lumen der Tubuli in die Zellen kommt.

Vielleicht können die folgenden rein theoretischen Betrachtungen diese Annahme unterstützen. Wenn keine Rückresorption des Wassers durch die Tubuli stattfindet, muß man annehmen, daß nicht nur Harnstoff und ähnliche Stoffwechselprodukte von den Tubuluszellen sezerniert werden, sondern auch nützliche Substanzen wie Glucose und Kochsalz. Es ist nun schwer, zu verstehen, wie ein verschwenderischer, auf jeden Fall ein unzweckmäßiger Prozeß im Laufe der Entwicklung hätte entstehen können. Wenn wir unsere Aufmerksamkeit auf die höheren Landtiere beschränken, könnte es als ein unzweckmäßiger Vorgang erscheinen, daß Wasser und gelöste Stoffe aus dem Blut erst abfiltriert, dann aber zu einem großen Teil zurückresorbiert werden. Die Urausscheidungsorgane waren aber wahrscheinlich nur Filter wie der Glomerulus, und der Prozeß befriedigte, weil man weder mit Wasser noch mit Salz, die im Ozean in beliebiger Menge zur Verfügung standen, sparsam umzugehen brauchte. Die organischen, diffusiblen Nahrungsstoffe, die mit dem Filtrat verlorengehen würden, könnten zum großen Teil durch Adsorption auf kolloidalen Oberflächen in den Zellen des Organismus zurückgehalten worden sein. Im Laufe der Entwicklung auf dem Lande wurde das Aufsparen von Wasser und Salzen immer wichtiger, daher entwickelte sich dann die Fähigkeit der Rückresorption.

Wir dürfen außerdem nicht vergessen, daß der Filtrationsprozeß keinen Energieaufwand beansprucht, wie groß die filtrierte Menge auch sei. Die verbrauchte Energie stammt aus der Arbeit des Herzens, von der sie nur einen kleinen Bruchteil darstellt.

RIBBERT (1883) glaubt, daß er positive Beweise für die Resorption des Wassers durch die Tubuli geliefert habe. Er entfernte bei der Kaninchenniere das Mark, und damit die Hauptmenge der Tubuli. Es zeigte sich, daß dann ein viel verdünnterer Urin ausgeschieden wurde. Die Niere ist aber ein sehr empfindliches Organ, und der Eingriff ein so schwerer, daß man nicht zu viel Gewicht auf diese Experimente legen darf.

Die Resorption von Wasser, die beim Säugetier nur in den Harnkanälchen vor sich geht, scheint beim Vogel auch in der Kloake, d. h. dem Endabschnitt des Verdauungstraktus vorzukommen. SHARPE (1912) findet, daß der Vogelurin im Ureter eine klare Flüssigkeit ist, die erst nach Verlassen des Ureters die bekannte, halbfeste Konsistenz bekommt.

Wenn wir, was sehr wahrscheinlich ist, eine Filtration im Glomerulus annehmen, so bildet die Tatsache, daß der Urin einen größeren Prozentsatz Kochsalz als das Blut enthält, einen indirekten Beweis für die Rückresorption von Wasser. Denn wie wir später sehen werden, hat man alle Ursache, zu glauben, daß in den Harnkanälchen keine Ausscheidung von Kochsalz stattfindet.

Das Wahrscheinlichste für den Prozeß des Harnsekretion ist also folgendes: Die Glomeruli filtrieren aus dem Blut eine so große Flüssigkeitsmenge, daß sie alles ausgeschiedene Kochsalz und wahrscheinlich mehr enthalten kann; ein Teil dieses Wassers, mit einem Teil der wertvollen gelösten Stoffe, wie Kochsalz, Glucose und Aminosäuren, wird in den Harnkanälchen rückresorbiert.

*Rückresorption von gelösten Stoffen durch die Harnkanälchen.* Beim Frosch werden die Glomeruli direkt von der Aorta mit Blut versorgt, die Harnkanälchen aber durch eine besondere Nierenpfortader. Daher kann man beim Frosch die beiden Systeme getrennt untersuchen.

Ich beabsichtige nicht, die ersten Experimente von NUSSBAUM und anderen zu beschreiben, die nicht völlig überzeugend waren; sie ließen außer acht, daß das Nierenpfortaderblut nur die Harnkanälchen versorgt, das Arterienblut aus der Aorta aber, nachdem es die Glomeruli durchlaufen hat, noch die Harnkanälchen mit sauerstoffgesättigtem Blut versorgt, so daß eine Aufhebung der Zirkulation im Glomerulus zum asphyktischen Absterben der Tubuluszellen führen muß. Die hierfür Interessierten finden eine Beschreibung der Experimente in STARLINGS (1920) oder METZNERS (1907, 2) Arbeit.

Die späteren Experimente von BAINBRIDGE, COLLINS und MENZIES (1913) haben interessante Ergebnisse gezeitigt, auf die ich kurz hinweisen muß. Der Urin des Frosches hat normalerweise einen niedrigeren osmotischen Druck als das Blut. Wenn die Froschniere mit Ringerscher Lösung durchströmt wird, ist die Salzkonzentration des Urins niedriger als die der Ringerschen Lösung. Dies ist eine Folge der Tätigkeit der Tubuluszellen. Wenn man sie nämlich vergiftet, ist der Urin immer mit der durchströmten Lösung isotonisch, d. h. ein reines Glomerulusfiltrat. Diese Wirkung der Zellen der Harnkanälchen kann entweder in der Sekretion von Wasser oder in der Absorption von Salzen bestehen. Für ersteres war kein Beweis zu erhalten, außer vielleicht unter dem Einfluß eines Diureticums wie Harnstoff. Daher muß Kochsalz resorbiert werden. Da der Frosch im wesentlichen ein Wassertier ist, hat er es nicht nötig, Wasser anzusammeln; man hat sogar festgestellt, daß der in 24 Stunden sezernierte Urin das ganze Körpergewicht übersteigen kann. Er könnte also alle Stoffwechselschlacken durch einfache Glomerulusfiltration ausscheiden. Aber dabei würde er auch die wertvollen Substanzen, wie Glucose und Kochsalz, verlieren.

Experimente von Cushny (1901) weisen in die gleiche Richtung. In den späteren Stadien einer Diurese, die durch Einspritzung einer Mischung von Kochsalz und schwefelsaurem Salz hervorgerufen wurde, betrug das Verhältnis von Chlorid zu Sulfat im Blut 0,493 zu 0,191 gegenüber 0,094 zu 2,0 im Urin. Das Sulfat wird also von den Tubuluszellen, wie überhaupt von Zellen weniger leicht als ohne Chlorid resorbiert. Es ist auch möglich, daß das körperfremde, schwefelsaure Salz von den Tubuluszellen ausgeschieden wird, aber es gibt keinen direkten Beweis hierfür. Während des Maximums der Diurese nähern sich die Konzentrationen der beiden Salze im Urin denen im Blut, aber die des Sulfats ist im Urin höher als im Blut, die des Chlorids niedriger. Je schneller die Flüssigkeit durch die Tubuli fließt, um so weniger Gelegenheit ist für die Tätigkeit der Tubuluszellen gegeben, eine Veränderung in ihrer Zusammensetzung zu bewirken. Je schneller daher die Urinproduktion, desto mehr nähert sich der Urin der Isotonie mit dem Blut. In Cushnys Versuchen war interessanterweise der Prozentgehalt an Chlor im Harn nie höher als im Blut. Nach einigen Experimenten von Loewi (1902) würde es scheinen, daß die Diffusion nicht der einzige ausschlaggebende Faktor ist, wenigstens bei giftigen Salzen, denn Jodnatrium wird ebenso stark wie Natriumsulfat ausgeschieden.

Cushny führte auch einige Experimente aus, in welchen die Niere gegen einen erhöhten Druck im Ureter sezernierte, wodurch das Glomerulusfiltrat länger in den Harnkanälchen blieb. Dadurch wurde eine stärkere Rückresorption von Kochsalz als von Sulfat und Harnstoff erhalten. Natürlich ist die Gesamtmenge des Filtrats unter dem erhöhten Ureterdruck geringer, so daß man nur die Proportionen der verschiedenen Bestandteile vergleichen kann. Die Versuche beweisen daher nicht, daß es tatsächlich zu einer Resorption von schwefelsaurem Salz oder Harnstoff kam.

Wenn ein Tier während einiger Tage kein Kochsalz in der Nahrung erhält, ändert sich der Kochsalzgehalt des Blutes fast gar nicht, der Kochsalzgehalt des Urins aber wird praktisch Null. Fast alles in den Glomerulis hindurchfiltrierte Kochsalz muß dann in den Tubulis rückresorbiert worden sein.

Der Filtrationsprozeß im Glomerulus müßte an sich zu einem Verlust an nichtkolloidalen Nährstoffen, wie solche ja im Blutplasma vorhanden sind, führen. Wenn auch ein Teil von ihnen, selbst Glucose, im Adsorptionsgleichgewicht zurückgehalten werden kann, wie oben erwähnt wurde (S. 61), so muß doch eine gewisse Menge entsprechend der Gesamtmenge des Filtrats verloren gehen. In der Tat sind kleine Mengen von Glucose und Aminosäuren normalerweise im Urin vorhanden. Aber Nishi (1910) zeigte, daß eine Resorption von Zucker in den Harnkanälchen der Nierenrinde stattfindet. Selbst wenn ein Überschuß an Glucose im Blut vorhanden ist, findet man das Mark der Niere zuckerfrei, während in der Rinde Zucker nachweisbar ist. Bei Diurese ist Glucose in beiden Partien vorhanden. Hieraus ergibt sich, daß der größte Teil der im Glomerulus filtrierten Glucose in den Tubulis wieder resorbiert wird. Nur wenn der Strom zu schnell ist, geschieht dies nicht, weil die nötige Zeit fehlt. Einige Experimente von Basler (1906) unterstützen diese Ansicht. Ließ man eine Zuckerlösung unter einem Druck von 26 mm Wasser in den Ureter der einen Niere einlaufen, so trat Zucker im Urin der anderen Niere auf.

Bei derartigen Experimenten ist aber daran zu denken, daß, wenn wir nicht eine vollständige Undurchlässigkeit der Tubuluszellen für die betreffende Substanz annehmen, Diffusionsvorgänge stattfinden müssen, wenn die Konzentration der betreffenden Substanz im Lumen des Harnkanälchens größer ist als in den Blutgefäßen.

Infolgedessen sind die meisten der früheren Versuche mit Farbstoffen sowohl durch Annahme einer Resorption als auch einer Sekretion erklärbar. Für die Versuche von GHIRON (1913) scheint dies allerdings nicht zuzutreffen. Er injizierte intravenös eine kleine Menge Anilinblau oder Kongorot und untersuchte mit dem Mikroskop die Oberfläche der Niere einer lebenden Maus (über die Methode siehe GHIRONS Schrift von 1912). Man sah zuerst ein blaßblaues oder rotes Glomerulusfiltrat in den Tubuli contorti erscheinen. Dies müßte dieselbe Farbstoffkonzentration wie das Blut haben. Dann kann kein Farbstoff durch die Zellen der Tubuli durch bloße Diffusion hindurchgehen, weil die Konzentration auf beiden Seiten dieselbe ist. Man sah aber, daß sich der Rand der Zellen nächst dem Lumen mit Farbteilchen füllte, welche allmählich zu den Capillaren hindurchwanderten. Die Zellen resorbierten also offenbar Materie aus dem Lumen und gaben sie an das Blut weiter.

*Der normale Prozeß.* Wir kommen also zu der folgenden Vorstellung des normalen Prozesses der Nierentätigkeit bei den höheren Landtieren, die im Umriß oben schon skizziert wurde. Durch Beibehaltung des bei den niederen Tieren allein vorhandenen Filtrationsprozesses wird zunächst ein Filtrat produziert, welches alle nichtkolloidalen Bestandteile des Blutes in derselben Konzentration enthält. Wenn dies genügen sollte, um alle Stoffwechselprodukte auszuscheiden, die in sehr niedriger Konzentration im Blut vorhanden sind, würde es einen enormen Verlust sowohl an Wasser wie an wertvollen Bestandteilen nach sich ziehen. Um dem zu begegnen, ist ein Mechanismus entwickelt worden, durch welchen nicht nur ein großer Teil des Wassers wieder resorbiert wird, sondern auch ein großer Teil der wertvollen Salze, wie Kochsalz und auch organische Nahrungsstoffe, wie Glucose und Aminosäuren.

Man muß beachten, daß die hierbei erzeugte Zunahme in der osmotischen Konzentration Energieaufwand verlangt. Er muß durch Oxydationsprozesse in den lebenden Zellen der Tubuli bestritten werden, deren Mechanismus noch unbekannt ist.

Wir haben bisher immer von der Resorption des Wassers und der gelösten Stoffe gesprochen, als wenn sie unabhängig voneinander vor sich gingen, aber CUSHNY (1917) hat gezeigt, wieviel befriedigender sich die Nierensekretion erklären läßt, wenn wir annehmen, daß die resorbierte Flüssigkeit die Zusammensetzung einer Ringer-Lockeschen Lösung hat, also eine Flüssigkeit darstellt, welche die Salze des Plasmas in dem gleichen Verhältnis wie im Plasma enthält, zusammen mit Glucose, Aminosäuren und anderen wertvollen diffusiblen Bestandteilen. Stoffwechselprodukte, wie Harnstoff, körperfremde Salze, werden von den Tubuluszellen nicht resorbiert. Mit anderen Worten: diese Zellen haben die Fähigkeit entwickelt, nur eine Lösung aufzunehmen, welche dem nützlichen Teil des Blutes, außer seinen Kolloiden, entspricht. Die Bestandteile dieser Flüssigkeit sind in ihr in derselben Konzentration wie im normalen Blut vorhanden. Das ist der Unterschied, den CUSHNY zwischen den „Schwellen" und „Nichtschwellen" Substanzen gemacht hat. Erstere werden dem Blut wieder zugeführt, letztere entweichen durch den Ureter. Wenn das Plasma zu viel Glucose oder Chlor enthält, geben die Tubuli nur die optimale oder Schwellenkonzentration zurück, der Rest wird ausgeschieden. Wenn das Glomerulusfiltrat infolge von Hydrämie zu verdünnt wird, läßt „die Subtraktion der optimalen Lösung den Überschuß an Wasser im Urin zurück".

Wie CUSHNY bemerkt (1917, S. 48) ist es wichtig, festzustellen, daß „die Tubulusresorption immer gleich bleibt, denn die resorbierte Flüssigkeit ist immer dieselbe, wessen auch immer der Organismus in dem Augenblick bedarf". Aber wir sehen gleichzeitig, daß so die konstante Zusammensetzung des Blutes gesichert wird.

Das Vorhandensein einer nicht resorbierbaren Substanz in der durch die Tubuli hindurchfließenden Flüssigkeit muß ferner die Absorption der Flüssigkeit beschränken, denn sie bietet einen osmotischen Widerstand, welcher so lange zunimmt, bis die Zelltätigkeit ihn nicht mehr überwinden kann. Deshalb kann der Urin eine gewisse Konzentration niemals übersteigen, welche bei den verschiedenen Tieren verschieden ist.

Wir haben die auf Seite 430 erwähnte Möglichkeit, daß beim Durchtritt des Glomerulusfiltrats durch die Tubuli Harnstoff in die Flüssigkeit hineinsezerniert werden könnte, bisher nicht besprochen. Diese Ansicht ist zwar weitverbreitet, aber unbewiesen. CUSHNY (1917, S. 54—74) ist, nachdem er die angeblichen Beweise hierfür einer sorgfältigen Kritik unterzogen hat, zu dem Schluß gekommen, daß man die Resultate besser auf andere Weise erklären könne. Er erbringt einen direkten Gegenbeweis und zeigt, daß die Ausscheidung von Harnstoff gleichzeitig mit der des Wassers aufhört. Die Tubuluszellen können bei Abwesenheit von Flüssigkeit im Harnkanälchen Harnstoff weder in der Zelle anhäufen noch in das Lumen des Kanals sezernieren.

Die Frage nach der Reaktion des Urins wird in CUSHNYS Monographie (S. 165—173) besprochen. Es wird gezeigt, wie man sie durch die Anwesenheit von hydrolysierten Salzen, z. B. Phosphaten, im Glomerulusfiltrat erklären kann. Die freie Base wird von den Tubuluszellen resorbiert, aber nicht freie Säure.

Wegen weiterer Einzelheiten über die Art, in welcher andere, mit der Nierentätigkeit verbundene Erscheinungen sich auf Grund von CUSHNYS „moderner Ansicht" erklären, sei auf seine Monographie verwiesen. Der besondere Fall des hypotonischen Urins wird auf Seite 143—145 behandelt. Seine Auffassung ist erheblich weniger kompliziert als andere und kann trotzdem alle Erscheinungen erklären.

## Der nervöse Apparat der Niere.

Die Filtrationsgeschwindigkeit im Glomerulus ist von der Differenz zwischen dem Blutdruck und dem Außendruck abhängig. Alle Einflüsse, welche diese Differenz vergrößern, müssen auch die Filtrationsgeschwindigkeit erhöhen. So wirkt z. B. die Blutdruckerhöhung (siehe Kapitel XXIII). Ebenso wirkt die Erweiterung der Arteriolen auf der zuführenden Seite des Glomerulus. Am wirksamsten wäre Blutdruckerhöhung und Erweiterung der zuführenden Arteriolen. Umgekehrt verringert eine Blutdrucksenkung oder eine Verengung der Nierenarterien die Sekretionsgeschwindigkeit. Die Niere ist nun reichlich mit vasoconstrictorischen und vasodilatorischen Nerven ausgestattet. Der betreffende Mechanismus ist also gewährleistet.

Wir haben ferner gesehen, daß die Tubuluszellen unter Energieverbrauch aktiv an der Sekretion teilnehmen. Es ist also nicht unwahrscheinlich, daß sie erregende Nerven besitzen. Die Histologen haben Nervenfasern beschrieben, die in den Tubuluszellen enden (siehe besonders die Arbeit von SMIRNOW, 1901).

ROHDE und ELLINGER (1913) haben den Nachweis zu erbringen versucht, daß der Splanchnicusnerv Fasern enthält, welche die Tätigkeit der Tubuluszellen hemmen. Sie stützen ihre Ansicht hauptsächlich darauf, daß die diuretische Wirkung der Durchschneidung der Nierennerven, welche in erster Linie auf der Ausschaltung tonischer, gefäßverengernder Reize beruht, mehrere Monate dauert, während dieser Zeit müssen sich die Nierenarterien aber von der unmittelbaren Wirkung der Nervendurchschneidung erholt haben. Während der Beobachtungszeit treffen gefäßverengernde Reflexe die unverletzte Niere und sind die Ursache einer verminderten Sekretion auf dieser Seite; bei der Niere, deren Nerven durchschnitten sind, würden sie natürlich fehlen. Ein anderer Versuch, der sich auf die Absonderung der gelösten Substanzen bezieht, scheint mir aber durch vasomotorische Einflüsse erklärbar, und nicht für das Vorhandensein von Sekretionsnerven beweisend. ASHER und PEARCE (1913) glauben, daß sie Beweise dafür haben, daß es Sekretionsnerven in der Niere gibt, die im Nervus vagus enthalten sind, aber ihr Nachweis, daß jede vasomotorische Tätigkeit ausgeschlossen war, ist nicht ausreichend. Einige Beobachter hatten früher festgestellt, daß dieser Nerv für die Sekretion des Urins hemmende Fasern enthält (siehe BRADFORD, 1889, S. 395). BRADFORD selbst war nicht imstande, vasomotorische Fasern in dem Nerven zu finden (siehe CUSHNY, 1917, S. 10 und 11). PEARCE (1915) findet, daß der Vagus den Gaswechsel der Niere nicht beeinflußt.

BRADFORD (1889) fand eine interessante morphologische Tatsache bei der Untersuchung der Nervenwurzeln, durch welche die Nierennerven das Rückenmark verlassen. Sie erstrecken sich über ein ziemlich ausgedehntes Gebiet, von der 4. thorakalen bis zur 4. lumbalen Wurzel, die meisten gehen aber durch die 11. bis 13. thorakale Wurzel. Dies große Ursprungsgebiet hängt damit zusammen, daß die Niere phylogenetisch aus einer Anzahl von Segmentalorganen entsteht, welche sich über eine beträchtliche Reihe von Segmenten erstrecken.

*Diuretica.* Alle Substanzen, wie Salze, Zucker usw., welche den osmotischen Druck im Blute erhöhen, vermehren den Übertritt von Wasser aus den Geweben in das Blut und verringern so den osmotischen Druck der Kolloide des Blutes. Der Druck, der für die Filtration im Glomerulus erforderlich ist, wird dadurch reduziert, wenn er aber konstant bleibt, wird die Filtrationsgeschwindigkeit erhöht.

Die Anwesenheit eines fremden Salzes, etwa eines Sulfates, das nicht resorbiert wird, hält Wasser zurück. Bei den Versuchen von BARCROFT und STRAUB (1910) scheint es zunächst, als ob die Ausscheidung von Sulfaten den Sauerstoffverbrauch erhöhe. Eine Überprüfung der Zahlen aber ergibt (siehe CUSHNY, 1917, S. 37), daß in der Periode mit Ringerlösung, in der keine Zunahme des Sauerstoffverbrauchs stattfand, tatsächlich mehr Sulfat ausgeschieden wurde, wenn auch in geringerer Konzentration. Die Zunahme im Sauerstoffverbrauch scheint durch die größere Konzentrationsarbeit verursacht zu sein.

Der Harnstoff wirkt durch Erweiterung der Nierenarteriolen ohne beträchtliche Wirkung auf den allgemeinen Blutdruck diuretisch. Die diuretische Wirkung der Glucose dauert länger als ihre Wirkung auf die Konzentration des Blutplasmas („hydrämische Plethora"). Außer der Blutverdünnung scheint es also noch zu einer lokalen Erweiterung der Nierenarteriolen zu kommen.

Cushny (1902) hat gezeigt, daß die durch Injektion einer 3 proz. Kochsalzlösung erhaltene Diurese aufhört, wenn die gesteigerte Durchblutung der Niere durch Anlegung einer verstellbaren Klemme an die Nierenarterie wieder zur Norm gedrosselt wurde. Es handelt sich bei der Kochsalzdiurese also nur um eine geänderte Durchblutung, nicht aber um eine spezifische Wirkung auf die Zellen.

Spezifische Diuretica wie Purinderivate, Koffein usw., können eine lähmende Wirkung auf die Rückresorption in den Harnkanälchen haben. Wir haben oben gesehen, daß einem Tiere die Chloride in der Nahrung völlig entzogen werden können, ohne daß der normale Blutkochsalzgehalt (0,7%) sich ändert, während der Urin nur 0,08% NaCl enthält, weil dieses wichtige Salz fast völlig in den Tubuli rückresorbiert wird.

Gibt man bei einem solchen Versuch ein Purinderivat als Diureticum, so wächst die Harnmenge. Die Kochsalzkonzentration geht dabei bis zu 0,64% herauf, wie Pototsky (1902) zeigt. Diese Zunahme ist zu groß, als daß sie durch vermehrte Durchflußgeschwindigkeit des Glomerulusfiltrats durch die Tubuli erklärbar wäre.

Eine interessante spezifisch diuretische Wirkung wird durch ein von der Hypophyse gebildetes Hormon ausgeübt, wie Magnus und Schäfer (1901) und Schäfer und Herring (1906) sie beschreiben. Extrakte aus diesem Organ bewirken gleichzeitig Blutdrucksteigerung, Gefäßerweiterung in der Niere und erhöhte Diurese. Die Diurese und die Gefäßerweiterung in der Niere dauern länger als die Blutdrucksteigerung, es muß sich also um eine spezifische Wirkung auf die Niere handeln. Gaskell (1908, S. 215 und 321) vertrat die Ansicht, daß die Hypophyse von den Coxaldrüsen wirbelloser Ahnen abstamme. Die Coxaldrüsen waren exkretorische Organe und stellen bei Limulus heute noch das Hauptexkretionsorgan dar. Es ist interessant, daß die Hypophyse heute noch eine diuretisch wirkende Substanz enthält, und wir denken daran, daß Demoor (1913) zeigte, wie der Speichel die Tätigkeit der Submaxillaris erregen kann.

## Gewisse besondere Formen der Sekretion.

Einige besondere Sekrete seien kurz erwähnt, um zu zeigen, wie mannigfaltig sie bei verschiedenen Organismen sein können.

*Säure und Alkali.* Dolium galea, eine große Molluske, besitzt ein speicheldrüsenartiges Organ, dessen Sekret etwa 4 bis 5% freier Schwefelsäure enthält (Preyer, 1866). Sie dient wohl dazu, die als Nahrung aufgenommenen kalkhaltigen Muscheln und Gräten des Seesterns und anderer Echinodermen aufzulösen. Bei anderen verwandten Mollusken scheint die Bildung von hochprozentiger Asparaginsäure eine ähnliche Rolle zu spielen. Eine neue Untersuchung des angeblich 5% Schwefelsäure enthaltenden Sekrets wäre wünschenswert.

Der Mechanismus, durch den im Magen Salzsäure in dezimolarer und sogar noch höherer Konzentration erzeugt wird, ist bisher nicht aufgeklärt. Bei dem Prozeß muß eine beträchtliche osmotische Arbeit geleistet werden. Wir kennen keine chemische Reaktion, durch die die Salzsäure unter Bedingungen, die mit dem Zell-Leben vereinbar sind, entstehen könnte. Miß Fitzgerald (1910) äußert einige Vermutungen über diese Frage. In einer Mischung von Chloriden und sauren Phosphaten sind sowohl $H'$- wie $Cl'$-Ionen vorhanden; wenn man annimmt, daß die Zellmembran für diese durchlässig, für die übrigen Ionen des Zellinhalts aber undurchlässig ist, scheint es möglich, die Sekretion zu erklären, aber diese Annahme ist unbewiesen.

KOEPPE (1900) zeigt, daß, wenn die Zellmembran für Kationen ($H^{\cdot}$ und $Na^{\cdot}$) durchlässig, für Anionen ($Cl'$) undurchlässig ist, Säure aus der Zelle austreten kann (FINDLAY, 1905, S. 50). Für gewöhnlich findet man in der Tat solche Verhältnisse für die Durchlässigkeit der Zellmembran (BAYLISS, 1913, S. 83). Die Versuche von BENRATH und SACHS (1905) haben aber gezeigt, daß für den Magensaft die Koeppesche Annahme nicht zutrifft.

Oben (S. 109) wurde gezeigt, daß bei Ausflockung eines elektronegativen Kolloids, wie Arsensulfid, durch Bariumsalze die Reaktion sauer werden kann. Vielleicht findet etwas Derartiges auch bei der Bildung der Säure des Magensaftes statt. Oberflächenwirkungen von Kolloiden, die die Durchlässigkeit der Zellmembran beeinflussen, werden vielleicht einmal eine befriedigende Erklärung liefern können. Das gleiche gilt für Sekrete von alkalischer Reaktion, z. B. den Pankreassaft.

Der Tintenfisch, Sepia, erzeugt bekanntlich eine Tintenflüssigkeit, um seinen Rückzug vor Feinden zu decken. Das in diesem Sekret enthaltene Pigment wird von Künstlern als tiefschwarze oder braune Farbe verwendet. Es gehört zu den sog. „Melaninen" und bildet sich, nach VON FÜRTH (1903, S. 372) im Tintenfisch durch die Wirkung eines oxydierenden Enzyms, der Tyrosinase, auf Tyrosin.

*Gifte.* Es gibt viele interessante Stoffe dieser Art, die zur Nahrungsaufnahme, zu Verteidigungs- oder zu Angriffszwecken gegen Feinde dienen. Die Mauerwespe spritzt mit ihrem Stachel eine giftige Substanz in die Nervenganglien ihrer Beute, der Spinnen, ein. Die Spinnen werden so gelähmt, bleiben aber leben und können verzehrt werden, wenn es der Wespe paßt. Die Wespe legt in die Nähe der gelähmten Spinne ein Ei. Wenn die Larve dann auskriecht, hat sie gleich frische, lebende aber kraftlose Nahrung zur Verfügung (siehe WARBURTONS „Manual" 1912, S. 124).

HENZE (1913) zeigt, daß man das Gift, durch welches die Cephalopoden ihre Beute lähmen, durch Alkohol aus den hinteren „Speichel"drüsen extrahieren kann. Die wirksame Substanz ist Para-Hydroxy-Phenyläthylamin, die nach BARGER und WALPOLE (BARGER und DALE, 1910, S. 31) auch bei der Fleischfäulnis durch Decarboxylierung von Tyrosin entsteht. Die chemische Verwandtschaft dieser Substanz mit dem Adrenalin, das normalerweise im Organismus gebildet wird, ist von Interesse. Die beiden Formeln sind:

Para-Hydroxyl-Phenyläthylamin             Adrenalin.

Sepia, eine andere Cephalopodenart, bildet aus dem Tyrosin die schwarze Tintenflüssigkeit. Die Speicheldrüsen der Schlangen sind zu Organen, welche sehr starke Gifte bilden, umgewandelt worden. Sie bestehen aus zwei Hauptklassen: Einige, wie die der australischen schwarzen Schlange (Pseudechis porphyriaca), die C. J. Martin (1894) untersucht hat, wirken auf das Blut und bewirken Thrombosierung in den Gefäßen; einige dieser Klasse besitzen auch hämolytische Substanzen. Die andere Klasse, deren Typus die Cobra darstellt, verursacht Atemlähmung (Lamb, 1903), aber Cushny und Yagi (1916) zeigen, daß die eigentliche Wirkung des Cobragiftes der Curarewirkung entspricht, welches die motorischen Nervenenden lähmt, die anderen Wirkungen sind indirekter. Über andere Schlangengifte siehe Frazer und Gunn (1909 und 1912).

Die Bedeutung der vielen giftigen und unschädlichen Alkaloide, die von Pflanzen produziert werden, ist sehr schwer zu erklären. Wenn sie als Schutz gegen Tierfraß dienen sollten, würden einer oder zwei tödliche Stoffe genügt haben. Vielleicht sind sie häufig nur mehr zufällige Nebenprodukte des Stoffwechsels. Vielleicht haben sie auch bisher unbekannte Wirkungen im pflanzlichen Stoffwechsel.

*Hirudin.* Man hat lange gewußt, daß das von dem Blutegel aufgesogene Blut in seinem Verdauungstrakt flüssig bleibt. Haycraft (1884) stellte fest, daß die Blutegel in der Nähe der Mundöffnung einzellige Drüsen haben, welche eine Substanz sezernieren, die das Blut ungerinnbar macht. Dieser Stoff hebt die Blutgerinnung sowohl bei Injektion in die Blutgefäße als auch bei Zusatz zum Blut in vitro auf. Der Blutegel scheint hieraus auf zweierlei Weise Nutzen zu ziehen: es besteht keine Gefahr, daß der feine Einschnitt verlegt wird, den seine Zähne in die Haut des Wirtstieres gemacht haben und aus dem er Blut saugt, zweitens ist das Blut in seinem Verdauungskanal natürlich für die Einwirkung der Enzyme zugänglicher als wenn es geronnen wäre.

Die Substanz, welche man durch Extraktion der Blutegelköpfe mit Wasser entweder nach Abel (1914) in wässeriger Lösung oder nach Haycraft in Trockensubstanz erhalten kann, ist für Versuche, wo es nötig ist, Blut aus den Adern der Organe zu sammeln oder die Durchströmungsgeschwindigkeit zu bestimmen, von großer Wichtigkeit. Das gilt für Organe in situ wie für künstliche Durchströmung. Durch Hirudin ungerinnbar gemachtes Blut scheint normaler zu sein als defibriniertes; Kaninchen können durch Einspritzung ihres eigenen defibrinierten Blutes getötet werden. Hirudin dagegen ist ungiftig. Viel angewendet wird ein trockenes Handelspräparat von großer Wirksamkeit, welches nach der von Franz (1903) beschriebenen Methode hergestellt wird. Franz hält den wirksamen Bestandteil für eine Albumose. Abel findet, daß er in Wasser sich zu einer kolloidalen Lösung löst.

Seide und der seidenähnliche Stoff, aus dem die Spinnweben bestehen, sind sehr interessante Sekrete. Sie sind Eiweißkörper, die von bestimmten Drüsen in gelöster Form abgeschieden werden. Die Flüssigkeit wird durch feine Öffnungen getrieben und gerinnt an der Luft schnell. Durch Öffnen der Seidenwürmer kann man eine beträchtliche Menge des flüssigen Sekretes erhalten, das dazu dient, Fasern von größerer Dicke, als sie die Insekten selbst machen, herzustellen. Diese Fäden sind sehr stark und wertvoll für Fischnetze, Ligaturen usw.

*Die Schwimmblase der Fische.* Da der Körper der Fische ein höheres spezifisches Gewicht als das Seewasser hat, ist es vorteilhaft für sie, einen Schwimmkörper zu besitzen, der ein Gas enthält, welches bei entsprechender Menge ihr Gewicht auf das eines gleich großen Wasservolums reduziert, so daß sie ohne Muskelbewegung im Wasser frei schweben. Ein derartiges Organ giebt es wirklich bei den Teleostiern. Wenn der Fisch sinken will, wird das Gas komprimiert, und der Fisch wird spezifisch schwerer. Um den richtigen Ausgleich wieder herzustellen, muß dann Gas nachgefüllt werden. Wenn der Fisch wieder steigt, dehnt sich das Gas aus und verdrängt andere Gewebe, was man deutlich sehen kann, wenn man Tiefseefische schnell an die Oberfläche bringt. Einige Fische haben einen Verbindungsgang zwischen Gasblase und Oesophagus, durch welchen sie Gas austreten lassen können. Andere, bei denen sich dieser Gang in einen festen Strang umgewandelt hat, besitzen eine bestimmte Region an der Schwimmblase, das „Oval", welches Gas resorbieren kann. Das Oval kann von der Verbindung mit der Gasblase abgeschlossen werden, wenn keine Gasabsorption nötig ist. Das Gas der Schwimmblasen besteht merkwürdigerweise ganz aus Sauerstoff, was sowohl für die Sekretion wie die Resorption von Vorteil ist. Sauerstoff kann leicht aus Oxyhämoglobin abgegeben werden und durch Verbindung mit reduziertem Hämoglobin oder durch Oxydierung einer reduzierenden Substanz verbraucht werden. WOODLAND (1911, 1 und 2) hat eine interessante Untersuchung über Bau und Physiologie der Schwimmblase angestellt, und ich weise den Leser auf seine Arbeiten hin, welche weitere Literatur enthalten. Die Gefäße, welche den drüsigen, Sauerstoff sezernierenden Teil der Schwimmblase versorgen, sind in sehr merkwürdiger Weise angeordnet. Sie bilden ein sog. Rete mirabile. Die Arterie teilt sich feine Arteriolen auf, die eng, Seite an Seite, mit den entsprechenden, feinen Venen liegen, die das Blut aus der Drüse abführen. Diese Gefäße stehen in keinem direkten Zusammenhang miteinander, lassen aber den Austausch diffusibler Bestandteile des Blutes zu und haben bei der Sauerstoffsekretion eine wichtige Funktion zu erfüllen. In den Drüsenzellen wird wahrscheinlich ein chemischer Stoff hervorgebracht, der nicht in den allgemeinen Kreislauf übergehen soll. Aus den abführenden Venen diffundiert er in das Blut der Arteriolen in dem Reti mirabile und gelangt zum größten Teil wieder zur Drüse. Der hypothetische Stoff beeinflußt vermutlich das Oxyhämoglobin, so daß es seinen Sauerstoff leichter hergibt; in Kapitel XXI werden wir sehen, daß es derartige Stoffe gibt. Es ist kein Hämolysin, dessen Anwesenheit nicht nachweisbar ist. Auch Hämoglobin ist in den Zellen der Drüse nicht nachweisbar. Der Sauerstoff muß daher von den Blutkörperchen in genau derselben Weise wie an andere Gewebszellen abgegeben werden. Die Präparate von WOODLAND zeigen, daß die Gasdrüse ein typisches Drüsenepithel besitzt. BOHR (1894) zeigte, daß der Nervus vagus Sekretionsfasern für die Gasdrüse besitzt. Nach der Durchschneidung des intestinalen Vagusastes hört die Gassekretion in die Schwimmblase auf. Sie findet auch bei völliger Entleerung der Schwimmblase nicht mehr statt, während bei intaktem Vagus unter diesen Umständen stets Sauerstoffsekretion stattfindet.

Das Protozoon, Arcella, bildet Gasbläschen und steigt dadurch an die Oberfläche des Wassers. Nach BLES (1910) bestehen diese Bläschen aus Sauerstoff.

Der Anreiz, Sauerstoff zu sezernieren, scheint — seltsam genug — der Mangel an Sauerstoff in den Tiefen der Teiche zu sein; so schwingt sich das Tier selbst zur Oberfläche. Um wieder sinken zu können, muß das Tier die Sauerstoffbläschen wieder resorbieren, denn nach außen kann er durch die das Tier bedeckende Schale nicht entweichen.

*Leuchtstoffe.* Man kennt viele Organismen, die Leuchtstoffe bilden. Sehr wenig weiß man über die chemische Natur der betreffenden Reaktionen, aber es ist wahrscheinlich irgendein Oxydationsprozeß, weil das Leuchten im sauerstofffreien Raum aufhört. Nach der Arbeit von RAPHAEL DUBOIS (1913 und die darin angeführte Literatur) handelt es sich um zwei Stoffe, von denen keiner allein leuchtet. Der eine ist ein oxydierendes Enzym oder eine Peroxydase, die erst später, Kapitel XX, besprochen werden kann. Die Peroxydase kann durch Permanganat oder durch ein anderes oxydierendes Enzym vertreten werden. Sie heißt „Luciferase". Die oxydierte Substanz heißt „Luciferin", ihre chemische Natur ist unbekannt, aber sie scheint eiweißartig zu sein. Das erzeugte Licht enthält nur einen sehr kleinen Prozentsatz Strahlen längerer Wellenlängen (Wärmestrahlen). Es besteht fast ganz aus „Licht"strahlen. Man hat es daher als „kaltes Licht" bezeichnet und als ideales Leuchtmittel angesehen. Weitere Einzelheiten findet man in Kapitel XIX. Pholas dactylus, eine Molluske, die sich ihren Weg in dem festen Schlamm an der Seeküste bahnt, kommt häufig vor. Sie hat ein helleuchtendes Sekret.

Interessant ist die Arbeit von MOLISCH (1904) über leuchtende Bakterien. Man lese auch den Artikel von MANGOLD (1910) über die Erzeugung von Licht durch Organismen.

*Elektrische Organe.* Bei dem elektrischen Fisch, Malapterurus, den man im Nil findet und der schon den alten Ägyptern bekannt war, hat sich das elektrische Organ augenscheinlich aus Hautdrüsen entwickelt. Wir haben gesehen, daß der Sekretionsprozeß von elektrischen Veränderungen begleitet ist. Hieraus sind Einrichtungen entstanden, welche diese Prozesse zum Zwecke der Verteidigung und vielleicht der Betäubung der Beute verwendbar gemacht haben. Bei anderen elektrischen Fischen scheint sich das Organ aus Muskelgewebe gebildet zu haben, ich werde in Kapitel XXII darauf zurückkommen.

## Zusammenfassung.

Im allgemeinen kann man von allen lebenden Zellen sagen, daß sie die Endprodukte der in ihnen stattfindenden chemischen Reaktionen an das sie umgebende Medium abgeben. Von einer „Sekretion" wird aber nur dann gesprochen, wenn diese Stoffe noch wichtige Funktionen im Gesamtorganismus zu erfüllen haben.

Außerdem versteht man darunter auch Prozesse, in welchen die Funktion der Zellen darin besteht, aus dem Blute die Endprodukte des Gesamtstoffwechsels auszuscheiden. Diese Abfallprodukte würden, wenn sie sich im Organismus anhäufen könnten, ihm schädlich sein. Es sind Einrichtungen entstanden, um sie aus dem Organismus heraus zu befördern. Man bezeichnet das häufig als „Exkretion" Das Hauptexkretionsorgan ist die Niere, aber unter gewissen Umständen beteiligt sich auch das Epithel des Verdauungstraktes an der Exkretion.

Sekretionsorgane oder Drüsen können entweder ihre Produkte durch einen Ausführungsgang in einen Hohlraum, z. B. den Darmkanal, entleeren. Dieser Hohlraum liegt sozusagen bereits außerhalb des Organismus; oder ihre Produkte können in die Blutgefäße diffundieren und auf diese Weise zu anderen entfernten Organen gelangen und sie beeinflussen. Drüsen dieser letzteren Art heißen Drüsen mit innerer Sekretion.

Die Produkte der Drüsen mit äußerer Sekretion, etwa des Pankreas, werden meist in wässeriger Lösung abgesondert, das erste Problem ist also, wie die Zellen es fertig bringen, einen Flüssigkeitsstrom durch sich hindurchgehen zu lassen, der die chemischen Verbindungen, die sich in ihnen gebildet haben, mitnimmt.

Um reines Wasser aus einer Lösung, wie sie das Blutplasma darstellt, abzufiltrieren, sind Drucke nötig, wie sie dem Organismus nicht zur Verfügung stehen. Wenn aber die zu filtrierende Flüssigkeit nur aus kolloidfreiem Blutplasma besteht, kann eine derartige Lösung durchfiltrieren. Der arterielle Blutdruck ist größer als der osmotische Druck der Plasmakolloide. Ein solcher Filtrationsprozeß findet in dem Glomerulus der Niere statt.

Da der Druck, gegen welchen noch eine Sekretion möglich ist, in einigen Fällen höher als der arterielle Blutdruck ist, werden osmotische Kräfte als Quelle der erforderlichen Energie angegeben. Gewisse Möglichkeiten sind im Text über die Art angegeben, in der diese osmotischen Kräfte zur Verfügung stehen. Letzten Endes handelt es sich aber um etwas, was wir — infolge unserer gegenwärtigen Unwissenheit — „Protoplasmatätigkeit" nennen. Chemische Energie, welche aus Stoffwechselprozessen stammt, wird dabei in die erforderliche Energieform umgewandelt.

Bei der Sekretion verschwindet etwas mikroskopisch Sichtbares aus den Drüsenzellen, die sog. Zymogenkörner. Sie scheinen ein Zwischenstadium bei der Bildung der spezifischen Sekretionsprodukte darzustellen.

Beim Sekretionsprozeß scheint es sich teils um die Bildung osmotisch wirksamer Stoffe, teils um Änderungen der Zellpermeabilität zu handeln.

Das erste Stadium bei der Bildung des Urins ist eine Filtration im Glomerulus, das Filtrat ist ein kolloidfreies Blutplasma. Die Sekretionsgeschwindigkeit ist dann bei gegebenem Blutdruck dem osmotischen Druck der Plasmakolloide umgekehrt proportional. Wenn der Blutdruck niedriger als dieser osmotische Druck ist, findet keine Filtration mehr statt.

Die bei der Sekretion geleistete Arbeit besteht in der Hauptsache aus zwei Faktoren. Die Quelle beider ist letzten Endes in der chemischen Energie zu suchen, die im Zellstoffwechsel frei wird. Die Arbeit, welche zur Erzeugung einer Sekretion von höherem osmotischen Druck als das Blut aufgewendet werden muß, kann nach der im Text angegebenen Methode berechnet werden. Die im Zellstoffwechsel freiwerdende chemische Energie kann annähernd aus dem Sauerstoffverbrauch berechnet werden. Bei der Filtration im Glomerulus wird von der Niere selbst keine Arbeit geleistet. Die hier geleistete Arbeit stammt aus der Arbeit, welche das Herz leistet.

Die Messung des Sauerstoffverbrauchs gibt einige Hinweise über die Natur des Zellprozesses. Eine Zunahme des Sauerstoffverbrauchs findet sich nicht nur während des Sekretionsprozesses, sondern auch einige Zeit nachher. Augenscheinlich wird während der Ruhe Energie gespeichert, welche in einem späteren Aktivitätsstadium wieder verbraucht wird. Die Niere scheint keinen „intramolekularen Sauerstoff" zu enthalten, denn die Sekretionstätigkeit ist von der Sauerstoffzufuhr durch das Blut gerade während der Sekretion stark abhängig.

Die Drüsen geraten in Tätigkeit, wenn auf dem Blutwege chemische Stoffe, entweder körperfremde Pharmaka, oder Hormone, wie das Sekretin, zu ihnen gelangen. Oder wenn der sie versorgende Nerv erregt wird. Deshalb kann aber doch das Endglied in der Kette der Erregungsprozesse in allen Fällen die gleiche chemische Substanz sein.

Im großen und ganzen ist bewiesen, daß es zwei Arten der Drüseninnervation gibt; die „sekretorische" HEIDENHAINS bewirkt die Sekretion von Wasser und von diffusiblen im Blut vorhandenen Stoffen. Sie muß daher sowohl die Durchlässigkeit der Zellmembran wie den osmotischen Druck des Zellinhaltes beeinflussen. Die andere, die „trophische" HEIDENHAINS, bewirkt die Produktion der spezifischen Sekrete, sie hat mit der Wasserabscheidung wenig oder nichts zu tun.

Während der Ruhe scheinen die Drüsenzellen durch umkehrbare Reaktionen gewisse Stoffe zu bilden, welche Vorstufen der eigentlichen spezifischen Sekrete sind, die bei der Drüsenreizung ausgeschieden werden. Wenn die Drüse gereizt wird, wird ein Wasserstrom durch die Zelle in Bewegung gesetzt infolge erhöhter Durchlässigkeit des äußeren Endes der Zelle und Zerlegung von Zellbestandteilen in kleinere Moleküle, wodurch der osmotische Druck in der Zelle erhöht wird. Dieser Wasserstrom wäscht die in der Zelle aufgespeicherten Stoffe, bisweilen nach vorheriger Veränderung durch den Erregungsprozeß, aus. Nach der Entfernung dieser Substanzen findet eine Neubildung durch die Zellreaktionen zur Wiederherstellung des Gleichgewichts statt.

Die Resultate von Experimenten mit künstlicher Durchströmung der Speicheldrüsen zeigen, daß zur Erzeugung der Sekretion durch einen Nervenreiz gewisse Blutbestandteile vorhanden sein müssen. Bei dem Pankreas müssen wenigstens drei Stoffe vorhanden sein: Sauerstoff (in größerer Menge als in Salzlösungen gelöst werden kann), Elektrolyte und Sekretin. Ob noch andere Bestandteile des Blutes, etwa Eiweiß, nötig sind, ist ungewiß. Eine längere Zeit anhaltende Sekretion ist natürlich nur möglich, wenn die Rohstoffe für die Bildung der spezifischen Sekretionsprodukte zugeführt werden.

Die elektrischen Änderungen der erregten Drüsenzellen sind von zweierlei Art mit entgegengesetztem Vorzeichen. Der Aktionsstrom bei der Sekretion von Wasser hat das umgekehrte Vorzeichen des Aktionsstroms, der bei der Sekretion der gelösten Bestandteile erhalten wird.

Die Niere erfordert besondere Betrachtung. Das Glomerulusfiltrat wird beim Hindurchgehen durch die Tubuli konzentriert. Die Tubuluszellen resorbieren aus dem Glomerulusfiltrat eine Lösung, welche der Ringer-Lockeschen Lösung entspricht, sie enthält außerdem Glucose und die übrigen wertvollen Nahrungsstoffe, wie Aminosäuren.

Mit anderen Worten: Sie haben die Fähigkeit entwickelt, die Stoffwechselendprodukte und körperfremde, giftige Stoffe nicht aufzunehmen, dagegen die infolge ihrer krystalloiden Natur im Glomerulusfiltrat vorhandenen wertvollen Stoffe in optimaler Konzentration zu resorbieren. Dies geschieht immer durch die Tubuluszellen, und das Resultat ist eine konstante Zusammensetzung des Blutes.

Die meisten Diuretica wirken durch Verminderung der osmotischen Konzentration der Blutkolloide; einige durch irgendeine spezifische Wirkung, vielleicht dadurch, daß die Rückresorption des Wassers in den Tubuli abnimmt.

Die Bildung gewisser spezifischer Sekretionsprodukte wird kurz im Text besprochen. Da sind Säure und Alkali, Tintenflüssigkeit des Tintenfisches. Gifte, Hirudin, Seide, Sauerstoff, leuchtende Substanzen und elektrische Ladungen.

### Literatur.

Allgemeines: HEIDENHAIN (1880); BABKIN (1914).
Bau der Drüsenzellen: METZNER (1907, 1).
Osmotische Arbeitsleistung: VAN RHORER (1905).
Sauerstoffverbrauch: BARCROFT und PIPER (1912).
Speicheldrüsen: LANGLEY (1898).
Urinsekretion: METZNER (1907, 2); CUSHNY (1917).

# XII. Die Verdauung.

Die meisten von den Tieren aufgenommenen Nahrungsstoffe müssen, um vom Blut oder anderen Flüssigkeiten zu den Organen befördert werden zu können, physikalisch oder chemisch verändert werden.

Bei den grünen Pflanzen ist das im allgemeinen nicht notwendig, doch gibt es auch bei ihnen Fermente, welche Reservestoffe, wie Eiweiß oder Stärke, hydrolysieren, wenn diese in der Zelle verbraucht oder zu anderen wachsenden Teilen der Pflanzen hingeführt werden sollen.

Beim Tier wird diese Umwandlung der Nahrungsstoffe in diffusible oder assimilierbare Substanzen die Verdauung genannt. Sie geht im Magendarmkanal vor sich und wird hauptsächlich durch Enzyme bewerkstelligt, welche die in den Wandungen des Verdauungstraktus liegenden oder in sein Lumen einmündenden Drüsen sezernieren. Bei der Verdauung mancher Nahrungsstoffe, z. B. der Cellulose, bei den Herbivoren, spielen auch die Darmbakterien eine wichtige Rolle.

Die große Verschiedenartigkeit der Verdauungsmechanismen, die man im Tierreich antrifft, zu beschreiben, würde weit mehr Raum einnehmen als hier zur Verfügung steht. Man kann allgemein sagen, daß das Ziel aller dieser Mechanismen darin besteht, die wirksame Tätigkeit der Verdauungsenzyme und die richtige Absorption der Produkte ihrer Tätigkeit durch das Blut oder die Lymphe sicherzustellen. Einzelheiten über diese Mechanismen findet man in der Arbeit von BIEDERMANN (1911).

### Die intracelluläre Verdauung.

Bei den einzelligen Organismen findet der ganze Prozeß in einer einzigen Zelle statt. Die Nahrungsstoffe werden aufgenommen, eine, Flüssigkeit enthaltende, Vakuole bildet sich um sie herum, und die nötigen Enzyme werden in diese Vakuole hineinsezerniert. Der unverdaute Rest wird später wieder ausgestoßen. Rohe Stärke wird von Protozoen nur schwer angegriffen, gekochte Stärke wird hydrolysiert, woraus hervorgeht, daß eine Amylase vorhanden ist. Es wird auch Glykogen gespeichert, was auf die reverse Wirksamkeit einer Amylase hinweist. Die Hauptnahrung scheint aber aus Eiweißstoffen zu bestehen, die sie hauptsächlich aus Bakterien und Algen erhalten. Nach NIERENSTEIN (1905) ist die Reaktion des Inhaltes der mit Neutralrot gefärbten Nahrungsvakuole zuerst sauer und wird später alkalisch. Solange die Reaktion sauer ist, findet keine Verdauung statt. Die saure Reaktion scheint aber bei der Abtötung der als Nahrung aufgenommenen Bakterien eine Rolle zu spielen. Die eigentliche Verdauung geht bei alkalischer Reaktion vor sich. MOUTON (1902) stellte aus einer großen Anzahl Amöben ein Enzym her, welches lebende Bakterien nicht, tote aber schnell angriff, die Abtötung der Bakterien bei saurer Reaktion ist also wesentlich. Das Enzym wirkte am besten in einem Medium, das gegen Lackmus alkalisch, gegen Phenolphthalein sauer, also schwach alkalisch war. Unter den Verdauungsprodukten fand sich Tyrosin, es muß sich also um ein Trypsin gehandelt haben.

*Phagocytose.* Dieser Prozeß der intracellulären Verdauung kommt ebenso wie bei den Amöben auch in den amöboiden Zellen der höheren vielzelligen Organismen vor. Die Leukocyten der Wirbeltiere erfordern besondere Berücksichtigung. METSCHNIKOFF hat gezeigt, daß die Aufnahme lebender Bakterien durch Leukocyten eine wichtige Rolle bei der Verteidigung gegen Infektionen durch Mikroorganismen spielt. Er nannte den Prozeß „Phagocytosis". Er ist nicht auf bestimmte Leukocyten des Blutes beschränkt, sondern findet sich auch bei den großen Zellen in der Bauchhöhle und sonst noch. Wegen weiterer Einzelheiten verweise ich den Leser auf das Buch von METSCHNIKOFF (1901). Der Prozeß der Phagocytose ist bereits oben (S. 3) erwähnt, und dabei ist auf LEDINGHAMS Arbeit hingewiesen worden. Nach diesem Beobachter werden die Bakterien im Blut nicht durch pseudopodiale Ausstülpungen der Phagocyten aufgenommen; diese sind vielmehr im zirkulierenden Blut sphärische Zellen; wenn ein Bakterium mit einem Phagocyt in Berührung kommt, wird es umflossen, getötet und verdaut. Es ist klar, daß jeder Einfluß, welcher bei einer zufälligen Berührung die Adhäsion befördert, die Anzahl der aufgenommenen Bakterien vermehrt, was nach LEDINGHAM auch durch jede Agglutination der Bakterien bewirkt wird, weil dann jedesmal eine große Anzahl bei einem Zusammenstoß anstatt nur eines einzigen aufgenommen wird. Es ist nicht notwendig, die Existenz von „Opsoninen", welche chemisch schwer definierbar sind, anzunehmen, welche, wie man geglaubt hat, die Bakterien leichter treffbar oder „schmackhaft" für die Phagocyten machen sollen.

Wenn bei Larven bestimmte Organe, z. B. der Schwanz der Kaulquappe, resorbiert werden, findet ebenfalls Phagocytose statt. Auch bei der Knochenbildung kommt Phagocytose vor. Ferner sind gewisse Zellen in der Leber, die „Sternzellen" KUPFFERS, Phagocyten. Phagocyten spielen bei der Einschmelzung innerer Organe eine erhebliche Rolle, welche bei der Metamorphose der Fliege stattfindet, wo fast das Ganze dieser Organe zerfällt, um die Bildung der neuen Organe der ausgewachsenen Fliege vorzubereiten.

*Die Verdauung der See-Anemone.* Der Verdauungsmechanismus der See-Anemone bildet eine Art Übergang zu der Verdauung der höheren, vielzelligen Tiere, darum soll er hier kurz erwähnt werden. Die See-Anemone besitzt eine Art Magen, d. h. eine Verdauungskavität, aber es ist noch niemand gelungen, darin ein Sekret mit verdauenden Eigenschaften nachzuweisen. Es werden aber Tiere von beträchtlicher Größe von der Anemone durch einen sehr merkwürdigen Prozeß verdaut. An den Wänden der Magenhöhle befinden sich zahlreiche lange Filamente, diese überziehen den ganzen Körper eines aufgenommenen Tieres und dringen in alle seine Vertiefungen und Höhlen hinein. Dies geschieht durch eine Art pseudopodialer Bewegung, die wahrscheinlich wie die der Amöbe durch Oberflächenspannungsänderungen verursacht ist. Überall wo die Zellen dieser Filamente auf Nahrungsstoffe treffen, sezernieren sie Verdauungsenzyme aber nur da, wo eine solche Berührung stattfindet. Diese Enzyme bringen die angegriffenen Gewebe zum Zerfall, die Bruchstücke werden dann von den Zellen aufgenommen und weiter durch den gewöhnlichen Prozeß der intracellulären Verdauung umgewandelt. Es scheint, daß die Enzyme auf kurze Entfernungen diffundieren können, weil in Filtrierpapier eingewickelte Nahrung verdaut wird, wenn das Papier mit Fleischextrakt angefeuchtet ist. Ein im Fleisch enthaltener, als Reiz wirkender Stoff bringt die Sekretion von Enzymen in den Zellen der Filamente da, wo sie mit ihm in Berührung kommen, in Gang.

## Allgemeines über den Verdauungsakt bei den höheren Tieren.

Der Verdauungskanal besteht aus einem langen, stellenweise erweiterten Rohr. In diesem wird die Nahrung der Wirkung einer Reihe von Enzymen unterworfen. Die erweiterten Teile können von den benachbarten Abschnitten durch Muskelringe, die Sphincteren, abgeschlossen werden, so daß die Nahrung nicht vorzeitig zum nächsten Abschnitt weitergehen kann. In der Regel bestehen Einrichtungen, welche die Sekretion des Verdauungssaftes in einem Abschnitt in Gang bringen, wenn in den vorangehenden Abschnitt Nahrung eintritt, so daß es keine Verzögerung im Verdauungsprozeß gibt. Die Nahrung wird durch Muskelkontraktionen der Wände des Kanals durchgemischt und weiter bewegt. Diese Bewegungen werden zum Teil durch Nervenzentren in der Wand des Kanals ausgelöst, sie stehen aber auch unter der Aufsicht des zentralen Nervensystems. Die Sphincteren schließen sich gewöhnlich reflektorisch, wenn eine gewisse Menge des Verdauungsgemisches in den nächsten Abschnitt gelangt ist.

Alle diese Dinge müssen wir etwas genauer besprechen. In der folgenden Beschreibung ist als Typus ein höheres Wirbeltier, etwa Hund oder Mensch, zugrunde gelegt; bei niederen Tieren, Wirbeltieren und wirbellosen Tieren, finden sich verschiedene Vereinfachungen und außerdem besondere Ergänzungen für bestimmte Zwecke.

## Bewegungen des Magendarmkanals.

Wenn man aus einem Tiere, einem Kaninchen, einer Katze oder einem Hunde den Dünndarm herausschneidet und in warme, mit Sauerstoff gesättigte Ringersche Lösung oder besser in Tyrodesche Lösung bringt, zeigt er eine Reihe rhythmischer Kontraktionen, die wie Wellen über ihn hinlaufen. Andere Bewegungen erfolgen auf mechanische Reizung. Sie entsprechen denen, welche das Vorhandensein von Nahrung im Darme auslöst. BAYLISS und STARLING zeigten (1899) diese Bewegungen an dem in situ befindlichen Darm, nachdem alle Verbindungen zum Zentralnervensystem durchtrennt waren. Sie können auch vom herausgeschnittenen Darm, besonders gut vom Kaninchenkolon, erhalten werden. Ein leichter Druckreiz läßt die rhythmischen Kontraktionen in dem Bereich gerade unterhalb der gereizten Stelle aufhören und vermindert gleichzeitig die mäßige tonische Kontraktion, welche sich normalerweise bei der Darm-

muskulatur findet, überlagert von den rhythmischen Kontraktionen. Das Wort „unterhalb" bezieht sich natürlich auf die normale Richtung der Bewegung des Darminhaltes. Gleichzeitig mit der Erschlaffung unterhalb der gereizten Stelle kommt es oberhalb davon zur Verstärkung der tonischen Kontraktion und der rhythmischen Bewegungen. Wir haben dieses Verhalten, das man am ganzen Verdauungs-

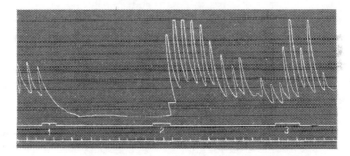

Abb. 67. Das Gesetz des Darms. Die Kontraktionen werden durch einen Ballon im Lumen des Jejunums aufgezeichnet. Bei *1* mechanische Reizung etwas oberhalb der Lage des Ballons. Sofortige Hemmung der rhythmischen Kontraktionen unterhalb der Reizstelle mit Tonusherabsetzung. Bei *2* während des Stillstandes schwacher mechanischer Reiz unterhalb des Ballons. Nach ungefähr 6 Sekunden plötzliche Tonussteigerung und eine Folge starker rhythmischer Kontraktionen. Bei *3* derselbe mechanische Reiz während normaler Kontraktionen. Erheblich vermehrte Stärke der Kontraktionen. (BAYLISS und STARLING, 1899, Abb. 10).

trakt, von dem unteren Ende des Oesophagus bis zum Rectum findet, das „Darmgesetz" genannt.

Das gleiche muß eintreten, wenn der Darm irgendwo durch seinen Inhalt gedehnt wird. Der Darminhalt muß dann fortbewegt werden. Man kann dies zeigen, indem man ein Stück Baumwolle, das mit Seife eingerieben ist, in eine Darmschlinge eines Kaninchens (das Kolon arbeitet am besten) einführt und diese dann in warme Salzlösung einbringt. Der Baumwollfaden wird fortbewegt und kommt schließlich am hinteren Ende der Darmschlinge heraus.

CANNON (1912) meint, die betreffende Reaktion würde besser der „myenterische Reflex" genannt. Seine Bezeichnung hat den Vorteil, daß sie auf den ganzen Verdauungstract anwendbar ist. Andererseits hat GASKELL (1916, S. 78 und 121) darauf hingewiesen, daß der Vorgang auch ohne die Annahme einer Reflextätigkeit des peripheren Nervensystems, die sonst bei den Wirbeltieren unbekannt ist, erklärt werden kann. Der Auerbachsche Plexus ist für das Zustandekommen der Reaktion notwendig. Dieser Plexus besteht aber nur aus Neuronen des N. vagus. Bei wirbellosen Tieren gibt es Neurone, deren Bahnen sich in zwei Fasern verzweigen, die eine wirkt erregend auf die Kontraktion einer Muskel-

faser, die andere hemmend auf die Kontraktion einer anderen Muskelfaser.
Wenn also die Vagusneurone des Auerbachschen Plexus eine Reizfaser zurück-
und eine hemmende vorwärtsschicken, würde der Reiz, der durch Dehnung
des Darmkanals durch seinen Inhalt erzeugt wird, eine Kontraktion hinter und
eine Erschlaffung vor der gedehnten Stelle bewirken. DOGIEL (1889) hat gezeigt,
daß jedes Neuron des Auerbachschen Plexus zwei Bahnen mit verschiedenen
Funktionen besitzt (siehe GARREY und MOORE, 1915). Der Mechanismus wird
nach Lesung des XIII. Kapitels besser verstanden werden. Die Rolle, die der
Meißnersche Plexus spielt, ist noch nicht bekannt.

Es ist aber klar, daß noch eine weitere Regelung der Fortbewegung des
Darminhaltes nötig ist, um zu verhüten, daß sie zu schnell vor sich geht. Ferner
ein Mittel, um ihn vor- oder rückwärts zu bewegen. Die Muskelkontraktionen,
welche die Bewegung nach vorwärts veranlassen, heißen „Peristaltik", die umgekehrt wirkenden „Antiperistaltik"; CANNON (1912) schlägt vor, die Welle,
welche die Vorwärtsbewegung hervorbringt, der eine Hemmung vorangeht
und die von dem „myenterischen Reflex" abhängig ist, „Peristaltik" zu nennen,
die rhythmischen Wellen aber „Ana- und Catastaltik". Sie sind unabhängig
von dem myenterischen Reflex, und ihnen geht keine hemmende Welle voran.
Diese Bewegungen finden noch statt, wenn der myenterische Reflex ausgeschaltet
ist, was durch den Einfluß des Zentralnervensystems — wie wir gleich sehen
werden — geschehen kann.

Es gibt zwei große Nerven, welche fast den ganzen Verdauungstrakt beeinflussen; den Vagus, welcher der ursprüngliche motorische Nerv für den ganzen
Darm außer den beiden äußersten Enden ist; selbst bei den höheren Säugetieren
wirkt er noch als motorischer Nerv für den Dickdarm, so auffallend es auch
scheinen mag, daß ein Hirnnerv eine so lange Ausdehnung haben soll. GASKELL
(1908, S. 446—454) zieht aus der Nervenversorgung des Verdauungstraktes
interessante Schlußfolgerungen über die Entwicklung der Wirbeltiere.

In der klassischen Arbeit, in der die Entdeckung der hemmenden Wirkung des Nervus va-
gus auf das Herz beschrieben ist, schildert EDUARD WEBER (1846) auch (S. 49) eine auffallende
Wirkung desselben beim Schlei. Seine Reizung bewirkt eine ebenso prompte Kontraktion der
Darmmuskulatur wie die Reizung des motorischen Nerven beim quergestreiften Muskel.

Die zweite große Nervenversorgung geschieht vom sympathischen System
aus. Sie verläuft im Nervus splanchnicus. Sie ist hemmender Art. In Abb. 68
ist eine Kurve wiedergegeben, welche zeigt, wie bei Splanchnicusreizung die
rhythmischen Kontraktionen aufhören und der Tonus sinkt. Es ist meist
unmöglich, den myenterischen Reflex zu erhalten, wenn die Splanchnicusnerven
nicht durchschnitten sind, welche sein Auftreten hemmen.

Die Vaguswirkung ist dadurch merkwürdig, daß der erregenden eine hemmende Wirkung vorangeht. Ferner tritt die erregende Wirkung erst in Erscheinung, wenn der Nerv mehrere Reizungsperioden erfahren hat. Nach GASKELLS
Ansicht über das „Darmgesetz" ist sowohl Hemmung als Erregung eine Vagus-
funktion.

Der hintere Abschnitt des Dickdarmes wird durch autonome Nerven, viscerale
Nerven des Beckens, versorgt.

Das beste Mittel, die normalen Bewegungen des Verdauungstraktes bei
der Verdauung zu untersuchen, ist das von CANNON (1897 und 1902) eingeführte.

Man gibt dem Tier oder Menschen Bismutum subnitricum, ein unlösliches schweres Pulver, das man mit der Nahrung vermischt; dadurch wird der Inhalt des Verdauungstraktes für Röntgenstrahlen undurchsichtig, und man kann seinen Röntgenschatten auf dem fluorescierenden Schirm beobachten. Man hat herausgefunden, daß die in einen bestimmten Abschnitt, z. B. den Magen, gelangte Nahrung dort eine Zeitlang durch Schluß des Sphincters eingesperrt wird. Während dieser Gefangenschaft wird sie gründlich vor- und rückwärts durchgemischt, bis die Enzyme für ihre Arbeit Zeit genug gehabt

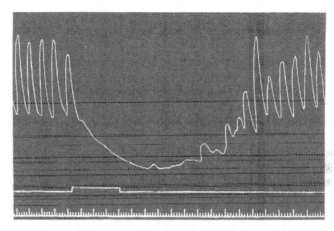

Abb. 68. Wirkung der Reizung des Splanchnicus auf den Darm. Aufhören der Kontraktionen und Tonusherabsetzung. (BAYLISS und STARLING, 1899, Abb. 16.)

haben und die Produkte ihrer Tätigkeit, soweit sie in diesem Teil resorbiert werden können, in das Blut und die Lymphe aufgenommen sind. Der Prozeß des Durchmischens, dessen Mechanismus man am besten am Dünndarm beobachten kann, besteht nicht in einer echten Antiperistaltik, der eine hemmende Welle vorangeht, sondern es gehen eine Reihe örtlicher Kontraktionen voran, welche den Inhalt an verschiedenen Stellen nach und nach in diskrete Partien zerlegen und sie so herauf- und herunterschieben.

SENDJUKOV (siehe PAVLOV, 1901, S. 187) hat gezeigt, daß der Pylorussphincter des Magens sich von Zeit

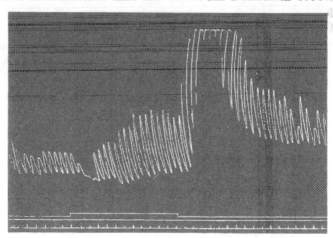

Abb. 69. Wirkung der Vagusreizung auf den Darm. Neunte Reizungsperiode, zunächst schwache Hemmung, dann kräftige Kontraktionen, die über die registrierende Fläche noch hinausgehen. (BAYLISS und STARLING, 1899, Abb. 16.)

zu Zeit öffnet, um einen Teil des Inhalts in das Duodenum herauszulassen; sobald die Reaktion im Duodenum sauer wird, schließt sich der Pylorus durch einen nervösen Reflex wieder, so daß nur eine kleine Nahrungsmenge auf einmal in das Duodenum hineingehen kann.

Die mischenden Bewegungen werden beim exzidierten Darm nicht beobachtet. Sie sind wahrscheinlich in anderer Weise von dem Zentralnervensystem abhängig (siehe des Verfassers „Einführung in die allgemeine Physiologie", S. 80, und Cannons Monographie, 1911).

Eine interessante Tatsache beschreibt Elliott (1904) für den Ileocöcalsphincter. Splanchnicusreizung führt hier zur Kontraktion, während sie in den benachbarten Teilen des Dünn- und Dickdarms den Tonus herabsetzt. Adrenalin hat die gleiche Wirkung. Die Bedeutung dieser Tatsache für die Entwicklungsgeschichte des Verdauungstraktes siehe bei Gaskell (1908, S. 449).

Gottfried Boehm (1912) beschreibt die Abhängigkeit jener koordinierten Bewegungen des Darmes vom Zentralnervensystem, die nicht zum myenterischen Reflex gehören. Cannon hat gezeigt, daß der Darminhalt nach Eintritt in das Kolon dort eine Zeitlang bleibt und nach rückwärts und vorwärts durchmischt wird, um die Absorption des Wassers und noch vorhandener Verdauungsprodukte zu sichern. Boehm fand, daß die Kraft der rückwärtigen Bewegungen durch Vagusreizung verstärkt wurde.

## Die Sekretion der Verdauungssäfte.

Beim Passieren der Speiseröhre ist die Nahrung der Wirkung einer Reihe von enzymhaltigen Flüssigkeiten unterworfen, deren Wirkung im nächsten Abschnitt auseinandergesetzt wird.

Die Sekretionsweise dieser Säfte ist fast vollständig von Pawlow und seinen Mitarbeitern beschrieben worden und in seinem Buch (1901) dargestellt.

Pawlows Untersuchungsmethode, welche in der Anlegung von Öffnungen oder Fisteln in verschiedenen Abschnitten des Verdauungstraktes besteht, spielt in den Arbeiten über die Verdauung eine bedeutsame Rolle. Der erste, der, soviel wir wissen, diese Methode angewendet hat, war Réné de Graaf (1677).

Die verschiedenen operativen Eingriffe, die zur Anlegung der Fisteln erforderlich sind, findet man in den Arbeiten von Pawlow (1902) und von London (1910).

*Der Speichel*, die erste Flüssigkeit, die wir antreffen, wird schon, bevor die Nahrung in den Mund gelangt, produziert. Diese „psychische Sekretion" wird durch nervöse Reflexe beim Erblicken, Riechen usw. der Nahrung, verursacht. „Das Wasser läuft einem im Munde zusammen." Wenn die Nahrung im Munde geschmeckt wird, erfolgt von neuem Speichelsekretion.

*Der Magensaft* wird ebenfalls bereits v o r dem Eintreten von Nahrung in den Magen abgesondert. Diese erste Sekretion ist auch eine „psychische". Sie hängt von dem Appetit ab, mit dem man an das Essen herangeht. Sie wird erzeugt, bevor die Nahrung wirklich in den Mund gelangt. Das bloße Vorhandensein von Nahrung im Munde bewirkt, wenn keine Appetiterregung eintritt, noch keine Sekretion. Wenn daher Macbeth seinen Gästen wünscht, daß „gute Verdauung" dem „Appetit aufwarten" möge, so drückt er nur eine physiologische Tatsache aus.

Wenn man in den Magen eines Hundes durch eine Magenfistel feste Nahrung, die der Hund noch nie gefressen hat, einführt, wird in der nächsten Stunde und auch später kein Magensaft abgesondert. Die mechanische Reizung der Schleimhaut des Magens ist unwirksam.

Der zuführende Nerv, welcher die Drüsen des Magens zur Sekretion reizt, ist der Vagus.

Manche chemischen Stoffe erzeugen bei Einführung in den Magen eine Sekretion. Wie bereits erwähnt, wird nach EDKINS ein dem Pankreassekretin entsprechendes Hormon von der Schleimhaut des Pylorus erzeugt und an das Blut abgegeben, welches die Drüsen des Fundus reizt. Die Experimente von PAWLOW über die Erregung der Magensaftsekretion durch chemische Stoffe wurden hauptsächlich an Hunden mit einem „kleinen Magen" ausgeführt, der von dem Hauptmagen durch eine geniale Operation getrennt war. PAWLOWS Operation besteht in einer bedeutenden Verbesserung der ursprünglich von HEIDENHAIN angewendeten Methode (s. S. 13 von PAWLOWS Buch). Der „kleine Magen" dient als Probe oder Indicator von allem, was in dem Hauptmagen vorgeht.

Es stellte sich heraus, daß Fleischsaft oder Liebigs Fleischextrakt Sekretion veranlaßte; rohes Eiweiß, Stärke oder Fett waren dagegen unwirksam. Daß der Mechanismus ein chemischer und kein nervöser ist, ergibt sich daraus, daß Liebigs Fleischextrakt und ähnliche Substanzen noch wirksam sind, wenn die Nerv. vagi durchschnitten werden.

*Das Pankreas.* Die Sekretionserregung des Pankreas wurde bereits im vorigen Kapitel dargestellt. Wir sahen, daß der Eintritt von saurem Mageninhalt in das Duodenum zur Produktion von Sekretin führt, welches das Pankreas reizt. Ob der Vagus hierbei irgendwie mitbeteiligt ist, ist zweifelhaft. Wenn er es ist, so könnte neben der Wirkung, welche das Weitergehen des sauren „psychischen" Magensaftes in das Duodenum hat, auch eine „psychische" Pankreassaftsekretion eine Rolle spielen.

*Die Galle* ist ein weiteres wichtiges Sekret, das sich in den Darm entleert. Die Sekretion erfolgt folgendermaßen: Wir haben gesehen, daß derselbe saure Extrakt aus der Duodenalschleimhaut, welcher die Pankreassekretion erregt, auch eine Gallensekretion verursacht; wenn also der saure Mageninhalt in das Duodenum kommt, findet auch eine Gallensekretion statt. Dafür, daß die Gallensekretion nervöser Beeinflussung unterliegt, gibt es zur Zeit keine Beweise. Außer vasoconstrictorischen Nerven für die Zweige der Pfortader kennen wir keine die Lebertätigkeit beeinflussenden Nerven. Wegen der allgemeinen Bedingungen der Sekretionsmechanismen siehe OKADA (1915).

Die Sekretion des *Succus entericus* geht, wie es scheint, dann in einem Darmabschnitte vor sich, wenn Pankreassaft in den vorhergehenden Darmteil eindringt.

# Die chemischen und physikalischen Änderungen der Nahrung bei der Verdauung.

Wir wollen jetzt die Veränderungen der Nahrung in den verschiedenen Teilen des Verdauungstraktus auseinandersetzen.

Da die Nahrung meist in Form von mehr oder weniger festen Massen aufgenommen wird, ist ein Mittel, sie zu zerlegen, für den schnellen Zutritt der Enzyme sicher vorteilhaft. Die meisten Tiere besitzen dafür Werkzeuge. Zerkleinernde Apparate, wie Zähne und starke Kinnbacken, sind allgemein verbreitet. Bei den körnerfressenden Vögeln gibt es dafür ein kräftiges Muskelorgan, den Kaumagen, der kleine, vom Vogel verschluckte Steine enthält, die wie Mühlsteine wirken, welche die Nahrung zermahlen, bevor sie zur weiteren Verdauung in den Magen befördert wird.

Bei den Wiederkäuern geht das beim ersten Zusammenraffen grobgekaute Gras in einen großen Behälter, wo es unter Mitwirkung von Bakterien erweicht wird. Es wird dann Bissen für Bissen wieder in das Maul zurückgebracht und gründlich zerkleinert, bevor es wieder verschluckt wird und in den Verdauungsmagen kommt.

Einige Tiere, wie die Krebse, haben einen Zerkleinerungsapparat im Magen, dem eine Art Filter folgt, die Nahrung kann daher erst dann in den Darm kommen, in den sich die Hauptverdauungsdrüse öffnet, wenn sie entsprechend zerkleinert worden ist.

Der Speichel scheint hauptsächlich eine mechanische Funktion zu haben, denn er enthält bei vielen Tieren überhaupt keine Enzyme. Er bewirkt, daß die trockene Nahrung schnell zerkleinert und verschlungen werden kann. Bei Tieren, welche stärkehaltige Nahrung aufnehmen, enthält der Speichel eine Amylase, bisweilen auch „Ptyalin" genannt, welche Stärke in Maltose verwandelt und, unter günstigen Umständen, durch weitere Hydrolyse in Glucose. Wir haben bereits gesehen, wie Kohlenhydratnahrung durch einen chemischen Mechanismus die Zunahme der Amylase des Speichels beim Menschen verursacht (LOVATT, EVANS).

Da wir mit dem Kohlenhydrat begonnen haben, wollen wir zunächst sein weiteres Schicksal verfolgen und dann das der Proteine und Fette.

Das Ptyalin ist zwar ein kräftiges Enzym, es hat aber zu wenig Zeit, während die Nahrung im Munde verweilt, um eine kräftige Wirkung zu entfalten. Es ist in einer so stark sauren Lösung wie der Magensaft unwirksam, GRÜTZNER (1905) hat aber gezeigt, daß die Nahrung im Magen nicht auf einmal mit dem sauren Sekret in Berührung kommt, besonders die zuletzt geschluckten Bissen, die einige Zeit in der Mitte liegen bleiben und von den zuerst verschluckten geschützt werden. Wenn man die Nahrung mit blauem Lackmus mischt, bleiben die in der Mitte befindlichen Teile im Magen einige Zeit blau. Hier kann also eine amyloklastische Wirkung vor sich gehen. Auf jeden Fall wird die Stärke, welche der Wirkung des Ptyalins entgeht, durch die im Pankreassaft enthaltene Amylase im Darm vollständig hydrolysiert.

Andere Kohlenhydrate, Rohrzucker, Maltose und Lactose werden ebenfalls durch geeignete Enzyme hydrolysiert, welche vom Drüsenepithel des Dünndarmes gebildet werden.

Wichtig ist noch die Celluloseverdauung. Ein Enzym, welches auf Cellulose wirkt, kommt in pflanzlichen Keimen — z. B. Gerste — vor, ferner im Verdauungstraktus des Mehlwurms und in dem Sekret der „Leber" der Schnecke (BIEDERMANN, 1911, S. 980). Es bildet Hexosen und Pentosen aus verschiedenen Cellulosen. Es greift auch Mannane, Galactane usw., die sog. „Reserve" oder Vorratscellulosen an. Bei den höheren Tieren ist aber die Unterstützung von Bakterien, die hauptsächlich im Dickdarm erfolgt, erforderlich. Bei den Wiederkäuern findet eine Bakterieneinwirkung auch im Pansen statt, vor dem zweiten Kauprozeß. Man denke an das große Coecum jener Tiere, welche Cellulose in Mengen aufnehmen, z. B. Kaninchen, Pferd oder Schaf, und ein Verdauungsmechanismus für Cellulose muß vorhanden sein, da Schafe sogar nach Fütterung von Filterpapier fett werden sollen. Die Schwierigkeit liegt darin, daß Bakterien den Zerstörungsprozeß zu weit führen und Wasserstoff, Methan, Kohlendioxyd und niedere Fettsäuren erzeugen. PRINGSHEIM (1912) ist es gelungen, zu zeigen, daß als Zwischenprodukt neben Glucose ein Disacharid auftritt. Diesen Zucker erhielt man, als die Gärung auf ihrem Höhepunkt durch Zusatz von Toluol zum Stillstand gebracht wurde. Es ist ungewiß, ob das Antisepticum durch Zerstörung der Organismen, die für die Produktion von Wasserstoff, Methan usw. verantwortlich sind, wirkt, oder ob es das cellulosehydrolysierende Enzym aus seiner intracellulären Lage freilegt. Es kann möglicherweise nur jede weitere Veränderung plötzlich zum Anhalten bringen, so daß eine gewisse Menge von Zwischenprodukten gleichsam unterwegs erfaßt werden. Auf jeden Fall wurden die ,,Cello-Biose'' und Glucose aus Kulturen von denitrifizierenden, methanerzeugenden oder besser thermophilen Bakterien auf Filtrierpapier isoliert. Die Zucker waren aus der Cellulose des Papiers gebildet worden. Es ist interessant, daß die Cello-Biose auch durch Emulsin hydrolysiert wird. Zweifellos wird die Glucose zum großen Teil vom Darm resorbiert, bevor die Bakterien imstande sind, ihre Zerstörung zu vollenden.

*Die Resorption des Zuckers.* Es ist auffallend, daß im Magen keine Resorption von Verdauungsprodukten stattfindet. Die Hauptresorption geschieht im Dünndarm.

*Verdauung und Resorption von Proteinen.* Der Speichel enthält kein Enzym, welches auf Proteine wirkt. Im Magen aber werden sie von einem kräftig hydrolysierenden Enzym, dem Pepsin, beeinflußt, welches nur in saurer Lösung wirkt. Salzsäure wird von den Drüsen der Magenwand sezerniert. Diese Sekretion ist sehr weit verbreitet, da sie sich sogar bei den Selachiern findet. Es scheint, daß das Pepsin gewöhnlich die Hydrolyse nicht über das Stadium der höheren Polypeptide, der sog. Peptone, hinausgehen läßt. Sie werden nicht resorbiert, sondern in das Duodenum weiterbefördert und hier weiter verändert. Die Magensäure wirkt auch antiseptisch, allerdings nicht sehr kräftig, da wir wissen, daß manche Bakterien, z. B. der bulgarische Milchsäurebacillus, in den Darm per os eingeführt werden können. Sicher aber ist die Säure ein sehr ungünstiges Medium für das Wachstum der Bakterien, und Salzsäure von der vorhandenen Konzentration im Magen tötet eine große Anzahl von ihnen. Wir sahen, daß in den Nahrungsvakuolen der Amöben oder Phagocyten die erste Einwirkung auf die Bakterien bei saurer Reaktion stattfindet; der Verdauungsprozeß fängt aber erst an, wenn die Reaktion alkalisch geworden ist. Die saure Reaktion führt zur Abtötung der aufgenommenen Bakterien.

Wenn nach und nach in kleinen Portionen saurer Mageninhalt ins Duodenum übertritt, findet durch den oben (S. 418) beschriebenen Mechanismus eine Erregung der Pankreassaftsekretion statt. Bei alkalischer Reaktion werden dann die im Magen gebildeten Peptone und etwa noch unangegriffen gebliebenes Eiweiß durch das Pankreastrypsin weiter hydrolysiert. Die Reaktion im Duodenum ist weniger stark alkalisch als man früher annahm. Sie ist auch schwächer alkalisch als der unvermischte Pankreassaft, weil die Säure des Mageninhaltes bei der Mischung mit den Sekreten im Duodenum stark neutralisierend wirkt. Nach MICHAELIS und DAVIDSOHN (1911) ist die schwächste Wasserstoffionenkonzentration, die vorkommt, $10^{-8}$, also gerade noch schwach alkalisch gegen Phenolphthalein.

Wir haben bereits gesehen, daß der Pankreassaft kein wirksames Trypsin, sondern ein Zymogen enthält, das erst durch ein anderes Enzym, die Enterokinase, aktiviert werden muß. Die Enterokinase wird von den Zellen des Dünndarmes erzeugt. Wie Mellanby und Wooley (1912) gezeigt haben, zeigt die Geschwindigkeit dieses Aktivierungsprozesses gewisse Merkwürdigkeiten. Der Prozeß beginnt langsam und wird beim Fortschreiten immer schneller. Ob er die typische S-Form der Kurve der Autokatalyse hat, ist schwer zu ermitteln, aber er wird ständig schneller, bis die Reaktion praktisch vollständig ist. Diese Erscheinung ist noch nicht genügend erklärt. Nach Vernon (1913) beruht der Vorgang auf der Produktion einer nicht stabilen Substanz, welche als Aktivator wirkt, aber schnell zerstört wird. Gewöhnliches Trypsin aktiviert Trypsinogen nicht.

Bei der Aktivierung des Trypsinogens findet also eine Art Autokatalyse statt. Vielleicht entsteht bei der Wirkung der Enterokinase etwas, das die Tätigkeit der Enterokinase erhöhen kann. Vernon (Biochem. Journal 8, S. 528) meint, daß das aktivierte Trypsin auf einen Vorläufer unter Bildung eines anderen Enzyms „Deuterase" wirkt, welches das Trypsinogen, unabhängig von der Enterokinase, aktivieren kann.

Bernard (1856, S. 513) weist schon darauf hin, daß der Pankreassaft viel wirksamer wird, wenn er mit dem Inhalt des Duodenums vermischt ist. Er scheint einen Pankreassaft gehabt zu haben, der auf Eiweißkörper nicht wirkte. Bernards Aufmerksamkeit richtete sich daher hauptsächlich auf die Wirkung des Pankreassaftes auf Fette und auf Stärke. Wir erkennen hieraus, wie groß die experimentelle Geschicklichkeit Claude Bernards gewesen ist, da er sicher reinen unvermischten Saft in Händen gehabt hat.

Das Trypsin hydrolysiert Proteine zu Aminosäuren. Es gibt aber wahrscheinlich einige einfachere Di- oder Tripeptide, welche vom Trypsin nur schwach angegriffen werden. Sie werden durch das Erepsin des Succus entericus hydrolysiert, ein Enzym, welches auf Proteine selbst nicht wirkt. Caseinogen und Fibrin werden langsam angegriffen, Peptone und andere Polypeptide werden rasch zu Aminosäuren abgebaut. Es wurde von Cohnheim (1906) entdeckt. London (1906, usw.), welcher die Pawlow-Polyfistelmethode benutzte, hat gefunden, daß die Proteine praktisch vollkommen in Aminosäuren verwandelt und als solche im Dünndarm resorbiert werden. Das Arginin, eine substituierte Di-Aminosäure, wird durch ein Enzym, Arginase, zu Harnstoff und Diaminoverleriansäure hydrolysiert. Dieses Enzym wurde von Kossel und Dakin (1904) entdeckt.

*Die Verdauung der Fette.* Einige Autoren haben eine Magenlipase beschrieben, ihre Wirksamkeit tritt aber gegenüber der Pankreaslipase vollkommen zurück. Deren Wirkung wird durch die Galle erhöht, welche eine Emulgierung der Fette bewirkt; sie ist stark oberflächenaktiv und beeinflußt, wie wir sahen, auch direkt die Wirksamkeit als Lipase. Die Galle wirkt auch als Lösungsmittel für die freien Fettsäuren, was für die höheren Fettsäuren, wie die Stearinsäure, besonders wichtig ist. Auf diese Weise werden die Fette zu Fettsäuren und Glycerin hydrolysiert.

*Die Resorption der Fette.* Die Fettsäuren und das Glycerin werden von den Zellen der Darmzotten aufgenommen und in ihrem Inneren, wahrscheinlich durch reverse Wirkung der Lipase (Hamsik, 1914), wieder zu Neutralfett synthesiert. Das Neutralfett kommt in Form von feinen Tröpfchen in das zentrale Lymphgefäß der Darmzotte und gelangt von da mit dem Lymphstrom in den Ductus thoracicus und so in den Blutstrom. Im Blut kann man sie durch ultra-

mikroskopische Beleuchtungsmethoden als „Blutstaub" mit kräftiger Brownscher Bewegung beobachten. Der Grund, warum die Fette erst hydrolysiert
und dann wieder synthetisiert werden müssen, ist nicht leicht einzusehen. Es
ist wohl für eine leichtere Resorption nötig.

*Die Resorption des Wassers und der Salze.* Wasser kann praktisch in jedem
Umfang von der Darmschleimhaut resorbiert werden. Die Regulierung des
Wassergehaltes des Gesamtorganismus wird durch die Nieren besorgt. Im
Magen findet keine Wasserresorption statt. Die Hauptmenge wird im Dünndarm
resorbiert, eine gewisse Menge auch im Dickdarm.

Wenn reines Wasser resorbiert würde, würde der osmotische Druck des
Blutplasmas die Resorption erklären. In Wirklichkeit werden aber isotonische
Salzlösungen resorbiert. Hypertonische Lösungen werden zunächst durch
reine osmotische Wirkung verdünnt und dann resorbiert. Es muß sich
also um eine besondere, unter Energieverbrauch einhergehende Tätigkeit der
resorbierenden Epithelzellen handeln. Dieser Prozeß ist demnach eine Art
Umkehrung von dem bei der Sekretion vor sich gehenden. Am auffallendsten
zeigt sich das vielleicht dadurch, daß sogar das eigene Serum des Tieres resorbiert
werden kann. Die Resorptionsgeschwindigkeit hängt stark von physikalischen
Faktoren ab, über ihre Rolle siehe die Arbeit von STARLING (1909, 2).

## Zusammenfassung.

Bei Tieren muß die Nahrung vor der Resorption physikalisch und chemisch
verändert werden. Dies wird durch die Verdauungsmechanismen bewerkstelligt,
welche auch für die Resorption der gebildeten Produkte sorgen.

Bei den einzelligen Organismen werden die festen Nahrungsteilchen, lebende
Algen oder Bakterien, innerhalb der Zelle angegriffen. Sie werden erst bei saurem
Medium abgetötet, dann durch Enzyme bei alkalischem Medium verdaut.

Das gleiche gilt für die Phagocyten der höheren, vielzelligen Tiere. Daß
sie ihre Beute mit den Pseudopodien fangen, ist völlig unerwiesen. Eine zufällige
Berührung mit Bakterien führt zur Adhäsion und dann durch die Wirkung von
Oberflächenkräften zur Inkorporierung. „Opsonine", als spezifische chemische
Stoffe, gibt es aller Wahrscheinlichkeit nach nicht.

Das Verdauungssystem bei den höheren Tieren besteht aus einem langen
Rohr mit stellenweisen Erweiterungen und Einrichtungen, welche gestatten,
die Nahrung zeitweilig in verschiedenen Abschnitten eingeschlossen zu halten,
damit die Enzyme, welche in diese Abschnitte hinein sezerniert werden, genügend
lange Zeit wirken können.

Der Darmtraktus kann zwei Arten von Bewegungen ausführen. Eine,
um die Nahrung den Darm entlang gehen zu lassen, die andere, um den Darminhalt in einen bestimmten Abschnitt rückwärts und vorwärts schieben zu
können. Die erstere steht unter der Kontrolle eines in der Darmwand selbst
gelegenen nervösen Apparates. Dieser beherrscht die Darmbewegungen, welche als
„myenterischer Reflex" oder „das Gesetz des Darmes" bezeichnet worden sind.
Unterhalb der Stelle, an der sich Verdauungsgemisch befindet, werden die Darmbewegungen gehemmt, und der Darm dehnt sich aus, oberhalb davon nehmen
Tonus und Kontraktionen zu, so daß der Darminhalt weiterbewegt wird. Diese

Wirkung kann von Nervenfasern aus, die aus dem Zentralnervensystem stammen und im Splanchnicus verlaufen, gehemmt werden. Andere Fasern, die im Nervus vagus verlaufen, rufen Steigerung der Bewegungen hervor. Auf diese Weise ist für alle Arten Bewegungen gesorgt.

Die normalen Bewegungen des Darmtraktus kann man mit Hilfe der Röntgenstrahlen untersuchen.

Die Sekretion der verschiedenen Verdauungssäfte wird auf zwei Arten erregt: chemisch durch das Auftreten einer Substanz im Blut, welche durch etwas, das beim Ankommen des Verdauungsgemisches in einem bestimmten Darmabschnitt wirksam ist, erzeugt worden ist; oder auf nervösem Wege durch Reflexe, die durch Anblick, Geruch oder Geschmack der Nahrung ausgelöst werden. Die relative Rolle, welche diese beiden Mechanismen spielen, verändert sich vom Mund zum Dickdarm derart, daß die Drüsen näher dem Kopfe mehr unter der Aufsicht der Nervenreflexe stehen. Es ist zweifelhaft, ob Pankreas, Leber und Dünndarm normalerweise durch Sekretionsnerven beeinflußt werden.

Die Nahrung wird hauptsächlich mechanisch, manchmal mit Hilfe von Bakterien, verändert.

Die Kohlenhydrate werden durch eine Reihe von Enzymen in Hexosen oder Pentosen zerlegt. Diese Enzyme sind im Speichel, im Pankreassaft und im Succus entericus enthalten. Die Cellulose wird gewöhnlich im Dickdarm durch die Wirkung von Bakterien in Glucose umgewandelt und wahrscheinlich als solche resorbiert, bevor die Bakterien einen großen Teil in Wasserstoff und Methan haben umsetzen können. Einige Tiere besitzen in ihrem Verdauungstrakt ein cellulosehydrolysierendes Enzym.

Die Zucker werden hauptsächlich im Dünndarm resorbiert, wenn sie aus Cellulose stammen, im Dickdarm.

Die Eiweißkörper werden zuerst in Albumosen und Peptone (höhere Polypeptide) durch das Pepsin des Magensaftes verwandelt, und diese in Aminosäuren und Dipeptide durch das Trypsin des Pankreassaftes, endlich vollständig in Aminosäuren durch das Erepsin des Succus entericus.

Eiweißkörper werden im Magen nicht resorbiert, am Ende des Dünndarmes sind sie praktisch vollkommen resorbiert.

Die Fette werden im Dünndarm durch den Pankreassaft hydrolysiert und als Glycerin und Fettsäuren resorbiert, letztere zum größten Teil durch die Galle in Lösung gehalten. Im Epithel der Darmzotten werden sie wieder zu Neutralfetten zusammengesetzt, welche in die Lymphwege und von da in fein emulgiertem Zustand in das Blut übergehen.

Wasser und Salze werden von der Darmschleimhaut resorbiert. Die Resorption von dem Blute isotonischen Lösungen kann nur durch Zellarbeit seitens der Epithelzelle erklärt werden.

## Literatur.

Verdauungsmechanismen im allgemeinen: BIEDERMANN (1911).
Darmbewegungen: CANNON (1911).
Sekretion von Säften: PAWLOW (1901).
Der Magen: BEAUMONT (1833).
Das Pankreas: BERNARD (1856); CORVISART (1857—1863).
Hunger und Appetit: CANNON und WASHBURN (1912); CARLSON (1916).

# XIII. Erregung und Hemmung.

Wenn irgendein Prozeß ohne das Dazwischentreten einer äußeren Einwirkung dauernd stattfindet, so muß es beim lebenden Organismus ein Mittel für seine Regulation geben, um ihn nach zwei Richtungen zu verändern. Er muß je nach Bedarf verstärkt oder abgeschwächt werden können. Solche physiologischen Prozesse kommen bei der Muscularis der kleinen Arterien in Betracht, ferner überall, wo glatte oder unwillkürliche Muskulatur vorkommt. Der „Ruhezustand" der glatten Muskulatur, wenn sie also unbeeinflußt von nervösen Reizen ist, ist eine Art partielle Kontraktion „Tonus" genannt. Dieser Tonus kann durch gewisse Nerven, die das Gewebe versorgen, erhöht und durch andere Nerven verringert werden. Im vorstehenden Kapitel sahen wir, wie die automatischen Darmbewegungen vom Splanchnicus aus gehemmt und vom Vagus gesteigert werden können. Für unseren augenblicklichen Zweck ist es gleichgültig, ob diese Bewegungen durch periodische Entladungen der Nervenzellen im Auerbachschen Plexus verursacht sind oder ihren Ursprung in den Muskelzellen selbst haben, obwohl die Arbeit von Gunn und Underhill (1914) zeigt, daß wohl das letztere zutrifft. In beiden Fällen können die entsprechenden Zellen entweder gehemmt oder erregt werden. Solche doppelten Wirkungen spielen, wie wir später sehen werden, für die Nervenzentren eine fundamentale Rolle. Das beste Beispiel ist wohl das Herz. Dieses Organ setzt bekanntlich, wenn es aus einem Tiere herausgeschnitten wird, außerhalb des Tieres seine regelmäßige Schlagfolge fort. Im lebenden Tiere kann die Herztätigkeit durch Reizung des N. vagus gehemmt, durch Reizung des N. accelerans, der zum sympathischen Nervensystem gehört, beschleunigt werden.

Diese Fähigkeit, in zwei entgegengesetzten Richtungen beeinflußt zu werden, findet sich nicht nur innerhalb der belebten Natur. Wir kommen auf unser altes Beispiel eines Estersystems im Gleichgewicht zurück. Wenn wir mehr Wasser zusetzen, erfolgt, wie wir gesehen haben, vermehrte Hydrolyse; wenn wir Wasser entfernen, erfolgt erhöhte Synthese oder verminderte Hydrolyse des Esters. Auch die Katalyse gehört hierher, die in der Beschleunigung der Erreichung der Gleichgewichtslage besteht. Dabei handelt es sich um Wasseraufnahme oder -abgabe. Nun erhöht der Katalysator sowohl die Geschwindigkeit der Hydrolyse wie der Synthese; welche dieser Wirkungen die deutlichste ist, hängt von den Umständen ab. Aber auch die beschleunigende Wirkung eines Katalysators kann vermehrt oder verringert werden. Das Pepsin hydrolysiert die Eiweißkörper am besten bei Vorhandensein einer gewissen bestimmten Konzentration von Wasserstoffionen. Wenn diese Konzentration etwas geringer als die optimale ist, kann die Hydrolysengeschwindigkeit durch Säurezusatz gesteigert, durch Alkalizusatz verringert werden.

Die Dualität der im letzten Beispiel bezeichneten Erscheinungen erinnert uns ferner an den Gegensatz der allgemeinen chemischen Eigenschaften von Wasserstoff- und Hydroxylionen. Man kann auch die Existenz positiver und negativer Elektrizität anführen, obgleich vielleicht das letzte Wort über diese Frage noch nicht gesprochen ist.

Auch im Stoffwechsel können zwei Gruppen von Erscheinungen unterschieden werden. Die Synthese eines komplexen Systems oder einer Substanz

von hoher potentieller Energie kann als „anabolischer Prozeß", die Zerlegung
eines solchen Komplexes unter Energieabgabe kann als „katabolischer Prozeß"
bezeichnet werden.

Wir fanden etwas derartiges bei der Sekretion der Speicheldrüsen und werden
bei Muskelcontraction das gleiche antreffen. Die neueren Arbeiten neigen aber
dazu, an der Universalität dieses Gegensatzes von Anabolismus und Katabolismus
als Erklärung der physiologischen Tätigkeit im allgemeinen zu zweifeln, da es
scheint, daß viele protoplasmatische Prozesse eher mit der Nutzbarmachung von
Brennstoff in einem Petroleummotor verglichen werden können, der Brennstoff
verbindet sich dabei nicht etwa mit den Teilen des Mechanismus, sondern er
gibt nur mit Hilfe des Mechanismus seine Energie ab. Der Mechanismus wirkt
auf ihn gewissermaßen von außenher ein. Eine weitere Besprechung dieser
Frage wird später erfolgen.

Unter „Erregung" versteht man gewöhnlich die Zunahme oder das Ingang-
setzen eines Prozesses und unter „Hemmung" die entgegengesetzte Erscheinung,
also das Aufhörenmachen eines Prozesses oder seine Verlangsamung.

Streng genommen ist alles lebende Protoplasma „erregbar", d. h. es kann
von äußeren Kräften beeinflußt werden, wie es JOHN BROWN (1788, Seite 3 von
1795 Ausgabe) und, mehr im einzelnen, CLAUDE BERNARD (1879, 1, Seite 242)
deutlich zeigten; letzterer definiert die „Reizbarkeit", was dem oben angewendeten Ausdruck „Erregbarkeit" gleichkommt, als „la propriété que possède
tout élément anatomique (c'est à dire le protoplasma qui entre dans sa constitution) d'être mis en activité et de réagir d'une certaine manière sous l'influence
des excitants extérieurs".

Indessen wird der Ausdruck gewöhnlich nur auf solche Gewebe angewendet,
welche auf einen Reiz mit einer plötzlichen Veränderung reagieren, also besonders
auf die Muskeln und die Nerven.

## Die Erregung der Nerven.

Da die Tiere im Laufe der Entwicklung an Größe und Kompliziertheit zunahmen, mußten sich allmählich Verbindungen zwischen ihren verschiedenen
Teilen und Organen ausbilden. Bis zu einem gewissen Grade wird dies auf chemische
Weise durch das Blut oder andere Flüssigkeiten bewirkt. Aber für viele Zwecke
geht das nicht schnell genug; die Berührung eines festen Gegenstandes muß
an die Muskulatur des Bewegungsapparates weitergegeben werden, damit
der Organismus schnell genug reagieren kann, sie zu vermeiden. Daher finden
wir schon in einem sehr frühen Entwicklungsstadium der vielzelligen Tiere
nervöse Verbindungen vor. Selbst bei den Cölenteraten ist die Kompliziertheit
der Nervenwege schon beträchtlich. Die Wirkung von dem, was an dem einen
Ende der Nervenfaser geschieht, wird mit großer Schnelligkeit dem anderen
Ende des Nerven mitgeteilt, wo es auch sein mag. Wir beginnen die Untersuchung der Erregungsvorgänge am besten mit der Nervenfaser, denn hier liegen
manche Verhältnisse am einfachsten, während andere allerdings sehr kompliziert
sind. Die Nervenfasern haben nur die Funktion, die Erregung zu leiten.
Wenn sie von außen völlig unbeeinflußt sind, befinden sie sich, soweit wir wissen,
völlig in Ruhe. Hemmende Einflüsse sind daher bei ihnen überflüssig. Wenn

sie durch irgendeinen Einfluß, einen sog. „Reiz", in Tätigkeit gesetzt werden, verschwindet die im Nerven gesetzte Veränderung von selbst nach einer gewissen sehr kurzen Zeit, sobald der Reiz zu wirken aufhört.

Zur Untersuchung des Nerven dient häufig das sog. Nervmuskelpräparat des Frosches, d. h. der herausgeschnittene M. gastrocnemius mit seinem motorischen Nerven, dem N. ischiadicus. Wenn man den Nerven in dem vom Muskel entfernt gelegenen Teil etwas kneift, erfolgt scheinbar im selben Augenblick eine Kontraktion des Muskels. Dabei ist an den Nerven keinerlei Veränderung zu sehen. Trotzdem muß von der Reizstelle aus etwas den Nerven bis zum Muskel hin entlang gelaufen sein, da sonst der Muskel nicht auf das Kneifen des distal von ihm gelegenen Nervenendes hätte reagieren können. Man nennt das die Fortleitung der Erregung im Nerven oder auch den Nervenimpuls. Aber wie ihn im Nerven selbst nachweisen, wenn er etwa vom Muskel abgetrennt wäre?

Es hat sich nun gezeigt, daß man bei sorgfältiger Untersuchung mit sehr empfindlichen Apparaten gleichzeitig mit der Fortleitung der Erregung nur eine einzige Veränderung, nämlich eine elektrische, im Nerven nachweisen kann.

Eine Wärmeproduktion, die irgendwie von Bedeutung sein könnte, ist durch die Experimente von A. V. HILL (1912) bestimmt ausgeschlossen. Durch die Anwendung einer Methode, durch welche Temperaturänderungen von einem sechsmillionstel Grad nachgewiesen werden konnten, war durch 25 Sekunden lang dauernde Reizung des Nerven keine Erwärmung zu erhalten. Dieses Resultat bedeutet, daß eine Einzelerregung keine höhere Erwärmung als $1 \cdot 10^{-8}$ ° C ergibt, also weniger als ein hundertmillionstel Grad. HILL berechnet, daß eine entsprechende Wärmemenge bei dem Verbrauch eines Moleküls Sauerstoff durch ein Nervenvolumen von $3{,}7\ \mu^3$ geliefert werden würde, also einem Volumen, das unter dem Mikroskop leicht sichtbar ist und, mit Sauerstoff von atmosphärischem Druck gefüllt, $3 \cdot 10^9$ Moleküle enthalten würde, da 1 ccm $4{,}5 \cdot 10^{16}$ enthält. Dieses Resultat macht es unmöglich, anzunehmen, daß ein chemischer Prozeß, etwa eine Oxydation, der einen nicht umkehrbaren Energieverlust ergeben würde, mitspielen kann und zeigt, daß man an irgendeinen umkehrbaren physiko-chemischen Prozeß denken muß. Trotzdem müssen wir die Angaben sorgfältig prüfen, die über die Kohlensäureabgabe arbeitender Nerven gemacht worden sind.

WALLER (1896) bemerkte, daß kleine Kohlensäuremengen den Umfang der elektrischen Veränderungen im Nerven vergrößern; dieselbe Wirkung hatte auch Tetanisierung des Nerven. Hieraus wurde geschlossen, daß der Nerv bei der Tätigkeit Kohlensäure produziere. TASHIRO (1913, 1) brachte direkte Beweise. Er verwendete eine sehr empfindliche Methode zur Kohlensäurebestimmung (1913, 2), die auf der Bildung eines Häutchens von Bariumcarbonat auf der Oberfläche eines Tropfens einer Bariumhydroxydlösung beruht. Die absoluten Mengen waren natürlich sehr klein, und die Möglichkeit, daß sie nur in dem Gewebe gelöst waren, ist nicht genügend ausgeschlossen. Kleine Mengen wurden von dem ruhenden Nerven sehr langsam abgegeben. Die Extraproduktion bei elektrischer Reizung würde sich leicht durch die Wärme erklären lassen, die beim Fließen des elektrischen Stromes entsteht. Ein Nervenstamm besteht nicht nur aus Nervenfasern, sondern auch aus Bindegewebe, in welchem lebende Zellen enthalten sind, die Kohlensäure produzieren, diese würde infolge der durch den erregenden Strom erzeugten Wärme abgegeben werden. Die Kohlensäureproduktion des ruhenden Nerven nahm allmählich ab, und zwar in einer Zeit, in welcher man sicher annehmen kann, daß die Reizbarkeit noch unvermindert war. Nach Abtötung durch heißen

Dampf hörte die Kohlensäureproduktion in der Ruhe und bei Reizung auf; aber das zeigt nicht, daß es eine vitale Erscheinung war, da in den Geweben gelöste Kohlensäure natürlich bei der Abtötung ausgetrieben sein würde. Die Zahlenwerte lassen es zweifelhaft erscheinen, daß die Kohlensäure aus dem Stoffwechsel des Nerven stammte. Dieser müßte dann nämlich größer sein als der eines gleichen Muskelgewichtes. In der Monographie von 1917 beantwortet Tashiro diese Einwände nicht befriedigend. Der einzige ergänzende Beweis (S. 40) ist, daß die abgegebene Kohlensäure der Länge des von dem erregenden Strome durchflossenen Nerven nicht proportional ist, sondern der, durch welche die Erregungswelle hindurchgeht. Leider sind hierüber keine experimentellen Angaben vorhanden und kein Hinweis, wo sie veröffentlicht worden sind. Der Umstand, daß in Wasserstoff weniger Kohlensäure abgegeben wird, überzeugt nicht, da nicht angegeben ist, wie lange der Nerv vorher dem Gasstrom ausgesetzt gewesen war. Der neue Befund, daß Ganglienzellen nicht mehr Kohlendioxyd abgeben als Nervenfasern, bestätigt eher meine Zweifel. Riggs (1919) teilt Tashiros Ansicht, A. R. Moore (1919) tut es nicht.

Wir sind demnach auf die elektrische Veränderung beschränkt. Glücklicherweise kann man sie genau messen und ihren Verlauf bestimmen. Für den Augenblick wollen wir eine Besprechung ihrer Ursache unterlassen und uns auf die Aussage beschränken, daß eine erregte Nervenstelle sich elektrisch negativ gegen eine ruhende verhält. Wenn also die beiden Punkte zu einem Galvanometer abgeleitet sind, fließt ein Strom von der ruhenden Stelle durch das Galvanometer zu der erregten, erstere entspricht also dem Kupfer eines Daniellelements, letztere dem Zink. Diese elektrische Veränderung, welche an einem Punkte durch einen Momentanreiz hervorgerufen wird, dauert an einem Punkte nur kurz an. Sie läuft über den Nerven hin, so daß jeder Punkt, einer nach dem anderen elektronegativ gegenüber in Ruhe befindlichen Stellen wird. Wenn an zwei verschiedenen Punkten zwei Elektroden an den Nerven angelegt werden und der Nerv in der Nähe der einen gereizt wird, so wird bei der Erregung diese Elektrode zunächst negativ gegen die andere werden.

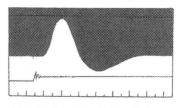

Abb. 70. Zweiphasischer Aktionsstrom vom N. olfactorius des Hechtes, aufgenommen mit dem Capillarelektrometer. Bei der Markierung Reizung durch einen Induktionsschlag. Zeit in 0,025 Sekunden. (Nach Garten.)

Wenn dann die Erregungswelle von der ersten zur zweiten Elektrode gelangt ist, wird diese negativ gegen die erste. Wenn wir die Elektroden A und B nennen, wird zuerst A negativ, B positiv, dann A positiv, B negativ. Diese Form der elektrischen Reaktion wird „diphasisch" genannt (s. Abb. 70). Wenn die Elektrode B an eine vorher abgetötete Nervenstelle angelegt wird, verschwindet die negative Welle, wie sie gewöhnlich genannt wird, an der abgetöteten Stelle. Die einzige elektrische Wirkung, die man dann sieht, ist durch das Negativwerden von A bedingt. Sie besteht dann nur aus der ersten Hälfte der „diphasischen" Reaktion und heißt dann „monophasisch".

Wir wissen also, daß eine Reizwelle in einer Nervenfaser veranlaßt werden kann, und wir müssen zunächst fragen, wie ein „Nervenreiz" für experimentelle Zwecke erzeugt wird. Alles, was den Nerven erregt, wird „Reiz" genannt. Für praktische Zwecke ist der elektrische Reiz der beste, weil er bequem quantitativ abgestuft und gemessen werden kann. Wenn ein Stromstoß als Reiz benutzt wird, ist zu berücksichtigen, daß die Energie das Produkt zweier Faktoren darstellt, des Kapazitäts- und des Intensitätsfaktors. Ändern sich beide einander umgekehrt proportional, so bleibt das Energiequantum dasselbe. WALLER (1899) fand nun, daß das Verhältnis beider Faktoren nicht nebensächlich ist. Es gibt für ein und dieselbe Gewebsart unter genau identischen Bedingungen (z. B. Temperatur) ein ganz bestimmtes Verhältnis, bei dem eine kleinere Energiemenge erregend wird, als bei anderen Verhältnissen, bei welchen entweder Quantität oder Potential höher oder niedriger ist. Dies Verhältnis nennt WALLER die „charakteristische" Zahl. Wie ist sie zu erklären? Solche Versuche werden am besten mit Kondensatorentladungen angestellt. Wenn 2 Metallplatten, die durch einen Nichtleiter getrennt sind, durch Verbindung mit einer Elektrizitätsquelle auf verschiedene Potentiale aufgeladen werden, hängt die erforderliche Elektrizitätsmenge von der Plattengröße, ihrer Entfernung und der Dielektrizitätskonstante des trennenden Mediums ab, wie wir auf Seite 220 sahen. Das wurde als „Kondensatorkapazität" bezeichnet. Wenn man Kondensatoren von verschiedenen Kapazitäten nimmt und sie auf verschiedene Potentiale auflädt, können wir alle erforderlichen Verschiedenheiten erhalten. Die Energie der Entladung eines Kondensators in ergs ist durch die Formel gegeben: $^1/_2 U^2 C$, wo $U$ den Potentialunterschied zwischen den Platten in Volt und $C$ die Kapazität in Mikrofarads ist. Wir sehen, daß dieser Ausdruck dem gewöhnlichen Ausdruck der kinetischen Energie entspricht.

Wenn eine gewisse Menge Elektrizität durch einen hohen Widerstand, wie einen Nerven, entladen wird, ist die Entladungszeit verschieden, je nach dem Potential, bei welchem die Entladung beginnt. Die entsprechende Formel lautet:

$$E_1 = E_0 \cdot e^{-\frac{t}{RC}} \quad \text{oder} \quad t = RC \log e \left(\frac{E_0}{E_1}\right),$$

für den Fall, daß keine größere Selbstinduktion bei der Entladung auftritt.

$E_0$ ist die Potentialdifferenz zwischen den Kondensatorplatten vor Beginn der Entladung. $E$ ist die Potentialdifferenz nach Verlauf der Zeit, $t$, während welcher der Kondensator durch den Widerstand, $R$, entladen wurde.

$C$ ist die Kapazität und $e$ die Basis der natürlichen Logarithmen.

Aus dieser Formel sieht man, daß die zur Entladung gebrauchte Zeit proportional $R$ oder $C$ ist, wenn alles übrige konstant bleibt.

In der Arbeit von HERMANN (1906, S. 554) ist eine Reihe Kurven wiedergegeben, welche die verschiedene Steilheit der Entladungskurven von Kondensatoren verschiedener Kapazität zeigen.

Das Capillarelektrometer, das häufig zur Untersuchung der elektrischen Veränderungen in Geweben benutzt wird, verhält sich hinsichtlich der Geschwindigkeit von Ladung und Entladung wie ein Kondensator. Bei der Bestimmung seiner Konstanten, wie allgemein bei Prozessen, die schnell einsetzen und allmählich langsamer werden, je mehr sie sich dem Endstadium nähern (NEWTONS „Gesetz der Abkühlung", s. oben S. 192), ist es üblich, die Zeit zugrunde zu legen, in der der Prozeß zur Hälfte abgelaufen ist, da in diesem Abschnitt die Kurve ihre Form äußerst schnell ändert. Gegen das Ende der Kurve sind die Messungen schwer und wegen der langsamen Veränderung ungenau. Bei einem auf 1 Volt aufgeladenen Kondensator wird die Entladung durch die Zeit charakterisiert, in der die Potentialdifferenz auf ein halbes Volt sinkt. Bei der Erregung des Nerven ist der steile und allein wirksame Teil der Entladung tatsächlich schon

vor dieser Zeit vorüber; denn langsame Stromschwankungen haben, wie wir
später sehen werden, keine erregende Wirkung.

Nach WALLERS Versuchen wird eine erregende Wirkung mit dem kleinsten
Energieaufwand dann erzielt, wenn die Änderung der Entladungskurve am
steilsten ist. Diese Tatsache wird man wohl irgendwie mit dem Schwingungs-
verhältnis eines Nervenbestandteils in Beziehung setzen dürfen. So wird ein
Stoß von gegebener Kraft, der ein ruhendes, schweres Pendel trifft, weniger
Wirkung haben, als wenn er auf das Pendel trifft, wenn sein Impuls mit der
Schwingungsperiode des Pendels zusammenfällt.

Bei der praktischen Verwendung des Kondensators muß berücksichtigt
werden, daß seine Isolierung niemals vollkommen ist. Wenn daher Ladung
und darauffolgende Entladung durch den Nerven einander nicht unmittelbar
folgen, geht der wirksamste Teil der Entladung, nämlich der steilste Strom des

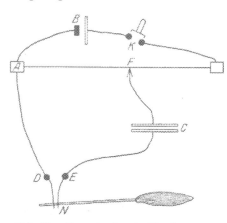

Abb. 71. Stromkreis mit Kondensator
zur elektrischen Reizung erregbarer Gewebe. (HERRMANN, 1906.)

Potentials, verloren. Um diese Fehlerquelle
zu vermeiden, dient die in Abb. 71 dargestellte Anordnung des Stromkreises. [Von
HERRMANN (1906, 540) RADAKOVIČ zugeschrieben.] Von dem Kondensator $C$ geht
eine leitende Verbindung durch den Nerven $N$ zu einer Stromquelle, deren Potential durch eine besondere Vorrichtung variiert werden kann. Wenn der Schlüssel $K$
geschlossen wird, wird ein passender Bruchteil der elektromotorischen Kraft der
Batterie $B$ durch den Nerven in den Kondensator geschickt. Solange der Strom-
schlüssel geschlossen bleibt, wird der Kondensator zum gewünschten Potential geladen. Sobald der Schlüssel geöffnet wird,
wird der Kondensator durch den Nerven

und das zwischen $A$ und $F$ befindliche Drahtstück entladen. Will man entweder die Ladung oder die Entladung des Kondensators nicht durch den Nerven
gehen lassen, so wird ein Kurzschluß zwischen $D$ und $E$ hergestellt.

Die Kondensatorentladung stellt zwar die beste Methode dar, den Nerven
mit genau bekannten Reizen zu erregen, wenn man aber eine rasche Folge von
Serienreizen haben will, ist schon ein komplizierter Apparat notwendig. Hierfür werden daher gewöhnlich Induktionsströme benutzt, die in einer Spule von
feinem Draht entstehen, wenn in einer anderen Spule, die zur ersten passend gelagert ist, rasch ein Strom geöffnet und wieder geschlossen wird. Wenn diese
Einrichtung mit einem automatischen Unterbrecher, dem sog. „Wagnerschen
Hammer", versehen ist, wird sie nach ihrem Erfinder der Du Bois-Reymondsche
Schlittenapparat genannt. Die Ströme, die durch Schließung und Öffnung
eines Stromes in der primären Spule induziert werden, unterscheiden sich in
ihrem zeitlichen Verlauf, weil der Stromschluß in der primären Spule durch
Selbstinduktion verzögert wird, die bei der Unterbrechung fehlt, da der Stromkreis dann nicht mehr geschlossen ist. Der Öffnungsschlag hat daher ein
höheres Potential als der Schließungsschlag.

Weitere Einzelheiten über die verschiedenen Methoden der elektrischen Reizung findet man in der Arbeit von GARTEN (1908). Ein oder zwei Tatsachen seien hier noch angeführt. Der Reizstrom tritt durch die eine Elektrode in den Nerven ein und durch eine zweite aus dem Nerven aus. Bei Schließung des Stromes findet die Erregung an der Kathode statt; wenn der Strom längere Zeit durch den Nerven geflossen ist und nun geöffnet wird, an der Anode. Dies sieht man am besten bei Verwendung konstanter, einsinniger Ströme, welche so lange geschlossen gehalten werden können, wie man will. Wenn man keine Wechselströme anwendet, muß natürlich an den Elektroden Polarisation auftreten. Die Konstruktion nicht polarisierbarer Elektroden findet man in GARTENS Artikel (1908, S. 333—339). Eine sehr bequeme Form ist die Veränderung von OSTWALDS Calomel-Elektrode, die NOYONS (1909) beschrieben hat oder die von PHILIPPSON (1912). Solange ein konstanter Strom, der nicht verändert wird, durch den Nerven fließt, tritt keine Erregung ein. Erregung findet nur bei der Ä n d e r u n g des Potentials statt, die aber rasch erfolgen muß, sonst ist sie unwirksam. Andererseits darf sie auch nicht zu schnell vor sich gehen, wie bei den äußerst schnellen Tesla-Wechselströmen, die praktisch im Verhältnis zu der Energie, die sie enthalten, unwirksam sind. Diese Ströme werden durch Induktion durch die schnellen natürlichen Oszillationen bei der Entladung eines Kondensators, etwa einer Leydener Flasche, erzeugt, die durch Verbindung mit einer großen Induktionsspule oder mit einer Influenzmaschine auf ein hohes Potential aufgeladen ist. Man kann einen Strom von fast einem halben Ampere, der im selben Stromkreis eine Glühlampe zum Glühen bringt, durch den menschlichen Körper schicken, ohne die Nerven zu erregen. Es scheint in der Tat, daß die von den sog. „H o c h f r e q u e n z "-Strömen erzeugten Wirkungen nur durch die Wärme verursacht sind, in welche sie in den Geweben, die sie durchfließen, verwandelt werden.

Die Anwendung von Strömen verschiedener Zeitdauer gestattet in bequemer Form das Rheonom von FLEISCHL, das in GARTENS Arbeit beschrieben ist (1908, S. 406). KEITH LUCAS (1907, 1) beschreibt eine einfache Form des Rheonoms. Der Strom geht durch gesättigte Zinksulfatlösung, welche sich in zwei Behältern befindet, die durch ein rechteckiges Loch miteinander kommunizieren. Dieses Loch kann durch einen gleichmäßig bewegten Schieber geöffnet und geschlossen werden.

Die Anwendung von Wechselströmen sinusoidaler Form hat gewisse Vorzüge, weil dadurch die Reizung gleichmäßig und regelmäßig wird. Durch Rotation einer Spule in einem Magnetfelde oder umgekehrt kann man Ströme erhalten, welche annähernd sinusoidal sind. Um mathematisch korrekte Ströme zu erhalten, ist eine komplizierte Apparatur nötig. Der von den Zentralstationen abgegebene Wechselstrom hat fast eine Sinuskurve und bildet, wenn er zur Verfügung steht, ein bequemes Mittel, sehr regelmäßige, abgestufte, tetanisierende Reize, von einem du Bois-Reymondschen Induktionsapparat zu erhalten. Er kann durch die sekundäre Spule geschickt werden, wenn die Elektroden mit der primären verbunden sind oder umgekehrt. In letzterem Falle muß eine Glühlampe als Widerstand zwischengeschaltet werden. Die Stärke der Reizströme wird durch Veränderung der Entfernung zwischen beiden Spulen variiert.

Die verschiedenen Elektroden, welche zur elektrischen Reizung des Nerven benutzt werden können, findet man in GARTENS Artikel (1908, S. 331—340). Ich kann hier ergänzend zwei zweckmäßige Anordnungen anführen. Die erste ist von SHERRINGTON (1909, S. 382) besonders für tiefliegende Nerven angewendet worden. Sie besteht aus einem T-Rohr aus Glas, in welches der durchschnittene Nerv gezogen wird. Der Strom wird durch zwei Platindrähte, zwischen denen der Nerv liegt, zugeführt und geht durch den Seitenarm (s. Abb. 72). Sie sind auch für oberflächliche Nerven sehr gut, weil sie das Austrocknen verhindern. Durch Überrieseln mit warmer Salzlösung können sie auf Körpertemperatur gehalten werden. Die Elektroden von KEITH LUCAS (1913, 2, und Abb. 73) werden zur Reizung von Nerven benutzt, welche in Flüssigkeiten (Ringersche Lösung oder Seewasser) liegen; sie verhindern das Übergreifen von Stromschleifen

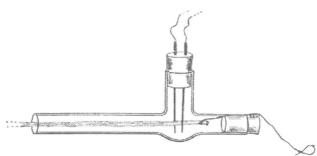

Abb. 72. SHERRINGTONS Elektroden zur Nervenreizung. Der Nerv kann nicht austrocknen. Die Elektroden werden entweder in die Wunde eingenäht oder es wird körperwarme physiologische Salzlösung durch sie hindurchgeleitet.

in die Umgebung. Das Prinzip dieser Elektroden besteht darin, daß der Querschnitt der den Nerven umgebenden Salzlösung sich ganz plötzlich an der Stelle ändert, wo der Reiz gesetzt werden soll und wo der Strom beim Schließen hindurchgeht. Elektroden nach dem gleichen Prinzip zur genauen Reizlokalisation beim Nerv-Muskel-Präparat sind später von KEITH-LUCAS (1908, S. 114) beschrieben und die Genauigkeit der Lokalisation ist bestimmt worden.

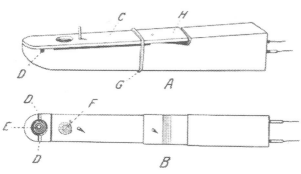

Nerven können auch chemisch gereizt werden, z. B. durch Salzkrystalle oder Glycerin; doch handelt es sich dabei wohl mehr um eine physikalische Wirkung, nämlich Wasserentziehung.

Mechanische Methoden, z. B. Klemmen, Klopfen, Schütteln oder Durchschneiden wirken ebenfalls erregend, sind aber nicht feiner abstufbar.

Sie schädigen den Nerven mehr oder weniger, sind aber gute Hilfsmittel für Kontrollversuche, wenn man z. B. ausschließen

Abb. 73. Elektroden von KEITH LUCAS. Keine Stromschleifen beim Eintauchen in Salzlösungen. Die Reizung geschieht bei D, dort steigt die Stromdichte plötzlich zu einem hohen Wert an. A Seitenansicht: C Loser Deckel, der durch Gummiband, G, gehalten wird; kann durch Druck bei H aufgeklappt werden. D Kanal für den Nerven. B Ansicht von oben: E und F, Spiralen aus feinem Platindraht, leitend mit den Drähten an dem rechten Ende gebunden. (KEITH LUCAS, 1913, Bd. 2.)

will, daß eine bestimmte Erscheinung am Nerven durch Einbrechen von elektrischen Stromschleifen verursacht sei.

Einen Apparat zur mechanischen Reizung des Nerven, der ihn nicht nennenswert schädigt und bis zu einem gewissen Grade quantitativ abstufbar ist, hat

Schäfer (1901) angegeben. Er beruht darauf, daß man aus verschiedener Höhe Quecksilbertropfen auf den Nerven fallen läßt.

Alle Arten der künstlichen Reizung des Nerven sind wohl der natürlichen mehr oder weniger unähnlich, die aus dem Körper der Zelle kommt, deren Verlängerung die Nervenfaser ist. Man kann die Bedeutung dieses Unterschieds aber auch übertreiben; wie wir später sehen werden, laufen sowohl bei der natürlichen wie bei der künstlichen Erregung elektrische Wellen über den Nerven hin; der optimale Wert der zur Reizung verwendeten Energie, Wallers „charakteristische Zahl", entspricht dem Energiewert bei der natürlichen Erregung wahrscheinlich ziemlich genau.

Man kann also Nerven erregen durch viele und verschiedenartige Reizungsarten. Wenn der Nerv mit einem Indicator, z. B. einem Muskel, in Verbindung steht, erzeugen verschiedene Reizstärken aber verschieden starke Kontraktionen.

*Das „Alles oder Nichts-Gesetz".* Die sorgfältigsten Experimente (siehe besonders die von Keith-Lucas, 1909) haben nun gezeigt, daß die verschieden starken Kontraktionen eines Muskels, die durch verschieden starke Nervenreize hervorgerufen werden können, nicht so zahlreich sind wie die verschieden starken Nervenreize, sondern daß die Muskelkontraktionen in einer Stufenreihe stattfinden, die nicht zahlreicher ist als die Anzahl der motorischen Nervenfasern, die den Muskel versorgen. Das zeigt deutlich, daß die verschieden starken Kontraktionen durch die verschiedene Zahl der sich kontrahierenden Muskelfasern bedingt sind. Jede einzelne Faser aber kontrahiert sich entweder gar nicht oder ad maximum. Das war früher von v. Bowditch (1871, S. 687) festgestellt worden, und zwar für das herausgeschnittene, künstlich gereizte Herz. Die Möglichkeit der Anwendung des Gesetzes auf den Nerven wurde von Gotch (1902, S. 407) besprochen, der zu dem Schluß kam, daß die Größe der elektrischen Veränderung beim Nerven weit mehr, wenn nicht ganz, durch die Zahl der erregten Fasern bedingt ist als durch eventuelle Intensitätsunterschiede der elektrischen Veränderung bei den einzelnen Fasern; den Beweis hierfür erbrachte aber erst die Arbeit von Adrian (1912). Betrachten wir einen Muskel, der durch Stöße wechselnder Intensität, die seinen Nerven treffen, erregt wird. Es können nicht alle Nervenfasern in genau gleich günstiger Lage sein, den Reiz zu empfangen. Die zentraler liegenden Fasern werden nur kürzere Zeit von dem Reiz betroffen, vielleicht ist auch die Erregbarkeit verschiedener Fasern verschieden. Ein sehr schwacher Reiz würde dann nur einige wenige Fasern erregen und andere nicht, und daher nur die Kontraktion eines Teiles der Muskelfasern bewirken. Wenn sich diese dann ad maximum kontrahieren, beweist dies noch nicht, daß die Nervenfaser ad maximum gereizt war, ihre Erregung könnte zur Erzeugung der Muskelkontraktion eben ausgereicht haben.

Zur Entscheidung der Frage benutzte Adrian folgende sehr geistreiche Methode. Alle experimentellen Methoden stimmen darin überein, daß die elektrische Veränderung, wenn sie sich über einen normalen Nerven hin fortpflanzt, in ihrer Intensität nicht abnimmt. Wenn aber der Nerv durch Anwendung eines Anästheticums, wie Alkohol oder Morphium, narkotisiert wird, nimmt die elektrische Veränderung, je weiter sie über den Nerven hin fortschreitet, desto mehr an Intensität ab. Wenn die Länge des Nerven oder der Grad der Narkose groß genug ist, kann sie völlig verschwinden. Da die Intensitätsabnahme regelmäßig fortschreitet, ist es klar, daß eine kleinere Erregungswelle nur über eine kürzere Entfernung die narkotisierte Faser ohne zu verschwinden entlang gehen kann als eine anfänglich größere. Praktisch ist es bequemer, den Grad der Narkose oder die Zeit, während der man das Anästheticum anwendet, zu verändern. Die folgende Beschreibung aus ADRIANS Arbeit (S. 393) wird dies deutlich machen: ,,Der entscheidende Punkt ist, ob eine Erregung, welche durch eine Nervenstrecke, in der sie abnimmt, gegangen ist und nun normales Gewebe trifft, einer Erregung, die peripher von der Strecke, in der die Abnahme stattfindet, in normalem Gewebe erzeugt ist, gleich ist oder geringer ist als sie. Die Versuchsanordnung war folgende: Zwei Nerv-Muskel-Präparate werden unter genau gleiche Bedingungen gebracht. In einem davon (Abb. 74, A) werden zwei gleiche Nervenstrecken, $d$ und $d'$, narkotisiert. Diese Strecken sind durch ein beliebig langes Stück des normalen Nerven getrennt, und man kann die Reizleitung durch eine oder beide von ihnen prüfen, je nachdem man durch das Elektrodenpaar $I$ und $II$, wie in der Abbildung dargestellt, reizt. Das andere Präparat wird ebenfalls narkotisiert, aber nur an einer Stelle. Die narkotisierte Strecke $D$ ist ebenso lang wie die beiden Strecken $d$ und $d_1$ zusammen. Die Leitung durch $D$ wird durch die Elektrode $III$ geprüft. Dann wird bei Reizung durch die Elektroden $II$ die Abnahme der Erregung beim Durchgang durch $d$ ebenso groß sein wie die Abnahme der Erregung bei Reizung durch Elektroden $III$,

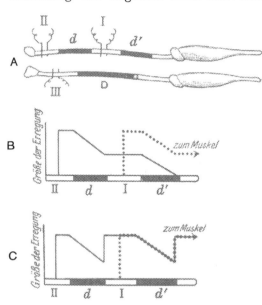

Abb. 74. ADRIANS Diagramm zur Veranschaulichung des Wiederanwachsens einer Nervenerregung, welche durch einen Bezirk verminderter Erregbarkeit hindurchgeht.

wenn die Erregung $D/2$ passiert hat. Wenn die Erregung nach Austritt aus $d$ nicht wieder zunimmt, so kommt sie nach $d_1$ in demselben Zustande, in dem sie in den peripheren Teil von $D$ eintritt. Dann ist die Narkosentiefe, welche zur totalen Aufhebung der Erregung nötig ist, in beiden Präparaten dieselbe. Die Reizung durch die Elektrodenpaare $II$ und $III$ wird gleichzeitig unwirksam. Bei Reizung durch das Elektrodenpaar $I$ kommt die Erregung unvermindert nach $d'$. Die Reizung von $I$ aus ist daher noch wirksam, wenn die Reizung von $II$ aus keine Kontraktion mehr hervorruft.

Abb. 74, B wird das klarer machen. Als Ordinaten sind die Erregungsgrößen an verschiedenen Punkten des Nerven aufgetragen, und zwar zu einer Zeit, wo ein Reiz in $I$ Muskelkontraktion bewirkt, ein Reiz in $II$ aber nicht. Die ausgezogene Linie zeigt die Abnahme der durch einen bei $II$ gesetzten Reiz ausgelöste Erregung. Sie nimmt beim Durchgang durch $d$ ab, aber nicht auf 0, dies tritt vielmehr erst beim Durchgang durch $d_1$ ein. Die punktierte Linie zeigt das gleiche für einen bei $II$ gesetzten Reiz. Diese sinkt, da sie nur durch $d_1$ hindurch muß, nicht auf 0 ab und bewirkt daher eine Kontraktion des Muskels.

Abb. 74, C zeigt, was geschieht, wenn die Erregung, nachdem sie aus der narkotisierten Strecke ausgetreten ist, wieder auf den ursprünglichen Wert anwächst. In diesem Falle ist die durch einen Reiz in $II$ ausgelöste Erregung, nachdem sie durch das normale Gewebe zwischen $d$ und $d_1$ gegangen ist, wieder ebenso groß als die Erregung, die durch Setzung desselben Reizes in $I$ erhalten wird. Dann werden die Reize bei $I$ und $II$ zugleich unwirksam, wenn nämlich das Narkoticum so lange eingewirkt hat, daß die Erregung schon beim Durchgang der Strecke $d$ oder $d_1$ aufgehoben wird.

Folglich sind die zur Lösung unseres Problems einzig erforderlichen Angaben die Zeiten vom Beginn der Narkose bis zu dem Augenblick, wo Reize von den Elektroden $I$, $II$ und $III$ keine Muskelkontraktion mehr bewirken. Wenn der Reiz zuerst bei $III$ und später bei $I$ und $II$ gleichzeitig unwirksam wird, muß die Erregung nach dem Austreten aus der narkotisierten Strecke, in der sie abnimmt, wieder zur anfänglichen Größe anwachsen, wenn der Reiz zuerst gleichzeitig bei $II$ und $III$ und später erst bei $I$ aufhört, nimmt die Erregung im nicht narkotisiertem Gebiet nicht wieder zu.

Die Einzelheiten der experimentellen Methodik übergehen wir hier und verweisen den dafür interessierten Leser auf die Originalabhandlung. Hier genügt die Feststellung, daß die Resultate endgültig beweisen, daß eine Erregung, die durch Passieren einer narkotisierten Nervenstrecke gesunken ist, beim Passieren einer normalen Nervenstrecke wieder zur anfänglichen Größe anwächst. Die verschieden großen Erregungen, die nach dem Passieren verschieden stark narkotisierter Nervenstrecken erhalten wurden, können als Reize verschiedener Intensität aufgefaßt werden, welche dem normalen Nerven appliziert werden. Das Experiment zeigt, daß der Impuls dann im normalen Gebiet in allen Fällen wieder auf denselben maximalen Wert steigt, wie stark auch die Abnahme beim Passieren der narkotisierten Strecke gewesen sein mag.

Ich mache auf die Methode aufmerksam, die Stärke eines Impulses durch die Größe der Abnahme zu messen, die er erleiden kann, ohne ganz zu verschwinden. Wichtig ist in ADRIANS Arbeit, daß die Stärke der Erregung nicht nur durch die Größe der elektrischen Veränderung gemessen wurde. Die Beziehung dieser Veränderung zu der Erregungswelle selbst ist nämlich noch nicht vollständig bekannt.

Das Resultat wurde noch auf andere Weise bestätigt. Der Nerv wurde mit Reizen verschiedener Stärke gereizt. Die Erregungswelle mußte eine narkotisierte Strecke passieren, um zum Muskel zu gelangen. Ein und dieselbe Tiefe der Narkose machte alle diese Reize unwirksam. Sie müssen also von gleicher Intensität gewesen sein.

Ebenso ergab sich, daß die Abnahme der Erregung beim Passieren einer stark gekühlten Nervenstrecke beim Eintritt in normales Gebiet wieder rückgängig gemacht wurde.

Die Besprechung der von früheren Beobachtern erhaltenen Resultate, die eine Stufenfolge der Reize bei Nervenfasern zu zeigen scheinen, muß hier aus Raummangel unterbleiben. ADRIAN (1914) hat gezeigt, daß die Deutung dieser Versuche unberechtigt war. Ein Punkt muß noch erwähnt werden. Man hatte früher geglaubt, daß die Erregungsleitung im Nerven durch eine narkotisierte Strecke auch dann noch möglich sei, wenn die Reizbarkeit dieser

Stelle bereits vollkommen aufgehoben war. Die Resultate von ADRIAN zeigen, daß man die Erscheinung ohne diese Annahme erklären kann, welche also eine unnötige Komplikation einführt. Die als „Wedenskysche Hemmung" bezeichnete Erscheinung hängt mit dem Zustande der verminderten Erregbarkeit zusammen, welcher dem Durchgang eines Impulses unmittelbar folgt und die „refraktäre Periode" genannt wird. Dieser Zustand wird später besprochen werden. Hinsichtlich des oben erwähnten, angenommenen Unterschiedes zwischen Leitfähigkeit und Erregbarkeit muß man die örtliche Erregungsveränderung bedenken, welche der Erregungswelle vorangeht und unten besprochen werden wird. Diese örtliche Zustandsänderung breitet sich nicht aus, es ist aber schon möglich, daß man diese Zustandsänderung durch gewisse Agenzien verhindern kann, welche die Leitfähigkeit für einen an irgendeiner anderen Nervenstelle gesetzten Reiz unverändert lassen.

Mir scheint, daß die von ADRIAN erhaltenen Resultate ganz deutlich zeigen, daß es beim normalen Nerven keine Treppe des Erregungszustandes gibt, diese Tatsache muß man hinnehmen, welche Folgen sie auch haben mag. Auf die Anwendung der Erscheinungen bei den Nervenzentren und dem Herzmuskel werde ich später hinweisen, hier soll nur die Beziehung zu den sezernierenden Drüsen erwähnt werden. Wenn die verschieden starke Tätigkeit einer sezernierenden Drüse, welche durch verschieden starke Reizung des Sekretionsnerven erhalten wird, dadurch entsteht, daß eine größere oder kleinere Zahl von Nervenfasern, aber jede immer maximal, gereizt wird, so müssen im mikroskopischen Bilde manche Drüsenzellen oder -alveolen stärker ermüdet als andere erscheinen. Aus den Abbildungen auf Seite 957 und 982 aus METZNERS Arbeit (1907, S. 2) erkennt man, daß das wirklich der Fall ist.

Eine andere, verwandte Frage von großer Bedeutung ist es, ob elektrische oder andere Reize, die zeitlich verschieden verlaufen, Erregungswellen verschiedener Art hervorbringen oder nicht. Das würde nach ADRIANS Resultaten unwahrscheinlich sein, aber es hat sich herausgestellt, daß verhältnismäßig langsam ansteigende Rheonomströme, eine abnorm lange dauernde Kontraktion des Muskels, dessen Nerv gereizt wurde, verursachen. Der Versuch wurde unter Benutzung eines Instrumentes wiederholt, das den Nachweis kurz aufeinanderfolgender Erregungswellen im Nerven gestattete. Es ergab sich dabei, daß mehrere aufeinanderfolgende Impulse über den Nerven hingingen. Es scheint, daß durch den langsam ansteigenden Strom zu verschiedenen Zeiten verschiedene Nervenfasern erregt werden. Dr. KEITH LUCAS, dem ich diesen Hinweis verdanke, sagte mir auch, daß er keine Tatsache kenne, die beweisen könne, daß der Erregungsvorgang im Nerven bei Anwendung verschiedener Reize verschieden sei. Die verschiedenen Formen der elektrischen Veränderung beim Nerven müssen daher einer Reihe von Impulsen zugeschrieben werden, wenn man annimmt, daß sie den Prozeß in einer einzigen Faser darstellen. Wahrscheinlicher erscheint es aber, daß verschiedene Fasern zu verschiedenen Zeiten erregt werden. Einen derartigen Fall zeigt Abb. 75, D und E (EINTHOVEN). Die elektrische Veränderung im Nervus vagus, die durch Aufblasung der Lungen erzeugt wird, folgt dem Grade der Aufblähung genau. Man kann sich dies durch die Annahme erklären, daß die Receptorgane im Lungengewebe verschieden empfindlich sind. Durch eine starke Aufblähung werden alle erregt, je geringer die Aufblähung desto weniger geraten sie in Erregung.

Das Ergebnis eines Reizes, der eine Erregungswelle über den Nerven hinlaufen macht, hängt nur von der Art der Nervenendigungen ab, nicht aber von Unterschieden in der Erregung des Nerven. Dies zeigen Versuche von LANGLEY (1898). LANGLEY vereinigte das zentrale Ende des Vagus mit dem

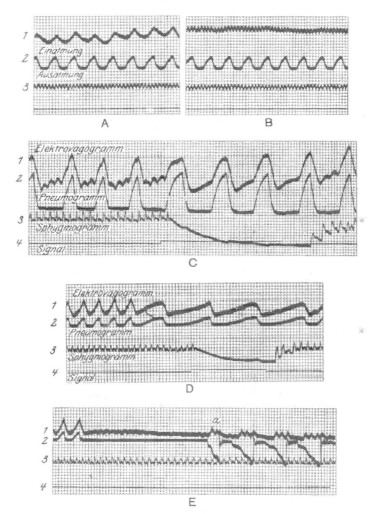

Abb. 75. Aktionsströme im Vagus und Depressor unter natürlichen Bedingungen. Aufzeichnung mit dem Saitengalvanometer.

A Vagus, Kaninchen. Erste Kurve von oben. Ströme im durchschnittenen Vagus, der mit der Lunge in Verbindung steht. Zweite Kurve: Atembewegungen. Inspiration nach oben gerichtet. Dritte Kurve: Herzschläge. Der Aktionsstrom geht der Lungenausdehnung parallel, aber nicht dem Herzschlag. B Depressor, Kaninchen Erste Kurve: Aktionsstrom im Depressor. Nerv durchschnitten, steht mit dem Herzen in Verbindung. Zweite Kurve: Atmungsbewegungen. Dritte Kurve: Herzschlag. 1 mm Abszisse = 0,2 Sekunden. 11 mm Ordinate = 5 Mikrovolt. Der Aktionsstrom ist synchrom dem Herzschlag, nicht den Atmungsbewegungen. C Vagus, Hund. Erste Kurve: Aktionsströme vom thorakalen Ende des durchschnittenen Vagus. Zweite Kurve: Atembewegungen. Dritte Kurve: Blutdruck mit Herzpulsation. Vierte Linie: Reizmarkierung. 1 mm Abszisse = 0,2 Sekunden. 1 mm Ordinate = 6,7 Mikrovolt. Man beachte, daß sowohl die Herz- wie die Lungentätigkeit im Nerven elektrische Wirkungen hervorrufen, der Vagusstamm enthält die Depressorfasern. Bei der Markierung wurde das periphere Ende des Vagus der anderen Seite gereizt. Die Atmung geht (mit ihrer elektrischen Wirkung) weiter. Der Herzschlag hält an und mit ihm hören die Depressorwellen auf. D und E Vagus. Hund bei künstlicher Atmung. Bei D wird die Luft rhythmisch in die Lungen geblasen. Bei E wird die Luft nach einer Pause 4 mal ausgesogen, bei a anfangend. Erste Kurve: Elektrische Veränderung am Thoraxende des Vagus. Zweite Kurve: Bewegungen der Brust nach oben bedeutet Einblasung. Dritte Kurve: Blutdruck und Herzschlag. Vierte Linie: Zeitmarke. 1 mm Abszisse = 0,2 Sekunden. 1 mm Ordinate = 9 Mikrovolt. Man beachte, wie die elektrische Veränderung mit den Entspannungskurven zusammenfällt und während der ganzen Periode anhält. Es ist keine rasch vorübergehende Wirkung. Beim Ansaugen von Luft aus den Lungen bleibt die Richtung des Aktionsstroms dieselbe, der Ausschlag ist aber kleiner. Die Depressorwirkung der Herzschläge ist nicht gut zu sehen, weil das Galvanometer nicht empfindlich genug ist. Bei D wurde der Vagus der anderen Seite gereizt. (Nach Kurven, die Prof. EINTHOVEN dem Verfasser freundlichst überließ.)

peripheren Ende des Halssympathicus und brachte die Nervenstümpfe zur Verheilung. Dann hatte eine Reizung des Vagus denselben Erfolg wie sonst eine Reizung des Halssympathicus. Durch afferente Reize erzeugte Reflexe, welche normalerweise efferente Vagusfasern erregen, verursachten jetzt keine Pulsverlangsamung, sondern Kontraktionen der kleinen Arterien des Ohres, außerdem die übrigen Erscheinungen der Sympathicusreizung. Das zentrale Ende des N. lingualis wurde in einem anderen Versuch mit dem peripheren Ende des Halssympathicus zur Verheilung gebracht. Wurde das Tier gefüttert, so erhielt man Vasokonstruktion am Ohr statt der beim normalen Tier erhaltenen Vasodilatation der Zungen- und Submaxillarisgefäße. Direkte Reizung des N. lingualis bewirkte statt Vasodilatation Vasokonstriktion. Es erhellt daraus der unwiderlegliche Schluß, daß der Erregungsvorgang in allen Nerven derselbe ist.

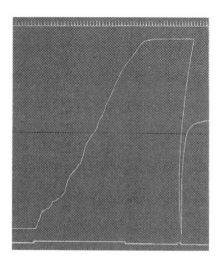

Abb. 76. Muskelreflex durch Rheonomströme und Hemmung desselben. Vastocruralis der decerebrierten Katze. Oben: Zeit in Sekunden. Unten: Reizmarkierung. Kurvenanstieg = Muskelkontraktion. Zuerst Reizung des N. popliteus mit schwachen Rheonomströmen. Zunahme der Spannung des Muskels. Dann Reizung desselben Nerven mit denselben Elektroden durch einen schwachen faradischen Strom für 1 Sekunde.
(SHERRINGTON u. SOWTON, 1911, Abb. 7.)

Auch für die Sinnesphysiologie sind diese Tatsachen von großer Wichtigkeit. Dort werden sie unter dem Ausdruck „das Gesetz der spezifischen Sinnesenergie von JOHANNES MÜLLER" zusammengefaßt. Wird die Chorda tympani in der Paukenhöhle mechanisch, chemisch oder elektrisch gereizt, das Resultat ist immer eine Geschmacksempfindung. Die Lichtempfindung, die bei der Durchschneidung des N. opticus bemerkt wird, ist nicht so beweisend. Hier könnte es sich auch um eine Netzhautreizung handeln.

Unterschiede können demnach bei der Erregung einer einzigen Nervenfaser nur insofern vorhanden sein, als die Geschwindigkeit, mit der die einzelnen Reize einander folgen, verschieden sein kann.

Man erkennt jetzt, warum die Ansicht von BABKIN (1913) kaum annehmbar ist, daß die verschiedenen Wirkungen der „Sekretions"- und der „trophischen" Nerven auf die Speicheldrüse durch qualitative Unterschiede in den Nervenerregungen bedingt sein sollen. Die qualitativ verschiedenen Nervenerregungen sollen in denselben Fasern, die gleichen Ursprung und gleichen Endapparat haben, verlaufen.

Die Experimente von SHERRINGTON und SOWTON (1911, S. 439) zeigen, daß durch veränderte Reizung qualitative Änderungen bei Reflexen erhalten werden können. Die Art der reflektorischen Kontraktion des M. vastocruralis, die durch Erregung des zentralen Endes des N. popliteus derselben Seite erhalten wird, ist entsprechend der Geschwindigkeit, mit der der Reizstrom zum Maximum ansteigt, verschieden. Der bei Reizung mit Rheonomströmen erhaltene Reflex besteht in einer lang anhaltenden gleichförmigen Kontraktion, die ohne Ermüdungserscheinungen nach Aufhören des Reizes langsam wieder erschlafft. Es entsteht also etwas wie ein Muskeltonus, eine Erscheinung, die erst in einem späteren Kapitel zu besprechen ist. (Vgl. Abb. 76.) Bei den Reflexen können allerdings mannigfaltigere Möglichkeiten vorliegen als bei den einfacheren Vorgängen, welche durch direkte Erregung des betreffenden Nerven erhalten werden. Es muß aber zugegeben werden, daß die Erklärung der Reflexerscheinungen auf Grund des „Alles oder Nichts-Gesetzes" des Nervenreizes Schwierigkeiten macht, worauf GRAHAM BROWN (1913) hingewiesen hat. Andererseits zeigen die Kurven von reflektorischen Kontraktionen, die dieser Experimentator gibt, eine Treppenform, welche die mögliche Anzahl der motorischen Nervenfasern nicht um so viel überschreitet, daß sie einen sicheren Beweis für die Ungültigkeit des „Alles oder Nichts-Gesetzes" geben könnte.

Die Anzahl der einzelnen Nervenfasern in den die Augenmuskeln versorgenden motorischen Nerven ist groß genug, um alle vorkommenden verschiedenen Kontraktionsformen zu erklären. Der sechste Hirnnerv, der den Rectus externus versorgt, besitzt nach ZOTH (1905) beim Menschen 2500 Fasern und der Nerv des M. obliquus superior 2150. Verschiedene Kontraktionsformen werden also wohl dadurch bewirkt, daß eine verschiedene Zahl von Muskelfasern in Tätigkeit versetzt wird. Könnte ein und dieselbe Muskel- oder Nervenfaser einmal stärker, einmal schwächer in Erregung geraten, so würde eine viel kleinere Anzahl einzelner Fasern genügen.

*Das Refraktärstadium.* GOTCH und BURCH (1899) zeigten zuerst, daß ein zweiter Reiz, der, je nach der Temperatur, in kürzerem Intervall als 0,008 Sekunden einem ersten folgt, keine Erregungswelle über den Nerven laufen läßt, soweit dies aus den elektrischen Veränderungen geschlossen werden kann. Das bedeutet, daß der Nerv unmittelbar nach einer Erregung ünerregbar ist. Eine weitere Untersuchung des Zustandes des Nerven in der direkt auf den Reiz folgenden Zeit wurde von ADRIAN und LUCAS (1912) angestellt. Als Indicator der Erregung im Nerven dient dabei die Kontraktion des zugehörigen Muskels. Abb. 77 zeigt die Änderung der Erregbarkeit in Prozenten bei einer Temperatur von 14,8° C, welche in der unmittelbar auf einen Reiz folgenden Zeitspanne vor sich geht.

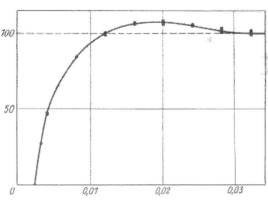

Erregbarkeit in % der normalen Zeit in Sekunden, die seit Reizung vergangen.

Abb. 77. Kurve der Änderung der Erregbarkeit des Nerven nach vorangegangenem Reiz. Der Nerv verhält sich zunächst völlig refraktär. Die Erregbarkeit kehrt nur allmählich zurück; nach ungefähr 0,012 Minuten wird sie wieder normal, dann folgt eine kurzdauernde Übererregbarkeit. (ADRIAN und LUCAS, 1912, S. 114.)

Man sieht, daß 0,0025 Sekunden nach richtiger Reizung des Nerv völlig unerregbar ist („absolute" Refraktärperiode). Von dieser Zeit an bis zu etwa 0,012 Sekunden ist die Erregbarkeit niedriger als normal, nimmt aber allmählich zu; das ist die Periode des „relativen" Refraktärstadiums, in welchem ein stärkerer Reiz als der normale zur Erzeugung einer Erregung erforderlich ist. Nach 0,028 Sekunden tritt eine Periode leichter Übererregbarkeit ein, die noch besonders besprochen werden wird.

Während der relativen Refraktärperiode ist die von einem Minimalreiz verursachte Erregung geringer als die normale, wenn zur Messung die Fähigkeit, eine narkotisierende Strecke zu durchlaufen, benutzt wird. Beim normalen Nerven ist, wie wir gesehen haben, die Erregung, solange sie nicht durch Narkose vollkommen gehemmt wird, immer maximal. Erregungswellen zu erzeugen, die kleiner als die im Refraktärstadium sind, ist unmöglich. Es erhebt sich also die Frage, ob man diese kleineren Erregungen durch stärkere Reize größer machen kann. Adrian (1913) findet, daß dies nicht möglich ist. Die Größe jeder Erregung ist also nur durch den Zustand des Nerven zu der betreffenden Zeit bedingt.

Der Refraktärzustand, der einem zweiten wirksamen Reiz folgt, welcher während des relativen Refraktärzustandes, also einem vorangegangenen Reiz folgend, gesetzt wird, ist kürzer als der normale. Die Dauer des Refraktärzustandes hängt also von der Erregungsgröße ab.

Der Refraktärzustand ist nicht nur örtlich an dem Punkt, wo der Reiz gesetzt war, nachweisbar, sondern an jedem Punkt des Nerven, durch welchen die Erregungswelle hindurchgegangen ist (Bramwell und Lucas, 1911).

Keith Lucas (1911) zeigt ferner, wie der Refraktärzustand von der Erregungswelle abhängt, indem er einen zweiten Reiz während des absoluten Refraktärstadiums setzt. Dieser verlängert das absolute Refraktärstadium nicht. Ein dritter Reiz ist dann in demselben Zeitabstand nach dem ersten wirksam, genau so, als ob der zweite Reiz im absoluten Refraktärstadium nicht vorhanden gewesen wäre.

*Die Ermüdung.* Die Folgen ihrer Tätigkeit, durch welche eine Zelle verhindert wird, ebenso leicht wie vorher wieder in Tätigkeit zu geraten, wenn ihr nicht vorher eine gewisse Zeit zur Erholung gegönnt wurde, werden als „Ermüdung" bezeichnet. Dann ist der Refraktärzustand auch eine „Ermüdungs"erscheinung. Unter gewöhnlichen Umständen ist aber die Erholung so schnell und vollständig, daß ein Nerv nach langer Tätigkeit noch ebenso erregbar wie am Anfang ist. Nach Versuchen von Baeyer (1902) scheint es, daß bei fehlendem Sauerstoff Ermüdungserscheinungen nachweisbar werden. Fröhlich (1904) fand, daß die Refraktärperiode bei fehlendem Sauerstoff bis zu 0,1 Sekunde dauern konnte. Angesichts des sicheren Befundes von A. V. Hill, daß die entwickelte Wärme so gering ist, daß sie es zweifelhaft erscheinen läßt, ob die Nervenfaser überhaupt einen Stoffwechsel hat, muß man die experimentellen Tatsachen hinsichtlich der Wirkung des Sauerstoffs etwas genauer betrachten. Baeyers Experimente zeigten, daß ein Nervengebiet, das einer Stickstoff- oder Wasserstoffatmosphäre ausgesetzt war, nach fünfstündiger Einwirkung nicht mehr auf Induktionsschläge ansprach. Die Erregbarkeit kehrte in Sauerstoff wieder. Dieses Verhalten ist ganz ähnlich dem, das man bei Verwendung eines typischen Anästheticums erhält. Es handelt sich also vielleicht in beiden Fällen um denselben Prozeß. Baeyer (1902, 2) konnte die Zeit, die bis zum Unerregbarwerden verging, durch Reizung des Nerven nicht verkürzen. Thörner (1909) fand aber, daß fortgesetztes Tetanisieren bei fehlendem Sauerstoff die Zeit bis zum Unerregbarwerden des Nerven verkürzte. Aber auch in Abwesenheit von Sauerstoff fand nach Aufhören der Reizung eine beträchtliche Wiederherstellung der Erregbarkeit statt.

Es ist möglich, daß bei diesen Versuchen die polarisierende Wirkung des Reizstromes an den Elektroden nicht genügend berücksichtigt worden ist. Die Polarisation ist nicht leicht zu vermeiden. Jeder, der den Nervus vagus der Katze gereizt hat, weiß, daß die hemmende Wirkung auf das Herz während der Reizung rasch verschwindet, aber wieder auftritt, wenn man die Elektroden an eine neue Nervenstelle anlegt. Die Resultate von BAEYER können vielleicht auch durch Spuren verunreinigender Gase bewirkt sein. Der Stickstoff war zwar durch die üblichen chemischen Methoden gereinigt. Da der Nerv den Gasen 5 Stunden lang ausgesetzt wurde, so könnten diese Verunreinigungen gewirkt haben, obwohl sie chemisch nicht nachweisbar waren.

Da wir annehmen müssen, daß die Nervenfaser lebt, ist die Annahme, daß sie überhaupt nicht atmet, nicht sehr wahrscheinlich. Wir wissen, daß eine gewisse minimale Energiemenge nötig ist, um eine Erregung hervorzurufen; diese Erregungswelle läuft aber über den normalen Nerven hin, ohne dabei abzunehmen. Daher handelt es sich dabei wohl um einen physikalischen Prozeß. Allerdings könnte man auch annehmen, daß Energie bei der Erregungsleitung zugeführt würde. Diese Energiezufuhr verlangt aber, daß durch einen Oxydationsprozeß das energieliefernde Material wieder hergestellt würde; und dann stoßen wir wieder auf die Schwierigkeit, daß keine Wärmebildung nachweisbar ist. A. V. HILL nimmt an, daß der Sauerstoff die Maschinerie irgendwie in Ordnung hält, etwa die Funktion hat wie das Öl in einem Motor.

Man muß gestehen, daß dies eine ziemlich ungewöhnliche Funktion für den Sauerstoff ist. Ich glaube aber nicht, daß die Abhängigkeit der Erregbarkeit vom Sauerstoff hinreichend bewiesen ist. Es wäre wünschenswert, einmal die Wirkung des einfachen Vakuums zu untersuchen. Es scheint aber experimentell außerordentlich schwierig zu sein, den Nerven dem Vakuum auszusetzen, weil gleichzeitig der Muskel in Luft bleiben muß. Dagegen könnte man die elektrische Veränderung im Nerven als Indicator benutzen, was aber weniger befriedigend wäre.

Auf jeden Fall wird es aus den bisher gegebenen verschiedenen Beispielen vollkommen klar sein, daß das Nahrungsbedürfnis der Zellmaschinerie im allgemeinen äußerst gering ist; Nahrungszufuhr ist da nötig, wo Energie für die zahlreichen physiologischen Prozesse geliefert werden muß. Die energieliefernden Reaktionen sind Oxydationsprozesse, die von Zellmechanismen bewirkt werden. Eine unendlich kleine Menge Sauerstoff ist vielleicht auch für die Leitung der Erregung im Nerven notwendig, bei der praktisch keine Energieänderung nachweisbar ist. Wir werden bald hierfür noch weitere Belege kennenlernen.

*Summation und Erleichterung.* In den Versuchen von ADRIAN und LUCAS (1912), denen die Kurve von Abb. 77 (S. 471) entnommen ist, finden wir den Nachweis, daß auf die Refraktärperiode eine Periode der Übererregbarkeit folgt, in welcher ein unterschwelliger Reiz bereits erregend wirkt. Diese Erscheinung trifft man überall im Nerven nach Ablauf einer Erregungswelle. Eine andere Art von Übererregbarkeit zeigt sich nur an der Reizstelle selbst (ADRIAN und LUCAS, 1912, S. 69—72). Das erste, was an der Reizstelle passiert, ist ein Prozeß, welchen man nach der Erregungstheorie von NERNST (s. unten S. 477) als eine Konzentration von Ionen an einer halbdurchlässigen Membran auffassen kann. Das geschieht sogar bei unterschwelligen Reizen, die zu schwach sind, um eine Erregungswelle auszulösen. Ein zweiter, ebenfalls unterschwelliger Reiz, der dem ersten nach ungefähr 0,0008 Sekunden folgt, löst nämlich eine Erregungswelle im Nerven aus. Der erste Reiz muß also irgendeine Veränderung hinterlassen haben, welche einige Zeit bestehen bleibt und auf die sich die

durch den zweiten, ebenfalls unterschwelligen Reiz bewirkte Veränderung
darauf setzt. Andererseits sahen wir dem Ablauf der Erregungswelle ein
Stadium verringerter Erregbarkeit folgen, es muß also zwei an dem Erregungsprozeß beteiligte Faktoren geben, von denen der eine sich nur auf
die Reizstelle beschränkt. Wir werden die Bedeutung dieser Tatsache für die
Lehre von der Erregung gleich kennenlernen.

Ein Narkoticum, wie Alkohol, verlängert die Erholungszeit nach dem Refraktärstadium
nicht, auch nicht bei einer Narkosentiefe, bei der die Erregungswelle schon stark vermindert
und die Leitungsgeschwindigkeit bereits stark herabgesetzt ist. Daraus kann man schließen,
daß der Erholungsprozeß kein chemischer Zellprozeß, etwa eine Oxydation, ist. Man kann
daher wohl ausschließen, daß für den Erholungsprozeß des Nerven die Gegenwart von Sauerstoff notwendig ist.

*Die elektrischen Vorgänge.* Wir haben gesehen, daß jede erregte Nervenstelle sich elektronegativ verhält. Die Bedeutung dieser Tatsache wollen wir
nun auseinandersetzen. Einige Autoren meinen, daß die elektrische Veränderung
mit der Erregung im Nerven nicht unbedingt verknüpft sei. KEITH LUCAS
(1912, S. 502—508) hat aber gezeigt, daß keiner der hierfür erbrachten Experi-
mentalbeweise einwandfrei ist, daß daher kein Grund vorhanden ist, an der
Identität beider Prozesse zu zweifeln. Andererseits wünscht er aber nun noch
bessere Beweisgründe dafür, daß die elektrische Veränderung als Basis für die
physiko-chemische Erklärung des Erregungsprozesses dienen müsse. Beim
Muskel mögen Erregungsprozeß und elektrische Reaktion dieselbe Erscheinung
sein, dennoch werden wir sehen, daß beide vorhanden sein können, ohne daß
eine Kontraktion eintritt, die sozusagen ein Vorgang ist, der noch hinzukommt,
aber dessen Erscheinungsbedingungen auch fehlen können.

MACDONALDS (1902) Ansicht, daß die Potentialdifferenz zwischen der unverletzten Oberfläche und einem künstlich angelegten Nervenquerschnitt durch
die hohe Konzentration anorganischer Salze im Achsenzylinder und das Vorhandensein von für diese unpermeablen Membranen zu erklären sei, ist durch gute
Gründe gestützt. Die Potentialdifferenz verschwindet, wenn die Ionenkonzentration außerhalb des Nerven auf eine bestimmte Höhe gebracht wird. 7 bis
10% Chlorkalium waren dazu nötig. Die Salze des Nerven sind nicht chemisch
gebunden und werden nicht bei der Erregung abgespalten. Sie müssen auf
Oberflächen von Kolloiden des Achsenzylinders adsorbiert sein. Daher können
sie ihren großen osmotischen Druck nicht ausüben. Nun müssen aber andererseits Ionen, welche eine Helmholtzsche Doppelschicht bilden sollen, frei sein
und dürfen nicht adsorbiert sein. Der Nerv und der Muskel werden hinsichtlich
ihrer elektrischen Verhältnisse oft als Konzentrationsketten behandelt. Wie
wir später sehen werden (S. 476 und 22. Kapitel) ist das nur in eingeschränktem
Sinne möglich.

Unter gewissen Bedingungen findet nach dem Aufhören des Reizes eine elektrische
Veränderung im umgekehrten Sinne statt, und zwar sowohl nach Tetanisierung wie nach
Einzelreizen (GARTEN, 1903, S. 59). Diese Erscheinung, die zuerst von EWALD HERING
beobachtet wurde, wurde von ihm zu dem Erholungsprozeß in Beziehung gesetzt, durch
den der Nerv nach Ablauf der Erregung wieder in den anfänglichen Zustand zurückgebracht
wird. Diese Ansicht stimmt mit HERINGS bekannter Lehre von der Assimilation überein,
die wir in dem von der „Hemmung" handelnden Abschnitt kennenlernen werden. Bis jetzt
ist diese positive elektrische Reaktion aber keineswegs genügend geklärt. Sie kann vielleicht

zu der von ADRIAN und LUCAS entdeckten Phase der Übererregbarkeit in Beziehung stehen. Nach VÉSZI (1912) nimmt indessen die positive Phase der elektrischen Reaktion nach längerem Tetanisieren ab, doch wäre es besser, wenn er seine Beobachtungen an der Erregungswelle selbst angestellt hätte. CREMER (1909) nimmt an, daß ein ruhender Nerv eine partielle Erregung oder Negativität haben kann, welche natürlich unmittelbar nach einer totalen Erregung verschwindet. Dadurch würde die Negativität abnehmen, also Positivität auftreten, bis der normale Nerventonus wieder erreicht ist. Wenn der Ruhezustand ein Ausgleich zwischen zwei entgegengesetzten Prozessen ist, was wahrscheinlich ist, ist CREMERS Ansicht gerechtfertigt, aber ein Beweis für das Bestehen solcher Partialerregungen und die betreffende Beschaffenheit des Nerventonus fehlt bisher.

Der Gedanke, daß die elektropositive Reaktion durch einen Wiederherstellungsprozeß bedingt ist, wird auch durch Versuche von SOCHOR (1911) gestützt, der feststellte, daß die positive Nachwirkung in Stickstoff viel schneller verschwindet als die negative Veränderung bei der Erregung. Man könnte daraus schließen, daß der Sauerstoff für die Restitution notwendig sei, da aber die Kohlensäure die Wirkung viel schneller als Stickstoff zum Verschwinden brachte, handelt es sich wohl eher um eine narkotische Beeinflussung. GARTEN weist darauf hin, daß selbst der Nachweis einer unbedingten Notwendigkeit von Sauerstoff für den Restitutionsprozeß noch nicht besage, daß es sich um eine Assimilation im Heringschen Sinne handle.

*Die Geschwindigkeit der Erregungsleitung.* Daß während des Durchgangs der Erregungswelle durch den Nerven eine meßbare Zeit vergeht, wurde zuerst von HELMHOLTZ (1850) endgültig bewiesen. Dieser Nachweis hatte eine bedeutende Wirkung auf die Anschauungen über die psychischen Vorgänge, da hier zum erstenmal ein Prozeß im Nerven physikalisch meßbar wurde.

Der von HELMHOLTZ am Froschnerven erhaltene Wert betrug 29 m pro Sekunde. Beim Menschen beträgt der letzte Wert, den PIPER erhielt (1912, S. 52) 123 m pro Sekunde. Diese sehr genaue Messung wurde mit Hilfe des Saitengalvanometers angestellt.

Alle Forscher stimmen darin überein, daß die Geschwindigkeit der Erregungsleitung von der Reizstärke unabhängig ist. Narkotica, wie Alkohol, verlangsamen die Leitungsgeschwindigkeit (KEITH LUCAS, 1913).

Der Temperaturkoeffizient beträgt nach der genauesten Messung von KEITH LUCAS (1908) 1,79 für 10°. Ich habe bereits darauf hingewiesen (S. 44), daß man aus diesem Wert allein noch nicht entscheiden kann, ob ein Prozeß chemischer oder physikalischer Natur ist; man kann nur sagen, daß eine gewöhnliche chemische Reaktion, die bei gewöhnlicher Temperatur einen Temperaturkoeffizienten unter 2 hat, äußerst selten, wenn nicht unbekannt ist.

*Die Veränderungen der Permeabilität.* Wenn man einen Nerven quer durchschneidet und Elektroden an das durchschnittene Ende und an die unverletzte Oberfläche wie in MACDONALDS oben erwähnten Versuchen anlegt, erhält man eine elektrische Potentialdifferenz. Die durchschnittene Stelle ist negativ gegenüber der unverletzten Oberfläche. Wie wir im 22. Kapitel sehen werden, besteht die einzige befriedigende Erklärung dieser Verhältnisse darin, daß eine Membran angenommen wird, die für eins der Ionen, in welche ein Elektrolyt innerhalb des Achsenzylinders dissoziiert, durchlässig ist, für das entgegengesetzt geladene aber undurchlässig. Das Modell eines solchen Vorgangs haben wir beim Kongorot kennengelernt, das durch eine Pergamentpapiermembran von einer wässerigen Lösung getrennt gehalten wurde. Es bildet sich dann eine Helmholtzsche Doppelschicht an der Membran, oder, wie man auch sagt, die Membran wird „polarisiert", da sie Anionen auf der einen, Kationen auf der anderen Seite trägt. Wenn

diese Membran nun plötzlich für beide Ionen durchlässig würde, was würde dann
geschehen? Da der Zwang, der die beiden Schichten der Ionen daran hindert,
sich frei zu vermischen, entfernt ist, besteht die geordnete Verteilung der Ionen
nicht mehr, und damit verschwindet die Potentialdifferenz auf beiden Seiten
der Membran oder die Polarisation. Genau das gleiche geschieht, wenn man
einen Nerven in Erregung versetzt. Wenn der Nervenquerschnitt in der Ruhe
negativ ist, die Elektrode an der unverletzten Oberfläche aber während der
Erregung negativ wird, was der Versuch zeigt, wird die Potentialdifferenz entweder verringert oder ganz aufgehoben, je nachdem die Undurchlässigkeit an
der erregten Stelle verloren geht. Darum kann man die elektrische Reaktion
des Nerven oder Muskels, wie es ihr Entdecker, DU BOIS REYMOND tat, die
„negative Schwankung" nennen; negativ soll dabei nicht „elektronegativ",
sondern Verminderung bedeuten.

Diese Auffassung der Entstehung der negativen Schwankung wird von
manchen dahin gekennzeichnet, daß der Nerv und der Muskel „Konzentrationsketten" seien. Der Vergleich mit der auf S. 232 und 233 gegebenen Beschreibung
einer Konzentrationskette im ursprünglichen Sinne zeigt aber, daß diese aus Metall-
elektroden besteht, welche sich in Lösungen ihrer Salze befinden. Die elektromotorische Kraft, mit der wir es hier zu tun haben, ist eine Funktion der
relativen Konzentration des von der Membran durchgelassenen Ions in
beiden Lösungen. Ihre Größe kann, wie im 22. Kapitel genauer gezeigt
werden wird, auf Grund der Nernstschen Formel für Konzentrationsketten berechnet werden.

Legt man an eine solche Kette eine Potentialdifferenz an, z. B. die Anode
an die Seite der Membran, wo die Kationen sind, für welche die Membran undurchlässig ist, die Kathode an die entgegengesetzte Seite, so wird kein Strom
hindurchfließen, da die Kationen nicht zur Kathode gehen können, um dort
entladen zu werden. Die Membran heißt dann „polarisiert". Wenn aber die
Membran vollkommen durchlässig wird, kann der Strom frei hindurchgehen,
die Polarisation hört auf. HERMANN (1879, S. 165—167) zeigte, daß bei der
Reizung des Nerven eine solche Veränderung eintritt; er wird, wenn man so sagen
kann, weniger polarisierbar.

Man kann das auch so ausdrücken, daß die Erregung an der Anode erhöht, an der
Kathode verringert wird. VERZÁR (1912) hat Resultate erhalten, welche zeigen, daß diese
verringerte Polarisierbarkeit erheblich länger dauert als die elektrische Veränderung b ei der
Erregung, allerdings in verringertem Grade.

Ein weiterer direkter Beweis dafür, daß bei der Erregung die Permeabilität
wächst, wird später bei der Besprechung des Muskels gegeben werden.

Die vorgetragene Anschauung über die Ursache der beim Nerven zu findenden
Potentialdifferenz wird durch Versuche MACDONALDS (1900) bestätigt, welche
die elektromotorische Kraft des „Demarkationsstroms" beim Versenken des
Nerven in Elektrolytlösungen behandeln. Dieser „Demarkationsstrom", d. h.
die Potentialdifferenz zwischen intakter Nervenoberfläche und Nervenquerschnitt, gehorcht der Nernstschen Formel für Konzentrations k e t t e n, und das
entspricht unserer Annahme, daß es sich um einen Membranprozeß handelt.

Es ist aber heute noch schwer, zu entscheiden, ob von beiden erwähnten Veränderungen
die eine die Ursache der anderen ist oder ob beide nur verschiedene Erscheinungsformen

desselben Grundvorganges sind. Der Verlust der Undurchlässigkeit kann die Ursache des Verschwindens der Polarisation sein, oder das Verschwinden der Polarisation kann, wie bei der Erregung durch den elektrischen Strom, die Membran beeinflussen, die kolloidaler Natur sein muß, und sie durchlässig machen. Es ist aber schwer, sich vorzustellen, wie mechanische Reize die Polarisation direkt beeinflussen sollen.

Wenn man von der Erregbarkeit des Nerven als von einer kolloidalen Erscheinung spricht, so ist es selbstverständlich, daß die Membran, von der wir gesprochen haben, eine komplexe kolloidale Struktur hat und daher gegen Elektrolyte usw. empfindlich ist. HOEBER (1910) hat gezeigt, daß die Elektrolyte bei ihrer Wirkung auf den Nerven der Hofmeisterschen Reihe folgen, also handelt es sich um Beeinflussungen lyophiler Kolloide. LOEWE (1913) zeigt, daß die Wirkung der Narkotica dadurch erklärt werden kann, daß man annimmt, die Fähigkeit, bei der Erregung durchlässiger zu werden, nehme bei Narkose ab. Diese Abnahme entsteht durch die Adsorption des Narkoticums durch Membranlipoide, welche dabei aus lyophilen zu lyophoben Kolloiden werden.

*Die NERNSTsche Erregungstheorie.* Als NERNST überlegte, warum Wechselströme von hoher Frequenz den Nerven nicht erregen, kam er zu der Vorstellung, daß die Erregung durch einen Wechselstrom auf einer Ionenanhäufung an einer impermeablen Membran beruht. Wenn die Zeit, während der der Strom in einer Richtung geht, zu kurz wird, trägt der entgegengesetzte Strom diese Ionen wieder zurück, bevor sie Zeit gehabt haben, die minimale wirksame Konzentration zu erreichen. Diese Ansicht führt zu dem einfachen Gesetz, daß einzelne Stromstöße verschiedener Zeitdauer genau gleiche Wirkung haben, wenn das Produkt aus der Stromstärke und der Quadratwurzel der Stromdauer konstant ist. Das folgt aus der Diffusionsgleichung. Experimentell läßt sich die Formel nur in einem begrenzten Umfang bei sehr kurzdauernden Strömen verifizieren. NERNST selbst sieht sie nur als eine erste Annäherung an und zieht noch andere Faktoren an, die bei einem Gesetz von weiterer Anwendungsbreite in Betracht gezogen werden müssen. Einige dieser Faktoren sind von A. V. HILL (1910) näher untersucht worden; er hat die Nernstsche Theorie auf Grund dieser modifiziert.

Die betreffenden Faktoren sollen hier kurz erwähnt werden. Vom Standpunkt der allgemeinen Physiologie liegt der Wert solcher Formeln nicht so sehr darin, daß sie die Beziehung zwischen der erregenden Kraft eines elektrischen Reizes und seinen physikalischen Eigenschaften ausdrückt, sondern darin, daß sie über die Natur des Erregungsprozesses etwas aussagen soll.

Die Nernstsche Behandlung des Problems zieht nur eine Membran in Betracht. Wenn aber eine zweite Membran in nicht zu großer Entfernung von der ersten vorhanden ist, ergeben sich erhebliche Diffusionsdifferenzen bei den Ionen, da Ionen mit entgegengesetzter Ladung dort konzentriert werden. Durch Einführung dieser Auffassung leitet HILL eine Formel ab, die KEITH LUCAS (1910) experimentellen Angaben entsprach, auch bei Benutzung von Strömen längerer Dauer. Die Wirkung der beiden Membranen, infolge ihrer geringen Entfernung Konzentrationsdifferenzen durch Diffusion auszugleichen, würde bei kurzen Stromstößen nicht in Betracht kommen, da die Konzentration schon in sehr geringer Entfernung stark sinkt.

Um der Tatsache Rechnung zu tragen, daß Ströme, die langsamer ansteigen, als es einer gewissen kritischen Geschwindigkeit entspricht, den Nerven überhaupt nicht erregen, zieht NERNST in Betracht, daß die durch den Reizstrom veranlaßte Trennung von Ionen von einem langsamen, unabhängigen, auto-

matischen Prozeß begleitet ist, durch den die Ionen irgendwie entfernt werden,
bevor sie eine für die Erregung genügend große Konzentration erreicht haben.
Wie das geschieht, ist zwar unbekannt, aber es handelt sich wahrscheinlich
um einen umkehrbaren Adsorptionsprozeß.

Als Modell nimmt HILL (1910, S. 208) ein mit einem Gemisch von Wasserstoff und Sauerstoff gefülltes Rohr an. Wenn das eine Ende des Rohres bis auf die Explosionstemperatur
erhitzt wird, so entspricht das einem wirksamen Reiz, der eine Erregungswelle auslöst.
Wenn aber allmählich erhitzt wird und die Temperatur nicht bis auf die Zündungstemperatur
steigt, verbinden sich die Gase langsam ohne Explosion. Wird das Erhitzen genügend lange
Zeit fortgesetzt, so bleiben nur so geringe Gasmengen unverbunden, daß die Spannung nicht
zur Explosion ausreicht, auch wenn die Temperatur auf die gewöhnlich dafür ausreichende
Höhe gesteigert wird.

Nach HILL genügen die bisherigen experimentellen Daten nicht, um für langsam ansteigende Reizströme ein quantitatives Gesetz formelmäßig abzuleiten.

Die Ableitung der Formel im einzelnen würde uns hier zu weit führen.
Doch seien die Faktoren der Formel kurz besprochen. Die einfachste Form lautet:

$$i = \frac{\lambda}{1 - \mu \Theta^t}.$$

$i$ und $t$ sind Variable, $i$ ist der schwächste Strom, der während der Dauer von $t$
schon erregt. $\lambda$, $\mu$ und $\theta$ sind Konstanten, deren Bedeutung in der Originalabhandlung und in der von KEITH LUCAS (1910, S. 234) zu finden ist. Jede
dieser Konstanten ist wieder aus anderen Konstanten zusammengesetzt, denen
man eine bestimmte Bedeutung beilegen kann. Es sind:

   $a$ die Entfernung zwischen den Membranen;
   $b$ die Entfernung von der Membran, an der die Konzentrationsverände-
      rungen eintreten;
   $k$ die Diffusionskonstante des betreffenden Ions;
   $o$ die Anzahl der Ionen, von denen jedes eine bestimmte Elektrizitäts-
      menge trägt;
   $C$ eine Konstante, welche die Geschwindigkeit der „Wiedervereinigung" der
      Ionen in der oben erwähnten Weise ausdrückt, oder, wie LUCAS lieber
      sagt, die Leichtigkeit, mit der unter bestimmten Bedingungen eine
      Erregungswelle auslösbar ist.

LUCAS zeigt ferner (1910), wie sich die verschiedenen Konstanten bei Temperaturänderung und Erhöhung der Ca¨-Konzentration ändern, sowie die Rolle,
welche jede von ihnen in dem Erregungsprozeß spielt. Wir stellen besonders
die Veränderungen bei $C$ und bei $k$ fest. $\frac{k}{a^2}$ ist die Diffusionszeit der bei dem
Prozeß beteiligten Ionen, und HILL definiert die Konstante $\theta$ der vereinfachten
Gleichung als

$$\theta = e^{-\frac{k\pi^2}{a^2}}$$

oder

$$\log \theta = -\frac{k\pi^2}{a^2},$$

so daß $\log \theta$ ein bequemes Maß von $\frac{k}{a^2}$ ist. LUCAS berechnet den Wert von $\log \theta$
für verschiedene erregbare Gewebe aus eigenen experimentellen Ergebnissen,

auf die ich gleich hinweisen werde. Übrigens ist aller Wahrscheinlichkeit nach diese Größe im wesentlichen dasselbe wie WALLERS „Charakteristische Größe". Die Kurve, welche die Beziehung zwischen Erregungs- und Reizgröße darstellt, wird im wesentlichen nur durch Veränderungen von $\theta$ verändert, da $\lambda$ und $\mu$ nicht so schnell beeinflußt werden, was aus der Betrachtung ihrer Bedeutung hervorgeht.

$\lambda$ ist der schwächste überhaupt erregende Strom, ganz abgesehen von seiner Dauer. Wenn $t$ sehr groß wird, wird

$$1 - \mu\theta^t = 1,$$

$i$ ist dann gleich $\lambda$.

$\mu$ bezieht sich nur auf die Entfernung von der Membran, an der die Konzentrationsänderung stattfindet, es ist keinen bedeutenden Veränderungen unterworfen.

$C$ geht in $\lambda$, aber nicht in $\mu$ oder $\theta$ ein.

Ich fürchte, daß dieser notgedrungen nur kurze Bericht nur eine unvollkommene Anschauung von dieser wichtigen Arbeit gibt, die Originalabhandlungen von HILL und LUCAS zu lesen kann nicht genug empfohlen werden.

Noch ein anderer Punkt ist von Wichtigkeit. Wenn man durch den Nerven einen Strom schickt, geht die Erregungswelle von der Kathode aus, die Kationen sind also die wichtigen Agenzien. Wie ist aber die Erregung an der Anode zu erklären, die bei der Unterbrechung des Stromes eintritt? KEITH LUCAS (1912, S. 519) hat darauf hingewiesen, daß „in beiden Fällen, an der Kathode, wenn der Strom geschlossen wird, und an der Anode, wenn der Strom geöffnet wird, eine Zunahme der Konzentration an Kationen über den Wert hinaus eintritt, welche sich an beiden Punkten unmittelbar vorher fand". Bei der Anode steigt die Konzentration der Kationen erst durch Diffusion, nach vorheriger Abnahme, wieder auf ihren normalen Wert. NERNST und A. V. HILL geben im wesentlichen dieselbe Erklärung für die „Kombination" von Ionen mit einer Substanz im Nerven. Solange der Strom durch den Nerven hindurchgeht, ergibt sich infolge der verminderten Konzentration von Kationen an der Anode ein anderes Gleichgewicht dieser „Kombination" oder Adsorption, die zwischen dem hypothetischen Stoff und den Ionen stattfindet. Wenn der Strom geöffnet wird, steigt die Kationenkonzentration plötzlich und stört das Gleichgewicht, das sich vorher eingestellt hatte. Das gleiche tritt beim Stromschluß an der Kathode ein. Die Anodenbewegung und die Tatsache, daß zu langsam ansteigende Ströme keine erregende Wirkung haben, können so erklärt werden, zur endgültigen Entscheidung sind weitere Arbeiten nötig.

Noch ein Wort über die Lage der Membran, über die wir gesprochen haben. Eine transversal im Nerven gelegene Membran ist nicht nachweisbar. Eine derartige Annahme würde erhebliche Schwierigkeiten mit sich bringen. Es ist wahrscheinlicher, daß die Zellmembran, welche den Achsenzylinder bedeckt, beteiligt ist. Wie wir sehen werden, ist dieser Achsenzylinder ein Teil einer langen Zelle, des „Neurons", welches den Zellkörper mit seinem Kern usw. einschließt. BERNSTEIN (1902) begründete die Auffassung, daß diese Membran die für die elektrischen Erscheinungen im Nerven und Muskel postulierte Struktur ist.

Wie im 3. Kapitel bereits hervorgehoben, braucht man nicht anzunehmen, daß diese Membran als deutlich abtrennbare Schicht oder getrennte Phase besteht, die man abziehen könnte. Sie entsteht durch die Konzentration von Bestandteilen des Zellprotoplasmas und der umgebenden Flüssigkeit, deren Grenzfläche sie ist. Man kann sie daher gewissermaßen als zu beiden gehörig ansehen. MINES (1912, S. 230) kommt bei der Erklärung der Resultate seiner Arbeit über die Wirkung von Ionen auf die elektrische Ladung von Oberflächen zu ähnlichen Schlußfolgerungen.

Wir können unsere Betrachtung der Nernstschen Erregungslehre am besten mit KEITH LUCAS Worten (1912, S. 524) schließen: „Sie ist keine vollständige, durchweg annehmbare Theorie, sondern ein unentbehrlicher Führer, um unsere experimentellen Ergebnisse zu verfeinern und so schließlich zu einer Auffassung zu kommen, die von den heute so klar zutage tretenden Schwierigkeiten frei sein soll." Hauptsächlich bedarf die Natur des örtlichen Erregungsprozesses weiterer Untersuchung. Nach dem bisher Geleisteten scheint es aber, daß die endliche Lösung auf Grund der von NERNST angegebenen Richtlinien erfolgen wird.

*Die Struktur der Nerven.* Es ist bekannt, daß einige Nervenfasern von einer Scheide von beträchtlicher Dicke umhüllt sind. Sie besteht hauptsächlich aus Lecithin und ähnlichen Lipoiden, welche Radikale ungesättigter Fettsäuren enthalten und sich daher mit Osmiumsäure färben. Die Funktion dieser „Markscheide" ist dunkel. Als Isolator ist sie nicht nötig, da sie vielen Nervenfasern fehlt. Bei dem oberen Cervicalganglion sind auch die nicht von einer Scheide umgebenen Fasern voneinander isoliert. Markhaltige Fasern aus dem Rückenmark gehen zu diesem Ganglion, wo sie Verbindungen, „Synapsen", mit einem anderen Bündel von Neuronen bilden, deren Fasern keine Markscheide haben. In diesem Ganglion sind daher Fasern ohne Markscheide miteinander vermischt, funktionell aber sind sie isoliert. Diese verschiedenartigen Fasern sind Vasodilatatoren, Iriserweiterer und Nerven für die verschiedenen Sekretionsdrüsen.

Selbst wenn, was vorkommen kann, die Markscheide aus selbständigen Zellen besteht, die dem Neuron nicht angehören, müssen diese in engster Verbindung mit dem Neuron stehen. Wird nämlich der Achsenzylinder durchschnitten und dadurch von dem eigentlichen Zelleib abgetrennt, so degeneriert die Markscheide zusammen mit dem Achsenzylinder.

Wenn Nervenfasern durch Herauswachsen aus den Zellen regenerieren, scheinen die alten Markscheiden den neuen Fasern, die in sie hineinwachsen, als Führer zu dienen.

Man hat auch angenommen, daß diese Myelinscheide die Faser mit Nahrungsmaterial versieht. Wie wir gesehen haben, ist es sehr zweifelhaft, ob es in der Nervenfaser einen Stoffwechsel gibt, also Nahrungszufuhr nötig ist.

Nach der Behandlung mit fixierenden Reagenzien erscheint der Inhalt des Achsenzylinders als eine Anzahl von Fädchen, „Neurofibrillen" genannt. Daß sie auch im lebenden Nerven vorkommen, ist vollkommen unbewiesen, aller Wahrscheinlichkeit nach sind sie Kunstprodukte, die durch die Einwirkung der angewendeten Reagenzien entstehen. MOTT (1912) findet nichts in der lebenden Nervenzelle, woraus auf das Vorhandensein der Neurofibrillen geschlossen werden könnte.

CARLSON (1911) hat andererseits gezeigt, daß der Achsenzylinder, wie das Protoplasma überhaupt, die Eigenschaften einer Flüssigkeit hat. Manche Tiere, z. B. Schnecken, können ihre Körperlänge stark verändern; die Nervenfasern müssen sich, wenn sich das Tier lang macht, strecken, sonst würden sie sich, wenn der Körper des Tieres sich verkürzt, in Falten legen müssen. CARLSON hat nun gezeigt, daß die Leitung der Erregung bei Reizung der Nerven des Fußes direkt bei den Fußganglien bei dem künstlich gestreckten Tier länger dauert als beim nicht gestreckten. Die Streckung war nicht so stark, daß die Erregbarkeit des Nerven beeinflußt wurde, wie aus der Messung der Reizschwelle hervorging. Die Kontraktion war ferner beim gestreckten Tier ebenso stark wie beim ungestreckten. Wenn der Nerv zu sehr gestreckt wird, kontrahiert sich der Muskel. Die Streckung war nicht stärker als sie bei normalen Kriechbewegungen vorkommt. Was ergibt sich hieraus? Der Nerv selbst ist wirklich gestreckt worden. Er wurde nicht etwa nur entrollt, sonst hätte die Leitungszeit sich nicht ändern können. Nur eine Flüssigkeit kann eine derartige Längenzunahme erfahren, ohne eine andere Veränderung aufzuweisen als Zunahme der Leitungszeit. CARLSON zeigt ferner, daß die Leitungsgeschwindigkeit unverändert war. Da ein Längenzuwachs nur möglich ist bei gleichzeitiger Abnahme des Querschnittes, ergibt sich, daß die Leitungsgeschwindigkeit vom Querschnitt des Achsenzylinders unabhängig ist.

EHRENBERG zeigte, daß Nervenfasern doppelt brechend sind, was AMBRONN und HELD bestätigten. GÖTHLIN (1913) stellt fest, daß dies sowohl für die Markscheide als auch für den Achsenzylinder gilt. Der Achsenzylinder ist schwach doppelt brechend wie ein Eiweißkörper. Die Doppelbrechung der Markscheide ist ähnlich der der flüssigen Krystalle der Phosphorlipine. Diese Krystalle sind strahlenförmig angeordnet, so daß sie im polarisierten Licht verschieden erscheinen und ein Kreuz bilden, wenn man eine Faser im Schnitt beobachtet.

*Die Natur des Nervenimpulses.* Es wird gut sein, die bisher hierüber erhaltenen Ergebnisse zusammenzustellen. Daß es sich um einen umkehrbaren, physico-chemischen Prozeß handelt, bei dem kein Stoffverlust durch Stoffwechselprozesse auftritt, zeigen folgende Feststellungen:

Unter normalen Bedingungen tritt keine Ermüdung auf.
Fehlen von Wärmebildung.
Fehlen eines Dekrements.
Niedriger Temperaturkoeffizient der Leitungsgeschwindigkeit.
Bisher kein sicherer Beweis für einen Stoffwechsel.

Andererseits weist die Ermüdbarkeit bei Sauerstoffmangel auf einen minimalen Stoffverbrauch für Energiezwecke hin, obgleich es mir scheint, daß die Sicherheit dieser Versuche nicht so entscheidend ist, wie sie sein sollte, und daß weitere Untersuchungen nötig sind, bevor man sie in dem erwähnten Sinne auslegen kann.

Zwischen dem örtlichen Erregungsprozeß, der auf die gereizte Stelle beschränkt bleibt, und dem über den Nerven hinlaufenden Erregungswelle, die ausgelöst wird, wenn ersterer eine gewisse Größe überschreitet, muß streng unterschieden werden. Ein Reiz muß daher eine gewisse Menge an Energie besitzen, damit eine Erregung ausgelöst wird, und es scheint, daß sie nötig ist, um die örtliche Veränderung zu bewirken. Für die Fortleitung der Erregungswelle über den Nerven ist, wie es scheint, keine weitere Energiezufuhr nötig. Physiologisch sind die Nerven stets mit Zellkörpern verbunden. Dann wird die zur Auslösung des Anfangsprozesses erforderliche Energie zweifellos vom Zellkörper zugeführt, in dem Oxydationsprozesse von einer Größe stattfinden, daß sie experimentell nachweisbar sind.

Träger des Erregungsprozesses in der Nervenfaser sind polarisierbare Membranen von kolloidaler Struktur, und Elektrolyte, die in dem komplexen, flüssigen, kolloidalen System des Achsenzylinders vorhanden sind.

MACDONALDS Übersicht (1905, S. 331 bis 350) und LILLIES Arbeit (1916) über die Art der Erregungsleitung im Nerven sind sehr lehrreich.

Heute gibt die physico-chemische Theorie die beste Erklärung, manche Erscheinungen sind aber nach dieser Ansicht nicht leicht zu erklären. KEITH LUCAS hat darauf hingewiesen, daß die Fortleitung einer Bewegung in Drähten oder ähnlichen Kanälen auf zweierlei Weise geschehen kann: Einmal kann es sich um Vorgänge handeln wie bei der Ausbreitung von Schallwellen oder der Anlegung einer elektrischen Potentialdifferenz an ein Kondensatorsystem. Das sind rein physikalische Prozesse. Die Fortleitung der Bewegung geschieht ohne erneute Energieproduktion. Zweitens sind auch chemische Systeme denkbar, etwa eine Zündschnur von Schießpulver. Dann verlangt die Fortleitung des Prozesses immer neue Energieproduktion und die chemischen Reaktionsprodukte werden nach außen abgegeben. ADRIAN zeigte, daß eine Erregungswelle beim Passieren einer narkotisierten Nervenstrecke abnimmt, beim darauffolgenden Durchgang durch eine normale aber ihre anfängliche Größe wieder gewinnt. Daraus sollte man eher an einen Prozeß der zweiten Art denken. Wenn Schallwellen abgeschwächt werden, etwa indem sie durch ein Gebiet gehen, in welchem der Ton schlecht geleitet wird, z. B. durch Baumwolle, wird die Energie ihrer Schwingungen vermindert; wenn sie dann wieder in einem gut leitenden Medium weitergeleitet werden, gibt es nichts, was sie wieder auf den anfänglichen Umfang erhöhen könnte. Wenn die Zündschnur aus Schießpulver an einer Stelle sehr verdünnt wird, ist der Energieumsatz innerhalb dieser Strecke sehr viel kleiner. Der anfängliche wird aber sofort wieder gefunden, wenn die Dimensionen der Zündschnur ähnlich den ursprünglichen werden. Solange die Leitung durch den verengerten Teil überhaupt noch hindurchgehen kann, ist in dem normalen Teil die anfängliche Größe wieder vorhanden. Natürlich kann der Prozeß beim Nerven nicht so einfach wie dies Modell sein. Sicher sind physico-chemische Prozesse mit Ionenverschiebungen an halbdurchlässigen Membranen daran beteiligt. Aber bis jetzt tappen wir über die Art noch im Dunkeln, wie eine energieliefernde chemische Reaktion mit dem physico-chemischen Prozeß zusammenhängt. Wenn aber bei der Erregung die Membran nicht mehr halbdurchlässig bleibt, so daß die Elektrolyte hierdurch diffundieren können, kann der ursprüngliche Zustand des Systems nicht anders wieder hergestellt werden, als indem Energie zugeführt wird (s. LUCAS, 1917, S. 23 bis 27).

## Der Erregungsprozeß im Muskel.

Die Hauptfunktion der Muskulatur besteht darin, Bewegungen durch Verkürzung oder Veränderung der Spannung hervorzubringen. Sie wird im nächsten Kapitel besprochen werden.

Hinsichtlich ihrer Erregbarkeit aber verhalten sich die Muskeln fast ebenso wie die Nerven. Sie können durch Reize, welche eine Erregungswelle auslösen, die sich langsamer als im Nerven fortpflanzt, in Tätigkeit versetzt werden.

Die „Refraktärperiode" dauert länger als beim Nerven, was besonders gut beim Herzmuskel zu beobachten ist.

Der Muskel zeigt die „Alles-oder-nichts"-Erscheinung, wie es besonders die Arbeit von KEITH LUCAS (1909) und die von PRATT und EISENBERGER (1919) zeigt.

Bei der Erregung finden wir beim Muskel eine elektrische Veränderung, wie wir sie beim Nerven kennengelernt haben.

Im Erregungszustand ist die Durchlässigkeit der Muskelzelle erhöht, was beim Muskel besser nachweisbar als beim Nerven ist. Auf die Beobachtungen von LILLIE (1911) über die Larven der Arenicola habe ich bereits hingewiesen (S. 168 und 169). Versuche, in denen Substanzen, wie z. B. gallensaure Salze, Saponin und Natriumoleat, welche die Zellmembran durchlässiger machen, schnelle, heftige Zuckungen des Froschmuskels verursachen, werden in derselben Arbeit beschrieben.

Dasselbe beweist die erhöhte elektrische Leitfähigkeit des gestreiften Muskels während der Erregung in den Versuchen von M'CLENDON (1912, S. 2). Daraus geht hervor, daß die Zellmembran für Ionen durchlässig wird, für die sie im ruhenden Zustande undurchlässig war. Mit anderen Worten: Der Zustand der Polarisation hört auf zu bestehen. Alles, was hierüber beim Nerven gesagt wurde, gilt im allgemeinen auch für den Muskel.

Eine erhöhte Durchlässigkeit ist ferner von SIEBECK (1913) festgestellt worden. Chlorkalium dringt schneller in erregte Muskeln als in ruhende ein.

Wenn der Übergang der Halbdurchlässigkeit in Durchlässigkeit für den Erregungsvorgang wesentlich ist, sieht man leicht ein, warum es während der Dauer dieses Zustandes eine „Refraktärperiode" gibt. Die elektrische Veränderung fällt zeitlich mit der Refraktärperiode genau zusammen, wie zu erwarten wäre, wenn die elektrische Veränderung dadurch entstände, daß die Zellmembran für Ionen einer Ladungsart durchlässig würde, wodurch die Membran depolarisiert werden müßte.

Beim Muskel finden wir aber außerdem noch die Kontraktion, die mit Energieumwandlung einhergeht. Infolgedessen treten beim Muskel Erscheinungen auf, die sich beim Nerven nicht finden. Sie werden ausführlich erst im nächsten Kapitel behandelt; aber vier Vorgänge bei der Muskelbewegung müssen bereits hier erwähnt werden. Es sind dies die Latenzperiode, der Stoffwechsel, die Wärmebildung und die Ermüdung.

*Die Latenzperiode.* Der durch den Aktionsstrom gekennzeichnete Erregungsvorgang folgt dem Reiz nach einem so kleinen Zeitteilchen, daß es kaum möglich ist zu sagen, ob beide Vorgänge nicht gleichzeitig sind. Zwischen Reizung und Kontraktion vergeht aber eine weit längere, gut meßbare Zeit. Wenn die elektrische Veränderung unbekannt wäre, würde es so aussehen, als ob in dieser Latenzperiode — zwischen Reiz und Beginn der Kontraktion — gar nichts passierte.

Es scheint also, daß neben dem einfachen Erregungsprozeß beim Muskel noch ein zweiter Mechanismus vorhanden ist, der zur Kontraktion führt.

Die Erregungswelle und der sie begleitende Aktionsstrom können über den Muskel hinlaufen, ohne daß die geringste Kontraktion auftritt. HÄRTLS Experimente sind am überzeugendsten. Wenn man einen Teil eines Muskels in destilliertes Wasser eintaucht, kann er sich bei der Reizung nicht mehr kontrahieren, aber das so behandelte Muskelstück kann die Erregungswelle noch fortleiten. NOYONS (1908 und 1910) hat gezeigt, daß manche Pharmaka die Herzschläge des Frosches und der Schildkröte aufheben, den Aktionsstrom aber nicht beeinflussen. Und MINES (1912, 2) hat gezeigt, daß Skelettmuskeln des Rochen, die mit verdünnter Ätherlösung behandelt sind, auch auf starke elektrische Reize hin sich nicht mehr kontrahieren, während sie dies bei chemischer Reizung (durch Säure, Alkali oder Kalisalze) noch tun. Die Unerregbarkeit durch elektrische Reize beruht wahrscheinlich darauf, daß sie die Erregungswelle nicht mehr fortleiten können. In der gleichen Arbeit zeigt MINES, daß die Leitung des Erregungsprozesses beim Herzmuskel durch dreiwertige Kationen aufgehoben wird, während die Muskelkontraktion nicht so beeinflußt wird (s. Abb. 137 unten).

Da die Kontraktion der Muskeln mechanische Arbeit leisten kann, findet man bei der Nerventätigkeit folgende Erscheinungen nicht vor, die der Muskel zeigt: Sauerstoffverbrauch, Abgabe von Kohlensäure, Wärmeproduktion, Ermüdung usw., die im nächsten Kapitel behandelt werden.

Wenn aber die Hemmungserscheinungen behandelt werden sollen, müssen Kontraktion und Erschlaffung des Muskels berücksichtigt werden, da sie gewissermaßen als Indicatoren dienen.

Wir haben bereits gesehen, daß zwischen den quergestreiften, ,,willkürlich`` bewegten Skelettmuskeln, welche sich schnell kontrahieren, und zwischen der glatten ,,unwillkürlichen`` Muskulatur der Eingeweide und Gefäße, die sich langsam kontrahiert, unterschieden wird. Letztere befindet sich, auch wenn sie nicht erregt wird, in einem Zustand teilweiser Kontraktion, so daß zwei Nervenwege erforderlich sind: einer zur Erhöhung der Tätigkeit, den man daher ,,erregend`` nennen kann, der andere zu ihrer Verminderung, die ,,hemmenden`` Nerven. Die willkürlichen Skelettmuskeln befinden sich, wenn sie nicht erregt werden, vollständig in Ruhe. Sie werden nur von einer Gruppe von Nerven, den Erregung verursachenden, versorgt, die andere wäre unnötig. Eine dauernde tonische Kontraktion kann nur durch dauernde Innervation von den nervösen Zentren her bewirkt werden. Diese tonische Kontraktion kann daher nur durch Einflüsse aufgehoben werden, welche auf die Nervenzentren selbst einwirken und ihre Tätigkeit aufhören lassen. Es erübrigt sich, zu bemerken, daß die erregenden und hemmenden Zentren der glatten Muskeln auch ähnliche erregende und hemmende Einflüsse ausüben können. Es gibt also wenigstens zwei Arten der Hemmung: die eine greift am Muskel selbst an, die andere an tätigen Nervenzellen. Die hemmenden Nerven der glatten Muskeln haben wieder Nervenzentren, deren Tätigkeit ihrerseits wieder auf nervösem Wege getrennt werden kann. Wir haben dann, wie SHERRINGTON sagt, eine ,,Hemmung der Hemmung``, d. h. eine Hemmung in den Zentren von Nerven, welche an der Peripherie bei ihrer Erregung die Tätigkeit ihrer Erfolgsorgane hemmen. Bei den vasomotorischen Reflexen werden wir sehen, daß so etwas wirklich vorkommt.

## Andere erregbare Gewebe.

Die beiden bereits besprochenen erregbaren Gewebe, Muskel und Nerv, sind nicht die einzigen erregbaren. Man könnte annehmen, daß ein motorischer Nerv in direkter Verbindung mit dem Muskel steht, aber ein einfaches Experiment zeigt, daß zwischen Nerv und Muskel noch ein erregbares Gewebe zwischengeschaltet ist.

Die Nerven von zwei Nerv-Muskelpräparaten werden, mit gleichen Elektroden hintereinander geschaltet, durch denselben Reizstrom gereizt. An den einen Nerven legen wir zwischen Reizstelle und Muskel mittels unpolarisierbarer Elektroden einen konstanten

Strom von passender Stärke an, so daß die von diesem durchflossene Nervenstrecke die Erregungswelle nicht zum Muskel durchläßt. Es werden also beide Nerven, aber nur ein Muskel gereizt. Nach einiger Zeit ermüdet der Muskel und hört auf zu reagieren. In diesem Augenblick wird der galvanische Strom, der die Fortpflanzung der Erregung zum Muskel verhütet, geöffnet; der Muskel auf dieser Seite gerät jetzt in Tetanus, woraus man erkennt, daß nicht der Nerv, sondern der Muskel des anderen Präparats ermüdet ist. Legt man jetzt an den ermüdeten Muskel direkt die Reizelektroden an, so kontrahiert er sich wieder. Es war also nicht die contractile Substanz des Muskels, die ermüdet war. Es ergibt sich die unvermeidliche Schlußfolgerung, daß es eine leichter als Nerv oder Muskel ermüdbare Zwischensubstanz gibt.

Die Wirkung des Pfeilgiftes, Curare, liefert einen ähnlichen Beweis. Wenn man nur den Nerven in eine Curarelösung bringt, wird er nicht gelähmt. Wird aber der Muskel mit Curare vergiftet, so hat die Erregung des Nerven keine Wirkung mehr. Das liegt wiederum nicht an einer Lähmung des contractilen Gewebes im Muskel, denn direkte elektrische Reizung ruft auch jetzt Kontraktionen hervor.

Mikroskopisch sind an den Stellen, wo der Nerv mit den Muskelfasern in direkte Berührung kommt, besondere Strukturen nachweisbar: Die Nervenendplatten. Diese sind aber die von uns gesuchte Substanz nicht, wie auf verschiedene Weise bewiesen werden kann. Wie wir im einzelnen im 24. Kapitel sehen werden, sezernieren die Nebennieren einen chemischen Stoff, der Adrenalin heißt und auf Organe erregend wirkt, die von sympathischen Nerven versorgt werden. Adrenalinzufuhr hat genau die gleiche Wirkung wie eine Reizung dieser Nerven selbst. Die Arterien, deren Vasoconstriktoren vom Sympathicus versorgt werden, kontrahieren sich daher bei Adrenalinzufuhr, Arterien aber, bei denen dies nicht der Fall ist, reagieren auf das Adrenalin nicht. Es wirkt also nicht direkt auf die Muskelzellen. Wenn man die Nerven durchschneidet und degenerieren läßt, bleibt die vasoconstrictorische Wirkung des Adrenalins unverändert. Man muß aber annehmen, daß die sichtbaren Nervenendungen im Muskel gleichzeitig mit der Nervenfaser degenerieren.

LANGLEY (1906, S. 179) fand, daß 6 Wochen nach der Durchschneidung des motorischen Nerven im Froschsartorius keine Nervenendapparate mehr zu sehen waren. Histologisch sind außerdem Nervenfasern und Nervenendapparate im Muskel dasselbe. Die Zwischensubstanz, auf welche das Adrenalin wirkt, liegt von der Eintrittsstelle der Nervenfaser gesehen, muskelwärts. ELLIOTT nennt das die „myo-neurale" Schicht (1905, S. 436).

Eine weitere Aufklärung dieser Frage gibt LANGLEYS Arbeit über den Antagonismus zwischen Nicotin und Curare (1906). Große Nicotindosen wirken curareartig und heben die indirekte Erregbarkeit des Muskels auf. Bei Hühnern genügen dafür 10 bis 15 mg. Die erste Folge der Injektion besteht in Muskelkontraktionen, und selbst nach einer Dose, welche die Erregung vom Nerven aus aufhebt, löst direkte Bepinselung von Muskeln mit Nicotin tonische Kontraktionen aus. Diese Wirkung wird durch Curare aufgehoben. Es gibt einen quantitativen Antagonismus zwischen den beiden Substanzen. Wenn man Nicotin nach einer Curaredose gibt, welche die Erregung vom Nerven aus eben aufhebt, werden tonische Kontraktionen ausgelöst. Wiederholte Nicotingaben führen schließlich zur Lähmung der anfänglich in Erregung versetzten Gewebe. Dann ist der Muskel aber durch elektrische Reizung noch direkt erregbar. Ein weiterer Beweis für die Existenz einer Zwischensubstanz. Wie wir gesehen haben, wirkt Curare auf etwas, das, von den Nervenendigungen aus gesehen, muskelwärts liegt, das Nicotin muß auf dieselbe Substanz wirken. Diesen Bestandteil des neuro-muskulären Systems, welcher weder die contractile Substanz des Muskels, noch die erregbare Nervensubstanz ist, nennt LANGLEY die „receptive Substanz". Sie erhält den Reiz vom Nerven und übermittelt ihn dem contractilen Muskelmechanismus.

Von einer anderen Seite kommt KEITH LUCAS zu demselben Resultat. Bei Versuchen über die Erregung von Muskeln mit Kondensatorentladungen, um die Wallersche Konstante zu bestimmen, fand LUCAS (1906, S. 1), daß es zwei verschiedene optimale Reize gibt. Bei dem einen wird das Anwachsen der Energie durch das Verhältnis 37 : 63, bei dem anderen durch das Verhältnis 1,78 : 19,300 dargestellt. Nach kleinen Curaredosen bleiben beide erhalten, aber der Reiz mit dem höheren optimalen Verhältnis fängt an schlechter zu werden. Nach großen Curaredosen wird dieser unwirksam. Wir haben es anscheinend mit etwas Ähnlichem wie LANGLEYS rezeptiver Substanz oder ELLIOTTS myoneuraler Schicht zu tun.

Bei der weiteren Untersuchung fand LUCAS (1906, 2), daß das nervenlose Ende des Sartorius nur ein Optimum hat, entsprechend dem Verhältnis 20 : 36. Der Nervus ischiaticus hat ebenfalls nur ein Optimum, das durch das Verhältnis 41 : 233 dargestellt wird. Eine Muskelfaser ohne Nervenende hat daher eine erregbare Substanz ($a$) von niedrigem optimalen Verhältnis. Der Nervenstamm hat eine ($\gamma$) von etwas höherem Wert. In der Mitte des Sartorius sind wenigstens zwei nachweisbar, wie durch Benutzung von Kondensatorströmen gefunden wurde. Es handelt sich erstens um die soeben erwähnte Muskelsubstanz $\alpha$, und zweitens um eine andere $\beta$ mit einem äußerst hohen optimalen Reizverhältnis. In späteren Arbeiten (1906, 3 und 1907, 1) erwies es sich als besser, Ströme von verschiedener Stärke und Dauer an Stelle der Kondensatorentladungen zu benutzen. Es wurden Kurven gewonnen, welche die Stromstärke angaben, die bei gegebener Stromdauer eben reizend wirkte. Auf diese Weise wurden die oben erwähnten drei Substanzen in dem mittleren Gebiet des Sartorius nachgewiesen. Die angewandte Stromstärke war in allen Experimenten so, daß die notwendige Dauer niemals 0,02 Sekunden überstieg.

Ich habe oben (S. 478) darauf hingewiesen, daß der Logarithmus der Konstante $\theta$ in der von HILL modifizierten Nernstschen Formel eine Funktion von $\dfrac{k}{a^2}$ ist, was selbst ein Maß der Diffusionsgeschwindigkeit der Ionen bei der Erregung ist. Die Annahme liegt nahe, die Geschwindigkeit des Anwachsens der Energie beim optimalen Reiz hierzu in Beziehung zu setzen. KEITH LUCAS berechnet daraus (1910, S. 245) die Werte von $\log \theta$ für verschiedene erregbare Substanzen wie folgt:

Substanz $\beta$ des Sartorius . . . . . . . 2
Motorische Nervenfasern . . . . . . . . 0,3
Muskelfasern des Sartorius . . . . . . . 0,07
Herzmuskel . . . . . . . . . . . . . . . 0,0005

Sie sind entsprechend der Diffusionsgeschwindigkeit der Ionen angeordnet. Wenn wir sie mit den Werten der Stromdauer vergleichen, bei der die Stromstärke die kleinsten Werte erreicht, d. h. die optimale Geschwindigkeit im Zuwachs des Reizstroms, erhalten wir:

| | |
|---|---|
| Substanz $\beta$ . . . . . . . . . | 0,0009 Sekunden |
| Nervenfaser . . . . . . . . . | 0,003 „ |
| Muskelfaser des Sartorius . . . | 0,02 „ |
| Herzmuskel . . . . . . . . . | 2,00 „ |

KEITH LUCAS zieht einige interessante Schlüsse aus diesen Zahlen. Wenn die am Erregungsprozeß beteiligten Ionen einfache anorganische, K·, Ca··, Cl′ usw., wären, könnten die Änderungen sich höchstens wie 10 : 1 verhalten, während zwischen der Substanz $\beta$ und dem Herzmuskel ein Verhältnis von 4000 : 1 besteht. Ferner ist der Temperaturkoeffizient höher als es der Wanderungsgeschwindigkeit einfacher Ionen entspricht. Wenn man das Calcium der Ringerschen Lösung durch eine isotonische Menge Natrium ersetzt, nimmt der Wert, der der Diffusionsgeschwindigkeit der Ionen bei der Erregung entspricht, auf den zehnten Teil ab, während sich die Ionenbeweglichkeiten von Na· zu Ca·· nur wie 44 : 53 verhalten. Offenbar ist irgendein Faktor noch nicht vollständig genug erklärt, und die Frage bedarf weiterer Untersuchung.

LAPICQUE, der eine Theorie der elektrischen Erregung ausgearbeitet hat und zu ähnlichen Schlüssen wie LUCAS kam, sie aber nicht rechnerisch fassen konnte, hat ein hydrodynamisches Modell (1909) hergestellt, an dem man viele Erscheinungen demonstrieren kann; die Bewegung der Ionen wird durch Wasser nachgeahmt. LAPICQUE hat eine Konstante, die er „Chronaxie" nennt, eingeführt, die dem Bewegungsverhältnis der bei der Erregung beteiligten Ionen entspricht. Sie hat eine ähnliche Bedeutung wie die Wallersche Konstante und die Größe $\Theta$ in der von HILL modifizierten Nernstschen Formel. LAPICQUE und LEGENDRE (1913) finden, daß eine Beziehung zwischen diesem Bewegungsverhältnis und dem Durchmesser der verschiedenen Nervenfasern bei ein und demselben Tier besteht. Je dicker die Faser, desto schneller die Bewegung. Die Chronaxie, der reziproke Wert der Geschwindigkeit, beträgt 0,0003 Sekunden beim motorischen Nerven für den Gastrocnemius, dessen Fasern einen Durchmesser von 0,02 mm haben, und 0,02 Sekunden in den motorischen Fasern für den Magen, welche nur einen Durchmesser von 0,002 mm haben. Man könnte vielleicht erwarten, daß die Geschwindigkeit der Ionenverschiebung in einer dickeren Faser größer wäre, wenn die in der Mitte gelegenen Ionen die Membran an der Außenseite des Achsenzylinders in derselben Zeit erreichen müßten wie in einer dünneren Faser. Aber das ist rein hypothetisch. W. W. WALLER (1914) findet, daß der optimale Zeitwert (LAPICQUES „Chronaxie") bei der Erregung der sudo-motorischen Nerven das Zehnfache der motorischen Nerven für den Muskel beträgt.

*Die Art der Verbindung zwischen Nerv und Muskel.* Gegenwärtig neigt man mehr der Auffassung zu, daß zwischen der Nervenendplatte und dem Muskel keine direkte Verbindung besteht. Sie berühren einander nur, sind aber durch eine Membran getrennt. Wenn eine Nervenfaser degeneriert, geht die Degeneration nicht über die Endplatte hinaus. Bei der Erregung verändert sich höchstwahrscheinlich diese „synaptische Membran", welche die Übertragung der Erregung besorgt. Die rezeptive Substanz von LANGLEY muß muskelwärts von der Membran liegen und auf eine kleinere Zone um die Nervenendplatte herum beschränkt sein. Es ist nicht nötig, diese Substanz als ein Radikal des protoplasmatischen „Moleküls" der Muskelzelle anzusehen.

Wie wir später sehen werden, tritt das gleiche Problem wieder bei der Übertragung einer Erregung von den Verzweigungen einer Nervenzelle oder eines Neurons auf den Zellkörper eines anderen auf. Wir werden sehen, daß die experimentellen Daten am besten zu der Sherringtonschen Auffassung von der „synaptischen Membran" stimmen.

## Die Hemmung.

Unter „Hemmung" verstehen wir jede Beeinflussung, welche eine fortschreitende Tätigkeit zum Stillstand bringt, indem sie von außen her auf sie einwirkt. Vorgänge, welche wie eine Nervenerregung oder eine Muskelkontraktion auf einen Reiz einsetzen, nach einer bestimmten Zeit abgelaufen sind und spontan wieder verschwinden, gehören nicht dazu.

Die Hemmung kann auf verschiedene Weise hervorgebracht werden, je nach dem Mechanismus, der gehemmt wird. Eine allgemeine Theorie der Hemmung scheint daher zunächst unmöglich zu sein. Eine glatte Muskelzelle z. B. befindet sich in natürlichem Tonus: Die Erregung einer bestimmten Nervenfaser, die mit dieser Zelle verbunden ist, macht dem contractilen Prozeß ein Ende, und die Muskelzelle erschlafft. Eine Nervenzelle kann sich infolge von Veränderungen im Zelleib in einem Erregungszustand befinden. Diese Veränderungen können durch äußere chemische Einflüsse hervorgerufen sein, aber die Wirkung der Reizung einer bestimmten Nervenfaser kann darin bestehen, den Erregungszustand zu unterdrücken oder die Nervenzelle für die chemischen Beeinflussung unzugänglich zu machen. Wenn aber der Erregungszustand durch das ständige Ankommen von Reizen erzeugt wird, die durch Nervenfasern zugeleitet werden, welche synaptische Verbindungen mit der betreffenden Zelle haben, so könnte der Erregungszustand der Zelle aufgehoben werden, wenn man die synaptische Membran für den durch die Nervenfasern zugeführten Erregungsprozeß undurchlässig macht; mit anderen Worten: man kann ein Hindernis schaffen. Bei der Nervenzelle sind daher wenigstens zwei verschiedene Arten zur Hemmung möglich: man kann die erregenden Einflüsse abschneiden oder die Zelle reaktionslos gegen sie machen, obwohl sie richtig in der Zelle ankommen. Ein anderes Beispiel bietet der Herzmuskel. Es ist denkbar, daß der Herzschlag auf verschiedene Weise angehalten werden kann. Der Muskel selbst kann zeitweilig unerregbar gemacht werden, die rhythmischen Erregungen, die vom Vorhof zum Ventrikel kommen, können unterwegs blockiert werden, oder der Kontraktionsmechanismus allein kann an der Tätigkeit verhindert werden, während die Erregung und Erregungsleitung intakt bleiben usw.

Natürlich fällt ein Prozeß, der etwas vollständig zerstört, nicht unter den Begriff der Hemmung, sondern nur solche Vorgänge, die wieder rückgängig gemacht werden können, so daß dann der normale Ablauf wieder möglich ist. Es kann allerdings bisweilen ein Circulus vitiosus entstehen, der, wie wir noch sehen werden, die Rückkehr des normalen Zustandes unmöglich macht.

Im allgemeinen kann man sich die Hemmungsprozesse umgekehrt wie die Erregungsprozesse vorstellen, die Erklärung des einen würde dann die Erklärung des anderen in sich begreifen. Wenn die Durchlässigkeit bei der Erregung zunimmt, so ist z. B. bei der Hemmung eine Abnahme zu erwarten. Indessen ist unsere Kenntnis der Beschaffenheit des Hemmungsprozesses noch viel mangel-

hafter als die des Erregungsprozesses, so daß alle diese Frage betreffenden Tatsachen wertvoll sind.

Um zunächst eine allgemeine Ansicht der zu erklärenden Dinge zu erhalten,
werden wir daher einige experimentelle Tatsachen anführen. Sie dienen gleichzeitig dazu, die verschiedenen Arten der Hemmung, auf die oben hingewiesen
wurde, zu illustrieren.

*Die glatte Muskulatur.* Wir sahen schon, daß der Darm eine Reihe rhythmischer Kontraktionen zeigt, die einen leichten tonischen Kontraktionszustand
überlagern, beide werden durch Erregung des N. splanchnicus herabgesetzt und
durch Erregung des N. vagus erhöht (s. Abb. 68 und 69, S. 449). Da die Er-

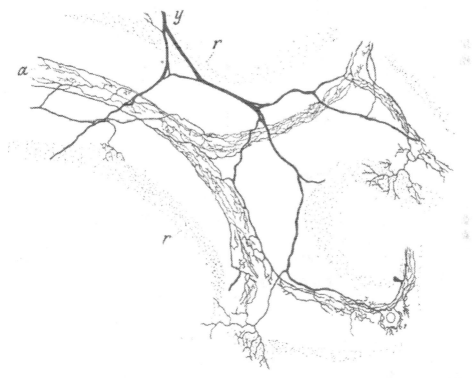

Abb. 78. Nervengeflecht in der Umgebung einer Arterie der Milz. GOLGI-Färbung. *a* Die
von verzweigten freiendenden Nervenfasern umgebene Arterie; *y* Nerv, dem der Plexus
entspringt; *r* Milzpulpa. Malpighische Substanz weiß gelassen. An einigen Stellen sieht
man, wie die Nerven in die Pulpa eindringen. (RETZIUS, 1892, Taf. XXI, Abb. 1.)

regung der spontanen Kontraktionen im Muskel selbst vor sich geht, muß die
Wirkung der hemmenden und erregenden Nerven direkt auf die Muskelzellen
ausgeübt werden.

In anderen Fällen, z. B. bei der Muscularis der Arterien, ist es nicht bewiesen,
daß der, diese versorgende, Nervenplexus Nervenzellen (s. Abb. 78) enthält.
Der Tonus kommt also hier durch die Muskelzellen selbst zustande. Er kann
durch sog. vasoconstrictorische Nerven vergrößert oder durch sog. vasodilatatorische vermindert werden. Abb. 79 zeigt dies bei der Zunge. Auf Reizung
des sympathischen Nerven erfolgt Kontraktion der kleinen Arterien und daher

Abnahme des Volumens. Auf Reizung des N. lingualis, der die gefäßerweiternden Fasern enthält, erfolgt Zunahme des Volumens. Wir haben bereits bei den Speicheldrüsen dasselbe kennengelernt.

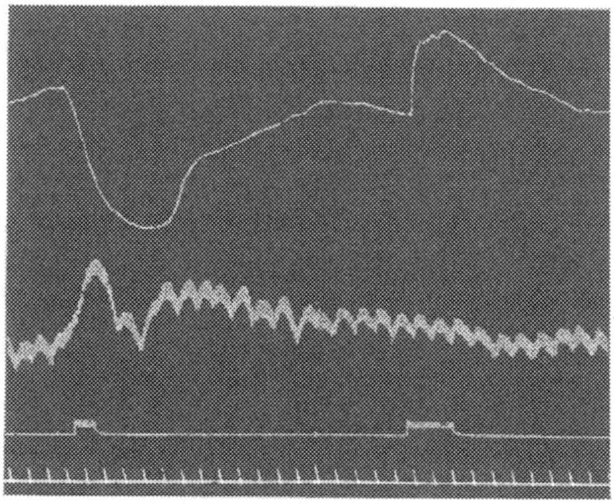

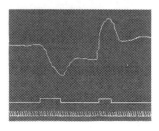

Abb. 79. Wirkung der Reizung der Vasoconstrictoren und Dilatatoren auf die Zungengefäße des Hundes. Oben: Plethysmographische Kurve: Volumen der Zunge. Sinken bedeutet Volumabnahme, durch Kontraktion der Arterien. Untere Kurve: Arterieller Blutdruck. Zeigt, daß die Volumschwankungen unabhängig vom Blutdruck sind. Obere gerade Linie: Reizmarkierung. Erste Markierung: Reizung des peripheren Endes des Halssympathicus, der vasoconstrictorische Fasern führt. Zweite Markierung: Reizung des peripheren Endes des N. lingualis, der vasodilatatorische Fasern führt. Untere gerade Linie: Zeitschreibung, ein Intervall 10 Sekunden.

Der M. retractor penis, der bei manchen Tieren vorhanden ist, ist ein Streifen glatter Muskulatur, der vom vorderen Schwanzwirbel entspringt und an der glans penis ansetzt. Er ist ein gutes Objekt für Versuche an der glatten Muskulatur. Abb. 80 zeigt eine Kurve aus einer (noch unveröffentlichten) Versuchsreihe von STARLING und mir. Die anfängliche tonische Kontraktion erschlafft auf Reizung der autonomen Nerven des Beckens, und durch Reizung der Nn. pudendi nimmt sie zu.

Instruktiv sind ferner Versuche an der Krebsschere. Hier findet sich ein kräftiger Schließmuskel und ein zweiter, der sie öffnet (vgl. die Abbildung bei HUXLEY, 1880, S. 93). Wenn der starke Schließmuskel kontrahiert ist, kann der schwächere Öffnungsmuskel keine Wirkung ausüben. Dementsprechend findet man, daß, wenn der die Muskulatur versorgende Nervenstamm derart erregt wird, daß die Schere sich öffnen muß, der Schließmuskel der Kontraktion des Öffnungsmuskels entsprechend gehemmt wird; wenn sich die Zange schließt, findet die umgekehrte Wirkung auf die beiden Muskeln statt. RICHET (1882) zeigte, daß sich auf einen schwachen direkten Reiz die Zange öffnet und auf einen starken schließt, während BIEDERMANN (1887, S. 1) zeigte, daß ein schwacher Reiz des Nerven zur Kontraktion des Öffnungsmuskels, mitunter mit Hemmung des Tonus des Schließmuskels verbunden, führt. Ein starker Reiz hat die entgegengesetzte Wirkung auf beide. Zur Erklärung kann man entweder die Existenz von vier Fasergruppen im Nervenstamm annehmen, die den Schließmuskel erregen und den Öffnungsmuskel hemmen; oder von nur zwei Fasergruppen, von denen jede sich in zwei Zweige teilt, einen Zweig, der einen Muskel hemmt, während der andere Zweig den Antagonisten erregt. Die

Abb. 80. Retractor penis des Hundes. Das Fallen der Kurve wird durch Verlängerung des Muskels hervorgerufen, die durch Reizung des Pelvisnerven entsteht, welcher den spontanen Tonus hemmt. Das Ansteigen ist Kontraktion, die durch Reizung des N. pudendus verursacht wird, der den Tonus erhöht.
(BAYLISS und STARLING.)

Fasern, welche Kontraktion des Schließmuskels und Hemmung des Öffnungsmuskels verursachen, beanspruchen einen stärkeren Reizstrom als die andere
Gruppe, möglicherweise weil ihre erregbaren Substanzen ein verschiedenes
Reizungsoptimum haben. Sehr überzeugend ist, daß BIEDERMANN später
(1887, 2) zeigen konnte, daß die feinen Verzweigungen der Nerven in den
Muskeln immer doppelt sind, indem
eine dünne Faser eine dickere, bis zu
ihrem Ende in den Muskelfasern, begleitet. Dieselbe Muskelfaser wird
von einer dünnen und einer dicken
Faser versorgt, und man muß wohl
daraus schließen, daß die eine die
Muskelzelle erregt, die andere sie
hemmt. Abb. 81 ist eine Abbildung
der von BIEDERMANN und von
MANGOLD (1905) gegebenen Beispiele,
der die Frage ebenfalls untersucht
hat und diese Innervationsart bei
den Arthropoden allgemein verbreitet
fand. Wir werden gleich sehen, daß
dies in wichtigem Zusammenhang
mit der Hemmungstheorie steht.

Die Einrichtung, durch welche
die zweischaligen Mollusken ihre
Schalen öffnen und schließen, wurde
von PAVLOV (1885) untersucht, der
feststellte, daß der kräftige Schließmuskel von zwei Gruppen von Nerven, erregenden und hemmenden,
versorgt wird. Der natürliche Zustand des Muskels scheint eine
tonische Kontraktion zu sein, die
durch Erregung bestimmter Nervenfasern verringert werden kann. Er
bleibt dann in diesem Zustande, bis
eine Erregung der erregenden Nervenfasern ihn wieder in Kontraktion
versetzt. Weitere Einzelheiten über
den Tonus findet man im 18. Kapitel.
Wie PAVLOV meint (S. 28 und 29),
ist es wichtig, festzustellen, daß im
Muskel selbst keine Nervenzellen

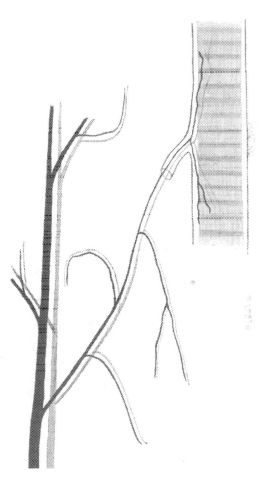

Abb. 81. Innervation der Scherenmuskulatur
des Krebses nach RICHET, BIEDERMANN,
MANGOLD usw. — Die beiden Arten Nervenfasern teilen sich gleichzeitig. Auf jede Muskelfaser kommt die gleiche Zahl beider End-
fibrillen. Sie dringen zusammen im Sarco-
lemma ein und gehen in das Innere der
Muskelsubstanz.

nachweisbar sind. Die Nervenerregungen der antagonistischen Nerven müssen
also an den Muskelzellen direkt angreifen. Angesichts späterer Theorien über
rezeptive Substanzen kann man hinzusetzen, daß nach PAVLOV es im Inneren
der Muskelfasern besondere Teile geben muß, von denen die Kontraktion abhängt, und andere, von denen die Erschlaffung abhängt.

*Das Herz.* Abb. 82 zeigt am Schildkrötenherzen das Aufhören des Herzschlags nach Vagusreizung. Außerdem wird auch der diastolische Tonus herabgesetzt. Abb. 83 zeigt die Wirkung des antagonistischen Nerven, des N. accelerans des Sympathicus. Eine mehr ins einzelne gehende Analyse der nervösen
Regulation des Herzschlages findet man im 23. Kapitel.

Wir sagten oben, daß im allgemeinen die Hemmungserscheinungen umgekehrter Natur wie die Erregungserscheinungen sein müßten. In dieser Beziehung sind GASKELLS Beobachtungen (1887) sehr interessant. Wir sahen,
daß ein in Erregung befindliches Muskelteilchen elektronegativ gegenüber einem

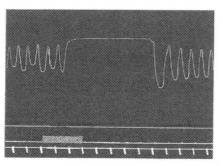

ruhenden wird. GASKELL lehrte nun aus
dem Vorhof des Herzens der Schildkröte
ein Präparat herzustellen, das nicht
mehr schlägt (wegen der Abtrennung
vom Sinus) aber noch in Verbindung
mit seinem Hemmungsnerven (N. coro-
narius) steht, während alle anderen Gewebe durchtrennt werden können. Ferner haben wir früher gelernt, daß bei
Ableitung von einer verletzten und einer
normalen Stelle des Muskels nur die
zweite Elektrode (an der
unverletzten Stelle) bei der
Tätigkeit des Muskels negativ wird. Wenn sich also
der Vorhof kontrahiert, erfolgt eine solche Bewegung
der Galvanometernadel, daß
die Elektrode an der unverletzten Stelle negativ wird.
Wenn nun der N. vagus ge-
reizt wurde, während der
Vorhof nach Abtrennung
vom Sinus in Ruhe ist, sah
GASKELL, daß der Muskel
elektropositiv wurde; die
Galvanometernadel bewegte
sich in der entgegenge-
setzten Richtung als bei
einer Kontraktion des Mus-

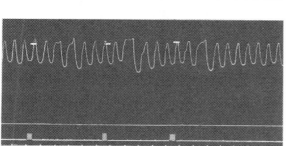

Abb. 82. Wirkung des Vagusnerven auf den Herzschlag.
Ventrikel der Schildkröte. Nach Vagusreizung Aufhören
des Herzschlags. Der Effekt tritt erst nach einer Latenzzeit ein. Gleichzeitige Abnahme des diastolischen Tonus
(der Zeichenhebel schlägt nach unten aus). Die Wirkung
überdauert die Nervenreizung erheblich. Dann folgt Zunahme der Amplitude der Herzpulsationen. Die Latenzzeit ist auf der unteren Kurve besser zu erkennen.
Hier sind die Reizzeiten durch weiße Rechtecke in
der Kurve selbst bezeichnet.

kels (Abb. 84). Man könnte vielleicht annehmen, daß die Erklärung dieser
Veränderung nur darin besteht, daß der Vorhof, obwohl er keine rhythmischen Schläge zeigt, sich in einem Zustand schwacher tonischer Kontraktion
befindet, was natürlich mit einer ständigen negativen Abweichung des Galvanometers verbunden wäre. Wenn der Vagus diesen Tonus verschwinden läßt,
würde das Gewebe natürlich weniger negativ werden, d. h. es würde scheinbar elektropositiv werden. Es ist daher wichtig, festzustellen, daß GASKELL
nicht imstande war, die schwächste Veränderung im Tonus nachzuweisen,

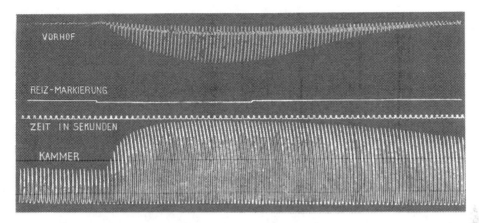

Abb. 83. Wirkung der Sympathicusreizung (accelerans) auf das Herz der Kröte. Suspensions-
methode. Im Atrioventrikularring abgeklemmt. Der Sympathicus wird vor der Vereinigung
mit dem Vagus gereizt (Gaskell, 1900, Abb. 111).

obgleich er einen sehr empfindlichen Hebel zum Vergrößern einer möglichen
Bewegung gebrauchte. Die Hemmung ist also von einer elektrischen Verände-
rung begleitet, welche das entgegengesetzte Vorzeichen hat wie die elektrische
Veränderung eines tätigen Gewebes.

Da die experimentelle Grundlage
dieser Resultate bezweifelt worden ist,
sei der Hinweis gestattet, daß ich zweimal den Versuch als Vorlesungsexperi-
ment gezeigt und die elektropositive
Veränderung ohne Schwierigkeit erhalten habe. Man darf nicht vergessen,
daß der Ausschlag sehr viel kleiner ist
als bei der Kontraktion, so daß einigen
Beobachtern ihr Nachweis mit dem
Capillarelektrometer mißlungen ist.
Aber kürzlich haben Meek und Eyster
(1912) und Samoilov (1913) mittels
des Saitengalvanometers, das besonders empfindlich gemacht war, photographisch Kurven aufgenommen. Der
Vorteil bei dem Gebrauch dieses Instrumentes besteht darin, daß beim
spontan schlagenden Froschherzen die
positive Wirkung wie beim Schildkrötenherzen nachgewiesen werden kann.

Gaskell hat ferner gezeigt,
daß am Schildkrötenherz auch
im Muscarinstillstand nach Vagusreizung die elektropositive
Schwankung auftritt, während
Acceleransreizung beim Kröten-
herzen im Muscarinstillstand dieselbe elektrische Veränderung aus-

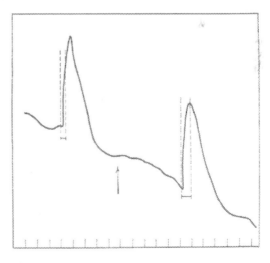

Abb. 84. Elektrische Veränderung am ruhenden
Vorhof des Herzens der Schildkröte nach Vagus-
reizung. Diese findet während der durch aus-
gezogene Linien angegebenen Zeit statt. Bei dem
Pfeil Muscarinvergiftung zur Aufhebung der
Ventrikelkontraktionen. Keine Wirkung auf die
folgende Reizung des Vagus. Man beachte, daß
die elektrische Veränderung das entgegengesetzte
Vorzeichen hat als der Aktionsstrom bei der
Ventrikelkontraktion und der Strom, der bei
Acceleransreizung vom ruhenden Muskel erhalten
wird (s. Abb. 86 unten).
(Gaskell Journ. of Physiol. 8, 1887, 404—415.)

löst, die bei der Herzkontraktion gefunden wird. Die Reizung des Accelerans bewirkt am schlagenden Herz Zunahme der Frequenz und der Größe der Herzpulsationen.

Eine andere Folge der Hemmung besteht darin, die Erregbarkeit des Herzmuskels für direkte Reize herabzudrücken. M.' WILLIAM zeigte (1885, 1), daß der Sinus, Vorhof und Ventrikel des Molchherzens während der Vagushemmung unerregbar sind, und (1885, 2, S. 226), daß der Vorhof des Aalherzens sich ebenso verhält. Bei anderen Tierarten kommt dies allerdings nicht vor, aber es geht doch daraus hervor, daß die Wirkung der hemmenden Nerven auf dem Muskel selbst ausgeübt wird.

Aus der Arbeit von DOROTHY DALE und H. R. MINES (1913) geht hervor, daß bei Vagusreizung der Erregungsleitung vom Vorhof zum Ventrikel ein

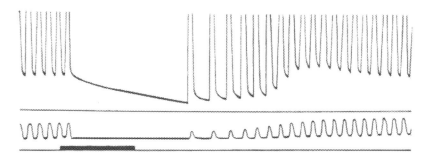

Abb. 85. Positive Schwankung des Demarkationsstromes beim Froschventrikel nach Vagusreizung. Eine Elektrode an eine verletzte Stelle angelegt. Saitengalvanometer. Obere Kurve: die monophasischen elektrischen Veränderungen. Die Spitzen gehen über die schreibende Fläche hinaus. Darunter: Abszissenlinie. Untere Zeichnung: spontane Herzschläge, Hebelaufzeichnung. Bei Vagusreizung (durch Signal markiert) findet allmähliches Sinken des diastolischen Niveaus der Galvanometerkurve statt, d. h. die elektrische Wirkung ist also der bei der Kontraktion erhaltenen entgegengesetzt. Dann ein Wiederansteigen der diastolischen Lage der Saite. Die diastolische Lage des Hebels, der die Herzschläge markiert, zeigt dagegen keine Veränderung während der Vagushemmung. (Nach SAMOILOV.)

größerer Widerstand entgegengesetzt wird, und daß die Dauer des Aktionsstroms abnimmt (untersucht mit dem Saitengalvanometer). Acceleransreizung erleichtert dagegen die Erregungsleitung und verlängert die Dauer des Aktionsstroms.

Da die Wirkungen der erregenden und hemmenden Nerven auf glatte Muskeln entgegengesetzter Natur sind, müßte es möglich sein, die Wirkung des einen durch den gleichzeitigen Reiz des anderen auszugleichen. REID HUNT fand (1897), daß gleichzeitige Reizung des Vagus *und* Accelerans die Herztätigkeit entweder gar nicht oder nur minimal beeinflußte, wenn die Reizung so ausgeführt wurde, daß bei Reizung jedes der beiden Nerven für sich gleich starke, aber entgegengesetzte Wirkungen erzielt wurden. Wurde die Reizung des einen Nerven auf eine vorhergehende des anderen draufgesetzt, so wurde die Herztätigkeit wieder normal. Mit anderen Worten: Die Nerven sind reine Antagonisten, und „die Behauptung, die minimale Reizung des einen könne eine maximale des anderen überwinden, ist sicher falsch".

Die Versuche von FREY (1876) werden manchmal zur Unterstützung der entgegengesetzten Ansicht angeführt. Diese zeigten, daß bei maximaler, gleich-

zeitiger Reizung der Chorda tympani und des Sympathicus die Durchströmungsgeschwindigkeit in der Glandula submaxillaris verlangsamt wurde. Die vasoconstrictorische Wirkung war also stärker als die vasodilatatorische. Nach Sistierung des Reizes überdauerte die dilatatorische Chordawirkung die constrictorische
des Sympathicus. Durch geeignete Wahl der relativen Reizstärken für beide
Nerven zeigte Asher (1909) aber, daß man die Wirkung entweder der erweiternden oder der verengernden Nerven überwiegen lassen kann. Anrep und
Cybulski (1884) konnten jede der beiden Wirkungen mit Leichtigkeit bei der
Zunge hervorrufen. von Freys Experimente waren zur Verifizierung einer
bestimmten Hypothese, daß nämlich Ganglienzellen dabei eine Rolle spielen,
angestellt worden. Seine Re-
sultate widersprechen der
Ansicht nicht, daß jede
Muskelfaser von zwei ge-
trennten Nervenfasern mit
entgegengesetzter Wirkung
versorgt wird.

*Die Sekretion.* Wenn
die in unserem Kapitel über
die Sekretion vorgetragene
Ansicht richtig ist, nämlich,
daß dieser Prozeß, was den
Zellmechanismus betrifft, zu
einem Teile automatisch vor
sich geht, kann man be-
rechtigterweise annehmen,
daß sekretionshemmende
Nerven vorhanden sein können. Für das Pankreas ha-
ben Pavlov und seine Mit-
arbeiter gezeigt, daß der
Vagus sekretionshemmende
Fasern für diese Drüse enthält. Man kann das fol-
gendermaßen zeigen: Zu-
nächst sucht man durch
intermittierende Vagusreizung eine Beschleunigung

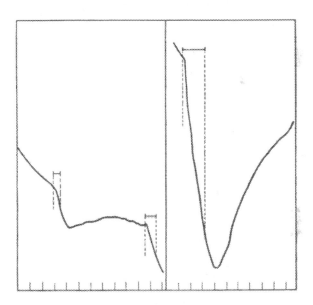

Abb. 86. Die elektrische Veränderung beim ruhenden
Ventrikel der Kröte nach Acceleransreizung. Die ersten
beiden Reize am Herz in Muscarinstillstand. Der zweite
Reiz an einem anderen Herzen, das durch Abklemmung
der Atrioventrikulargrenze in Stillstand versetzt ist. Das
Vorzeichen der elektrischen Wirkung entspricht dem
bei der spontanen Kontraktion erhaltenen und ist dem
bei Vagusreizung erhaltenen entgegengesetzt.
(Gaskell, Journ. of Physiol. 8, 404—415.)

des Saftflusses zu erhalten. Dieser Saftfluß dauert auch nach dem Aufhören
der Reizung noch an; wenn jetzt der Vagus von neuem gereizt wird, bevor die
Wirkung des vorhergehenden Reizes aufgehört hat, findet *zunächst* ein Aufhören der Sekretion statt, dem später eine Zunahme folgt. Der Leser wird
sich erinnern, daß der Vagus die Darmbewegungen in ähnlicher Weise beeinflußt. Man kann sich also vorstellen, daß die Wirkung auf das Pankreas durch
die Erschlaffung und Kontraktion der Muskelfasern in den Pankreasausführungs-
gängen verursacht sein könnte. Daß diese Erklärung richtig ist, zeigen die auf
S. 424 oben beschriebenen Experimente von Anrep.

JAPPELLI (1908) versuchte, eine reflektorische Speichelsekretion durch Reizung des zentralen Endes des N. lingualis zu erzeugen, und fand, daß, solange die Reizung dauert, keine Sekretion auftritt. Sie beginnt aber sofort nach Aufhören der Reizung. Eine bereits bestehende Sekretion hört vorübergehend auf, wenn der Nerv gereizt wird. Diese Versuche sind erst dann sichere Beweise für Hemmungswirkungen durch Lingualisreizung, wenn die Durchblutungsgeschwindigkeit der Drüse gleichzeitig ermittelt wird. Es ist sicher, daß infolge der Reizung des sensorischen Nerven in der Drüse Vasoconstriction entsteht, also verminderte Durchblutungsgeschwindigkeit. Diese würde aber allein schon die Versuchsergebnisse erklären.

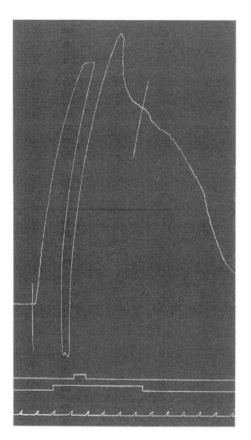

Abb. 87. Reflexhemmung des Tonus beim decerebrierten Tier. Der Tonus wurde durch Reizung der Haut des Fußes der entgegengesetzten Seite herbeigeführt, entsprechend dem unteren Signal und den Linien, welche das Myogramm schneiden. Während der durch das obere Signal markierten Zeit wurde der Fuß derselben Seite gereizt. Man beachte, daß der Muskel sich anfänglich in tonischer Kontraktion befand. Diese wird gleichzeitig mit dem Reflextonus, der von dem kontralateralen Fuß ausgeht, aufgehoben. Der Muskel gerät dann in vollständige Erschlaffung.
(SHERRINGTON, 1905, Abb. 3.)

Ich habe bereits auf S. 424 auf die „anabolischen" Nerven hingewiesen, die vermutlich die Drüsenzellen versorgen. Man nimmt an, daß die Funktion dieser Fasern darin besteht, den aufbauenden Prozeß in diesen Zellen zu erregen. Nach der von GASKELL vorgeschlagenen gleich zu besprechenden Theorie sind die anabolischen Nerven gleichzeitig Hemmungsnerven. Wenn die Chorda tympani durchschnitten wird, wird eine tonische Hemmungserregung entfernt, es entsteht die „paralytische Sekretion". Die Grundlage dieser Theorie ist aber nicht sehr zuverlässig.

*Die Nervenzentren.* Wir kommen jetzt zu einem sehr wichtigen Gebiet, in welchem hemmende Prozesse dieselbe grundlegende Rolle spielen wie erregende. Ich gebe hier nur ein paar Beispiele, das Wesentliche der Erscheinungen bespreche ich später.

Die Notwendigkeit solcher Prozesse wird klar, wenn wir eine komplexe, koordinierte Tätigkeit betrachten, in der Nervenzellen, welche verschiedene Muskeln beherrschen, mitspielen. Einige von diesen sind gleichzeitig auch anderweitig beschäftigt, d. h. sie befinden sich bereits in einem Erregungszustand durch Mitteilungen, die von anderswoher kommen. Wenn sie den neuen Prozeß richtig ausführen sollen, müssen sie aus diesem früheren Erregungszustand herausgerissen werden, so daß sie für den neuen zugänglich werden. Die Tätigkeit gewisser Zentren bringt außerdem Muskeln zur Kontraktion, welche Antagonisten der Muskeln sind, die nunmehr in Kontraktion geraten sollen. Diese müssen daher zur Erschlaffung gebracht werden.

Die Abb. 76, S. 470 (von SHERRINGTON und SOWTON, 1911, S. 443), zeigte uns, daß die Reizung des zentralen Endes des N. popliteus mit Rheonomströmen eine reflektorische tonische Kontraktion des M. vasto-cruralis hervorbringt. Diese tonische Erregung der Nervenzellen überdauert, wie aus der Reizmarkierung der Zeichnung hervorgeht, die Nervenreizung. Bei der zweiten Markierung wurde derselbe Nerv mit schwachen Strömen tetanisiert. Dadurch wird der tonische Erregungszustand der betreffenden Nervenzellen komplett aufgehoben, um wieder aufzutreten, wenn die Reizung des Hemmungsnerven sistiert.

Abb. 87 (aus SHERRINGTON, 1905, S. 227) zeigt weitere Einzelheiten. Die reflektorische Kontraktion des Muskels erfolgt auf einen Reiz, der der Haut des anderen Fußes appliziert wird (markiert durch das untere Signal). Die obere Reizmarkierung gibt an, daß der zu dem beobachteten Muskel gehörige Fuß gereizt wird. Darauf verschwindet die zentrale Erregung. Der Muskeltonus sinkt jetzt — und das ist wichtig — unter das Niveau, das er vor Ein-

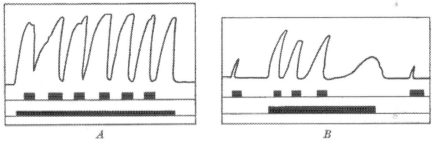

Abb. 88. Hemmung der Spinalreflexe beim Frosch. Alle sensiblen Wurzeln des Nervus ischiadicus sind durchschnitten. A linke Kurve: Kontraktionen des Musc. gastrocnemius. Unteres Signal: Kontinuierliche Reizung des zentralen Endes der 9. dorsalen Wurzel. Oberes Signal: Intermittierende Reizung des zentralen Endes der 8. dorsalen Wurzel. Die durch die Reizung der einen Wurzel verursachte Reflexkontraktion wird jedesmal gehemmt, wenn die andere Wurzel gereizt wird. — B rechte Kurve: ein ähnliches Experiment, in welchem die Wirkung der 10. Wurzel durch Reizung der 8. Wurzel gehemmt wird. Die ersten und letzten Kontraktionen auf dem Myogramm zeigen, daß Reizung der 8. Wurzel allein eine Reflexkontraktion verursacht, die aber nur kurz dauert. (Nach VÉSZI.)

tritt der reflektorischen Kontraktion hatte. Die Zellen des Zentrums waren demnach bereits teilweise in tonischer Erregung, bevor der erregende Reiz sie traf, dieser Tonus wurde zugleich mit dem durch die Reizung des afferenten Nerven verursachten aufgehoben.

Die Abb. 88 (VÉSZI, 1910) betrifft einen etwas einfacheren Fall, es handelt sich um einen einfachen spinalen Reflex ohne Mitbeteiligung höherer Zentren. Der M. gastrocnemius des Frosches wird durch Reizung der afferenten, dorsalen Wurzel des 9. Rückenmarksnerven in einen kontinuierlichen Reflextetanus versetzt (Reizmarkierung durch das untere Signal). Entsprechend der Markierung des oberen Signals wurde das zentrale Ende der 8. Wurzel gereizt. Darauf vollkommene zentrale Hemmung trotz fortgesetzter Reizung der Wurzel, welche den Reflextetanus hervorrief.

Ein anderes Beispiel bietet sich bei den vasomotorischen Reflexen dar. In Abb. 89 (eigne Beobachtung) stellen die obersten Kurven das Volumen des Hinterbeins eines Hundes dar, Anstieg der Kurve bedeutet Volumzunahme, was stärkerer Blutfüllung der Gefäße entspricht. Die Vasodilatatoren waren durch Rückenmarksdurchschneidung im oberen Lumbalmark ausgeschaltet. Zwischen den beiden Teilen der Zeichnung wurden auch die Vasoconstrictoren durch Durchschneidung des Sympathicus im Abdomen ausgeschaltet. Dies bewirkte eine Zunahme im Volumen des Gliedes, der Blutdruck änderte sich dabei nicht (der erste Teil der Zeichnung wurde unterbrochen, bevor der Blutdruck zu seinem normalen Niveau zurückgekehrt war, das zur Zeit der Sympathicusdurchschneidung auf derselben Höhe wie zu Beginn der Kurve war). Diese Gefäßerweiterung kann nur dadurch entstanden sein, daß das Vasoconstrictorenzentrum sich in einem Zustand tonischer Erregung befand und dadurch die Arterien des Beines in tonischer Kontraktion erhielt. Nach Ausschaltung der efferenten Nerven, welche diese Erregung beförderten, wurden die Blutgefäße von dieser tonischen Erregung frei, der Blutdruck konnte sie nunmehr ausdehnen. Bei den beiden Zeichen auf der Signallinie wurde das zentrale Ende des N. vagus gereizt. Dieses enthält beim Hund Fasern, welche das Vasoconstrictorenzentrum erregen, neben Fasern, welche es hemmen; das Sinken des Blutdruckes in der unteren Kurve zeigt, daß in diesem Falle nur die Wirkung der

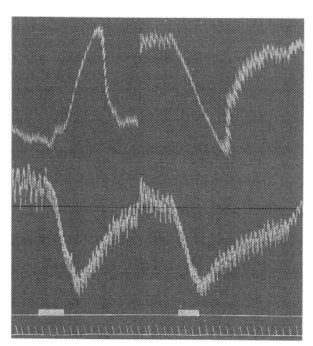

Abb. 89. Depressorreflex auf die Arteriolen des Hinterbeines nach Reizung des zentralen Endes des Vagus beim Hunde. Vasodilatatoren durchschnitten. Obere Kurve: Volum des Beines. Ihr Ansteigen bedeutet Gefäßerweiterung. Untere Kurve: Blutdruck in der Arterie. Nullpunkt 24 mm unterhalb der Zeitschreibung. Zeit: 10 Sekunden. Die erste Reizung bewirkt Gefäßerweiterung, die durch Hemmung des Tonus des Vasoconstrictorenzentrums hervorgerufen wird. Der Blutdruck fällt. Vor der zweiten Reizung wurde der Sympathicus im Abdomen durchschnitten. Daß dieser Nerv tonische, gefäßverengende Reize übertrug, zeigt die Volumzunahme des Beines. Die zweite Reizung bewirkt Sinken des Blutdruckes, aber statt an Volum zuzunehmen, folgt das Bein nun dem Blutdruck. Die Volumabnahme entsteht durch den niedrigeren Druck, unter dem das einströmende Blut steht, und dadurch, daß es durch Gefäßerweiterung in anderen Organen dorthin ausweicht. Eine Hemmung des Constrictorentonus nicht nachweisbar, da die Vasoconstrictoren, die vom Zentralorgan durch den Sympathicus zum Schenkel verlaufen, durchtrennt sind.
(BAYLISS, 1908, 2, Abb. 4.)

letzteren, der depressorischen Fasern, sich geltend machte. Wegen der Hemmung des tonischen Erregungszustandes des Vasoconstrictorenzentrums nimmt das Volumen des Beines auf den ersten Reiz hin zu, da die Arterien keine vasoconstrictorischen Reize mehr empfangen. Es ist dieselbe Wirkung, welche nachher durch Durchschneidung der Nervenfasern erzeugt wird. Die zweite Reizung nach der Sympathicusdurchschneidung soll nur zeigen, daß eine direkte Wirkung auf die Beingefäße fehlt, das Sinken der Kurve ist eine Folge der Blutdrucksenkung, welche zur Herabsetzung der Blutmenge in den Gefäßen des Beines führt. Die Blutdrucksenkung entsteht durch Erweiterung der Blutgefäße anderer Teile des Körpers, die noch mit dem Vasoconstrictorenzentrum zusammenhängen.

Man hat ferner versucht, in Nervenzentren Erregung und Hemmung gegeneinander auszubalancieren, und gefunden, daß man durch passende Auswahl der relativen Stärken des, den betreffenden Nerven zugeführten, Reizes eine genaue Neutralisierung erhalten kann. Ich habe das (1893, S. 318) für das Vasoconstrictorenzentrum festgestellt und gebe dafür ein Beispiel in Abb. 90. Die

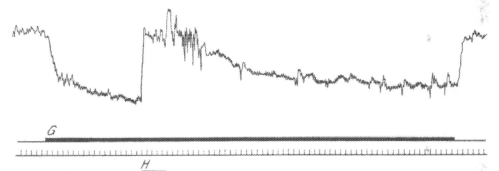

Abb. 90. Gleichgewicht von Erregung und Hemmung beim vasomotorischen Reflex, Kaninchen. Kurve des arteriellen Blutdrucks. Bei Signal $G$ Reizung des zentralen Endes des N. depressor. Bei Signal $H$ Reizung des zentralen Endes des N. cruralis ant. (Pressor). Zeitschreibung: 12 Sekunden. Zu Beginn der Kurve normaler Blutdruck. Bei $G$ Blutdrucksenkung auf Depressorreizung. Bei $H$ gleichzeitige Reizung des pressorischen Nerven. Wiederanstieg zur Norm. Nachdem die Wirkung dieser kurzen Reizperiode vorübergegangen ist, bricht die depressorische Wirkung wieder durch, der Druck wird erst normal, wenn die Reizung dieses Nerven aufhört. Die relative Stärke der Reize der beiden Nerven war zufällig so groß, daß genau Gleichgewicht erhalten wurde. Es ist unnötig, hinzuzufügen, daß die Reizung des N. cruralis ant. allein ein Steigen des Blutdrucks über die Norm ergeben haben würde. (BAYLISS, 1893, Abb. 21.)

Zeichnung zeigt die Blutdruckkurve eines Kaninchens. Die obere Reizmarkierung zeigt Reizung des N. depressor und diese bewirkt wie gewöhnlich Blutdrucksenkung; wenn, wie aus der unteren Reizmarkierung zu ersehen, der pressorische Nerv erregt wird, steigt der Blutdruck vorübergehend wieder zur Norm. Die Reizung des pressorischen Nerven für sich allein würde natürlich Blutdrucksteigerung ergeben haben, und zwar über das normale Niveau hinaus. Die Wirkung dieses Nerven überdauert seine Reizung, aber die fortgesetzte Reizung des depressorischen Nerven macht sich wieder geltend, so daß der Blutdruck erst wieder zur Norm steigt, wenn die Depressorreizung aufgehört hat.

Abb. 91 gibt zwei Kurven aus SHERRINGTOHS Arbeit (1908) wieder, welche das gleiche bei reflektorisch erregten Skelettmuskeln zeigen. Der M. vastocruralis einer decerebrierten Katze gibt bei Kontraktion ein Steigen der Kurve. Die Reizung des Hemmungsnerven (zentrales Ende der N. peroneus der gleichen

Seite) wird durch die obere Markierungslinie, die des erregenden (zentrales Ende des N. popliteus der anderen Extremität) durch die untere verzeichnet. Bei *A* wird der hemmende Nerv zuerst gereizt und dadurch die tonische Erregung des Muskels vom Zentrum her ausgeschaltet. In der Mitte dieser Reizungsperiode wird der erregende Nerv gereizt, die zentrale Hemmung wird fast neutralisiert, so daß der Muskel beinahe wieder die ursprüngliche Länge erhält. Nun wird, während der erregende Nerv weitergereizt wird, die Reizung des Hemmungsnerven sistiert, so daß der erregende Reiz seine volle Wirkung ungehindert ausüben kann. Bei *B* wird das umgekehrte Experiment ausgeführt, d. h. zuerst der erregende Nerv gereizt. SHERRINGTON schließt aus diesen Versuchen, daß die Wirkung eine einfache algebraische Summierung der beiden Einzelwirkungen ist (s. auch Abb. 92). Bei den vasomotorischen Reflexen kam ich zu demselben Schluß: Die Resultate „hängen vollkommen von den relativen Stärken der Reize ab; die Wirkung des stärker gereizten Nerven überwiegt. Hört man auf, den einen Nerv zu reizen, so bleibt nur die Wirkung des Antagonisten übrig. Es besteht also wohl eine vollkommene Gegensätzlichkeit." (1893, S. 318.)

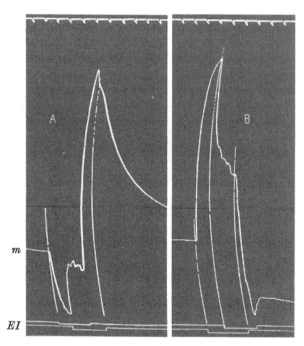

Abb. 91. Gleichheit von Reflexerregung und Hemmung beim Skelettmuskel (Vastocruralis). Die linke Zeichnung (*A*) zeigt, daß anfänglich eine mäßige Decerebrierungsstarre (*m*) vorhanden ist. Die Markierung der Signallinie *I* bedeutet, daß das zentrale Ende eines hemmenden afferenten Nerven (der gleichseitige N. peroneus) erregt wird (150 Einheiten der Graduierung des Induktoriums). Der Tonus sinkt, steigt aber bei gleichzeitiger Reizung eines erregenden Nerven (N. popliteus der anderen Seite) wieder auf das anfängliche Niveau. Nervenreizung diesmal auf Linie *E* markiert. Reizung mit 500 Einheiten. Nach Aufhören der Reizung des Hemmungsnerven zeigt sich die volle Wirkung des erregenden Nerven. Die rechte Zeichnung (*B*) zeigt die umgekehrte Reihenfolge, in welcher die beiden Nerven gereizt werden. Man beachte, daß die Kurve zum Schluß bei *B* rascher als bei *A* absinkt. Das liegt daran, daß es sich bei *A* um Aufhören der Reizung des erregenden Nerven handelt, durch die bei *B* eine aktiv einsetzende Hemmung entsteht. (SHERRINGTON, 1908, Abb. 4.)

„*Die Hemmung der Hemmung.*" Wir denken uns ein in tonischer Erregung befindliches Nervenzentrum, von dem Nerven ausgehen, welche glatte Muskelfasern hemmen oder zur Erschlaffung bringen. Das kommt, wie wir noch sehen werden, z. B. beim Vasodilatorenzentrum, vor. Es gibt nun afferente Nerven, welche dieses Zentrum hemmen, genau wie der N. depressor das vasoconstrictorische Zentrum hemmt, so daß wir, wie SHERRINGTON es genannt hat, eine „Hemmung der Hemmung" haben. In Abb. 93 haben wir einen solchen Fall, der auf keine andere Weise zu erklären ist. Er stammt aus einem Experiment, in welchem ich die Blutstromgeschwindigkeit in der Glandula submaxillaris beim Kaninchen untersuchte. Wenn das zentrale Ende des N. vagus der entgegengesetzten Seite gereizt wurde, nahm die Zahl der aus der Vene fallenden Blutstropfen ab, d. h. die Arteriolen waren verengt. Der N. vagus beim Kaninchen ist ein pressorischer Nerv, d. h. er bewirkt durch reflektorische Constriction der Arterien Blutdrucksteigerung. Diese Drucksteigerung zeigt die Zeichnung nicht, weil eine Einrichtung angewendet wurde, welche den allgemeinen Blutdruck auf konstantem Niveau hielt, indem man

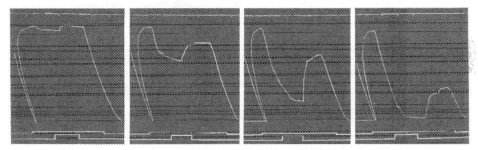

Abb. 92. Algebraische Summierung zentraler Erregung und Hemmung, jeweils ihrer relativen Stärke entsprechend. — Reflexkontraktionen des M. semitendinosus durch Reizung des gleichseitigen N. peroneus verursacht. Dieser Nerv bewirkt Hemmung des Antagonisten, des M. vasto-cruralis, s. Abb. 91. Bei allen 4 Kurven gleiche Reizintensität. Jedesmal verschieden große Hemmung der Kontraktion durch verschieden starke Reizung des N. popliteus der anderen Seite (Reizmarkierung auf der unteren Linie). Die Reizstärke wächst von links nach rechts. Decerebrierte Katze. Zeit in Sekunden oben. (SHERRINGTON, 1909, 2, S. 254.)

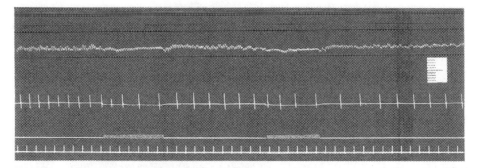

Abb. 93. Zentrale Hemmung der Erregung hemmender Nerven, d. h. also von Nerven, die den Tonus peripherer Muskeln herabsetzen. Hemmung des Vasodilatatorenzentrums. — Kaninchen. Obere Kurve: Blutdruck in der Arterie. Der Nullpunkt entspricht der Reizmarkierung. Millimeterskala. Zweite Kurve: Zahl der Blutstropfen aus der Vene der Submaxillardrüse. Dritte Kurve: Reizmarkierung. Gereizt wird das zentrale Ende des Vagus der entgegengesetzten Seite (pressorischer Nerv). Vierte Kurve: Zeit 10 Sek. Die Vagus-, Sympathicus- und Depressornerven beiderseits durchschnitten, die Drüsengefäße werden also nur von dilatatorischen Fasern der Chorda tympani getroffen. Die Reizung des Vagus erzeugte kein Ansteigen des Blutdruckes, weil das Tier evisceriert und die Aorta mit einer automatisch wirkenden Einrichtung versehen war, welche das Ansteigen des Druckes verhinderte. Man beachte, daß trotz Durchtrennung der Vasoconstrictoren dennoch Gefäßverengerung erhalten wurde, wie der langsamere Blutausfluß aus der Vene zeigt. Da von vasomotorischen Nerven nur noch Dilatatoren vorhanden, konnte eine Verengung der Gefäße nur durch eine Hemmung zentraler Reize entstehen, welche einen dilatatorischen Tonus bewirken.

dem Gesamtkreislauf Blut entzog (s. meine Schrift, 1908, 3, S. 272). Wenn daher der Halssympathicus, der den Drüsengefäßen constrictorische Innervationen übermittelt, intakt gewesen wäre, würde die Erklärung einfach sein: durch reflektorische Erregung der gefäßverengenden Nerven. Die gefäßerweiternden Fasern der Chorda tympani waren aber die einzigen intakt gebliebenen Gefäßnerven, so daß die Wirkung durch sie und daher nur durch Hemmung eines vorher bestehenden tonischen Zustandes eines hemmenden Zentrums hervorgebracht worden sein kann. Dabei wirkt die eine Hemmung auf Muskelfasern, die andere auf Nervenzellen.

PAVLOVS Arbeit über „bedingte Reflexe" zeigt (s. S. 607), daß ähnliche Erscheinungen eine wichtige Rolle im Mechanismus der Nervenzentren selbst spielen. Wenn ein motorisches Nervenzentrum durch die Einwirkung eines hemmenden Nerven, der über ein Zwischenneuron wirkt, gehemmt wird, wenn also der Zustand, in den dieses Zwischenneuron durch Reiz eines besonderen afferenten Nerven versetzt wird, derart ist, daß er eine Hemmung des motorischen Nervens entstehen läßt, ist es wohl möglich, daß ein anderer Nerv, der auf das Zwischenneuron wirkt, dieses hemmen könnte. Dann würde das vorher gehemmte motorische Neuron durch das Zwischenneuron frei gemacht, also erregt werden. Dieser Endeffekt einer Erregung käme dann dadurch zustande, daß in einem anderen Neuron eine Hemmung erzeugt würde. Der Erregungszustand unseres motorischen Zentrums müßte natürlich aus einer unabhängigen Ursache stammen, sei diese nun inhärent, reflektorischer oder chemischer Art. Wir werden gleich sehen, daß ein Hemmungsnerv einer chemischen Erregung ebensogut wie einer nervösen entgegenwirken kann. Man sollte eigentlich eine solche Unterscheidung überhaupt nicht in dieser Form machen, denn der letzte Prozeß ist wahrscheinlich, wie schon gesagt (S. 418) (s. BAYLISS, 1919, 3, Abbildung auf S. 121), in beiden Fällen identisch.

*Schock und Decerebrierungsstarre.* Wenn man das Rückenmark quer durchschneidet, zeigt die Pars posterior zunächst eine stark herabgesetzte Erregbarkeit, so daß von hier aus keine Reflexe auslösbar sind. Dieser Zustand des „Schocks" geht allmählich vorüber. Zunächst hat man gedacht, daß es sich um Schädigungen durch den Schnitt handelt, TRENDELENBURG (1910) hat aber gezeigt, daß diese Erklärung unzutreffend ist. Statt das Rückenmark zu durchschneiden, hob er die Leitungsfähigkeit auf, indem er eine Partie des Rückenmarks stark abkühlte, gerade bis etwas über seinen Gefrierpunkt. Die Experimente wurden am Kaninchen ausgeführt, da die Gefäßversorgung des Rückenmarks bei diesem Tier die Möglichkeit, daß abgekühltes Blut zur Pars posterior des Rückenmarks fließt und so seine Erregbarkeit direkt herabsetzt, ausschließt. Es stellte sich heraus, daß die funktionelle Abtrennung des Lendenmarks von den höheren Teilen des Zentralnervensystems vorgenommen werden konnte, ohne daß irgendeine Reizung dabei auftrat. Trotzdem war die Reflexerregbarkeit des Lendenmarks aufgehoben, stellte sich aber, bei Rückkehr der Temperatur der gekühlten Segmente zur Norm, wieder her. Die „Schock"-Wirkung entsteht wohl durch Ausschaltung eines Einflusses, der von höheren Teilen des Nervensystems ausgeübt wird, eines Einflusses, der die Erregbarkeit des Rückenmarks erhöht. SHERRINGTON (1906, S. 240—248) war schon vorher zu dem Schluß gekommen, daß der Rückenmarksschock nichts mit dem Trauma der

Durchschneidung zu tun hat, daß er vielmehr wahrscheinlich durch einen Einfluß verursacht wird, den das Mittelhirn auf die unteren Zentren ausübt. Er zeigte, daß, wenn die Wiederherstellung nach der Rückenmarksdurchschneidung stattgefunden hat, eine zweite Durchschneidung gerade unter der ersten praktisch keine Wirkung hat.

PIKES Arbeit (1909, 1912, 1913) zeigt, daß die Erscheinungen nicht durch traumatische Erregung von Hemmungsbahnen verursacht werden, welche von den höher gelegenen Zentren zum Rückenmark verlaufen. Er sieht den normalen Weg der sog. spinalen Reflexe als im Laufe der Entwicklung abgelenkt an. Die Reflexbahn geht nicht direkt über den Rückenmarksquerschnitt, sondern zuerst zu den höheren Zentren. Von da kehren sie zu den motorischen Neuronen zurück. Der direkte Weg ist mehr oder weniger außer Gebrauch gekommen. Er kann aber nach einiger Zeit bis zu einem gewissen Umfange wieder gangbar werden, wenn der Weg über die höheren Zentren abgeschnitten ist. Tiefere Einsicht hierüber ist erst nach Kenntnis der im 15. Kapitel vorgetragenen Lehre von den Nervenzentren möglich.

*Enthirnungsstarre.* SHERRINGTON hat gezeigt (1898, 1906, S. 299—303), daß nach Durchschneidung der Crura cerebri die Zentren bestimmter Muskelgruppen eine so stark erhöhte Erregbarkeit aufweisen, daß die gewöhnlichen schwachen Reize, die von der Peripherie kommen, genügen, um diese Muskeln in tonisch-reflektorische Kontraktion zu versetzen. Die betreffenden Zentren liegen zwischen den Crura cerebri und dem unteren Teil des Bulbus spinalis, aber nicht im Cerebellum. Unter normalen Bedingungen wird ihre Erregbarkeit durch den hemmenden Einfluß der Hirnrinde herabgesetzt.

WEED (1914) kommt auf Grund ausgedehnter Arbeiten zu folgendem Schluß. Das Reflexzentrum für die „Enthirnungsstarre" liegt im Mittelhirn, wahrscheinlich im Nucleus ruber. Der Hauptweg für die afferenten Erregungen geht über das Kleinhirn, aber der einzig mögliche Weg ist das nicht. Auch die hemmenden Einflüsse von der Hirnrinde gehen über das Kleinhirn. Es ist auch die Verbindung für die von der Hirnrinde kommenden Impulse, welche de norma die „Enthirnungsstarre" verhüten.

Diese Verhältnisse sind für die Untersuchung der Reflexhemmung sehr nutzbringend, da es sich um tonisch erregte Zentren handelt, die durch Reizung verschiedener Nerven beeinflußt werden. Wir haben ein Beispiel dafür in Abb. 87 (S. 496) gesehen.

*Die Wirkung der Anode.* Wir sahen, daß die Erregung von der Kathode ausgeht. Die einfachste Art, das zu zeigen, ist die Anwendung des Kunstgriffes von J. S. NEW (1899).

Da die Erregung in einer erhöhten Konzentrierung von Kationen an einer Membran besteht, müßte die Anodenwirkung, die diese Konzentration abnehmen läßt, eine Hemmung ergeben. Um dies zu zeigen, muß das Gewebe, an das die Anode angelegt wird, sich bereits in einem Erregungszustand befinden. BIEDERMANN (1895, S. 227) hat daher das Veratrin benutzt, um diesen Erregungszustand beim quergestreiften Muskel hervorzurufen. Ein mit Veratrin vergifteter Muskel antwortet auf einen Einzelreiz mit einer langdauernden Kontraktion. Während dieser kann man einen Strom so durch den Muskel schicken, daß man die Wirkungen der Anode und Kathode getrennt beobachten kann. Man fand,

daß die Anode Erschlaffung, die Kathode Steigerung der Kontraktion bewirkte.
Wie BIEDERMANN darlegt (1895, S. 219) kann man dies noch einfacher demonstrieren, indem man die Anode an den schlagenden Ventrikel des Froschherzens
anlegt und die Kathode an einer beliebigen Stelle des Körpers. Die Umgebung
der Anode bleibt dann dauernd in einem Zustand der Erschlaffung, während der
übrige Teil des Ventrikels rhythmische Pulsationen ausführt.

Weitere Einblicke erhält man durch die Anodenwirkung beim Nerven.
Die erregende Wirkung eines konstanten Stromes zeigt sich nur beim Schließen
und Öffnen des Stroms; mit anderen Worten: Wenn der Strom im Nerven wirklich konstant ist, tritt keine Erregung ein. Seine Stärke muß schwanken, und
zwar über ein bestimmtes Minimum hinaus, damit er erregend wirken kann.
Trotzdem bleibt der Nerv, während ein konstanter Strom ihn durchfließt, nicht

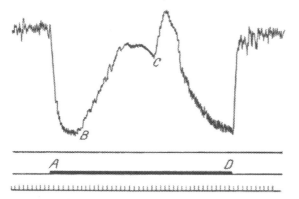

unbeeinflußt. In der Um-
gebung der Kathode kann
dann eine Erregung durch
einen kleineren Reiz als im
normalen Zustand hervorgerufen werden, während in der
Umgebung der Anode dazu
ein stärkerer Reiz erforderlich
ist. Die Erregbarkeit ist an
der Kathode erhöht, an der
Anode herabgesetzt.

*Chemische Agenzien.* Wir
wissen schon, daß Hemmung
und Erregung auch auf andere
Weise als durch eine Nervenreizung erzeugt werden kann.

Wie wir bei Besprechung
der Wirkung der Elektrolyte
im allgemeinen sahen, können
verschiedene chemische Agenzien einen Zustand der Unerregbarkeit hervorbringen.

Abb. 94. Antagonismus zwischen depressorischer
Hemmung und asphyktischer Reizung des Vasoconstrictorenzentrums. Curarisiertes Kaninchen. Arterieller Blutdruck. Depressor gereizt zwischen *A* und *D*.
Der Blutdruck würde auf der Höhe von *B* geblieben
sein, wenn nicht in diesem Augenblicke die Sistierung
der künstlichen Atmung den Blutdruck wieder zur
Norm gesteigert hätte. Bei *C* setzt die Atmung wieder
ein. Nach Verschwinden der Asphyxie wieder Sinken
des Blutdruckes, solange die Reizung des N. depressor
dauert. (BAYLISS, 1893, Abb. 24.)

Auch die Annahme von HOWELL über die Funktion des Kaliums bei der
Wirkung des N. vagus wurde in diesem Zusammenhang angeführt.

Nun ist es interessant, daß eine Erregung durch chemische Mittel durch
hemmende Nerven aufgehoben werden kann, wie Abb. 94 zeigt, die Erregung
des gefäßverengenden Zentrums durch asphyktisches Blut kann durch die Reizung des N. depressor aufgehoben werden (s. BAYLISS, 1893, S. 319).

Abb. 95 zeigt ein anderes interessantes Beispiel. Die Zeichnung stellt die
Atmungsbewegungen eines Zwerchfellstreifens vom Kaninchen dar, der am Ster-
num ansetzt, wie HEAD ihn für die Untersuchung der Atemreflexe verwendete.
Zuerst ist der Streifen völlig in Ruhe und erschlafft, da die Vagusnerven intakt
sind. Durch die Einatmung von kohlensäurehaltiger Luft werden Kontraktionen
erhalten. Bei *X* wurden die Vagusnerven durchschnitten; der Muskel
geht darauf in partielle tonische Kontraktion über, weil das Atemzentrum in

Erregung gerät, das vorher durch zentripetale, im Vagus verlaufende Erregungen gehemmt war. Ein zweites Einatmen von Kohlensäure erregt auch Atembewegungen des Streifens, der springende Punkt aber ist, daß sein Tonus gehemmt wird, so daß bei der Exspiration eine fast vollständige Erschlaffung erreicht wird.

## Theorien über die Hemmung.

Die angeführten Fälle zeigen wohl deutlich, daß die Hemmung eines Prozesses keineswegs in allen Fällen auf dieselbe Weise bewirkt wird. Eine allgemeine Theorie der Hemmung kann es daher nicht geben, wenn auch alle Fälle dieselbe wesentliche Basis haben. Wenn wir bedenken, daß der Hemmungsprozeß ja das Gegenteil des Erregungsvorgangs darstellt, werden wir, wenn wir erst mehr

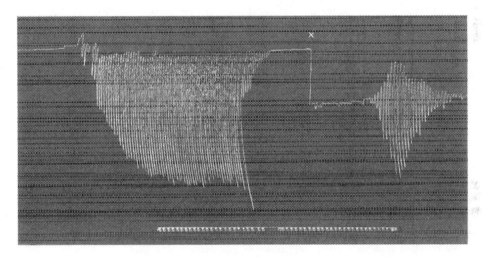

Abb. 95. Tonus des Atmungszentrums und Wirkung des N. vagus darauf. Aufzeichnung der Bewegungen des Zwerchfells des Kaninchens nach der Methode von HEED (s. S. 504). Bewegung nach unten entspricht Kontraktion des Diaphragmas. Anfänglich bei intakten Nn. vagi vollständige Erschlaffung des Zwerchfells, sehr geringe Atmungskontraktionen. Nach Zusatz von Kohlendioxyd zur Atmungsluft starke Kontraktionen. Beide Nn. vagi bei × durchschnitten. Man beachte, daß das Diaphragma in partiellen Tonus übergeht. Auf erneute Einatmung kohlensäurehaltiger Luft gesteigerte Atembewegungen. Wichtig ist das Nachlassen des Tonus nach jeder Kontraktion. Zeitmarkierung in Sekunden. (Von Prof. STARLING bei einer Demonstration erhalten.)

über diesen wissen, auch mehr über jenen sagen können. Die Besprechung einiger über die Hemmung aufgestellten Hypothesen wird daher vielleicht keinen großen Vorteil bringen. Trotzdem wollen wir es tun, um zu zeigen, daß einige Theorien von mehr oder weniger allgemeiner Verbreitung sich bei Anwendung auf irgendeinen Spezialfall als sehr unzulänglich erweisen. Zunächst fällt die Möglichkeit zweier verschiedener Arten der Hemmung auf. Wenn ein glatter Muskel sich in tonischer Kontraktion befindet, infolge der eigentümlichen Verhältnisse in seinen Zellen, unterdrückt die Wirkung eines hemmenden Nerven diesen Erregungszustand, indem sie auf die erregbare Substanz des Muskels direkt wirkt. Wenn der Erregungszustand durch die Wirkung einer erregenden Nervenfaser auf die Muskelzelle verursacht wird, würde es genügen, den Punkt der Synapse, wo die Nerven-

faser die Erregung auf den Muskel überträgt, zu sperren. Ebenso kann eine
Nervenzelle sich in einem Erregungszustand befinden, der durch chemische Veränderungen in ihr selbst oder durch chemische Einflüsse, die auf dem Blutwege
herangeführt werden, verursacht ist. In diesem Falle kann eine Hemmung
durch Wirkung auf die Zellsubstanz der Nervenzelle hervorgebracht werden.
Wenn andererseits der Erregungszustand durch nervöse Impulse über die Synapse
der Zelle verursacht ist, wäre es einfacher, anzunehmen, daß die nervöse Hemmung
auf die Synapse ausgeübt wird, die für erregende Impulse undurchlässig gemacht
wird. Die Zellsubstanz kann dann auf andere Reize frei reagieren. Eine experimentelle Entscheidung, welche von diesen beiden Möglichkeiten in Wirklichkeit
vorliegt, scheint nicht unmöglich zu sein. Es ist sehr möglich, daß der Prozeß
immer an der Synapse angreift. SHERRINGTON (1906, S. 103) neigt in der Tat
dazu, anzunehmen, daß der Hemmungsvorgang überall in der gleichen Weise bewirkt wird, es handle sich um Nervenzellen oder periphere Muskulatur.

*Physikalische Interferenz.* Eine solche Vorstellung wird wohl gegenwärtig
von niemand mehr ernsthaft vertreten. Aber Spuren davon finden sich noch in
manchen Arbeiten der VERWORNschen Schule. Daher einige Worte hierüber.
Es ist bekannt, daß eine Wellenbewegung durch eine andere ähnliche Wellenbewegung aufgehoben werden kann, wenn der Phasenunterschied zwischen beiden
eine halbe Wellenlänge beträgt. Dann treffen nämlich die Wellenberge der einen
mit den Wellentälern der anderen zusammen. Bei diesen beiden Wellenbewegungen gibt es aber eine Mittelstellung, von der aus gesehen, nach beiden
Seiten hin, die einzelnen Wellenbewegungen bei gleicher Entfernung von der
Mittellage, einander entgegengesetzt sind. Auf diese Mittellage kann der Vorgang
daher reduziert werden.

Betrachten wir — als bestes Modell für einen Nervenimpuls — etwa einen Wechselstrom. Ein bestimmter Punkt eines von diesem Wechselstrom durchflossenen Leiters wird
dann abwechselnd sagen wir um 100 Volt das Erdpotential über- und unterschreiten. Dann
bringt ein ähnlicher Wechselstrom, der einen Phasenunterschied von einer halben Wellenlänge gegenüber dem ersten hat, das Potential wieder auf das konstante Erdpotential,
also auf Null zurück.

Bei einer Folge von Nervenimpulsen wird aber der Erregungszustand periodisch von Null auf einen bestimmten Wert erhöht. Es kann daher keine ähnlich
geartete Folge von Impulsen geben, welche dieses Erregungspotential auf Null
zurückführen würde. Im günstigsten Fall könnte er nur auf die Hälfte seines
Wertes gebracht werden. Wie SHERRINGTON (1906, S. 99) gezeigt hat, ist die
Hemmung aber vollständig, was wir in den Abb. 82 und 87 sehen. Wenn wir
also etwas wie physikalische Interferenz zugrunde legen, müssen wir einen Prozeß
annehmen, der physikalisch dem Erregungsprozeß entgegengesetzt ist. Dieser
Prozeß ist es ja aber, der erklärt werden soll. Man kann also die Hypothese einer
Interferenz als nicht entsprechend fallen lassen.

Wenn ein Nerv gleichzeitig an zwei Stellen $A$ und $B$ erregt wird,

$$\overline{\phantom{AAAAAAAAAAAAAAAAAAAAAAAAA}}$$
$$\dot{A} \qquad \hat{C}\ \hat{D} \qquad \dot{B}$$

und die abführenden Elektroden $C$ und $D$ gleichweit von den zugehörigen $A$ und $B$ entfernt sind, so bringen die bei $C$ und $D$ gleichzeitig ankommenden Wellen ein gleiches Sinken
des elektrischen Potentials an den beiden Elektroden hervor, und keine äußere Veränderung
ist erkennbar. Es ist aber unrichtig, dies — wie es manchmal geschieht — als Interferenz

zu bezeichnen. Ebensowenig darf das Nichtwirken eines in die Refraktärperiode fallenden Reizes oder das Verschwinden einer Erregungswelle in einem Gebiet herabgesetzter Erregbarkeit zu den physikalischen „Interferenzerscheinungen" gerechnet werden.

In gewissem Sinne ist die Refraktärperiode nach einer Erregung nichts anderes als eine Hemmung, da das erregbare Gewebe nicht in Tätigkeit versetzt werden kann. Es sieht zunächst ganz wie eine Hemmung aus, wenn ein in dieser Periode zugeführter Reiz unwirksam ist. Aber ein bereits vorhandener Erregungszustand wird in der Refraktärperiode nicht ausgelöscht. Und das ist bei der echten Hemmung der Fall.

Die sog. „Wedenskysche Hemmung" sei kurz besprochen. Es handelt sich zwar um einen Spezialfall. Dieser ist aber sehr interessant, da er die komplizierten Möglichkeiten zeigt, die beim Zusammenwirken der Refraktärperiode mit dem „Alles-oder-Nichts"-Gesetze, wie ADRIAN (1913) dies gezeigt hat, entstehen. Bei einem bestimmten Grad von Narkose oder von Ermüdung eines Nerv-Muskelpräparates erzeugen schnell aufeinanderfolgende starke Reize, die dem Nerven zugeführt werden, nur eine kleine anfängliche Zuckung, während eine ähnliche Reihe schwacher Reize eine tetanische Dauerkontraktion hervorruft. In beiden Fällen ist nach dem ersten Reiz eine Refraktärperiode vorhanden; wenn der nächstfolgende Reiz stark ist, ruft er zu Beginn der Refraktärperiode eine Erregungswelle hervor, die nur klein ist und daher das Gebiet der herabgesetzten Erregbarkeit zwischen der erregten Stelle und dem Muskel nicht passieren kann. Diese Region der herabgesetzten Erregbarkeit kann in der Synapse zwischen dem Nerven und dem Muskel oder in einer narkotisierten Partie des Nerven gelegen sein. Auch die schwache Erregungswelle erzeugt eine Refraktärperiode, welche die entsprechende Wirkung auf den nächstfolgenden Reiz usw. ausübt: demnach erreicht den Muskel keine Erregung. Wenn es sich aber um eine Folge schwacher Reize handelt, wird eine Erregungswelle erst ausgelöst, wenn die Refraktärperiode abgelaufen ist, und dann ist die durch einen schwachen Reiz hervorgerufene Erregungswelle von voller normaler Größe und imstande, das Gebiet der herabgesetzten Erregbarkeit zu passieren und den Muskel zu erregen. Weitere Einzelheiten in der Originalabhandlung; die oben angeführten genügen für unseren augenblicklichen Zweck.

Die früher erwähnten Versuche von FREY (1876) wurden unternommen, um zu untersuchen, ob ein Interferenzprozeß nachweisbar sei, indem man von der Annahme ausging, daß Erregung und Hemmung auf denselben Zellmechanismus wirken. Wurden die vasoconstrictorischen und die vasodilatatorischen Nerven der Glandula submaxillaris gleichzeitig erregt, überwogen die ersteren, während der Reizung, die letzteren nach der Reizung. Obwohl dieses Resultat mit einem rein physikalischen Interferenzvorgang, der eine totale Aufhebung der Vasodilatation hätte ergeben sollen, unvereinbar ist, widerlegt es die Annahme nicht, daß die erregenden und hemmenden Nerven an derselben Muskel- oder Nervenzelle angreifen, wenn auch nicht nach Art einer Interferenz zweier Wellenbewegungen. Das Ergebnis dieser Versuche kann kaum anders gedeutet werden. Als VON FREY seine Versuche anstellte, wußte man noch nicht, daß bei der Tätigkeit der Drüsenzellen Stoffwechselprodukte, vielleicht saurer Natur, entstehen, welche zu den Arterien diffundieren und eine Erweiterung verursachen, da sie als chemische Reize wirken. Diese Wirkung geht natürlich weiter, auch wenn der Nervenreiz aufgehört hat. Die Arbeit von BARCROFT (1907) hat besonders hierauf aufmerksam gemacht.

Wenn ein spontan ablaufender Prozeß gehemmt wird, erlangt er natürlich nach dem Fortfallen der Hemmung seine Intensität wieder.

Mehr spricht für eine zweite Gruppe von Theorien, die sich auf die Ernährung von Zellen gründet. Die Grundlage dieser Ansicht legte HERING in seinen

Schriften über die Lichtempfindung (1878). Im einzelnen legte er sie in einer
berühmten Abhandlung im „Lotos" (1889) dar. Sie beruht auf dem Gedanken
des Gegensatzes zwischen Assimilation und Dissimilation nach HERINGS Terminologie. GASKELL nennt es Anabolismus und Katabolismus (1886, S. 46). VER-
WORN hat diese Anschauungen übernommen und mit seiner Biogenhypothese
zusammengearbeitet.

Man kann gegen diese Theorie viele Einwände vorbringen. Zunächst das
Hauptprinzip. Wenn der Protoplasmamechanismus einer Zelle an Substanz
zunimmt, werden sicherlich komplizierte Systeme aus einfacheren Nahrungsstoffen aufgebaut; das ist die Assimilation oder der Anabolismus; man kann es
etwa wie die Herstellung eines Petroleummotors ansehen. Es gibt außerdem
gewisse Zellprozesse, die zweifellos in einer Auflösung oder im Zusammenbruch
komplexer Verbindungen unter Energieproduktion bestehen, z. B. die Oxydation
von Glucose zu Kohlendioxyd und Wasser. Das ist die Dissimilation oder der
Katabolismus. Die HERINGsche Theorie gründet sich nun auf den Gedanken,
daß sich die beiden Erscheinungen gegenseitig ausschließen. So etwas wäre
möglich, wenn die betreffenden Moleküle gleichartig wären, wie das die Biogenhypothese annimmt. Dann würden die vitalen oder die Prozesse der Tätigkeit
unter Zusammenbruch der Moleküle und Energieproduktion vor sich gehen,
die katabolische Wirkung wäre gleichbedeutend mit Erregung. Wenn wir ferner
die Ansicht annehmen, daß der Aufbau neuer Materie unvereinbar mit katabolischen Prozessen ist, sind wir berechtigt, den entgegengesetzten Prozeß,
den Anabolismus, den Hemmungsprozessen gleich zu setzen.

Die Theorie nimmt auch an, daß beide Prozesse durch nervöse Einflüsse
ausgelöst oder beschleunigt werden können. Wegen der katabolischen Prozesse
besteht keine Meinungsverschiedenheit, aber, wie wir bereits sagten (S. 351/352),
ein direkter Einfluß „trophischer Nerven" auf das Wachstum des Protoplasmas
ist bisher nicht nachgewiesen.

Nun ist aber die für Energiezwecke verwandte Materie kein integrierender
Teil der protoplasmatischen Moleküle. Sie wird vielmehr von dem protoplasmatischen Mechanismus so verwendet wie die Feuerung eines Explosionsmotors.
Der Aufbau von Stoffen von hoher potentieller Energie, welche beim Zerfall
dieser Stoffe wieder abgegeben werden kann, scheint immer gleichzeitig mit
einer anderen Reaktion vor sich zu gehen, in welcher Energie durch Oxydation
wie bei der Sekretion frei gemacht wird. Ein weiteres schlagendes Beispiel
werden wir bei der Muskelkontraktion kennenlernen.

Dagegen ist es sehr schwer, sich vorzustellen, wie die Zunahme des Anabolismus eine Abnahme des Katabolismus ergeben kann. FORBES (1912, 1, S. 152)
gibt dafür ein zweckmäßiges Bild. Die Zelle wird mit einem Wasserbehälter
verglichen, der mit einem Zufluß- und einem Abflußrohr, beide mit passenden
Sperrhähnen, versehen ist. Das Abflußrohr sei teilweise offen, und der Wasserstrom stellt die Energieabgabe, also den Katabolismus, dar. Das Zuflußrohr ist
mit einem auf höherem Niveau stehenden Wasserbehälter verbunden. Es wird
so weit geöffnet, daß das Niveau konstant bleibt. Dieser Zufluß ist der Anabolismus, und er ist dem Abfluß gleich. Die besprochene Theorie fordert, daß
wenn wir den Anabolismus durch weiteres Öffnen des Zuflußhahns erhöhen,
die Geschwindigkeit des Abflusses abnehmen soll. Durch eine Vermehrung des

Zuflusses heben wir natürlich das Niveau des Wassers im Behälter, und dadurch erhöht sich infolge des Steigens des treibenden Druckes die Ausflußgeschwindigkeit. D. h. eine Zunahme des Anabolismus, oder vielmehr der anabolische Zustand der Zelle vermehrt den Katabolismus statt ihn zu verringern. Wir kommen zu demselben Resultat, wenn wir den Prozeß vom Standpunkt einer umkehrbaren chemischen Reaktion ansehen. Die Zunahme der aktiven Masse des reagierenden Stoffes vermehrt die Zersetzungsgeschwindigkeit. Tatsächlich kann man sich keinen Prozeß vorstellen, bei welchem die Zunahme der Wirksamkeit in einer Richtung notwendig eine Abnahme in der entgegengesetzten hervorruft. FORBES sagt, die Voraussetzung, daß die Zunahme des Anabolismus notwendig zur Abnahme des Katabolismus, führe, sei dasselbe wie die Annahme, daß eine Erhöhung des Lohns eine Abnahme der Ausgaben nach sich ziehe. Wir kehren zu dem Wasserbehälter zurück. Wenn der Katabolismus durch Zudrehen des Abflußhahnes reduziert wird, so steigt das Niveau und folglich verringert sich der Zufluß. D. h. soweit der Behälter selbst beteiligt ist, ist die Wirkung dieselbe wie eine Zunahme des Anabolismus. Wenn wir den Abfluß vermehren, so vergrößern wir auch den Zufluß. Es scheint in der Tat, als ob HERING seine Aufmerksamkeit zu ausschließlich der statischen Beschaffenheit des Zellprotoplasmas zugewandt hätte, dessen Menge sicher durch die Zunahme des Anabolismus vermehrt wird. Aber wenn man auf die wirkliche dynamische Beschaffenheit hinblickt, scheint es zweifellos, daß eine Zunahme des Anabolismus auch den Katabolismus vermehren muß.

Es gibt aber gewisse Dinge, die man nicht übersehen darf, welche diese Ernährungstheorie zu stützen scheinen. Auf Abb. 82 (S. 492) bemerken wir, daß nach der hemmenden Pause die ersten Schläge größer sind als die der Pause vorangehenden. Es sieht aus, als ob die Hemmung durch Vermehrung der contractilen Materie die funktionelle Fähigkeit des Gewebes gehoben hätte. Die Frage ist, ob dieses Resultat irgendwie größer ist als sonst, nach einer Ruhepause, die auf irgendeine andere Weise erzeugt ist. Eine weitere Folge der anabolischen Theorie wäre, daß die einer Pause folgende Besserung um so größer sein müßte, je länger das Organ geruht hat. In Abb. 82 besteht aber zwischen beiden Größen keinerlei Beziehung. In der Abb. 78 aus GASKELLS Arbeit (1900, S. 205) sind die ersten Schläge sogar kleiner als normal. Wir können nach einer Hemmung unter Umständen dieselbe „Treppe" finden wie bei einem Ventrikel, der nach Abtrennung vom Sinus einige Zeit stillgestanden ist.

Bei den Hemmungsreflexen der Skelettmuskeln findet man häufig nach der Hemmung eine Steigerung der Kontraktionen, was SHERRINGTON „sukzessive Induktion" oder „zurückprallende Kontraktion" genannt hat. Wie hierauf verschieden lange dauernde Hemmungen wirken, hat FORBES (1912, 1) untersucht und mehrere wichtige Tatsachen über die Hemmung in Nervenzentren sind dabei gefunden worden. Es sind zwei verschiedene Erscheinungen beteiligt: der „Rückprall" nach einer kurzen Hemmung, d. h. eine Kontraktion, die zu groß ist, als daß sie durch bloßes „Aufsparen" von „Energie" zu erklären ist; und zweitens die Wirkung einer verlängerten Hemmungsperiode auf eine folgende Erregung. Es zeigt sich, daß diese letztere Wirkung von der Reizstärke beim hemmenden Nerven abhängt. Schwache Reize fördern, starke vermindern, dazwischen liegt ein „kritischer Wert", der ohne jede Wirkung ist. Dieser kritische

Wert wird herabgesetzt, wenn gleichzeitig hemmende und erregende Reize
eintreffen. Dieses Resultat zeigt, daß die beiden Synapsen eine mehr oder weniger
enge Beziehung zueinander haben. Das muß bei einer Theorie der Hemmung
berücksichtigt werden. Beim Depressorreflex auf den Blutdruck des Kaninchens
fand ich (1893, S. 320), daß der Zustand des Zentrums bei 16 Minuten langer
beständiger Reizung des hemmenden Nerven vor und nach der Reizung derselbe
war. Daß das Zentrum während der Reizung dauernd gehemmt war, zeigt das
unveränderte Sinken des Blutdrucks.

Interessant ist die Rolle, welche die Ermüdung spielt. Wenn ein Nerv, der
einen erregenden Reflex verursacht, gereizt wird, treten nach einiger Zeit Ermüdungserscheinungen auf. Man könnte nun denken, daß die gleichzeitige Reizung eines hemmenden Nerven die Ermüdung verhindern würde. Forbes zeigt, daß
das Gegenteil der Fall ist. Die Ermüdung tritt vielmehr früher ein (S. 170). Ein
Hemmungsreflex selbst kann ermüden (S. 179), oder vielmehr eine dauernde
Hemmung bei ziemlich starkem Reiz verringert die hemmende Wirkung eines
Testreizes, den man sofort danach setzt. Zur Erklärung dieses Resultates müssen
wir überlegen, wo die Ermüdung lokalisiert sein kann. Wie Sherrington zeigte
(1906, S. 103—105), kommt die Erregung und die Hemmung nicht in dem motorischen Neuron selbst, sondern in der Synapse des übertragenden oder Zwischenneurons zustande.

Das kann man schwer mit Stoffwechselprozessen erklären, welche mit Erscheinungen an Grenzflächen nichts zu tun haben sollen. Die motorischen
Neurone der Beugemuskeln des Hinterbeines können für den Kratzreflex verwendet werden, wenn der gewöhnliche Beugereflex gehemmt ist. Natürlich ist,
genau genommen, die synaptische Membran beiden Neuronen gemeinsam,
deren Bindeglied sie bildet, aber es ist üblich, das zu vernachlässigen und beide
getrennt zu betrachten. Wenn die Ermüdung eines besonderen Reflexes durch
Reiz eines bestimmten afferenten Nerven hervorgerufen wird, stellt sich heraus,
daß seine motorischen Neurone nicht für einen Reflex ermüdet sind, der durch
Reiz eines anderen afferenten Nerven erzeugt wird. Da es bei den Hemmungsreflexen ähnlich ist, müssen wir also schließen, daß die Synapsen der verschiedenen afferenten oder intermediären Neurone mit demselben motorischen Neuron
unabhängig voneinander sind. Aber bevor wir schließen, daß eine Ermüdung
mit einer Zunahme des Anabolismus unvereinbar sei, müssen wir bedenken, daß
noch ein oder mehrere intermediäre Neurone zwischen dem afferenten und dem
efferenten liegen. Die Synapse des letzten an das motorische Neuron anschließen-
den intermediären Neurons wirkt hemmend, die anderen aber erregend. Da
alle Nervenerregungen gleichartig sind, ist auch der Vorgang im Achsenzylinder
des Zwischenneurons, welches die Hemmungssynapse mit dem motorischen
Neuron bildet, ein Erregungsprozeß, und ebenso ist das bei den intermediären
Synapsen der Fall. Also kann die Ermüdung des Hemmungsprozesses auch hier
ihren Grund haben.

In einigen anderen Fällen ist die Hemmung unermüdbar. Gaskell (1900,
S. 205) konnte durch Dauerreizung des Vagus mit schwachen Strömen das
Schildkrötenherz 28 Minuten lang zum Stillstand bringen. Bei vasomotorischen
Reflexen fand ich (1893, S. 314), daß eine 17 Minuten dauernde Reizung des
N. depressor den Blutdruck während der ganzen Reizdauer um $50\%$ herabsetzte.

Nach beendigter Reizung kehrte der Blutdruck zu seinem früheren Niveau zurück (s. Abb. 96).

Bei der Deutung der Experimente von FORBES sind zwei weitere Punkte zu bedenken. Die „nachfolgende Erhöhung" könnte durch eine Eigenreizung afferenter Fasern in der Muskelsubstanz bei der Kontraktion verursacht sein. Um dies auszuschließen, wurden die Experimente an Präparaten wiederholt, in denen die afferenten Fasern des Muskels durchschnitten waren. Dadurch änderte sich der Verlauf der Versuche nicht. Zweitens muß, wenn wir die Resultate der verschiedenen Beobachter über das „Alles-oder-nichts-Gesetz" bei den Erregungsprozessen annehmen, die Zu- oder Abnahme des reflektorischen Tonus eine größere oder kleinere Anzahl von in Erregung befindlichen Zellen im Zentrum bedingen. Also müßte eine erhöhte Reaktion, die einer Hemmungsperiode folgt, durch den hemmenden Reiz verursacht sein, der einige Synapsen der Erregung zugänglich gemacht hat, welche vorher unzugänglich gewesen waren.

*Die Drainage oder Diversionstheorien.* Eine andere Gruppe von Theorien deutet die Erregung als einen Strom, der in einer bestimmten Richtung fließt und dem ein Bett mit geringerem Widerstande sich öffnet, so daß er von dem ursprünglichen Wege abgelenkt wird. Abgesehen von den „Spiritus animales" des DESCARTES,

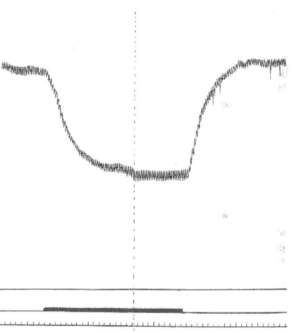

Abb. 96. Typische Blutdrucksenkung nach Depressorreizung beim Kaninchen. Die Kurve zeigt Anfang und Ende einer Reizungsperiode, die 17 Min. dauerte. Während dieser ganzen Zeit blieb der Blutdruck in Höhe des tiefsten Punktes der Kurve. Zeitmarkierung 12 Sek. (BAYLISS, 1893, Abb. 17.)

über die später noch etwas gesagt werden wird, scheint diese Theorie zuerst von WILLIAM JAMES (1890, 1, S. 585, Fußnote) ausgesprochen zu sein. Sie wurde durch VON UEXKÜLL (s. 1909, S. 185) klarer formuliert, der die Ausdrücke „Tonus" und „Erregung" gebraucht, die von einem zum anderen Teil der neuro-muskulären Mechanismen fließen, und von McDOUGALL (1903), der von einem Strom von „Energie" spricht, dem er ursprünglich den Namen „Neurin" gab.

Zur Veranschaulichung diene ein Wasserbehälter, der einen Springbrunnen speist, der sich auf tieferem Niveau befindet; von dem Wassertank geht durch ein Rohr ein ständiger Wasserstrom zum Springbrunnen. Wenn der Gärtner einen großen Hahn an dem Rohre öffnet, um seine Gießkanne zu

füllen, hört der Springbrunnen unterdessen zu springen auf, da der Druck auf
Null fällt; man kann also sagen, der Springbrunnen ist „gehemmt" worden.

Ich finde diese Anschauung des Mechanismus der Nervenzentren nicht
einleuchtend. Sie paßt nicht zu dem, was wir über die Natur des Erregungsprozesses beim Nerven wissen. Außerdem sind dabei Behauptungen aufgestellt
worden, die man in dieser Form nicht annehmen kann. Man muß zugeben, daß
von UEXKÜLL (1909, S. 58) sich selbst gegen den Vorwurf verteidigt, ein irre-
führendes Bild gebraucht zu haben, wenn er von einer Flüssigkeit spricht, die
in das Nervensystem überfließt, wobei er meint, daß das Ziel der Wissenschaft
nicht „Wahrheit", sondern „Ordnung" sei. Man muß also seine Versicherung
annehmen, daß er Ausdrücke wie „Menge" und „Druck" der Erregung und
„wechselnde Kapazität der Reservoirs" nur anwendet, um die Beschreibung
experimenteller Tatsachen zu erleichtern. Trotzdem scheint mir ein grund-
legendes Mißverständnis in der Basis aller derartigen Theorien zu liegen, nämlich,
daß die Nerven-„Energie" in einem gegebenen Organismus eine bestimmte
begrenzte Menge darstelle. Wenn ein Teil davon abgelenkt wird, muß er daher einer andern Region entnommen sein. Aber es besteht kein Grund zu
der Annahme, daß, wenn eine Nervenfaser sich in zwei teilt, die Größe der
Erregungswelle in jedem der Zweige auf die Hälfte verringert wird. Tatsächlich
zeigen ADRIANS Resultate, daß die Erregung in beiden Zweigen „alles oder
nichts" ist; da es nicht in beiden nichts sein kann, muß es in beiden „alles" sein.
Ähnliche Schlüsse drängen sich uns auf durch Betrachtung des elektrischen
Organs des Malapterurus (s. GOTCH und BURCH, 1896, S. 387), in welchem die
einzelne efferente Nervenfaser sich in ungefähr 1800 Zweige teilt, für jede Platte
des Organs eine. Wenn eine Verminderung der Erregungswelle bei jeder Teilung
einer Nervenfaser eintreten würde, müßte der ganze Erregungsprozeß bis praktisch
auf Null absinken. Wenn bei der Verzweigung der Nervenfasern keine Verminderung auftritt, kann die Hinzufügung oder Entfernung eines Zweiges keine
Wirkung auf den Ablauf der Erregungswelle in der Hauptfaser haben. Der
Prozeß entspricht vielmehr der Fortleitung einer Explosion bei einer Zündschnur
aus Schießpulver, die man sich, so oft man will, verzweigt denken kann, ohne
daß die Intensität der Explosion in der Hauptschnur beeinflußt wird. Beim
Nerven ist der Prozeß natürlich umkehrbar und geht wohl nicht unter Energieentwicklung vor sich, wodurch er sich von einem Explosionsvorgang unterscheidet (s. S. 482).

Der Ausdruck „Strom von Energie" ist auch unglücklich gewählt. Die
wirkliche, bei der Fortleitung eines nervösen Impulses beteiligte Energie ist
nahezu unendlich klein, wie wir gesehen haben. Wenn man auch sagt, daß
diese Ausdrücke nur als Gleichnis gebraucht werden, dann darf man kein Wort
wählen, das eine bestimmte quantitative, mechanische Bedeutung hat.

Die Anwendung der Drainagetheorie zur Erklärung der „reziproken Nerventätigkeit", d. i. die gleichzeitige Erregung eines Muskels und Hemmung seines
Antagonisten, zeigt McDOUGALL (1903, S. 175) in einem geistreichen Schema.
Es zeigt, warum beide Wirkungen immer zusammen vorkommen müssen, und
ist dem Schema des DESCARTES merkwürdig ähnlich (S. 594ff.). Allerdings folgt
weiter daraus, daß jede Hemmung irgendwie mit einer Erregung assoziiert
sein muß. In unserem Modell ist die „Hemmung" des Springbrunnens mit

,,Erregung'' der Gießkanne assoziiert, d. h. das Wasser läuft irgendwo anders hin als zum Springbrunnen. In McDougalls Schema kann die Hemmung eines Zentrums, welches einem bestimmten Muskel zugehört, nur bei einer stärkeren Erregung des Zentrums des Antagonisten stattfinden. Das stimmt aber mit den Experimentalergebnissen nicht überein. Außerdem wendet Sherrington (1906, S. 203) gegen die Theorie ein, daß die Hemmung der Nervenzentren ganz anders vor sich gehen soll als die Hemmung beim glatten Muskel oder beim Herzen, denn hier ist es unmöglich, die Drainage-theorie anzuwenden. Trotzdem wendet von Uexküll sie in seiner Form auf die Krebsschere in folgender Weise an (1909, S. 213, und Uexküll und Gross, 1913, S. 354). Es gibt zwei motorische Nervenstränge, die in einem Nervennetz bei jedem Muskel enden. Diese Netze sind untereinander durch Brücken verbunden, so daß jede neue Erregung eines Netzes die noch vorhandene des Antagonisten aufsaugt. Gegenüber dem Netzwerk des Schließmuskels besteht ein Hindernis von hohem Widerstand, schwache Reize erreichen daher das Netzwerk nicht. Der Hauptbeweis für die Existenz solcher Brücken scheint darin zu liegen, daß die direkte Reizung des Öffnungsmuskels eine Kontraktion in dem Extensormuskel verursacht. Ferner in der Anwesenheit sich teilender Fasern im Hauptstamm des Nerven. Die anatomischen Befunde von Biedermann und von Mangold entsprechen aber dieser Ansicht nicht. Anastomosen von Nervenfasern zur Bildung eines Netzwerkes sind nicht nachweisbar, auch keine Fasern, welche den einen Muskel mit dem anderen verbinden könnten. Es ist viel einfacher, anzunehmen, daß die beiden verschiedenen Fasern, welche in derselben Muskel-faser enden, entgegengesetzte Funktionen haben, und zwar weil die Synapsen verschieden sind. Wenn jede Nervenfaser, was recht wahrscheinlich erscheint, einen Zweig zu jedem Muskel abgibt, können ,,Achsenzylinderreflexe'' in Langleys Sinn (1899, S. 388) Erregung oder Hemmung des Antagonisten ver-ursachen, wenn ein Muskel direkt gereizt wird. Welche der beiden Wirkungen ein-treten würde, hinge von der Stärke des Reizes, wie in Richets Experimenten, ab.

Hofmanns Arbeit (1914) gibt bestimmten Aufschluß über diese Frage. Die beiden Achsenzylinder, die zusammen verlaufen, kamen beim Öffnungsmuskel von zwei verschiedenen Nervenstämmen, so daß sie, jeder für sich, erregt werden konnten. Der eine hemmt, der andere erregt. Es gibt kein Nervennetzwerk in der Nähe des Muskels. Es zeigte sich außer-dem, daß die Achsenzylinder des erregenden Nerven Äste an den Muskel des vorhergehenden Gliedes abgeben, daß also das oben beschriebene Resultat Uexkülls, wie wir vermuteten, ein Axonreflex ist. Da die beiden Antagonisten von demselben Achsenzylinder, der sich aufteilt, versorgt werden, ist die einfachste Erklärung, daß der Ast für den einen Muskel erregend, der des anderen hemmend wirkt, und zwar wegen der Art der Synapse. So ist der eine Nerven-stamm für einen Muskel erregend, für den Antagonisten hemmend, während der andere Nerv den ersteren hemmt, letzteren erregt. Der Mechanismus liegt nicht, wie beim Wirbel-tier, zentral, sondern peripher.

*Blockierung.* Man könnte denken, daß die einfachste Art der Aufhebung einer Erregung darin bestände, eine Synapse für die Erregung unzugänglich zu machen. Sherrington (1906, S. 100—103) meint, daß es sich bei der Hem-mung um mehr als etwas Derartiges handeln müsse. Bei der decerebrierten Katze können die Streckmuskeln des Knies durch leichtes Kneifen des anderen Fußes in Kontraktion versetzt werden. Diese hält einige Zeit an und geht all-mählich vorbei. Wenn man aber das zentrale Ende eines Astes des Nerven der

Kniesehne desselben Beines $1/_4$ Sekunde lang reizt, wird die Erschlaffung sofort vollständig gehemmt. Anscheinend wird das efferente Neuron erregt. Diese Erregung überdauert den Reiz, der Erregungszustand kann aber durch hemmende Nerven aufgehoben werden, ohne daß eine Erregung blockiert zu werden braucht.

STERRINGTONS spätere Arbeit über den „plastischen Tonus", der im 18. Kapitel beschrieben werden wird, könnte zu der Annahme führen, daß es sich hierbei um eine nachträgliche Entladung handeln könnte, die selbst wieder ein von Receptoren im Muskel bedingter Reflex ist und ebenso wie eine andere Erregung verläuft. Aber die Experimente von FORBES (1912, 1, S. 182) zeigen, daß noch eine Nacherregung bestehen bleibt, wenn die afferenten Fasern vom Muskel abgetrennt werden. Damit ist wohl bewiesen, daß der Prozeß der Hemmung nicht einfach in einem Abfangen der erregenden Impulse besteht.

Die Hemmung kann aber in anderer Hinsicht als „Blockierung" aufgefaßt werden. Wir haben Grund, die Zunahme der Durchlässigkeit einer Membran als eine Hauptursache des Erregungsprozesses anzusehen; die Hemmung als entgegengesetzter Prozeß müßte also mit einer Abnahme der Durchlässigkeit verknüpft sein. Das ist aber etwas ganz anderes als ein Abfangen der Erregungswelle.

*Weitere Beiträge zu einer Theorie der Hemmung.* Das Protoplasma des Neurons ist wohl eine Flüssigkeit, enthält aber verschiedene Stoffe im kolloidalen Zustand. Wir haben ferner gesehen, daß die elektrischen Erscheinungen am Nerven nur durch die Gegenwart von Elektrolyten erklärbar sind. Wenn diese Elektrolyte die Oberflächenenergie herabsetzen, werden sie auf der Oberfläche der kolloidalen Teilchen (s. S. 59) adsorbiert. Hiervon geht die Theorie von MACDONALD (1905) über die Natur der Erregung und Hemmung aus. Er legt dar (S. 335), wie die Konzentration der Elektrolyte in der äußeren Phase erhöht werden würde, wenn sich die Aggregation oder Koagulation der Nervenkolloide ändert. Die adsorbierende Fläche würde kleiner werden. Wenn wir annehmen, daß diese Elektrolyte für die Erregung wesentlich sind, sieht man, daß ein Koagulationsprozeß erregend, eine stärkere Dispergierung aber hemmend wirken würde, weil dann eine stärkere Adsorption von Elektrolyten stattfände (MAC-DONALD, S. 348). Das ist eine kurze Erklärung dieser wichtigen Theorie. Einzelheiten über ihre Anwendung verlangen eine eindringendere Kenntnis von den Membranvorgängen, als wir sie gegenwärtig besitzen. Wenn man den Sitz der Erregung und der Hemmung von Nervenzellen in die synaptische Membran verlegt, kann man annehmen, daß das betreffende System von Kolloiden und Elektrolyten entweder die Membran selbst bildet oder eng mit ihr zusammenhängt.

Bei der Besprechung von HILLS Modifikation der Nernstschen Gleichung für die Erregung sahen wir (S. 478), daß sie eine Konstante, C, enthält, welche mit einer Adsorption (oder mit dem Verschwinden) von Ionen zusammenhängt. KEITH LUCAS (1910, S. 243) zeigt, daß sie durch die Entfernung von Calcium verändert wird. Es scheint nicht unwahrscheinlich, daß man Schwankungen des Wertes dieses Faktors C zur Untersuchung der Macdonaldschen Hypothese benutzen könnte.

Von der synaptischen Membran zeigt KEITH LUCAS (1911), daß sie der Leitung der Erregung einen größeren Widerstand als der Achsenzylinder entgegensetzen muß, sie verhält sich ähnlich wie die Verbindung zwischen Nerv und Muskel oder wie eine narkotisierte Strecke im Nerven. Demnach wäre es möglich, daß sie sehr schnelle und dementsprechend kleine (s. WEDENSKY Hemmung, S. 507) Nervenimpulse vernichten könnte, so daß sie nicht durch die Synapse gelangen würden. ADRIAN (1912, S. 411) meint, daß eine Erregung, welche eine Zone, in der sie abnimmt, überhaupt überschreiten kann, nach Austritt aus dieser Zone ihre volle Größe wiedererhält. Wenn also der oben erwähnte Hemmungsmechanismus wirksam sein soll, müssen die Impulse in den Synapsen völlig annulliert werden. Sonst könnte der Nervenimpuls beliebig viele Zonen durchqueren, in denen er vorübergehend abnehmen würde.

Man kann nicht sagen, daß eine der vorgeschlagenen Theorien befriedigt. Vielleicht enthält jede, wenn sie in Übereinstimmung mit gewissen wichtigen Teilen der anderen modifiziert wird, etwas Wahres; der leitende Gesichtspunkt einer Theorie wird ferner auf manchen Gebieten eine größere Rolle spielen als auf anderen.

Mit gewissen sicher bekannten Tatsachen muß aber jede Theorie rechnen. Die Funktion jeder Nervenfaser hängt von ihrem Endapparat ab; dieser entscheidet, ob sie erregt oder hemmt. Bei der glatten Muskulatur, dem Herzen und einigen Nervenzentren, die sich dauernd in Erregung befinden, hat jedes Element zwei Nervenfasern, die seine Tätigkeit beeinflussen, sie steigern und herabsetzen können. Nach LANGLEYS Ansicht endet jede dieser Nervenfasern in einer rezeptiven Substanz, deren Eigenschaften bestimmen, ob die Wirkung erregt oder hemmt. Jede der verschiedenen Nervenfasern, die Synapsen mit ein und derselben Nervenzelle bilden, hat auch einen bestimmten Hemmungs- oder Erregungscharakter. Für die reziproke Innervation hat SHERRINGTON (1906, S. 105) gezeigt, daß jede afferente Nervenfaser, die bei dem Reflex beteiligt ist, sich im Rückenmark in 2 Teile teilt, von denen der eine für die bebetreffenden motorischen Neurone hemmend, der andere erregend ist. Das ist höchstwahrscheinlich dieselbe Einrichtung wie bei der Krebsschere. Dort teilt sich jede Nervenfaser in 2 Teile, von denen der eine zum Schließ-, der andere zum Öffnungsmuskel geht; von den beiden Teilen, in welche sich bei der reziproken Innervation jede Faser teilt, ist der eine immer erregend, der andere hemmend.

MICHAILOW (1911) beschreibt zwei verschiedene Arten von Nervenendigungen im Herzmuskel. Er hält die einen für sensible, die anderen für hemmende Endigungen des Vagus. Es ist natürlich auch möglich, daß die ersteren die Endigungen des sympathischen Apparates sind.

Es ist bewiesen, daß die Membranen, welche der Sitz des Erregungsprozesses sind, nur für eins der beiden entgegengesetzt geladenen Ionen, in welche die Elektrolyte des Nerven dissoziieren können, durchlässig sind. Wenn die Durchlässigkeit für das andere beim Eintreffen der Erregungswelle vergrößert wird, könnte dieses infolgedessen chemische oder physikalische Veränderungen in der Substanz der Hemmungssynapse hervorrufen, welche ihrerseits die Permeabilitätsänderung bei der Erregung in den erregenden Synapsen unmöglich machen könnten. Bei dem gegenwärtigen Stande unseres Wissens ist es zwecklos, solchen Spekulationen weiter zu folgen. Es soll dies nur ein Hinweis auf eine Erklärungsmöglichkeit sein.

## Reverse Wirkungen.

Für gewöhnlich ist es unmöglich, etwa durch Änderung der Reizintensität oder der Geschwindigkeit, mit der ein Reiz anwächst, eine hemmende Faser in

eine erregende zu verwandeln. SHERRINGTON hat aber gezeigt (1906, S. 105),
daß dies unter gewissen Bedingungen doch möglich ist. Es gibt Pharmaca,
welche dieseWirkung hervorrufen. Außerdem können antagonistische Muskeln von
der Großhirnrinde her gleichzeitig in Tätigkeit versetzt werden. Wir sahen oben,
daß eine Reizung der Zentralenden verschiedener afferenter Nerven des Hinterbeines Hemmung der Kontraktion des M. vastocruralis bei der Katze hervorruft.
SHERRINGTON (1905, S. 287) fand nun, daß eine kleine Dosis Strychnin diese
Wirkung in eine reflektorische Kontraktion umwandelt. Ich fand dasselbe
für die Hemmung des Vasoconstrictorenzentrums durch den N. depressor
(1908, 2) und SEEMAN (1910) bei Atemreflexen. SHERRINGTON zeigte auch,
daß das Tetanustoxin dieselbe Wirkung hat. Wichtig ist, daß der M. vastocruralis ein reiner Streckmuskel ist, der vollkommen isoliert werden kann.
Durch sorgfältige Abstufung der Dosis kann man einen Zustand erhalten, in
welchem die Hemmungswirkung nur vermindert ist, ohne in eine Erregung
umzuschlagen. Es kann sich also nicht darum handeln, daß infolge eines herabgesetzten Widerstandes die Erregung zu anderen Neuronen im Zentrum hinüber-
strömt, denn der Widerstand ist nicht herabgesetzt, sondern erhöht. Es könnte
aber auch sein, daß der gereizte afferente Nerv außer Hemmungsfasern auch
erregende enthielte, und daß das Strychnin die hemmenden Reflexfasern oder die
betreffenden Synapsen vor den erregenden lähmte. Diese hemmenden Fasern
müßten aber zusammen mit den Fasern verlaufen, welche Kontraktion der
Flexoren bewirken, es ist aber keinerlei Abnahme der Kontraktion der Flexoren
nachweisbar. Die antagonistischen Muskeln werden gleichzeitig in Kontraktion
versetzt. Ich habe außerdem (1908, 2) gezeigt, daß die Strychninumkehrung der
Hemmung des Vasomotorenzentrums nicht durch Demaskierung der erregenden
Fasern infolge der Lähmung der hemmenden, mit denen sie vermischt sind,
entsteht. Die beim Kaninchen erforderliche Strychnindosis ist verhältnismäßig
groß, wenn die Umkehrung am vollkommensten ist, so daß die erregenden gefäßverengenden Fasern bei anderen afferenten Nerven bereits vollständig gelähmt
sind. Die gewöhnliche Drucksteigerung vom sensiblen Nerven aus ist dann
nicht mehr zu erhalten. Am wahrscheinlichsten ist die Anschauung von SHERRING-
TON (1906, S. 111), daß die Wirkung des Strychnins „darin besteht, den Hemmungsprozeß im Rückenmark — was auch immer sein Wesen sei — in den
Erregungsprozeß zu verwandeln, was auch immer dessen Wesen sein möge.
Der Reflexbogen bestand bereits vorher, aber die Wirkung auf ihn wurde mit
einem anderen Vorzeichen angegeben, durch minus vor der Strychnin- oder
Tetanusvergiftung, durch plus nachher.‘‘

In einer späteren Arbeit von SHERRINGTON und OWEN (1911) wird darauf hingewiesen,
daß eine bestimmte Entscheidung erst möglich sein wird, wenn es sich um einen Nerven
handelt, der keinerlei afferente erregende Fasern enthält. Strychnin kehrt auch die Hem-
mungskomponente der reziproken Nerventätigkeit beim Seestern, bei Planaria (A. R. WAVRE,
1919, 1) und beim Regenwurm (KNOWLTON und MOORE, 1917) um.

Chloroform ist pharmakologisch ein Antagonist des Strychnins, es wirkt
also auch auf nervöse Prozesse umgekehrt wie das Strychnin. Ich konnte zeigen
(1908, 2), daß es die erregende Komponente eines vasomotorischen Reflexes
in eine hemmende verwandelt. Die Drucksteigerung, welche nach Reizung
eines Nerven erfolgt, der das Vasomotorenzentrum erregt, wird durch Chloroform

in eine Blutdrucksenkung umgekehrt. Beispiele dafür zeigt Abb. 97 aus einer Arbeit von MATHISON (1912) und Abb. 98 aus meiner Arbeit. SHERRINGTON und SOWTON (1911, 2) zeigten ebenso, daß die reflektorische Kontraktion des M. vastrocruralis, welche durch Reizung des N. popliteus, saphenus internus oder genito-cruralis erhalten wird, durch Chloroform in Hemmung umgewandelt wird. Derartige Umkehrungen können auch anders als durch Gifte hervorgebracht werden, wie dies besonders MAGNUS (1909) gezeigt hat. Die Bewegungsrichtung des Schwanzes einer Rückenmarkskatze verändert sich beim Kneifen des Endes je nach der Lage, in der er hängt. Die Bewegung geht immer nach der gestreckten Seite hin; derselbe Reiz ruft also bei einer Stellung die Erregung der Muskeln hervor, die in der entgegengesetzten Stellung gehemmt werden. Die Beschaffenheit des Zentrums muß sich je nach den von den gestreckten Muskeln ankommenden Impulsen ändern.

Wir kehren zur Wirkung der chemischen Agenzien zurück. DALE, LAIDLAW und SYMONS (1910) beschreiben, daß nach Nicotingabe die Vagusreizung bei der Katze eine deutliche Beschleunigung des Herzschlages statt der gewöhnlichen Verlangsamung hervorruft. Das kann durch Lähmung der hemmenden Fasern bewirkt sein, welche gewöhnlich die neben ihnen vorhandenen beschleunigenden maskieren. Es kann sich aber auch um eine Umkehrung der Funktion der Hemmungsfasern handeln. In letzterem Falle würden wir ein Beispiel für eine Umkehrung eines peripheren Muskelmechanismus haben. Die genannten Autoren neigen zur ersteren Annahme, aber es ist, a priori, nicht wahrscheinlich, daß

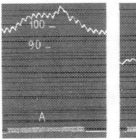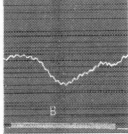

Abb. 97. Chloroformumkehrung des Vasomotorenreflexes. Reizung des zentralen Endes des N. hypoglossus beim Kaninchen. Linke Kurve: Unter Urethannarkose. Rechte Kurve: Nach Zusatz von 3proz. Chloroform. (MATHISON, 1912, Abb. 2.) (Durch freundliche Übermittlung von Herrn Dr. NINIAN BRUCE.)

Fasern, die wie Sympathicusfasern wirken, in einem Hirnnerven verlaufen.

DALE und LAIDLAW (1911) fanden außerdem, daß nach der Gabe von Cytisin, dem Alkaloid des Goldregensamens, und Reizung der Chorda tympani bei der Katze keine Sekretion stattfindet, solange der Reiz dauert. Nach Aufhören des Reizes folgt dann starker Speichelfluß, der durch erneute Chordareizung wieder sistiert wird.

Die Autoren geben keine Erklärung hierfür. Obwohl ich zugebe, daß die Annahme rein hypothetisch ist, scheint es mir doch, daß, wenn Strychnin und Chloroform das Vorzeichen des Vorganges in der Nervenzelle umkehren können, kein Grund vorhanden ist, warum wir nicht auch die Möglichkeit einer ähnlichen Umkehrung bei peripherer Hemmung und Erregung in der glatten Muskulatur und beim Herzen annehmen sollten. Wenn das der Fall ist, läßt sich die Wirkung auf die Speichelsekretion leicht erklären. Es würde sich einfach um eine Umwandlung der normalen, gefäßerweiternden Wirkung der Chorda tympani in eine gefäßverengende handeln, denn die Herabsetzung der Speichelsekretion ist durch eine Herabsetzung der Blutstromgeschwindigkeit bedingt. Man könnte diese Annahme experimentell prüfen, indem man die Durchströmungsgeschwindigkeit der Speicheldrüse unter den Bedingungen des DALEschen Versuches bestimmt.

LANGLEY (1911) findet, daß nach Nicotin- oder Curaregaben der Kontraktion der Blase, die auf Reizung der Sakralnerven normalerweise erhalten wird, eine Hemmung folgt, welche durch die Annahme hemmender Fasern nicht befriedigend erklärt werden kann. Zur Erklärung wird angenommen, daß sich das Vorzeichen der Bewegung der Ionen nach der Membran hin oder von ihr fort ändert, das ist das gleiche wie Umkehrung der Erregung in Hemmung.

Nach DALES Entdeckung (1906) kehrt das Ergotoxin die normale gefäß-verengende Wirkung des Bauchstranges des Sympathicus beim Hinterbein in eine gefäßerweiternde um. Meiner Ansicht nach erklärt man dies besser durch eine periphere Umkehrung als durch eine Lähmung der Vasoconstrictoren, durch welche vasodilatatorische Fasern demaskiert werden. Ich habe keinerlei Beweis für die Existenz solcher Fasern im Bauchstrang des Sympathicus finden können.

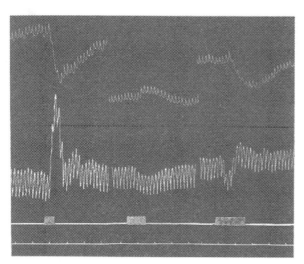

Abb. 98. Dreimalige Reizung des zentralen Endes des N. medianus beim Kaninchen. Obere Kurve: Volum der Niere. Untere Kurve: Arterieller Blutdruck. Der Nullpunkt liegt 23 mm unterhalb der oberen Markierungslinie. Die erste Reizung geschieht unter Äthernarkose. Der Blutdruck steigt unter Gefäßverengung in der Niere. Die zweite Reizung unter Chloroformnarkose. Der Blutdruck sinkt unter Gefäßerweiterung in der Niere. Dritte Reizung nach teilweiser Erholung von Chloroform wieder unter Äther. Anfänglich Gefäßerweiterung, der stärkere Gefäßverengerung folgt. (BAYLISS, 1908, 2, Abb. 24.)

SPAETH und BARBOUR (1917) haben gezeigt, daß das Adrenalin eine Kontraktion der Melanophoren des Fisches Fundulus hervorruft. Daraus geht hervor, daß diese modifizierte glatte Muskelzellen sind, die vom Sympathicus aus inneviert werden. Vorherige Behandlung mit Ergotoxin hebt nicht nur diese Adrenalinwirkung auf, sondern kehrt sie um; die Melanophoren dehnen sich aus. Interessant daran ist, daß man die Wirkung auf eine einzelne Zelle direkt sehen kann.

Aber die ganze Frage über den Mechanismus dieser verschiedenen Umkehrerscheinungen kann noch nicht entschieden werden.

PEARCE (1913) hat angegeben, daß die normale constrictorische Wirkung des Adrenalins auf die Arterien des Frosches bei Abwesenheit von Calcium in eine Dilatation übergeht. Ich kann dieses Resultat nicht bestätigen. Am Vorhof hat das Adrenalin seine normale Wirkung immer noch, auch wenn der Calciumgehalt der Durchströmungsflüssigkeit so weit herabgesetzt war, als es möglich war, ohne das Herz zum Stillstand zu bringen.

## Die Erregbarkeit der Pflanzen.

Den Mechanismus, durch welchen Bewegungen bei Pflanzen, besonders bei höheren Pflanzen, hervorgerufen werden, bespreche ich im nächsten Kapitel. Hier beschäftigt uns die Natur des Erregungsprozesses.

Sie muß im wesentlichen dieselbe wie beim Tier sein. Das pflanzliche Protoplasma wird nämlich ebenso wie das tierische bei der Erregung elektronegativ gegen ruhendes Protoplasma. Das zeigen die Beobachtungen von Hörmann an Nitella (1898, S. 69—79). Ein Reiz an einer Stelle setzt eine Erregungswelle in Gang, die von einem Zustand elektrischer Negativität begleitet ist. Soweit sich feststellen läßt, geht die elektrische Veränderung der Sistierung der Bewegung, die durch den Reiz bewirkt wird, zeitlich voraus. In diesen Zellen entspricht die strömende Bewegung den contractilen Eigenschaften einer Muskelfaser und ist, wie wir gesehen haben, etwas, das zu dem einfachen Erregungsprozeß beim Nerven noch hinzukommt. Ähnliche Schlüsse muß man aus der Arbeit von Burdon-Sanderson über das Blatt der Dionaea muscipula (1882 und 1888) ziehen, deren Blätter sich schnell schließen, wenn eine Fliege bestimmte empfindliche Haare auf der oberen Oberfläche berührt. Wenn man von entgegengesetzten Stellen des Blattes mit Elektroden zu einem Galvanometer ableitet und die Umgebung jeder Elektrode reizt, zeigte es sich, daß die erregte Stelle zuerst negativ, dann positiv wird, wenn die Erregungswelle die andere Elektrode erreicht (s. Abb. 99); genau so, wie es oben für den Nerven und Muskel beschrieben wurde. Diese Erregungswelle geht der Formveränderung voran und pflanzt sich mit erheblich größerer Geschwindigkeit fort. Eine sichtbare Bewegung des Blattes wurde durch Anlegung einer Sperre verhindert.

Die Pflanzen reagieren ganz allgemein (Wurzel, Stiel, Blätter

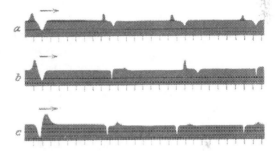

Abb. 99. Elektrische Veränderungen im Blatt einer Dionaea. Korrespondierende Punkte auf der Unterfläche jedes Lappens zum Capillarelektrometer abgeleitet. a) Viermal rechts mechanisch gereizt. Zweiphasische Wirkung, die durch den bei jeder Elektrode abwechselnd ankommenden Erregungsprozeß entsteht. b) Abwechselnd rechts und links gereizt. c) Viermal links gereizt. Zeitmarkierung $1/_{20}$ Sek. (Burdon-Sanderson, 1888, Abb. 8, 9 und 10.)

und Blüten) auf die Schwerkraft und das Licht in mannigfacher Weise. Manche, wie die Kletterpflanzen und besonders die „empfindenden Pflanzen" und Dionaea, reagieren durch mehr oder weniger schnelle Bewegungen auf eine Berührung.

Diese Reaktion beschränkt sich nicht auf den wirklich gereizten Teil, sondern die Erregung wird auch zu entfernteren Teilen fortgeleitet. Näheres hierüber findet der Leser bei Pringsheim (1912). Hier interessiert uns hauptsächlich der Erregungsprozeß selbst.

Ein Reiz, etwa die Schwerkraft oder das Licht, muß eine bestimmte Zeit wirken, damit überhaupt eine Wirkung zustande kommt. Dieses Zeitminimum heißt die Präsentationszeit. Andererseits heißt die Zeit, die zwischen der Setzung des Reizes und dem Beginn des Reizerfolges vergeht, die „Reaktionszeit".

Fortleitungsorgane für die Erregung, welche den Nerven der Tiere entsprächen, gibt es bei den Pflanzen nicht. Die Leitung scheint durch das Zellprotoplasma stattzufinden. Der Stengel der Tradescantia virginica biegt sich unter dem Einfluß der Schwerkraft. Die Erregung greift dabei von Stengelglied zu Stengelglied über. Durch Lokalanästhesie zwischen 2 Stengelgliedern wird das Fortschreiten der Bewegung aufgehoben. Ebenso wird ein leichter Reiz, der auf den Stiel der Dahlie wirkt, auf die Wurzel übertragen. Eine seltsame Erscheinung, deren wahrscheinliche Erklärung ich im 17. Kapitel (Receptor-organe) geben werde, ist folgende: Die Reizübertragung wird durch niedere Temperatur (0°) und Sauerstoffabwesenheit verhindert. Wenn man aber nach-träglich die Temperatur wieder erhöht oder Sauerstoff zuführt, kommt die Wirkung noch zustande, obwohl der Reiz längst aufgehört hat.

Bei gleichzeitiger Einwirkung des Licht- und Schwerkraftreizes überwiegt in der Regel der erstere vollständig.

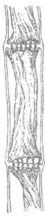

Abb. 100. Siebröhre. Die Protoplasten, durch Alko-hol kontrahiert, hängen der transversen Wand an. Jeder Zellprotoplast ist mit seinen Nachbarn durch zarte protoplasmatische Fädchen verbunden, wel-che durch die Poren der Zellwand gehen. Vergrö-ßert. (Nach TIMIRIAZEFF.)

Über die Art und Weise, wie die Leitung vor sich geht, hat man gestritten. PFEFFER und HABERLANDT meinten anfangs, daß die Übertragung auf mecha-nischem Wege geschähe durch eine Bewegung des Wassers in den Röhren der Gefäßbündel; die Aufhebung der Leitungsfähigkeit durch die örtliche Applikation eines Narkoticums beweist deutlich, daß die protoplas-matische Struktur dabei beteiligt ist. Man weiß, daß das Protoplasma benachbarter Pflanzenzellen häufig durch Fasern zusammenhängt, welche durch Löcher in den Zellwänden gehen (s. besonders die Arbeit von GARDINER, 1884). Abb. 100 zeigt die Struktur eines derartigen Gewebes. Weitere Einzelheiten über den Mechanismus der Leitung findet man in dem Aufsatz von FITTING (1906).

Wir haben gesehen, daß bei der Erregung eine Zunahme der Membrandurchlässigkeit eintritt. Unter-suchungen von PFEFFER (1873) über den Mechanismus der Bewegungen bei „empfindenden" Pflanzen haben hierzu interessante Beziehungen. Wie wir gesehen haben, besitzt die Pflanzenzelle einen durch osmo-tische Kräfte erzeugten Turgor, der dadurch entsteht, daß die Zellmembran für Wasser durchlässig, für die im Zellsaft gelösten, osmotisch wirksamen Stoffe undurchlässig ist. Da die Zell-wand noch bis zu einer gewissen Grenze ausdehnbar ist, entsteht im Zellinnern ein Druck gegen die Zellwand. An der Unterseite eines jeden Blattknotens, in dem Bewegungen stattfinden können, liegen Zellen mit gut entwickeltem Turgor, an der Oberseite ist dieser Turgor weniger gut entwickelt. Wenn das Blatt gereizt wird, verliert die Zellmembran der unteren Zellen plötzlich ihren halbdurchlässigen Charakter; infolgedessen filtriert etwas von der Lösung im Inneren der Zelle durch die Zellwand, bis der Binnendruck entsprechend ge-sunken ist. An einer Schnittfläche treten dann Tropfen auf. Das Blatt, das nun nicht mehr durch den Zellturgor gestützt wird, wird dann durch sein Eigengewicht zum Sinken gebracht.

V. H. BLACKMAN und PAIRE (1918) glauben, daß die Turgorabnahme durch eine Änderung des osmotisch wirksamen Stoffes im Innern der Zelle zustande kommt, welche zu einem Sinken des osmotischen Druckes führt; sie halten den Saftaustritt aus der Zelle für zu gering, um die Wirkung erklären zu können.

Eine andere Erscheinung, welche mit Veränderungen der Durchlässigkeit zusammenhängen kann, ist die Oxydationsreaktion von CZAPEK und BERTEL (1906). Längsschnitte von den Würzelchen von Lupinenkeimlingen zeigen beim Kochen mit ammoniakalischer Silberlösung Braunfärbung, also Reduktion. Diese Reduktion ist stärker, wenn die Wurzel vorher geotropisch reagiert hat.

Die reduzierende Substanz ist die Homogentisinsäure, welche sich von Tyrosin ableitet. Die Hydroxylgruppe des Tyrosins befindet sich in para-, die der Homogentisinsäure in meta-Stellung. Durch Abspaltung der Hydroxylgruppe entsteht aus dem Tyrosin Phenylalanin. Hieraus wird durch Oxydation und Desamidierung Homogentisinsäure.

$$
\begin{array}{cccc}
\text{C}_6\text{H}_5 & \text{C}_6\text{H}_5 & \text{OH·C}_6\text{H}_4 & \text{OH·C}_6\text{H}_4 \\
| & | & | & | \\
\text{CH}_2 & \text{CH}_2 & \text{CH}_2 & \text{CH}_2 \\
| & | & | & | \\
\text{CHNH}_2 & \text{CHOH} & \text{CHOH} & \text{COOH} \\
| & | & | & \\
\text{COOH} & \text{COOH} & \text{COOH} & \\
\text{Phenyl-Alanin} & \text{Phenyl-}\alpha\text{-oxy-} & \text{Uroleucin-} & \text{Homogentisin-} \\
& \text{propionsäure} & \text{säure} & \text{säure}
\end{array}
$$

Nach geotropischer Reaktion enthält also die Wurzel mehr Homogentisinsäure. Die Erklärung, die gegeben wird, ist diese: In ruhenden Zellen wird die Homogentisinsäure zu $CO_2$ und $H_2O$ oxydiert, bei geotropischer Reizung bildet sich eine „Antioxydase", welche den normalen Oxydationsprozeß hemmt. Da wir gesehen haben, daß die Existenz spezifischer Antienzyme äußerst zweifelhaft ist, würde es richtiger sein zu sagen, daß beim Geotropismus ein Stoff entsteht, welcher die Wirkung der Oxydase verzögert. Eine ähnliche Wirkung bringt der Heliotropismus hervor. Wird die auf den Reiz erfolgende Bewegung unmöglich gemacht, so tritt trotzdem Homogentisinsäure auf. Die Reaktion ist also eine Folge der Erregung, nicht aber der Bewegung.

Die Homogentisinsäure spielt auch bei der normalen Oxydation des Tyrosins im tierischen Organismus eine Rolle (s. GARROD, 1909, S. 41—81). Bei manchen angeborenen Stoffwechselstörungen fehlt das Enzym, das die Homogentisinsäure weiter oxydiert. Tyrosingabe verstärkt dann die Homogentisinsäureausscheidung. In GARRODS Buch (S. 78) ist ein anderes Schema für die Umwandlung von Tyrosin in Homogentisinsäure angegeben, das über Paraoxyphenylbrenztraubensäure führt.

## Zusammenfassung.

Automatische Zellprozesse müssen im Sinne einer Zu- und einer Abnahme regulierbar sein. Erstere wird „Erregung", letztere „Hemmung" genannt. Ein Prozeß, der durch einen Einfluß von außen in Gang gebracht wird, kann durch die Hemmung des äußeren Einflusses sistiert werden.

Auch Prozesse in der anorganischen Natur können durch äußere Einflüsse nach zwei Richtungen hin verändert werden, wie uns dies von den reversiblen Reaktionen her geläufig ist.

Eigentlich ist alles lebende Protoplasma imstande, auf äußere Veränderungen („Reize") zu reagieren. Man hat sich aber daran gewöhnt, als „erregbar" nur die Gewebe zu bezeichnen, welche, wie die Muskeln und Nerven, äußerst rasch reagieren.

Die Nerven leiten einen Reiz von der Applikationsstelle zu entfernteren Teilen des Organismus. Sie setzen die verschiedenen Bezirke des Organismus auf diese Weise miteinander in Verbindung. Sie sind das erregbare Gewebe par excellence, denn sie haben keinerlei weitere Funktion.

Wird ein Nerv irgendwo gereizt, so geht eine Veränderung über seine ganze Länge hin, welche die Erregungswelle heißt und jeden Punkt des Nerven der Reihe nach durcheilt, bis zu seiner Endigung in einem anderen Gewebe. Je nach der Art der Nervenendigung wird dies andere Gewebe dann gehemmt oder erregt.

Was gehemmt oder erregt wird, hängt dann von der Eigenart des betreffenden Gewebes ab (Nervenzentren, Muskeln, Drüsen).

Bei der Fortleitung der Erregung ist am Nerven keinerlei Änderung zu sehen. Die einzige nachweisbare Änderung ist eine elektrische. Jede in Tätigkeit befindliche Stelle wird elektronegativ gegen eine ruhende. Hieraus und aus der Art, wie ein Nerv auf Reize reagiert, können Schlüsse auf die Natur des Nervenprozesses gezogen werden. Es wird dabei keine Wärme abgegeben. Ob eine Kohlensäureproduktion stattfindet, ist zweifelhaft.

Die verschiedenen Methoden, wie man in praxi einen Nerven reizen kann, sind im Text beschrieben.

Die Erregungsgröße einer Nerven- oder Muskelzelle ist immer gleich. Ein Reiz bewirkt entweder die maximale Veränderung, deren die Zelle fähig ist, oder gar keine. Trotzdem hinterläßt ein unterschwelliger Reiz an der Applikationsstelle eine Veränderung. Wenn eine Serie verschieden starker Reize verschieden starke Kontraktionen beim Muskel auslöst, so liegt das daran, daß jedesmal eine verschieden große Anzahl von Nerven- oder Muskelfasern in Erregung geraten.

In einer narkotisierten Nervenstrecke sinkt die Intensität der Erregungswelle. Wenn die Narkose tief genug ist und lange genug dauert, kann die Erregung ganz ausgelöscht werden. Sinkt aber die Intensität der Erregung innerhalb der narkotisierten Partie nicht auf Null, so steigt die Intensität der Erregungswelle nach dem Austritt aus der narkotisierten Strecke wieder auf die ursprüngliche Größe an.

Die Tätigkeitsgröße eines Gewebes, das vom Nerven aus gereizt wird, scheint daher n u r von der Anzahl der erregten Gewebszellen und ihrem speziellen Zustand abzuhängen. Dagegen haben alle wirksamen Reize, welche ein und dieselbe Zelle treffen, denselben Erfolg. Für Reflexe, bei denen das Zentralnervensystem mitbeteiligt ist, wird diese Auffassung nicht von allen Autoren geteilt.

Wenn ein erregbares Gewebe von einem Reiz getroffen ist, so vergeht eine bestimmte Zeit, bevor ein zweiter Reiz wieder wirksam werden kann. Diese Zeit ist bei verschiedenen Geweben verschieden. Sie heißt das Refraktärstadium. Man unterscheidet das „absolute" Refraktärstadium, das dem ersten

Teil des ganzen Refraktärstadiums entspricht, und das relative. Im ersteren ist jeder Reiz unwirksam. Im letzteren sind normale Reize unwirksam, hypernormale aber wirksam. Die im relativen Refraktärstadium auslösbaren Erregungen sind kleiner als normale und können durch Verstärkung des Schwellenreizes nicht vergrößert werden. Je mehr sich die relative Refraktärperiode ihrem Ende nähert, desto größer die Intensität der Erregungswelle.

Das Refraktärstadium befindet sich nicht nur in der Umgebung der Reizapplikationsstelle, sondern breitet sich mit der Erregungswelle über den ganzen Nerven hin aus.

Die Frage, ob der Nerv ermüdbar sei, ist strittig. Daß der Sauerstoff für die dauernde Erregbarkeit einer Nervenfaser unbedingt notwendig ist, ist nicht absolut sicher bewiesen.

Der Elektronegativität, welche jede erregte Stelle trifft, folgt eine erhöhte Elektropositivität. Ihre Ursache ist noch nicht völlig geklärt.

Die Fortleitung der Erregung erfordert eine gewisse Zeit. Ihre Geschwindigkeit nimmt mit steigender Temperatur zu. Der Temperaturkoeffizient beträgt 1,79 pro 10° C.

Der Erregungszustand ist nachgewiesenermaßen von einer erhöhten Durchlässigkeit der Zellmembran begleitet. Wenn die Membran in der Ruhe für nur eines der beiden Ionen eines Elektrolyten innerhalb der Zelle undurchlässig ist, wird sie „polarisiert". So erklärt sich der „Ruhestrom" der „Verletzungs-" oder „Demarkationsstrom". Wenn diese Halbdurchlässigkeit bei der Erregung aufgehoben wird, so erklärt sich die „negative Schwankung" und auch die verringerte Polarisierbarkeit in diesem Zustand.

NERNST hat für die Reizung durch den elektrischen Strom eine Gleichung aufgestellt. Der Gleichung liegt die Annahme einer halbdurchlässigen Membran zugrunde, zu der hin oder von der weg eine Ionenbewegung stattfindet. Sie gilt in erster Annäherung. A. V. HILL hat die Formel unter Berücksichtigung weiterer experimenteller Tatsachen modifiziert; diese Modifikation wird nach KEITH LUCAS durch die experimentellen Ergebnisse in den meisten Fällen verifiziert. Die wirksamen Faktoren sind die Anzahl der Ionen und ihre Ladung, die Entfernung zwischen den Membranen und die Entfernung von der Stelle, wo die Konzentration an der betreffenden Membran stattfindet, die Geschwindigkeit, mit der sich die Ionen bewegen, ferner ein Faktor, der die Geschwindigkeit der „Rekombination" der Ionen ausdrückt. Hierbei handelt es sich wahrscheinlich um eine Adsorption im Sinne der Macdonaldschen Theorie.

Verschiedene erregbare Gewebe unterscheiden sich hinsichtlich der Geschwindigkeit, mit der der optimale Reizstrom anwachsen muß. Der optimale Reiz ist derjenige, welcher zur Reizung den geringsten Energieaufwand verbraucht. Das entspricht WALLERS „charakteristischer Größe". Sie kommt in der modifizierten Nernstschen Formel vor.

Die Funktion der Markscheide ist noch ungeklärt, sie hängt wohl mit dem Wachstum der Nervenfasern zusammen. Der Achsenzylinder ist wahrscheinlich eine kolloidale Flüssigkeit. Daß es im lebenden Nerven „Neurofibrillen" gibt, ist unbewiesen.

Bei der Erregungswelle scheint ein umkehrbarer physikalisch-chemischer Prozeß über den Nerven hinzulaufen. Der Prozeß scheint von keinem Stoff-

wechselprozeß begleitet zu sein. Doch ist die Sache noch nicht sicher entschieden.

Der örtliche Vorgang an der gereizten Stelle darf mit der Erregungswelle,
die sich über den Nerven ausbreitet, nicht zusammengeworfen werden. Der
erstere beschränkt sich nur auf die gereizte Stelle und erfordert einen gewissen
kleinen Aufwand an Energie. Ist diese groß genug, so wird eine Erregungswelle
ausgelöst. Daß hierbei eine Energieumwandlung stattfindet, ist nicht sicher
nachgewiesen.

Der Erregungsprozeß im Muskel ist im wesentlichen derselbe wie im Nerven.
Beim Muskel kommt noch der Kontraktionsprozeß hinzu, der eine Latenzperiode
hat. Die Kontraktion geht auf Grund von Stoffwechselprozessen vor sich, unter
Wärmeproduktion. Sie führt bei Wiederholung zur Ermüdung. Der Erregungsprozeß kann im Muskel ablaufen, ohne daß es zu einer sichtbaren Kontraktion
kommt.

Es gibt noch einige andere erregbare Substanzen, welche zwischen Nerv
und Muskel zwischengeschaltet sein können. Sie heißen „rezeptive Substanzen"
oder die „myoneurale Verbindung". Man kann ihre Existenz durch ihre Reaktion auf Pharmaca sowie dadurch nachweisen, daß die Geschwindigkeit, mit
der der optimale elektrische Reiz anwächst, bei verschiedenen Geweben verschieden ist. Das Ansteigen des elektrischen Reizes für die Muskelfaser hat
eine niedrige Geschwindigkeit. Für den Nerven ist diese etwas größer, am
größten ist sie bei der Zwischensubstanz. KEITH LUCAS hat gezeigt, daß diese
optimalen Geschwindigkeiten Funktionen der Diffusionsgeschwindigkeit der
Ionen sind, die nach der Auffassung von NERNST an dem Erregungsprozeß
beteiligt sind.

Zwischen der Nervenendung und der von ihr versorgten Muskelfaser befindet sich eine Membran, ebenso zwischen einem Neuron und der Nervenfaser,
welche es mit einem zweiten Neuron verbindet. Diese Membran nennt SHERRING-
TON die „synaptische Membran".

Der Hemmungsprozeß muß im wesentlichen umgekehrt wie der Erregungsprozeß verlaufen. Zu seiner Erklärung sind verschiedene Annahmen gemacht
worden.

Im Text sind für die verschiedenen Hemmungsvorgänge mehrere Beispiele
gegeben, welche zeigen, wie die periphere Muskulatur direkt beeinflußt und wie
Nervenzentren beeinflußt werden können, die wieder durch Nerven auf die
periphere Muskulatur wirken können. Es können auch Nervenzentren gehemmt
werden, welche periphere Muskeln kontrollieren, die keine automatische Funktion haben.

Daß erregende und hemmende Einflüsse auf ein und dieselbe Zelle wirken,
kann dadurch bewiesen werden, daß die Reizung des erregenden Nerven durch
eine passend gewählte Reizung des hemmenden völlig aufgehoben werden kann.

Der Erregungszustand eines Nervenzentrums, das eine periphere Hemmung
verursacht, kann wieder selbst durch Nerven gehemmt werden, die auf dieses
Zentrum wirken. Dann haben wir eine „Hemmung der Hemmung". Wahrscheinlich kann ein intermediäres Neuron, das ein motorisches Neuron hemmt,
selbst wieder durch ein afferentes Neuron gehemmt werden. Auf diese Weise
kann dann die Hemmung des motorischen Zentrums beseitigt werden.

Höhere Zentren im Nervensystem beeinflussen niedrigere Zentren, indem sie entweder ihre Erregbarkeit erhöhen oder vermindern. So erklären sich die Erscheinungen des „spinalen Schocks" und der „Decerebrierungsstarre".

Hemmungswirkungen können durch die Einwirkung chemischer Stoffe oder durch die Anode des elektrischen Stromes hervorgerufen werden.

Eine physikalische Interferenz, wie sie bei der Wellenbewegung vorkommt, kann eine totale Hemmung nicht erklären; daß aber auch totale Hemmungen vorkommen, zeigt das Experiment.

Was die „Refraktärperiode" ist und bedeutet, wird im Text auseinandergesetzt. Für die Resultate von VON FREY bei den vasomotorischen Nerven der Submaxillaris wird eine Erklärung im Text gegeben.

Es wird gezeigt, daß die theoretische Basis der Theorien, nach denen die Hemmung gleichzeitig mit „Assimilationsprozessen" oder „Anabolismus" verlaufen müsse, unbefriedigend ist. Die Betrachtung der Zellprozesse vom dynamischen Gesichtspunkt aus ergibt nämlich, daß die Zunahme „anabolischer Prozesse" nur möglich ist, wenn auch die „katabolischen" Prozesse zunehmen, während die Hemmungstheorie verlangt, daß beide Arten von Prozessen einander umgekehrt proportional verlaufen.

Daß die Zunahme einer funktionellen Fähigkeit, die bisweilen nach der Hemmung eintritt, durch verstärkte assimilatorische Prozesse, welche durch hemmende Reize hervorgerufen werden, entsteht, ist unbewiesen. Andererseits beweist die Tatsache, daß es auch eine Ermüdung der Hemmung in Nervenzentren gibt, nicht unbedingt die Unmöglichkeit, dies mit „anabolischen" Prozessen zu erklären. Die „Ermüdung" kann nämlich auch in einer intermediären Synapse liegen, welche ihrerseits erregend wirkt.

Erregung und Hemmung in Nervenzentren sind in den Synapsen lokalisiert, höchstwahrscheinlich ist das gleiche bei der Ermüdung der Fall.

Alle „Drainage"-Theorien gehen von einem Grundirrtum aus, nämlich von der Vorstellung, daß die in dem neuro-muskulären System vorhandene Menge „Nervenenergie" ein bestimmtes konstantes Quantum sei. Ferner kann die „Drainage"-Theorie Hemmungserscheinungen nicht erklären, die von keiner gleichzeitig anderswo auftretenden Erregung begleitet sind.

Die Erscheinung der „Blockierung" und ihr Zusammenhang mit Permeabilitätsänderungen der Membran wird kurz besprochen.

Es wird gezeigt, daß die Macdonaldsche Theorie (Adsorption von Ionen durch Kolloide) für die Erklärung von Hemmung und Erregung von großer Bedeutung ist.

Durch Strychnin und andere Pharmaca kann Hemmung in Erregung übergehen, während Erregung durch Chloroform in Hemmung verwandelt werden kann. Die befriedigendste Erklärung scheint die zu sein, daß der Grundprozeß in sein Gegenteil umschlägt. Es wird darauf hingewiesen, daß die periphere Umkehrung, welche durch Alkaloide beim Vagus und der Chorda tympani erhaltbar ist, vielleicht ähnlicher Natur ist.

Der von der Bewegung zu unterscheidende Erregungsprozeß bei den Pflanzen wird im wesentlichen als dem tierischen ähnlich erkannt. Es treten dabei keine sichtbaren Veränderungen auf. Die elektrischen Vorgänge sind in beiden Fällen die gleichen.

Die Leitung der Erregung bei den Pflanzen scheint durch den protoplasmatischen Zusammenhang der einzelnen Zellen miteinander stattzufinden, da sie durch örtliche Anwendung von Anaestheticis aufgehoben werden kann.

Die „Antioxydase" von Czapek, welche sich bei der Reizung von Pflanzenzellen bildet, wird besprochen.

### Literatur.

Allgemeines: Keith Lucas (1912 und 1917).

Das „Alles-oder-Nichts-Gesetz": Adrian (1912—1914).

Die refraktäre Periode: Bramwell und Lucas (1911).

Die Nernstsche Theorie: A. V. Hill (1910); Keith Lucas (1910).

Zwischensubstanzen: Langley (1906); Keith Lucas (1906, 1, und 1907, 1).

Die Erregung bei Pflanzen: Pringsheim (1912); Burdon-Sanderson (1888).

Die Hemmung: Sherrington (1906, S. 83—106, 133—148, 191—199); Macdonald (1905, S. 331—350); Forbes (1912).

# XIV. Kontraktionsfähige Gewebe.

Die Gewebe, welche dem tierischen Organismus durch ihre Formänderung, die gewöhnlich als „Kontraktion" bezeichnet wird, die Möglichkeit sich zu bewegen verschaffen, heißen „Muskeln". Die Bezeichnung „Kontraktion" ist, genau genommen, unrichtig, denn das Volumen des Muskels ändert sich nicht, wenn ein Muskel in Tätigkeit gerät, sondern nur seine Form. Hierdurch wird die Entfernung zwischen beiden Muskelenden verringert. Wenn also das eine Ende irgendwo befestigt ist, muß sich das andere zu ihm hin bewegen. Ist dies wieder an einem beweglichen Gegenstande befestigt, so wird der Gegenstand sich mitbewegen. Wenn man den Muskel durch Befestigung an einem unbeweglichen Gegenstand an der Verkürzung hindert, wird er gespannt.

Bei der Pflanze gibt es verschiedene Bewegungsmechanismen, die wir in einem besonderen Abschnitt behandeln werden.

Es gibt zweierlei Muskulatur, die quergestreifte willkürliche Skelettmuskulatur und die glatten, unwillkürlichen Muskeln der Eingeweide. Zwischen beiden kommen zahlreiche Übergänge vor. Der Herzmuskel der Wirbeltiere ist z. B. quergestreift, zeigt aber viele Eigenschaften der anderen Gruppe; die Scherenmuskulatur des Krebses ist ebenfalls eine Mischform.

Der wichtigste physiologische Unterschied zwischen beiden Gruppen besteht darin, daß der typische quergestreifte Skelettmuskel in seiner am höchsten entwickelten Form nur vom Zentralnervensystem aus in Tätigkeit versetzt werden kann. Die glatte Muskulatur bewegt sich automatisch. Auch nach vollkommener Abtrennung vom Zentralnervensystem zeigt sie tonische oder rhythmische Kontraktionen. Trotzdem ist auch der glatte Muskel vom Zentralnervensystem aus beeinflußbar, wie wir bei dem Darm, dem Herzen, den Blutgefäßen der Wirbeltiere und der Krebsschere gesehen haben. Die Scherenmuskulatur der Krebse ist überhaupt nicht leicht in ein System einzureihen. Sie besitzt automatischen Tonus und kann doch willkürlich bewegt werden, wie die Skelettmuskeln der Wirbeltiere. Bei diesen kann die glatte Muskulatur, auch das Herz, nicht willkürlich erregt werden, wohl aber reflektorisch.

Es gibt noch einige Differenzen zwischen der glatten und der quergestreiften Muskulatur. Der glatte Muskel zieht sich viel langsamer als der quergestreifte zusammen, er hat ferner eine längere Latenz. Zwei Eigenschaften besitzen beide Muskelgruppen gemeinsam, doch kommen sie auf verschiedene Weise zustande. Der glatte Muskel hat einen automatischen Tonus. Unter normalen Bedingungen besitzt auch der Skelettmuskel einen gewissen Tonus, der aber durch reflektorische Reize afferenter Nerven erzeugt wird. Werden diese durchschnitten, so sinkt der Tonus ab. Außerdem kann der glatte Muskel durch Dehnung in Kontraktion versetzt werden, wie Abb. 101 (aus STRAUBS Arbeit, 1900) zeigt. Die Bedeutung dieser Reaktion bei den vasomotorischen Muskeln wird besprochen werden. Die Veränderungen im

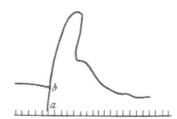

Abb. 101. Reaktion des Muskels des Regenwurms auf eine Dehnung. Der Muskel wurde gedehnt, indem der Zeichenhebel von *a* bis *b* herabgezogen wurde. Zeitschreibung alle 2 Sekunden. (Nach STRAUB.)

Tonus der Skelettmuskulatur, die reflektorisch bei Verlagerung des Muskels, d. h. Änderung der Länge seiner Fasern, erzeugt werden, wurden von SHERRINGTON untersucht und werden im 18. Kapitel beim „plastischen Tonus" besprochen werden.

## Die Struktur.

Die Einzelheiten der Muskelstruktur, besonders beim quergestreiften Muskel, sind gar nicht leicht zu beschreiben. Am lebenden Muskel kann man, außer abwechselnden hellen und dunklen Querbändern, sehr wenig sehen. Dafür, daß die verschiedenartigen, von verschiedenen Beobachtern am gehärteten Präparat gesehenen Strukturen irgendeine Ähnlichkeit mit dem lebenden Zustand haben, gibt es keinerlei Beweis. Wer sich für die verschiedenen Ansichten, welche die Histologen hierüber haben, interessiert, findet das Nötige in MACDONALDS Referat (1909).

Vielleicht könnten Mikrophotogramme der lebenden Muskelfaser bei ultraviolettem Licht, nach der Methode, die wir früher (S. 9) kennengelernt haben, wichtige Aufklärungen über die Muskelstruktur geben.

Interessant ist, daß die dunklen Streifen des quergestreiften Muskels doppeltbrechend sind; sie erscheinen bei gekreuzten Nicols hell auf dunklem Grunde. Wenn man die Kontraktion einer Faser unter dem Mikroskop beobachtet, wird der dunkle Streifen hell und der helle Streifen dunkel; aber die Doppelbrechung ändert sich nicht, d. h. jetzt ist das helle Band doppeltbrechend. Nach ENGELMANN (1873, S. 166) nimmt das Volumen der isotropischen (einfach brechenden) Schichten bei der Kontraktion ab, während der anisotrope (doppeltbrechende) Teil zunimmt, d. h. es tritt aus isotropen Teilen Flüssigkeit in die anisotrope über (S. 167 der Arbeit ENGELMANNS). Abb. 102 zeigt diese und andere Erscheinungen. Man erkennt unter polarisiertem Licht, daß bei der ruhenden Faser beide Teile ungefähr gleich groß sind. Die kontrahierten Partien in der Mitte des dargestellten Faserabschnittes zeigen aber, daß bei ihnen der helle Teil den dunklen im Volumen erheblich übersteigt. Ferner meint ENGELMANN (1875), daß die Contractilität nie ohne Doppelbrechung vorkommt. Beim gestreiften Muskel ist der anisotrope Teil der wirksame. ENGELMANN hat bei den contractilen Teilen der Hydra, ferner bei verschiedenen einzelligen Organismen Doppelbrechung nachgewiesen. Man hat festgestellt (S. 460), daß die Contractilität, in welcher Form sie auch vorkommen mag, stets mit der Anwesenheit doppeltbrechender, einachsiger Körperchen vergesellschaftet ist, deren optische Achse mit der Richtung der Verkürzung zusammenfällt. Man nimmt an, daß der isotrope Teil zwar erregbar, aber nicht kontrahierbar ist (Abb. 103).

HÜRTHLE (1909) schließt aus Photographien von lebenden Fasern, daß die doppeltbrechenden Elemente bei der Kontraktion ihr Volumen nicht ändern. Die isotropen Teile nehmen vielmehr auf Kosten des Sarkoplasmas an Volumen zu. Obwohl die Photogramme der lebenden Fasern mit Kontraktionswellen sicher sehr interessant sind, können sie doch nicht als sichere Grundlage für die daraus gezogenen Schlüsse dienen (s. SCHÄFERS Kritik von HÜRTHLES Ansichten, 1910, S. 72—73). Abb. 103 zeigt Photographien lebender Muskelfasern unter polarisiertem Licht.

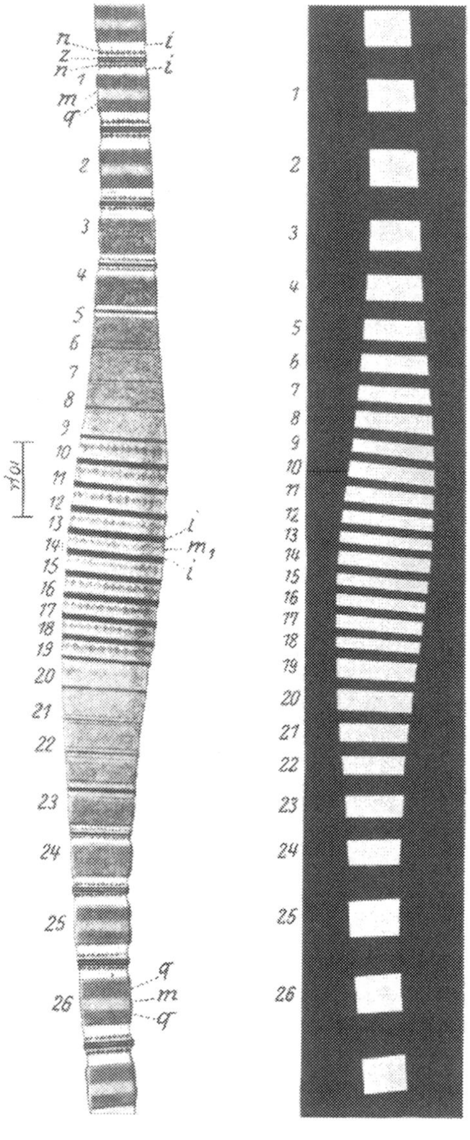

## Die Entwicklung von Spannung.

Der Mechanismus der Kontraktion besteht darin, die Eigenschaften des sich kontrahierenden Gewebes so zu ändern, daß, wenn der Muskel sich nicht verkürzen kann, ein Spannungszustand auftritt. Es ist schwer, eine mechanische Veranschaulichung des Prozesses zu geben,

Abb. 102. Muskelfaser mit Kontraktionswelle. Aus dem Abdomen des *Telephorus melanurus*. Mit 50 proz. Alkohol fixiert. *a* Bei gewöhnlichem Licht, *b* bei polarisiertem Licht zwischen gekreuzten Nicols. Die Wellenlänge beträgt etwa 25 Streifen; die maximale Verkürzung beträgt etwa 75%; sie liegt bei den Zahlen 12, 13 und 14 der Abbildung. 8—19 zeigen bei *a* Umkehrung der Lage der dunklen und hellen Bänder; diese Umkehrung fehlt bei *b*. Man beachte das Zwischenstadium von 5—7 und 20—22, bei dem die Querstreifung bei *a* fast verschwindet. Bei *b* sieht man, daß bei der Kontraktion das Volumen des anisotropischen Teiles (weiß) auf Kosten des isotropischen Teiles (schwarz) zunimmt. Das Verhältnis beider zueinander sollte 1:3 betragen. *i* Isotropische Scheibe. *n* Akzessorische Scheibe. *z* Intermediärscheibe. *m* Mittelscheibe. *q* Querscheibe. (Nach ENGELMANN.)

vielleicht hilft es dem Verständnis, wenn wir uns zwei Spiralen denken, eine aus gehärtetem Stahldraht, die andere aus weichem Bleidraht. Wir dehnen beide auf gleiche Länge. Dann ist die stählerne Spirale gespannt, denn um zu verhindern, daß sie in die anfängliche Lage zurückschnellt, muß ein dauernder Zug auf sie ausgeübt werden, während der Bleidraht nicht gespannt ist, der Dehnung keinen Widerstand entgegensetzt und nach dem Aufhören der deformierenden Kraft nicht wieder zu seiner ursprünglichen Länge zurückkehrt. Wenn ein Muskel gereizt wird, geht eine Veränderung in seinem physikalischen Zustande vor sich, der einer Verwandlung unserer gedehnten Bleidrahtspirale in die gedehnte Stahldrahtspirale entsprechen würde. Dasselbe findet statt, wenn wir einen Muskel sich nach der Reizung verkürzen lassen und ihn dann wieder auf die ursprüngliche Länge ausdehnen, ohne daß die Reizung des Muskels aufhört. Hierzu ist eine gewisse Kraftanstrengung nötig, die durch das Gewicht gemessen werden kann, welches man an dem Muskel anbringen muß, um ihn wieder auf die natürliche Länge auszudehnen. Das ist natürlich nur ein grobes Maß, weil das Gewicht sowohl den ruhenden wie den kontrahierten Muskel dehnt. Ein Gewicht, das gerade ausreicht, um den Muskel wieder auf seine ursprüngliche Länge auszudehnen, sinkt etwas, sobald die Reizung des Muskels ausgesetzt wird. Der nunmehr wieder ruhende Muskel wird durch das angehängte Gewicht über die ursprüngliche Ruhelage hinaus gedehnt. Hierauf beruht die sogenannte „Überlastung" des Muskels. Das an den Muskel gehängte Gewicht wird unterstützt, so daß die Länge des ruhenden Muskels nicht verändert wird. Sobald er sich aber kontrahiert, hebt er das Gewicht von der Unterlage ab und wird nunmehr durch das Gewicht gedehnt.

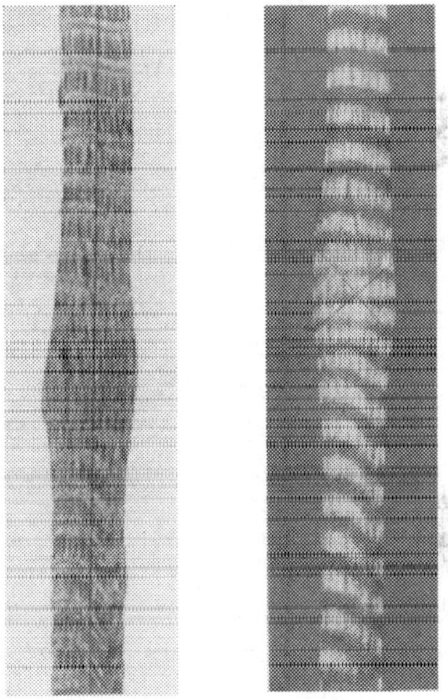

Bei Betrachtung der Wärmeproduktion und der Theorie der Muskelkontraktion werden

*A*          *B*

Abb. 103. Faser des Beinmuskels von Chrysomela corrulea mit (fixierter) Kontraktionswelle unter dem Polarisationsmikroskop. Mikrophotographie. *A* Parallele Nicols. *B* Gekreuzte Nicols. (Nach ENGELMANN: SCHÄFERS Grundlagen der Histologie, Abb. 166, S. 136.)

wir sehen, daß die Entwicklung von Spannung der Fundamentalvorgang bei der Muskelkontraktion ist. Darum ist es so wichtig, ihre Bedeutung klar zu verstehen.

Der Mechanismus, durch den Muskeln bei verschiedener Länge die gleiche Spannung haben können, wird im einzelnen erst im 18. Kapitel erörtert, da er eine besondere Darstellung erfordert, die uns hier bei der Betrachtung des Grundvorganges verwirren könnte.

## Die Formen der Kontraktion.

Ich beabsichtige nicht, die Änderungen der Kontraktion im einzelnen zu behandeln, die beim Skelettmuskel bei verschiedener Reizung zu beobachten sind, oder wenn die Belastung bei verschiedener Kontraktionshöhe angehängt oder entfernt wird. Einiges davon muß ich behandeln, das übrige ist in den Lehrbüchern der Physiologie des Menschen zu finden. Man vergleiche die Aufsätze von von Frey (1909) über den quergestreiften Muskel und von Grützner (1904) über die glatte Muskulatur.

Wird der Nerv eines Nervmuskelpräparates durch einen elektrischen Stromschlag gereizt, so bemerkt man, wie wir bereits gelernt haben, 2 bis 3 Tausendstel Sekunden lang am Muskel keine Veränderung. Dann aber kontrahiert sich der Muskel und erschlafft darauf wieder. Man denkt nicht immer daran, daß Kontraktion und Erschlaffung immer eine gewisse Zeit brauchen. Man kann ihre Kurve auf einem berußten Papier aufzeichnen, das an einem Hebel, der am Muskel befestigt ist, mit passender Geschwindigkeit vorübergeführt wird. Dann sieht man in der Kurve ein allmähliches Ansteigen und Wiederabsinken. Doch zeigt die einfache Betrachtung der Kurve nicht, ob die Erschlaffung mit der gleichen Geschwindigkeit wie der freie Fall erfolgt ist, oder ob sie allmählich vor sich geht, indem der Kontraktionszustand nach und nach verschwindet. Kurven, bei denen der Hebel auf der Höhe der Kontraktion den Muskel losläßt, zeigen, daß er jetzt rascher sinkt als vorher, als er an dem erschlaffenden Muskel befestigt war. Die Kontraktion hört also nicht plötzlich auf der Höhe der Kurve auf, sondern verschwindet allmählich. Wie wir später sehen werden, hört der aktive Prozeß der contractilen Kraft oder, anders ausgedrückt, die Energieentwicklung auf der Höhe der Kurve auf. Später hervorgerufene Spannungsänderungen ändern die gesamte entwickelte Energie nicht mehr.

Wenn man einen Muskel so befestigt, daß er sich nicht verkürzen kann, heißt seine Kontraktion eine „isometrische", weil seine Länge sich nicht ändert; wenn man ihn sich bei der Kontraktion verkürzen läßt, so daß er ein Gewicht hebt, heißt seine Kontraktion „isotonisch". Statt den Muskel mit einem Gewicht zu belasten, kann man ihn auch (um die Trägheit des Gewichtes auszuschalten) gegen eine Feder arbeiten lassen, deren Spannung aber konstant bleiben muß; auch dann haben wir „isotonische" Kontraktion.

Die Kontraktion kann auch zum Teil isotonisch, zum Teil isometrisch vor sich gehen. Da sich die Spannung allmählich entwickelt, kann ein Muskel ein Gewicht in einem späteren Kontraktionsstadium heben, das er anfänglich nicht heben konnte. Dann ist die Kontraktion zuerst isometrisch, dann isotonisch. Andererseits kann das gehobene Gewicht plötzlich gegen eine Sperrung stoßen; die Kontraktion ist dann zuerst isotonisch, später isometrisch. Die Kontraktion des Herzmuskels ist zuerst isometrisch, nach Öffnung der Aortenklappen aber auxotonisch, d. h. beim Steigen des Arteriendruckes zieht er sich gegen einen zunehmenden Widerstand zusammen.

Die verschiedenen Zuckungsformen, die bestimmten experimentellen Zwecken dienen (Überlastungszuckung usw.), übergehen wir.

## Die Arbeitsleistung.

Die äußere Arbeitsleistung ist gleich Last mal Hubhöhe. Um die Last auf einer bestimmten Höhe zu halten, ist keine Arbeit nötig. Trotzdem zeigen der Stoffwechsel, die Wärmeproduktion und die Ermüdungserscheinungen, daß auch hierbei ein beträchtlicher Verbrauch an Energie auftritt. Wir kommen hierauf noch zurück.

Ist der Muskel unbelastet und zieht er sich maximal zusammen, so ist die äußere Arbeit, die geleistet wird, gleich Null. Wird aber der Muskel so stark belastet, daß er sich überhaupt nicht mehr verkürzen kann, so wird die äußere Arbeit wieder gleich Null. Es muß also eine Belastung geben, bei der die geleistete äußere Arbeit maximal wird. Das ist, wie sich experimentell zeigen läßt, auch der Fall.

Wenn der Muskel bei angehängter Last wieder erschlafft, sinkt diese wieder auf das anfängliche Niveau. Es ist dann keine äußere Arbeit geleistet worden. Damit ein Muskel wirklich äußere Arbeit leisten kann, erfand FICK den „Arbeitssammler". Bei diesem Apparat hebt ein System von Unterbrechern das Gewicht auf der Höhe der Kontraktion vom Muskel ab, so daß das Gewicht nicht wieder sinken kann. Wenn der Muskel sich aber wieder zusammenzieht, greift er an dem Rade an, an dessen Achse das Gewicht hängt, und hebt es wieder über eine bestimmte Höhe usw. (s. FICKS Buch, 1882, S. 139—143).

BLIX (1891, S. 306) hat einen Muskelindicator beschrieben, welcher eine Kurve aufzeichnet, deren Ordinaten die Muskellängen sind und deren Abszissen die Muskelspannungen. Das Integral der Kurve ist demnach die Arbeitsleistung. In ähnlicher Weise sind die Koordinaten der Indicatorkurve der Dampfmaschine Drucke und Volumina im Zylinder.

Zur Messung der Arbeitsleistung eines Tieres oder eines Menschen bei Stoffwechseluntersuchungen wird meist eine Art Fahrradmechanismus oder eine Tretbahn angewandt. Es wird eine Bremse angebracht, so daß die Arbeitsleistung in meßbarer Weise verändert werden kann. Es kann eine Reibungsbremse sein, wie in dem einfachen aber genauen Modell von O. J. MARTIN (1914), oder es kann eine Dynamomaschine sein, wie in den ersten Apparaten von ATWATER und BENEDICT (s. ATWATER, 1904), oder es können Foucaultsche Ströme benutzt werden, die in einem Kupferwürfel hervorgebracht werden, welcher zwischen den Polen eines Elektromagneten rotiert, dessen magnetisierenden Strom man verändern kann (s. KROGHS Arbeit, 1913).

## Der Tetanus.

Wenn man einen Skelettmuskel zum zweiten Male reizt, bevor der Muskel Zeit gehabt hat, seine ursprüngliche Länge wieder zu erreichen, setzt die Kontraktion, die durch den zweiten Reiz entsteht, bei einer geringeren Anfangslänge des Muskels ein und so weiter bei neuen folgenden Reizen. Hierdurch entsteht eine Summation, durch welche eine viel stärkere Kontraktion erzielt wird als durch den stärksten Einzelreiz. Aber jeder Reiz bewirkt eine geringere Zunahme als der vorhergehende. Wenn also eine bestimmte Zahl von Reizen den Muskel getroffen hat, nimmt die Hubhöhe nicht mehr zu. Dann wird aber ein konstantes Niveau aufrechterhalten, das ist dann die „tetanische Kontraktion".

Etwas Derartiges ist die reflektorische oder willkürliche Kontraktion unserer Muskeln. Vom Zentralnervensystem gehen Serienreize aus, im Nervus medianus des Menschen 50 pro Sekunde (PIPER, 1912, S. 98). Der Wert wurde bei Ab-

leitung der Vorderarmmuskulatur zu einem Saitengalvanometer erhalten. Bei
allen untersuchten Muskeln ergibt sich praktisch derselbe Wert, d. h. 40 pro
Sekunde im Quadriceps femoris, 60 im Kaumuskel. Die kürzesten willkürlichen
Bewegungen bestehen immer wenigstens aus 3 oder 4 Wellen. Es ist interessant,
daß die Häufigkeit dieser Wellen bei der Schildkröte eine lineare Funktion der
Temperatur ist, und zwar in dem großen Intervall von 4° bis 40°. Man kann also
sagen, daß sie direkt proportional der absoluten Temperatur ist, genau wie die
einfachsten physikalischen Erscheinungen, wie das Volumen eines Gases, der
osmotische Druck von Lösungen oder die elektromotorische Kraft einer Konzentrationskette. Es würde aber absurd sein, hieraus schließen zu wollen, daß
die Vorgänge bei der Erregung der Nervenzellen rein physikalischer Natur
wären. Auf ähnliche Erscheinungen bei der Pulsfrequenz des Säugetierherzens
und bei anderen Prozessen ist bereits (S. 45) hingewiesen. Ein weiterer interessanter Umstand, den PIPER in den angeführten Experimenten festgestellt hat,
ist, daß bei 37° die Nervenzellen der Schildkröte dieselbe Schwingungszahl
haben wie die der warmblütigen Wirbeltiere, nämlich 47 bis 58 pro Sekunde.

## Der Mechanismus der Muskelkontraktion.

Das Verhältnis der verschiedenen Vorgänge bei der Muskelkontraktion
zueinander wird am leichtesten verständlich, wenn wir zunächst eine knappe
Zusammenfassung der Ansichten geben, welche man sich auf Grund der alten
Arbeiten von HERMANN und anderen, und der neuen Untersuchungen von
FLETCHER, HOPKINS und A. V. HILL gebildet hat.

Wenn sich ein Muskel zusammenzieht, wird Spannung entwickelt, und wenn
diese Spannung dazu benutzt wird, ein Gewicht zu heben, wird äußere Arbeit
geleistet. Der Muskel muß daher potentielle Energie besitzen, und bei der Erregung muß eine Veränderung in dem System stattfinden, die zu einer Umwandlung dieser potentiellen Energie führt. Wir wissen, daß sich bei der Kontraktion Milchsäure bildet, und daß die eigentliche Kontraktion weder zur
Kohlensäureproduktion führt, noch an den Verbrauch von Sauerstoff gebunden
ist. Der chemische Prozeß ist kein Oxydationsprozeß. Die „Biogen"-Hypothese
kann ihn also nicht erklären. Die Moleküle, aus denen die Milchsäure entsteht,
sind keine Proteine oder Riesenmoleküle mit Seitenketten, welche einerseits
„intramolekularen" Sauerstoff, andererseits oxydierbare Gruppen enthalten.
Die potentielle Energie muß Oberflächenenergie oder osmotische Energie oder
beides sein; jedenfalls handelt es sich um eine Energieform, die keine chemische
Energie sensu strictiori ist. Nach dem Ablauf der Kontraktion besitzt der Zellmechanismus weniger potentielle Energie, und die an der Veränderung teilnehmenden Systeme, „Inogene" genannt, um HERMANNS Bezeichnung allerdings nicht genau in seinem Sinne zu gebrauchen, haben Milchsäure entstehen
lassen.

Damit das System dann wieder in seinen ursprünglichen Zustand unter
Zunahme des Energiegehaltes zurückkehrt, ist eine zweite exotherme Reaktion notwendig. Das System erhält dann wieder seinen anfänglichen Gehalt
an potentieller Energie. Die Reaktion, welche dies ermöglicht, muß eine Reaktion
sein, welche beträchtliche Energiemengen frei macht. Das zeigt der große Sauer-

stoffverbrauch und die entsprechende Kohlensäureproduktion, welche die Oxydation einer verbrennbaren Substanz erkennen lassen. Wir haben bereits (S. 330) gesehen, daß die Muskelarbeit an sich nicht zur Erhöhung des Stickstoffwechsels führt. Die oxydierte Substanz muß also Kohlenhydrat oder Fett sein. Gewöhnlich wird bei der Muskelarbeit Kohlenhydrat verbraucht, doch kann auch, vielleicht nur indirekt, das Fett dazu dienen.

Nach dieser kurzen und etwas dogmatischen Einleitung können wir zur Betrachtung der Versuche übergehen, auf welche diese Anschauungen sich gründen.

Die Spannungszunahme ohne Verkürzung kann, wie schon erwähnt, durch die Aufnahme isometrischer Kurven gemessen werden. Das Prinzip, auf dem diese Methode beruht, besteht darin, den Muskel so zu befestigen, daß er eine starke Feder spannen oder einen steifen Draht biegen muß; die leichteste Veränderung in seiner Länge ruft dann eine erhebliche Spannung in der Feder hervor. Diese sehr schwache Bewegung wird durch einen langen Hebel vergrößert oder besser durch einen reflektierten Lichtstrahl, dessen Bewegung auf der Oberfläche einer beweglichen photographischen Platte aufgezeichnet wird ("optischer Hebel").

Ein besonderes Experiment, um zu zeigen, daß von einem sich verkürzenden Muskel Arbeit geleistet werden kann, braucht nicht ausgeführt zu werden. Jede Erfahrung beim Heben von Gewichten genügt, dies zu beweisen.

Daß diese Arbeit auf Kosten von im Muskel aufgespeicherter potentieller Energie geleistet wird und nicht durch einen exothermen Oxydationsprozeß, geht daraus hervor, daß ein herausgeschnittener Froschmuskel sich in Stickstoff $2^{1}/_{2}$ Stunden lang alle 5 Minuten maximal kontrahieren kann, ohe Zeichen von Ermüdung eintreten (FLETCHER, 1902, S. 491). Die Fähigkeit sich zu kontrahieren dauert, wie wir gleich sehen werden, in Sauerstoff länger an. Die Ermüdungserscheinungen besagen, daß etwas verbraucht worden ist, das nicht ersetzt wurde. Sauerstoffzufuhr zu einem Muskel, der in Stickstoff ermüdet ist, ruft sogar bei einem herausgeschnittenen Muskel Erholung hervor, obwohl hier der Sauerstoff nur langsam in das Muskelinnere diffundieren kann (s. Abb. 104, die außerdem zeigt, daß das Eintreten der spontanen Muskelstarre durch Sauerstoff verhindert wird).

Um herauszufinden, welche chemische Veränderung bei der Kontraktion eintritt, müssen wir den Einfluß des Sauerstoffs ausschließen. Wir wissen, daß die Kontraktion bei Sauerstoffabwesenheit stattfinden kann. Der bei der Kontraktion vor sich gehende Prozeß ist also ein anoxybiotischer. Demnach ist ein wichtiger Teil des zu lösenden Problems die Rolle, die der Sauerstoff spielt. Es gibt alte Beobachtungen, daß gereizte, aus der Blutzirkulation ausgeschaltete Muskeln sauer werden, und daß im absterbenden Muskel beim Eintritt der Totenstarre Milchsäure gebildet wird. Die Milchsäurebildung bei normalen Kontraktionen wurde aber erst durch die Arbeit von FLETCHER und HOPKINS (1907) erklärt. Der überlebende herausgeschnittene Muskel bildet langsam Milchsäure, wenn er stirbt; was uns aber hier besonders angeht, ist, daß diese Milchsäurebildung durch Muskelkontraktionen, welche auf Reize erfolgen, stark beschleunigt wird. FLETCHER und HOPKINS haben gezeigt, daß dem soeben

getöteten Tier entnommene Muskeln, wenn sie sofort in eiskaltem Alkohol zer-
drückt werden, nur geringe Milchsäuremengen enthalten, welche vielleicht nur
durch die Vorbereitungen zur Analyse gebildet werden. Ein lehrreiches Experiment, das zeigt, wie die Milchsäure bei der Muskelreizung gebildet wird, ist
auf S. 308 u. 309 der erwähnten Arbeit beschrieben. Dabei wurde die empfindliche Hopkinsche Thiophenreaktion auf Milchsäure benutzt.

Dies ist bisher die einzige chemische Veränderung, die man als bei der Kontraktion entstehend nachweisen kann. Zwar gibt der herausgeschnittene Muskel

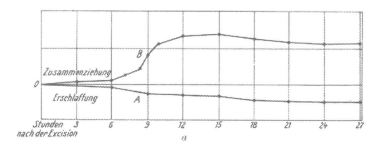

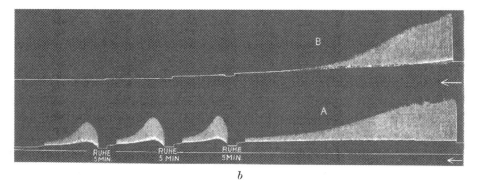

Abb. 104. Das Verschwinden der Milchsäure aus dem Muskel in Sauerstoff. *a* Entwicklung
der Starre bei fehlendem Sauerstoff (Kurve *B*). Ihr Fehlen bei Anwesenheit von Sauerstoff
(Kurve *A*). Gastrocnemien nach Ermüdung. Temperatur 23°C. *b* Erholung nach vor-
heriger Ermüdung in Sauerstoff (Kurve *A*). Keine Erholung in Stickstoff (Kurve *B*).
Sartorien. Maximale Induktionsschläge 1 mal pro Sekunde. Belastung 6 g. Temperatur 19°C.
(FLETCHER, 1902, Abb. 2 und 13.)

auch in einer Stickstoffatmosphäre langsam Kohlensäure ab. Wie wir oben (S. 330)
sahen, nahm HERMANN als Zersetzungsprodukte seiner inogenen Substanz, des
,,Myosins" (d. h. des stickstoffhaltigen Komplexes, aus dem Milchsäure abgespalten wird), Milchsäure und Kohlensäure an. Aber FLETCHER (1902 und
1913, S. 374) hat unwiderleglich gezeigt, daß sich die langsame Kohlensäureabgabe in einer Stickstoffatmosphäre durch die Wirkung der Milchsäure auf
das bereits im Muskel vorhandene Bicarbonat erklärt; das so gebildete Kohlendioxyd entweicht allmählich. Was uns hier vor allem angeht, ist, daß die Kohlensäureabgabe bei der Reizung des Muskels nicht zunimmt. Sauerstoffverbrauch
ist ausgeschlossen, denn der Muskel arbeitet noch lange in einer Atmosphäre
reinen Stickstoffes.

Über die Form der im Muskel vorhandenen Energie sind die wichtigsten experimentellen Daten in der Arbeit von A. V. HILL (1911, 1, 1912, 2, 1913, 1 und 4, 1914, 1 und 2) über die Wärmebildung bei der Muskelkontraktion enthalten. Es ergab sich ein bestimmtes Verhältnis zwischen der entwickelten Spannung und der abgegebenen Wärme. Wird die Muskelkontraktion einmal isometrisch und einmal isotonisch geleitet, so ist die gebildete Wärme im ersten Falle größer. In diesen Fällen ist die gemessene Wärme die gesamte Energieänderung bei der Kontraktion, da die Spannungsenergie als Wärme verschwindet, während ein gehobenes Gewicht wieder fallen kann. Wenn man den Muskel sich erst verkürzen läßt, wenn er sein Spannungsmaximum entwickelt hat, aber nicht früher, bleibt die Wärme unbeeinflußt. Die erzeugte Wärme oder die entwickelte Energie ist der Länge der Fasern während der Kontraktion proportional, nicht aber ihrem Volumen. Es ist, mit anderen Worten, eine Oberflächenerscheinung. Diese Anschauung wurde zuerst von BLIX (1902, S. 113) klar entwickelt. Die entwickelte Spannung hängt demnach von der Ausdehnung gewisser Oberflächen ab, die im Muskel der Länge nach verlaufen. Nach Entwicklung der maximalen Spannung kann ihre potentielle Energie zur äußeren Arbeitsleistung verwendet oder in eine gleichwertige Wärmemenge verwandelt werden. Der die Kontraktion einleitende Prozeß, mit dem wir es im Augenblick zu tun haben, besteht in der Entwicklung dieser potentiellen Spannungsenergie, die Arbeit leisten oder in Wärme umgewandelt werden kann. HILL hat gezeigt, daß unter optimalen Bedingungen die gesamte Wärmemenge, die bei der Kontraktion entwickelt wird, praktisch mit dem Wert identisch ist, der sich aus der Spannungsenergie ableiten würde, so daß der Wirkungsgrad dieses ersten Prozesses im mechanischen Sinne 100% beträgt (1913, 2, S. 463).

Dieser hohe Wirkungsgrad schließt die Möglichkeit aus, daß der Muskelmechanismus eine Wärmekraftmaschine sei; die chemische Energie der von einem Organismus aufgenommenen Nahrung wird vielmehr durch einen wirksameren Mechanismus in Arbeit verwandelt. Wie wir aber gleich sehen werden, beträgt die Leistungsfähigkeit des gesamten Muskelprozesses, obwohl er hoch ist, nur etwa die Hälfte der ersten Kontraktionsphase.

Diese Messung der Wärmeproduktion bei der Muskelkontraktion war nur möglich durch eine sehr genaue experimentelle Technik, deren Einzelheiten wir in den erwähnten Schriften von A. V. HILL, besonders in der Arbeit von 1913, Nr. 4, finden. Eine Skizze der gebrauchten Thermosäule in ihrer letzten Form zeigt Abb. 105.

Der wichtigste Vorgang bei der Muskelcontractur ist also die Entwicklung einer gewissen Spannungsgröße. Wenn diese keine äußere Arbeit leisten kann und daher in eine äquivalente Wärmemenge umgewandelt wird, kann man diese berechnen, wenn man die in einer Reihe von Kontraktionen entwickelte gesamte Spannungsgröße bestimmt. Die praktische Anwendung dieser Tatsache werden wir bald kennenlernen.

Nach der Kontraktion hat der Muskel in seinem komplizierten physikalisch-chemischen System eine gewisse Menge potentieller Energie verloren, und eine gewisse Menge Milchsäure ist darin aufgetreten. Um den Muskel in seinen früheren Zustand zu versetzen, muß Arbeit aufgewendet werden, sonst hätten wir ja Arbeit aus nichts erhalten. Was wissen wir nun über die Art dieses Restitutionsprozesses?

Wie wir sahen, ist für den Nachweis der Milchsäurebildung die Abwesenheit des Sauerstoffs eine wesentliche Bedingung. FLETCHER und HOPKINS (1907) zeigten experimentell, daß die Milchsäure unter der Einwirkung von Sauerstoff wieder verschwindet. Man kann natürlich annehmen, daß sie zu Kohlendioxyd und Wasser oxydiert sei, denn wenn auch die anoxybiotische Muskelarbeit nicht zur Kohlensäureproduktion führt, tut dies die oxybiotische immer.

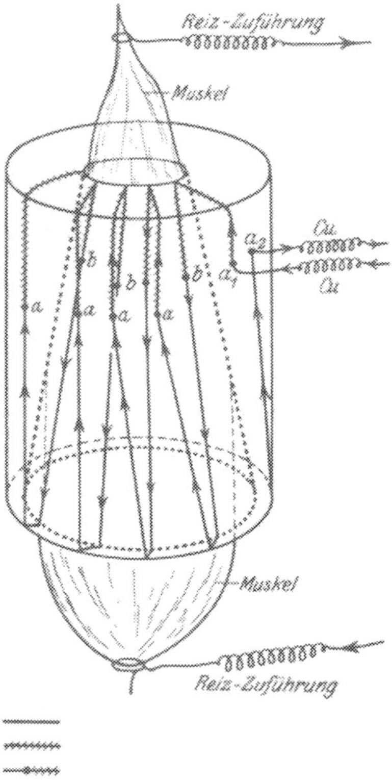

Auf Grund von Versuchen, deren Ergebnisse in der Abb. 106 schematisch wiedergegeben sind, nahmen FLETCHER und HOPKINS an, daß das nicht der Fall wäre, sondern daß die Milchsäure wieder in ihre ursprüngliche Stelle eingesetzt würde, während eine andere Substanz verbrannt würde, um die hierzu erforderliche Energie zu liefern. Spätere Arbeiten, besonders von PARNAS (s. FLETCHER und HOPKINS, 1917, S. 462), zeigten, daß die Milchsäure selbst oxydiert wird. Die früheren Resultate erklären sich wohl dahin, daß die Produktion von Milchsäure eine Reaktion ist, deren Geschwindigkeit durch Anhäufung ihrer Produkte (saure Reaktion!) gehemmt wird. Daher bedeutet das Milchsäuremaximum des wärmestarren Muskels nur, daß die H-Ionenkonzentration zu hoch geworden ist, so daß die Reaktion nicht mehr weiterverlaufen kann. Es darf dies aber nicht dahin gedeutet werden, daß die Muttersubstanz der Milchsäure erschöpft ist (FLETCHER und HOPKINS, 1917, S. 461). Die durch Oxydation der Milchsäure gelieferte Energiemenge scheint den Anforderungen zu genügen. Man muß bedenken, daß der Übergang von Kohlenhydrat in Milchsäure praktisch kaum einen Energieverlust bedeutet, so daß die aus der letzteren zu gewinnende Energiemenge fast ebenso groß ist. A. V. HILL (1914, 2) hat die vom Muskel anoxybiotisch freigemachte Energiemenge berechnet, d. h. die kleinste Menge, die durch den Restitutionsprozeß zugeführt werden muß.

Abb. 105. Schema einer der Formen von Thermosäulen, welche zur Messung der Wärmebildung von Gastrocnemien des Frosches dienen. Der Muskel wird in den von den Drähten gebildeten Konus mit der Sehne nach oben hineingeführt, bis er genau anliegt und die Lötstellen $b, b, b$ berührt. Bei der Kontraktion kann er sich nicht von den Lötstellen abheben. $a, a, a$ Äußere Lötstellen in Ebenholz eingefaßt. $Cu, Cu$ Kupferleitung zum Galvanometer. Der Muskel ist entweder an beiden Enden befestigt oder das eine Ende mit einem Hebel verbunden. (A. V. HILL, 1913, 4, S. 307.)

Falls dem Leser über den Ursprung der Milchsäure bei Kontraktion und Starre Zweifel kommen, so lese er die Arbeit von PETERS (1913).

Wir gehen nunmehr dazu über, Sauerstoffverbrauch und Kohlensäureproduktion in der Restitutionsperiode zu beschreiben.

In Stickstoff findet weder Kohlensäureproduktion noch Sauerstoffverbrauch statt, während beide Prozesse eintreten, wenn Sauerstoff vorhanden ist. Der Unterschied zwischen den beiden Fällen ist der, daß im ersten Fall die Milchsäure sich im Muskel anhäuft, während sie im zweiten verschwindet. Das heißt, der Oxydationsprozeß ist für die Kontraktion nebensächlich aber bei der Restitution des Systems zu seinem ursprünglichen Zustand unter Verschwinden der Milchsäure beteiligt. Der Oxydationsprozeß hat also nur eine indirekte Beziehung zur Kontraktion, obwohl er von größter Bedeutung ist, denn er liefert die Energie für die spätere Arbeit, die der Muskel bei neuer Kontraktion zu leisten hat. VERZÁR (1912) zeigte, daß der Sauerstoffverbrauch durch den M. gastrocnemius der Katze nach einem Tetanus von ungefähr einer halben Minute mehrere Minuten lang erhöht blieb; HILL (1911, 1) zeigte, daß die Wärmeproduktion des Froschmuskels die Kontraktion erheblich über-dauerte, und weiter (1913, 1, S. 43) zeigte HILL, daß die während der Restitution entwickelte Wärmemenge ungefähr ebenso groß ist wie die bei der isometrischen Kontraktion erhaltene. PETERS (1913, S. 264) zeigte, daß bei anoxybiotischer Ermüdung des Muskels 0,9 Cal. pro Gramm Muskel entwickelt werden. Dem-nach kann auf Grund von HILLS Versuchen angenommen werden, daß auch die bei der Restitution entwickelte Wärmemenge 0,9 Cal. beträgt, da sie ja

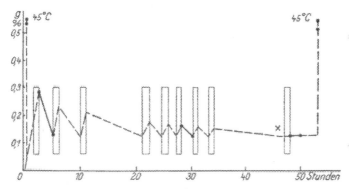

Abb. 106. Verschwinden von Milchsäure im Muskel nach der Kontraktion. Zuerst zwei Bestimmungen des Milchsäuremaximums bei Wärmestarre in Kontrollmuskeln, ebenso am Schluß. Hier wird wieder derselbe Wert erhalten, obwohl die Muskeln 9 Reizungsperioden mit nachfolgender Erholung in Sauerstoff durchgemacht haben. Die Rechtecke bedeuten die Reizungszeiten. × Verlust der Erregbarkeit. Temperatur 15°. Die ausgezogene Linie gibt die durch Analyse ermittelten Milchsäurewerte wieder, die unterbrochene die ver-mutlichen Gewinne und Verluste an Milchsäure während Reizung und Erholung. (FLETCHER und HOPKINS, 1907, S. 293.)

ebenso groß wie die Kontraktionswärme ist. Wir müssen ferner die Menge an Milchsäure kennen, welche bei dem Erholungsprozeß verschwindet. Diese Größe können wir FLETCHERS und HOPKINS (1907) Arbeit entnehmen. Das Milch-säuremaximum bei der Wärmestarre betrug 0,003 bis 0,004 g pro Gramm Muskel, bei Reizung bis zur Ermüdung wird ungefähr die Hälfte gefunden (S. 280). Wir sehen nun, daß das Verschwinden von 1 g Milchsäure bei dem Er-holungsprozeß mit der Produktion von 450 Calorien verbunden ist (s. die Schrift von A. V. HILL, 1914, 2). 1 g Milchsäure gibt aber bei Oxydation 3,700 Calorien, oder 8mal soviel wie die bei dem Muskelprozeß erhaltene Wärmemenge. Wenn also bei dem Erholungsprozeß die Milchsäure verbrannt würde, würde man genügend Energie erhalten.

Die Energie, die erforderlich ist, um die hohe potentielle Energie des ruhenden, nichtermüdeten Muskels wiederherzustellen, muß aus einer hiervon unab-hängigen Reaktion kommen, welche in der Oxydation einer nichtstickstoff-haltigen Kohlenstoffverbindung besteht. Denn man findet bei der Muskel-

tätigkeit keinen Umsatz von stickstoffhaltigen Verbindungen (s. S. 30). Wenn
wir aber nach OSTWALD eine gekoppelte Reaktion annehmen, deren chemische
Energie eine zweite in Gang setzt, so müssen beide Reaktionen ein gemeinsames
Glied haben. Beim Muskel ist es schwer zu sagen, welche Substanz dieses Glied
sein soll, wenn man die potentielle Energie des „Inogens" als chemische Energie
auffaßt. Ferner entspricht dieses System nicht einer verbrennbaren Substanz,
die einen Überschuß an Sauerstoff, wie die Nitrocellulose, enthält. Es gibt, wie wir
später sehen werden, keinen direkten Beweis für das Vorhandensein von „intramolekularem" Sauerstoff. Gäbe es aber „intramolekularen" Sauerstoff, so müßte unter
den anoxybiotischen Reaktionsprodukten der Muskelkontraktion Kohlensäure in
beträchtlicher Menge auftreten, was nicht der Fall ist. Die Bildung von Milchsäure aus Glucose oder einer ähnlichen Substanz ist nur mit der Abgabe sehr
kleiner Energiemengen verbunden. Wenn die Milchsäurevorstufe bei Anwesenheit von Sauerstoff ohne Wärmeentwicklung wiederhergestellt werden könnte,
würden wir außerdem, wie HILL darlegt (1913, 1, S. 77), zu dem Schluß berechtigt
sein, daß der Sauerstoff in die Vorstufe eingebaut würde und daß die Umwandlung
der Milchsäurevorstufe in Milchsäure ein exothermer Oxydationsprozeß ist.
Aber dem ist nicht so, „es wird ebensoviel Wärme bei der Wiederherstellung
der contractilen Gewebe zu ihrer früheren Beschaffenheit wie bei der Kontraktion
verbraucht, so daß der Sauerstoff nicht nur als intramolekularer Sauerstoff
eingebaut sein kann, sondern irgendwie in Oxydationsprozessen verbraucht
sein muß". Eine chemische Verbindung mit hoher potentieller Energie, welche
den gestellten Bedingungen genügen würde, ist nicht vorstellbar, trotzdem wäre
es voreilig, ihre Existenz zu leugnen. Es gibt ja solche Stoffe, wie z. B. Jodstick-
stoff. Im großen ganzen sind wir zu der Annahme eines Systems gezwungen,
dessen Energie mehr von der Natur der Oberflächenenergie ist, eine Ansicht,
die durch die Beziehung zwischen Wärme oder Milchsäure und Faserlänge bestätigt wird. Und wenn dem so ist, verschwindet die Schwierigkeit der gekoppelten Reaktion.

Nach der Arbeit von PARNAS und WAGNER (1914) verschwindet bei der
Restitution kein Kohlenhydrat, während es bei der anoxybiotischen Kontraktion
verschwindet. Daher scheint es, daß Milchsäure bei der Kontraktion aus Kohlenhydrat gebildet und in der Erholungsphase oxydiert wird, daß aber die Muttersubstanz, aus der die Milchsäure bei der Kontraktion entsteht, nicht wirklich
Kohlenhydrat ist, sondern ein System von hoher potentieller Energie, das Milchsäure als einen Bestandteil enthält. PARNAS und WAGNER zeigen ferner, daß
bei der Kontraktion keine stickstoffhaltigen Zersetzungsprodukte entstehen,
was die Resultate der Versuche am ganzen Tier bestätigt.

Man beachte, daß das verschwindende Kohlenhydrat, ehe es verbrannt
wird, zu Milchsäure wird.

Mit den uns zur Verfügung stehenden Angaben können wir eine weitere
Vorstellung über die Natur dieses sekundären Oxydationsprozesses bekommen.
A. V. HILL (1914, 2) hat die gesamte Energie bestimmt, die durch isolierte, in
Sauerstoff gereizte Muskeln geliefert werden kann. Er hat früher gezeigt (1913, 2,
S. 462), wie die Wärmeproduktion aus der Spannungsentwicklung berechnet
werden kann. Er fand diese zu $5 \cdot 10^{-6}$ Calorien (5 Mikrocalorien) pro Gramm
Spannung, die pro Zentimeter entwickelt wurde. Dieser Wert wurde im anoxy-

biotischen Versuch gefunden, er entspricht also nur der Kontraktionswärme. Bei Berücksichtigung der Wärmeproduktion bei Erholung in Sauerstoff erhöht sich dieser Wert auf 10 Mikrocalorien. Wird also die Spannung einer Reihe isometrischer Zuckungen gesammelt gemessen, so kann die Wärmeproduktion daraus errechnet werden. HILL hat die gesamte Wärmeproduktion, welche Sartorien bei Reizung bis zur Erschöpfung abgeben, einmal in Luft, also bei ungenügender Sauerstoffzufuhr, und einmal in sauerstoffgesättigter Ringerlösung gemessen. Im letzteren Falle können sie 2 Tage-lang fünfmal pro Minute gereizt werden und geben dabei pro Gramm Muskel 30 Calorien ab, während PETERS in der Anoxybiose nur 0,9 Cal. gefunden hatte. In HILLS Versuchen in Luft oder bei fast vollständig fehlendem Sauerstoff erhielt er den Wert 1,4. Um 30 Calorien zu liefern, mußten 0,008 g Milchsäure verbrannt werden. Fast dieselbe Menge an Kohlenhydrat wäre nötig zur Erzeugung von Milchsäure, und nach PARNAS und WAGNER (1914) enthält 1 g des Muskels etwas über 0,01 g Kohlenhydrat. Das genügt, die in dem Muskelprozeß abgegebene Energie zu decken. Wir werden gleich weitere Beweise kennenlernen, welche die Natur der verbrannten Substanz erkennen lassen. Sehr interessant wäre es, die unter den Bedingungen der Hillschen Versuche abgegebene Kohlensäure und den verbrauchten Sauerstoff quantitativ zu ermitteln.

Wenn wir das Muskelsystem mit einem Gasmotor vergleichen, ergibt sich folgendes. Die Bewegung des Motors würde nicht mit Hilfe von Wellen und Treibriemen auf mechanische Werkzeuge, wie Drillbohrer oder Hammer, übertragen werden, sondern es würde damit ein Luftkompressor betrieben, und es würde ein Reservoir von stark komprimierter Luft angelegt. Man kann dann die Maschine anhalten und die komprimierte Luft verwenden, um pneumatische Apparate zu treiben. Das würde der anoxybiotischen Kontraktion des Muskels entsprechen. Wenn aber der Kompressor, wie üblich, dauernd arbeitet, um die potentielle Energie, welche beim Betrieb der pneumatischen Apparate verschwindet, dauernd zu ersetzen, würde das der Arbeit eines in normaler Weise mit Sauerstoff versorgten Muskels entsprechen. Will man die potentielle Energie des Muskels als chemische auffassen, so muß als Vergleich eine von einem Motor getriebene Dynamomaschine gewählt werden, welche Akkumulatoren auflädt. Der Akkumulatorenstrom treibt dann wieder eine Dynamo. In beiden Fällen wird die Energie des Brennmaterials nicht direkt verbraucht, ebensowenig ist dies bei der Oxydation der Milchsäure in der Restitution der Fall. Der Wirkungsgrad dieses Prozesses ist größer als bei einer Wärmekraftmaschine. Die chemische Energie wird nicht erst in Wärme umgewandelt, ehe sie Arbeit leistet, wenn auch ein gewisser Bruchteil der entwickelten Energie auch im Muskel als Wärme verlorenzugehen scheint.

Es sei hier erwähnt, daß VON FREY (1909, S. 497) klar ausspricht, daß nur ein Teil der vom tätigen Muskel freigemachten Energie während der Kontraktion frei wird, der andere entsteht durch eine oxybiotische Hilfsreaktion.

Was nun die Theorien über den feineren Mechanismus der Muskelkontraktion angeht, so haben wir bereits gesehen, daß eine Form von Oberflächenenergie eine wesentliche Komponente in der Folge der Veränderungen ist. Eine Gruppe von Autoren nimmt an, daß die Zunahme des osmotischen Druckes innerhalb der Fibrille die Ursache der Spannungsänderung ist, eine andere glaubt, daß die

Milchsäure die Oberflächenspannung der Fibrille ändert. Jedenfalls muß zur Entfernung der Milchsäure aus den Fibrillen Arbeit geleistet werden. Ferner hat man an eine Formänderung durch Säurequellung der Fibrillen gedacht. Man hat gegen diese Ansicht eingewendet, daß die Säurequellung einen positiven Temperaturkoeffizienten hat. Im heutigen Stadium unserer Kenntnis von den feineren Vorgängen bei der Muskelkontraktion müssen derartige Annahmen rein spekulativ sein. Wahrscheinlich spielen aber Wasserstoffionen, die durch Dissoziation der Säure entstehen, eine wichtige Rolle bei der Polarisation der Zellmembran sowie bei der Verdrängung anorganischer Salze aus der Adsorption an Kolloiden in den Sarkoplasten. So nach MACDONALDS Theorie (1909), die der bereits beim Nerven erwähnten entspricht. Beim Muskel werden diese Elektrolyte, welche durch Aggregation von Kolloiden frei werden, als den osmotischen Druck der Fibrillen erhöhend und durch osmotische Verlagerung des Wassers die Faser verkürzend angenommen.

Der ermüdete Muskel hat einen höheren osmotischen Druck als der ruhende. Er schwillt in einer Lösung an, welche dem ruhenden Muskel isotonisch ist. Man hat auch Modelle hergestellt, welche, wenn sie gedehnt waren, nach dem Einbringen in Wasser sich verkürzen. ROAF (1914) hat berechnet, daß die Geschwindigkeit der Wasserbewegung groß genug ist, so daß hieraus dieser Kontraktionstheorie keine Schwierigkeiten erwachsen. Wenn auch die Energie bei der Kontraktion eine Funktion der Ausdehnung bestimmter Oberflächen in der Muskelfaser ist, schließt dies doch nicht die Möglichkeit aus, daß es sich um das Wirksamwerden von Volumenergie handelt, die durch den osmotischen Druck der Elektrolyte entstehen könnte, welche vorher an diesen Oberflächen adsorbiert waren.

Die von ROAF (1913) angegebene Methode, durch Elektroden verschiedener Typen Veränderungen in der Konzentration bestimmter Ionen auf der Muskeloberfläche bei der Kontraktion zu bestimmen, wird wertvolle Aufschlüsse geben, wenn sie mit Rücksicht auf den zeitlichen Verlauf der Prozesse vervollständigt wird. ROAF hat so eine Zunahme der Wasserstoffionen, eine wahrscheinliche Zunahme der Chlorionen und eine Verringerung der Sauerstoffspannung feststellen können. Die Wasserstoffionen kommen zweifellos aus der Milchsäure und die Chlorionen aus Chlorkalium, welches entweder aus der Adsorption gedrängt ist oder infolge von Permeabilitätsänderungen entweichen konnte.

Wieder andere Autoren lassen die Entwicklung einer Spannung im Muskel aus Veränderungen der Oberflächenspannung an der Grenzfläche zwischen Fibrillen und Sarkoplasma entstehen. Daß Veränderungen der Oberflächenspannung die Energieentwicklung bei der Kontraktion beherrschen, ist praktisch durch eine Beobachtung von BERNSTEIN (1908) sichergestellt. Er fand, daß die maximale, von einem bestimmten Muskel entwickelte Spannung z. B. 375 g bei 0° und 205 g bei 18° betrug. Das heißt also, daß die betreffende Energie einen negativen Temperaturkoeffizienten hat, und von allen möglicherweise, bei Muskelprozessen beteiligten Formen der Energie ist die Oberflächenenergie die einzige, die einen negativen Koeffizienten hat. Das ergibt sich aus der Tatsache, daß die Oberflächenspannung an der Grenzfläche zwischen einer Flüssigkeit und ihrem Dampf im kritischen Punkt Null wird. Experimentell findet man ebenfalls einen negativen Koeffizienten (FREUNDLICH, 1909, S. 32). In BERNSTEINS Arbeit werden einige Bestimmungen der Temperaturkoeffizienten der Oberflächenspannung von kolloidalen Lösungen gegeben und gezeigt, daß sie negativ sind (s. auch S. 61, oben).

MINES (1913, 1, S. 14—16) zeigt, wie die Milchsäurebildung die Oberflächenenergie ändern kann. Er zeigt, daß es eine optimale Wasserstoffionenkonzentration für die Kontraktion gibt. Die erste Wirkung der Milchsäurebildung wird die Erhöhung der Wasserstoffionenkonzentration auf diesen Wert sein; daher kommt die Erscheinung der „Treppe". Die Milchsäure wird zwar schnell entfernt, sie kann aber nicht momentan verschwinden, beim Tetanus erreicht sie wahrscheinlich eine konstante Konzentration, bei der die Bildung und die Entfernung aus dem Reaktionsraum gleich groß sind. Diese Konzentration liegt zweifellos über der optimalen, daher die Abnahme der Zuckungshöhen bei der Summation der Zuckungen im Tetanus. MINES nimmt an, daß die Wirkung auf die Erregbarkeit und den Tonus durch die Diffusion der Milchsäure entsteht, die sich zuerst an den wirksamen Oberflächen bildet, welche die Spannungsänderung bei der Zuckung bewirken. Wir wissen aber bisher nicht, wie die Milchsäure durch den Reiz frei gemacht wird und warum der Prozeß eine Oberflächenerscheinung zu sein scheint.

Eine weitere Klärung der Frage findet man in MACALLUMS Aufsatz (1911). Veränderungen der Oberflächenenergie könnten eine genügend große Spannung liefern, aber eine Entscheidung über diesen Punkt ist noch nicht möglich. Aller Wahrscheinlichkeit nach ist die Veränderung der Oberflächenspannung der primäre Faktor, trotzdem könnte der osmotische Druck im Anschluß daran wirksam werden. Ob durch die Änderungen des osmotischen Druckes eine genügend große Spannung erzeugt werden könnte, ist zweifelhaft. Die Bewegung des Wassers kann leicht durch die Veränderungen osmotischen Druckes erklärt werden, doch braucht dieser Vorgang mit der Kontraktion nichts zu tun zu haben.

HABER und KLEMENSICWICZ (1909, S. 390) sprechen sich in ihrer Arbeit über die Phasengrenzkräfte über die mögliche Rolle der Oberflächenenergie folgendermaßen aus: „Man muß die Beziehung zwischen dem chemischen Prozeß und dem mechanischen Muskeleffekt so ansehen: Die Produktion von Säure verändert die elektrischen Kräfte an der Phasengrenze; diese elektrische Veränderung bewirkt auch eine Änderung der Oberflächenspannung, und diese Änderung der Oberflächenspannung erzeugt die mechanische Formänderung des Muskels."

Über verschiedene soeben besprochene Punkte gibt die Arbeit von v. WEIZSÄCKER (1914) wichtige Aufklärungen. Mittels einer von A. V. HILL und ihm selbst (1914) angegebenen Methode konnten Versuche über die Wärmebildung des Muskels beim Einbringen in verschiedene Lösungen gemacht werden. Die „anfängliche Wärmeproduktion" ist genau dieselbe bei Gegenwart und Abwesenheit von Sauerstoff. Sie bleibt ferner unverändert, wenn die Oxydationen durch Kaliumcyanid aufgehoben werden. Die Wirkung dieser Substanz wird im 20. Kapitel klargestellt werden. Dieser Teil des Muskelprozesses ist also kein Oxydationsprozeß. Ich habe oben erwähnt, daß die entwickelte Spannung einen negativen Temperaturkoeffizienten hat, und dasselbe zeigt WEIZSÄCKER für die „anfängliche Wärmeproduktion". Alkohol verhindert die Entwicklung der Spannung, aber ein Drittel oder mehr der „anfänglichen Wärmeproduktion" bleibt übrig. Demnach gibt es 2 Teile oder Stadien in dem contractilen Mechanismus, nämlich einen Teil, der freie Energie liefert, und einen anderen, der diese Energie in mechanische potentielle Energie oder Arbeit umwandelt. Beide werden gleichzeitig durch hypotonische Ringerlösung reversibel gehemmt.

Es können also die drei verschiedenen Komponenten des Kontraktionsaktes beeinflußt werden. 1. Cyanid wirkt auf die Oxydation. 2. Temperatur oder hypotonische Salzlösung auf die anfängliche Freimachung von Energie. 3. Temperatur oder Alkohol auf die Umwandlung dieser Energie in die mechanische Reaktion. Der oxydative Restitutionsprozeß wird durch Temperaturerhöhung auf dieselbe Weise wie eine chemische Reaktion beeinflußt. Der Sauerstoffverbrauch nimmt zu, während die Wärmeproduktion fällt.

Das Erschlaffen des Tonus beim glatten Muskel zeigt ebenfalls den negativen Temperaturkoeffizienten der Oberflächenenergie.

PAULI (1912) hat eine Theorie über die Beeinflussung der kolloidalen Eiweißverbindungen durch Säure entwickelt. Ich finde es schwer, seine Ansicht mit dem, was wir aus anderen Forschungsergebnissen wissen, zu vereinigen und muß mich damit begnügen, den Leser auf die Lektüre von PAULIS Arbeit hinzuweisen.

Ein Punkt ist noch wichtig. Wir wissen aus der Arbeit von RYFFEL (1909) und anderen, daß bei starker Muskelarbeit beim Menschen Milchsäure im Urin erscheint. Dies muß dadurch erklärt werden, daß der im Blut zugeführte Sauerstoff nicht zur Oxydation der gesamten Milchsäure genügt, die durch kräftige Kontraktionen gebildet wurde, so daß ein Teil durch den Blutstrom fortgetragen wird.

Wie wir bereits (S. 330) gesehen haben, kommt es bei übermäßiger Arbeit anders als unter normalen Bedingungen zum Zerfall von Eiweiß, das aus der Struktur des Muskels stammt.

*Der Verbrauch an Nahrungsmaterial.* LOCKE und ROSENHEIM (1904) fanden, daß der Durchströmungsflüssigkeit eines ausgeschnittenen Säugetierherzens zugesetzte Glucose allmählich verschwand; aber wie EVANS (1914, 1, S. 408) zeigt, beweist das noch nicht, daß sie verbraucht war, da sie in Glykogen oder in eine Substanz, die schwächer als Glucose reduziert, übergegangen sein kann. Den Beweis für ihren Verbrauch lieferte EVANS in der erwähnten Schrift, indem er zeigte, daß der respiratorische Quotient (s. S. 340) durch Zusatz von Glucose erhöht wurde. ROHDE (1910) hat gezeigt, daß der respiratorische Quotient zunächst von dem Futter, das das Tier erhalten hatte, abhängig war. Er war nach Fleisch und Fettgabe niedriger als nach Kohlenhydratverfütterung. EVANS bestätigte das Resultat und zeigt, daß das Herz auch Fett verwerten kann. Experimente von PALAZZOLO (1913) zeigen, daß der Fettgehalt der Froschmuskeln durch Tetanisierung bis zur Erschöpfung vermindert wird. Wenn der Muskel wirklich die Kraft hat, Fett ohne vorangehende Umwandlung in Kohlenhydrat zur Arbeitsleistung zu verwerten, so ist das ein weiterer Beweis, daß die Oxydationsreaktion verschiedene verbrennbare Stoffe verwerten kann, und daß daher das so aufgebaute contractile System kein chemisches ist. Aber WINFIELD (1915) konnte kein Verschwinden des Fettes bei anoxybiotischer Muskelkontraktion finden. Es kann sein, daß die Produktion von Milchsäure aus Kohlenhydrat der normale Prozeß ist, daß aber bei Kohlenhydratmangel auch andere Substanzen verwertet werden können, und daß eine andere Säure die Stelle der Milchsäure einnehmen kann. Das Erscheinen von $\beta$-Oxybuttersäure und von Acetessigsäure im Diabetes, wo der Muskel nicht zur Verwertung von Kohlenhydrat imstande ist, kann für diese Möglichkeit angeführt werden. Wichtig ist ferner, daß HOPKINS und WINFIELD (1915) fanden, daß das Pankreas, das so nahe zu der Verwertung des Kohlenhydrats in Beziehung steht, eine hemmende Wirkung auf die Bildung der Milchsäure im Muskel ausübt.

CAMPBELL, DOUGLAS und HOBSON (1914) haben gezeigt, daß die Muskelarbeit zu einem Steigen des respiratorischen Quotienten führt, der nicht nur durch die Produktion von Milchsäure, welche Kohlensäure austreibt, erklärt werden kann; denn er bleibt während der Ausführung der Arbeit hoch und steigt nach Beendigung der Arbeit auf nahezu eins, dann sinkt er bis unter die Norm. Das besagt wohl, daß Kohlenhydrat verbrannt wird. Das spätere Sinken unter die Norm könnte entweder durch Erschöpfung der Kohlenhydratvorräte oder durch Bildung von neuem Kohlenhydrat aus anderen Substanzen entstehen.

Auch BENEDICT und CATHCART finden (1913, S. 94), daß der respiratorische Quotient während der Arbeit steigt, und zeigen, daß ein vermehrter Verbrauch an Kohlenhydrat stattfindet. Da der respiratorische Quotient aber, wie sie zeigen, nur sehr selten auf 0,98 steigt, kann die Muskelarbeit nicht ausschließlich auf Kosten der Verbrennung von Kohlenhydrat geleistet werden. Je schwerer die Arbeit, desto schwerer ist es auch für den Körper, das nötige Kohlenhydrat zu beschaffen. Daher wird in der Ruhe nach der Arbeit dann ein geringerer Kohlenhydratanteil zur Bestreitung des gesamten Energiewechsels verbraucht. Diese Forscher stellen fest, daß ihre Durchschnittsresultate annehmen lassen, daß die Energie für die Muskelarbeit ausschließlich durch die Oxydation von Kohlenhydrat geliefert wird. Sie konnten keinen Beweis für die Umwandlung von Fett in Glykogen während der Muskeltätigkeit finden (S. 146).

*Der Wirkungsgrad.* Wir haben bereits gesehen, daß die potentielle Energie der Spannung praktisch ganz in äußere Arbeit verwandelt werden kann, und daß nur ein sehr kleiner Bruchteil als Wärme zerstreut wird. Mit anderen Worten: fast die ganze Energie ist „frei". Im Sinne des Ingenieurs beträgt der Wirkungsgrad, d. h. der Teil der gesamten Energieumwandlung, der als mechanische Arbeit gewonnen werden kann, fast 100%. Man erhält diesen Wert nur unter optimalen Bedingungen, seine Wichtigkeit ist klar. Wenn man aber die in der Restitution abgegebene Wärme mit berücksichtigt, was man tun muß, wenn man den Muskel als Maschine ansieht, die auf Kosten der zugeführten Nahrungsstoffe Arbeit leistet, beträgt der Wirkungsgrad nur etwa 50%, da die in der zweiten Phase abgegebene Wärme der Arbeit der ersten Phase fast gleichkommt und in der Restitution keine äußere Arbeit geleistet wird (A. V. HILL, 1913, 2, S. 465). Aber auch dies ist noch günstiger als die wirksamste Wärmekraftmaschine.

Diese hohe Leistungsfähigkeit des quergestreiften Muskels gilt nur für die einzelne Zuckung oder das Heben eines Gewichtes, nicht aber für das dauernde Halten einer Last. Während das Heben eines Gewichtes, d. h. die Leistung wirklicher äußerer Arbeit, sehr sparsam bewirkt wird, ist der Wirkungsgrad, wenn eine gehobene Last, ohne äußere Arbeit zu verrichten, auf ihrem Niveau gehalten werden soll, ein sehr viel schlechterer. A. V. HILL hat gezeigt (1913, 4, S. 322), daß man, um beim Frosch einen bestimmten Spannungszustand in dem Sartoriusmuskel aufrecht zu halten, sechs- oder siebenmal so viel Energie pro Sekunde freimachen muß, wie erforderlich ist, um die gleiche Spannung zu erzeugen. Das läßt vermuten, daß der Spannungszustand bei anderen Muskelstrukturen und vielleicht auch im quergestreiften Muskel bei natürlicher Erregung weniger verschwenderisch aufrechterhalten wird — eine Frage, die im

18. Kapitel über den „Tonus" besprochen werden wird. Es könnte sein, daß es auch möglich ist, die Verkürzung ohne Spannung aufrecht zu erhalten.

Dieser Energieverbrauch in Prozessen, bei denen keine äußere Arbeit geleistet wird, macht die Betrachtung der Leistungsfähigkeit des ganzen Tieres, als Motor, recht schwierig. Die Experimente von ZUNTZ, BENEDICT und anderen über den Wärme- und Gaswechsel beim Menschen, wenn eine gemessene Arbeit geleistet wird, gehen über den Rahmen dieses Buches hinaus. Ich erwähne die Arbeiten von MACDONALD (1913), von GLAZEBROOK und DYE (1914), in denen versucht wird, auf Grund der von MACDONALD erhaltenen Werte mathematische Beziehungen zwischen Wärmeproduktion und Arbeitsleistung zu finden. Dabei ergibt sich ein Wirkungsgrad von 25%. Wer für diese Fragen Interesse hat, lese die ins einzelne gehenden Untersuchungen von BENEDICT und CATHCART (1913).

Wenn wir ein Tier wie einen Motor betrachten, so hängt der Wirkungsgrad der tierischen Maschine von den Bedingungen ab, unter denen der Versuch vorgenommen wird. Da der Wirkungsgrad geringer ist, wenn es sich darum handelt, eine Spannung längere Zeit aufrechtzuerhalten, so macht es einen erheblichen Unterschied, je nachdem der Unterschied zwischen der Wärme, die entwickelt wird, um ein Gewicht in konstanter Höhe zu halten, oder zwischen der Wärmeproduktion zugrunde gelegt wird, die entwickelt wird, wenn das Gewicht von dieser Höhe weiter gehoben wird, und dann wieder, in dieser Lage gehalten. Da die Spannung bei beiden Höhen dieselbe ist, ist die Wärmeproduktion dieselbe; die Differenz entspricht der Arbeit, die zu leisten war, um das Gewicht von der Höhe 1 auf die Höhe 2 zu heben. Dann kommt man zu einem hohen Wirkungsgrad. So berechnet auch ZUNTZ die Werte für die Kohlensäureausscheidung, indem er die Differenz zwischen der Kohlensäureproduktion beim Gehen auf einer Ebene und beim Bergsteigen angibt. Die ganze Frage wird von BENEDICT und CATHCART (1913) besprochen. Der von ihnen unter genauesten Bedingungen (S. 142) festgestellte Wirkungsgrad, d. h. der Vergleich des Wirkungsgrades leichter und schwerer an demselben Apparat geleisteter Arbeit, betrug 33%. So erhielt man eine genaue Nullinie für die Stoffwechselsteigerung. Mit anderen Worten: die Zunahme der mechanischen Arbeitsleistung kann 33% der Zunahme der gesamten Wärmeproduktion betragen.

Nach MACDONALD (1914) wird die Wärmeproduktion, $Q$, die beim Radfahren mit gleichmäßiger Geschwindigkeit, aber bei verschieden großer Arbeitsleistung erhalten wird, durch die Formel ausgedrückt:

$$x + E_y = Q.$$

Darin ist $x$ die Wärmeproduktion, die einer bestimmten Raddrehungsgeschwindigkeit entspricht, und $y$ die Größe der mechanischen Arbeit, die geleistet wird. $E$ ist umgekehrt proportional $W^{\frac{2}{3}}$, $x$ war für eine bestimmte Person

$$43\, V\, \frac{V}{251},$$

wobei $V$ die Raddrehungsgeschwindigkeit pro Minute ist. Dieser Ausdruck ist in folgender Weise von dem Gewicht der Versuchsperson abhängig:

$$0{,}87\, W\, V^{\frac{VW}{1878}}.$$

Er zeigt, daß es eine Art der Arbeitsleistung gibt, bei der der Wirkungsgrad am größten wird; darüber und darunter sinkt der Wirkungsgrad.

Wichtig ist die von A. V. Hill (1913, 4, S. 317) gefundene Tatsache, daß beim Tetanus die Wärmeproduktion pro Einheit der Spannung von der Reizfrequenz unabhängig ist, wobei diese zwischen 17 und 100 pro Minute schwankte. Das beweist, „daß die Spannung durch die Gegenwart chemischer Stoffe hervorgebracht wird, die unter Wärmeentwicklung bei der Reizung entstehen. Das Vorhandensein einer bestimmten Menge dieser Substanzen an bestimmten Oberflächen oder Grenzflächen im Muskel erzeugt dieselbe Menge an Spannung, die unabhängig ist von der Reizfrequenz. Die Geschwindigkeit, mit der diese chemischen Substanzen entfernt oder zerstört werden, ist ihrer Konzentration in jedem Augenblick proportional. Wenn sie durch zunehmende Reizfrequenz in größerem Maße erzeugt (und entfernt) werden, muß daher ihre Konzentration im Muskel anwachsen. Diese vermehrte Konzentration wird aber von erhöhter Spannung begleitet, und die entwickelte Spannung bleibt der Wärmeproduktion proportional.“

## Die Ermüdung.

Wenn man einen Muskel so stark arbeiten läßt, daß die erzeugte Milchsäure nicht mehr durch Oxydation entfernt werden kann, tritt „Ermüdung“ ein, d. h. er ist nicht mehr voll arbeitsfähig und wird schließlich ganz arbeitsunfähig. Natürlich wird dies schneller bei Anoxybiose erreicht.

Nach den oben erwähnten Experimenten von Fletcher und Hopkins und Peters beträgt das Ermüdungsmaximum der Milchsäure nur ungefähr die Hälfte des Wärmestarremaximums. Die Kontraktion hört also auf, bevor die gesamte „Erregungssubstanz“ verbraucht ist.

Das läßt annehmen, daß die Milchsäure eine toxische Wirkung hat oder daß der Prozeß eine umkehrbare Gleichgewichtsreaktion ist. Versuche von Lipschütz (1908) zeigen, daß das Rückenmark des Frosches nach anoxybiotischer Ermüdung durch Durchströmung mit sorgfältig sauerstofffrei gemachter Ringerscher Lösung bis zu einem gewissen Grade sich wieder erholen kann. Beim Muskel würde man vermutlich das gleiche finden. Es wäre interessant zu wissen, ob man bei der Reizung mehr Milchsäure erhalten würde, wenn die jeweils gebildete immer wieder ausgewaschen würde. Solche Experimente würden die Frage nach der Bildung der Milchsäure aus Kohlenhydrat im Muskel beleuchten können.

Die Ermüdung, die bei willkürlichen Muskelbewegungen, z. B. mit Hilfe des Ergographen, feststellbar ist, scheint nicht im Muskel selbst zu liegen. Durch künstliche Reizung des motorischen Nerven können auch dann noch Kontraktionen erhalten werden, wenn die willkürliche Innervation zur Ermüdung geführt hat.

Die Wirkung der ersten Reize nach einer Ruheperiode ist gewöhnlich geringer als die der folgenden; Serienreize bewirken anfänglich eine allmähliche Steigerung der Kontraktionshöhe (Buckmaster, 1886), dann eine Periode höchster Höhe und zuletzt Verringerung durch Ermüdung. Die Anwesenheit einer kleinen Menge von Reaktionsprodukten scheint günstig zu sein.

Weitere Einzelheiten über die Ermüdung und ihre industrielle Bedeutung s. F. S. Lee (1905 und 1907) und E. L. Scott (1918), dort auch Literaturnachweise.

## Besondere contractile Gewebe.

*Das Herz.* Manche wichtigen und charakteristischen Eigenschaften der Muskelstrukturen zeigen sich besonders gut beim Herzmuskel, andere sind bisher nur bei diesem Organ untersucht worden, obwohl sie, aller Wahrscheinlichkeit nach, allgemein vorkommen. Früher nahm man allerdings an, daß manche davon nur beim Herzmuskel zu finden wären. Spätere Arbeiten haben dann ihr Vorhandensein auch beim Nerven und beim willkürlich bewegten Muskel dargetan. Auf den folgenden Seiten erwähne ich einige der allgemeinen Eigenschaften des Muskels als eines contractilen Gewebes. Die Funktion des Herzens als Pumpe zur Aufrechterhaltung der Blutzirkulation wird gleichzeitig mit der Frage über Ursprung und Regulation des Herzschlags im 23. Kapitel besprochen werden.

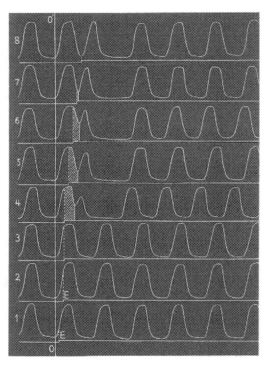

Abb. 107. Refraktärperiode bei dem Ventrikel des Frosches. Spontane Kontraktionen, außerdem bei verschiedenen Kontraktionsstadien künstliche Reize, die jedesmal durch Reizsignal markiert sind. Bei den Kurven *1, 2* und *3* hat der zweite Reiz keine Wirkung. Die „kompensatorische Herzpause" nach der Extrasystole zieht man in Kurve *4, 5, 6, 7* und *8*. Die folgenden Kurven zeigen allmähliche Abnahme der Latenzperiode (schraffiert) der betreffenden Kontraktion. (MAREY, 1885, S. 417.)

*Das Alles-oder-Nichts-Gesetz.* Diese Erscheinung wurde von BOWDITCH am Froschherzen entdeckt. Wegen ihres Interesses und ihrer Bedeutung mögen seine eigenen Worte hier folgen: „Ein Induktionsschlag erzeugt, je nach seiner Stärke, entweder eine Kontraktion oder er ist unwirksam. Wenn er überhaupt wirkt, so erzeugt er auch die maximale Kontraktion, welche durch einen beliebig starken Reiz bei der jeweiligen Beschaffenheit des Herzens erhaltbar ist" (S. 687).

Wir haben gesehen, daß die Erscheinung ebenso beim willkürlich bewegten Muskel und beim Nerven nachweisbar ist. Das Gesetz gilt auch für die Bewegungen der Pflanzen (BURDON - SANDERSON, 1882, S. 42) (Abb. 108) .

*Die Treppe.* Diese Erscheinung wurde ebenfalls von BOWDITCH (1871, S. 669) am Froschherzen nachgewiesen. BUCKMASTER (1886) fand sie beim willkürlichen Muskel, und wie wir (S. 473) gesehen haben, scheint die lokale Wirkung, die nach einem unterschwelligen Reiz beim Nerven zurückbleibt, etwas Ähnliches zu sein, wie ADRIAN und LUCAS (1912) gezeigt haben. Diese Summierung unterschwelliger Reize („Summierung der Erregung", wie sie manchmal genannt wird) wird bei verschiedenen Muskelgeweben gefunden. Sie muß von der Summation der Reize, welche zum Tetanus führt, unterschieden werden. Hier tritt eine zweite Kontraktion ein, ehe der Muskel Zeit hatte, nach der ersten wieder völlig zu erschlaffen.

*Die Refraktärperiode.* Sie ist beim Herzmuskel nachweisbar. Wird während einer natürlichen oder durch einen künstlichen Reiz gesetzten Kontraktion ein zweiter Reiz gesetzt, so ist dieser wirkungslos, solange die erste Kontraktion nicht bis zu einem gewissen Grade abgelaufen ist. Durch stärkere Reize ist es bereits

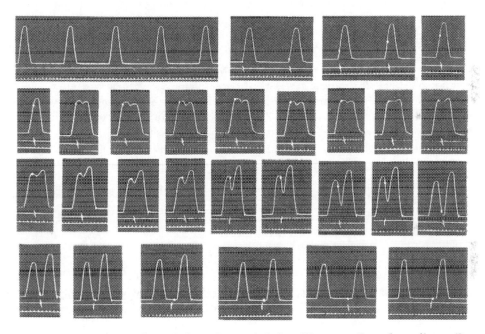

Abb. 108. Refraktärperiode und Summierung bei dem Herz von Torpedo ocellata. Der Reizmoment ist durch einen weißen Punkt auf der Kurve bezeichnet, nicht durch ein Signal. Mit Führners Lösung gefüllt. Zeitschreibung Fünftelsekunden. Die ersten 5 Kontraktionen ohne Anwendung eines künstlichen Reizes. Bei der nächsten, der sechsten, fällt der Reiz in die Refraktärperiode, hat also keine Wirkung. Wenn der Reiz allmählich später und später einsetzt, wird die Extrasystole zuerst immer höher, bis sie größer als die normale wird. Dann nimmt sie wieder ab, bis bei dem normalen Zwischenraum zwischen 2 Schlägen die Extrasystole eine normale Höhe hat. Der Grund für die größere Höhe der Extrasystole scheint zu sein, daß die Wasserstoffionenkonzentration durch die zweite Kontraktion optimal wird. Wenn der nächste natürliche Schlag einsetzt, liegt sie unter diesem Optimum. Die durch eine Kontraktion gebildete Milchsäuremenge ist beim Auftreten des nächsten Herzschlages bereits wieder verschwunden. (MINES, 1913, 1, Abb. 14.)

früher möglich, die zweite Kontraktion hervorzurufen. Ganz im Anfang der ersten Kontraktion ist es aber absolut unmöglich, eine zweite zu erzielen. Dann sind auch die stärksten Reize wirkungslos. Wird aber eine Extrasystole erhalten, so ist diese dann auch die unter den Bedingungen der betreffenden Herzphase größtmögliche (s. Abb. 107 und 108).

*Summation der Kontraktionen.* MINES (1913, 1, S. 22) zeigt, daß bei dem Ventrikel des Selachiers, Torpedo, ein künstlicher Reiz, der kurz nach einem normalen Schlag gesetzt wird, eine größere Reaktion als die normale hervor-

bringt. Diese Reaktion kann nach einem so kurzen Intervall eintreten, daß die
vorangehende Kontraktion noch nicht vollständig abgelaufen ist, so daß es zu
einer Überlagerung kommen kann. Wird das Intervall länger gewählt, so nimmt
die Höhe der zweiten Kontraktion ab, bis bei normalem Intervall die normale
Höhe der Kontraktion auch auf einen künstlichen Reiz erhalten wird. Abb. 108
(S. 547) gibt solche Versuche wieder und zeigt, daß die refraktäre Periode hier
verhältnismäßig kurz ist. Die Zunahme der Kontraktionshöhe ist zweifellos
der beim Skelettmuskel beobachteten Erscheinung analog. Sie entsteht wahrscheinlich durch eine Zunahme der Wasserstoffionenkonzentration auf ihren
optimalen Wert durch die bei Kontraktion gebildete Milchsäure (s. den folgenden
Abschnitt, unten).

 *Die Wirkung von Ionen.* Die kräftige Wirkung bestimmter anorganischer
Ionen ist oben (S. 175) ausführlich erörtert worden. Hier noch einiges Interessante zur Vervollständigung. Die Rolle, welche die Milchsäure spielt, läßt
annehmen, daß die Wasserstoffionen einen wichtigen Anteil an diesen Erscheinungen haben. MINES (1913, 3, S. 221) findet, daß die optimale Konzentration
der Wasserstoffionen für das Herz $10^{-7,2}$ beträgt. Eine etwas höhere, z. B. $10^{-6,8}$,
verlangsamt den Herzschlag und schwächt ihn, die Dauer der elektrischen Veränderung wird geringer, und die Leitungsgeschwindigkeit vom Vorhof zum
Ventrikel nimmt ab (s. auch Abb. 38, S. 228).

 Da die Zunahme der Herzfrequenz natürlich eine Zunahme der Wasserstoffionenkonzentration bedingt, kann man erwarten, diese Wirkung dabei zu
finden. Entsprechende Resultate sind auch beim quergestreiften Muskel mit
zunehmender Reizfrequenz zu erwarten.

 Die Wirkung der Calciumionen ist von großer Bedeutung. Wir haben
bereits die Ringerschen Arbeiten im einzelnen (S. 250ff.) erörtert. Obwohl
die Anwesenheit des Calciums für die Kontraktion notwendig ist, bemerkten
LOCKE und ROSENHEIM (1907), daß ein durch Calciummangel stillgestelltes Herz
noch weiter Glucose verbrauchte, und daß die elektrische Veränderung noch
stark blieb. MINES (1913, 3, S. 224) bestätigte diese Beobachtung und untersuchte sie genauer. Es stellte sich heraus, daß das Calcium zwei Wirkungen hat.
Hinsichtlich der Beeinflussung der Kontraktion kann es bekanntlich nicht
durch Magnesium ersetzt werden. Wenn wir also statt einer normalen Durchströmungsflüssigkeit eine solche benutzen, welche Magnesium statt Calcium
enthält, ist die Wirkung auf die Größe der Kontraktionen und auf die Leitung
der Erregung vom Vorhof zum Ventrikel dieselbe, als wenn wir eine calciumfreie
Lösung benutzen würden. Es fehlt aber die Anfangsbeschleunigung des Rhythmus, welche die erste Wirkung des Calciummangels ist. In dieser Hinsicht
kann also das Magnesium das Calcium ersetzen. Die Contractionen hören bei
fehlendem Calcium wohl deshalb auf, weil der eigentliche contractile Mechanismus, auf den die Milchsäure wirkt, außer Tätigkeit gesetzt ist. Wichtig,
aber noch weiterer Klärung bedürftig ist die Frage, ob der unter diesen Umständen stattfindende Glucoseverbrauch unter Wärmeproduktion einhergeht.
Die Annahme, daß die contractile Substanz aus Fäden eines kolloidalen
Calciumsalzes bestehe, die sich zusammenziehen, wenn sie mit Säure in Berührung kommen, scheint mir nicht ausreichend begründet zu sein. Die
soeben erwähnten verschiedenen Erscheinungen lassen eher an elektrische

Beeinflussungen der Oberflächenenergie denken. Aber heute ist es unmöglich, hier etwas Sicheres auszusagen.

*Contractile Muskeln und Sperrmuskeln.* Wie wir im einzelnen erst im 18. Kapitel sehen werden, scheint bei vielen Tieren die Funktion der einmaligen Verkürzung und der Aufrechterhaltung der Verkürzung für längere Zeit durch verschiedene Muskelfasern von verschiedenen charakteristischen Eigenschaften bewirkt zu werden. Bei Muscheln findet sich ein sich schnell kontrahierender Muskel, der die Schalen schließt; geschlossen gehalten aber werden die Schalen von einem starken, langsam reagierenden Muskel, welcher der schnellen Kontraktion des anderen sozusagen folgt und die Schalen dauernd aneinander preßt. Dies scheint durch eine Einrichtung bewirkt zu werden, die man mit einem Sperrhaken vergleichen kann, da der Prozeß von keinem Energieverbrauch begleitet ist. Man findet eine Beschreibung von gewissen dieser Mechanismen in dem Buch von UEXKÜLL (1909, S. 92 und 144). Die Frage wird im 18. Kapitel besprochen.

## Die Erregungsleitung im Muskel.

Beim Skelettmuskel kann die Kontraktion fein abgestuft werden, weil die einzelnen Fasern jede für sich wirksam werden können. Bei glatten Muskeln und beim Herzen kann die Erregung von einer Faser oder Zelle zur nächsten überspringen, so daß Kontraktionswellen über den ganzen Muskel hinweggehen. Beim Herzen sind die einzelnen Fasern durch Muskelbrücken untereinander verbunden, bei typischer glatter Muskulatur, wie der der Eingeweide, ist es schwerer, die Art der Erregungsübertragung von Zelle zu Zelle anzugeben. Man kann aber in beiden Fällen sehen, daß ein einem Punkt zugeführter Reiz eine Kontraktionswelle auslöst, welche sich nach allen Richtungen von der erregten Stelle weg ausbreitet.

Es ist sehr lehrreich, den ruhenden Ventrikel des Frosches oder besser der Schildkröte durch 2 Elektroden zu einem Capillarelektrometer abzuleiten, wobei die Elektroden so weit wie möglich, die eine an der Spitze und die andere an der Basis, voneinander entfernt sein sollen. Wenn man die Umgebung der einen der Elektroden, z. B. der Herzbasiselektrode, einen Induktionsschlag gehen läßt, sieht man eine diphasische elektrische Reaktion, welche durch ihre Richtung anzeigt, daß die negative Welle ihren Ursprung an der Herzbasis genommen und sich zur Spitze hin ausgebreitet hat. Jetzt reizt man die Umgebung der Spitzenelektrode und erhält wieder eine zweiphasische Reaktion. Aber diesmal geht sie von der Spitze aus und zur Basis hin. Hatte sich beim erstenmal das Quecksilber in der Capillare zuerst nach oben bewegt, so bewegt es sich beim zweiten Reiz zuerst nach unten.

Es ist nicht sicher, daß die Muskelsysteme der niederen wirbellosen Tiere sich genau ebenso wie der glatte Muskel des Wirbeltieres verhalten. Es ist für ihre Bewegungen wichtig, daß die einzelnen getrennten Fasern genau beobachtet werden. Dann finden wir (VON UEXKÜLL, 1909, S. 79) selbst bei den Medusen, daß die durch einen elektrischen Reiz erzeugte Kontraktion in gewissen Fällen auf die erregte Stelle beschränkt bleibt; der Erregungsprozeß geht nicht von einer Faser zur nächsten über. Das gilt auch für den Muskelring am Saum des Schirmes von Rhizostoma. Anderseits kann man bei Aurelia, wie ROMANES gezeigt hat (1876), den Schirm zu einer Spiral- oder anderen Form zerschneiden; eine Kontraktion, die durch einen dem einen Ende zugeführten Reiz erzeugt wird, wird dann zum anderen Ende geleitet. ROMANES (1885, S. 77) glaubt aber, daß der Erregungsprozeß durch das Nervennetz und nicht von Muskelzelle zu Muskelzelle fortgeleitet wird. Die Eigenschaften solcher Nervennetze werden wir im nächsten Kapitel besprechen.

## Die Wärmebildung.

Die zeitlichen Verhältnisse der Wärmeproduktion bei der Muskelkontraktion sind schon besprochen worden. Wir haben gesehen, daß bei der Restitution eine Oxydation das System zu seinem ursprünglichen Zustand mit einem Vorrat potentieller Energie zurückbringt, und daß dabei eine gewisse Menge chemischer Energie in Wärme verwandelt wird. Auch die auf einen Reiz entwickelte Spannung der Kontraktion geht, wenn sie nicht zur Leistung einer äußeren Arbeit verbraucht wird, im Muskel in Wärme über.

Bei den Warmblütern darf man nun diese Wärme nicht als vollkommen verschwendet ansehen, da sie dazu dient, die Eigentemperatur des Organismus aufrecht zu halten. Auf die Bedeutung dieser erhöhten Temperatur für die Beschleunigung der chemischen Reaktionen ist bereits hingewiesen worden.

Die Muskelkontraktion ist tatsächlich die hauptsächliche, wenn nicht die einzige Wärmequelle von praktischer Bedeutung für den tierischen Organismus. Natürlich wird auch bei anderen chemischen Reaktionen, besonders bei Oxydationen, Wärme gebildet, diese machen aber nur einen kleinen Teil der Gesamtwärmeproduktion aus.

Auch Kaltblüter und Pflanzen erzeugen Wärme. Sie können aber ihre Temperatur nicht konstant halten, so daß sie gewöhnlich nur Bruchteile eines Grades wärmer als ihre Umgebung sind. Daher heißen sie „poikilotherme" Tiere, mit wechselnder Eigentemperatur, während die höheren Wirbeltiere, Vögel und Säugetiere, „homoiotherm" sind, diese haben immer die gleiche Temperatur.

Unter gewissen Umständen, z. B. im Bienenstock, kann auch die Temperatur von poikilothermen Tieren erheblich steigen.

Bei einem Warmblüter findet, auch in der Ruhe, eine beträchtliche Wärmeproduktion durch Muskelkontraktionen statt, die immer als reflektorischer Tonus vorhanden sind. Im Schlaf ist sie natürlich geringer. Man kann leicht beobachten, wie sorgfältig die Tiere Wärmeverluste beim Schlafen vermeiden. Wir wissen auch, daß wir im Schlafe viel leichter als im Wachen frieren. Einige Muskelbewegungen, wie die des Herzens und der Atmungsmuskeln, gehen dauernd während des ganzen Lebens vor sich.

*Calorimetrie.* Der Apparat, der zur Bestimmung der Wärmeproduktion der Organismen benutzt wird, ist der gleiche, den die Physiker und Chemiker brauchen; er heißt das Calorimeter. Es kann nach verschiedenen Prinzipien hergestellt sein. Für größere Tiere und den Menschen ist der von WILLIAMS (1912) als Verbesserung des von ATWATER und von MACDONALD (1913) beschriebenen der einzig brauchbare. Das Prinzip, nach dem dieser Apparat gebaut ist, besteht darin, daß die vom Tier erzeugte Wärme durch einen Wasserstrom aufgenommen wird, der durch gerippte Röhren um den Tierbehälter fließt. Wenn man die Durchströmungsgeschwindigkeit und den Temperaturunterschied zwischen ein- und ausfließendem Wasser kennt, kann man die Wärmemenge berechnen. A. V. und A. M. HILL

(1913 und 1914) haben ähnliche Apparate mit automatischer Registrierung für langdauernde Versuche gebaut. Der Wärmeverlust durch Leitung und Strahlung wird bei Versuchen an kleinen Tieren durch Benutzung von Thermosflaschen und bei Versuchen an größeren Tieren durch Benutzung doppelwandiger Räume, die zur Wärmeisolierung mit Sägespänen oder Schafwolle gefüllt werden, vermieden. Die erzeugte Wärme wird durch einen Wasserstrom entfernt, und der Temperaturunterschied des ein- und ausfließenden Wassers wird thermoelektrisch durch ein automatisch registrierendes Thermometer gemessen. Das Mikrocalorimeter von A. V. Hill (1911, 2) wird benutzt, wenn die Wärmeproduktion sehr klein ist.

*Die normale Wärmeproduktion.* A. V. und A. M. Hill (1913) finden bei ausgewachsenen oder fast ausgewachsenen Ratten die Wärmeproduktion im Hunger direkt proportional dem Körpergewicht. Bei jungen Tieren ist sie eher der Oberfläche proportional, aber im Vergleich zu den ausgewachsenen größer, als es der verhältnismäßig größeren Oberfläche der wachsenden Tiere entspricht.

Dieses Mißverhältnis von Wärmeproduktion zu Körperoberfläche bei Ratten zeigt, daß die Wärmeproduktion nicht nur durch die Wärmeabgabe reguliert wird, sondern daß sie eine Folge der notwendigen Gewebstätigkeit ist. Wie Miß A. M. Hill (1913) zeigt, müßte die Wärmeproduktion, wenn sie nur durch die Wärmeabgabe bestimmt würde, proportional der Differenz zwischen Temperatur des Tieres und der Umgebungstemperatur sein. Wenn der Unterschied 22° (äußere Temperatur 15°) beträgt, war die durchschnittliche Wärmeproduktion 203 Calorien pro Gramm und 24 Stunden. Bei einem Unterschied von 11° (äußere Temperatur 26°) war die Wärmeproduktion 166 Calorien, d. h. sie betrug noch immer $^4/_5$, wenn die Temperaturdifferenz zwischen Tier und Umgebung auf die Hälfte gesunken war.

Macdonald (1913) findet bei dem ruhenden Menschen, daß die Wärmeproduktion proportional der Oberfläche ist, d. h. der dritten Wurzel aus dem Quadrat des Körpergewichts. Beim arbeitleistenden Menschen nimmt der Einfluß des Körpergewichts ab, d. h. die Wärmeproduktion wird eher dem Körpergewicht proportional, was ja auch zu erwarten war, da die Muskeln einen so großen Teil des Körpergewichtes ausmachen.

*Der Einfluß der Nahrung.* Gefütterte Tiere zeigen eine größere Wärmeproduktion als hungernde.

*Die Regulation der Körpertemperatur.* Bei Warmblütern, bei denen eine feine Abstimmung der Reaktionsgeschwindigkeit auf eine bestimmte Temperatur entwickelt ist, ist es natürlich von großer Bedeutung, daß Einrichtungen vorhanden sind, um diese Temperatur dauernd konstant zu erhalten.

Wir wollen sehen, was für Mittel hierfür zur Verfügung stehen. Die Wärmeproduktion kann durch Muskeltätigkeit oder -ruhe vermehrt oder vermindert werden, das hat aber besonders bei hoher Außentemperatur gewisse Grenzen; ein gewisser Grad von Muskeltätigkeit bei der Atmung, dem Herzschlag usw. ist ja immer notwendig. Dagegen ist sie bei fallender Außentemperatur besonders wirksam. Ferner kann die Wärmeabgabe von der Körperoberfläche, einschließlich der des Mundes und der Atmungswege, durch sehr wirksame Mittel vermehrt werden. Das geschieht durch Erweiterung der Blutgefäße der Haut und der Schleimhäute, wirksamer aber durch Verdunstung von Wasser, wie S. 275

gezeigt worden ist. Dies ist die Bedeutung und der Wert der Schweißdrüsen. Erhöhte Wasserverdunstung wird auch durch erhöhte Atmung bewirkt, die eine direkte kühlende Wirkung auf die Schleimhäute der Atmungswege hat. Umgekehrt kann die Wärmeabgabe durch die Zusammenziehung der Hautgefäße verringert werden.

FREDERICQ (1882) zeigte, daß die zu bekämpfende Abkühlung von außen auf sensible Hautnerven wirkt. Die Überwärmung entsteht fast immer im Organismus selbst und wirkt durch die Erhöhung der Bluttemperatur. Man nimmt an, daß die Zentren der Schweißnerven und der gefäßerweiternden Nerven durch Temperaturanstieg in Erregung geraten. Natürlich besteht die Wirkung der äußeren Abkühlung auch darin, das Blut etwas abzukühlen, das aus der Haut kommt, aber da die Abkühlung eine Kontraktion der Hautgefäße hervorruft, kann sich das Blut verhältnismäßig nicht stark abkühlen. Andererseits steigt die äußere Temperatur sehr selten über die Eigentemperatur der Warmblüter hinaus, so daß eine dadurch bewirkte Erregung der Hautnerven nur sekundärer Natur sein kann, obwohl sie nicht ganz auszuschließen ist. Mit anderen Worten: Der Kampf gegen die Abkühlung ist präventiv und hindert den Wärmeverlust; der Kampf gegen die Überhitzung ist mehr kurativ, er erhöht die Abgabe der zuviel produzierten Wärme, kann aber die Wärmeproduktion nur selten wirksam verringern. Dies hängt allerdings auch von den Bedingungen, unter denen das Tier sich befindet, ab. Wenn die umgebende Temperatur ziemlich hoch ist, ist das Tier ruhig und kann daher die Muskelkontraktionen nicht noch mehr verringern, wenn die Temperatur weiter steigt; während das Tier bei niedriger Temperatur tätig und daher imstande ist, ruhig zu werden, wenn die Temperatur steigt.

Beobachtungen über die Größe der Kohlensäureproduktion sind ein sehr bequemes Mittel, um die Wärmeproduktion zu schätzen, und sind viel hierfür verwendet worden. Wenn man den Gaswechsel eines Tieres bei 15° Umgebungstemperatur mißt, ist das Tier tätig, und man erhält einen gewissen Wert. Wenn man die umgebende Temperatur auf ungefähr 30° erhöht, liegt das Tier still und schläft meist ein; es zeigt sich dann eine verminderte Wärmeproduktion durch Abnahme des Sauerstoffverbrauches und der Kohlensäureproduktion. Wenn man aber die umgebende Temperatur auf ungefähr 0° herabsetzt, setzt starke Muskeltätigkeit unter Zittern ein, man findet dann eine erhebliche Zunahme der Kohlensäureproduktion.

Man kann diese Experimente bequem an einer Maus mit dem Apparat machen, der von HALDANE (1892) beschrieben und von PEMBREY (1894) für kleinere Tiere modifiziert ist.

Die verschiedenen Mittel für die Temperaturregulierung wirken mit Hilfe sehr verschiedener efferenter Nerven, als da sind Nerven, die zu Muskeln gehen, die Sekretionsnerven sind, oder vasomotorische Nerven. Daher muß es ein koordinierendes nervöses Wärmezentrum geben. Experimente von ARONSOHN und SACHS (1885) zeigten, daß ein Einstich median vom Corpus striatum beim Kaninchen eine starke Steigerung der Temperatur verursachte. Weitere wichtige Versuche machte BARBOUR (1912), der nachwies, daß die Erwärmung oder Abkühlung des vorderen Pols des Corpus striatum in der Umgebung des Nucleus caudatus bestimmte Veränderungen in der Körpertemperatur hervorrief. Jede

Temperatur unter 33° wirkte als Kältereiz und rief Anstieg der Temperatur im Rectum, Zittern und Gefäßkontraktion in der Haut hervor. Abkühlung des Zentrums wirkt also ebenso als erregendes Agens wie der Wärmestich, die elektrische Reizung oder die im Fieber gebildeten toxischen Substanzen. Eine Erwärmung aber, d. h. eine Temperatur von 42°, erzeugte in diesen Versuchen einen Abfall der rectalen Temperatur, Muskelerschlaffung und Erweiterung der Hautgefäße (Abb. 109). Man darf ferner schließen, daß die Endigungen der Kältenerven in der Haut ihre Erregung nach dem Zentrum weitergeben. Unter normalen Bedingungen ist das Zentrum sicher noch empfindlicher als in

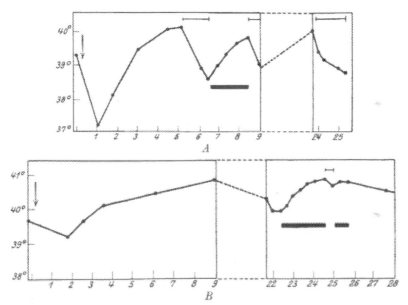

Abb. 109. Änderung der Körpertemperatur durch Erwärmung und Abkühlung des Wärmezentrums im Corpus striatum beim Kaninchen. Ordinaten: Körpertemperatur in Graden. Abscissen: Zeit in Stunden. A. Temperatursteigerung durch die Operation. Einführung eines Rohrs, um das Wärmezentrum zu erwärmen und abzukühlen. 1.—5. Stunde. ⊢ Erwärmung des Wärmezentrums, Sinken der Körpertemperatur. ▬▬▬ Abkühlung des Wärmezentrums, Steigen der Körpertemperatur. ----- Nachperiode, das Tier fiebert infolge des Wärmestiches. ⊢ Erwärmung des Wärmezentrums ruft wiederum Abkühlung hervor. B. Wärmestichfieber, das am Tage nachher verschwunden ist. ▬▬▬ Abkühlung des Wärmezentrums, Steigerung der Körpertemperatur. ⊢ Erwärmung des Wärmezentrums, Senkung der Körpertemperatur. (Nach BARBOUR.)

BARBOURS Versuchen und wird auf viel kleinere Temperaturveränderungen im Blut reagieren. BARBOUR und PRINCE (1914) haben gezeigt, daß eine örtliche Erwärmung des Zentrums eine Verminderung der Kohlensäureproduktion, der Sauerstoffaufnahme und des Atemvolumens verursacht. Die Abkühlung des Zentrums hat entgegengesetzte Wirkungen.

Es wird also sowohl auf die Wärmeproduktion als auch auf die Wärmeabgabe eingewirkt. BARBOUR und WING (1913) haben gefunden, daß bestimmte Pharmaca, die Abfall oder Anstieg der Körpertemperatur erzeugen, wie Antipyrin oder β-Tetrahydro-naphthylamin, bei direkter Applikation auf das Nervenzentrum schon in viel kleineren Dosen wirksam sind als bei intravenöser Gabe.

Antipyrin verursacht Temperaturabfall mit erhöhter Atmung und gelegentlich auch Gefäßerweiterung beim Kaninchenohr; Chinin verhält sich ähnlich, die Gefäßerweiterung ist stärker ausgesprochen. $\beta$-Tetra-hydronaphthylamin verursacht Temperaturanstieg, Zittern, starke Kontraktion der Hautgefäße und Unruhe, da außer dem Wärmezentrum wahrscheinlich auch andere Zentren beeinflußt werden.

*Die Entwicklung der Temperaturregulation.* Nach den Versuchen von VERNON (1897) nimmt die Kohlensäureproduktion der Kaltblüter nicht einheitlich mit der Zu- und Abnahme der äußeren Temperatur zu und ab. Es scheint ein Temperaturintervall zu geben, in welchem die Kohlensäureproduktion fast konstant wird. Beim Erwärmen von Wassermolchen oder Regenwürmern von 10° auf 22,5° nimmt die Kohlensäureausscheidung nicht zu. Das weist auf so etwas wie eine Kontrolle über die Wärmeproduktion hin, die wahrscheinlich im Muskel liegt oder in gegen einen Temperaturwechsel mehr oder weniger empfindlichen Nervenzentren. Weiter fortgeschritten ist die Wärmeregulation bei den Monotremen, die C. J. MARTIN (1901) untersucht hat. Echidna ist das niederste Glied in der Skala der Warmblüter. Wenn die äußere Temperatur von 5° auf 35° steigt, wächst seine Temperatur um 10°. Bei kaltem Wetter hält es Winterschlaf, seine Temperatur beträgt dann nur einen halben Grad mehr als die seiner Umgebung. Die Wärmeregulation findet wohl durch Veränderung der Wärmeproduktion statt. Es besitzt keine Schweißdrüsen und kann die Wärmeabgabe durch vasomotorische Hautwirkungen nicht verändern. Bei hohen Temperaturen nimmt auch die Atemfrequenz nicht zu. Die normale Temperatur sowohl von Echidna wie von Ornithorhynchus beträgt 29,8°. Bei letzterem wird diese zwar niedrige Temperatur ziemlich konstant erhalten. Es kann sowohl die Wärmeabgabe wie die Wärmeproduktion verändern, erhöht aber die Atemfrequenz bei hohen Temperaturen nicht. Die Marsupialier zeigen Übergänge zu den höheren Säugetieren. Die Veränderung der Wärmeproduktion ist die Urmethode der Anpassung; dadurch bekämpft ein Tier den Temperaturabfall. Später entwickelt sich ein Mechanismus, der auch die Wärmeabgabe kontrolliert. Das Tier kann sich dann auch gegen das Steigen der Außentemperatur schützen und nicht nur die eigene Wärmeproduktion regulieren.

Weitere Einzelheiten über Wärmeproduktion und Temperaturregulation in dem Aufsatz von TIGERSTEDT (1910).

## Die rhythmischen Kontraktionen.

Viele Organe, die aus glattem Muskel bestehen, aber auch einige mit quergestreiftem Muskel, wie das Herz, zeigen, selbst nach Ausschaltung aller Nerveneinflüsse, eine fortgesetzte Reihe von periodischer Kontraktion und Erschlaffung. Aus der oben gegebenen Darstellung ist leicht zu erkennen, wie ein kontinuierlich wirkender Reiz infolge der Refraktärperiode rhythmische Kontraktionen hervorrufen kann.

So kann man den Ventrikel des Froschherzens durch den konstanten Strom einer Batterie zu rhythmischen Kontraktionen veranlassen und ebenso durch Steigerung des Druckes im Ventrikel. Man kann annehmen, daß die erste Zuführung des Reizes einen Herzschlag auslöst, dann ist der Muskel eine Zeitlang unerregbar und der weiter dauernde Reiz ist unwirksam. Nachdem die Refraktärperiode vorüber ist, wird der Reiz wieder wirksam und ruft wieder eine Pulsation hervor usw. Die Rückkehr der Erregbarkeit hat wohl dieselbe Wirkung wie der erste Stromschluß. Wahrscheinlich kann also ein konstanter Reiz rhythmische Kontraktionen hervorrufen.

Eine andere Möglichkeit wäre der Verbrauch eines Vorrats an erregbarer Materie, die wieder ersetzt werden muß; wenn sie wieder zu einem gewissen Grade angehäuft ist, entlädt sie sich spontan. Man kann aber gegen diese Ansicht gewisse Einwände machen.

Die Art, wie rhythmische Wirkungen durch ein Nervennetz hervorgerufen werden, ist aus dem Aufsatz von VON UEXKÜLL (1904) zu ersehen.

Die Entstehung rhythmischer Bewegungen durch Erregungen, die aus dem Nervensystem zu den Skelettmuskeln kommen, wird im 16. Kapitel besprochen.

## Die Bewegungen der Pflanzen.

Wir haben bereits gesehen, wie durch Veränderungen der Durchlässigkeit der Zellmembran bei Pflanzen schnelle Bewegungen entstehen. Dabei tritt Flüssigkeit aus turgescenten Zellen aus.

Die Mehrzahl der Bewegungen der Pflanzen gegen das Licht, die Schwerkraft usw. werden durch Veränderungen der Durchlässigkeit der Zellmembran eingeleitet, in ihren Resultaten aber durch verschieden starkes Wachstum auf den entgegengesetzten Seiten der zu bewegenden Teile bestimmt. Man hat festgestellt, daß Bewegungen, die durch Wachstum entstehen, wie die der Ranken, erheblich schneller sind, als man annehmen kann; sie sind schon nach 1 oder 2 Minuten nachweisbar. Das erste Stadium vieler Bewegungen besteht in osmotischen Veränderungen auf Grund der veränderten Durchlässigkeit der Zellmembran und daher des Turgors. Die Krümmung kann in diesen Fällen durch Einbringen der Pflanzen in starke Kochsalzlösung, die den Turgor auf beiden Seiten aufhebt, wieder beseitigt werden. In einem späteren Stadium bleibt die Krümmung bestehen, weil sie dann durch das Wachstum fixiert ist.

Zwischen den Mechanismen der Pflanzen- und Tierbewegungen, die sicher sehr verschieden sind, gibt es doch eine Ähnlichkeit, auf welche man die Aufmerksamkeit lenken muß. Die unmittelbare Energiequelle der Bewegung ist in beiden Fällen, Oberflächen- und osmotische Energie, während die letzte Energiequelle bei der grünen Pflanze die Sonnenstrahlung ist und beim Tier die Oxydation von Stoffen, welche die Pflanze synthetisiert hat. Letzten Endes stammt also auch die tierische Energie von der Sonne.

Einzelheiten über die Bewegungen der Pflanzen und die interessanten damit verbundenen Erscheinungen in PRINGSHEIMS Buch (1912).

## Die graphische Methode.

Wenn wir die einzelnen Formen der Muskelkontraktion analysieren wollen, sind wir zum erstenmal im vorliegenden Buch zu einem systematischen Gebrauch der graphischen Methoden gezwungen, so daß einige Worte über diese hier nicht unangebracht sind.

Jede Darstellung der Beziehung zweier Erscheinungen zueinander durch die Zeichnung einer Kurve auf quadriertem Papier ist natürlich „graphisch". Aber die Bezeichnung „graphische Methode" wird in der Physiologie in einem besonderen Sinne gebraucht, und zwar dann, wenn die Kurve durch den Apparat aufgezeichnet wird, der zur Beobachtung der Erscheinung dient. Die Abszissen sind fast immer die Zeiten, wenn die Kurve auf eine sich bewegende Oberfläche gezeichnet wird.

Diese Oberfläche kann aus satiniertem Papier oder Glas bestehen, in beiden Fällen wird sie durch eine leuchtende Flamme berußt. Durch Flammen von mit Öl getränkten Dochten kann das Papier genügend stark berußt werden, ohne anzubrennen, wenn man es schnell durch die Flamme zieht, indem die Trommel oder die Oberfläche, auf der das Papier befestigt ist, rotiert.

Obwohl das vorliegende Buch nicht als Einführung in die Methoden des Laboratoriums gedacht war, ist es vielleicht doch gut zu erwähnen, daß es sehr wichtig ist, die Reibung zwischen dem Papier und dem zeichnenden Hebel so klein als möglich zu machen. Dies gilt besonders, wenn die Bewegung, deren Kurve auf dem berußten Papier aufgezeichnet werden soll, an sich sehr schwach ist, wie das z. B. bei den Kontraktionen des Vorhofs der Fall sein kann. In solchen Fällen wird man die von mir angegebene Form des Zeichenhebels nützlich finden (1912, 1). Bose (1913) hat eine empfindliche Methode ausgearbeitet, um die sehr schwachen Bewegungen der Blätter sensitiver Pflanzen aufzuzeichnen. Die Reibung des Zeichenhebels auf der aufzeichnenden Oberfläche wird praktisch aufgehoben, wenn man ihm eine periodische Bewegung in einer zur Zeichenfläche rechtwinkligen Ebene gibt, so daß Berührungen nur für Augenblicke stattfinden können. Diese Schwingungen werden durch eine elektromagnetische Einrichtung bewirkt.

Die Art des Lackes, der zum Fixieren der Kurven gebraucht wird, ist nicht gleichgültig. 10% Schellack in 90% Alkohol oder gewöhnlicher weißer Hartlack, mit dem gleichen Volumen Alkohol verdünnt, tut gute Dienste. Auf jeden Fall ist es aber besser, noch ein paar Kubikzentimeter Ricinusöl pro Liter zuzusetzen, um die sonst beim Trocknen leicht auftretende Brüchigkeit zu verhindern. Die Zeichnung muß ganz trocken sein, wenn der Lack aufgetragen wird. Dies geschieht, indem man das Papier durch die Schellacklösung hindurchzieht; dann läßt man an der Luft trocknen. Weiteres hierüber findet man in dem Artikel von Frank (1911).

Die photographischen Methoden haben viele Vorteile. Ein starker Lichtstrahl wird von einem Spiegel reflektiert, der an dem beweglichen Teil des Apparates angebracht ist; dadurch wird die Trägheit des Zeichenhebels ausgeschaltet. Der Strahl geht dann durch einen Spalt und bildet auf einer sich bewegenden, lichtempfindlichen Schicht aus Papier oder Celluloid eine scharfe Linie ab. Man kann statt dessen auch den Schatten eines kleinen sich mitbewegenden Objekts, durch ein Mikroskop vergrößert wie beim Saitengalvanometer, abbilden. Einzelheiten über die verschiedenen Methoden in dem Referat von Garten (1911).

Ein ausgezeichneter photographischer Registrierapparat, benutzbar für Papier oder Platten, wird von der Cambridge Scientific Instrument Company hergestellt. Er ist eigentlich für Saitengalvanometeraufnahmen bestimmt, aber auch für jede andere photographische Registrierung geeignet.

## Zusammenfassung.

Das Tier hat Gewebe, welche Muskeln heißen. Ihre Funktion ist Bewegungen von Teilen, die zueinander in Beziehung stehen, zu verursachen. Sind die Endpunkte der beweglichen Teile fixiert, so entsteht anstatt der Ortsveränderung Spannung.

Die Muskeln zerfallen in zwei große Klassen: die quergestreifte Skelettmuskulatur, welche durch vom Zentralnervensystem ausgehende Erregungen in Tätigkeit versetzt wird, und die glatte, unwillkürliche Muskulatur, welche automatischen Tonus oder automatische Rhythmik zeigt, diese können aber vom Zentralnervensystem gehemmt und beschleunigt werden. Die glatte Muskulatur kann reflektorisch vom Zentralnervensystem beeinflußt werden, ist aber nicht dem Willen unterworfen. Die Muscularis der Arterien und das Herz gehören hierher.

Die glatten Muskeln kontrahieren sich langsamer als die Skelettmuskeln. Doch gibt es viele Übergänge zwischen beiden Arten, die nicht immer leicht einzuordnen sind.

Die feinere Struktur der Muskelfasern ist mikroskopisch sehr schwer zu untersuchen. Die dunklen Streifen, die man beim quergestreiften Muskel sieht, sind doppeltbrechend. Im kontrahierten Muskel wechseln die dunklen und hellen Streifen, wie es scheint, ihre Plätze; die Lage des doppeltbrechenden Teils ändert sich aber nicht, sondern es sind dann die hellen Streifen, welche doppelt brechen. Nach ENGELMANN nimmt der doppeltbrechende Teil bei der Kontraktion auf Kosten von Flüssigkeit, die aus dem einfachbrechenden Teil übertritt, an Volumen zu. Nach ENGELMANN findet sich überall im Tierreich, wo die Fähigkeit zur Kontraktion auftritt, auch Doppelbrechung.

Das Wesentliche bei der Muskelkontraktion ist die Entstehung von Spannung. Aus einer ungespannten Stahlfeder verwandelt sich der Muskel in eine gespannte, ohne daß er dabei seine Länge zu ändern braucht.

Je nachdem sich der Muskel verkürzen kann oder nicht, je nach der Phase der Kontraktion, in der er sich verkürzen kann oder in der er belastet oder entlastet wird, erhält man verschiedene Kontraktionsformen.

Man kann einen herausgeschnittenen Muskel durch Hebung eines Gewichtes äußere Arbeit leisten lassen. Das Sinken des Gewichtes bei der Wiedererschlaffung des Muskels kann durch einen „Arbeitssammler" genannten Apparat verhindert werden. Zur Messung der von einem Tier geleisteten mechanischen Arbeit dienen „Ergostaten".

Wird ein Muskel zum zweitenmal gereizt, bevor die erste Kontraktion ganz abgelaufen ist, so ist die Kontraktionshöhe nach dem zweiten Reiz geringer als die erste. Sie beginnt aber bei einer geringeren Muskellänge. Da jeder folgende Reiz eine immer kleinere Kontraktion erzielt, wird endlich ein Stadium erreicht, über das hinaus keine weitere Verkürzung mehr stattfinden kann. Wenn die Reize einander so schnell folgen, daß der Muskel zwischen zwei Reizen nicht mehr erschlaffen kann, entsteht eine kontinuierlich gleichmäßig verlaufende Kurve. Man bezeichnet dies als „Summation der Zuckungen", welche den „Tetanus" hervorbringt.

Wird der Skelettmuskel vom Zentralnervensystem aus in Erregung versetzt, so gerät er in „Tetanus". Die Zahl der Erregungen, die unter diesen Umständen beim Menschen zum Muskel gelangen, beträgt pro Sekunde 47—58. Bei der Schildkröte ist diese Zahl zwischen 4 und 40° eine lineare Funktion der Temperatur, ebenso beim Säugetierherzen zwischen 27 und 40°.

Ein ruhender erregbarer Muskel ist ein physikochemisches System, das potentielle Energie besitzt. Bei der Erregung wird diese potentielle Energie in Spannungsenergie verwandelt, die in mechanische Arbeit oder in Wärme umgewandelt wird.

Der Kontraktionsprozeß ist mit Milchsäurebildung verknüpft, aber nicht mit Sauerstoffverbrauch oder Kohlensäurebildung. Es handelt sich also nicht um einen Oxydationsprozeß.

Um die potentielle Energie wiederherzustellen, welche das System bei der Kontraktion verloren hat, geht in der Restitution, nachdem die Kontraktion abgelaufen ist, eine andere energieliefernde Reaktion vor sich.

Die zuerst gebildete Milchsäure wird oxydiert, um Energie für den zweiten, den Erholungsprozeß, zu liefern. Dabei findet ein beträchtlicher Sauerstoffverbrauch und Entwicklung von Kohlensäure statt.

Die bei Kontraktion entwickelte Energie kann durch die Wärme gemessen werden, in welche sie umwandelbar ist. Sie ist der erzeugten Spannung direkt proportional, ferner proportional der L ä n g e der Fasern im Beginn der Kontraktion, aber nicht ihrem V o l u m e n. Es handelt sich also um eine Oberflächenerscheinung. Doch kann im weiteren Verlaufe auch die osmotische Energie eine Rolle spielen, deren Änderung von den Produkten der Oberflächenreaktion abhängig wäre.

Die Reaktion, welche den anfänglichen Zustand des Muskelsystems nach der Zuckung wiederherstellt, hat mit dem contractilen System selbst keine chemische Komponente gemeinsam. Das läßt daran denken, daß dieses kein chemisches System, sondern ein physikalisch-chemisches ist. Daß es sich dabei um Oberflächenenergie handelt, geht auch aus dem negativen Temperaturkoeffizienten hervor. Alle anderen Energieformen, welche bei der Muskelkontraktion vorkommen könnten, haben einen positiven Temperaturkoeffizienten.

Das Muskelsystem entspricht einer Gaskraftmaschine, welche Druckluft in einem Reservoir sammelt, welche beim Ausströmen dann verschiedene Maschinen und Werkzeuge treiben kann. Der Muskel entspricht aber nicht einer Wärmekraftmaschine.

Die Milchsäure oder ihre Wasserstoffionen bringen höchstwahrscheinlich die Veränderungen in der Oberflächenenergie hervor.

Das bei der Muskelkontraktion verbrauchte Nahrungsmaterial ist normalerweise Kohlenhydrat; doch kann auch Fett verbraucht werden, dagegen nicht Eiweiß.

Der Wirkungsgrad der ersten Kontraktionsphase beträgt praktisch 100%, d. h. die Spannung kann vollkommen in Arbeit umgewandelt werden. Der Wirkungsgrad der Kontraktion und der Restitution beträgt nur etwa 50%, da ein Teil der chemischen Energie des Oxydationsprozesses bei der Restitution als Wärme verlorengeht.

Der Wirkungsgrad bei dauernder Erzeugung von Spannung, wie beim Hochhalten eines Gewichtes, ist viel geringer. Infolgedessen ist die Berechnung des Wirkungsgrades bei der Arbeitsleistung des ganzen Tieres oder eines einzelnen Organs, wie des Herzens, schwierig.

Der Herzmuskel zeigt bestimmte Eigenschaften in besonders ausgeprägter Form, die alle anderen Muskeln auch besitzen, während dies für andere Eigenschaften nur wahrscheinlich ist. Diese Erscheinungen sind: das ,,Alles-oder-Nichtsgesetz'' bezüglich der Reizstärke, ferner die ,,Treppe'', welche darin besteht, daß rasch einander folgende Kontraktionen bei einem ausgeruhten Muskel zunächst an Höhe zunehmen. Wahrscheinlich ist dies durch Zunahme der Wasserstoffionenkonzentration auf das Optimum verursacht, ferner die ,,refraktäre Periode'', die wir bereits beim Nerven fanden; unter gewissen Bedingungen Summation der Zuckungen, endlich eine große Empfindlichkeit gegen bestimmte Ionen, besonders Wasserstoffionen.

Beim Skelettmuskel geht die Erregung nicht von einer Muskelfaser auf eine andere über, wohl aber beim glatten Muskel. Ob die Ausbreitung der Erregung nach allen Richtungen immer durch ein intramuskuläres Nervennetz bewirkt wird, wie bei Medusa, ist nicht sicher.

Bei Warmblütern wird die bei der Muskelkontraktion erzeugte Wärme zur Aufrechterhaltung der Körpertemperatur genutzt. Die Wärmeproduktion wird experimentell durch speziell dafür gebaute Calorimeter gemessen, welche gleichzeitig die Bestimmung des Gaswechsels gestatten.

Beim ruhenden ausgewachsenen Tier ist die Wärmeproduktion proportional der äußeren Oberfläche, d. h. dem Wärmeverlust. Bei arbeitleistenden Tieren ist sie eher dem Körpergewicht proportional, da die Muskeln Wärme im Überschuß erzeugen.

Die Temperatur wird entweder durch Veränderung der Wärmeproduktion reguliert, d. h. durch vergrößerte oder verringerte Aktivität oder durch Veränderung der Wärmeabgabe wie bei den Veränderungen der Hautgefäße, ferner durch Wasserverdunstung beim Schwitzen und bei verstärkter Respiration.

Das koordinierende Zentrum dieser Regulierungsfaktoren liegt im Corpus striatum. Es wird durch Temperaturveränderungen des Blutes in Erregung versetzt. Die Erwärmung dieses Temperaturzentrums führt zur Muskelerschlaffung und zur Erweiterung der Hautgefäße und bewirkt so einen Abfall der Körpertemperatur. Die Abkühlung des Zentrums führt umgekehrt zu einem Anstieg der Körpertemperatur durch Kontraktion der Hautgefäße und Muskelzittern. Es wird wahrscheinlich auch durch Impulse, welche von Wärme- und Kältereceptoren in der Haut ausgehen, erregt.

Die einfachste Form der Wärmeregulation scheint in der Veränderung der Wärmeproduktion zu bestehen. Der Vorgang findet sich in rudimentärer Form schon bei Kaltblütern. Bei Echidna ist es die einzige Art der Wärmeregulation.

Die Arten, wie rhythmische Kontraktionen entstehen können, sind im Text angeführt.

Bei Pflanzen werden die Bewegungen durch Turgoränderungen hervorgebracht, die wieder auf Veränderungen der Durchlässigkeit der Zellmembran bei der Erregung beruhen. Diese Formänderungen werden dann oft nachträglich durch entsprechend verschiedene Wachstumsgeschwindigkeiten fixiert.

Die beim physiologischen Arbeiten gebräuchlichen graphischen Methoden sind unter Anführung einiger praktischer Kunstgriffe im Texte kurz angegeben.

## Literatur.

Allgemeines: VON FREY (1909); GRÜTZNER (1904).

Kontraktionsformen: FICK (1882).

Der contractile Prozeß: FLETCHER und HOPKINS (1907 u. 1917); A. V. HILL (1911, 1; 1912, 2 u. 3; 1913, 1, 2 u. 4).

Wärmeproduktion beim Muskel: A. V. HILL (1913, 4).

Wirkung der Ionen: MINES (1913, 1 u. 3).

Wirkungsgrad und Gaswechsel bei der Arbeit: A. V. HILL (1913, 2); BENEDICT und CATHCART (1913).

Temperaturregulierung: C. J. MARTIN (1901); BARBOUR (1912).

Graphische Methoden: FRANK (1911); GARTEN (1911).

# XV. Peripheres und zentrales Nervensystem.

Es ist bereits (S. 458) darauf hingewiesen worden, daß, je komplizierter der Organismus im Laufe der Entwicklung wird, desto mehr Mittel da sein müssen, um die einzelnen Bezirke seines Leibes untereinander in Beziehung zu setzen. Dieselben Muskeln müssen ferner in Tätigkeit versetzt werden, mag ein Tier einen Feind sehen oder von ihm berührt werden, und nun die Flucht ergreifen oder sich in Bewegung setzen, um Beute zu erlangen. Nerven, die jedes Sinnesorgan direkt mit jeder Muskelgruppe verbänden, würden höchst verschwenderisch und außerdem unzweckmäßig arbeiten. Man hat das Zentralnervensystem oft sehr richtig mit einer Telephonzentrale verglichen. Jeder Teilnehmer kann mit jedem anderen verbunden werden. Ähnlich können beim Tier Impulse, die aus einer bestimmten Quelle kommen, je nach den Umständen gleichsam mit verschiedenen Muskelmechanismen verbunden werden. Da die Einrichtungen einer Telephonzentrale hauptsächlich aus Drähten bestehen, so erkennt man, daß das Studium der Nervenzentren zum großen Teil in der Anatomie von Nervenbahnen besteht. Es soll uns die Verbindungen klarmachen, welche zwischen den Nervenzentren und den Organen möglich sind, deren Tätigkeit von diesen Nervenzentren überwacht wird. Einzelheiten hierüber findet man in den Lehrbüchern, welche diesem Gegenstande sich speziell widmen; sie können von mir nur gelegentlich erwähnt werden. Eine mehr ins einzelne gehende Beschreibung findet sich in Starlings Buch (1920, S. 315—432).

Eine Frage allgemeinerer Natur ist es dagegen, welches die Mittel sind, durch welche diese Verbindungsstraßen dem eigentlichen Verkehr auf ihnen dienen. Daß die Koordination der Tätigkeit verschiedener Teile des Organismus die wesentliche Funktion des Zentralnervensystems ist, wird besonders von Sherrington (1906) hervorgehoben. Wenn wir bedenken, daß im Organismus gerade wie in der Gesellschaft der Fortschritt davon abhängig ist, daß die Arbeit der die Gesellschaft bildenden einzelnen möglichst wirksam für das gemeinsame Vorwärtskommen ausgenutzt wird, sehen wir, daß das Nervensystem der beherrschende Faktor bei der Entwicklung gewesen ist, worauf besonders Gaskell hingewiesen hat. Gewebssysteme haben sich umgewandelt und ihre Funktion geändert, damit dieses präponderierende Organsystem entstehen konnte. Wie Gaskell sagt (S. 19): „Das Gesetz des Fortschrittes ist folgendes: Der Erfolg gehört weder den Schnellen noch den Starken, sondern den Weisen."

## Der Ursprung des Nervensystems.

Über das erste Auftreten von Nervenzentren in der Tierreihe gibt es verschiedene Auffassungen. Eine kurze Zusammenfassung gibt die Schrift von G. H. Parker (1911). Nach Parker, dessen Auffassung den Erscheinungen am meisten gerecht wird, kann man bei den Schwämmen noch keine nervösen Elemente feststellen. Die Schwämme zeigen auch keine der charakteristischen schnellen Reaktionen, wie sie selbst bei Tieren mit sehr primitivem Nervensystem vorkommen. Sie antworten aber auf Reize mit Kontraktion. Das Öffnen und Schließen der Oscula findet entsprechend den Bewegungen des Seewassers statt, und zwar durch contractile Gewebe. Die Art und die geringe Geschwindigkeit der

Reaktion entspricht ganz dem, was uns die glatten Muskeln der höheren Tiere zeigen (siehe PARKERS Schrift, 1910).

Das Muskelgewebe tritt also in der Tierreihe vor dem Nervengewebe auf. Auch wenn wir annehmen, daß die Schwämme direkt aus Protozoen auf einem besonderen Entwicklungswege neben den Cölenteraten entstanden sind, muß zugegeben werden, daß ihre Organisation eine primitivere ist als die der Cölenteraten und daß sie sich den Urformen stärker nähert. PARKER glaubt, daß die Muskelzelle oder der „Effektor" sich aus amöboidem Epithel entwickelt hat. Diese Schicht wird allmählich zurückgedrängt und bildet dann eine Schicht unter dem äußeren Epithel. Das Nächste würde dann das Auftreten des „Receptors", des Sinnesorgans, sein, welches aus dem „Effektor" benachbarten Zellen hervorgehen würde (siehe Abb. 110). Es würde, um den „Effektor" in Tätigkeit zu versetzen, wirksamer (D) sein als die direkte Erregung. Solche Verhältnisse finden sich bei vielen Cölenteraten. Diese reagieren viel schneller als die Schwämme, was, wie ich glaube, von diesem Fortschritt der Entwicklung von Receptororganen abhängt. Weiter fortgeschrittenere Formen als die Cölenteraten zeigen die Entwicklung von zentralen Nervenorganen, welche zwischen Effektoren und Receptoren gelegen sind. Diese würden sich bei den höheren Tieren zu Vermittelungsorganen entwickeln und es ermöglichen, daß die koordinierte Bewegung der gesamten Muskulatur des Körpers von einem einzigen Punkte aus geleitet wird. Zweitens werden sie zur Vorratskammer für die Nervenerfahrung des Individuums und endlich Sitz der Bewußtseinstätigkeit, die wir bei den höheren Tieren kennenlernen. So entwickelten sich Nerv und Muskel nicht unabhängig voneinander, was CLAUS und CHUN meinen, auch nicht gleichzeitig, wie KLEINENBERG und HERTWIG behaupten, sondern der Muskel trat zuerst als unabhängiger Effektor auf, das Nervensystem entwickelte sich nebenher, in Verbindung mit solchen Muskeln, zunächst als ein Mittel, um sie schnell in Tätigkeit zu versetzen und dann als Sitz der Intelligenz (PARKER, 1911, S. 224—225). Derselbe Schriftsteller zeigt ferner (1909, S. 58), daß ein Receptor oder ein Sinnesorgan allein keinem Organismus nützen würde; Nerven oder Nervenzentren allein würden es auch nicht tun, aber eine direkt erregbare Muskelzelle oder ein Effektor ist immer von Nutzen. So ist es nicht unwahrscheinlich, daß es primitive mehrzellige Tiere gibt, die nur Effektoren besitzen, aber keine Zellen, die hinreichend differentiiert sind, um als Receptoren bezeichnet zu werden, und ebensowenig andere nervöse Mechanismen.

Die nächste Entwicklungsstufe nach den Schwämmen ist das Effektor-Receptorsystem, wie wir es in seiner einfachsten Form bei den S e e a n e m o n e n und schon komplizierter bei den Medusen finden. Die äußere Oberfläche einer Seeanemone ist für Reize verschiedener Art verschieden empfindlich. Auf die Reizung eines Tentakels kann eine Bewegung in einem entfernten Teile des Organismus erfolgen, ohne daß die dazwischen gelegenen Teile in Erregung geraten, es muß also eine Art nervöser Leitung vorhanden sein. Die histologische Untersuchung der Haut dieser Tiere ergibt das Vorhandensein von drei Schichten. Eine äußere enthält Epithelzellen, die zu Sinneszellen umgewandelt sind. Sie tragen an den äußeren Enden Borsten. Der entgegengesetzte Zellpol geht in feinverzweigte Fortsätze über, die nervöser Natur sind und sich mit Fortsätzen anderer Zellen vermischen, welche die zweite, die Nervenschicht, bilden. Diese Schicht enthält wieder Zellen mit verzweigten Fortsätzen, welche zu den letzten, den eigentlichen Ganglienzellen, treten. Diese Schicht scheint ein echtes Nervennetz darzustellen, das den ganzen Körper überzieht. Eine Zentralisation dieses Mechanismus, welcher die Anpassung an Veränderungen in der Umgebung bewirkt, hat aber noch nicht stattgefunden. Die dritte Schicht besteht aus Muskelzellen, welche mit dem Nervennetz in Verbindung stehen. Verschiedene Experimente zeigen, daß die Reaktion einer Körperregion von einer anderen nicht wahrgenommen wird, d. h. ein Zentralnervensystem ist nicht nachweisbar (v. UEXKÜLL, 1909, S. 73). Das neuromuskuläre System besteht aus Effektoren und Receptoren, die durch ein Nervennetz zusammenhängen, das von den Fortsätzen der Receptorzellen und den Ganglienzellen, die in ihm enthalten sind, gebildet wird.

*Die Medusen* ändern ihren Standort. Daher machen sie verschiedenartige Erfahrungen. Ihre Receptoren sind spezialisierter und empfindlicher als die der Seeanemone. Das Muskelband wird von einem Nervennetz beherrscht, das zahlreiche Fasern aus den Receptoren erhält. Dieses Netzwerk leitet den Erregungsprozeß von einem Teil des Organismus zum anderen. Die Kontraktion einer Gruppe von Muskelfasern kann auf eine andere überspringen, auch wenn zwischen beiden keine Verbindung durch Muskelfasern, sondern nur durch das Nervennetz besteht. Das Nervennetz leitet die Erregung nach allen Richtungen; wenn alle Sinnesorgane bis auf ein einziges entfernt werden, werden die rhythmischen Schwimmbewegungen durch Erregung dieses einen ausgelöst, das seine Erregung nach allen Richtungen hin weitergibt.

Auf einer weiteren Entwicklungsstufe, beim Regenwurm, tritt ein Zentralnervensystem auf, dessen Schema, nach der Beschreibung und den Abbildungen von RETZIUS (1892), die Abb. 111 zeigt. Bei diesem Tier findet sich am vorderen Pol ein cerebrales Ganglion oder Gehirn, ferner entlang der Mittellinie bauchwärts gelegen, ein in Segmente zerfallender Nervenstrang, der sich bis zum hinteren Ende fortsetzt. Das Integument enthält viele Sinneszellen; aus jeder entspringt eine Nervenfaser, die zu einem Ganglion des Bauchstranges geht und sich darin in zahlreiche Äste teilt und das sog. Neuropilum bildet. Ob dieses ein echtes Nervennetz ist, d. h. ob wirklich eine Kontinuität zwischen den Ästen der verschiedenen Zellen besteht, ist schwer zu sagen. Wahrscheinlich handelt es sich schon um ein System von „Neuronen", die eine so große Rolle im Nervensystem der höheren Tiere spielen.

Der Name „*Neuron*" wurde von WALDEYER (1891, S. 1352) der Elementareinheit gegeben, aus welcher sich das Nervensystem der höheren Tiere aufbaut. Ein motorisches Neuron besteht aus einem Zellkörper mit einem Kern und einer Nervenfaser, welche die Erregung von dem Zellkörper fortleitet. Sie kann lang oder kurz sein. Außerdem besitzt die Nervenzelle eine Anzahl verästelter Fortsätze oder „Dendriten", welche Impulse von außen aufnehmen und zu der Zelle hin leiten. Der Nervenfaserfortsatz endet gewöhnlich verzweigt, entweder auf der Zelle irgendeines Effektororgans, Muskel, Drüsenzelle usw., oder auf einem anderen Neuron. Bei dem sensiblen Neuron nimmt die lange Faser gewöhnlich den Impuls von außen auf und leitet ihn durch die Dendriten zu anderen Neuronen. Das Neuron unterscheidet sich von anderen Zellen durch seine große Länge, wenigstens bei den größeren Tieren. Bei einem mehrere Fuß langen Tiere kann der Zellkörper mit dem Zellkern im Gehirn liegen, am vorderen Pol des Tieres. Der aus der Zelle austretende Nervenfortsatz, der Achsenzylinder, kann das ganze Rückenmark durchziehen und am unteren Pol des Rückenmarks an einer Nervenzelle enden.

Beim Regenwurm haben wir also ein primäres sensibles Neuron mit dem Zellkörper in der Haut. Der Nervenfortsatz endet verzweigt im Neuropil der Segmentganglien. In diesen Ganglien findet man auch große Nervenzellen, deren dicke Achsenzylinder als motorische Fasern zu den Muskeln der Körperwand gehen. Diese motorischen Neurone besitzen Dendriten, welche mit zur Bildung des Neuropils beitragen. Sie stehen entweder kontinuierlich oder durch Kontakt mit den Fortsätzen der sensiblen Neurone in Verbindung. Das ist der einfachste mögliche Reflexbogen. Ein sensibler Impuls läßt eine motorische Reaktion entstehen.

Im Zentralnervensystem des Regenwurms finden sich auch Assoziationsneurone. Ihre Fortsätze verbinden Neurone innerhalb eines Ganglions oder ein Ganglion mit dem anderen. Sie dehnen sich aber selten über mehr als zwei Segmente aus. Diese Neurone gehen nicht aus dem Zentralnervensystem heraus. Die größere Kompliziertheit dieses Systems, die im Laufe der Phylogenie erfolgt, ist von der Zahl und der Länge dieser Assoziationsneurone abhängig. Zuletzt tritt bei den höheren Affen und dem Menschen die Großhirnrinde auf, die ganz aus solchen Neuronen besteht, die keine direkten Verbindungen nach außen haben. Es ist nicht schwer zu verstehen, warum spezielle sen-

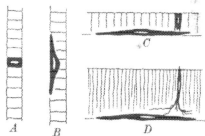

Abb. 110. Schema zur Veranschaulichung der Frühstadien bei der Differenzierung des neuromuskulären Mechanismus. *A* Epithelstadium. *B* Differentiierte Muskelzelle, dem Schwammstadium entsprechend. *C* Teilweise differentiierte Nervenzelle der voll differentiierten Muskelzelle anliegend. *D* Nerv und Muskelzelle der Cölenteraten. (Parker, 1911, S. 222.)

sible komplizierter gebaute Receptororgane an dem Ende eines Tieres entstehen, das die meisten Impulse von außen empfängt. Die cerebralen Ganglien sind zweifellos als Reaktion auf diese mannigfaltigen sensiblen Eindrücke entstanden. Lange Assoziationsneurone sind entwickelt worden, um schwache Impulse, welche die empfindlichen Receptoren im Kopf, aber nicht die an anderen Stellen des Organismus gelegenen weniger empfindlichen erregen können, dorthin zu übertragen.

Die Entwicklung dieser langen Assoziationsneurone, die der einzige fundamentale Unterschied zwischen den höheren und niederen wirbellosen Tieren sind, nimmt beim weiteren Aufwärtsschreiten in der Tierreihe rasch an Kompliziertheit und damit an Wirksamkeit zu. Bei den Wirbeltieren liegen die Zellkörper der primären motorischen Neurone im Zentrum wie bei den wirbellosen Tieren, die primären sensiblen Neurone aber haben ihre Lage verändert, ihre Zellkörper liegen nicht mehr in der Nähe der Körperoberfläche, sondern sie liegen sozusagen an einem Seitenast der Nervenfaser dicht neben dem Zentralnervensystem. So bilden sich die Ganglien der Rückenmarkswurzeln. Nur der Geruchsnerv behält seine primitive Beschaffenheit.

Ob die Neurone, welche die Nervenzentren der Wirbeltiere bilden, untereinander als Netzwerk kontinuierlich zusammenhängen, ist strittig. In neuerer Zeit neigt man mehr zu der Annahme, daß sie einander nur berühren und daß eine „synaptische Membran", wie Sherrington (1906, S. 15—17) sie nennt, an der Berührungsstelle zwischengeschaltet ist.

Wenn der Achsenzylinder vom Zelleib abgetrennt wird, degeneriert er, wie das jedes abgetrennte Zellstück tut, wenn nicht der Zellkern in ihm liegt. Bei den Wirbeltieren mit ihren langen Neuronen erfolgt auf die Durchschneidung des Zentralnervensystems eine ausgedehnte Nervendegeneration, was bei niederen Tieren, z. B. Würmern, nicht der Fall ist. Die auf eine solche Durchschneidung, deren Lage genau bekannt sein muß, folgenden Degenerationen bilden eine wichtige Untersuchungsmethode, um die Verbindung der verschiedenen Teile des Zentralnervensystems untereinander kennenzulernen.

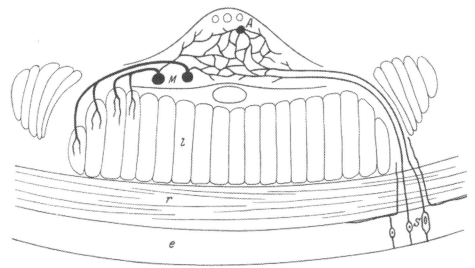

Abb. 111. Schema des Nervensystems des Regenwurms, vereinfacht nach den Abbildungen von Retzius (1892). Querschnitt durch den Bauchteil des Tieres, der ein Ganglion einschließt. *l* Longitudinale Muskeln. *r* Zirkuläre Muskeln. *e* Äußeres Epithel mit Sinneszellen. *A* Assoziationsneuron, gewöhnlich mit langen Fortsätzen versehen, die senkrecht zur Zeichenebene verlaufen, welche die Ganglienkette hinauf- und hinuntergehen. *M* Motorisches Neuron. *S* Sensibles Neuron.

Parker (1909, S. 338—345) weist darauf hin, daß es auch andere Effektoren als Muskeln gibt, wie Chromatophoren, Drüsen, Leuchtorgane usw. Diese entstehen im Verlauf der Entwicklung ebenso wie der Muskel unabhängig von dem Zentralnervensystem. Diese Effektoren werden durch das Nervensystem modifiziert, wenn seine beherrschende Funktion zunimmt.

Viele der obenerwähnten Erscheinungen werden bei der Betrachtung der schematischen Abb. 112 auf S. 565 klarer werden.

Die auffallendste morphologische Erscheinung bei dem Nervensystem der Wirbeltiere gegenüber dem der Wirbellosen besteht darin, daß zwar die Hauptmasse des Zentralnervensystems oder das Gehirn in beiden Fällen der Speiseröhre gegenüber und über ihr liegt, die Fortsetzung im Körper aber — das Rückenmark beim Wirbeltier, die Ganglienkette oder eine ähnliche Gangliengruppe beim wirbellosen Tier — entgegengesetzt zum Verdauungstrakt gelegen sind. Beim Wirbeltier liegt sie dorsal, beim Wirbellosen ventral dazu. GASKELL (1908) hat auf Grund zahlreicher Tatsachen nachgewiesen, daß das Zentral-

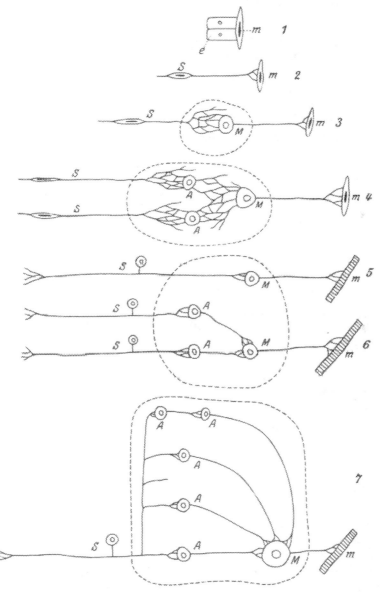

Abb. 112. Schema der Entwicklung des Zentralnervensystems. *S* Sensibles Neuron. *A* Assoziationsneuron. *M* Motorisches Neuron. *e* Epithelzelle. *m* Muskelzelle. Die punktierten Linien zeigen die Grenzen der Nervenzentren an. 1. Schwamm. 2. Seeanemone. 3. Einfachste Form beim Regenwurm. 4. Einschaltung von Assoziationsneuronen beim Regenwurm. 5. Ganz vereinfachte Reflexbogen bei Wirbeltieren. Etwas Derartiges kommt vielleicht beim Patellarreflex vor. 6. Der gewöhnliche Typus bei Wirbeltieren. Die Zellkörper der sensiblen Neurone liegen in Ganglien der dorsalen Wurzeln, anstatt in den Receptororganen, außer bei dem Geruchsorgan. 7. Hinzukommen höherer Zentren, die nur aus Assoziationsneuronen bestehen, von denen einige hemmen. Sie bilden gleichsam immer längere parallele oder alternierende Bahnen zwischen Receptor und Effektororganen. Diese beachte man in Abb. 116.

nervensystem des Wirbeltiers direkt von dem der Wirbellosen abstammt. Die Bauchganglionmassen wachsen um den primitiven Verdauungstrakt herum, der schließlich zusammen mit den Hirnventrikeln der Zentralkanal des Zentralnervensystems wird. Es muß dann natürlich ein neuer Verdauungstrakt entstehen, was durch Einstülpung der ventralen Körperwände geschieht. Wie GASKELL zeigt (1908, S. 58), hat dieser Vorgang in der Entstehung eines neuen Atemsystems beim Übergang von den Fischen zu den Landamphibien ein Analogon. Die Annahme, daß sich ein völlig neues Nervensystem entwickelt hätte, wäre erheblich komplizierter. Diese Ansicht erklärt ferner viele rätselhaften Vorgänge bei der embryogenetischen Entwicklung des Nervensystems der Wirbeltiere. Um ihren Wert zu erkennen, sollte das GASKELLsche Buch durchgenommen werden.

## Die Struktur und die Eigenschaften des Neurons.

Wir wollen nun die allgemeine Struktur und Funktion der elementaren Bestandteile betrachten, welche das Nervensystem aufbauen, und das Nervennetzwerk zunächst übergehen.

Eine der auffallendsten Eigenschaften der Neurone, wenigstens bei den höheren Wirbeltieren, besteht darin, daß, anders als bei den Zellen anderer Organe, alles, was das ausgewachsene Tier besitzen soll, bei der Geburt bereits vorhanden ist, aber erst allmählich anfängt zu funktionieren. Irgendeine Regeneration nach der Zerstörung oder dem Tode eines individuellen Neurons ist nicht nachweisbar. Obwohl es im einzelnen große Verschiedenheiten, besonders nach Größe und Form, zwischen den Neuronen verschiedener Funktion gibt, bestehen alle aus einem Kern, der von einem Cytoplasma umgeben ist, und haben alle eine nichtverzweigte Verlängerung, die sich aber peripherisch teilen kann, den Achsenzylinder; sie besitzen außerdem auch Fortsätze, welche sich verzweigen, die Dendriten, die, wie schon erwähnt, mit denen anderer Neurone in Verbindung stehen.

Durch die Untersuchung von fixierten und auf verschiedene Weise gefärbten Nervenzellen haben einige Beobachter gezeigt, daß nach dieser Behandlung zwei voneinander deutlich geschiedene Strukturelemente im Cytoplasma nachweisbar werden: 1. große Körner oder Massen, die sich tief mit „basischen" Farben färben und, nach ihrem Entdecker, „Nisslsche Körper" heißen, und 2. feine Fibrillen, die durch die Zellsubstanz hindurch von einem Fortsatz zum anderen gehen, die „Neurofibrillen". MOTT (1912) und MARINESCO (1912) haben sehr sorgfältige Untersuchungen an lebenden Nervenzellen angestellt, teilweise mit Beobachtung im Dunkelfeld (siehe S. 82). Beide konnten aber weder die Nisslschen Körper noch die Neurofibrillen in der lebenden Zelle sehen, was nach der Arbeit von HARDY zu erwarten war (vgl. Kapitel 1, ferner Abb. 113). Die im ersten Kapitel über das Zellprotoplasma gemachten Auseinandersetzungen gelten natürlich auch für die Zelle des Neurons. Es ist voll von feinen Körnchen, verhält sich wie eine zähe Flüssigkeit und reagiert auf Reagenzien wie ein elektronegatives Kolloid. Ohne den Wert der Beobachtungen an fixierten Zellen zu bestreiten zu wollen, glaubt MOTT doch, daß die Vorstellungen, die man sich über die Neurofibrillen und die Nisslschen Körper gemacht hat, bei der Erklärung der Erscheinungen, die während des Lebens stattfinden, irreführen können. Er machte seine Beobachtungen an Ganglienzellen, die in Serum oder Cerebrospinalflüssigkeit kultiviert waren und die bei Körpertemperatur gehalten wurden. Die Körperchen sind äußerst klein, nicht größer als 1 $\mu$ im

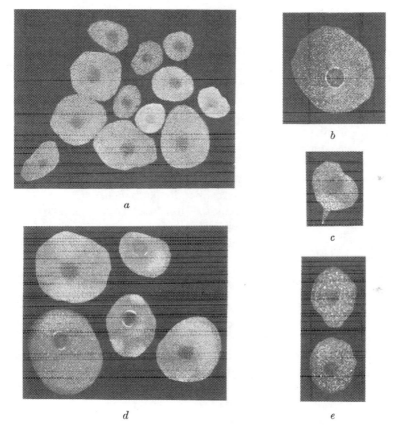

Abb. 113. Lebende Nervenzellen aus einem Ganglion der dorsalen Wurzeln unter dem Ultramikroskop. *a* Normale Zelle von einem 3 Tage alten Hunde. Feine, kolloidale Körperchen mit Brownscher Bewegung. Der Kern erscheint fast leer. Weder Nisslsche Körper noch Neurofibrillen sind zu sehen. Es wurde keine amöboide Bewegung der Zelle als Ganzes bemerkt. *b* Ähnliche Zelle von einem neugeborenen Hunde. Stärker vergrößert. Sammlung von Körperchen um den Kern herum. *c* Aus einem Lumbalganglion von einem neugeborenen Hunde. Man sieht große glänzende Körnchen da, wo der Achsenzylinder austritt. *d* Fünf Zellen von einem kleinen Hunde. Sie zeigten während der Beobachtung spontane Veränderungen. Die helleren Felder, die durch größere Körperchen entstehen, veränderten ihre Lage in den Zellen. *e* Zwei Zellen, die 8 Stunden lang mit Jodnatrium behandelt worden waren. Auftreten größerer Aggregate von Körperchen, die von kleineren umgeben sind, aber noch Brownsche Bewegung zeigen. (MARINESCO.)

Durchmesser; sie scheinen aus einer kolloidalen Lösung zu bestehen, die von einer lipoiden Hülle umgeben ist. Diese Hülle färbt sich tief mit Methylenblau.

Die Beobachtungen von Ross Harrison über das Auswachsen von Nervenfasern sind bereits erwähnt worden (S. 25). Im embryonalen Stadium zeigt der Nervenfortsatz amöboide Bewegungen. Diese Versuche beweisen, daß die Nervenfasern aus Zellen in der Zentralnervenmasse herauswachsen, und sichern die

Neuronenlehre (siehe Abb. 18) absolut. Wenn diese amöboiden Bewegungen der Nervenfortsätze auch beim Erwachsenen bestehen bleiben, so können sie durch Änderungen der Oberflächenspannung, welche bei der Erregung der Zelle auftreten, beeinflußt werden und daher den Berührungsgrad mit anderen Neuronen verändern.

Im Gegensatz zur Nervenfaser ist der Zellkörper des Neurons gegen die Entziehung von Sauerstoff sehr empfindlich. Bei Anoxybiose schwillt sowohl das Cytoplasma wie der Kern an. Ähnliche Veränderungen treten ein, wenn der Achsenzylinder beschädigt wird. Die Möglichkeit einer Restitution ist von dem Grade der Schädigung abhängig. Wenn eine solche stattfindet, wächst der Achsenzylinder wieder bis zur Peripherie.

Aus der Beeinflussung durch Temperaturerhöhung schließt MOTT, daß es wenigstens zwei kolloidale Substanzen in der lebenden Zelle gibt; Tropfen, von zarten Membranen umgeben, die einen zähen homogenen, halbflüssigen Inhalt haben, bilden die äußere Phase. Die Membranen an den Grenzflächen zur inneren Phase entstehen sicher durch Adsorption. Durch Temperaturerhöhung kann man die Trennung beider Phasen voneinander aufheben.

GOTCH und BURCH (1896) benutzten die Tatsache, daß jede Hälfte des elektrischen Organs von Malapterurus durch ein einzelnes großes Neuron innerviert wird, um einige Elementarvorgänge bei der Entladung der Nervenzelle zu untersuchen. Man darf allerdings ihre Resultate nur mit großer Vorsicht auf andere Neurone ausdehnen, aber sie geben wertvolle Hinweise auf das, was möglicherweise vor sich geht. Die Reaktion auf einen peripheren Reiz ist gewöhnlich nicht einfach, sondern es erfolgt eine Reihe rhythmischer Entladungen. Bei der Ermüdung verringert sich die Zahl der Entladungen pro Sekunde, und zwar früher als die Intensität jeder einzelnen Entladung. Die Zeit, in der ein Impuls von der zentripetalen zur zentrifugalen Seite der Zelle gelangt, beträgt 0,008—0,01 Sekunden. Bei der Ermüdung wächst sie.

Was die eigentliche Funktion des Zellkörpers des Neurons ist, ist nicht ganz leicht nachzuweisen. Davon, daß er der Ort ist, wo sich die Fasern verschiedener anderer Neurone treffen, und der gestattet, daß sich eine Anzahl afferenter Bögen vereinigen, welche schließlich gemeinsam weiter verlaufen, sehen wir hier ab. Wahrscheinlich verstärkt er ankommende Impulse, welche sonst zu schwach wären, um ein neues Neuron in Erregung zu versetzen. Die Refraktärperiode spielt sicher eine Rolle. Die Veränderungen in dem Zellkörper werden wohl die Aufnahme von Impulsen verhindern können, die aus anderen Quellen herrühren, als diejenigen sind, welche das Neuron im betreffenden Moment in Tätigkeit versetzt haben. Unter Umständen brauchen auch die Impulse gar nicht durch den Zellkörper selbst zu gehen. Wenn dieser sozusagen auf einem Seitenast der Nervenfaser liegt, kann sich der Nervenfaserfortsatz verzweigen, als Dendrit wirken und eine Verbindung mit einem anderen Neuron bilden. Sicher ist dies nur bei der Krabbe nachgewiesen. Hier liegen die Zellkörper auf der Oberfläche der Ganglienmasse, und BETHE (1897 und 1898) konnte sie exstirpieren. Trotzdem wurde der Reflex durch das Neuropil weiter befördert. Nach einiger Zeit verschwindet der Reflex, aber wahrscheinlich nur weil die Ernährung durch die Exstirpation des Zellkörpers mit seinem Kern gestört ist.

Ein ähnliches, aber weniger überzeugendes Experiment hat STEINACH (1899) aus-geführt, und zwar an den Ganglien der dorsalen Rückenmarkswurzeln des Frosches. Schneidet man diesen die Blutzufuhr ab, so degenerieren die Zellen nach ungefähr 14 Tagen, die sen-siblen Impulse wurden aber doch noch durch die Ganglien übertragen. Wenn diese Ergebnisse für die Neurone im allgemeinen Gültigkeit haben sollten, muß man zugeben, daß die Zellsubstanz selbst nur eine sehr geringe Bedeutung hat. abgesehen davon, daß sie für die Ernährung unbedingt nötig ist. Der physiologische Vorgang müßte dann hauptsäch-lich in der Synapse vor sich gehen.

Die Zellkörper haben die gleichen Bedürfnisse wie Zellen, in denen Stoff-wechselprozesse sich vollziehen, besonders das Bedürfnis nach Sauerstoff. Die Frage nach dem Gaswechsel des Zentralnervensystems ist noch nicht gründlich untersucht. LEONARD HILL und NABARRO (1895) fanden den Sauerstoffverbrauch und die Kohlensäureabgabe erheblich geringer als die des Muskels, wie zu er-warten war. Die Blutstromgeschwindigkeit wurde in diesen Experimenten nicht bestimmt. Infolgedessen war die Atmung des Gehirns mit der anderer Organe nicht direkt vergleichbar. Die dunkle Farbe des Blutes der Hirnvenen läßt einen ziemlich erheblichen Verbrauch an Sauerstoff annehmen. Der Mensch wird, wenn die normale Zufuhr von arteriellem Blut aufhört, sofort bewußtlos, was zeigt, wie nötig die dauernde Sauerstoffzufuhr ist. Wenn der Sauerstoffverbrauch klein sein sollte, würde hieraus hervorgehen, daß die Sauerstoffspannung im Gehirn hoch sein muß, um es funktionsfähig zu erhalten.

In der Arbeit von ALEXANDER und CSERNA (1913) wurde die Durchströmungsgeschwin-digkeit bestimmt; die kleinen Werte von HILL und NABARRO zeigten sich als durch die Nar-kose bedingt. Der Sauerstoffverbrauch von nicht tiefnarkotisierten Tieren war sehr er-heblich, nämlich 0,36 ccm pro Gramm und Minute. Wenn die Zahl nicht ein Druckfehler statt 0,036 ccm ist, muß man an Versuchsfehler denken, da BARCROFT und DIXON nur 0,011 beim Herzmuskel und BARCROFT 0,028 bei den Speicheldrüsen gefunden hat (siehe BARCROFTS Aufsatz, 1908, S. 757).

A. R. MOORE (1919) gibt an, daß das Nervengewebe bei seiner Tätigkeit Kohlensäure produziert. Bei ausgedehnten Nervendegenerationen finden sich im Blut oder in der Cerebrospinalflüssigkeit Zersetzungsprodukte des Lecithins usw. Sonst aber ist der Stoffwechsel des Nervengewebes unbekannt.

## Das Nervennetzwerk.

Es ist klar, daß zwischen den Einheiten, welche das Nervensystem zu-sammensetzen, unter allen Umständen eine physiologische Kontinuität vor-handen sein muß. Bei allen Tieren oberhalb der Cölenteraten aber besteht zwischen den Neuronen keine direkte strukturelle protoplasmatische Verbindung; wir haben bereits von der zwischengeschalteten synaptischen Membran ge-sprochen und werden ihre Eigenschaften gleich zu besprechen haben. Bei den Cölenteraten, vielleicht auch bisweilen bei höheren Tieren, gibt es aber eine Art Nervengewebe, das gewisse Eigenschaften zentraler Natur besitzt, und bei dem eine direkte anatomische Verbindung zwischen den verschiedenen Nerven-fasern und Zellen zu bestehen scheint. Ein derartiges System kann Impulse nach allen Richtungen weiterleiten, wie wir dies bei den Schwimmbewegungen der Medusa sehen. Hier hängt die Fähigkeit, koordinierte Bewegungen auszuführen, von der refraktären Phase ab. Impulse, die zum Zentrum kommen, wenn es bereits in Erregung begriffen ist, sind dann unwirksam (siehe ROMANES, 1876,

und BETHE, 1903, S. 76—124). Über die „abgefangene" Erregungswelle siehe
A. G. MAYER, 1906, 1908, und HARVEY, 1912.

VON UEXKÜLL (1909, S. 81) will den Begriff „Unterbrecher" oder „Repräsentant"
für etwas zwischen dem Nervennetz und der Muskelfaser Gelegenes einführen. Seine Eigenschaft würde darin bestehen, Impulse anzusammeln und als „Erregung" weiterzugeben.
Diese „Erregung" fließt von einem Orte mit höherem Druck in dem Netzwerk zu einem mit
niedrigerem Druck, so daß ein erschlaffter Muskel gereizt wird und umgekehrt (siehe auch
S. 135 aus VON UEXKÜLLS Buch).

Bei höheren wirbellosen Tieren, wie den Regenwürmern, besteht das Strick-
leiternervensystem aus einem Netzwerk der Fortsätze der afferenten und
efferenten Zellen. Es ist schwer zu sagen, ob hier eine direkte anatomische
Kontinuität vorliegt. RETZIUS meint (1892, S. 14), daß die Verbindung durch
Berührung geschieht.

Selbst bei Wirbeltieren kommen in peripheren Teilen Nervenverschlingungen
vor, die Netzwerke zu sein scheinen. Eine Abbildung derartiger Verhältnisse
im Gaumen des Frosches findet sich auf S. 79 von BETHES Buch (1903). Ähnliche Strukturen bestehen in den Wandungen der Blutgefäße und überhaupt
bei glatter Muskulatur (siehe Abb. 109, S. 402, nach RETZIUS, 1892). Ob diese
„Netzwerke", die zwar im gefärbten Präparat, besonders an den Verzweigungen,
Verdickungen aufweisen, die Eigenschaften von Nervenzentren, z. B. die der
Reflexwirkung, besitzen, ist nicht sicher. Wenn man die von RETZIUS (1892)
gegebene Abbildung sorgfältig betrachtet, hat man den Eindruck, daß Anastomosen zwischen den Ästen verschiedener Nervenfasern nicht vorkommen.
Bei den vasomotorischen Nerven liegt auch keinerlei Notwendigkeit für die
besondere Erregung verschiedener Muskelzellen vor, was bei der feinen Anpassung des willkürlichen Muskels ganz anders ist. Eine beträchtliche Anzahl
glatter Muskelfasern muß vielmehr gleichzeitig in Tätigkeit geraten. Aber,
selbst wenn sie existieren, ist es klar, daß solche Netzwerke nicht dasselbe sind
wie die Nervenzentren der niedrigeren wirbellosen Tiere.

Eine Ausnahme macht vielleicht der Auerbachsche Plexus des Verdauungstraktes. Er scheint, wie wir gesehen haben (S. 468), Reflexfunktionen zu
besitzen. Es ist leicht, Ganglionzellen in ihm nachzuweisen. Dieses System
besitzt aber eher die Eigenschaften eines synaptischen Systems, das heißt Erregung und Hemmung wird in bestimmte Richtung geleitet, als die Indifferenz
des typischen Netzwerks; GASKELL hat gezeigt, daß die Annahme einer Reflexwirkung unnötig ist (siehe S. 468).

Wichtig ist, wie MEEK (1911) festgestellt hat, daß die Plexusverbindungen ungefähr
4 Monate nach der Abtrennung vom Darm regenerieren. Dis Muskel- und Epithelregene-
ration ist erheblich früher wieder da als die Fähigkeit, eine Hemmungswelle zu übertragen,
was wiederum zeigt, daß der „myenterische Reflex" seinen Ursprung im Nerven hat.

Auf Grund von ausgedehnten, ins einzelne gehenden Untersuchungen
über periphere Nervennetze, besonders beim Herzmuskel und bei der Innervation der Chromatophoren der Cephalopoden, kommt HOFMANN (1907) zu
folgendem Schluß, der mit den Beobachtungen anderer Forscher an der glatten
Muskulatur von Wirbeltieren übereinstimmt. Die Nervenbündel, welche derartige Muskelstrukturen versorgen, bilden durch Verzweigung und Teilung der
in ihnen enthaltenen groben Nervenfasern einen Hauptplexus. Die Richtung

des Faserverlaufs in diesem Nervenplexus ist unabhängig von der Richtung des Muskelfaserverlaufs und kreuzt sie oft. Diese Fasern bilden untereinander keine Anastomosen. HOFMANN hat früher gezeigt (1904), daß jede Nervenfaser ihr eigenes Verteilungsfeld hat und daß sich die Erregung nicht darüber hinaus verbreitet, was z. B. bei den Medusen der Fall ist. Von diesem Plexus gehen aber auch Fasern aus, die einen zweiten, den „terminalen" Plexus bilden, dessen einzelne Fasern dicht neben den Muskelzellen verlaufen, aber keine definitiven „Endigungen" in oder auf ihnen bilden, sondern schließlich wieder zurückkehren und sich mit anderen Zweigen derselben Faser oder vielleicht anderen Fasern desselben Nerven vereinigen. Allerdings konnte nicht entschieden werden, ob dies wirklich der Fall war und ein kontinuierliches Nervennetz von den Ästen desselben Nervenbündels gebildet wird. Die Existenz von kurzen Fibrillen, die zur Muskelsubstanz gehen, wird aber durch diese Ergebnisse nicht ausgeschlossen. Es ist nicht unwahrscheinlich, daß es, abgesehen von Berührungen der Nervenzweige mit den Muskelfasern, eine Verbindung zwischen der Nervenfaser und der Muskelzelle gibt. In diesen Plexus sind keinerlei Ganglionzellen vorhanden. In guten Präparaten sieht man, daß das, was man für Ganglienzellen gehalten hat, kein Nervengewebe ist. Es scheint sich um Kerne von Bindegewebszellen aus den Nervenscheiden zu handeln.

Die Bedeutung dieser Tatsachen für das Herz werden wir später kennenlernen.

Solche periphere Nervennetze, wie wir sie soeben beschrieben haben, haben nur die Erregungsleitung zu besorgen. Es gehen von ihnen keinerlei automatische Erregungen aus. Ebensowenig handelt es sich um Reflexzentren.

Die Nervenfasern leiten doppelsinnig. Wenn daher nur ein Ast einer verzweigten Nervenfaser irgendwie in Erregung gerät, wird diese zu allen Ästen der Nervenfaserverzweigung fortgeleitet und, falls sie einem Nervennetz angehört, auch zu allen dazugehörenden Fasern. Das hat LANGLEY (siehe S. 513) einen „Achsenzylinderreflex" genannt. Die Erregung wird dabei zu allen zugehörigen Effektorzellen fortgeleitet. Diese Erscheinung ist für gewisse Phänomene bei den Vasomotoren der Haut von Bedeutung. Die Reizung der peripheren Enden der dorsalen Wurzeln führt in dem Gebiet, dessen sensible Innervation durch die betreffende Wurzel geht, zu einer Erweiterung der Arterien. DOI (1920) wies dies beim Frosch nach. Außer den Arterien erweiterten sich auch die Capillaren. Ich konnte (1901, 2) zeigen, daß die betreffenden Nervenfasern dieselbe Art der anatomischen Verbindung und dieselben Degenerationsbezirke haben wie die gewöhnlichen afferenten Fasern. Auf der Haut kann man bekanntlich durch Aufbringung von Senföl eine Entzündung hervorrufen. SPIESS (1906) beobachtete, daß eine vorherige Cocainisierung der betreffenden Hautstelle das Auftreten einer Senfölentzündung verhindert, und er glaubte, daß der Entzündungsprozeß durch einen Rückenmarksreflex auf gefäßerweiternde Nerven entstehe. NINIAN BRUCE (1910) fand aber, daß die Entzündung auch nach Durchschneidung der betreffenden Rückenmarkswurzeln noch eintrat. Es konnte sich also nicht um einen Rückenmarksreflex handeln. Nach Regeneration der betreffenden Nervenfasern kam es aber zu keiner Entzündung mehr. Die Vasodilatation durch Senföl tritt also nur bei intakter sensibler Leitung auf, ist aber kein echter Rückenmarksreflex. Die einzig mögliche Erklärung ist wohl

die von BRUCE selbst gegebene, daß es sich um einen „Achsenzylinderreflex"
handelt. Man muß annehmen, daß die sensiblen Fasern sich an der Peripherie
teilen, wobei die einen zu den Recep-

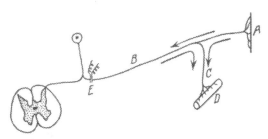

toren der Haut gehen, die anderen
zu der Muscularis von Arterien,
wo sie als efferente Hemmungsfasern wirken (Abb. 114). Wenn
man den zu den Receptoren
gehenden Ast reizt, geht die Erregung auch zur Hauptfaser und
von da zu den Verzweigungen,
welche zu der Muscularis der Arterien führen. Nach meiner Annahme (1901, 2, S. 196) bilden die
letzteren ein peripheres Nervennetz.

Abb. 114. Achsenzylinderreflex. Schema einer
reflektorischen antidromischen Vasodilatation.
Infolge eines auf *A* treffenden Reizes geht die
Faser *B* entlang einer Erregungswelle zum
Rückenmark. Eine seitliche Verzweigung *C* geht
von dieser Faser ab und endigt in der Gefäßwand der Arteriole *D*. Bei Reizung von *A* geht
eine Erregung nach *D* über *C*. Außerdem geht
die Erregung, wenn die Faser *B* nicht durchschnitten ist, auch zum Rückenmark. (BAIN-
BRIDGE and MENZIES „Escentials of Physiology"
S. 289.)

## Das synaptische System.

Die anatomische Einheit der
höheren Nervensysteme ist, wie
wir gesehen haben, das Neuron.
Der beste Beweis für die Struktureinheit des Neurons und den Zerfall des
Zentralnervensystems in lauter einzelne Neurone besteht darin, daß die
Degeneration (nach der Abtrennung einer Nervenfaser von ihrem Neuron durch
Durchschneidung) nur bis zu der Berührung (Synapse) mit den Dendriten eines
anderen Neurons fortschreitet. Der funktionelle Zusammenhang zwischen den
einzelnen Nerven ist also nicht gleichzeitig auch ein protoplasmatischer oder
stoffwechselchemischer. Wie SHERRINGTON gezeigt hat (1906, S. 17), ist diese
Berührungsfläche von großer funktioneller Bedeutung. Sie „verlangsamt die
Diffusion, wirkt Schwankungen des osmotischen Druckes entgegen, vermindert
die Ionenverschiebung und kann elektrische Ladungen akkumulieren. Auf
ihr kann sich eine elektrische Doppelschicht ausbilden; ändert sich ihre Gestalt
und ihre Oberflächenspannung, so kann dies zu Änderungen in der Potentialdifferenz führen und umgekehrt. Sie kann ferner als Membran zwischen verdünnten Lösungen von Elektrolyten verschiedener Konzentration wirken oder
als Membran zwischen kolloidalen Suspensionen, deren Körperchen verschiedenes
Ladungsvorzeichen tragen." Das sind etwa alle Erscheinungen, von denen wir
in den früheren Kapiteln gesehen haben, daß sie grundlegende Bedeutung für
den Zellmechanismus haben. Ein und dasselbe Neuron kann also in der verschiedensten Weise beeinflußt werden, so daß Erregung oder Hemmung bei verschiedenen Nervenvorgängen resultiert. Der daraus erwachsende Vorteil für
das sparsame Arbeiten der Maschine liegt auf der Hand.

Einige Eigenschaften der Synapsen haben wir schon angegeben, aber eine
Wiederholung an dieser Stelle kann nichts schaden.

Da keinerlei kontinuierliche Strukturen bestehen, muß die Möglichkeit,
daß zwei Neurone an der Synapse bei Zunahme der Oberflächenspannung sich
voneinander entfernen, in Betracht gezogen werden.

Die Wirkung von Elektrolyten (S. 265) des Chloroforms und Strychnins (S. 516) greift sicher an der Synapse an, welche, wie andere Zellmembranen, wahrscheinlich ein kolloidales System darstellt.

Die *Summation* einer Serie einzelner an und für sich unwirksamer Reize, die schließlich doch einen Reflex hervorbringen, kommt bei Nervenzentren regelmäßig vor. Auch der von SHERRINGTON als „Erleichterung" bezeichnete Vorgang gehört hierher. Es handelt sich dabei darum, daß ein wirksamer Reiz die Erregbarkeit für eine gewisse Zeit erhöht, so daß vorher unterschwellige Reize nunmehr wirksam werden. Auf die Arbeit von ADRIAN und LUCAS (1912, S. 121) wurde schon hingewiesen.

ADRIANS Arbeit (1912, S. 411) über das „Alles- oder Nichts-Gesetz" hat auch für das Zentralnervensystem wichtige Konsequenzen. ADRIAN zeigte, daß eine Erregungswelle, welche durch ein Gebiet herabgesetzter Erregbarkeit geht, nicht dauernd an Intensität abnehmen kann. Sie kann also nicht so klein werden, daß sie eine benachbarte Synapse nicht mehr passieren kann. (s. S. 515). Daraus geht die Bedeutung der Verbindungen eines bestimmten Neurons hervor: die Anatomie der Nervenfasern und Zentren, die untereinander verbunden werden, ist von wesentlicher Bedeutung. Gleichzeitig zeigt die Wirkung des Strychnins, daß im Rückenmark wenigstens eine potentielle Verbindung zwischen Receptoren und allen motorischen Neuronen vorhanden ist. Ein lokalisierter Reiz setzt nämlich alle Muskeln des Körpers in Tätigkeit.

*Irreziproke Leitung.* Für gewöhnlich scheint die Synapse Erregungen nur in einer Richtung durchzulassen. So fanden GOTCH und HORSLEY (1891, S. 485), bei Reizung des zentralen Endes einer efferenten Wurzel oberhalb der gereizten Stelle keine elektrische Veränderung im Rückenmark. Dagegen war dies bei der Reizung einer afferenten Wurzel der Fall. Andererseits geht die Erregung eines Rückenmarkzentrums teilweise nach rückwärts hinunter zu anderen afferenten Wurzeln. Durch ein geniales Experiment hat VESZI (1909) gezeigt, daß bei fortgesetzter Reizung eines motorischen Nerven die Reflexzentren nicht ermüden. Der Erregungsprozeß breitet sich nach innen nicht bis zu den ermüdbaren Orten aus. Weiteres hierüber im nächsten Kapitel (S. 592).

Wir haben (S. 172) gesehen, daß die Durchlässigkeit einer Membran für nur eines der beiden Ionen eines Salzes die Leitung eines elektrischen Stromes nur in einer Richtung ermöglicht. Die irreziproke Durchlässigkeit ist daher ein experimentell realisierbarer Zustand.

*Die Ermüdung.* Wir haben bereits gesehen, daß ein motorisches Zentrum für e i n e n Reflex ermüdet sein kann, während es einen andren glatt durchgehen läßt (S. 510). Diese Ermüdung muß also in einigen S y n a p s e n, nicht in dem tätigen Neuron selbst liegen. Die Experimente von DOLLEY, auf die auf S. 16 oben hingewiesen ist, und die anderer Beobachter zeigen, daß besonders starke Ermüdung zu nachweisbaren Veränderungen in der Zellsubstanz führt.

## Die Reflexwirkung.

Im einfachsten Fall, wie bei der Seeanemone, kann ein Effector direkt durch eine Receptorzelle oder ihre Verlängerung erregt werden. Dann ist noch kein Zentralnervensystem vorhanden. Als Reflex bezeichnen wir erst die Funktionseinheit, deren anatomische Basis der Reflexbogen ist, dessen anatomische Ein-

heiten wieder von Neuronen gebildet werden. Er besteht in seiner einfachsten
Form aus wenigstens zwei Neuronen außer der Effectorzelle. Das Receptorneuron bildet eine Synapse mit dem motorischen Neuron, dessen Zellkörper im
Zentralnervensystem liegt. Aus ihm tritt ein Achsenzylinder aus, der einen
Effector erregt. Anders ausgedrückt: der Mechanismus besteht aus drei Teilen,
receptorischen, leitenden (einschließlich Nervenfaser und Zentralzelle) und effec-
torischen (das in Tätigkeit versetzte periphere Organ). Selbst beim Wirbeltier
liegt der Zellkörper des Receptorneurons noch außerhalb des Zentralnervensystems, aber ihm sehr nahe, nämlich, wie oben gezeigt, im Ganglion der Rücken-
markswurzel. Aber immer ist, außer bei den allereinfachsten Zentralnerven-
systemen, eine Synapse zwischen wenigstens zwei Neuronen vorhanden. So wurde
mit den einfachsten Mitteln die größte Wirksamkeit erhalten, welche in der
Benutzung eines motorischen Neurons durch mehrere Receptoren besteht, das
hat SHERRINGTON (1906, S. 55) „the final common path" genannt.

Die einfachste Art des Reflexbogens findet sich nach FRÖHLICH (1901,1)
in dem Stellarganglion der Cephalopoden. Daß dieses Ganglion zentrale Funktionen hat, geht daraus hervor, daß die Reizung eines Punktes des Mantels
zu ausgebreiteten Kontraktionen führt, wenn das Ganglion intakt ist. Nach
seiner Exstirpation bleibt die Kontraktion auf die gereizte Stelle beschränkt.
Strychnin kat keine Wirkung. Also muß das intermediäre Neuron oder seine
Synapse, auf welche dieses Alkaloid wirkt, fehlen. Der Bogen besteht nur aus dem
Receptorneuron, das im Ganglion eine Synapse mit dem motorischen Neuron
bildet. Wir haben also zwei Neurone und eine Synapse.

Nach JOLLYS Versuchen (1910) hat der „Patellarreflex", d. h. die Kontraktion der Streckmuskeln des Beins, die durch Klopfen auf die Patellarsehne
entsteht, eine „Synapsenzeit" von 0,002 Sekunden, während die des Beugereflexes 0,004 Sekunden beträgt. Der Reflexbogen des Beugereflexes scheint
aus drei Neuronen und zwei Synapsen zu bestehen, der des Patellarreflexes
nur aus zwei Neuronen und einer Synapse: ein afferentes Neuron von der Sehne,
und ein motorisches zur Muskelfaser. Die Experimente wurden mit dem Saitengalvanometer gemacht. Dadurch ist es möglich, die elektrische Veränderung
in den afferenten und den efferenten Fasern bei der Beklopfung der Sehne aufzuzeichnen. Die verschiedenen Zeiten, aus denen sich die gesamte Latenzperiode
zusammensetzt, können auf diese Weise gemessen werden. Der Patellarreflex,
bei dem es sich wohl um einen nur aus zwei Neuronen gebildeten Reflexbogen
handelt, muß aber als Ausnahmefall bei höheren Wirbeltieren angesehen werden.
Folgende Messungen aus JOLLYS Schrift sind von Interesse:

|  | Patellarreflex | Beugereflex |
|---|---|---|
| Gesamte Latenzzeit . . | 0,0055 | 0,0106 |
| Afferente Fasern . . . | 0,0005 | 0,0028 |
| Leitungszeit . . . . . | 0,0014 | 0,0020 |
| Motorische Fasern . . . | 0,0015 | 0,0015 |
| Synapsenzeit | 0,0021 | 0,0043 |

Zieht man die Summe der zweiten, dritten und vierten Zahl von der
gesamten Latenzzeit ab, so erhält man die Zeit, welche beim Passieren der
Synapsen vergeht und welche in der letzten Zeile angegeben ist.

Gewöhnlich ist wenigstens ein ergänzendes Zwischenneuron nachweisbar, das gänzlich innerhalb des Zentralnervensystems gelegen ist. Der Reflexbogen des „Kratzreflexes“ des Hundes besteht z. B. aus folgenden Elementen (SHER-RINGTON, 1906, S. 54), (Abb. 115):

1. Das Receptorneuron, von der Haut des Rückens zu der grauen Substanz des Rückenmarks reichend, es geht zu einem in Schulterhöhe gelegenen Segment. Dann folgt eine Synapse in der grauen Substanz mit

2. einem langen, gänzlich im Rückenmark gelegenen Neuron, welches abwärts zu den Zentren für das Hinterbein geht. Hier eine zweite Synapse mit

3. dem motorischen Neuron, dessen Achsenzylinder einen Beuger des Beines versorgt, der die Kratzbewegung ausführt.

Wie haben also drei Neurone und zwei Synapsen. Es können auch noch weitere intraspinale Neurone und Synapsen zwischen (1) und (2) und zwischen (2) und (3) vorkommen. Der einfachste mögliche Reflexbogen ist der soeben beschriebene, wenn es sich um Reflexe

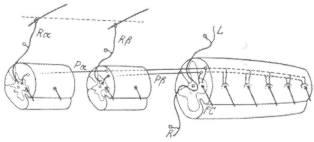

Abb. 115. Schema der Spinalbögen, die bei dem Kratzreflex des Hundes mitwirken. *L* Receptive oder afferente Nervenbahn vom linken Fuße. *R* Receptive Nervenbahn vom rechten Fuße. *Rα Rβ* Receptive Nervenbahnen, die von der linken Seite der Haut des Rückens ausgehen. *FC* Der gemeinsame Endweg, in diesem Fall das motorische Neuron für den Hüftbeuger. *Pα Pβ* Proprio spinale Neurone.

handelt, bei denen die Effectoren und Receptoren in verschiedenen Körperteilen gelegen sind.

Das motorische Neuron (3) heißt der „gemeinsame Endweg“, „final common path“, der Rest des Reflexbogens, vom Receptororgan bis zum „gemeinsamen Endweg“, heißt der „afferente Bogen“.

Zu dem Mechanismus des Kratzreflexes gehört natürlich auch ein Sinnesorgan in der Haut. Dies kann einen Reiz verstärken, der, wie ein Flohstich, an sich zu schwach wäre, um eine Erregungswelle im Receptorneuron zu erzeugen. Ebenso gehören auch die Muskelfasern des Hinterschenkelbeugers dazu, welche ja den eigentlichen Effector bilden.

Einige wichtige allgemeine Eigenschaften der Reflexwirkung werden wir noch im nächsten Kapitel kennen lernen.

## Die Funktionen des „Gehirns“.

Die Zunahme in der Kompliziertheit und Wirksamkeit des zentralen Mechanismus entsteht, wie wir sahen, durch das Auftreten von langen Zwischenneuronen und von weiteren Zwischenneuronen, welche gekreuzte Verbindungen bilden. Allmählich entwickelt sich der vordere Pol des Tierleibes zu einem „Kopf“, d. h. er bekommt besondere spezialisierte Systeme von Receptoren, welche SHERRINGTON die „Distanzreceptoren“ nennt. Durch sie wird der Organismus durch Vorgänge beeinflußt, die seinen Körper nicht direkt berühren, sondern Fernkräfte sind. Die Licht- und Schallempfindungen gehören hierher.

Gleichzeitig mit diesen „Distanzreceptoren" entwickelt sich der höchste
Teil des Zentralnervensystems, das „Gehirn". Dieser Teil des Systems überwacht alles übrige. Wir wissen, daß unser eigenes Bewußtsein irgendwie von
diesem Teile des Zentralnervensystems abhängig ist.

Wie LANGENDORFF gezeigt hat (SHERRINGTON, 1906, S. 349) verhält sich
ein geblendeter Frosch, ebenso wie ein Tier, dem die Großhirnhemisphären ent-

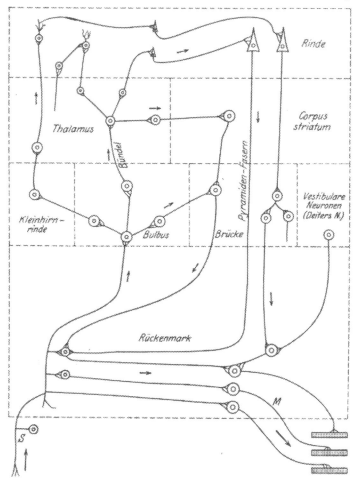

Abb. 116. Schema des Zentralnervensystems der Säugetiere nach v. MONAKOW und MOTT.
Zeigt das umfangreiche System der Assoziationsneurone als parallele oder alternierende
Bahnen zwischen den ersten sensiblen Neuronen (*S*) und dem gemeinsamen Endweg (*M*).

fernt sind; ein Hai ohne Lobi olfactorii benimmt sich gerade so, als ob er das
Vorderhirn verloren hätte. Daraus geht hervor, daß das Gehirn mit Recht als
das Zentralganglion der Distanzreceptoren aufgefaßt wird.

PAVLOV hat nun eine Methode ausgearbeitet, die Beobachtung der „bedingten
Reflexe", die wir im nächsten Kapitel beschreiben werden. Durch sie kann
man den Mechanismus der höchsten Zentren ohne Zuhilfenahme des Bewußtseins
zu untersuchen. Durch diese Methode kann man sehr wertvolle Resultate er-
erhalten. PAVLOV glaubt, daß die Benutzung psychologischer Methoden

das Problem verschleiern könnte. Jedenfalls darf die Physiologie als solche die Erscheinungen das Bewußtsein nicht behandeln. Die Einführung einer Methode, welche ohne Benutzung psychologischer Reaktionen arbeitet, ist daher ein großer Fortschritt. Die Untersuchung der höheren Sinnesorgane ist ohne die Benutzung psychologischer Reaktionen nicht möglich, wenn diese auch nur als Indicatoren dienen.

Auch die vergleichende Psychologie besitzt hierfür Methoden, welche auf die Benutzung des Selbstbewußtseins verzichten müssen. Wer sich für diese Dinge interessiert, sollte das Buch von MAGARET WASHBURN „The Animal mind" 1909 lesen.

Eine Beschreibung der Funktionen der höheren Teile des Zentralnervensystems im einzelnen würde viel mehr Raum einnehmen, als mir hier zur Verfügung steht. Die Abb. 116 mag, im Vergleich mit Abb. 112 (S. 565), eine Vorstellung von der Art der Verbindungen geben, die in den höheren Nervenzentren vorkommen. Einige Erscheinungen von allgemeinem Interesse sollen aber hier angeführt werden.

Jene Funktionen, welche wir „geistige" nennen, haben ihren Sitz im Cerebrum, besonders in der Rinde oder dem Pallium, wenn uns die Philosophen den Gebrauch des Wortes „Sitz" in dieser Beziehung gestatten. Es ist zunächst etwas überraschend, daß die Reizung von gewissen beschränkten Gebieten der Hirnrinde zu ganz bestimmten, lokalisierten Bewegungen des Gesichts, des Rumpfes oder Extremitäten führen kann. Das Gebiet, das diese Eigenschaften besitzt, nennt man, der Bequemlichkeit halber, das „motorische Feld". Von diesem geht ein System von langen Neuronen aus, welche die Pyramidenbahnen heißen. Ihre Achsenzylinder entspringen aus Riesenzellen in den Pyramiden, den „Betz-Zellen", die in einer besonderen Schicht der grauen Rindensubstanz liegen. Diese Achsenzylinder bilden mit Zwischenneuronen Synapsen, die am distalen Ende des Rückenmarks liegen können, und endlich mit den motorischen Neuronen des „gemeinsamen Endweges". Diese Betz-Zellen verschwinden bei der Durchschneidung der Pyramidenbahnen, wie dies die Abb. 117 (HOLMES und MAY. 1909) zeigt. Zur Zeit sind wohl die meisten Neurologen der Ansicht, daß die Pyramidenbahnen keine direkten Synapsen mit den motorischen Neuronen des Rückenmarks bilden, wie man dies früher annahm, sondern mit Zwischenneuronen, die mehr nach der afferenten Seite hin gelegen sind. Die motorische Region unterscheidet sich auch histologisch von anderen, nicht exzitablen Regionen.

Der Nachweis, daß auf die elektrische Reizung bestimmter Bezirke der Hirnrinde Bewegungen der Extremitäten erfolgen, wurde zuerst von FRITSCH und HITZIG (1870) geführt, er bedeutete einen großen Fortschritt in der Erkenntuis. Viele hatten angenommen, daß die „geistigen" Funktionen von der materiellen Beschaffenheit des Nervensystems unabhängig wären. Die Ansichten von GALL (1825, GALL und SPÜRZHEIM, 1810—1819) wurden nicht beachtet, weil sie wissenschaftlich nicht genügend begründet zu sein schienen. Sein System war auch wirklich auf recht oberflächliche Betrachtungen basiert, erst AUGUSTE COMTE (1877, 3, 565—570) lenkte die Aufmerksamkeit auf die philosophische Bedeutung seines Werkes.

Die Rindenregion, deren Reizung zur Bewegung der Muskulatur führt, können wir auch das motorische Feld nennen. Das geschieht aber nicht in dem

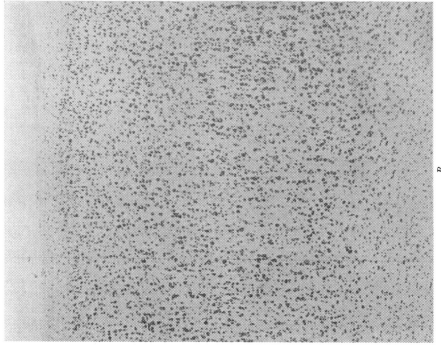

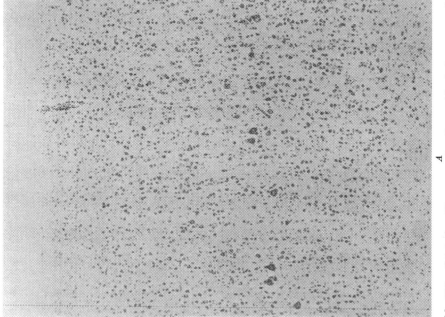

Abb. 117. Zeigt den Ursprung der Pyramidenbahnen aus den Riesenzellen von BETZ in der Großhirnrinde. *A* Mikrophotographie der präzentralen Rinde beim Affen. Man beachte die Riesenzellen gerade unterhalb der Mitte. *B* Schnitt aus dem entsprechenden Teil der linken Hemisphäre 157 Tage nach Durchschneidung der rechten Rückenmarkshälfte. Nur undeutliche Überbleibsel von 2 Riesenzellen sind sichtbar. Da die Achsenzylinderfortsätze dieser Zellen im Rückenmark durchschnitten sind, degenerieren auch die Zellkörper und können nicht mehr durch Färbung dargestellt werden. (HOLMES und MAY, „Gehirn", 1909, Abb. 5.)

Sinne, in dem wir von den motorischen Neuronen des Rückenmarks in dem ventralen Horn der grauen Substanz reden. In ersterem Falle wird ein Teil eines bestimmten komplizierten Systems von Neuronen in Erregung versetzt, deren Wirksamkeit zu einer bestimmten Bewegung gehört. Wenn wir daher den ganzen recht komplizierten gebauten Bogen bis zu dem endständigen motorischen Neuron als afferent ansehen, können wir diese Rindenfelder als „sensorimotorische“ oder „kinästhetische“ entsprechend der Auffassung von BASTIAN, bezeichnen. (siehe sein Buch)von 1880, S. 584—588).

GRAHAM BROWN und SHERRINGTON (1913) haben dann gezeigt, daß die Abtragung eines Rindenfeldes, selbst bei einem so hochorganisierten Tiere, wie der Schimpanse es ist, nicht zur dauernden Lähmung der motorischen Partien führt, welche diesem Feld zugeordnet sind. Entfernt wurde das Rindenfeld auf der linken Seite, welches die Bewegungen des rechten Armes beherrscht. Zunächst trat völlige Lähmung des rechten Armes ein. Im Verlaufe von $4^1/_2$ Monaten stellten sich aber die Armbewegungen so vollständig wieder her, daß man in dem Verhalten der beiden Arme keinen Unterschied nachweisen konnte. Für diesen Restitutionsvorgang erscheinen zunächst drei Erklärungen als möglich:

1. Regeneration des zerstörten Gebietes. Das ist ausgeschlossen; $6^1/_2$ Monate nach der ersten Operation wurde nämlich eine zweite Operation ausgeführt. Dabei konnte die bei der ersten Operation betroffene Region geprüft werden. Sie erwies sich als unerregbar.

2. Die Bewegungsinnervation des rechten Armes wird durch das gesunde Rindenfeld des linken Armes mit übernommen. Um diese Möglichkeit zu prüfen, wurde $4^1/_2$ Monate nach der ersten Operation das Armfeld in der rechten Hirnrinde zerstört. Die Folge war eine Lähmung des linken Armes, aber keine Veränderung in den Bewegungen des rechten Armes, dessen Funktion sich nach der anfänglichen Lähmung wieder hergestellt hatte. Nach zwei weiteren Monaten waren die Bewegungen beider Arme wieder normal.

3. Die postcorticale Region, die zwar durch den elektrischen Reiz nicht erregbar ist, kann die Funktion des Rindenfeldes übernommen haben. Zwei Monate nach der zweiten Operation wurde auch diese Hirnregion entfernt. Bei der Operation war sie wie gewöhnlich nicht elektrisch erregbar. Ihre Entfernung hob die willkürlichen Bewegungen nicht auf, wohl aber war 2 oder 3 Wochen nach der Entfernung eine gewisse Schwäche bei einigen Bewegungen nachweisbar, die aber später vollkommen verschwand.

Die durch Reizung der motorischen Rindenfelder erhaltenen Reaktionen sind, verglichen mit Rückenmarksreflexen, durch leichte Variationen in der Beschaffenheit des Tieres, der Blutzufuhr, der Narkose usw. viel stärker beeinflußbar. GRAHAM BROWN und SHERRINGTON (1912) haben die Reaktionen, die man durch elektrische Reizung von Rindenpunkten erhielt, von denen aus eine Beugung und eine Streckung im Ellbogengelenk erhalten wurde, systematisch untersucht. Die Bewegungen der beiden Antagonisten, des Supinator longus und des Humeruskopf des Triceps, wurden myographisch aufgezeichnet. Die erhaltenen Wirkungen waren sehr kompliziert. Veränderliche Latenzzeiten, verschiedene Nachwirkungen wie tonische und klonische Krämpfe, sehr verschiedene Rückwirkungen auf den antagonistischen Muskel, zeigen die große Kompliziertheit der Rindenreaktion. Hemmungswirkungen scheinen häufiger

als Erregungen vorzukommen. Sie scheinen von der gleichzeitigen Erregung der
Antagonisten unabhängig zu sein, was von der im folgenden Kapitel zu erwähnenden typischen reziproken, spinalen Reflexwirkung ganz verschieden ist.

Ein und derselbe Rindenpunkt ergibt nach einem längeren Reizintervall
fast dasselbe Resultat wir vorher. Wird er unmittelbar nach einer vorangegangenen Reaktion gereizt, so erhält man gewöhnlich die entgegengesetzte Wirkung;
eine Stelle, die vorher Erregung zeigte, ergibt Hemmung, wenn sie bald darauf
zum zweiten Male gereizt wird. Es wurde z. B. zunächst ein Punkt gereizt,
der eine Streckung des Ellbogens ergibt, und dann ein Punkt, der Beugung des
Ellbogens veranlaßt, und endlich der Reiz des Streckungspunktes wiederholt.
Die Wirkung ist dann gewöhnlich eine Beugung. In dem decerebrierten Präparat verursacht die Reizung eines afferenten Nerven der betreffenden Extremität Kontraktion der Beuger und Hemmung der Strecker. Bei intaktem Gehirn wird die Wirkung der Rindenbeugestelle durch die Reizung eines solchen
afferenten Nerven erhöht, auf Reizung eines Rindenstreckungspunktes erfolgt dann eine Beugung. Wenn also die Reizung dieses Punktes normalerweise eine Streckung geben würde, kann die gleichzeitige Reizung des afferenten
Nerven die Wirkung zur Beugung umkehren, das Resultat hängt aber sehr von
den relativen Stärken der beiden Reize ab. Wenn zwei antagonistische Rinden-
stellen gleichzeitig gereizt werden, scheinen sich die antagonistischen Wirkungen
algebraisch zu summieren. Hieraus ergibt sich der allgemeine Schluß, daß es
zu den Spezialfunktionen der Hirnrinde gehört, nötigenfalls die rein spinalen
Reflexe umzukehren.

Die Arbeit von OSBORNE und KILVINGTON (1910) steht zu diesem Ergebnisse
in wichtiger Beziehung. Diese Forscher durchschnitten einen der Nervenstränge
des linken Plexus brachialis und brachten den zentralen Stumpf mit dem
peripheren Stumpf des entsprechenden Stranges der rechten Seite zur Verheilung.
10 Monate nach der Operation ergab die Reizung des rechten motorischen
Feldes Bewegungen beider Vorderpfoten, während normalerweise nur die
linke Pfote hätte bewegt werden sollen. Das linke motorische Feld war unerregbar geworden. Wichtig ist, daß die natürlichen koordinierten Bewegungen
der Glieder anscheinand ganz normal waren, so daß der Schluß berechtigt ist,
daß die motorischen Rindenzentren ihre Funktion verändern können. Die
Aufgabe des linken motorischen Feldes muß in diesem Experiment von dem der
rechten Seite übernommen worden sein. KENNEDY (1914) führte ähnliche Experimente aus. Er vereinte die Nerven des Vorderbeines des Hundes derart,
daß sowohl Strecker wie Beuger von demselben Nerven versorgt wurden. Der
antagonistische Nerv wurde entfernt. Nach der Regeneration wurden die
betreffenden Rindenzentren gereizt. Das dem entfernten Nerven entsprechende
war unerregbar geworden. Das andere Zentrum, das normalerweise nur Beugung
oder nur Streckung hervorgehoben haben würde, je nach dem gereizten Punkte,
brachte jetzt eine Kontraktion beider Antagonisten hervor. Eine Kontraktion
von einer Muskelgruppe allein war nunmehr durch Reizung des Rindenfeldes
nicht mehr erhaltbar.

Einige Experimente von BURNETT (1912) klären die Rindenfunktion noch
weiter. Frösche ohne Hirnhemisphären reagieren wie Maschinen, man kann ungefähr vorher sagen, was sie tun werden, was bei normalen nicht möglich ist.

Dabei ist, solange nicht von der Umgebung her Reize einwirken, ihr Verhalten kaum ein anderes als das normaler Tiere. Die normalen und die großhirnlosen Frösche wurden in demselben Vivarium zusammengehalten. Wenn man Fliegen hinein tat, waren die normalen Frösche geschickter beim Fangen. Wenn ein Frosch herausgenommen und unter eine Glasglocke auf den Tisch gesetzt wurde und Fliegen hineingetan wurden, fing der großhirnlose Frosch alle in ein paar Minuten, während der normale Frosch versuchte, aus dem Behälter herauszukommen, oder herumkroch, vermutlich weil er sich fürchtete.

Die verschiedenen Mechanismen, welche der Analyse dienen und mit Sinnesreceptoren verbunden sind, sind auch in erheblichem Grade lokalisiert. Einzelheiten gehen über den auf diesen Seiten zur Verfügung stehenden Raum hinaus.

Eine wertvolle allgemeine Besprechung der Lokalisation im Gehirn findet sich in der Schrift von GRAHAM BROWN (1916).

## Das Kleinhirn.

Die Funktion des Kleinhirns wird am besten durch die Ansicht von SHERRINGTON (1906, S. 347—349) wiedergegeben. Darnach ist es das oberste Ganglion für das System, das die Stellung des Körpers im Raume beherrscht. Es koordiniert alle Bewegungen in bezug auf normale Lage, entsprechend den nicht nur von den Muskeln, sondern auch von dem Labyrinth erhaltenen Informationen. Seine enge Beziehung zum Deiterschen Kern, dem Mittelpunkt der Labyrinthnerven, und zu den motorischen Großhirnrindenfeldern wird so erklärlich. Man versteht auch, warum das Kleinhirn bei der Decerebrierungsstarre eine Rolle spielt. GORDON HOLMES konnte auf Grund dieser Ansicht Kleinhirnverletzungen diagnostizieren, wodurch sie wichtige Bestätigung erhalten hat (siehe HOLMES, 1918).

Bei der elektrischen Reizung der Kleinhirnrinde erhält man keine Reaktionen. EDINGER hatte bereits angenommen, daß das Kleinhirn das wichtigste sensible Zentrum sei, womit die Arbeit von HORSLEY und CLARKE (1908) übereinstimmte.

## Das Gedächtnis und die Assoziationen.

Da sich während des Lebens eines Tieres keine neuen Neurone bilden und keine Regeneration eintritt, wenn der Zellkörper eines Neurons zerstört ist, muß jeder neue Reflex und jede neue Assoziation durch die Bildung neuer Verbindungen zwischen bereits vorhandenen Neuronen entstanden sein. Das Gedächtnis besteht in der mehr oder weniger dauernden Einrichtung solcher Verbindungen. Natürlich kann später auch wieder eine Trennung erfolgen.

Es scheint, daß bei niederen Organismen, wie den Insekten, durch längere Übung eine Gewohnheit entstehen kann, so daß sie z. B. ihren Weg zur Nahrung auch auf einem komplizierten Weg zu finden lernen. In einem solchen Falle kann man versuchen, die Zeit zu bestimmen, während deren die Tiere die neu erlernte Fähigkeit ausüben können. Solche Versuche sind an der Küchenschabe ausgeführt worden. Sie haben ergeben, daß das Tier das Gelernte nur etwa $1/_2$ Stunde lang behalten kann.

Bei den höheren Tieren bilden sich neue Assoziationen, soweit wir wissen, nur in der Großhirnrinde. Die bereits erwähnten Experimente von BURNETT

(1912) zeigten, daß decerebrierte Frösche auch nicht die einfachsten Assoziationen bilden konnten.

Bei den niederen Tieren scheint die Zentralisation weniger ausgebildet zu sein. Jerkes (1912) fand, daß ein Regenwurm, dem man die Gewohnheit, einen besonderen Weg einzuschlagen, beigebracht hatte, das „Gedächtnis" hierfür nach der Exstirpation der Cerebralganglien nicht verlor.

Gegenüber der willkürlichen Einführung von Ausdrücken wie „Urteil" oder „Entschlußfassung" durch eine Art „Verstand", die einige auch bei der Erklärung von Erscheinungen an den einfachsten Nervensystemen einführen wollen, sind die Experimente von A. A. Moore (1910) über den Seestern wichtig. Das Zentralnervensystem dieses Organismus ist ringförmig, und ein Nerv strahlt nach jedem Arm aus. Wenn man einen einfachen Schnitt quer über den Ring legt, wird die Möglichkeit, jeden Arm vom Zentrum aus zu kontrollieren, nicht aufgehoben. Der Umstand, daß der dem Schnitt zunächstgelegene Arm dann mit den anderen bei gerichteten Bewegungen nicht mehr koordiniert, beweist, daß zur „intelligenten" Zusammenarbeit eine direkte nervöse Verbindung über den Schnitt hinweg nötig ist. Jeder Arm kann Impulse auslösen, welche aber nur die angrenzenden Arme beeinflussen und mit der Entfernung von ihrem Ausgangspunkt rasch abnehmen. Trotzdem genügt dieser einfache Mechanismus für die komplizierten gerichteten Bewegungen des Tieres. (Sie auch A. R. Moore, 1920.)

Die Beziehungen zwischen Instinkt und Intelligenz werden in der Arbeit von Carveth Read (1911) behandelt.

## Die Sprache.

Von dem nervösen Mechanismus der Sprache und anderer Fähigkeiten, wie des Lesens und Schreibens, die damit zusammenhängen, haben wir bisher noch nicht gesprochen.

Schon früh in der Entwicklung sozialer Gemeinschaften finden sich irgendwelche Mittel, welche z. B. das Herannahen einer Gefahr mitteilen sollen. Mit unartikulierten Lauten kann man aber sehr wenig tun, und erst die artikulierte Sprache mit ihrer großen Verschiedenartigkeit der Worte, die bestimmte Bedeutungen haben, ermöglichte ein schnelles Fortschreiten der geistigen Entwicklung.

Die hierbei tätigen cerebralen Zentren findet der Leser in den Lehrbüchern der Physiologie des Menschen und besonders in der Monographie von Mott (1910) beschrieben (Abb. 118).

## Die Untersuchungsmethoden.

Allgemein sind diese Methoden gelegentlich schon auf den vorangehenden Seiten beschrieben worden. Es handelt sich immer um die künstliche Reizung oder um die Abtragung bestimmter lokalisierter Felder des Gehirns. Die verschiedenartigen histologischen Methoden, um verschiedene Gewebsarten und degenerierte Partien durch Färbung darzustellen, sind auch wichtig.

Um die Reizung oder die Zerstörung bestimmter Punkte im Inneren des Gehirns genau lokalisieren zu können, benutzt man besonders konstruierte Instrumente, wie das „stereotaktische Instrument" von R. H. Clarke (Horsley und CLARKE, 1908, S. 19—39). Für die Lokalisation sensibler Gebiete wird mit Vorteil die Strychninmethode von DUSSER DE BARENNE (1916) benutzt.

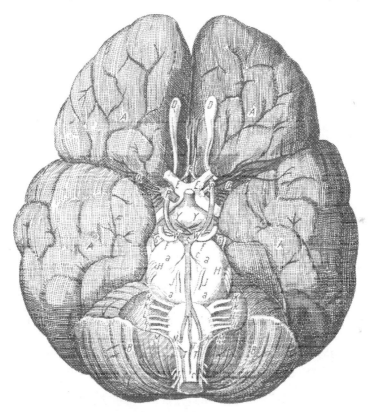

Abbildung der menschlichen Hirnbasis, der Hirnnerven und des Circulus Willisii. nach der Originalabbildung des Willisins.

Abb. 118. WILLIS hat folgende Beschreibung gegeben: (WILLIS, 1680, Pl. 1. Gezeichnet von CHRISTOPHER WREN.) A, A, A, A, Cerebri quadripartiti anteriores posterioresque lobi, B, B, Cerebellum. C, C, Medulla oblongata. D, D, Nervi olfactorii, sive par primum. E, E, Nervi optici, sive par secundum. F, F, Nervi oculorum motorii, sive par tertium, G, G, Nervi oculorum pathetici, sive par quartum. H, H, Nervorum par quintum. I, I, Nervorum par sextum. K, K, K, K, Nervi auditorii, et eorum utrinque bini processus, par septimum. L, L, l, l, l, usw., Par vagum, sive octavum, pluribus fibris constans, M, M, Nervus spinalis, ad originem paris vagi a longinquo accedens. N, N, Par nonum, pluribus etiam fibris constans (quæ deorsum tendentes, in eundem truncum coalescunt) qui paulo supra processum occipitis emergit. O, O, Par decimum deorsum tendens. P, P, Arteria carotidis truncus abscissus, ubi in ramum anteriorem et posteriorem dividitur. Q, Q, Ejus ramus inter duos cerebri lobos incedens. R, Carotidum rami anteriores uniti abscedunt, in cerebri fissuram pergentes. S, Carotidum rami posteriores uniti, et trunco vertebrali occurrentes. T, T, T, Arteriæ vertebrales, et earum tres rami ascendentes. V, Vertebralium rami in eundem truncum coalescentes. W, W, Locus designatur, ubi arteriæ vertebrales et carotides uniuntur, et utrinque ramus ad plexum chorœiden ascendit. X, Infundibulum. Y, Y, Duæ glandulæ pone infundibulum consitæ. a, a, a, a, Protuberantia annularis quæ à cerebello dimissa medulla oblongata caudicem amplectitur.

## Der Blutkreislauf im Gehirn.

Ehe wir zur Besprechung der Innervation der Eingeweide und der Blutgefäße übergehen, noch einige Worte über den Blutkreislauf im Gehirn. Wie wir später sehen werden, werden die Hirngefäße vasomotorisch nicht beeinflußt. Der Blutkreislauf im Gehirn wird, entsprechend seiner überragenden Bedeutung, vom gesamten Körper reguliert, der sich durch die Tätigkeit von Vasoconstrictoren oder Vasodilatatoren den Anforderungen des Gehirns anpassen muß. (BAYLISS und HILL, 1895.)

Bei den höheren Wirbeltieren sind die vier Arterien, welche das Gehirn versorgen, untereinander durch Querarme verbunden, so daß die Unterbrechung einer Arterie dem Gehirn nicht das Blut entzieht. Diese, Circulus Willisii genannt, ist in der Abb. 118 dargestellt, die eine Kopie der Originalabbildung von WILLIS ist (1680).

Diese Abbildung ist aus zwei weiteren Gründen interessant. Sie zeigt die Nummerierung der Schädelnerven, die mit dem Namen von WILLIS verknüpft ist. Sie wurde für ihn von seinem Freunde CHRISTOPHER WREN gezeichnet, der, wie es im Vorwort heißt, „eruditissimus suis manibus delineare non fuit gravatus", „es nicht für zu mühsam hielt, mit seinen geschickten Händen" viele der Abbildungen für das Buch zu zeichnen.

## Das unwillkürliche oder „autonome" Nervensystem.

Der Unterschied, der zwischen der Innervation der Eingeweide und der Innervation der Muskulatur und anderer skeletaler oder somatischer Komponenten besteht, wurde zuerst durch GASKELL (1886 und 1889) klar gestellt und später durch LANGLEY (1891 und später) bedeutend weiter aufgehellt. GASKELLS Arbeit über die Innervation des Herzens führte ihn zu der Erkenntnis, daß das sympathische Nervensystem, das aus einer Kette von Ganglien besteht, die durch Nerven mit einer besonderen Region des Rückenmarks verbunden sind, kein separates Nervensystem ist, von dem man angenommen hatte, daß es nur mit dem cerebrospinalen System Fasern austauscht. Es wird vielmehr aus efferenten Fasern gebildet, die aus dem Brust- und dem oberen Lendenmark stammen. Es sind dies feine, markhaltige Fasern, die sog. weißen Rami communicantes.

GASKELL zeigte, daß die grauen Rami communicantes in Wirklichkeit periphere Nerven sind. Sie sind die Achsenzylinder von Neuronen, deren Zellkörper in den sympathischen Ganglien liegen. Sie gehen zu den Blutgefäßen des Rückenmarks und der Rückenmarkshäute. Die weißen Rami bilden in den sympathischen Ganglien Synapsen mit Neuronen, deren Achsenzylinder zu den Eingeweiden, den Blutgefäßen und zu anderen Organen gehen, die nicht willkürlich innerviert werden können, aber durch Reflexe beeinflußbar sind. Bisweilen liegen die Synapsen auch noch weiter peripher.

Nach einem Aperçu eines „philosophischen Physiologen" (zitiert von CL. BERNARD, „Science expérimentale", S. 155) hielt die Natur es für weise, diese wichtigen Organe den Launen des unwissenden Willens nicht zu unterwerfen.

Die weißen Rami des Sympathicus entsprechen also dem, was wir auf den vorhergehenden Seiten „Assoziationsfasern" genannt haben. Mit anderen Worten: sie sind efferente Nervenbahnen, die einen Teil des Zentralnervensystems mit einem anderen verbinden. Der einzige Unterschied gegenüber den Nervenbahnen im willkürlichen Nervensystem besteht darin, daß die Zellkörper oder die Zentren, mit denen diese Synapsen bilden, innerhalb des cerebrospinalen Systems liegen, während die des autonomen Systems, ehe sie die Neurone treffen, mit denen sie Synapsen bilden, aus dem Rückenmark austreten. Diese Neurone entsprechen den motorischen Neuronen des Vorderhorns im Rückenmark, welche SHERRINGTON „final common path" genannt hat. Ein Unterschied besteht darin, daß die Achsenzylinder der sympathischen Neurone, die „postganglionären Fasern", marklos sind.

Diese Erkenntnisse führten dann zur Auffindung des Ursprungs zweier anderer ähnlicher Nervenzüge, die ebenfalls Ganglien besitzen und zu Eingeweiden gehen, der eine im Sakralgebiet, der andere im Gebiete der Kopfnerven. Diese drei Nervenzüge sind durch zwei Lücken getrennt, und zwar da, wo die Nervenplexus für die vordere und die hintere Extremität austreten.

Das ganze System ist also kein unabhängiges Zentralnervensystem, es entspringt vielmehr aus dem Cerebrospinalsystem und ist durch eine Verbindung mit Neuronen, die außerhalb des Rückenmarks liegen und durch die Bildung von peripheren Plexus bei seinen Erfolgsorganen, ausgezeichnet. Man beachte, daß es ein rein efferentes System ist. Sensible Fasern, die in einigen seiner Nervenstämme, z. B. dem Splanchnicus, vorkommen, sind gewöhnliche afferente Fasern, deren trophische Zentren in den Ganglien der dorsalen Wurzeln liegen und die nur in den sympathischen Nerven verlaufen, ebenso wie sympathische Fasern in den Nervenstämmen des willkürlichen Systems vorkommen.

Um Mißverständnisse zu vermeiden, die daraus entstehen könnten, daß die sympathischen Nerven, welche die Haut versorgen, „viscerale" genannt werden, schlug LANGLEY (1898, S. 241) auf den Rat von Prof. JEBB vor, sie „autonome" zu nennen. „Diese Bezeichnung soll eine teilweise unabhängige Wirkung, die aber unter der Aufsicht einer höheren Macht ausgeübt wird, kennzeichnen." „Das autonome Nervensystem ist also das Nervensystem der Drüsen und der unwillkürlichen Muskulatur; es beherrscht die ‚organischen' Funktionen des Körpers."

Man muß sich klar darüber sein, daß „autonom" eine Bezeichnung für das g a n z e unwillkürliche Nervensystem ist, e i n s c h l i e ß l i c h des Sympathicus, da einige fremde Autoren die Bezeichnung nur für den Teil des Systems brauchen, der nicht sympathisch ist. Einige nennen dieses das „parasympathische System", was für gewisse Eigentümlichkeiten, die im 24. Kapitel beschrieben werden und den sympathischen Anteil von anderen unterscheiden, berechtigt ist. GASKELL zieht für den nichtsympathischen Teil die Bezeichnung „enteral" vor (1916, S. 151).

Die Bezeichnung „autonom" ist bequem und wird allgemein gebraucht. Man könnte aber dagegen einwenden, daß das unwillkürliche System eine unabhängige Wirkung nicht ausübt. Der Ausdruck „autonom" könnte dazu verführen, in gewissem Grade die alte Ansicht, daß die sympathischen Ganglien Nervenzentren seien, fortbestehen zu lassen.

Einzelheiten über die anatomische Einrichtung dieses Systems findet man in der Monographie von GASKELL (1916) und der Arbeit von LANGLEY (1900). Hier kann nur auf einiges besonders Wichtige hingewiesen werden.

Wie GASKELL zeigt (1916, S. 150), kann man die glatte Muskulatur der Wirbeltiere in Gruppen einteilen, die durch ihre Innervation und andere Eigenschaften charakterisiert sind: 1. Die Gefäßmuskulatur, 2. die zur Haut gehörigen Muskeln, 3. die unter der Oberfläche des Darmes gelegenen, 4. die um den Segmentkanal, 5. die Sphincteren des Darms, 6. die für die Adaptation des Auges dienenden. Man hat festgestellt, daß 1, 2, 4 und 5 ihre motorische Innervation aus dem Sympathicus erhalten und auf Adrenalin reagieren, während 3 auf Acetyl-Cholin reagiert und seine motorischen Nerven von den bulbosakralen Bahnen erhält. Der Sympathicus liefert alle vasoconstrictorischen Nerven des Körpers, wo immer man sie findet, die Nn. accelerantes für das Herz, ferner die hemmenden Nerven des Darmes, endlich die Sekretionsnerven für die Hautdrüsen, die zu Gruppe 2 gehören. Magendrüsen und Pankreas, die, ebenso wie die Muskeln von Gruppe 3, zu dem endodermalen System gehören, werden von dem enteralen System, eigentlich den bulbären (Vagus) Fasern versorgt. An den beiden Enden des Verdauungstraktus haben wir Mischformen von Drüsen, wie die Speicheldrüsen. Diese Organe werden sowohl vom Sympathicus wie von den enteralen Nerven versorgt. Im Gegensatz zum Sympathicus ist es den bulbären und sakralen Nerven gemeinsam, daß die Verbindungs- oder Assoziationsfasern mit den Neuronen ihrer Erfolgsorgane erst Synapsen in diesen selbst bilden. Besonders bekannt ist dies für den Auerbachschen Plexus beim Darm. Ähnliche Plexus bestehen in der Blase und in anderen Urogenitalorganen bei den Pelvisnerven. Der Auerbachsche Plexus entwickelt sich als Ausstrahlung aus dem Zentralnervensystem. Er darf nicht als Überbleibsel eines primitiven peripheren Nervensystems angesehen werden (s. S. 468 und die Arbeit von Miß Abel, 1909).

## Zusammenfassung.

Die Aufgabe eines Nervensystems besteht darin, einen Teil eines Organismus mit einem anderen in Beziehung zu setzen, ohne daß eine direkte Nervenverbindung von jedem Teil zu jedem anderen gehen muß. Es ist einer Telephonzentrale vergleichbar, in der jeder Teilnehmer durch Vermittlung der Zentrale mit jedem anderen Teilnehmer in Verbindung treten kann. Bei dem Nervensystem sind aber die Kanäle, welche Botschaften von Körperteilen bringen (afferente Fasern, die aus den Sinnesorganen kommen), der Regel nach verschieden von jenen Fasern (efferenten), welche Botschaften nach der Peripherie zu den Organen im Körper befördern und diese Organe in Tätigkeit versetzen (Effectoren). Wie Pavlov gezeigt hat, stimmt der Vergleich mit der Telephonzentrale nicht ganz, denn beim Telephonverkehr kann derselbe Teilnehmer zu gleicher Zeit nicht mit mehr als einem anderen Teilnehmer sprechen. Die Einrichtungen des Zentralnervensystems sind wirksamer, dieselbe afferente Faser kann mitunter mit mehreren efferenten Fasern verbunden sein.

Man kann demnach die Nervenzentren unter zwei Gesichtspunkten betrachten.

Der eine ist vor allem morphologisch und besteht im Verfolgen der Faserzüge, welche die verschiedenen Teile des Zentrums verbinden. Der andere besteht in der Untersuchung der Mittel, durch welche eine funktionelle Verbindung zur Ausführung verschiedener koordinierter Tätigkeiten hergestellt wird.

Vermutlich entstehen im Laufe der Entwicklung besondere Effectoren, die Muskelzellen eher als das Nervengewebe. Um die Reaktionsfähigkeit gegenüber Einflüssen der Umgebung zu erhöhen, entstehen dann Receptoren, welche zunächst in enger Verbindung mit dem Effector stehen. Wenn dann die Entfernungen zwischen Receptor und Effector größer und größer werden, wird die Receptorzelle in der Form einer Nervenfaser verlängert. Später bildet sich eine Anpassungszelle zwischen Receptor und Effector. Dann können auch verschiedene Effectoren und Receptoren miteinander verbunden werden.

Die Elemente der niedersten Zentralnervensysteme, wie bei der Meduse, scheinen in direkter protoplasmatischer Kontinuität untereinander zu stehen und ein echtes Nervennetz zu bilden. Aber sehr früh in der Entwicklung finden wir, daß diese Art der Verbindung aufhört, und daß „Neurone" auftreten, welche zwar in funktioneller Kontinuität miteinander stehen, anatomisch aber räumlich getrennt sind. Sie berühren sich nur und bilden dadurch eine „Membran" eine „Synapse", welche eine sehr wichtige Rolle in dem Mechanismus der Reaktionen spielt, die in den Nervenzentren stattfinden.

Der einfachste dieser Mechanismen liegt vor, wenn nur zwei Neurone beteiligt sind: das Receptorneuron, dessen Zellkörper außerhalb des Nervenzentrums liegt, und das motorische Neuron, dessen Zellkörper innerhalb des Nervenzentrums liegt, und dessen lange Nervenfaser — der Achsenzylinderfortsatz — zu einem peripheren Effectororgan, z. B. einem Muskel, geht. Das ist ein Reflexbogen, bei dem ein sensibler Reiz eine motorische Reaktion auslöst. Er ist die funktionelle Einheit des Nervensystems, wie das Neuron seine anatomische ist.

Schon bei niederen Tieren, wie beim Regenwurm, finden wir eine neue Gruppe von Neuronen, die Assoziationsneurone, die völlig innerhalb des Zentralnervensystems liegen. Sie dienen dazu, die Neurone eines Segments mit denen anderer Segmente zu verbinden, erstrecken sich hier aber nur selten über mehr als zwei Segmente.

Die höhere Entwicklung der nervösen Zentralorgane hängt wesentlich von der Bildung immer längerer Assoziationsneurone ab. Diese bilden gleichsam Verschlingungen, welche oft aus mehreren Neuronen bestehen, die sich weiter und weiter von dem ursprünglichen einfachen Bogen der beiden Neurone entfernen, so daß die meisten hochentwickelten Teile des Systems, z. B. die Großhirnrinde der höheren Wirbeltiere, nur aus Assoziationsneuronen bestehen.

Das Neuron selbst, als Zelle, besitzt die allgemeinen Eigenschaften des Protoplasmas. Der Zellkörper, der den Kern enthält, besteht aus einer zähen Flüssigkeit mit zahlreichen, sehr feinen suspendierten Körnchen. An der nichtfixierten Zelle sind keine Nisslschen Körperchen oder Neurofibrillen nachweisbar. Vermutlich sind sie Kunstprodukte, da wir sie nur in fixierten Präparaten sehen. Die Substanz, aus der sie hier gebildet werden, muß aber in den lebenden Zellen vorhanden gewesen sein.

Das Protoplasma selbst scheint für die Leitung von Refleximpulsen nicht unbedingt nötig zu sein, doch wirkt es wahrscheinlich mittelbar bei der Verstärkung der Intensität der Impulse mit. Es ist sicher mitsamt seinem Kern das trophische Zentrum des Neurons.

Wegen der protoplasmatischen Natur des Zellkörper sind die Nervenzentren sehr empfindlich gegen Sauerstoffmangel. Bei der normalen Tätigkeit der Nervenzentren sind als Stoffwechselprozesse bisher nur Sauerstoffaufnahme und Kohlensäureabgabe nachgewiesen worden.

Ein echtes Nervennetz mit zentralen Funktionen, das also z. B. Reflexwirkung besitzt, scheint nur bei den einfachsten Typen des Nervensystems vorzukommen. Die Nervenplexus der glatten Muskulatur und ähnliche Strukturen dienen nur für die Leitung, können aber selbst keine Impulse auslösen.

Die Eigenschaften der **synaptischen Membran** sind von großer Bedeutung. Sie muß die allgemeinen Eigenschaften der Membranen haben, wie diese in den früheren Kapiteln dieses Buches beschrieben sind. Die Erscheinungen der Ermüdung, Summation, der irreziproken Leitung, der Erregung und Hemmung haben in dieser Membran ihren Sitz.

Die Erregung eines motorischen Neurons durch mehrere Receptoren, die durch die Existenz dieser veränderlichen synaptischen Membran ermöglicht ist, hat einen bei sehr sparsamen Mitteln hohen Wirkungsgrad zur Folge. Das ist das Prinzip, was Sherrington „the final common path" genannt hat.

Reflexbögen, die nur aus zwei Neuronen bestehen, dem Receptor- und dem Effectorneuron, kommen gelegentlich vor. In der großen Mehrzahl der Fälle sind aber wenigstens drei Neurone vorhanden, das dritte ist ein längeres oder kürzeres Assoziationsneuron. Den Rest des Reflexbogens, der nach Abzug des „final common path" übrigbleibt, nennt man passend den „afferenten Bogen".

Das cerebrale Ganglion oder Gehirn entwickelt sich am vorderen Pol, dem Kopfe eines Tieres gleichzeitig mit der Bildung eines ausgearbeiteten Systems der „Entfernungsreceptoren", die dem Organismus Kenntnis von Ereignissen vermitteln, die nicht zur direkten Berührung seines Körpers führen.

Die Reaktionen des am höchsten entwickelten Teiles, der Großhirnrinde, zeigen, im Gegensatze zu den Reflexen des Rückenmarks, eine viel größere Möglichkeit, sich durch äußere Einflüsse oder vorhergehende Tätigkeit zu verändern. Hemmende Erscheinungen sind besonders beachtenswert, ferner die Fähigkeit, eine Erregung in eine Hemmung und umgekehrt zu verwandeln. Dies ist eine charakteristische Funktion der Großhirnrinde. Andere Eigenschaften werden im Text besprochen.

Das sympathische System, d. h. das autonome oder viscerale System im allgemeinen, ist kein unabhängiges Nervensystem, sondern die Ausstrahlung oder die Ausstrahlungen von efferenten Fasern aus besonderen Gebieten des Zentralnervensystems. Charakteristisch ist für dasselbe die Anwesenheit von Synapsen mit sekundären Neuronen, die entweder in der sympathischen Ganglienkette oder noch weiter nach der Peripherie zu gelegen sind; die Achsenzylinder dieser sekundären Neurone sind marklos. Das viscerale System entwickelt sich durch das Aussprossen von Ketten von Zellen, während sich das somatische System durch das Aussprossen von Achsenzylindern aus Zellen in den Zentren bildet.

## Literatur.

Allgemeines: Bethe (1903); Sherrington (1906); Washburn (1909); Starling (1920).
Ursprung: Parker (1909, 1911, 1918).
Eigenschaften des Neurons: Ross Harrison (1910); Mott (1912).
Nervennetz: Hofmann (1907).
Großhirnrinde: Graham Brown und Sherrington (1912); Head (1918); Mott (1910); Graham Brown (1916).
Sprache: Mott (1910).
Sympathisches und viscerales System: Gaskell (1916); Langley (1900).

# XVI. Die Reflexe.

Wie in dem vorhergehenden Kapitel gezeigt wurde, ist der Reflex als die funktionelle Einheit des Nervenmechanismus anzusehen. Seine allgemeine Beschaffenheit ist dort beschrieben worden. In Ausnahmefällen, z. B. bei dem Patellarreflex, kann der Reflexbogen nur aus zwei Neuronen bestehen, der Regel nach sind aber wenigstens drei dabei beteiligt, so beim Kratzreflex.

## Spinale Reflexe.

Zur Untersuchung der charakteristischen Eigenschaften der spinalen Reflexe braucht man ein Präparat, in welchem das Rückenmark von den höheren Zentren abgetrennt ist und das sich von dem Schock des dazu nötigen Eingriffs erholt hat. Ein derartiges Präparat nennt SHERRINGTON ein „Spinalpräparat". Er hat gezeigt, wie man solche Tiere lebend und gesund erhalten kann. Fast alle unten beschriebenen Resultate verdanken wir SHERRINGTON.

SHERRINGTON faßt die Hauptunterschiede zwischen der Leitung in Nervenstämmen und im Reflexbogen wie folgt zusammen (1906, S. 14): „Die Leitung im Reflexbogen geht 1. langsamer vor sich. Ihre Geschwindigkeit wird durch die Latenzperiode gemessen, d. h. durch die Zeit, die zwischen der Setzung des Reizes und dem Auftreten des Endeffektes vergeht. Dieser Unterschied ist bei schwachen Reizen größer als bei starken. Es besteht 2. eine weniger enge Beziehung zwischen dem Augenblick, in dem der Reiz aufhört und dem Augenblick, in dem der Endeffekt aufhört; es ist also eine deutliche Nach„entladung" vorhanden. 3. Es besteht eine weniger enge Beziehung zwischen dem Rhythmus des Reizes und dem Rhythmus des Endeffektes. 4. Es besteht eine weniger enge Beziehung zwischen der Intensität des Reizes und der Intensität des Endeffektes. 5. Es besteht ein erheblicher Widerstand gegen das Durchgehen eines einzelnen Nervenimpulses, aber nur ein schwacher gegen das Durchgehen einer Serie von Impulsen (temporäre Summierung). 6. Die Richtung der Erregungsleitung ist nicht umkehrbar, während Nervenstämme nach beiden Richtungen hin leiten. 7. Der Reflexbogen ist ermüdbar, während Nerven nicht ermüdbar sind. 8. Der Schwellenreiz schwankt viel stärker als im Nervenstamm. 9. Ebenso die Refraktärperiode, es kommt eine „Bahnung" (oder Erleichterung), eine Hemmung und der Schock vor, was alles bei Nervenstämmen nicht vorkommt. 10. Es findet sich eine viel größere Abhängigkeit von der Blutzirkulation, der Sauerstoffversorgung (VERWORN, WINTERSTEIN, VON BAEYER usw.). 11. Die Empfindlichkeit gegen verschiedene Pharmaca und Anaesthetica ist viel größer."

Diese Unterschiede beruhen auf dem Durchgang der Erregung durch synaptische Verbindungen. In einigen Fällen kann wohl auch der Durchgang durch das Cytoplasma des Zellkörpers eines Hauptneurons eine Rolle spielen.

Wir wollen nun einige von diesen Unterschieden noch etwas genauer betrachten.

*Die Latenzperiode.* Die Messungen von JOLLY (1910) bei dem Beugungsreflex und dem Patellarreflex sind auf Seite 574 oben wiedergegeben worden.

Je stärker der Reiz, desto kürzer ist die Latenzzeit. Wird der afferente Nerv mit sehr starken Strömen gereizt, so kann es vorkommen, daß die Latenzzeit kaum größer ist, als es der Leitungsgeschwindigkeit in den Nervenstämmen entspricht. Der Unterschied zwischen starken und schwachen Reizen kann das Zehnfache und mehr betragen. Diese Verzögerung könnte durch die Zeit entstehen, die notwendig ist, um die Synapse in das Stadium der Übertragungsmöglichkeit zu versetzen, indessen haben Experimente von SHERRINGTON (1906, S. 24) diese Ansicht nicht bekräftigt. Ein Reflex hatte bei einem schwachen Reiz eine gewisse Latenz. Die Stärke des Reizes wurde nun plötzlich erhöht und die Latenz wiederum gemessen. Außerdem wurde die Latenz gemessen, wenn gleich zu Anfang des Versuchs der starke Reiz gesetzt wurde. In dem ersten Falle war die Synapse bereits präpariert worden, im letzteren nicht. Die latente Periode war in der Tat in dem ersteren Falle ein wenig kürzer, aber nicht so groß, wie sie es nach der oben angeführten Annahme hätte sein müssen.

Die Verzögerung muß daher hauptsächlich in der wirklichen Übertragung liegen und nicht darin, daß Zeit vergeht, bis die Synapse leistungsfähig wird, auch nicht darin, daß protoplasmatische Fortsätze amöboide Bewegungen machen, um eine bessere Berührung zu bewerkstelligen.

Diese Tatsache zeigt auch, wie wichtig es ist, daß unerwünschte Impulse durch Hemmung ferngehalten werden können. Die Kanäle zu dem „final common path" scheinen auf der efferenten Seite immer offen zu sein. Hier ist keine Vorbereitung nötig.

Die Latenzzeit einer Reflexhemmung ist nicht größer als die einer Erregung.

*Die Nachentladung.* Die Entladung eines Reflexbogens hört in der Regel nicht auf, wenn der Reiz aufhört. Sie überdauert ihn oft um 5 Sekunden und um mehr. Ihre Dauer ist proportional der Intensität des Reizes. Bei schwachen Reizen kann es vorkommen, daß der Endeffekt erst auftritt, wenn die Reizung bereits aufgehört hat.

Die Nachentladung kann durch eine Hemmung scharf abgeschnitten werden, wie Abb. 76 (S. 470) zeigt. Dieses schnelle Aufhören ermöglicht es, daß verschiedene Reflexe rasch miteinander abwechseln. Es bereitet das Neuron für einen anderen Reiz vor.

*Die Summation.* Wir haben gesehen, daß die Erscheinung der Summation auch beim Nerven vorkommen kann. Aber gegenüber der Summation, wie sie bei Reflexen vorkommt, ist sie von ganz untergeordneter Bedeutung. Der Kratzreflex kann durch einen einzigen, noch so starken Induktionsschlag überhaupt nicht ausgelöst werden. Sehr schwache Induktionsschläge aber, wenn sie einander in nicht zu kurzen Zwischenräumen folgen, rufen früher oder später eine Reaktion hervor. In einem Fall wurde der Reflex erst nach 44 Induktionsschlägen (18 pro Sekunde) ausgelöst.

Der Beugungsreflex, d. h. die Beugung des Knies, die durch Verletzung oder elektrische Reizung der Haut des Fußes hervorgerufen wurde, unterscheidet sich von fast allen anderen Reflexen dadurch, daß er durch einen einzigen Induktionsschlag auslösbar ist.

*Die Bahnung.* Sie ist zum Teil als eine Summation aufzufassen. Dies geht auch daraus hervor, daß ein Reflex der von zwei verschiedenen Receptoren aus auslösbar ist, bei gleichzeitiger Reizung beider Receptoren stärker ausfällt, als wenn nur ein Receptor gereizt wird. Man kann das auch „Verstärkung" nennen.

Der Vorgang ist für das Verhalten eines Organismus gegen verschiedenartige, gleichzeitig wirkende Reize von Wichtigkeit. Diese Verbindungen von Reizen bilden, nach SHERRINGTON, „Konstellationen von Reizen". Ferner erstreckt sich ein Reflex nicht nur auf bestimmte allgemeine Endwege, sondern greift auch auf solche über, deren Muskeln Antagonisten des Reflexes sind. Das verhindert die entgegenwirkenden Neurone, gleichzeitig durch andere Reflexe in Tätigkeit zu geraten.

*Die Induktion.* Zu diesen Erscheinungen gehören auch die der Induktion. Wenn die Hautfläche, von der aus der Kratzreflex auslösbar ist, an einer Stelle mit subminimalen Reizen erregt wird, kann eine Reaktion ausgelöst werden, wenn ein anderer Punkt in demselben Felde gleichzeitig, auch mit subminimalen Reizen erregt wird. Eine solche Verstärkung nennt SHERRINGTON (1906, S. 120) eine **unmittelbare spinale Induktion** (s. Abb. 119). Es scheint, daß beide Reize auf dieselbe Gruppe von Neuronen wirken, die den allgemeinen Endweg zusammensetzen und daher auf die Gesamtheit der motorischen Neurone, aus denen er besteht.

Das zeigt sich dadurch, daß man zwei schwache Reize abwechselnd einwirken lassen kann. Wenn sie auf verschiedene Neurone wirkten, müßte der Endeffekt auf die Beinmuskeln verdoppelt sein. Es findet sich aber weder eine Unterbrechung noch eine Interferenz im Rhythmus des ersten Reflexes, wenn der zweite Reiz ab-

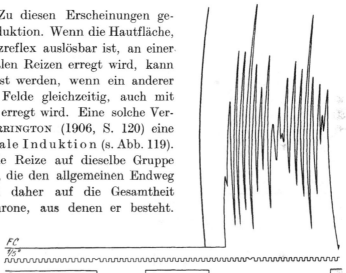

Abb. 119. Summationswirkung (immediatsspinale Induktion) zwischen den Bogen *Rα* und *Rβ* des Schemas der Abb. 115. *FC* Myogramm des Hüftbeugers. Reizmarkierung *Sβ*. Gereizt wird die Hautstelle der Schultergegend, welche zu dem Reflexbogen *R.A.* gehört. Reizmarkierung *Sα*. Subminimaler Reiz, der keinen Reflex auslöst. Gereizt wird eine Hautstelle, die 8 ccm von *Rα* entfernt ist. Wiederum subminimaler Reiz. Keiner der beiden Reize löst, einzeln gesetzt, den Reflex aus, gleichzeitig gesetzt rufen sie den Reflex schnell hervor. Daher verstärken sich die beiden Bogen *Bα* und *Rβ* gegenseitig in ihrer Wirkung auf den gemeinsamen Endweg. *FC* Zeit in Fünftelsekunden. Von links nach rechts zu lesen. (SHERRINGTON, 1906, S. 119 und 121.)

wechselnd mit dem ersten einwirkt, wenn auch der Endeffekt verstärkt werden kann. Das Resultat ist durch den Refraktärzustand erklärbar, der in denselben Neuronen durch die erste Reizserie entsteht (s. Abb. 120).

Diese unmittelbare Induktion tritt nur bei verbundenen Reflexen ein, auf die ich später wieder zurückkommen werde.

*Die sukzessive Induktion* ist anders geartet. Nehmen wir an, daß ein schwacher Streckreflex des einen Beins durch einen geeigneten Reiz ausgelöst wird, der dem anderen Bein zugeführt wird. Der Reiz soll in regelmäßigen Intervallen gesetzt und ein sehr konstanter Reflex dadurch ausgelöst werden. In einem der Intervalle werde nun ein starker und verlängerter Beugungsreflex erregt. Nach seinem Ablauf nehmen die Streckreflexe sowohl an Höhe wie an

Dauer zu, eine Wirkung, die allmählich wieder aufhört (Abb. 121). Während des Beugungsreflexes war der Bogen des Streckreflexes gehemmt, und die Erscheinung ist dieselbe wie das „Zurückprallen", das in dem Kapitel über die Hemmung oben (S. 509) besprochen wurde. Diese Verstärkung nach der Hemmung wird durch ein bloßes Aufhören des erregenden Reizes nicht erhalten. Sie ist also nicht auf ein Ausruhen der beteiligten Neurone zurückzuführen.

Die erhöhte Erregbarkeit, die ein Reflex für seinen antagonistischen Reflex hervorbringt, spielt in dem Mechanismus abwechselnder Bewegungen, wie wir sie beim Gehen finden, eine bedeutende Rolle.

*Die Nichtumkehrbarkeit der Richtung.* Es ist wohl bekannt, daß die Nervenfasern nach beiden Richtungen leiten. Die Experimente von BELL und MAJENDIE zeigten aber, daß die Reizung des spinalen Endes einer motorischen Wurzel weder einen Reflex noch eine Empfindung auslöst. Ähnliche Resultate von GOTCH und HORSLEY sind oben erwähnt worden (S. 573).

Die Experimente von VESZI (1909) zeigten, daß die Reizung der Achsenzylinder der motorischen Neurone nicht zu einer Ermüdung des Reflexbogens führt. FRÖHLICH (1909, 2) zeigte dasselbe für den einfachen Reflexbogen des Ganglion stellare bei Cephalopoden. Während eine Ermüdung dieses Ganglions leicht durch die Reizung der Nerven erhaltbar war, die vom Zentrum zum Ganglion gehen, war durch die Reizung der motorischen Nerven, die zu den Muskeln des Mantels gehen, keine Ermüdung erhaltbar.

Wir haben bei der Besprechung der Eigenschaften der echten Nervennetze der Medusen gesehen, daß die Erregung sich nach allen Richtungen hin fortpflanzt. Nach fixierten Präparaten scheint es, daß die „Neurofibrillen" hier von einer Zelle zur anderen fortlaufen; wenn sie auch wahrscheinlich Kunstprodukte sind, kann man doch annehmen, daß die Substanz, aus der sie stammen, kontinuierlich ist und nicht durch eine Synapse unterbrochen wird, wie bei den höheren Formen der „polarisierten" Nervenzentren.

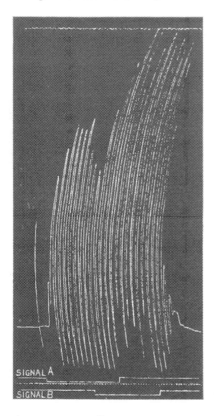

Abb. 120. Keine Änderung des Rhythmus, wenn man Reizort und Reizgeschwindigkeit ändert. Kratzreflex von 2 Hautstellen ausgehend, *A* und *B*. Der Punkt *A* gab die „niedrige" Form des Reflexes, *B* die „hohe" Form. Der Zwischenraum zwischen den Reizen bei *B* ist viel kürzer als bei *A*. Die langsamere Reizung bei *A* ist zwischen den Signallinien bezeichnet. Zeit in Fünftelsekunden oben. Der Rhythmus ändert sich nicht, wenn die zweiten Reize auftreten und die ersten aufhören. Es müssen also alle Neurone des gemeinsamen Endweges in b eid e n Fällen wirksam gewesen sein. (SHERRINGTON, 1906, 1, S. 12.)

Eine Erklärung, warum die synaptische Membran nur in einer Richtung für die Erregung durchlässig ist, können wir heute noch nicht geben. Es kann sein, daß sie nur für

ein Ion eines elektrolytisch dissoziierten Kolloids durchlässig ist, wie das auf Seite 173 für
das System Kongorot—Pergamentpapier beschrieben wurde. In solchen Fällen kann ein
elektrischer Strom nur in einer Richtung gehen. Um Näheres auszusagen, müßten neue
Tatsachen bekannt geworden sein.

*Die refraktäre Phase.* Diese charakteristische Eigenschaft des Muskels und
des Nerven ist oben beschrieben. Bei vielen Reflexen, z. B. dem Kratzreflex,
ist sie sehr deutlich. Dieser Reflex besteht in ungefähr viermal pro Sekunde
stattfindenden abwechselnden Beugungen und Streckungen des Hinterschenkels.
Diese Geschwindigkeit ist von der Häufigkeit des Reizes unabhängig, auch bei
Reizung mit einem konstanten Strom ist sie dieselbe. Auch Hochfrequenzströme
sind sehr wirksam (SHERRINGTON, 1906, S. 48 und 49). Auch wechselnde Reiz-

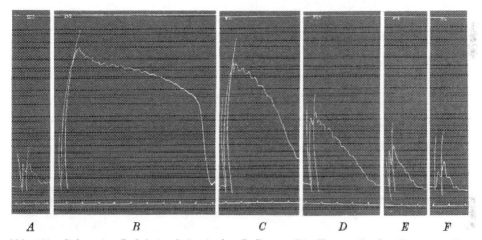

A        B        C      D     E    F

Abb. 121. Sukzessive Induktion bei spinalen Reflexen. Die Kurve gibt den Extensorreflex
des Knies wieder. Er wurde alle Minute hervorgerufen, und zwar durch 10 Schläge auf
die Haut einer Zehe am anderen Bein. Die Reizung geschah immer mit gleicher Intensität.
Der ausgelöste Reflex war nicht sehr stark, aber sehr regelmäßig. Zwischen *A* und *B* wurde
für 35 Sekunden ein starker Beugungsreflex hervorgerufen, der in der Zeichnung nicht
wiedergegeben ist. Gleichzeitig fand natürlich Hemmung der Extensoren statt. Der nächste
Streckreflex, *B*, zeigt bei gleicher Reizstärke wie in *A* starke Zunahme von Amplitude und
Dauer besonders in der Nachentladung. Die Wirkung läßt allmählich nach, ist 4 Minuten
nach dem Beugereflex bei *E* noch deutlich, in der 5. Minute bei *F* verschwunden. Reizmarkierung oben. Zeit in Sekunden unten. (SHERRINGTON, Proc. of the roy. soc. of London,
Ser. B 77, S. 488.)

stärken sind ohne Wirkung auf die Geschwindigkeit. Wenn 100 Reize pro Sekunde gesetzt werden, muß die größere Anzahl davon unwirksam sein; mit anderen
Worten: sie fallen in eine Refraktärperiode.

    Wir haben bereits gesehen, daß der Reflexbogen in diesem Falle aus wenig-
stens drei Neuronen besteht, abgesehen von der Muskelfaser an dem einen und
den Receptororganen in der Haut am anderen Ende. Wohin müssen wir nun
den Sitz der Refraktärperiode verlegen? Wenn die motorischen Neurone, die
bei diesem Reflex tätig sind, für einen anderen Reflex, der aus Receptoren im
Bein stammt, in Anspruch genommen werden, fehlt diese refraktäre Periode.
Der Beugungsreflex ist ein gleichmäßiger. Man kann darum sowohl die motorischen Neurone des gemeinsamen Endweges wie die Muskeln selbst ausschließen.
Wir haben oben gesehen, daß Impulse, die von zwei verschiedenen Stellen in

dem receptiven Feld ausgehen, selbst wenn sie 10 cm voneinander entfernt sind, schließlich an demselben Mechanismus angreifen. Es ist ferner nicht bewiesen, daß es eine direkte Verbindung unter den Receptorneuronen selbst gibt; es ist dies nur durch ihre Synapsen mit anderen Neuronen, die beiden Receptoren gemeinsam sind, möglich. Man schließt daher, daß die Refraktärperiode in einigen Neuronen auf der afferenten Seite der motorischen Neurone des gemeinsamen Endweges zustande kommt, eine Schlußfolgerung, welche tatsächlich für das richtige Arbeiten der Reflexmechanismen notwendig zu sein scheint, sonst würde die rhythmische Bewegung des Kratzens nicht den anderen Reflexen entsprechen, bei welchen dieselben motorischen Neurone in Tätigkeit sind. Die Geschwindigkeit des Rhythmus ist interessanterweise fast gleich der von GOTCH und BURCH (1896) bei der Entladung der elektrischen Zelle des Malapterurus beobachteten.

### Die reziproke Innervation.

Wenn zwei Gruppen von Muskeln auf ein bewegliches Organ, wie das Auge oder einen Teil einer Extremität, antagonistisch wirken, muß zur wirksamen Ausführung einer besonderen Reflexbewegung jede Kontraktion der Muskeln, die dieser Bewegung entgegenwirken, verhindert werden. Die Hemmung der einen Gruppe muß pari passu mit der Erregung der anderen Gruppe vorwärtsschreiten, um eine gut kontrollierte und regelmäßige Bewegung zu sichern.

Diese Erscheinung war schon DESCARTES (1677) bekannt.

Die Geschichte seiner Arbeit ist sehr interessant. Es wird gewöhnlich die lateinische Übersetzung „De Homine" zitiert, aber als ich zufällig in den Besitz einer französischen Ausgabe kam, die DESCARTES' Freund und Schüler, CLERSELIER, herausgegeben hat, wunderte ich mich, warum das französische Originalmanuskript des Verfassers zuerst ins Lateinische übersetzt und dann wieder ins Französische zurück übersetzt worden war. Bei näherer Untersuchung fand ich, daß DESCARTES, der GALILEIS Schicksal vor sich sah, die geistlichen Behörden nicht zu verletzen wünschte und die Arbeit bis zu seinem Tode 1650 unveröffentlicht ließ. CLERSELIER hatte eine Abschrift des Manuskripts, eine andere wurde von SCHUYL in das Lateinische übersetzt und in Leiden 1662 veröffentlicht. Als CLERSELIER das hörte, beeilte er sich, das französische Originalmanuskript in Paris zu veröffentlichen. In der zweiten Ausgabe von 1677 entschuldigt er sich wegen einiger Fehler, die sich durch die übereilte Veröffentlichung in der ersten Ausgabe eingeschlichen hatten. Seine zweite Ausgabe scheint also die genaueste Wiedergabe des Originals zu sein.

DESCARTES hinterließ einige äußerst grobe Skizzen, die von CLERSELIER „nach seinem besten Vermögen", wie er sagt, kopiert wurden. CLERSELIER lernte M. GUTSCHAVEN OF LAUVAIN kennen und beauftragte ihn, da er aus seinen Unterhaltungen mit dem Philosophen mit DESCARTES' Ansichten ganz vertraut war, mehr Abbildungen zu zeichnen, um den Text leichter verständlich zu machen. Eine weitere Reihe von Zeichnungen wurde von M. DE LA FORGE erhalten, dessen Bemerkungen diesem Buche auch zugefügt wurden.

Man erinnere sich daran, daß DESCARTES die materiellen Körper des Menschen und der Tiere als reine Maschinen ansah und sogar dieses Wort dafür gebrauchte. Beim Menschen wird diese Maschine durch die Seele in Tätigkeit versetzt, die mit ihr in der Zirbeldrüse in Beziehung tritt. Andere Tiere, die keine Seele haben, sind daher nichts als Maschinen. Der Schrei eines verletzten Hundes ist nicht mehr als ein von einer Maschine hervorgebrachtes Geräusch, wenn ein Teil von ihr abbricht und in die Räder kommt. Das Ziel des „Traité de l'Homme" ist, zu zeigen, wie man das Arbeiten des menschlichen Körpers nach rein mechanischen Prinzipien erklären kann. Nach STENSON (STENO), der von 1631—1686 lebte und dessen Name durch die Benennung des Ausführungsganges der Parotis nach ihm unsterblich ist, beabsichtigte DESCARTES nicht, die wirkliche Struktur des menschlichen Körpers zu erklären, sondern eine Maschine zu beschreiben, die alle seine Funktionen ausführen kann (angeführt von FOSTER, 1901, S. 62).

Die Methode der Beschreibung der Nerventätigkeit der Augenmuskeln von DESCARTES nähert sich den „Drainage"-Ansichten von MACDOUGALL und VON UEXKÜLL außerordent-

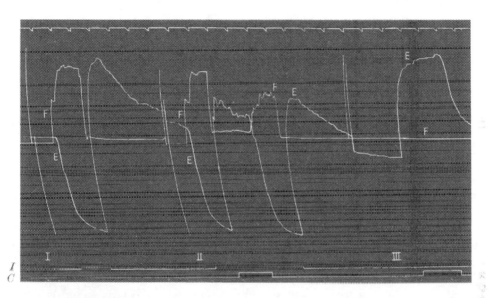

Abb. 122. Reziproke Innervation bei Reflexen unter algebraischer Summation von Erregung und Hemmung. *E* Zeichnung des Myographenhebels, der mit dem Vasto cruralis (Extensor) verbunden ist. *F* Ebenso vom Semitendinosus (Flexor). Reizmarkierung *J* des ipselateralen afferenten Nerven (Peroneus, der die Flexoren erregt und die Extensoren hemmt). *C* Reizmarkierung des kontralateralen Nervus peroneus (hemmend für Flexoren, erregend für Extensoren). Die Kontrollausschläge am Anfang zeigen die relativen Stellungen der beiden Zeichenhebel. Zeit in Sekunden oben. Katze, decerebriertes Präparat. Bei *I* verursacht die Reizung des ipselateralen Nerven eine reflektorische Kontraktion der Flexoren und eine Hemmung der tonischen Kontraktion der Extensoren. Bei *III* Reizung des kontralateralen Nerven. Ergebnis: Kontraktion der Extensoren. Da die Flexoren nicht tonisch kontrahiert waren, kommt die hemmende zentrale Wirkung nicht zur Darstellung. Daß sie aber doch vorhanden war, zeigt der mittlere Teil der Zeichnung *II*. Die Kontraktion des Flexors, die durch Reizung des ipselateralen Nerven erzeugt wird, wird gehemmt, wenn eine Reizung des kontralateralen Nerven hinzukommt (s. die untere Reizmarkierung). Man beachte, daß das Gleichgewicht unter diesen Bedingungen fast vollständig ist, daß aber beide Hebel etwas nach der Erregungsseite aus der Ruhelage abgelenkt sind. Auch sind kleine rhythmische Kontraktionen da, die man besonders bei dem Streckmuskel sieht. (SHERRINGTON, 1909, 2, S. 260.)

lich, wenn wir „Neurin", „Nervenenergie", „Tonus" oder „Exzitation" an Stelle von „Esprits animaux" setzen. Der wesentliche Unterschied zwischen der augenblicklichen Ansicht der reziproken Nerventätigkeit und der von DESCARTES besteht darin, daß dieser den Mechanismus in peripheren Strukturen vermutete, während wir d u r c h E x p e r i m e n t e wissen, daß er sich in den Nervenzentren befindet.

Obwohl diese reziproke Beziehung antagonistischer Muskeln irgendwie verschiedenen früheren Physiologen, z. B. MELTZER (1883, S. 215—216), gegenwärtig war, erhielten wir eine klare und bestimmte Erkenntnis des Mechanismus erst durch SHERRINGTONS Arbeit (1892 usw.).

Die Erscheinung, um die es sich handelt, erhellt sehr gut aus der Abb. 122 (aus der Schrift von SHERRINGTON, 1909, 2, S. 260). Der Streckmuskel des Beines (vastocrurens) einer decerebrierten Katze wurde isoliert und mit einem Zeichenhebel verbunden, ebenso der Beugemuskel (semitendinosus). Diese Muskeln hängen durch ihre Nerven mit dem zentralen Nervensystem zusammen, während die Nerven aller anderen Muskeln, die eine Bewegung der Zeichen- hebel hätten verursachen können, durchschnitten waren. Die untere (c) der beiden Reizmarkierungslinien der Abbildung bedeutet Reizung des zentralen Endes eines afferenten Nerven des Beines der entgegengesetzten Seite (der kontra- laterale peroneus), die obere (I) markiert die Reizung des entsprechenden Nerven des gleichen Beines (ipselateral). E bezeichnet den Myographen, der den Extensor aufzeichnet, F den des Flexors. Der an dem Extensor befestigte Hebel schreibt ein paar Millimeter rechts vom Hebel, der am Flexor befestigt ist. Da das Präparat decerebriert war, befand sich der Strecker in tonischer Kontraktion, aber nicht der Beuger; die Enthirnungsstarre beeinflußt (SHERRING- TON, 1906, S. 302) nur die Stellungsmuskeln, welche der Schwerkraft ent- gegenwirken. Zuerst wird der ipselaterale Nerv gereizt, der einen Beugungs- reflex erzeugt. Man sieht bei diesem Reflex, daß gleichzeitig mit der Kontraktion des Beugers eine deutliche Hemmung des Tonus im Strecker stattfindet, dem, wie oben beschrieben, ein „Zurückprallen" folgt (sukzessive spinale Induktion). Durch den dritten Reiz wird der kontralaterale Nerv erregt. Er bewirkt eine Streckung. Eine Hemmung des Flexors tritt nicht auf, da der Muskel bereits vorher erschlafft war; man kann aber indirekt zeigen, daß die Zentren, wie aus der mittleren Kurve zu ersehen, gehemmt sind (vgl. den Text zu der Abbildung). Die afferenten Nervenfasern gehen also zu den motorischen Neuronen der beiden Antagonisten. Während sie aber den einen erregen, hemmen sie den anderen. Eine Prüfung der Abbildungen zeigt auch, daß bei der Rückprallkontraktion eine plötzliche Hemmung der Kontraktion des Beugers mit einer Erregung des Streckers zusammenfällt.

Das gleiche findet man bei den Bewegungen der Augen oder der Extremi- täten, die durch elektrische Reizung der Großhirnrinde erhalten werden. SHER- RINGTON folgert (1906, S. 285), daß der Sitz der Hemmung bei diesen Reaktionen nicht in der Hirnrinde liegt, sondern wahrscheinlich an der letzten Synapse mit dem gemeinsamen Endweg, d. h. dem motorischen Neuron. Einige später zu beschreibende Erscheinungen deuten aber an, daß ihr Sitz sich zwar sehr nahe der Endsynapse, wahrscheinlich aber in intermediären Synapsen findet. Die erwähnten Erscheinungen werden durch Strychnin- und Chloroformwirkung erhalten. Man darf aber hieraus nicht den Schluß ziehen, daß bei anderen corticalen Reaktionen die Hemmung eines corticalen Elementes niemals durch andere corticale Elemente bewirkt wird; man hat vielmehr allen Grund anzu- nehmen, daß dies der Fall ist. Eine reziproke Koordination wurde von SHERRING- TON (1906, S. 285) bei den „willkürlichen" Augenbewegungen des Affen beob- achtet. Der Rectus externus wird vom sechsten Hirnnerven versorgt. Wenn daher der dritte und vierte Hirnnerv, welche die übrigen Augenmuskeln innervieren, einseitig durchschnitten sind, entstehen alle Bewegungen dieses Auges nur durch Veränderungen des Kontraktionszustandes des Rectus externus. Wenn man nun einen Gegenstand horizontal derart bewegt, daß dadurch eine Kontrak-

tion des Rectus externus des normalen Auges bewirkt wird, sieht man, daß
das andere Auge auch der Bewegung folgt. Da Bewegungen dieses Auges nur
durch den Rectus externus hervorgebracht werden können, die beobachtete Bewegung aber durch seine Erschlaffung erfolgt, so folgt daraus, daß der Tonus
seines Zentrums gehemmt wurde, und zwar genau entsprechend der Kontraktion
des Rectus externus der anderen Seite. Ferner muß man annehmen, daß der
Rectus internus des normalen Auges auf gleiche Weise mit dem Rectus externus des anderen Auges zusammen arbeitet.

Zwei andere Fälle von reziproker Innervation haben wir schon behandelt.
Bei dem einen, dem „myenterischen Reflex" des Darmes, ist der Mechanismus
wahrscheinlich in der Peripherie gelegen, obwohl ein Reflex ausgelöst wird. Beim
zweiten, dem Öffnen und Schließen der Krebsschere, handelt es sich nicht
um einen Reflex, sondern um einen peripheren Mechanismus, wie wir gesehen
haben (S. 513). Dem Verhalten der Krebsschere ähnlich ist die Wirkung des
sympathischen Nerven auf die Muskeln der Iris. WEYMOUTH REID (1894)
zeigte, daß bei der Erweiterung der Pupille gleichzeitig eine Kontraktion des
radiären Dilatators und eine Hemmung des Tonus des zirkulären Sphincters
stattfindet.

Von der tonischen Muskelkontraktion, welche die Beibehaltung der
Körperstellung besorgt, hat SHERRINGTON nachgewiesen, daß sie auf reziproker
Innervation beruht.

Wir werden später sehen, daß die vasomotorischen Reflexe und die Reflexe
der Atemmuskeln demselben Gesetz folgen.

## Doppelte reziproke Innervation.

Der einfache Fall der Antagonisten für das Kniegelenk, das durch die Reizung
eines afferenten Nerven reflektorisch beeinflußt werden kann, umfaßt noch
nicht alle normalerweise mitwirkenden Faktoren, zeigt uns aber die Elemente,
aus denen sich die reziproke Innervation aufbaut. Jedes motorische Zentrum
ist immer mehr oder weniger einem doppelten Einfluß unterworfen. Es wird
teils erregt, teils gehemmt. Man kann das an einem Paar antagonistischer Muskeln und zwei afferenten Nerven studieren, wie SHERRINGTON (1909, 2) es in
der bereits erwähnten Arbeit getan hat. Von den beiden afferenten Nerven erzeugte der eine den umgekehrten Reflex wie der andere. Wenn die beiden Nerven
gleichzeitig erregt werden, hängt die Art der Bewegung des Gelenks von der
relativen Stärke der beiden Reize ab. Aus den myographischen Kurven der
Abb. 122 sieht man, daß das motorische Zentrum jedes Muskels unter einem
doppelten Einfluß steht; die Entladung beider ergibt eine algebraische Summe
der erregenden und hemmenden Einflüsse. Bei einer bestimmten relativen Reizstärke werden sowohl Beugungs- wie Streckungszentren erregt, aber beide Erregungen fallen kleiner aus, als sie gewesen wären, wenn das antagonistische
Zentrum nicht miterregt worden wäre (vgl. die mittlere Kurve in der Abb. 122).

Wie SHERRINGTON zeigt, ergibt sich hieraus, daß die Hemmung nicht nur
die Erregung unterdrückt, sondern auch die Stärke der Reflexkontraktion
fein reguliert, was bei den natürlichen Bewegungen wahrscheinlich oft vorkommt.

## Rhythmische Reflexe.

Wenn die Stärken der beiden antagonistischen Einflüsse auf dasselbe Zentrum fast gleich groß sind, erfolgen rhythmische Erregungen. Eine Andeutung davon sieht man in der mittleren Kurve der Abb. 122. Wenn man die Bewegungen des rechten und linken Beines unter diesen Umständen betrachtet, sieht man, daß die Flexoren und Extensoren auf beiden Seiten sich abwechselnd kontrahieren. Es resultiert eine Gehbewegung; wenn das eine Bein gebeugt wird, wird das andere gestreckt und umgekehrt. SHERRINGTON schlägt hierfür die folgende Erklärung vor (1913, 2, S. 98): „Eine Reflex h e m m u n g in einem Zentrum neigt dazu, ein Stadium der Übererregbarkeit, des Zurückprallens folgen zu lassen. Ebenso neigt umgekehrt, wie seit langem bekannt, die Reflex e r r e g u n g eines Zentrums dazu, einen Zustand herabgesetzter Erregbarkeit, von Ermüdung folgen zu lassen. Es überrascht daher nicht, daß, wenn die beiden antagonistischen Einflüsse auf ein Zentrum wirken und sich fast ausgleichen, rhythmische Schwingungen entstehen. Voraussichtlich hängt die Schnelligkeit ihres Wechsels davon ab, wie genau das Gleichgewicht erreicht wird, und außerdem von der Intensität der Prozesse." Wenn nach FORBES (1912, 2, S. 287) von zwei antagonistischen Kräften die eine zunimmt ($A$) und einer konstanten ($B$) entgegenwirkt, wobei $B$ irgendwie die Aufspeicherung von potentieller Energie bewirkt, wird, sobald $A$ größer als $B$ wird, die angehäufte Energie frei und in kinetische übergeführt. Für unsere Betrachtung ist es dabei von Wichtigkeit, daß die Freimachung der Energie, wenn sie einmal angefangen hat, fortschreitet, bis mehr Energie freigemacht ist, als dem Überschuß von $A$ über $B$ entspricht. Das ist bei einem Behälter der Fall, in den ein Wasserstrom fließt. Der Behälter möge mit einem Abfluß am Boden versehen sein, der von einer Feder verschlossen ist. FORBES zeigt ferner, daß „Biogen"-Moleküle, die allein dem Gesetz der Massenwirkung folgen, auf einen kontinuierlichen Reiz eine kontinuierliche Reaktion geben müssen. Auch daß, „um rhythmische Erregungen zu bewirken, eine Annäherung an das Alles- oder Nichts-Gesetz stattfinden muß".

GRAHAM BROWN (1912, S. 285—286) führt aus, daß die von ihm beobachteten Erscheinungen weder durch eine „Drainage"-Theorie noch durch eine Stoffwechseltheorie noch durch die Annahme von automatisch entstehenden, antagonistischen Reizen erklärt werden können. Er nimmt an, daß die respektiven Zentren der entsprechenden Muskeln der beiden Seiten reziprok a u f e i n a n d e r wirken. Die Erregung des einen hemmt das andere, aber er gibt zu, daß die Natur des Hemmungsprozesses dadurch nicht erklärt wird.

Weitere Einzelheiten über diese interessante Frage findet man in den Schriften von GRAHAM BROWN (1912), FORBES (1912, 2) und SHERRINGTON (1913, 1). Abb. 123 veranschaulicht die Erscheinung gut.

## Die Wirkung von Strychnin und Chloroform.

Die Umkehrung der zentralen Hemmung in Erregung durch Strychnin und der Erregung in Hemmung durch Chloroform wurde oben (S. 516) schon besprochen.

Wie wir im nächsten Kapitel sehen werden, hat MAGNUS gezeigt, daß der Tonus der Extensoren der Extremitäten erheblich durch aus den Receptoren des Labyrinths und des Halses kommende Erregungen beeinflußt wird, und daß dieser Extensorentonus mit einer Hemmung der Flexoren verknüpft ist. In diesem besonderen Falle reziproker Hemmung haben MAGNUS und WOLF (1913, S. 458) gezeigt, daß die hemmende Komponente durch keine noch so große Dosis Strychnin umgekehrt werden kann, weitere Experimente waren unmöglich, weil Krämpfe auftraten. Die Beobachtungen wurden am Triceps brachii und am isolierten Vastocruralis gemacht. Da SHERRINGTON zeigte, daß eine kleine Strychnindose die hemmende Komponente der Reflexe aus afferenten Nerven des beobachteten Gliedes umkehrt, so folgt daraus, daß derselbe Muskel bei einem Reflex mit umgekehrter Hemmung (d. h. Erregung) und bei einem anderen Reflex mit normaler Hemmung reagieren kann. MAGNUS und WOLF folgern richtig, daß kein „anatomisches" Schema von Verbindungen diese Erscheinung erklären kann. Es kann sein, daß es zwei unabhängige Synapsen mit dem

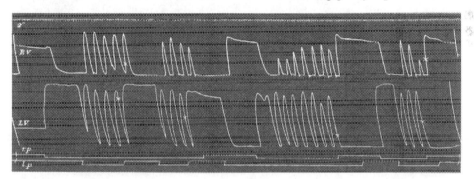

Abb. 123. Reflektorisch hervorgerufene rhythmische Gehbewegungen. *R.V.* Myogramm des rechten isolierten Vasto cruralis. *L.V.* Myogramm des linken isolierten Vastocruralis. *r. p.* Reizmarkierung. N. peroneus dexter. *l. p.* Dasselbe für den N. peroneus sinister. Die Nerven wirken antagonistisch auf den Reflex. Zeit oben in Fünftelsekunden. Reizung des rechten Nerven ruft Erschlaffung des rechten Muskels, Kontraktion des linken hervor. Reizung des linken Nerven verursacht Kontraktion des rechten Muskels, Erschlaffung des linken. Wenn beide zusammen gereizt werden und die relative Stärke der beiden Reize entsprechend ist, findet abwechselnd Kontraktion und Erschlaffung in beiden Muskeln statt, so daß die Kontraktion des einen mit der Erschlaffung des anderen zusammenfällt. Dann betrug die Entfernung der beiden Rollen des Induktoriums für den rechten Nerven 15 ccm, für den linken 17 ccm. (SHERRINGTON, 1913, 1, S. 244.)

gemeinsamen Endweg gibt, die verschieden empfindlich gegen Strychnin sind, oder, in Übereinstimmung mit meinen Beobachtungen über vasomotorische Reflexe, daß die Droge auf intermediäre synaptische Membranen auf der afferenten Seite wirkt, Synapsen, die nicht zu dem beiden Reflexen gemeinsamen Weg gehören. Eine davon, die in dem Reflexbogen des afferenten Nerven des Gliedes selbst gelegen, ist empfindlicher gegen Strychnin als die andere, welche zu den Stellungsreflexen aus dem Labyrinth und dem Hals gehört. Anscheinend genügt eine der beiden Annahmen.

Es wird auf jeden Fall klar sein, welche Verheerung Strychnin und Tetanusgift in der reziproken Innervation des Organismus anrichten. Wie SHERRINGTON sagt (1905, S. 296): „Der Leidende ist einer Störung der Koordination unterworfen, welche nicht durchaus von physischem Schmerz begleitet zu sein braucht, aber doch den Verstand, der noch klar bleibt, beeinträchtigen muß, was zu einer unbeschreiblich niederdrückenden Qual führen muß. Jeder Versuch,

gewisse Muskelbewegungen von lebenswichtiger Bedeutung auszuführen, z. B.
die Nahrungsaufnahme, wird bekämpft, weil sich aus dem Versuch eine Handlung
ergibt, die der beabsichtigten genau entgegengesetzt ist. Die Anstrengung, den
Mund zu öffnen, um Nahrung oder Flüssigkeit aufzunehmen, führt ein Schließen
des Mundes herbei, weil die normale Hemmung der stärkeren Muskelgruppe —
der Schließmuskeln — durch das Agens in eine Erregung umgewandelt wird.
Außerdem verursachen die verschiedenen Reflexbögen, die Hemmung dieser
Muskeln hervorrufen, nicht nur statt dessen eine Erregung, sie sind auch, periodisch oder mehr oder weniger dauernd, in einem Zustand der Übererregbarkeit;
demnach erhöht jeder Versuch seitens des Leidenden, ihre Reflexreaktion ein-
zuschränken, zu hemmen, nur ihre Erregung weiter, statt sie erschlaffen zu
lassen, und verschlimmert so die Starre oder bereits eingetretene Krämpfe."
SHERRINGTON hält es für wahrscheinlich, daß die Wirkung des Tollwutgiftes
in einer ähnlichen Beeinflussung der Schluck- und Atembewegungen beruht.

### Das Zusammenwirken von Reflexen.

Verschiedene Reflexe können denselben gemeinsamen Endweg zu gleichen
oder zu verschiedenen Zwecken benutzen. Afferente Bögen, welche ihn für verschiedene Zwecke benutzen, können ihn nicht gleichzeitig in Anspruch nehmen
und müssen sich gleichsam abwechseln. Ein Reflex kann einen anderen auf-
schieben oder plötzlich unterbrechen. Das geschieht selbst, wenn beide das
motorische Neuron erregen, aber den gemeinsamen Endweg zeitlich auf verschiedene Weise benutzen. Das ist z. B. beim Beuge- und Kratzreflex des Hinterbeines der Fall. Das sind dann „antagonistische" Reflexe. „Konjugierte"
Reflexe wirken zusammen und verstärken sich oft gegenseitig.

Die Funktion der Receptoren im Muskel, „Proprioreceptoren", wie wir sie
zu nennen lernen werden, ist hierbei wichtig. Nach SHERRINGTON (1906, S. 341,
und 1909, 3, S. 155) besteht ihre Funktion darin, einen Reflex zu unterbrechen
und den Bogen für einen anderen vorzubereiten. So kann ein normaler Muskel,
der eine Reflexkontraktion ausführen will, daran durch Erschlaffung verhindert
werden, was bei einem Muskel, der durch Durchschneidung der dorsalen
Wurzeln seiner afferenten Fasern aus den Proprioreceptoren beraubt ist, nicht
vorkommen kann.

### Zusammengesetzte Reflexe.

Gewisse Reflexe können sich miteinander verbinden und eine bestimmte
Koordination bilden, die entweder gleichzeitig oder nacheinander erfolgen kann.
Im letzteren Falle bewirkt das Resultat der einen Reaktion eine andere usw.
So bildet das reflektorisch erfolgende Hervorstoßen der Zunge des Frosches,
der durch den Anblick einer Fliege erregt wird, den Reiz (Berührung mit der
Mundschleimhaut), welcher das Schließen des Mundes, das Verschlucken der
Fliege usw. der Reihe nach zur Folge hat. In Fällen wie bei dem Kratzreflex,
wo die Versuchsbedingungen leicht kontrolliert werden können, ergibt jeder
Reflex eine Erhöhung der Erregbarkeit des Reflexbogens für den nächstfolgen-
den. Die Diskussion über zusammengesetzte Reflexe ist sehr umfangreich.
Man schlage SHERRINGTONS Buch nach (1906, Kap. IV, V und VI).

## Die Ermüdung.

Da, wie wir gesehen haben (S. 510), der Sitz der Reflexermüdung nicht im motorischen Endneuron gelegen ist, muß die Inanspruchnahme dieses gemeinsamen Endweges von einem neuen Reflex durch die Ermüdung infolge eines anderen vorhergehenden Reflexes erheblich beeinflußt werden. Infolge der Ermüdbarkeit einer Zwischensynapse kann ein bestimmter Reflex einen Effector nicht allzu lange in Anspruch nehmen. Die Ermüdung eines Reflexes bewirkt, daß ein zweiter den Effector in Anspruch nehmen kann, obwohl der Reiz, welcher den ersteren Reflex erregt hatte, noch fortbestehen kann. Das motorische Endneuron ist verhältnismäßig wenig ermüdbar.

Eine Ermüdung eines regelmäßigen Reflexes, z. B. des Beugereflexes des Knies, zeigt sich zuerst dadurch, daß er rhythmisch wird.

Ein Reflexbogen ermüdet rasch, erholt sich aber auch ziemlich schnell; seine Fähigkeit wieder zu reagieren, kann schon nach 10 Sekunden Ruhe wieder sehr erheblich sein.

Die Abnahme der Erregbarkeit geht allmählich vor sich, ein schwacher Reiz hört eher auf, wirksam zu sein als ein starker.

Ein Reflex kann sowohl durch Ermüdung als auch durch Hemmung aufhören. Bei einem rhythmischen Reflex, wie dem Kratzreflex, kann man erkennen, ob er infolge einer Ermüdung oder einer Hemmung aufhört. In ersterem Falle werden die Bewegungen langsamer, jede Bewegung wird länger und träger; in letzterem Falle ändert sich weder die Geschwindigkeit noch die Dauer der Bewegung. Bei der Hemmung des Reflexes hören die Bewegungen gewöhnlich ganz auf, ohne sich sehr zu verändern, die Amplitude der Bewegung kann aber bisweilen abnehmen.

## Schutzreflexe.

Reflexe, die ein Tier vor Schaden bewahren sollen, sind meist übermächtig, d. h. sie verdrängen andere Reflexe. Die Receptoren sind wahrscheinlich freie Nervenendigungen. Jedes Trauma kann sie erregen, ohne daß die besondere Art des Traumas zum Bewußtsein kommt. Die fein abgestufte Empfänglichkeit für schwache Reize, die bei den höheren Sinnesorganen so wichtig ist, würde hier nur schädlich sein. Der Kratzreflex und der Beugereflex nimmt denselben motorischen Endapparat in Anspruch. Beim spinalen Tier kann man den Kratzreflex durch den Beugereflex aus dem motorischen Endapparat verdrängen, wenn man das Tier mit einer Nadel in die Fußsohle sticht. Diese Schutzreflexe erholen sich zuerst nach der Abtrennung des Rückenmarks. Daher wird der Beugungsreflex früher als der jetzt zu beschreibende erhalten, nämlich der

## Extensorstoß.

Wenn sich das Rückenmark von dem Schock, der es infolge der Abtrennung vom Gehirn betroffen hat, erholt hat, erzeugt ein sanfter Druck zwischen den Pfoten oft einen Streckreflex, bei welchem das Bein ausgestreckt wird. Diese Wirkung entspricht dem Reflex, welchen die Berührung des Erdbodens beim Laufen auslöst.

Eine Beschreibung der zahlreichen verschiedenen individuellen Reflexe würde in diesem Buche unangebracht sein. Die Reflexe der Eingeweide, des Herzens und der Blutgefäße werden in anderen Kapiteln behandelt.

## Die Autotomie.

Bei den Crustaceen kommt ein interessanter, besonderer Reflex vor. Wenn eine Krabbe an einem ihrer Füße gepackt wird, bricht sie ihn gewöhnlich durch eine kräftige Muskelkontraktion an einer bestimmten Stelle ab und wird dadurch wieder frei. Dieser Mechanismus wurde zuerst von FREDERICQ und in neuerer Zeit von ROSKAM (1913) untersucht. Das zweite Segment des Beines der Krabbe besteht bei den meisten Crustaceen aus zwei durch ein Gelenk miteinander verbundenen Gliedern. Bei der Krabbe befinden sich hier statt eines Gelenkes zwei Membranen, die nicht sehr fest miteinander verbunden sind. In der Mitte der Membranen befindet sich eine Öffnung, durch welche der Nerv und die Blutgefäße hindurchgehen. Bestimmte Muskeln können durch eine kräftige Kontraktion die beiden Schichten der Membran voneinander trennen. Dabei werden außer dem Nerven und den Blutgefäßen keine Weichteile zerrissen. Es blutet fast gar nicht, und der periphere Teil des Anhängsels wird schnell regeneriert.

## Die Untersuchungsmethoden.

Zur Untersuchung der Reflexe bei Säugetieren werden zwei Präparate benutzt. Das „decerebrierte Tier" hat SHERRINGTON (1898) beschrieben. Am besten werden für die Operation Katzen benutzt. Die Operation läßt alle Teile des Zentralnervensystems, die unterhalb der Colliculi posteriores gelegen sind, unversehrt, führt aber zur Starre der Extensoren. Das erhaltene Präparat ist daher für die Untersuchung der Hemmung von Nutzen. Das andere Präparat besitzt keinen Kopf mehr und ist rein spinal (SHERRINGTON, 1909, 1). Es ist wichtig, daß die Operation in beiden Fällen, besonders die Durchschneidung der Crura cerebri oder des Rückenmarks, in tiefer Narkose ausgeführt wird. Sonst erhält man eine starke Schockwirkung. Auch die Nn. vagi müssen vorher durchschnitten sein, falls sie nicht bei dem decerebrierten Tier für Reflexversuche benötigt werden.

## Bedingte Reflexe.

Im Jahre 1910 schrieb PAVLOV, er finde es auffallend, daß die Physiologen ihre Methoden plötzlich ändern, wenn sie von der Untersuchung der einfacheren Teile des Zentralnervensystems, welche durch die Beobachtung der Reflexe zu geschehen pflegt, zu Versuchen an den höheren Teilen, besonders der Großhirnrinde, übergehen. Dann wird die Beobachtung der Beziehungen zwischen äußeren Einflüssen und der Reaktion des Organismus auf sie mit einem Male aufgegeben. An ihre Stelle treten dann psychologische Vorstellungen, die aus der eigenen inneren Erfahrung abgeleitet sind.

Man könnte denken, es sei zu schwierig, die Beobachtung der Veränderungen im Organismus, welche bei Veränderungen in der Umwelt auftreten, auf höhere Zentren auszudehnen. Dies aber ist PAVLOV in bemerkenswertem Grade gelungen. Die angewandte Methode beruht auf dem, was er „bedingte" Reflexe nennt. Leider sind die Originalarbeiten nicht leicht zugänglich, weil die meisten russisch geschrieben sind und es schwer ist, der Beweisführung zu folgen, ohne die Einzelheiten der Versuche zu kennen.

Die Reaktion selbst erwies sich als einfacher, als man ursprünglich erwartet hatte. Ihre Hervorbringung ist unter den richtigen Bedingungen leicht. Kompliziert wird sie durch Hemmungen, die durch unabhängig stattfindende Ereignisse hervorgerufen werden, die alle ihren Einfluß auf den neugebildeten Reflex ausüben und entsprechend kontrolliert werden müssen.

Es sind hauptsächlich zwei Mechanismen beteiligt. Einmal der Mechanismus der zeitlichen Assoziation, durch welchen äußere Erscheinungen mit Reaktionen des Organismus in Beziehung gebracht werden. Zweitens der Mechanismus der Analysatoren.

Wie wir im vorstehenden Kapitel gesehen haben, ist der erste ein Charakteristicum aller Nervenzentren, wird aber im Verlaufe der Entwicklung der höheren Zentren immer komplizierter und modifizierbarer. PAVLOV benutzt ihn zur Aufklärung der Verhältnisse in einer Weise, die ich versuchen will klarzumachen.

Bei den niederen Zentren sind die Reflexe von bemerkenswerter Regelmäßigkeit, wie wir soeben gesehen haben. Man kann, der Regel nach, damit rechnen, daß ohne jeden Versager durch einen bestimmten Reiz immer auch der bekannte Reflex ausgelöst wird. Es sind tatsächlich „unbedingte" Reflexe. Bei den höheren Zentren hängt das Resultat, das ein bestimmter Reiz auslöst, von einer viel größeren Anzahl der Bedingungen ab, es kann vorkommen, daß überhaupt kein deutliches Resultat erhalten wird. Es bilden sich verschiedene temporäre Kombinationen und damit „bedingte" Reflexe. Es ist nicht nötig, zu bemerken, daß es sich in Wahrheit nur um graduelle Unterschiede handelt, da man keinen Reflex absolut unbedingt nennen kann.

Eine der wichtigsten Beziehungen zwischen dem Organismus und der äußeren Welt besteht in der Nahrungsaufnahme. Im Laufe der Entwicklung nehmen die Mittel, durch welche die Anwesenheit von Nahrung bekannt wird, an Zahl und Kompliziertheit mit der Differenzierung der Receptoren zu. So verkündet manchmal eine, manchmal eine andere Erscheinung der äußeren Welt dem Tier, daß Nahrung vorhanden ist, und deutlich sieht man, daß nur temporäre Verbindungen sich ausbilden können. Es sind wieder die gleichen Verhältnisse wie in einer Telephonzentrale, welches Bild auch PAVLOV (1910, S. 9) gebraucht.

Wie kommen aber diese zeitlich wechselnden Verbindungen zustande? Wie wird der bedingte Reflex gebildet? Wenn ein zweiter, indifferenter, äußerer Reiz oft gleichzeitig neben einem anderen Reiz einwirkt, der schon eine bestimmte Reaktion hat, so kann schließlich das alleinige Auftreten des zweiten Reizes den gegebenen Reflex auslösen. Der Reflexbogen hat jetzt auch Beziehungen zu einem neuen, afferenten Neuron, aber nicht unbedingt, wie wir gleich sehen werden, und nicht für immer. Auf die Gefahr hin, mich etwas zu wiederholen, halte ich es für gut, ein Beispiel zu geben. Wenn man einen Hund füttert, sondert er bekanntlich Speichel ab. Jedesmal ertönt nun ein ganz bestimmter Glockenton bei der Fütterung. Wenn die Verbindung von Glockenton und Nahrung sich ein paarmal wiederholt hat, zeigt sich, daß der Klang der Glocke allein eine Speichelsekretion verursacht. Es hat sich ein bedingter Reflex für den Glockenton gebildet. Das ist ein sehr einfacher Fall, aber die Untersuchung der verschiedenen Einflüsse, denen er unterworfen ist, führt zu wertvoller Belehrung.

Die Arbeit von PAVLOV und seinen Mitarbeitern hat sich wirklich bisher mit einem verhältnismäßig so einfachen Fall beschäftigt. Die Speicheldrüsen bieten für diesen Zweck manchen Vorteil. Sie können für sich allein arbeiten, da sie nicht Teile eines komplizierten Systems sind. Man kann die Wirkung quantitativ bestimmen, wenn man die Anzahl der sezernierten Speicheltropfen zählt. Die Anlegung einer Speichelfistel ist eine sehr einfache Operation, welche den normalen Zustand des Tieres in keiner Weise stört.

Wenn Nahrung in den Mund gelangt, wird durch die Reizung der verschiedenen Receptoren in der Schleimhaut eine reflektorische Speichelsekretion ausgelöst. Das ist der primitive unbedingte Reflex, der auch nach Entfernung der höheren Teile des Gehirns noch vorhanden ist. Er kann aber, wie jedermann weiß, modifiziert werden. Der Anblick oder selbst das Denken an Speisen kann Speichelfluß herbeiführen; das ist die sog. „psychische" Sekretion. Sie ist nur möglich unter der Mitarbeit der höchsten Teile des Gehirns. Die Furcht kann die Sekretion hemmen, dann „bleibt einem der Bissen im Halse stecken", d. h. der trockene Bissen kann nicht verschluckt werden.

Gerade von hieraus kommt man zu den bedingten Reflexen. Jede Erscheinung der äußeren Welt, für die das betreffende Tier geeignete Receptoren besitzt, kann vorübergehend in Verbindung mit der Speichelsekretion gebracht werden, sie kann zu einem Sekretionserreger werden, wenn sie nur häufig gleichzeitig mit dem Reiz für den unbedingten Reflex, der Nahrung im Munde, den Organismus affiziert.

Die Untersuchung erstreckt sich auf die verschiedenen Arten der Reize, ihre gegenseitige Wirkung aufeinander usw. Da gleichzeitig verschiedene vorhanden sein können, sind sehr wechselnde Arten von Hemmung möglich. PAVLOV unterscheidet zwei Gruppen, die äußere und innere. Alle Arten äußerer Erscheinungen können eine äußere Hemmung entstehen lassen. Wenn ein bedingter Reflex erst in der Bildung begriffen ist, kann schon eine sehr leichte äußere Einwirkung sein Entstehen verhindern. So hörte ich von Dr. ANREP, daß er mit der Hervorbringung eines bedingten Reflexes durch bestimmtes Schlagen des Metronoms beschäftigt war. Es war im Winter, und gerade als er die Nahrung darreichte, begann der Laboratoriumsdiener den Schnee am Eingang des Gebäudes hinwegzuschaufeln. Die Wirkung des beabsichtigten Reizes war mit einem Schlage vorbei; die Aufmerksamkeit des Hundes war abgelenkt, wie der Psychologe zu sagen pflegt, und das Experiment mißglückte eine Zeitlang. Wenn ein bedingter Reflex, z. B. die Speichelsekretion beim Klang einer Glocke mehrmals ohne gleichzeitige Darreichung der Nahrung wiederholt wird, kann er seine Wirkung verlieren, da er nicht zur eigentlichen Vollendung kommt. Das ist ein Fall von „innerer Hemmung", und zwar von vorübergehender innerer Hemmung, da der Reflex von selbst nach einer Ruhepause wiederkehrt.

Die „Analysatoren" sind Sinnesorgane oder Empfindungsmechanismen, deren Funktion darin besteht, die komplizierten Erscheinungen der äußeren Welt zu trennen und zu unterscheiden. Viele von den Physiologen bereits beschriebenen Vorgänge auf diesem Gebiet gehören zu PAVLOVS „bedingten Reflexen". Wenn z. B. eine gewisse Verbindung von Reizen, die aus der Retina und den Augenmuskeln kommen, mehrmals mit den Berührungsreizen eines Gegenstandes von gegebener Größe zusammenfällt, wird die Verbindung der bedingte Reiz der Wahrnehmung der wirklichen Größe des Gegenstandes. Wie wir im folgenden Kapitel mehr im einzelnen sehen werden, ist der Analysator etwas Komplizierteres als die gewöhnlichen peripheren Receptoren. Diese gehören zwar auch zu dem Analysatorapparat, es sind aber weiter noch zentrale Verbindungen im Gehirn beteiligt, die oft sehr kompliziert sind, da sie zu den höchsten Zentren reichen. Ein Bei-spiel dafür gibt die Abb. 124; eine von HEAD gegebene schematische Zeichnung. Sie gibt die Analyse und Synthese der Hautempfindungen in den niederen Zentren des Rücken-marks und des Bulbus wieder.

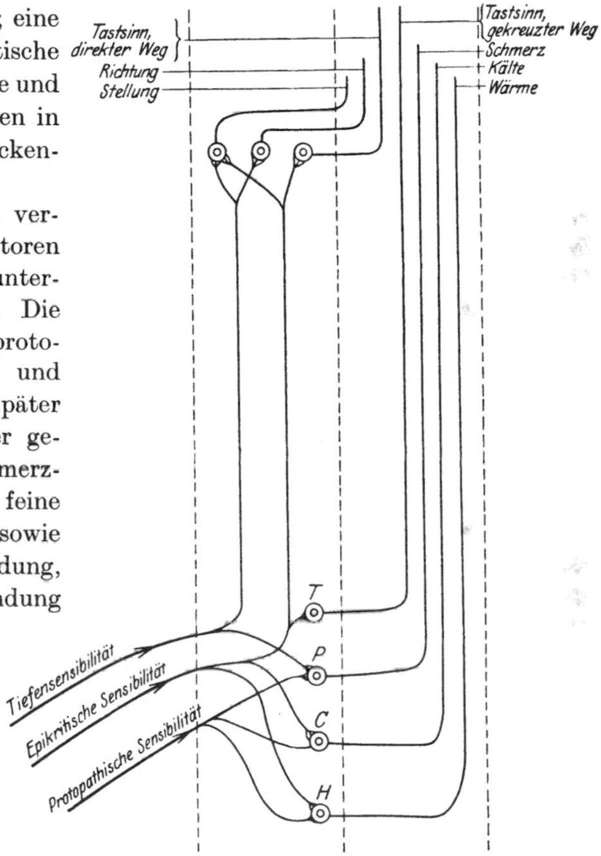

Es handelt sich um drei ver-schiedene Gruppen der Receptoren in der Haut und den darunter-liegenden Geweben der Hand. Die Bedeutung der Ausdrücke ,,proto-pathische'', ,,epikritische'' und ,,tiefe'' Sensibilität kann erst später erklärt (S. 618) werden. Hier ge-nüge, daß die erste eine Schmerz-empfindung, die zweite eine feine abgestufte Tastempfindung, sowie eine Wärme- und Kälteempfindung, die dritte eine Druckempfindung ist, die auch zum Muskelsinn gehört und in den Paccinischen Körperchen lokalisiert ist.

Die Methode der beding-ten Reflexe bietet die Mög-lichkeit, die Genauigkeit in der Schätzung äußerer Kräfte zu prüfen. Man hat auf diese Art festgestellt, daß der Hund kleine Unterschiede in der Höhe musikalischer Töne zu unterscheiden imstande ist.

Abb. 124. Schema der ersten Stadien der zentralen Analyse und Zusammensetzung der sensiblen Reize, die von der Haut kommen. Die äußeren punktierten Linien bezeichnen die lateralen Grenzen des Rücken-marks. Die Mittellinie entspricht der Mitte der Wirbel-säule. Die Buchstaben $T$, $P$, $C$, $H$ sind die Synapsen mit Zellen, welche Tast-, Schmerz-, Kälte- und Wärme-empfindung vermitteln. Die Linien stellen Bündel von Nervenfasern dar. (HEAD.)

Man hat z. B. einen Ton von 100 Schwingungen pro Sekunde zu einem bedingten Reiz gemacht, indem immer, wenn dieser Ton erklang, der Hund zu fressen bekam. Wenn er diesen Ton hörte, erfolgte sofort — auch ohne Futter — eine Speichelsekretion. Ein Ton von 104 oder von 96 Schwingungen be-wirkte aber keine Speichelsekretion. Ein ähnlicher bedingter Reflex, der durch die elek-trische Reizung einer bestimmten Hautstelle ausgelöst wurde, versagte, wenn die Elek-troden nur um 1 ccm verschoben wurden.

Diese Differenzierung wird durch eine Hemmung hervorgerufen, alle Teile eines Analysators, außer einer ganz bestimmten Region, werden stillgelegt.

Die Mitwirkung der Hemmung bei der Bildung bedingter Reflexe kann man sich so veranschaulichen: Ein elektrischer Strom von einer Stärke, welche auf der Haut Schmerzen hervorruft, werde, wenn er einer bestimmten Hautstelle zugeführt wird, zum Erreger eines bedingten Reflexes. Dann ist er nicht mehr schmerzhaft; wird dieser Reiz aber auf eine nur um 1 cm entfernte Hautstelle gelegt, so erfolgt keine Speichelsekretion, sondern eine Schmerzempfindung. Für die genaue Lokalisierung wird die betreffende Stelle rasiert.

Wir können hier einen Augenblick anhalten, um den Unterschied zwischen den spinalen und den höheren Zentren hinsichtlich der Schmerzreflexe festzustellen. Wir sahen, daß diese Reflexe bei den spinalen Zentren vorherrschen, aber in dem oben angeführten Falle hat der bedingte Reflex den Schmerzreflex verdrängt. Schmerzhervorrufende Hautreize können durch Verbindung mit dem Fütterungsreflex zu bedingten Reizen werden. Das ist aber nicht möglich, wenn der Reiz am Knochen angreift oder wenn Säure mit der Mundschleimhaut in Berührung gebracht wird. Die schmerzerzeugenden Reize sind daher schwieriger zu behandeln, auch bei der Mitwirkung höherer Zentren. Ihre Verdrängung ist ferner nicht immer möglich.

Ein Hautbezirk, der durch wiederholte Reizung bei gleichzeitiger Darreichung von Futter zum Ausgangsort eines bedingten Reflexes geworden ist, heißt ein „aktiver" Bezirk. Man muß nun zwischen einem „inaktiven" und einem „indifferenten" Bezirk unterscheiden. „Indifferente" Bezirke sind Hautstellen, die überhaupt nicht zur Auslösung bedingter Reflexe benutzt worden sind, während „inaktive" Bezirke entstehen, wenn der betreffende Bezirk regelmäßig ohne Futterdarreichung gereizt wird. Der „inaktive" Bezirk ist der Ausgangspunkt für den bedingten Reflex „kein Futter". Seine Reizung ist gleichbedeutend mit der Abwesenheit einer Speichelsekretion.

Das folgende Experiment zeigt mehrere interessante Punkte (PAVLOV, 1912, S. 330—331). Auf einer Reihe von Stellen am Hinterbein wurden fünf Vorrichtungen angebracht, um die Haut mechanisch zu reizen. Der Reiz war bei allen gleich. Die oberen vier Hautstellen wurden „aktiv" gemacht. Auf ihre Reizung folgte also eine Speichelsekretion. Die unterste wurde „inaktiv" gemacht, d. h. bei ihrer Reizung wurde niemals Nahrung gegeben. Wenn beispielsweise die Reizung einer der vier oberen Bezirke in 30 Sekunden zur Sekretion von 10 Tropfen Speichel führte, erfolgte auf die gleiche Reizung des fünften keine Speichelsekretion. Wenn man zuerst die inaktive Stelle reizt, ist 30 Sekunden nachher die Reizung einer der oberen vier Stellen unwirksam. Eine Minute später wird die Reizung wieder wirksam, und zwar die der am weitesten nach oben gelegenen zuerst. Man erhielt z. B. folgende Tropfenzahlen: 5, 3, 1, 0. Nach 2 Minuten: 10, 8, 5, 2. Nach 3—4 Minuten: 10, 10, 10, 4; nach 5—6 Minuten völlige Rückkehr zur Norm. Die Hemmung dehnt sich also über einen großen Bezirk des Analysators aus und verschwindet zuerst aus den entfernteren Teilen.

Bedingte Reflexe, in welche das Zeitelement eingeht, sind sehr lehrreich. Beim einmaligen Ertönen eines musikalischen Tons wurde kein Futter gegeben, wohl aber, wenn der Ton nach einem Intervall von 2 Minuten wieder erklang. Dies wurde so oft wiederholt, bis der bedingte Reflex sich gebildet hatte. Es stellte sich dann heraus, daß auf Erklingen des Tons zunächst keine Speichelsekretion erfolgte, wohl aber erfolgte diese 2 Minuten später. Es ist klar, daß in der Zeit zwischen dem Reiz und dem Reflex etwas in den Zentren vor sich gehen muß, daß aber seine Äußerung gehemmt ist. Das kann durch die Setzung eines äußeren indifferenten Reizes während der Pause bewiesen werden. Daraufhin erfolgt nämlich sofort Speichelabsonderung. Dieser indifferente Reiz bewirkt an sich keine Speichelsekretion, hemmt vielmehr eine auf andere Weise bewirkte Speichelsekretion. Wenn er also im obigen Experiment eine Sekretion verursacht, muß er den Prozeß aufhalten, der selbst das Auftreten des Speichels hemmte. Wir haben eine Hemmung der Hemmung, die wir oben (S. 502) schon kennen-lernten. Dieser Versuch wurde infolge eines Mißverständnisses der Instruktionen auch in etwas variierter Form ausgeführt. Ein Metronomschlag und die Gabe von Futter erfolgte alle 10 Minuten. Nachher ließ man das Metronom allein schlagen, ohne daß gefüttert wurde. Dann erfolgte eine Speichelsekretion, wenn der Metronomschlag alle 10 Minuten erfolgte, nicht aber wenn das Intervall kürzer war.

Ein bedingter Reiz kann auch ein hemmender sein. Wenn das Erklingen eines Tons und das Aufzucken eines Lichtstrahls, jedes für sich, aktiv geworden sind, d. h. immer gleichzeitig mit Fütterung erfolgen, dann aber beide Reize zusammen eintreten und keine Nahrung gegeben wird, sind sie inaktiv. Ein Reiz muß dann also den anderen hemmen. Außerdem kann einer allein gesetzt werden, und es kann ihm eine Sekretion folgen. Während der „aktive" Reiz noch vorhanden ist, kann der zweite an sich ebenfalls „aktiv" gesetzt werden. Dann hört die Sekretion auf, weil die gleichzeitige Applikation beider bedingten Reize „inaktiv" ist.

PAVLOV (1912, S. 329) stellt für die Ausbreitung der Reize in der Hirnrinde folgende Regel auf: Wenn sie ankommen, breiten sie sich zuerst aus und strahlen aus, dann sammeln sie sich, fixieren und konzentrieren sich. Diese Regel zeigt sich sehr deutlich bei den Hemmungserscheinungen (1912, S. 330). Nehmen wir z. B. einige verschiedene bedingte Reize, welche für die Speichelsekretion „aktiv" gemacht worden sind. Sie wirken auch, wenn sie gleichzeitig gesetzt werden. Wenn aber nur einer von ihnen durch Hemmung geschwächt wird, werden alle anderen ausgelöscht, wenn man sie sofort prüft. Wenn aber die Prüfung erst mehrere Minuten später erfolgt, haben alle ihre Wirksamkeit wieder-erlangt, außer dem einen gehemmten, welcher viel längere Zeit unwirksam bleibt.

Da während eines bedingten Reflexes außer dem aktiven Bezirk die übrige Hirnrinde gehemmt ist, muß, wenn dem Reiz die Fütterung nicht folgt, auch eine innere Hemmung dieses Teiles stattfinden. Das ergibt dann eine Tendenz zu totaler Hemmung, also zum Schlaf.

Auch der Schlaf kann mit Nahrungsgabe verknüpft und durch einen be-dingten Reiz erregt werden. Man kann ein Schlummerlied als den bedingten Reiz ansehen, der ein Kind zum Schlafen bringt.

Die Entfernung eines Rindenstücks schädigt einen bedingten Reflex, bei dem jenes Stück mitwirkt, für immer. Wurde der Fütterungsreflex durch die bedingte Reizung eines großen Hautbezirks auslösbar gemacht, so hob die Entfernung von Teilen der Vorderlappen des Gehirns die Auslösbarkeit des Reflexes für einen bestimmten, scharf begrenzten Hautbezirk auf. Die Reizung dieses inaktiven Hautgebietes ergab aber eine starke Hemmung der Wirkung eines noch aktiv gebliebenen Gebietes. Sie führte auch schnell zum Einschlafen. Die Entfernung der Hinterhauptlappen verhinderte bedingte Reflexe durch sichtbare Gegenstände, aber nicht durch verschiedene Lichtintensitäten. Die Entfernung anderer Hirnteile hob gewisse Arten bedingter Reflexe auf, ließ aber andere bestehen. Für die ersteren ist ein solches Tier ein unerziehbarer Idiot, für letztere ein normales, verständiges Wesen.

Von hier aus werden die Erscheinungen der Hypnose und des Schlafes untersuchbar. Als Arbeitshypothese kann man annehmen, daß die Hypnose mit einer „aktiven" Hemmung, der Schlaf mit einer Inaktivität der Gehirnregionen verknüpft ist, welche das Bewußtsein beherrschen. Diese Inaktivität folgt dann auf eine Hemmung, wenn ihr keine erregenden Reize folgen.. Es ist eine Art Nullpunkt, es findet weder Erregung noch Hemmung statt. Erst werden alle erregenden Reize durch eine Hemmung ausgeschaltet. Dann verschwindet auch die Hemmung. Siehe auch PETROV (1916) und PAVLOV und WOSKRESSENSKY (1916).

Wird die Hirnrinde vollständig entfernt, so können sich überhaupt keine bedingten Reflexe mehr bilden. Die Großhirnrinde scheint also das Organ für eine geeignete Anpassung an die wechselnden Bedingungen und Beeinflussungen zu sein, welche den Organismus von außenher treffen.

Bezüglich der bei diesen Versuchen gebrauchten Methoden ist es nach dem, was über die Interferenz gelegentlicher Erscheinungen mit der Festsetzung eines bedingten Reflexes gesagt worden ist, klar, daß ein richtig ausgestattetes Laboratorium, in dem alle unerwünschten äußeren Reize ausgeschlossen sind, notwendig ist (PAVLOV, 1911).

Siehe auch die Schrift von ANREP (1920) über die Methode zur Prüfung der Gehörsempfindlichkeit. In dieser Schrift ist die allgemeine Methode beschrieben und auch auf verschiedene gelegentliche Erscheinungen, z. B. „Hemmung der Hemmung" hingewiesen.

Man sollte PAVLOVS Vortrag auf dem Physiologenkongreß in Groningen (PAVLOV, 1913) und seine Arbeit von 1912 lesen. Ich weise ferner auf eine Untersuchung von ORBELI (1909) hin als Beispiel für die bereits in PAVLOVS Laboratorium erzielten Ergebnisse.

Viele von den oben beschriebenen Erscheinungen wurden mir von Prof. BABKIN und Dr. ANREP mitgeteilt, die an zahlreichen Experimenten selber teilgenommen hatten.

Bedingte Reflexe hat man auch bei der Schnecke erhalten (THOMPSON, 1917).

## Zusammenfassung.

Der Unterschied in den Wirkungen, die bei der reflektorischen Nervenerregung und bei der direkten Reizung efferenter Nerven erhalten werden, beruht darauf, daß bei den ersteren synaptische Membranen passiert werden müssen.

Die größere Reflexzeit beruht nicht darauf, daß es eine gewisse Zeit dauert, bis die Synapse leitend wird oder bis die Zellfortsätze sich einander durch amöboide Bewegungen genügend genähert haben, sondern darauf, daß ein Widerstand passiert werden muß.

Der Reflexerfolg hört in der Regel nicht auf, wenn der Reiz aufhört, sondern überdauert ihn um eine verschieden lange Zeit. Diese Nachentladung kann durch eine Hemmung plötzlich und sehr scharf unterbrochen werden.

Wiederholte subminimale Reize können schließlich einen Reflex auslösen. In einigen Fällen, wie beim Kratzreflex, ist dagegen ein Einzelreiz, selbst ein übermaximaler, wirkungslos.

Zwei Reflexe, die denselben gemeinsamen Endweg benutzen, können einander verstärken. Das spielt neben der Hemmung bei der „Konstellation von Reizen" eine wichtige Rolle.

Wenn das Hautgebiet, von dem aus der Kratzreflex ausgelöst wird, an zwei verschiedenen Stellen mit subminimalen Reizen gereizt wird, wirken beide Reize auf das ganze Zentrum und lösen durch „unmittelbare spinale Induktion" den Reflex aus.

Nach einer Hemmungsperiode findet sich häufig eine erhöhte Erregbarkeit. Wird der Reiz für eine ebenso lange Zeit, als die Hemmung gedauert hat, abgeblendet, so findet sich diese erhöhte Erregbarkeit nachher nicht. Dieses Zurückprallen entsteht daher nicht nur dadurch, daß ein Ausruhen stattfand.

Die Synapse zwischen einem Achsenzylinder und dem Zellkörper oder den Dendriten eines anderen Neurons läßt nur Impulse in dieser Richtung durch, nicht aber vom Zellkörper zurück zum Achsenzylinder eines anderen Neurons. Das ist bei den motorischen Neuronen experimentell bewiesen, die Synapsen der sensiblen Fasern der dorsalen Wurzeln mit Zellen im Rückenmark sind aber nach beiden Richtungen durchlässig.

Das Auftreten der Refraktärperiode ist bei den Reflexen sehr ausgeprägt. Bei den motorischen Neuronen, die als gemeinsamer Endweg von dem Kratzreflex und von dem Beugungsreflex benutzt werden, muß die lange Refraktärperiode in einem Neuron auf der afferenten Seite liegen, da der Beugereflex nicht rhythmisch ist.

Wenn der Kontraktion einer Muskelgruppe, die für einen bestimmten Reflex nötig ist, eine antagonistische Gruppe gegenübersteht, wird die Kontraktion der einen Gruppe von einer Erschlaffung der anderen Gruppe begleitet. Diese Erschlaffung geschieht durch zentrale Hemmung. Die Erscheinung wird die reziproke Innervation genannt. DESCARTES hat sie bereits bei den Augenmuskeln festgestellt. Der Sitz der hemmenden Komponente des Reflexes scheint entweder in der Synapse mit dem motorischen Neuron des gemeinsamen Endweges zu liegen, oder in einem Zwischenneuron, das diesem sehr nahe benachbart ist.

In einigen Fällen, wenn die Erfolgsorgane glatte Muskeln sind, ist die reziproke Innervation peripheren Ursprungs. Dann verursacht die Reizung des efferenten Nerven die Kontraktion eines Muskels und die Hemmung des Antagonisten. Beispiele hierfür sind die Krebsschere und die Erweiterung der Pupille.

Unter natürlichen Bedingungen wirken auf einen Reflexbogen verschiedene afferente Bahnen ein, darunter auch hemmende. Der Reflexerfolg hängt von der algebraischen Summe des Ganzen ab, was sich bei der doppelten reziproken Innervation zeigt.

Wenn die relativen Stärken der erregenden und hemmenden Reize fast ausgeglichen sind, ergibt sich eine rhythmische Entladung. Beim Gehen geschieht das abwechselnd bei beiden Beinen. Im Text sind Erklärungen hierfür gegeben.

Die Wirkungen von Strychnin und Chloroform bei der Umwandlung einer Hemmung in Erregung und umgekehrt zeigen sich bei den Reflexen, die auf reziproker Innervation beruhen. Die Wirkung wird nicht auf den gemeinsamen Endweg ausgeübt, sondern entweder auf die Synapsen verschiedener Neurone mit ihm oder auf zentraler gelegene Synapsen, was sich aus der oben festgestellten Lokalisation der Hemmung ergibt. Die Wirkung der Umwandlung der Hemmung in Erregung durch das Tetanusgift bei willkürlichen Bewegungen und das hieraus entstehende Leiden ist im Text beschrieben.

Wenn Reflexe denselben allgemeinen Endweg für verschiedene Zwecke benutzen, können sie sich gegenseitig entweder verstärken oder hemmen. Selbst wenn beide erregend wirken, können sie die motorischen Neurone nicht gleichzeitig benutzen, wenn sie dieselben auf verschiedene Weise in Anspruch nehmen. Die Proprioceptoren eines Muskels dienen zur plötzlichen Unterbrechung eines Reflexes und zur Vorbereitung des Bogens für einen anderen.

Es gibt zahlreiche zusammengesetzte Reflexe, in welchen der Erfolg des einen den anderen auslöst.

Die Zwischensynapsen eines Reflexbogens sind verhältnismäßig leicht ermüdbar, während die motorischen Neurone nicht ermüdbar sind. Dadurch wird verhindert, daß ein bestimmter Bogen zu lange von demselben Reflex in Anspruch genommen wird. Die Erholung geschieht ziemlich schnell. Ein Reflex kann daher entweder durch Ermüdung oder durch Hemmung aufhören. Da in beiden Fällen Unterschiede bestehen, kann man sie voneinander unterscheiden.

Reflexe, die auf traumatische Reize erfolgen, gehen anderen vor. Ihre Receptoren sind wohl freie Nervenendigungen. Der erforderliche Reiz ist verhältnismäßig groß, wie es dem Zweck des Reflexes entspricht.

Der Mechanismus der Autotomie bei der Krabbe ist im Text beschrieben.

Die spinalen Reflexe und die Reflexe, bei welchen die höheren Zentren und besonders die Hirnrinde beteiligt sind, unterscheiden sich durch die Regelmäßigkeit der ersteren und die Leichtigkeit, mit welcher die letzteren durch Ereignisse in anderen Teilen des Zentralnervensystems verändert oder aufgehoben werden können. Aus diesem Grunde nennt PAVLOV erstere „unbedingte" und letztere „bedingte" Reflexe.

Trotz dieser Tatsache hat PAVLOV Methoden angegeben, durch welche die bedingten Reflexe für die experimentelle Untersuchung zugänglich gemacht werden können. Er hat so viele wertvolle Resultate erhalten.

Die beiden dabei beteiligten grundlegenden Mechanismen sind die „zeitliche Assoziation" und die „Analysatoren".

Der erstere führt dazu, daß ein Reiz, der häufig gleichzeitig mit dem unbedingten Reiz der Fütterung erfolgt ist, schließlich auch ohne gleichzeitige Fütterung Speichelsekretion veranlaßt. Dann ist ein bedingter Reflex gebildet worden. Dadurch kann die Wirkung verschiedener anderer Reize oder Vorgänge in der äußeren Welt auf cerebrale Vorgänge untersucht werden.

Die „Analysatoren" sind Sinnesorgane und ihre zentralen Verbindungen.

Die Bildung eines bedingten Reflexes kann man als Anschluß eines neuen afferenten Neurons an einen bereits bestehenden Reflexbogen auffassen. Dieser Anschluß des neuen Neurons kann aber sehr leicht gelöst oder gehemmt werden. Er ist ferner auf verschiedene Weise modifizierbar.

Am häufigsten kommen Hemmungserscheinungen vor, wie bei den auf S. 579 beschriebenen Versuchen von GRAHAM BROWN und SHERRINGTON über die Rindenreizung. Sie kann sogar als innere Hemmung auftreten, wenn die eigentliche Vollendung des bedingten Reflexes, d. h. die Fütterung, nach einer Anzahl von Wiederholungen des Reizes für den bedingten Reflex unterlassen wird.

Andere interessante Beispiele für Hemmungen findet man im Text.

Gewisse Formen bedingter Reflexe können traumatische Reflexe, im Gegensatz zu spinalen Reflexen, überwinden. Auch ein Schmerzreiz kann einen bedingten Reflex auslösen, dann wirkt er aber nicht mehr schmerzerregend.

Die Entfernung von Teilen der Hirnrinde beeinflußt die Wirkungsmöglichkeit von bedingten Reflexen, an welchen diese Teile normalerweise teilnehmen, für immer.

Es wird auf die Bedeutung der Hemmungserscheinungen für die Hypnose und den Schlaf hingewiesen.

### Literatur.

Spinale Reflexe im allgemeinen: SHERRINGTON (1906, S. 1—268).
Irreziproke Leitung: FRÖHLICH (1909, 2).
Reziproke Nerventätigkeit: SHERRINGTON (1909, 2).
Rhythmische Reflexe: GRAHAM BROWN (1912); FORBES (1912, 2); SHERRINGTON (1913, 1).
Bedingte Reflexe: PAVLOV (1910, 1911, 1912, 1913).

# XVII. Die Receptororgane.

Alle Organismen können nur dann eine dauernde Existenz führen, wenn sie sich den Veränderungen in ihrer Umwelt dauernd anpassen. Jeder Organismus ist von der Umwelt abhängig, weil sie ihm die nötige Nahrung verschafft.

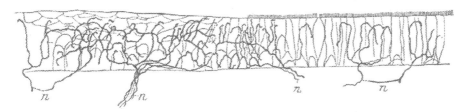

Abb. 125. Freie Nervenendigungen. Intraepitheliale Nervenendigungen im Larynx. GOLGI-sche Methode. Links Plattenepithel. Rechts Zylinderepithel mit Flimmerhaaren. n Nervenfasern im Corium. (Nach RETZIUS.)

Daher muß er auch wieder anderen Organismen ausweichen oder sich vor ihnen schützen, denen er selbst zur Nahrung dient.

Wie wir gesehen haben, können die Nervenfasern durch sehr verschiedene Reize, chemische, elektrische, mechanische usw., erregt werden. Ein Organismus wird um so besser ausgestattet sein, je empfindlicher er gegen von der Umwelt ausgehende Einflüsse ist. Um Nervenfasern zu erregen, sind aber schon ziemlich starke Reize nötig. Man vergleiche z. B. die Kraft, die nötig ist, um ein empfindliches Tastorgan, z. B. in der menschlichen Haut, zu erregen, mit der, die man braucht, um den Nervus ischiadicus beim Frosch zu reizen.

## Traumatische Reize.

Vermutlich sind die Reize, welche eine Verletzung des Organismus bewirken, unter den ersten gewesen, auf die im Verlaufe der Entwicklung reagiert wurde. Wahrscheinlich genügen dafür schon freie Nervenendungen, da ein Reiz, der zu schwach ist, um den Organismus zu schädigen, noch keine Fluchtbewegungen auslösen soll. Es finden sich denn auch in der Haut freie Nervenendungen. (Abb. 125).

## Der chemische Sinn.

Die ersten Tiere entstanden im Ozean. Sie kamen mit all den chemischen Stoffen, welche im Meerwasser gelöst sind, in Berührung. PARKER (1912) zeigte, daß die Haut der Fische für Säure, Alkali und Salze, auch für Chinin, empfindlich ist. Bei der Säure und dem Alkali ist die Wasserstoff- und Hydroxylionenkonzentration das Wirksame. Chlornatrium erregt diese Receptoren erst in einer viel höheren Konzentration als Chlorwasserstoff, obwohl bei den verwendeten Konzentrationen beide fast vollständig dissoziiert und die Anzahl der Chlorionen daher proportional der Konzentration ist. Ebenso wirkt auch das Natriumhydroxyd viel stärker als das Chlornatrium.

Man kann auch feststellen, daß die erforderliche Konzentration von Säure oder Alkali, von etwa 0,05 Molen pro Liter, sehr viel höher ist als die, für welche die differenzierten Receptoren in der menschlichen Zunge empfindlich sind. Das läßt annehmen, daß beim Fisch freie Nervenendungen durch die genannten Stoffe gereizt werden. Diese Ansicht wird dadurch bestätigt, daß eine Zuckerlösung, die doppelt molar und ganz unschädlich ist, keine Wirkung hat.

Der Geschmacks- und der Geruchssinn sind höhere Entwicklungen dieses primitiven chemischen Sinnes. Es haben sich hierfür empfindliche spezielle Receptororgane, besonders bei den Landwirbeltieren, gebildet. Das Geruchsorgan ist bei vielen Tieren auch eine Art Distanzreceptor von großer Bedeutung, da der erregende Stoff durch die Luft oder das Wasser herangeführt wird. Man könnte denken, daß der Geruchssinn nur auf Gase reagiere, aber man muß bedenken, daß diese Gase vor der Wirkung auf die Receptoren sich in der Flüssigkeit lösen müssen, welche die Receptoren bedeckt. Man braucht daher nicht anzunehmen, daß dieser Sinn sich etwa bei dem Haifisch und dem Hunde unterscheidet. Andererseits geht die Übertragung durch Luftströme schneller vor sich als durch Strömungen im Wasser. Aus diesem Grunde ist die Entwicklung des Geruchssinnes zu einem Distanzreceptor bei den Landtieren deutlicher. Ob der Geruchssinn auch bei Fischen als Distanzreceptor fungiert, wird von PARKER und SHELDON (1913) diskutiert.

Der Geschmackssinn ist weniger empfindlich als der Geruchssinn. Man kann nicht sagen, daß er bei der Entwicklung der höheren Nervensysteme eine große Rolle spielt. Er hat auch bei den höchstentwickelten Formen keinerlei Funktion als Distanzreceptor.

Es ist auffallend, daß selbst bei den höheren Wirbeltieren die sensiblen Neurone der Geruchsreceptoren die primitive Lage ihres Zellkörpers im Epithel beibehalten haben, und von dort aus Nervenfortsätze in das Zentralganglion senden. Es scheint aber zweifelhaft, ob diese Erscheinung die Ansicht PARKERS (1912) rechtfertigt, daß der Geruchssinn dem chemischen Ursinn entspricht. Die Epithelzellen würden sehr früh auf die Wirkung äußerer chemischer Agenzien mit der Bildung chemischer Stoffe reagieren, welche ihrerseits die freien Nervenendungen zwischen den Epithelzellen reizen könnten. Das könnte die gemeinsame Basis sein, auf der sich die empfindlicheren Mechanismen des Geruchs und Geschmacks entwickelt haben. Diese Wirksamkeiten müßten aber auf rein chemische zu beschränken sein; man kann sich aber nur schwer vorstellen, daß Acetat, Saccharin und Glucose eine allen drei Verbindungen gemeinsame chemische Eigenschaft haben. Der saure Geschmack ist wohl nur von der Wasserstoffionenkonzentration abhängig. Das Vorhandensein eines chemischen Stoffes in der Peripherie, der sehr empfindlich gegen diesen Faktor ist, kann man sich gut vorstellen.

## Tastreceptoren.

Außer der Beeinflussung durch chemische Substanzen in dem sie umgebenden Wasser sind die primitiven Organismen der Berührung mit anderen Gegenständen ausgesetzt. Solche Berührungen wirkten wahrscheinlich zuerst nur als traumatische Reize, die ihrem Wesen nach voneinander nicht unterscheidbar sind, aber die kräftigen Schutzreflexe hervorrufen.

Es ist seltsam, daß nach COHNHEIM (1912, 2, S. 112) Heteropoden, welche zu den Mollusken gehören, die Anwesenheit von Nahrung erst bemerken, wenn sie direkt daranstoßen. Durch den chemischen Sinn oder den Gesichtssinn können sie die Nahrung nicht wahrnehmen, obwohl sie Augen besitzen. Wenn sie aber einen Gegenstand angebissen haben, erkennen sie vermutlich durch den Geschmack, ob er zur Nahrung geeignet ist oder nicht.

Durch die mannigfaltigen Wirkungen, welche Körper bei Berührung der Haut hervorbringen, hat sich das komplizierte System der Hautreceptoren, wie wir es bei uns selbst wahrnehmen, differenziert. Bevor wir aber zur Betrachtung der höheren Sinnesorgane und besonders der Entfernungsreceptoren weitergehen, sind einige ergänzende einleitende Bemerkungen allgemeiner Natur nötig.

## Der Receptormechanismus im allgemeinen.

Wir sagten bereits, daß die Organismen um so besser für ihre Anpassung an Veränderungen ihrer Umgebung ausgestattet sind, je größer die Anzahl und Verschiedenartigkeit der äußeren Erscheinungen ist, die sie unterscheiden können. Wenn man Dinge, die in einer gewissen Entfernung geschehen, wahrnehmen kann, ist die Möglichkeit gegeben, sich auf ihr Herankommen vorzubereiten, bevor sie wirklich da sind. Daher der große Fortschritt der Tierorganisation bei der Entwicklung von Organen, wie Augen und Ohren, welche schon über große Entfernungen hin· Eindrücke vermitteln können.

Es müssen aber auch viele Vorgänge, die im Organismus selbst geschehen, den Nervenzentren bekanntgegeben werden. Wir haben sowohl Extero- wie Interoceptoren, wie SHERRINGTON sie nennt, unter ihnen sind die Proprioceptoren sehr wichtig. Es sind dies die Receptoren, welche in einem tätigen Organ die Zentren über den Zustand der Tätigkeit dieses Organs aufklären und seine Beeinflussung durch Reflexe ermöglichen. Wir werden sehen, welche Rolle diese Receptoren spielen, wenn wir den „plastischen Tonus" im nächsten Kapitel zu behandeln haben.

Ich will hier ein Beispiel anführen. Man stelle sich einen General vor, der in einer
Schlacht kommandiert, an der viele Regimenter beteiligt sind, die sich über einen weiten
Raum ausdehnen. Damit eine bestimmte Bewegung wirksam ausgeführt werden kann,
muß der General natürlich wissen, ob frühere Befehle ausgeführt worden sind. Vielleicht
hat seine Order den betreffenden Truppenkörper nicht erreicht. Wir schätzen die Entfernung zwischen direkt nicht erreichbaren Gegenständen auf der Grundlage von Augenbewegungen ab. Die Zentren müssen daher davon benachrichtigt werden, daß die Augenmuskeln die beabsichtigte Bewegung auch wirklich ausgeführt haben; das Wissen um die
Absendung einer wirksamen Erregung genügt an sich noch nicht, denn der Nerv könnte
ja für diese leitungsunfähig gewesen sein.

Es kann natürlich Energieformen geben, für welche wir keine passenden
Receptoren haben, während andere Lebewesen als wir selbst wieder die Fähigkeit
haben können, Erscheinungen zu bemerken, die wir nicht gewahr werden.
Quantitative Unterschiede dieser Art sind bekannt. Wir haben keine Recep-
toren für ultraviolettes Licht. Die Katze kann höhere Töne hören als der
Mensch usw.

Andererseits kann eine Energieform wie die Sonnenstrahlung, von der wir
durch physikalische Experimente feststellen können, daß sie einfach ist, von
uns als Licht oder als Wärme wahrgenommen werden, je nach den besonderen Receptoren, auf die sie trifft, während der einzige physikalische
Unterschied in der Schwingungszahl besteht. Genauer ausgedrückt: Ein
bestimmter, begrenzter Bezirk von Wellenlängen erscheint dem Auge als Licht,
längere oder kürzere Wellen werden vom Auge nicht wahrgenommen. Die
langen Wellen, welche keine Wirkung auf die Retina haben, können aber
gewisse Receptoren in der Haut erregen. Dann sprechen wir von Wärme-
empfindung.

Damit eine bestimmte Energieform in dem Receptorneuron eine Erregungswelle auslöst, muß ein Mechanismus vorhanden sein, in dem Veränderungen
von genügender Größe erzeugt werden, um Nervenfasern erregen zu können.
Würde das betreffende Energiequantum direkt auf den Nerven wirken, so würde
es bei weitem zu gering sein, um erregend zu wirken. Eine wie geringe Energiemenge bei der Wirkung auf einen passenden Receptor im Nerven eine Erregung
auslösen kann, zeigt die Berechnung von V. Henri et Larguier des Bancels
(1911, S. 856), der die Retina empfindlich gegen eine so geringe Menge von
Lichtenergie wie $5 \cdot 10^{-12}$ erg fand. Das ist ungefähr 3000 mal so empfindlich
wie die empfindlichste photographische Platte. Diese Betrachtungen führen uns
natürlich zu der Annahme, daß die Natur des Receptororgans je nach der
adäquaten Energieform sehr verschieden sein muß, ebenso wie wir ein Galvanometer benutzen, um elektrische Ströme nachzuweisen, ein Thermometer für
Wärme, ein Aktinometer für Lichtstrahlen usw. Für die gleich zu behandelnden
Erscheinungen ist es ferner wichtig, zu berücksichtigen, daß alle Energieformen
in elektrische Energie überführbar und auf diese Weise meßbar sind. Die Wärme
kann man durch ein Thermoelement, einen Klang durch ein Telephon, gewöhnliche
kinetische Energie, durch Drehung einer Dynamomaschine, chemische Energie
bei der Neutralisation einer Base durch eine Säure durch eine Gaskette oder
indirekt durch Umwandlung in Wärme und Benutzung einer Thermosäule in
elektrische Energie umwandeln. In allen Fällen resultieren elektrische Ströme
in einem Draht, genau so werden sie in unseren Receptorsinnesorganen in Nerven-

erregungen verwandelt. Man muß aber einen Unterschied beachten; bei dem Sinnesorgan macht eine kleine einfallende Energiemenge eine sehr viel größere Menge an Energie durch eine sog. „Auslösung" frei, wie wir bei unseren physikalischen Instrumenten ein sog. „Relay" verwenden, um die Energie der z. B. bei drahtloser Telegraphie empfangenen elektrischen Wellen zu vergrößern. Hier läßt man durch winzige Energiemenge den Stromkreis einer unabhängigen Batterie schließen. Dadurch wird ein sehr viel größerer Energieumsatz bewerkstelligt, der dann leicht nachweisbar ist.

*Das Müllersche Gesetz.* Wir sahen in Kapitel 13, daß alles darauf hindeutet, daß der Erregungsvorgang in allen Nerven immer derselbe ist. Die Impulse können einander innerhalb der Grenzen der Refraktärperiode mit verschiedener Geschwindigkeit folgen, aber die einzelnen Stöße sind in allen Fällen gleich, mit der einzigen Ausnahme derer, die einem vorangegangenen Impuls unmittelbar folgen. Selbst hier ist die erste Erregungswelle normal, und erst die folgenden unterscheiden sich, aber nur an Größe. Impulse, die im Nervus opticus durch Lichteinfall auf die Retina erzeugt werden, müssen daher mit jenen identisch sein, die durch Tonwellen im Gehörsnerven entstehen, durch Berührung in den Hautnerven usw. Die vom Organismus wahrgenommenen Unterschiede müssen daher durch „Analysatoren" im Zentralnervensystem entstehen. Es ist bereits bei der Besprechung der Pavlovschen bedingten Reflexe hierüber etwas gesagt worden (S. 604 und 605), und man beachte Abb. 124 (S. 605). Wir treffen jetzt die Erscheinung wieder als das Müllersche Gesetz von der „spezifischen Sinnesenergie", wie er es genannt hat (1843, S. 1065). Das Wort „Energie" ist hier unglücklich gewählt, da es nur in dem Sinne von Fähigkeit gebraucht ist und MÜLLER selbst dafür auch den Ausdruck „Qualität" gebraucht. Das Gesetz bedeutet, daß jeder Nerv eines speziellen Sinnesorgans immer nur seine eigene bestimmte Empfindung entstehen läßt, welcher Art immer der ihn erregende Reiz sein mag. MÜLLER weist auch darauf hin (1826, 1840 und 1843), daß dieselbe äußere Ursache in verschiedenen Sinnesorganen eine verschiedene Empfindung erregen kann. „Empfindung" ist nicht die Leitung einer Beschaffenheit gewisser äußerer Körper zum Bewußtsein, sondern die Leitung des Zustandes eines bestimmten Nerven zum Zentrum. Auf die Erregung jedes Nerven eines speziellen Sinnes folgt immer seine eigene besondere Empfindung, die nicht durch die eines anderen Nerven ersetzt werden kann.

Sir CHAS. BELL (1823, 2, S. 304) zeigte in nicht so klarer Weise, daß jede Reizung des Nerven eines bestimmten Sinnesorgans immer nur die Empfindung entstehen läßt, die normalerweise bei der adäquaten Reizung des Receptororgans am Ende des Nerven eintritt. Er sagt, das Feuer erzeuge keine Empfindung von Wärme, wenn es nicht Haut- oder andere Oberflächennerven affiziere. Wenn man die Retina mit einer Nadel sticht, resultiert keine Schmerz-, sondern eine Lichtempfindung. Was auch immer die Art des Reizes sei, Druck, Schwingung, Wärme, Elektrizität, die man dem Nerven zuführt, die hervorgerufene Empfindung hängt nur von der Natur des Endorganes ab, aber nicht von der des auf den Nerven wirkenden Reizes.

Die Lichtempfindung, welche bei der Durchschneidung des Sehnerven auftritt, wird oft als Beweis für unsere These angeführt. Es erregt aber schon ein leichter Zug an der Retina die Receptoren dort. Bewiesen ist daher nur, daß ein mechanischer Reiz der Retina ebenso wie ein Lichtreiz die spezielle Empfindung erzeugen kann. Der beste Beweis kann durch die Reizung der

Chorda tympani beim Durchtritt durch die Paukenhöhle erbracht werden,
worauf oben (S. 470) hingewiesen wurde. Jeder mechanische, chemische oder
elektrische Reiz, der an dieser Stelle gesetzt wird, ruft eine Geschmacksempfindung hervor.

Warum diese Nervenimpulse, die untereinander alle gleich sind, so sehr verschiedene
Empfindungen in ihren Zentren im Gehirn entstehen lassen, geht über den Rahmen der
physiologischen Analyse hinaus. Wir müssen die Erscheinung in gewissem Umfange bei
der Untersuchung der Wirkungsgesetze der peripheren Receptoren verwenden.

Wie auch immer diese Receptoren erregt werden, ob durch einen Reiz,
für den sie speziell geeignet sind oder nicht, die hervorgerufene Empfindung ist
immer dieselbe. So gibt es gewisse Stellen in der Haut, die eine Wärmeempfindung
entstehen lassen, auch wenn sie elektrisch oder mechanisch erregt werden,
während andere bei gleicher Reizung eine Kälteempfindung entstehen lassen.
Wichtig ist, daß spezialisierte Receptoren gegen ihren adäquaten Reiz viel
empfindlicher als gegen jeden anderen sind. Ein elektrischer Reiz, der einen
Wärmepunkt erregen kann, erregt auch einen Kälte- oder einen Druckpunkt,
aber ein warmer Körper kann einen Wärmepunkt erregen, auch wenn der
Reiz so schwach ist, daß er keinen anderen Receptor erregen kann. Eine warme
Oberfläche reizt nur die Wärmepunkte, bis ihre Temperatur so hoch wird, daß
die Haut verbrennt und eine Schmerzempfindung ausgelöst wird. Vielleicht
müssen die nichtadäquaten Reize immer so stark sein, daß sie die Nervenfasern direkt erregen können. Dann hätten wir sicher einen unter das
Müllersche Gesetz gehörenden Fall vor uns.

*Das Webersche Gesetz.* Dieses Gesetz sucht die Änderung der Empfindung
mit der Änderung des Reizes in einen zahlenmäßigen Zusammenhang zu bringen.
Um einen eben merklichen Empfindungszuwachs zu erhalten, muß dem letzten
Reiz immer der gleiche Bruchteil seines Gesamtwertes zugefügt werden, gleichgültig wie hoch der absolute Wert des Reizes sei. Wenn wir gerade den Unterschied zwischen 10 g und 11 g noch wahrnehmen könnten, so müßte man zu
einem Kilogramm 100 g zusetzen, ehe die Gewichtszunahme merkbar würde.
Die absolute Größe, um die ein Reiz vermehrt werden muß, um den eben merklichen Empfindungszuwachs auszulösen, ist daher bei schwachen Empfindungen
sehr viel kleiner als bei starken. Das Gesetz ist ein Spezialfall einer Beziehung,
das man überhaupt bei Naturvorgängen häufig antrifft.

Man kann es auch in anderer Form ausdrücken. Um eine Reihe von Empfindungen zu erregen, die immer gleiche Zunahmen aufweisen, müssen die Reize
in geometrischer Proportion zunehmen. Wenn die Logarithmen der Reize als
Abszisse aufgezeichnet werden und die Empfindungen als Ordinaten, ergibt sich
eine gerade Linie. Victor Henri et Larguier des Bancels (1912) zeigen,
daß das Gesetz nur für mittlere Reize gilt. Im ganzen hat aber die so gezeichnete
Kurve eine S-Form. Ähnliche Beziehungen zwischen Reiz und Wirkung gelten
für die elektrischen Veränderungen in der Retina nach de Haas. Die mittlere
Region, in der die Kurve geradlinig verläuft, gilt auch für die Wirkung des
ultravioletten Lichts auf Cyclops, wie Mme. Victor Henri et Victor Henri
gezeigt haben, auf deren Arbeit ich in einem späteren Kapitel zurückkommen
werde. Das Webersche Gesetz hat also sehr wahrscheinlich physiologische Erscheinungen zur Grundlage.

## Die Receptoren der Haut.

Wir gehen weiter, um kurz über Erscheinungen bei den verschiedenen Arten der Sinnesreceptoren zu berichten.

Wegen der großen Bedeutung, teilweise vielleicht auch wegen der verhältnismäßigen Leichtigkeit, mit der dieser Zweig der Physiologie bis zu einem gewissen Punkt untersucht werden kann, hat er mindestens ebensoviele Arbeiten wie irgendein anderer, wahrscheinlich mehr, hervorgerufen. Über einzelne Sinnesorgane, wie das Auge und das Ohr, gibt es große, ihnen allein gewidmete Lehrbücher; teilweise haben sogar Unterabschnitte eine derartige Bearbeitung erfahren, z. B. die Brechungsverhältnisse des dioptrischen Systems des Auges. Ich muß mich hier damit begnügen, den Leser auf einige dieser Standardwerke für die genauere Information zu verweisen (siehe die Literaturübersicht am Schlusse dieses Kapitels).

Bekanntlich teilt uns die Haut sehr verschiedene Empfindungen mit. Auf Wärme und Kälte ist bereits hingewiesen; BLIX (1884) wies nach, daß sie an bestimmten Hautpunkten, ebenso wie der Drucksinn lokalisiert sind. v. FREY (1894) zeigte, daß es auch besondere Punkte für die Schmerzempfindung gibt. Dem letzteren Forscher verdanken wir das meiste unseres Wissens über die Frage; es ist nützlich, seine Arbeit von 1913 zu lesen. Zu erwähnen ist die von v. FREY eingeführte Reizung mit feinen Haaren. Die Druckgröße wird bei jedem durch das Gewicht ermittelt, das zu ihrer Krümmung benötigt wird.

Es gibt zur Zeit keine Erklärung dafür, auf welche Weise kleine Wärme- und Kälteunterschiede so vergrößert werden, daß sie Nervenfasern erregen können. Es kann sich um verschiedene Möglichkeiten handeln: eine chemische Reaktion kann durch Wärmezufuhr stark beschleunigt werden, einen physikalischen Mechanismus könnte die Ausdehnung bei erhöhter Temperatur verwenden, um erhöhten Druck zu erzeugen. Druckreize können vielleicht durch eine Art Hebelwirkung vergrößert werden wie bei den langen Borsten, die den Bart der Katze bilden. Diese scheinen schon auf Luftströme zu reagieren. Sonst kann man sich nicht erklären, wie sich die Katze ihrer bedient, um ihren Weg auch im Dunkeln zu finden.

Die verschiedenen Modifikationen des Tastsinns werden durch gleichzeitig mit der Berührung ausgeführte Bewegungen hervorgebracht, durch welche eine Reihe empfindlicher Punkte erregt wird, oder derselbe Punkt wird durch eine Reihe von Reizen erregt, die nacheinander eintreten.

Es kann auch eine Nervenfaser Synapsen mit zwei Neuronen haben, die Refraktärperiode kann dann in der einen Synapse länger als in der anderen dauern. So kann eine langsame Folge von Reizen durch beide unverändert hindurchgehen, während eine schnellere Folge nur durch eins unverändert hindurchgeht, da sie in dem anderen auf eine langsamere Folge zurückgeführt wird. So scheint eine Nervenfaser Impulse weiterleiten zu können, die verschiedene Empfindungen auslösen. Dadurch kann die Zahl der Nervenfasern verringert werden, was für die sehr feinen Abstufungen in den höheren Sinnesorganen wichtig wäre. Aber das ist nur eine unbewiesene Annahme. Ferner erscheint eine Oberfläche immer gleich rauh, mit welcher Geschwindigkeit auch der Finger darüber hinwegstreichen mag. Daraus geht hervor, daß nicht nur die verschiedene Anzahl der Reize, welche die Nervenendung innerhalb einer gegebenen Zeit beeinflussen, die Natur der Empfindung bedingt, sondern daß diese mit der Empfindung der Bewegung, die durch den Muskelsinn vermittelt wird, verknüpft ist. Dadurch wird jede Annahme zweifelhaft, welche in der absoluten Anzahl der Reize pro Sekunde den beherrschenden Faktor bei den verschiedenen Arten der Empfindungen sehen will.

*Die protopathische und epikritische Sensibilität.* Es ist hier der geeignete
Platz, über Experimente von HEAD, RIVERS und SHERREN (1905) über die Zeit,
in der sich verschiedene Hautempfindungen regenerieren, zu berichten. HEAD
ließ sich den N. radialis, einen rein sensiblen Nerven, durchschneiden und beobachtete, wann die Empfindung zuerst wieder auftrat. Auf Grund dieser Versuche konnte er die Empfindungen aus dem Gebiete der Hand in drei verschiedene Gruppen teilen: in protopathische, epikritische und tiefe. Die letzte
Gruppe stammt aus Receptoren in den tiefergelegenen Geweben; sie scheint
in früheren Experimenten eine irrtümliche Annahme über die Regenerations-
zeit der sensiblen Fasern veranlaßt zu haben. Die gesamte Tiefensensibilität
der Hand wird z. B. nicht von demselben Nerven versorgt. Das protopathische
System ist dem ganzen Körper gemeinsam. Es regeneriert schneller als das
epikritische System und ist primitiver. Der gereizte Punkt kann nicht genau
lokalisiert werden. Es entsteht vielmehr eine ausgebreitete, ausstrahlende Empfindung. Die Receptoren scheinen nicht so empfindlich zu sein wie die der
anderen Typen, wenn sie aber erregt werden, ist die Wirkung kräftig. Bei der
Haut reagieren sie auf schmerzhafte Reize und starke Erwärmung und Abkühlung. Die Receptoren der tiefen Sensibilität reagieren auf Druck und
Bewegung. Die sensiblen Fasern verlaufen in den motorischen Nerven. Das System
der Tiefensensibilität hängt an den Paccinischen Körperchen. Das epikritische
System ist sehr hoch differenziert und regeneriert sehr langsam. Es findet
sich nur in der Haut; es ist das Organ für feine, genau lokalisierbare Berührungs-
empfindungen. Zwei gereizte Punkte können unterschieden, feine Wärme- und
Kälteabstufungen nebst anderen Formen spezieller Empfindung können wahrgenommen werden. Es ist offenbar das System, das mit der Entwicklung der
spezialisierten Receptoren und den geistigen Kräften, die sich daraus ergeben,
zusammenhängt. Man findet alle Einzelheiten in der Arbeit von HEAD und
RIVERS (1908). Auch lese man PAGE MAYS Aufsatz (1909).

# Der Geruch.

Es ist unmöglich, zwischen dem differenzierten chemischen Sinn der Wassertiere und dem Geruchssinn der Landtiere einen Unterschied zu machen. Wir
sind daher berechtigt, die Fähigkeit, gewisse Gegenstände ohne Benutzung des
Gesichtssinnes zu erkennen, was bei vielen Seetieren vorkommt, als eine
Sinnesform anzusehen, die wir sonst als Geruch bezeichnen.

Der große Feind der Kammuschel ist der Seestern. Sobald die Muschel die Nähe eines
Seesternes bemerkt, macht sie merkwürdige Schwimmbewegungen, um ihrem Feinde zu
entfliehen. Obwohl die Kammuschel zahlreiche gutentwickelte Augen am Rande des Mantels
besitzt, so genügt die Reizung dieser durch den Schatten des Feindes nicht, um ihre Flucht
zu veranlassen, und zwar aus einem Grunde, den wir gleich kennenlernen werden. W. J. DAKIN
(siehe VON UEXKÜLL, 1912, S. 329) zeigte, daß eine kleine Menge eines Extraktes aus dem
Seestern, den man mit einer Pipette in die Nähe einer Kammuschel bringt, ihr sofortiges
Fortschwimmen veranlaßt. Das ist ein deutliches Beispiel für ihren differenzierten chemischen Sinn, den wir Geruch nennen können.

Eine ins einzelne gehende Untersuchung des Geruchssinns bei höheren Wirbeltieren hat ZWAARDEMAKER (1902) angestellt. Der Geruchssinn kann äußerst
empfindlich sein: $1/_{100}$ mg Mercaptan in 230 cbm Luft kann man noch nachweisen.

Dabei sind nur ein paar Kubikzentimeter dieser Luft für die Auslösung der Empfindung nötig; $1 \cdot 10^{-6}$ mg Mercaptan genügt also bereits, um die Receptoren für den Geruch zu erregen.

Man lese die Schrift von PARKER (1913, 2) über die Analogie zwischen Geschmack und Geruch. Der letztere ist der empfindlichere Sinn.

## Die Lichtreceptoren.

Strahlende Energie von der Sonne oder einer anderen Quelle kann, durch die Haut absorbiert, in Wärme umgewandelt werden und dann Wärmereceptoren erregen. Lichtwellen können ferner eine kräftige Wirkung auf viele chemische Reaktionen ausüben; diese chemischen Veränderungen können dann die speziellen Endorgane reizen. Wie wir mehr im einzelnen in Kapitel 19 sehen werden, das besser vor dem folgenden gelesen werden sollte, wird ferner jede derartige chemische Reaktion nur durch bestimmte Wellenlängen hervorgerufen, so daß die Möglichkeit gegeben ist, zwischen Licht von verschiedener Wellenlänge zu unterscheiden. Damit ist die Farbenempfindlichkeit gegeben.

Die erste Unterscheidung von Hell und Dunkel geschah wohl durch einen Lichtreceptor, der durch die photochemische Veränderung eines Stoffes, mit dem er zusammenhing, in Erregung geriet. Dadurch konnte die Nähe der Nahrung oder des Feindes erkannt werden. Zur Unterscheidung, ob das, was sich nähert, „Nahrung" oder „Feind" ist, muß aber noch der Receptor eines anderen Sinnes, vermutlich eines chemischen Sinnes, also des Geruchs, zugezogen werden. Die Seeanemone scheint Photoreceptoren dieser einfachen Art zu besitzen (siehe VON UEXKÜLL, 1909, S. 71), nach PARKER (1903 und 1905) sind auch in der Haut von Fischen, z. B. bei den Ammocöten, ferner bei zahlreichen Amphibien (siehe auch die Monographie von NAGEL, 1896), derartige Receptoren vorhanden. PARKER glaubt aber nicht, daß das hochentwickelte Auge der Wirbeltiere von diesen primitiven Receptoren der Haut abstammt. Der Receptormechanismus des Auges entsteht beim Wirbeltier embryologisch als Ausstülpung aus dem Zentralnervensystem. Die betreffenden Photoreceptoren haben sich also wohl in dem Zentralnervensystem bei einem durchsichtigen Tierkörper entwickelt.

Wie dem auch sein mag, die bloße Empfindlichkeit gegen Licht und Schatten hat verhältnismäßig geringen Wert. Ein „Sehen" findet erst statt, wenn sich ein Mechanismus entwickelt, durch welchen die Bilder äußerer Gegenstände auf einer empfindlichen Oberfläche abgebildet werden, die sich aus sehr vielen Einzelelementen zusammensetzt, welche jedes für sich speziell innerviert werden. Dadurch wird sozusagen dem Gehirn ein Gemälde übermittelt.

Ein voll entwickeltes Auge besteht also aus einem dioptrischen Mechanismus, der wie ein photographischer Apparat eine Linse und eine lichtempfindliche Schicht einer photochemisch wirksamen Substanz besitzt. Im photographischen Apparat wird diese durch die Bromsilbergelatineschicht auf der Platte repräsentiert. Beim Auge kommen die Endigungen von sehr vielen Nervenfasern hinzu, die mit den komplizierten Receptoren verbunden sind, in denen die photochemischen Reaktionen in nervöse Impulse umgesetzt werden. Dieser Teil heißt die Retina. Zerstreutes Licht wird durch Pigmentzellen abgeblendet, welche es

absorbieren. Abb. 126 zeigt ein einfaches Auge. Die komplizierte Struktur der
Retina des Wirbeltiers ist aus Abb. 127 zu ersehen (aus der Monographie von
RAMÓN Y CAJAL, 1894). Der eigentliche periphere Receptormechanismus besteht aus der Stäbchen- und Zapfen- und vielleicht noch aus der Pigment-
schicht. Wie aus der Abbildung zu ersehen ist, bestehen die anderen Schichten
aus Neuronen, die zwischen die eigentlichen Receptorneurone und die Nervenzentren geschaltet sind. So besteht die Retina zum großen Teil aus Nervenzentren, was ihrer embryologischen Entwicklung entspricht. Beim Cephalopodenauge, das ebenso hoch wie das des Wirbeltiers entwickelt ist, bilden diese
Zwischenneurone eine besondere Ganglionmasse, welche außerhalb des Auges

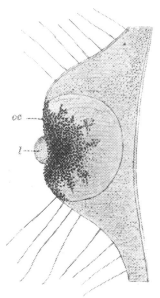

liegt. Auch bei diesen Organismen trifft das Licht
direkt auf die Receptoren, da die Retina nicht wie
beim Wirbeltier eingestülpt ist, so daß der einfallende
Lichtstrahl erst durch die Nervenschichten geht,
bevor er die Stäbchen und Zapfen erreicht.

Augen der oben beschriebenen einfachen Art (bestehend aus Pigmentbecher und Linse) gibt es schon
bei einzelligen Organismen (MAST, 1916) und bei Medusen (Abb. 126), aber es ist zweifelhaft, ob diese einfachen dioptrischen Mechanismen mehr tun können,
als Licht konzentriert auf die lichtempfindlichen
Zellen fallen zu lassen. Bei Pecten kommen schon
mehrere höherentwickelte Augen vor, von denen eins
in der Abb. 128 (aus DAKINS Monographie, 1909)
dargestellt ist. Hier sind schon eine Anzahl isolierter
Nervenfasern vorhanden, also kann schon etwas Bild-
ähnliches zustande kommen. Wichtig ist, daß die
oben festgestellte Eigentümlichkeit der Wirbeltierretina, nämlich der Durchtritt des Lichts durch die

Abb. 126. Ocellus von Lizzia
Koellikeri. Von der Seite
gesehen. Nach Behandlung
mit verdünnter Osmium-
säure. Obj. *F*, Oc. 2. *l* Linse.
*oc* Receptormechanismus.
(Nach HERTWIG.)

Nervenschicht, bevor es die lichtempfindliche Schicht
erreicht, schon bei Pecten vorhanden ist. Die merkwürdige Lage der Nervenschicht beim Wirbeltierauge
wird gewöhnlich dadurch erklärt, daß die Oberfläche
des kugelförmigen Auswuchses aus dem Zentralnervensystem eingestülpt wird im Laufe der Ent-
wicklung. Da wir aber beim Pectenauge die gleichen Verhältnisse finden, muß
man daran denken, daß es hierfür auch noch andere Gründe gibt.

Nach der Arbeit von UEXKÜLL (1912, S. 329) scheint es, daß — ganz abgesehen von der Frage, was für ein Bild auf der Netzhaut entstehen mag —
Reaktionen nur durch sich bewegende Gegenstände hervorgerufen werden. Ferner
erregt jede Bewegung eines Gegenstandes dieselbe Reaktion, nämlich ein Hervor-
strecken der langen Fühler, die der Sitz von Receptoren des chemischen und
des Tastsinnes sind. Der Zweck dieser Reaktion ist, mehr über den sich bewegenden Gegenstand zu erkunden. Wenn es sich dann herausstellt, daß der
Gegenstand ein Feind ist, so ergreift das Tier die Flucht.

Wenn ein dioptrischer Apparat von genügender Genauigkeit vorhanden ist,
um ein scharfes Bild auf der Retina zu entwerfen, so muß die Möglichkeit vor-

handen sein, die Brennweite für die Abbildung naher und entfernter Gegenstände verändern zu können. Bei Landtieren findet die wichtigste Brechung an der Hornhautkrümmung statt, da der Brechungsindex des Humor aqueus auf der Innenseite der Hornhaut stärker vom Brechungsindex der Luft abweicht als der Brechungsindex der Linse von dem der Flüssigkeiten, in denen sie eingebettet liegt.

Das läßt sich leicht am Auge eines albinotischen Kaninchens zeigen. Dank des fehlenden Pigments kann man das Bild eines Fensterkreuzes leicht durch die Sclera bulbi hindurch sehen. Wenn man einen Objektträger so hält, daß er die Hornhaut fast berührt und zwischen ihn und die Hornhaut einen Tropfen physiologischer Kochsalzlösung bringt, verschwindet das Bild, weil die brechende Fläche jetzt eben geworden ist. Beim Entfernen des Glases erscheint das Bild wieder.

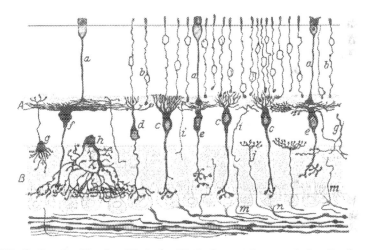

Abb. 127. Die Retina des Hundes. Nach der Methode von GOLGI gefärbt. Im Querschnitt. *a* Zapfenfasern. *b* „Körner" und Stäbchenfasern. *c, d* Bipolare Zellen (innere Körner) mit vertikalen Verzweigungen der äußeren Enden. Im Mittelpunkt der Verzweigungen liegen die verbreiterten Endigungen der Stäbchenfasern. *e* Andere bipolare Zellen mit abgeflachten Verzweigungen, die an die verzweigten Endigungen der Zapfenfasern angrenzen. *f* Bipolare Riesenzelle mit flacher Verzweigung. *g* Innere Körnerzelle, welche einen Achsenzylinderfortsatz zu den Stäbchen und Zapfenfasern schickt. *h* Zelle in der inneren molekularen Schicht mit diffuser Verzweigung zu den Ganglienzellen. *i* Aufsteigende Nervenfaser. *j* Zentrifugale Fasern. *m* Nervenfasern, die sich in der inneren Fasergeflechtschicht verlieren. *n* Ganglienzellen, die Synapsen mit den Endbäumchen einer bipolaren Zelle bilden, welche zu einer Gruppe von Stäbchen gehört. (RAMÓN Y CAJAL, 1894, T. 5, Abb. 2.)

Beim Fisch dagegen hat die Linse die Hauptarbeit beim Entwerfen eines Bildes zu leisten. Dementsprechend findet man, daß sie viel stärker als bei Landtieren gekrümmt ist; sie ist beinahe kugelförmig.

Bei Landtieren ist der Hauptzweck der Linse, die Brennweite des dioptrischen Systems zu adjustieren. Die Krümmung der Hornhaut läßt sich nicht ändern. Nach der Arbeit von BEER (1898—1901) wird die Akkommodation für nahe oder entfernte Gegenstände auf zwei Arten bewirkt. Die erste findet sich bei wirbellosen Tieren, bei Wirbeltieren bis zu Amphibien, ferner bei einigen Schlangen. Sie besteht in einer wirklichen Lageveränderung der Linse, genau wie bei der photographischen Kamera. Der zweite Mechanismus findet sich bei einigen Schlangen, Schildkröten, Eidechsen, Krokodilen, Vögeln und Säugetieren. Er besteht in einer Veränderung der Krümmung der Linse. In ihrer natürlichen Lage im Auge ist die Linse, die elastisch ist, für entfernte Gegenstände eingestellt, weil die Ligamente, die sie in ihrer Lage halten, einen Zug auf sie ausüben und sie dadurch abflachen, was man erkennen kann, wenn man die Linse von dieser Spannung befreit.

Durch die Zusammenziehung eines Muskelrings, des Musculus ciliaris, wird die Spannung der Bänder verringert, wie die Spannung eines gedehnten Gummibandes nachläßt, wenn seine Enden einander genähert werden. Infolge des Nachlassens der Spannung nimmt die Linse mehr oder weniger die Form an, die sie hat, wenn sie frei ist, d. h. eine mehr kugelförmige; dann ist sie imstande, nahe Gegenstände auf derselben Ebene scharf abzubilden. auf die sie vorher entfernte scharf abgebildet hat.

Der Mechanismus der Akkommodation wurde durch HELMHOLTZ zuerst dargestellt, dem wir einen sehr großen Teil unserer Kenntnisse vom Auge sowie vom Ohr verdanken. Diesem Manne, dessen Name ebenso mit der Lehre von der Energie, der elektrischen Doppelschicht, der Geschwindigkeit der Leitung, der Erregung im Nerven verbunden ist, verdankt auch die Sinnesphysiologie viele ihrer Grundlagen. Seine beiden Bücher: ,,Die physiologische Optik" und ,,Die Lehre von den Tonempfindungen" bleiben die Standardwerke über diese Gegenstände. Eine dritte Ausgabe der Optik ist von GULLSTRAND, v. KRIES und NAGEL (1909—1910) herausgegeben worden.

Die Funktion des dioptrischen Systems des Auges ist im wesentlichen eine Angelegenheit der geometrischen Optik. Sie kann nach der Methode von GAUSS behandelt werden, die darin besteht, die Erscheinungen auf brechende Flächen und deren gegenseitige Entfernung zu reduzieren. Einzelheiten findet man in den Lehrbüchern; zu erwähnen ist das Buch von PARSONS (1901) und die Arbeit von v. ROHR (1909). Wir müssen zur Betrachtung der Erscheinungen weitergehen, die in der Retina eintreten, wenn diese durch den Auffall von Lichtstrahlen in Erregung versetzt wird.

*Die Bewegungen der Zapfen.* Beim Frosch sind langsame Bewegungen der Zapfen, die durch die Kontraktion ihrer langen Basalfasern entstehen, von VAN GENDEREN STORT (1887) (siehe Abb. 613, S. 522 von SCHÄFERS ,,Grundzüge der Histologie") beschrieben worden. Sie scheinen reflektorisch vor sich zu gehen. Lichteinfall in das eine Auge ruft auch im anderen Auge, das vor dem Einfall der Lichtstrahlen geschützt ist, eine Verkürzung der Zapfen hervor. Die Wirkung kann auch durch die Belichtung der Haut, durch Injektion von Strychnin und durch lokale elektrische Reizung hervorgebracht werden. Es ist schwer zu erkennen, was diese Bewegung zu bedeuten hat. Man hat daran gedacht, daß es sich um Überbleibsel eines Urzustandes handeln könne, in welchem die photoreceptiven Zellen der Epidermis direkt mit contractilen Zellen verbunden gewesen sein sollen, wenn wir uns aber die Entwicklung des Auges aus dem zentralen Nervensystem vor Augen führen, ergeben sich ziemlich bedeutende Einwände gegen eine solche Annahme.

Ebenso werden die Pigmentzellen der Retina durch Lichteinfall im Auge zu Bewegungen veranlaßt, deren physiologische Funktion ebenfalls dunkel ist.

Die ,,dermatoptische Funktion", die RAPHAEL DUBOIS (1892) beschrieben hat, ist interessant. Sie zeigt, wie Lichtstrahlen, die von Pigmentzellen absorbiert werden, als Reize wirken können. Der Siphon von Pholas, einem Mollusken, ist lichtempfindlich. Wird er beleuchtet, so zieht das Tier ihn ein. Die Reaktion entsteht durch die Anwesenheit von Pigmentzellen im Epithel, die in Muskelfasern übergehen. Nach Dubois erfolgt auf den Lichtreiz

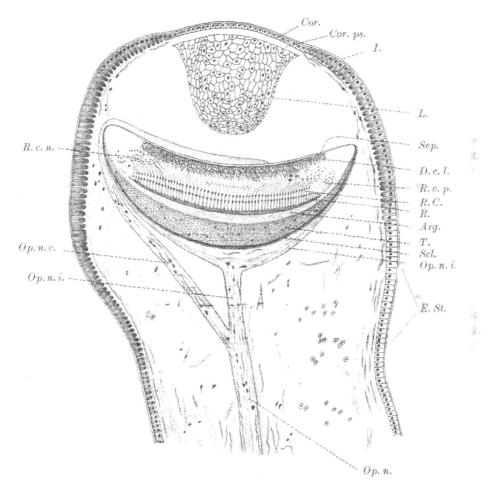

Abb. 128. Auge des Pecten Maximums. Längsschnitt. 150fache Vergrößerung. *Cor·* Cornea. *Cor. ps.* Pseudocornea. *I.* Iris. *L.* Linse. *Sep.* Septum. *D. c. l.* Distale Zellschicht. *R. c. p.* Pseudostabzellen. *R. C.* Stabzellen der Retina. *R.* Stäbchen der Retina. *Arg.* Argentea. *T.* Tapetum. *Scl.* Sclerotica. *Op. n.* Nervus opticus. *Op. n. i.* Innerer Ast des Opticus. *Op. n. o.* Äußerer Ast des Opticus. *R. c. n.* Kern der Stäbchenzellen. *E. St.* Truncus opticus. (Reproduziert nach W. J. Dakins Monographie über „Pecten" mit Erlaubnis des Liverpool Marine Biology Committee.)

eine Kontraktion der Faser; diese Kontraktion reizt dann irgendwie Nervenfasern, welche zu Nervenzentren gehen, von denen aus die reflektorische Einziehung des Siphons veranlaßt wird.

STEINACH (1892) fand in der Iris pigmentierte Muskelzellen. Unter dem Mikroskop kann man beobachten, wie diese Zellen sich bei Lichteinfall zusammenziehen. Die Beobachtungen wurden von GUTH (1901) bestätigt.

Auch an den Ganglienzellen der Retina sind Veränderungen beschrieben worden, die aber als Wirkungen von länger dauernden Reizen auf die Zellen der Nervenzentren anzusehen sind.

*Der Sehpurpur.* Wahrscheinlich geschieht die Erregung der Nervenendigungen in der Retina durch das Licht durch eine photochemische Reaktion. Es gibt sehr viele chemische Reaktionen, die durch das Licht beeinflußt werden; eine solche Reaktion kommt auch in der Retina vor. Sie spielt sich am „Sehpurpur" ab. Ob sie die einzige ist, ist mit Bestimmtheit nicht zu sagen, aber wir werden gleich sehen, daß die Eigenschaften des Sehpurpurs sehr gut zu dem passen, was für eine Farbenempfindung nötig ist. In Kapitel 19 wird gezeigt werden, daß eine Substanz, welche gegen Strahlen einer bestimmten Wellenlänge empfindlich ist, was sie sein muß, wenn eine Farbenempfindung möglich sein soll, diese Strahlen absorbieren muß. Da sie im Bereich des sichtbaren Spektrums liegen, muß der betreffende Stoff einen Absorptionsstreifen in dem erwähnten Bereiche haben und selbst gefärbt sein. Obwohl der Sehpurpur der einzige bisher in der Retina nachgewiesene Stoff ist, wenn wir von gefärbten, von KÜHNE (1878) in den Zapfen von Vögeln beschriebenen aber nicht lichtempfindlichen Körnchen absehen, ist es möglich, daß noch andere in sehr geringen Mengen da sind, und zwar soviel verschiedene, als nötig sind, um die Anzahl von Farben zu erklären, welche das Auge unterscheiden kann. Es ist außerdem nicht unmöglich, daß der Sehpurpur, der aus der Retina darstellbar ist, ein Gemisch von verschiedenen Stoffen darstellt, deren Licht von einer bestimmten Wellenlänge absorbiert wird und ein bestimmtes Reaktionsprodukt entstehen läßt, für das nur ein bestimmter Receptor empfindlich ist. Wahrscheinlich werden bei der Bildung des betreffenden photochemischen Reaktionsproduktes molekulare Schwingungen von einer bestimmten Schwingungszahl erzeugt, vielleicht durch Resonanz, und die hierbei freiwerdende Energie erregt die Receptoren.

Es war schon früher bekannt, daß die im Dunkeln präparierte Froschretina rot oder purpurn aussieht, und daß diese Färbung im Licht mehr oder weniger schnell verschwindet. In Verbindung mit den Gesichtsempfindungen wurde dieser Farbstoff aber erst durch die Arbeit von BOLL (1876) gebracht, der eingehendere Arbeiten von KÜHNE und seinen Mitarbeitern folgten (1878).

Die Farbe des Stoffes ist nicht eigentlich Purpur, sie enthält viel mehr Rot. Sie enthält außerdem noch eine Spur Violett, und man bezeichnet sie am besten als tief rosenrot oder rosenfarben.

Sie wird durch das Licht gebleicht, die Retina wird aber im Dunkeln wieder rot. Es ist noch nicht ganz sicher, ob sich neues Pigment bildet, oder ob die Produkte der photochemischen Reaktion im Dunkeln wieder in ihren Anfangszustand umgewandelt werden, was bei photochemischen Reaktionen sehr verbreitet ist. Es scheint aber, daß unter gewissen Bedingungen auch Lösungen des Pigments ihre Farbe wieder erhalten, wenn man sie nach vorheriger Bleichung am Licht im Dunkeln stehen läßt. Der Farbstoff besitzt im Spektrum keinen isolierten Absorptionsstreifen, sondern absorbiert das Licht fast in allen Teilen gleich. Er läßt nur etwas Rot und Violett zurück, daher kommt seine Farbe. Man kann also erwarten, daß er dem Licht von allen Wellenlängen, außer dem äußersten Rot und Violett, entsprechen würde. Wie schon gesagt, würde ein Gemisch von Stoffen, deren Absorptionsstreifen über das ganze Spektrum verteilt sind, eine ähnliche fortlaufende Absorption geben. Der Sehpurpur findet sich nur in den Stäbchen des Säugetierauges, in den sog. Zapfen des Vogelauges und den entsprechenden Strukturen der Retina des Frosches, der Fische und der Cephalopoden. Da er in den Zapfen des menschlichen Auges nicht vorhanden ist, fehlt er gerade in dem Bereiche des schärfsten Sehens, in der Fovea centralis. Deshalb glauben einige Beobachter nicht, daß der Sehpurpur eine Bedeutung für das Sehen hat. EDRIDGE-GREEN hat aber bewiesen, daß er in die Fovea aus den sie umgebenden Stäbchen hineindiffundiert. Er meint, daß die Stäbchen nur die Bildung des Farbstoffes besorgen, aber keine Receptororgane für das Licht sind. Die Sehschärfe der verschiedenen Zonen der Retina scheint direkt proportional der Anzahl der Zapfen pro Flächeneinheit zu sein. Mit anderen Worten: Ob zwei nahe beieinanderliegende leuchtende Punkte noch unterschieden werden können, hängt davon ab, ob die von ihnen ausgehenden Strahlen auf zwei Zapfen treffen oder nur auf einen. In den peripheren Teilen der Retina liegen die Zapfen weiter auseinander. Fällt das Licht der beiden Punkte auf diesen Teil der Retina, so müssen sie weiter auseinanderliegen, um als doppelt erkannt zu werden. Mikroskopisch sehen aber die Zellverbindungen der Stäbchen und der Zapfen sich sehr ähnlich. Aus dem mikroskopischen Bilde ist daher ein Schluß, daß nur die Stäbchen den Sehpurpur sezernieren, nicht zu rechtfertigen.

KÜHNE zeigte, daß das Pigment im Auge lichtempfindlich ist, und daß man daher Photographien von Gegenständen auf der Retina machen kann. Er nennt sie Optogramme (1878, S. 225).

Da man den sog. Sehpurpur immer nur in sehr kleinen Mengen gewinnen kann, ist die Bestimmung seiner chemischen Eigenschaften recht schwierig. Seine Löslichkeitsverhältnisse sind sehr merkwürdig; nach KÜHNE ist er nur in gallensauren Salzen leicht löslich. Das läßt an eine kolloidale Suspension denken. Die stark oberflächenaktiven gallensauren Salze würden eine Dispersion der Partikel sehr bedeutend erleichtern. Der Farbstoff diffundiert auch nicht durch Pergamentpapier, so daß die gallensauren Salze durch Dialyse wieder entfernt werden können. Neben der Dispersion des Pigments scheinen die gallensauren Salze die Stäbchen aufzulösen. Das Pigment wird durch Trypsin nicht angegriffen. Es ist also kein Eiweißkörper. Die Methode, nach der man die reinsten Präparate erhält, hat KÜHNE auf S. 454 seiner Schrift mit EWALD (1878) und auf S. 266 seines Artikels in HERMANNS „Handbuch" (1879) angegeben.

Durch die peripheren Teile der menschlichen Retina wird von eben sichtbarem Licht nur der Teil des Spektrums zwischen den Wellenlängen von 600 und 440 $\mu\mu$ (Orange bis Blau) wahrgenommen. Die Empfindung ist nur eine Helligkeits-, aber keine Farbenempfindung; sie ist unabhängig von der Wellenlänge des einfallenden Lichtes. VICTOR HENRI et LARGUIER DES BANCELS (1911, 1) haben die kleinste zur Erregung der Netzhaut nötige Energiemenge (Schwellenenergie), ferner die Ausbleichung des Sehpurpurs und die von ihm absorbierte Lichtmenge bei verschiedenen Wellenlängen in dem obenbezeichneten Spektralbezirk bestimmt. Bei der kurvenmäßigen Darstellung ergeben alle 3 Größen parallelen Verlauf (siehe Abb. 129). Das bedeutet, daß zur Erzeugung derselben Empfindung durch verschiedene Wellenlängen eine solche Menge strahlender Energie nötig ist, daß die von dem Sehpurpur absorbierte Menge in allen Fällen gleich wird. Das ist ein starker Beweis für die Bedeutung des Sehpurpurs für die Gesichtsempfindungen, auf jeden Fall bei jener besonderen Form der untersuchten Empfindung. Dieselben Forscher finden, daß die zur Erregung nötige Energiemenge von der Dauer der Belichtung abhängig ist. Die quantitativen Beziehungen zwischen Energiemenge und Belichtungszeit sind durch eine komplizierte Formel darstellbar, die auf der Kombination des Gesetzes der Nervenerregung und dem Geschwindigkeitsgesetz einer photochemischen Reaktion zu

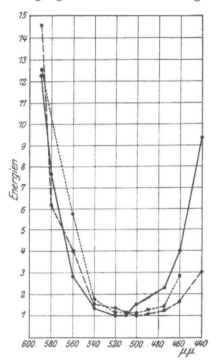

beruhen scheint. Die nötige Energiemenge berechnet sich auf Grund der Nernstschen Formel (1913, S. 255 ff.) zu $2 \cdot 10^{-12}$ erg für die D-Linie. Dieser Wert stimmt nahezu mit der Empfindlichkeitsschwelle der Retina (S. 614 oben) überein. Diese Empfindlichkeit stellt das mögliche Maximum dar.

*Elektrische Veränderungen.* HOLMGREN (1880) entdeckte, daß bei der Belichtung der Retina elektrische Vorgänge in dieser ausgelöst werden. Weitere Arbeiten hierüber wurden von DEMAR und M'KENDRICK (1876), KÜHNE und STEINER (1880), WALLER (1900), GOTCH (1903 und 1904), EINTHOVEN und JOLLY (1908), PIPER (1905, 1910 und 1911), FRÖHLICH (1913) und anderen durchgeführt. Diese Tatsachen können zur Zeit die in der Retina sich abspielenden Vorgänge nicht sehr viel weiter aufklären, weil wir ihr Zustandekommen noch nicht recht durchschauen. Die Hauptsache ist, daß bei dem

Abb. 129. Kurven für die Reizschwelle der Gesichtsempfindung, der Wirkung des Lichts auf den Sehpurpur und die Absorption des Lichts durch den Sehpurpur. Ordinate, relative Werte in Energieeinheiten, die erforderlich sind, um eine Wirkung zu erzeugen. Abscisse, Wellenlänge des Lichtes. (VICTOR HENRI et LANGUIER DES BANCELS, 1911, 1, Abb. 4). —— Gesichtsempfindung. ........ Wirkung auf den Sehpurpur. — — — Absorption durch den Sehpurpur.

unverletzten Auge des Wirbeltiers der Lichteinfall eine elektrische Veränderung verursacht, bei der sich die Nervenschicht als positiv geladen gegenüber der Schicht der Stäbchen und Zapfen erweist. Dieser Zustand bleibt, von gelegentlichen Schwankungen abgesehen, während der Belichtung bestehen, und verschwindet allmählich wieder, wenn die Belichtung aufhört. Unmittelbar nach dem Aussetzen der Belichtung, bevor die von ihr erzeugte Wirkung verschwunden ist, wird die Nervenschicht für

ein kurzes Intervall noch stärker positiv. Das Eintreten der Dunkelheit ruft also vorübergehend dieselbe Wirkung hervor wie die Belichtung. Die genaue Analyse von Kurven, die mit dem Capillarelektrometer oder dem Saitengalvanometer aufgenommen sind, ergibt, daß es sich um eine komplizierte Form handelt, die EINTHOVEN und JOLLY und PIPER in drei verschiedene Kurven mit verschiedenem zeitlichen Verlauf zerlegen konnten. Durch geeignete Konstruktion jeder dieser drei Kurven kann man aus Kurven, die im Hellen und im Dunkeln entgegen-

gesetzt verlaufen, auch eine der Originalkurve entsprechende erhalten, welche
den „Dunkeleffekt" zeigt. So kann man zwar die Erscheinung der positiven
Nachschwankung beim Aufhören der Belichtung erklären. Die Bedeutung der
drei verschiedenen Prozesse, aus denen
die drei Kurven resultieren, ist aber
noch ganz ungeklärt. Die Young-Helmholtzsche Theorie nimmt zwar an, daß die
Farbenempfindungen durch drei grundlegende Komponenten, Rot, Grün und
Violett, zustande kommen. Bei bestimmten Mischungsverhältnissen der drei
Komponenten ergibt sich die Empfindung
Weiß, und bei anderen ergeben sich die
verschiedenen Farben je nach dem relativen Verhältnis der drei Komponenten.
GOTCHS Experimente (1904) zeigten aber,
daß die elektrische Reaktion bei Rot,
Grün oder Violett immer dieselbe blieb.
Unterschiede zeigten sich in der Latenz
und der Intensität. Die positive Nachschwankung beim Aussetzen des Reizes
war bei jeder Farbenempfindung vorhanden. Die drei hypothetischen Komponenten der Kurve, die EINTHOVEN,
JOLLY und PIPER annahmen, haben
wohl nichts mit den drei Grundempfin-
dungen der Young - Helmholtzschen
Theorie zu tun. Wir werden später noch
andere Gründe kennenlernen, warum
diese Theorie nicht befriedigend ist.
Theorien wie die von HERING, welche
annimmt, daß die sog. Komplementär-
farben, die beim Menschen Weiß ergeben,
in den „Seh"substanzen entgegengesetzte
Veränderungen, nämlich „assimilatorische" und „dissimilatorische" verursachen, passen allerdings zu den elektrischen Veränderungen in der Netzhaut
noch weniger. Wäre die Heringsche
Theorie richtig, so müßten Rot und
Violett elektrische Veränderungen mit
entgegengesetztem Zeichen ergeben.

    Einige Originalkurven sind in der
Abb. 130 (nach PIPER, 1910) wiedergegeben. Die elektrische Veränderung

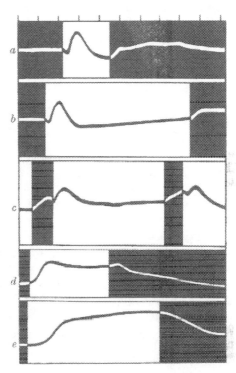

Abb. 130. Aktionsströme bei Belichtung
der Retina. Saitengalvanometer. Die
weißen Felder entsprechen der Belichtung,
die schwarzen der Verdunkelung. Zeit in
0,1 Sekunde oben. a Auge der Taube.
Kurze Belichtung (0,23 Sekunden). Negative und positive Schwankungen. Positiv
bei Belichtung. b Auge der Taube. Längere
Belichtung (0,72 Sekunden). c Wirkung
kurzer Verdunkelung (0,1 Sekunden jede)
auf das Auge der Taube, das vorher ständiger Belichtung ausgesetzt war. d Auge
des Kaninchens. Belichtung von 0,5 Sekunden. Positive Veränderung bei Belichtung, dann folgendes langsames Ansteigen.
Geringe langsame negative Schwankung
nach kurzer Latenzperiode, dann Verdunkelung. e Auge eines Cephalopoden (Eledone).
Einfache positive Veränderung bei Belichtung, nach einer Latenz von 0,023 Sekunden; sie bleibt praktisch während der
Belichtung konstant. Rückkehr zum ursprünglichen Wert bei Verdunkelung auch
mit Latenzperiode. (Nach PIPER.)

ist beim Säugetier einfacher als beim Vogel. PIPER zeigt auch (1911, Abb. 38
und 39), daß bei der Retina der Cephalopoden die Reaktion einfacher ist, was

darauf hindeutet, daß die größere Kompliziertheit beim Wirbeltier eine Folge der Nervenschicht in der Wirbeltierretina ist.

Wenn man als wahrscheinlich annimmt, daß die elektrische Reaktion mit einer photochemischen zusammenhängt, kann man sie mit der Zersetzung des Chlorsilbers durch das Licht vergleichen und dabei die vereinfachende Annahme machen, daß die Reaktionsprodukte nicht aus dem Reaktionsraum entfernt werden. Wir wissen, daß sich Silber und Chlor im Dunkeln wieder zu Chlorsilber verbinden. Die Geschwindigkeit der Reaktion folgt im wesentlichen dem Massenwirkungsgesetz. Sobald das Licht auf das Chlorid wirkt, wird ein Teil zersetzt. Die Zersetzungsprodukte verbinden sich aber unabhängig von der Lichteinwirkung, entsprechend ihrer Affinität, teilweise wieder. Es ist daher klar, daß je nach der Lichtintensität ein Gleichgewicht erreicht werden muß, bei dem die Zersetzungsgeschwindigkeit und die Bildungsgeschwindigkeit des Chlorsilbers gleich sind. Sobald die Beleuchtung aufhört, kommt die Bildung des Chlorsilbers mit ihrer wahren Geschwindigkeit zur Geltung, weil die entgegengesetzte Reaktion zum Stillstand gekommen ist. Weitere Besonderheiten solcher photochemischer Reaktionen findet man in Kapitel 19, wo wir sehen werden, daß es andere Reaktionen gibt, die dies besser veranschaulichen, weil die Zersetzung von Silbersalzen durch das Licht nicht ganz so einfach ist, wie wir hier angenommen haben. Wir wollten hier nur die Beschaffenheit des Gleichgewichts klarlegen, das nur durch die ständige Zufuhr von Lichtenergie aufrecht gehalten wird (siehe BAUER, 1911, Über die Regeneration des Sehpurpurs, die auch während der Lichtwirkung vor sich geht).

BROSSA und KOHLRAUSCH (1913—1914) haben gefunden, daß die Form der elektrischen Reaktion sich mit der Wellenlänge ändert. Auch die Arbeit von FRÖHLICH (1913) über das Auge der Cephalopoden verdient Beachtung. Das Cephalopodenauge hat für die Untersuchung dieser Fragen gewisse Vorzüge. Bei ihm liegen, wie bereits erwähnt, die nervösen Elemente in einem Ganglion außerhalb des Auges vereinigt, die Retina ist schon sehr hochentwickelt. Der Sehapparat enthält aber nur die Stäbchen des Wirbeltierauges. Sehpurpur ist vorhanden, die Receptoren sind den Lichtstrahlen direkt ausgesetzt. FRÖHLICH bestätigt das Resultat von PIPER, daß die elektrische Reaktion weniger kompliziert ist als beim Wirbeltier. Das Wesentliche seiner Arbeit besteht in dem Nachweis, daß die elektrische Reaktion der Retina keine stetige ist, sondern sich aus einer Reihe rhythmischer Wellen, von 20 bis 100 pro Sekunde, zusammensetzt, die um so schneller verlaufen, je stärker die Belichtung. Diese Wellen sind auch im absteigenden Ast der Kurve, nach dem Aufhören des Reizes vorhanden, aber in geringerem Maße. Die positive Nachschwankung, der „Dunkeleffekt", fehlt. Die Belichtung durch rotes, blaues und weißes Licht wurde verglichen. Dabei stellte sich interessanterweise heraus, daß das rote Licht erheblich intensiver als weißes oder blaues sein mußte, um die gleiche elektrische Veränderung hervorzubringen.

| Elektromotorische Kraft in Millivolts | Relative Lichtstärke | | |
|---|---|---|---|
| | Weiß | Blau | Rot |
| minimal | — | 1 | 20 |
| 0,2 | — | 5 | 1 020 |
| 0,4 | 1,25 | 11,2 | 12 500 |
| 0,6 | 5 | 80 | — |
| 0,8 | 80 | 12 500 | — |

Ebenso sind die rhythmischen Schwankungen bei Rot geringer als bei Blau. Die Bedeutung der rhythmischen Schwankungen ist unbekannt. Sicher sind sie nicht einfach auf die Schwingungszahl des Reizlichtes zurückführbar. Die Folgerung des Verf., daß das rote Ende des Spektrums erregt und das blaue Ende hemmt, und zwar infolge der verschiedenen Wellenlängen, erscheint mir nicht zwingend zu sein. Die Hemmung, welche schnelle Reize schwacher Intensität hervorbringen, ist früher beim Wedenskyeffekt (S. 507 und 514) besprochen worden.

*Die Farbenempfindung.* Diese wichtige Frage kann hier nicht ausführlich behandelt werden, der Leser muß hierüber die verschiedenen Lehrbücher befragen. Es gibt aber einige Erscheinungen, die hauptsächlich durch die Arbeit von EDRIDGE-GREEN (1909 und 1911) bekanntgeworden sind, die ich kurz erwähnen muß, weil sie erst jetzt die Beachtung zu erhalten anfangen, die sie verdienen.

Die Young-Helmholtzsche Theorie nimmt an, daß es nur drei primäre Farbenempfindungen, Rot, Grün und Violett, gibt. Während man nun zwar jede Farbe durch Mischungen dieser drei in geeigneten Proportionen herstellen kann, würden aber auch mehr als drei primäre Empfindungen dasselbe leisten; drei ist das Minimum. Es ist eine allgemeine Erfahrung, daß Blau und Gelb mit demselben Recht als primär angesehen werden können wie die anderen drei. NEWTONS Einteilung des Spektrums in Rot, Orange, Gelb, Grün, Blau, Indigo und Violett kommt eigentlich der Wahrheit viel näher. Aber Indigo sieht man selten als besondere Farbe. EDRIDGE-GREEN teilt die Menschen in Klassen ein je nach der Anzahl Farben, die sie unterscheiden können, und zeigt, daß es verschiedene Grade von Farbenblindheit gibt, entsprechend der Anzahl der Farben, die man im Spektrum sieht. Ausgehend von der Entwicklung des Farbensinnes, weist er darauf hin, daß das Unterscheidungsvermögen zwischen verschiedenen Wellenlängen, d. h. das Erkennen zweier Farben als voneinander verschieden, sicher zuerst an den Grenzen des Bereichs aufgetreten ist, das als Licht bezeichnet wird, d. h. zwischen Wellenlängen von 770 und ungefähr 396 $\mu\mu$. Rot und Violett wurde zuerst unterschieden, dann wurde Grün eingefügt, zuletzt Gelb und Blau. Dementsprechend ist die gewöhnliche Form der Farbenblindheit die trichromatische, bei der Rot, Grün und Violett die einzigen wahrgenommenen Farben sind. Gelb wird Rotgrün genannt und Blau Grünviolett.

Ein weiterer wichtiger Punkt, den dieser Forscher festlegte, ist der, daß, im Gegensatz zu dem, was eine gelegentliche Prüfung des Spektrums ergeben könnte, nicht eine unendliche Reihe von Farbabstufungen im Spektrum unterschieden wird, sondern daß man es in eine Anzahl von Streifen einteilen kann, von denen jeder eine einheitliche Farbenempfindung hervorruft. Das Auge ist also nicht imstande, eine unendliche Anzahl von Spektralfarben zu erkennen. Man kann das durch Anwendung eines Spektrometers mit passenden Blenden beim Okular nachweisen. Wenn so ein Teil des Spektrums isoliert wird, stellt sich heraus, daß man eine bestimmte Breite findet, die ganz dieselbe Farbe zu haben scheint. So zerfällt bei normalsichtigen Menschen das ganze Spektrum in etwa 16—20 monochromatische Felder. HOUSTON (1916) behandelt die Theorie mathematisch.

EDRIDGE-GREEN hat Methoden angegeben, wie man den Farbensinn auf dieser Grundlage prüfen kann. Man hat diese Methoden jetzt als die einzig zuverlässigen anerkannt.

Die Existenz des Farbensinns bei Tieren ist schwer zu untersuchen. In seiner Arbeit über bedingte Reflexe fand ORBELI (1909) den Hund nicht imstande, solche Reflexe auf Farbreiz zu bilden, sondern nur auf Änderungen der Lichtintensität. Spätere Beobachter fanden, daß, allerdings unter großen Schwierigkeiten, auch Farben zu bedingten Reizen gemacht werden können. Der Farbensinn muß beim Hund ganz rudimentär sein. FRÖHLICH (1913) glaubt, daß der Unterschied zwischen den elektrischen Veränderungen bei Einwirkung roten und blauen Lichtes auf das Cephalopodenauge beweise, daß eine Farbenempfindung vorhanden sei. Aber Intensitätsunterschiede bei der Reizung mit weißem Lichte rufen auch Unterschiede im Rhythmus der elektrischen Veränderung hervor. Der einzige Beweis beruht daher auf quantitativen Differenzen beim Vergleich der Wirkung der Reizsteigerung. Die Vorliebe mancher Vögel für glänzende Farben und die allgemeine Entwicklung der Farben bei Blumen und Schmetterlingen usw. läßt eine Art Farbensinn bei diesen Lebewesen annehmen. Nach POLIMANTI (1915) sind Seidenwürmer farbenblind. FRISCH (1914) findet einen Farbensinn bei Fischen.

Die zahlreichen Phänomene der positiven und negativen Nachbilder gehen über den Rahmen dieses Buches hinaus. Eine Erscheinung ist aber erwähnenswert. Es gibt Mischungen von Spektralfarben, welche dem Auge als ebenso reine Farben wie die Spektralfarben erscheinen, aber andere Wellenlängen haben. Rot und Grün ergeben z. B. ein Gelb, das von einem Spektralgelb nicht zu unterscheiden ist. Das ist nicht leicht zu erklären. HARTRIDGE (1912) meint, daß die Wirkung hauptsächlich physikalisch sein könne, so daß der gelb-wahrnehmende Mechanismus wirklich durch eine Mischung von Rot und Grün erregt werden könne (siehe auch EDRIDGE-GREEN, 1915).

*Zusammengesetztes Sehen.* Das zusammengesetzte Auge der Insekten und Crustaceen ist ein hochentwickeltes Organ. Man nimmt gewöhnlich an, daß es wie eine Reihe von Röhren mit undurchsichtigen Wänden wirkt, durch die nur jener Strahl, der eine Fortsetzung der Röhrenachse ist, bei dem Receptormechanismus ankommt. So entsteht die optische Abbildung. Die Erklärung der komplizierten Gebilde, von denen einige die Lichtbrechung zu bewirken scheinen, ist unsicher. Man lese die Monographie von EXNER (1891).

## Die Receptoren für den Schall.

Wenn die rhythmischen Schwingungen der Körper, welche die materielle Grundlage dessen sind, was wir den Schall nennen, die Enden von Nervenfasern erregen sollen, würde es am einfachsten sein, das Prinzip der Resonanz zu benutzen, das auf S. 102 oben beschrieben ist.

Von einer Reihe von Saiten, die nach ihrer Schwingungszahl geordnet seien, beeinflussen Schallwellen von bestimmter Schwingungszahl nur eine und bringen sie zum Mitschwingen. Eine derartige Anordnung findet sich in der Schnecke des inneren Ohres der höheren Wirbeltiere, in der sog. ,,Basilarmembran". Sie besteht zwar nicht aus einzelnen Saiten, aber da sie nur transversal, nicht aber longitudinal gespannt ist, kann sie Schwingungen nur nach einer Richtung hin ausführen. Transversal nimmt sie von der Basis bis zur Spitze der Schnecke stetig an Höhe zu, das ganze Organ ist zu einer Spirale aufgerollt. Die Nervenfasern werden mit Hilfe eines komplizierten Mechanismus (das sog. Cortische Organ) (siehe Abb. 131) erregt, wenn ein Element der Basilarmembran durch Resonanz beim Erklingen eines bestimmten Tons in Schwingungen versetzt wird. Das ist kurz die von HELMHOLTZ vorgeschlagene Theorie; weitere Einzelheiten findet man in seinem Buch, „Die Lehre von den Tonempfindungen" (1863). Die Beschreibung der Theorie findet man in der 6. Aufl., S. 232.

Man hat auch andere Theorien vorgeschlagen, wie z. B. die „Schallmuster"-theorie, welche annimmt, daß die Basilarmembran als Ganzes schwingt, aber mit „Knoten" oder Ruhepunkten, welche je nach der Tonhöhe an verschiedene Stellen zu liegen kommen. Zu dem Bau des Cortischen Organs paßt aber keine andere Theorie so gut wie die Helmholtzsche. Diese Theorie ist außerdem kürzlich durch die Experimente von YOSHII (1909) außerordentlich bestätigt worden. Man setzte Meerschweinchen 30 oder 40 Tage lang dem Erklingen eines be-

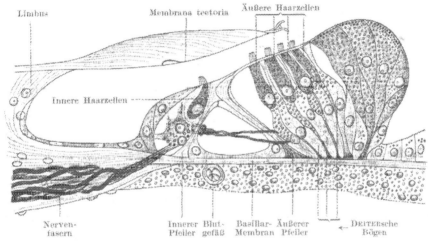

Abb. 131. Cortisches Organ vom Menschen. Vergrößert. (RETZIUS, Schäfers „Grundzüge der Histologie", Abb. 635.)

stimmten Tons aus, der durch eine Orgelpfeife oder eine Sirene hervorgebracht wurde. In dem Cortischen Organ wurden dadurch lokale Degenerationen hervorgerufen. Diese Degenerationen waren entsprechend dem verwendeten Ton bestimmt lokalisiert und verliefen quer, nicht der Länge nach. Die Entartung ging zwar beiderseits etwas über die Hörsphäre des betreffenden Tons hinaus, aber die Helmholtzsche Theorie der Resonanz kann auch mit der Möglichkeit vereinigt werden, daß die benachbarten Teile der Membran in gewissem Umfang mitschwingen. Außerdem konnten ja die Versuche von YOSHII nur die minimale Stärke des Schalls feststellen, welche eine Resonanz eines sehr begrenzten Elements der Membran hervorrufen. Man fand ferner in den angeführten Experimenten Nebenveränderungen bei den Nervenfasern und Ganglienzellen, die zu dem beanspruchten Element des Cortischen Organs gehörten. Dagegen konnte am Trommelfell und dem schalleitenden Apparat des Mittelohrs nichts Pathologisches festgestellt werden.

Die Haarzellen wirken als Übertrager der Schwingungen der Membran, diese Schwingungen werden durch die Elemente verstärkt, welche die Pfeiler des Cortischen Bogens bilden, welche auf der Membran ruhen (siehe BAYLISS, 1919, 3, schematische Zeichnung auf S. 109).

Das Trommelfell ist physikalisch interessant. Es ist durch Gestalt, Spannung und Befestigung „aperiodisch" gemacht, d. h. es hat keine eigene Schwingungszahl, kann also jedes Schwingungsverhältnis unentstellt übertragen.

Die Schallwahrnehmung scheint im Laufe der Entwicklung erst spät entstanden zu sein. Ob wirbellose Tiere Schallwahrnehmung haben, ist unsicher. Genügend starke Schwingungen eines tönenden Körpers können natürlich die Tastreceptoren der Haut beeinflussen; wie wir aber aus unserer eigenen Erfahrung wissen, entsteht auf diese Weise keine Schallwahrnehmung. Die cerebralen Analysatoren, die für diese Wahrnehmung nötig sind, werden so nicht erregt. Das dient auch zur Bestätigung der Ansicht, daß der Nervenimpuls selber indifferent ist. Über das Gehör der Fische siehe DU BOIS-REYMOND (1917), PARKER (1918).

Bei Vögeln und Säugetieren sind die Gehörsorgane hochentwickelte, wichtige Entfernungsreceptoren, wie wir bei der Besprechung der bedingten Reflexe des Hundes sahen. Ihre Bedeutung, wenn die Sprache, selbst in ihren rudimentärsten Formen, auftritt, ist klar. Die mehr oder weniger musikalischen Töne, die von gewissen Insekten, z. B. dem Heimchen, durch spezielle Einrichtungen hervorgebracht werden, lassen annehmen, daß auch Organe bei diesen Tieren da sind, welche es ermöglichen, daß sie diese Töne „hören".

## Stellungsreceptoren.

Man nahm früher an, daß gewisse Organe, die bei den meisten Tieren, schon bei den Medusen, vorhanden sind, zum Gehörsinn gehören, und nannte sie „Otocysten". Diese Organe bestehen im wesentlichen aus Säcken, die mit Zellen ausgekleidet sind und eine Flüssigkeit enthalten, in welcher ein oder mehrere lose „Otolithen" freibeweglich schwimmen. Nervenfasern führen zu den Zellen des Sackes, die „Otolithen" können Sandkörnchen oder andere in Wasser unlösliche Körperchen sein.

Obgleich FARRE (1843) zeigte, daß diese Organe bei den Krustentieren wie feine Antennen wirken und keine Gehörfunktionen haben, wurde erst vor verhältnismäßig kurzer Zeit allgemein anerkannt, daß sie Receptoren sind, welche der Feststellung der Lage des Körpers im Raum mit Beziehung auf die Schwerkraft dienen. VERWORN schlug vor, daß man sie „Statocysten" und die festen Körper in ihnen „Statolithe" nennen solle. BEER (1898) wies exakt nach, daß die Crustaceen keine Schallreceptoren besitzen.

Abb. 132 zeigt eine typische „Statocyste" von Pterotrachea; das Gewicht des Statoliths ruht, je nach Lage des Tieres, auf anderen Receptorzellen. Dadurch erfolgt die Orientierung nach der Vertikalrichtung.

Ein geniales Experiment von KREIDL (1893) zeigte dies sehr hübsch bei Crustaceen. Diese Organismen werfen bekanntlich von Zeit zu Zeit ihre äußere Chitinhülle ab, weil sie dafür zu groß geworden sind. Bei einigen Arten geht dabei die innere Auskleidung der Statocysten mit fort und nimmt natürlich auch die Statolithen mit. Letztere müssen daher durch neue Sandkörner oder ähnliche Körper ersetzt werden. KREIDL brachte die Tiere unter solche Bedingungen, daß die einzigen hierfür zur Verfügung stehenden Körnchen Eisenfeilstaub waren, der richtig in die Statocysten aufgenommen wurde. Wenn man nun einen Magnet in verschiedene Lagen zu dem Tier brachte, wurde der Eisenfeilstaub angezogen und gegen verschiedene Stellen der Bekleidung der Statocyste gepreßt. Die Tiere zeigten dann durch ihre Bewegungen, daß die Wirkung auf sie dieselbe war, als wenn ihr Körper unter normalen Umständen in solche Lage gebracht worden wäre, daß das Gewicht der Körner die betreffenden Zellen erregt haben würde.

Eine detaillierte Erklärung der Eigenschaften der Statocysten von Pecten findet man in einer Arbeit von BUDDENBROEK (1911).

Das Wirbeltier besitzt außerdem noch ein bemerkenswertes Organ, das Labyrinth oder die Bogengänge. Die Statocysten sind beim Wirbeltier Sacculus und Utriculus. Es gibt drei Bogengänge auf jeder Seite. Aus der Abb. 168 sieht man, daß sie entsprechend den drei Dimensionen des Raumes angeordnet sind. Diese Erscheinung läßt annehmen, daß sie bei der Feststellung der Lage des Körpers im Raume beteiligt sind. CRUM BROWN (1874) und CYON (1873) lenkten zuerst die Aufmerksamkeit hierauf. Wir verdanken den Experimenten von MACH (1875) und von BREUER (1891) die klare Einsicht in ihre Wirkungsweise. FLOURENS (1828) hatte nach Ausschaltung der Bogengänge besondere Bewegungen des Kopfes erhalten, die je nach dem exstirpierten Bogengang verschieden

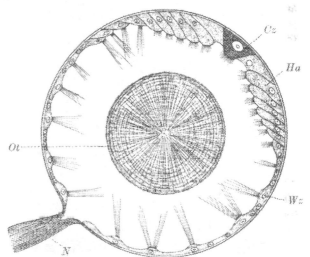

Abb. 132. Statocyst der Pterotrachea (frei schwimmender Mollusk). *N* Nerv. *Ot* Statolith im Innern des mit Flüssigkeit gefüllten Sackes. *Wz* Haarzellen auf der inneren Wandfläche. *Hz* und *Cz* Zellen mit kurzen Borsten, die man für Empfindungszellen hält. (Nach Claus' „Lehrbuch der Elementar-Zoologie".)

ausfielen. Die Bogengänge vermitteln also wohl die Kenntnis von schnellen Veränderungen der Lage des Kopfes im Raum. Die Receptorzellen, die einen Teil dieser Kanäle auskleiden, besonders die in der Ampulle gelegenen, haben lange, feine Haare, die in die Flüssigkeit, welche die Röhre erfüllt, hineinragen. Da diese Flüssigkeit sich frei bewegen kann, bewirkt jede Bewegung des Kopfes eine Verschiebung der Haarzelle gegen die Bogengangsflüssigkeit, welche infolge ihrer Trägheit den Kopfbewegungen nur langsam folgen kann. Infolgedessen werden die Sinneshaare durch die mehr oder weniger stillstehende Flüssigkeit hindurchgezogen und durchgebogen. Dadurch werden die Nervenendigungen der Sinneszellen in Erregung versetzt.

Die Untersuchungen von EWALD (1892) über die Bogengänge der Taube sind sehr interessant. Sie zeigen, wie der Sinn für die Wahrnehmung der Lage des Kopfes im Raum durch Beschädigung oder Reizung verschiedener Teile des Labyrinthmechanismus gestört wird. Die neuere Arbeit von WILSON und PIKE (1912) ist ein wertvoller Beitrag zur Kenntnis der Wirkungen der Reizung und der Exstirpation des Labyrinths bei verschiedenen Säugetieren. ROSSI (1915) untersuchte die relativen Bewegungen der Endolymphe und Labyrinthwände bei Mustelus, indem er die Flüssigkeit durch Zusatz von Rußteilchen sichtbar machte.

Es ist nicht anzunehmen, daß die Aufklärung über die Lage des Kopfes im Raum nur durch das Labyrinth vermittelt wird. Die Augen sowohl wie die Proprioceptoren der Muskeln spielen ebenfalls hierbei eine große Rolle; diese verschiedenen Receptororgane korrigieren sich gegenseitig. Der Leser hat wahrscheinlich bemerkt, daß das Auge durch passive Bewegungen des Körpers, wenn diese unbemerkt bleiben, getäuscht werden kann. Wenn man im Eisenbahnzug durch eine Kurve fährt, glaubt man, daß die Häuser, die man durch das Coupéfenster erblickt, schief stehen, obwohl man weiß, daß dies nicht der Fall ist, sondern daß der Eisenbahnzug schief steht.

Der erstaunliche Ortssinn, den einige Tiere wie die Brieftaube haben, ist schwer für uns verständlich. Wir müssen schon annehmen, daß die Brieftaube ein wundervolles Gedächtnis für Labyrinthempfindungen, die sie empfängt, besitzen muß, wenn sie in einem Korbe von Ort zu Ort getragen wird.

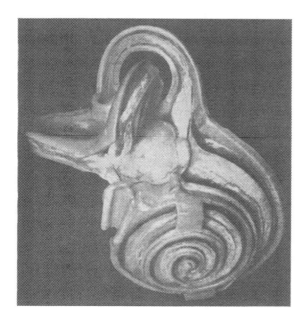

Abb. 133. Bogengänge des Menschen. Photographie eines vergrößerten Modells von TRAMOND, Paris. Man sieht die 3 Bogengefüge, die den 3 Dimensionen des Raumes entsprechen. Die häutigen Kanäle sind in den knöchernen zu sehen, die zum Teil eröffnet sind. Unten die Schnecke.

Es scheint, daß eine allmähliche Lageveränderung mehr von den Statocysten empfunden wird, aber die Receptoren der Bogengänge nur wenig erregt, während diese auf schnelle Veränderungen reagieren, auf welche die relativ trägen Teilchen des ersteren Organs sich nicht so schnell einstellen können.

## Die Vereinigung verschiedener Empfindungen.

Man wird bemerkt haben, daß die von verschiedengearteten Receptoren ausgehenden Empfindungen durch ihre Vereinigung eine genauere und detailliertere Aufklärung über die Umwelt hervorbringen können. Das ist besonders bei den Proprioceptoren jener Muskeln der Fall, die Receptororgane in einer bestimmten Weise bewegen, also bei den Augen- und Handmuskeln. Auf diese Weise bilden sich die Vorstellungen vom Raum usw. Aber hier greifen wir schon auf das Gebiet der Psychologie über. Bei der Beschreibung von Receptoren Ausdrücke zu vermeiden, die psychologischen Ursprungs sind, ist recht schwer.

Der Leser muß verstehen, daß wir nichts weiter sagen wollen, als daß Impulse in Nerven vor sich gehen, die zu besonderen Regionen des Gehirns führen und mit anderen Neuronen in Verbindung stehen, je nach den in anderen Teilen des Nervensystems vorliegenden Zuständen, und daß dadurch endlich irgendein Effector in Tätigkeit versetzt wird.

Die Besprechung des Sehens mit beiden Augen und ähnlicher Phänome des photoreceptorischen Mechanismus geht über den hier zulässigen Raum hinaus.

## Receptoren bei Pflanzen.

Pflanzen wie Tiere reagieren auf Veränderungen in ihrer Umgebung. Auch sie besitzen Werkzeuge, um die Richtung der Wirkung der äußeren Kräfte zu verstärken und zu bestimmen.

Der erstere Mechanismus ist besonders bei den sog. „erregbaren Organen", die rasche Bewegungen ausführen können, gut entwickelt. Die Borsten des Blattes von Dionaea können Receptoren genannt werden; sie machen das Blatt gegen die Berührung von Insekten sehr empfindlich. Eine ähnliche Erscheinung sieht man bei dem Blattstiel der Mimosa pudica, auch bei den Staubfäden der verschiedenen Arten von Centaurea (die blaue Kornblume) und in anderen Fällen.

Die Sensibilität der Pflanzen gegen die Schwerkraft, deren Richtung sie wahrnehmen, führt bei ihnen zu derselben Trennung von Receptoren und Effectoren, welche wir beim Tier kennengelernt haben.

Sensibel ist die Spitze der wachsenden Wurzel. Die Reaktion erfolgt aber in einer Region, die deutlich von ihr abgesondert ist. Der Beweis, daß die Pflanzenwurzeln für die Schwerkraft empfindlich sind, ist zuerst durch KNIGHT (1806) erbracht worden, der die Schwerkraft durch die Zentrifugalkraft ersetzte und so einen kräftigeren Reiz erhielt. In diesen Fällen wäre es ganz gerechtfertigt, von einer „Reflexwirkung" zu sprechen.

Hinsichtlich des Mechanismus der Schwerkraftreceptoren kamen HABERLANDT (1900) und NEMEC (1900) unabhängig voneinander zu einem ähnlichen Resultat. Man nimmt an, daß jede Zelle des empfindlichen Gewebes einer Statocyste des Tieres entspricht. Bei der Pflanzenzelle sind die Statolithen gewöhnlich Stärkekörner, die, herabsinkend, ein Häufchen in dem untersten Teile der Zelle bilden. Welcher Teil der Zellbasis so belastet wird, das hängt von der Lage der Wurzel oder des Stieles in bezug auf die Vertikale ab. Pflanzen, deren Statolithen aus Stärke bestehen, verbrauchen diese bei stark herabgesetzter Temperatur. Dadurch wird die Reaktion auf die Schwerkraft aufgehoben, bis sich unter dem Einfluß von Wärme und Licht neue Stärkekörner bilden.

Die Richtung der Lichtstrahlen wird von den Pflanzenblättern empfunden. Sie stellen sich im rechten Winkel dazu ein. HABERLANDT (1909, S. 557) legt dar, daß die äußeren Enden der Epidermiszellen häufig gewölbt sind, parallele Lichtstrahlen werden dadurch in der Nähe der Zellbasis durch Brechung vereinigt. Wenn man die Achse der Zelle dem Lichtstrahl entsprechend richtet, wird die Basis der Zelle ganz hell beleuchtet. Es ist anzunehmen, daß, wenn der hellste Teil sich nach der einen oder anderen Seite bewegt, eine Reaktion im

Stiel stattfindet, deren Resultat darin besteht, den hellen Flecken wieder in den Mittelpunkt zu bringen. In anderen Fällen bildet sich die Epidermis linsenförmig aus. HABERLANDT hat durch photographische Methoden gezeigt, daß parallele Lichtstrahlen wirklich an der Zellbasis durch Brechung vereinigt werden.

Die Arbeiten über Sinnesorgane bei Pflanzen von HABERLANDT (1904 und 1909) sind sehr lesenswert.

## Zusammenfassung.

Je feiner ein Organismus zwischen äußeren Kräften unterscheiden kann, desto besser kann er sie für sich ausnutzen oder sich gegen sie schützen.

Nervenfasern werden außer in Fällen, wo diese äußeren Kräfte schon so stark sind, daß sie den Organismus beschädigen, nicht leicht durch solche Kräfte in Erregung versetzt. In der Haut sind aber freie Nervenendigungen vorhanden, welche auf solche Traumen reagieren.

Es muß daher irgendein Mechanismus zur Verstärkung der mannigfachen winzigen Kräfte vorhanden sein, die auf den Organismus einwirken, wenn diese Einwirkungen so stark werden sollen, daß sie eine Erregung im Nerven hervorrufen. Solche Mechanismen können sehr verschieden sein, da die Nervenfasern elektrisch, mechanisch, chemisch usw. erregbar sind. Diese Mechanismen sind die „Receptoren".

Zuerst scheint ein primitiver chemischer Sinn, dessen höhere Stufen der Geschmack und der Geruch sind, aufzutreten. Tastreceptoren zur Wahrnehmung feiner Berührungen sind auch schon früh entstanden.

Sowohl Vorgänge im Organismus wie in der Umwelt müssen den Nervenzentren bekannt werden. Daher haben wir Intero- und Exteroceptoren. Zu den ersteren gehören die Proprioceptoren, durch die ein vom Zentrum her erregtes Organ die Zentren wieder über den Grad seiner Tätigkeit informiert.

Die Entfernungsreceptoren wie Auge, Ohr und in gewissem Grade auch die Geruchsreceptoren sind bei der Entwicklung der höchsten intellektuellen Eigenschaften die wichtigsten.

Da alle Nervenerregungen identisch sind, so muß, welcher Art auch immer die äußere Energie sein mag, die auf das Receptororgan wirkt, der Unterschied in den Empfindungen, die vom Auge oder vom Ohr übertragen werden, durch Einrichtungen in den Nerven zentren, die „Analysatoren" verursacht sein. Das ist das Müllersche „Gesetz der spezifischen Sinnesenergie". Welcher Reiz auch immer einen bestimmten Sinnesnerven treffen möge, die entstehende Empfindung hat immer die gleiche Qualität.

Ein für eine bestimmte Reizart differentiiertes receptorisches Organ unterscheidet sich von anderen Receptoren dadurch, daß es gegen sehr schwache adäquate Reize empfindlich ist, die ein an eine andere Reizungsart adaptierter Receptor längst nicht mehr wahrnehmen kann. Die Menge der Lichtenergie, die zur Reizung der Retinareceptoren erforderlich ist, ist sehr gering im Vergleich zu derjenigen derselben Energieform, die für die Reizung der Wärmereceptoren der Haut benötigt wird.

In der Haut gibt es Receptoren für Wärme, Kälte, Berührung und Schmerz. Diese werden wieder durch das erste „Relais" von zentralen Analysatoren in die beiden Gruppen der protopathischen und epikritischen Sensibilität eingeteilt.

Wir finden sie auch in anderen Teilen des Körpers. Einige Regionen haben nur Receptoren für die protopathische Sensibilität. Im Text findet man ihre genauere Beschreibung.

Der Mechanismus der Lichtreceptoren beruht irgendwie auf photochemischen Reaktionen. Die Produkte der Reaktion, vielleicht auch die mit der Reaktion verknüpften Energieänderungen, erregen die Nervenendigungen. So entsteht eine primitive Lichtempfindlichkeit, deren Sitz gewöhnlich die Haut ist.

Um als Entfernungsreceptor von Wert zu sein, muß das lichtempfindende Organ Bilder von äußeren Gegenständen entwerfen können. Es entsteht ein dioptrischer Apparat, der auf einer empfindlichen Oberfläche ein Bild entwirft, das aus einer Anzahl von Elementen zusammengesetzt ist, von denen jedes mit einer besonderen Nervenfaser verbunden ist.

Die verschiedenen Methoden, nach denen dieser dioptrische Mechanismus für verschiedene Entfernungen scharf einstellbar ist, sind im Text angegeben.

Die einzig bekannte in der Retina vorhandene photochemische Substanz ist der Sehpurpur. Er ist fast gegen das ganze sichtbare Spektrum empfindlich, aber man weiß bisher noch nicht, ob er eine einheitliche Substanz ist oder ein Gemisch mehrerer photochemisch aktiver Stoffe darstellt. Um die Farbenempfindung zu erklären, muß man annehmen, daß die vom Licht einer Wellenlänge erzeugten photochemischen Veränderungen von denen, die durch eine andere Wellenlänge erzeugt werden, verschieden sind, so daß verschiedene Receptoren gereizt werden können.

Daß der Sehpurpur wenigstens eine der photochemisch wirksamen Substanzen der Retina ist, geht daraus hervor, daß seine Absorptionskraft für Lichtstrahlen in den verschiedenen Teilen des Spektrums, ferner der zur Erzeugung der Empfindung in den peripheren Teilen der Retina nötige Schwellenreiz endlich die Ausbleichung des Sehpurpurs durch Belichtung alle derselben Kurve folgen. Andere Eigenschaften des Sehpurpurs werden im Text beschrieben.

Es gibt gewisse charakteristische elektrische Veränderungen, die durch Belichtung der Retina erzeugt werden. Die experimentell erhaltene Kurve ist mehr oder weniger kompliziert, kann aber in drei oder mehr einfachere zerlegt werden. Jede von diesen verläuft der anderen entgegengesetzt. Diese Komponenten stehen zu den drei hypothetischen Empfindungen der Jung-Helmholtzschen Theorie in keiner Beziehung. Da die elektrische Veränderung bei dem Cephalopodenauge weniger komplizierter Natur ist und die Nervenelemente hier außerhalb des Auges liegen, muß der kompliziertere Verlauf der elektrischen Veränderung beim Wirbeltier durch die Nervenschicht verursacht sein.

Man nimmt mit Recht an, daß es sechs oder sieben primäre Farbenempfindungen beim Menschen gibt, wie NEWTON sie beschrieben hat. Wir sind nicht imstande, das Spektrum in eine unendliche Anzahl sichtbarer Farben zu zerlegen, sondern nur in eine Anzahl Streifen, in denen wir keine Farbänderung mehr wahrnehmen können (monochromatisch). Die Anzahl dieser Felder beträgt bei normalsichtigen Leuten 16—20. Ihre Zahl ist nach den Umständen verschieden.

Der Mechanismus der Schallreceptoren besteht aus einer gespannten Membran. Die Spannung ist transversal. Ihr transversaler Durchmesser nimmt von einem Ende zum anderen stetig zu. Verschiedene Regionen können daher als

Resonatoren für verschiedene Schwingungszahlen dienen. Die Schwingungen der verschiedenen Regionen werden durch das Cortische Organ verstärkt, so daß sie die Nervenfasern jeder Region erregen können. Wird das Ohr lange Zeit hindurch immer durch den gleichen Ton in Erregung versetzt, so können lokalisierte Degenerationen im Cortischen Organ erzeugt werden.

Die Receptoren für den Schall scheinen im Laufe der Entwicklung ziemlich spät entstanden zu sein. Sehr starke Vibrationen können Tastreceptoren beeinflussen, ohne aber eine Tonempfindung zu verursachen, weil ein passender cerebraler Analysator fehlt.

Es gibt Organe, sog. „Statocysten", die praktisch bei allen Tieren von der Qualle aufwärts vorkommen. Auch bei den höheren Pflanzen kommen Zellen vor, deren Funktion es ist, die Pflanze über ihre Stellung zur Schwerkraft zu orientieren. Das geschieht durch lose Körperchen, die in einem Sack eingeschlossen sind. Sie drücken je nach der Lage des Sackes auf verschiedene Receptorzellen. Durch Einführung von Eisenfeile in die Säckchen kann man ein Tier gegen die Richtung der magnetischen Kraft empfindlich machen.

Außer den Statocysten besitzt das Wirbeltier ein System von drei Kanälen, die Bogengänge oder das Labyrinth auf jeder Seite. Sie sind so angeordnet, daß sie mit den drei Dimensionen des Raumes übereinstimmen und schnelle Bewegungen und deren Richtung zur Wahrnehmung gelangen lassen. Das geschieht durch die Trägheit und die innere Reibung der Flüssigkeit, welche sie erfüllt. Sinneshaare, die an den Receptorzellen der Wandungen befestigt sind, werden durch die Flüssigkeit gezogen und gebogen, weil die Flüssigkeit nicht sofort der Bewegung der Röhrenwände folgen kann.

Die aus dem Labyrinth stammenden Empfindungen spielen bei der Aufrechterhaltung der tonischen Contraction der Muskeln, welche die Körperstellung bedingen, eine wichtige Rolle.

Es wird gezeigt, wie durch die Vereinigung verschiedener Empfindungen komplizierte Begriffe, z. B. die des Raumes, der Zeit usw. entstehen.

Auch Pflanzen können die Richtung äußerer Kräfte, besonders diejenigen der Schwerkraft und des Lichts, verstärken und sie auf diese Weise wahrnehmen. Die Region einer wachsenden Wurzel z. B., die gegen die Schwerkraft empfindlich ist, ist nicht mit der, in welcher die Reaktion auf diese Empfindung stattfindet, identisch. Der Mechanismus scheint derselbe zu sein wie bei den Statocysten der Tiere. Die beweglichen Teilchen sind meist Stärkekörner.

Die Richtung des Lichts wird von den Pflanzenblättern durch Brechung von der gekrümmten Oberfläche der Epidermiszellen wahrgenommen, die wie Linsen geformt sind. Der am hellsten beleuchtete Fleck auf dem Grunde der Zelle ändert sich infolgedessen in seiner Lage, je nach der Richtung, in der die Lichtstrahlen in die Epidermis eindringen.

Manche Pflanzen sind sehr empfindlich gegen eine Berührung. In vielen Fällen ergibt sich als Folge eines schwachen Stoßes eine schnelle Bewegung eines Organs.

## Literatur.

Primitive Receptoren: PARKER (1903, 1905 und 1912).
Geschmack: NAGEL (1905).
Geruch: NAGEL (1905); ZWAARDEMAKER (1902).

Hautreceptoren: von Frey (1913); Head und Rivers (1908).

Photoreceptoren: Helmholtz (1909—1910); von Rohr (1909) Dioptrik des Auges; Edridge-Green (1909, 1911, 1919).

Gehörsorgane: Helmholtz (1863); Yoshii (1909).

Statocysten: von Buddenbroek (1911); Mangold (1912).

Labyrinth: Ewald (1892); Wilson und Pike (1912).

Receptoren bei Pflanzen: Haberlandt (1904, 1909).

# XVIII. Der Tonus.

Dieses Wort bedeutet einen Zustand dauernder Erregung und wird eigentlich benutzt, um den Zustand eines nervösen Zentrums zu bezeichnen, das dauernd Impulse aussendet, welche ein Effectororgan dauernd in Tätigkeit erhalten. Wie wir aber bald sehen werden, ist das für den glatten Muskel nicht ganz zutreffend; dieser kann anscheinend in einer Dauerverkürzung beharren, ohne dabei die Zeichen einer Dauererregung aufzuweisen. Da aber dieser Zustand ebenfalls ganz allgemein als „Tonus" bezeichnet wird und das letzte Wort über die Natur des Prozesses noch nicht gesagt ist, wollen wir den Ausdruck für beide Erscheinungsarten beibehalten. Über seine Geschichte und Bedeutung siehe Sherrington (1919).

Wir haben hierbei von drei verschiedenen Erscheinungen zu sprechen, die mehr der Einheitlichkeit der Darstellung wegen hier zusammen aufgeführt werden. Da ist 1. die Dauerkontraktion glatter Muskeln, die automatisch oder unabhängig von Reizen der Nervenzentren vor sich geht. 2. Die Dauerkontraktion, die unter gewissen Bedingungen bei quergestreiften Muskeln vorkommt, die wir bereits als „Enthirnungsstarre" kennengelernt haben. Sie wird durch zentrale Reize bedingt. Bei Durchschneidung der diese leitenden Bahnen verschwindet sie. 3. Der Zustand einiger Nervenzentren, welche konstant Nervenimpulse aussenden, auch wenn sie keinerlei von Receptoren ausgehende Erregungen empfangen. Die Entladungen solcher Zentren sind häufig rhythmisch wie beim Atemzentrum.

Wir wollen zuerst den „natürlichen" Tonus der glatten Muskulatur besprechen.

## Der Tonus der glatten Muskulatur verschiedener Arten.

Es ist eine allgemeine Eigenschaft dieser Gewebe, einen gewissen Grad von Verkürzung beizubehalten, auch wenn keine von Nervenzentren ausgehenden Impulse bei ihnen eintreffen. Diese Gewebe besitzen fast immer zwei Innervationen, von denen die eine den Tonus steigert, also erregend wirkt, die andere ihn herabsetzt, also hemmend wirkt.

Dieser periphere Tonus kann wie beim Herzmuskel einem rhythmischen Wechsel unterliegen. Wie schon bemerkt, verhält sich der Herzmuskel, als wäre er ein glatter Muskel.

Welches ist der Beweis dafür, daß der glatte Muskel einen natürlichen, inhärenten Tonus besitzt, wenn wir vom Herzen zunächst absehen?

*Die Blutgefäße.* Goltz wies als erster nach, daß die Erweiterung der Blutgefäße, die der Durchschneidung der constrictorischen Nerven folgt und das Resultat der Ausschaltung der vom Vasoconstrictorenzentrum ausgehenden kontinuierlichen Reize ist, nicht so groß ist wie die durch Reizung der dilatatorischen Nerven hervorgerufene (Goltz, Freusberg und Gergens, 1875, S. 62). Demnach bleibt nach der Durchschneidung der Vasoconstrictoren noch ein Zustand mäßiger Kontraktion zurück, der durch die Reizung dilatatorischer Nerven noch weiter reduziert werden kann. Dieser mäßige, nach Durchschneidung der Constrictoren übriggebliebene Tonus nimmt in wenigen Tagen zu und entspricht nach einigen Wochen beinahe dem Zustand vor der Operation, obgleich die Nerven sich nicht regeneriert zu haben brauchen (Goltz und Freusberg, 1874, S. 175).

Beim Frosch sieht man nach der Zerstörung des Rückenmarks eine rhythmische Kontraktion der Arteriolen. Durch Einwirkenlassen von Kohlensäure können die Gefäße dann weiter dilatiert werden (Bayliss, 1901, 1), was beweist, daß sie vorher in einem Kontraktionszustand waren.

Bei Säugetieren bleibt nach der Zerstörung des Rückenmarks, obwohl dadurch jeder nervöse Einfluß ausgeschaltet ist, der arterielle Druck auf 30 bis 50 mm Quecksilber stehen.

M'William (1902) fand, daß herausgeschnittene Säugetierarterien leicht in einen Kontraktionszustand übergehen, der von der Sauerstoffversorgung abzuhängen scheint. Sie können durch Kohlensäure wieder zur Erschlaffung gebracht werden. Ähnliche Beobachtungen über die Wirkung des Sauerstoffs und der Kohlensäure wurden von Severini (1878, S. 93, und 1881) an den Mesenterialgefäßen des Frosches gemacht.

*Die Reaktion auf Dehnung.* Der entnervte glatte Muskel des Regenwurms reagiert, wie Straub (1900) zeigte, auf eine Dehnung mit einer Kontraktion (s. Abb. 101, S. 527). Der Magen des Frosches verhält sich ähnlich (Winkler, 1898). Das Verhalten der Arterien wird in Kapitel XXIII besprochen.

*Die Muskeln der Chromatophoren der Cephalopoden.* Hofmann (1907, 3) zeigte, daß hier keine peripheren Ganglien vorhanden sind und der Tonus nach der Durchschneidung der Nerven zurückkehrt. Er glaubt, daß dies die Folge einer leichten Kohlensäureanhäufung ist.

*Der Adductormuskel der Anodanta.* Pavlov (1885, S. 21, 22) zeigte, daß der Tonus dieses Muskels nicht durch Nervenimpulse von Ganglienzellen verursacht ist, da er nicht verschwindet, wenn das Visceralganglion entfernt wird und im Muskel selbst keine Ganglienzellen nachweisbar sind. Eine Reizung der Nerven, die vom Visceralganglion zum Muskel gehen, verursacht nach der Exstirpation des Ganglions eine Hemmung.

Dieser Hinweis auf den Adductormuskel der Mollusken führt uns zur Betrachtung einiger bemerkenswerter Eigentümlichkeiten, die bei diesen Organismen leicht feststellbar sind. Sie scheinen aber bei allen glatten Muskeln mehr oder weniger ausgeprägt vorzukommen. Vielleicht kommen sie sogar, wie wir später sehen werden, auch beim Skelettmuskel vor.

## Der „Sperrungs‟-Mechanismus beim glatten Muskel.

Bevor ich versuche auseinanderzusetzen, was v. Uexküll unter „Sperrung‟ versteht, einige experimentelle Tatsachen.

Die Stärke, mit der eine Muschel ihre Schalen zusammenhält, ist jedem bekannt, der versucht hat, eine Auster durch Auseinanderziehen ihrer Schalen zu öffnen. Dieser Schalenschluß kann nicht durch die reflektorische Kontraktion eines kräftigen Muskels verursacht sein. Man kann auch Gewichte an die Schalen anhängen und einen dauernden Zug auf sie ausüben, trotzdem bleiben sie viele Tage fest geschlossen. Es muß von jedem Quadratzentimeter des Adductors der Dioxinia exoleta eine Spannung ausgeübt werden, die einem Gewicht von 2,400 g entspricht, um die Schalen zu schließen, welche durch eine elastische Kraft auseinandergezogen werden. Gleichwohl kann das Tier das 20 bis 30 Tage andauernd tun, ohne Zeichen von Ermüdung (Parnas, 1910). Die Betrachtung dieser Tatsachen führte Grützner (1904) zu der Annahme, daß die Spannung der Muskelfasern nicht durch einen kontinuierlichen Erregungsprozeß bewirkt wird, sondern daß die Fasern durch irgendeine Sperrvorrichtung irgendwie „verhakt‟ sein müßten, wodurch sie in der Stellung festgehalten werden, in die der Verkürzungsprozeß sie brachte. Wenn man ein Gewicht bis zu einer gewissen Höhe erhebt und es hoch hält, merkt man, daß man sich während der

Abb. 134. Schema zur Veranschaulichung des „Sperrungs‟mechanismus. Das obere Stück kann in der Richtung des Pfeiles fortbewegt und die Gesamtlänge des Modells auf diese Weise verkürzt werden. Das obere Stück kann aber nicht wieder zurückbewegt werden, wenn die beiden Stücke nicht voneinander um die Höhe eines Zahnes abgehoben werden.

ganzen Zeit beträchtlich anstrengen muß und rasch ermüdet. Wird aber dem Gewicht eine Unterstützung gegeben, so bleibt es auf seiner Höhe, ohne daß wir uns weiter anzustrengen brauchen.

Das nächste Experiment, das ich mit den Worten von Uexküll (1912, S. 311) wiedergeben will, ist an Pecten gemacht. „Wenn man ein normales Pecten aus dem Wasser herausnimmt, macht es zwei oder drei Schläge mit seinen Schalen, bevor es sie dauernd schließt. Wenn sie noch offen sind, wird ein Stück Holz zwischen die Schalen gesteckt, die sich dann schließen und auf das Holz mit so starkem Krach aufschlagen, daß ihre Kanten zersplittern. Das Holz wird dann wie von einem Schraubstock gehalten. Man kann es indessen herausziehen, indem man es rückwärts und vorwärts dreht, und dann ist man überrascht zu sehen, daß die Schalen unbeweglich bleiben, gerade wie die Backen eines Schraubstocks, wenn ein zwischen sie geklemmter Gegenstand gewaltsam herausgezogen wird. Die Schalenbewegung zeigt nicht den geringsten Grad von Elastizität. Die Muskelfasern scheinen plötzlich festgefroren zu sein.‟ Wenn man dann versucht, die Schale weiter aufzumachen, so geht es nicht, aber schon der Druck eines Fingers genügt, um sie weiter zusammenzudrücken, in dieser Stellung bleiben sie wieder fixiert und können nicht weiter voneinander entfernt werden. Der nächstliegende mechanische Vergleich wären zwei Zahnstangen, wie in der Abb. 134; diese gleiten übereinander, wenn eine Kraft in der Richtung des Pfeiles auf sie einwirkt. Sie widerstehen aber jedem Zug in der entgegengesetzten Richtung. Die Tatsache, daß das Tier selbst die Schalen öffnen kann, zeigt, daß die „Sperrung" irgendwie aufgehoben werden kann. Wie wir gleich sehen werden, geschieht dies durch eine „Hemmung" vom Zentralnervensystem aus. Bei dem Modell würde dies gehen, wenn die beiden Zahnstangen um die Höhe der Zahnung voneinander entfernt würden. Die Darstellung in Abb. 135 dient vielleicht zum weiteren Verständnis des Prozesses.

Wenn ein flaches Stück Eisen an seinem einen Ende um eine Achse drehbar angebracht und ein Elektromagnet in der Nähe davon aufgestellt wird, so wird

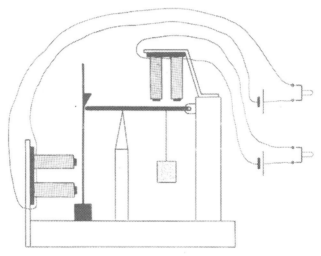

Abb. 135. Apparat zur Veranschaulichung des Mechanismus eines Tonusmuskels. — Wenn der obere Elektromagnet durch den Schluß des unteren Schlüssels rechts in Tätigkeit gesetzt wird, hebt sich der eiserne Hebel mit dem daran befestigten Gewicht. Dabei gleitet er über die dünne vertikale Stahlfeder, bis das Ende des Hebels den Zahn passiert hat. Wenn das geschehen ist, springt die Feder zurück, und der Hebel ruht jetzt auf der Spitze des Zahnes, auch wenn der Magnet längst außer Tätigkeit gesetzt ist, ohne daß das Gewicht sinkt. Wenn das Gewicht wieder sinken soll, muß der Elektromagnet links mittels des oberen Schlüssels in Tätigkeit versetzt werden. Dieser zieht die Feder an und dadurch die Stütze unter dem Hebel fort, der dann herunterfällt, bis er die feste Stütze erreicht. Dann wird der Stromkreis des zweiten Elektromagneten geöffnet, die Feder springt zurück und der Apparat befindet sich wieder im Anfangszustand. Man kann die beiden Schlüssel als Modelle für Nervenzentren ansehen.

das Eisenstück angezogen, wenn durch die Spulen des Elektromagneten ein Strom geht. Um es aber in dieser Lage festzuhalten, muß dem Magneten ständig Energie zugeführt werden, und diese Energie wird als Wärme zerstreut. Dieser Teil des Prozesses entspricht dem Verhalten des Sartoriusmuskels des Frosches in A. V. HILLS Experimenten. Nun werde aber ein dünner Streifen Stahlfeder mit einem kleinen Vorsprung darauf in rechten Winkeln vertikal an dem freien Ende des Eisenstückes in solcher Lage angebracht, daß der Vorsprung mit der Feder durch das Eisengewicht beim Steigen zurückgestoßen werden kann. Wenn das Gewicht über den kleinen Vorsprung hinübergegangen ist, springt die Feder unter die Eisenplatte zurück, und diese bleibt gehoben, auch wenn der magnetisierende Strom geöffnet ist. Um die Platte wieder zum Sinken zu bringen, wird ein zweiter Elektromagnet an der Rückseite der Feder angebracht, und wenn dieser Magnet in Tätigkeit gesetzt wird, wird die Stütze mit der Feder zurückgezogen, und die Platte sinkt. Dieser letzte Mechanismus entspricht den Reizen aus dem Zentralnervensystem, die den Adductormuskel des Mollusken freilassen.

Der Muskel, der diese bemerkenswerte Eigenschaft hat, muß sich aber auch kontrahieren können; wenn man ihn im erschlafften Zustand untersucht, indem man einen harten Gegenstand darauf drückt, so erweist er sich als ganz weich, und hart wie Knorpel im Kontraktionszustand.

Aus der Abb. 136 ist zu ersehen, daß der Adductormuskel aus zwei Teilen besteht, einem größeren runden Teil, der durchscheinend ist und aus quergestreiften Fasern besteht, und einem kleineren, mehr opaken mit glatten Fasern. Man kann mit v. UEXKÜLL den ersteren den „motorischen" Muskel und den letzteren den „Sperrungs"-Muskel nennen. Wenn der „Sperrungs"-Muskel entfernt wird, kann der motorische Muskel sich auf Reizung kontrahieren und nun während der Einwirkung des Reizes die Schalen geschlossen halten. Sobald die Reizung aber aufhört, öffnet das elastische Scharnier die Schalen wieder. Wenn man den „Sperrungs"-Muskel durchschneidet, während die Schale geschlossen ist, kann der andere Muskel sie nicht geschlossen halten. Wenn man aber den motorischen Muskel durchschneidet, bleibt die Schale geschlossen. Demnach scheint der große motorische Muskel die Schalen rasch für kurze Zeit zu schließen; der kleinere Sperrungsmuskel hält sie in der Lage fest, in die sie durch die Kontraktion des anderen gebracht worden sind. Bei seiner Kontraktion folgt er der des anderen Muskels und befestigt das ganze System in dem Punkte, in dem die Kontraktion des anderen aufhört.

Auf eine andere Seite der Erscheinung weist PARNAS (1910) hin. Wenn man die Schalen von Pecten durch Gewichte auseinanderzuziehen versucht, findet man, wie bereits erwähnt, daß dazu ein sehr großes Gewicht nötig ist. Wenn man aber ein erheblich geringeres Gewicht an die geöffneten Schalen hängt, können sie sich nicht schließen. Der Muskel ist also imstande, ein Gewicht zu halten, das er nicht heben kann.

Wenn man die von den visceralen Ganglien zu den Muskeln gehenden Nerven durchschneidet, während die Schale offen ist, bewirkt die Reizung der peripheren Teile der Nerven eine Kontraktion, solange die Reizung dauert. Wenn diese Nerven durchschnitten werden, während der Sperrungsmechanismus arbeitet, also bei geschlossenen Schalen, tritt keine Öffnung der Schalen ein, und die Reizung der Nerven bewirkt keine Aufhebung der Sperrung. Der Sperrungsmuskel bleibt dauernd in der Länge, die er in dem Augenblick hatte, als die Nerven durchschnitten wurden.

Zwei andere Nervenstränge, auf jeder Seite einer, verbinden die visceralen Ganglien mit der Gehirnmasse. Die elektrische Reizung dieser Nerven kann den Sperrungsmuskel nach beiden Richtungen beeinflussen. Die Reizung des rechten Nervenstammes verursacht Hemmung, also Öffnung der Schale, die des linken ruft Verkürzung und Sperrung hervor, also dauernden Schalenschluß. Diese verschiedenartigen Beobachtungen verdanken wir v. UEXKÜLL, der sie als Bestätigung seiner Ansicht ansieht, daß die „Erregung" nicht eine Welle ist, die über einen Nerven hinläuft, sondern etwas, was wie eine Flüssigkeit hin und her fließt. Er nennt den tonischen Zustand, in welchem der Sperrungsmuskel bleibt, wenn seine Nerven während seiner Kontraktion durchschnitten werden, „Tonus- oder Erregungsfalle". Seine Ansicht ist früher besprochen worden.

Eine ähnliche Erscheinung wird von Veress (1908, S. 195—196) bei der Raupe von Cossus beschrieben, nachdem sie ihren Kokon gesponnen hat. Wenn

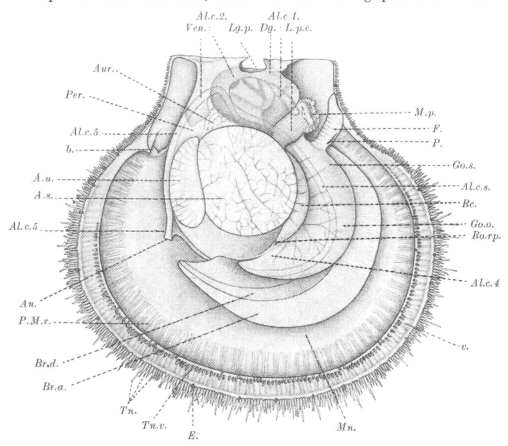

Abb. 136. Anatomie von Pecten. Die rechte Schale und der rechte Lappen des Mantels sind entfernt. *Aur.* Vorhof. *Ven.* Ventrikel. *Per.* Perikard. *A. u.* Adductor, glatte Muskelpartie. *A. s.* Adductor, quergestreifte Partie. *Br. a.* und *d.* Lamellen von Kiemen. *Tn.* Tentakeln. *Tn. v.* Tentakeln. *E.* Auge. *Mn.* Mantel. *V* Segel. *F* Fuß. *Lg. p.* Ligament pit. *Al. c 1* bis *5* Teile des Verdauungstrakts. (Abgedruckt mit Erlaubnis des Liverpool Marine Comitee, W. J. Dakin, 1909, pl. 2, Fig. 1.)

sie aus dem Kokon herausgezogen und festgehalten wird, treten rhythmische Kontraktionen der Muskeln der Körperwand auf. Sie können durch eine Berührung der Epidermis verhindert werden. Interessant ist aber, daß der Muskel in dem Kontraktionsstadium, das er im Augenblick der Berührung hat, eine gewisse Zeit verharrt. Die „Hemmung" beeinflußt nur die rhythmischen Bewegungen; sie verursacht keine Erschlaffung des Muskels, sondern nur Fixation des Kontraktionszustandes, der im Augenblick des Reizes vorhanden war.

Wir können kurz noch einige andere Fälle erwähnen, in welchen man ähnliche Erscheinungen sieht. Die Stacheln des Seeigels haben an ihrer Basis etwa

30 kreisförmig angeordnete Doppelmuskeln. Jeder dieser Muskeln besteht aus einem inneren, weißen, undurchsichtigen Strang und einem äußeren, durchsichtigen. Wenn man die Epidermis neben einem Stachel reizt, kontrahieren sich die Muskeln auf jener Seite, aber nur für einen Augenblick. Der Stachel kehrt daher rasch in seine ursprüngliche Lage zurück. Wenn man die Reizung mehrmals wiederholt, wird der Stachel hinübergezogen und bleibt noch längere Zeit, nachdem die Reizung aufgehört hat, so stehen. In diesem Zustand setzt er der Lageänderung großen Widerstand entgegen. Die einmalige Reizung erregt nur die äußeren motorischen Muskeln; die wiederholte Reizung erregt außerdem die inneren Sperrungsmuskeln (v. UEXKÜLL, 1909, S. 91).

Ein Mechanismus, ähnlich dem bei Pecten, ist von JORDAN (1913) bei den Holothurien beschrieben.

Die vom Sipunculus gezeigten Erscheinungen sind sehr lehrreich. Wenn die Körperwand dieses Röhrentieres sich kontrahiert, streckt es den Rüssel heraus und übt einen Druck von ungefähr 6 cm Quecksilber aus. Jetzt schneidet man den Rüssel ab, entfernt das Zentralnervensystem und zieht den Rest des Röhrenkörpers über das Ende einer Glasröhre. Dann gießt man die Röhre mit Seewasser halb voll und taucht sie nachher in Seewasser ein, worauf sich zeigt, daß der Wasserspiegel in der Röhre immer gleich bleibt, unabhängig von der Eintauchtiefe. Die Kapazität des Sackes bleibt also konstant, obgleich der Binnendruck erheblich größer sein muß, wenn sich die Röhre in Luft statt im Wasser befindet. Das heißt, die Muskelfasern behalten unabhängig vom einwirkenden Druck immer dieselbe Länge.

Dasselbe gilt für die Harnblase der höheren Wirbeltiere. Die Arbeiten von MOSSO und PELLACANI (1882) ergaben, daß der Druck, den die Blase, ohne weiter gedehnt zu werden, aushalten kann, von der jeweils bereits bestehenden Dehnung unabhängig ist. Die Länge der Muskelfasern in der Blasenwand kann also sehr verschieden sein, obwohl sie dieselbe Spannung haben; oder, wie man angesichts des Verhaltens des Muskels der wirbellosen Tiere sagen müßte: die Fasern können durch einen Sperrungsmechanismus bei verschiedenen Verkürzungsgraden „verhakt" sein. In diesem Falle wie in anderen noch zu erwähnenden muß ein und dieselbe Muskelfaser sowohl Sperrungs- als auch Kontraktionsmechanismen in sich vereinigen.

Die nächste Frage, auf die wir bei der Betrachtung dieser verlängerten „tonischen" Kontraktion des glatten Muskels treffen, ist die, ob der Stoffwechsel während der Dauerkontraktion erhöht ist. Wenn der Muskel durch einen Sperrungsmechanismus verkürzt gehalten wird, müßte eine Stoffwechselsteigerung entweder ganz fehlen oder sehr viel kleiner als beim Tetanus sein. PARNAS (1910) hat bewiesen, daß bei Muscheln keine Stoffwechselsteigerung beim Tonus festzustellen ist. Er beschwerte Miesmuscheln (Anodonta), bei denen der Querschnitt der Adductoren 0,3 qcm betrug, mit einem Gewicht von 3 g 3 Stunden lang, ohne daß der Gaswechsel dadurch stieg. Wenn man den Gaswechsel dieser Tiere unter diesen Umständen mit der Zunahme des Stoffwechsels eines Skelettmuskels beim Säugetier vergleicht, der ebenfalls ein Gewicht von 3 g pro 0,3 qcm trägt, so ist dieser etwa 30 000 mal so groß, wenn man die Werte der Respirationsversuche am Menschen zugrunde legt. Der Anodontamuskel verbraucht 0,008 mg Sauerstoff pro Stunde, während der Gastrocnemius der Katze 2,8 mg verbraucht

(VERZÁR, 1912, 1, S. 248). Ein anderes Experiment machte PARNAS an drei Exemplaren von Venus, die 3,222 mg Sauerstoff in 4 Stunden oder 0,805 mg pro Stunde verbrauchten. Bei einer dreistündigen Belastung mit 1000 g betrug der Sauerstoffverbrauch 0,786 mg pro 1 Stunde und in der Nachperiode, ohne Belastung, 0,811 mg. PECTEN verbrauchte in der Ruhe 0,672 mg Sauerstoff pro Stunde; bei Belastung mit 500 g 0,679 mg pro Stunde.

BETHE (1911) untersuchte die Frage auf andere Weise und bestätigte die Ansicht von PARNAS, daß hungernde Muscheln, die lange Zeit ein Gewicht tragen mußten, weder Ermüdung noch eine entsprechende Gewichtsabnahme aufwiesen. Wenn ebensoviel Kohlenhydrat verbraucht worden wäre, wie der Muskel eines Warmblüters unter gleichen Bedingungen umsetzen würde, hätte diese Menge das Gewicht des ganzen Tieres überstiegen.

BETHE hat für den Tonus der Arteriolen beim Säugetier eine interessante Berechnung angestellt. Wenn der Mechanismus dem des Skelettmuskels entspräche, müßte ein Sechstel bis ein Viertel des Gesamtstoffwechsels auf die Arterien kommen.

NOYONS und v. UEXKÜLL (1911) nehmen die Härte eines Muskels als Indicator der tonischen Wirksamkeit des Sperrungsmechanismus. Beim Blutegel kann dieselbe Länge des Tieres in einem Falle bei einer Spannung von 10 g in einem anderen bei einer Spannung von 70 g erhalten werden, dabei sieht man an dem Tier keinen Unterschied. Der Apparat von NOYONS und v. UEXKÜLL zeigt aber im letzteren Fall eine größere Muskelhärte an.

Obgleich es festzustehen scheint, daß gewisse Muskeln imstande sind, mittels des „Sperrungs"mechanismus ein Gewicht beträchtliche Zeit ohne bestimmbaren Energieverbrauch zu halten, zeigte die Arbeit von COHNHEIM (1912, 3) über Sipunculus und von COHNHEIM und VON UEXKÜLL über den Blutegel (1912), daß bei diesen Tieren der Energieverbrauch bei Belastung größer ist als bei Nichtbelastung. Vielleicht ist dies Resultat aber durch die für das Tier abnormen Versuchsbedingungen veranlaßt, welche reflektorisch andere Muskeln oder Organe in Tätigkeit versetzen.

Ein Apparat zur Untersuchung der Tonuserscheinungen, besonders bei der Schnecke, ist von JORDAN (1908, 1912) angegeben worden.

Der Vergleich mit einer Sperrung oder mit einem Sperrhaken soll natürlich dem Leser nur die vorliegenden mechanischen Bedingungen verdeutlichen, die in beiden Fällen ähnlich sind. Über das, was dabei wirklich im Muskel vorgeht, sind heute nur Hypothesen möglich. Der Spannungszustand, in den ein Skelettmuskel eines Wirbeltieres durch Reizung versetzt wird, geht automatisch vorüber, wenn der Reiz aufhört. Was auch immer die Ursache dieser erhöhten Spannung sein mag, ob das Freimachen einer Substanz, welche die Oberflächenenergie oder die osmotische Energie erhöht, sie verschwindet unter gewöhnlichen Umständen spontan wieder. Der tonische Dauerzustand des glatten Muskels, den wir besprochen haben, ließe sich durch die Annahme erklären, daß die internen Veränderungen in der Muskelzelle, die eine Zunahme der Spannung ergeben, am Verschwinden gehindert werden. Der für das Hervorbringen dieser zeitweiligen Nichtumkehrbarkeit des contractilen Prozesses verantwortliche Mechanismus kann durch besondere Nervenfasern in Gang gesetzt oder gehemmt werden. Der Spannungszustand, in den die Erregung den Muskel so versetzt, bleibt bestehen, bis der äußere hemmende Einfluß sich geltend macht und den entgegengesetzten Prozeß, der Erschlaffung auslöst, bei dem die Produkte des contractilen Prozesses verschwinden.

Anzeichen für etwas Derartiges finden sich bei der Ermüdung des quergestreiften Muskels, ferner bei der Wirkung des Veratrins und einiger Elektrolyte (MINES, 1912). Außerdem werden wir gleich sehen, daß die tonische Kontraktion bei der Enthirnungsstarre etwas Derartiges darstellt, gegenüber dem gewöhnlichen Reflex oder Tetanus.

Wenn man annimmt, daß die Kontraktion des Muskels und der ihr vorangehende Erregungsprozeß den Muskel elektronegativer machen, wie es wenigstens beim Herzen (s. Abb. 137 und 138) und beim quergestreiften Veratrinmuskel (DE BOER, 1913, 2) der Fall zu sein scheint, dann gehören hierher auch die Beobachtungen von W. F. EWALD (1910). Er fand beim Adductormuskel von Anodonta zwei Stadien der elektrischen Negativität, eins, den „Zuckungs“-Strom, das anfänglich auftritt, wenn die Schalen reflektorisch geschlossen werden, und ein anderes, langsames, das diesem folgt und offenbar pari passu mit dem Grad des Tonus des Sperrungsmuskels fortschreitet. Letzteres ist stetig und nicht diskontinuierlich, es scheint dem mechanischen Muskelzustand völlig zu entsprechen. Man könnte daran denken, dieses Stadium damit in Zusammenhang zu bringen, daß die Spannung des Muskels bestehen bleibt, weil ein Mechanismus da ist, der das Verschwinden der Spannung verhindert, so daß der durch die Erregung verursachte Zustand bestehen bleibt.

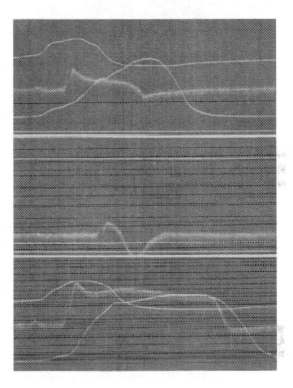

Abb. 137. Elektrische Veränderung ohne Kontraktion. Die oberste Kurve bei allen 3 Zeichnungen gibt die Bewegung eines Hebels, der mit dem Vorhof des Froschherzens verbunden ist, wieder. Die mittlere ist die Saitengalvanometerkurve. Die unterste gibt die Herzpulsation. Die obere Zeichnung gibt einen Versuch mit normaler calciumhaltiger Durchströmungsflüssigkeit. Die mittlere Zeichnung zeigt die Wirkung des Calciummangels. Die elektrische Veränderung besteht weiter, aber es findet keine Muskelkontraktion mehr statt. Die unterste Zeichnung gibt einen Versuch wieder, in dem das Calcium in der Durchströmungsflüssigkeit durch die entsprechende Strontiummenge ersetzt war. Wie RINGER gezeigt hat, treten dann wieder Herzpulsationen auf. Ihre Dauer nimmt bei länger dauernder Durchströmung beträchtlich zu. Man beachte, besonders bei der letzten Kurve, daß die elektrische Veränderung früher anfängt und aufhört als die mechanische, daß aber die Gesamtdauer die gleiche ist. (MINES, 1913, 3, S. 230.)

Wenn die elektrische Reaktion durch das Verschwinden des polarisierten Stadiums einer Membran entsteht, die vollständig durchlässig wird, könnte man annehmen, daß der Mechanismus darin besteht, daß die Membran dauernd vollständig durchlässig bleibt.

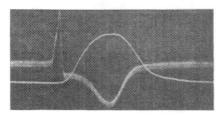

Abb. 138. Der zeitliche Verlauf der mechanischen und elektrischen Veränderungen bei dem Vorhof des Schildkrötenherzens. Obere Kurve Elektrogramm. Untere Kurve mechanische Veränderung. (Mines, 1913, 2, S. 333.)

## Der Vorhof des Schildkrötenherzens.

Fano zeigte (1887), daß der Vorhof des Schildkrötenherzens rhythmische Schwankungen zeigt, welche von den gewöhnlichen Kontraktionen überlagert werden. Rosenzweig (1903) zeigte, daß diese tonischen Kontraktionen durch glatte Muskelfasern hervorgebracht werden. Fano und Fayod (1888) hatten gezeigt, daß Vagusreizung diese tonischen Schwankungen vermehrt, während der eigentliche Herzmuskel durch Vagusreizung umgekehrt beeinflußt wird. Bottazzi (1900) und Ojnuma (1910) bestätigten dieses Resultat und zeigten ferner, daß der Sympathicus ein Hemmungsnerv für diesen Tonus ist.

Gaskell (1916, S. 82) weist darauf hin, daß die Annahme einer Teilung jedes Achsenzylinders der beiden Nerven in eine hemmende und eine erregende Faser dem Vorgang am einfachsten erklären würde. Bei der Entwicklung des Herzens müssen auch Muskelfasern, die aus dem Darmtraktus stammen, einbezogen worden sein.

## Der Tonus beim Skelettmuskel.

Wir haben bereits den tonischen Zustand beschrieben, in den gewisse Skelettmuskeln, am deutlichsten die Extensoren der Extremitäten, geraten, wenn eine Decerebrierung oberhalb der Corpora quadrigemina vorgenommen wird. Sherrington (1909, 3) hat hierbei mehrere bemerkenswerte Eigenschaften beschrieben, die an die Verhältnisse erinnern, welche wir soeben beim glatten Muskel kennengelernt haben. Ein Unterschied besteht darin, daß beim Skelettmuskel die Erscheinungen durch vom Zentralnervensystem ausgehende Einflüsse verursacht sind. Diese Erscheinungen sind derart, daß ihre Entdecker den Zustand als ,,plastischen Tonus" bezeichnen konnten.

Wenn man eine in der Enthirnungsstarre befindliche Extremität, deren Extensoren kontrahiert sind, am vorderen Ende anfasst und zu beugen versucht, so bemerkt man, daß — nach einer gewissen Latenzzeit — der Widerstand gegen die Beugung nachläßt. Das Glied kann dann, wie man will, gebeugt werden. Auffallend ist aber dabei, daß das Glied in der Stellung, in die es gebracht wurde, fixiert bleibt. Wenn die Enthirnungsstarre, wie gewöhnlich, nachgelassen hat und das Glied nun künstlich verschieden stark gestreckt wird, so beharrt es wieder jedesmal in der betreffenden Position. Diese Erscheinungen sind durch von den Proprioceptoren der Muskeln ausgehende Reflexe verursacht. Sie verschwinden nach Durchtrennung der dorsalen Wurzeln, durch welche die afferenten Fasern dieser Wurzeln gehen.

Daß der Tonus reflektorisch vom Muskel her erregt wird, kann man nachweisen, indem man den undurchschnittenen Nerven etwa vier- bis fünfmal pro Sekunde erregt. Dann ergibt sich eine kontinuierliche stetige Kontraktionskurve. Wird dagegen der Nerv durchschnitten und sein peripheres Ende in derselben Weise gereizt, so erhält man eine Folge von Einzelzuckungen. Ebenso kann man reflektorische Kontraktionen beim normalen Muskel erhalten und Zuckungen beim Muskel, dessen afferente Bahnen durchschnitten sind. Die ersteren sind tonischer Natur, auch wenn intermittierend gereizt wird, letztere sind klonisch. Es erfolgt auf jeden Reiz eine kurzdauernde Reaktion.

Das Bein kann, auch bei Belastung, in verschiedenen Stellungen gehalten werden. Ein und dieselbe Länge der Muskelfaser kann bei verschiedener Belastung bestehen; mit anderen Worten: dieselbe Faserlänge kann verschiedene Spannungen haben, genau so, wie wir dies schon beim glatten Muskel gefunden haben.

Beim Muskel, dessen afferente Bahnen durchschnitten sind, findet sich interessanterweise eine schnellere Ermüdbarkeit reflektorischer Kontraktionen als beim normalen Muskel.

Es muß daher etwas da sein, was die Receptoren des betreffenden Muskels derart reizt, daß sie die Muskelfasern bei einer, je nach Umständen, wechselnden Länge kontrahiert halten.

Diese tonische Reflexkontraktion unterscheidet sich aber, wie man experimentell zeigen kann, von einem Tetanus von gleicher Verkürzung, der durch entsprechende Tetanisierung des durchschnittenen Nerven erhaltbar ist, und ebenso von dem gewöhnlichen Rückenmarksreflex, wie wir ihn im 16. Kapitel kennengelernt haben.

*Die Hemmung des Tonus.* SHERRINGTON zeigte, wie wir schon erwähnt haben, daß durch eine geeignete relative Reizstärke, die den beiden erregenden und hemmenden Nerven zugeführt wird, jeder Grad der Reflexkontraktion des M. vastocruralis erhaltbar ist. Kurven, die dies veranschaulichen, sind in den Abb. 87, 91 und 93 und in der oberen Kurve der Abb. 139 gegeben. Anders als die gewöhnliche reflektorische Kontraktion, bei der durch entsprechende Abstufung des Hemmungsreizes jede gewünschte Kontraktionsgröße erhaltbar ist, verhält sich die tonische Kontraktion bei der Enthirnungsstarre. SHERRINGTON zeigte (1909, 2, S. 256 und 257), daß hier keine algebraische Summation des Erregungs- und Hemmungsreizes möglich ist. Jede Reizstärke, die überhaupt eine Wirkung auf den Hemmungsnerven hat, bewirkt ein allmähliches Sinken der Höhe des Tonus, welches bis zur vollständigen Erschlaffung geht, wenn die Reizung lange genug fortgesetzt wird. Mit anderen Worten: statt schnell bis zu einer gewissen Grenze zu sinken, auf der der Muskel beharrt, verschwindet der Tonus vollständig. Der einzige Unterschied zwischen der Wirkung starker und schwacher Reize ist die Geschwindigkeit, mit der der Tonus verschwindet, wie aus den unteren Kurven der Abb. 139 erkennbar ist. Es ist ebenso wie bei der Aufhebung der „Sperrung" des Adductormuskels der Kamm-Muschel durch Hemmung, obwohl der Mechanismus dort peripher, hier zentral ist.

Auch FRÖHLICH und MEYER (1912) haben Erscheinungen, die durch das Tetanustoxin hervorgerufen werden, beobachtet, aus denen sie geschlossen haben, daß die Erschlaffung des Säugetiermuskels unter direkter Kontrolle des Zentralnervensystems steht. Wenn ein bestimmtes Segment des Rückenmarks mit diesem Toxin vergiftet wird, geraten die von diesem Segment versorgten Muskeln allmählich in Verkürzung. Dabei scheint der Stoffwechsel des Muskels kleiner als in der Norm zu sein, da sich in ihm Glykogen anhäuft. Er gibt dabei keinen Muskelton, und mit dem Saitengalvanometer ist kein Aktionsstrom nachweisbar.

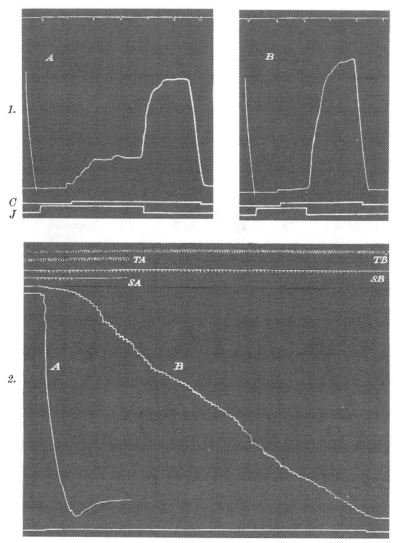

Abb. 139. Hemmung der tonischen Kontraktion. *1. A* Reflektorische Kontraktion des Vastocruralis bei der dekapitierten Katze. Bei *J* Reizung des zentralen Endes eines hemmenden Nerven (ipselateraler Peroneus). Da der Muskel nicht tonisch kontrahiert war, erhielt man kein deutliches Resultat. Bei *C* wurde ein erregender Nerv (kontralateraler Peroneus) gereizt, ein gewisser Grad der Kontraktion. Wenn der Hemmungsreiz jetzt aufgehoben wurde, ergab sich eine viel größere Kontraktion, die zeigte, daß vorher Gleichgewicht bestanden hatte. Zeit in Sekunden oben. *1. B* Ein ähnliches Experiment mit relativ größerer Stärke des Hemmungsreizes. Der Grad der Kontraktion ist geringer als bei *1. A*. Man beachte die ständige Spannung im Muskel bei den verschiedenen Graden der Erschlaffung. *2.* Vastocruralis bei Decerebrierungsstarre. Reflektorische Hemmung infolge von Reizung des ipselateralen N. peroneus mit langsam wiederholten Öffnungsinduktionsschlägen, markiert von *SA* bis *SB*. Zeit in Fünftelsekunden, Signal *TA—TB*. Bei dem Experiment *A* war die Reizstärke größer (100 Kronecker Einheiten) als bei *B* (20 Kronecker Einheiten). Bei beiden geht die Erschlaffung bis zur vollen Länge des ruhenden Muskels weiter, aber bei *A* geht sie schnell vor sich und ist nach 9 Reizen erreicht, während sie bei *B* langsam erst nach 86 schwächeren Reizen erreicht wird. Die Signallinie am Fuße der Abbildung bezeichnet die Dauer der Reizung bei *B*. Man beachte, daß bei der Decerebrierungsstarre kein Dauerzustand, der durch das Gleichgewicht von Erregung und Hemmung verursacht wird, erhaltbar ist. (SHERRINGTON, 1909, S. 256—257.)

Wenn aber der Muskel durch Zug passiv gestreckt wird, so hört man den Muskelton, und das Galvanometer zeigt den charakteristischen Aktionsstrom eines willkürlichen Tetanus. Man könnte daran denken, daß der Prozeß (Produktion von Milchsäure), der für die Zunahme der Spannung verantwortlich ist, sozusagen permanent geworden ist. Der für gewöhnlich durch die oxydative Entfernung der Milchsäure schnell verschwindende Zustand der Oberflächenspannung bleibt bestehen. Damit er verschwindet, muß ein besonderer nervöser Einfluß einen Mechanismus in Gang setzen. Die Erscheinung unterscheidet sich aber von dem Tonus des glatten Muskels dadurch, daß sie zentralen Ursprungs ist, wie schon vorher bemerkt wurde.

*Der Stoffwechsel.* Bei den oben angeführten Experimenten von FRÖHLICH und MEYER war festgestellt worden, daß der Stoffwechsel ungewöhnlich niedrig war. Jetzt hat ROAF (1912) Experimente mitgeteilt, in welchen er fand, daß der Gaswechsel während der Enthirnungsstarre nicht höher war als in einer Nachperiode, in welcher die Muskeltätigkeit durch Curare aufgehoben war.

LOVATT EVANS fand den Stoffwechsel unter Curarewirkung geringer als bei der Enthirnungsstarre. Natürlich achtete man darauf, daß die Temperatur des Präparats dauernd konstant blieb. Auf jeden Fall scheint es ziemlich sicher, daß die tonische Kontraktionsform einen viel kleineren Stoffumsatz verlangt. Dieses Resultat muß wiederum mit den oben angeführten Experimenten von PARNAS und BETHE verglichen werden.

Der Leser erinnere sich auch daran, daß der M. sartorius des Frosches ein Gewicht bei Tetanisierung seines Nerven nicht dauernd halten kann. Daher hat A. V. HILL (1913, 4, S. 319) angenommen, daß es hierfür beim normalen Organismus einen wirksameren Mechanismus geben muß. In derselben Versuchsreihe fand A. V. HILL (S. 317), daß die Wärmemenge, welche pro Einheit der entwickelten Spannung produziert wird, von der Häufigkeit der Reize unabhängig ist, vorausgesetzt, daß die Reizfrequenz eine vollständige Verschmelzung der Zuckungen garantiert.

PEMBREY (1903) bemerkt, daß der Panniculus carnosus des Igels, welcher das Tier zu einer Kugel zusammengerollt erhält, sich während des Winterschlafs in tonischer Kontraktion befindet, eine Tatsache, die ROAFS Ansicht bestätigt, daß die Enthirnungsstarre nicht zu einer beträchtlichen Stoffwechselsteigerung führt.

*Die Wärmeproduktion.* Ich habe selbst einige Experimente (1912, 3) über die Wärmeproduktion in Muskeln bei der Enthirnungsstarre gemacht. Die Arbeit ist noch nicht abgeschlossen. Ich fand, daß eine gewisse Wärmemenge erzeugt wird, deren Größe mit dem Grad der tonischen Kontraktion sich verändert, die aber sicher sehr viel geringer ist als die Wärmeproduktion bei einem Tetanus von gleicher Höhe.

*Die elektrische Veränderung.* Nach BUYTENDYK (1912) ist die elektrische Veränderung bei der Enthirnungsstarre bei Untersuchung mit dem Saitengalvanometer diskontinuierlich, er sieht sie als durch die periodische Entladung von Nervenzentren, wie beim Tetanus, verursacht an. HOFMANN (1913) findet ebenfalls bei dem normalen Tonus der Augenmuskeln des Kaninchens oscillatorische Entladungen. Wir brauchen diese aber dem gewöhnlichen Tetanus nicht gleichzusetzen, das Wirksamwerden oder das Verschwinden des „Sperrungs"-mechanismus könnte in einer Reihe von Entladungen stattfinden. SHERRINGTONS Hemmungsversuche zeigen, daß das Erschlaffen nicht sofort erfolgt. Die Zahl der elektrischen Wellen ist geringer als bei dem gewöhnlichen Reflextetanus. Man darf hierauf nicht zu großen Wert legen. Die Erscheinung könnte durch Kontraktionsphasen verursacht sein, die nicht in allen Fasern gleichzeitig sind. Aber BUYTENDYK legt dar, daß die Schwingungen in seinen Kurven sehr regelmäßig sind, was einen gleichzeitigen Kontraktionszustand in allen Fasern anzuzeigen scheint.

*Die Produktion von Kreatin.* PEKELHARING und VAN HOOGENHUYSE (1910) fanden erhöhte Produktion von Kreatin beim Muskeltonus des wirbellosen Tieres, und PEKELHARING (1911) fand Kreatin im Urin des Menschen nach längerer willkürlicher tonischer Kontraktion, aber nicht nach dem Gehen. Die Resultate von CATHIART und LEATHES betreffs der Harnsäure sind früher erwähnt worden. Ferner wiederholten LEATHES und ARR (1912) PEKELHARINGS Experiment und fanden eine Zunahme sowohl der Harnsäure wie des Kreatinins.

## Die Beziehungen zum Labyrinth.

EWALD (1894) zeigt eine wichtige Beziehung des Labyrinths zur Erhaltung des Muskeltonus im allgemeinen und wies eine Verminderung des Tonus nach Zerstörung der Bogengänge nach. Mehr ins einzelne gehende Untersuchungen stellten MAGNUS und DE KLEIJN (1912) durch Anwendung einer Methode an, die letzterer angab. Es wurde festgestellt, daß die tonische Kontraktion der Extremitätenmuskeln bei der Enthirnungsstarre, besonders die der Vorderglieder, durch Veränderungen der Kopfstellung erheblich beeinflußt wurde. Die nähere Analyse zeigte, daß dabei zwei Faktoren beteiligt sind, Reflexe von Receptoren im Labyrinth und Reflexe von Proprioceptoren der Halsmuskeln. Erstere betreffen die Lage des Kopfes im Raum, unabhängig von seiner Stellung zum Rumpf. Letztere betreffen nur die Stellung des Kopfes in bezug auf den Rumpf. Man kann das Labyrinth durch Einspritzung einer 20 proz. Cocainlösung nach der Methode von DE KLEIJN (1912) unempfindlich machen. Die Halswirkung kann man ausschließen, indem man den Hals auf dem Körper durch Eingipsen unbeweglich macht. Es wurden folgende Ergebnisse erhalten: Der Einfluß der Labyrinthreceptoren auf den Tonus wird durch Lageänderungen in der Horizontalen nicht berührt. Lageänderungen in der Vertikalen haben großen Einfluß auf den Tonus der Extremitäten. Wenn sich der Kopf in solcher Lage befindet, daß der Scheitel nach oben gerichtet ist und die Nase in einem Winkel von 45° nach unten sieht, ist der Extensortonus minimal. Nach einer Drehung um 180°, d. h. mit dem Scheitel nach unten und der Nase bei 45° nach oben, ist der Tonus maximal. Man bemerkte, daß gleichzeitig mit der Kontraktion der Extensoren eine Hemmung der Flexoren erfolgte. Es ist außerdem interessant, hierzu festzustellen, daß MAGNUS und WOLF (1913) später feststellten, daß Strychnin die Hemmungsphase dieses Reflexes nicht umkehrt, wenigstens in keiner möglichen Dosis.

Es wurde auch festgestellt, daß die Halsreflexe bestimmten Gesetzen folgen, die man in der Originalabhandlung von MAGNUS und DE KLEIJN nachsehen möge. Durch Verbindung der beiden Faktoren konnte man alle komplexen Erscheinungen des Reflextonus bei der Enthirnungsstarre erklären.

Die Tatsache, daß die Labyrinthreflexe nur durch Veränderungen der Lage in bezug auf die Schwerkraft erhalten werden und daß sie ebensolange anhalten als die neue Lage des Kopfes, läßt darauf schließen, daß die dabei tätigen Receptoren Statolithen sind, und daß sie wohl kaum zu den eigentlichen Bogengängen gehören. Die Tonusänderung dauert, wie schon bemerkt, unverändert fort, solange die neue Kopflage beibehalten wird.

Die Versuche von MAGNUS und WOLF (1913) waren so angeordnet, daß die jeweilige Länge des isolierten Triceps oder Vastocruralis direkt aufgezeichnet werden konnte. Das bereits beschriebene Resultat konnte bestätigt werden. Es ergab sich wiederum, daß im Tonus ein Muskel bei der gleichen Belastung verschiedene Längen haben kann.

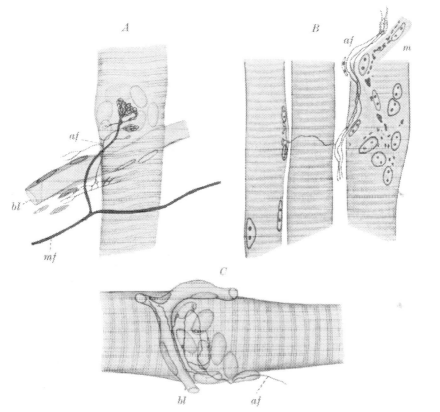

Abb. 140. Akzessorische sympathische Nervenendigungen beim willkürlich erregten Muskel. *A* Aus dem Intercostalmuskel eines jungen Kaninchens. 1,700 mal vergrößert. *bl* Blutgefäße, teilweise von Muskelfasern bedeckt. *af* Akzessorische Nervenfaser, die mit dem perivasculären (Sympathicus) Nervenplexus zusammenhängt. Diese Faser endet in einer besonderen Struktur, die unabhängig von der motorischen Faser ist. *mf* Motorische Faser mit einer Abzweigung, die in einer gewöhnlichen Endplatte mündet. (BOEKE, 1911, Abb. 49.) *B* Schnitt aus dem M. obliquus superior des Katzenauges. Nach Durchschneidung des N. trochlearis und Degeneration der motorischen Fasern. *m* Degenerierte motorische Nervenfasern mit Residuen der Endplatte. *af* Intakte akzessorische Fasern. Die Endigung des einen im Profil getroffen. (BOEKE, 1913, Abb. 10, S. 353.) *C* Endigung feiner markloser Fasern, *af*, auf der Muskelfaser des Rectus superior oculi der Katze. Diese Endigungen liegen in einer durch Kerne verursachten Vorwölbung des Sarkoplasmas. Die Nervenfasern selbst haben hier und da Kerne aufgelagert. *bl* Ein Blutgefäß, auf dem sich ein feiner Ast der akzessorischen Faser, *af*, verteilt. 1800 mal vergrößert. Silberimprägnierung von in Formol gehärteten Schnitten; einige nachher mit Gold behandelt. (BOEKE, 1911, Abb. 53.)

*Die Beziehungen zum sympathischen Nervensystem.* Nach kürzlich erhaltenen Ergebnissen scheint der Tonus der Skelettmuskulatur vom N. sympathicus aus beeinflußt zu werden. PERRONCITO (1902) und BOEKE (1911) haben akzessorische Nervenendigungen bei verschiedenen willkürlichen Muskeln beschrieben, die sympathischen Ursprungs zu sein scheinen (s. Abb. 140). In den Präparaten *A* und *C* der Abb. 140 sieht man, daß die Nervenfaser, welche zu der akzessorischen

Nervenendigung im Muskel geht, mit dem Nervenplexus, der die kleinen Blutgefäße umgibt, kontinuierlich zusammenhängt. In einer späteren Arbeit (1913)
zeigte BOEKE, daß die akzessorischen Nervenendigungen bei der Durchschneidung
der motorischen Nerven für die Augenmuskeln nicht degenerieren, was die
Endigungen des motorischen Nerven dann tun (s. Abb. 140, B). DE BOER
(1913, 1) zeigte, daß der normale Tonus der Hinterbeine des Frosches und der
Katze verschwindet, wenn die Rami communicantes der sympathischen Ganglien
durchschnitten werden.

Wenn dem so ist, müßte man auf die Reizung des Sympathicus tonische Kontraktion
der Muskeln erhalten. In Versuchen, in welchen ich den Sympathicus des Frosches aus
anderen Gründen reizte, beobachtete ich keine derartige Wirkung. Neue Versuche über
die Frage am Frosch und an der Katze wären erwünscht.

In einer weiteren Arbeit findet DE BOER (1914, 2), daß die Totenstarre
nach halbseitiger Durchschneidung der Rami communicantes auf der normalen
Seite deutlich ausgeprägter ist als auf der operierten. Daraus kann man schließen,
daß die Entfernung der Stoffwechselprodukte beim Tonus erschwert ist. Derselbe Forscher (1913, 2 und 1914, 1) bringt die verlängerte Kontraktion, die
durch einen einzelnen Induktionsschlag beim Veratrinmuskel erhalten wird,
in Verbindung mit dem normalen tonischen Zustand. Beim Veratrinmuskel
zeigt dann der Muskelbauch eine langedauernde stetige Elektronegativität
gegenüber der Sehne. Das elektrische Verhalten des Muskels bei der normalen
Kontraktion scheint also bei der Veratrinkontraktion einfach in die Länge gezogen zu sein. DE BOER glaubt, daß die verlängerte Kontraktion durch das
,,Sarkoplasma'' verursacht ist, wie dies BOTTAZZI annimmt. Sie entspricht der
normalen Kontraktion des glatten Muskels. Nun ruft aber ein Rückenmarks-
reiz beim Veratrinfrosch, dessen Rami communicantes durchschnitten sind,
ebenfalls eine Dauerkontraktion hervor, was der Auslegung DE BOERS Schwierigkeiten bereitet. DE BOER nimmt an, daß zu Beginn der normalen Zuckung die
akzessorischen Nervenendigungen BOEKES direkt gereizt werden.

Nach dieser Ansicht führt der normale Tonus zu einem mäßigen Eiweißverbrauch im
Sarkoplasma infolge der Erregung sympathischer Nerven. Das obenerwähnte Auftreten des
Kreatinins und der Harnsäure im Urin würde sich so zwar erklären, aber die Frage muß
noch weiter untersucht werden.

Es ist kürzlich durch KURE, HIRAMATSU und NAITO (1914) gezeigt worden,
daß der Tonus des Zwerchfells durch Reize vom sympathischen System aufrechterhalten wird, welche ihm durch die Splanchnicusnerven übermittelt werden.
Nach Durchschneidung dieser Nerven gibt das Zwerchfell dem negativen Druck
im Thorax nach und steigt nach oben.

Gewisse, bereits beschriebene Wirkungen des Adrenalins auf den Skelettmuskel gehören auch hierher. Wie wir im 22. Kapitel sehen werden, hat das
Hormon der Nebennieren die Eigenschaft, die sympathischen Nervenendigungen
zu erregen und so dieselben Wirkungen wie eine elektrische Sympathicusreizung
hervorzurufen. Hat es auch eine Wirkung auf den Skelettmuskel? OLIVER und
SCHÄFER (1895, S. 263) fanden, daß die Zuckung des quergestreiften Muskels
beim Frosch und beim Hund durch vorherige Adrenalininjektion erheblich verlängert wird, also eine dem Veratrin ähnliche Wirkung. Eine Reizung der sympathischen Nervenendigungen BOEKES durch Adrenalin sollte aber eine Ver-

kürzung des Muskels auch ohne Reizung des motorischen Nerven ergeben. CANNON und NICE (1913) fanden, daß ein in situ befindlicher Muskel nach Adrenalininjektion schwerer ermüdbar wird als ohne Adrenalingabe. Diese Wirkung ist aber sicher eine Folge des vermehrten Blutdurchflusses, der infolge der arteriellen Blutdrucksteigerung auftritt. Die Autoren nehmen aber an, daß außerdem noch eine direkte Wirkung vorhanden ist, da der Muskeleffekt die Blutdrucksteigerung überdauert. Aber könnte das nicht auch die Folge der vorausgegangenen stärkeren Durchblutung sein? Überzeugender ist das Experiment, in welchem die Blutdrucksteigerung in der benutzten Extremität durch Kompression der Arterie verhindert wurde. Die Wirkung war auch dann noch vorhanden. Nach PANELLA (1907) und GRUBER (1914) ist das Adrenalin ein Antagonist des Curare. Es muß also auf eine rezeptive Substanz im Muskel wirken.

KUNO (1915) fand keine Adrenalinwirkung beim quergestreiften Froschmuskel. Daraus geht aber nicht hervor, daß der quergestreifte Muskel keine sympathische Innervation besitzt, denn das Adrenalin wirkt auch nicht auf die Schweißdrüsen, obwohl diese vom Sympathicus versorgt werden. Außerdem sahen CANNON und CATTELL (1916, S. 75) Galvanometerablenkungen im Sinne einer Muskelerregung, wenn ein quergestreifter Muskel durch große Adrenalindosen beeinflußt wurde.

Vom morphologischen Standpunkt aus erscheint eine sympathische Innervation des quergestreiften Muskels schwer verständlich. Wie wir gesehen haben, werden die beiden Funktionen in einigen Fällen durch zwei verschiedene Arten von Muskelfasern ausgeübt wie beim Vorhof des Schildkrötenherzens oder durch besondere Muskeln wie bei den Mollusken. Aber in anderen Fällen, wie bei der Harnblase der Wirbeltiere oder bei den willkürlichen Muskeln, übernehmen dieselben Fasern beide Funktionen, soweit man das feststellen kann. Ob die eine durch das Sarkoplasma ausgeführt wird, wie BOTTAZZI (1897) behauptet, und die andere durch die Fibrille, bleibt unentschieden. Es ist nicht leicht zu verstehen, wie zwei Fasern von verschiedener Funktion und verschiedener Innervation sich bei einer einzigen Zelle vereinigen sollen und dabei die doppelte Innervation beibehalten. Die Speicheldrüse zeigt allerdings, daß so etwas vorkommen kann.

*Die Körperhaltung.* SHERRINGTON sagt mit Recht (1915, S. 224), daß die Bezeichnung „Tonus" für die im vorliegenden Kapitel behandelten Erscheinungen ungeeignet ist. In dem Wort „Tonus" liegt der Begriff der Spannung. Wir haben da gesehen, daß beim Tonus die verschiedenen Längen, die ein Muskel haben kann, von der Spannung ganz unabhängig sind. Die Auffassung von der Körperhaltung, wie sie sich aus dem Verhalten des decerebrierten Tieres ergibt, kann bequem auf den glatten Muskel der Kavitäten der Eingeweide und der Blutgefäße übertragen werden. Wie man entweder einen großen oder einen kleinen Ball in der Hand halten kann und sie dabei jedesmal leicht andrückt, so kann die Blase eine große oder kleine Flüssigkeitsmenge bei demselben inneren Druck enthalten und sogar ein größeres Volumen bei einem geringeren Druck, als ein andermal auf ein kleineres Volumen ausgeübt wird. Man sagt von der Hand, daß sie eine Haltung annimmt, die dem Volumen des Gegenstandes, den sie erfaßt, „angepaßt ist", und dementsprechend „nimmt die Blase eine Größe an, die dem Volumen ihres Inhalts entspricht".

*Contracturen.* Nach den Erfahrungen der Chirurgen bei Nervenlähmungen und Knochenbrüchen scheint es, daß die Fixation eines Muskels in gestrecktem Zustand zu einer Dauerverkürzung führt. Wahrscheinlich entsteht dies zum Teil durch Reflexe von den Proprioceptoren aus. Es kann aber auch eine Bindegewebswucherung vorkommen. Die günstigen Resultate, welche LERICHE und HEITZ (1917) einer Vasodilatation zuschreiben wollen, welche durch Durchschneidung der peri-arteriellen sympathischen Nerven oder durch Resektion eines Arterienstückes bei spasmischen Contracturen erhalten werden, können auf der Ausschaltung von Reflexen beruhen, welche die sympathischen Nervenendigungen im Muskel treffen.

*Die Wirkung von Pharmacis.* Beim Veratrin wurde darauf hingewiesen, daß manche Pharmaca beim quergestreiften Muskel tonusartige Zustände hervorrufen. Die Veratrinwirkung läßt darauf schließen, daß im quergestreiften Muskel zwei verschiedene Mechanismen wirksam sind. Andere Pharmaca — Strophanthin beim Herzen, Barium beim willkürlich bewegten Muskel — rufen sowohl beim glatten wie beim quergestreiften Muskel die Erscheinungen der sog. „tonischen Kontraktion" hervor. Der Mechanismus kann also auch auf andere Weise als vom Nerven aus in Tätigkeit versetzt werden.

*Die Theorie.* Der Verfasser ist der Meinung, daß, wie bereits angedeutet, die mit allen Tatsachen am besten übereinstimmende Ansicht die ist, daß der tonische Zustand durch ein dauerndes Stehenbleiben des Prozesses verursacht ist, der die Kontraktion entstehen läßt. Demnach ist er eine Funktion der Fibrillen des quergestreiften Muskels, die möglicherweise vom sympathischen Nerven aus erregt werden kann. Aber es ist klar, daß weitere Untersuchungen nötig sind.

## Die automatische Tätigkeit der Nervenzentren.

Gewisse Nervenzentren, wie das Atem- und das Vasomotorenzentrum, sind dauernd in Tätigkeit. Es erhebt sich die Frage, ob der Erregungszustand in solchen Fällen wirklich automatisch ist oder ob er durch afferente Reize von der Peripherie her aufrechterhalten wird. Es kann kein Zweifel darüber bestehen, daß solche Reize imstande sind, den Zustand der Zentren zu verändern, daß ferner chemische Substanzen, wie Wasserstoffionen im Blut, einen Erregungszustand in Nervenzentren hervorzurufen vermögen. Das Wärmezentrum ist empfindlich gegen Wärme und Kälte. Afferente Nervenreize sind daher nicht immer notwendig. Es ist nicht leicht zu entscheiden, ob es einen automatischen Erregungszustand ohne das Vorhandensein von erregenden Substanzen im Blut gibt. Die Möglichkeit eines solchen muß zugegeben werden. Es gibt aber viele Zentren, die nur zu bestimmtem Zweck in Tätigkeit geraten dürfen, wie die Zentren für die willkürlich bewegten Muskeln. Aber selbst hier erhebt sich die Frage, ob die Unwirksamkeit der nicht tätigen Zentren etwa durch Hemmung verursacht ist. (Siehe die Experimente von PAVLOV über die bedingten Reflexe, S. 602—608.)

## Zusammenfassung.

Der nicht willkürlich bewegbare glatte Muskel kann, unabhängig von jeder Beeinflussung von nervösen Zentren her, in einem Zustand mäßiger Kontraktion verharren, der Tonus genannt wird.

Bei wirbellosen Tieren kommen Muskelsysteme vor, welche, wie der Schließ-muskel der Schalen bei den Muscheln, lange Zeit auch gegen schwere Belastung in verkürztem Zustand beharren können, ohne Zeichen der Ermüdung auf-zuweisen.

Dieser Zustand der „Fixation" kann bei jeder Länge der Muskelfasern ohne Spannung eintreten.

Etwas Ähnliches findet sich bei der Harnblase der Säugetiere, ferner wahr-scheinlich in der Muscularis der Arterien und wohl auch noch anderswo.

Der Mechanismus kann mit dem einer mechanischen „Sperrung" verglichen werden.

Um die „Sperrung" in Tätigkeit zu versetzen oder aufzuheben, sind Nerven-reize vom Zentrum her nötig. Diese Reize würden im ersten Falle erregend, im zweiten hemmend wirken. Sie werden auf bestimmte Nervenbahnen über-tragen.

Der Mechanismus beruht vielleicht darauf, daß die bei der Erregung des Muskels entstehenden Stoffwechselprodukte (Milchsäure) verhindert werden, wieder, wie gewöhnlich, spontan zu verschwinden. Durch das Entstehen von Milchsäure wird im Muskel potentielle Energie in Spannung umgewandelt.

Der „plastische Tonus" des Skelettmuskels, wie ihn SHERRINGTON bei dem decerebrierten Tier beschrieben hat, scheint ähnlicher Natur zu sein, obwohl der Mechanismus in diesem Falle in den Nervenzentren und nicht peripher gelegen ist.

In diesem Zustand kann z. B. der M. vastocruralis bei verschiedenen Längen mit derselben Belastung oder bei derselben Länge mit verschiedenen Belastungen im Gleichgewicht sein. So können die Fasern eine verschiedene Spannung bei derselben Länge haben.

Die Erscheinung ist ein Reflex, der von Proprioceptoren im Muskel ausgeht.

Der Decerebrierungstonus verhält sich gegen hemmende Reize anders als der gewöhnliche reflektorische Tonus.

Die Enthirnungsstarre veranlaßt keine oder nur eine sehr geringe Steigerung des Stoffwechsels.

Sie wird reflektorisch von Receptoren in den Halsmuskeln und vom Labyrinth beeinflußt.

Im Text werden Tatachen aufgeführt, welche einen Zusammenhang des Tonus der Skelettmuskulatur mit der sympathischen Innervation dieser Muskeln dartun.

Die Erscheinungen als Ganzes würden am besten Lageanpassung genannt, da der Ausdruck Tonus an eine Spannung denken läßt.

Die Frage nach der automatischen Tätigkeit der Nervenzentren wird kurz im Text besprochen.

## Literatur.

Allgemeines: SHERRINGTON (1915).
Mechanismus bei wirbellosen Tieren: VON UEXKÜLL (1912).
Plastischer Tonus: SHERRINGTON (1909, 3).
Beziehung zur Haltung des Kopfes: MAGNUS und DE KLEIJN (1912).

# XIX. Die Wirkung des Lichts.

Da alles Leben auf der Erde von dem Empfang strahlender Energie von der Sonne abhängt, ist es unnötig, auf die Bedeutung der Untersuchung der Art und Weise, in welcher diese Energie nutzbar gemacht wird, noch besonders hinzuweisen. Das Studium der Energiesätze hat uns gelehrt, daß eine einfache Umwandlung der Energie der Sonnenstrahlung in Wärme ein sehr verschwenderisch arbeitender Vorgang sein würde, denn es würde dabei ein großer Teil der freien Energie bei der Umwandlung in andere Energieformen verlorengehen. Ein beträchtlicher Teil der Sonnenenergie wird natürlich beim Erwärmen der Erdoberfläche verbraucht, das Studium der von der Wirkung des Lichts hervorgerufenen chemischen Reaktionen aber ist von größerer Bedeutung, wenn auch etwas schwierig.

Die Menge der Sonnenenergie, welche die Erde bekommt, kann man sich aus folgenden Daten klarmachen: Wenn die Atmosphäre fehlte und die Sonne im Zenit stände, empfinge jeder Quadratzentimeter pro Minute 1,955 kleine Calorien in Wärmeeinheiten ausgedrückt. Das Vorhandensein der Atmosphäre, die einen Teil der Strahlung absorbiert, setzt den Wert auf 1,2 kleine Calorien in der Breite von Cambridge herab; mit anderen Worten: die von einem Quadratmeter (10 000 cm²) in einer Minute erhaltene Energie würde genügen, die Temperatur eines Kilogramms Wasser um 12° zu erhöhen.

Ich werde den Leser nicht daran zu erinnern brauchen, daß die wichtigste von allen photochemischen Reaktionen darin besteht, daß das Chlorophyllsystem der grünen Pflanze Lichtenergie aufspeichert und dabei an die Atmosphäre den Sauerstoff zurückgibt, der bei der Oxydation durch lebende Wesen verbraucht worden ist. Die Energievorräte in der Kohle und im Petroleum verdanken ebenfalls ihren Ursprung dem Chlorophyll vergangener Erdepochen, wenn wir für das Petroleum tierische Abkunft annehmen, wenigstens indirekt.

Um den Prozeß, soweit dies heute möglich, verstehen zu können, muß zunächst die allgemeine Theorie der photochemischen Reaktionen abgehandelt werden. Außer dem Chlorophyll sind noch andere Wirkungen des Lichtes da, die von physiologischer Bedeutung sind, wie der Netzhautprozeß und die Wirkung des ultravioletten Lichtes. Praktisch wichtig sind die verschiedenen photographischen Methoden sowie die der drahtlosen Telegraphie, bei denen es sich um Wellen handelt, welche denen des Lichtes entsprechen, aber viel größere Wellenlänge haben.

## Die Absorption des Lichts.

Alle Substanzen absorbieren in gewissem Umfange strahlende Energie. Auch das Glas absorbiert Strahlungen von längerer und kürzerer Wellenlänge, als die Wellen haben, welche unser Auge als „Licht" empfindet. Die farblose Substanz, Anthracen, absorbiert ultraviolette Strahlen, wie dies die Abb. 141 zeigt; es gibt noch viele andere Beispiele dafür. Ein Teil der Energie eines Lichtstrahls, welcher durch eine Substanz geht, wird also in der Substanz zurückgehalten. Daher muß etwas mit dieser geschehen. Entweder wird sie nur wärmer, oder es treten neue Energieformen auf, chemische oder elektrische Veränderungen usw.

*Das Grotthussche Gesetz.* Es ist uns heute klar, daß das Licht nur dann eine Wirkung haben kann, wenn es absorbiert wird. Wir werden auch gleich sehen, daß Lichtenergie verbraucht werden muß, wenn eine photochemische Veränderung in Gang kommen soll, mag auch die in Gang gesetzte Reaktion dann unter Energieentwicklung fortschreiten. Das Gesetz, daß eine Wirkung nur bei der Absorption von Licht möglich ist, wurde klar zuerst von GROTTHUS (1819, S. 101) ausgesprochen und später, unabhängig davon, von DRAPER (1841). Es wird häufig als Drapersches Gesetz bezeichnet.

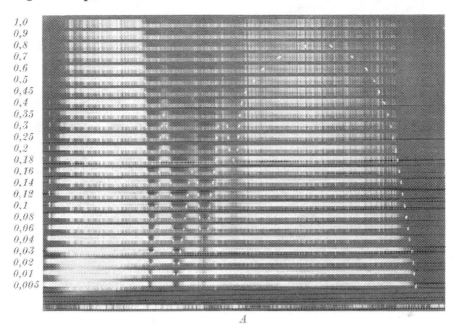

*A*

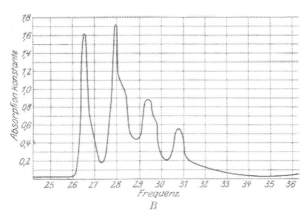

*B*

Abb. 141. Absorption durch Anthracen im Ultraviolett. A. Serien von Photographien ultravioletter Absorptionsspektren des Anthracens. Unter jeder ein normales Spektrum. Die relativen Stärken der beiden Spektren stehen im bekannten Verhältnis. Bei einer gewissen Wellenlänge bei jedem Paar, die mit einem weißen Punkt bezeichnet ist, sind die Lichtstärken gleich. B. Absorptionskurve, aus obiger Photographie gezeichnet. Ordinate, Absorptionsgröße. Abszisse, Wellenlänge. (S. Katalog der Herren ADAM HILGER, 1914.)

GROTTHUS fand z. B., daß eine rote Rhodaneisenlösung durch grünes Licht, eine gelbe Goldchloridlösung durch blaues Licht, blaue Jodstärke durch gelbes Licht farblos wird. Jede Farbe wird durch Belichtung mit der Komplementärfarbe ausgelöscht, d. h. durch das Licht, welches die Lösung absorbiert.

*Die Gesetze von Lambert und von Beer.* Um die von einer Substanz oder Lösung absorbierte Lichtmenge mit der von einer anderen absorbierten vergleichen zu können, muß man ein unveränderliches Lichtmaß haben. BUNSEN und ROSCOE (1855—1859) führten hierfür den Extinktionskoeffizienten ein. Ihre Definition desselben findet man auf S. 6 der Neuauflage ihrer Schrift in OSTWALDS „Klassikern" Nr. 38.

Wenn Licht von bestimmter Wellenlänge von einer Substanz absorbiert wird, muß die Intensität des von dem Körper ausgesendeten Lichts geringer als die auf ihn auffallende sein. Bei einer bestimmten Schichtdicke der absorbierenden Substanz wird die Intensität des auffallenden Lichtes auf den 10. Teil des Anfangswertes herabgedrückt. Damit die Zahlen, die für verschiedene Substanzen charakteristisch sind, in derselben Richtung, wie die absorbierende Kraft des Stoffes oder der Lösung steigen oder fallen, definierten BUNSEN und ROSCOE des Extinktionskoeffizienten als reziproken Wert der Schichtdicke der Lösung, durch welche die Intensität des einfallenden Lichts von gegebener Wellenlänge auf den 10. Teil des Anfangswertes reduziert wird. Es ist klar, daß je größer die absorbierende Kraft ist, desto geringer die Schichtdicke wird. Bei Benutzung des reziproken Werts der Schichtdicke wird daher der Extinktionskoeffizient direkt proportional der Absorptionsfähigkeit.

Der Extinktionskoeffizient wird mit dem griechischen Buchstaben $\varepsilon$ bezeichnet. Wenn $d$ die Schichtdicke ist, welche Licht von bestimmter Wellenlänge auf ein Zehntel der Anfangsintensität herabsetzt, ergibt sich daher

$$\varepsilon = \frac{1}{d}\,.$$

Praktisch wird die Intensität des austretenden Lichtes gemessen, weil es bequemer ist, immer die gleiche Schichtdicke bei verschiedenen Lösungen zu benutzen und die Intensität des Lichts nach dem Austritt aus der Lösung zu messen, als die Dicke der absorbierenden Schicht zu verändern. Daher muß man die Gesetze kennen, welche die Beziehung zwischen Schichtdicke und Lichtintensität ausdrücken.

Wir haben bereits gesehen, daß diese Beziehung logarithmisch ist. Es ist das sog. Lambertsche Gesetz, bei Benutzung reiner Stoffe, in festem oder flüssigem Zustande. BEER zeigte, daß dasselbe Gesetz auch für Lösungen gilt. Wir wollen die ursprüngliche Lichtstärke $I$ nennen und die nach Durchtritt durch die Schicht $d$, $I'$.

Dann ist nach der Definition des Extinktionskoeffizienten $I_1 = \frac{1}{10} I$. Nach Durchtritt durch eine zweite Schicht ist $I_1 = \frac{1}{10} I \cdot \frac{1}{10} = \frac{1}{10^2} \cdot I$, und nach dem Durchgang durch $x$ solcher Schichten $I' = \frac{I}{10^x}$.

Allgemein wird Licht von der Intensität 1 durch eine bestimmte Schichtdicke einer Lösung auf $\frac{1}{n}$ reduziert. Wenn es durch $x$ solcher Schichtdicken hindurchgegangen ist, auf $\frac{1}{n^x}$. Um den Exponenten herauszuschaffen, wird logarithmiert. Dann ergibt sich

$$\log I' = -x \log n\,. \tag{1}$$

Wenn $x = d$, ist $I' = \dfrac{1}{10}$, daher $\log\!\left(\dfrac{1}{10}\right) = -d\log n = -1$ oder $d\log n = 1$.
$\varepsilon$ ist $= \dfrac{1}{d}$ und ist daher $= \log \boldsymbol{n}$. Nach Gleichung (1) ist

$$\log \boldsymbol{n} = -\frac{\log I'}{x}.$$

Daher: $\varepsilon = -\dfrac{\log I'}{x}$. Da wir das Verhältnis der Intensität des durchgelassenen zum einfallenden Licht kennen, können wir den Extinktionskoeffizienten berechnen. Der Bequemlichkeit halber macht man die Schichtdicke $x = 1$ cm, so daß $\varepsilon = -\log I'$ ist, d. h. der negative Logarithmus des nichtabsorbierten Lichts.

Wenn z. B. die Intensität eines Lichtstrahles von der Wellenlänge der $D$-Linie beim Hindurchgehen durch eine Schichtdicke von 1 cm irgendeiner Lösung auf zwei Drittel reduziert wird, ist
$$\varepsilon = -\log \tfrac{2}{3} = \log 3 - \log 2 = 0{,}176091\,.$$

Nach dem Beerschen Gesetz ist die Absorption des Lichts durch Lösungen der Konzentration der Lösungen direkt proportional. Wenn wir also den Extinktionskoeffizienten für eine bekannte Konzentration kennen, können wir eine unbekannte Konzentration durch die Messung ihres Extinktionskoeffizienten quantitativ bestimmen. Darin besteht der praktische Wert der Formel für den Extinktionskoeffizienten. Wenn $c$ und $c'$ die betreffenden Konzentrationen und $\varepsilon$ und $\varepsilon'$ die betreffenden Extinktionskoeffizienten sind, ist $c : c' = \varepsilon : \varepsilon'$ oder $c' = c\,\dfrac{\varepsilon'}{\varepsilon}$. Solche Messungen haben bei der Untersuchung des Blutfarbstoffs eine große Rolle gespielt.

*Die Resonanz.* Das Licht besteht aus einer Reihe periodischer elektromagnetischer Schwingungen von verschiedenen Schwingungsperioden oder Wellenlängen. Wir haben gesehen, daß ein System, z. B. ein Pendel, welches eine seiner Schwingungsperiode entsprechende Serie von minimalen Stößen empfängt, durch die Summation dieser kleinen Einwirkungen in starke Bewegung gerät. Dies ist sogar ein Mittel, um Energie anzusammeln. Betrachten wir nun die Wirkung des Sonnenlichtes, das sich aus Lichtstrahlen von verschiedener Wellenlänge zusammensetzt, auf ein chemisches Molekül, das selbst ein bestimmtes Schwingungsverhältnis hat. Einige der Schwingungsverhältnisse der verschiedenen Lichtwellen fallen fast sicher mit denen der Moleküle der absorbierenden Substanz zusammen und versetzen diese deshalb in Resonanzschwingungen, die groß genug werden können, um eine chemische Reaktion hervorzurufen. Gleichzeitig werden die Strahlen jener Schwingungsperiode absorbiert. Wenn sie im sichtbaren Teil des Spektrums liegen, kann man das Absorptionsband mit dem Auge feststellen. Wenn sie im Ultraviolett liegen, was bei vielen farblosen organischen Verbindungen der Fall ist, kann man es nicht sehen. Dann kann es aber mit Hilfe der photographischen Platte sichtbar gemacht werden.

*Spektrophotometrie.* Beobachtungen durch das Spektroskop geben uns Aufklärung über die Lage der Absorptionsbänder im Spektrum. Oft wollen wir aber auch den Absorptionsgrad messen, wobei die Absorptionsbänder in verschiedenen Partien des Spektrums liegen können. Das geschieht durch die Spektrophotometrie, die sich auf die Gesetze von LAMBERT und BEER gründet.

Praktisch besteht sie in dem Vergleich der Intensität von Licht von bestimmter Wellenlänge, welches eine bekannte Schichtdicke der zu untersuchenden Lösung passiert hat, mit der Intensität von Licht derselben Wellenlänge, welche in genau bekannter Weise verändert werden kann.

Die praktischen Methoden hierfür und für die Berechnung der Extinktionskoeffizienten findet man bei GAMGEE (1898, S. 213—225). Die von der Firma Adam Hilger herausgegebenen Preislisten sind sehr instruktiv, sie enthalten die schönen Instrumente, die sie für die photographische oder sonstige Registrierung der spektrophotometrischen Messungen gebaut haben. Abb. 141 ist eine Kopie von der Kurve der Absorption durch das Anthracen im Ultraviolett, die durch eins dieser Instrumente erhalten ist. Die Arbeit von ECKERT und PUMMERER (1914) behandelt die photographische Registrierung. HARTRIDGE (1915) hat ein verbessertes Spektrophotometer beschrieben.

## Die allgemeine Theorie der photochemischen Wirkung.

Wir haben gesehen, daß Licht von bestimmter Wellenlänge absorbiert wird, und daß es die Moleküle der absorbierenden Substanz in Resonanzschwingung versetzt, wenn eine der Schwingungsperioden der Lichtwellen mit den Schwingungsperioden der Moleküle des Absorbens zusammenfällt. Was passiert aber dann? Wir wissen, daß in vielen Fällen eine chemische Reaktion erfolgt.

Wir wollen nun zunächst sehen, mit welchen allgemeinen Erscheinungen wir es zu tun haben. Ich weise hierzu auf die Arbeit von LUTHER (1908) hin, welche mehr Einzelheiten der allgemeinen Theorie, als ich sie hier geben kann, enthält, ferner auf die Monographien von WEIGERT (1911) und SHEPPARD (1914) über den Gegenstand.

Zunächst finden wir, daß die Reaktionsgeschwindigkeit nicht dem einfachen Gesetz der Massenwirkung folgt, weil sie von der in der Zeiteinheit absorbierten Menge der Lichtenergie und nicht von der Anzahl der Moleküle abhängig ist. Lehrreich ist die Oxydation von Chinin durch Chromsäure bei Belichtung, welche LUTHER und FORBE untersucht haben (1909). Die Reaktionsgeschwindigkeit hängt von der Farbe des Lichts ab; violettes Licht wird nur schwach absorbiert, und die Reaktion ist monomolekular, Ultraviolett wird stark absorbiert. Die Reaktion ist dann von geringerer Ordnung; da dieses Licht total absorbiert wird, ist die Reaktionsgeschwindigkeit von der Konzentration der reagierenden Substanzen unabhängig.

Eine merkwürdige Folge hiervon ist es, daß die Ordnung der Reaktion von der Dicke der Lösungsschicht abhängt, durch welche das Licht hindurchgeht. In dicker Schicht nimmt die relative Menge des absorbierten violetten Lichtes zu, so daß die Ordnung der Reaktion höher ist als in einer dünnen Schicht, in der das violette Licht überhaupt kaum absorbiert wird. Wir haben dann eine Reaktion, deren Ordnung von der Form der Gefäße abhängt, in welcher sie stattfindet.

Die meisten photochemischen Reaktionen sind Oxydationen oder Reduktionen, also Reaktionen, bei welchen es, wie wir mehr im einzelnen in dem nächsten Kapitel sehen werden, zu Änderungen der Wertigkeit kommt. Es kommen aber auch alle übrigen Reaktionen vor.

Resonanzerscheinungen bewirken in dem betroffenen System eine Zunahme der freien Energie. Es ist daher zu erwarten, daß, entsprechend dem zweiten Hauptsatz der Thermodynamik, die chemischen Änderungen, welche bei photochemischen Reaktionen auftreten, dahin streben, die Resonanz zu verkleinern oder zu vernichten.

Der Mechanismus dieses Resonanzprozesses beruht nach LUTHER (1908) im wesentlichen, wie aus der elektromagnetischen Theorie des Lichts folgt, auf der elektronischen (atomistischen) Natur der Elektrizität und der elektrischen Natur der chemischen Affinität. Moleküle oder Atome gehen Verbindungen mit Gebilden ein, die kleiner als sie sind, und zwischen den Konstituenten dieser Verbindungen, d. h. zwischen ihren Elektronen, liegt ein elektrisches Feld. Je stärker das Feld, desto fester ist die Verbindung, desto inaktiver die Verbindung und desto kürzer die Schwingungsperiode des (negativen) Elektrons; d. h. je weiter im Ultraviolett die Absorptionsstreifen liegen, desto stabiler ist die Verbindung. Umgekehrt: je weiter der Absorptionsstreifen nach dem Rot hin liegt, desto empfindlicher ist die Verbindung gegen das Licht. So ist Anthracen, dessen Absorptionsstreifen im Ultraviolett liegt, weniger empfindlich als Chlorophyll, dessen Streifen im Rot liegt. Untersuchungen von LUTHER und NIKOLOPOULOS (1913) an einer Reihe organischer Verbindungen bestätigen diese Regel.

Ferner: Wenn das periodisch wechselnde elektrische Feld des Lichtes auf die Elektronen wirkt, kommt es zur Resonanz; ihr Energiegehalt steigt, und würde es unbegrenzt weitertun, wenn es nicht durch eine Art „Dämpfung" (möglicherweise durch Stöße verursacht) zu einer Umwandlung dieser Energie in Wärme käme. In der oben erwähnten Arbeit von LUTHER und NIKOLOPOULOS wurde gezeigt, daß mit dem steileren Anstieg und dem Höherwerden der Absorptionskurve auch die Lichtempfindlichkeit der Verbindung zunimmt. Eine derartige Kurve entspricht einer schwachen Dämpfung und großen Amplitude der durch das Licht in Resonanz versetzten Elektronen.

Den Wirkungsgrad des photochemischen Prozesses, der sehr groß sein kann, wie wir bei Besprechung des Chlorophyllsystems sehen werden, wird durch die Größe der Dämpfung der Resonanz bestimmt. Die folgende von LUTHER (1908) gegebene Veranschaulichung diene zur Erläuterung eines hohen Wirkungsgrades. Die gegen das Licht empfindliche Substanz wird mit einem Reservoir verglichen, in das Luft hineingepumpt wird, wobei die komprimierte Luft die Strahlen der Energie des Lichts darstellt. Der Luftdruck (d. h. die Energie der Resonanz) im Reservoir würde unbegrenzt ansteigen, wenn nicht ein Loch $D$ vorhanden wäre, durch welches Luft entweichen kann; dieser Verlust stellt die Umwandlung in Wärme durch Dämpfung dar. Angenommen nun, daß noch ein zweites Loch, $C$, da ist, dessen Durchmesser verändert werden und durch das Luft entweichen kann. Dieses stellt die Umwandlung der Energie der Resonanz in chemische Arbeit dar. Der Druck nimmt dann entsprechend dem Durchmesser von $C$ ab und dementsprechend das Ausströmen durch $D$ (= Umwandlung zu Wärme). Wenn man $C$ sehr weit macht, strömt alle hineingepumpte Luft aus $C$ aus und keine mehr aus $D$.

Die Resonanzenergie neigt also dazu, kleiner zu werden, entweder weil die Schwingungen des Resonators sich ändern, oder durch Zunahme der Dämpfung. So werden aus Systemen, welche für Lichtstrahlen von gegebener Wellenlänge empfindlich sind, Systeme, die dafür unempfindlich sind.

Die Lichtenergie kann nur wirken, wenn sie absorbiert werden kann. Daraus folgt aber nicht, daß bei jeder Lichtabsorption eine chemische Veränderung eintritt; Essigsäureanhydrid hat z. B. einen Absorptionsstreifen zwischen den Wellenlängen von 320 und 240 $\mu\mu$. Bei Einwirkung dieser Wellenlängen wird das Essigsäureanhydrid zersetzt. Außerdem absorbiert es auch im Gebiete des äußersten Ultraviolett, durch die $CH_3$-Gruppe; die Resonanz dieser Gruppe führt aber zu keiner chemischen Veränderung.

Bei allen photochemischen Reaktionen wirkt die Belichtung ähnlich wie das Einwirken hoher Temperaturgrade. Beispiele dafür sind die Zersetzung des Kohlendioxyds und der Salzsäure, die Umwandlung von Sauerstoff in Ozon und die Polymerisierung von Anthracen. Gewisse theoretische Schlüsse, die WARBURG hieraus gezogen hat, finden sich in WEIGERTS Monographie (1911, S. 94).

Von BODENSTEIN (1913) ist eine Theorie entwickelt worden, nach der die erste Lichtwirkung darin besteht, eine Gruppe in das Elektron und den elektro-positiven Rest zu zerlegen, welche dann jedes für sich chemische Veränderungen von besonderer Art entstehen lassen.

## Die eigentlichen photochemischen Reaktionen.

Die verschiedenen Reaktionen, die unter dem Einfluß des Lichts eintreten, sind sehr mannigfach und kompliziert. Man begegnet nicht selten einer falschen Auffassung über die Natur der Lichtwirkung, die dann als katalytisch bezeichnet wird. Die Anfangsphase aller photochemischen Reaktionen besteht aber in einem regelrechten Verbrauch von Lichtenergie, der eine Reaktion in Gang bringen soll, die später unter Energieentwicklung fortschreiten kann. Wir haben im 10. Kapitel gesehen, daß ein Katalysator dem reagierenden System keine Energie zuführt, sondern nur die Geschwindigkeit vermehrt, mit der eine Reaktion ins Gleichgewicht kommt. Ferner wird bei vielen photochemischen Reaktionen, wie der Zersetzung des Kohlendioxyds durch das grüne Blatt, die Reaktion in die Richtung gezwungen, welche der bei der Reaktionstemperatur von selbst verlaufenden Reaktion entgegengesetzt ist. In vielen Fällen bildet sich durch die Wirkung des Lichts ein Katalysator, welcher dann, unabhängig von der eigentlichen Lichtreaktion, seine übliche Funktion ausübt und den natürlichen Verlauf der Reaktion beschleunigt. In diesem Falle ist das Resultat eine Verminderung in der freien Energie des Systems. Also umgekehrt wie beim Chlorophyllsystem.

Eine Veranschaulichung von OSTWALD (1902, II. 1, S. 1087) soll diese Verhältnisse darstellen. Die Notwendigkeit der Energiezufuhr durch das Licht ist bei den Reaktionen klar, in welchen das Resultat eine Zunahme im Energiegehalt ist. Wenn das Endresultat eine Energieabnahme ist, so ist die Bedeutung der strahlenden Energie zunächst nicht verständlich. Quantitative Messungen zeigen aber, daß hier mehr Energie frei wird, als wenn die Reaktion ohne Beeinflussung durch strahlende Energie vor sich gegangen wäre. Der Energiezuwachs entspricht der Lichtabsorption bei dem die Reaktion einleitenden Prozeß. OSTWALD wählt zur einem Vergleich einen keilförmigen Block, dessen schmales Ende oben sieht. In dieser Lage, der des „metastabilen Gleichgewichts", würde das System unbegrenzt bleiben, wenn keine Störung eintritt, obwohl beim Umfallen Energie frei werden würde. Wenn diese Energie frei werden soll, muß der Block also umgeworfen werden, was nur unter Aufwand einer gewissen Energiemenge möglich ist. Dabei wird sein Schwerpunkt gehoben. Die hierzu nötige Energie wird beim Umkippen des Blockes wieder frei. Man kann als anderes Modell eine Billardkugel annehmen, die auf der konkaven Seite eines Uhrglases liegt, das wieder auf einem Dreifuß sich befindet. Wenn das Uhrglas schmelzen würde, müßte die Kugel herunterfallen, und es würde potentielle Energie in kinetische umgewandelt werden. Um das gleiche zu erzielen, ohne das Uhrglas zu zerstören, müssen wir durch geringen Energieaufwand die Billardkugel über den Rand des Uhrglases wegschieben, so daß sie herabstürzen kann. Wenn die Kugel dann auf einen Tisch fällt, wird sowohl die zur Verschiebung der Kugel über den Rand des Uhrglases nötige Energie als auch die ursprünglich vorhandene Energie der Lage frei. Es handelt sich also um Reaktionen, welche nicht von selbst ablaufen können, weil ein „chemischer Widerstand" da ist, der durch strahlende Energie beseitigt werden muß.

Unsere weiteren Betrachtungen werden erleichtert, indem wir die Klassifikation der photochemischen Reaktionen von WEIGERT (1911, S. 75) durch Beispiele für jede Unterabteilung erläutern. Diese Klassifikation beruht auf dem Gesamtresultat der photochemischen Reaktion, nicht nur auf dem Anteil, den die Lichtenergie hat.

Wir haben bereits gesehen, daß man diese Reaktionen in zwei Hauptgruppen einteilen kann, je nachdem die freie Energie dabei zu- oder abnimmt. Beide Hauptgruppen können weiter unterteilt werden. Bei der ersten Gruppe kann es sich entweder um einfache oder um komplizierte Reaktionen handeln. Beide Arten sind vollkommen reversibel. Einer Elektrolyse, bei der die Elektroden polarisiert werden, sind sie dadurch vergleichbar, daß die Reaktion nach einem bestimmten Umsatz aufhört.

1. *Einfache Reaktionen mit Zunahme der Energie.* Wird die Zufuhr von strahlender Energie unterbunden, so findet der gleiche Prozeß wie bei der photochemischen Reaktion statt, aber in entgegengesetzter Richtung. Der einfachste Fall ist, nach LUTHERS und WEIGERTS Untersuchungen (1905), die Polymerisation des Anthracens in Dianthracen durch ultraviolettes Licht. Das reine Anthracen ist bei gewöhnlicher Temperatur im Dunkeln stabil. Wenn man im Dunkeln von reinem Dianthracen ausgeht, wandelt sich dies mit bestimmter Geschwindigkeit spontan in Anthracen um. Belichtung ruft die Bildung von Dianthracen hervor. Da aber die inverse Reaktion durch Belichtung nicht beeinflußt wird, geht diese Umwandlung von Dianthracen in Anthracen mit ihrer gewöhnlichen Geschwindigkeit vor sich, diese nimmt durch Massenwirkung zu, da sich bei der Belichtung Dianthracen bildet. Bei einer gegebenen Belichtungsstärke bildet sich daher durch die „dunkle" Reaktion ebensoviel Anthracen, wie sich gleichzeitig Dianthracen durch Belichtung bildet, so daß ein „stationärer Zustand", der ein chemisches Gleichgewicht vortäuscht, erreicht wird. Ein chemisches Gleichgewicht müßte, wenn man es sich selbst überließe, dauernd unverändert bleiben. Das Gleichgewicht zwischen Anthracen und Dianthracen verlangt aber die dauernde Zufuhr von strahlender Energie, die bei der Reaktion in Wärme umgewandelt wird. Man muß beachten, daß vor der Erreichung des stationären Zustandes ein Teil der Lichtenergie in chemische Energie umgewandelt wird. Ein anderes Beispiel ist das der Bildung von Ozon aus Sauerstoff durch ultraviolettes Licht.

Es ist übrigens auffallend, daß der Temperaturkoeffizient der photochemischen Reaktionen meist viel kleiner ist als der Temperaturkoeffizient von echten chemischen Reaktionen. Das folgt aus der Tatsache, daß die Geschwindigkeit der photochemischen Reaktion von der Absorptionsgeschwindigkeit des Lichtes abhängt, diese aber ist nur sehr wenig von der Temperatur abhängig. Die Abhängigkeit des stationären Zustandes beim Anthracen von der Temperatur entspricht fast vollständig der Abhängigkeit des chemischen Gleichgewichts von der Temperatur. Der Temperaturkoeffizient der Dunkelreaktion (chemisch) beträgt 2,8, der der Lichtreaktion 1,1 oder weniger.

2. *Komplexe Reaktionen mit Energiezunahme.* Sie ergeben sich aus der Verbindung verschiedener rein chemischer Reaktionen mit photochemischen Wir-

kungen. Die umgekehrte Reaktion verläuft dann auf einem anderen Wege. Der interessanteste und wichtigste Fall ist hier die photochemische Zersetzung der Kohlensäure im Chlorophyllsystem, der später in einem besonderen Abschnitt behandelt wird. Diese Reaktionen sind am schwersten aufzuklären, da die verschiedenen Einzelreaktionen sowohl gleichzeitig als auch nacheinander vor sich gehen.

Jene Reaktionen, die eine Verminderung der freien Energie ergeben, sind, wie wir gesehen haben, immer komplex. Wir können sie in zwei Hauptgruppen einteilen: gekoppelte und katalytische. Sie sind nicht umkehrbar, insofern die umgekehrte Reaktion nicht von selbst im Dunkeln stattfindet.

*3. Gekoppelte Reaktionen mit Energieabnahme.* Bei diesen werden die Produkte der photochemischen Veränderung sofort in einer anderen Reaktion verbraucht. Als allgemeines Schema kann man das von WEIGERT nehmen (1911, S. 36):

$$(1) \quad A \underset{\text{Dunkel}}{\overset{\text{Licht}}{\rightleftharpoons}} B \qquad\qquad (2) \quad B \underset{\text{Dunkel}}{\longrightarrow} C$$

$B$ entsteht aus $A$ im Licht und würde schnell wieder in $A$ übergehen, wenn es nicht sofort in der zweiten Reaktion verbraucht würde, um $C$ zu bilden. Wahrscheinlich gehört die Oxydation und Reduktion von Alkoholen durch aromatische Substanzen, die CIAMICIAN und SILBER beobachtet haben, hierher. Ebenso gehört die chemische Sensibilisierung hierher. Wird eine mit Bromsilber überzogene Platte dem Licht ausgesetzt, so liegt ein zu unserer ersten Gruppe gehöriger Fall vor. Wenn durch die Belichtung eine bestimmte Brommenge freigeworden ist, bildet sich ein stationärer Zustand aus, weil die gleiche Brommenge, welche nunmehr durch weitere Belichtung freigemacht wird, sich wieder mit Silber verbindet, und zwar durch dieselbe Reaktion, die im Dunkeln allein vor sich geht. Eine solche Platte ist für photographische Zwecke kaum zu benutzen, weil sie zu unempfindlich ist. Wenn aber ein anderer Stoff, z. B. Gelatine, das jeweils entstehende Brom bindet, findet eine viel größere Zersetzung des Bromsilbers statt. Eine Energiespeicherung findet dabei nicht statt. Das Endprodukt ist Bromgelatine und Silber oder unterbromigsaures Silber. Die Bromierung der Gelatine erfolgt unter Energieabgabe. Bromgelatine verbindet sich mit Silber nicht.

Eine elektrochemische Analogie hierzu wäre ein elektrolytischer Prozeß, bei dem die Produkte der Elektrolyse durch einen in der Lösung vor sich gehenden chemischen Prozeß dauernd verbraucht würden. Dadurch würde die Polarisation der Elektroden vermieden, und der Strom würde dauernd ungeschwächt fließen können.

*4. Katalytische Reaktionen mit Energieverlust.* Bei der zweiten Gruppe der photochemischen Reaktionen, bei denen eine Verminderung der freien Energie stattfindet, entstehen infolge der Belichtung Katalysatoren. Dabei entstehen die gleichen Reaktionsprodukte wie im Dunkeln unter sonst gleichen Bedingungen. Die Belichtung beschleunigt den Prozeß nur, indem sie einen die Reaktion beschleunigenden Katalysator entstehen läßt. Die Reaktion folgt dann den gewöhnlichen Gesetzen der Katalyse.

Es hat sich herausgestellt, daß der Katalysator sich bei der Belichtung aus den reagierenden Stoffen bilden und beim Aufhören der Belichtung wieder verschwinden kann. In anderen Fällen kann der Katalysator auch nach Aufhören der Belichtung persistieren und seine Wirkung noch weiter ausüben.

4. A. *Reaktionen mit Energieverbrauch, bei denen ein Katalysator durch Belichtung gebildet wird, nach Aufhören der Belichtung verschwindet und bei der Reaktion verbraucht wird.* Hierher gehört eine der bekanntesten aller katalytischen Lichtreaktionen, die Verbindung von Wasserstoff und Chlor unter der Wirkung von ultraviolettem Licht. Über diese Reaktion ist seit der ersten genauen Untersuchung durch BUNSEN und ROSCOE (1855—1859) sehr viel gearbeitet worden. Einzelheiten darüber in WEIGERTS Monographie (1911, S. 44—56). Unter den gewöhnlichen Versuchsbedingungen findet man eine Latenzperiode, die sog. „Induktionsperiode", in der die Reaktion noch nicht begonnen hat. Eine spätere Untersuchung zeigte, daß dies durch das Vorhandensein von Verunreinigungen, besonders an den Wänden des benutzten Gefäßes, verursacht war. Diese Verunreinigungen verbrauchen den Katalysator eine Zeitlang. Was ist der Katalysator? Bei seiner Bildung wird strahlende Energie verbraucht. Er scheint irgendwie „aktiviertes" Chlor zu sein.

Die Reaktion geht um so langsamer, je trockener die reagierenden Gase sind. MELLAR (1902) nahm infolgedessen an, daß sich eine Zwischenverbindung bildet (x $Cl_2$, y $H_2O$, z $H_2$), wie dies von anderen katalytischen Prozessen bekannt ist, z. B. bei der oben (S. 393) beschriebenen Reaktion zwischen Molybdänsäure $H_2O_2$ und JH. Die Untersuchungen von BURGESS und CHAPMAN (1906) lenkten die Aufmerksamkeit auf die Wolkenbildung, welche durch Kondensationskerne in den belichteten Gasen entsteht. Ob diese Kerne dem von MELLAR angenommenen Intermediärprodukt entsprechen, ist zweifelhaft. Es ist wahrscheinlicher, daß sie sich nicht wesentlich von anderen Wolkenbildungen, welche durch Belichtung entstehen, unterscheiden.

Das Chlor wird durch die Belichtung auch sonst „aktiviert", z. B. gegenüber Kohlenoxyd, Schwefeldioxyd, Kohlenwasserstoffen usw. Der Katalysator muß aus Chlor plus strahlender Energie bestehen, seine chemischen Wirkungen müssen denen des Chlors entsprechen. Daher wird es bei der Reaktion verbraucht. Es scheint, daß die eigentliche Lichtwirkung hierbei darin besteht, Kerne zu bilden, die eine Reaktion auf eine Weise auslösen, welche der Verdichtung des Wasserdampfes zu Flüssigkeitstropfen entspricht. WEIGERT nennt sie „Reaktionskerne" und weist nach, daß sie nach der Art heterogener Katalysatoren wirken. Die reagierenden Substanzen werden auf ihren Oberflächen durch Adsorption verdichtet, und die Reaktion schreitet dort infolge der Massenwirkung schneller fort.

Im Vergleich zu den Reaktionen, bei welchen Lichtenergie oft in erheblicher Menge aufgespeichert wird, erfordern diese katalytischen Reaktionen nur die kleine Energiemenge, welche zur Bildung des Katalysators nötig ist. Sie sind in der Regel sehr empfindlich.

Die Erscheinungen der optischen Sensibilisierung gehören hierher. Das Licht kann nur wirken, wenn es absorbiert wird. Es entsteht also die Frage, ob die Zugabe eines Farbstoffes zu einem System, das durch Licht einer bestimmten Wellenlänge nicht beeinflußt wird, es sensibilisiert, wenn der Farbstoff Strahlen der betreffenden Wellenlänge absorbiert. Dies ist wirklich der Fall, obwohl zunächst der Grund nicht klar ist. Das Licht wird von dem Sensibilisator absorbiert. Dessen Veränderungen brauchen aber noch nicht Veränderungen in anderen Teilen des Systems hervorzurufen. Die Erklärung liegt darin, daß Katalysatoren, und zwar wohl heterogene, entstehen, welche, wenigstens in vielen Fällen, das Vorhandensein von Sauerstoff erfordern, der sie „aktiviert", so daß z. B. Jodkalium wie durch Ozon oxydiert wird.

Ein einfaches Experiment von WAGER (1914) zeigt dies. Stärkehaltige Papierstreifen werden mit einer Lösung von Methylviolett, Methylgrün, Eosin, Fuchsin oder Fluorescein getränkt, belichtet und dann mit Jodkaliumlösung angefeuchtet. Es wird Jod freigemacht, die Stärke wird gebläut. Es ist interessant, daß Cyanin bei der Belichtung ausgeblecht wird, ohne daß es zur Sauerstoffaktivierung kommt.

Die Wirkungsweise der optischen Sensibilisierung scheint sehr einheitlich zu sein. Manche Reaktionen können praktisch durch jede Wellenlänge beschleunigt werden, sobald ein Farbstoff vorhanden ist, der die betreffenden Strahlen absorbieren kann.

Die wichtigste praktische Anwendung der optischen Sensibilisierung besteht in der Herstellung photographischer Platten, welche für den ganzen Bereich des Spektrums empfindlich sind. Die Adsorption des Farbstoffs durch das Bromsilber sensibilisiert dieses nicht. WEIGERT nimmt an (1911, S. 70), daß der Farbstoff durch die Belichtung empfindlicher wird, als er im unbelichteten Zustande ist, und daher kräftiger Brom aufnehmen kann.

*4. B. Katalytische photochemische Reaktionen, bei welchen der Katalysator auch nach Aussetzen der Belichtung persistiert.* Wenn der gebildete Katalysator nicht bei der Reaktion verbraucht wird, muß seine Tätigkeit die Belichtung überdauern können. Das kommt bei der Überführung von Jodoform in Chloroform vor; das durch Belichtung freigemachte Jod bleibt aktiv, nachdem die Belichtung aufgehört hat, und bleibt es mehrere Tage lang. Außerdem setzt, wenn eine dem Licht ausgesetzt gewesene Lösung zu einer unbelichteten zugesetzt wird, eine Zersetzung der letzteren ein.

Die photographischen Platten können beliebige Zeit nach der Belichtung entwickelt werden. Dies gehört auch hierher. Wir können hier nicht die Natur des latenten Bildes besprechen. Das Reduktionspotential des Entwicklers ist nicht hoch genug, um nicht exponiertes Bromsilber in erheblichem Maße zu beeinflussen. Wo das Licht aber einen Katalysator gebildet hat, entsteht durch die Entwicklung metallisches Silber. Die Reaktionsbeschleunigung wird wahrscheinlich durch Adsorption des Entwicklers auf der Oberfläche des heterogenen Katalysators hervorgebracht, durch welchen die Konzentration des Entwicklers erhöht wird und damit das Reduktionspotential (siehe die Bemerkungen von WEIGERT, 1911, S. 74).

Bei diesen katalytischen Prozessen würde das Resultat das gleiche sein, wenn man den Katalysator auf andere Weise als durch Belichtung erzeugen könnte. Bei den drei ersten Gruppen war das nicht der Fall. Hier können unter sonst gleichen Bedingungen im Dunkeln die gleichen Reaktionsprodukte durch andere Mittel nicht erhalten werden.

Elektrochemische Analogien für die katalytische Lichtwirkung kann man in der Verseifung eines Esters in einer neutralen Salzlösung finden. In diesem Falle ist der Katalysator das an der Kathode gebildete Alkali. Es verschwindet durch Verbindung mit der aus dem Ester gebildeten Säure. Wenn man statt eines Esters Rohrzucker nimmt, ist der Katalysator das an der Kathode gebildete Wasserstoffion. Dies bleibt auch nach dem Aufhören des Stromes wirksam, wenn die Diffusion durch entsprechende Maßnahmen hintangehalten wird.

## Die Beziehung der Reaktionsgeschwindigkeit zur Lichtintensität.

BUNSEN und ROSCOE (1862) zeigten, daß die Schwärzungszeit von Chlorsilberpapier umgekehrt proportional der Lichtintensität ist, d. h. $i\,t =$ Konstanz, wobei $i$ die Lichtstärke und $t$ die Wirkungsdauer. Das ist das sogenannte Gesetz von BUNSEN und ROSCOE.

Wenn eine Platte erst belichtet und dann entwickelt wird, gilt ein anderes Gesetz. SCHWARZSCHILD (1899) zeigte, daß für Bromsilbergelatineplatten die Beziehung gilt:
$$i\,t^p = \text{Konstanz.}$$

Der Wert des Exponenten $p$ schwankt zwischen 0,8 und 1, je nach der Qualität der gebrauchten Platte. Daß in der Gleichung eine Exponentialbeziehung auftritt, hängt wohl damit zusammen, daß beim Entwickeln der Platten Adsorptionsprozesse eine Rolle spielen.

*Die Trägheit.* Um überhaupt eine Wirkung auf eine photographische Platte zu erzielen, muß die Belichtungsdauer eine gewisse Minimalzeit überschreiten. Das ist die „Trägheit" der Platte, die wohl so etwas wie die bereits erwähnte photochemische Induktion ist.

## Die Fluorescenz.

Mit der Absorption des Lichts sind außerdem noch Erscheinungen verknüpft, die nicht eigentlich als „photochemische" anzusprechen sind, weil keine unmittelbaren chemischen Reaktionen dabei nachweisbar werden.

Allgemein strahlen Stoffe, welche Licht bestimmter Wellenlänge absorbieren, es auch wieder aus, entweder mit größerer oder mit gleicher Wellenlänge. Am auffallendsten ist dies, wenn ultraviolettes Licht absorbiert und als sichtbares Licht wieder ausgestrahlt wird. Dies kommt vor bei Lösungen von Chininsalzen, bei festem Anthracen usw. In den erwähnten Fällen wird ein Teil der Lichtenergie, wie wir gesehen haben, bei chemischen Reaktionen verbraucht. Eine Lösung von Eosin, welche einen Absorptionsstreifen im Blaugrün hat, gibt eine grüne Fluorescenz.

Bei kolloidalen Lösungen ist es manchmal schwerer, festzustellen, ob die beobachteten Erscheinungen wirklich als Fluorescenz bezeichnet werden dürfen. Eine kolloidale Lösung der Kongorotsäure gibt z. B. eine orangerote „Fluorescenz". Das durchgelassene Licht ist blau. Die kolloiden Partikeln scheinen orangerotes Licht in derselben Weise zu reflektieren, wie es die ungelöste, feste Substanz tut, ebenso wie andere feste Körper von derselben Farbe. Das durchgelassene Licht würde dann natürlich die Komplementärfarbe haben.

Bei der Untersuchung kolloidaler Lösungen vermittels des FARADAY-TYNDALL-Phänomens kann die Fluorescenz Schwierigkeiten verursachen. Wenn Fluorescenz vorhanden ist, ist die Lichtbahn beleuchtet, ob kolloidale Substanzen vorhanden sind oder nicht. Man kann sie ausschalten, indem man verschiedenfarbige Schirme zwischen die Lichtquelle und die Lösung schiebt, damit sie jenen Teil des Lichtes (gewöhnlich den ultravioletten), der die Fluorescenz hervorruft, absorbieren. Das FARADAY-TYNDALL-Phänomen der kolloidalen Lösungen findet man natürlich bei jeder Wellenlänge des Lichtes, vorausgesetzt, daß die Lichtintensität genügend groß ist. Das kann man gut an frischem filtrierten Urin nachweisen. In weißem Licht bewirkt keine Stellung des Nicolschen Analysatorprismas Dunkelheit. Daß dies aber durch die Fluorescenz des Harnpigments entsteht, kann durch die Einschaltung eines gelben Schirmes zur Absorption des violetten Endes des Spektrums nachgewiesen werden. Das FARADAY-TYNDALL-Phänomen ist dann noch vorhanden. Es kann durch entsprechende Drehung des Nicolschen Prismas aufgehoben werden, woraus sich die Anwesenheit von Kolloiden ergibt.

Wahrscheinlich beruht die Fluorescenz wie die Phosphorescenz auf photochemischen Reaktionen unter Energiespeicherung. Als Phosphorescenz wird die Ausstrahlung von Licht durch einen Körper bezeichnet, der vorher belichtet war. WEIGERT (1911, S. 26) nimmt an, daß dabei eine Substanz $A$ in eine Substanz $B$ unter Aufnahme von strahlender Energie verwandelt wird. Bei der spontanen Rückverwandlung von $B$ in $A$ wird diese Energie wieder abgegeben und wieder als Licht. Diese Ansicht stützt sich darauf, daß bei der Temperatur der flüssigen Luft die Fluorescenz in Phosphorescenz umgewandelt werden kann, weil die inverse Reaktion verlangsamt wird. Bei dieser Temperatur kann die Phosphorescenz verschwinden, beim Erwärmen kommt sie aber wieder. Die Benutzung der Fluorescenz bei der Beobachtung lebender Gewebe unter dem Mikroskop ist oben beschrieben worden.

## Die Chemiluminescenz.

Wenn Körper langsam erwärmt werden, können sie bei einer bestimmten Temperatur anfangen, zu leuchten. Dieses Licht besteht beim ersten Auftreten bei einer Temperatur von ungefähr 1000° nur aus längeren Wellen. Bei weiterer Temperatursteigerung treten immer kürzere Wellenlängen nacheinander dazu. Die Temperatur der sog. „Weißglut" ist sehr hoch. Es entspricht also hier das Licht einer bestimmten Wellenlänge auch einer bestimmten Temperatur. Bei vielen chemischen Reaktionen kommt es aber bei erheblich geringerer Temperatur zur Emission von Lichtstrahlen einer Wellenlänge, welche von erhitzten Körpern erst bei viel höherer Temperatur ausgestrahlt wird. Diese Erscheinung heißt Chemiluminescenz. Sie ist nicht selten. Wenn man 10 ccm von 10 proz. Pyrogallol, 20 ccm Kaliumcarbonat und 10 ccm käufliches Formalin mischt und im Dunkeln 30 ccm von 30 proz. Wasserstoffperoxyd zusetzt, so tritt ein orangerotes Leuchten auf, gleichzeitig kommt es zu starker Schaumbildung. Eine Reihe der Reaktionen, bei denen man eine ähnliche Emission des Lichtes sehen kann, findet man in der Schrift von TRAUTZ (1905) beschrieben. Die Reaktionen, bei welchen die Erscheinung auftritt, sind selbst lichtempfindlich, die Wellenlänge des aktivierenden Lichtes ist die gleiche wie die des Lichtes, das bei der Reaktion emittiert wird. Das System gerät also durch die chemische Reaktion in Schwingungen, deren Schwingungszahl ihm eigentümlich ist (siehe NERNST, 1913, S. 815).

In diesen Fällen wird also chemische Energie direkt in strahlende Energie umgewandelt und nicht erst in Wärme. Umgekehrt wird bei manchen photochemischen Reaktionen strahlende Energie direkt in chemische umgewandelt.

Die Bedeutung dieser Erscheinungen für die Emission von Licht durch Organismen wird später besprochen.

Das von dem Welsbachmantel ausgesandte Licht scheint eine kürzere Wellenlänge zu haben als das der Bunsenflamme bei entsprechender Temperatur.

Es ist aber schwer, genau festzustellen, welches die Temperatur der Flamme ist. Die Temperatur eines in der Flamme befindlichen Körpers hängt von dem Verhältnis ab, in dem er die Strahlung absorbiert und emittiert. Z. B. leuchtet ein Kügelchen Natronphosphat in einer Platindrahtöse in der Bunsenflamme nur schwach, während das Platin hell glüht.

## Photoelektrische Wirkungen.

Wenn ein Lichtstrahl auf eine Metallelektrode fällt, ändert sich ihr Potential.

Auf die Entladung eines geladenen Elektroskops durch ultraviolettes Licht, die sog. Hallwachswirkung, wird später hingewiesen werden.

Die Änderung, welche der elektrische Widerstand des Selens bei Belichtung erfährt, ist praktisch bei der Bildtelegraphie verwendet worden.

Für die Entstehung des Potentialunterschiedes in photoelektrischen Zellen sind zwei verschiedene Erklärungen gegeben worden. Man kann sagen, daß das Licht, welches auf eine Chlorsilberelektrode fällt, die Spannung des Chlors erhöht und auf diese Weise das Potential der Elektrode, oder daß Elektronen durch vermehrte kinetische Energie aus ihren Bindungen gelöst werden.

Näheres findet man in dem Buch von ALLEN (1913).

## Das Chlorophyllsystem.

Wir können nunmehr an die Besprechung der Wirkung des Chlorophylls bei der Zersetzung der Kohlensäure und der Entwicklung von Sauerstoff gehen, welche vielleicht das interessanteste aller Naturphänomene ist.

*Zur Geschichte.* Es sind drei wichtige Daten zu merken.

PRIESTLEY (1774, S. 89—92) beobachtete, daß Luft, welche durch Mäuse verdorben war, in der Tiere durch ,,Erstickung" zugrunde gehen, wieder atembar wurde, wenn sich grüne Pflanzen einige Zeit darin befunden hatten.

JNGENHOUSZ (1780) zeigte, daß diese Wirkung der grünen Pflanzen nur im Licht stattfindet. Er sagt: ,,Das Licht der Sonne ist allein imstande, in den Blättern jene Bewegung zu erzeugen, die dephlogistizierte Luft (d. h. Sauerstoff) entwickeln kann: sobald das Licht aufhört, auf die Blätter zu wirken, hört ihre Tätigkeit zu gleicher Zeit auf, und es beginnt eine zweite, deren Natur verschieden ist" (übersetzt aus S. 17 der französischen Ausgabe). Er weist ferner nach, daß das Licht und nicht die Wärme das wirksame Agens ist (S. 38).

SENEBIER (1783, siehe S. 410—442 seines Buches, 1788) zeigte, daß die chemische Reaktion in der Umwandlung der fixierten Luft in dephlogistizierte besteht, d. h. von Kohlensäure in Sauerstoff. DE SAUSSURE (1804, Kapitel 2) untersuchte die Erscheinungen quantitativ.

*Allgemeines über die Reaktion.* Wie bereits erwähnt, besteht der Prozeß im ganzen in einer gewaltigen Speicherung von strahlender Energie. Er ist eine jener komplizierten Reaktionen, welche am schwierigsten zu untersuchen sind. Wir haben es mit mehreren chemisch gekoppelten Reaktionen zu tun, von denen einige photochemisch, andere es nicht sind; gleichzeitig kommt optische und chemische Sensibilisierung vor.

Die Reaktionen gehen nur bei Gegenwart des grünen Farbstoffs des Chlorophylls vor sich. Blatteile, welche andere Farbstoffe, aber nicht Chlorophyll enthalten, können die „Photosynthese" nicht ausführen.

## Die Chemie des Chlorophylls.

*Die Chemie des Chlorophylls.* Über die chemische Konstitution des Chlorophylls liegen, besonders von WILLSTÄTTER, sehr interessante Arbeiten vor. Trotzdem muß man gestehen, daß diese wertvollen Untersuchungen noch nicht viel Licht auf das vor uns liegende Problem geworfen haben. Die kurze Darstellung, die folgt, ist dem Buch von WILLSTÄTTER und STOLL (1913) entnommen.

Die Methode zur Gewinnung des Chlorophylls findet man auf S. 133 des Buches. Das wichtigste ist der erste Extrakt aus den getrockneten Blättern (z. B. von Nesseln oder Hollunder) mit 80 proz. Aceton, das kein Wachs und kein Fett extrahiert.

STOKES (1864) hat bereits darauf hingewiesen, daß das, was man gewöhnlich Chlorophyll nennt, aus einer Mischung zweier grüner Farbstoffe besteht, und daß es in den Blättern von zwei gelben Farbstoffen begleitet wird. WILLSTÄTTER bestätigt dies und nennt die beiden Chlorophylle *a* und *b*: Sie sind bei allen Pflanzen dieselben und enthalten Magnesium und Stickstoff, aber weder Eisen noch Phosphor. Die gelben Pigmente, Carotin und Xanthophyll, sind stickstofffrei.

Über die Quantität dieser 4 Stoffe, die man aus Blättern erhält, findet man folgende Angaben: Aus 1 kg getrockneten Hollunderblättern (= 4 kg der frischen Blätter) erhielt man:

8,48 g Chlorophyll,

bestehend aus $\begin{cases} 6{,}22 \text{ g } a\text{-Chlorophyll und} \\ 2{,}26 \text{ g } b\text{-Chlorophyll,} \end{cases}$

ferner

1,48 g Carotinoide (gelbe Farbstoffe),

nämlich $\begin{cases} 0{,}55 \text{ g Carotin,} \\ 0{,}93 \text{ g Xanthophyll.} \end{cases}$

Die beiden Chlorophylle werden durch Verteilung zwischen Methylalkohol und Petroläther getrennt. Der letztere nimmt das *a*-Chlorophyll auf, der erstere das *b*-Chlorophyll, das in Petroleumäther unlöslich ist. Auch das *a*-Chlorophyll ist in reinem Petroleumäther nur schwer löslich. Es ist blaugrün mit roter Fluorescenz. Durch schnelle Verdünnung mit Wasser erhält man eine kolloidale Lösung ohne Fluorescenz. Das Chlorophyll *b* hat in Lösung eine grüne oder gelbgrüne Farbe. Die Absorptionsspektren unterscheiden sich, wie wir später sehen werden, nur wenig. Die Wirkung von Säure auf die *a*-Substanz gibt ein olivengrünes Derivat, auf die *b*-Substanz ein rotbraunes. Das Chlorophyll *b* ist ein Oxydationsprodukt der *a*-Substanz, die ein Sauerstoffatom an Stelle von zwei Wasserstoffatomen enthält. Beide sind mikrocrystallinisch. Sie werden von Holzkohle adsorbiert und können mit Petroleumäther nicht, wohl aber mit Pyridin eluiert werden, was zweifellos eine Frage der relativen Herabsetzung der Oberflächenspannung ist. Ihr Verhalten gegen Reagenzien ist im wesentlichen ähnlich, und die Bezeichnung Chlorophyll wird unten für beide angewandt.

Weitere Aufklärung über ihre Beschaffenheit erhält man durch ihre Behandlung mit Reagenzien.

Die direkte *Wirkung von Säure* auf Chlorphyll besteht darin, Magnesium abzutrennen, wobei ein Derivat, das „Phäophytin", entsteht. Die Reihen der magnesiumfreien Derivate heißen im allgemeinen „Phytine". Das Magnesium ist im Chlorophyll in organischer Verbindung enthalten, und durch Behandlung des magnesiumfreien Phäophytins mit Grignardschem Reagens (Magnesiummethyljodid) tritt Magnesium wieder in das Molekül ein, und Chlorophyll wird zurückerhalten.

Bei der Verseifung durch Alkali erweist sich das Phäophytin als ein Ester, die Säure enthält Stickstoff und hat 34 Kohlenstoffatome, während der Alkohol (genannt „Phytol") stickstofffrei und ein einwertiger Alkohol von der Zusammensetzung $C_{20}H_{40}O$ ist.

Das Phytol scheint eine Anzahl Gruppen $\begin{matrix} -CH- \\ | \\ CH_3 \end{matrix}$ in einer Kette zu enthalten. Es ist farblos und weniger interessant als die gefärbte Säurekomponente.

Das Chlorophyll ist daher ein Phytolester einer stickstoffhaltigen Chlorophyllinsäure, die Magnesium in organischer Bindung enthält. Die Säure des Phäophytins aus dem Chlorophyll *a* ist in neutraler Lösung olivgrün und heißt Phytochlorin. Die vom Chlorophyll *b* ist in neutraler Lösung rot und heißt Phytorhodin. Da das Chlorophyll ein Ester ist, überrascht es nicht, daß es im Blatt von einem Enzym (einer Lipase oder Esterase) begleitet ist, die in alkoholischer Lösung wirksam ist. Beim Extrahieren der Blätter mit Alkohol findet „Alkoholyse" des Chlorophylls statt, Äthyl nimmt die Stelle des Phytyls ein, es bildet sich ein Äthylchlorophyllid. Das Enzym wirkt auch synthetisch und bildet Chlorophyll in einer konzentrierten Lösung von Phytol und der Chlorophyllsäure. Die Monocarboxylsäure, die durch Alkali aus dem Chlorophyll erhalten wird, heißt „Chlorophyllin" und enthält Magnesium. Ihre Derivate sind die „Phylline". Letztere werden durch weitere Alkalieinwirkung erzeugt, welche Carboxylgruppen abspaltet. Diese Phylline enthalten noch Magnesium, das mit dem Stickstoff von vier Pyrrolgruppen verbunden ist. Um das Magnesium aus ihnen abzuspalten, ist Säure erforderlich, und man erhält dann die „Porphyrine", also:

Chlorophyll-*a*

(durch Säure)                    (durch Alkali)

↓                                ↓

Magnesium + Phäophytin-*a*    Phytol + Chlorophyllin (entält Mg)

(durch Alkali)                   (durch Alkali bei 200⁰)

↓                                ↓

Phytochlorin + Phytol        Phylline (durch Säure)

↓

Porphyrine + Mg

Die Porphyrine sind darum interessant, weil sie das Chlorophyll mit dem Hämoglobin in Verbindung bringen. Der Blutfarbstoff scheint ein Derivat einer Substanz zu sein, welche Eisen an 4 Pyrrolgruppen gebunden enthält, so wie das Magnesium im Chlorophyll gebunden ist (siehe Küsters Schrift, 1908, und das Buch von Willstätter und Stoll, 1913, S. 42 und 39). Hoppe-Seyler (1880, S. 201) hat eine Verbindung aus Chlorophyll erhalten, welche er Phylloporphyrin genannt hat. Sie hat dasselbe Absorptionsspektrum wie das vom Hämoglobin abgeleitete Hämatoporphyrin. Aus beiden hat man ähnliche Pyrrolderivative erhalten.

Wenn man ein durch die Einwirkung von Säure auf Phylline erhaltenes Porphyrin mit Natronkalk erwärmt, bildet sich „Ätioporphyrin"; dieselbe Substanz wird durch ähnliche Behandlung aus Hämatoporphyrin erhalten. Hämatoporphyrin bildet sich durch saure Abspaltung von Eisen aus Hämatin, so wie Magnesium durch Säure aus Phyllin abgespalten wird. Hämatin entsteht aus Hämoglobin durch die Abspaltung der Eiweißkomponente. Um Hämoglobin zu bilden, verbindet sich Hämatin mit einem Protein, dem Globin; um Chlorophyll zu bilden, verbindet sich Phyllin oder eine davon abgeleitete Carboxylsäure mit einem Alkohol, Phytol, und bildet einen Ester. Das Chlorophyll verliert sein Magnesium leichter als das Hämoglobin sein Eisen.

Die Pyrrolbestandteile der beiden Farbstoffe werden durch Oxydation genauer untersucht. Küster (1900) erhielt durch Oxydation von Hämin (= Hämatinhydrochlorid) das Imid einer Säure, die er Hämatinsäure nannte. Willstätter findet, daß das Chlorophyll sich ähnlich verhält. Die Porphyrine aus dem Chlorophyll ergaben ein Imid der Hämatinsäure und außerdem Methyläthylmaleinimid. Ferner stellten Nencki und Zaleski (1901) fest, daß das Hämin bei der Reduktion Hämopyrrol ergibt, das nach Küster (1908) und Piloty (1909) ein Dimethyläthylpyrrol ist. Willstätter erhielt diese Substanz auch aus dem Chlorophyll. Er stellte fest, daß sie in beiden Fällen ein Gemisch von drei isomeren Dimethyläthylpyrrolen ist.

Aus einer mir von Willstätter gemachten Mitteilung entnehme ich, daß er der Ähnlichkeit in der Beschaffenheit zwischen dem Chlorophyll und dem Hämoglobin keine große Bedeutung beilegt. Die Muttersubstanzen waren wahrscheinlich ähnliche Verbindungen, welche die Eigenschaften, die von beiden Farbstoffen verlangt wurden, besaßen, und es wurden, wenn man so sagen darf, diese Pyrrolverbindungen benutzt. In den Blättern ist nach Willstätter das Chlorophyll wahrscheinlich als Adsorptionsverbindung mit einem Kolloid vorhanden, aber nicht, wie einige behauptet haben, an ein Lipoid gebunden.

Die beiden gelben Farbstoffe sind ungesättigt und autoxydabel, d. h. sie oxydieren sich spontan an der Luft. Sie sind stickstofffrei. Beide Farbstoffe haben zwei Absorptionsstreifen in Blau und Blauviolett (siehe Abb. 142).

Das eine, Carotin genannt, ist ein ungesättigter Kohlenwasserstoff ($C_{40}H_{56}$). Es ist in Petroleumäther löslich und mit dem „Lutein" der Corpora lutea der Säugetiere identisch. Es ist dem „Lykoperdin" der Tomate isomer. Wie wir später sehen werden, kann es bei der Zersetzung des Kohlendioxyds durch das Chloroplastsystem mitwirken.

Xantophyll ist ein Oxyd des Carotins ($C_{40}H_{56}O_2$). Es ist in Petroleumäther unlöslich, löslich in Methylalkohol. Es ist dem „Lutein" des Vogeleies isomer, das keine Beziehung zu dem Cholesterin hat, wie man früher angenommen hatte.

## Die Absorption des Lichts durch das Chlorophyll.

Abb. 142 zeigt das Absorptionsspektrum der beiden Chlorophyllformen. Die auffallendste und charakteristischste Erscheinung ist der dunkle Streifen im Rot, der sich beim Chlorophyll *b* in zwei teilt. Man bemerkt, daß die Haupt-absorption in den längeren Wellenlängen und praktisch in der Gegend der maximalen Energie des Sonnenspektrums (während des größeren Teiles des Tages) stattfindet. S. P. LANGLEYS Messungen der Region der maximalen Energie er-gaben Wellenlängen von 650 bis 666 $\mu\mu$ beim Höchststand der Sonne. Die

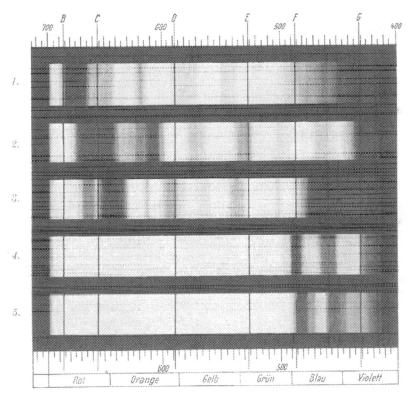

Abb. 142. Absorptionsspektrum des Chlorophylls und verwandter Farbstoffe. Skala der Wellenlängen oben und unten. Fraunhofersche Linien oben, die Farben der Bereiche des Spektrums unten angegeben: *1.* Lebendes Nesselblatt. Chlorophyll im Kolloidzustand (WILL-STÄTTER und STOLL, S. 62). *2. a* Chlorophyll in Äther (do. S. 170). *3. b* Chlorophyll in Äther (do. S. 171). *4.* Carotin in Alkohol (do. S. 246). *5.* Xanthophyll in Alkohol (do. S. 246).

letztere Zahl ist leicht zu behalten, wie TIMIRIAZEFF zeigt, da sie die „Zahl des Tieres" ist[1]). Die Mitte des Hauptstreifens des Chlorophylls *a* in ätherischer Lösung liegt bei 662 $\mu\mu$. In kolloidaler Lösung in 1 proz. Aceton verschiebt sich der Streifen nach dem Rot, sein Maximum liegt dann bei 678 $\mu\mu$. Das entspricht dem natürlichen Zustande im Blatt. Das Energiemaximum der Sonnenstrahlung würde ebenfalls den größten Teil des Tages dem Rot näher liegen als der Streifen in der Abbildung von LANGLEY. Das Chlorophyll hat

---

[1]) Anm. d. Übersetzers: Siehe N. T. Offenbarung Johannis Kap. 13, V. 18.

außerdem eine beträchtliche Absorption im Blau, aber praktisch keine im Infrarot oder Gelbgrün, und eine nur unbedeutende im Ultraviolett.

Es ist zu beachten, daß einige frühere Beobachter aus ihren Versuchen geschlossen haben, daß die höchste photochemische Wirkung in dem gelbgrünen Gebiet einträte, in welchem die Absorption der Lichtenergie minimal ist. Das würde mit dem Grotthusschen Gesetz schwer vereinbar sein. Spätere Beobachtungen, besonders von ENGELMANN, zeigten, daß dies Resultat durch eine ungenaue Bestimmung der Absorption durch die benutzten Schirme vorgetäuscht wurde.

ENGELMANN wies nach, daß die maximale Sauerstoffentwicklung durch Strahlen aus dem Spektralbereich verursacht wurde, in dem die größte Absorption stattfindet (1882, 1). Dies geschah durch Verwendung eines Bacteriums, das sehr empfindlich für den Sauerstoff ist. Man brachte Wasser, in dem diese Organismen enthalten waren, zusammen mit einem Faden einer grünen Alge auf das Stativ eines Mikroskops. In dieselbe Ebene wurde zusammen mit dem Faden der Alge ein winziges Spektrum mittels einer unter dem Stativ befindlichen spektroskopischen Einrichtung geworfen. Man sah, daß die Bakterien sich genau an den Stellen sammelten, wo die Absorptionsstreifen des Chlorophylls lagen (siehe Abb. 143). Ein anderes Experiment, das die gleiche Tatsache zeigt, verdanken wir TIMIRIAZEFF (1903). Man entleert aus dem Blatte einer Pflanze die angehäufte Stärke, indem man das Blatt im Dunkeln hält. Ein kleines Spektrum wird nun auf seine Oberfläche projiziert, nach einiger Zeit wird das Blatt durch Alkohol entfärbt und mit Jod behandelt. Es stellt sich dann heraus,

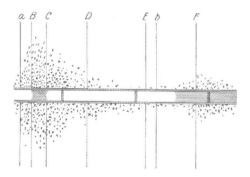

Abb. 143. Sauerstoffproduktion bei maximaler Absorption des Lichtes durch das Chlorophyll. Teil eines Fadens von Cladophora in Wasser, das bewegliche Bakterien von großem Sauerstoffbedürfnis enthält. Das Spektrum des Sonnenlichts, durch die Lage der Fraunhoferlinien bezeichnet, wird von unten auf den Faden projiziert. Die Absorption des Lichtes durch die Chloroplasten, welche die Zellen erfüllen, sieht man zwischen *B* und *C* und an dem violetten Ende. Die Ansammlung von Bakterien an den Absorptionsstellen, besonders an den roten, zeigt, daß dort Sauerstoff produziert wird. 188 mal vergrößert. (ENGELMANN, 1882, 1, S. 195.)

daß die blaue Färbung der Jodstärke genau an den Stellen auftritt, wo die Absorptionsstreifen des Chlorophylls im Spektrum gelegen haben. Man hat auch spektrophotometrische Messungen der Absorption des Lichts in verschiedenen Gebieten des Spektrums vorgenommen und mit der photochemischen Wirkung verglichen. Es zeigen sich zwei Maxima. Wenn die Kurve für das normale Spektrum korrigiert wird, so daß gleiche Abszissen gleichen Unterschieden der Wellenlänge entsprechen, ist das zweite Maximum im blauen Ende verhältnismäßig unwichtig. Nach ENGELMANNS Resultaten scheint es, daß im Verhältnis zur absorbierten Lichtmenge die Wirksamkeit der verschiedenen Gebiete der Absorption dieselbe ist. Mit anderen Worten: Solange das Licht absorbiert wird, scheint die Wellenlänge belanglos zu sein. Auch KNIEP und MINDER (1909) haben die Kohlenstoffassimilation mit der relativen Menge der Energie des in verschiedenen Teilen des Spektrums absorbierten Lichts verglichen. Sie finden direkte Proportionalität. Das läßt vermuten, daß der Farbstoff selbst nur ein optischer Sensibilisator ist, da zwischen seinen Absorptionsstreifen und der photochemischen Reaktion keine Beziehung besteht.

LASAREFF (1907) zeigte, daß die Ausbleichung einiger Farbstoffe ebenso der absorbierten Lichtenergie proportional ist, und ebenso unabhängig von der Farbe des Lichtes. In einem so komplizierten System, wie die lebende Zelle es darstellt, ist allerdings eine genaue Übereinstimmung nicht zu erwarten; der Sauerstoff z. B. kann teilweise durch das Protoplasma verbraucht werden, ferner können auch andere Zellbestandteile als der Chloroplast Strahlen absorbieren.

Man weiß also, daß die maximale Wirkung des Chlorophyllsystems in Beziehung zu jenem Teil des Spektrums steht, der am stärksten absorbiert wird.

## Die Struktur des Chloroplasten.

Zur Beurteilung der von verschiedenen Beobachtern erhaltenen Resultate mit Lösungen von aus grünen Blättern extrahiertem Chlorophyll muß man sich vergegenwärtigen, daß in situ dieser Farbstoff eng mit anderen Substanzen in den Körperchen verbunden ist, die man Chloroplasten nennt. Er bildet eine dünne, stark konzentrierte Schicht auf der Oberfläche dieser Körper, die praktisch fest (siehe die Schrift von TIMIRIAZEFF, 1903, S. 455) oder im Kolloidzustand ist, da sich keine Fluorescenz zeigt. Wie wir sahen, ist sein Spektrum in dem Blatt das gleiche wie in kolloidaler Lösung. Wegen seiner engen Verbindung mit dem komplizierten System des Chloroplasten kann man kaum erwarten, die vollständige photochemische Reaktion mit Präparaten zu bekommen, die nur Chlorophyll enthalten. Miß IRVING (1910) ließ einen Sämling im Dunkeln wachsen und brachte ihn dann an das Licht. Dann entsteht das Chlorophyll in den Zellen eher, als sie die Fähigkeit zur Photosynthese entwickelt haben. Es ist natürlich interessant und wichtig, mit der Untersuchung der Wirkung des reinen Chlorophylls zu beginnen, und, wenn möglich, die anderen Bestandteile des Systems später hinzuzufügen. In dieser Beziehung denkt man an die Bedeutung der Struktur der Zelle, nicht nur wegen der Oxydationsprozesse, über die wir später zu sprechen haben werden, sondern auch weil es beim Tier einen Prozeß gibt, der der Photosynthese in vielem vergleichbar ist. Wir meinen die Restitution des contractilen Systems im Muskel unter Energiezufuhr nach der Arbeitsleistung.

## Die photochemischen Reaktionen des Chlorophyllsystems.

Das Gesamtresultat des Prozesses kann durch folgende Gleichung dargestellt werden:

$$x\,CO_2 + x\,H_2O + \text{strahlende Energie} = C_xH_{2x}O_x + x\,O_2\,.$$

Über den Verlauf des Prozesses im einzelnen kann diese Formel natürlich keine Auskunft geben.

Die Tatsache, daß strahlende Energie aufgespeichert wird, zeigt sogleich, daß wir es mit einem Prozeß zu tun haben, der kein katalytischer ist. Die Reduktion des Kohlendioxyds bei gewöhnlichen Temperaturen wird gegen die chemischen Kräfte hervorgerufen. Wie WEIGERT zeigt (1911, S. 99), deutet das an, daß das Chlorophyll selbst an der Reaktion teilnimmt, und daß die erhebliche Zunahme des Potentials, die eintritt, durch die oben angegebene Mitwirkung anderer Teile des Chloroplasten entsteht. Das Steigen des Potentials ist eine bei physiologischen Prozessen gewöhnliche Erscheinung (siehe die Schrift von WEIGERT, 1908, S. 464).

Bekanntlich ist bei den lebenden Organismen der Prozeß umkehrbar, da das Kohlenhydrat auch unter Produktion von Kohlensäure und Wasser oxydiert werden kann. Daß dabei auch dieselben Zwischenstadien durchlaufen werden, ist nicht notwendig; tatsächlich werden sie es wahrscheinlich nicht. Wenn man die einfachste Form der oben angeführten Gleichung nimmt und $x = 1$ setzt, ist das Formaldehyd eins der Produkte auf der rechten Seite. Es ist durch Sauerstoff, auf alle Fälle durch aktiven Sauerstoff, oxydabel, dabei tritt Chemiluminescenz auf. Nach TRAUTZ (1905, S. 101) hat die dabei auftretende Strahlung eine rötliche Farbe von einer Wellenlänge, welche der Lage des Hauptabsorptionsstreifens des Chlorophylls entspricht. So kann man die Gleichung unter Berücksichtigung der Strahlung als eines Teiles des umkehrbaren Systems folgendermaßen schreiben:

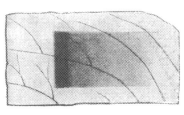

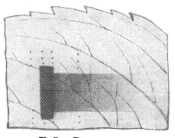

$a$.B.C. D.

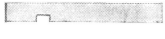

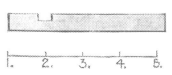

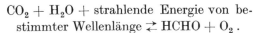

Abb. 144. Stärkeproduktion im Spektrum. Hydrangeablättern wird die Stärke entzogen, indem man sie im Dunkeln hält. Dann wird ein kleines Sonnenspektrum 5—6 Stunden lang auf sie projiziert. Durch darauffolgende Behandlung des Blattes mit Jod erhält man das Absorptionsspektrum des Chlorophylls, dargestellt durch die blaue Jodstärke. Der untere Teil des Blattes ist teilweise mit einem Schirm bedeckt worden, dessen Öffnung dem Bereich des Spektrums zwischen den Linien $B$ und $C$ entsprach, wie unten zu ersehen. (TIMIRIAZEFF, 1903, S. 434.)

$$CO_2 + H_2O + \text{strahlende Energie von bestimmter Wellenlänge} \rightleftarrows HCHO + O_2 .$$

BAEYER (1870) hatte angenommen, daß der Formaldehyd das erste Produkt der Photosynthese ist, und USHER und PRIESTLEY (1906) fanden, daß bei der Belichtung von Chlorophyllfilmen in feuchter Kohlensäureatmosphäre ein Aldehyd entsteht. Man kann mit Recht erwarten, daß Formaldehyd gebildet wird, da BACH (1893) durch Belichtung von Kohlensäure in Lösungen von Uransalzen Ameisensäure erhielt, und MOORE und WEBSTER (1913) haben Formaldehyd durch die Wirkung ultravioletten Lichtes auf Kolloidale Lösungen von Uranhydroxyd oder Eisenhydroxyd erhalten. Außerdem wird Formaldehyd schnell zu höheren Kohlenhydraten polymerisiert. LOEW (1889) erhielt durch die Wirkung von Magnesiumoxyd und Blei auf Formaldehyd bei 60° einen Zucker, den er Formose nannte; EMIL FISCHER (1890) zeigte später, daß dieser inaktive Fructose war. BERTHELOT und GAUDECHON (1910) erhielten Formaldehyd, indem sie eine

Mischung von Kohlendioxyd und Wasserstoff oder von Wasser und Kohlenmonoxyd ultraviolettem Licht aussetzten, und WALTER LOEB (1905), indem er feuchtes Kohlendioxyd der stillen elektrischen Entladung aussetzte. In beiden Fällen fand eine Reihe von Zwischenreaktionen statt, und die Bedingungen sind vielleicht ziemlich weit von denen des grünen Blattes entfernt. Aber wir haben gesehen, daß der photochemische Fundamentalprozeß nach LUTHERS Ansicht ein elektrischer ist. Das alternierende elektrische Feld der stillen elektrischen Entladung ist nicht sehr weit von der Lichtwirkung entfernt. Die Wechselzahl ist natürlich viel geringer.

Wenn nun das Aldehyd in den Versuchen von USHER und PRIESTLEY wirklich aus der Kohlensäure stammen würde, würde ein großer Schritt gewonnen sein, aber wir haben bereits mit Recht daran gezweifelt, ob eine solche Reaktion durch das Chlorophyll allein bewirkt werden kann. SCHRYVER (1910) zeigte, daß nur bei Belichtung des Chlorophylls Aldehyd entsteht, aber auch bei Abwesenheit der Kohlensäure. Eine neuere Arbeit von WAGER (1914) und von WARNER (1914) bestätigt die Produktion eines Aldehyd aus Chlorophyll durch Licht bei Kohlensäureabwesenheit; sie finden auch, daß Sauerstoff notwendig ist, und daß er bei der Reaktion verbraucht wird. WAGER bezweifelt, daß das gebildete Aldehyd Formaldehyd ist, da die durch SCHRYVERS Reagens gegebene Farbe von der durch reines Formaldehyd gegebenen verschieden ist. Der unter diesen Umständen erzeugte Aldehyd ist die Folge der photochemischen Oxydation des Chlorophylls, das gebleicht wird. WAGER zeigt, daß die Menge des erzeugten Aldehyds proportional der in den verschiedenen Gebieten des Spektrums absorbierten Energiemenge ist. Wenn Chlorophyllfilme in kohlensäurehaltiger Atmosphäre belichtet wurden, nahm die Kohlensäure nicht ab; er gibt aber die Möglichkeit zu, daß seine Methode nicht fein genug gewesen ist, um eine minimale Abnahme nachzuweisen. Wenn Chlorophyll durch Reagenzien wie Wasserstoffperoxyd oder Kaliumpermanganat oxydiert wird, bildet sich interessanterweise ein Aldehyd. WARNER kam unabhängig zu ähnlichen Resultaten. Beide Forscher stellten auch fest, daß gleichzeitig mit dem Aldehyd eine oxydierende Substanz entsteht. Dieses oxydierende Agens ist peroxydartig. WARNER findet, daß die Ausbleichung des Chlorophylls durch Wasserstoffperoxyd verursacht wird, wie USHER und PRIESTLEY früher schon festgestellt hatten. WAGER vermochte hingegen nicht, irgendeine der üblichen Wasserstoffperoxydreaktionen zu erhalten; die Resultate von USHER und PRIESTLEY lassen sich aber schwer anders deuten. Sie überzogen eine Platte mit Gelatine, welche Leberkatalase enthielt. Dieses Enzym zersetzt Wasserstoffperoxyd unter Entwicklung von gasförmigem Sauerstoff; soweit bekannt, zersetzt es andere Peroxyde nicht. Es gibt aber ein anderes Enzym, die Peroxydase, welche sowohl andere organische Peroxyde als auch Wasserstoffperoxyd zersetzt, ohne daß dabei gasförmiger Sauerstoff frei wird, so daß dieses Enzym das folgende Resultat nicht erklären kann. Die Katalase enthaltende Gelatineschicht wurde wieder mit einer Chlorophyllschicht überzogen und bei Anwesenheit von Kohlendioxyd dem Licht ausgesetzt. Es stellte sich nach einiger Zeit heraus, daß die Gelatineschicht voller Gasbläschen war, während das Chlorophyll ungebleicht blieb. Die Tatsache läßt sich nur durch schnelle Diffusion von Wasserstoffperoxyd in die Gelatineschicht erklären. Dort wird es zersetzt, bevor es das Chlorophyll merklich ausbleichen konnte.

Diese Resultate passen gut zu dem, was wir von der optischen Sensibilisierung bereits kennengelernt haben. Dabei wirkt der Sauerstoff oft ähnlich, indem er den Sensibilisator partiell zersetzt. Gewöhnlich wirkt allerdings die Belichtung eines Farbstoffs wie ein Katalysator. Im vorliegenden Falle braucht man aber etwas Derartiges nicht anzunehmen. Er kann als teilweise Oxydation des Farbstoffs durch ein Peroxyd unter Aldehydbildung aufgefaßt werden. Andererseits kann auch ein katalytischer Teilprozeß mit dabei sein. Jener Teilprozeß, mit dem wir es jetzt zu tun haben, führt nicht zur Speicherung der Energie. Das vom Chlorophyllsystem gebildete Aldehyd muß aus einem Bestandteil des Chlorophylls, wahrscheinlich dem Phytol, stammen, da es durch Belichtung bei Abwesenheit von Kohlensäure entsteht. Die eben besprochenen Versuche geben uns daher über den schwersten Teil des Problems, nämlich wie Formaldehyd aus Kohlensäure entstehen kann und ob dies überhaupt der Fall ist, keine Aufklärung.

HOPPE-SEYLER nahm (1881, S. 139) an, daß das Chlorophyll sich mit $H_2CO_3$ ($= CO_2 + H_2O$) verbindet. „Diese Verbindung sollte bei Belichtung in Chlorophyll (oder den darin enthaltenen Katalysator), Sauerstoff und einen dritten Körper zerfallen, der entweder Zucker oder ein Körper ist, aus dem Zucker werden kann." Wir haben andererseits gesehen, daß der Hauptprozeß als Ganzes kein katalytischer ist. Die Annahme einer chemischen Verbindung von Chlorophyll mit Kohlensäure ist zur Zeit nicht bewiesen. Man kann die Verbindung von Kohlendioxyd und Wasser mit Chlorophyll vielleicht als eine Art physicochemisches System, wie es im Muskel vorliegt, ansehen. Durch Aufnahme von Lichtenergie wird dieses System so umgewandelt, daß das chemische Potential der Kohlensäure plus Wasser zu dem des Formaldehyds plus Sauerstoff oder Wasserstoffperoxyd erhöht wird. Der Formaldehyd kann vielleicht chemisch an das Chlorophyll gebunden sein, oder er ist nur irgendwie dem Chlorophyll assoziiert und wird durch weitere Licht- und Sauerstoffeinwirkung abgespalten. Natürlich schreiten die Prozesse unter gewöhnlichen Bedingungen gleichzeitig fort. Man kann das schematisch folgendermaßen darstellen, indem man Ⓒ für Chlorophyll einsetzt:

$$H_2O\,Ⓒ\,CO_2 + \text{strahlende Energie} \rightarrow Ⓒ\,CHOH + O_2\,, \qquad (1)$$

$$Ⓒ\,CHOH \rightarrow Ⓒ + CHOH\,. \qquad (2)$$

Man muß annehmen, daß der Sauerstoff molekularer inaktiver Sauerstoff ist und als Gas abgegeben wird, so daß der Formaldehyd der Oxydation entgeht. Das erste Stadium ist wohl außerhalb des lebenden Blattes nicht erhaltbar. Dazu ist wahrscheinlich der komplizierte Mechanismus des Chloroplasten nötig. Was dieser Mechanismus bedeutet, bedarf weiterer Untersuchung.

WILLSTÄTTER und STOLL (1913, S. 25) machen folgende Annahme. Die Kohlensäure wird durch das im Chlorophyll enthaltene Magnesium gebunden, dann durch das Chlorophyll $a$ (durch die Tätigkeit der Lichtenergie) reduziert, das dabei in das Chlorophyll $b$ übergeht. Wir wie sahen, ist das Chlorophyll $b$ ein Oxydationsprodukt des Chlorophylls $a$, es enthält ein Atom Sauerstoff mehr. Es können also zwei Moleküle Chlorophyll $b$ ein Molekül Sauerstoff abgeben und dabei wieder in Chlorophyll $a$ übergehen. Diese Entfernung des

Sauerstoffes kann ferner die Funktion des Carotin sein, welches dadurch zu Xantophyll wird. Ein reduzierendes Enzym verwandelt endlich das Xantophyll wieder in Carotin. Aber dies ist vorläufig natürlich nur eine Vermutung.

Man sieht, wie weit entfernt wir davon sind, den Prozeß zu durchschauen.

USHER und PRIESTLEY (1906) glauben, daß Wasserstoffperoxyd die unmittelbare Quelle des bei der Photoassimilation abgegebenen Sauerstoffs ist; dieses Peroxyd wird durch die Katalase, die in allen grünen Blättern enthalten ist, unter Entwicklung von molekularem Sauerstoff zersetzt. Es ist aber möglich, daß das von ihnen nachgewiesene Wasserstoffperoxyd nur das Produkt des zweiten Stadiums unseres vermuteten Prozesses ist, der in vitro stattfindet und bei der Abspaltung des Formaldehyds aus seiner intermediären Verbindung mit dem Chlorophyll beteiligt ist. Er braucht mit der Kohlensäureassimilation gar nichts zu tun zu haben, da er möglicherweise nur bei der Wirkung des Chlorophylls als optischer Sensibilisator beteiligt ist. Sicher ist nur, daß die Reduktion der Kohlensäure irgendwie unter Freimachung von Sauerstoff erfolgt, und daß pro Volumen reduzierte Kohlensäure ein Volum Sauerstoff auftritt.

Wenn Formaldehyd irgendwie durch das Chlorophyll aufgenommen wird, erweist sich letzteres sowohl als chemischer wie als optischer Sensibilisator.

FENTON (1914) zeigte, daß Formaldehyd und Wasserstoffperoxyd sich unter geeigneten Bedingungen zu einer Verbindung $2 \mathrm{H} \cdot \mathrm{CHO} \cdot \mathrm{H}_2' \mathrm{O}_2$ verbinden, welche krystallisiert und bei gewöhnlichen Temperaturen ziemlich beständig ist. Wenn man diesen Körper mit reduziertem Eisen oder Platinschwarz in Berührung bringt, explodiert er. Er wird durch das Sonnenlicht zersetzt.

Nach allem ist es wahrscheinlicher, daß der Aldehyd, welcher durch Belichtung plus Sauerstoff und Chlorophyll in vitro entsteht, aus einer Zersetzung der Moleküle des Chlorophylls stammt. Dann stände seine Bildung in gar keiner Beziehung zu dem photosynthetischen Prozeß und wäre nur ein Kunstprodukt. CURTIUS und FRANZEN (1912) erhielten aus Blättern $\alpha\beta$-Hexylenaldehyd, $\mathrm{CH}_3—\mathrm{CH}_2—\mathrm{CH}_2—\mathrm{CH} = \mathrm{CH}—\mathrm{CHO}$. Derartige höhere Aldehyde können vielleicht aus dem Phythol des Chlorophylls entstehen.

Da das Chlorophyll ein optischer Sensibilisator ist und diese durch Bildung von Katalysatoren (WEIGERT, 1911, S. 64—70) wirken, darf man die Möglichkeit nicht außer acht lassen, daß hierin seine einzige Funktion besteht. Wenn dem so ist, wäre die Bildung von Formaldehyd aus Kohlensäure und Wasser nur in dem komplizierten System des Chloroplasten möglich, was wir bereits oben angenommen haben. Wenn auch bei dieser Ansicht gewisse Schwierigkeiten entstehen, man denke z. B. an die besondere chemische Natur des Chlorophylls als einer organischen Magnesiumverbindung, so ist es doch durchaus nicht unwahrscheinlich, daß sie sich als richtig herausstellen kann. Dann würde die photochemische Reaktion, durch welche Kohlensäure und Wasser in Formaldehyd und Sauerstoff unter Aufnahme von Lichtenergie verwandelt werden, durch andere Bestandteile des Chloroplasten, vielleicht Eisen, beeinflußt, wie MOORE (1914) meint, und der optische Sensibilisator des Chlorophylls soll nur eine genügende Versorgung mit strahlender Energie gewährleisten.

Die weitere Umwandlung des Formaldehyds in Zucker und Stärke findet, wie schon gesagt, unter gewöhnlichen chemischen Bedingungen schnell statt. Wenn der Prozeß beim Blatt so einfach wäre, müßte das Formaldehyd auch im Dunkeln im Blatt als Stärkebildner wirken. Experimente von Miß BAKER (1913) zeigten nun, daß dem nicht so ist. Das Formaldehyd ist im Dunkeln keine Kohlenstoffquelle für die grüne Pflanze, wohl aber bei Belichtung. Daher beschleunigt die Belichtung wahrscheinlich die Polymerisation, so daß niemals viel freies Formaldehyd vorhanden ist und die bekannten toxischen Wirkungen dieses Stoffes vermieden werden. Die Energieänderung bei der Polymerisation des Formaldehyds ist gering. Im Chlorophyllsystem kann durch Belichtung ein Katalysator entstehen, wodurch ein neuer Faktor ins Spiel kommt.

TIMIRIAZEFF (1903, S. 455) hat auf Grund der Messungen von HORACE BROWN und anderen eine interessante Berechnung angestellt, die ich gleich anführen werde, welche die durch das Chlorophyll absorbierte Menge an strahlender Energie ergibt. Das Resultat ist, daß, wenn sich die gesamte aufgenommene strahlende Energie im Chlorophyllsystem selbst in Wärme umwandelte, man eine Temperatur von 6,000° C erhalten würde. Natürlich wird die Energie in chemische Arbeit verwandelt, ohne erst in Wärme überzugehen. Diese Berechnung gibt uns aber ein Vorstellung über die beteiligten Energieänderungen. Man beachte, daß die Kohlensäure sich bei etwa 1200° in Kohlenmonoxyd und Sauerstoff zersetzt. Auch hieraus kann der photochemische Prozeß nicht erklärt werden, selbst wenn man zugeben wollte, daß solche Temperaturen im Chloroplasten örtlich erreicht werden könnten, die Verbindung von Kohlenmonoxyd und Wasserstoff zu Formaldehyd würde nämlich wieder die Aufnahme von strahlender Energie erfordern.

Die *Reduktion der Kohlensäure* kann aber durch gewisse protoplasmatische Systeme mittels chemischer Energie ohne Belichtung beeinflußt werden, so daß man den photosynthetischen Prozeß nicht als durchaus singulären anzusehen braucht. Andere als strahlende Energie kann durch gewisse Organismen hierfür nutzbar gemacht werden. Es gibt z. B. einige Bakterien, welche die durch Oxydation von Wasserstoff erhaltene Energie zur Reduktion von Kohlendioxyd für ihren Kohlenstoffbedarf verwenden. Wenn diese Bakterien in einem geschlossenen Gefäß, das Wasserstoff und Sauerstoff enthält, kultiviert werden, findet eine Verbindung der Gase zu Wasser statt. Wenn auch Kohlendioxyd vorhanden ist, verschwindet es gleichzeitig, und der Kohlenstoff wird durch die Bakterien assimiliert. Sind Wasserstoff und Kohlendioxyd allein vorhanden, so findet sich bei beiden eine sehr geringe Abnahme (siehe auch WINOGRADSKY, 1904, und BEIJERINCK, 1904).

*Elektrische Veränderungen.* Sie sind beim grünen Blatt bei Belichtung beschrieben. Ich erwähne die Arbeiten von HAACKE (1892) und von WALLER (1900, 2). Die Wirkungen scheinen mit dem photosynthetischen Prozeß zusammenzuhängen, da sie fehlen, wenn dem Licht bereits die von dem Chlorophyll absorbierten Strahlen durch vorheriges Hindurchgehen durch ein anderes grünes Blatt entzogen worden sind. Die Wirkungen sind bei rotem und bei weißem Licht fast gleich. WALLER hat gezeigt, daß die Reaktion in kohlensäurefreier Atmosphäre verschwindet, und daß sie wieder erscheint, wenn der Atmosphäre, in welcher sich das Blatt befindet, Kohlendioxyd zugesetzt wird. Die Tatsache einer elektrischen Reaktion ist für die elektronische Theorie der photochemischen Veränderung, die oben beschrieben wurde, von Interesse. Sie ist aber noch ungeklärt. HARVEY GIBSON und TITHERLEY (1908) haben eine elektrochemische

Theorie der Chlorophyllassimilation auf Grund dieser elektrischen Wirkungen aufgestellt.

*Rote und braune Algen.* Wie wir gesehen haben, verwendet die Absorption des Lichts durch das Chlorophyll das zur Verfügung stehende Licht auf die beste Weise. Ein grüner Farbstoff ist natürlich für die grünen Strahlen transparent, die unter Wasser überwiegen, so daß er dort unwirksam sein würde. Demgemäß findet man, wie ENGELMANN (1882, 2) nachgewiesen hat, bei den Algen rote und braune Farbstoffe an Stelle von Chlorophyll, aber mit der gleichen Funktion, die das verfügbare grüne Licht wirksam absorbieren können. Die roten Algen zeigen z. B. ein Maximum der Kohlenstoffassimilation im Grün, und, spektrophotometrisch gemessen, weisen sie die größte Absorption in demselben Gebiet auf. Eine erhebliche Absorption findet auch zwischen den Linien *B* und *C* statt, wo der Hauptstreifen des Chlorophylls liegt. Das Minimum der Absorption liegt im Orange zwischen *C* und *D* (S. 220 der erwähnten Schrift). Diese Tatsache dient zur Veranschaulichung der Funktion des Chlorophylls als eines optischen Sensibilisators; dieselbe Wirkung wird durch Licht von verschiedenen Wellenlängen erzeugt, wenn es nur überhaupt absorbiert werden kann.

In gewissen Fällen, die ENGELMANN als komplementäre chromatische Adaptation bezeichnet hat, findet man, daß sich der Farbstoff erst unter der Wirkung des farbigen Lichtes bildet, und daß dabei die Komplementärfarbe des einwirkenden Lichtes entsteht. Die Folge ist eine Absorption dieses Lichtes. Wie die Arbeit von GAIDUKOV (1902) zeigt, ist die Alge, Oscillaria sancta, jeweils verschieden gefärbt, zwischen Purpurrot und Blaugrün. Purpurrote Kulturen färben sich in rotem Licht grün, grüne in grünem Licht rötlich, in blauem Licht braungelb usw. Die Durchschnittsfarbe einer gemischten Kultur neigt also dazu, in die Komplementärfarbe der einwirkenden Lichtstrahlen überzugehen. In dieser sehr sorgfältigen Arbeit wurden die entstandenen Farbstoffe spektrophotometrisch mit der Wellenlänge des einwirkenden Lichtes verglichen.

Diese Erscheinungen scheinen etwas Ähnliches zu sein wie die Farbstoffbildung, welche in den WIENERschen (1895) Photochloriden bei Belichtung mit verschiedenen Wellenlängen vor sich geht. In unserem Falle entsteht aber die Komplementärfarbe des einwirkenden Lichtes, nicht eine ihm ähnliche. Die Erzeugung eines Farbstoffes, der dem einwirkenden Lichte etwa entspricht, zeigen STOBBES (1908) F u l g i d e gut; orangefarbenes Licht erzeugt orangefarbene, blaues blaue Farbstoffe. So bildet sich eine Substanz, die das einwirkende Licht nicht absorbiert, so daß keine weitere Veränderung stattfindet. Wird der Farbstoff nun mit Wellen anderer Länge belichtet, so findet eine Lichtabsorption und anschließend weitere Reaktion statt.

## Faktoren, welche die Photosynthese beeinflussen.

*Die Temperatur.* Ein einfacher photochemischer Prozeß hat einen niedrigen Temperaturkoeffizienten, wie er sonst bei rein physikalischen Prozessen vorkommt. Die Photosynthese des Kohlendioxyds, welche kein einfacher photochemischer Prozeß ist, besitzt besonders bei niedrigen Temperaturen einen hohen Temperaturkoeffizienten. Er beträgt pro $10°$ Temperatursteigerung zwischen $-5°$ und $+5°$ 6, zwischen $20°$ und $30°$ aber nur 1,76. Da aber andere noch zu besprechende Faktoren die Messungen komplizieren, wird im allgemeinen zwischen 3 und 30° dieselbe Reaktionsgeschwindigkeit gefunden.

Die Koagulationstemperatur des Chloroplasten liegt niedriger als die Koagulationstemperatur, die man sonst für das Protoplasma findet.

Ein hoher Temperaturkoeffizient bei niedrigen Temperaturen, der, wie wir auf S. 43 sahen, der Ausdruck einer allgemeinen Erscheinung ist, kommt bei komplizierten physiologischen Prozessen häufig vor. Der Temperaturkoeffizient der geotropischen Reaktion beträgt z. B. zwischen $-10°$ und $0°$ 6,5.

*Anaesthetica.* Die komplizierte Natur des Prozesses geht daraus hervor, daß schon winzige Chloroformkonzentrationen ihn hemmen; 0,002 ccm Chloroform pro Liter Luft genügen.

*Begrenzende Faktoren.* Die Bedeutung dieser Faktoren für die Reaktionsgeschwindigkeit hat FROST BLACKMAN (1905) hervorgehoben. Wirksam sind die Temperatur, die Belichtung und die Kohlensäurekonzentration. Wenn die Menge des vorhandenen Kohlendioxyds geringer ist als die, welche das System unter einer gewissen Beleuchtungsstärke verarbeiten kann, wird eine Vermehrung der Zufuhr von strahlender Energie die Geschwindigkeit nicht mehr steigern können. Wohl aber vermag eine Erhöhung der Kohlensäurekonzentration dies zu bewirken. Das ist der gewöhnliche Sachverhalt. Unter gewöhnlichen guten Beleuchtungsbedingungen kann das Blatt erheblich mehr Kohlendioxyd verarbeiten, als zu den Chloroplasten durch die Stomata und intracellulären Wege diffundieren kann (siehe BROWN und ESCOMBE, 1905).

Die Ansammlung von Zucker im Blatt verursacht eine Schließung der Stomata, wodurch die weitere Kohlensäurezufuhr abgeschnitten wird.

## Der Wirkungsgrad des Chlorophyllsystems.

BROWN und ESCOMBE (1905) haben diesen Wert ermittelt.

Vor allem wollen wir die Energiemenge kennen, die nötig ist, um 1 ccm Kohlendioxyd in Hexose umzuwandeln. Sie berechnet sich aus der Verbrennungswärme der Hexose zu 5,02 Cal. Um die maximale Wirksamkeit zu erhalten, muß man berücksichtigen, daß schon ein Zwölftel der gewöhnlichen Sonnenstrahlung genügt, um die der Kohlensäurespannung der Atmosphäre entsprechende Reaktionsgeschwindigkeit aufrechtzuerhalten (BROWN und ESCOMBE, 1905, S. 86). Von der gesamten Ausstrahlung, die auf das Blatt kommt, werden 65 bis 78% von ihm zurückgehalten. Der Rest geht durch oder wird reflektiert. Der größere Teil des zurückgehaltenen wird für andere Prozesse, z. B. zur Verdunstung von Wasser verwendet. Um festzustellen, welcher Anteil auf die Photosynthese entfällt, verglichen BROWN und ESCOMBE die von den weißen und grünen Teilen eines mehrfarbigen Blattes absorbierte Menge. In einem besonderen Falle absorbierte der weiße Teil 74,5% und der grüne 78,7%, so daß 4,2% vom Chlorophyll absorbiert wurden. Bei Tropaeolum majus entsprach die gesamte auffallende Strahlung 0,041 Cal. pro Quadratzentimeter pro Minute, die zersetzte Kohlensäure betrug, ebenso berechnet, 0,00034 ccm. Da die bei der Umwandlung von 1 ccm Kohlendioxyd zu Zucker aufgespeicherte Energie 5,02 Cal. ist, beträgt die bei der Umwandlung von 0,00034 ccm benötigte Energiemenge $0,00034 \cdot 5,02 = 0,0017$ Cal. Das sind 4,1% von der gesamten einfallenden Strahlung. Wir haben gesehen, daß 4,2% der gesamten einfallenden Strahlung durch die Chloroplaste absorbiert werden. WEIGERT sagt daher (1911, S. 106), daß man den enormen Wirkungsgrad von 98% erhält. Man muß aber daran denken, daß die Experimente nicht an ein und demselben Blatte gemacht werden können. Nach BLACKMAN muß auch die Lage und die Verteilung des Chlorophylls in Betracht gezogen werden. Dann ergibt sich statt einer Absorption von 4,2% eine solche von 10%, wodurch sich der Wirkungsgrad auf 48% reduziert. Auf jeden Fall ist der maximale Wirkungsgrad groß und nur unter außergewöhnlichen Umständen zu erhalten. Er beträgt gewöhnlich ungefähr 20%. JÜRGENSEN und STILES (1917) geben eine wertvolle kritische Zusammenfassung der Arbeiten über das Chlorophyll.

## Die Wirkung des ultravioletten Lichts.

Die meisten Bestandteile in der lebenden Zelle sind farblos, d. h. sie absorbieren Strahlen von der Wellenlänge des sichtbaren Lichts nicht. Viele von ihnen absorbieren aber ultraviolettes Licht. Es ist also nicht erstaunlich, daß derartige Ausstrahlungen der Regel nach eine sehr kräftige Wirkung auf lebende Zellen ausüben.

Daß die Absorption des ultravioletten Lichtes durch Zellbestandteile benutzt werden kann, um sie zu photographieren, ist bereits oben S. 10 erwähnt worden. Zu gleichen Zwecken kann auch die durch ultraviolettes Licht bewirkte Fluorescenz benutzt werden.

VICTOR HENRI hat mit mehreren Mitarbeitern eine Reihe wichtiger Untersuchungen über das ultraviolette Licht angestellt, deren Resultate teilweise schon veröffentlicht worden sind (siehe Mme. V. HENRI, VICTOR HENRI, J. LARGUIER DES BANCELS und R. WURMSER, 1912).

Zunächst wurden die Wellenlängen des Lichtes verschiedener ultravioletter Lichtquellen bestimmt sowie ihre Absorption durch Lichtfilter. Man benutzte Lichtfilter, welche weißes Licht durchlassen und ultraviolettes zurückhalten und umgekehrt. Sehr gut war das ,,Euphos"glas, welches, in einer Dicke von 0,75 mm, sehr wenig des sichtbaren Spektrums zurückhält und nur eine sehr geringe Menge Ultraviolett hindurchgehen läßt. Um die ultraviolette Strahlung zu erhalten, wurde eine elektrolytisch hergestellte kolloidale Silberlösung benutzt. Eine Schicht von 20 mm Dicke läßt keine sichtbaren Strahlen hindurch, ist aber für Ultraviolett ziemlich durchgängig; selbst kurze Wellen von 219 $\mu\mu$ gehen noch leicht hindurch. Bei 10 mm Dicke gehen ungefähr 5% der roten, gelben und grünen Strahlen hindurch und 30% der mittleren Region des Ultraviolett. Die Lehmannsche (1910) Modifikation des Woodschen Filters wird viel angewandt. Es besteht aus einer doppelten Zelle aus Jenenser ,,Uviol"glas von 2 mm Dicke, also im ganzen 6 mm Schichtdicke. Die Tiefe von jeder Zelle beträgt 5 mm. Die eine wird mit gesättigter Kupfersulfatlösung, die andere mit einer Lösung von Dimethylnitrosoanilin 1 : 12 000 gefüllt. Die Fäden einer Glühlampe sind gerade noch sichtbar. Ultraviolette Strahlen gehen aber in großer Menge hindurch.

Sodann studierte man die Absorption bei Eier- und Serumalbumin. Strahlen, die länger sind als 300 $\mu\mu$, werden von Ovalbumin sehr schwach absorbiert. Eine maximale Absorption findet sich bei 280 $\mu\mu$, ein Minimum wieder bei 250 $\mu\mu$. Dann steigt die Absorption wieder. Für das äußerste Ultraviolett übersteigt der Extinktionskoeffizient den Wert von 1,000. Man beachte, daß die

Quecksilberquarzlampe Strahlen von 220 $\mu\mu$ Wellenlänge von mäßiger Stärke aussendet, für die der Absorptionskoeffizient des Albumins mehr als 1,000 beträgt. Außerdem intensive Strahlen bis 238 $\mu\mu$, für die der Absorptionskoeffizient fast 200 beträgt. Es ist also nicht merkwürdig, daß das Protoplasma, wie wir sehen werden, sehr empfindlich gegen das äußerste Ultraviolett dieser Lampe ist.

Es ist seit langem bekannt, daß verschiedene kleine Tiere, z. B. die zierlichen Süßwassercrustaceen von Plätzen fliehen, die durch ultraviolettes Licht beleuchtet sind (Mme. V. HENRI und VICTOR HENRI, 1912, S. 12—21) haben festgestellt, daß Cyclops ein gutes Testobjekt ist. Wenn man ihn 2 bis 5 Minuten mit der Quecksilberquarzlampe bestrahlt, wird er zunächst sehr erregt, dann aber unbeweglich. Im Dunkeln verharrt er so einige Stunden bewegungslos, ist aber sehr empfindlich gegen eine Wiederholung der Bestrahlung, auf die er mit einer heftigen Bewegung reagiert. Man kann Cyclops leicht zu genauen Messungen verwenden. Läßt man ihn einen Tag in Ruhe, so verhält er sich wieder normal.

Eine gewisse minimale Beleuchtungsdauer ist für eine Reaktion erforderlich. Je mehr ultraviolette Strahlen das Licht enthält, desto kürzere Bestrahlungszeit ist nötig. Sie beträgt bei Verwendung eines Quarzfilters ungefähr 2 Sekunden; bei Verwendung eines Filters von kolloidalem Silber in 10 mm Schichtdicke wächst sie auf 25 Sekunden, obwohl das Ultraviolett durch das Filter sehr verringert wird. Bei Verwendung eines Filters aus Euphosglas wurde auch nach 200 Sekunden noch keine Reaktion erhalten.

Es gilt ferner eine minimale Beleuchtungsstärke, unterhalb deren man keine Reaktion erhält, wie lange man auch exponiere. Bei einer bestimmten Bestrahlungsintensität tritt ein Minimum der Bestrahlungsdauer auf. Die Bestrahlungsdauer wächst dann bei größerer und bei kleinerer Intensität.

Auch eine Summation subminimaler Reize kommt vor, wenn die Bestrahlungen in Abständen wiederholt werden, ähnlich der, die wir bei den spinalen Reflexen kennengelernt haben.

Bemerkenswert ist, daß die Erregbarkeit für ultraviolette Strahlen von der Temperatur unabhängig ist, ein Zeichen, daß die erregende Ursache dieser Reflexbewegungen eine photochemische Reaktion ist, deren Produkte zweifellos irgendwelche Receptoren in der äußeren Oberfläche des Tieres erregen. Diese Receptoren erregen dann Nervenendigungen.

Auch eine Ermüdung gegenüber dem ultravioletten Licht kann bei Cyclops durch sehr kurze Bestrahlungsdauer erzeugt werden, wenn die peripheren Receptoren durch vorhergehende längere Bestrahlung oder durch Cocain verändert worden sind, nicht aber, wenn die Anästhesie zentralen Ursprungs ist, was bei der Verwendung von Äther der Fall ist. In letzterem Falle bleiben die peripheren Organe unverändert. Daraus geht hervor, daß die Reaktion wirklich durch photochemische Veränderungen an der Peripherie entsteht.

Da das Absorptionsvermögen des Protoplasmas besonders für die kürzeren Wellenlängen des Ultravioletts sehr groß ist, kann die Wirkung nicht tief in das Gewebe eindringen. Bei kleinen Organismen wie Bakterien kann sie den ganzen Organismus beeinflussen, und entsprechend den Gesetzen der photochemischen Reaktionen erfolgt dann der Tod. Bei größeren Organismen muß man in Betracht ziehen, daß die Produkte der photochemischen Veränderung diffundieren und daher auch anderswo als an ihrer Bildungsstelle wirken können. Die Vorgänge sind daher kompliziert, und die Wirkungen überdauern die eigentliche Exposition.

Die nebenstehende Tabelle (von VICTOR HENRI usw., 1912, S. 33) gibt die Dicke einer Protoplasmaschicht, welche ultraviolettes Licht von verschiedenen Wellenlängen auf ein Zehntel seines Wertes reduziert, also neun Zehntel davon absorbiert.

| Wellenlänge in $\mu\mu$ | Dicke des Proto- plasmas in $\mu$ |
|---|---|
| 240,5 | 79 |
| 238,5 | 58 |
| 231,3 | 18 |
| 226,5 | 9 |
| 219,5 | 6 |
| 214,4 | 3,8 |

*Die Wirkung auf Bakterien, Gewebe usw.* Praktisch wichtig ist die tödliche Wirkung des ultravioletten Lichts auf Mikroorganismen, die zur Sterilisation des Wassers verwendet worden ist. Ebenso wichtig ist seine zerstörende Wirkung auf Gewebe von höheren Tieren, die bei der therapeutischen Methode von FINSEN benutzt wird.

HERTEL (1905) hat die Wirkung der Strahlen der Magnesiumlinie von 280 $\mu\mu$ Wellenlänge auf Bakterien, Protozoen und einige Toxine usw. studiert. Bakterien wurden in 15 bis 65 Sekunden getötet. Mme. V. HENRI und V. HENRI (1912, S. 29—31) stellen fest, daß es keine Wellenlänge gibt, die besonders tödlich ist, daß die Wirkung aber mehr und mehr zunimmt, je kürzer die Wellenlänge ist. Untersucht ist der Bereich bis zu 214 $\mu\mu$. Protozoen werden nach HERTEL in ungefähr derselben Zeit wie Bakterien getötet. Sie schwellen zunächst, dann treten wässerige Tropfen aus und endlich erfolgt Auflösung. Rädertierchen, Nematoden und Mollusken werden ebenfalls getötet. Bei der Kaulquappe kommt es zu epithelialen Schwellungen, Pigmentwanderung und Kernteilung, ferner zu Stase in den Capillaren.

Bei Elodea nahm die Protoplasmaströmung ab. Wurde gleichzeitig noch mit weißem Licht bestrahlt, so war die Abnahme geringer. Für Gewebszellen ist eine längere Exposition nötig als für Bakterien.

Diphtherietoxin wurde in 5 Minuten zerstört, das Antitoxin war noch nach 30 Minuten wirksam. Verschiedene Enzyme wurden auch inaktiviert.

HERTEL führt drei Argumente dafür an, daß die Wirkung durch Reduktionsprozesse verursacht ist:

1. Die Wirkung ist in der grünen Hydra geringer als in der farblosen, wahrscheinlich wegen des vom Chlorophyll gelieferten Sauerstoffs.

2. Oxyhämoglobin wird reduziert.

3. Wenn man Alizarin in die Venen eines Kaninchens einspritzt, ist das Gehirn blau. Nach Bestrahlung mit ultraviolettem Licht erhält man keine Färbung, weil der Farbstoff zu seinem ungefärbten Derivat reduziert wird.

HERTEL fand, daß Bestrahlung mit gleichen Energiemengen (gemessen durch Thermosäule) aber verschiedener Wellenlänge ganz verschieden wirkt. Kurze Wellen töten Rädertiere in 15 Sekunden, lange Wellen erst nach 4 bis 5 Stunden (440 $\mu\mu$ und 280 $\mu\mu$). Das Wirksame ist also nicht die Energiemenge, sondern die Wellenlänge, zweifellos weil besonders die kurzen Wellen von Protoplasma absorbiert werden.

Wir haben gesehen, wie viele photochemische Reaktionen durch ultraviolettes Licht erzeugt werden, so daß man erwarten kann, daß es auch auf

protoplasmatische Systeme einwirkt. Die Art dieser Reaktionen ist noch unerklärt. Eine der großen Schwierigkeiten bei der therapeutischen Anwendung
der ultravioletten Strahlen gegen das Wachstum bösartiger Zellen ist die sehr
schnelle Absorption durch die oberflächlichen Zellen, so daß die wirksamen
Strahlen nicht tiefer eindringen können. Erfolgreich ist die Behandlung von
Hauterkrankungen, wie Lupus durch ultraviolettes Licht. Da das Hämoglobin die ultraviolette Strahlung stark absorbiert (siehe besonders die Angaben
von VICTOR HENRI usw., 1912), sucht FINSEN (1901, S. 70) das Blut aus dem
bestrahlten Gewebe durch Kompression zu entfernen.

Die starke Wirkung des ultravioletten Lichtes auf die Haut ist jedem vom
„Sonnenbrand" (Erythema solare) bekannt, der eine braune Färbung ergibt.
Der Sonnenbrand ist keine Wärmewirkung, er tritt stärker in kalter Umgebung
auf, wahrscheinlich weil man die Wärme der Sonnenstrahlen nicht wahrnimmt
und kein Mittel anwendet, die Haut gegen ihre Wirkung zu schützen. Er wird
sicher durch die Produkte einer photochemischen Reaktion verursacht, die auf
die Arterien wirken. Vielleicht entspricht die Wirkung der des Senföls. Dann
wäre es ein Achsenzylinderreflex auf sensible Nervenfasern.

*Die Augenmedien.* Wenn man das Auge dem ultravioletten Licht aussetzt, so
entsteht eine schwere Conjunctivitis. Bei diesem Lichte Arbeitende müssen eine
für kurze Wellen undurchlässige Brille tragen und auch häufig alle Teile der ex-
ponierten Haut schützen. Besonders geschieht das bei der elektrischen Schweißung,
da das Bogenspektrum des Eisens sehr viele Streifen im Ultraviolett hat.
E. K. MARTIN (1912) fand, daß die Cornea alle Strahlen von kürzerer Wellenlänge als 295 $\mu\mu$ absorbiert. Dadurch wird die Linse vor den wirksamsten
Strahlen geschützt, Strahlen zwischen 300 und 400 $\mu\mu$ kann sie aber noch
absorbieren, die sie beeinflussen und Trübungen (Katarakt) hervorrufen könnten,
wenn sie nicht durch ein Lichtfilter zurückgehalten werden. Das Licht der
Quarzlampe verursachte aber nur Conjunctivitis. Veränderungen in der Linse
waren nicht nachweisbar.

*Die Hallwachssche Wirkung.* Eine weitere Wirkung des ultravioletten Lichts
ist von theoretischem Interesse, weil sie vielleicht für die Aufklärung des Mechanismus der photochemischen Veränderung wesentlich ist. HALLWACHS (1888)
bemerkte, daß ein negativ geladenes isoliertes Metall wie ein Goldblattelektro-
skop seine Ladung verliert, wenn es mit ultraviolettem Licht bestrahlt wird.
Hierbei scheint strahlende Energie gespeichert zu werden. Die strahlende Energie
wird in kinetische Energie der Elektronen umgewandelt, die vom Metall abge-
schossen werden.

## Die photodynamische Sensibilisierung.

Das ultraviolette Licht hat eine viel größere Wirkung auf das Protoplasma
als das sichtbare Licht. Verschiedene Beobachter haben nun gefunden, daß
an sich für Infusorien, Bakterien oder Blut unwirksames Licht die Wirkung
des ultravioletten Lichtes bekommt, wenn gewisse Farbstoffe vorhanden sind.
Diese Farben fluorescieren meistens. Doch scheint dies kein wesentlicher
Faktor zu sein. Einzelheiten finden sich in der Monographie von TAPPEINER
und JODLBAUR (1907). Die allgemeine Natur der Erscheinung geht aus
folgendem hervor. HERTEL (1905) setzte Bakterien Strahlen von 448 $\mu\mu$

Wellenlänge aus. Es war, bei Gegenwart und Abwesenheit von Eosin (1:1200), wirkungslos. Das Eosin hat in dieser Strahlenregion keinen Absorptionsstreifen. Ultraviolettes Licht von 280 $\mu\mu$ Wellenlänge tötete sie in 60 Sekunden ohne Eosin. Bei einem dritten Versuch wurde eine Wellenlänge von 518 $\mu\mu$ benutzt, welche der Lage des Absorptionsstreifens des Eosins entspricht. Gleichzeitig wurde dieselbe Energiemenge wie bei dem vorhergehenden Versuch mit ultraviolettem Licht benutzt. Diese Bestrahlung war wirkungslos, was nach der Unwirksamkeit der Wellenlänge von 448 $\mu\mu$ zu erwarten war. Wurde jetzt aber Eosin zugesetzt, das an und für sich, wie der erste Versuch ergeben hatte, wirkungslos ist, so wurden die Bakterien in 70 bis 90 Sekunden getötet. Die Wirkung des Eosins entspricht der eines optischen Sensibilisators. Das Resultat dieser Versuche ist in der folgenden Tabelle zusammengefaßt.

| Wellenlänge in $\mu\mu$ | Mit Eosin | Ohne Eosin |
|---|---|---|
| 518 (Eosin-Absorptionsstreifen) | Tot in 70—90 Sekunden | Keine Veränderung in einer halben Stunde |
| 448 | Keine Wirkung in einer halben Stunde | do. |
| 280 | — | Tot in einer Minute |

Da Chlorophyll so wirksam wie ein optischer Sensibilisator ist, hat es sehr kräftige „photodynamische" Fähigkeiten.

Die Erklärung der Erscheinung scheint ähnlich wie bei der photographischen Platte zu sein. Der Farbstoff wird auf der Oberfläche der Organismen adsorbiert. Die Wirkung wird wahrscheinlich durch den Sauerstoff oder vielleicht durch ein Oxydationsprodukt des Farbstoffs hervorgerufen, da der Vorgang nur bei Gegenwart von Sauerstoff stattfindet.

Als interessantes Beispiel führt VICTOR HENRI usw. (1912, S. 28) das kolloidale Selenium an. Die Lösung fluoresierte, war aber im Dunkeln für Protozoen unschädlich. Das Ultramikroskop ergab die Selenlösung als Suspension sehr kleiner Körperchen. Eine gewisse Anzahl der Organismen nahm diese Körperchen in Vakuolen auf, wo sie in kleine Massen verschmolzen. Bei Belichtung fand man, daß nur jene Organismen, die das Kolloid aufgenommen hatten, beeinflußt waren. Damit eine photochemische Wirkung eintritt, muß also eine enge Berührung mit photodynamisch wirksamer Substanz eintreten. Ein Produkt, das auch ohne Bestrahlung wirksam wäre, wurde aber nicht gebildet. Sonst müßten auch jene Organismen, die das Kolloid nicht aufgenommen hatten, durch das aus anderen herausdiffundierende Produkt beeinflußt worden sein.

## Die Wirkung des Lichts auf das Wachstum.

Die tödliche Wirkung des Lichts auf Bakterien wurde zuerst von MARSHALL WAND (1892) beschrieben, der sie aber nicht als eine Wirkung der ultravioletten Strahlen ansah.

In anderen Fällen verlangsamt das Licht das Wachstum von Pflanzen. So wachsen Pilze z. B. nachts schneller als am Tage. Die heliotropische Krümmung als Dauerzustand entsteht durch Verminderung der Wachstumsgeschwindigkeit auf der dem Licht ausgesetzten Seite. Die erste Folge der Belichtung ist aber, wie wir auf S. 152 gesehen haben, eine Änderung des Turgors. Daher ist es von Interesse, einmal die Wirkung des Lichts auf die Durchlässigkeit der Zellmembran zu prüfen. TRÖNDLE (1910) zeigte, daß die Wirkung eine

Frage der Intensität der Belichtung ist: schwaches Licht bewirkt eine Verminderung, mittleres Zunahme, sehr starkes wieder Abnahme. Diese Wirkungen auf

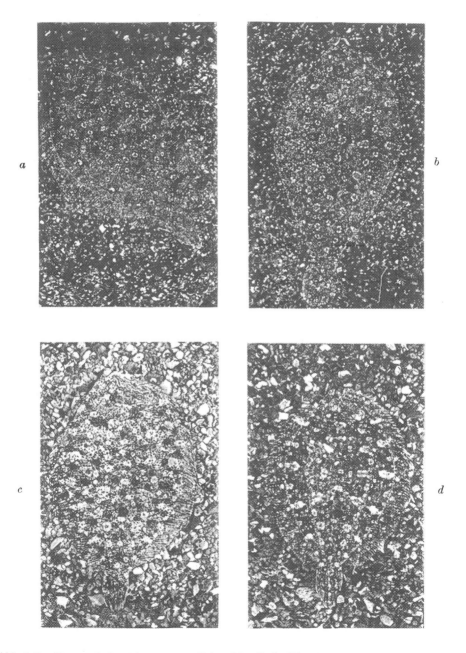

Abb. 145. Chromatische Adaptation. Kleiner Plattfisch (Rhomboidichthys podas), auf Kies und verschieden grobkörnigem Sande liegend, photographiert. Man beachte, daß der Fisch vollständig unbedeckt ist ,obgleich er unter dem Kies usw. zu liegen scheint. (SUMMER, 1911.)
(Reproduziert durch die Güte des Dr. SUMMER.)

die Durchlässigkeit entsprechen der heliotropischen Krümmung. Der Schluß ist berechtigt, daß ihr erstes Stadium auf Veränderungen der Durchlässigkeit

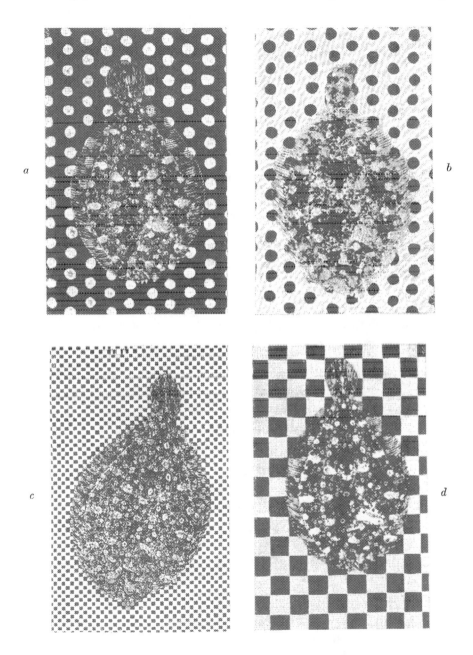

Abb. 146. Ebenso wie die vorhergehende Abbildung. Doch liegt der Fisch jetzt auf regelmäßigen schwarzen und weißen Mustern. Die Nachbildung des kleineren Musters ist besser als die des größeren. Auf dem Fische sind zwar große schwarze und weiße Flecken zu erkennen, sie entsprechen aber in letzterem Falle nicht genau denen des Hintergrundes; eine entsprechende deutliche Markierung viereckiger oder kreisrunder Flächen ist aber vorhanden. (SUMMER, 1911.)

beruht. V. H. BLACKMAN (1914) hat die Wirkung des Lichts auf die Durchlässigkeit der erregbaren Strukturen der sensiblen Pflanzen untersucht. Untersucht wurde die elektrische Leitfähigkeit. Während der Belichtung bestand eine erhöhte Durchlässigkeit. Sofort nach Aussetzen der Belichtung ergab sich eine weitere Zunahme, dann trat der normale Zustand wieder ein. Die Beziehung zwischen diesem Vorgang und einem ähnlichen in der Retina kann zur Zeit noch nicht klargestellt werden

TRÖNDLE hält die Wirkung des Lichts auf die Durchlässigkeit für einen komplizierten Vorgang, der durch eine photochemische Veränderung in der Membran und durch Zellreaktionen zustande kommt. Sein Zweck kann darin bestehen, den Austritt der Assimilationsprodukte aus der Zelle zu erleichtern.

## Die Photochemie der Retina.

Die photochemischen Prozesse sind von Wichtigkeit auch für den in der Retina lokalisierten Sehakt. Der Gesichtspurpur ist zweifellos ein optischer Sensibilisator; er wird daher durch Belichtung gebleicht und absorbiert fast die ganze Länge des sichtbaren Spektrums. Ob seine photochemischen Reaktionsprodukte imstande sind, die Lichtreceptoren zu erregen, oder ob sie als Katalysatoren wirken, indem sie weitere Reaktionen in diesen Receptoren hervorrufen, ist unbekannt. Die besondere Form der Stäbchen und Zapfen muß natürlich ihre Bedeutung haben. Vorläufig ist das Problem noch zu undurchsichtig. Spekulationen darüber sind für jetzt wertlos.

## Die „chromatische Funktion".

Die Fähigkeit mancher Tiere, ihre Hautfarbe zu wechseln und sich derjenigen ihrer Umgebung anzupassen, ist bekannt. Das Chamäleon wird oft angeführt. Der Farbenwechsel geschieht durch eine Kontraktion und Dilatation verschiedenfarbiger, in der Haut gelegener Pigmentzellen. Hinzu kommt in einigen Fällen noch das „Irisieren". Es wird durch Lichtinterferenz in einer dünnen Schicht von krystallinischer Struktur hervorgebracht. Die Arbeit von BRÜCKE (1851) über das Chamäleon war nach der von PONCHET (1848) die erste experimentelle Untersuchung der Frage. PONCHETS Arbeit betraf den Frosch und Fische. Von ihm stammt der Ausdruck „chromatische Funktion", welche die Abhängigkeit der Adaptation des Nervensystems vom Auge ausdrücken soll. BIEDERMANN (1892) untersuchte die Erscheinungen beim Frosch sehr sorgfältig. Die Hautepithelzellen dieses Tieres enthalten gelbe Körperchen und eine tiefere Schicht krystallinischer Teilchen, die Interferenzfarben zeigen. In der Coriumschicht liegen schwarze Pigmentzellen. Der Nervus ischiaticus enthält motorische Fasern für diese. Das Zentralorgan scheint in den Lobi optici zu liegen und Nebenzentren im Rückenmark. Die Chromatophoren werden von Nerven innerviert, welche die Blutgefäße begleiten. Beim Frosch liegen die Receptoren für den Reflexbogen in der Haut, hauptsächlich in den Zehenscheiben. Sie werden durch die verschiedenen Eigenschaften der Gegenstände beeinflußt, welche, in der gewöhnlichen Umgebung des Tieres, bestimmte Farben tragen, wie Steine, Gras usw. Wenn man die Zehen unempfindlich macht, verschwindet die ganze Farbenadaptation. Die Augen spielen keine Rolle dabei. Die Adaptation an Einzelheiten, die SUMMER (1911) bei Rhomboidichthys podas, einem kleinen der Steinbutte verwandten Plattfisch, untersucht hat, wird aber durch die Augen verursacht. Die Photographien der Abb. 145 und 146 geben eine Vorstellung von dieser Anpassung. Die Adaptation ist in Wirklichkeit vollkommener, als es in Schwarzweiß wiedergegeben werden kann, da sie verschiedene Schattierungen im Braun, Schwarz und Weiß zeigt. Wenn man den Fisch auf einen anderen Hintergrund bringt, ist die Adaptation bisweilen schon nach wenigen Sekunden deutlich. Bei geblendeten Fischen bleiben die Chromatophoren dauernd in Ruhe. Keinerlei adaptive Reaktion ist dann mehr möglich.

Der Wert dieses Mechanismus für seinen Besitzer ist ein zwiefacher. Das Tier wird sowohl für seine Feinde wie auch für die kleineren Fische, die ihm zur Nahrung dienen, unsichtbar gemacht.

## Radioaktive Vorgänge.

Die Wirkungen des Radiums und ähnlicher Elemente, die geladene Teilchen abgeben, sind zwar genau genommen keine Lichtwirkungen, sie können aber der Bequemlichkeit halber hier erwähnt werden.

HARDY zeigte, daß die negativ geladenen $\beta$-Teilchen des Radiums bei entgegengesetzt geladenen Kolloiden Koagulation erzeugen. Dabei scheint es sich um eine elektrische Beeinflussung zu handeln.

Die durch Radiumemanation auf lebende Gewebe hervorgerufenen Wirkungen entsprechen denen des ultravioletten Lichtes. Sie sind aber stärker. Zu therapeutischen Zwecken werden sie ebenso benutzt. Die Art ihrer Wirkung ist noch nicht geklärt. Das Radium hat gewisse Vorteile, weil es leicht auf die betreffende Körperstelle applizierbar ist. Weiteres über die äußerst interessanten Erscheinungen der Radioaktivität findet der Leser in den Büchern von RUTHERFORD (1913) und von SODDY (1911, 1914). Über die Wirkung der Radiumemanation auf lebende Gewebe bei FINZI (1914).

## X - Strahlen.

Die Wirkung der Röntgenstrahlen auf Zellen entspricht der des ultravioletten Lichtes. Ihre zerstörende Wirkung hält aber länger an und erscheint nicht sofort in ihrer vollen Größe. Wiederholte Bestrahlungen können schwere Folgen haben, da die Strahlen tiefer ins Gewebe eindringen und so z. B. Degenerationen der Samenzellen des Hodens hervorrufen können. Die X-Strahlen werden von den Geweben kaum absorbiert, stark von Knochen und von Metallsalzen. Daher finden sie weitgehendere Benutzung zu diagnostischen Zwecken, bei Knochenerkrankungen; sie dienen ferner dazu, die Bewegungen des Verdauungstraktus zu beobachten.

Man nimmt jetzt allgemein an, daß die X-Strahlen den elektromagnetischen Lichtwellen entsprechen, aber eine kürzere Wellenlänge haben (0,1 bis 10 $\mu\mu$). Weitere Belehrung gibt das Buch von KAYE (1914).

## Die Photographie in der Physiologie.

Die Verwendung photographischer Methoden zur Aufnahme von Kurven ist bereits oben beschrieben. Die Photographie von Absorptionsspektren sei hier noch erwähnt. Dazu braucht man Platten, die gegenüber allen Teilen des Spektrums lichtempfindlich sind wie WRATTENS „Panchromatic", besonders der feinkörnigen „M"-Platten. Sie werden besonders für die Mikrophotographie hergestellt. Das Negativ soll anders als bei der gewöhnlichen Photographie sein; zur bequemen Reproduktion sind „harte Negative" im allgemeinen am besten. Ausgezeichnet brauchbar ist dafür der Entwickler von WILLSTÄTTER und STOLL (1913). Er wird folgendermaßen hergestellt: Lösung I, 500 ccm destilliertes Wasser, 50 g krystallisiertes Natronsulfit, 5 g Hydrochinon, 1 g Metol. Lösung II, 500 ccm destilliertes Wasser, 50 g Kaliumcarbonat. Für den Gebrauch mische man je 30 ccm beider Lösungen mit 60 ccm Wasser (120 ccm zusammen) und entwickle 3 Minuten bei 18 bis 20° im Dunkeln und fixiere im sauren Bad.

Die direkte Farbenphotographie, nach LUMIERES „autochromem" Prozeß, hat man benutzt, um schöne Photographien von gefärbten mikroskopischen Präparaten zu erhalten. HARTRIDGES Schutzlicht (1915) beruht auf physiologischen Prinzipien.

## Zusammenfassung.

Alles Leben auf der Erde beruht auf der Aufnahme strahlender Sonnenenergie. Daher ist es wichtig, zu wissen, wie diese Energie in Formen umgewandelt werden kann, die für den Organismus ausnutzbar sind, ohne das Wärmestadium durchlaufen zu haben, in welchem ein erheblicher Teil der freien Energie verloren gehen würde.

Dies geschieht durch direkte Umwandlung in chemische Energie mit Hilfe der sog. photochemischen Reaktionen.

Diese Reaktionen sind auch für die optischen Receptororgane von großer Bedeutung.

Das Licht kann nur wirken, wenn es absorbiert wird (Grotthussches Gesetz). Die durch dasselbe Medium bei verschiedener Schichtdicke absorbierte Menge gehorcht dem Lambertschen Gesetz. Danach ist die absorbierte Menge eine logarithmische Funktion der Schichtdicke.

Der Extinktionskoeffizient ist ein Maß für die Absorptionsgröße einer bestimmten Lösung. Er ist der negative Logarithmus der Lichtmenge, welche eine Schichtdicke von 1 cm passiert hat, ohne absorbiert zu werden. Er ist für verschiedene Wellenlängen verschieden. Das ist für den praktischen Gebrauch der bequemste Ausdruck. Ursprünglich wurde er als der reziproke Wert derjenigen Schichtdicke definiert, nach deren Passierung die Lichtmenge auf ein Zehntel des Anfangswertes reduziert war. Seine Ableitung aus dem Lambertschen und Beerschen Gesetz und seine Anwendung auf die Spektrophotometrie ist im Text beschrieben.

Die Erscheinungen der Resonanz spielen bei dem Mechanismus der photochemischen Reaktionen eine große Rolle. Wenn die Schwingungszahl eines Moleküls mit der Schwingungszahl von auffallenden Lichtwellen zusammenfällt, wird das Molekül durch die absorbierte Lichtenergie zur Resonanz gebracht. Diese Resonanzschwingungen führen gewöhnlich zu chemischen Reaktionen. Im Text ist die Luthersche Theorie über den Mechanismus des Resonanzprozesses und seine Folgen angeführt.

Die photochemischen Reaktionen gehorchen nicht dem Gesetz der Massenwirkung, weil ihre Geschwindigkeit von der in der Zeiteinheit absorbierten Menge an strahlender Energie abhängt.

Zur Auslösung einer photochemischen Reaktion wird eine gewisse Menge der Lichtenergie absorbiert. Das erste Stadium führt also immer zur Energieaufnahme. Die späteren Stadien können dem Chlorophyllsystem entsprechen. Hier ist zur Weiterführung der Reaktion dauernd die Aufnahme strahlender Energie nötig, die gespeichert wird. Die Reaktion kann aber auch von selbst unter Entwicklung von Energie weitergehen, dabei aber durch Katalysatoren, die bei der Belichtung entstehen, beschleunigt werden. Der Katalysator kann bei der Reaktion verbraucht werden. Dann ist, wie bei der Reaktion zwischen Chlor und Wasserstoff, seine dauernde Neubildung durch Belichtung notwendig. Der Katalysator kann auch persistieren, dann geht die Reaktion auch nach dem Aufhören der Belichtung weiter. Zu einer anderen Gruppe von Reaktionen gehören die gekoppelten Reaktionen, bei welchen die Produkte der Lichtreaktion in einer zweiten Reaktion unter Energieabgabe verbraucht werden.

Optische Sensibilisatoren gehören zu der Gruppe der katalytischen Lichtreaktionen. Ein System, das gegen Licht von bestimmter Wellenlänge unempfindlich ist, kann dafür empfindlich gemacht werden, wenn ein Farbstoff vorhanden ist, welcher Licht von dieser Wellenlänge absorbiert. Da das Licht von dem Sensibilisator absorbiert wird, muß es durch in ihm bewirkte Veränderungen wirken. Die Folge ist die Bildung von Körpern wie aktiver Sauerstoff oder von Katalysatoren, welche auf das System wirken, das an sich durch die betreffenden Strahlen nicht beeinflußbar ist.

Das Bunsen-Roscoesche Gesetz sagt aus, daß das Produkt aus der Intensität des Lichts und der Wirkungszeit eine konstante Wirkung hervorruft, so daß sich Intensität und Wirkungszeit gegenseitig ausgleichen. Wenn eine photographische Platte nach der Exposition entwickelt wird, gilt ein anderes Gesetz, das einen Exponentialausdruck enthält. Das hängt wahrscheinlich damit zusammen, daß beim Entwickeln Adsorptionsprozesse eine Rolle spielen.

Die Erscheinungen der Fluorescenz und Phosphorescenz beruhen wahrscheinlich auf photochemischen Reaktionen, bei denen strahlende Energie zunächst gespeichert und später wieder abgegeben wird.

Unter Chemiluminescenz versteht man eine Emission von Licht infolge einer chemischen Reaktion bei einer Temperatur, die weit niedriger ist, als wenn dieselbe Strahlung von dem System durch entsprechende Temperaturerhöhung emittiert werden würde. Die Erscheinung beruht auf der direkten Umwandlung der chemischen Energie in strahlende Energie, welche nicht vorher in Wärme umgewandelt wird. Sie ist eine Umkehrung der photochemischen Reaktionen, bei welchen Lichtenergie direkt in chemische Energie verwandelt wird wie in dem Chlorophyllsystem des grünen Blattes.

Die von den Chloroplasten des grünen Blattes bewirkten Reaktionen führen zur Speicherung großer Mengen strahlender Energie der Sonne. Kohlendioxyd und Wasser werden in Stärke und Sauerstoff übergeführt.

Die Anwesenheit des Chlorophylls ist für das Eintreten der Reaktion unentbehrlich. Das Chlorophyll ist es, welches die strahlende Energie absorbiert.

Es ist aber nicht genügend bewiesen, daß das Chlorophyll allein die Reduktion der Kohlensäure bewirken kann.

Das Chlorophyll ist ein Ester einer komplizierten Säure, die aus Pyrrol-derivaten und Magnesium besteht. Diese Säure ist mit einem einwertigen aliphatischen Alkohol, dem Phytol, der 20 Kohlenstoffatome besitzt, verbunden.

Es gibt im Blatt zwei Formen des Chlorophylls, die eine ist das Oxydations-produkt der anderen. Sie werden von zwei gelben Farbstoffen, dem Carotin und dem Xanthophyll, ungesättigten und autoxydablen Kohlenwasserstoffen, begleitet. Letztere sind nicht mit dem Cholesterin verwandt.

Die Verwandtschaft zwischen Chlorophyll und Hämoglobin ist im Text auseinandergesetzt.

Die Absorption des Lichts durch das Chlorophyll geschieht hauptsächlich im Rot und liegt während des größten Teiles des Tages in der Region der maxi-malen Energie des Sonnenspektrums.

Die stärkste Wirkung des Chlorophylls findet sich bei der Belichtung durch Strahlen, deren Wellenlänge mit den Absorptionsstreifen des Chlorophylls über-einstimmt.

Die Annahme, daß das Formaldehyd das erste Produkt der Photosynthese ist, ist berechtigt. Es wird dann, vielleicht auch unter der Wirkung des Lichts, zu höheren Kohlenhydraten polymerisiert.

Werden Chlorophyllösungen bei Gegenwart von Sauerstoff belichtet, so entsteht eine Substanz, welche Aldehydreaktionen gibt. Diese Substanz ist aber wohl ein Zersetzungsprodukt des Farbstoffes. Vielleicht ein Derivat des Phytols. Sie entsteht auch bei Abwesenheit von Kohlensäure.

Gleichzeitig mit der Produktion eines Aldehyds und von Sauerstoff durch Belichtung bildet sich ein Peroxyd, genau wie bei der gewöhnlichen optischen Sensibilisierung durch Farbstoffe. Es ist zweifelhaft, ob dies die Quelle des Sauerstoffs ist, der bei dem normalen Verlauf des photosynthetischen Prozesses entwickelt wird.

Daher ist es bis heute nicht bewiesen, daß das Chlorophyll etwas anders als ein optischer Sensibilisator für die Reaktionen ist, die in dem komplizierten System des Chloroplasten vor sich gehen. Wir wissen nichts über diese kompli-zierten Reaktionen, außer daß möglicherweise auch Eisen eine Rolle bei ihnen spielt. Man muß aber daran denken, daß die chemische Struktur des Chlorophylls ziemlich beachtenswert ist, so daß man nicht zu voreilig Schlüsse über ihr Ver-halten ziehen darf.

Man hat nachgewiesen, daß bei der Belichtung auch elektrische Verände-rungen in grünen Blättern auftreten. Sie scheinen mit der photosynthetischen Wirkung zusammenzuhängen, da sie fehlen, wenn kein Kohlendioxyd vor-handen ist.

Bei Organismen, die unter Bedingungen leben, wo durch Chlorophyll ab-sorbierbare Strahlungen fehlen, treten andere optische Sensibilisatoren auf, welche die Strahlungen, die zu der Zelle gelangen, absorbieren können.

Eine kurze Besprechung der Faktoren, welche die Geschwindigkeit der Photosynthese beeinflussen, ist im Text gegeben.

Der maximale Wirkungsgrad des photosynthetischen Prozesses ist sehr groß.

Viele Bestandteile lebender Zellen absorbieren ultraviolettes Licht in beträchtlichem Umfange.

Die Reaktion kleiner tierischer Organismen auf ultraviolettes Licht gehorcht bestimmten Gesetzen. Es gibt ein Minimum der Belichtungszeit; es gibt eine Grenze der Intensität, unter der keine Reaktion eintritt; die Wirkung ist von der Temperatur unabhängig. Das läßt auf eine photochemische Reaktion schließen, deren Produkte Receptoren in der Haut erregen.

Die direkte Wirkung des ultravioletten Lichts auf Mikroorganismen und auf Gewebszellen ist tödlich oder zerstörend. Je kürzer die Wellenlänge, desto kräftiger ist die Wirkung bei gleicher Energiemenge, wahrscheinlich, weil die kurzen Wellen durch das Protoplasma stärker absorbiert werden.

Eine ähnliche Wirkung kann durch sichtbares Licht bei Anwesenheit eines Farbstoffs hervorgerufen werden, welcher dieses Licht (photodynamische Sensibilisierung) absorbieren kann.

Im Text wird die Bedeutung der photochemischen Prozesse für den Sehakt in der Retina auseinandergesetzt.

Das Licht verursacht auch Veränderungen in der Durchlässigkeit der Zellmembran. Es kann die Wachstumsgeschwindigkeit bei Pflanzen herabsetzen.

Manche Tiere passen ihre Färbung und das Muster ihrer Hautmerkmale dem Hintergrunde an, auf dem man sie sieht. Beim Frosch liegen die Receptoren für den Reflex in den Zehen, und die Augen spielen keine Rolle. Beim Fisch sind die Augen die Receptoren.

Die Wirkungen von Radium und X-Strahlen auf lebende Gewebe sind ähnlich denen des intensiven ultravioletten Lichts. Man nimmt an, daß die X-Strahlen Lichtwellen von äußerst kurzer Wellenlänge sind.

## Literatur.

Allgemeine Theorie der photochemischen Reaktionen: WEIGERT (1911); NERNST (1911, S. 776—791); SHEPPARD (1914).

Photoelektrizität: ALLEN (1913).

Das Chlorophyllsystem: TIMIRIAZEFF (1903); JÜRGENSEN und STILES (1917).

Chemie: WILLSTÄTTER und STOLL (1913).

Photochemie: WEIGERT (1911, S. 98—107).

Energie: BROWN und ESCOMBE (1905).

Ultraviolettes Licht: VICTOR HENRI usw. (1912); HERTEL (1905).

Radium: RUTHERFORD (1913).

Radiotherapie: FINZI (1914).

Röntgenstrahlen: KAYE (1914).

# XX. Oxydation und Reduktion.

Im vorigen Kapitel haben wir gesehen, wie mittels der Lichtenergie das chemisch-stabile System von $CO_2 + H_2O$ in eins von höherer potentieller Energie, nämlich in Kohlenhydrat und Sauerstoff, umgewandelt wird. Bei der Umkehrung in seinen ursprünglichen Zustand wird die Energie dieses Systems von lebenden Organismen zu verschiedenen Zweken freigemacht. Obwohl das System erheb-

liche potentielle Energie besitzt, ist es chemisch stabil. Das ist auch nötig, damit seine Energie nicht plötzlich jederzeit abgegeben wird, sondern nur, wenn
dies erforderlich ist. Molekularer Sauerstoff ist nicht oder nur mit sehr geringer
Geschwindigkeit imstande, Kohlenhydrat zu oxydieren. Es gibt zwar Stoffe,
wie einfache Aldehyde und sog. „ungesättigte" Verbindungen, die autoxydabel
sind, d. h. durch molekularen Sauerstoff oxydiert werden können. Dabei werden
aber, durch einen später zu besprechenden Mechanismus, andere, nicht autoxydable
Stoffe gleichzeitig oxydiert. Wir haben dann eine „gekoppelte Reaktion".

Außer diesem Mechanismus haben wir es aber noch mit einem zweiten,
katalytischen Prozeß zu tun, der selbst wieder zur „Sauerstoffaktivierung"
führt.

Ich bemerke hier, daß die Oxydations- und Reduktionsprozesse nicht immer zur vollständigen Verbrennung unter Freimachung der gesamten Verbrennungsenergie führen. Es
können auch unvollständige Oxydationsprodukte entstehen, die in anderen Reaktionen
verbraucht werden. Die Monographie von DAKIN (1912) zeigt zahlreiche interessante Beispiele hierfür.

Die Oxydation einer Substanz ist immer von der Reduktion einer anderen
begleitet. Wie HARDY zeigt (Anhang an DRURYS Schrift, 1914, S. 175), kann
der Oxydationsort in einer Zelle auch ein Reduktionsort sein, wenn man die Null-
linie für das Oxydationspotential entsprechend verschiebt. Gewöhnlich wird
hierfür die des Sauerstoffs der Luft gewählt. Verbindungen mit höherem Sauer-
stoffpotential würden hier ihren Reduktionsort, Verbindungen mit niedrigerem
hier ihren Oxydationsort haben. Man muß also die Nullinie für das Sauerstoff-
potential immer genau angeben, weil sonst Mißverständnisse möglich sind.

## Der aktive Sauerstoff.

Welches sind die Eigenschaften, die der Sauerstoff bekommt, wenn er die
Fähigkeit erlangt, Stoffe, die von molekularem Sauerstoff nicht angegriffen
werden, zu verbrennen?

Bisweilen wird angegeben, daß diese Fähigkeit dem „atomaren" Sauerstoff
zukäme. Damit ist aber wenig gewonnen, weil man nicht weiß, worin der Unterschied zwischen dem „atomaren" und dem „molekularen" Sauerstoff besteht.

Häufig wird auch von Sauerstoff „in statu nascendi" gesprochen. Es ist
eine alte Erfahrung, daß chemische Elemente oder Radikale im Momente ihres
Freiwerdens aus einer Verbindung reaktionsfähiger als sonst sind. Vielleicht
wird dabei chemische Energie vor dem Übergang in Wärme verwendet, so daß
mehr freie Energie verfügbar ist.

Am wahrscheinlichsten ist es, daß der aktive Sauerstoff seine Wertigkeit
oder seine elektrische Ladung ändert. Elektrische Vorgänge hängen sicher mit
der Aktivierung des Sauerstoffs zusammen, wie die folgenden Tatsachen zeigen.

Die Oxydation und die Reduktion bedeuten nicht immer die Aufnahme
oder die Abspaltung von Sauerstoff oder Wasserstoff. Die Umwandlung der
Ferrisalze in Ferrosalze ist eine Reduktion, besteht aber in der Umwandlung von
dreiwertigem Eisen in zweiwertiges.

HABER (1898) hat gezeigt, daß die reduzierende Wirkung des Wasserstoffs, der sich
an einer Elektrode entwickelt, von dem elektrischen Potential abhängt. Daher kann ein
Reduktionsprozeß bis zu einem bestimmten Punkt aber nicht weiter fortgeführt werden.

So kann Nitrobenzol zu Azoxybenzol, aber nicht weiter reduziert werden, wenn das Kathodenpotential niedrig ist. DONY-HENAULT (1900) zeigte, daß der Alkohol bei einem entsprechenden Anodenpotential quantitativ bis zum Aldehyd oxydiert werden kann.

Die Verdichtung eines Dampfstrahls bei der Autoxydation des Phosphors haben wir oben (S. 34) bereits besprochen. Diese Wirkung ist eine Folge der Entstehung von „Gasionen". Die Reaktionsprodukte haben keine derartige Fähigkeit. Eine Ionisierung des Gases findet vielmehr nur während des Verlaufs der Reaktion statt.

OSTWALD (1890, S. 76) nahm an, daß die Reduktion eine Verringerung der Ladung bedeute, d. h. einen Verlust von (negativen) Elektronen.

Bekanntlich kann der Sauerstoff zwei- oder vierwertig sein. Bei den Peroxyden ist er wahrscheinlich vierwertig, wird hier Sauerstoff auf bestimmte Weise freigemacht, so hat er ungewöhnlich kräftige oxydierende Eigenschaften, was für die physiologischen Oxydationen von Bedeutung ist. Seine Aktivität scheint von der Fähigkeit abzuhängen, Extraladungen abzugeben.

## Die Autoxydation.

Die Theorie des Prozesses, der bei der spontanen Oxydation des Phosphors, des Benzaldehyds oder anderer derartiger Stoffe stattfindet, wurde von BACH (1897) und von ENGLER und WILD (1897) unabhängig voneinander gegeben und von OSTWALD (1900, 1) angenommen. Bei derartigen Reaktionen bilden sich gleichzeitig zwei verschiedene Oxydationsstufen in äquivalentem Verhältnis: ein niedrigeres Oxyd und ein Peroxyd. Das erste wird durch einen exothermen Prozeß, das zweite, das ein höheres Oxydationspotential als gasförmiger Sauerstoff besitzt, durch einen endothermen Prozeß gebildet. Die energieliefernde Reaktion für den endothermen Prozeß ist die Bildung des niedrigeren Oxyds.

Diese Reaktionen, welche zusammen eine „gekoppelte" Reaktion bilden, bei denen die eine Reaktion die Energie für den Ablauf der zweiten liefert, können als Teile ein und derselben kompletten Reaktion behandelt werden. Daher finden wir immer ein quantitatives Äquivalentverhältnis zwischen der einfachen und der höheren Oxydationsstufe. SCHÖNBEIN (siehe die Monographie von ENGLER und WEISSBERG, 1904, S. 9) zeigte als erster, daß die Hälfte des Sauerstoffs zur Oxydation des betreffenden Stoffes verbraucht wird, während die andere Hälfte „aktiviert" wird. Das bei der Oxydation des Phosphors erhaltene Peroxyd ist Ozon, das folgendermaßen entsteht: Es bildet sich zuerst ein Peroxyd des Phosphors, das dann in ein niedriges Oxyd und in Ozon zerfällt.
Also:

$$mP + nO_2 = P_mO_{2n} \qquad (1)$$

$$P_mO_{2n} = P_mO_{(2n-3r)} + rO_3 \qquad (2)$$

(Intermediäres Oxyd) = niedrigeres Oxyd + (höheres Oxyd)

Ob das intermediäre Oxyd nachweisbar ist, hängt von seiner Zersetzungsgeschwindigkeit ab.

Diese Darstellung der Reaktion stammt von OSTWALD. Sie stimmt mit den experimentellen Tatsachen überein und erklärt, warum die beiden Produkte einer Autoxydation immer in gleichem Verhältnis stehen. Sie entstehen ja durch Zersetzung des intermediären Oxyds. OSTWALD stellt die allgemeine Regel auf, daß das unstabilste Produkt einer Reaktion zuerst auftritt und sich dann zersetzt. Wenn aber zuerst das Peroxyd gebildet wird, ist es schwer zu sehen, woher die Energie für diesen Prozeß erhalten wird.

LARMOR hat (1908) folgende interessante Beziehung hervorgehoben. Wenn man die in Vergleich zu der eigenen Dimension große Entfernung zwischen den Molekülen eines Gases betrachtet, sieht man leicht, daß Zusammenstöße zwischen den Molekülen nur verhältnismäßig selten stattfinden können. Wenn zwei verschiedene Arten von Molekülen vorhanden sind, die miteinander reagieren können, wird eine bestimmte Anzahl von Zusammenstößen zwischen ihnen stattfinden, von denen wiederum ein bestimmter Prozentsatz zur Reaktion führt. Wenn noch eine dritte Molekülart vorhanden ist, so wird das durch die Reaktion gebildete Produkt auch gelegentlich mit einem solchen Molekül zusammen-treffen. Die Wahrscheinlichkeit aber, daß alle drei Molekülarten zusammen-stoßen und eine Verbindung eingehen, ist außerordentlich klein. Diese Betrach-tungen dürfen sicher auch auf gelöste Stoffe übertragen werden. Es ist daher äußerst unwahrscheinlich, daß jemals eine Reaktion zwischen drei verschiedenen Molekülen gleichzeitig auftritt oder auch eine Reaktion zwischen zwei gleich-artigen Molekülen und einem dritten andersgearteten, oder zwischen drei gleich-gearteten Molekülen. Alle Reaktionen müßten, wenn möglich, so dargestellt werden, als fände Reaktion immer nur zwischen zwei Molekülen statt. NERNST (1913, S. 475 und 595) hebt das gleiche hervor und hält es für wahrscheinlich, daß Reaktionen höherer Ordnung als bimolekulare nur sehr selten vorkommen. Auf jeden Fall muß ihre Geschwindigkeit sehr gering sein. Reaktionen, die trimolekular zu sein scheinen, erweisen sich oft bei näherer Untersuchung als aus Reaktionen zusammengesetzt, die ihrerseits alle bimolekular sind (siehe auch VAN 'T HOFFS Vorträge, 1901, Heft 1, S. 196).

Mrs. ANSLOW (1920) hat den Beweis erbracht, daß es bei Pflanzen Kataly-satoren gibt, welche die Autoxydation beschleunigen, besonders die von Catechin-derivaten. Dadurch werden die für den folgenden Prozeß nötigen Peroxyde schnell erzeugt.

## Peroxyde und ihre Katalysatoren.

Das Peroxyd Ozon, das bei der Autoxydation des Phosphors auftritt, hat ein kräftiges Oxydationspotential, so daß es z. B. rasch Jod aus Jodkalium freimacht. Nun haben die Peroxyde, die in lebenden Zellen erzeugt werden, ein Oxydationspotential, welches nicht so hoch wie dieses ist. Es handelt sich entweder um Wasserstoffperoxyd oder um ähnlich zusammengesetzte Verbin-dungen. Wir haben ihr Auftreten bei den photochemischen Reaktionen des grünen Blattes im 19. Kapitel kennengelernt. Tatsächlich bilden die organischen Peroxyde der letzteren Art bei Gegenwart von Wasser schnell Wasserstoffperoxyd.

Solche Peroxyde machen Jod aus Jodkalium nur sehr langsam frei. Ihre Fähigkeit organische Substanzen, wie Zucker zu oxydieren, ist sehr gering. Doch haben wir schon ein typisches Beispiel kennengelernt, wie ein solcher Prozeß unter Bildung einer intermediären Verbindung katalytisch beschleunigt werden kann. Wir meinen die Beschleunigung der Oxydation des Jodwasser-stoffs durch Wasserstoffperoxyd, durch Zugabe von sehr geringen Mengen von Molybdänsäure (BRODE). Nach dem Ablauf der Reaktion findet man die Molybdänsäure unverändert wieder.

Auch andere Stoffe, z. B. Ferrosalze in der bekannten Fentonschen Reaktion (1894), wirken als Katalysatoren auf Wasserstoffperoxyd. Dabei wird das abgespalten, was wir herkömmlicherweise „aktiven" Sauerstoff nennen. Außerdem sind aus verschiedenen Tier- und Pflanzengeweben Enzyme dargestellt worden, die die gleiche Wirkung haben. BACH und CHODAT (1903) haben sie „Peroxydasen" genannt.

Über die Eigenschaften der zahlreichen Stoffe, die bei den physiologischen Oxydationen beteiligt sind, ist viel gearbeitet worden, und die Erklärung der beobachteten komplizierten Erscheinungen ist recht schwierig. Eine einfache und verständliche Theorie ist zuerst von BACH und CHODAT (1904) aufgestellt worden, denen wir den größten Teil der exakten Untersuchungen hierüber verdanken (siehe das Referat von BACH, 1913). Auf den folgenden Seiten beschreibe ich die Erscheinungen auf der Grundlage dieser Theorie, die aber wohl noch nicht die endgültige sein wird.

Die Bedeutung der Zellstruktur wird erst später erörtert werden.

Es gibt ein Enzym, auf das ich bereits hingewiesen habe, die sog. Katalase, welche Wasserstoffperoxyd zersetzt, ohne den abgegebenen Sauerstoff zu aktivieren. Es resultiert dabei nur molekularer Sauerstoff, der gasförmig abgegeben wird. Die Katalase ist ein bei Pflanzen und Tieren sehr verbreitetes Enzym; die Rolle, die sie spielt, ist aber bisher noch recht unklar. Auf jeden Fall geht sie uns hier nichts an, da sie keine Oxydationen hervorruft, obwohl sie nach BACH (1913, S. 182) wichtig ist, weil sie empfindliche Teile des Zellmechanismus gegen das leicht diffusible Wasserstoffperoxyd schützt, das bei Oxydationsprozessen gebildet wird. BACH fand, daß das Wasserstoffperoxyd durch eine Wirkung von Peroxydase und Katalase zum Teil unter Bildung von aktivem, zum Teil unter Bildung von molekularem Sauerstoff zersetzt wird, entsprechend der relativen Menge der beiden Enzyme. Die Katalase könnte daher als regulierender Faktor bei den Oxydationsprozessen wirken.

*Peroxyde* sind durch 2 Atome Sauerstoff, die untereinander verbunden sind, charakterisiert. Wenn man den Sauerstoff als vierwertig annimmt, enthält das Wasserstoffperoxyd zwei dreifach aneinander gebundene Atome Sauerstoff. Wird ein Atom als „aktiver" Sauerstoff abgespalten, so besitzt dieses Atom vier freie Wertigkeiten, die durch Verbindung mit einer oxydablen Substanz gesättigt werden müssen. Man kann auch annehmen, daß bei der Bildung des Peroxyds zweiwertiger Sauerstoff in vierwertigen übergeht. Nur Stoffe, in denen direkt aneinander gebundene Sauerstoffatome enthalten sind, geben Peroxydreaktionen. Perschwefelsäure, $HSO_4—O_4SH$ ist demnach ein Peroxyd ebenso wie die anderen Persäuren und ihre Salze. Die Atome des gewöhnlichen Sauerstoffs sind untereinander zu Molekülen verbunden. Wenn sich also Sauerstoff mit einer autoxydablen Substanz verbindet, muß zunächst ein Peroxyd, wie wir oben angenommen haben, entstehen. Der gewöhnliche Sauerstoff hat aber keine Peroxydeigenschaften. Erst wenn noch ein drittes Sauerstoffatom ins Molekül eintritt, entsteht ein kräftig wirkendes Peroxyd, das Ozon. Daher müssen in einem Peroxyd die beiden direkt verbundenen Sauerstoffatome mit einem anderen Atom oder einer anderen Gruppe verbunden sein. Dieses Atom kann auch wieder Sauerstoff sein. Was das zu bedeuten hat, wissen wir noch nicht. Diese Gruppen können entweder „elektro-negativ" wie bei der Perschwefelsäure sein oder „elektro-positiv" wie beim Natriumperoxyd $NaO—ONa$.

Die meisten Peroxyde werden durch Wasser in zwei Stadien folgendermaßen hydrolysiert:

$$A\!\!<^{\text{O}\ \ \ \text{H}}_{\text{O}\ \ \ \text{OH}} \ \Big| + \Big| \ \longrightarrow \ A\!\!<^{\text{OH}}_{\text{O---OH}} \tag{1}$$

$$A\!\!<^{\text{OH}}_{\text{O---OH}} \ \longrightarrow \ \text{AO} + \text{HOOH} \tag{2}$$

Ein Peroxyd, das das Produkt der Autoxydation eines Zellbestandteils ist, läßt daher gewöhnlich auch Wasserstoffperoxyd entstehen.

*Katalytische Aktivierung von Peroxyden.* Indigo oxydiert sich an der Luft sehr langsam, vermutlich, wie gewöhnlich, unter Peroxydbildung. Das Terpentinöl wird auf ähnliche Weise in erheblichem Maße oxydiert. Ist letzteres gleichzeitig vorhanden, so wird sein Peroxydsauerstoff auf das Indigo übertragen, das dann schnell oxydiert wird.

BACH meint (1913, S. 148), daß man das Terpentinöl in dieser Reaktion einen Katalysator nennen müßte, da es in das Oxydationsprodukt des Indigos nicht eingeht. Nach dem Ablauf der Reaktion ist aber das Terpentinöl nicht mehr im anfänglichen Zustande vorhanden. Ich glaube daher, daß man hier nicht von einem katalytischen Prozeß sprechen darf, wo das als Katalysator bezeichnete Agens Energie für den „katalytischen" Prozeß liefert, den man daher besser eine gekoppelte Reaktion nennt. Allerdings ist es schwer, zwischen dieser Reaktion und der Beschleunigung der Wirkung des Wasserstoffperoxyds auf Jodwasserstoffsäure durch Molybdänsäure eine scharfe Grenze zu ziehen. Die letztere, die echte katalytische Reaktion, unterscheidet sich nur von der anderen im wesentlichen nur dadurch, daß bei ihr der Katalysator nach dem Ablauf der Reaktion unverändert wieder gewonnen werden kann. Das ist aber als Kriterium anzusehen, denn auch dann, wenn der Katalysator nicht intakt wiedererhalten wird, hängt seine Umwandlung mit der Hauptreaktion nicht zusammen, während die Oxydation des Terpentinöls ein wesentlicher Teil der Reaktion ist.

Die Fälle, in denen kolloidales Platin und verwandte Metalle wie Katalysatoren wirken, sieht BACH (1913, S. 149) als der Reaktion zwischen Indigo und Terpentinöl entsprechend an. Er nimmt eine intermediäre Peroxydbildung an. Beim Zerfall des Peroxyds wird das Metall zurückgebildet. Mir scheint aber, daß diese Erscheinungen der heterogenen Katalyse durch die hypothetische Annahme verschiedener Oxyde des Metalls noch nicht genügend geklärt sind, weil für die wirkliche Existenz dieser intermediär gebildeten Metallperoxyde keine sicheren Beweise vorliegen. Es besteht auch der fundamentelle Unterschied, daß die zur Erhöhung des Oxydationspotentials des Systems erforderliche Energie nicht aus chemischer Energie stammen kann, welche das Platin liefert, was beim Terpentinöl und ähnlichen Fällen der Autoxydation der Fall ist. Was das zu bedeuten hat, werden wir bei der Besprechung der Bachschen Oxygenase kennenlernen.

Der Prozeß der Autoxydation beruht also auf der Bildung eines Peroxyds und der gleichzeitigen Oxydation anderer im System vorhandener Stoffe, die sonst von molekularem Sauerstoff nicht angegriffen werden. Bei Anwesenheit von Wasser findet man gewöhnlich, daß die Peroxyde Wasserstoffperoxyd bilden, das kein hohes Oxydationspotential hat. Es war aber schon SCHÖNBEIN (1860) bekannt, daß Ferrosalze in äußerst geringer Menge die Wirkung des Wasserstoffperoxyds auf oxydierbare Substanzen stark beschleunigen. Ferrosalze, ferner

Kupfer- und Mangansalze beschleunigen auch die oxydierende Fähigkeit des Terpentinöls, Benzaldehyds usw., sicher durch Wirkung auf die dabei gebildeten Peroxyde. Einige haben angenommen, daß diese Metallsalze sich mit den Peroxyden verbinden, um unstabile „Komplexe" zu bilden, die den Peroxydsauerstoff schneller abgeben als die ursprünglichen Peroxyde. So die Permolybdänsäure in BRODES Versuchen. Auf jeden Fall sind diese Metallsalze echte Katalysatoren, denn nach Ablauf der Reaktion sind sie wieder unverändert nachweisbar.

## Die Peroxydasen.

Die Anwendung unserer bisherigen Ergebnisse auf die Oxydationsprozesse in Zellen ist keineswegs leicht. Die Oxydationssysteme sind hier oft sehr kompliziert, die Enzyme unstabil. Es sind zwar viele Einzeltatsachen bekannt, ihre Vereinigung zu einer allgemeinen Theorie ist aber nicht sehr einfach.

Sehr gut ist die Monographie von KASTLE (1910), welche diese Fragen behandelt. Wir müssen uns hier auf die Ergebnisse beschränken, die am besten zur Aufstellung einer allgemeinen Theorie dienen können. Wenn man von dieser oder jener Pflanze oder aus tierischen Organen Stoffe mit bestimmten Wirkungen gewinnen kann, ist nicht anzunehmen, daß ähnliche nicht allgemein auftreten. Die Isolierung bestimmter Enzyme gelingt eben bei manchen Organismen leichter als bei anderen.

Das Guajac-Harz ist ein gutes Reagens für den Nachweis von aktivem Sauerstoff, da einer seiner Bestandteile, die Guajaconsäure, durch Oxydation mit aktivem Sauerstoff blau gefärbt wird. Mit gewöhnlichem Sauerstoff oder durch Peroxyde, wie Wasserstoffperoxyd, tritt die Reaktion nicht ein. Am besten verwendet man eine frisch hergestellte alkoholische Lösung von Guajaconsäure.

Bei Zusatz von zerriebenen Kartoffelschalen oder von frischem Blutfaserstoff oder von anderen frischen Zellprodukten zu etwas Guajaconsäurelösung, tritt Blaufärbung ein, die das Vorhandensein von aktivem Sauerstoff anzeigt. Dieses einfache Experiment führt uns aber bei der Analyse des Mechanismus der Reaktion nicht weiter.

BACH und CHODAT (1903) zeigten nun, daß man aus Rettichen eine Lösung gewinnen kann, welche weder Blaufärbung mit Guajac gibt, noch bei Zusatz von Wasserstoffperoxyd molekularen Sauerstoff freimacht. Zusatz von Wasserstoffperoxyd und Guajaclösung ergibt aber Blaufärbung. Die Lösung muß also etwas enthalten, was Wasserstoffperoxyd aktiviert. Der betreffende Stoff wird durch Erhitzen zerstört, durch Alkohol gefällt, zeigt die allgemeinen Eigenschaften eines Enzyms und wurde „Peroxydase" genannt.

Man hat infolgedessen nachgesehen, ob in den Fällen, in denen Guajac ohne Wasserstoffperoxydzusatz gebläut wird, Wasserstoffperoxyd oder ein anderes Peroxyd bereits im Organpräparat enthalten waren. Ein Versuch von BACH (1914, S. 235) ist hierfür wichtig. Frischer Kartoffelsaft oxydiert Tyrosin schnell. Durch Fällung mit Alkohol kann man daraus einen Niederschlag erhalten, der auf Thyrosin fast wirkungslos ist, bei Zusatz von Wasserstoffperoxyd aber kräftig wirkt. Das Wasserstoffperoxyd kann also einen ähnlichen Stoff vertreten, der normalerweise im Kartoffelsaft enthalten ist.

Setzt man zu einer Peroxydaselösung Guajac und Wasserstoffperoxyd, so erhält man natürlich die blaue Farbe, ob freier Sauerstoff vorhanden ist oder

nicht. Was für das Zustandekommen der Reaktion erforderlich ist, wird vom
Wasserstoffperoxyd geliefert. Nimmt man Kartoffelschalenbrei und bringt
ihn in sauerstofffreie Gase (Wasserstoff oder Kohlensäure), so tritt bei Zusatz
von Guajac keine Blaufärbung auf, solange man Sauerstoffzutritt verhütet.
Die Bedeutung dieses Versuches liegt in folgendem: Die Peroxydase ist wie
gewöhnlich vorhanden. Bei Abwesenheit von Sauerstoff kann aber kein Peroxyd entstehen, aus dem die Peroxydase Sauerstoff aktiviert. Das Peroxyd
entsteht also nur bei Sauerstoffgegenwart, durch die Autoxydation eines spontan
sich oxydierenden Stoffes.

Dieses System, bestehend aus autoxydablem Stoff, Peroxyd und Peroxydase,
hielt man früher für ein Enzym und nannte es „Oxydase". Das wirkliche Enzym
ist aber die Peroxydase, wie BACH und CHODAT (1904) zeigten; den anderen
Bestandteil, der ein Peroxyd bei Anwesenheit von Sauerstoff bildet, nennen
sie „Oxygenase". Die Oxydase zerfällt demnach in zwei Komponenten, von denen
jede allein unwirksam ist.

Die Endung „ase" bedeutet, daß es sich um ein Enzym handelt. Die Bildung von
Peroxyden bei der Autoxydation ist dagegen kein katalytischer Prozeß. Die leichtere Zer-
störbarkeit der Oxygenase durch Erhitzen beweist nichts für ihre Enzymnatur. Ich stimme
darin mit MOORE und WHITLEY (1909) überein, aber es handelt sich eigentlich darum, was
man unter einem „Katalysator" verstehen will. Sonst entspricht das Schema von BACH
den Tatsachen ausgezeichnet. Mrs. ANSLOW bezeichnet den Katalysator als „Oxygenase",
welcher die Autoxydation beschleunigt. Er ist mit der oxydablen Substanz nicht identisch.

Man kann die Sache folgendermaßen zusammenfassen: das Substrat, das
der Oxydation unterworfen ist, nimmt Sauerstoff durch Autoxydation so langsam auf, daß der Vorgang nicht wahrnehmbar ist. Er wird durch die Anwesenheit eines echten autoxydablen Stoffes (BACHS „Oxygenase") beschleunigt,
die in ähnlicher Weise wie das Terpentinöl wirkt. Diese Wirkung wird durch
die Bildung von Peroxyden erzeugt. Diese Peroxyde werden durch das Enzym
Peroxydase noch aktiver gemacht, welches die Abspaltung von Sauerstoff aus
dem Peroxyd und dadurch seine Übertragung auf die zu oxydierende Substanz
beschleunigt. Die Bedeutung dieses letzten enzymatischen Prozesses kann folgende sein: Wir sahen, daß die Oxydation einer autoxydablen Substanz die
Oxydation anderer gleichzeitig vorhandener Stoffe bewirken kann. Es ist also
die Anwesenheit freien Sauerstoffs und einer leicht oxydablen Substanz notwendig. Das bei dieser Reaktion gebildete Peroxyd ist eine Zeitlang beständig.
Ist gleichzeitig Peroxydase vorhanden, kann dadurch Oxydation bewirkt werden.

Eisen-, Mangan- oder Kupfersalze wirken auf Peroxyde ebenso wie das
Enzym, Peroxydase. BERTRAND glaubte, daß seine „Laccase" ihre Aktivität
der Anwesenheit von Mangan verdankte. Es stellte sich später heraus, daß
das Mangan durch Eisen vertretbar war. BACH (1910) konnte eine „Oxydase"
herstellen, die diese beiden Metalle jedenfalls nicht enthielt. Ob ein anderes,
ähnlich wirkendes Metall vorhanden war, ist nicht gesagt. Die Annahme, daß die
Peroxydase eine besonders aktive Form von einem dieser Metalle ist, stimmt
bisher mit den experimentellen Tatsachen am besten überein.

Die als „Peroxydase" wirksamen Metalle können in zwei Stufen von verschiedener Wertigkeit vorhanden sein. Durch den Zusatz eines dieser Metallsalze zu einem System von Peroxyd und Peroxydase kann man ein gemischtes
System mit zunehmender Aktivität erhalten.

Ferner hat Dony-Henault (1908) eine „künstliche Laccase" folgendermaßen hergestellt: Man nimmt eine Lösung, die in 50 ccm Wasser 1 g Manganformiat, 0,4 g doppeltkohlensaures Natron und 10 g Gummi arabicum enthält und fällt sie mit Alkohol. Der Niederschlag wird wieder in Wasser gelöst und durch Alkohol erneut niedergeschlagen. Der Niederschlag ist aus zwei Gründen interessant: 1. ist er eine Adsorptionsverbindung, die durch Alkohol unverändert gefällt wird, wahrscheinlich weil immer quantitativ alles ausfällt; 2. ist er ein künstlich hergestelltes Enzym. Es wird durch Alkohol gefällt. Aber die wichtigere Eigenschaft ist, daß es katalytisch wirkt. Es scheint durch Erhitzen nicht zerstört zu werden, aber eine von Trillat (1904) aus Eiweiß und Mangan hergestellte ähnliche Substanz wird durch Kochen zerstört, während die natürliche Laccase so nicht zerstört wird. Die Eigenschaft hängt offenbar von der Natur des emulsoiden Kolloids ab, das dem Metall assoziiert ist.

Die natürlichen „Oxydasen" sind mehr oder weniger „spezifisch"; jede scheint auf eine besondere Gruppe von Substraten oder sogar nur auf ein einziges zu wirken. Das wird wohl eher durch die Beschaffenheit des organischen Peroxyds im System der „Oxydase" bedingt als durch die Art der Peroxydase. Eine solche „Spezifizität" kommt auch bei anorganischen Katalysatoren vor; so fand Wolff (1908), daß kolloidales Ferroferrocyanid für Phenole eine „Peroxydase" ist, die Wirkung des Wasserstoffperoxyds auf Jodwasserstoffsäure aber nicht beschleunigt. Wo „spezifische Wirkungen" auftreten, muß man immer in Betracht ziehen, daß das Substrat auf das Enzym direkte Wirkungen ausüben kann, die zu seiner Zerstörung oder doch zur Änderung seiner physikalischen Beschaffenheit führen können.

Man könnte fragen, warum in der künstlichen Laccase Gummi vorhanden sein muß. Bevor wir diese Frage beantworten können, müssen wir überlegen, in welchem Zustand sich diese Metallsalze wie Eisen, Kupfer, Mangan in der Lösung befinden.

Alle diese Metallsalze sind in wässeriger Lösung, besonders bei starker Verdünnung, hydrolysiert. Sie enthalten also in Wirklichkeit Metallhydroxyde in kolloidaler Lösung. Das scheint ihr aktiver Zustand zu sein. Warum allerdings das kolloidale Hydroxyd aktiver sein sollte als das Ion, ist schwer zu sagen. Die Experimente von Moore und Webster (1913) zeigen aber die Bildung von Formaldehyd durch ultraviolettes Licht bei Anwesenheit von kolloidalem Eisenhydroxyd. Bertrand (1897) fand bei der Untersuchung der oxydierenden Wirkung einer Reihe von Mangansalzen auf Hydrochinon jene am kräftigsten, welche in Lösung am stärksten hydrolysiert wurden.

Wenn also der Kolloidzustand so wichtig ist, muß die Aktivität in direkter Beziehung zur Ausdehnung der Oberfläche stehen. Dazu dient der Zusatz von Gummi, Eiweiß usw. bei der Herstellung der „künstlichen" Oxydasen. Oben ist die Art und Weise erklärt worden, wie diese „stabilen" Kolloide Schutzwirkungen auf suspensoide Kolloide ausüben. Sie verhüten beim kolloidalen Eisenhydroxyd z. B. die Ausflockung durch Elektrolyte und sichern so einen hohen Dispersionsgrad.

Eine Peroxydase ist also aller Wahrscheinlichkeit nach eine besonders aktive Form von kolloidalem Mangan, Eisen oder Kupferhydroxyd, das in diesem aktiven Zustand durch die Schutzwirkung eines Emulsionskolloids, wie Gummi oder Eiweiß, erhalten wird. Infolge der Anwesenheit dieses stabilen Kolloids wird das Enzym durch Alkohol oder durch Kochen koaguliert. Vielleicht hängt damit auch die „Spezifizität" zusammen. Eine im wesentlichen ähnliche Ansicht vertrat Perrin (1905, S. 103).

## Reduktasen.

Man weiß seit langem, daß frische tierische und pflanzliche Gewebe Nitrat zu Nitrit reduzieren können. Einige Autoren haben den Prozeß als einen katalytischen angesehen. Im allgemeinen nimmt man aber die Existenz von den „Oxydasen" entsprechenden „Reduktasen" nicht an.

Schardinger (1902) machte die Beobachtung, daß frische Milch Methylenblau, Indigo usw. bei Gegenwart von Aldehyd (Formaldehyd, Acetaldehyd) schnell reduziert. Die Reaktion tritt ohne Aldehyd nicht auf. Diese Wirkung der Milch wird beim Kochen zerstört. Sie dient daher als Probe, um frische Milch von sterilisierter zu unterscheiden. Trommsdorff (1909) zeigte, daß diese Reaktion durch ein Enzym und nicht durch Bakterien verursacht wird. Sind Mikroben vorhanden, so bekommt die Milch nach einigen Stunden die Fähigkeit, Methylenblau auch ohne Zusatz von Aldehyd zu reduzieren.

Die Wirkung kann nur durch Abspaltung von Wasserstoff aus Wasser erklärt werden, der „in statu nascendi" oder als aktivierter Wasserstoff reagieren müßte. Wenn eine Reaktion vor sich geht, die Sauerstoff aus dem Wasser aufnimmt, wird Wasserstoff frei. Es ist also wahrscheinlich, daß wir es mit einer Reaktion zu tun haben, die Bach (1913, S. 150) „hydrolytische Oxydo-Reduktion" nennt.

Eine derartige Reaktion haben wir bereits in der Oxydation von a-Aminosäuren zu Aldehyden von Strecker kennengelernt S. 323. Um ihren Mechanismus zu verstehen, benutzt man besser eine einfachere Reaktion wie die Zersetzung des Wassers durch Hypophosphat bei Anwesenheit von metallischem Palladium, die Bach untersucht hat (1909).

Der Mechanismus solcher Reaktionen ist allerdings noch keineswegs geklärt, und ich gestehe mit gewisser Besorgnis, daß die chemische Natur der hypothetischen intermediären Produkte noch nicht gesichert ist. Das System ist heterogen, da Palladium und ähnliche Metalle unlöslich sind; in solchen Systemen spielen Adsorptionsprozesse immer eine große Rolle. Wenn im folgenden von Oxyden von Platin usw. gesprochen wird, ist es sehr zweifelhaft, ob die Metalle wirklich dem Zustande, den die Formel angibt, entsprechen, da sie nicht isoliert worden sind. Auch bei der Brodeschen Reaktion mit Molybdänsäure sollen Serien von folgender Form auftreten:

$$MoO_3 \cdot {}^1\!/_2\,H_2O_2, \quad MoO_3 \cdot H_2O_2, \quad MoO_3 \cdot {}^3\!/_2\,H_2O_2, \quad MoO_3 \cdot 2\,H_2O_2 .$$

Besser würde wohl die Annahme von Adsorptionsverbindungen sein. Erinnern wir uns an die Kontroverse zwischen Faraday und de la Rive S. 372 oben.

Hypophosphate oxydieren sich in wässeriger Lösung nur wenig. Bei Anwesenheit von feinzerteiltem Palladium findet rasche Oxydation statt. Bach drückt dies folgendermaßen aus: Das Wasser wird zersetzt, und sein HO wird zur Oxydation des Hypophosphats verwendet, der Wasserstoff wird vorübergehend vom Palladium aufgenommen und dann frei. Also:

$$
\begin{array}{ccccc}
\text{H} \quad \text{H} & \text{OHH} & & \text{H} \quad \text{OH} & \\
\diagdown\;\diagup & & & \diagdown\;\diagup & \\
\text{P} & + & = & \text{P} & +\,\text{H}_2 + \text{H}_2\text{O}\,. \\
/\!/\;\diagdown & & & /\!/\;\diagdown & \\
\text{O} \quad \text{OH} & \text{OHH} & & \text{O} \quad \text{OH} &
\end{array}
$$

Das Palladium wirkt als echter Katalysator; winzige Mengen zersetzen unendliche Mengen Hypophosphat. Ist gleichzeitig eine leicht reduzierbare Substanz vorhanden, so wird sie durch den entstehenden Wasserstoff reduziert.

Wenn man statt Hypophosphat Aldehyde benutzt, findet man, daß die Anwesenheit von Metallen der Platingruppe die Zersetzung des Wassers nicht in erheblichem Grade beschleunigt. Dann muß noch eine leichtreduzierbare Substanz zugegen sein, welche als „Acceptor" für den entstehenden Wasserstoff dient; dazu können Methylenblau, Indigo, Nitrate usw. benutzt werden. Formaldehyd allein, also ohne Platin, reduziert keinen dieser Stoffe. Bei der Reaktion wird das Aldehyd zur entsprechenden Carboxylsäure oxydiert. Wichtig ist, daß das Methylenblau als Wasserstoffacceptor dienen kann. Der Farbstoff enthält nämlich keinen Sauerstoff. Der Sauerstoff, welcher zur Umwandlung des Formaldehyds in Ameisensäure dient, muß also aus dem Wasser stammen.

Die von BACH gegebene Erklärung (1911, 1) ist kurz folgende: Das Wasser kann als ungesättigte Verbindung aufgefaßt werden, da der Sauerstoff vierwertig ist, zum mindesten potentiell. Da auch H'- und OH'-Ionen im Wasser vorhanden sind, können „unstabile Komplexverbindungen" von folgender Form entstehen:

$$\begin{matrix} H & H^. & & HO' & H \\ & \diagdown\diagup & & & \diagdown\diagup \\ & O & und & & O \\ & \diagup\diagdown & & & \diagup\diagdown \\ H & H^. & & HO' & H \end{matrix}$$

Die erste kann man „Wasserstoffsuboxyd" oder „Sauerstoffperhydrid" nennen, entsprechend den Metallsalzen $M_4O$, wie $Ag_4O$. Das zweite ist das Hydrat des Wasserstoffperoxyds. Auf Grund der im 7. und 8. Kapitel mitgeteilten Tatsachen können wir es als sicher ansehen, daß Ionen sich mit Wassermolekülen assoziieren.

Die Beschleunigung der Oxydation von Aldehyden zu Säuren durch Platin kann man nach ENGLER und WÖHLER (1901) durch eine Vereinigung von kolloidalem Platin mit molekularem Sauerstoff zur Bildung eines Peroxyds, $PtO_2$, erklären. Dieses würde wieder mit Wasser reagieren und das Hydrat

$$HO—Pt—O = O$$
$$|$$
$$H$$

bilden. Man kann annehmen, daß auch diese Substanz sich durch Reaktion des Platins mit dem im Wasser vorhandenen $H_2O(OH')_2$ bildet. Sie wirkt wie ein kräftiges Oxydationsmittel auf Formaldehyd. Das $H_2O(OH')_2$ wird verbraucht, das Gleichgewicht gestört, es bildet sich wieder neu, und so geht der katalytische Prozeß weiter.

Nimmt man die Anwesenheit von $H_4O$ in Wasser an, so könnten durch seine Verbindung mit metallischem Platin stark reduzierende Hydride entstehen.

Die beiden Komplexverbindungen von H·- und OH'-Ionen mit Wasser sind nur in sehr geringer Konzentration vorhanden. Wenn daher nicht eines von ihnen verbraucht wird, z. B. das Hydrid bei der Reduktion des Methylenblaus, kann die Oxydation des Aldehyds nur in sehr geringem Umfange stattfinden.

Ich habe bereits bemerkt, daß diese Theorie auf der Annahme von Verbindungen beruht, deren Existenz recht zweifelhaft ist, und BACH selbst findet (1913, S. 154), daß weitere Untersuchungen zur Aufklärung des Reaktionsmechanismus notwendig sind. Die Theorie erklärt aber das Auftreten aktiven Wasserstoffs, das sonst unverständlich wäre.

Gibt es nun ein Enzym in der Milch und in Gewebszellen, das eine ähnliche Rolle spielt wie das metallische Platin? Da eine Peroxydase die Aktivierung

des Peroxydsauerstoffs verursacht, kann man, nach BACH (1913, S. 161) ein
Enzym, welches die Aktivierung von Perhydridwasserstoff verursacht, eine
„Perhydridase" nennen.

SCHARDINGER und TROMMSDORFF haben, wie wir sahen, in der frischen
Milch ein Enzym nachgewiesen, daß bei gleichzeitiger Anwesenheit von Aldehyd
Methylenblau reduziert. Von verschiedenen Beobachtern ist die reduzierende
Wirkung frischer Gewebe beschrieben und den „Reduktasen" oder „Reduk-
kasen" zugeschrieben worden. Analog dem Oxydasesystem von Peroxydase
+ Peroxyd kann man die Redukase als das Schardingersche Enzym + Aldehyd
auffassen.

Die Schardingersche Reaktion scheint also eine hydrolytische Oxydoreduk-
tion zu sein, bei der der Aldehyd durch den Sauerstoff des Wassers oxydiert wird,
während der dabei freigewordene Wasserstoff das Methylenblau zur Leukobase
durch Vermittlung des Enzyms reduziert.

Es ist seit langem bekannt, daß Leberbrei Methylenblau schnell reduzieren
kann. BACH (1911—1912) untersuchte diese Reaktion von obigem Standpunkt
aus. Enthält der Leberbrei ein dem in der Milch enthaltenen entsprechendes
Enzym und eine oxydable Substanz, die wie der Aldehyd wirkt?

Wird die Leber mit der fünffachen Menge ihres Gewichts an 2% Natrium-
fluoridlösung verrieben, so wirkt die fünffach verdünnte Lösung spontan kaum
auf Methylenblau. Fügt man aber eine kleine Menge Acetaldehyd hinzu, so
wird das Methylenblau schnell entfärbt. Vorheriges Aufkochen vernichtet diese
Eigenschaft des Leberbreies. Das Enzym wird bei Filtration durch Fließpapier
auf dem Filter zurückgehalten. Durch Extraktion der Leber mit 1proz. $NaHCO_3$
wird eine filtrierbare Lösung erhalten, die zuerst durch Leinwand gegeben,
dann genau mit Essigsäure neutralisiert und durch Papier filtriert wird.
Das Filtrat wird mit Alkohol gefällt und dem Niederschlag das Enzym durch
Extraktion mit $^1/_2$proz. $NaHCO_3$ entzogen. Die Lösung reduziert Methylenblau
bei Gegenwart von Aldehyd. Das Enzym ist sehr unstabil. Man kann ein ähnliches Präparat auch aus der Lunge, Milz, Niere oder Thymus herstellen.

Bei Gegenwart von Aldehyd reduziert dieses Enzym auch Nitrate zu Nitriten,
gerade wie frische Milch, es ist also nicht spezifisch.

Welcher Stoff in der Zelle die Rolle des Aldehyds spielt, ist noch unbekannt.
Es scheint sich um einen unlöslichen Körper zu handeln, der bei der Bachschen
Methode zur Gewinnung des Ferments auf dem Filter zurückbleibt.

Die Oxydase (oder Phenolase) bewirkt Oxydationen durch freien Sauerstoff.
Die Redukase benutzt, auf indirektem Wege, den im Wasser gebundenen Sauerstoff. Es ist:

Oxydase  = Peroxydase + oxydable Substanz (Oxygenase) + Sauerstoff.
Redukase = SCHARDINGERS Enzym + oxydable Substanz (Oxygenase) + Wasser.

Im ersten Fall kann man sagen, daß freier Sauerstoff reduziert wird, aber der
Reduktionsprozeß bleibt dabei stehen und wird vom Oxydationsprozeß überlagert; im zweiten Falle wird durch die Zersetzung des oxydierenden Agens Wasserstoff aus Wasser frei, woran sich weitere Reduktionsprozesse anschließen.

*Die Cannizzarosche Reaktion.* Diese Reaktion besteht in der gleichzeitigen
Oxydation und Reduktion von Aldehyden, wobei der Wasserstoff des Wassers

ein Aldehydmolekül in den Alkohol und der Sauerstoff ein anderes in die Säure verwandelt:

$$2 \, R \cdot CHO + 2 \, HOH = R \cdot CH_2OH + R \cdot COOH + H_2O \,.$$

PARNAS (1910, 2) zeigte, daß das Lebergewebe diese Reaktion sehr beschleunigt, ein Resultat, das offenbar der Bachschen Anschauung über die Wirkung der Perhydridase entspricht.

Das Enzym, welches die Oxydation des Salicylaldehyds beschleunigt, scheint ein ähnliches zu sein und ebenfalls eine Cannizzarosche Umlagerung zu beschleunigen.

*Pflanzliche Redukase.* Im Safte der Kartoffel und anderen Extrakten kommt Perhydridase vor (BACH, 1913, 2). Sie wirkt nur bei gleichzeitiger Anwesenheit niedriger Aldehyde, reduziert Nitrate zu Nitriten, greift aber Methylenblau nicht an.

Ein ähnlicher Vorgang scheint der von MEYERHOF (1912, 3) beobachtete Mehrverbrauch von Sauerstoff durch Acetonhefe bei Gegenwart von Methylenblau zu sein. Die Experimente von PALLADIN, HUBBENET und KORSAKOW (1911) behandeln dieselbe Frage bei höheren Pflanzen. Bei etiolierten Pflanzen wird der Sauerstoffverbrauch durch Methylenblau gesteigert. Die Wirkung findet bei der Bohne nur in Sauerstoffatmosphäre statt. Bei der Erbse, welche anaerob Alkohol produziert, geht es auch bei Ausschluß des Sauerstoffs. Hier wird bei Sauerstoffgegenwart das Methylenblau nicht reduziert.

## Die Guajacreaktion des Blutes.

Hämoglobin oxydiert Guajaconsäure. BUCKMASTER (1907) zeigte, daß dies durch das Eisen des Hämoglobins verursacht wird; die eisenfreien Hämoglobinderivate geben die Reaktion nicht.

Das Eisen wirkt wie eine Peroxydase. Zur Wirkung einer Peroxydase ist aber immer auch ein Peroxyd nötig. Es muß also bei der Guajacreaktion des Blutes eine Substanz zugegen sein, die autoxydabel ist.

Das Lecithin wird durch Eisenammoniakalaun an der Luft oxydiert (THUNBERG, 1911). Es muß sich also, wie beim Benzaldehyd, ein Peroxyd bilden. Andere Zellbestandteile, wie Nuclein, Albumin, Glucose, Ölsäure, sind durch Eisen allein nicht oxydabel.

## Die Tyrosinase.

Das Auftreten einer Dunkelfärbung bei der Einwirkung eines Oxydationsenzyms auf Thyrosin haben wir schon erwähnt. Dieses Enzym kommt ziemlich häufig vor, nicht nur bei Pilzen, wo es zuerst entdeckt wurde, sondern auch in tierischen Geweben, u. a. in Insektenlarven. Nach BACH (1914) ist die sog. Tyrosinase ein kompliziertes System. Das System wirkt, indem das Tyrosin zunächst reduziert wird. Die Reaktionsprodukte werden durch eine gleichzeitig anwesende Oxydase rasch weiter oxydiert. Es verhält sich ähnlich wie die respiratorischen Farbstoffe von Pflanzen, die PALLADIN (1909) beschrieben hat, welche abwechselnd oxydiert und durch die Wirksamkeit von Enzymen wieder reduziert werden.

## Das oxydierende System der Zelle.

Nach dem bisher Gesagten scheint der chemische Oxydationsprozeß in der Zelle folgender zu sein: Eine autoxydable Substanz in der Zelle nimmt molekularen Sauerstoff auf unter Bildung von Peroxyden und Aktivierung der Hälfte des reagierenden Sauerstoffs. Die andere Hälfte oxydiert einen Teil der autoxydablen Substanz vollständig. Auf die Peroxyde wirkt Peroxydase ein, wobei wieder aktiver Sauerstoff entsteht, der zur Oxydation von nicht autoxydablen dysoxydablen Stoffen führt. Diese Vorstellungen genügen aber zur Darstellung der Oxydationsprozesse in der lebenden Zelle noch nicht. In der Zelle ist etwas vorhanden, was man „Struktur" nennen kann, worunter aber nicht die grobe mikroskopisch sichtbare Struktur zu verstehen ist, die wahrscheinlich weniger wichtig ist als die ultramikroskopische Struktur kolloidaler Natur, auf die ich früher aufmerksam machte.

In einem vorausgehenden Kapitel wurde bereits die Warburgsche Annahme erwähnt, über den Zweck der energieliefernden chemischen Prozesse in der Zelle, die keine äußere Arbeit leistet (S. 35).

Wir haben auch schon verschiedene Fälle kennengelernt, aus denen die Bedeutung der „Struktur" erhellt. Ich erwähne das Nichtverschwinden der Milchsäure im Muskelbrei (FLETCHER und HOPKINS, 1907), die Unmöglichkeit aus den Geweben Preßsäfte zu erhalten, welche Sauerstoff verbrauchen (HARDEN und MACLEAN, 1911), die starke Beeinflussung des Sauerstoffverbrauchs durch Alkali, das in die Zelle nicht eindringt (WARBURG, 1910).

Zwischen diesen Erscheinungen und der im nächsten Kapitel zu besprechenden Gewebsatmung ist eine strenge Grenze nicht zu ziehen. Ich will wenigstens versuchen, nach Möglichkeit Wiederholungen zu vermeiden.

Die Beobachtungen von WARBURG und MEYERHOF (1912) zeigen das Problem, mit dem wir es hier zu tun haben. Die roten Blutkörperchen der Vögel sind kernhaltig und haben unter normalen Bedingungen einen ziemlich beträchtlichen Sauerstoffverbrauch. Buchnersche Preßsäfte aus roten Blutkörperchen von Vögeln haben keinen Sauerstoffverbrauch mehr. Ebenso werden die Oxydationsprozesse in den Blutkörperchen durch mechanische Zertrümmerung aufgehoben. Der Hefepreßsaft hat zwar noch die Fähigkeit, die alkoholische Gärung des Traubenzuckers hervorzurufen, aber, wie WARBURG und MEYERHOF zeigen, in erheblich kleinerem Maße als intakte Hefezellen. BATTELLI und STERN, PALLADIN u. a. haben an anderen Zellen ähnliche Befunde erhoben, auf die in WARBURGS Referat (1914) hingewiesen wird.

Zellen können durch Behandlung mit Aceton usw. ohne deutliche Zerstörung der Struktur entwässert und getötet werden. Die gewöhnliche mikroskopische Struktur bleibt dabei intakt. WARBURG zeigt (1914, S. 317), daß Aceton und Äther gute Mittel sind, um selbst so empfindliche Zellen, wie die sich teilenden Seeigeleier zu fixieren. Wichtig scheint ein möglichst schnelles Trocknen zu sein. Die chemische Zusammensetzung ist praktisch unverändert, selbst die Lipoide bleiben in den Zellen. Behandelt man Hefezellen derartig, so besteht die Hauptwirkung darin, daß ihre Gärungskraft verringert wird (BUCHNER und HAHN, 1903, S. 87 und 269). WARBURG und MAYERHOF stellten fest, daß Staphylokokken nach Behandlung mit Aceton und Äther noch Sauerstoff verbrauchen und

Kohlensäure abgeben, aber in erheblich geringerem Maß als intakte Zellen. Unter günstigen Bedingungen blieb dieser Atmungsprozeß einige Stunden konstant, der respiratorische Quotient betrug zwischen 0,65 und 0,9. Der Oxydationsprozeß wurde weniger geschädigt als die Gärkraft der Hefe durch ähnliche Behandlung. Natürlich ist es bei solchen Experimenten wesentlich zu wissen, ob alle Zellen „getötet" sind, d. h. unfähig zu wachsen. Sie wurden daher nach der Acetonbehandlung auf 100° erwärmt. Am Schluß des Experiments erwiesen sie sich als steril. Wenn man sie nur mit Aceton behandelt aber nicht erhitzt, beträgt der Sauerstoffverbrauch noch ein Drittel des Normalen. Durch Anlegung von Kulturen konnte auch hier nachgewiesen werden, daß alle Zellen abgetötet waren. Der absolute Sauerstoffverbrauch solcher Acetonpräparate betrug 1,5 ccm pro Gramm und Stunde, während überlebende Leberzellen 2,7 ccm Sauerstoff verbrauchen.

Vergleicht man diese Resultate mit den bei Seeigeleiern erhaltenen, so findet man manches Lehrreiche. Die mit Sand verriebenen unbefruchteten Eier zeigen zuerst einen fast normalen Sauerstoffverbrauch; dieser nimmt langsam ab, so daß er in der dritten Stunde nur ein Viertel bis ein Drittel des Normalen beträgt. Bereits in Teilung begriffene befruchtete Eier haben, entsprechend einer weiter entwickelten Organisation, einen größeren Sauerstoffverbrauch als unbefruchtete. Die Abnahme beim Verreiben mit Sand ist hier viel größer. Der Sauerstoffverbrauch beträgt in der ersten Stunde nur ein Viertel bis ein Drittel des Normalen. Mit Aceton getrocknete, unbefruchtete Eier haben ebenfalls einen meßbaren Sauerstoffverbrauch, der aber geringer ist, als bei den mit Sand verriebenen.

Zur weiteren Erläuterung dessen, was er unter Zellstruktur versteht, macht WARBURG (1914, S. 915) darauf aufmerksam, daß bei der intakten Muskelzelle ein viel größerer Bruchteil der chemischen Energie als freie Energie erscheint, die zur Arbeitsleistung verwendbar ist, als nach der Zerstörung der Zelle; in letzterem Falle wird die durch Oxydationsprozesse erhaltene chemische Energie ganz in Wärme verwandelt. Unter Zellstruktur versteht man also solche Elemente, mit denen oder mit deren Hilfe die Arbeit der Zelle ausgeführt wird. Es gibt Einrichtungen, durch welche die chemische Energie der Oxydationsprozesse gleichsam festgehalten wird, bevor sie in Wärme übergeht. Wenn die Zellbestandteile ein Haufen ungeordneter chemischer Verbindungen wären, würde bei der Oxydation nur Wärme entstehen können. Das gleiche trifft auf einen Petroleummotor zu. Zerstört man ihn und verbrennt die Maschinenteile mit dem Petroleum zusammen, dann erhält man auch hier bei der Verbrennung nur Wärme.

Würde man einen Zellkern tausendmal teilen und die Teile über die Zelle zerstreuen, so wäre die Kernstruktur zerstört, was daraus zu entnehmen ist, daß die bei der Karyokinese auftretende geordnete Bewegung nicht länger möglich ist.

Wie oben bemerkt, ist die Zellmembran ein sehr wichtiges Element der Zellstruktur oder des Oxydationsmechanismus.

Man sieht also, daß die Oxydationen, die mittels der in den ersten Teilen des vorliegenden Kapitels behandelten Enzymmechanismen beeinflußt werden, in der Zelle an einem Mechanismus angreifen, der ihre Energie beim Fortschreiten der Reaktion ausnutzt.

Es ist kaum möglich, bei dem gegenwärtigen Stande unserer Erkenntnis mehr zu sagen. Dennoch sind einige weitere Erscheinungen interessant.

## Die Durchlässigkeit.

Die Acetonbehandlung ruft bei den Seeigeleiern keine sichtbare Veränderung hervor, macht aber die Zellmembran für Elektrolyte durchlässig. Ein in destilliertes Wasser gebrachtes lebendes Ei platzt rasch, nachdem es vorher angeschwollen ist. Werden mit Aceton behandelte Eier erst in Seewasser, dann in destilliertes Wasser gebracht, so findet in letzterem keine Volumenänderung statt.

## Die Bedeutung des Kerns.

Kernhaltige Blutkörperchen verbrauchen mehr Sauerstoff als die kernlosen. Für diese Erscheinung ist aber nicht nur der Zellkern verantwortlich zu machen. Die kernhaltigen Zellen sind protoplasmareicher. Auch kernlose Protoplasmafragmente verbrauchen Sauerstoff. Der Kern ist aber ein Teil der Zellstruktur. Läßt man rote Blutkörperchen von Vögeln frieren und wieder tauen, so tritt Cytolyse ein, die Membran wird gesprengt, und einige Zellbestandteile treten aus. WARBURG (1914, S. 323) hat gezeigt, daß dabei bestimmte Strukturbestandteile nicht zerstört werden und abzentrifugiert werden können, da sie unlöslich sind. Dabei erhält man eine obere Schicht von strukturloser Zellsubstanz und eine untere von Strukturbestandteilen. Die überstehende Lösung hat fast keinen Sauerstoffverbrauch. Der Sauerstoffverbrauch des Sediments kommt der Sauerstoffzehrung der unversehrten Zelle nahezu gleich.

*Der Einfluß zunehmender Strukturdifferenzierung.* Der Vergleich des Sauerstoffverbrauchs des befruchteten und des unbefruchteten Seeigeleies gab WARBURG (1908 und 1910) Gelegenheit, diesen Faktor zu studieren. Die Zunahme des Sauerstoffverbrauchs ist beträchtlich, aber der Anzahl der neugebildeten Kerne nicht direkt proportional. Eine Zunahme der Kerne im Verhältnis 1 : 1000 ruft eine Zunahme des Sauerstoffverbrauchs im Verhältnis 1 : 3 hervor. Das zeigt an, daß die „Struktur" nicht die sichtbare Kernstruktur ist usw. Wenn die Eier durch Einbringen in destilliertes Wasser und Schütteln cytolysiert werden, verbraucht die sich ergebende Suspension der scheinbar strukturlosen Zelltrümmer ebensoviel Sauerstoff wie die intakten unbefruchteten Eizellen. Der Sauerstoffverbrauch bei den befruchteten, in Teilung begriffenen Eiern wurde dabei auf ein Zehntel herabgesetzt, obwohl die Strukturzerstörung geringer als im vorigen Versuch zu sein schien. Dennoch war der Oxydationsprozeß auch bei den unbefruchteten Eiern nach der Cytolyse nicht normal, denn die Kohlensäureabgabe hörte auf.

*Die Wirkung der Zellmembran.* Ich habe bereits darauf hingewiesen, daß Veränderungen der Durchlässigkeit bei dem Befruchtungspakt auftreten, und WARBURG (1908) hat gezeigt, daß gleichzeitig damit der Sauerstoffverbrauch erheblich steigt. Wie bereits erwähnt, bewirken Alkalien, welche nicht in die Zelle eindringen, eine große Zunahme des Sauerstoffverbrauchs. Veränderungen, welche nur die Zelloberfläche treffen, üben tiefe Wirkungen auf den Zellmechanismus aus. Ferner ist bewiesen, daß die „Strukturen" sehr klein sein müssen, denn sichtbare Veränderungen finden dabei in der Zelle nicht statt. Auf die

Winzigkeit der protoplasmatischen Elemente wurde oben hingewiesen. Die Maschinerie kann außer Betrieb gesetzt werden, ohne daß sichtbare Veränderung eingetreten zu sein braucht. Wie wenn bei einem Petroleummotor die zur Verbrennung nötigen Akkumulatoren entladen wären.

LILLIE stellt fest (1913), daß die Bildung von Indophenolblau durch Oxydation von a-Naphthol und Dimethylparadiaminobenzol am schnellsten bei der Kern- und Zellmembran der Blutkörperchen des Frosches stattfindet. Induktionsstöße sollen diese Reaktion beschleunigen, woraus geschlossen worden ist, daß die elektrische Polarisation dieser Oberflächen eine Rolle spielt.

*Die Blausäurewirkung.* Die Wirkung von Cyankalium in äußerst geringer Konzentration besteht darin, alle Oxydationsprozesse in Zellen reversibel zu hemmen. Man erhält die normale Oxydation wieder, wenn man das Cyanid auswäscht. Oben ist die Benutzung dieser Hemmung der Oxydationen durch Cyankalium für die Analyse der Prozesse im Muskel durch WEIZSÄCKER (1912) erwähnt worden. In seiner Tabelle (S. 140) findet sich z. B., daß ein Herz vor der Cyanidvergiftung 1,180 g/cm Arbeit bei einem Verbrauch an Sauerstoff ausführte, der 23 mm der Skala des Barcroftschen Apparates entsprach unter einer Entwicklung von 25 mm Kohlendioxyd. Bei m/6000 Cyankalium leistete dasselbe Herz mehr Arbeit (1,380 g/cm) mit Verbrauch von nur 8 mm Sauerstoff und gab 9 mm Kohlendioxyd ab. Es wurde gezeigt, daß die Erregbarkeit des Herzens für elektrische Reize unverändert war, auch bei vollständiger Aufhebung der Oxydationen durch m/2000 Cyankalium.

Die von WARBURG für die Blausäurewirkung gebene Erklärung werden wir sogleich besprechen.

*Beziehung zu Katalysatoren.* WARBURG und MEYERHOF (siehe WARBURG, 1914, S. 334) haben Resultate mit unbefruchteten cytolysierten Seeigeleiern erhalten, welche die Bedeutung des Eisens zeigen. Es stellte sich heraus, daß die Asche der Eier beträchtliche Mengen von Eisen enthielt. Der Zusatz von Eisensalzen zu der Eisubstanz rief eine sehr erhebliche Zunahme in dem Sauerstoffverbrauch hervor, eine Wirkung, die durch andere Metallsalze nicht zu erhalten war, auch nicht durch Mangan.

Es wurden auch alkoholische Extrakte gemacht, zur Trockne verdunstet und der Rückstand mit Äther extrahiert. Ein Teil blieb ungelöst, und dieser Teil verbrauchte keinen Sauerstoff, auch nicht bei Zusatz von Eisensalzen. Der Ätherextrakt wurde verdunstet und der Rückstand in Wasser suspendiert. Dieses Suspension verbrauchte von selbst keinen Sauerstoff, bei Zusatz von Eisen war der Sauerstoffverbrauch ebenso groß als der der ursprünglichen Eisubstanz. Die Erscheinung hängt also an „Lipoiden".

THEMBERG (1911) hat nun beobachtet, daß Lecithin bei Anwesenheit von Eisen Sauerstoff in erheblichem Maße verbraucht; und Lecithin ist in den Eiern vorhanden. Ferner haben wir mit Recht auf den vorstehenden Seiten dieses Kapitels behauptet, daß die Aktivität der Peroxydasen der Zelle von ihrem Eisengehalt (oder Mangangehalt) abhängt. Da aber das Lecithin nur langsam autoxydabel ist, müßte seine Oxydation durch Mrs. ONSLOWS Oxygenase beschleunigt werden. Eine weitere Schwierigkeit besteht darin, daß dabei keine Kohlensäure produziert wird sowohl bei den cytolysierten Eiern als auch bei der Wirkung der Eisensalze auf Lecithin.

Nach einer mir von Dr. WEIZSÄCKER gegebenen Mitteilung hat WARBURG kürzlich gefunden, daß die Menge des Kaliumcyanids, die erforderlich ist, um die Oxydation in den Seeigeleiern zu hemmen, stöchiometrisch ihrem Eisengehalt entspricht. Das ist ein Beweis für die Rolle, welche das Eisen als Katalysator spielt. Schwierig ist nur, wie unter den Bedingungen in der lebenden Zelle sich Eisen mit Cyankalium so verbinden kann, daß der Vorgang reversibel ist. Es müßte doch ein komplexes Ion wie in der Ferrocyanwasserstoffsäure sein. Aus diesem aber das Eisen wieder in Freiheit zu setzen, und zwar unter Bedingungen, die mit dem Weiterleben der Zelle vereinbar sind, das dürfte keine einfache Sache sein.

VERNON (1914, S. 220) zeigt, daß die Indophenoloxydase durch Narcotica in einer Reihe gehemmt wird, die ihrer anästhesierenden Wirkung auf Kaulquappen entspricht. Er zieht den Schluß, daß der Oxydationsprozeß von Lipoiden abhängig ist. Die Erscheinung zeigt sicher, daß Oberflächen eine Rolle spielen. Nucleoproteine verhalten sich anders.

*Die Art der Wirkung der „Struktur".* WARBURG (1914, S. 337) nimmt an, daß die wesentliche Bedeutung der Struktur in der Anwesenheit von Oberflächen für die Verdichtung der bei den Zellprozessen wirksamen Katalysatoren besteht, mit anderen Worten: für die Adsorption. Die Wirkung der Narcotica der Alkoholreihen ist viel größer auf die Gärkraft der Hefezellen als auf Hefepreßsaft, offenbar weil diese Stoffe stark adsorbiert werden und die Enzyme aus der Adsorption an den Oberflächen verdrängen (siehe die Schrift von WARBURG, 1913, 1, S. 20).

WARBURG ist nicht der Ansicht, daß die Anschauung getrennter „Reaktionsräume", die für andere chemische Reaktionen in der Zelle zutreffen mag, auf die Oxydationsprozesse anwendbar ist, weil die in diesen Reaktionsräumen enthaltene Flüssigkeit durch Diffusion verändert werden kann, ohne die Oxydationsprozesse zu beeinflussen. Mir scheint diese Beweisführung aber nicht überzeugend zu sein. Der aktive Gehalt der hypothetischen ultramikroskopischen Vakuolen braucht ja nicht diffusibel zu sein, er kann auch durch Adsorption festgehalten werden. Wahrscheinlich spielen sowohl Kondensationen an Oberflächen als auch mikroskopische Reaktionsräume eine Rolle.

Es gibt noch weitere Experimente von WARBURG (1913, 2), die hier erwähnt werden müssen. Er hat Säugetierlebern mit Sand zerrieben, Wasser zugesetzt und die Mischung 10 Minuten zentrifugiert. Es resultierte eine Suspension von feinen Teilchen, die Sauerstoff absorbierten und Kohlendioxyd abgaben. Frühere Befunde von BATTELLI und STERN über die „wasserlöslichen Atmung" konnten so bestätigt werden. Die verbrauchte Sauerstoffmenge betrug ein Fünftel der Sauerstoffzehrung der intakten Leber. Die übrigen vier Fünftel sind die „Hauptatmung", wie BATTELLI und STERN sie nennen (1909). Die Teilchen waren so klein, daß sie Brownsche Bewegung zeigten, sie wurden aber durch Berkefeldfilter zurückgehalten. Zweifellos waren sie in HARDENS und MACLEANS Versuchen, bei denen Preßsäfte nach der Buchnerschen Methode benutzt wurden, entfernt worden. Das Berkefeldfiltrat zeigte einen schwachen Sauerstoffverbrauch. Er betrug $^1/_{25}$ von dem der intakten Leber. Doch können einige ultramikroskopische Partikel in dem Berkefeldfiltrat noch vorhanden gewesen sein.

## Die Energetik bei der Oxydation in Zellen.

Die für die verschiedenen Zwecke des Organismus nötige Energie stammt, wie schon des öfteren dargelegt wurde, fast ganz aus Oxydationsprozessen. Muskelzellen, die äußere Arbeit leisten, Drüsenzellen, welche osmotische Arbeit ausführen, müssen beträchtliche Verbrennungen vornehmen. Wie aber WARBURG zeigt (1914, S. 256—258), ist der Sauerstoffverbrauch der kernhaltigen Blutkörperchen, des Zentralnervensystems und der sich entwickelnden Eier schwer zu verstehen, da äußere Arbeit kaum geleistet wird. Das ist in dem zuletzt erwähnten Fall besonders auffallend, da die Oxydationsgeschwindigkeit zu den stattfindenden morphologischen Veränderungen in keiner Beziehung steht. Was wird also aus der Energie? Es würde verschwenderisch scheinen, wenn sie sich nur in Wärme verwandelte. Wie schon erwähnt, nimmt WARBURG daher an, daß eine zwar unsichtbare, aber unerläßliche Arbeit geleistet wird. Sie ist nötig, um die „Struktur" der Zelle aufrechtzuerhalten, die Entmischung des Zellinhalts durch Diffusion zu verhüten, ferner um gewisse Eigenschaften der halbdurchlässigen Membranen, wie ihre elektrische Ladung und vielleicht ihre irreziproke Durchlässigkeit und anderes, über das wir bisher wenig wissen, aufrecht zu erhalten.

Die Beziehung des Sauerstoffs zu der Arbeit der Muskelzelle ist im einzelnen oben erwähnt worden, ferner ist auf die Sekretionsarbeit hingewiesen worden. Ich weise an dieser Stelle auf einige interessante Untersuchungen, namentlich von MEYERHOF, hin über die gesamte Energieproduktion gewisser Zellen, welche durch die Wärmeabgabe angezeigt wird.

Experimente an ganzen Organismen, wie die von RUBNER, BENEDICT, MACDONALD usw. zeigen, daß die Wärmeproduktion praktisch dem Energiegehalt der zersetzten Nahrung gleich ist. BOHR und HASSELBALCH (1903) bestimmten die Wärmeproduktion des sich entwickelnden Hühnchens und verglichen sie mit der Atmung. Sie fanden die Wärmeproduktion ebenso groß wie die aus dem respiratorischen Quotienten errechnete Fettverbrennung. Die Tatsache ist insofern interessant, als sie zeigt, daß die Bildung der morphologischen Strukturen, die Stickstoff enthalten, keine meßbare Energie verbraucht.

Die Experimente von MEYERHOF (1911) betrafen sich entwickelnde Seeigeleier. Zunächst wurde der kalorische Quotient des Sauerstoffs bestimmt. Das ist die Wärmemenge in Grammcalorien, die pro Milligramm aufgenommenen Sauerstoffs entwickelt wird. Frühere Forscher, ZUNTZ, PFLÜGER, RUBNER, haben diesen Wert bei der Verbrennung von Protein zu 3,2, von Fett zu 3,3, von Kohlenhydrat zu 3,4 bis 3,5 bestimmt. Beim sich entwickelnden Ei liegt der kalorische Quotient zwischen 2,55 und 2,9. Der Wert wird noch etwas kleiner, wenn man die Lösungswärme der Kohlensäure und die Reaktionswärme bei ihrer Verbindung zu $NaHCO_3$ in Rechnung setzt. Dieser Wert bleibt der gleiche, ob man befruchtete oder unbefruchtete Eier nimmt, auch wenn die Zellteilung durch Phenylurethan wie in WARBURGS Experimenten verhindert wird. Wenn bei der Bildung grober morphologischer Strukturen Arbeit geleistet werden würde, könnten die Werte in beiden Fällen nicht die gleichen sein.

Man erinnere sich daran, daß WARBURG zeigte, daß Ammoniak, welches in die Zellen eindringt, die Zellteilung hemmt, den Sauerstoffverbrauch aber nur leicht erhöht. Dann fand MEYERHOF den kalorischen Quotienten zu 3,3. Nach Abzug der Reaktionswärme von Kohlensäure und Ammoniak fällt der Wert auf 2,95; das ist aber die maximale zulässige Korrektur, so daß der Wert sicher über den Normalwert erhöht war. Es war weder die Anwesenheit von Kohlenhydrat noch eine Eiweißzersetzung nachweisbar. Die Fettverbrennung war ausreichend, um die Wärmeabgabe zu decken.

Weitere Experimente (1912, 1) wurden an kernhaltigen Blutkörperchen der Vögel angestellt. In diesem Falle fand sich ein „normaler" kalorischer Quotient. Der Wert lag zwischen dem des Proteins und des Fettes. Wie MEYERHOF bemerkt (1912, 2, S. 1), kann das kaum zufällig sein, daß der normale kalorische Quotient bei ausgewachsenen Zellen gefunden wurde, während Zellen, die in lebhafter Teilung begriffen waren, einen zu niedrigen Quotienten hatten.

Bei aeroben Bakterien findet MEYERHOF (1912, 2), daß der kalorische Quotient 4,5 bis 4,7 beträgt, und zwar bei wachsenden und nichtwachsenden Kulturen. Im letzteren Falle ist er eher höher. Dieser hohe Quotient scheint durch Nebenreaktionen in der Ernährungslösung zu entstehen, die durch die Produkte des bakteriellen Stoffwechsels erzeugt werden.

HORACE BROWN (1914, S. 223) fand, daß die Wärmeproduktion der Hefe beim Wachsen in gärenden Lösungen, auf gleiches Gewicht bezogen, etwa 70 mal so groß ist wie die des Menschen im Ruhezustand. Man erklärt diesen ungeheuren Stoffwechsel durch die abnormen Bedingungen, unter denen die Hefe in der Industrie gezüchtet wird, während sie im Naturzustande auf der Schale der Früchte wohnt. Wir wissen jetzt, daß Gärung und Wachstum einander nicht umgekehrt proportional sind. Bei fehlendem Sauerstoff findet kein Wachstum statt, aber der Gärungsprozeß geht, wie PASTEUR zeigte, kräftig vor sich. Menge und Zusammensetzung der Zellen bleiben konstant. Für das Wachstum ist also hier kein Energieverbrauch nötig. „Trotzdem, sagt HORACE BROWN (S. 224): ist die Mühle des Stoffwechsels in stärkster Tätigkeit, durch die dauernd eine Menge Substanz geht, welche in ein paar Stunden das Eigengewicht der Zelle um das Vielfache übersteigen kann".

Das „Leben ohne Sauerstoff" wird erst im nächsten Kapitel eingehend behandelt.

In der gleichen Arbeit (S. 226) sagt HORACE BROWN, daß pro Gramm vergorener Zucker bei wachsender Hefe weniger Wärme abgegeben wird als bei Sistierung des Wachstums. Genaue Messungen hierüber könnten Werte für die „Bildungswärme der Hefezelle" ergeben.

## Das Oxydationspotential der Zellen im Organismus.

Hierher gehören die interessanten Versuche von EHRLICH (1885), die allerdings nicht immer leicht zu deuten sind. Zwei Farbstoffe wurden intravenös injiziert, die sowohl oxydierbar als reduzierbar sind. Der eine, das Alizarinblau, ist schwer reduzierbar; es muß dazu mit Traubenzucker und Ätzkali gekocht werden. Der andere, das Indophenolblau, ist leichter reduzierbar.

Wir sahen im 1. Kapitel, daß lebendes Protoplasma sich nicht mit löslichen Farbstoffen färbt; die beiden von EHRLICH verwendeten Farbstoffe wurden als Suspensionen, in kolloidaler Lösung injiziert. Die kolloiden Teilchen wurden dann von Zellen verschiedener Organe aufgenommen, in denen dann, je nach dem Oxydationspotential des betreffenden Zellsystems, entweder das reduzierte, farblose Derivat oder das blaue oxydierte Produkt nachweisbar war.

*Das Alizarinblau.* Dieser Farbstoff wird im Blut nicht reduziert, wohl aber in der Leber, der Nierenrinde, der Harderschen Drüse und den Lungen. Die aufgenommene Menge hängt natürlich von der Durchlässigkeit der Zellmembran ab.

*Das Indophenolblau.* Herz, Gehirn, willkürlich bewegte Muskulatur, wie das Zwerchfell und die Augenmuskeln, färben sich blau. Auch einige Sekretionsdrüsen reduzieren den Farbstoff nicht. Von allen anderen Organen wird er reduziert.

Im allgemeinen kann man sagen (EHRLICH, 1885, S. 109), daß die reduzierende Fähigkeit des Protoplasmas zwischen der zur Reduktion von Alizarinblau und der von Indophenolblau nötigen liegt.

Das „Protoplasma" in dem hier gebrauchten Sinne bedeutet die Zellbestandteile als Ganzes.

Man kann die Organe in 3 Gruppen einteilen:

1. Solche mit starker „Sauerstoffsättigung", in denen Indophenolblau nicht reduziert wird. Dazu gehören die graue Substanz des Gehirns, das Herz und einige andere Muskeln.

2. Solche, in denen Indophenolblau, aber nicht Alizarinblau reduziert wird. Dazu gehören die meisten Gewebe, glatte und quergestreifte Muskulatur, Sekretionsdrüsen.

3. Solche, in denen sogar Alizarinblau reduziert wird: Lungen, Leber, Fettgewebe, Hardersche Drüse.

EHRLICH zeigt ferner, daß alle Zellen stark reduzierend werden, wenn sie im Zustande der Tätigkeit oder der Asphyxie untersucht werden. Ihre reduzierende Fähigkeit hängt ab von dem Verhältnis zwischen Sauerstoffbedarf und Sauerstoffzufuhr. Außerdem muß man annehmen, daß eine Reihe von Substanzen von verschieden starker reduzierender Fähigkeit entstehen. Ein Stoff, der geringere Affinität zum Sauerstoff als Alizarinblau hat, kann es nicht reduzieren. Es muß ein weiteres Reduktionsstadium eintreten, bevor das Alizarinblau angegriffen wird.

Die wichtige Frage der Sauerstoffversorgung der Gewebe wird erst im nächsten Kapitel besprochen.

Daß das Fettgewebe eine so starke Reduktionsfähigkeit besitzt, zeigt, daß der Sauerstoffbedarf nicht immer die Folge von starker Gewebstätigkeit ist. Die chemischen Eigenschaften der permanenten Zellbestandteile haben auch ihre Bedeutung. So erklärt sich wohl die paradoxe große Reduktionsfähigkeit des Lungengewebes. EHRLICH schreibt sie dem Lungenstroma, nicht dem Alveolarepithel zu, weil er meint, die Stromazellen hätten eine relative Impermeabilität für Sauerstoff erworben, damit sie die Sauerstoffsättigung des Blutes in den Lungen nicht unnötig verzögern.

## Die Produktion von Licht.

Nachdem wir aus dem vorliegenden und den vorhergehenden Kapiteln die Beziehungen zwischen Autoxydation, Katalyse und Chemiluminescenz

kennen gelernt haben, wollen wir hier kurz auf die Produktion von Licht durch
lebende Wesen eingehen.

Eine der zur Zeit wichtigsten praktischen Fragen ist die nach der Verbesserung unserer künstlichen Beleuchtungsmethoden. Bei den meisten geschieht dies, indem Licht von glühenden Körpern ausgesendet wird. Je stärker
diese erhitzt werden können, desto größer ist das Verhältnis Lichtstrahlen zu
Wärmestrahlen. Darin besteht der Vorteil der Metallfadenlampen gegenüber
den älteren Kohlenfaden, und besonders der Bogenlampe gegenüber anderen
Beleuchtungsarten.

Wir haben aber gesehen, daß wir bei Chemiluminescenz Licht bei Temperaturen emittiert erhalten, die viel niedriger sind als die Temperatur, bei der ein
glühender Metalldraht Licht von gleicher Wellenlänge aussenden würde. Man
kann also sagen, daß dabei chemische Energie direkt in strahlende Energie
umgewandelt wird, ohne erst zu Wärme zu werden.

Dies Problem scheint nun von zahlreichen Organismen gelöst zu sein, wobei
allerdings die Lichtmenge, die sie aussenden, nicht groß ist. Zu den Leuchtorganismen gehören Pilze (einschließlich Bakterien), Protozoen, Algen, Insekten, Mollusken und Fische. Näheres hierüber bei MANGOLD (1910), DUBOIS
(1903, 1913), COBLENTZ (1912), für Pflanzen bei MOLISCH (1904).

Die Tatsache, daß lebende Zellen Licht emittieren können, zeigt sofort,
daß das nicht wie bei unseren gewöhnlichen Lichtquellen durch hohe Temperaturen geschieht. Um Phosphorenz kann es sich nicht handeln, da diese ja vorherige Belichtung erfordert. Wir haben es mit Erscheinungen zu tun, die der
Chemiluminescenz verwandt sind.

Das Spektrum dieses Lichts ist auf den mittleren Bereich des Sonnenspektrums begrenzt. Es hat gewöhnlich im Grün ein Maximum (LANGLEY und
VERY, 1890). Abb. 147 gibt von COBLENTZ aufgenommene Photographien
des Spektrums von dem Licht des Leuchtkäfers. Man sieht, daß sich das Spektrum
erheblich weniger ausbreitet als das der Kohlenfadenlampe, sowohl nach Rot
wie nach Violett. Es entspricht nach COBLENTZ einem idealen Radiator bei
einer Temperatur von 5000°. LANGLEY und VERY (1890) zeigten, daß die Wärme-
ausstrahlung eines Pyrophorus noctilucus (ein südamerikanischer Käfer) nur
$1/_{400}$ von der beträgt, welche glühende Lichtquellen, z. B. eine brennende Kerze
von gleicher Helligkeit aussenden.

Der chemische Prozeß ist wahrscheinlich ein Oxydationsprozeß. In vielen
Fällen hört bei fehlendem Sauerstoff das Leuchten auf und kommt nach erneuter
Sauerstoffzufuhr wieder zum Vorschein. Was oxydiert wird, weiß man noch nicht.
Auf den besonderen Fall von PHOLAS habe ich oben hingewiesen (S. 441). Nach
DUBOIS (1913) soll die Oxydation hier durch ein Enzym, eine „Oxydase", ver-
ursacht sein. Der Extrakt aus den leuchtenden Zellen leuchtet hier, wie leicht
gezeigt werden kann, auch nach der Abtrennung von der Zelle noch weiter.
Die Reaktion ist also von der „vitalen" Tätigkeit der Zelle abtrennbar. SCHULTZE
(1864) fand, daß die Leuchtorgane des Glühwürmchens einen Stoff enthalten,
der Osmiumsäure reduziert, also wahrscheinlich ein Derivat der Ölsäure ist.

In den tätigen Drüsen des Leuchtkäfers ist eine geringe Wärmeproduktion nachweisbar (COBLENTZ, 1912, S. 33), die aber wohl mit dem Sekretionsprozeß zusammenhängt.

Wasser ist nötig. Getrocknetes Material kann durch Anfeuchten wieder zum Leuchten gebracht werden.

Das Leuchten kann zwar bei Reaktion des Sauerstoffs mit in der Zelle gebildetem Stoffe auch nach Abtrennung von der Zelle hervorgebracht werden. Häufig geht aber der Leuchtprozeß bereits innerhalb der Zelle vor sich. In anderen Fällen tritt die Luminescenz erst auf, wenn das Sekret aus der Zelle ausgestoßen ist.

Nach Dubois sind zwei Stoffe beteiligt, ein Enzym, die „Luciferase", und eine oxydable Verbindung, das „Luciferin". Newton Harvey (1915—1920) hat in ausgedehnten Untersuchungen an verschiedenen Organismen viel zu unserer Erkenntnis beigetragen. Das Luciferin ist thermostabil und diffusibel.

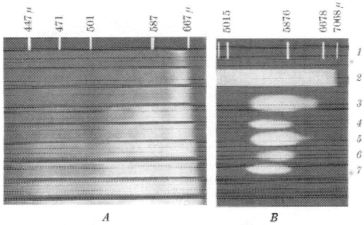

Abb. 147. Licht des Glühwürmchens verglichen mit künstlichem Licht. *A* Photographien des Spektrums der Kohlenfadenglühlampe. *B* Photographierte Spektren von: *1* Helium-vakuumröhre, *2* Kohlenfadenglühlampe, 4 Watt pro Kerze, *3*, *5* und *6* Glühwürmchen, Photinus pyralis, *4* und *7* Glühwürmchen, Photinus pennsylvanica. Die den hellen Rechtecken oben entsprechenden Spektralfarben sind folgende: .447 $\mu$, blau. .471 $\mu$, blaugrün. .5015 $\mu$, grün. .5876 $\mu$, gelb. .6678 $\mu$, rötlichorange. .7065 $\mu$, rot. Man beachte, daß das vom Glüh-würmchen ausgesandte Licht sich auf das mittlere Gebiet des Spektrums beschränkt. Es ist höchst intensiv in dem Gelbgrün, das der Kohlenfadenglühlampe dagegen ist am stärksten bei Orange (s. das äußerste Spektrum in *A* unterhalb der hellen Vergleichsspektrumslinie. (Coblentz, 1912.) (Carnegie-Institut von Washington.)

Es wird bei Anwesenheit von Sauerstoff durch die Luciferase oxydiert, die sich wie eine spezifische Peroxydase gegen Oxyluciferin verhält. Bei dem Prozeß werden Lichtstrahlen emittiert. Weder Kohlensäure- noch Wärmeproduktion war bei dem Prozeß nachweisbar. Cyankalium verhindert das Leuchten nicht. Die Reaktion wird mit der Oxydation von Leukomethylenblau verglichen, bei der zwei Wasserstoffatome unter Bildung von Wasser abgespalten werden. Das Oxydationsprodukt kann durch einfaches Herabsetzen der Sauerstoffspan-nung auf Null nicht reduziert werden, sondern dazu ist ein stärkeres Reduktions-potential nötig, wie es die Reduktasen der Milch oder der Hefe darstellen. Durch Belichtung wird das Oxyluciferin aber reduziert. Demnach ist die Reaktion, einschließlich der Lichtenergie, umkehrbar:

$$\text{Luciferin (LH}_2) + \text{O} \rightleftarrows \text{Oxyluciferin (L)} + \text{H}_2\text{O} + \text{Licht.}$$

Eine ungewöhnlich kleine Menge der aktiven Substanz reicht bereits aus, um Luminescenz hervorzurufen.

Es ist noch ein dritter Stoff, „Photophelein" vorhanden, der die Versuche schwierig macht. Er verhält sich wie Saponin und verdrängt die Luciferase aus einem unwirksamen Adsorptionsstadium. Bei Zusatz von „Photophelein" zu einer Mischung von Luciferin und Luciferase wird Licht emittiert.

Der Sinn der Lichtproduktion bei den Organismen selbst ist etwas problematisch. Sie kann dazu dienen, die Beute anzuziehen oder dem Organismus zu helfen, im Dunkeln weiterzukommen, wie uns eine Laterne.

### Die Farben der Blumen.

Wie WILLSTÄTTER zeigt, ist der lebenswichtige Blattfarbstoff, das Chlorophyll, in allen Pflanzen der gleiche, während den Farben der Blumenkronen chemisch verschieden konstituierte Farbstoffe zugrunde liegen. MURIEL WHELDALE (1911, 1913) zeigte, daß der Farbstoff der Blüte des Löwenmauls sich von den Flavonen ableitet. Das wurde von WILLSTÄTTER und EVEREST (1913) bestätigt und auf Farbstoffe anderer Blumen ausgedehnt. Flavon ist:

Der Pyronkern ist bekanntlich für Farbstoffe charakteristisch.

Bei den Pflanzenfarbstoffen wird das mit Ⓐ bezeichnete Sauerstoffatom durch Wasserstoff ersetzt, ferner eine wechselnde Anzahl der Benzolwasserstoffe oxydiert oder durch andere Gruppen ersetzt. Bei den Salzen wird das Sauerstoffatom an der Spitze des Ringes vierwertig.

In der Blumenkrone sind die Flavonderivative mit Glucose verbunden unter Bildung von Glucosiden. Sie sind durch Oxydasen oxydabel. KEEBLE, ARMSTRONG und JONES (1913) fanden, daß der gelbe Farbstoff im Saft des Goldlacks ein Gemisch von Glykosiden von Hydroxyflavonen ist. Sie werden schnell von Mineralsäuren, langsamer von Emulsin hydrolysiert. Bei Reduktion und darauffolgender Oxydation ergibt sich nach der Hydrolyse ein roter Farbstoff.

Interessant ist das Auftreten farbloser Chromogene (reduzierter Farbstoffe) neben oxydierenden und reduzierenden Fermenten in der Blumenkrone. Die Oxydase ist in Wasser aktiv, in Alkohol inaktiv. Die Reduktase verhält sich umgekehrt. Vielleicht wird aber die reduzierende Wirkung in wässeriger Lösung durch die Oxydase verdeckt. Daher verschwindet die Färbung in alkoholischer Lösung, um in wässeriger Lösung wieder zu erscheinen. In unserer Besprechung der synthetischen Wirkung der Enzyme glaubten wir mit Recht, daß es Mechanismen in der Zelle gibt, welche die aktive Konzentration des Wassers reduzieren können, und wir sehen hier, daß Wasserentziehung die Oxydation hemmt und so die Wirkung der reduzierenden Enzyme zur Geltung kommen läßt.

## Zusammenfassung.

Es gibt Stoffe, welche durch den Sauerstoff der Luft oxydiert werden. Andere, und zwar die wichtigsten Nahrungsstoffe, werden nur durch sog. „aktivierten" Sauerstoff angegriffen. Mit anderen Worten: das System, welches die Oxydation von Stoffen wie Zucker bewirkt, muß ein höheres Oxydationspotential haben als der molekulare Sauerstoff.

Mit den experimentellen Tatsachen scheint die Annahme übereinzustimmen, daß der Sauerstoff durch Änderung seiner Wertigkeit oder seiner elektrischen Ladung aktiviert wird. Das besagt etwa dasselbe wie „Sauerstoff in statu nascendi". Oxydative Wirkungen, welche der molekulare Sauerstoff nicht hervorbringen kann, werden auch oft als Ergebnis einer anderen gleichzeitig ablaufenden Reaktion erhalten. Auf diese Weise wird chemische Energie verwertet, ohne daß sie vorher in Wärme übergeht.

Wenn der molekulare Sauerstoff die Autoxydation eines Körpers bewirkt, bilden sich in gleichem Verhältnis zwei Oxydationsstufen. Bei der Bildung des niederen Oxyds wird Energie abgegeben, und diese Energie wird verwendet, um das höhere Oxyd aufzubauen, welches ein Peroxyd ist und ein höheres Oxydationspotential hat als das ursprüngliche System. Solche Reaktionen heißen „gekoppelte Reaktionen".

Man kann mit Recht annehmen, daß gleichzeitig zwischen drei oder mehr verschiedenen Molekülen niemals oder nur außerordentlich selten eine Reaktion stattfindet. Wahrscheinlich sind alle Reaktionen aus Stufenreaktionen zusammengesetzt, bei denen jedesmal nur zwei Moleküle reagieren.

Die Peroxyde, die bei der Autoxydation des Phosphors und in einigen anderen Fällen erzeugt werden, haben ein erheblich höheres Oxydationspotential als das Wasserstoffperoxyd. Die Peroxyde der ersten Art reagieren bei Gegenwart von Wasser, das ja in der lebenden Zelle stets vorhanden ist, mit diesem unter Bildung von Wasserstoffperoxyd.

Ein Peroxyd wie Wasserstoffperoxyd vermag die Glucose nicht zu oxydieren. Es gibt aber anorganische Katalysatoren, z. B. Eisen und auch Enzyme, „Peroxydasen" genannt, welche Wasserstoffperoxyd unter Freimachung von „aktivem" Sauerstoff zersetzen. Solche Enzyme finden sich in der lebenden Zelle.

Da die von Zellen erzeugten Oxydationen bei fehlendem Sauerstoff nicht eintreten, obwohl Peroxydase vorhanden ist, muß man folgern, daß dann das Peroxyd fehlt. Dieses bildet sich durch die Wirkung des molekularen Sauerstoffs auf einen autoxydablen Stoff in der Zelle.

Bei der eigentlichen Autoxydation kann eine andere Substanz, die selbst schwer oxydierbar ist, gleichsam mit in die Reaktion gezogen und oxydiert werden. Auf die Peroxyde, die hierbei gebildet werden, wirkt aber die Peroxydase der Zelle und bildet weiteren „aktiven" Sauerstoff.

Künstliche „Oxydasen" werden durch Mischung von kolloidem Eisen- oder Manganhydroxyd mit einem Emulsionskolloid gewonnen, dessen Funktion darin besteht, den aktiven Bestandteil stark dispergiert zu erhalten und ihn vor der Aggregation durch Elektrolyte zu schützen.

Lebende Gewebe erzeugen auch reduzierende Systeme. Zu ihrer Wirkung ist die gleichzeitige Anwesenheit von Stoffen wie Aldehyde nötig.

Hierher gehören die „hydrolytischen Oxydoreduktionsprozesse". Die von BACH gegebene Erklärung für diese Reaktionen findet man im Text. Sie scheinen auf der Zersetzung von Wasser und der Bildung „unstabiler Komplexe von Wasserstoff- und Hydroxylionen mit Wassermolekülen zu beruhen". Der erstere wirkt wie Sauerstoffperhydrit, der letztere ist das Hydrat von Wasserstoffperoxyd.

Das Perhydrid wird durch eine der Peroxydase entsprechende Perhydridase unter Aktivierung von Wasserstoff zersetzt. Ein derartiges Enzym ist aus der Leber gewonnen worden.

Bei der lebenden Zelle genügt die Anwesenheit von autoxydablen Stoffen und von Peroxydase nicht, um die Oxydationen zu erklären, die tatsächlich eintreten. Das Zerreiben der Zelle mit Sand zerstört ihre oxydierende Fähigkeit, obwohl sämtliche chemischen Bestandteile der Zelle im Gewebsbrei noch vorhanden sind.

Diese Bestandteile müssen zu einer Art Mechanismus oder Struktur organisiert sein. Das ist nicht die gewöhnliche, unter dem Mikroskop sichtbare Struktur, diese kann unverändert sein, und trotzdem kann die oxydierende Fähigkeit der Zelle zerstört sein.

Wird die grobe morphologische Struktur durch Verreiben der Zelle mit Sand zerstört, so kann ein Bruchteil des normalen Sauerstoffverbrauchs im Gewebsbrei noch erhalten sein.

Die Eigenschaften der Zellmembran sind für die oxydativen Prozesse in der Zelle wichtig.

Die Wichtigkeit der Struktur besteht zweifellos teilweise in der Erzeugung adsorbierender Oberflächen, auf denen die an den Zellprozessen beteiligten Katalysatoren konzentriert werden. Wahrscheinlich spielt auch die Erhaltung der ultramikroskopischen „Reaktionsräume", welche semipermeable Membranen besitzen, eine Rolle.

Aus Leberzellen kann man Körnchen abtrennen, welche Sauerstoff aufnehmen und Kohlensäure abgeben. Dieser Gaswechsel kann ein Fünftel von dem der intakten Zelle betragen.

Der Sauerstoffverbrauch durch Gewebe, die keine äußere Arbeit leisten, liefert die Energie, welche nötig ist, um die durch Diffusion vor sich gehende Entmischung des Zellinhalts hintanzuhalten, ferner um die elektrischen oder anderweitigen Eigenschaften der halbdurchlässigen Membranen aufrecht zu erhalten usw.

Es ist anzunehmen, daß bei dem Wachstum von Hefe und Bakterien Energie verbraucht wird.

Die reduzierende Kraft der Gewebe hängt zum großen Teil von der Größe ihrer Tätigkeit ab oder von dem Verhältnis der Sauerstoffzufuhr zum Sauerstoffbedarf. Die Experimente von EHRLICH hierüber sind im Text kurz beschrieben.

Das Leuchten der Leuchtorganismen beruht auf Chemiluminescenz. Die Wellenlänge des Lichtes ist hierbei viel kürzer, als es der Temperatur der Lichtquelle entspricht. Die chemische Energie eines Oxydationsprozesses wird dabei direkt in strahlende Energie verwandelt, ohne erst in Wärme überzugehen. Die wirksamen Agentien werden zwar in Zellen produziert, bleiben aber auch nach der Abtrennung von der Zelle noch wirksam.

Die Beschaffenheit der Farbstoffe der Blumenkronen, ihre Beziehungen zu oxydierenden und reduzierenden Enzymen wird im Text auseinandergesetzt.

## Literatur.

Autoxydation: ENGLER und WEISSBERG (1904).

Oxydation in der Zelle: EHRLICH (1885); BACH (1913, 1); KASTLE (1910).

Reduktionsprozesse: BACH (1911, 2).

Einfluß der „Struktur": WARBURG (1913, 1 und 1914).

Produktion von Licht: MANGOLD (1910); NEWTON HARVEY (1915—1920).

# XXI. Die Atmung.

Wir haben in den vorhergehenden Kapiteln gesehen, daß die wichtigsten Energieumwandlungen in Zellen auf Grund von Oxydationsprozessen geschehen und haben die Art des Mechanismus besprochen, durch welchen der gewöhnliche molekulare Sauerstoff, der zu den Zellen gelangt, aktiviert wird, um Stoffe zu verbrennen, die ohne das nicht leicht oxydiert werden.

Es muß also den Zellen Sauerstoff zugeführt werden, und bei warmblütigen Tieren in erheblichem Maße. Bei einzelligen Organismen ist hierfür kein besonderer Mechanismus notwendig, bei größeren Organismen ist es natürlich wichtig, daß den tätigen Zellen direkt Sauerstoff zugeführt wird, ohne daß er erst durch dicke Schichten von Zellen diffundieren muß, die selbst Sauerstoff verbrauchen. Ebenso muß die bei der Verbrennung entstehende Kohlensäure entfernt werden. Die hierbei beteiligten Mechanismen nennen wir die Atmung.

Die Zellen der meisten Organismen sind durch ein Röhrensystem kanalisiert, dessen flüssiger Inhalt Sauerstoff zu- und Kohlensäure abführt, und zwar beide Gase in gelöstem Zustande. Die Flüssigkeit in den Kanälen ist das Blut. Bei den Insekten sind die Kanäle des verzweigten Röhrensystems gasführend. Sie heißen Tracheen, die in ihnen enthaltene Luft wird durch periodische Kontraktion der Kanäle und durch Diffusion erneuert. Bei Organismen, die zirkulierendes Blut haben, gibt es gewöhnlich ein Mittel, durch welches ein Gasaustausch des Blutes mit dem äußeren sauerstoffhaltigen Medium, sei dies nun Wasser oder Luft, stattfinden kann. Bei Wassertieren haben wir Kiemen, bei Landtieren Lungen. Es gibt auch Einrichtungen, durch welche das Wasser oder die Luft, mit denen ein Gaswechsel stattfindet, periodisch erneuert werden. Das geschieht durch Muskelbewegungen. Da die äußere Oberfläche des Organismus keine für den Gaswechsel genügend große Oberfläche besitzt, sind bestimmte Organe zur Erzielung dieser größeren Oberfläche entwickelt worden. Die hier erwähnten Mechanismen gehören zu der gewöhnlich als „äußere Atmung" bezeichneten Erscheinung, während die in den Geweben stattfindende Verbrennung die „innere Atmung" heißt. Zwischen diesen beiden liegt der Prozeß, durch welchen der Sauerstoff dem Blute zugeführt wird. Die innere Atmung ist zum größten Teil im vorigen Kapitel behandelt worden, doch wird hier noch einiges nachzutragen sein.

## Die Geschichte der Entdeckung des Sauerstoffs.

Daß eine ständige Zufuhr von Luft für das Leben, wenigstens der höheren Tiere, notwendig ist, zeigte ROBERT HOOK (oder HOOKE) (1667, S. 539) klar in Versuchen, die in den ersten Sitzungen der Royal Society gezeigt wurden. In einer Sitzung zeigte er einen Hund, der nach Entfernung der Rippen und des Zwerchfells durch Lufteinblasungen in die Luftröhre mit Hilfe eines Blasebalges am Leben erhalten wurde. Krämpfe traten nur auf, wenn die Lufteinblasung sistiert wurde. Durch erneute Lufteinblasung wurden sie sofort coupiert. Er zeigte ferner, daß die mechanische Bewegung der Lungen nicht, wie man angenommen hatte, die Krämpfe zum Verschwinden bringt, indem er einen kontinuierlichen Luftstrom in die Lunge blasen und die Luft aus Löchern, die in die Lungen geschnitten waren, wieder entweichen ließ. HOOK selbst sagt, daß „nicht das Zusammenfallen oder die Bewegungslosigkeit der Lungen die unmittelbare Todesursache ist, oder das Aufhören der Blutzirkulation durch die Lungen, sondern der Mangel an genügender Zufuhr frischer Luft". (Die Sperrschrift steht so im Original.)

Den Bestandteil der Luft, auf den es ankommt, hat erst JOHN MAYOW (1674) erkannt, der zeigte, daß es, wie wir jetzt sagen, der „Sauerstoff" ist, was er aber „spiritus nitroaereus" nannte, den er für den Luftbestandteil erklärte, der die Verbrennung unterhält. MAYOW erkannte auch, daß dieser Stoff in das Blut übergeht und unentbehrlich für das Leben ist (siehe DONNANS Neuauflage, S. 27 und 38).

MAYOW hat bereits richtig gesehen, daß die Verbrennung in den Muskeln vor sich geht, obwohl er irrtümlicherweise meinte, daß sie auch im Blute stattfände. Das ist wichtig, weil LAVOISIER behauptet hat, daß die Verbrennungen in den Lungen stattfänden, so daß MAYOW hierin seinen Nachfolgern voraus war.

Die Bedeutung von MAYOWS Entdeckung wurde infolge der schnellen Entwicklung der Phlogistontheorie übersehen, der Sauerstoff mußte von PRIESTLEY (1774) neu entdeckt werden, der ihn „dephlogistisierte Luft" nannte. Wie wir gesehen haben, zeigte PRIESTLEY auch, daß Luft, die durch die Atmung von Tieren „verdorben" war, durch grüne Pflanzen wieder atembar gemacht wurde. Bekanntlich wurde die Phlogistontheorie von LAVOISIER (1770 usw.) über den Haufen geworfen, der die wahre Natur der Oxydation erkannte und PRIESTLEYS „dephlogistisierte Luft" „Sauerstoff" nannte. Mit LAVOISIER beginnt die moderne Chemie mit der dauernden Benutzung der Wage. Man hat festgestellt, daß seine Entdeckung des Sauerstoffs durch eine ihm von PRIESTLEY gewordene Mitteilung veranlaßt wurde. Wie dem auch sei, daran ist nicht zu zweifeln, daß LAVOISIER nach MAYOW der erste war, welcher die Erscheinungen richtig gesehen hat. Was bei der vitalen Verbrennung entsteht, hat MAYOW noch nicht gewußt. BLACK (1755) wies nach, daß dies Verbrennungsprodukt etwas von der gewöhnlichen Luft ganz Verschiedenes ist und nannte es „fixe Luft". Daß die „fixe" Luft Kohlendioxyd ist, hat erst LAVOISIER entdeckt.

Da wir im vorigen Kapitel mit der Besprechung der Oxydationsprozesse in der Zelle begonnen haben, müssen wir jetzt zu der Untersuchung des Gaswechsels zwischen der Zelle, den Lungen und der Atmosphäre, der sog. „äußeren Atmung" übergehen.

## Die Sauerstoffspeicherung.

Wir sahen im vorigen Kapitel, wie die Prozesse der Oxydation und Reduktion in der Zelle von Enzymen beherrscht werden und welche Rolle die Peroxyde dabei spielen. Es gibt dabei in einem bestimmten Augenblick eine bestimmte Menge von freiem Sauerstoff, der in der Zelle als Peroxyd vorhanden ist. Diese Menge muß aber sehr klein sein. Man glaubte früher, daß die Zelle einen Vorrat an intramolekularem Sauerstoff in locker gebundener Form enthalte. Im ersten Kapitel besprachen wir die modernere Fassung dieser Annahme, die „Biogenhypothese", welche annimmt, daß die „Biogenmoleküle" in einer Seitenkette lose gebundenen Sauerstoff und in einer anderen Seitenkette die verbrennbare Substanz enthielten, so daß die Oxydationen in der Zelle ohne unmittelbare Zufuhr von freiem Sauerstoff vor sich gehen könnten. Da diese Ansicht noch hie und da in mehr oder weniger veränderter Form vertreten wird, ist es wichtig, hierüber weitere Aufklärung zu geben.

Natürlich kann eine sehr geringe Menge Sauerstoff in den Zellflüssigkeiten gelöst sein. Die Zeit, in der diese verbraucht wird, hängt von der Oxydationsgeschwindigkeit in der Zelle ab. Ferner wird eine etwas größere Kohlensäuremenge da sein, teils gelöst, teils als $NaHCO_3$ gebunden. Bei der Wiedergabe der Versuche von FLETCHER haben wir gesehen, daß die Kohlensäureproduktion des Muskels in einer Stickstoffatmosphäre nur so groß ist, als der Abgabe dieser in dem Muskel präformierten Kohlensäure entspricht. Bei fehlendem Sauerstoff geht daher kein Verbrennungsprozeß im Muskel vor sich; mit anderen Worten: es ist kein zur Oxydation verfügbarer Sauerstoff in freier Form vorhanden. Weitere Versuche über Austreibung von Kohlensäure aus dem Muskel beim Erwärmen, die nicht nach der Theorie des intramolekularen Sauerstoffs erklärbar sind, findet man in der Arbeit von FLETCHER und BROWN (1914). Ähnliche Schlüsse zog VERZÁR (1912, 3, S. 47) für den Muskel der warmblütigen Tiere. Er fand, daß die Sauerstoffspannung im Gewebe gleich Null war. Unter solchen Umständen kann in der Zelle kein für Oxydationen verwendbarer Sauerstoff vorhanden gewesen sein. Dissoziabler Sauerstoff, der einen anderen Teil des „Riesenmoleküls" oder andere Moleküle verbrennen könnte, ist eben nicht da. Wenn Sauerstoff gespeichert ist, so befindet er sich in einer festen Verbindung und geht uns hier nichts an. PETERS (1913, S. 266) meint, daß seine Experimente die Frage nicht endgültig entscheiden, aber er konnte keinen Beweis für eine Sauerstoffspeicherung erhalten.

Versuche von WINTERSTEIN (1907) am Rückenmark des Frosches gehören ebenfalls hierher. Er verwendete das Mikrorespirometer von THUNBERG (1905, 1). Dieser Apparat ist dem in Abb. 148 dargestellten ähnlich, der die Form des Wintersteinschen Instruments hat. Es kann zur Bestimmung der Blutgase und auch zur Mikrorespirometrie dienen. Das nach der Baglionischen Methode (1904) isolierte Rückenmark des Frosches wurde in die Kammer dieses Apparates gebracht. Im Sauerstoff bleibt es dort 48 Stunden lang erregbar, in Stickstoff nur eine halbe Stunde. Der Sauerstoffverbrauch beträgt bei 16° bis 18° 268 bis 300 cmm pro Gramm. Der Atmungsquotient ist kleiner als eins, es wird also nicht nur Kohlenhydrat verbrannt. Wenn nun das Präparat einen Vorrat von Sauerstoff, z. B. als „Biogen" oder anderswie, angehäuft enthält, wird dieser Vorrat an Sauerstoff verbraucht, wenn der Apparat mit Stickstoff gefüllt wird. Wenn der Stickstoff dann wieder durch Sauerstoff ersetzt wird, wird daher zunächst der Vorrat wieder aufgefüllt und Sauerstoff verschwindet, ohne daß eine entsprechende Kohlensäuremenge abgegeben wird; mit anderen Worten: der respiratorische Quotient muß in der Restitution nach vorausgegangener Anoxybiose ein anderer als der normale sein. Bei sehr sorgfältigen Experimenten fand sich aber kein Anzeichen einer derartigen Veränderung.

Das Gewebe bleibt also wohl, obwohl es unerregbar ist, in Stickstoff am Leben, da seine Erregbarkeit durch erneute Sauerstoffzufuhr wieder hergestellt werden kann. Warum ist der Sauerstoff zur Wiederherstellung der Erregbarkeit

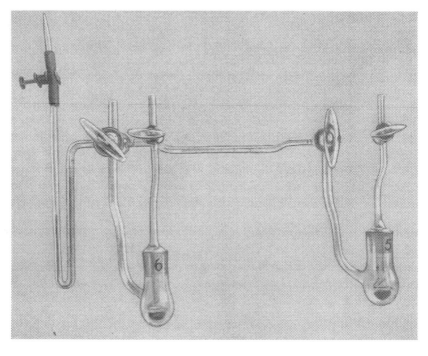

Abb. 148. WINTERSTEINS Mikrorespirometer. Mit Ansätzen, welche die Einführung verschiedener Gase ermöglichen. Auch zur Blutgasanalyse in kleinen Blutmengen verwendbar.

notwendig, da doch das Überleben auch ohne Oxydationsprozesse möglich ist? WINTERSTEIN vergleicht das erstickte Rückenmark mit einer Uhr, die still steht, nicht weil die Feder abgelaufen ist, sondern weil die Bewegung des Pendels gehemmt wird. Das Hindernis ist die Anhäufung anoxybiotisch gebildeter Produkte, die durch den Sauerstoff entfernt werden müssen. Die Länge der zur Wiederherstellung nötigen Zeit beruht nicht auf der langsamen Diffusion des Sauerstoffs, sondern auf der Oxydationsgeschwindigkeit dieser Produkte. Was sie auch immer sein mögen, aus der Nichtveränderung des respiratorischen Quotienten scheint klar hervorzugehen, daß ihre chemische Natur den unter normalen Bedingungen verbrannten Stoffen entsprechen muß. Es ist kaum nötig zu bemerken, daß nach der Asphyxie die Oxydationsgeschwindigkeit zeitweilig zunahm, wichtig ist, daß der respiratorische Quotient unverändert blieb, was nicht möglich gewesen wäre, wenn neben der zur Kohlensäurebildung führenden Atmung noch eine Sauerstoffspeicherung stattgefunden hätte.

Die Untersuchungen von BATTELLI und STERN (1907) liefern keinen Beweis für eine Sauerstoffspeicherung, wie immer man sie auch auslegen mag.

MEYERHOF (1912, 1, S. 176) findet, daß bei Sauerstoffabwesenheit keine Wärmeproduktion in den Blutkörperchen der Gans stattfindet, die bei erneuter Sauerstoffzufuhr wieder eintritt.

In einigen Versuchen, auf die ich später wieder zurückkommen werde, fand THUNBERG (1905, 2), daß der Sauerstoffverbrauch der Schnecke und des Regenwurms bei Zunahme des Sauerstoffdruckes in der umgebenden Atmosphäre vermehrt wurde, daß aber die Kohlensäureproduktion immer mit ihm parallel ging, so daß selbst bei vermehrtem Sauerstoffdruck keine Sauerstoffspeicherung stattfand.

Die Experimente von FALLOISE (1901) und DURIG (1903) werden von ZUNTZ als endgültiger Beweis für das Fehlen jeder Sauerstoffspeicherung in der Zelle angesehen.

FALLOISE ließ ein Tier während längerer Zeit ein sauerstoffreiches Gasgemisch einatmen. Wenn dann die Sauerstoffzufuhr abgeschnitten wurde, traten die Erstickungssymptome erst 45 Sekunden später auf, als wenn das Tier vorher gewöhnliche Luft eingeatmet hatte. Wenn die Sauerstoffeinatmung auch nur eine Minute dauerte, ergab sich die gleiche Wirkung, wurde eine Minute nach der Sauerstoffeinatmung gewöhnliche Luft geatmet, so wurde die Wirkung aufgehoben. Die Wirkung ist also dem erhöhten Sauerstoffgehalt der Residualluft und dem Extrasauerstoff, der im Plasma gelöst war, zuzuschreiben.

DURIGS Versuche wurden in ZUNTZ' Laboratorium nach den genauesten Methoden angestellt und ergaben eine Bestätigung der Arbeit von FALLOISE. Man ließ Hunde Mischungen von Luft und Sauerstoff in verschiedenem Verhältnis atmen und bestimmte die Sauerstoffaufnahme pro Minute. Während der ersten 2 oder 3 Minuten nach dem Wechseln der Mischung nahm die Sauerstoffaufnahme ab oder zu, proportional dem Sauerstoffgehalt der eingeatmeten Luft. Man machte dann besondere Experimente, um die in der Luft der Lungen enthaltene und die in den Geweben und im Blut gelöste Sauerstoffmenge zu bestimmen. Dabei fand man die gesamte Mehraufnahme an Sauerstoff wieder, so daß für eine „Sauerstoffspeicherung" nichts übrig blieb.

Wir haben oben gesehen, daß die Resultate der Versuche von BARCROFT und BRODIE (1905, S. 65) der Annahme des intramolekularen Sauerstoffs widersprechen.

Auch die Versuche von EVANS und OGAWA sind für die Frage von Interesse, die auch Aufklärung über den Mechanismus der Gewebsatmung geben. Sie fanden beim Herzen unter Adrenalinwirkung eine große Zunahme des Sauerstoffverbrauchs und der Kohlensäureausgabe, die beiden Prozesse fielen aber zeitlich nicht zusammen. Die Sauerstoffaufnahme erreicht ihr Maximum in den ersten Minuten nach der Adrenalingabe, während die Kohlensäureabgabe ihr Maximum später erreicht, wenn die Sauerstoffaufnahme bereits wieder abnimmt. So sinkt der Atmungsquotient erst und steigt dann, bevor er zur Norm zurückkehrt, der Durchschnittswert bleibt unverändert. Das Resultat wurde dahin gedeutet, daß eine bestimmte Zeit für die chemischen Reaktionen nötig ist, die in den Zwischenstadien der Oxydation eintreten. Die Steigerung der Sauerstoffaufnahme würde demnach nicht sofort zur vollständigen Verbrennung führen. Bis vollständige Verbrennung zu $CO_2$ und $H_2O$ eingetreten ist, vergeht vielmehr eine gewisse Zeit. Diese Ansicht wird dadurch bestätigt, daß bei kontinuierlicher Adrenalinzufuhr der durchschnittliche respiratorische Quotient konstant bleibt, aber kleiner als vorher ist. Dies kann im einzelnen aus den auf S. 456 der Arbeit gegebenen Überlegungen entnommen werden. Die Kohlensäureproduktion, die während einer bestimmten Zeit erhalten wird, entspricht nicht dem während der gleichen Zeit aufgenommenen Sauerstoff, sondern dem Sauerstoffverbrauch einer früheren Periode.

Interessante Versuche über das Wachstum von Hefe von HORACE BROWN (1914) scheinen zunächst für eine Sauerstoffspeicherung zu sprechen. Wenn man Hefe in eine Kulturlösung bringt, die durch Schütteln mit Luft gesättigt ist, wird der Sauerstoff der Lösung rasch entzogen und dient dazu, nachfolgende Verbrennungsprozesse in den Hefezellen zu unterhalten. Man muß aber bedenken, daß die Lösung nur 0,559 ccm Sauerstoff in 100 ccm enthielt, und ferner, daß es nicht gelang (S. 212), die „Beladung" der Hefezellen mit Sauerstoff zu erhöhen, wenn man die Durchlüftung der gewaschenen Hefe erhöhte. Daß Peroxyde vorhanden waren, ist möglich (vgl. die Fußnote auf S. 212 der Arbeit). Auch an eine Adsorption von Sauerstoff an Grenzflächen in den Zellen ist zu denken, da die aufgenommene Menge so gering war.

*Die Beziehung der Sauerstoffspannung zum Sauerstoffverbrauch.* Man findet fast durchweg, daß die Sauerstoffzufuhr den Bedürfnissen der Zelle entspricht. Eine Zunahme des Sauerstoffdrucks (= Konzentration) führt durch Massenwirkung nicht zu erhöhtem Verbrauch. Bei der Schnecke, dem Regenwurm und dem Mehlwurm stellte THUNBERG (1905, 2) aber fest, daß der Sauerstoffverbrauch innerhalb ziemlich weiter Grenzen der Sauerstoffspannung proportional ging.

## Die Narkose.

Einige Erscheinungen und Theorien der Narkose sind früher besprochen worden. Nach VERWORN (1912) beruht der Prozeß auf der Hemmung der Oxydationen. Diese Ansicht vertritt auch MANSFELD (1909), welcher annimmt, daß eine Änderung der Permeabilität der Zellmembran den Sauerstoffzutritt zur Zelle verhindert. Diese Permeabilitätsänderung der Zellmembran sucht MANSFELD dadurch zu erklären, daß er annimmt, bei Gegenwart von Narkoticis sei die Löslichkeit des Sauerstoffs in den Lipoiden der Zellmembran herabgesetzt. Eine Annahme, die nur schwierig mit den die Löslichkeit beherrschenden Gesetzen in Übereinstimmung zu bringen ist.

Ein direkter Beweis zeigt außerdem, daß zwischen der Narkose und den Oxydationen keine Beziehung besteht. WARBURG (1910, 2) stellte fest, daß die Furchung befruchteter Seeigeleier durch Phenylurethan total gehemmt wird, ohne daß der Sauerstoffverbrauch sich ändert. Dieser wird erst durch eine höhere Konzentration des Narkoticums gehemmt.

WINTERSTEIN (1913) zeigt, daß zwischen der narkotischen Wirkung verschiedener Stoffe und ihrer Wirkung auf die Oxydation keine Beziehung besteht. Ferner können auch anoxybiotisch lebende Würmer narkotisiert werden. In einer weiteren Schrift (1914) wird gezeigt, daß das Rückenmark des Frosches in Urethannarkose verringerte Oxydation aufweist, in Alkoholnarkose dagegen vermehrte Oxydation. Die beiden Prozesse sind voneinander unabhängig. Daß die Nervenzentren nach Asphyxie sich in Sauerstoff bei Alkoholanwesenheit nicht wieder erholen, zeigt, daß zwischen der Oxydation und der Erregbarkeit ein intermediarer Prozeß vorhanden sein muß, welcher durch das Narkoticum beeinflußt wird.

Tatsachen, welche den Mechanismus des Vorganges richtig erklären, haben wir früher kennengelernt. CLAUDE BERNARD (1875, S. 143) nahm an, daß die verschiedenen Formen der Anästhesie, die durch Pharmaca, Wärme, Asphyxie usw. erhaltbar sind, im wesentlichen derselbe physicochemische Prozeß sind. Er wies auch darauf hin, daß die gewöhnlichen Erscheinungen der Asphyxie mit denen der Narkose (S. 96) nichts zu tun haben.

Auf Grund eingehender Untersuchungen über die Beziehung der Narkotica zu den Lipoiden kam LOEWE (1913) zu dem Schluß, daß die Zellmembran aus einem komplizierten System von hydrophilen Kolloiden und Lipoiden besteht, daß die Narkotica von letzteren adsorbiert werden und sie dadurch aus hydrophilen Kolloiden in hydrophobe verwandeln, obwohl sich der Wassergehalt nicht ändert. Daher findet sich experimentell eine Abnahme der Durchlässigkeit als Begleiterscheinung der typischen Narkose, während die Durchlässigkeit bei Überdosierung des Narkoticums zunimmt. Es mag sich auch um eine Verminderung der „elektiven" Durchlässigkeit handeln, die zu einer Verringerung der Potentialdifferenz und Schädigung der „spezifischen" Funktionen der Membran führt. Aber es ist schwer, der letzten Behauptung eine sehr bestimmte Bedeutung beizulegen.

## Das Leben ohne Sauerstoff.

Wir haben gesehen, daß es Organismen gibt, sowohl tierische wie pflanzliche, z. B. Bakterien und kernhaltige rote Blutkörperchen, welche bei Sauerstoffentziehung nicht zugrunde gehen, obwohl die Oxydationsprozesse in ihnen und auch die Zelltätigkeit aufhört. Bei erneuter Sauerstoffzufuhr erholen sie sich wieder. In anderen Fällen, bei den Eingeweidewürmern, dem Blutegel und bei Hefezellen gehen chemische Prozesse bestimmter Art mit gewissen Lebenserscheinungen ohne Sauerstoff vor sich. Endlich gibt es Bakterienarten, welche durch Sauerstoff getötet werden und nur bestehen können, wenn er fehlt. So haben wir fakultative und obligate Anoxybiose.

Das Leben kann nur bei der Zufuhr freier Energie bestehen, die gewöhnlich aus Oxydationsprozessen gewonnen wird. Daher entsteht das interessante Problem: Was ist die energieliefernde Reaktion bei fehlendem Sauerstoff?

Der Schimmel, Mucor racemosus, verbrennt, wie PASTEUR (1876, S. 130 bis 132) gezeigt hat, bei vorhandenem Sauerstoff, Glucose zu Kohlendioxyd. Wird er aber unter Wasser getaucht und ihm so der Sauerstoff entzogen, so treten gewisse morphologische Veränderungen auf, und jetzt bildet er Alkohol und Kohlendioxyd aus Glucose.

*Die Hefe.* Wir haben gesehen, daß bei fehlendem Sauerstoff kein Wachstum stattfindet, daß aber die Gärung weitergeht. Bei dieser Gärung, bei der der Zucker in Alkohol und Kohlendioxyd zerfällt, findet eine Wärmeproduktion statt, so daß man sagen kann, die Verbindung eines Teiles des Kohlenstoffs des Zuckermoleküls mit Sauerstoff zu Kohlensäure macht Wärme frei, wie sich aus der Differenz der Verbrennungswärme des Alkohols und des Zuckers ergibt. Sie steht dem Organismus als Energie zur Verfügung, die er zu seinen Tätigkeiten verwenden kann, wenn diese Energie für ihn verwertbar ist. Die Reaktion von Glucose in Alkohol geht wahrscheinlich über verschiedene Zwischenstufen, ähnlich wie die auf S. 332 angegebenen.

*Fäulniserregende Organismen.* PASTEUR (1861) zeigte, daß gewisse Organismen, die bei der Fäulnis Buttersäure erzeugen, durch Sauerstoff getötet werden. Ihre Sporen sind aber wahrscheinlich widerstandsfähig. Bei faulendem Eiweiß zeigte HOPPE-SEYLER (1887), daß die chemischen Produkte der Fäulnis verschieden sind, je nachdem der Prozeß bei Luftausschluß vor sich geht oder nicht. Bei Luftzutritt entwickeln sich die aerobischen Organismen an der Oberfläche, während die anaerobischen in der Tiefe wachsen. Bei Sauerstoffgegenwart wird Kohlendioxyd, Wasser und Ammoniak gebildet; ohne Sauerstoff, Wasserstoff, Methan, Leucin und Thyrosin. NENCKI (1904, 1, S. 376) zeigte, daß aromatische Verbindungen, Phenylproprionsäure, Parahydroxyphenyl-proprionsäure, Skatolessigsäure, ferner niedere Fettsäuren, Buttersäure, Capronsäure usw. bei der anaeroben Fäulnis gebildet werden. Hauptsächlich diesen niederen Fettsäuren sowie dem Indol und Skatol verdanken die Fäulniserscheinungen ihren üblen Geruch. Manchmal ist auch Methyl-Mercaptan vorhanden. Es kommt auch zur Decarboxylierung der Aminosäuren unter Bildung von Aminen, aus Diaminosäuren entstehen Putrescin und Cadaverin (Tetra- und Penta-Methylendiamin).

*Höhere Pilze.* KOSTYTSCHEV (1910) zeigte, daß Pilze bei fehlendem Sauerstoff keinen Alkohol bilden. Man beobachtete in ihrem ausgedrückten Saft eine interessante Erscheinung. Es bildete sich Kohlendioxyd, das durch Kochen ausgetrieben werden konnte. Es entsteht nur zum kleinen Teil aus Carbonaten und hauptsächlich aus einem Stoff, der durch Hydrolyse Kohlendioxyd abgibt. SIEGFRIEDS Carbaminosäuren waren ausgeschlossen. Die Kohlensäureabgabe trat auch in Abwesenheit von Eiweiß und von Aminosäuren auf. Der betreffende Stoff scheint ein Zwischenprodukt der Oxydation zu sein, das vorher bei Sauerstoffgegenwart gebildet war. Mannit verschwindet bei Zusatz zum Preßsaft ohne Kohlensäureentwicklung. Man hält es für wahrscheinlich, daß dieser Stoff die Quelle der betreffenden interessanten Verbindung ist.

*Höhere Pflanzen.* Es ist sicher bewiesen, daß bei fehlendem Sauerstoff höhere Pflanzen den Zucker in derselben Art wie die Hefe zersetzen und Alkohol und Kohlensäure bilden. Weitere Einzelheiten findet man in dem Aufsatz von LESSER (1909).

*Anoxybiose bei Tieren.* SPALLANZANI zeigte als erster, daß Tiere (Schnecken) Kohlendioxyd in einer Wasserstoff- oder Stickstoffatmosphäre abgeben (FOSTER, 1901, S. 253). Wir haben gesehen, daß der Muskel bei fehlendem Sauerstoff nur dann eine chemische Veränderung erfährt, wenn er erregt wird, und daß dann nur Milchsäure erzeugt wird. Im Sauerstoff wird die Milchsäure unter Entwicklung von Kohlensäure verbrannt; die Milchsäure ist also das Produkt der anoxybiotischen Veränderung, die Kohlensäure das der oxybiotischen. Aber natürlich kann der Muskel ohne Sauerstoff nicht dauernd weiterleben.

*Eingeweidewürmer.* Sie sind die einzigen bekannten mehrzelligen Tiere, welche normalerweise ohne Sauerstoff leben. Sie brauchen keine Wärme zu

erzeugen, verbrauchen aber für andere Zwecke, Muskelbewegung, Wachstum usw.
Energie. Ihre Untersuchung ist daher sehr interessant. Die neueste Arbeit ist
die von Weinland (1901—1906). Diese Würmer enthalten große Mengen Glykogen, das im Hunger verbraucht wurde. Bei Sauerstoffabwesenheit wurde als
einziges Gas Kohlensäure abgegeben. An die Flüssigkeit, in der die Tiere sich
befanden, wurde Valeriansäure abgegeben, und zwar 0,3 g pro 100 g Ascaris in
24 Stunden. In der gleichen Zeit betrug die Stickstoffabgabe 0,015 g pro 100 g
Tier, die Kohlensäureproduktion 0,4 g. Der Prozeß kann nach der Gleichung
geschrieben werden:

$$4\,C_6H_{12}O_6 = 9\,CO_2 + 3\,C_5H_{10}O_2 + 9\,H_2\,.$$

Man nimmt an, daß der Wasserstoff sofort für Reduktionsprozesse verbraucht
wird. Ist das der Fall, so haben wir einen echten Gärungsprozeß.

*Der Blutegel.* Pütter (1907) hat den Stoffwechsel des Blutegels untersucht,
der 10 Tage ohne Sauerstoff leben kann. Er stellt fest, daß sich hierbei Wasserstoff bildet. Die Kohlensäureproduktion steigt zunächst nach der Entziehung
des Sauerstoffs stark an, fällt aber später wieder.

*Die Energetik der Anoxybiose.* Nach den vorangehenden Paragraphen
scheint es, daß die Kohlensäuremenge, welche bei Gärung abgegeben wird, größer
sein muß als die bei Verbrennung abgegebene, wenn die für das Leben nötige
Energiemenge frei werden soll. Warburg (1914, S. 262) berechnet, daß die
Glucose, die zu Alkohol und Kohlensäure zersetzt wird, nur 3 bis 5% der Energie
liefert, die bei vollständiger Verbrennung zu $CO_2$ und $H_2O$ erhalten wird. Der
allgemeine Schluß scheint aber gerechtfertigt, daß die Zellmechanismen allgemein imstande sind, chemische Energie zu verwerten, ob sie nun aus Oxy-
dations- oder aus anderen Prozessen stammt, und daß sie von der besonderen
chemischen Reaktion, welche die Energie liefert, unabhängig sind.

Blackman meint (siehe Kidd, 1916, S. 149), daß es bei der Atmung der
Pflanzen immer zwei gleichzeitig vor sich gehende Erscheinungen gibt: eine Oxydation von Kohlenhydrat oder Fett zu Kohlendioxyd und Wasser (schwankende
Atmung) und eine „protoplasmatische" Atmung, welche das notwendige Minimum
an Energie für das Leben liefert. Es sind zwei Stadien zu unterscheiden, von
denen das erste eine anoxybiotische Spaltung des Kohlenhydrats in Kohlensäure und einen leicht oxydablen Stoff ist, das zweite die Oxydation dieses
Stoffes durch den atmosphärischen Sauerstoff. Kidd zeigt, daß die narkotische
Wirkung des Kohlendioxyds nur den ersten Prozeß betrifft. Die anaerobischen
Produkte müßten, der Regel nach, intermediäre Produkte sein, die auch bei
vorhandenem Sauerstoff auftreten, die aber bei Sauerstoffabwesenheit nicht
weiter verändert werden. Diese Ansicht vertrat Pfeffer (1881—1885, S. 664).
Doch scheint sie nicht in allen Teilen zuzutreffen. Hefe vergärt bei Sauerstoffabwesenheit nicht mehr Zucker zu Alkohol als bei Sauerstoffgegenwart
(Buchner und Rapp, 1899). Man kann allerdings einwenden, daß die Hefe
ein anormaler Organismus ist, der durch wiederholte Auslese für einen bestimmten Zweck gezüchtet worden ist. Von der tierischen Zelle haben wir bereits (S. 336) mit Recht gesagt, daß der Alkohol kein Zwischenprodukt des Stoffwechsels ist. Die von Ascaris gebildete Valeriansäure muß eine besondere Form
des anoxybiotischen Stoffwechsels sein. Es ist schwer, etwas über die charakte-

ristischen Fäulnisprodukte zu sagen. Die betreffenden Organismen sind bei Sauerstoffgegenwart inaktiv. Wir können daher ihren „oxybiotischen" Stoffwechsel nicht untersuchen.

### Der Sauerstoffverbrauch der Gewebe.

Wir haben bereits gelegentlich davon gesprochen, daß ruhenden und tätigen Geweben Sauerstoff zugeführt werden muß. Näheres darüber in dem Referat von BARCROFT (1908) und in seinem Buch (1914).

Folgende Zahlen sind interessant:

*Die Glandula submaxillaris.* Bei den Versuchen von BARCROFT und PIPER (1912) betrug der Sauerstoffverbrauch der ruhenden Drüse 0,027 ccm pro Gramm und Minute. Der Sauerstoffverbrauch der tätigen Drüse betrug 0,089 ccm in einem Fall. Er nahm, nachdem der Speichelfluß aufgehört hatte, während der nächsten 100 Sekunden und länger noch weiter zu. Bei der Erzeugung von 0,3 ccm Speichel stieg der Sauerstoffverbrauch um 0,18 ccm und mehr über den Ruheverbrauch.

*Die Niere.* Die neueste Messung ist die von NEUMANN (1912). Unter gewöhnlichen Umständen betrug der Sauerstoffverbrauch zwischen 0,026 und 0,06 ccm per Gramm in der Minute. Oben (S. 436) sind Werte angeführt, die auf Sekretionsreize erhalten wurden. Die Zunahme betrug das Vier- bis Fünffache des Ruhewerts.

*Die Leber.* BARCROFT und SHORE (1912) fanden bei Katzen, die 36 Stunden nichts zu fressen bekommen hatten, den Sauerstoffverbrauch zu 0,005 bis 0,018 ccm per Gramm und Minute, bei Tieren, die 18 Stunden vor dem Versuch gefüttert waren, zu 0,024 bis 0,05 ccm. Die Eingeweide, welche das Wurzelgebiet der Pfortader sind, hauptsächlich also der Dünndarm, hatten einen Sauerstoffverbrauch, der 0,008 bis 0,013 ccm bei nichtgefütterten und 0,011 bis 0,018 ccm bei gefütterten Tieren betrug. Diese Beispiele zeigen, daß der Stoffwechsel in der Leber am größten in den späteren Stadien der Verdauung ist.

*Die Nebenniere.* Auffallend ist bei diesem Organ die reiche Blutzufuhr. NEUMANN (1912) fand, daß bei einem Blutdruck von 130 mm Quecksilber 6 bis 7 ccm Blut pro Gramm in der Minute hindurchfließen. Die Nebenniere besitzt also die höchste Durchströmungsgeschwindigkeit von allen Organen. Der Sauerstoffverbrauch beträgt 0,045 ccm pro Gramm und Minute. Er wächst auf das Dreifache, wenn der Blutdruck durch Adrenalin gesteigert wird.

*Das Herz.* Die Hauptarbeit über dieses Organ haben ROHDE (1910) und ROHDE und NAGASAKI (1913) geleistet, und zwar am mit Ringerscher Lösung durchströmten Säugetierherzen, während LOVATS EVANS (1912, 1 und 1914, 1) das Herz-Lungen-Präparat bei Durchströmung mit Blut untersucht hat. Die Resultate betrachten wir in einem späteren Kapitel, wenn wir den Mechanismus der Herzkontraktion behandeln. Der Sauerstoffverbrauch pro Herzkontraktion geht der entwickelten maximalen Spannung parallel, wie dies A. V. HILL (S. 535) ebenfalls für die Energieproduktion beim Skelettmuskel gefunden hat. Der Sauerstoffverbrauch pro Minute hängt von der Herzfrequenz ab, so daß, wie ROHDE es ausdrückt, $\dfrac{Q}{NT}$ eine Konstante für normal schlagende Herzen ist, wobei $Q$ die pro Minute verbrauchte Menge Sauerstoff, $N$ die Pulszahl und $T$

die maximale Spannung ist. Die pro Gramm Herz verbrauchte Menge Sauerstoff beträgt nach den Resultaten von EVANS zwischen 0,043 und 0,085 ccm pro Minute.

*Die Lungen.* Im Verlaufe der obigen Arbeit bestimmte EVANS (1912, 1) den Stoffwechsel des Lungengewebes. Das ist wichtig, weil manche Autoren annahmen, daß in den Lungen zu einem großen Teil die Verbrennung von Stoffwechselprodukten der Gewebe stattfände. Der Sauerstoffverbrauch der Lunge beträgt nur 0,015 ccm pro Gramm und Minute, ist also ein ziemlich kleiner Wert.

*Die Nervenzentren.* Der Stoffwechsel der Nervenzentren wurde bereits besprochen. Hier sind weitere Untersuchungen nötig, denn die Nervenzentren sind zwar gerade sehr empfindlich gegen Sauerstoffmangel, trotzdem ist ihr Sauerstoffverbrauch nicht groß.

*Das Blut.* Wir haben bereits gesehen, daß die kernhaltigen roten Blutkörperchen einen ziemlich beträchtlichen Sauerstoffverbrauch haben. MORAWITZ (1909) zeigte, daß durch Injektion von Phenylhydrazin anämisch gemachtes Kaninchenblut auch einen ziemlich erheblichen Stoffwechsel hat, der auf die jungen, kernlosen roten Zellen zu beziehen ist, die unter solchen Umständen in großer Anzahl im Blute auftreten. Im Gegensatz dazu ist der Stoffwechsel des normalen Blutes außerordentlich klein.

*Die Versuchstechnik.* Die Versuchsmethoden, mit denen die im vorstehenden berichteten Ergebnisse erhalten wurden, müssen in den Originalabhandlungen eingesehen werden. Sehr wichtig ist es bei diesen Messungen, die Durchströmungsgeschwindigkeit genau zu bestimmen. Dies geschieht durch die Messung der Zeit, in der eine in die Vene eingebundene Pipette von genau bekanntem Inhalt sich mit Blut füllt. Dieser Wert bildet die Grundlage für die Bestimmung des in einer gegebenen Zeit verbrauchten Sauerstoffs. Tritt eine Gefäßerweiterung ein, was gewöhnlich bei einem aktiven Organ der Fall ist, so ist die Zeit, in der die Pipette sich mit Blut füllt, sehr kurz und nur ein kleiner Bruchteil der Gesamtdauer einer Beobachtung. Man muß dann annehmen, daß die Durchströmungsgeschwindigkeit und der Sauerstoffverbrauch während der ganzen Beobachtungszeit ebenso groß ist wie während der kurzen Zeit, in der die Durchströmungsgeschwindigkeit bestimmt wird. Es ist aus diesem Grunde zu wünschen, daß weitere Beobachtungen angestellt werden, in welchen das gesamte Blut, das durch ein Organ in einer längeren Zeit hindurchgeht, gesammelt und sein Sauerstoff- und Kohlensäuregehalt mit dem des eintretenden Arterienblutes verglichen werden müßte. Ich will mit diesem Einwand die oben mitgeteilten Ergebnisse nicht etwa anzweifeln, aber mir scheint, daß der Sauerstoffverbrauch, wenn eine Gefäßerweiterung eintritt, leicht zu hoch gefunden wird, da sich die Messung der Durchströmungsgeschwindigkeit nur auf einen so kurzen Zeitabschnitt bezieht. Die Bedeutung dieser Überlegung für die Frage nach dem Mechanismus der Gefäßerweiterung wird später klar werden, wenn wir die Regulierung der Durchströmungsgeschwindigkeit der Organe im XXIII. Kapitel zu besprechen haben.

Der Sauerstoffbedarf tätiger Organe übersteigt die Sauerstoffmenge, welche im Blute sowie in anderen Lösungen gelöst enthalten sein kann, erheblich. Wir müssen daher zunächst den eigenartigen Stoff, das Hämoglobin, betrachten, der in den roten Blutkörperchen enthalten ist. Durch seine Wirksamkeit wird

eine ausreichende Sauerstoffmenge den Geweben zugeführt. Dieser nicht ganz
leicht zu verstehende Mechanismus ist, wie wir sehen werden, dem ihm nahe
verwandten Chlorophyllsystem ähnlich.

## Das Hämoglobin.

Dieser Stoff ist in den roten Blutkörperchen der Wirbeltiere enthalten,
er ist Träger der Sauerstoffaufnahme und, wo es nötig ist, auch seiner Wieder-
abgabe. Er ist aber nicht der einzige derartige Stoff, der im Tierreich vorkommt.
Im Blut der Mollusken und Crustaceen ist der Farbstoff Hämocyanin vorhanden,
welcher demselben Zwecke dient. Dieser enthält Kupfer, während, wie wir
sehen werden, das Hämoglobin Eisen enthält. Bisher weiß man verhältnismäßig
wenig über das Hämocyanin, besonders über seine Affinität zum Sauerstoff.
Diese zu bestimmen, wäre sehr wünschenswert, um zu entscheiden, ob auch
das Hämocyanin die auffallenden Eigenschaften des Hämoglobins hat, Eigenschaften, die bisher einzig dastehen. Die gleich zu erwähnende Arbeit von
ALSBERG und CLARK (1914) zeigt an, daß das Hämocyanin gerade diese
Eigenschaften des Hämoglobins nicht hat.

Wir wollen nun diese Eigenschaften untersuchen.

Das Hämoglobin ist die Verbindung eines Eiweißkörpers mit einer kompliziert zusammengesetzten Säure, die, wie wir gesehen haben, Eisen und Pyrrol-
derivate enthält. Ich will hier weiter nichts über seine chemische Beschaffenheit sagen und nur feststellen, was für die uns im Augenblick interessierende
Frage nötig ist, nämlich daß das Hämoglobin in zwei Formen vorkommt, als
Oxyhämoglobin, das eine Verbindung der zweiten Form, des Hämoglobins
oder des ,,reduzierten Hämoglobins", mit Sauerstoff ist. Dieser Sauerstoff wird
an das Vakuum abgegeben. Er ist also nur ,,locker gebunden". Nach seiner Abgabe bleibt Hämoglobin zurück.

Wenn Blut oder eine Hämoglobinlösung mit Sauerstoff bei einem Druck,
wie er dem Sauerstoffdruck in der Luft entspricht, so lange geschüttelt wird,
bis die Lösung keinen Sauerstoff mehr aufnimmt, und man diese Lösung nun
mit Sauerstoff bei höherem Sauerstoffdruck schüttelt, so findet man, daß jetzt
kein Sauerstoff mehr aufgenommen wird. Das ist wenigstens gewöhnlich der
Fall, aber sehr wenige experimentelle Bestimmungen zeigen diese Tatsache
direkt. Auf alle Fälle ist die Lösung bereits nach dem ersten Schütteln praktisch
,,sauerstoffgesättigt", was sich auch aus der Form der Kurve ergibt, die wir
als ,,Dissoziationskurve" anzusprechen lernen werden.

BARCROFT hat kürzlich einige Bestimmungen der Sauerstoffmenge gemacht, welche
Blut aus einer Atmosphäre aufnimmt, die zu 85% aus Sauerstoff und zu 15% aus Stickstoff besteht. Er fand in 4 Versuchen eine Sauerstoffsättigung von 102, 99, 98 und 97%.
Diese Werte wurden für das physikalisch gelöste Gas korrigiert und führen zu echten Sätti-
gungspunkten. Sie wurden mir von BARCROFT freundlichst mitgeteilt.

Vergleichen wir nun bei Hämoglobin, das mit Sauerstoff bei dem Druck,
den er in der Luft ausübt, gesättigt ist, den Sauerstoff- mit dem Eisengehalt.
In seiner sehr sorgfältigen und genauen Arbeit hat PETERS (1912) überzeugend
nachgewiesen, daß die aufgenommene Sauerstoffmenge derjenigen entspricht, die
nötig wäre, um das Eisen in $FeO_2$ zu verwandeln. Natürlich bedeutet das nicht,

daß der Sauerstoff wirklich so gebunden wird, wie anscheinend manchmal fälschlicherweise angenommen wird. Solch ein Peroxyd scheint nicht bekannt zu sein,
und das Eisen ist auch organisch gebunden. Ein dreiwertiges Eisen könnte
peroxydartig mit zwei Atomen Sauerstoff verbunden und die dritte Bindung
durch eine organische Gruppe abgesättigt sein, aber das stimmt nicht mit der
von Küster (1912, S. 469) gegebenen Formel überein. Man darf auf diesen
Punkt nicht zuviel Nachdruck legen, da schwer zu sehen ist, was die Funktion
des Eisens anderes sein sollte, als sich mit Sauerstoff zu verbinden. Das Eisen
ist im Hämoglobin nicht als Ion enthalten. Das Hämoglobin gibt keine der
Reaktionen der Eisensalze. Nach alledem können wir mit Recht sagen, daß
bei mit Sauerstoff gesättigtem Hämoglobin jedes Molekül zwei Atome Sauerstoff auf ein Atom Eisen enthält, mit anderen Worten, daß jedes Molekül Hämoglobin die gleiche bestimmte Sauerstoffmenge aufnimmt. Laidlaws Arbeit
(1904) zeigt, daß das Eisen im reduzierten Hämoglobin anders als im Oxyhämoglobin gebunden ist. Das eisenfreie Derivat, das Hämatoporphyrin, wird aus
Hämoglobin leicht durch Säure abgespalten, während man unter den gleichen
Umständen aus Oxyhämoglobin Hämatin erhält, d. h. aus Oxyhämoglobin wird
das Eisen nicht abgespalten.

Dies Verhältnis Sauerstoff zu Eisen trifft sicher für Hämoglobin zu, das
bei einem Sauerstoffdruck von 160 mm Hg gesättigt ist. Dagegen geht merk-
würdigerweise bei der Anwesenheit von Salzen die Kurve, vgl. Barcrofts
Buch S. 46, über die mit 100% Sättigung bezeichnete Ordinate hinaus. Ist es
möglich, daß der Sättigungspunkt derjenige der Asymptote der rechtwinkligen
Hyperbel ist, die sich bei Anwendung des Massenwirkungsgesetzes ableitet?
Wie wir gleich sehen werden, ist dies ein Punkt, dessen Beweis noch aussteht.
Es ist wohl möglich, daß bei 160 mm Sauerstoffspannung eine vollständige
Sättigung erreicht wird, wenn aber bei Gegenwart von Salzen in der Lösung
unter höheren Spannungen mehr Sauerstoff aufgenommen werden kann, als
einem Molekül Sauerstoff auf ein Atom Eisen entspricht, so wäre es nur ein
zufälliges Ereignis, das man gerade bei 160 mm Sauerstoffdruck fände, was nicht
sehr wahrscheinlich ist. So stoßen wir auf die erste Schwierigkeit, aber es findet
sich gleich eine noch größere.

Es gibt ein oder zwei interessante Probleme, welche die Funktion des Eisens im Hämoglobin betreffen und, soweit mir bekannt ist, noch nicht erforscht sind. Hämatin, das
Hämoglobin ist vermindert um seine Eiweißkomponente, Eisen aber in derselben Weise
gebunden enthält, verliert durch die Wirkung reduzierender Agentien Sauerstoff und geht
in Hämochromogen über. Letzteres nimmt wieder Sauerstoff aus der Luft auf. Kann
nun das Hämochromogen ebenso, wie wir gleich sehen werden, das Hämoglobin, verschiedene
Mengen Sauerstoff bei verschiedenem Druck aufzunehmen? Anscheinend nicht, da der
Sauerstoff des Hämatins im Vakuum nicht herausgeht. Es verhält sich, wie dies eine chemische
Verbindung nach der Phasenregel tun soll, wie wir noch sehen werden. Das Methämoglobin
enthält auch Eisen in organischer Bindung, gibt aber seinen Sauerstoff nicht an das Vakuum
ab. Man hat festgestellt, daß ein Protein, das Bunge aus dem Eidotter gewann, Eisen enthält. Ist es imstande, Sauerstoff aufzunehmen? Foster (1879, S. 316) zeigte, daß Oxy-
hämoglobinkristalle ihren Sauerstoff an das Vakuum abgeben.

Douglas, Haldane und Haldane (1912) zeigen, daß die relative Affinität des Hämoglobins zu Sauerstoff und Kohlenmonoxyd bei verschiedenen Individuen wechselt. Sie
glauben, daß das Globin daran schuld ist, da der Hämatinteil immer der gleiche ist. Dann
kann man sich kaum denken, daß das Eisen, das ein Bestandteil des Hämatins ist, allein
für die Aufnahme von Sauerstoff und Kohlenoxyd verantwortlich sein soll.

FISCHER und BRIEGER (1912) haben eine interessante Untersuchung über das Verhalten einiger eisenhaltiger Stoffe gegen Sauerstoff angestellt. Sie glauben, daß der Sauerstoff im Blut als ein Peroxyd enthalten ist, das in alkalischer Lösung stabil und in saurer Lösung nicht stabil ist, ähnlich den Ferraten und Ferriten, die sie hergestellt haben. Für jetzt ist es aber schwer, diese Resultate mit dem Sauerstoff-Hämoglobin-System zu vereinigen. In diesen Versuchen wurde als Sauerstoffquelle das Wasserstoffperoxyd benutzt. Ich finde in ihrer Arbeit keinen Beweis dafür, daß das relative Verhältnis von Ferrat und Ferrit durch die Spannung des Sauerstoffgases bestimmt wird.

Wir wollen uns jetzt der Erscheinung zuwenden, auf die schon gelegentlich hingewiesen wurde. Wir setzen Hämoglobin mit Sauerstoff bei einem Druck von nur 10 mm Quecksilber in Berührung. Es stellt sich heraus, daß die von ihm aufgenommene Sauerstoffmenge einer Sauerstoffsättigung von 55% entspricht (BARCROFT 1914, S. 16). Bei 40 mm Quecksilber ist es zu 84% gesättigt usw. So erhält man eine Kurve, welche der auf S. 16 in BARCROFTS Buch (1914) gegebenen entspricht. Diese Beziehung wurde von BARCROFT und CAMIS (1909) sorgfältig bestimmt. Die so erhaltene Kurve heißt die „Dissoziationskurve" des Oxyhämoglobins. Wir werden gleich sehen, daß die Form der Kurve von der Temperatur und den in der Lösung vorhandenen Elektrolyten abhängt. Zunächst wollen wir uns nur an die Tatsache halten, daß die aufgenommene Sauerstoffmenge dem Sauerstoffdruck proportional ist, d. h. der in der Lösung vorhandenen Sauerstoffkonzentration.

Diese Erscheinung hat die Forscher nicht genügend zum Nachdenken veranlaßt. Von der Annahme ausgehend, daß das Oxyhämoglobin eine chemische Verbindung von Sauerstoff und Hämoglobin sei, sucht man natürlich nach etwas Derartigem, aber für chemische Verbindungen ist nichts Derartiges bekannt. Der Chemiker kennt nichts Derartiges. Einige Systeme sind etwas vorschnell als Analoga angeführt worden; wir wollen sie untersuchen, da sie an sich lehrreich sind.

*Die Dissoziation von Calciumcarbonat.* Calciumoxyd verbindet sich bei gewöhnlicher Temperatur unter Bildung von Calciumcarbonat mit Kohlensäure. Wird dies — wie beim Brennen des Kalks — erhitzt, so entweicht die Kohlensäure wieder und man erhält das Oxyd. Man hat wahrscheinlich infolge falscher Auffassung der unten gegebenen Tabelle von LE CHATELIER (1883) angenommen, daß bei einer gegebenen Temperatur verschiedene Kohlensäuredrucke mit verschiedenen einander entsprechenden Mengen von Carbonat und Oxyd im Gleichgewicht sein können, so wie Hämoglobin und Oxyhämoglobin mit Sauerstoff bei verschiedenen Drucken im Gleichgewicht sind, wenn man einmal annimmt, daß das Oxyhämoglobin eine chemische Verbindung ist.

Die Bedeutung der Zahlen dieser Tabelle kann man kaum erklären, ohne Ausdrücke zu gebrauchen, die vom Phasengesetz abgeleitet sind. Zunächst müssen wir uns auf eine Temperatur beschränken und ferner annehmen, daß Calciumcarbonat und Oxyhämoglobin analog sind. Wir müssen also annehmen, daß einer Temperatur von 547° beim Calciumcarbonat eine solche von 15° beim Oxyhämoglobin entspricht. Das ist zulässig. Die Tabelle sagt

Tabelle von LE CHATELIER:

| Temperatur | Druck in cm Quecksilber |
|---|---|
| 547° | 2,7 |
| 625° | 5,6 |
| 745° | 28,9 |
| 812° | 76,3 |
| 865° | 133,3 |

nun, daß der Zersetzungsdruck von Calciumcarbonat bei 547° 2,7 cm Quecksilber beträgt. D. h. bei diesem Druck befindet sich Calciumcarbonat im Gleichgewicht mit gasförmiger Kohlensäure, so daß keine Veränderung stattfindet. Wir nehmen ferner an, daß ohne Temperaturänderung wir den Druck des Kohlendioxyds auf 1 cm Quecksilber reduzieren und durch Anwendung eines relativ großen Gasvolumens auf dieser Höhe halten, wie wir das auch bei Hämoglobin und Sauerstoff machen. Dann entweicht Kohlendioxyd, bis das Carbonat völlig zersetzt ist, und zurückbleibt reines Calciumoxyd (siehe FINDLAYS Buch, 1904, S. 79). Reduzieren wir aber den Sauerstoffdruck beim Oxyhämoglobin, so wird dies nicht vollständig reduziert, sondern es stellt sich ein neues Gleichgewicht ein, indem weniger Sauerstoff mit Hämoglobin verbunden ist. Wenn man Calciumoxyd bei 547° einem Kohlensäuredruck von 2,7 cm Hg aussetzt, wird alles Ca in $CaCO_3$ umgewandelt. Ist der Kohlensäuredruck kleiner als 2,7 cm, so findet überhaupt keine Veränderung statt.

Anders ist es, wenn wir in einem geschlossenen System bei begrenzter Kohlensäuremenge bei einem Druck von 3 cm Hg arbeiten. Dann verbindet sich eine bestimmte Menge des Gases mit einem Teil des Calciumoxyds, bis der Kohlensäuredruck auf 2,7 cm Quecksilber gesunken ist; dann passiert nichts mehr. Dieser Vorgang hat aber nichts mit dem Hämoglobinsystem zu tun, denn bei Oxyhämoglobin stellt sich ja bei unbegrenzter Sauerstoffatmosphäre bei jedem Druck im Gleichgewicht ein und verharrt bei demselben Prozentsatz der Sättigung.

Es ist instruktiv der Vorgang auch nach dem Massenwirkungsgesetz zu behandeln. Eine ins einzelne gehende Darstellung gibt COHEN in seinem Buch (1901), aus der ich hier einen gekürzten Extrakt gebe. Wie bei allen heterogenen Systemen ist es zunächst nicht einfach zu sagen, was die „aktive Masse" der reagierenden Stoffe ist. Die des Kohlendioxyds wird zweifellos durch seinen Druck gegeben. Um die aktiven Massen der festen Körper $CaCO_3$ und $CaO$ zu ermitteln, werden sie mit einem Naphthalin-Wassersystem verglichen. In einem geschlossenen Raum und bei einer gegebenen Temperatur stehen flüssiges Wasser und Wasserdampf im Gleichgewicht bei einer bestimmten Dampfspannung. Obwohl ein fester Körper, verhält sich Naphthalin ähnlich, aber sein Dampfdruck ist sehr gering und schwer zu messen. Man kann daher annehmen, daß Calciumcarbonat und Calciumoxyd auch mit einem bestimmten Druck ihrer Dämpfe („Sublimierungsspannung") bei einer bestimmten Temperatur im Gleichgewicht sind.

Wie nun die Spannung des Wasserdampfes von der Masse des Wassers unabhängig ist, so sind die Sublimierungsspannungen von unserem Calciumcarbonat und Calciumoxyd unabhängig von ihren gesamten Massen. Da die chemische Reaktion zwischen Molekülen stattfindet, muß sie in der Dampfphase vor sich gehen, welche die festen Körper umgibt. Bei einer gegebenen Temperatur sind die Konzentrationen der Dämpfe des Calciumcarbonats und Calciumoxyds konstant, da sie den Sublimierungsspannungen proportional sind. Im allgemeinen ist daher die aktive Masse eines festen Körpers bei einer gegebenen Temperatur konstant. Dann haben wir nach dem Massenwirkungsgesetz bei gegebener Temperatur im Gleichgewicht $K_1(CaCO_3) = K_2(CaO)(CO_2)$, die Konzentrationen sind den Dampfdrucken gleich. Nun sind $(CaCO_3)$ und

(CaO) konstant, daher sind auch $K_1(CaCO_3)$ und $K_2(CaO)$ konstant; wenn wir ersteres mit $K_3$ und letzteres mit $K_4$ bezeichnen, erhalten wir:

$$K_3 = K_4(CO_2) = K_4 \cdot \text{Druck des } CO_2 \,.$$

Wenn Calciumcarbonat sich bei gegebener Temperatur in Calciumoxyd und Kohlendioxyd zersetzt, hat demnach der Druck des Kohlendioxyds einen konstanten Wert, der unabhängig von dem relativen Verhältnis der beiden festen Körper ist. Das nennt man die Zersetzungsspannung des Calciumcarbonats bei der betreffenden Temperatur; auf ihr Verhalten bei wechselnder Kohlendioxydspannung ist oben hingewiesen.

Wir sehen, daß dieses System uns nichts hilft. Man sagt manchmal, daß es darum nicht zu Vergleichszwecken dienen kann, weil ein Phasenwechsel bei der Reaktion auftritt. Das ist aber auch bei Oxyhämoglobinlösungen der Fall. Dieser Stoff ist im Kolloidzustand; seine Teilchen sind so groß, daß sie durch Pergamentpapier nicht diffundieren können. Das Hämoglobin zeigt also Oberflächenentwicklung und ist eine besondere Phase (MINES, siehe BARCROFT, 1914, S. 51). Man könnte meinen, daß die Moleküle des Hämoglobins, da sie in kinetischer Bewegung sind, die Anwendung des Phasengesetzes nicht zulassen. Versuche an trockenen Hämoglobinkrystallen und an Hämoglobin in gesättigter Lösung wären erwünscht. Auch Kolloide, die aus einzelnen Molekülen bestehen, sollten wegen ihrer Oberflächeneigenschaften untersucht werden.

*Die Phasenregel.* Da ich bereits auf die Anwendung dieses Gesetzes auf den Fall des Oxyhämoglobins hingewiesen habe, ist es gut, seine allgemeine Bedeutung mit ein paar Worten zu erklären. Wir haben bereits gesehen, daß in einem heterogenen System jede Komponente, die sich nicht mit den anderen mischt, eine Phase genannt wird, und daß zwischen den Phasen trennende Grenzflächen liegen. Es ist nicht immer leicht zu erkennen, welches die beim Gleichgewicht mitwirkenden Komponenten sind. Sie können alle aus derselben chemischen Verbindung bestehen, z. B. Eis, Wasser und Wasserdampf. In einer Gasphase können mehrere verschiedene Gase nebeneinander vorkommen, aber es bleibt eine homogene Phase. Dagegen besteht eine Mischung von verschiedenen festen Körpern aus ebenso vielen Phasen wie Stoffe vorhanden sind, was für den oben behandelten Fall des Calciumcarbonats und Calciumoxyds gilt. Die Komponenten des Systems sind als voneinander unabhängig anzusehen. Sind bei unserem Falle von $CaCO_3$ und $CaO$ zwei Phasen gegeben, so ist damit auch die dritte definiert. Es gilt also:

$$CaCO_3 = CaO + CO_2 \,.$$

Der Zustand einer Gasphase ist durch die Angabe von nur einer ihrer drei unabhängigen Variablen Druck, Volumen, Temperatur nicht definiert. Man kann z. B. das gleiche Volumen erhalten, indem man Druck und Temperatur umgekehrt verändert. Wenn aber zwei festgelegt sind, muß auch die dritte einen bestimmten Wert haben; bei gegebener Temperatur und gegebenem Druck kann ein gegebenes Gas nur ein bestimmtes Volumen erfüllen.

Wenn zwei Phasen, z. B. Wasser in Berührung mit seinem Dampf, vorliegen, ist das System definiert, wenn nur eine der Variablen bestimmt ist. Wenn wir die Temperatur festlegen, ist auch der Druck, unter welchem Flüssigkeit und Dampf nebeneinander bestehen können, bestimmt.

Wenn drei Phasen, Wasser, Wasserdampf und Eis, vorliegen, kann keine der drei Variablen verändert werden ohne daß eine der drei Phasen verschwindet. Mit anderen Worten: nur bei einer Temperatur und einem Druck können Eis, Wasser und Dampf nebeneinander bestehen, dem sog. „Übergangspunkt".

Man sieht also, daß je nach der Anzahl der vorhandenen Phasen eine verschiedene Anzahl der Variablen festgelegt werden muß, um den Zustand des Systems vollkommen zu definieren. Diese Zahl ist die Anzahl der „Freiheitsgrade", ein System heißt invariant, uni-, bi- oder multivariant, je nachdem die Zahl der „Freiheitsgrade" 0, 1, 2 oder mehr als 2 ist.

Es ist wichtig, daß bei den heterogenen Systemen, mit denen das Phasengesetz es zu tun hat, der Gleichgewichtszustand von den Mengen, in denen die verschiedenen Phasen vorhanden sind, unabhängig ist.

WILLARD GIBBS formulierte das Phasengesetz, das am prägnantesten folgendermaßen ausgedrückt wird. Wenn $P$ die Anzahl der Phasen, $F$ die der Freiheitsgrade und $C$ die Anzahl der Komponenten ist, dann ist

$$P + F = C + 2$$
oder
$$F = C + 2 - P .$$

Je größer die Anzahl der Phasen, desto geringer die Zahl der Freiheitsgrade.

Wenn ein System aus Wasser und Wasserdampf vorliegt, beträgt die Zahl der Phasen 2, die der Komponenten 1, also ist

$$F = 1 + 2 - 2 = 1 .$$

In dem Calciumcarbonatsystem sind zwei Komponenten, CaO und $CaCO_3$ (das Kohlendioxyd erklärt sich als $CaCO_3 = CaO + CO_2$), aber drei Phasen vorhanden, eine Gasphase (es kann immer nur eine Gasphase geben) und zwei feste Phasen. Also:

$$F = 2 + 2 - 3 = 1 .$$

Beide Systeme sind univariant. Sie haben nur einen Freiheitsgrad. Bei jeder Temperatur gibt es daher in beiden Fällen nur einen bestimmten Dampf- oder Gasdruck, bei dem ein Gleichgewicht möglich ist.

Wendet man dieses Phasengesetz auf das Hämoglobin und den Sauerstoff an, so haben wir zwei feste Phasen, Oxyhämoglobin und Hämoglobin, wenn man annimmt, daß das Oxyhämoglobin eine bestimmte chemische Verbindung ist. Wir haben eine Gasphase, den Sauerstoff. Es sind zwei Komponenten vorhanden, daher erhält man wieder:

$$F = 2 + 2 - 3 = 1 .$$

Das System müßte sich also wie das Calciumcarbonatsystem verhalten und nur einen Freiheitsgrad haben. Das stimmt aber nicht zu den Ergebnissen der Versuche, welche beweisen, daß es bivalent ist; man kann sowohl die Temperatur als auch den Sauerstoffdruck ändern und kommt in beiden Fällen zu einem Gleichgewicht. Wir müssen daher entweder annehmen, daß wir nur zwei statt drei Phasen haben, oder daß drei Komponenten im System vorhanden sind. Wie das möglich sein soll, ist nicht leicht zu erkennen. Eine andere Möglichkeit wäre, daß das Phasengesetz nicht für mikroheterogene Systeme gilt. Man kann mit Recht annehmen, daß die Oberflächenkrümmung eine große Rolle bei den Eigenschaften des Kolloidzustandes spielt. Dadurch können Reaktionen zwischen ultramikroskopischen Partikeln echten Molekularreaktionen angenähert werden. So kann es ein Gebiet geben, in welchem man Übergangsstadien zwischen einfacher Oberflächenadsorption und echter chemischer Verbindung antrifft. Die Frage muß noch weiter untersucht werden.

*Das doppelkohlensaure Natron.* Eine Lösung von doppelkohlensaurem Natron in Wasser bei verschiedenen Kohlendioxyddrucken scheint dem Hämoglobinsystem zunächst eher vergleichbar zu sein, da, selbst wenn man die Zunahme der Löslichkeit des Kohlendioxyds bei der Druckerhöhung berücksichtigt, bei Drucksteigerung und in gewissem Verhältnis dazu die absorbierte Menge zunimmt. Die Zunahme ist allerdings nicht groß und über keinen großen Bezirk ausgedehnt. Eine etwas nähere Untersuchung zeigt aber, daß das System in keiner Weise dem des Hämoglobins vergleichbar ist. Das doppelkohlensaure Natron unterliegt in wässeriger Lösung der Hydrolyse. Es bildet sich ein Gleichgewicht zwischen den einzelnen Ionen und dem nichtdissoziierten Salz aus. Wenn der Druck des Kohlendioxyds erhöht wird, bilden sich mehr $HCO_3$-Ionen in der Lösung. Es ergibt sich dann, daß die Dissoziation zurückgedrängt wird und mehr Natrium als Bicarbonat vorhanden ist, wie man aus der Dissoziationsgleichung ersieht:

$$(Na^{\cdot})(HCO_3') = K(NaHCO_3) .$$

In dem System ist dann allerdings mehr $CO_2$ enthalten, als sich durch die Zunahme des gelösten Gases erklären läßt, aber die Zunahme entsteht dadurch, daß das Salz elektrolytisch dissoziiert. Oxyhämoglobin wird auf diese Weise nicht in Sauerstoffionen und Hämoglobin zerlegt, es ist, wie andere Proteine und Aminosäuren, ein Ampholyt und in jeder Hinsicht ein Nichtleiter. Wir finden auf S. 22 von BARCROFTS Buch (1914), daß eine Lösung von Hämoglobin, die 3 Tage dialysiert worden ist, eine elektrische Leitfähigkeit besitzt, die einer 0,004 molaren Natriumchloridlösung entspricht; weitere Dialyse würde sie noch mehr reduziert haben.

*Reduzierbare Farbstoffe.* Es gibt verschiedene Farbstoffe die in zwei Formen, oxydiert und reduziert, bestehen können. Durch Sauerstoff wird in vielen Fällen die reduzierte Form (die Leukobase) oxydiert. Prof. W. A. OSBORNE teilt mir mit, daß er hier ein dem Hämoglobin vergleichbares System zu finden hoffte, daß es ihm aber nicht gelang. Alle verhielten sich wie Calciumcarbonat; d. h. bei gegebenem Sauerstoffdruck wurde die Farbe entweder vollständig oxydiert oder vollständig reduziert, je nach der Höhe des Druckes. Wieder ein Beispiel für alles oder nichts. Man muß weiter forschen, besonders ob Farbstoffe in festem Zustand oder in kolloidaler Lösung sich anders als echt gelöste verhalten.

Nach der Arbeit von ALSBERG und CLARK (1914) entspricht das Hämocyanin diesen Farbstoffen. Es ist in den Arterien blau und farblos in den Venen, d. h. die reduzierte Form nimmt Sauerstoff auf und wird blau. Aber dieser Sauerstoff wird an das Vakuum nicht abgegeben; das Blut gibt nur das gelöste Gas ab. Man nimmt an, daß das in dem Farbstoff enthaltene Kupfer als Katalysator wirken kann, so daß der Sauerstoff, wie wir oben gesehen haben, schneller an einen Acceptor abgegeben wird, der in den Geweben vorhanden sein kann. In diesem Falle würde das Hämocyanin einem Peroxyd-Peroxydase-system entsprechen. Die Arbeiten von BOTTAZZI (1919) und DHÉRÉ (1918) zeigen, daß im hämocyanhaltigen Blut Faktoren eine Rolle spielen, welche die Erscheinungen komplizieren.

*Die Adsorption.* Es ist dem Leser vielleicht aufgefallen, daß bisher eine andere Reaktionsform noch nicht erwähnt worden ist, nämlich die Aufnahme von Gasen durch Oberflächen wie bei der Holzkohle, eine Adsorption, bei der sicher eine Beziehung zwischen der aufgenommenen Menge und dem Druck bestehen muß. WOLFGANG OSTWALD (1908) versuchte die Gesetze der Adsorption auf das Hämoglobin-Sauerstoffsystem anzuwenden. Aber es ist klar, daß es sehr schwer ist, die Erscheinung, daß bei Sauerstoffsättigung sich ein Molekül Hämoglobin mit einem Molekül Sauerstoff und nicht mit mehreren verbinden kann, anders als durch eine chemische Verbindung als End-resultat zu erklären. Die Schwierigkeit löst sich vielleicht durch die Kombination beider Vorgänge. Die Menge des Oxyhämoglobins würde durch die Menge des Sauerstoffs bestimmt werden, der auf der Oberfläche des Hämoglobins bei gegebenem Druck adsorbiert wird. Von hier aus ist allerdings das Problem auch schwer anzufassen. Es ist aber bisher wenig versucht worden. Sicher ist es nicht erlaubt, das Gesetz der Massenwirkung oder das Phasengesetz auf den Fall anzuwenden, ehe die Gültigkeit beider für kolloidale Lösungen sicher erwiesen ist. Dann treten Oberflächenphänomene auf, die wohl komplizierter sein mögen, als wenn man größere und weniger gekrümmte Oberflächen untersucht.

Setzt man bei reinen Hämoglobinlösungen den bei verschiedenen Sauer-stoffdrucken gelösten Sauerstoff seiner Konzentration gleich, die nach dem Henryschen Gesetz eine Funktion des Druckes ist, so findet BARCROFT (1914, S. 17—23), daß die relativen Mengen von Hämoglobin und Oxyhämoglobin, die bei einem gegebenen Sauerstoffdruck vorhanden sind, dem Massenwirkungs-gesetz gehorchen. Die Kurve ist eine rechtwinklige Hyperbel. Wenn wir eine Adsorption annehmen, müßten wir eine Parabel erwarten. Wie wir gleich sehen werden, erhält man unter gewissen Bedingungen Resultate, die mehr einer derartigen Kurve entsprechen. Die größte Schwierigkeit bei der Annahme einer einfachen Adsorption ist aber die bereits erwähnte, nämlich das Verhält-nis von Sauerstoff zu Eisen oder Hämoglobin bei vollständiger Sättigung.

Wie dem auch sei, für die Funktion des Hämoglobins im Organismus ist die genaue Kenntnis der Art der Sauerstoffbindung an das Hämoglobin weniger wichtig als die Erforschung der Leichtigkeit und Schnelligkeit, mit der der Sauerstoff aus der Luft aufgenommen und an die Zellen weitergegeben werden kann. Besonders hierfür ist die Arbeit von BARCROFT und seinen Mitarbeitern, wie die Dissoziationskurve durch verschiedene Agentien variierbar ist, von un-schätzbarem Wert.

Bevor ich zu diesen wichtigen praktischen Fragen übergehe, will ich darauf hinweisen, daß man gezeigt hat, daß einige kolloide Lösungen Gase in größerer Menge aufnehmen, als sich durch die Zunahme der Löslichkeit mit dem Druck erklären läßt. So die Versuche von FINDLAY (1908) und von GEFFCKEN (1904). Man könnte fragen, warum, wenn die Auf-nahme des Sauerstoffs durch Hämoglobin durch eine Oberflächenadsorption bedingt ist, andere Kolloidbestandteile des Blutes sich nicht ähnlich verhalten. GEFFCKENS Experimente zeigen nun einen Fall, der typisch für eine Adsorption zu sein scheint, nämlich von Kohlendioxyd durch kolloides Eisenhydroxyd, der aber mehr oder weniger „spezifisch" in dem Sinne ist, insofern als Sauerstoff von der Lösung nicht in größerer Menge als von reinem Wasser aufgenommen wird. Dieses System von Kohlendioxyd und Eisenhydroxyd würde weitere Untersuchungen lohnen, besonders vom Gesichtspunkt der Umkehrbarkeit aus. Wenn wir zugeben, daß es sich dabei um reine Adsorption handelt, müssen wir uns daran erinnern, daß dieser Prozeß durch eine irgendwie geartete Verminderung der Oberflächenenergie entsteht. Auch chemische Verbindung würde auf der Oberfläche stattfinden, wenn die Oberflächenenergie dadurch herabgesetzt würde. Aber das nützt uns für das Hämoglobinproblem nichts, weil wir immer wieder auf dieselbe Schwierigkeit des Gleichgewichts bei verschiedenen Sauerstoffspannungen stoßen; sozusagen wird nur die Lage der hypothetischen chemischen Verbindung verändert. Außerdem erkennt man nicht leicht, wie sich ein dauerndes Gleichgewicht bilden kann, da die Verbindung auf der Oberfläche früher oder später mit den Molekülen innerhalb des Aggregates wechseln muß. Ist nach alledem ein Zwischenstadium möglich, das weder bloße Oberflächenadsorption noch chemische Verbindung im wahren Sinne ist, sondern etwas dazwischen Gelegenes, wie das VAN BEMMELEN und OSTWALD anzunehmen scheinen? Man muß an die Wirkungen der stark gekrümmten Oberfläche der Kolloidteilchen denken. In dieser Beziehung sind die interessanten Ansichten von LANGMUIR (S. 64) über die Natur der Adsorption wichtig.

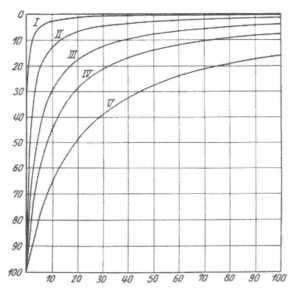

Abb. 149. Dissoziationskurven des Oxyhämoglobins bei verschiedenen Temperaturen. Ordinate, Prozentgehalt an reduziertem Hämoglobin. Abszisse, Spannung des Sauerstoffs in Millimeter Quecksilber. Die Kurven *I, II, III, IV* und *V* entsprechen 16°, 25°, 32°, 38° und 49° C. Man beachte, daß, je höher die Temperatur ist, desto weniger Sauerstoff durch Hämoglobin bei einer gegebenen Spannung des Gases gebunden wird. (BARCROFT und HILL, Journ. of physiol. 39, S. 422.)

*Die Beziehungen zur Temperatur.* Bei gegebenem Sauerstoffdruck wird mit steigender Temperatur immer weniger Sauerstoff vom Hämoglobin aufgenommen. Eine Reihe solcher Kurven finden sich in Abb. 149 in BARCROFTS Buch (1914, S. 36). Das ist für die Abgabe des Sauerstoffs an die Gewebe wichtig. Wenn Blut bei 38° mit einer Sauerstoffspannung von 100 mm Quecksilber in der Lungenalveolarluft ins Gleichgewicht gekommen ist, ist es zu 93% gesättigt. Aus den Versuchen von VERZÁR (1912, 3) ersieht man, daß die Sauerstoffspannung in den Geweben zwischen Null und 10 oder 30 mm Quecksilber schwankt. Sie ist von dem Verhältnis von Sauerstoffzufuhr zu Sauerstoffverbrauch abhängig. Wir nehmen den Fall von 10 mm. Aus Kurve IV der Abb. 149 sieht man, daß bei dieser Spannung das Hämoglobin nur zu 56% gesättigt ist, so daß der Unterschied zwischen 56% und 93%, d. h. 37% an das Gewebe abgegeben werden kann. Wir nehmen nun die Kurve II bei 25°; bei 100 mm haben wir gegen 98% Sättigung; bei 10 mm 88%, d. h. einen Unterschied von nur 10%. Der Vorteil, der sich hieraus für das warmblütige Tier ergibt, ist klar.

Die verschiedene Gleichgewichtslage bei verschiedenen Temperaturen erklärt sich dadurch, daß bei erhöhter Temperatur die Zersetzung des Oxyhämoglobins stärker beschleunigt wird als seine Bildung. Versuche hierüber mit Kurven in BARCROFTS Buch (1914, Kapitel XI) Abb. 149.

Man beachte, daß die Wirkung der Temperatur die gleiche ist wie bei typischer Adsorption, wo sie durch den negativen Temperaturkoeffizienten der Oberflächenenergie verursacht ist.

Da die Erhöhung der Temperatur eine Zersetzung des Oxyhämoglobins verursacht, lehrt uns VAN 'T HOFFS Lehre vom mobilen Gleichgewicht, daß die Bildung des Oxyhämoglobins ein exothermer Vorgang sein muß. Ferner hat VAN 'T HOFF eine Formel angegeben, welche die Gleichgewichtslage zu der bei der Verbindung entwickelten Wärme in Beziehung setzt. BARCROFT und HILL (siehe BARCROFTS Buch, 1914, Kapitel III) machten Versuche zur Bestimmung der Wärmetönung. Sie fanden einen Wert von 1,85 Calorien pro Gramm Hämoglobin. Aus der Formel von VAN 'T HOFF kann man das Molekulargewicht des Hämoglobins berechnen, wenn man annimmt, daß jedes Gramm sich mit 1,34 ccm Sauerstoff verbindet. Das Resultat stimmte gut zu dem Molekulargewicht des Hämoglobins von 16,669. Dadurch wird die Annahme, es handle sich um eine chemische Verbindung, sehr unterstützt. Aber hier stößt man auf eine andere Schwierigkeit. Die Verbindungswärme des Hämoglobins mit Sauerstoff ist auch durch andere Experimentatoren bestimmt worden, welche erheblich niedrigere Resultate als die er

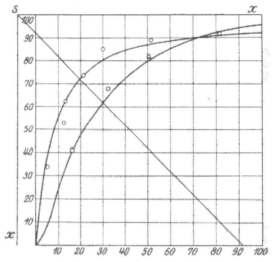

Abb. 150. Die Wirkung der Elektrolyte auf die Dissoziationskurve des Hämoglobins. Ordinate, Prozentige Sättigung des Hämoglobins mit Sauerstoff. Abszisse, Spannung des Sauerstoffs in Millimeter Quecksilber. ○ Kurve der dialysierten Lösung. □ Kurve der nichtdialysierten Lösung. Die erste Kurve (Elektrolyte fehlen) entspricht der Hüfnerschen Kurve und ist eine rechtwinklige Hyperbel. Sie geht fast durch die experimentellen Werte. Die zweite Kurve (Salze in geringer Konzentration vorhanden) ist Bohrs Kurve. Der Unterschied zwischen dem Grad der Sättigung ist besonders deutlich bei niederer Sauerstoffspannung. (BARCROFT und ROBERTS, Journ. of physiol. 39, S. 146.)

wähnten erhalten haben; man findet die Zahlen in MEYERHOFS Arbeit (1912, 1, S. 164). Betrachtet man nun den von TORUP (1906) erhaltenen Wert, der im wesentlichen durch dieselbe Methode wieder von BARCROFT und HILL gewonnen wurde — und es liegt kein ersichtlicher Grund vor, an der Genauigkeit der Bestimmung zu zweifeln —, so finden wir nur 0,678 Calorien pro Gramm. R. DU BOIS-REYMOND (1914) fand Werte zwischen 1,06 und 1,77, durchschnittlich 1,36.

Es darf nicht außer acht gelassen werden, daß die Verdichtung von Gasen an Oberflächen (Adsorption) ebenfalls ein exothermer Prozeß ist, wobei infolge der an den Grenzflächen stattfindenden Verdichtung vielleicht sogar Verflüssigung des Gases zu erwarten ist. Nehmen wir z. B. die von TITOFF (1910) erhaltenen Werte, so stellt sich heraus, daß die Wärmebildung bei der Adsorption von Gasen durch Holzkohle von gleicher Größenordnung ist wie die Werte der „Reaktionswärme" von Hämoglobin mit Sauerstoff. Bei 0° adsorbierte 1 g Holzkohle 0,259 ccm Stickstoff bei einem Druck von 10,2 mm Quecksilber mit einer Wärmeentwicklung von 0,373 Calorien pro Kubikzentimeter adsorbiertes Gas. Die entsprechenden Werte für Kohlendioxyd und Ammoniak betrugen gegen 0,33 und 0,4 Calorien. 1 g Hämoglobin nimmt bei Zimmertemperatur 1,34 ccm Sauerstoff auf und gibt 1,85 Calorien ab, d. h. 1,37 Calorien pro Kubikzentimeter. Legt man aber den von TORUP erhaltenen Wert für die Wärmebildung zugrunde, so erhält man 0,41 Calorien pro Kubikzentimeter

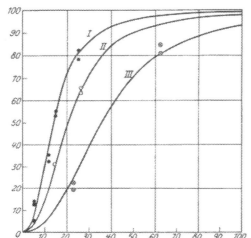

aufgenommenen Sauerstoff. Ich will hierauf nur aufmerksam machen, aber keine Schlüsse daraus ziehen.

*Die Wirkung von Salzen und von Säure.* Wie wir gesehen haben, kann die Dissoziationskurve des reinen Hämoglobins durch die Gleichung einer rechtwinkligen Hyperbel ausgedrückt werden. Vergleichen wir aber diese Kurve mit der von BOHR für das Hämoglobin im Blut gefundenen, so sieht man, daß diese eine andere Gestalt hat. BARCROFT und ROBERTS (siehe BARCROFTS Buch, 1914, S. 22) zeigten nun, daß BOHRS Kurve für das normale Blut richtig ist, daß man aber mit dialysiertem Blut die erste Form bekommt, welche der von HÜFNER in reinen Hämoglobinlösungen erhaltenen entspricht. Abb. 150 ist eine der von BARCROFT und ROBERTS gegebenen Reproduktionen.

Abb. 151. Wirkung des Kohlendioxyds auf die Dissoziationskurve des Hämoglobins im Blut. Ordinate, prozentige Sättigung. Abszisse, Sauerstoffspannung. Oberste Kurve bei 3 mm Quecksilber Kohlendioxydspannung. Mittlere Kurve bei 20 mm. Unterste Kurve bei 90 mm. (BARCROFT und POULTON, „Proc. of physiol. soc." in Journ. of physiol. 46, S. 4.)

Die physiologische Bedeutung dieser Erscheinung geht in gleicher Richtung wie die Beeinflussung durch die Temperatur. Bei Anwesenheit von Salzen gibt das Hämoglobin seinen Sauerstoff schneller ab. Bei Salzanwesenheit beträgt die Sättigung des Hämoglobins bei 10 mm Hg 25%, während sie in reiner wässeriger Lösung 55% beträgt.

*Die Wirkung von Säure* ist die gleiche wie die der Salze, aber stärker (siehe Abb. 151). Die Wirkung wird durch die Wasserstoffionen verursacht. Ihre Bedeutung ist gleichfalls klar. Alle Zellen erzeugen bei Aktivität Kohlensäure und der Muskel auch Milchsäure. Beide erleichtern die Abgabe des Sauerstoffs an die aktiven Zellen.

CHRISTIANSEN, DOUGLAS und HALDANE (1913) zeigen, daß das Blut 10% mehr Kohlensäure aufnimmt, wenn das Hämoglobin reduziert ist. Das Venenblut kann daher bei der gleichen Spannung mehr Kohlensäure aufnehmen als das arterielle. Da das Blut in den Lungen Sauerstoff aufnimmt, wird hier die Kohlensäure leichter abgegeben. Vom Standpunkt der Adsorption ist die Erscheinung nicht schwer zu erklären. Nach FREUNDLICH (1909, S. 116) und den experimentellen Resultaten von HEMPEL und VATER (1912) wird aus einer Mischung gelöster Stoffe jeder Bestandteil adsorbiert, und das relative Verhältnis wird durch ihre relativen Kräfte, die Oberflächenenergie herabzusetzen, bestimmt, aber auch der Stoff, der die Oberflächenenergie am stärksten herabsetzt, wird aus dem Gemisch schwächer absorbiert als aus einer reinen Lösung. Je niedriger die Spannung des Sauerstoffs ist, desto mehr Kohlensäure kann adsorbiert werden, und je niedriger die des Kohlendioxyds, desto mehr Sauerstoff. Tatsächlich verdrängt jedes Gas das andere. Bevor wir auf dieser Grundlage irgendwelche Berechnungen anstellen können, müßten wir mehr über die Größe wissen, um welche die Oberflächenenergie der Grenzfläche zwischen Hämoglobin und Plasma bei der Adsorption von $CO_2$ und $O_2$ herabgesetzt wird.

Das Aussehen der Dissoziationskurve ändert sich stark mit der Konzentration der Wasserstoffionen. Die Kurve kann direkt als Indicator der Änderungen der Wasserstoffionenkonzentration im Blut benutzt werden, wie solche durch Muskeltätigkeit, Sauerstoffmangel oder die pathologische „Acidose" entstehen.

Welches sind nun die Gleichungen für die Kurven, die man bei Anwesenheit von Säure oder von Salzen erhält? Da das Hämoglobin kolloidal gelöst ist und wir gesehen haben, daß Elektrolyte eine kräftige Wirkung auf solche Lösungen ausüben, indem sie die Aggregation kolloidaler Körperchen veranlassen, so wird man natürlich dies als Erklärung ansehen.

Auf Grund der Annahme einer Aggregation der Hämoglobinmoleküle, welche aus der monomolekularen Reaktion eine Reaktion höherer Ordnung werden läßt, kam A. V. HILL (1910, 2) zu folgender Formel:

$$ y = 100 \frac{K x^n}{1 + K x^2}, $$

wobei $y$ der Sättigungsgrad des Hämoglobins mit Sauerstoff und $x$ der Sauerstoffdruck ist. Diese Formel drückt bei richtiger Wahl der Konstanten $K$ und $n$ alle experimentell gefundenen Daten richtig aus.

Bei dem Versuch, die Bedeutung dieser Gleichung zu verstehen, ist darauf hinzuweisen, daß HILL selbst (S. 4) den Konstanten keine direkte physikalische Bedeutung beilegen konnte, während BARCROFT (1913, S. 481) $K$ als die Gleichgewichtskonstante und $n$ als die Durchschnittsanzahl der Moleküle des Hämoglobins in jedem Aggregat ansieht. HILL hat später BARCROFTS Ansicht zugestimmt (1913, 5).

Die Verhältnisse zu durchschauen, unter denen die verschiedenen Gleichgewichtsstadien in einem Kolloidsystem erreicht werden, ist recht schwierig, daher möge man meine Kritik der oben gegebenen Erklärung nicht mißverstehen. Natürlich ist sie ein äußerst wertvoller Beitrag zu der Theorie, aber durch sorgfältige Beobachtung ist mir klar geworden, daß dabei einige zweifelhafte Voraussetzungen gemacht werden. Zu einer befriedigenden Lösung des Problems kann man nur durch die Klärung der Verhältnisse kommen, die an den Grenzflächen der Phasen eines heterogenen, mikroheterogenen Systems vorherrschen, das Massenwirkungsgesetz allein ist nicht ausreichend. Ebenso wie bei der Phasenregel muß auch beim Massenwirkungsgesetz erst nachgewiesen werden, daß es auf das vorliegende kolloidale System angewendet werden darf.

Die experimentell erhaltenen Kurven werden durch die Hillsche Formel verifiziert. Betrachtet man die Kurven von Abb. 150 und 151, so sieht man sofort, daß bei Gegenwart von Elektrolyten die Dissoziationskurve keine rechtwinklige Hyperbel mehr ist, wie dies einer monomolekularen Reaktion entsprechen würde. Warum sollte aber die einfache Aggregation von Hämoglobin die Reaktionsordnung ändern? So wie ich die Theorie von der Reaktionsgeschwindigkeit, die sich auf das Massenwirkungsgesetz gründet, verstehe, kann eine andere Reaktionsordnung nur gefunden werden, wenn Moleküle von einer anderen chemischen Art an der Reaktion teilnehmen. Es liegt kein Grund zu der Annahme vor, daß die verschiedenen Grade der Aggregation des Hämoglobins eine Veränderung seiner chemischen Natur ergeben. Für den Sauerstoff ist eine derartige Annahme auch nicht möglich. Andererseits ist es nicht unmöglich, daß sich Aggregate vom kinetischen Standpunkt aus wie verschiedene chemische Individuen verhalten können. Man darf also diesen Einwand nicht zu stark betonen. Wenn wir annehmen, daß $Hb_2O_4$ nicht dasselbe ist wie zwei Moleküle von $HbO_2$, ist die Behandlung der Frage nach dem Massenwirkungsgesetz gerechtfertigt.

Wir haben schon zwei Exponentialgleichungen kennengelernt und in beiden Fällen den Exponenten mit $n$ bezeichnet. Die erste drückte die Reaktionsgeschwindigkeit aus. Hier bedeutete $n$ die Zahl der an der Reaktion beteiligten Molekülgattungen, deren Konzentration unabhängig voneinander wechseln kann, so daß man die Konzentration jeder einzelnen Molekülart berücksichtigen muß. In diesem Falle muß $n$ natürlich eine ganze Zahl sein. Die zweite Gleichung drückt die Menge eines von einer Oberfläche adsorbierten Stoffes als eine Funktion der Konzentration des adsorbierten Stoffes aus. In diesem Falle kann $n$ ein Bruch sein, und zwar ist dies gewöhnlich der Fall. Die Kurven sind beide Parabeln, wenn wir aber die Kurven der Abb. 150 und 151 betrachten, sehen wir, daß die Kurve bei Anwesenheit von Salzen oder von Säure eine S-Form hat. Sie ist also komplizierter, als es jeder der beiden Exponentialgleichungen entspricht.

Bei den von A. V. HILL (1910, 2) angeführten Daten bemerkt man sofort, daß die Werte von $n$ meistens Brüche sind. Er erklärt das daraus, daß eine Anzahl von Aggregaten des Hämoglobins vorhanden sind, die verschiedene Molekülzahlen enthalten, so daß eine Reaktion ensteht, die sich aus Reaktionen verschiedener Ordnung zusammensetzt, aber sicher von höherer Ordnung ist als monomolekular. Es ist aber nicht berechtigt, daß $n$ in HILLS Formel so aufzufassen wie das $n$ der Gleichung für die Reaktionsgeschwindigkeit. Eine Aggregation von Molekülen würde eher die Konzentration als den Exponenten ändern, d. h. das $C$ in der Formel:

$$\frac{dx}{dt} = kC^n,$$

und darum in der Hillschen Formel die Gleichgewichtskonstante $K$. Anders ausgedrückt, ist nicht ersichtlich, warum die Reaktionsordnung der Reaktion

$$Hb_2 + 2\,O_2 \rightleftarrows Hb_2O_4$$

sich von der

$$Hb + O_2 \rightleftarrows HbO_2$$

unterscheiden sollte, wenn $Hb_2$ nicht ein von Hb verschiedenes chemisches Individuum ist, das auch verschieden dissoziiert. Wie bereits erwähnt, möglich ist dies aber auch (siehe BARCROFT 1914, S. 60).

Soweit mir bekannt ist, ist eine Änderung der Reaktionsordnung der Reaktion

$$\overline{Et\,A} + H_2O \rightleftarrows \overline{Et\,OH} + H\overline{A}$$

nicht bewiesen, obwohl die Assoziation von Wasser und Alkohol bei verschiedenen Temperaturen verschieden ist.

A. V. HILL zeigt in einer späteren Mitteilung (1914, 3), wie man dieselbe Gleichung

$$y = \frac{K\,x^n}{1 + K\,x^n}$$

thermodynamisch, vom osmotischen Druck ausgehend, erhalten kann, ohne die Annahme einer Aggregation zu benutzen. Dabei wird aber wieder die Anwendbarkeit des Massenwirkungsgesetzes vorausgesetzt, und die Schwierigkeit liegt eher hierin als in der Aggregationshypothese, die nicht unwahrscheinlich ist. Bei dieser Ableitung wird eine Verminderung des osmotischen Druckes angenommen, welche durch eine ungleiche Elektrolytverteilung, wie oben (S. 160) beim Kongorot, verursacht sein soll. Eine elektrolytische Dissoziation des Oxyhämoglobins ist aber nicht nachgewiesen. Die Lage der Membran ist nicht klar, die Grenzfläche zwischen der Gasphase und der flüssigen Phase kann vielleicht so wirken.

Die Konstanz von $n$ (etwa 2,5) bei verschiedenen Kohlensäurekonzentrationen (siehe BARCROFTS Buch. 1914, S. 65 und 66) ist, wie man wohl kaum hinzuzufügen braucht, kein Beweis dafür, daß das $n$ hier die Reaktionsordnung angibt. BARCROFT sagt sehr richtig, „da $n$ so konstant bleibt, ist es wahrscheinlich der Ausdruck einer bestimmten physikalischen Erscheinung". Ich glaube nicht, daß man zur Zeit mehr über die Bedeutung von $n$ sagen kann.

Die Konstanz von $n$ bei einer bestimmten Säure führt BARCROFT zu der Feststellung (1913, S. 490), daß die Wirkung der Säure nicht auf einer Änderung der Molekülzahl der Aggregate beruht, sondern auf einer Änderung der Gleichgewichtskonstante. Wie wir aber gesehen haben, ist nicht genügend bewiesen, daß $n$ von der Anzahl der Moleküle in den Aggregaten abhängt. Ich möchte darauf aufmerksam machen, daß die Konstanz des Exponenten auch ein Charakteristicum der Adsorption ist. Aus der Ähnlichkeit der Kurven bei der Wirkung von Säuren und Salzen möchte man folgern, daß — was auch immer die Wirkung sei — sie sich in beiden Fällen nur graduell unterscheide. Da ein Teil des Hämoglobinmoleküls eiweißartig ist, könnte er mit der Säure eine Verbindung eingehen; wie wir aber gesehen haben (S. 123), haben wir keinen Beweis dafür, daß die Proteine oder Aminosäuren, außer die stark basischen, sich überhaupt mit schwachen Säuren verbinden. Vielleicht könnten Messungen der Änderung der elektrolytischen Leitfähigkeit von Hämoglobinlösungen bei Säurezusatz diese Frage klären. BARCROFT nimmt auch an (1914, S. 316), daß das H·-Ion das Globulinmolekül aggregieren läßt, und daß es auch mit dem Hämatinbestandteil eine Verbindung eingeht. Hämatin selbst hat aber saure Eigenschaften, so daß man diese Vorstellung nur schwer annehmen kann.

Im großen ganzen wird noch viel Arbeit nötig sein, um die Art der Reaktion zwischen Sauerstoff und Hämoglobin aufzuklären. Ich fand es notwendig, darauf hinzuweisen, wo die bestehenden Annahmen versagen, obwohl es angenehmer gewesen wäre, sie als befriedigend ansehen zu können. Es besteht die Gefahr, daß man die Frage vorzeitig als erledigt ansehen könnte. Ich habe aber keine andere Annahme vorzuschlagen, obwohl ich nicht umhin kann zu glauben, daß der Gegenstand eine weitere Untersuchung vom Gesichtspunkt der Adsorption aus lohnen würde. Da ich selbst nicht darüber gearbeitet habe, trete ich weder für die eine noch für die andere Partei ein und kann nicht beanspruchen, daß meinen Bemerkungen ein besonderer Wert beigelegt werde, die nur die Meinung eines Zuschauers sind.

*Die Wirkung des Kohlenmonoxyds.* Dieses Gas hat, wie man sagt, eine größere „Affinität" zum Hämoglobin als der Sauerstoff. In einer Mischung der beiden Gase verbindet sich eine viel größere Menge Kohlenmonoxyd mit Hämoglobin, als der relativen Spannung der beiden Gase entspricht. Das Verhältnis, in dem die beiden Gase sich mit Hämoglobin verbinden, ist aber gesetzmäßig festgelegt und ist zur Grundlage einer Methode von DOUGLAS und HALDANE (1912) geworden, um die Sauerstoffspannung des Arterienblutes zu bestimmen. Nach NICLOUX (1913, 1914) wird das relative Verhältnis von Kohlenoxydhämoglobin und Oxyhämoglobin durch Massenwirkung bestimmt.

Hinsichtlich der Adsorption aus Gemischen ist es interessant zu beobachten, daß das Kohlenoxyd von vielen festen Katalysatoren sehr stark adsorbiert wird (BARCROFT, 1918, 3) und wie ein Gift wirkt, das die reagierenden Bestandteile von der Oberfläche verdrängt.

*Optische Eigenschaften.* Das Hämoglobin und seine Derivate geben sehr bestimmte Absorptionsspektren. Abb. 152 zeigt eine Reihe von Photographien. Die Erscheinung ist von praktischem Wert für die colorimetrischen und spektrophotometrischen, allgemein gebräuchlichen Methoden zur Bestimmung des Hämoglobins. Man kann dieser Lichtabsorption vom photochemischen Gesichtspunkt aus keine Bedeutung beilegen, wie wir oben sahen (S. 688), hat die Absorption des ultravioletten Lichts wahrscheinlich eine Schutzfunktion.

HARTRIDGE und HILL (1914) haben interessante Beobachtungen über die infrarote Absorption des Hämoglobins angestellt und sie mit der des reduzierten Hämoglobins und des Kohlenoxydhämoglobins verglichen. Sie finden in diesem Bereich von großer Radiationsenergie eine erhebliche Absorption, die beim Kohlenoxydhämoglobin nur etwa halb so groß wie beim Oxyhämoglobin ist. Bestimmungen der Absorption in diesem Gebiet des Spektrums gestatten die relativen in einer Lösung vorhandenen Mengen der drei Substanzen zu bestimmen, was praktisch wichtig ist, wie wir bei Besprechung der Sauerstoffspannung im Blut sehen werden. Die Messungen geschahen mit einer Hilgerschen Thermosäule. Diese infrarote Absorption hat noch ein anderes Interesse. Die Belichtung ändert das Gleichgewicht zwischen $O_2$, CO und Hämoglobin, wie HALDANE und LORRAIN SMITH gezeigt haben. Wir haben gesehen, daß man nach der Nernstschen Formel (1913, S. 679) die freie Energie einer Reaktion berechnen kann, wenn man die Gleichgewichtskonstante kennt. Wir haben nun hier eine photochemische Reaktion, bei der Lichtenergie aufgespeichert werden kann. HARTRIDGE und HILL berechnen aus der bekannten Veränderung der Gleichgewichtskonstanten in der obigen Reaktion diese Energiemenge. Sie ist erheblich größer als sonst bei photochemischen Reaktionen, ausgenommen die Reaktion im Chlorophyllsystem.

*Die chemische Konstitution.* Diese Frage wurde kurz in Kapitel XIX besprochen beim Chlorophyll; die Bedeutung des Eisengehalts wurde in diesem Kapitel bereits erwähnt.

*Die Untersuchungsmethoden.* Im Anhang von BARCROFTS Buch (1914) ist eine ins einzelne gehende Beschreibung der Methoden gegeben, die zur Bestimmung der prozentischen Sauerstoffsättigung des Hämoglobins dienen. Der Apparat von WINTERSTEIN (1912, 1), besonders mit den späteren Verbesserungen

(1913, 2), ist sehr bequem beim Gebrauch, sowohl für Blutgasanalyse wie für den Gaswechsel kleiner Organe. Er ist zerbrechlicher als der von BARCROFT (siehe Abb. 148 oben). KROGHS Apparat (1916, S. 23) ist ausgezeichnet.

## Die Lungen.

Wir haben gesehen, daß den Geweben durch die Wirksamkeit des Hämoglobins Sauerstoff in größerer Menge zugeführt wird, als dies durch einfache Lösung des Sauerstoffs im Blutplasma möglich wäre, ferner daß das Oxyhämoglobin Sauerstoff an Orte abgibt, an denen die Spannung des Gases niedriger ist als da, wo der Sauerstoff durch das Hämoglobin aufgenommen wurde. Es bleibt noch übrig, den Mechanismus zu betrachten, durch welchen das Hämoglobin, nachdem ihm der größere Teil seines Sauerstoffs durch die Gewebe entzogen ist, seinen Sauerstoffvorrat aus der äußeren Luft wieder auffüllt. Dabei wird auch die Kohlensäure, welche aus den Zellen in das Blut übergegangen ist, an die Atmosphäre abgegeben. Wie wir später sehen werden (S. 760), wird auch fast alle Kohlensäure von demselben Stoff, Hämoglobin, befördert, der den Sauerstoff trägt. Da die Kohlensäure in Wasser stärker löslich ist, löst sich mehr Kohlensäure im Blutplasma als Sauerstoff.

Bekanntlich gibt es bei den luftatmenden Tieren Einrichtungen, durch welche das Blut bei großer Flächenausdehnung mit der Luft in Berührung gebracht wird, wobei die Luft dauernd erneuert wird. Zwischen Blut und Luft ist nur eine feine Membran geschaltet, so daß der Diffusionsweg der Gase nur sehr kurz ist. Die Organe, in welchen der Gasaustausch stattfindet, heißen Lungen.

Ich führte oben das Experiment von HOOKE an, in welchem er zeigte, daß, um ein Tier vor dem Erstickungstode zu bewahren, eine dauernde Erneuerung der in den Lungen befindlichen Luft nötig ist. Es gehört hier nicht zum Hauptthema dieses Buches, die Einzelheiten der Muskelmechanismen zu beschreiben, durch welche die Luft eingesogen und wieder aus den Lungen ausgestoßen wird. Es genügt hier zu sagen, daß die Kapazität der Lungen abwechselnd vermehrt und vermindert wird. Dies geschieht durch Muskelbewegungen, welche an den Wänden der Höhlen angreifen, in denen die Lungen aufgehängt sind.

Wenn die Lungen bei der Ausatmung nicht vollkommen platt gedrückt werden, was bei dem anatomischen Bau des Thorax unmöglich ist, kann bei der Ausatmung nur ein Teil der Lungenluft ausgestoßen werden. Die an den Enden der Bronchialverzweigungen gelegenen Lufträume, die Lungenalveolen, müssen daher ein Gasgemisch enthalten, dessen Sauerstoffgehalt geringer und dessen Kohlensäuregehalt höher ist, als es dem Gehalt der atmosphärischen Luft an beiden Gasen entspricht. Zwischen dieser Alveolarluft und den Gasen im Blut findet ein Austausch statt. Das uns beschäftigende Problem ist also: Wie verhält sich die Sauerstoff- und Kohlensäurespannung im arterialisierten Blute der Lungenvene zu den Spannungen dieser Gase in der Alveolarluft?

Da ein Gas immer von den Orten höherer Spannung zu den Orten niedrigerer Spannung diffundiert, ist es klar, daß die Sauerstoffspannung des Arterienblutes niemals die der Alveolarluft übersteigen darf, wenn der Gasaustausch

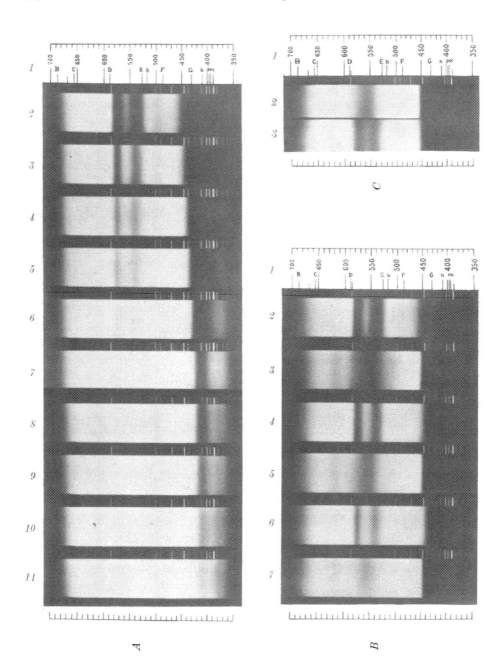

Abb. 152. Absorptionsspektra des Hämoglobins. Mit einem Gitterspektroskop aufgenommen. *A—1* Wellenlänge, Skala. *2—11* Reihen von Verdünnungen von sauerstoffgesättigtem Kaninchenblut. Verdünnungen von 1: 70 bis 1: 2000. Das ultraviolette Band sieht man in den verdünnteren Lösungen. Dicke der Schicht 14 mm. *B—1* Skala der Wellenlängen. *2* Normales Blut, 1: 70. *3* Dasselbe, mit Ammonsulfid reduziert. Das zarte Band in dem Orange entsteht durch Hämoglobinsulfid. *4* Normales Blut, 1: 100. *5* Dasselbe, reduziert. *6* Normales Blut, 1: 150. *7* Dasselbe reduziert. *C—1* Skala der Wellenlängen. *2* Normales Blut, 1: 200, reduziert. *3* Kohlenoxydblut, das dann mit Ammoniumsulfid behandelt wird. Keine Veränderung in den Bändern. Die hellen Spektrallinien sind die der Heliumröhre. (Nach ROST, FRANZ und HEISE.)

zwischen Blut und Alveolarluft nur durch Diffusionsvorgänge zustande kommt. Ebenso kann in diesem Falle die Kohlensäurespannung der Alveolarluft niemals unter die im Blute der Lungenvenen vorhandene sinken.

Zunächst müssen wir uns darüber klar werden, was der Ausdruck „Spannung eines Gases in einer Lösung" im Gegensatz zu seiner Konzentration bedeutet. Bei einer Mischung von Gasen bei atmosphärischem Druck ist die Sache einfach, die Spannung jedes einzelnen ist direkt proportional seiner relativen Konzentration. So macht der Sauerstoff 21% der Luft aus, und daher ist seine Spannung bei dem gewöhnlichen atmosphärischen Druck 21% von 760 mm, d. h. 159,6 mm Quecksilber. Sie beträgt immer 21% des Druckes, gleichgültig, wie hoch der Druck ist, unter dem die Luft steht. Wenn wir ein Gas bei 760 mm Druck betrachten, das 10% Kohlendioxyd enthält, so beträgt die Spannung der $CO_2$ 76 mm. Dies Gas wird nun mit Wasser geschüttelt, bis Gleichgewicht erreicht ist. Dabei wird ein so großes Gasvolum verwendet, daß die Spannung der $CO_2$ in der Gasphase praktisch konstant bleibt. Das Wasser löst eine gewisse Menge Kohlensäure. An der Grenzfläche zwischen Gas und Flüssigkeit treten stets eine gewisse Zahl von $CO_2$-Molekülen aus der Gasphase in die Lösung ein und umgekehrt. Das Gleichgewicht ist erreicht, wenn die Zahl der in einer gegebenen Zeit in die Lösung eintretenden Moleküle und der aus ihr in den Gasraum austretenden dieselbe ist. Daraus folgt, daß die Spannung der Kohlensäure in beiden Phasen die gleiche ist. Dagegen ist seine Konzentration in der Lösung und im Gasraum nicht dieselbe. Wir setzen nun dem Wasser etwas Alkali zu und halten die Kohlendioxydspannung in der Gasphase weiter konstant. Die Kohlensäure verbindet sich bekanntlich mit Alkali unter Bildung von kohlensauren- und doppeltkohlensauren Salzen, die flüssige Phase enthält jetzt pro Kubikzentimeter viel mehr Kohlendioxyd als die Gasphase; die Spannung an der Oberfläche und daher in der ganzen Flüssigkeit muß aber, wenn das Gleichgewicht erreicht ist, dieselbe wie im Gasraum sein. Wir können den Sauerstoff in derselben Weise behandeln, wenn wir Hämoglobin statt doppeltkohlensaures Salz in die Lösung bringen.

Wir müssen also die Sauerstoff- und Kohlendioxydspannungen im arteriellen Blut bestimmen und sie mit der Spannung beider Gase in der Alveolarluft vergleichen. Dazu dient die Kohlenoxydmethode von HALDANE und DOUGLAS, die ich bereits erwähnt habe, und das Aerotonometer. Dies ist ein Apparat, der gestattet, das Blut mit einem begrenzten Gasvolumen in innige Berührung zu bringen, das dieselben Gase wie das Blut bei möglichst ähnlicher Spannung, wie sie im Blut vorhanden ist, enthält. Nachdem das Gleichgewicht erreicht ist, wird die Zusammensetzung der Gasphase gasanalytisch bestimmt. Die früheren Experimente waren wohl ungenau, da das Gasvolumen zu groß war. Die Resultate KROGHS (1910) sind einwandfrei. Er gab eine Methode an, durch welche eine kleine Gasblase mit der größten Genauigkeit analysiert werden kann. An dieser Gasblase strömte das arterielle Blut vorbei und hielt sie dadurch in ständiger Bewegung. Nach einiger Zeit wurde die Gasblase in eine Pipette aufgesogen und auf $CO_2$ und $O_2$ analysiert. Es ergab sich, daß die Spannung des Sauerstoffs im Arterienblut unter den Versuchsbedingungen immer niedriger war als in der Alveolarluft. Soweit besteht also keine Schwierigkeit bei der Annahme einfacher Diffusion. Die Spannung des Kohlendioxyds war praktisch

die gleiche wie in der Alveolarluft, aber niemals geringer. Der tatsächliche Wert
der Kohlendioxydspannung wird später besprochen werden.

BOHR glaubte, daß die Alveolarepithelien Sauerstoff „sezernieren" könnten,
so daß die Sauerstoffspannung im arteriellen Blute höher sein könne als in der
Alveolarluft. HALDANE und DOUGLAS, um nur diese beiden zu erwähnen, haben
BOHRS Standpunkt, wenn auch modifiziert, beibehalten. Sie geben zu, daß
unter gewöhnlichen Bedingungen, beim ruhenden Organismus, aber auch bei
stark erhöhtem Sauerstoffbedarf, wie bei Muskelarbeit, keine Anhaltspunkte
für eine „Sekretion" des Sauerstoffs gefunden werden. Dagegen behaupten
sie (siehe besonders DOUGLAS, HALDANE, HENDERSON und SCHNEIDER, 1913,
S. 204 und 205), daß während der Akklimatisation in großen Höhen über dem
Meeresspiegel, wo eine niedere Sauerstoffspannung herrscht, das Lungenepithel
die Fähigkeit bekommt, Sauerstoff in das Blut zu sezernieren. Die auf Seite 197
der genannten Arbeit angegebene Tabelle zeigt zahlreiche derartige Werte. Die
Sauerstoffdrucke im Arterienblut (nach der Kohlenoxydmethode bestimmt)
sind in allen Fällen, in denen eine Akklimatisierung erfolgt ist, beträchtlich höher
als in der Alveolarluft.

Es ist schwer zu verstehen, wie eine solche Funktion im Laufe der Entwicklung entstanden sein soll, deren Ingangsetzung nur so selten vorkommt. Sie
tritt wohl nur auf, wenn ein Organismus lange Zeit unter Sauerstoffmangel
gehalten wird. Wir wollen auch kurz auf einige Einwände eingehen, die KROGH
gegen diese Ansicht vorgebracht hat. Zunächst weist KROGH darauf hin, daß
laut der Dissoziationskurve des Oxyhämoglobins das Hämoglobin bei der normalen Alveolarspannung des Sauerstoffs fast gesättigt ist. Damit der Sauerstoffgehalt um 0,4% steigt, muß die Sauerstoffspannung um 30% zunehmen. Der
Einwand verliert an Bedeutung, wenn die alveolare Sauerstoffspannung so niedrig
ist, wie die auf der Spitze von Pikes Peak, wo sie nur ungefähr 60 mm beträgt.
Aber selbst bei diesem Druck ist das Hämoglobin zu 86% gesättigt. Das Resultat
dieser neu zu bildenden besonderen Anpassung kann also nur recht unbedeutend
sein. Die Arbeit, welche geleistet werden muß, um die Sauerstoffspannung in
der Alveolarluft auf die in den Versuchen von DOUGLAS, HALDANE, HENDERSON
und SCHNEIDER im arteriellen Blut gefundene zu heben, ist, wie A. V. HILL
(1913, 3) zeigt, nur ein sehr kleiner Bruchteil der Gesamtleistung des Organismus.
Der Wert wird durch den Ausdruck bezeichnet, den wir schon häufig verwendet
haben:

$$W = RT \log_e \frac{p_2}{p_1},$$

$p_2$ ist der höhere Druck. Das Integral muß innerhalb der Grenzen der Dissoziationskurve bestimmt werden, welche den betreffenden Spannungen entspricht.

Beim Menschen beträgt die so berechnete Energiemenge pro Minute etwa
eine Grammcalorie. Epithelzellen, deren Dicke 0,5 $\mu$ betrüge, könnten diese
Arbeit leisten, wenn der Wirkungsgrad der in ihnen freigemachten chemischen
Energie 20% betrüge. KROGH hat den weiteren Einwand erhoben, daß die
histologische Struktur des Lungenepithels ganz und gar nicht so ist, wie man
es bei einem sezernierenden Organ erwarten sollte. Die Zellen sind dünn
und denen der Gasdrüse der Fische sehr unähnlich, bei denen, wie wir sahen
(S. 440), wirklich eine echte Sauerstoffsekretion vorkommt. Hier wird, zur

Anpassung des Fischkörpers an den verschiedenen Wasserdruck in verschiedener Tiefe, Gas sezerniert oder absorbiert. Man hat auch darauf hingewiesen, daß in der Lunge des Vogels, bei dem man eher als beim Säugetier ein besonderes Bedürfnis nach beträchtlicher Sauerstoffzufuhr annehmen müßte, den Alveolen jede Art Epithelbekleidung vollkommen fehlt. Wenn der Gasaustausch nur durch Diffusion stattfände, wäre die direkte Berührung der Wände der Blutcapillaren mit der Alveolarluft nützlich. Ferner tritt der Sauerstoff nach beiden Richtungen mit gleicher Geschwindigkeit durch, was ebenfalls mit einer Sekretion nicht vereinbar ist. Das Einatmen von Dämpfen ruft z. B. sofortige Bewußtlosigkeit hervor, und zwar weil Sauerstoff aus dem Blut in die Lungenalveolen übertritt.

HARTRIDGE (1912, 1) verbesserte die Kohlenoxydmethode von DOUGLAS und HALDANE, indem er statt des Vergleichs der Farbe beider Lösungen die Änderung der Lage der Absorptionsstreifen einführte. HARTRIDGE (1912, 2) untersuchte mit dieser neuen Methode den Einfluß des Sauerstoffmangels, den er auf drei Arten hervorrief: durch Einatmung von Mischungen, welche Kohlenmonoxyd enthielten, durch Verminderung der Sauerstoffspannung der eingeatmeten Luft und durch Arbeitsleistung. Er fand niemals Anzeichen für eine Sauerstoffsekretion, aber wie oben bemerkt, behaupten jetzt DOUGLAS und HALDANE, daß die Sauerstoffsekretion nur bei „akklimatisierten" Tieren nachweisbar ist.

BOHR setzte die Geschwindigkeit in Rechnung, mit der der Sauerstoff durch das Lungenepithel und die Gefäßwand geht. Er berechnete vollkommen auf theoretischer Grundlage die von ihm so genannten „Invasions"- und „Evasions"koeffizienten. Er kam zu dem Schluß, daß der Spannungsunterschied des Sauerstoffs im Arterienblut und in der Alveolarluft nur durch eine Sekretion seitens der Zellen erklärbar sei. KROGH (1910, 1) bestimmte aber die Geschwindigkeit, mit der Sauerstoff in Lösungen übergeht, experimentell und fand, daß der experimentell bestimmte „Invasionskoeffizient" fast siebenmal so groß war, wie der von BOHR berechnete. Es scheint möglich, daß sich die Löslichkeit des Sauerstoffs in Wasser, welche in die Formel eingeht, an der Grenzfläche zwischen dem Epithel und der Alveolarluft wegen der Wirkung der Oberflächenkräfte ändert, was BOHR übersehen hatte. Wir sahen oben (S. 57), daß die Löslichkeit von Gasen von der Oberflächenspannung des flüssigen Lösungsmittels abhängt und daß eine niedrige Oberflächenspannung die Löslichkeit erhöht (CHRISTOV). Es ist wohl möglich, daß die Oberflächenspannung der Flüssigkeit, welche die Membran der Lungenalveolen bedeckt, wegen vorhandener Lipoide sehr gering sein kann. Wenn dem so ist, kann die Löslichkeit des Sauerstoffs hier viel größer sein, als die von BOHR berechnete. Aus dem Invasionskoeffizienten kann man berechnen, wieviel Sauerstoff in einer gegebenen Zeit in das Blut übergehen kann. Diese Menge ist groß genug, um den beim ruhenden Organismus in Blut übertretenden Sauerstoff als diffundiert zu betrachten. BARCROFT meint aber (1914, S. 216), daß die große Menge Sauerstoff, die bei Bewegung oder bei niedriger Sauerstoffspannung gebraucht wird, nicht allein durch Diffusion in das Blut gelangen kann. Man muß bedenken, daß die Berechnung die Kenntnis der Blutmenge erfordert, die durch die Lungen geht. KROGH und LINDHARD (1912) bestimmten sie beim Menschen experimentell und fanden, daß sie bei Muskelarbeit auf 21,6 Liter pro Minute steigen kann, statt der von BOHR (1909) als Grundlage für seine Berechnung angenommenen viel kleineren Zahl. Auf S. 228 finden wir folgende Berechnung: In einem Versuch wurden 162 ccm Sauerstoff pro Liter Blut, das durch die Lungen geht, aufgenommen und verbraucht, entsprechend 85% der Sauerstoffdifferenz zwischen Arterie und Vene. Bei Muskelarbeit wurden 2,700 ccm Sauerstoff pro Minute verbraucht. Wenn wir daher 21 Liter pro Minute als Schlagvolumen des Herzens entsprechend KROGHS Messungen, annehmen, finden wir, daß 162 · 21 == 3400 ccm Sauerstoff pro Minute von den Lungen aufgenommen werden können — mehr als genug, um den Bedarf zu befriedigen. In ähnlicher Weise zeigt die Arbeit von PATTERSON und STARLING (1914), daß die vom Herzen ausgeworfene Blutmenge, wenn es unter optimalen Bedingungen arbeitet, sehr viel größer ist, als früher angenommen wurde. Wir können also sagen, daß die Sauerstoffmenge, welche aus der Alveolarluft durch Diffusion in das Blut übertreten kann, diejenige erheblich übersteigt, die bei maximaler Muskelarbeit verbraucht wird. MARIE KROGH (1915) hat bei weiteren Versuchen gefunden, daß auch die höchste bei Muskelarbeit verbrauchte Sauerstoffmenge durch Diffusion erklärbar ist (siehe auch BAINBRIDGE, 1919, S. 160—169).

Andererseits haben wir keine Erklärung für die Resultate von DOUGLAS und HALDANE auf dem Pikes Peak. Es ist sehr zu wünschen, daß die Experimente an niederen Tieren mit dem Aerotonometer von KROGH wiederholt werden. Die Schwierigkeit besteht darin, daß die Tiere einige Zeitlang unter reduziertem Sauerstoffdruck gehalten und die Experimente in Narkose gemacht werden müssen. Daher können die Anhänger der Sekretionstheorie einwenden, daß die Narkose die Sekretionskraft der Zellen lähmt. Bei anderen Drüsen ist das allerdings nicht beobachtet worden. Eine Angabe von DOUGLAS, HALDANE, HENDERSON und SCHNEIDER erscheint etwas seltsam, obwohl sie bedeutungslos sein mag. Trotzdem die arterielle Sauerstoffspannung immer höher war als die der Alveolarluft, war sie niemals so hoch wie in der Atmosphäre, wenn sie auch gelegentlich nicht weit dahinter zurück blieb. Warum sollte die Sekretionskraft gerade bei diesem Niveau versagen und die Sauerstoffspannung nicht über die der Atmosphäre erhöhen können? Hat sich das Blut doch im Gleichgewicht mit der Sauerstoffspannung in der Alveolarluft befunden und war diese nicht genau genug bestimmt?

Könnte es nicht auch möglich sein, daß die Kohlenoxydmethode andere Werte ergibt, wenn der Hämoglobingehalt des Blutes zunimmt, was bei der Akklimatisation an große Höhen der Fall ist? HASSELBALCH (1912) zeigt, daß die Wasserstoffionenkonzentration unter diesen Umständen zunimmt. Wie dem auch sei, die Frage scheint durch die Experimente von BARCROFT, COOKE usw. (1920) entschieden zu sein. BARCROFT lebte 6 Tage in einem Zimmer, in welchem die Sauerstoffspannung auf 84 mm reduziert war. Proben des Arterienblutes am Ende dieser Zeit, sowohl in Ruhe wie nach Muskelarbeit, zeigten eine niedrigere Sauerstoffspannung als in der Alveolarluft. So hat man also die direkte Bestimmung mit dem Aerotonometer jetzt auch beim Menschen gemacht.

Auch mit Rücksicht auf die „vitalistischen" Theorien ist die Frage nach dem Gaswechsel in der Lunge von Interesse. Als zuerst eine „Gassekretion" angenommen wurde, glaubte man, daß es einer der gewöhnlichen Fälle sei, wo „Zelltätigkeit" im Spiele ist. Nach Verbesserung der Untersuchungsmethoden ergab sich, daß die Absorption physikalischen Gesetzen folgte. Darauf glaubte man, daß eine Sekretion nur bei Muskeltätigkeit einträte und dann bei der Akklimatisation an große Höhen. Je genauer die Untersuchungsmethoden werden, desto mehr zeigt es sich, wie die „Zelltätigkeit" auf das Wirken physikalischer und chemischer Gesetze zurückgeführt werden kann.

## Die Regulation der Atmung.

*Durch die Wasserstoffionenkonzentration des Blutes.* Die Erneuerung der Alveolarluft, mit der die Blutgase sich ausgleichen, wird durch Muskelbewegungen hervorgerufen. Natürlich muß die Geschwindigkeit des Luftwechsels in den Lungen veränderbar sein, wenn den verschiedenen Anforderungen an die Sauerstoffzu- und Kohlensäureabfuhr entsprochen werden soll, wie sie z. B. in der Ruhe und bei starker Muskeltätigkeit auftreten. Wie geschieht das?

Die Koordination der erforderlichen Muskelbewegungen wird durch das „Atemzentrum" in der Medulla oblongata bewirkt, das periodische Erregungen an die motorischen Neurone der spinalen Segmente weiter gibt, von denen aus die betreffenden Muskeln innerviert werden. Wie andere Nervenzentren kann dieses Zentrum durch afferente Reize beeinflußt werden, besonders durch solche, die von den Lungen selbst kommen.

Es ist das große Verdienst von HALDANE und PRIESTLEY (1905), gezeigt zu haben, daß die Regulation der Atmung, worunter hier die Ventilationsgröße pro Zeiteinheit oder das gesamte ein- und ausgeatmete Luftvolum zu verstehen ist, durch die Kohlendioxydspannung des Arterienblutes bewirkt wird, welche mit der Kohlensäurespannung in den Lungenalveolen übereinstimmt. Spätere Arbeiten zeigten, daß das eigentlich Wirksame die durch die gelöste Kohlensäure bedingte Wasserstoffionenkonzentration des Blutes ist. Die Zellen oder Synapsen des Atmungszentrums müssen daher gegen Wasserstoffionen sehr empfindlich sein.

Das von den Organen kommende venöse Blut gelangt nicht direkt zum Atemzentrum, sondern gleicht vorher beim Passieren der Capillaren in den Lungenalveolen seine Gasspannung mit der Alveolarluft aus. Die Kohlensäurespannung des Arterienblutes ist also der die Lungenventilation regulierende Faktor. Darum ist es wichtig zu wissen, in welcher Beziehung dieser Wert zu der Kohlensäurespannung der Alveolarluft und diese wieder zur Kohlensäurespannung im venösen Blut steht. BOHR glaubte, ebenso wie eine Sauerstoffsekretion auch eine aktive Ausscheidung von Kohlendioxyd seitens des Lungenepithels annehmen zu müssen. Die bereits erwähnten Versuche von KROGH zeigten aber, daß die Kohlendioxydspannung des Arterienblutes dieselbe wie in der Alveolarluft ist, nicht aber eine geringere, wie das bei einer Kohlensäuresekretion der Fall sein müßte. Er weist darauf hin, daß die feine Empfindlichkeit des Atemzentrums gegen eine leichte Zunahme der Kohlendioxydspannung in der Alveolarluft außer Funktion gesetzt werden würde, wenn Kohlensäure aus dem arterialisierten Blut in die Alveolen sezerniert werden könnte. HALDANE und PRIESTLEY zeigten in der Tat, daß eine Zunahme der Kohlendioxydspannung in den Lungenalveolen von nur 1,6 mm Quecksilber, entsprechend 0,22% Kohlensäure, die Lungenventilation auf das Doppelte erhöht. Wenn die Kohlendioxydspannung des Venenblutes um eine sehr geringe Menge zunimmt, so nimmt auch die der Alveolarluft durch Diffusion zu, und das die Lungen verlassende arterialisierte Blut hat eine etwas höhere Kohlendioxydspannung. Das Atemzentrum wird sofort erregt, der Überschuß an Kohlendioxyd aus den Alveolen durch stärkere Ventilation ausgewaschen und damit die Kohlensäurespannung im venösen Blut herabgesetzt.

Die Experimente von HASSELBALCH zeigen vielleicht am deutlichsten, daß das Atmungszentrum auf Veränderungen der Wasserstoffionenkonzentration reagiert (1912), wenn auch frühere Forscher feststellten, daß das Zentrum auf Säuren anders als auf Kohlendioxyd reagiert. Die Ergebnisse dieser Forscher finden sich bei HASSELBALCH. Erwähnenswert sind die von WINTERSTEIN (1911, S. 179). Er stellte fest, daß bei 4 Tage alten Kaninchen, die mit sauerstoffgesättigter Ringerscher Lösung von der Aorta aus durchströmt werden, Atembewegungen ausgelöst werden, wenn der Ringerlösung 0,001 molar Salzsäure zugesetzt wurde, bei Abwesenheit von Kohlensäure. HASSELBALCH hat folgende Überlegung angestellt. Einer bestimmten Ventilationsgröße entspricht eine bestimmte Kohlensäurespannung in der Alveolarluft. Wenn man nun die gleiche Ventilationsgröße auch bei geringerer Kohlensäurespannung in der Alveolarluft erhält, so muß noch ein anderer Faktor da sein, der auf das Atemzentrum wirkt. HASSELBALCH fand, daß er durch Veränderung der Kost die Wasserstoffionenkonzentration des Urins ändern konnte und demnach auch die des Blutes, die durch die oben beschriebene (S. 235) Wasserstoffelektrode gemessen wurde. Der Kohlensäuregehalt der Alveolarluft änderte sich immer umgekehrt zu dieser Wasserstoffionenkonzentration, daher ist die Lungenventilation immer so eingestellt, daß die Wasserstoffionenkonzentration des Blutes konstant bleibt. Da sich normalerweise die alveolare Kohlendioxydspannung nur in sehr engen Grenzen ändert, muß die Empfindlichkeit der Niere gegen Säure im Blut derart beschaffen sein, daß sie die Konzentration der Wasserstoffionen im Blut, soweit sie nicht von der Kohlensäure des Blutes abhängt, auf einem festen Niveau hält.

Gewisse Beobachter (siehe BAINBRIDGE, 1919, S. 28) zeigen, daß die Kohlensäure als Reiz wirksamer ist, als dies ihrer Wasserstoffionenkonzentration entspricht. Die von JACOBS (1920) vorgeschlagene Annahme wurde auf S. 263 bereits erwähnt.

Es mag vielleicht überraschen, daß das Atemzentrum mehr der Kohlensäure- als der Sauerstoffspannung angepaßt ist, da doch der Sauerstoff dasjenige ist, was der Organismus braucht. Verschiedene Beobachter haben nachgesehen, ob das Atemzentrum auch für eine Abnahme der Sauerstoffspannung empfindlich ist. Man ist zu dem Schluß gekommen, daß, wenn die Sauerstoffspannung nicht sehr stark sinkt, so daß die Stoffwechselprodukte nicht mehr vollständig oxydiert werden können, die Lungenventilation nicht zunimmt, vorausgesetzt, daß keine Zunahme der Kohlendioxydspannung stattfindet. Das Atemzentrum wird durch Herabsetzung der Sauerstoffspannung nicht erregt, wohl aber könnte dadurch seine Erregbarkeit erhöht werden, so daß die gleiche Kohlendioxydspannung, die es bei normaler Sauerstoffspannung erregte, bei reduzierter Sauerstoffspannung eine größere Wirksamkeit hervorrufen könnte. CAMPBELL, DOUGLAS, HALDANE und HOLSON (1913) zeigten, daß man den alveolaren Sauerstoffdruck innerhalb weiter Grenzen verändern kann, ohne die Erregbarkeit des Atmungszentrums durch Kohlendioxyd stärker zu beeinflussen.

Dies Fehlen einer Reaktion auf verringerte Sauerstoffspannung kann unter gewissen Umständen zu ernsthaften Folgen, z. B. zur Bergkrankheit, führen, auf die ich später zurückkomme. Die Zunahme der Kohlendioxydspannung erzeugt die Steigerung der Lungenventilation bei Asphyxie. Wenn diese Zunahme der Kohlendioxydspannung z. B. durch Atmung von reinem Stickstoff verhindert wird, kann ein Mensch bewußtlos werden, ohne irgend etwas zu merken. Durch forciertes Atmen kann in ähnlicher Weise die Kohlendioxydspannung in solchem Maße reduziert werden, daß eine Reizung des Atemzentrums für so lange Zeit unterbleibt, daß ernste Anzeichen von Sauerstoffmangel auftreten können.

Ich habe oben erwähnt, daß, wenn die Sauerstoffzufuhr zu den Geweben erheblich hinter dem Bedarf zurückbleibt, saure Stoffwechselprodukte, besonders in den Muskeln, vorhanden sind; diese Produkte wirken durch ihren Gehalt an Wasserstoffionen bei der Erregung des Atemzentrums mit. So hat RYFFEL (1909) gezeigt, daß nach starker Muskelarbeit Milchsäure im Urin auftritt. Wenn die Sauerstoffspannung im Blut unter etwa 60 mm gesunken ist, werden Nervenzentren erregt, und es treten Krämpfe auf. Die Ursache ist die Bildung von Erstickungsprodukten, wahrscheinlich saurer Natur, in den Nervenzentren selbst. MATHISON (1910, 1911) untersuchte die Erregung der Zentren im Rückenmark und der Medulla oblongata, wenn durch die Atmung von Stickstoff die Sauerstoffspannung herabgesetzt wurde, ohne die Kohlensäurespannung zu erhöhen. Er kam zu dem Schluß, daß die in den Zentren selbst gebildete Säure das erregende Agens ist. Das Vasomotorenzentrum wird leichter erregt als die Zentren im Rückenmark. Das Vasomotorenzentrum wird nach 30 Sekunden dauernder Sauerstoffentziehung durch 5% Kohlensäure oder 2 ccm $^{n}/_{20}$-Milchsäure erregt. Die Rückenmarkszentren werden nach 2 Minuten dauernder Sauerstoffentziehung erst durch 30% Kohlensäure oder 5 ccm $^{n}/_{6}$-Milchsäure erregt. Andere Säuren als Kohlendioxyd entstehen plötzlich und treten dann auf, wenn die Zellmechanismen auseinanderzufallen beginnen. Obwohl die gebildeten Säuren sehr kräftige Reize sind, hat dieser Prozeß, soweit die Erregung der Zentren in Frage kommt, keinen Nutzen mehr für den Organismus.

Weitere Einzelheiten über die chemische Regulation der Atmung bei DOUGLAS (1914).

## Der nervöse Mechanismus.

Nach dem, was wir oben (S. 600, 648) über die Bedeutung afferenter, aus dem sich kontrahierenden Muskel ausgehender Reize (proprioceptive Reize) bei der Regelung der Muskeltätigkeit gesehen haben, würde es überraschen, wenn dem Atmungsmechanismus eine ähnliche Kontrolle fehlen sollte.

Hier befinden sich die Receptoren hauptsächlich in den Lungen. Sie stehen mit dem Atemzentrum durch die Nn. vagi in Verbindung. Sie wurden oben

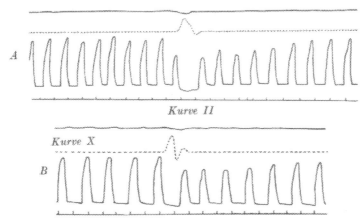

Abb. 153. Durch Aufblasung der Lungen hervorgerufene Atemreflexe. _A_ Die punktierte Linie entspricht der Lage des Meniscus eines Quecksilbermanometers, das mit der Trachea verbunden ist; Steigen bedeutet Dehnung der Lungen. Die Kurve unten wird durch einen Hebel gezeichnet, der an einem Zwerchfellstreifen angreift. Sie gibt die Bewegung des Diaphragmas als Ganzes. Eine Aufwärtsbewegung der Kurve entspricht der Inspiration. Die Zeichnung oben geschieht durch einen Kontrollhebel, der an den Brustwänden befestigt ist. Man beachte, daß eine Dehnung der Lungen die Inspiration hemmt. _B_ Die Wirkung einer kurzen Aufblasung durch reinen Wasserstoff. Um zu zeigen, daß das Resultat des vorigen Experiments nicht durch Aufhören der Atmung infolge erhöhter Luftzufuhr entstand. (HEAD, 1889, Pl. 2, Abb. 2 und 10.)

(S. 468) bei der Besprechung der Bedeutung der elektrischen Veränderungen, in den peripheren Enden der Vagusnerven, die EINTHOVEN photographiert hat,

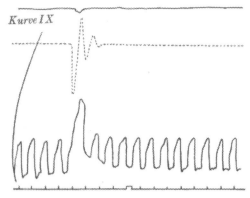

*Kurve IX*

bereits erwähnt (siehe Abb. 75). F. H. SCOTT (1908) untersuchte die Rolle, die nervöse und chemische Faktoren dabei spielen. Unter normalen Bedingungen ist die Ausatmung fast vollkommen passiv, der Mechanismus kehrt einfach in seine Gleichgewichtslage zurück. Dagegen findet bei der Dyspnoe die Exspiration unter kräftiger koordinierter Mitwirkung der Muskeln statt, welche Antagonisten der Inspirationsmuskeln sind. Man muß daher annehmen, daß es ein doppeltes Zentrum, für Ein- und für Ausatmung gibt, jedes kann für sich erregen und hemmen, so daß ein System von doppelter, reziproker

Abb. 154. Die Wirkung kurzer Ansaugung. Die Kurven haben dieselbe Bedeutung wie in Abb. 194. Man beachte, daß Deflation Inspirationsbewegungen auslöst. (HEAD, 1889, Pl. 2, Abb. 9.)

Innervation entsteht, wie wir es oben (S. 597) bei der Bewegung und Streckung der Extremitäten kennengelernt haben.

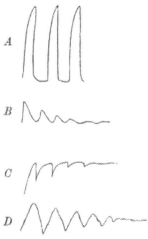

Obwohl man seit langem wußte, daß durch Reizung verschiedener afferenter Nerven, besonders des Vagus, reflektorische Atembewegungen auslösbar sind, stammen doch die ersten klaren und systematischen Ergebnisse von HEAD (1889). Er befestigte einen Zeichenhebel so an einem Stück des Kaninchenzwerchfells, daß weder die normale Innervation noch die normalen Atmungsbewegungen gestört wurden. Die Hauptfrage ist: Was geschieht, wenn die Vagusendigungen in den Lungen bei ihrer Aufblasung und bei ihrem Zusammensinken erregt werden? HERING und BREUER (1868) hatten bereits derartige Experimente mit einer weniger vollkommenen Methode gemacht und eine Theorie der Selbststeuerung der Atmung durch den Vagus aufgestellt. HEAD zeigte mit Bestimmtheit, daß die Wirkung der Entfaltung der Lungen darin besteht, alle Inspirationsbewegungen zu hemmen, und daß das Zusammensinken die entgegengesetzte Wirkung hat (siehe Abb. 153 und 154). Wir müssen aus dem, was wir über die erregende Wirkung der Kohlensäure heute wissen, schließen, daß sowohl periodisch wiederholtes Einblasen in die Lunge als auch periodisch wiederholtes Ansaugen die

Abb. 154a. Schema der Wirkungen der Ventilation auf die Atemreflexe. Inspiration nach oben. *A* Normale Zeichnung des Diaphragmastreifens. *B* Aufblähung. Stillstand in der Erschlaffung. *C* Ansaugung. Stillstand in tonischer Kontraktion. *D* Verbindung von beiden. Aufhören automatischer Bewegungen. Diaphragma im mittleren Tonus. (HEAD, 1889, S. 31.)

natürlichen Atembewegungen zum Stillstand bringen müssen, da ja die Kohlensäure aus der Alveolarluft entfernt ist. Wenn aber die Nn. vagi intakt sind, findet der Atemstillstand beim Ansaugen in Inspirationsstellung (Reizung des inspiratorischen Zentrums) statt. Beim Einblasen findet sich das Umgekehrte (siehe HEADS Diagramm, Abb. 154a).

SCOTTS Experimente (1908) zeigten, daß die durch Einatmung von Kohlensäure bewirkte vermehrte Lungenventilation bei intakten Vagi eine andere Form hat als bei durchschnittenen. In letzterem Falle nimmt die Atmung an Tiefe zu ohne Zunahme der Zahl der Inspirationen, während sowohl Zahl wie Tiefe der Inspirationen zunehmen, wenn die Vagi intakt sind. Die normalerweise durch Kohlensäureeinatmung erzeugte Vermehrung der Ventilation wird von dem Vagus aus kurz abgeschnitten, der die Innervation vom Zentrum aus hemmt. Infolgedessen fallen die Lungen zusammen, die Hemmung hört auf, das Zentrum ist dem Kohlensäurereiz wieder zugänglich. Auf diese Weise haben wir außer der erhöhten Inspirationstiefe den Vorteil einer Vermehrung der Inspirationsbewegungen. Der Kohlensäurereiz allein bewirkt, daß die Innervation vom Zentrum her sich nicht häufiger, aber mit erhöhter Kraft vollzieht. Die Funktion der nervösen Regulation besteht also darin, die Entladung zu verändern, die bei fehlenden Hemmungsreizen zum ,,Alles oder Nichts'' neigt.

Bei Muskeltätigkeit wird die Lungenventilation hauptsächlich durch Vertiefung der Atemzüge bewirkt. In BENEDICT und CATHCARTS Experimenten (1913) zeigt sich, daß die Lungenventilation auf das Zehnfache zunehmen kann, wenn die Zahl der Atemzüge nur im Verhältnis von 20 : 30 zunimmt.

*Die Apnöe.* Da der Reiz auf das Atemzentrum von der Spannung des Kohlendioxyds in der Alveolarluft abhängt, muß die Verringerung dieser Spannung die Atembewegungen zum Stillstand bringen. Das ist die echte Apnöe. Es wurde früher einmal lebhaft darüber diskutiert, ob sie durch Summation der hemmenden Vagusreize zustande käme. CAMPBELL, DOUGLAS, HALDANE und HOBSON (1913) haben gezeigt, daß, wenigstens beim Menschen, Apnöe nur durch eine Herabsetzung der Kohlensäurespannung in der Alveolarluft bewirkt werden kann.

## Die Wirkungen des Sauerstoffmangels.

Einiges hierüber haben wir schon angeführt. Ich füge hier ein paar Worte über die ,,Bergkrankheit'' hinzu. Bei niedrigem atmosphärischen Druck liegt nicht nur die Sauerstoffspannung weit unter der normalen, auch die Kohlensäure in der Alveolarluft steht unter verringertem Druck. Folglich fehlt der Reiz auf das Atmungszentrum, oder er ist sehr schwach. Dabei wäre eine vermehrte Lungenventilation notwendig. Die Folge ist, daß der Organismus an Sauerstoffmangel leidet. Die auf dem Pike's Peak beobachteten Symptome werden von DOUGLAS, HALDANE, HENDERSON und SCHNEIDER (1913, S. 308) folgendermaßen beschrieben: Ständig blaue Lippen und blaues Gesicht, Appetitlosigkeit, Übelkeit und Erbrechen, Darmstörungen, Kopfschmerz, manchmal Ohnmachten, stoßweises Atmen und große Hyperpnöe bei körperlicher Anstrengung. Auch geistige Tätigkeit kann nur mit Mühe ausgeführt werden. Diese Symptome sind alle die gleichen wie die durch Sauerstoffmangel hervorgerufenen. Mossos Ansicht, daß die ,,Acapnia'', die verringerte Kohlensäurespannung, die eigentliche Ursache sei, kann nicht länger aufrechterhalten werden (siehe besonders das Buch von ZUNTZ, LOEWY, MÜLLER und CASPARI, 1906). Die Symptome entsprechen fast ganz den bei der Kohlenoxydvergiftung beobachteten, „die durch Sauerstoffmangel und durch sonst nichts verursacht werden". Die psychischen Störungen gleichen denen bei der Alkoholvergiftung. Da ein Teil der Besucher von Pike's Peak groben Unfug anstellte, mußte dauernd ein Vizescherif oben sein. Vielleicht leiden Leute, die unter gewöhnlichen Umständen groben Unfug anrichten, auch an Sauerstoffmangel.

Paul Bert (1878) erbrachte den ersten Beweis, daß die bei niedrigem Barometerdruck auftretenden Symptome und Gefahren eine Folge des verringerten Sauerstoffdrucks sind, der wieder eine ungenügende Sauerstoffsättigung des Blutes bewirkt.

Bei der Akklimatisation nimmt der Säuregehalt des Blutes zu, der durch nichtflüchtige Säuren verursacht wird, so daß das Atemzentrum erregt wird, obwohl die alveolare Kohlendioxydspannung niedrig ist. Gleichzeitig erhöht sich, wie Paul Bert zeigte (1882), der Hämoglobingehalt des Blutes. Dallwig, Kolls und Laevenhart (1915) geben an, daß bei verringerter Sauerstoffspannung die Anzahl der roten Blutkörperchen infolge erhöhter Tätigkeit des roten Knochenmarks zunimmt.

Es ist klar, daß die Gefahren des Sauerstoffmangels bei Ballonaufstiegen viel größer sind, weil dabei für die Akklimatisierung keine Zeit vorhanden ist. Man denke an den tragischen Aufstieg von Tissandier mit seinen zwei Begleitern im Jahre 1875 (siehe Paul Bert, 1878, S. 1063). Einige von Tissandiers Worten sind wert, angeführt zu werden. Sie sind typisch für das Stadium des Sauerstoffmangels. „Bei ca. 7500 m (300 mm Barometerdruck) wird man wie betäubt. Man leidet nicht — man steigt und ist froh, zu steigen. Dieser euphorische Zustand währt bis zuletzt und geht einer plötzlichen, unerwarteten und unwiderstehlichen Bewußtlosigkeit unmittelbar voran." Als Tissandier wieder zum Bewußtsein kam, waren seine Begleiter tot. Obwohl alle Sauerstoff zum Atmen mit hatten, waren sie gelähmt, bevor sie sich dessen bewußt wurden, so daß sie die Atmungsventile nicht mehr erfassen konnten.

Die Beförderung des Sauerstoffs durch das Hämoglobin hat von jeher die Aufmerksamkeit auf sich gezogen. Weniger der Abtransport der Kohlensäure, von dem man meinte, daß er mit Hilfe des Bicarbonats des Blutes vor sich gehe. Wir werden gleich sehen, wie zweifelhaft das ist.

Setschenov (1879) und Bohr (1887) zeigten, daß das Hämoglobin Kohlendioxyd aufnehmen und abgeben kann (siehe Bohrs Abhandlung im Nagelschen „Handbuch", 1909). Bohr schrieb diese Funktion der Proteinkomponente zu. Er hielt die Verbindung von Hämoglobin und Sauerstoff für eine chemische. Daher wurde daran, daß das Hämoglobin die Kohlensäure in ähnlicher Weise wie den Sauerstoff binden könne, nicht gedacht, bis Buckmaster (1917, 1 und 2) als das bei weitem wichtigste, wenn nicht einzige Beförderungsmittel des Kohlendioxyds das Hämoglobin nachwies. Er zeigt, daß reines Hämoglobin große Mengen dieses Gases aufnehmen und bei einer niedrigeren Spannung wieder abgeben kann.

Man hat dagegen eingewendet, daß diese Forscher es vielleicht nicht mit dem Hämoglobin selbst, sondern mit dem Natriumsalz zu tun gehabt hätten. Das Hämoglobin-Natrium könnte durch die Kohlensäure unter Bildung von Hämoglobin und Natriumbicarbonat zersetzt werden. Bohr sagt aber (1887,

S. 170), daß er den Alkaligehalt seiner Lösungen untersucht hat, daß es in einem Falle fehlte und in dem anderen zu gering war, um eine meßbare Wirkung hervorzurufen.

Betrachten wir in dieser Hinsicht zunächst die Eigenschaften des doppeltkohlensauren Natrons. BOHRS Abbildungen (1909, 2, S. 69) für die Dissoziationskurve dieses Salzes zeigen, daß es bei einer Spannung des Kohlendioxyds von 40 mm Quecksilber praktisch nicht dissoziiert; das ganze Salz existiert als doppeltkohlensaures Salz. Selbst bei 12,5 mm Spannung werden nur 1,9% des in dem Salz enthaltenen Gases abgegeben. Die Spannung des Kohlendioxyds in der Alveolarluft der Lungen beträgt 40 mm Quecksilber, so daß das doppeltkohlensaure Salz keinen meßbaren Bruchteil seines Kohlendioxyds an die Alveolarluft abgeben kann. Die Tatsache, daß die Spannung des Gases in der Alveolarluft groß genug ist, um alles Alkali des Blutes in doppeltkohlensaures Salz zu verwandeln, wird bei der Methode von VAN SLYKE verwendet (siehe VAN SLYKE und CULLEN, 1917), um die sog. Alkalireserve des Blutes zu bestimmen. Wie auch immer die Spannung des Kohlendioxyds in den Geweben sei, die Kohlensäure, welche durch das Blut als doppeltkohlensaures Salz aufgenommen wird, kann nicht durch Diffusion an die Alveolarluft angegeben werden. Das Hämoglobin und andere Proteine des Blutes sollen angeblich wie Säuren wirken und das Gas aus dem doppeltkohlensauren Salz vertreiben helfen. Abgesehen davon, daß schwer einzusehen ist, warum diese Eigenschaft nicht auch die Verbindung des Kohlendioxyds mit dem Alkali des Plasmas verhindert, hat BUCKMASTER auch gezeigt, daß Kohlendioxyd aus doppeltkohlensauren Salzen bei Gegenwart und Abwesenheit von Hämoglobin gleich schnell an das Vakuum abgegeben wird. Wenn sich ein Protein mit dem Natrium verbindet und Kohlendioxyd vertreibt, so geschieht das, weil das Protein eine stärkere Säure ist. Wenn das der Fall ist, kann das Natriumsalz des Proteins nicht durch das Kohlendioxyd der Gewebe zersetzt werden. Der Prozeß kann nur einmal im Leben eines Tieres stattfinden.

Auf Grund der Annahme, daß Eiweißkörper, in specie das Hämoglobin, wie schwache Säuren wirken, die sich gegenseitig das neutralisierende Alkali streitig machen, berechnet PARSONS (1919), daß die Ergebnisse der Messungen verifiziert werden können. Aber es ist sehr wahrscheinlich, daß Eiweißkörper sich bei der H'-Ionenkonzentration des Blutes nicht wie Säuren verhalten (BAYLISS, 1919, 2). Auf jeden Fall haben wir noch keinen experimentellen Beweis für diese Annahme. CUSHNY (1920) zeigt, daß Serumeiweiß bei der H-Ionenkonzentration des Blutes sich nicht mit Natrium oder Kalium verbindet.

Wenn es auch möglich ist, daß die Plasmaproteine eine geringe Menge Kohlendioxyd durch Adsorption aufnehmen und abgeben können, so muß man doch sehr bezweifeln, ob sie mit Säuren, außer mit starken, Salze bilden. Die aus der Hydrolyse von Proteinen stammenden Diaminosäuren verbinden sich mit Kohlendioxyd, aber das sind starke Basen. FLETCHER und BROWN (1914) zeigten, daß beim Erwärmen auf 40° der Muskel nicht mehr Kohlendioxyd abgibt, als durch die gebildete Milchsäure aus Bicarbonat ausgetrieben wird. Eine weitere Kohlensäureentwicklung tritt ein beim Kochen, was vielleicht durch Zersetzung der Carbaminoproteine (SIEGFRIED) verursacht ist. Für unser gegenwärtiges Problem ist es bedeutungslos.

BOHR (1887) hat die Dissoziationskurve des Kohlensäurehämoglobins gegeben. Die oberen Kurven der Abb. 155 zeigen diese Kurve für das Gesamtblut
nach CHRISTIANSEN, DOUGLAS und HALDANE (1914). Man sieht, wie wesentlich
sich die Kurven unterscheiden, wenn man sie mit der unteren Kurve vergleicht,
welche einer 0,25 proz. Natriumbicarbonatlösung entspricht, d. h. der Konzentration, welche das Bicarbonat nach VAN SLYKE im Blute hat. Man bemerkt,
daß die Zersetzungskurve des doppeltkohlensauren Natrons im wesentlichen
aus zwei geraden Linien besteht, einer vertikalen bei der Dissoziationsspannung

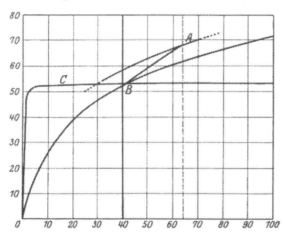

des Salzes, und einer fast horizontalen bei einer Kohlensäurespannung von 10 mm an. Das
abgerundete Zwischenstück ist
eine Folge der elektrolytischen
Dissoziation. Die dicke, vertikale Linie entspricht dem Werte
der Kohlendioxydspannung in
den Alveolen, die punktierte annähernd der Spannung in den
Geweben. Die Dissoziation in
den Lungen muß zwischen
diesen Grenzen liegen, die Kurve
des doppeltkohlensauren Natrons ist hier horizontal. Seine
Dissoziation kann also keine
Rolle spielen. Die Blutkurve
(Hämoglobin) zeigt dagegen,
daß es Kohlendioxyd abgeben
kann.

Abb. 155. Kohlendioxyd im Blut. *A* Teil der Dissoziationskurve des Kohlendioxyds im Blut bei
fehlendem Sauerstoff. *B* Dissoziationskurve des
Kohlendioxyds im Blut bei vorhandenem Sauerstoff. *C* Dissoziationskurve von 0,25% doppeltkohlensaurem Natron (= der Konzentration im Blut)(BOHR).
Abszisse, Spannung des Kohlendioxyds in Millimeter
Quecksilber. Ordinate, von 100 ccm der Lösung ab-
sorbiertes Volumen. Dicke vertikale Linie, Spannung
der Kohlensäure in der Alveolarluft. Punktierte vertikale Linie, annähernde Spannung der Kohlensäure
in den Geweben. Zwischen diesen Linien gibt doppeltkohlensaures Natron keine Kohlensäure ab, während
venöses Blut (*A*) an die Alveolarluft Kohlendioxyd
abgibt. Da bei einer gegebenen Spannung von
Kohlendioxyd das arterielle Blut weniger Kohlendioxyd enthält als das venöse, stellt die dicke schräge
Linie von *A* nach *B* das in den Lungen abgegebene
Volumen der Kohlensäure dar. Kurven *A* und *B* von
CHRISTIANSEN, DOUGLAS und HALDANE (1914).

PARSONS' Kurven (1919,
S. 57) zeigen die gleiche Erscheinung, aber ich habe sie
nicht verwendet, da sie auf der
Annahme beruhen, daß das
ganze Kohlendioxyd im Blut
als doppeltkohlensaures Natron
vorhanden sei, was eben gerade
die zu entscheidende Frage ist.

Man muß wohl annehmen,
daß das Hämoglobin eine Anzahl Gase von verschiedener chemischer Natur
aufnehmen kann, und daß die aus einer Mischung aufgenommenen relativen
Mengen bestimmten Gesetzen unterworfen sind.

Die Funktion des doppeltkohlensauren Natrons besteht darin, die
Wasserstoffionenkonzentration des Blutes zu stabilisieren, nicht darin, als Kohlen-
dioxydträger Atmungszwecken zu dienen.

Soweit man bisher unterrichtet ist, können auch andere Proteine als das
Hämoglobin eine geringe Menge Kohlendioxyd befördern, aber das ist von nebensächlicher Bedeutung.

Die Kontroverse über die Beförderung des Kohlendioxyds durch das Blut gibt mir Gelegenheit, die Aufmerksamkeit auf einen Punkt von allgemeinem Interesse bei der Erklärung physiologischer Erscheinungen zu lenken. Man kann sie von verschiedenen Seiten betrachten. Viele experimentelle Resultate können durch eine genügende Anzahl von Massenwirkungsgleichungen mit angenäherten Konstanten in befriedigender Weise wiedergegeben werden. Daraus folgt aber nicht, daß der Mechanismus des Prozesses wirklich diesen Gleichungen entspricht, sondern das muß in jedem Einzelfall erst besonders bewiesen werden. Bei der Lehre von der Energie muß man sowohl das Potential wie die Quantität berücksichtigen. Es gibt chemische Reaktionen, die plötzlich auftreten, wenn ein bestimmtes Potential erreicht ist, so geben z. B. das kohlensaure Calcium oder das doppeltkohlensaure Natrium das Kohlendioxyd erst ab, wenn die Spannung dieses Gases auf einen gewissen Wert reduziert ist; dann setzt aber eine mehr oder weniger vollständige und schnelle Dissoziation ein, die in Lösungen durch die elektrolytische Dissoziation bis zu einem gewissen Grade verschleiert wird. Auch findet sich, daß die Zersetzung starker Elektrolyte nicht dem gewöhnlichen Massenwirkungsgesetz folgt. Ich erinnere ferner an die verschiedenen „Aktivitäts"-koeffizienten, welche in die Gleichungen für den osmotischen Druck, die Löslichkeit usw. eingeführt werden müssen. Schließlich gibt es eine Zersetzung durch Elektrolyse, die erst eintritt, wenn eine bestimmte elektromotorische Kraft angewandt wird. Dem Leser werden noch andere Beispiele einfallen. Man kann sagen, daß es zahlreiche Systeme gibt, zwischen denen kein allmählicher Übergang stattfindet. Es handelt sich vielmehr um zwei verschiedene Systeme oberhalb und unterhalb eines kritischen Punktes.

## Zusammenfassung.

Der Zweck des Atmungsmechanismus ist, die Gewebe größerer Tiere mit Sauerstoff zu versorgen, weil bei ihnen eine direkte Zufuhr unmöglich ist, und zweitens das bei der Verbrennung gebildete Kohlendioxyd abzuführen.

Der Sauerstoff muß aus der Luft aufgenommen und den Geweben nach Lösung in einer Flüssigkeit, dem Blut, zugeführt werden. Bei den Tracheaten wird das Gas den Geweben direkt durch Luft enthaltende Röhren zugeführt.

Die Notwendigkeit der ständigen Zufuhr von frischer Luft wurde 1667 von Robert Hooke bewiesen. Daß der Luftbestandteil, auf den es ankommt, Sauerstoff ist, wurde 1674 von John Mayow entdeckt. Black zeigte 1755, daß das Verbrennungsprodukt bei Tieren von der gewöhnlichen Luft verschieden ist. Er nannte es „fixe Luft". Daß es Kohlendioxyd ist, wurde 1775 von Lavoisier entdeckt.

Wir haben keinen Beweis dafür, daß der Sauerstoff in den Zellen als „intramolekularer Sauerstoff" oder in anderer Form gespeichert wird außer sehr geringen Mengen, die als Peroxyd vorhanden sein können. Die Annahme von „Biogenmolekülen" stimmt mit experimentellen Tatsachen nicht überein.

Die Erscheinungen der Narkose beruhen nicht auf einer Hemmung der Oxydationen, sondern auf Veränderungen in den Eigenschaften der Zellmembran.

Die Betrachtung des „Lebens ohne Sauerstoff" führt zu der Auffassung, daß der chemische Prozeß, durch den die Zelle sich die nötige freie Energie beschafft, kein Oxydationsprozeß zu sein braucht. Kann die freie Energie nicht aus Oxydationsprozessen erhalten werden, so werden andere chemische Prozesse benutzt, deren Wirkungsgrad allerdings geringer ist.

Im Text sind Angaben über den Sauerstoffverbrauch durch verschiedene Gewebe gemacht. Der Sauerstoffverbrauch des Herzens ist direkt proportional der entwickelten Spannung. Der Sauerstoffverbrauch der Lungen ist nicht größer als der anderer Organe, d. h. die Oxydation von aus anderen Organen stammenden Stoffwechselprodukten in den Lungen ist nicht bewiesen. Die vom Lungengewebe verbrauchte Sauerstoffmenge beträgt ungefähr die Hälfte der von der ruhenden Speicheldrüse verbrauchten. Das Blut verbraucht bei Säugetieren nur minimale Sauerstoffmengen, wenn nicht eine große Anzahl junger Zellen, wie nach Anämie, im Blute vorhanden sind. Kernhaltige rote Blutkörperchen verbrauchen erhebliche Sauerstoffmengen.

Da die erforderliche Sauerstoffzufuhr viel zu groß ist, um durch eine wässerige Lösung befördert werden zu können, gibt es einen besonderen Stoff, das Hämoglobin der roten Blutkörperchen, der die bemerkenswerte Eigenschaft hat, den Sauerstoff in einer dem Gasdruck proportionalen Menge aufzunehmen. So nimmt es Sauerstoff in den Lungen auf und gibt ihn an die Gewebe weiter, in denen die Sauerstoffspannung niedrig ist.

Das Hämoglobin enthält Eisen, und viele meinen, daß der aufgenommene Sauerstoff irgendwie mit diesem Eisengehalt zusammenhängt, da er zu ihm in molekularem Verhältnis zu stehen scheint.

Wir kennen kein chemisches System, das ähnliche Eigenschaften hat wie das Oxyhämoglobin. Daher ist es wahrscheinlich, daß Oberflächenerscheinungen die Größe der „Sauerstoffbindung" beherrschen, die bei einer gegebenen Sauerstoffspannung vorhanden ist. Eine befriedigende Lösung des Problems fehlt aber noch.

Die Sauerstoffmenge, die das Hämoglobin bei gegebener Spannung aufnehmen kann, wird durch Temperaturerhöhung und durch die Anwesenheit von Neutralsalzen oder von Säuren verringert. Im Text ist auf die Bedeutung dieser Erscheinungen für die Funktion des Hämoglobins als Sauerstoffvehikel hingewiesen.

Eine kurze Beschreibung der Phasenregel ist im Text gegeben, weil man versucht hat, sie auf das Hämoglobin anzuwenden.

Es wird festgestellt, daß die Beziehung zwischen Hämoglobin und Sauerstoff bei Gegenwart von Salzen oder Säure durch eine Exponentialformel ausdrückbar ist. Es wird auf die Schwierigkeit hingewiesen, diese Formel durch Beziehung auf das Massenwirkungsgesetz zu erklären. Man nimmt das Auftreten von Aggregationszuständen an, weil das Hämoglobin sich wie ein kolloidal gelöster Stoff verhält.

Es sind Organe, Lungen oder Kiemen vorhanden, in denen eine große Blutoberfläche dem Medium, welches den Sauerstoff enthält, d. h. der Luft oder dem Wasser, exponiert wird. Mechanische Mittel, um das sauerstoffhaltige Medium immer wieder zu erneuern, sichern die Sauerstoffversorgung neben der Ausscheidung des Kohlendioxyds.

Es wird die Frage besprochen, ob durch einfache Diffusion genügend Sauerstoff aufgenommen werden kann. Es stellt sich heraus, daß die einzigen Resultate, die durch Diffusion noch nicht erklärbar sind, von Douglas, Haldane und ihren Mitarbeitern nach der Akklimatisierung an größere Höhen erhalten wurden. Selbst bei stärkster Muskelarbeit braucht man eine „Sauerstoffsekretion" der Lungenepithelien in das Blut nicht anzunehmen.

Die Luftmenge, welche von den Lungen hin und her gepumpt wird, wird durch die Wirkung des Wasserstoffionengehalts des Arterienblutes auf das Atemzentrum beherrscht. Diese Konzentration an Wasserstoffionen wird unter gewöhnlichen Umständen von der Kohlendioxydspannung in der Alveolarluft der Lungen bestimmt. Unter besonderen Umständen, wie bei der Akklimatisierung an niedrige Barometerdrucke oder durch Ernährung mit Stoffen, welche den Säuregehalt des Urins und des Blutes erhöhen, dienen andere, nichtflüchtige, im Gewebsstoffwechsel gebildete Säuren dazu, das Atemzentrum zu reizen.

Es gibt keinen Beweis dafür, daß die Erregbarkeit des Atemzentrums durch Kohlendioxyd durch Sauerstoffmangel stärker beeinflußt wird, wenn die Sauerstoffspannung nicht sehr gering geworden ist.

Bei einem bestimmten Grad von Asphyxie wirken in den Zellen der Nervenzentren selbst entstandene Stoffwechselprodukte als Reize auf diese Zentren. Man darf diese Produkte aber nicht als normale Reize ansehen.

Die Funktion des reflektorischen Nervenmechanismus, dessen afferente Fasern im N. vagus verlaufen, besteht darin, die Atmungsgeschwindigkeit zu regulieren. Eine Ausdehnung der Lungen, die sich infolge der Erregung des Atemzentrums durch Kohlensäure ergibt, wird durch einen Hemmungsreflex von den Vagusendigungen in den Lungen unterbrochen und das Zentrum dadurch befähigt, von neuem auf den Kohlensäurereiz zu reagieren. Diese Reflexe sind den Gesetzen der doppelten reziproken Innervation unterworfen.

Die nur durch Sauerstoffmangel entstehenden Erscheinungen der Bergkrankheit werden kurz behandelt. Die ,,Acapnia'', d. h. eine zu niedrige Kohlensäurespannung, spielt keine Rolle dabei.

Der Transport der Kohlensäure von den Geweben zur Lunge wird wahrscheinlich durch das Hämoglobin auf ähnliche Weise besorgt, wie es den Sauerstoff befördert. Doppelkohlensaure Salze geben bei einer Kohlensäurespannung, wie sie in der Alveolarluft besteht, kein Gas ab. Es ist zweifelhaft, ob außer dem Hämoglobin auch Eiweißkörper den Prozeß unterstützen; wenn es der Fall ist, muß es durch einen Adsorptionsprozeß geschehen, der aber keine bedeutende Rolle spielen kann.

## Literatur.

Allgemeines: BABÁK (1912); HALDANE und PRIESTLEY (1905); WINTERSTEIN (1912, 2); DOUGLAS (1914); KROGH (1916); HEAD (1889).

# XXII. Elektrische Vorgänge in den Geweben.

Ich habe bereits Gelegenheit gehabt, auf die in Nerven, Muskeln und Drüsen auftretenden elektrischen Vorgänge hinzuweisen, die bei der Tätigkeit der Organe nachweisbar sind. Mit Ausnahme der Organe einiger Fische sind diese Reaktionen hauptsächlich darum interessant, weil sie die physiologischen Prozesse beleuchten und häufig ein wertvolles Untersuchungsmittel für diese Prozesse abgeben. Am wichtigsten ist die jetzige Verwendung des Saitengalvanometers bei der Untersuchung des gesunden und kranken Herzens.

Als man anfing, physiologische Erscheinungen systematisch durch genaue Messungen zu bearbeiten, lenkten die elektrischen Erscheinungen die Aufmerksamkeit stark auf sich, weil Methoden für die genaue Messung von elektrischen Strömen bereits ausgearbeitet waren. Damals wurde viel wertvolle Arbeit geleistet.

## Die Untersuchungsmethoden.

Da viel von den verwendeten Instrumenten abhängt, lohnt es sich, die für Bau und Benutzung dieser Instrumente in Betracht kommenden physikalischen Gesetze etwas näher zu behandeln. Viele von ihnen gelten auch für Methoden, die bei anderen Untersuchungen Anwendung finden, z. B. bei der Messung der Änderung des Blutdrucks.

Die beiden Faktoren der elektrischen Energie, die Kapazität und die Intensität, führen zu einer Einteilung der gebrauchten Instrumente in zwei Hauptklassen: die stromstärkenmessenden Galvanometer und die potentialmessenden Elektrometer. Wie wir aber sehen werden, lassen die bei den elektrischen Vorgängen in den Geweben gebrauchten Galvanometer in der Regel einen so schwachen Strom hindurchgehen, daß sie sich praktisch wie Elektrometer verhalten, daher sind die Angaben beider Instrumentarten einander hier sehr ähnlich. Die Galvanometer haben einen großen Widerstand, weil der Widerstand der Gewebe im abgeleiteten Stromkreis groß ist und das Galvanometer die größte Abweichung ergibt, wenn sein eigner Widerstand gleich dem im äußeren Stromkreis ist.

*Die Galvanometer.* Sie beruhen alle auf der Bewegung, welche ein Draht oder ein Magnet ausführt, wenn er von einem Strom durchflossen wird. Bei dem sog. Kelvingalvanometer bewegt sich der Magnet unter dem Einfluß eines Stromes, während die ihn umgebende Drahtspule fest ist; bei einer anderen Modellform ist der Magnet fest. Er kann entweder ein permanenter Magnet sein, wie in dem D'Arsonval-Galvanometer und bei vielen Formen der käuflichen Ampere- und Voltmeter; oder er kann ein Elektromagnet sein, wie in dem Saitengalvanometer von EINTHOVEN. Bei dieser zweiten Galvanometerart bewegt sich der Draht, welcher den Strom befördert. In den D'Arsonval-Instrumenten hat der Draht die Form einer leichten, rechtwinkligen Spule; in der Einthovenform besteht er aus einem sehr feinen Draht, der zwischen den Polen eines kräftigen Elektromagneten ausgespannt ist. Wenn ein Strom durch den Draht des Saitengalvanometers geht, wird der Draht nach der einen oder der anderen Seite je nach der Richtung des Stromes abgelenkt. Seine Bewegung wird durch ein Mikroskop vergrößert und durch Projektion auf einen Schlitz geworfen, hinter dem sich eine bewegliche, lichtempfindliche Fläche befindet.

*Die Trägheit der beweglichen Teile.* Wenn eine elektrische Veränderung nur sehr kurze Zeit dauert, wird sie ein sehr leichtes System bewegen können, aber ein schweres unbeeinflußt lassen, so wie ein schwacher Stoß keine sichtbare Bewegung einer Kanonenkugel verursachen würde, aber eine Holundermarkkugel weit fortschleudern könnte. Das ist besonders zu berücksichtigen, wenn der elektrische Vorgang schnellen Veränderungen unterworfen ist. Die Trägheit der beweglichen Teile müßte daher so klein wie möglich sein.

*Die Dämpfung.* Wenn ein kurz dauernder elektrischer Strom eins dieser Systeme in Bewegung gesetzt hat, so geht die Bewegung natürlich noch weiter, auch wenn dieser aufgehört hat, falls nicht besondere Einrichtungen vorhanden sind. Unser Ziel ist nun, eine möglichst genaue Angabe über die Zeitdauer einer elektrischen Wirkung zu erhalten. Wenn sich ein Draht, der ein Teil eines elektrischen Stromkreises ist, in einem magnetischen Feld bewegt, entsteht in ihm ein Strom, dessen Richtung dieser Ablenkung entgegenwirkt. Das geschieht immer, mag der Draht nun einen Strom führen oder stromlos sein. Bei dem D'Arsonval und dem Saitengalvanometer ruft daher jede Bewegung des Drahtes, wenn der Stromkreis geschlossen ist, in ihm einen Strom hervor, der seine Bewegung auszulöschen sucht. Die Stärke dieses antagonistischen Stromes hängt nach dem Ohmschen Gesetz von dem Widerstand des Stromkreises ab; daher

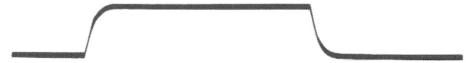

Abb. 156. Saitengalvanometer. Ausschläge beim Schließen und Öffnen eines Stroms von $2 \cdot 10^{-8}$ Ampere. Saite schwach gespannt.

stammt die Dämpfung. Bei physiologischen Arbeiten ist dieser Widerstand sehr groß, und daher ist die Dämpfung nicht größer als erforderlich. Bei den D'Arsonvalinstrumenten muß man häufig noch einen kleinen Stromkreis zwischenschalten, um die Dämpfung zu erhöhen; bei dem schönen Galvanometer von MOLL (1913), von GILTAY VON DELFT hergestellt, wird die Dämpfung durch eine Veränderung des Stromes, der den Elektromagneten speist, bewirkt. Bei dem Kelvininstrument wird die Dämpfung gewöhnlich durch den Reibungswiderstand der Luft gegen die Bewegung eines an dem magnetischen System angebrachten Flügels bewirkt. Ist das bewegliche System schwer, läßt man den Flügel auch durch Öl statt durch die Luft gehen.

*Die Schwingungszeit.* Da das bewegliche System durch eine **Kraft**, z. B. den Magnetismus der Erde oder die Torsion eines Drahtes, in seine Ruhelage zurückgebracht werden muß, ergeben sich pendelartige Schwingungen. Diese machen es unmöglich, die richtige Größe der Ablenkung zu messen; die Bewegung wird daher meistens durch passende Dämpfung möglichst aperiodisch gemacht. Geschieht das, so erreicht man Ablenkungen ohne Schwingungen. Diese sind aber langsamer, so daß man meist ein Kompromiß schließen muß. Auf jeden Fall darf die Dämpfung nicht stärker sein, als es zur Aperiodisierung

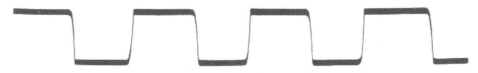

Abb. 157. Ähnliche Kurve mit stärker gespannter Saite. Stromstärke $10^{-8}$, vergrößert wegen geringerer Empfindlichkeit der stärker gespannten Saite. Man beachte, daß in diesem Falle der volle Ausschlag in kürzerer Zeit erreicht wird als bei der vorigen Abbildung. Aber in beiden Fällen ist die Bewegung aperiodisch. Zeitintervall zwischen den vertikalen Linien in beiden Abbildungen 0,04 Sekunden. (Camb. Sci. Instrument Co. Galvanometer, Katalog-Nr. 126, S. 30.)

eben nötig ist. Zur Veranschaulichung dieses Punktes betrachte man die Abb. 156 und 157. Man sieht, daß die Bewegung in beiden Fällen aperiodisch ist, aber bei leichter Spannung der Saite ergibt ein schwacher Strom die gleiche Ablenkung wie ein starker Strom bei stark gespannter Saite. Die Geschwindigkeit der Bewegung (entsprechend der zur Erreichung der Endlage gebrauchten Zeit) ist aber bei stark · gespanntem Faden größer. Wenn schnelle Veränderungen genau wiedergegeben werden sollen, muß daher die Saite stark genug gespannt

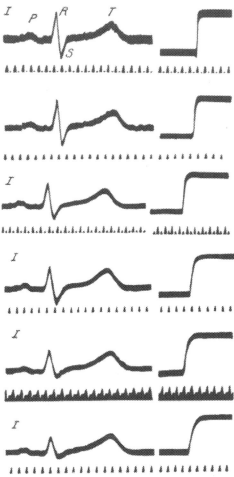

sein, um dem beobachteten elektrischen Vorgang schnell genug folgen zu können. Abb. 158 (aus dem Buch von T. Lewis, 1913) zeigt die verschiedene Einstellungsgeschwindigkeit der Saite bei verschiedenen Spannungen. Ist die Saite zu schwach gespannt, so folgt sie schnellen Veränderungen wie der Ventrikularphase des Elektrokardiogramms nicht genügend rasch, um ihren vollen Wert zu geben.

*Die Güte.* Die Empfindlichkeit ist die Ablenkung, die von einem gegebenen Strom hervorgerufen wird. Um verschiedene Galvanometer untereinander zu vergleichen, muß man Schwingungszeit und Widerstand in Betracht ziehen, um so die als „Güte" $E$ bezeichnete Größe zu erhalten:

$$E = \frac{100 \cdot D}{T^2 (R)^{\frac{2}{3}}},$$

oder

$$= \frac{100 \cdot D_1 \cdot R}{T^2},$$

wobei $T$ die Schwingungszeit in Sekunden,

$R$ der Widerstand des Galvanometers in Ohm,

$D$ die Ablenkung in Millimeter pro Mikroampere bei 1 m Abstand,

$D_1$ die Ablenkung in Millimeter für 1 Mikrovolt bei 1 m Abstand

Abb. 158. Elektrokardiogramme des menschlichen Herzens, bei verschiedener Spannung der Saite des Galvanometers aufgenommen. Die Spannung vermindert sich von oben nach unten. Ableitung vom rechten Arm und linken Bein. Die Kurve rechts gibt die Zeit an, in der der vollständige Ausschlag erfolgt, wenn man ein Millivolt anwendet. Diese Zeit nimmt mit abnehmender Spannung der Saite zu, die Bewegung ist immer aperiodisch. Man beachte, daß die schnellen Veränderungen in $R$ und $S$ bei niedriger Spannung nicht genau wiedergegeben werden, während die langsamere Bewegung in $T$ in allen Nerven gleichmäßig gegeben wird.
(Lewis, 1913. 1, S. 10.)

ist. Aus dem Katalog der Cambridge Scientific Instrument Company ersieht man die Eigenschaften, die in Beracht zu ziehen sind, wenn man ein Galvanometer für einen besonderen Zweck braucht. Wenn die Ablenkung so groß wie möglich sein soll oder ein sehr schwacher Strom nachzuweisen ist, ist im allgemeinen die Paschenform des Kelvininstruments die beste. Sollen die zeitlichen Verhältnisse einer komplizierten Reaktion photographisch festgehalten werdem, muß man das „Saiten"-galvanometer von EINTHOVEN verwenden. Mit der letzteren Form wird jetzt am meisten gearbeitet. Der Schatten des Fadens wird photographiert. Abb. 159 zeigt eine schematische Zeichnung des Apparates.

Bei dem Oszillographen von DUDDELL folgt das System den Stromschwan-kungen darum sehr schnell, weil seine eigene Schwingungszahl enorm hoch ist im Vergleich der Geschwindigkeit der zu untersuchenden Stromschwankungen. Diese Schwingungszahl kann bis 10 000 pro Sekunde betragen. Dasselbe Prinzip wird für die richtige Registrierung der Druckveränderungen im Herzen und in den Blutgefäßen angewendet. Der Oszillograph ist praktisch ein Galvanometer mit beweglicher Spule, welche auf eine Windung ganz feinen Drahtes aus Phosphor-bronze reduziert ist. Er wird hauptsächlich zur Untersuchung der Wellenform von Wechselströmen verwendet.

*Die Elektrometer.* Von den verschiedenen Potentiometern ist das Capillar-elektrometer von LIPPMANN das einzige praktisch in der Physiologie gebrauchte. Es besteht aus einer leicht konischen Capillare, die Quecksilber enthält und deren Ende in 20 proz. Schwefelsäure eintaucht. Das Quecksilber wird durch Druck in die Capillare hineingepreßt, bis der an die Schwefelsäure luftfrei an-grenzende Meniscus sich an passender Stelle befindet. Eine Elektrode wird dann mit dem Quecksilber in der Capillare, die andere mit einer am Boden des die Säure enthaltenden Gefäßes befindlichen Quecksilberschicht verbunden. Abb. 160 zeigt ein Modell des Instruments. Wird an beide Elektroden eine Potentialdifferenz angelegt und befindet sich dabei der positive Pol in Ver-bindung mit dem Quecksilber in der Capillare, so wird die Grenzflächenspannung zwischen Quecksilber und Säure herabgesetzt. Da auf dem Quecksilber in der Capillare ein Druck lastet, wird es nunmehr tiefer in die Capillare hineingepreßt. Wird das Quecksilber in der Capillare mit dem negativen Pol verbunden, so nimmt die Grenzflächenspannung zu. Infolgedessen steigt das Quecksilber in der Capillare in die Höhe. Vor Anlegung der Potentialdifferenz hielt die Grenz-flächenspannung dem äußeren auf das Quecksilber der Capillare wirkenden Druck das Gleichgewicht. Da sie bei Anlegung der Potentialdifferenz zunahm, muß nun der Meniscus in der Capillare sich nach oben bewegen. Bis der Meniscus in seine neue Ruhelage gekommen ist, fließt eine gewisse Elektrizitätsmenge in das Instrument ab, das sich wie ein Kondensator verhält. Nachher geht kein Strom mehr hindurch. Die Bewegungen des Meniscus sind sehr rasch. Das Instrument ist vollkommen aperiodisch. Die Grenzflächen zwischen Säure und Quecksilber werden polarisiert, aber die Theorie ist etwas kompliziert; man findet sie in FREUNDLICHS Buch (1909, S. 184—212). Grob schematisch kann man sagen, daß bei positiver Ladung der Quecksilbermeniscus oxydiert wird, wobei er verschmutzt, während bei negativer Ladung er metallisch glänzt. Daher ist die Oberflächenspannung in ersterem Falle erniedrigt, in letzterem erhöht. Die Bewegungen des Meniscus werden auf einen Schlitz projiziert, hinter dem eine photographische Platte vorübergeführt wird. Die erhaltenen Kurven müssen korrigiert werden. Die Beziehung, welche zwischen der zeit-lichen Änderung der Lage des Meniscus und der zeitlichen Änderung der Po-tentialdifferenz besteht, welche die Bewegungen des Meniscus verursacht, ist mathematisch entwickelt worden und für jedes Instrument leicht bestimmbar (siehe die Schriften von Burch, 1890, 1892, und von Keith Lucas, 1909, 2). Die Kurve ist eine logarithmische oder exponentielle. Sie gehorcht der Gleichung:

$$\log_e \frac{y}{a} = -ct$$

oder

$$y = ae^{-ct},$$

wobei $y$ die Ordinate $x$ des Punktes $P$ ist, welche von der Asymptote, d. h. der Ebene, in der der Meniscus endlich zur Ruhe kommt, nach abwärts gemessen wird. $t$ ist die horizontale Entfernung des Punktes $P$ von einem Punkt auf der Asymptote, der als Nullpunkt des Koordinatensystems gewählt wird (sie bedeutet die Zeit seit Beginn der Ladung). $a$ und $c$ sind Konstanten, $e$ ist die Basis der natürlichen Logarithmen (siehe Abb. 161). Aus dieser Kurve kann die Potentialdifferenz ermittelt werden, wenn irgend ein Punkt der Kurve ermittelt wird. Es ist nicht nötig, daß die Bewegung völlig abgelaufen ist. Die Bewegung des Meniscus kann jederzeit durch Gegenschaltung einer passenden zweiten Potentialdifferenz zur Ruhe gebracht werden. Trotzdem kann die Potentialdifferenz, welche die erste Bewegung hervorgebracht hat, gemessen werden.

Die Potentialdifferenz, welche eine Ablenkung bewirkt, kann man sich in zwei Teile zerlegt denken. Der eine wird durch die Ordinate der Kurve repräsentiert, der andere durch die vertikale Strecke, welche der Meniscus noch durchlaufen muß. Diese ist eine Funktion der Geschwindigkeit, mit der sich der Meniscus

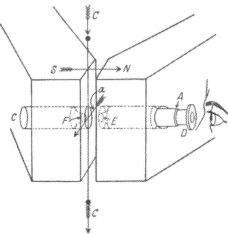

Abb. 159. Schema des Saitengalvanometers. Der feine Draht (die „Saite") $CC$ wird in dem Spalt zwischen den Polen $N$ und $S$ eines starken Elektromagneten gespannt. Geht ein Strom durch die „Saite" in Richtung der vertikalen Pfeile, so wird der Draht in der Richtung des Pfeiles $a$ abgelenkt, d. h. im rechten Winkel zu dem magnetischen Feld $NS$. Diese kleine Bewegung wird durch ein Mikroskop $ED$ beobachtet oder auf eine photographische Platte projiziert, indem das Licht einer Bogenlampe durch die Linse $F$ auf die Saite geworfen wird.

gerade bewegt, d. h. also sie entspricht der Steigung der Kurve und wird durch den Winkel gemessen, den die Tangente der Kurve in diesem Punkte mit der Abszissenachse bildet. Die einfachste Methode zur Analyse einer experimentell erhaltenen Kurve hat Keith Lucas (1909, 2, S. 218) angegeben. Jede Capillare muß kalibriert werden, da die Geschwindigkeit, mit der der Meniscus sich bewegt, zum Teil von dem elektrischen Widerstand, zum Teil von dem mechanischen Widerstand gegen die Bewegung, wahrscheinlich Reibung, abhängt. Die Bewegung ist ganz aperiodisch. In der Arbeit von Keith Lucas ist auch angegeben, wie man die Capillaren ausziehen soll.

Dieses Elektrometer ist zwar für die meisten physiologischen Zwecke empfindlich genug, es ist aber nicht so empfindlich wie das Saitengalvanometer.

Für genauere Untersuchungen ist trotzdem das Capillarelektrometer zu bevorzugen, weil die Analyse der Kurven einfacher ist. Die Formel für die Korrektur der Kurven ist hier besser bekannt als beim Saitengalvanometer (siehe die Schrift von KEITH LUCAS, 1909, 2, S. 210).

Andere Formen von Elektrometern sind bei physiologischen Arbeiten wenig verwendet worden, vielleicht wäre aber das Saitenelektrometer, bei dem sich die Saite zwischen entgegengesetzt geladenen Platten bewegt, recht brauchbar.

*Der Stromkreis.* Die Ableitung von den Geweben zum Meßinstrument ist im wesentlichen dieselbe wie bei der Messung der elektromotorischen Kraft einer Konzentrationskette. Vgl. die schematische Zeichnung in der Abb. 162.

Die Photographien von THOS. LEWIS (1915, 3) zeigen, daß selbst bei so kurzdauernden Strömen, wie die vom Herzen ableitbaren es sind, unpolarisierbare Elektroden benutzt werden müssen.

*Rheotome.* Heute wird das repetierende Rheotom kaum noch verwendet, welches gestattet, aus einer Stromkurve die einzelnen Abschnitte gewissermaßen herauszuschneiden. Das geschieht durch Kontakte, welche an einem sich schnell drehenden Rade befestigt sind und den zu untersuchenden Strom periodisch für eine bekannte kurze Zeit schließen. Es ist durch die Einführung genauerer und empfindlicherer Instrumente und die Aufnahme photographischer Kurven verdrängt worden. Häufig muß man eine Reihe von Schlüsseln in genau bekannten Zeitabständen

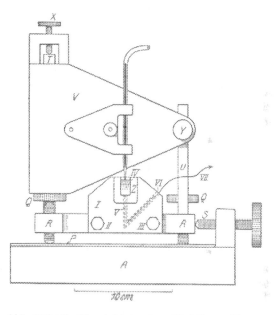

Abb. 160. Capillarelektrometer. Modell von KEITH LUCAS. Das projizierende Mikroskop steht senkrecht zur Ebene der Zeichnung. *A* Schwerer Fuß. *R* Verschraubung (*Q*), um den Apparat heben und senken zu können. *S* Schraube für seitliche Verschiebungen. *T* und *U* Aufrechte Stäbe, welche zur Befestigung der Ebonitplatte *V* dienen. *X* Schraube für vertikale Verschiebung. *Y* Schraube, um die Capillare rechtwinklig zur Ebene der Zeichnung verschieben zu können. *J* Ebonitblock, durch die Bolzen *II* und *III* an *R* befestigt. *IV* Vertiefung für die Aufnahme der Schwefelsäure. Die Vorder- und Hinterwand durch Deckgläschen gebildet, die mit heißer Guttapercha aufgekittet sind. *V* und *VI* Quecksilber enthaltenden Kanal, in den der Platindraht *VII* eintaucht. (KEITH LUCAS, 1909, 2, S. 212.)

öffnen. Hierzu benutzt man Pendel. Eine entsprechende sehr zweckmäßige Anordnung hat KEITH LUCAS (1908, 2) angegeben.

## Die Entstehung von Potentialdifferenzen in den Geweben.

Die bei der Zelltätigkeit beobachteten elektrischen Erscheinungen entstehen durch Veränderungen des Potentials und nicht durch Veränderungen des Widerstandes. Dies wird dadurch bewiesen, daß man sie mit Elektrometern nachweisen kann, welche auf Änderungen der Stromstärke nicht reagieren. Vor allem aber durch die gewöhnliche Methode, welche zur Untersuchung der bioelektrischen Ströme benutzt wird. Diese besteht darin, den „Ruhestrom" des Gewebes durch eine entgegengesetzte Potentialdifferenz zu kompensieren und so das Galvanometer stromlos zu machen. Unter diesen Umständen kann eine einfache Widerstandsänderung auf das Galvanometer nicht wirken, weil ja keine Potentialdifferenz da ist, die einen Strom zum Fließen bringen könnte.

Wir wollen zunächst die möglichen Quellen von Potentialdifferenzen in den lebenden Geweben untersuchen.

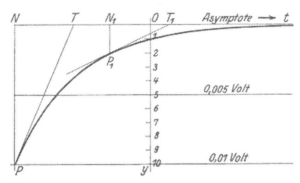

Abb. 161. Eichungskurve des Capillarelektrometers. Erhalten durch Anlegung einer Potentialdifferenz von 0,01 Volt zwischen seinen Enden bei P. Es war in den Stromkreis ein starker Widerstand eingeschaltet, um die Geschwindigkeit der Bewegung des Meniscus zu verlangsamen. Ordinate, Lage des Meniscus. Die Teilung auf der Achse Oy entspricht 0,001 Volt. Abscisse, Zeit. Ot ist die Achse und auch die Asymptote der Kurve. Der Abschnitt der Kurve oberhalb der Linie 5 ist die vollkommen normale Kurve für 0,005 Volt, und der Abschnitt oberhalb von $P_1$ ist die für 0,00165 Volt. $PN$ und $P_1N_1$ Ordinaten bei $P$ und $P_1$. $PT$ und $P_1T_1$ Tangenten der Kurve bei $P$ und $P_1$. $NT$ und $N_1T_1$ Subtangenten. Diese sind einander gleich. Die Gleichung der Kurve ist $\log \frac{y}{a} = ct$, wobei $y$ die vertikale Entfernung jedes Punktes von der Asymptote der Kurve ist und $t$ die horizontale Entfernung vom Anfang der Abscissenachse, $a$ und $c$ sind Konstanten der Capillare.

Wir wissen, daß diese Potentialdifferenzen durch elektrische Ladungen auf Ionen verursacht sein müssen. Wahrscheinlich spielen die Erscheinungen der Reibungselektrizität keine Rolle. Auf jeden Fall können. die Erscheinungen irgendwie auf das Entstehen von Ionen zurückgeführt werden. Die Frage wurde schon berührt, als wir es mit der elektrischen Ladung auf Kolloidteilchen zu tun hatten.

In der Schrift von MINES (1912, 1) wird die Rolle behandelt, die elektrische Ladungen auf Oberflächen spielen.

Der Temperaturkoeffizient der elektromotorischen Kraft der Gewebe spricht dafür, daß Ionen ihre Quelle sind. LESSER (1907) fand den Temperaturkoeffizienten des Froschhautstroms proportional der absoluten Temperatur. Würde die Potentialdifferenz durch einen chemischen Prozeß entstehen, so müßte man einen weit höheren Temperaturkoeffizienten finden.

Wenn die Ionen, die durch elektrolytische Dissoziation entstehen, frei beweglich sind und sich vermischen können, tritt keine Potentialdifferenz auf. Auch durch eine einfache Vermehrung der Zahl der Ionen, mag sie durch elektrolytische Dissoziation oder durch den Zerfall größerer Moleküle entstehen, wird niemals eine Potentialdifferenz erhalten, auch nicht durch das Freiwerden adsorbierter Ionen, oder höchstens eine schnell vorübergehende, die durch verschieden schnelles Fortdiffundieren der Ionen von ihrem Ursprungsorte sich erklärt.

Wenn die neu erzeugten Ionen frei diffusibel sind, eilen die sich schneller bewegenden Ionen den langsameren voran. Dadurch entsteht eine Potentialdifferenz, welche dem Unterschiede ihrer Wanderungsgeschwindigkeiten proportional ist. Bei den sehr kleinen Diffusionswegen, die in Zellen hierfür verfügbar sind, muß sich jeder Konzentrationsunterschied von selbst sehr schnell ausgleichen, nur bei Wasserstoff und Hydroxylionen könnte dadurch eine merkliche elektromotorische Kraft entstehen. In der Gleichung für die elektromotorische Kraft der Konzentrationsketten kommt die verschiedene Wanderungsgeschwindigkeit der Ionen zur Geltung (siehe NERNSTS Buch, 1911, S. 752). Der Ausdruck lautet:

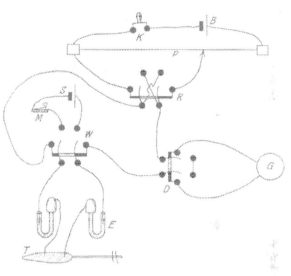

$$\frac{u - v}{u + v} R T \log_e \frac{c_1}{c_2} .$$

Er gibt die elektromotorische Kraft bei der Berührung der verschieden konzentrierten Lösungen $c_1$ und $c_2$ an, während $u$ und $v$ die Wanderungsgeschwindigkeiten des Kations und des Anions sind. Sind $u$ und $v$ wie beim Chlorkalium fast gleich, so ist die durch diesen Faktor verursachte Potentialdifferenz sehr klein. Ist $u$ Wasserstoff mit einer molekularen Leitfähigkeit von 318 und $v$ Carboxyl mit einer molekularen Leitfähigkeit von 33,7 (z. B. bei Ameisensäure), so wird der Bruch

$$\frac{u - v}{u + v} = \frac{318 - 33 \cdot 7}{318 + 33 \cdot 7}$$

$$= \frac{284 \cdot 3}{351 \cdot 7} = 0,81 .$$

Abb. 162. Schaltungsschema zur Messung von Potentialdifferenzen. *B* Halb entladene Akkumulatorzelle, die einen konstanten Strom durch den ausgespannten Draht *P* sendet, von dem durch Verschiebung des Schleifkontakts verschiedene Potentialdifferenzen erhalten werden können. *K* Schlüssel für diesen Stromkreis. *R* Wippe oder Kommutator, durch welchen die Richtung der abgeleiteten elektromotorischen Kraft bequem umgekehrt werden kann. *S* Standardelement, das durch den Schlüssel *W* eingeschaltet werden kann. *M* Stromtaster für kurze Schließung des Stroms, damit dem Standardelement möglichst wenig Strom entnommen wird. *G* Indikator für den elektrischen Strom, Elektrometer oder Galvanometer.

$R$ ist $0{,}861 \cdot 10^{-4}$. Bei Benutzung gewöhnlicher Logarithmen beträgt die elektromotorische Kraft, wenn die beiden Konzentrationen sich wie 1 : 10 verhalten, etwa 0,05 Volt. Diese kann aber wegen der sehr raschen Diffusion nur für ganz kurze Zeit bestehen bleiben.

Zur Erklärung der bioelektrischen Ströme muß man also nach anderen Ursachen suchen, wenn man die hier erhaltenen Potentialdifferenzen berücksichtigt. An Potentialdifferenzen, wie sie metallische Elektroden liefern, ist natürlich nicht zu denken, dennoch ist oft behauptet worden, es müsse sich um Konzentrationsketten handeln. Wir haben aber bereits gesehen (S. 198), wie man eine dauernde ziemlich beträchtliche Potentialdifferenz erhalten kann, wenn eine Membran vorhanden ist, die nur für eins der beiden Ionen eines binären Elektrolyten durchlässig ist. Es bildet sich dann eine Helmholtzsche Doppelschicht, die elektromotorische Kraft wird durch dieselbe Formel ausgedrückt wie die der Konzentrationskette. Diese Ansicht wurde von BERNSTEIN (1902) auf Grund der Ostwaldschen (1890) Auffassung der halbdurchlässigen Membranen vertreten und in einer Arbeit von BERNSTEIN (1913) weiter entwickelt.

Eine einfache Veranschaulichung erleichtert vielleicht das Verständnis dieser wichtigen Auffassung. Wir stellen uns zwei große Weideplätze vor, die durch einen Zaun getrennt sind. Die Zwischenräume zwischen den Latten des Zaunes sind weit genug, um Lämmer, aber zu eng, um Schafe hindurchzulassen. Auf einen dieser Weideplätze bringt man eine Schafherde, je ein Mutterschaf mit je einem Lamm. Auf ihrem Wege kommen sie zu dem Zaun. Der Hang der Lämmer, weiterzugehen, führt sie durch den Zaun, während die Mutterschafe zurückbleiben. Aber die Anziehungskraft, welche die Milch der Muttertiere ausübt, veranlaßt die Lämmer, sich nicht weit von ihren Müttern zu entfernen. Ebenso verhindert die Anwesenheit der Lämmer im anstoßenden Feld die Mutterschafe, weit vom Zaune wegzugehen. Sehen wir die Wolle als elektrische Ladung an, so ist das Potential höher auf der Seite des Zauns, wo sich die Mutterschafe befinden. Man könnte einwenden, daß die Schichtdicke ziemlich beträchtlich sei. Wenn wir uns aber die Moleküle zu der Größe der Schafe vergrößert denken, unterscheidet sich die Anordnung nicht sehr von der molekularen.

Bei dieser grundlegenden Frage ist die mathematische Ableitung für die Größe der Potentialdifferenz an einer solchen Membran unerläßlich. Sie wird durch einen ähnlichen Ausdruck gewonnen, wie ihn die NERFTsche Formel für die Ableitung einer Konzentrationskette mit metallischen Elektroden ergibt.

Man kann die Berechnung auf zwei Wegen anstellen. Wir können die Arbeit berechnen, die nötig ist, um Elektrizitätsmengen von einer Lösung in die andere gegen die elektrostatischen Kräfte zu überführen, was der Nernstschen Methode entspricht, die sich auf die Helmholtzsche Theorie des Kontaktpotentials gründet. Die Berechnung der Arbeitsleistung bei der Kompression eines Gases ist ähnlich. Hier, wo wir eine Potentialdifferenz nach eingetretenem Gleichgewichtszustand betrachten, ist der andere Weg bequemer. Dabei werden wir außerdem einen neuen Gesichtspunkt kennenlernen. Die Einzelheiten der Behandlung verdanke ich Herrn W. B. HARDY.

Der Einfachheit halber nehmen wir die Membran als unendlich dünn an, was für die Zellmembran fast zutrifft. Sie möge zunächst zwischen Wasser und einer salzhaltigen Lösung liegen, die elektrolytisch in die Ionen $B^{\cdot}$ und $S'$ dissoziiert ist. Die Membran sei für $B$ frei durchlässig, für $S'$ aber nicht. Diese Undurchlässigkeit sei wie bei einem Filter oder einem Sieb rein mechanisch bedingt.

Die Ionen $B^{\cdot}$ streben infolge ihres osmotischen Druckes danach, von der inneren Lösung nach dem außen befindlichen Wasser hinaus zu diffundieren. Da die $S'$-Ionen nicht hindurchkönnen, müssen die $B^{\cdot}$-Ionen sich von ihren Begleitern trennen, wenn sie in das außen befindliche Wasser gelangen wollen. Wegen der enormen elektrostatischen Kraft zwischen den entgegengesetzt geladenen Ionen können sie das nur über minimale Entfernung tun. ARRHENIUS hat die Größe dieser elektrostatischen Anziehung, wie wir oben S. 218 gesehen haben, berechnet.

Auf diese $B'$-Ionen wirken also zwei Kräfte in entgegengesetzter Richtung ein. Sie nehmen daher eine Lage an, in welcher die beiden Kräfte einander gleich und entgegengesetzt sind.

Der auf eine Membran von der Fläche $A$ ausgeübte osmotische Druck ist $A dP$, wobei $P$ der Druck pro Flächeneinheit ist.

Die entgegengesetzte elektrostatische Kraft erhält man folgendermaßen: $E$ sei der Potentialunterschied zwischen den beiden Ionen $S'$ und $B'$ der Helmholtzschen Doppelschicht. Dann ist $\dfrac{dE}{dx}$ die Potentialsteigung oder die Änderung des Potentials mit wachsendem Abstand der beiden Schichten voneinander.

Ferner: Wenn $q$ die Elektrizitätsmenge ist, welche von einem Grammäquivalent von $B'$ transportiert wird, dann ist die auf dieses Grammäquivalent wirkende Kraft $q \dfrac{dE}{dx}$. Daß das der Fall ist, geht daraus hervor, daß die Kraft direkt proportional der sie erzeugenden Elektrizitätsmenge ist, und daß, je größer die Potentialdifferenz zwischen den Schichten von $B'$ und $S'$ ist, desto größer die Anziehungskraft zwischen ihnen sein muß.

$C$ sei die Konzentration des löslichen Ions $B'$ in Grammequivalenten per Kubikzentimeter Lösung.

Der Raum zwischen den beiden Schichten ist $A \delta x$, wenn die Tiefe $\delta x$ ist. Die Anzahl der Grammäquivalente des Ions $B'$ in diesem Raume ist $A \delta x c$.

Die auf sie einwirkende Kraft ist, wegen der Potentialsteigung, $\dfrac{dE}{dx}$

$$A \delta x c \frac{dE}{dx} q .$$

Diese Kraft ist gleich und entgegengesetzt ihrem osmotischen Druck, daher

$$A \delta x c \frac{\overline{dE}}{dx} q = A d P$$

oder

$$\frac{dE}{dx} = \frac{1}{cq} \cdot \frac{d P}{\delta x} .$$

$P$ ist gleich $c R T$, da $c = \dfrac{1}{v}$, daher

$$\frac{dE}{dx} = \frac{R T}{P q} \cdot \frac{d P}{\delta x}, \quad \text{weil} \quad \frac{1}{cq} = \frac{R T}{c R T q},$$

und

$$d E = \frac{R T}{q} \cdot \left( \frac{dx}{P} \cdot \frac{d P}{\delta x} \right) .$$

Die Behandlung wird allgemeiner, wenn man annimmt, daß die Konzentration des Ions $B'$ auf beiden Saiten der Membran eine positive Größe ist. In diesem Falle muß man zwischen $p_1$ und $p_2$ integrieren, welche den osmotischen Drucken der Ionen $B'$ auf beiden Seiten der Membran entsprechen.

$\dfrac{R T}{q}$ ist eine Konstante, daher

$$E = \frac{R T}{q} \cdot \int_{p_2}^{p_1} \left( \frac{dx}{P} \cdot \frac{d P}{\vartheta x} \right) = \frac{R T}{q} \log_e \frac{p_2}{p_1} \tag{1}$$

oder, wenn $c_2$ die Konzentration der stärkeren Lösung und $c_1$ die der schwächeren Lösung ist,

$$= \frac{R\,T}{q}\,\log_e \frac{c_2}{c_1}\,, \tag{2}$$

$c_1$ und $c_2$ beziehen sich natürlich auf Konzentrationen desjenigen Ions, für welches die Membran durchlässig ist.

Obwohl die experimentelle Untersuchung schwierig ist, besonders wenn es sich um anorganischen Elektrolyte handelt, ergeben einige von mir am Kongorot angestellte Messungen (1911, 2, S. 245—247) Resultate, die mit der Formel befriedigend übereinstimmen.

Ist das System nicht im osmotischen Gleichgewicht, so daß ein Strom des gelösten Stoffes durch die Membran geht, so gibt die Formel die elektromotorische Kraft nicht an.

Es erhebt sich eine interessante theoretische Schwierigkeit wie bei der elektrolytischen Dissoziation, die noch nicht genügend geklärt ist. Die Experimente ergeben, daß sich eine Helmholtzschicht bildet, weil ein Ion sich nicht weit von dem entgegengesetzt geladenen entfernen kann. Aber es ist nicht einfach zu erkennen, warum das so ist. Wir denken uns die Elektrolyte vollständig dissoziiert. Nach der kinetischen Theorie bedeutet das, daß die Zeit, während der irgendwelche entgegengesetzt geladenen Ionen in ihren gegenseitigen Einflußbereich kommen, soweit elektrische Kräfte in Frage kommen, vernachlässigt werden kann. Die zur Trennung der Ionen nötige Arbeit ist daher vollendet und eine weitere Trennung sollte keinen Energieaufwand mehr erforderlich machen. Wenn daher eine solche Lösung vom reinen Lösungsmittel durch eine Membran geschieden wird, die für das eine Ion durchlässig ist, müßten diese Ionen diffundieren, da sie bereits aus dem Einflußbereich der entgegengesetzten Ionen heraus sind. Wenn das möglich wäre, würde die freie Energie des Systems natürlich sehr zunehmen, was gegen den zweiten Hauptsatz verstoßen würde. Wenn die Kraft, welche die Ionen zusammenhält, rein elektrischer Natur ist, ist schwer zu verstehen, warum sie sich nach der Dissoziation nicht voneinander trennen können. Larmor (1908) nimmt an, daß die Dissoziationsenergie aus der Volumenenergie des gelösten Stoffes ableitbar wäre.

Ich kehre zur Frage nach der elektromotorischen Kraft bei einer Membran zurück. Entsprechend ihrer Entstehung faßt man sie ebenso wie die Potentiale von metallischen Elektroden auf, wenn man annimmt, daß die Metallionen von der Metalloberfläche frei entweichen können, während es die entgegengesetzt geladene Metallmasse nicht tun kann. Diese elektromotorische Kraft ist konstant, was die Potentialdifferenz an der Grenze zweier verschieden konzentrierter Lösungen, die ineinander diffundieren können, nicht ist. Eine solche Membran kann auch „polarisiert" genannt werden, ein für manche Zwecke bequemer Ausdruck.

Wendet man die obige Theorie auf die lebende Zelle an, so sieht man, daß, wenn die Membran für beide Ionen durchlässig ist, keine elektromotorische Kraft auftreten kann. Wenn ein Ion größer ist als das andere, können aber eine Anzahl Poren in der Membran sein, durch die auch das größere Ion gehen kann, dann kann die elektromotorische Kraft längere Zeit bestehen bleiben. Wenn die Membran für beide Ionen undurchlässig wäre, würde keine Potentialdifferenz auftreten, weil die entgegengesetzten Ionen sich dann nicht voneinander trennen können, so daß keine Helmholtzsche Doppelschicht entstehen kann.

Dagegen kann eine früher für beide Ionen undurchlässige Membran eine elektromotorische Kraft entstehen lassen, wenn sie plötzlich für eins durchlässig würde, nicht aber wenn sie für beide durchlässig würde. Auch eine früher für beide Ionen durchlässige Membran könnte Quelle einer Potentialdifferenz werden, wenn sie nachher nur für eins durchlässig würde. Solche Veränderungen finden bei der normalen Zelltätigkeit sicher statt.

Diese Potentialdifferenz kommt im wesentlichen in gleicher Weise zustande wie die „elektrischen Phasengrenzkräfte", die HABER und KLEMENSIEWICZ

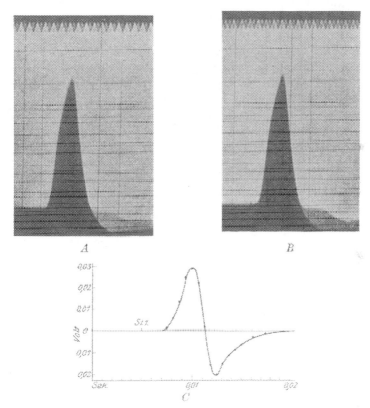

Abb. 163a—c. Zweiphasischer Aktionsstrom des unverletzten Sartorius. *A* Photographie des Capillarelektrometerausschlags. Zuerst bei einmaliger Reizung, dann bei doppelter Reizung; der zweite Reiz erfolgt 0,022 Sekunden nach dem ersten. Der zweite Ausschlag schwächer auf der Platte zu sehen als der erste, der zweimal verzeichnet wurde. Zeitmarkierung 300 pro Sekunde. *B* Ähnliche Photographie; der zusätzliche Reiz 0,010 Sekunden später als der erste. Außer der Capillarelektrometerkurve des zweiphasigen Aktionsstroms zeigen die beiden Figuren, daß ein in der Refraktärperiode gesetzter Reiz die Wirkung eines Reizes, der gesetzt wird, wenn die Erregbarkeit gerade wieder hergestellt ist, nicht beeinflußt. Ein Reiz in der Refraktärperiode löst keinen weiteren Refraktionszustand aus. (KEITH LUCAS, Journ. of physiol. 43, S. 52.) *C* Analyse einer Capillarelektrometerkurve des zweiphasischen Aktionsstroms des Gastrocnemius nach Reizung des N. ischiaticus. Ableitung vom Muskelbauch und der Sehne. (KEITH LUCAS, Journ. of physiol. 41, S. 371.)

(1909) untersucht haben; auch die von BEUTNER (1912 und 1913) beschriebenen Erscheinungen gehören dazu. Denken wir uns eine mit Wasser nicht mischbare Flüssigkeit in Berührung mit einer wässerigen Elektrolytlösung, deren eines Ion in der nichtwässerigen Phase löslich, während das andere unlöslich ist. Es ist klar, daß das erstere Ion in die nichtwässerige Flüssigkeit gehen will, aber über die

Grenze nicht hinauskommt, weil die anderen Ionen nicht mit können. Man erhält so wieder eine Helmholtzsche Doppelschicht. So findet BEUTNER eine Potentialdifferenz an der Grenzfläche zwischen einer wässerigen Lösung von Rhodankalium und einer Lösung von Rhodantoluidin in Toluidin. Das erklärt sich leicht, wenn das Kaliumion in Toluidin unlöslich ist, während das $SCN$-Ion löslich ist.

Wenn sich bei irgendeinem Zellprozeß neue Ionen bilden, vermehren sie die Konzentration der ebenso geladenen bereits vorhandenen und erhöhen bei einer Membran die Potentialdifferenz.

Die in der Formel angegebenen Konzentrationen beziehen sich auf die Gesamtkonzentration aller vorhandenen, diffusiblen Ionen von gleichem Ladungsvorzeichen, weil an der Grenzfläche ein Austausch frei stattfindet. Die chemische Beschaffenheit des Ions scheint keine Rolle zu spielen.

Ladungen auf der Oberfläche der Membran, die MINES (1912, 1) behandelt und die wir bei Kolloiden auf S. 102 ff. unseres Buches behandelt haben, sind schwer

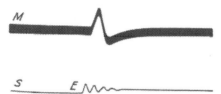

Abb. 164. Zweiphasischer Aktionsstrom des Gastrocnemius des Frosches. Ableitung von zwei unverletzten Stellen der Muskeloberfläche zum Saitengalvanometer. Reizung des N. ischiadicus bei $E$ durch einen Induktionsschlag. $M$ Das Elektromyogramm. Ein Teilstrich der Abscisse entspricht 0,002 Sekunden. Ein Teilstrich der Ordinate 7 Millivolt. (EINTHOVEN, 1913, S. 67.)

mit den elektromotorischen Erscheinungen der Zellen in Beziehung zu bringen. Wenn eine Membran vorzugsweise das eine Ion eines Elektrolyts, mit dem sie in Berührung steht, adsorbiert, weil dieses Ion die Oberflächenenergie stärker herabsetzt als das entgegengesetzt geladene, erhält die Membran natürlich die Ladung der absorbierten Ionen. Ob sich infolgedessen eine Potentialdifferenz zwischen den beiden Seiten der Membran zeigt, ist zweifelhaft.

BAUR (1913) hat etwas beschrieben, was er als „Modell eines elektrischen Fisches" bezeichnet, bei dem solche Ladungen auf Membranen eine Rolle zu spielen scheinen. Schüttelt man eine Mischung von „Türkischrotöl" in drei Teilen Acetylentetrachlorid mit Wasser und läßt sie stehen, so trennt sie sich in eine ölige und eine wässerige Phase. Die Lipoidphase soll etwas Wasser enthalten, Natriumsulforhicinoleat, schwefelsaures Natrium, Ricinusöl und Acethylentetrachlorid. Das wird mit Quecksilbersulfat gesättigt und mit Elektroden von Quecksilber in Kaliumsulfatlösung abgeleitet. Es ergibt sich folgende Reihe:

$$Hg/Lipoid/K_2SO_4/Lipoid/Hg,$$

die keine Potentialdifferenz geben kann. Setzt man aber zu der Kaliumsulfatlösung auf einer Seite einen Elektrolyten mit einem stark adsorbierbaren Kation zu, z. B. Chininsulfat, so wird diese Elektrode für die andere positiv. Setzt man das Natriumsalz von Fluorescein mit stark adsorbierbarem Anion zu, wird die Elektrode negativ. So erhielt man mit Chininsulfat einerseits und Fluorescein andererseits eine elektromotorische Kraft von 0,36 Volt. Das System ist wahrscheinlich unnötig kompliziert und läßt sich vielleicht auf Grund der Löslichkeit nur eines Ions in der Lipoidphase erklären. Das Resultat wäre das gleiche.

Wir wollen nun dazu übergehen, einige Spezialfälle von bioelektrischen Strömen kennenzulernen.

## Beispiele.

*Der Nerv.* Die elektrische Reaktion des Nerven ist bereits oben S. 460 besprochen worden. Abb. 70 zeigt den Vorgang im einzelnen, und zwar beim N. olfactorius des Hechtes.

Wir haben bereits verschiedentlich gezeigt, zu wie wichtiger Aufklärung der Aktionsstrom des Nerven benutzt werden kann. Ich erwähne die Bestimmung der zeitlichen Verhältnisse beim Patellarreflex durch JOLLY (S. 574), die Vagusinnervation bei der Inspiration und der Exspiration durch EINTHOVEN (siehe Abb. 75) und die Erregung in den Fasern des N. depressor bei Zunahme des Druckes in der Aorta, ebenfalls von EINTHOVEN. Angaben, welche beweisen sollten, daß die nervöse Erregung auch ohne Begleitung des Aktionsstromes vorkommen könne, sind sämtlichst durch KEITH LUCAS (1912) bei genauer Untersuchung als nicht stichhaltig befunden worden. Vielmehr ist die Ansicht berechtigt, daß der Aktionsstrom und die Erregungswelle im Nerven nur verschiedene Seiten desselben Grundvorganges sind.

*Der Muskel.* Er ist ebenfalls bereits besprochen worden. Abb. 163 gibt nach einer Photographie von KEITH LUCAS den zweiphasigen Aktionsstrom des M. sartorius wieder, und Abb. 164 ist eine Aufnahme von EINTHOVEN mit dem Saitengalvanometer. Das Zustandekommen des „Aktionsstroms" wurde auf Grund der Annahme einer semipermeablen Membran bereits in diesem Kapitel erklärt.

Beim Muskel ist der Aktionsstrom genau wie beim Nerven mit dem Erregungsprozeß verknüpft; derselbe kann beim Muskel ablaufen, ohne eine Kontraktion auszulösen. Diese ist ein Resultat des Erregungsprozesses, doch ist es möglich, den Eintritt dieses Resultats zu verhindern. Abb. 137 (die mittlere Kurve) zeigt, daß der „Aktionsstrom" vom Herzen erhaltbar ist, wenn infolge der Abwesenheit von $Ca^{..}$-Ionen keinerlei Konzentration erfolgen kann. Auf die Bedeutung dieser Erscheinung ist oben schon hingewiesen (S. 483).

Wo die angenommene semipermeable Membran beim Nerven und Muskel liegt, können wir noch nicht sagen. Sie braucht aber keineswegs mit der Zellmembran identisch zu sein. Solche polarisierten Grenzflächen können überall vorkommen, wo zwei Phasen zusammenstoßen, also auch im Innern der Zelle. Wir müßten, um diese Frage beantworten zu können, viel mehr von dem Zellmechanismus wissen.

Ich habe schon früher auseinandergesetzt, wie der „Demarkations"strom zu erklären ist. Ich füge dieser Erklärung hier noch etwas hinzu. Wenn eine ruhende, unverletzte Zelle von zwei Stellen ihrer äußeren Oberfläche abgeleitet wird, müssen diese das gleiche Potential haben, da wir es nur mit der äußeren Komponente der Doppelschicht zu tun haben. Könnte man von einer Elektrode im Zellinnern ableiten, so müßte man die Potentialdifferenz zwischen den beiden Lagen der elektrischen Doppelschicht finden, die ich bei meinen Versuchen mit Kongorot (1911, 2) erhalten habe. Das geschieht in Wahrheit, wenn man eine Zelle beschädigt oder anschneidet und dann von hier und von der Oberfläche einer unverletzten Zelle zum Galvanometer ableitet. Die Ableitung von der verletzten Zelle ist dasselbe, was eine Ableitung vom Zellinnern wäre.

Wir sahen oben (S. 476), wie „die negative Schwankung des Demarkationsstroms" bei der Reizung sich durch eine verringerte Polarisation der Membran erklärt, weil diese bei der Erregung für beide Ionenarten, in welche die Salze in der Zelle dissoziieren, durchlässig wird. Der Demarkationsstrom kann natürlich nur so lange dauern, als der Inhalt der beschädigten Zelle an seinem Platze bleibt und mehr oder weniger dem normalen Zellinhalt entspricht. Wenn sich die Elektrolyten der beschädigten Zelle mit den Elektrolyten der Elektroden durch Diffusion ausgeglichen haben, stellt die beschädigte Stelle nur mehr eine Verlängerung der ableitenden Elektrode dar. Dann sind in Wirklichkeit beide Elektroden an unbeschädigte Zelloberflächen angelegt und der „Demarkationsstrom" muß verschwinden.

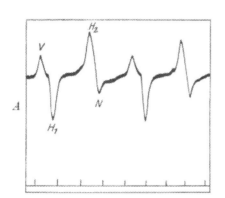

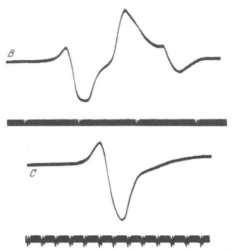

Abb. 165 a—c. Elektrische Veränderungen, welche eine Kontraktionswelle am Ureter begleiten. Von links nach rechts zu lesen. *A* Nach einer Saitengalvanometeraufnahme. Zwei vollständige Wellen. Entfernung zwischen den Elektroden 50 mm. *V* Die Elektrode, bei der die Welle ankommt, wird positiv. $H_1$ Die negative Hauptwelle. $H_2$ Negativität der entfernteren Elektrode. *N* Positivität der entfernteren Elektrode. *B* Die Originalphotographie. Man sieht nur eine vollständige Welle. Die obigen 4 Komponenten sind deutlich. Zeit in Sekunden. *C* Eine Welle, welche verschwand, bevor sie die zweite Elektrode erreichte, so daß nur die elektrische Veränderung unter der ersten Elektrode zu sehen ist, nämlich die Komponenten *V* und *H*. Zeit in Fünftelsekunden. (ORBELI und BRÜCKE.) Man beachte, daß die Abbildungen so reproduziert sind, wie Dr. ORBELI sie mir geschickt hat.´ Die in den Originalabhandlungen sind unrichtig wiedergegeben.

Es ist interessant, daß auch bei Geweben, die zu 99% aus Wasser bestehen, wie bei Süßwasser-Medusen, die CREMER (1906) untersuchte, bei der Kontraktion ein Aktionsstrom auftritt.

Zur Veranschaulichung der Erscheinungen beim glatten Muskel wollen wir den Ureter benutzen, in welchem die elektrischen Veränderungen, welche eine Kontraktionswelle begleiten, von ORBELI und BRÜCKE (1910) aufgenommen wurden. Abb. 165 zeigt drei ihrer Kurven. In Kurve *B* wird nur eine Welle gegeben. In Kurve *A* sind zwei Wellen wiedergegeben, die eine ist für die Beschreibung bezeichnet. Eine Bewegung nach unten bedeutet, daß die Elektrode, unter der die Welle hindurchgeht, negativ wird, man sieht, daß die große Welle $H_1$ in dieser Richtung geht, und eine andere, $H_2$, ihr in der entgegengesetzten Richtung folgt, wenn die Kontraktionswelle die erste Elektrode verlassen hat und bei der zweiten ankommt. Das entspricht genau dem Vorgang beim Nerven und Skelettmuskel. Was bedeuten aber die mit $V$ und $N$ bezeichneten Wellen? ORBELI und BRÜCKE haben angenommen, daß sie eine Hemmungswelle darstellen, welche der Kontraktion vorangeht, wie wir es beim Darm gesehen haben. Wenn sich der Ureter in einem Zustand des Tonus oder teilweiser Kontraktion befindet, muß bei einer Hemmung die erste Elektrode weniger negativ als die zweite werden, was als positive Ablenkung erscheinen würde. Wenn die Abweichung $N$ aber durch ein Weitergehen der Hemmungswelle zur zweiten Elektrode entstände, was ihrer entgegengesetzten Richtung zu entsprechen scheint, muß sie langsamer gegangen sein als die Erregungswelle, was höchst unwahrscheinlich ist.

Wenn andererseits, wie in Kurve $C$, die vierte Phase ebenso wie die dritte fehlt, wenn die Welle also verschwindet, bevor sie die zweite Elektrode erreicht hat, muß dies durch eine Erregungswelle veranlaßt sein, die den Ureter entlang läuft und hemmender oder erregender Natur sein kann. Wäre es eine von Nervenzentren kontrollierte Hemmung wie beim Darm, so könnte sie vielleicht einen von der Kontraktionswelle verschiedenen zeitlichen Verlauf haben, aber es wäre zwecklos für sie, der Kontraktion bis zur zweiten Elektrode zu folgen. Die Hemmungswelle tritt manchmal auch unabhängig von der Erregungswelle auf, dann sieht man eine Reihe monophasischer Reaktionen in der positiven Richtung, denen nur gelegentlich eine negative folgt. Die monophasische Natur entsteht dadurch, daß die Welle verschwindet, bevor sie die zweite Elektrode erreicht hat.

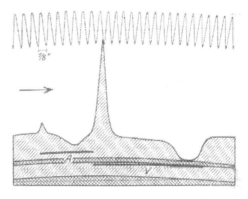

Abb. 166. Das Elektrokardiogramm der Schildkröte. Herz in situ. Vom Sinus und der Herzspitze zum Capillarelektrometer abgeleitet. Die Bewegung des Schattens nach oben bedeutet Negativität der Sinuselektrode. $A$ Diphasischer Aktionsstrom des Vorhofs. $V$ Diphasischer Aktionsstrom des Ventrikels. Temperatur $12°$ C. Zeit in $^1/_8$ Sekunden. (GOTCH, 1910, S. 237.)

DITTLER (1911) zeigte, daß bei den spontanen peristaltischen Wellen des Aplysiamagens jede Welle aus einer einfachen negativen Schwankung besteht. Eine elektropositive Phase wie beim Ureter fehlt. Diese Welle ist sehr langsam. Ihre Gesamtdauer beträgt etwa 14 Sekunden. Doch handelt es sich wohl sicher um eine Einzelzuckung, nicht um kurzen Tetanus. Soweit sich feststellen ließ, schien die Dauer der mechanischen Reaktion mit derjenigen der elektrischen zusammenzufallen. Wenn die letztere ein Ausdruck des Erregungszustandes und nicht des Kontraktionszustandes ist, muß der Erregungszustand hier auf alle Fälle nicht nur dem der Kontraktion vorangehen, sondern auch ebensolange wie dieser dauern.

*Das Herz.* Abgesehen von dem Interesse, was die Erscheinung an sich bietet, sind die vom Herzen ableitbaren Aktionsströme nicht nur als Mittel um den zeitlichen Verlauf der Herzkontraktion zu verfolgen, sondern auch als klinische Untersuchungsmethode für bei der Herztätigkeit auftretende Unregelmäßigkeiten wichtig geworden (siehe das Buch von LEWIS, 1913).

BURDON SANDERSON und PAYE (1880) nahmen als erste eine genaue Analyse der elektrischen Veränderung vor und zeigten, daß beim Froschventrikel eine zweiphasische Ablenkung des Galvanometers auftritt, welche der beim Nerven und Muskel beschriebenen entspricht. Sie verlief in der Weise, daß der Erregungsprozeß von der Herzbasis ausging und als Welle zur Herzspitze fortschritt. Abb. 166 ist eine Photographie des Aktionsstroms der Schildkröte von GOTCH (1910). In diesem Falle lag eine Elektrode auf dem Sinus, die andere auf der Ventrikelspitze, so daß man auch die Vorhofströme sieht, die ebenso wie die des Ventrikels, verlaufen, doch sind die Exkursionen kleiner. Ich habe gemeinsam mit STARLING (1892, 1) Beobachtungen über die Aktionsströme beim Säugetierherzen angestellt. Bei Ableitung von der Ventrikelbasis und der Herzspitze, unter möglichst normalen Bedingungen, erhielten wir einen einfachen zweiphasischen Aktionsstrom. Die Welle begann an der Basis, schritt bis zur Spitze fort, wie Abb. 167 (Kurve a) zeigt. Untersuchte man die Erscheinung aber ohne Eröffnung der Brusthöhle, durch Ableitung vom rechten Arm und linken Bein, so wurde noch eine dritte Phase, die nach derselben Richtung wie die erste ging, erhalten. Wir erklärten uns das so, daß der Erregungsprozeß an der Basis länger dauert als an der Spitze, so daß die elektrische Negativität an der Spitze schon wieder verschwunden ist, bevor die an der Basis völlig verschwunden

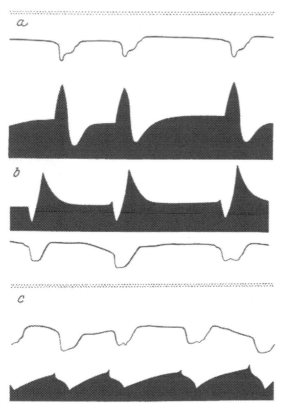

Abb. 167. *a* Elektrische Veränderung im Ventrikel des Hundes in situ. Abgeleitet von der Herzspitze und der Herzbasis. Warme Luft für künstliche Atmung. Einfacher zweiphasischer Aktionsstrom, die Basis wird zuerst negativ. Zeit $^1/_8$ Sekunde oben. *b* Umgekehrte Reaktion bei Einblasung von kalter Luft. In der mittleren Kurve eine Spur einer vorläufigen kurzen Negativität an der Basis. *c* Ein Zwischenstadium zwischen *a* und *b*. Die Herzschläge durch eine Kapsel zwischen der Zeitmarkierung und der elektrischen Veränderung aufgezeichnet. Man beachte, daß, obwohl die elektrischen Veränderungen bei *a* und *b* entgegengesetzte Vorzeichen haben, die Herzpulsation, soweit man das mit dem Auge beurteilen konnte, keinerlei Änderung aufwies. (BAYLISS und STARLING, 1892, 1, Abb. 7, 6 und 5.)

ist. Der Gegenstand wurde von EINTHOVEN aufgenommen, der das Saitengalvanometer hierfür erfand (1901, 1903 und 1904). Abb. 168 zeigt das menschliche „Elektrokardiogramm" mit den von EINTHOVEN (1913) gebrauchten Bezeichnungen der einzelnen Abschnitte. Es hat sich nun herausgestellt, daß die erste Welle, $P$, durch die Kontraktion des Vorhofs entsteht, die zweite Phase der Kontraktion des Vorhofs wird gewöhnlich durch den Anfang der ersten Phase des Ventrikels, $R$, verdeckt. Die Bedeutung der kleinen Zacke $Q$ ist ziemlich zweifelhaft; sie ist nicht immer vorhanden und scheint zu dem sog. „Ventrikelkomplex" zu gehören. Dann kann das bedeuten, daß die ventrikuläre Erregungswelle von einem Punkte ausgeht, der ein klein wenig von der Basis entfernt ist, doch kann es sich, da die Zacke so klein ist, auch um eine Stromschleife handeln. Der Ventrikelkomplex besteht aus den 3 Zacken $R$, $S$ und $T$.

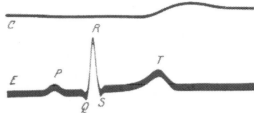

Abb. 168. Typische Form des menschlichen Elektrokardiogramms, bei Ableitung vom rechten und linken Arm (Ableitung 2). $C$ Carotispuls. $E$ Elektrokardiogramm mit der Bezeichnung seiner Komponenten oder Wellen nach EINTHOVEN. Abszisse 0,01 Sekunde. Ordinate $10^{-4}$ Volt. EINTHOVEN hält $P$ für die einzige Komponente, die dem Vorhof angehört, da $Q$, $R$, $S$, $T$ alles Teile des ventrikulären Komplexes sind. (EINTHOVEN 1913, S. 68.)

Die ersten beiden stellen den Anfang der Welle bei oder nahe der Basis dar, ihre Weiterleitung zur Spitze und ihre dortige Ankunft. Aber warum sind sie so kurz abgeschnitten und warum folgt die dritte Phase, welche wieder eine Erregung an der Basis anzeigt? Der äquipotentielle Zwischenraum zwischen $S$ und $T$ bedeutet, daß der ganze Ventrikel sich in Erregung befindet. Er entspricht jenem Teil der mechanischen Kurve der Herzkontraktion, in welchem der ganze Ventrikel kontrahiert ist. MINES (1913, 3) hat in einer Arbeit, welche eine bewundernswerte Erklärung des Elektrokardiogramms enthält, noch auf einige weitere Punkte aufmerksam gemacht. Man hat keinen Grund, anzunehmen, daß die $T$-Welle von anderen Teilen des Komplexes verschieden ist. Sie stellt das Ende der Gesamtveränderung dar, wie es der Vergleich mit dem einphasischen Aktionsstrom ergibt, den man erhält, wenn von einer verletzten und einer unverletzten Stelle abgeleitet wird. Wie oben erwähnt, zeigten BAYLISS und STARLING (1892, 1), daß sie durch die elektrische Veränderung an der Basis

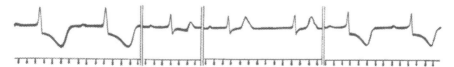

Abb. 169. Wirkung einer lokalen Erwärmung auf die elektrische Veränderung bei dem Ventrikel des Frosches. Der erste und letzte Teil der Zeichnung zeigen die normale zweiphasische Wirkung vor und nach Erwärmung der Herzspitze. Der 2. und 3. Teil zeigt eine Verkürzung des Erregungsprozesses an der Herzspitze durch Erhöhung der Temperatur. Die verhältnismäßig längere Dauer des Prozesses an der Basis ruft das Erscheinen der 3. Phase hervor, die EINTHOVENS $T$-Welle entspricht. Die Art, in der das geschieht, zeigt Abb. 170. (MINES, 1913, 3, S. 200.)

verursacht sein muß, die hier länger als an der Spitze dauert. Daher hat die Galvanometerablenkung dieselbe Richtung wie bei der ersten $R$-Zacke. Dieser Schluß wird durch MINES (1913, 3, S. 201) bestätigt. Er benutzte dazu den Ventrikel des Froschherzens, der den gewöhnlichen zweiphasischen Aktionsstrom gab. Indem er nun die Herzspitze erwärmte, erzwang er hier ein schnelleres Ablaufen des Vorganges, so daß die Negativität an der Herzbasis länger dauerte. Abb. 169 zeigt, daß man auf diese Weise eine dem menschlichen Elektrokardiogramm ähnliche Kurve erhält. Aber warum sollte beim normalen Herzen die Basis, die zuerst erregt wird, auch am längsten erregt bleiben? GOTCH (1910) glaubte, es käme daher, daß die Welle die Basis verläßt, zur Herzspitze geht und dann wieder zur Basis als der Ursprungsstelle der Aorta zurückkehrt. MEEK und EYSTER (1912) und MINES (1913, 3) haben aber gezeigt, daß diese Erklärung nicht zutreffend ist. Einzelheiten hierüber in der Arbeit von MINES. Er ver-

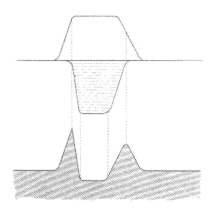

Abb. 170. Schema, um die Entstehungsweise des normalen Elektrokardiogramms zu demonstrieren. Die Erregung an der Herzbasis dauert länger als an der Spitze, wo sie stärker ist. Das wird z. B. durch Erwärmung der Spitze erhalten. Die obere Kurve stellt den Erregungszustand (Negativität) an der Basis dar. Die mittlere den an der Spitze; in entgegengesetzter Richtung dargestellt, da vorausgesetzt ist, daß von der Herzbasis nach der Herzspitze abgeleitet ist. Die untere Kurve stellt die elektrische Veränderung dar, welche man mit dem Capillarelektrometer erhalten würde.

folgte den Verlauf der Erregungswelle, indem er von verschiedenen Punkten auf der Oberfläche des Ventrikels beim Frosch ableitete. Für die von GOTCH gemachte Annahme konnte keinerlei Beweis gefunden werden. Die einzige befriedigende Erklärung bleibt, daß die Negativität an der Basis tatsächlich länger dauert als an der Herzspitze, wenn das Herz bei einem unverletzten Tiere abgeleitet wird. MEEK und EYSTER kommen zu dem gleichen Schluß. Abb. 170 zeigt schematisch, wie der Verlauf des Elektrokardiogramms zu erklären ist.

Beim Säugetierherz wird die Erregung vom Vorhof zum Ventrikel durch besondere Muskelfasern, die Purkinjeschen Zellen, weitergeleitet. Diese verzweigen sich nach allen Teilen des Ventrikels. Ferner besteht die contractile Ventrikelwand aus Fasern, die nach verschiedenen Richtungen gehen. EINTHOVEN neigt wohl dazu, die Form des Elektrokardiogramms dadurch zu erklären, daß die Erregung nicht genau von der Herzbasis ausgeht, aber die Basis früher als die Herzspitze erreicht, während verschiedene andere Punkte, aber nicht gerade die Herzspitze, gleich nach der Herzbasis erregt

werden. Wie die Erregungswelle auch immer weitergeleitet wird, es müssen doch alle in einer bestimmten Zone gelegenen Muskelpartien sich gleichzeitig kontrahieren. Sonst könnten die Herzmuskeln bei der Kontraktion zerreißen. Die Erscheinung, daß auch einfacher gebaute Herzen wie die des Frosches und der Schildkröte bei Ableitung vom unverletzten Tier ähnliche Formen des Elektrokardiogramms wie das Säugetierherz aufweisen, zeigt, daß die Entwicklung der Purkinjeschen Zellen den allgemeinen Verlauf der Welle nicht ändert. Elektrokardiogramme von niederen Wirbeltieren zeigt Abb. 171 (aus LEWIS Buch). Wie MINES (1913, 3, S. 203) darlegt, dauert das Erregungsstadium wahrscheinlich um so länger, je mehr Zeit für die Erregungsleitung gebraucht wird. Kleine Unterschiede der Dauer der Erregung an einem oder

dem anderen Punkte genügen daher, um das Zeichen der Schlußphase zu bestimmen. Er bemerkte Änderungen des Vorzeichens in der Endphase bei dem
Schildkrötenherz ohne irgendwelche deutlichen Unterschiede bei der Kontraktion.

Eine ins einzelne gehende Analyse des Verlaufes der Erregungswelle beim
Hunde und bei der Kröte findet sich in den Schriften von Thos. Lewis (1915, 1
und 2).

Aus dem Gesagten geht klar hervor, daß der praktische Wert des Elektrokardiogramms hauptsächlich in dem Nachweis besteht, daß bei der Reizleitung

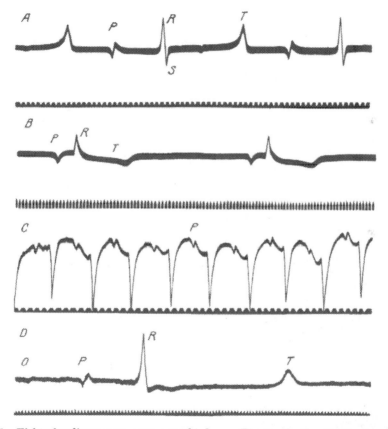

Abb. 171. Elektrokardiogramme von verschiedenen Tieren, durch Ableitung von den
Extremitäten des unverletzten Tieres erhalten. Frosch, Goldfisch, Taube und Schildkröte
in der Reihenfolge von oben nach unten. Die größte Ähnlichkeit mit dem menschlichen
Elektrokardiogramm sieht man bei dem Frosch und der Schildkröte. Der Goldfisch zeigt
einen zweiphasischen Strom wie das herausgeschnittene Herz des Frosches und der Schildkröte. Das der Taube hat besondere Eigenschaften. (Lewis, 1913, 1, S. 18.)

vom Vorhof zum Ventrikel Unregelmäßigkeiten vorliegen. Man muß besonders
darauf achten, daß Schlüsse, die auf Veränderungen in der Form des „Ventrikel-
komplexes" beruhen, unsicher sind, bevor man nicht mehr über die genaue
Bedeutung der Komponenten des Komplexes weiß. Minimale Unterschiede in
der Leitungsgeschwindigkeit entscheiden darüber, welche Punkte des Ventrikels
zuerst negativ werden, dabei kann die Erscheinung für den Kontraktionsmechanismus bedeutungslos sein (siehe insbesondere Abb. 167 und 169). Ich wieder-

hole, daß wir keinen Beweis dafür haben, daß irgendeine Komponente des Elektro-kardiogramms durch einen besonderen Prozeß verursacht wird. Das Ganze ist dadurch zu erklären, daß die Erregungswelle nach verschiedenen Richtungen hin mit verschiedener Geschwindigkeit verläuft. Man muß sich hüten, aus den Vorzeichen der Komponenten Schlüsse zu ziehen. Die Galvanometerablenkung gibt nicht nur die Veränderung bei der einen Elektrode an, sondern wird kurz abgeschnitten, je nach dem Zeitpunkt, an dem die Erregungswelle bei der anderen Elektrode ankommt.

Die zeitlichen Beziehungen zwischen den mechanischen und elektrischen Veränderungen sind interessant. Die Abb. 137, 138 und 172 zeigen, daß ihre Dauer praktisch gleich ist. Aus einer kurzen Mitteilung von PIPER (1913, 1) sehen wir in Abb. 172, daß die elektrische Veränderung etwas vor der Druckveränderung beginnt und etwas früher zu Ende ist. Die elektrische Schlußphase scheint größtenteils bei schon sinkendem Druck stattzufinden. Das bestätigt die oben aus-gesprochene Meinung, daß sie dem letzten Teile der Erregungswelle entspricht, die in den zuletzt erschlaffenden Fasern noch vorhanden ist.

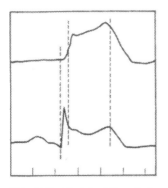

Abb. 172. Gleichzeitige Auf-zeichnung intraventrikularen Druckes (obere Kurve) und der elektrischen Veränderung (untere Kurve) bei dem Her-zen der Katze. Elektroden auf Vorhof und Ventrikel. Zeit in Zehntelsekunden. Man be-achte, daß die elektrische Ver-änderung während der Er-schlaffungsperiode des Ven-trikels anhält. (Nach PIPER.)

Ich habe oben bemerkt, daß nach LOVATT EVANS (1912, 2) das Herz der Schnecke gegen Calciumionen ungewöhnlich wenig empfindlich ist, obwohl für seine normale Tätigkeit die Anwesenheit von Ca``-Ionen nötig ist. Noch in 1 proz. Chlor-calciumlösung schlägt es normal. Diese Konzen-tration löst beim Froschherzen schon Stillstand in systolischer Contractur aus. Man sieht auch eine be-sondere Wirkung im Elektrokardiogramm (Abb. 173). Das Herz zeigt zunächst tonische Kontraktion; dann fügt man Chlorcalcium (0,6 proz. Lösung) hinzu und erhält eine regelmäßige Schlagfolge mit einer großen Galvanometerablenkung zu Beginn einer jeden Kontraktion. Nach dem Auswaschen des Ca`` durch Chlornatrium verschwand diese starke Galvanometerablenkung wieder.

Die von GASKELL und anderen beobachtete elektropositive Veränderung, die bei der Hemmung auftritt, habe ich bereits besprochen.

*Sezernierende Drüsen.* Die elektrischen Veränderungen bei den Speichel-drüsen sind oben bereits beschrieben worden (S. 427 ff.). Abb. 65 gibt sie wieder. Aus ihnen zog man gewisse Schlüsse über den Sekretionsprozeß. Aktions-ströme wurden auch bei anderen Drüsen untersucht, besonders durch HERMANN und LUCHSINGER an der Zunge des Frosches, ferner bei den Schweißdrüsen der Katze (1878, 1 und 2).

Die Froschhaut enthält einfache Drüsen, über die viel gearbeitet worden ist. Ich erwähne hier besonders die Arbeit von L. und E. ORBELI (1910), welche auch alle früheren Arbeiten zusammenfassend referiert. Diese Forscher zeigen, daß sich die Richtung des durch Nervenreizung erhaltenen Aktions-stroms je nach der zur Ableitung benutzten Lösung ändert. Bei Ableitung mit

Wasser haben sie „einsteigenden" Strom, d. h. die äußere Oberfläche wird negativ; bei Ableitung mit Chlornatriumlösung von 0,055 bis 0,7% wird sie positiv. Bei Chlorkalium ist die Wirkung die gleiche wie bei Wasser, aber man bekommt zuerst eine kleine Ablenkung in entgegengesetzter Richtung. Die Erklärung der Erscheinungen ist nicht leicht, das Auftreten einer elektrischen Veränderung bei Wasserelektroden zeigt, daß sie nicht nur durch die Ionen der Elektroden verursacht ist. Auch zweiphasige Ströme kommen vor, die wohl auf zwei verschiedene Prozesse in der Drüse zu beziehen sind, wie dies oben besprochen wurde (S. 428).

Nimmt man an, daß man von entgegengesetzten Polen einer Drüsenzelle ableitet, und daß der eine Pol durchlässig wird, wenn eine Sekretion auftritt, so muß man das Potential der Helmholtzschen Doppelschicht erhalten, da wir sozusagen jetzt auf der einen Seite vom Zellinhalt ableiten können. Ist die Zellmembran in der Ruhe nur für gewisse Anionen durchlässig, so muß man daher eine elektrische Wirkung mit dem Vorzeichen erhalten das sich bei der Reizung der Chorda tympani beim Hunde ergibt. Diese Ansicht stimmt mit der oben gegebenen Sekretionstheorie überein.

*Die elektrischen Fische.* Einige Fische können elektrische Schläge austeilen, deren elektromotorische Kraft bis zu 200 und 300 Volt betragen kann. Das wäre höchst erstaunlich, wenn wir nicht wüßten, daß die elektrischen Organe sich aus einer großen Anzahl von Platten, die in Reihen angeordnet sind, zusammensetzen, und daß diese Platten alle gleichzeitig durch Nervenfasern erregt werden, so daß auf beiden Seiten jeder Platte eine kleine Potentialdifferenz auftritt.

Eine Erregungswelle kann daher

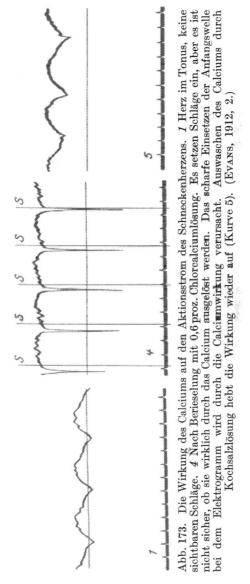

Abb. 173. Die Wirkung des Calciums auf den Aktionsstrom des Schneckenherzens. *1* Herz im Tonus, keine sichtbaren Schläge. *4* Nach Berieselung mit 0,6 proz. Chlorcalciumlösung. Es setzen Schläge ein, aber es ist nicht sicher, ob sie wirklich durch das Calcium ausgelöst werden. Das scharfe Einsetzen der Anfangswelle bei dem Elektrogramm wird durch die Calciumwirkung verursacht. Auswaschen des Calciums durch Kochsalzlösung hebt die Wirkung wieder auf (Kurve 5). (EVANS, 1912, 2.)

nicht auftreten. Der Schlag erweist sich bei der Untersuchung als eine Entladung oder eine rhythmische Reihe von Entladungen, die aber alle einphasig sind.

Abgesehen vom Malapterurus entstehen die elektrischen Organe aus umgebildeter quergestreifter Muskulatur. GOTCH hat angenommen, daß die elektrische Reaktion den Vorgängen in der Nervenendplatte entspricht. Die Muskelstruktur ist fast verschwunden. Wie Abb. 174 zeigt, treten statt dessen recht kompliziert angeordnete Papillen auf. Das elektrische Organ von Malapterurus hat sich aus Hautdrüsen entwickelt, trotzdem ist seine Struktur dieselbe wie bei den anderen elektrischen Fischen, so daß jene Teile eine bestimmte Bedeutung haben müssen, die mit den Nervenendplatten der quergestreiften Muskulatur wohl nichts zu tun hat.

Infolge der Anordnung der Platten in Reihen ist die elektromotorische Kraft des Schlages natürlich größer, wenn diese Platten der Länge nach und nicht quer angeordnet sind. Nach den neuesten Bestimmungen von CREMER mit dem Saitengalvanometer (siehe GARTENS Artikel, 1910, S. 200) beträgt sie beim Malapterurus bis 450 Volt.

Um eine möglichst große elektromotorische Kraft zu erhalten, müssen alle elektrischen Platten gleichzeitig erregt werden. Wenn sie alle auf jeder Seite von einem Neuron wie beim Malapterurus innerviert werden, ist das leicht verständlich. Bei anderen Fischen bestehen die Zentren aus einer großen Anzahl von Zellen, nach FRITSCH sind es bei Torpedo 106 000. Da jede einzelne Entladung des Organs nur ca. 0,005 Sekunden dauert, muß die Anpassung der Reflextätigkeit der Neurone sehr genau sein, damit jede Platte mit den anderen in gleicher Phase ist und eine richtige Summation zustande kommt.

Die Latenzperiode scheint bei direkter und indirekter Reizung gleich zu sein. Das kann bedeuten, daß der einzig wirksame Teil die Nervenendplatte ist, oder daß irgendein anderer Teil, der sich aus der Muskelfaser entwickelt haben könnte, nicht direkt erregbar ist. Nach Durchtrennung der Nerven verschwindet, anders als beim Muskel, die direkte und indirekte Erregbarkeit des Organs. Daß noch etwas anderes außer der Nervenfaser den elektrischen Schlag auslöst, sieht man daraus, daß das Organ viel schneller ermüdet als die Nervenfaser, aber nicht so schnell wie der Muskel (GARTEN, 1910, S. 184). Die Ermüdung besteht gleichzeitig für direkte und indirekte Reizung. Sie liegt also in den aktiven

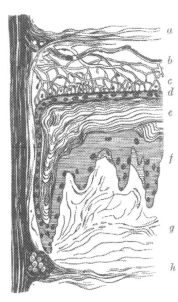

Abb. 174. Das elektrische Organ des Zitterrochens. Mikroskopische Struktur eines Teils der Scheiben. Etwas schematisiert. *a* Septum transversum. *b* Markhaltige Fasern des Plexus. *c* Endbäumchen markloser Nervenfasern. *d* Kernschicht. *e* Gestreifte Schicht. *f* Alveolarschicht. *g* Bindegewebe. *h* Septum transversum. Bei seiner Verbindungsstelle mit dem Septum longitudinale sieht man den Querschnitt eines Nerven. (BURDON-SANDERSON und GOTCH, Journ. of physiol. 9, S. 143.)

Zellen und nicht in einer zwischengeschalteten Substanz.

Die Wärmeproduktion ist sehr gering. Die einzelnen Versuche widersprechen sich aber etwas. Man hat angenommen, daß zwei Prozesse, ein endothermer und ein exothermer, vor sich gehen können. Dementsprechend sind nur minimale chemische Veränderungen nachgewiesen.

Man kann also wohl daraus folgern, daß der Prozeß außer der für den Strom selbst notwendigen Energie nur sehr wenig Energie abgibt. Wahrscheinlich besteht der Hauptprozeß in einer Veränderung der Durchlässigkeit, welche eine andere Ionenverteilung bewirkt.

Der elektrische Fisch ist verhältnismäßig unempfindlich gegen elektrische Schläge, aber nicht so sehr, wie man früher glaubte. Dieser Zustand kann vielleicht mit einer Besonderheit in der Durchlässigkeit der Zellmembran für Ionen zusammenhängen, d. h. es mag sich um schlechte elektrolytische Leitung handeln, wie GARTEN angenommen hat (1910, S. 212).

*Die Retina.* Oben ist die Bedeutung der elektrischen Veränderung bei diesem Organ besprochen.

*Pflanzengewebe.* Der Erklärung entsprechend, welche für die bielektrischen Ströme gegeben wurde, könnte man erwarten, daß alle Erscheinungen, die mit Veränderungen in der Durchlässigkeit der Membran verbunden sind, elektrische Wirkungen hervorrufen. Die Prozesse sind aber nur dann nachweisbar, wenn sie mit einer gewissen Schnelligkeit stattfinden, weil sonst Kurzschluß in den Geweben eintritt.

Ich habe bereits einige Fälle angeführt: Dionaea und die sensitiven Pflanzen, die Lichtwirkung auf das grüne Blatt und das sich bewegende Protoplasma der Nitella (S. 519 und 682).

LOEB und BEUTNER (1912) und BEUTNER (1912) stellten interessante Versuche an Äpfeln an. Wenn beide Elektroden von unbeschädigten Oberflächen abgeleitet werden, so führt die Veränderung der Elektrolytkonzentration in einer der Elektroden das Auftreten einer Potentialdifferenz herbei, weil die Konzentration der Ionen sich ändert, welche die Helmholtzsche Doppelschicht bilden. Die Größe dieser Veränderung stimmt mit der aus der Nernstschen Formel berechneten überein. Der Zusatz von Nichtelektrolyten, wie Harnsäure oder Zucker, beeinflußt die Potentialdifferenz nicht. Alle Kationen wirken auf dieselbe Art, weil, wie ich oben ausgeführt habe (S. 197), alle Ionen gleichen Vorzeichens frei austauschbar sind. Dadurch unterscheidet sich diese Art von Konzentrationsketten von allen anderen, bei denen Elektroden aus Metall zum Bau der Kette gehören. Hier gilt es natürlich nur für Salze der betreffenden Metalle. In ersterem Falle wird die Elektrode aber durch Austausch von *allen* außen vorhandenen Kationen in entsprechenden Konzentrationen zusammengesetzt.

## Zusammenfassung.

Für die richtige Aufzeichnung der von tierischen Geweben ableitbaren Ströme müssen die Registrierapparate beweglich genug sein, um schnell folgen zu können, aber sie dürfen auch nicht über die richtige Lage hinausschießen. Sie müssen aperiodisch sein, aber die Dämpfung darf nicht stärker sein, als dies unbedingt nötig ist, oder die Dauer ihrer Eigenschwingungen muß kürzer sein als die der zu messenden Veränderungen

Das Studium der elektrischen Veränderungen gewährt nicht nur einen Einblick in die Prozesse, die in den Zellen vor sich gehen, sondern dient auch als Mittel, den zeitlichen Verlauf und andere Eigenschaften dieser Prozesse zu untersuchen. Bei den Nerven gibt es häufig keine andere Methode, um den Durchgang von Erregungen nachzuweisen.

Die Quelle der bioelektrischen Erscheinungen muß in einer Trennung von Ionen mit verschiedener elektrischer Ladung gesucht werden. Durch die verschiedene Wanderungsgeschwindigkeit können die bioelektrischen Ströme nicht erklärt werden. Es kann sich auch nicht um die gewöhnliche Form von Konzentrationsketten handeln, weil die hierbei nötigen metallischen Elektroden in Zellen nicht vorhanden sind.

Die Annahme einer Membran in der Zelle, die nur für eins der entgegengesetzt geladenen Ionen eines binären Elektrolyten durchlässig ist, kann dagegen alle Erscheinungen befriedigend erklären.

Die elektromotorische Kraft einer Konzentrationskette von dieser besonderen Art folgt der Formel, welche für Konzentrationsketten mit metallischen Elektroden aufgestellt ist. Der Unterschied zwischen der älteren Konzentrationskette mit metallischen Elektroden und der Konzentrationskette mit semipermeabler Membran besteht darin, daß die Membran gegen die chemische Natur der Ionen indifferent ist, da es für sie nur auf das Ladungsvorzeichen ankommt, während für die metallische Elektrode nur Ionen ihres eigenen Metalls in Frage kommen. Der Grund hierfür besteht darin, daß die Membran den freien Austausch zwischen verschiedenen diffusiblen Ionen von gleichem Ladungsvorzeichen zwischen beiden Seiten der Membran gestattet, solange die Potentialdifferenz dadurch nicht verändert wird. Ebenso entsteht eine Potentialdifferenz an der Grenze zweier Phasen, wenn von den beiden Ionen eines Elektrolyten nur das eine in der einen Phase löslich ist.

Man nimmt mit Recht an, daß die elektrische Veränderung des Nerven und Muskels von ihrer Erregung nicht trennbar ist. Beim Muskel können die elektrischen Erscheinungen erhalten bleiben, ohne daß ihnen eine Kontraktion folgen muß.

Im Text wird der „Demarkationsstrom" und seine „negative Schwankung" von der Membrantheorie aus erklärt.

Die Erscheinungen beim glatten Muskel werden im Text besprochen.

Die direkte Ableitung vom Ventrikel des Herzens ergibt einen zweiphasigen Aktionsstrom, welcher das Fortschreiten einer Negativitätswelle von der Basis zur Spitze anzeigt.

Wird das Elektrokardiogramm vom unverletzten Tier oder Menschen abgeleitet, so hat es drei Phasen. Die dritte zeigt Negativität der Basis an. Das kann entweder dadurch entstehen, daß die Erregung an der Basis länger als an der Spitze dauert, oder dadurch, daß der Verlauf der Welle nicht so einfach ist, als einer Fortleitung von der Basis zur Spitze entspricht. Die erstere Annahme stimmt besser zu den Versuchsergebnissen. Es muß dabei berücksichtigt werden, daß die Fortleitung der Erregung durch die Purkinjeschen Zellen geschieht, welche schneller als die anderen Muskelfasern des Herzens leiten, so daß alle Teile des Ventrikels sich praktisch zugleich kontrahieren. Wird die Erregungsdauer an der Basis künstlich verlängert oder an der Spitze künstlich verkürzt, so erhält man beim herausgeschnittenen Ventrikel des Frosches statt der zweiphasischen die dreiphasische Kurve.

Die Unterschiede zwischen den Komponenten des Elektrokardiogramms beruhen nur darauf, daß die Erregungswelle die verschiedenen Regionen des Herzens zu verschiedenen Zeiten erreicht, und daß die Erregung an verschiedenen Punkten des Herzens verschieden lange Zeit anhält.

Von der Froschhaut erhält man Ströme auch bei Ableitung mit Wasser. Damit ist klar bewiesen, daß die elektrische Wirkung nicht nur durch die Elektrolyte in der ableitenden Lösung verursacht ist. Übereinstimmend mit der Membrantheorie verändert sich sowohl hier wie bei Pflanzengeweben die elektromotorische Kraft durch die Konzentration der Kationen der ableitenden Lösung.

Im Text wird eine kurze Erklärung des elektrischen Fisches gegeben und auf die interessanten Erscheinungen vom allgemeinen Gesichtspunkt bezüglich der Reflexkoordination usw. hingewiesen.

Die elektrischen Erscheinungen bei Pflanzen sind leicht durch Veränderungen der Durchlässigkeit der Zellmembran zu erklären.

## Literatur.

Theorie: BERNSTEIN (1902 und 1913); BEUTNER (1912); BAYLISS (1911, 2).

Allgemeine Erscheinungen: GARTEN (1910).

Willkürliche Muskulatur: KEITH LUCAS (1908, 2, und 1909, 2); PIPER (1912, 1).

Elektrokardiogramm: MINES (1913, 3); EINTHOVEN (1913); LEWIS (1913, 1).

Methoden: Galvanometer: EINTHOVEN (1901, 1903 und 1904). Capillarelektrometer: BURCH (1890 und 1892); KEITH LUCAS (1909, 2).

# XXIII. Der Blutkreislauf.

In den Organismen von mikroskopischen Dimensionen ist für den Austausch löslicher Stoffe durch Diffusion hinreichende Gelegenheit gegeben, so daß besondere Organe nicht nötig sind, welche die Produkte der Tätigkeit eines Organs rasch genug einem anderen zuführen. Mit zunehmender Größe des Organismus ist das nicht mehr der Fall, was für die Sauerstoffzufuhr besonders wichtig wird.

Daher finden wir schon auf niederer Entwicklungsstufe mehr oder weniger primitive Methoden ausgebildet, welche die Körperflüssigkeit von einem Teile des Organismus zu einem anderen befördern.

Diese Strömungen, die später zur Entstehung eines besonderen Organs der Blutflüssigkeit führen, das durch ein besonderes Röhrensystem durch die Pumpwirkung des Herzens gepreßt wird, haben dreierlei zu besorgen:

1. die Zufuhr der Nahrung, einschließlich des Sauerstoffs, zu allen Teilen des Organismus;

2. die Entfernung der Stoffwechselprodukte, die bei der Tätigkeit der Organe entstehen, welche, wenn sie sich an ihrer Bildungsstätte anhäufen könnten, die Funktion lähmen würden;

3. die Beförderung chemischer Stoffe von den Organen, in denen sie erzeugt werden, zu anderen Organen, deren Tätigkeit sie beeinflussen sollen. Diese Funktion ist besonders in den letzten Jahren als Lehre von den inneren Sekretionen oder Hormonen hervorgetreten.

Zunächst fließt diese Flüssigkeit nicht durch besondere Kanäle, sondern durch die interstitiellen Gewebsräume. Doch findet sich schon sehr früh, auch bei diesen einfachen Systemen, eine Pumpe, das Herz, um die Strömung zu beschleunigen. In einigen Organen bei den höheren Wirbeltieren finden sich Überbleibsel dieses lacunären Kreislaufsystems, z. B. bei der Niere.

*Die Geschichte.* Bekanntlich hat Harvey (1616 und 1628) zuerst gesehen, daß die Funktion des Herzens darin besteht, das Blut durch die Blutgefäße zum Herzen zurück in einem Kreislauf zu treiben. Er gelangte zu dieser Erkenntnis durch Versuche an lebenden Tieren. Mit diesen Versuchen verknüpfte er Schlußfolgerungen, die er aus der Anordnung der Klappen im Herzen und in den Venen zog, woraus sich ihm die Richtung des Blutstroms in den verschiedenen Teilen ergab. Die erste Feststellung scheint in dem Manuskript der Vorträge zu stehen, die er 1615 vor dem Ärztekollegium in London gehalten hat. Diese Bemerkungen wurden in Faksimile vom College of Physicians auf Veranlassung des verstorbenen Sir Edward Sieveking veröffentlicht. Das im Jahre 1628 veröffentlichte Buch enthält eine vollständigere Darlegung.

Leeuwenhoek zeigte zuerst 1686, wie das Blut aus den Arterien in der Peripherie des Kreislaufs durch die Capillaren in die Venen gelangt. Er sah den Capillarkreislauf im Schwanz der Kaulquappe mit Hilfe des von ihm ererfundenen Mikroskops.

Malpighi sah 1661 (siehe Foster, 1901, S. 97) die Capillargefäße in der getrockneten Lunge des Frosches, aber Leeuwenhoek wies als erster beim lebenden Tier nach, daß das Blut wirklich durch die Capillargefäße von der Arterie in die Vene geht.

Harvey hat die erste klare Darstellung des Blutkreislaufs gegeben, aber Leonardo da Vinci (1452—1519) stand kurz vor derselben Entdeckung. Aus seiner Beschreibung in den „Quaderni d'Anatomia" geht hervor, daß er erkannt hat, daß die Funktion des Herzens darin besteht, das Blut in die Arterien zu treiben.

Je weiter die Blutgefäße sich vom Herzen entfernen, desto stärker wird ihre Verzweigung. Dementsprechend muß die innere Reibung des Blutes zunehmen und der Strömung erheblichen Widerstand leisten. Es muß daher in den Hauptarterien ein ziemlich hoher Druck herrschen, um das Blut mit der nötigen Geschwindigkeit durch diese kleinen Gefäße zu treiben. Ich wiederhole hier, daß der Hauptwiderstand in den kleinen Arteriolen auftritt, weil hier der Zufluß groß ist und die Reibung der Geschwindigkeit entspricht. Obwohl die Capillaren enger sind als die Arteriolen, ist hier die Strömungsgeschwindigkeit klein, weil infolge der gewaltigen Zahl der Capillaren der Gesamtquerschnitt enorm gewachsen ist. Ein hoher Arteriendruck ist auch günstig, wenn die Arteriolen eines aktiven Organs erweitert sind. Der hohe Blutdruck ermöglicht es, daß die Durchströmungsgeschwindigkeit eines tätigen Organs stark wächst, ohne daß sie in anderen Organen erheblich abnimmt. Außerdem kann bei hohem Blutdruck die Strömungsgeschwindigkeit dem Bedarf feiner angepaßt werden als bei niederem.

Stephen Hales (1733) zeigte, daß Säugetiere einen hohen arteriellen Blutdruck besitzen. Der zweite Band seines Buches „Haemostatics" beginnt mit der Beschreibung seines berühmten Experiments, die ich mit seinen eigenen Worten anführen will: „Im Dezember ließ ich eine lebende Stute auf dem Rücken fest-

binden. Nachdem ich die linke Arteria cruralis ungefähr 3 mm vom Bauche
eröffnet hatte, führte ich eine Messingröhre ein, von $\frac{1}{6}$ Zoll im Durchmesser;
daran befestigte ich mittels einer anderen Messingröhre, die genau darauf paßte,
eine Glasröhre, von fast demselben Durchmesser und 9 Fuß Länge. Ich nahm die
Ligatur von der Arterie ab, und das Blut stieg in der Röhre 8 Fuß 3 inches senkrecht über das Niveau des linken Herzventrikels; es erreichte nicht gleich seine
volle Höhe. Es stieg zuerst nur auf die Hälfte und nachher allmählich bei jedem

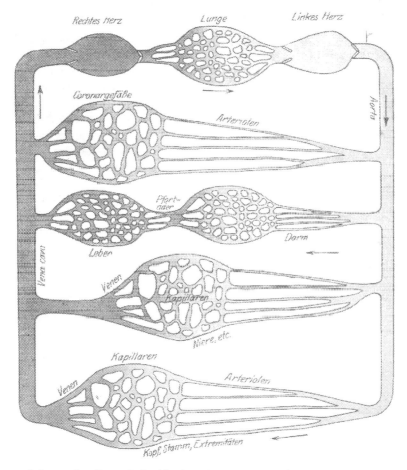

Abb. 175. Schema des Säugetierkreislaufs. Venöses Blut, schwarz. Arterielles Blut, hell.

Pulsschlag 12, 8, 6, 4, 2 und manchmal 1 inches. Nachdem die Blutsäule ihre
maximale Höhe erreicht hatte, stieg sie während und nach jedem Pulsschlag
2, 3 oder 4 inches und fiel dann wieder, manchmal um 12 oder 14 inches. Auf
dieser Höhe blieb die Blutsäule unter Schwingungen nach oben und unten entsprechend dem Pulsschlag, genau so wie das nach Erreichung der vollen Höhe
der Fall gewesen war. Nach 40—50 Pulsen wurde dann wieder das Maximum
erreicht."

Der Blutkreislauf besteht also aus einem System von sich verzweigenden
Kanälen, den Arterien, die aus dem Pumpwerk des Herzens entspringen. Diese

gehen in ein feines Netzwerk von Capillargefäßen in den verschiedenen Organen
über und vereinen sich dann wieder zu Venen, die ihrerseits wieder zum Herzen
zurückführen, wo sie münden.

Die Säugetiere haben zwei getrennte Kreisläufe und zwei Pumpwerke, die
nebeneinander liegen und im Herzen untereinander verbunden sind, wo sie als
rechtes und linkes Herz, jedes wieder in Vorhof und Ventrikel zerfallend, unterschieden werden.

Abb. 175 ist ein Schema des Kreislaufs bei Vögeln und Säugetieren. Beim
Fisch ist nur ein Kreislauf vorhanden. Das im Herzen ankommende Venenblut wird zuerst durch die Lüftungsorgane, die Kiemen, geschickt. Von da
kommt es gleich in die Arterien und somit zu den Organen des Körpers. Bei
den Amphibien und Reptilien geht nur ein Teil des Blutes durch die Lungen.
Es gibt aber auch hier Einrichtungen, welche eine mehr oder weniger vollkommene Trennung des arterialisierten Blutes vom Venenblut bewirken, so daß
die Organe das Blut erhalten, das am meisten Sauerstoff enthält. Einzelheiten
über diese Einrichtungen findet man in den Lehrbüchern der vergleichenden
Anatomie. In dem Schema ist das Blut, das seinen Sauerstoff zum großen Teil
abgegeben und Ausscheidungsprodukte aufgenommen hat, schwarz gezeichnet.
Dieses Blut schimmert, wie jedermann weiß, blau im reflektierten Licht durch
die Haut hindurch. ,,Blaues Blut'' ist also das Blut, das dem Bedarf der Organe
am wenigsten entsprechen kann.

## Das Herz.

LEONARDO DA VINCI erkannte bereits, daß das Herz ein Organ ist, welches
durch seine Muskelkontraktion periodisch an Volumen abnimmt und so das
Blut heraustreibt, welches während der Zeit seines Erschlaffens hineingeflossen
ist. Da ein sehr hoher Druck nötig ist, um das Blut durch die peripheren Arteriolen
zu treiben, könnte dieser Druck nur einen Augenblick, während der Kontraktion
des Ventrikels, bestehen bleiben, wenn nicht an der Wurzel der Aorta Ventil-
klappen vorhanden wären, die ein Zurückströmen des Blutes in den Ventrikel
verhindern. Ohne diese könnte auch kein Blut oder doch nur sehr wenig
aus den Venen hineinfließen, da der Ventrikel sich von der Aorta aus füllen
würde. Das würde einen recht unwirksamen Kreislauf geben. Ferner sind auch
zwischen den Vorhöfen und den Ventrikeln Klappen nötig, damit bei der Kontraktion des Ventrikels das Blut in die Aorta oder die Lungenarterie gegen den
dort bestehenden Druck gepreßt wird und nicht zu den Venen zurückströmen
kann.

Ihrer großen Bedeutung wegen hat die Physiologie des Herzens und des Kreislaufs
wohl die Aufmerksamkeit stärker auf sich gelenkt, als irgendein anderer Zweig dieser Wissenschaft. Es ist natürlich unmöglich, auf alle Arbeiten hinzuweisen, ich muß mich auf die
Erscheinungen von allgemeinstem Interesse beschränken. Weitere Einzelheiten findet man
in dem Buche von STARLING (1920).

## Die Arbeit des Herzens.

Die bei der Muskelkontraktion der Ventrikel ausgegebene Energie wird,
abgesehen von der erzeugten Wärme, verwendet, um den Druck in der Aorta
zu erhöhen, und dem dort befindlichen Blut eine gewisse Geschwindigkeit zu

geben. Der eine Teil der ausgegebenen Energie dient hauptsächlich dazu, die elastische Arterienwand zu dehnen. Die kinetische Energie des anderen Teils ist nur ein kleiner Bruchteil der ganzen Arbeit, wenn das Schlagvolumen klein ist. Nach den in STARLINGS Buch (1915, S. 916) gemachten Angaben beträgt die kinetische Energie bei dem menschlichen Herzen nur 0,7 Grammeter pro Schlag, während der andere Teil der aufgewendeten Energie, berechnet als Produkt aus Schlagvolumen und Drucksteigerung, etwa 81,6 Grammeter beträgt. Ist das Schlagvolum, wie bei Muskelarbeit, groß, so wird die kinetische Energie des Blutstroms zu einem ansehnlichen Bruchteil der gesamten äußeren Arbeit, welche die Ventrikelkontraktion leistet. EVANS gibt z. B. an, daß bei einer Förderung von 2 l pro Minute die kinetische Energie bis zu 16 bis 18% des Ganzen beträgt. Da der Druck in der Arteria pulmonalis sehr viel geringer ist, ist bei dem rechten Ventrikel das Produkt aus Schlagvolum und Druck wahrscheinlich ein viel kleinerer Bruchteil der ganzen Arbeit als beim linken Ventrikel. Zur Berechnung ist hier der Druck als Mittel aus den beiden Druckwerten genommen, welche in dem Augenblick der Öffnung der Aortenklappen und zu Beginn ihres Schlusses gefunden werden. Für genaue Berechnungen muß man natürlich den zeitlichen Verlauf des Druckes kennen und sein Integral bestimmen.

## Der intraventrikuläre Druck.

Die Änderung des Druckes mit der Zeit wird mit Hilfe von Manometern bestimmt, welche den Veränderungen des Druckes ohne Verzerrung der Kurve durch die Trägheit der sich bewegenden Teile usw. folgen können. Ein derartiges Instrument, das den Anforderungen wenigstens annähernd gerecht wurde, haben zuerst STARLING und ich (1894) benutzt; die Kurven, die wir erhielten,

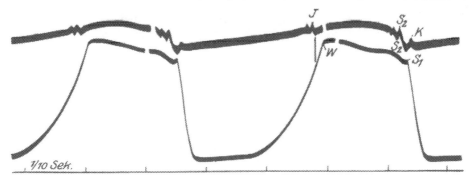

Abb. 176. Druckkurven von der Aorta (obere Zeichnung) und dem linken Ventrikel (untere Zeichnung). Von rechts nach links zu lesen. Man beachte, daß der Aortendruck erst steigt, wenn der intraventrikuläre Druck das Niveau von $S_1$ erreicht hat. Die Welle bei $S_1$ auf der Ventrikelkurve liegt der Zeit nach zwischen $K$ und $S_2$ der Aortenkurve. Der Einschnitt $J$ der Aortenkurve ist erheblich später als der Anfang ($W$) des Sinkens des Drucks im Ventrikel. (PIPER.)

sind denen, welche PIPER (1912, 2 und 1913, 2 und 3) mit einer viel vollkommeneren Methode erhalten hat, schon recht ähnlich. Diese, eine optische, Methode ist in der ersten der genannten Schriften beschrieben.

Abb. 176 ist die Reproduktion einer gleichzeitigen Aufzeichnung des intraventrikulären und des Aortendruckes, und Abb. 177 ist ein Schema, das die

Beziehungen zwischen dem Druck im linken Vorhof im linken Ventrikel und
in der Aorta zeigt.

Man muß hauptsächlich beachten, daß die Kontraktion des Vorhofs (1)
nur eine schwache Zunahme des Druckes im Ventrikel bewirkt, da dieser vollkommen erschlafft ist. Wenn sich der Ventrikel zusammenzieht, steigt auch
im Vorhof der Druck etwas, weil die Mitralklappe sich bei ihrem Schluß etwas
vorwölbt. Der Druck im Ventrikel steigt zunächst schnell ohne eine Erhöhung
im Aortendruck, da die Semilunarklappen durch den größeren Druck in der
Aorta noch geschlossen gehalten werden. Sobald der Druck im Ventrikel den
Druck in der Aorta etwas übersteigt (bei *b*), öffnen sich diese Klappen, und
der Aortendruck steigt gleichzeitig
mit dem weiteren Anstieg des Druckes
im Ventrikel. Die beiden Kurven
verlaufen praktisch parallel, bis der
Ventrikel zu erschlaffen beginnt. Da
das Blut in dieser Zeit aus dem
Ventrikel in die Aorta fließt, muß
der Druck im Ventrikel etwas höher
sein als in der Aorta. Die Semilunarklappen schließen sich daher erst,
wenn der Druck im Ventrikel wieder
etwas gefallen ist (bei Linie *c*), was
durch eine Reihe von Schwingungen
in der Aortenkurve gekennzeichnet
wird. Der weitere Verlauf der Druckkurve des Ventrikels ist vom Aortendruck unabhängig. Die Bedeutung
der übrigbleibenden Punkte, die auf
der Kurve verzeichnet sind, ist in den
Unterschriften der Abbildungen gegeben. Der Verlauf der Druckkurve
des Ventrikels während der Periode,
in der das Blut in die Aorta getrieben
wird, ist vom Widerstande in dem
Arteriensystem abhängig. Die Kurve

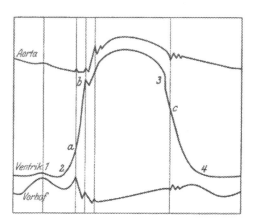

Abb. 177. Kurven, welche gleichzeitige Veränderungen des Druckes in der Aorta, dem
linken Ventrikel und Vorhof in der Reihenfolge
von oben nach unten zeigen. Von links nach
rechts zu lesen. *1* Systole des Vorhofs.
*a* Schließung der Atrioventrikulärklappe.
*b* Öffnung der Aortenklappen. *3* Plötzliches
Sinken des intraventrikulären Druckes. *c* Schluß
der Aortenklappen. *4* Langsames Steigen des
Druckes im Vorhof wegen des Zufließens des
Blutes aus den Venen. Dieser Druck sinkt
wieder, sobald der erschlaffte Ventrikel Blut
einsaugt. (Nach PIPER.)

kann kuppelförmig aussehen. Es können auch Wellen angedeutet sein. Im
großen ganzen ergibt sich ein Plateau, verglichen mit dem raschen Anstieg
und Absinken. Die von CHAUVEAU und MAREY gefundene und von BAYLISS
und STARLING bestätigte Kurve ist also im wesentlichen richtig, obwohl die
Wellen etwas übertrieben sind, besonders bei CHAUVEAU und MAREY. Die mehr
oder weniger scharf zugespitzten Kurven, die einige Forscher erhalten haben,
sind dadurch entstanden, daß die Registrierapparate der Druckänderung nicht
genau genug gefolgt sind.

Eine Veränderung in der Länge der Muskelfasern des Ventrikels findet erst
statt, wenn fast die ganze Höhe der Kontraktion erreicht ist. A. V. HILL zeigte
nun, daß der Skelettmuskel dann maximale äußere Arbeit leistet, wenn man
ihn sich erst verkürzen läßt, nachdem er das Spannungsmaximum entwickelt

hat; der Herzmuskel arbeitet also in dieser Hinsicht unter optimalen Bedingungen. Da das Herz aber eine kegelförmige Gestalt hat, hat nur ein Teil der kontrahierenden Kräfte die optimale Richtung senkrecht zum Hohlraum. In mechanischer Hinsicht arbeiten also die Herzfasern nicht unter optimalen Bedingungen.

Die Untersuchungen von PATTERSON und STARLING (1914) zeigen, daß die Arbeitsleistung des Herzens durch die Blutmenge bestimmt wird, die von den Venen her zum Herzen fließt. Die Kraft, das zufließende Volum auf die Höhe des Aortendruckes zu bringen, folgt dem Anwachsen des einfließenden Volums vollkommen, selbst bei sehr großem Zustrom. Die Grenze, bei der diese Kraft nachläßt, ist viel höher, als man früher angenommen hatte, weil bei früheren Versuchen der venöse Zustrom zum Herzen nicht genügend groß gemacht war. Mit anderen Worten: Die bei einer Kontraktion des Ventrikels erzeugte Energie ist direkt proportional der Länge der Muskelfasern zu Beginn der Kontraktion. So gehorcht der Herzmuskel einem ähnlichen Gesetz wie der Skelettmuskel, bei welchem wir sahen, daß die entwickelte Energie in Beziehung zu der Größe von Grenzflächen in den Fasern steht.

PATTERSON, PIPER und STARLING (1914) zeigen im einzelnen, wie die Länge der Muskelfasern während der Kontraktion das Schlagvolum bestimmt. Die Energie jeder Systole ist dem Volum bei der vorhergehenden Diastole proportional. Das auf S. 502 dieser Arbeit angeführte Experiment zeigt, daß nicht die Anfangsspannung die Kontraktionskraft bestimmt. Das Herz der Schildkröte gehorcht demselben Gesetz (KOZAWA, 1915), das alle Tatsachen betreffend des Schlagvolums des Herzens genügend zu erklären vermag.

Die Funktion des Vorhofs besteht darin, während des Schlusses der Atrioventrikularklappen genügend viel Blut anzusammeln, um den erschlafften Ventrikel zu füllen, wenn der Vorhof sich kontrahiert (siehe GESELL, 1916). Hierdurch wird die Rückstauung und die Zunahme des Blutdrucks in den Venen verhütet.

## Die Herztöne.

Die Herztöne haben jahrhundertelang die Aufmerksamkeit auf sich gezogen, besonders wegen ihrer diagnostischen Verwendung in der Klinik. Durch eine Verbesserung der Einthovenschen Mikrophonmethode hat THOS. LEWIS (1913, 2) interessante Aufzeichnungen mit dem Saitengalvanometer erhalten, wobei er zwei parallele Saiten verwendete, so daß die elektrische Veränderung des Muskels gleichzeitig aufgezeichnet werden kann. Diese Ergänzung des Instrumentariums hat sich auch bei dem Vergleich der Elektrokardiogramme von verschiedenen Ableitungsstellen als sehr wertvoll erwiesen. Abb. 178 zeigt 3 Kurven, eine normale vom Hund, eine von einem Patienten mit einem systolischen Geräusch an der Mitralis, das dadurch entsteht, daß infolge von mangelhaftem Klappenschluß bei der Systole Blut in den Vorhof zurückgurgelt, und eine dritte von einem Patienten mit einem diastolischen Geräusch, das durch Insuffizienz der Aortenklappen verursacht war.

Der zweite, scharfe Ton entsteht durch die plötzliche Spannung der Aortenklappen, wenn sie bei der Erschlaffung des Ventrikels durch den Druck in der Aorta geschlossen werden. Der erste Ton, von weicherem und langsamerem Charakter, hat wohl zwei Ursachen: die erste ist der Schluß der Atrioventrikular-

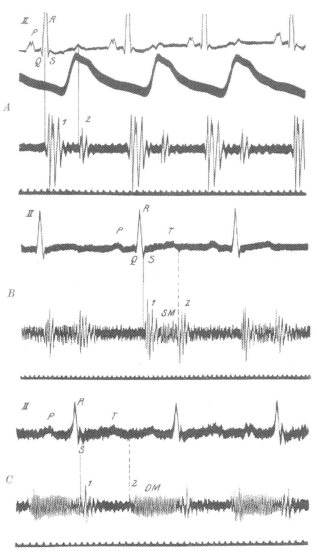

Abb. 178. Aufzeichnungen der Herztöne gleichzeitig mit dem Carotispuls und dem Elektrokardiogramm aufgenommen. Obere Kurve *II*, Elektrokardiogramm. Untere Kurve, Bewegungen eines zweiten Saitengalvanometers, das von einem über dem Herzen befestigten Mikrophon abgeleitet ist. *A* Normale Aufzeichnung vom Hunde. Die Pulswelle der Carotis liegt zwischen den anderen beiden Kurven. Zeit $1/_{30}$ Sekunde. Die erste vertikale Linie bezeichnet den Anfang der Ventrikelsystole, die zweite Linie ihr Ende. *B* Herztöne eines Patienten mit Mitralinsuffizienz. Das (systolische) Geräusch liegt bei *SM*, starke Zunahme der Schwingungszahl, wenn die Systole gerade zur Hälfte abgelaufen ist. *C* Ein Fall von Aorteninsuffizienz. Klingendes Geräusch während der ganzen Dauer der Diastole. (Lewis, 1913, 2, Abb. 3, 15 und 18, Quart. journ. of med.)

klappen, die zweite die Muskelkontraktion, dieser Ton ist auch am herausgeschnittenen leeren Herzen noch zu hören. Die Tonhöhe dieses zweiten Elements entspricht der Resonanz des Gehörganges, welche die Schwingungen, die der eigenen Periode entsprechen, vergrößert.

## Die Beziehung zwischen der Herztätigkeit und dem Sauerstoffverbrauch.

Einiges, was hierher gehört, wurde schon besprochen. Auf die Arbeiten von Rohde (1912) und von Rohde und Nagasaki (1913) muß ich etwas näher eingehen.

Verwendet wurde das isolierte durchströmte Herz (Katze oder Kaninchen) nach der 1910 beschriebenen Methode, mit der Verbesserung, daß das Ganze in einen Thermostaten gebracht wurde. Die Absicht war, die Beziehungen zwischen der Herztätigkeit und den chemischen Veränderungen, dem Verbrauch an Sauerstoff und Glucose und der Produktion von Kohlendioxyd und anderer Endprodukte zu bestimmen.

Das erste Resultat stimmt mit dem von A. V. Hill am Skelettmuskel gefundenen überein, nämlich, daß eine direkte Proportionalität zwischen dem Sauerstoffverbrauch und dem bei isometrischer Kontraktion entwickelten Druck besteht. Bei der isometrischen Kontraktion verändert sich das Volumen des Herzens nicht. Wichtig ist, daß, obwohl die Pulszahl bei 15° erheblich niedriger ist als bei 36°, der Sauerstoff, der pro Millimeter Drucksteigerung verbraucht wird, innerhalb der Fehlergrenzen derselbe ist, nämlich 427 bis 436 · $10^{-7}$ ccm Sauerstoff. Daß die Umwandlung von chemischer Energie in mechanische beim Herzmuskel von der Temperatur nicht beeinflußt wird, ist eine für die Energetik sehr wichtige Tatsache. Die Bedeutung dieser Tatsache ist noch nicht völlig klar. Sie ist ein Anzeichen dafür, daß dabei die Oberflächenenergie eine beherrschende Rolle spielt.

Aus den Arbeiten von ZUNTZ und seinen Mitarbeitern am ganzen Tier wissen wir, daß das Verhältnis des Sauerstoffverbrauchs zu den entwickelten Calorien unabhängig von der Art des oxydierten Nahrungsmaterials ist. Dasselbe gilt für das Herz. Das Verhältnis, entwickelter Druck zu Sauerstoffverbrauch, blieb immer das gleiche, sowohl wenn Glucose mit einem respiratorischen Quotienten von 0,98, als auch wenn das „Reservematerial" des Herzens mit einem respiratorischen Quotienten von 0,80 verbraucht wurde. Kurz, das Verhältnis der chemischen Energie der Oxydation oder der Calorien zum entwickelten Druck ist konstant.

Um weitere Einblicke in den Mechanismus der Energieumwandlung zu erhalten, wurden Versuche unter abnormen Bedingungen angestellt, bei denen das Herz durch Narkotica, Sauerstoffmangel, Muscarin, Veratrin usw. beeinflußt wurde. Dabei nahm der Wirkungsgrad der Muskelmaschine ab, d. h. das Verhältnis, erzeugter Druck zu Sauerstoffverbrauch, nahm ab. Dann wurde das Verhalten des Herzens bei Zufuhr verschiedener Nahrungsstoffe geprüft. Enthielt die Speisungsflüssigkeit Glucose, so wurde neben „Reservestoffen" aus dem Herzen diese Glucose verbraucht. Über die chemische Natur dieser „Reservestoffe" wissen wir wenig. Es ist nicht bewiesen, daß bei der Muskelkontraktion Eiweiß verbraucht wird. Die Experimente von ATHANASIU und GRADINESCO (1912) scheinen ebenfalls zu beweisen, daß dies nicht der Fall ist. Diese Autoren ließen das herausgenommene Herz eines Frosches 33 Tage in Ringerscher Lösung weiterschlagen mit ungefähr 360 000 Schlägen. Die Ringerlösung enthielt außer den Salzen nur Glucose und Sauerstoff. Wenn hierbei für Energiezwecke Protein verwendet worden ist, so muß der Vorrat schon am Anfang des Experiments verbraucht worden sein. Wurde überhaupt Eiweiß verbraucht, so konnte es nur die zur Wiederherstellung der Maschine erforderliche sehr geringe Menge sein. Siehe ferner die Arbeit von EVANS und MATSUOKA (1915) über die Beziehung des Sauerstoffverbrauchs zur Energieproduktion.

ROHDE stellte fest, daß ein Zusatz von Atropin oder von Adrenalin oder die Oxydationshemmung durch Cyankalium bewirken, daß der Verbrauch von Glucose sich vergrößert, während (wahrscheinlich als Nebenwirkung) die relative Menge des verbrauchten Reservematerials abnimmt. Der Zucker wird anscheinend nicht vollständig oxydiert, da sich, besonders unter der Wirkung des Cyanids, organische Säuren und Aldehyde bilden. Sehr interessant sind die Verhältnisse, die sich bei gesteigertem Kohlensäuredruck finden. Die Oxydation der Glucose scheint dabei unverändert vor sich zu gehen, aber der pro Kubikzentimeter Sauerstoff erzeugte Druck ist enorm herabgesetzt. Der erzeugte

Druck wird fast gleich Null, während der Sauerstoffverbrauch noch über die Hälfte des Normalen beträgt. Die chemischen Prozesse gehen anscheinend normal weiter, aber die Umwandlung von chemischer Energie in mechanische wird durch erhöhten Kohlensäuredruck verhindert.

Die Versuche von MINES (1913, 3) haben die Bedeutung der Wasserstoffionenkonzentration für den spontanen Herzschlag gezeigt. Er zeigt, daß es eine optimale Konzentration gibt. Ein Überschuß kann die mechanische Veränderung aufheben, während die elektrische Veränderung intakt bleiben kann. Das Fehlen der Ca¨-Ionen hat dieselbe Wirkung, wie Abb. 137 (S. 647) zeigt.

### Der Ursprung des Herzschlages.

Bei wirbellosen Tieren (Limulus) hat CARLSON (1904) gezeigt, daß die erregenden Reize von Ganglienzellen ausgehen. Trotzdem bleibt die Tatsache der Herzautomatie, d. h. das Weiterschlagen des Herzens nach vollkommener Abtrennung vom Nervensystem, bestehen. Am logischsten weisen das vielleicht die Experimente von BURROWS (1912) nach, welcher zeigte, daß Stückchen des Herzmuskels von embryonalen Hühnchen 30 Tage lang im Blutplasma weiterschlagen, und daß dabei Zellen aus der Muskelmasse auswandern und fortfahren, sich zu vermehren. Dann fingen die neugebildeten Zellen an, rhythmisch zu schlagen. Ähnliche Erscheinungen beschrieb MARGARETE R. LEWIS (1915) beim Skelettmuskel.

GASKELL (1882) wies zuerst nach, daß alle in den Herzen des Frosches und der Schildkröte beobachteten Erscheinungen sich befriedigend auf Grund eines „myogenen" Ursprungs erklären lassen, d. h. der Schlag entsteht nicht nur spontan in Muskelzellen, auch die Leitung der Erregung von einem Teil der Herzkammer zu einem anderen Teil der Kammer, ferner von einer Kammer zur anderen findet durch Muskelgewebe statt. Diese Ansicht wurde von ENGELMANN auf dem Kontinent aufgenommen und unterstützt. Während der Nachweis der muskulären Kontinuität bei den niederen Wirbeltieren zugegeben wurde, glaubte man bis zu der Arbeit von STANLEY KENT (1893) und von HIS (1893), daß zwischen den Vorhöfen und den Ventrikeln der Säugetiere keine derartige muskuläre Kontinuität vorhanden sei. Diese Forscher zeigten nun, daß es an einer bestimmten Stelle ein Bündel einer besonderen Art von Muskelfasern gibt, welche die muskulären Strukturen von Vorhof und Ventrikel direkt miteinander verbinden. Die Anatomie des sog. Hisschen Bündels wurde von TAWARA (1906) weiter ausgearbeitet, und es wird jetzt fast allgemein angenommen, daß die Leitung der Erregung bei dem Herzen der Säugetiere mittels dieses Muskelbündels stattfindet. KENT (1893 und 1914) beschreibt einen anderen Verbindungsweg vom rechten Vorhof zur äußeren Wand des rechten Ventrikels; aber seine Bedeutung ist zweifelhaft. LAURENS (1916) findet, daß bei der Schildkröte Anzeichen für die Differenzierung zu besonderen Leitungsbahnen vorhanden sind.

Die Existenz von Nervenfasern im Herzmuskel erklärt sich durch die Vagus- und Sympathicusversorgung. Ob eine Übertragung durch ein Nervennetzwerk vorhanden ist, scheint sehr fraglich; der Herzschlag wird bestimmt nicht durch die periodische Entladung von Ganglienzellen ausgelöst, und wenn ein Nervennetz bei der Übertragung der Erregung eine Rolle spielt, muß es zu jener Art gehören, deren Existenz bei höheren Tieren niemals nachgewiesen werden konnte. Es müßte nach allen Richtungen gleichmäßig leiten können. Man kann durch Reizung irgendeines Ventrikelpunktes Herzpulsationen auslösen. Durch Übertragung der Erregung nach rückwärts kann man auch Kontraktionen des Vorhofs vom Ventrikel her auslösen.

Die automatische Frequenz ist, wie GASKELL gezeigt hat, bei jedem Herzabschnitt, der für sich isoliert schlägt, langsamer als bei den im Kreislauf vorhergehenden Abschnitten. Bei Frosch und Schildkröte schlägt der Sinus am schnellsten, der Bulbus am langsamsten. Die Reihenfolge ist hier Sinus, Vorhof, Ventrikel, Bulbus. Der Sinus ist daher der „Schrittmacher". Die Arbeit von SCHLOMOWITZ und CHASE (1916) lokalisiert die Leitung auf den Übergang vom rechten Vorhof zum Ventrikel. Bei dem Herzen der Säugetiere gibt es keinen gesonderten Sinus. Wer ist hier der „Schrittmacher"? Eine ausgezeichnete Darstellung über die historische Entwicklung unserer Kenntnisse auf diesem Gebiete findet sich bei THOS. LEWIS (1913, 3). Hier kann ich nur die Hauptsachen wiedergeben. KEITH und FLACK (1907) fanden Spuren von Sinusgewebe in manchen Vorhofgebieten, besonders an der Einmündung der Vena cava superior in den rechten Vorhof. An dieser Stelle liegt ein Haufen besonderer Muskelzellen, die in enger Beziehung zu den Nerven stehen, die zum Herzen führen. Den deutlichsten Beweis, daß der normale Schlag in diesem „Keith-Flack-Knoten" entsteht, hat THOS. LEWIS (1910) gegeben. Das Prinzip der angewandten Methode ist einfach. Es beruht nur darauf, daß erregte Muskelpartien gegenüber ruhenden elektronegativ sind. Durch Serienaufnahmen mit dem Saitengalvanometer, bei denen die Elektroden von verschiedenen Punkten des Vorhofs abgeleitet wurden, sah man, daß der normale Schlag tatsächlich bei diesem Sinusvorhofknoten beginnt. Es stellte sich heraus, daß dieser Punkt zuerst, vor allen anderen Vorhofpunkten, negativ wurde. Von hier breitete sich die Erregung nach allen Richtungen hin aus. Daß der Schlag hier entsteht, wird durch die Wirkung der Erwärmung und Abkühlung des Knotens bestätigt. Diese Beeinflussungen ändern die Herzfrequenz stark, während man von keinem anderen Punkte der Herzoberfläche derartige Resultate erhalten kann. Es gibt noch einen anderen obwohl weniger schlagenden Beweis. Die Arbeit von SANSUM (1912) über die Verkürzung der kompensatorischen Pause nach Extrasystolen zeigt, daß der Sinusvorhof- oder Keith-Flack-Knoten sich wie der Sinus des Frosches verhält.

Wird der Sinusvorhofknoten irgendwie außer Funktion gesetzt, so werden die Schläge von dem Hisschen Bündel aus ausgelöst. Die Erregung wird von hier nach beiden Richtungen übertragen, so daß sich Vorhof und Ventrikel gleichzeitig kontrahieren. Die Geschwindigkeit der Entladung dieses Knotens ist, normalerweise, geringer als die des Keith-Flack-Knotens, deshalb ist dieser der Schrittmacher. Einige Beobachtungen von CUSHNY (1912) lassen annehmen, daß noch ein anderer Grund die Nachordnung des Atrioventrikularknotens bedingt. Durchschneidet man das Hissche Bündel quer, und zwar vorhofwärts vom Atrioventrikularknoten, so wird der Ventrikel von den Reizen, die vom Vorhof ankommen, abgeschnitten. Aber er entwickelt seinen eigenen Rhythmus nicht sofort. CUSHNY zeigt, daß der Knoten sich normalerweise in einem Zustand verringerter Erregbarkeit infolge von Ermüdung befindet. Diese Ermüdung ist durch die Reize bedingt, die ihn vom Vorhof her erreichen. Ein ähnlicher Zustand kann auch durch künstliche Reizung des Atrioventrikularknotens herbeigeführt werden. Er entsteht nicht durch Hemmung.

Man muß annehmen, daß sich diese Knoten entladen, wenn sie etwas hoch genug aufgespeichert haben, und daß sie nach der Entladung zu keiner weiteren Entladung imstande sind, bis sich eine neue Menge gebildet hat. Die Experimente von GASKELL über die Wirkung der Abklemmung der Atrioventrikularverbindung zeigen, daß die lokale Wirkung der Abklemmung darin besteht, die Zeit zu verlängern, nach welcher das Gewebe einer neuen Kontraktion fähig ist. Wenn die Abklemmung langsam fortschreitend vorgenommen wird, zeigt sich, daß der Ventrikel nur auf jeden zweiten oder dritten Schlag des Vorhofs antwortet, Die Ursache muß in der abgeklemmten Partie liegen und darin bestehen, daß ein zweiter Reiz ankommt, bevor sich das Gewebe von der vorhergegangenen Kontraktion erholt hat. Man erkennt nicht gleich, wie das geschehen soll, wenn das Gewebe nur die Erregung leitet. Nach der Durchleitung einer Erregung kann das Gewebe nicht so hochgradig unerregbar werden.

LEWIS (1915, 1) gibt die folgende Darstellung des Verlaufs der Erregungswelle beim Herzen des Hundes: Vom Sinusvorhofknoten ausgehend, breitet sie sich im Vorhof nach allen Richtungen aus und kommt schließlich zu dem Atrioventrikularknoten, wo sie aufgehalten wird. Dann geht sie das Bündel der Purkinjeschen Zellen entlang und verteilt sich auf alle Teile des Kammermuskels durch die Verzweigungen der Purkinjeschen Zellen, welche viel schneller leiten als der Muskel selbst. Der Vorteil ist, daß die Kontraktion in allen Teilen des Ventrikels mit größerer Gleichzeitigkeit stattfindet. Das leitende Gewebe besteht aus quergestreiftem Muskel und enthält große Mengen von Glykogen. Folgendes ist die Leitungsgeschwindigkeit in den betreffenden drei verschiedenen Geweben:

Purkinjesches Gewebe 3000 bis 5000 mm pro Sekunde,

Vorhofgewebe 1000 mm pro Sekunde,

Kammermuskel 300 bis 500 mm pro Sekunde.

LEWIS (1915, 2) stellt bei der Schildkröte fest, daß sich die Erregung im Innern des Ventrikels ausbreitet und radial zur Oberfläche weitergeht Die allgemeine Richtung der Bewegung geht also von der Basis zur Spitze, aber die Basisenden an der Herzoberfläche geraten gewöhnlich etwas später als die Herzspitze in Tätigkeit.

## Das Elektrokardiogramm.

Die elektrische Veränderung im Herzmuskel ist im vorhergehenden Kapitel besprochen, und es genügt, hier auf den Wert des Elektrokardiogramms als Untersuchungsmethode hinzuweisen. Wir haben oben gesehen, wie sie zur Bestimmung des Ursprungs der Erregung angewandt wurde. Das Elektrokardiogramm dient ferner für den Nachweis von pathologischen Reizleitungsstörungen vom Vorhof zum Ventrikel.

## Der Coronarkreislauf.

Die Herzen der höheren Wirbeltiere erhalten eine besondere Sauerstoffzufuhr durch Arterien, die aus dem Anfang der Aorta entspringen. Die Faktoren, welche den Blutstrom durch diesen Coronarkreislauf beeinflussen, sind von MARKWALDER und STARLING (1913) untersucht worden unter Benutzung der Methode von MORAWITZ, welche in der Einführung einer Kanüle in den Coronarsinus besteht. Sie stellten fest, daß das Herz ungenügend mit Sauerstoff versorgt ist, wenn der Aortendruck niedriger als 90 mm Quecksilber wird, was für viele Versuche von Bedeutung ist. Die Faktoren, welche die Strömungsgeschwindigkeit am stärksten beeinflussen, sind nichtflüchtige Stoffwechselprodukte, die der Herzmuskel bei seiner Tätigkeit selber erzeugt. Diese Substanzen sind bei Asphyxie in erheblicher Menge vorhanden; die maximale Durchströmung durch die Coronargefäße findet sich gerade dann, wenn das Herz anfängt, nachzulassen. Adrenalin verursacht eine Erweiterung, wahrscheinlich weil es die Herzkraft und die Herzfrequenz steigert. Die Menge des Blutes, das durch die Coronargefäße fließt, ist sehr erheblich, erheblich größer, als frühere Forscher angenommen hatten. Wir werden Gelegenheit haben, auf die Frage der Wirkung der Stoffwechselprodukte auf Blutgefäße später zurückzukommen. Da ihre Konzentration bei der Asphyxie stark erhöht wird, sind es wohl Stoffe, die gewöhnlich durch Oxydationsprozesse beseitigt werden: natürlich fällt einem dabei die Milchsäure ein. Die Produkte der mangelhaften Kohlenhydratverbrennung, welche ROHDE fand, können auch eine Rolle spielen. Wir haben gesehen, daß die anaeroben Produkte des Zellstoffwechsels indessen nicht durchaus dieselben sind wie die Zwischenprodukte bei normaler Oxydation.

## Die Untersuchungsmethoden.

Zum Aufzeichnen der Bewegungen von jeder Herzkammer für sich ist der Myokardiograph von CUSHNY (1910, 1) sehr nützlich. Für die Bestimmung des Druckes in der Aorta oder im Ventrikel ist die Pipersche Modifikation des Frankschen Apparates, die schon erwähnt wurde, die genaueste. Den Veränderungen des Volumens des Herzens folgt eine Form des Plethysmographen, wie das Glaskardiometer von JERUSALEM und STARLING (1910). Das Schlagvolum kann durch die von ISHIKAWA und STARLING (1912) beschriebene Methode bestimmt werden.

## Die nervöse Regulation des Herzschlages.

*Die Hemmung.* Die Entdeckung der Brüder WEBER, daß man das Herz durch Reizung der peripheren Enden des Vagus zum Stillstand bringen kann, war von so fundamentaler Bedeutung, daß ein paar Worte über ihre Geschichte am Platze sind. Bei der Zusammenkunft der italienischen Naturforscher in Neapel 1845 teilte ERNST HEINRICH WEBER mit, daß er mit seinem Bruder dies festgestellt hatte. Wie TIGERSTEDT (1893) bemerkt, war damit eine neue Art der Nerventätigkeit entdeckt, von der man früher kaum eine Idee gehabt hatte, eine Tätigkeit, die von den Anatomen nie hätte entdeckt werden können. Ein Nerv, der einen Muskel versorgte, wurde gereizt, und statt daß die Muskelbewegungen verstärkt oder beschleunigt wurden, wurden sie verlangsamt oder

ganz und gar zum Stillstand gebracht. Die Originalmitteilung ist leider in einer
schwer zugänglichen italienischen medizinischen Zeitschrift veröffentlicht (Omo-
dei's Annali di Medicina). Aber 1846 schrieb EDUARD WEBER einen Aufsatz
„Die Muskelbewegung" für WAGNERS Handwörterbuch der Physiologie, der eine
Mitteilung der Arbeit enthielt. Es stellte sich heraus, daß Reiz des Vagusnerven
nicht nur das Herz des Frosches, sondern auch der Fische, Vögel, der Katze,
des Hundes und des Kaninchens hemmte. Ich führe die betreffenden Worte an:
„Eine auf das mannigfaltigste abgeänderte Reihe von Versuchen, welche ich

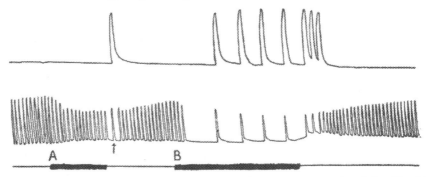

Abb. 179. Wirkung der Vagusreizung auf die Vorhofkontraktionen und auf den Herzblock.
Obere Kurve, Ventrikel der Schildkröte in Ruhe wegen Vorhofabklemmung. Untere Kurve,
Vorhofkontraktion. Die Wirkung der Vagusreizung bei *B* besteht darin, den Rhythmus
des Vorhofs zu verlangsamen. Daher kann das leitende Gewebe die Erregungswelle zu dem
Ventrikel weiterleiten. Bei *A* schwächere Reizung, die Frequenz wird nicht beeinflußt,
die Stärke verringert, das Ventrikel bleibt in Ruhe. (GARREY, 1912, S. 456.)

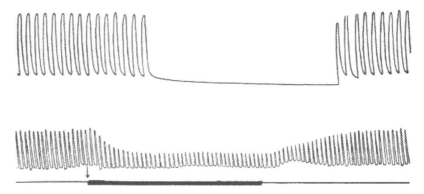

Abb. 180. Wirkung des Vagus auf die Erregungsleitung. Infolge der Abklemmung des
Vorhofs folgt der Ventrikel nur jeder zweiten Vorhofkontraktion. Die Reizung des Vagus
verursacht vollständige Blockierung mit gleichzeitiger Verringerung der Größe der Vorhofkontraktion ohne Veränderung der Frequenz. (GARREY, 1912, S. 454.)

gemeinschaftlich mit meinem Bruder ERNST HEINRICH aufgeführt habe, hat uns
zu der Entdeckung geführt, daß durch Reizung der Nervi vagi oder der Hirnteile, von dem sie entspringen, das Tempo der rhythmischen Bewegungen
des Herzens verlangsamt und sogar das Herz ganz zum Stillstand
gebracht wird" (S. 42).

Nach den Brüdern WEBER haben sehr viele Forscher die Vaguswirkung
am Herzen untersucht. Trotzdem weiß man nicht, wie die Hemmung vor sich

geht. Das Problem ist von uns bereits behandelt worden. Ich verweise den Leser auf den Artikel von Gaskell (1900) wegen weiterer Einzelheiten, die bis dahin bekannt geworden waren.

Wie Gaskell darlegte (1882 und 1884), ist die Tätigkeit des Vagus von 4 Gesichtspunkten aus zu betrachten, deren Bezeichnung wir Engelmann (1899) verdanken:

1. nach der Herzfrequenz („chronotop"); diese Wirkung zeigt Abb. 179;

2. nach der Stärke des Schlages („inotrop"); das zeigt die Vorhofskurve von Abb. 180;

3. nach der Fähigkeit des Muskels, die Erregung weiterzuleiten („dromotrop"); das zeigt das Herz der Schildkröte in Abb. 180 und des Hundes in Abb. 181, man beachte die Unterschriften der Abbildungen;

4. nach der Erregbarkeit für direkte Reizung („bathmotrop"); Mac William zeigte, daß der Herzmuskel in einigen Fällen bei Vagusreizung unerregbar wird.

Wieweit diese verschiedenen Wirkungen der Ausdruck derselben Fundamentalveränderung sind, weiß man nicht genau, wahrscheinlich sind sie es aber.

Cohn und Lewis (1913) haben beim Säugetier gezeigt, daß der linke Vagus auf die Verbindungsstelle zwischen Vorhof und Ventrikel stärker wirkt als der rechte. Andererseits beeinflußt der rechte die Reizbildung im Vorhof stärker als der linke. Das ist für die Reizbildung in dem Sinusvorhofknoten und für die myogene Leitung der Gewebe von Bedeutung, in denen der Atrioventrikularknoten liegt. Ersterer liegt an der Mündung der

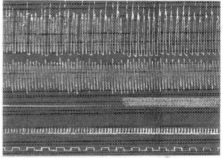

Abb. 181. Wirkung des Vagus auf die Leitung vom Vorhof zum Ventrikel. Herz eines Hundes. Obere Kurve, Schläge des Ventrikels. Untere Kurve, Schläge des Vorhofs. Obere Markierung, Reizung des Vagus. Mittlere Markierung, künstliche Reizung des Vorhofs durch 5 Induktionsschläge pro Sekunde. Untere Markierung, Zeit in Sekunden. Vor der Reizung des Vagus folgt der Ventrikel jeder Vorhofskontraktion mit einer gelegentlichen Ausnahme. Während der Reizung des Vagus entspricht er nur jedem zweiten Schlage, und zeigt so, daß das Leitungsvermögen des Gewebes vermindert ist. (Bayliss und Starling, 1892, 2.)

Vena cava superior und letzterer an der Öffnung des Coronarsinus, welche gewissermaßen die rechten und linken Cuvierschen Gänge des Embryo darstellen. Beide Vagi beeinflussen also die Struktur am stärksten, mit der sie morphologisch in Beziehung stehen.

Cohn und Lewis wollen dies dahin deuten, daß die eigenartigen Vaguswirkungen, die Engelmann erhalten hat, eher von besonderen Eigenschaften des Gewebes abhängen, in dem die Fasern endigen, als verschiedene Funktionen desselben Muskels sind.

Thos. Lewis (1914) findet ferner, daß der Atrioventrikularknoten stärker beeinflußt wird als der Sinusvorhofknoten.

Mines (1914) teilt wichtige Tatsachen über die Vaguswirkung auf den Ventrikel beim Froschherz mit. Atropin hebt bei Applikation auf dem Sinus die Wirkung des Vagus auf die Herzfrequenz auf, die Wirkung auf die Leitung zwischen Vorhof und Ventrikel und den Ventrikel selber wird dagegen nicht aufgehoben. Die Vagusreizung bewirkt eine Herabsetzung der Leitungsgeschwindigkeit vom Vorhof zum Ventrikel und verkürzt die Dauer der Erregung in den Muskelfasern des Ventrikels. Gleichzeitig wird die Kontraktion in allen Teilen des Ventrikels schwächer, aber nirgends geht die Erregbarkeit verloren. Die

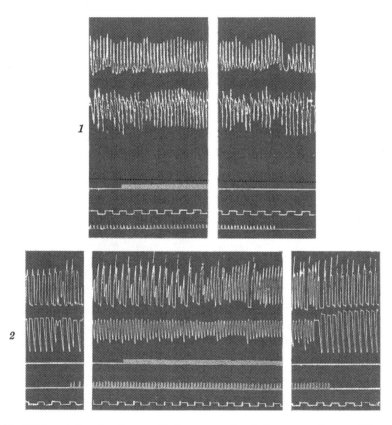

Abb. 182. Wirkung des Accelerans, Verbesserung des Leitungsvermögens. Obere Kurven, Ventrikelkontraktionen. Untere Kurven, Vorhofkontraktionen. *1* Ventrikel, wird entsprechend der untersten Markierung gereizt, nämlich 22 Reize in 5 Sekunden. Der Vorhof folgt erst, wenn der Accelerans gereizt wird (oberste Markierung). Am Ende der Zeichnung hört die künstliche Reizung des Ventrikels auf, und man sieht die normale Schlagfolge (17 in 5 Sekunden). Die Zeit in Sekunden wird durch das mittlere Signal gegeben. *2* Am Anfang sieht man die natürliche Schlagfolge (14 in 5 Sekunden). Dann wird der Vorhof 25 mal in 5 Sekunden gereizt (mittlere Reizmarkierung). Der Ventrikel ist erst imstande zu folgen, wenn der Accelerans gereizt wird (oberes Signal). Zeit in Sekunden, untere Markierung. (Bayliss und Starling, 1892, 2.)

Verkürzung des Erregungszustandes durch den Vagus erklärt es, warum das Vorzeichen der T-Welle im Elektrokardiogramm verändert wird, wenn angenommen wird, daß diese Welle dadurch entsteht, daß der Erregungszustand (entsprechend einer Elektronegativität) an der Herzbasis länger anhält als an der Spitze. Da die Wirkung des Vagus die Basis stärker beeinflußt als die Spitze, ist die Folge, daß der Erregungszustand an beiden Stellen nahezu gleich lange dauert, woraus sich wiederum ein einfaches diphasisches Elektrokardiogramm ergibt. Die Applikation von Atropin auf verschiedene Punkte des Ventrikels, um die Vagusendigungen lokalisiert auszuschalten, bestätigt diese Folgerungen.

*Erregende Nerven.* Das Herz wird ebenso wie die glatte Muskulatur von zwei Arten Nervenfasern, hemmenden und erregenden, versorgt. Die letzteren hat v. Bezold (1863) entdeckt. v. Bezold und Bever (1867) haben ihr Vorhandensein dann sichergestellt. Ihre Wirkung auf das Herz der Schildkröte zeigt die Abb. 83 S. 493. Man kann im allgemeinen sagen, daß die Nn. accelerantes auf Herzfrequenz, Herzkraft und Erregungsleitung wirken, und zwar, in allen Fällen, umgekehrt wie der Vagus. Abb. 182 zeigt die Verbesserung der Leitung. Soweit ich unterrichtet bin, ist die Zunahme der Erregbarkeit nicht direkt nachgewiesen worden.

Diese Nerven gehören dem Sympathicus an. Daß sie Antagonisten des Vagus sind, ist oben bereits besprochen worden (S. 493).

*Reflexe auf Herznerven.* Sowohl die Vagi wie die Nn. accelerantes können reflektorisch erregt werden. Es ist noch nicht genau bekannt, ob bei den Herzreflexen reziproke Nerventätigkeit wie bei den vasomotorischen Reflexen vorliegt. Ob z. B. bei einer reflektorisch ausgelösten Hemmung des Herzens gleichzeitig mit der Erregung der Vagi eine Herabsetzung des Tonus im Acceleranszentrum stattfindet. Bainbridge (1914 und 1915) findet, daß die reflektorische Beschleunigung der Herztätigkeit durch Herabsetzung des Vagustonus und Erregung der Nn. accelerantes hervorgerufen wird. Bei Hemmungsreflexen konnte er dagegen keine Herabsetzung des Accelerantonus feststellen. Trotz maximaler Herzfrequenz hat aber vielleicht doch keine tonische Erregung des Acceleranszentrums stattgefunden; vielmehr wurde die Herzfrequenz nach Aufhebung des Vagustonus rein automatisch geleitet. Das kann aber von seinem eigenen Schrittmacher gekommen sein nach Aufhebung der Vaguskontrolle.

Die reflektorischen Erregungen der Herznerven gehören eng mit denen der Gefäßnerven zusammen. Bei Besprechung der letzteren kommen wir noch einmal auf die Frage zurück.

## Die Blutgefäße.

Eine genauere Untersuchung des Kreislaufs war erst möglich, nachdem Ludwig (1847) die graphische Methode für die Aufzeichnung des Blutdruckes erfunden hatte.

## Die Pulswelle.

Da die Pumpe rhythmisch tätig ist, ist es sehr wichtig, daß die Blutgefäße elastische Wände besitzen. Das Blut kann durch die Arteriolen nicht so schnell hindurchgehen, wie es in die Aorta hineingetrieben wird. Die Blutflüssigkeit ist ferner nicht kompressibel. Es wäre also eine erheblich größere Herzarbeit nötig, wenn die Arterienwände starr wären und durch die bei jedem Herzschlag in sie gepreßte Blutmenge nicht gedehnt werden könnten. Außerdem könnte bei jedem Schlag viel weniger Blut ausgetrieben werden. Durch diese Dehnung der Arterienwandungen, welche durch den Herzschlag hervorgerufen wird, und die elastische Reaktion, welche nach Schluß der Aortenklappen stattfindet, wird die intermittierende Tätigkeit des Herzens in eine gleichmäßige Blutströmung durch die Capillaren umgewandelt.

Eine Folge der Elastizität der Arterienwand ist die Pulswelle. Der Ursprung des Arteriensystems wird zunächst gedehnt, zieht sich dann wieder zusammen und hat seine bestimmte Schwingungszeit. Die Dehnung verschwindet daher in einer Region und geht auf die folgende mit einer Geschwindigkeit über, welche von dieser Schwingungszeit abhängt. Einzelheiten der Form der Pulswelle sind nicht von so allgemeinem Interesse, daß ich sie hier besprechen müßte. Sie haben aber große praktische Bedeutung für den Kliniker. Man muß sich klarmachen, daß die elastische Welle die Arterien viel schneller entlang läuft, als der Blutstrom in ihnen vorwärts geht. Daß die Fortbewegung einer Welle von der Strömung einer Flüssigkeit unabhängig ist, zeigt die Beobachtung einer Seemöwe, die auf ruhiger See schwimmt. Man sieht, daß sie jeweils vom Wellenberg gehoben und mit dem Wellental gesenkt wird, ohne ihre relative Lage gegen die Ufer zu verändern.

HÜRTHLE (1912 und 1913) glaubt bewiesen zu haben, daß die Arterien im letzten Teil jeder systolischen Welle sich aktiv kontrahieren und das Blut dadurch vorwärts treiben. Es fand sich nämlich, daß die Annahme, daß die Blutgeschwindigkeit in einem Arterienabschnitt der Druckdifferenz an beiden Enden proportional ist, gegen Ende der systolischen Welle unter gewissen Bedingungen nicht mehr zutraf; sie war größer, als es der Druckdifferenz entsprach. Man hat auch festgestellt, daß die Amplitude der Pulswelle statt wie beim toten Tier nach der Peripherie hin abzunehmen, beim lebenden Tier zunahm, besonders bei Vasokonstriktion. Es ist schwer, die Erscheinungen zu erklären, und es sind weitere Untersuchungen erforderlich. Es ist natürlich möglich, daß die Muscularis der Arterienwand auf eine Dehnung ebenso mit einer Kontraktion reagiert wie der Regenwurm und der Froschmagen. Diese Idee stützt sich auf einige Beobachtungen von CARL TIGERSTEDT (1913), der in der Carotis bei jedem Herzschlag einen Aktionsstrom feststellte. Dabei wurde die herzwärts gelegene Elektrode zuerst negativ (siehe unten bei „Reaktionen gegen Druckveränderungen").

## Der periphere Widerstand.

Seine Bedingtheit durch die innere Reibung des Blutes ist oben beschrieben worden (S. 292 und 293). Das Blut des Hundes hat eine Viscosität, welche 5 mal so groß wie die des Wassers ist. Ob Veränderungen dieser Eigenschaft unter physiologischen Bedingungen auftreten, ist wenig untersucht worden, ebensowenig ihre Wirkung auf den Blutdruck. Nach BURTON-OPITZ (1911) ist die Viscosität des normalen Blutes viel größer als die des defibrinierten. Tiefe Äthernarkose erhöht die Viscosität, die bei oberflächlicher Narkose wieder abnimmt. Auch Kohlendioxyd erhöht die Viscosität; daher hat das venöse Blut auch, abgesehen von einer Eindickung, eine etwas größere Viscosität als arterielles. Die Viscosität nimmt außerdem mit der Zahl der Blutkörperchen zu. Sie ist im lackfarbenen Blute geringer als im deckfarbenen. Eine Verdünnung des Blutes, z. B. nach starkem Blutverlust, setzt die innere Reibung stark herab (siehe auch DENNING und WATSON, 1906).

Infolge des großen peripheren Widerstandes muß das Herz in den Arterien einen hohen Blutdruck hervorbringen, was wieder für die Regulation der Durchblutung der Organe, wie wir sahen, von Nutzen ist. Es ist kaum nötig, zu erwähnen, daß man den peripheren Widerstand nicht als Ursache des Blutdruckes ansehen darf. Dieser entsteht vielmehr durch die Arbeit des Herzens.

# Das Volumen des Blutes.

DREYER und RAY (1910, 1911) haben gezeigt, daß das Volumen des Blutes bei Säugetieren ihrer Oberfläche proportional ist, d. h. der dritten Wurzel aus dem Quadrat des Gewichts, multipliziert mit einer jeder Tiergattung eigentümlichen Konstante. D. T. HARRIS (1920) hat die Methoden geprüft, mit denen man das Blutvolum bestimmt, besonders diejenigen, welche auf der intravenösen Injektion eines unlöslichen Farbstoffs beruhen.

Da das Gefäßsystem geschlossen ist, muß, wenn in einer Partie des Körpers viel Blut enthalten ist, in den übrigen entsprechend weniger sein. Die vom Herzen bei jedem Schlag ausgetriebene Blutmenge, d. h. die durch die Organe geschickte Menge, hängt von der Blutmenge ab, welche bei der Diastole in den Herzkammern vorhanden ist. Wenn also irgendwo in der Peripherie eine Blutstauung vorhanden ist, muß das zirkulierende Blut abnehmen und der Blutdruck fallen. Das muß sehr ausgesprochen sein, wenn die enorme Kapazität der Capillargefäße zunimmt. Aber auch bei den gewöhnlichen, vasomotorischen Vorgängen spielt dies als „Kapazitätseffekt" eine Rolle. Man darf nicht übersehen, welche Wirkung die Kapazität auf den Blutdruck hat, wenn irgendwann eine Gefäßverengerung oder -erweiterung eintritt. Der „Verwundungsschock" im letzten Kriege wurde auf solche Erscheinungen zurückgeführt. Therapeutisch wurde die Transfusion von Blut oder von einer Ringerlösung mit Zusatz von Gummi angewendet, um das Blut zu ersetzen, das in Gebieten zurückgehalten wurde, deren Capillaren infolge der Resorption toxischer Produkte aus geschädigten Geweben erweitert waren (siehe BAYLISS, 1918).

# Die Regulation der Blutversorgung.

Wenn die Arteriolen eines Organs sich erweitern, nimmt das durch das Organ fließende Blutvolumen zu, und der Druck in den Capillaren steigt. Gleichzeitig nimmt der periphere Widerstand ab. Wenn daher das Gebiet, in welchem die Erweiterung eintritt, ein größerer Bruchteil des ganzen Kreislaufs ist, sinkt der Druck in der Aorta, falls nicht die Herztätigkeit entsprechend steigt.

*Untersuchungsmethoden.* Zur Messung der Blutmenge in einem Organ kann man die Bestimmung der Volumschwankungen dieses Organs benutzen. Dies geschieht durch die plethysmographische Methode. Die Volumschwankungen des Organs sind durch die schwächere oder stärkere Füllung seiner Blutgefäße bedingt.

Bei der Plethysmographie wird das Organ luftdicht in einen Behälter gebracht, wobei man zu beachten hat, daß die Nerven und Blutgefäße nicht zusammengedrückt werden. Das Innere des Gefäßes wird dann mit einem Instrument verbunden, welches die Luftmenge aufzeichnet, die in das Meßinstrument hineingeschickt oder aus ihm entfernt wird, je nachdem das Organ sein Volumen ändert. Man hat angenommen, daß Veränderungen des allgemeinen Venendruckes die Genauigkeit der Resultate beeinträchtigen könnten. Es hat sich aber gezeigt, daß die Plethysmographie dieselben Werte wie die direkte Bestimmung der Blutgeschwindigkeit liefert. Andererseits müssen Änderungen im arteriellen Blutdruck sorgfältig beachtet werden, weil davon die Blutgeschwindigkeit im allgemeinen abhängig ist, ganz abgesehen von Veränderungen in dem plethysmographischen Organ. Wenn z. B. bei sinkendem Arteriendruck das Organ an Volumen abnimmt, kann man daraus nicht auf Änderungen der Gefäßweite des plethysmographischen Organs schließen. Wenn sich das Organ aber bei sinkendem Blutdruck ausdehnt, so ist keine andere Erklärung möglich, als daß seine Blutgefäße sich tatsächlich erweitert haben. Zieht sich das Organ bei sinkendem Blutdruck zusammen, so kann die Abwesenheit einer örtlichen Gefäßerweiterung nicht gefolgert werden. Sie kann zu gering sein, um das Sinken des allgemeinen Blutdrucks überkompensieren zu können. Untersucht man eine Sekretionsdrüse oder die Niere, so ist noch die Zunahme des Volumens zu beachten, welche durch die Sekretionsflüssigkeit in den Ausführungsgängen der Drüse bewirkt wird. Andererseits ist es nicht möglich zu entscheiden, ob eine Volumenzunahme durch Erweiterung der Arterien oder der Capillaren erfolgt ist. (DALE und RICHARDS, 1918).

Die zweite Methode bestimmt die aus der Vene abfließende Blutmenge. Fließt das Blut tropfenweise, so läßt man es auf einen Hebel fallen, welcher eine elektrische oder pneumatische Markierung in Tätigkeit setzt. Stärkere Blutgeschwindigkeiten werden mit dem von LONDON (1913) beschriebenen Apparat oder mit dem von ISHIKAWA und STARLING (1912) oder von GUNN (1913) gemessen. Einzelheiten über die verschiedenen Methoden bei FRANK (1913).

*Die vasomotorischen Nerven.* Die Innervation der glatten Muskulatur der Arterienwandung durch erregende und hemmende Nerven ist bei der Besprechung der Erregung und Hemmung bereits erörtert worden (S. 489).

Die Bezeichnung „vasomotorisch" ist beiden Gruppen beizulegen, da beide Bewegungen in der Gefäßwand hervorrufen. Durch das Zusammenwerfen von „vasomotorisch" mit „vasokonstriktorisch" entstehen mitunter Mißverständnisse.

Den ersten sicheren Beweis für die Existenz der gefäßverengernden Nerven brachten BROWN-SEQUARD (1852) und CLAUDE BERNARD (1852) unabhängig voneinander. Sie stellten fest, daß die Blutgefäße in dem vom Halssympathicus versorgten Gebiet sich bei der Reizung des peripheren Endes des Halssympathicus zusammenzogen. Später (1858) bewies BERNARD die Existenz von gefäßerweiternden Nerven durch Reizung der Chorda tympani. Bei Reizung dieses Nerven nahm die Strömungsgeschwindigkeit in der abführenden Vene der Gl. submaxillaris stark zu.

Die meisten Organe des Körpers besitzen sowohl gefäßverengende wie gefäßerweiternde Nerven. Abb. 79 (S. 490) zeigt die Erweiterung an der Zunge des Hundes bei Reizung des N. lingualis und die Verengerung der Gefäße bei Reizung des Halssympathicus. Abb. 78 (S. 489) ist eine Wiedergabe der RETZIUSschen Darstellung des Nervenplexus der Arteriolen.

Fast alle Organe des Körpers werden in solcher Weise mit vasomotorischen Nerven versorgt, nur beim Gehirn hat man sie bisher nicht finden können (siehe BAYLISS und HILL, 1895). Wenn das Zentralnervensystem mehr Blut braucht, erhält es dieses durch ein Steigen des arteriellen Druckes, was durch Gefäßverengung im übrigen Organismus erzeugt wird.

Die Coronararterien des Herzens befinden sich wahrscheinlich in ähnlicher Lage. Vasoconstrictoren sind hier überflüssig, da das Herz immer arbeitet und das Steigen des Aortendruckes automatisch für eine stärkere Durchblutung sorgt, ebenso die große Empfindlichkeit der Coronargefäße für die Stoffwechselprodukte, welche bei der Kontraktion des Herzens entstehen.

Eine Zeitlang war es zweifelhaft, ob die Lungengefäße vasomotorisch innerviert würden. BRADFORD und DEAN behaupteten das Vorhandensein von vasomotorischen Nerven, was aber von BRODIE und DIXON bestritten wurde. FÜHNER und STARLING (1913) und MACHT (1914) lieferten schließlich den Beweis durch Adrenalinbeeinflussung.

Auf die anatomischen Einzelheiten über die vasomotorische Innervation der Organe können wir hier nicht näher eingehen. Man findet sie in meiner Arbeit (1906, 3) und in der dort angeführten Literatur. Die Vasoconstrictoren sind alle in Sympathicusbahnen enthalten, wie GASKELL es beschrieben hat. Die Vasodilatatoren haben mannigfaltigeren Ursprung, besonders kommen sie aus dem kranialen und dem sakrovisceralen System. Ob im Sympathicus auch Dilatatoren vorkommen, haben wir oben schon besprochen (S. 518). Weiteres in der Arbeit von HARTMANN (1915). Daß kleine Adrenalindosen bisweilen eine Blutdrucksenkung herbeiführen, ist vielleicht der stärkste Beweis. Hierbei muß aber noch etwas anderes zugrunde liegen. In HART-MANNs Versuchen ist der dilatatorische Effekt auf einige periphere Gefäße begrenzt, die nicht zum Splanchnicusgebiet gehören.

Die merkwürdigen Eigenschaften der Vasodilatatoren der Extremitäten, der Haut des Rumpfes und wahrscheinlich auch der Ohren und des Gesichts sowie des Darms müssen wir aber besprechen. STRICKER hat Gefäßerweiterung beim Fuße des Hundes erhalten, wenn er die peripheren Enden der dorsalen Wurzeln in Sakralbereich reizte. Dies wurde aber erst allgemein nach meiner Arbeit (1901, 2) anerkannt, weil es dem Gesetz von BELL und MAGENDIE (Abb. 183) widersprach. Ich zeigte, daß die betreffenden Fasern anatomisch mit den gewöhnlichen sensiblen Fasern verwandt sind

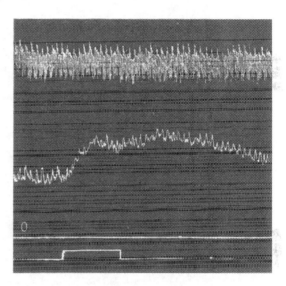

Abb. 183. Gefäßerweiterung in dem Bein bei Reizung der ersten sakralen dorsalen Wurzel. 9 Tage nachdem das Rückenmark unterhalb des zweiten Lumbalsegments entfernt war, wobei die dorsalen Wurzeln geschont worden waren. Die ventralen Wurzeln waren vollständig degeneriert und unerregbar. Obere Zeichnung, Blutdruck. Untere Zeichnung, Volumen des Hinterbeins. Die obere gerade Linie ist die Nullinie für die Blutdruckkurve. Die untere Signallinie bezeichnet die Dauer der Reizung. (BAYLISS, 1901, 2, S. 191.)

und mit ihnen identisch zu sein scheinen. Ich nahm an, daß um die Arteriolen ein peripheres Nervennetz bestehe, das sowohl aus sensiblen Fasern wie aus Vasodilatatoren besteht. Diese Ansicht wurde NINIAN BRUCE (1910) bestätigt. Von der Tatsache ausgehend, daß eine Lähmung der sensiblen Nerven durch Cocain die Entzündung verursachende Wirkung des Senföls verhindert, zeigte er, daß die durch dieses Reizmittel hervorgerufene Entzündung durch einen Achsenzylinderreflex auf die Arteriolen verursacht wird. Die einfache Durchschneidung der Nerven hebt ihn nicht auf, wohl aber die Degeneration der Nervenfasern. Die sensible Faser läßt einen gefäßerweiternden Ast zur Arteriole gehen. Wenn das Receptororgan gereizt wird, gelangt die Erregung zu den kleinen Arterien und verursacht ihre Erweiterung (siehe

die schematische Zeichnung Abb. 115, S. 575). Man beachte, wie gut die vier
klassischen Symptome der Entzündung, Wärme, Schmerz, Rötung, Schwellung,
zu diesem Bilde passen: Schmerz wegen der sensiblen Komponente, Wärme,

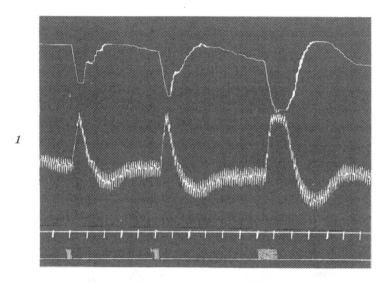

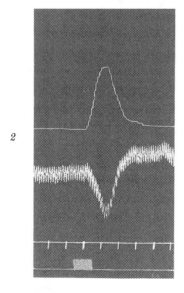
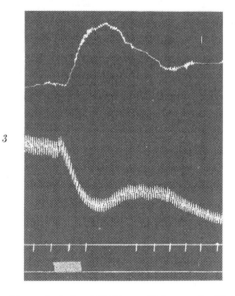

Abb. 184. Vasomotorische Reflexe. Obere Kurve in jeder Abbildung, Volumen des Katzen-
darmes, pletysmographisch aufgenommen. Sinken bedeutet Arterienverengerung. Untere
Kurven, Blutdruck in der Aorta. Quecksilbermanometer. Die anfängl'che normale Höhe
betrug 90 mm Quecksilber. Obere Markierung, Zeit in 10 Sekunden. Untere, Reizmarkierung. 1 Dreimalige Reizung des zentralen Endes des N. medianus. Blutdrucksteigerung durch periphere Konstriktion. 2 Reizung des zentralen Endes des Vagus
(N. depressor). Sinken des Blutdruckes, durch periphere Erweiterung verursacht (Zunahme des Volumens des Darms). 3 Ähnlich der vorigen Kurve. Zeigt die Wirkung
längerer Reizung, dauerndes Sinken des Blutdruckes, wahrscheinlich infolge einer Nebenwirkung der Anämie auf das Herz.

Rötung und Schwellung infolge der Gefäßerweiterung. Die dorsalen Wurzeln führen auch Vasodilatatoren für den Darm (BAYLISS, 1902, 3).

Die Beziehung dieser antidromischen Reize, wie ich sie auf LANGLEYS Vorschlag genannt habe, zum Herpes ist oben erwähnt (S. 352). Auch Affektionen des Ganglion Gasseri gehören hierher.

Es kommt vor, daß Vasodilatatorenreizung nach Gabe von bestimmten Giften (Ergotoxin) nicht zur Gefäßerweiterung, sondern zur Vasokonstriktion führt (siehe die Schrift von DALE, 1906). Die gewöhnlich gegebene Erklärung besagt, daß der Nerv beide Arten Fasern enthält, daß aber das Gift die Constrictoren gelähmt hat. Einige derartige Wirkungen sind oben besprochen worden. Es wurde darauf hingewiesen, daß eine Umkehrung der

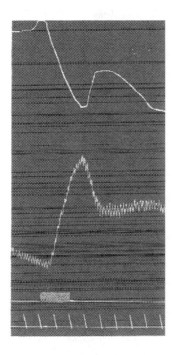

Abb. 185. Erregung von Constrictoren bei Pressorreflex. Obere Kurve, Volumen des Hinterbeins der Katze. Untere Kurve, Blutdruck. Nullinie, 20 mm unterhalb der Zeitmarkierung. Ausschaltung der vasodilatatorischen Innervation durch Durchschneidung des Lumbalmarks, kranialwärts von dem Austritt dieser Nerven. Das zentrale Ende des N. medianus (Pressornerv) wurde entsprechend der oberen Markierung gereizt. (BAYLISS, 1908, 2, Abb. 5.)

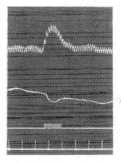

Abb. 186. Hemmung des Vasodilatatorentonus beim Depressorreflex. Obere Kurve, Blutdruck. Nullinie 30 mm unterhalb der Zeitmarkierung. Untere Kurve, Volumen des Ohres des Kaninchens. Vasokonstriktorische Innervation durch Durchschneidung des Sympathicus am Halse ausgeschaltet. Ein Steigen des Blutdrucks tritt ein, wenn das zentrale Ende des Nervus medianus gereizt wird. Gleichzeitig Abnahme des Volumens des Ohrs, obwohl die einzigen noch wirksamen vasomotorischen Nerven Dilatatoren waren. Weitere Einzelheiten findet man in der unten angeführten Schrift. (BAYLISS, 1908, 2, Abb. 6.)

Wirkungsweise der Nerven durch die Vergiftung nicht als ausgeschlossen zu betrachten ist.

*Vasomotorische Reflexe* Ein Steigen und Sinken des allgemeinen Blutdrucks kann reflektorisch durch eine allgemeine Konstriktion oder Dilatation in der Peripherie hervorgerufen werden. Es gibt einen Nerven, den N. depressor, dessen Erregung ein Sinken des Blutdrucks veranlaßt. Unter gewöhnlichen Umständen ruft die Reizung aller anderen sensiblen Nerven sein Steigen hervor. Doch ergibt unter gewissen Bedingungen ihre Reizung eine Blutdrucksenkung, welche

durch einen echten gefäßerweiternden Reflex entsteht (RANSON und BILLINGSLEY,
1916, 3 und 4), bei dem die afferenten Reize einen besonderen Weg ein-
schlagen (siehe unten).

Die *Depressornerven* wurden von CYON und LUDWIG (1866) entdeckt,
die feststellten, daß es bei dem Kaninchen einen Ast des Vagus gibt, der bis
zum Herzen geht und aus afferenten Fasern besteht. Wird das zentrale Ende
dieses Nerven gereizt, wenn der Hauptstamm des Vagus intakt ist, so entsteht
eine Verlangsamung des Herzschlages, die von einem Sinken des Blutdruckes
begleitet ist. Daß das Sinken des Blutdruckes nicht vollständig durch Herz-
hemmung verursacht wird, zeigte sich dadurch, daß es auch bestehen blieb, wenn

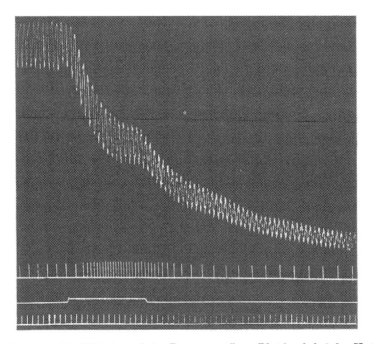

Abb. 187.  Erregung der Dilatatoren beim Depressorreflex. Blutdruck bei der Katze, obere
Kurve. Nullinie, 33 mm unterhalb der Zeitmarkierung. Obere Markierung, Tropfenzahl
aus der Vene der Submaxillardrüse. Mittlere Markierung, Reizung des zentralen Endes
des Vagus. Untere Markierung, Zeit in 2 Sekunden. Der Halssympathicus ist durchschnitten,
so daß die einzigen Vasomotoren die Dilatatoren der Chorda tympani sind. Die erste Blutdrucksenkung wird von Gefäßerweiterung in der Drüse begleitet, wie es die schnellere Tropfen-
folge zeigt. Das spätere Weitersinken, nachdem die Reizung aufgehört hat, entsteht zweifellos
durch Versagen des Herzens wegen ungenügender Blutzufuhr, nicht aber durch periphere
Dilatation. (BAYLISS, 1908, 3, Abb. 1.)

nach Durchschneidung beider Vagi keine Veränderung im Herzschlag auftrat.
Abb. 96, S. 511 ist eine typische Form der Depressorkurve beim Kaninchen bei
durchtrennten Vagi. Das Sinken des Blutdrucks wird tatsächlich durch eine allgemeine Gefäßerweiterung in allen Organen des Körpers hervorgerufen, die von
vasomotorischen Nerven versorgt werden. Abb 184 zeigt die Erscheinung
beim Darm, Abb. 89, S. 498 beim Bein.

Die peripheren Receptorendigungen des N. depressor liegen nicht nur im
Herzen, sondern auch im Aortenbogen. Ihre Funktion besteht darin, das Herz

vor einem zu großen Steigen des Blutdrucks zu schützen. Man sieht in Abb. 75, S. 469 wie sie bei jedem Herzschlag in Erregung geraten. Daß eine andersartig als durch die Herzarbeit erzeugte Blutdrucksteigerung sie erregt, läßt sich experimentell nur schwer beweisen. Bei den meisten Säugetieren sind die Depressorfasern im Stamm des Vagus enthalten, es ist daher nicht immer möglich, ihre Wirkung von der entgegengesetzten pressorischen Wirkung der gewöhnlichen

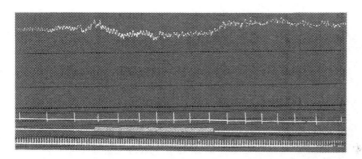

Abb. 188. Ein der Abb. 187 ähnliches Experiment, aber am Kaninchen; das zentrale Ende des Nervus depressor wird gereizt. Es findet nur ein sehr geringes Sinken des Blutdrucks statt wegen der Verwendung einer Quecksilberausgleichseinrichtung. (BAYLISS, 1908, 3, Abb. 7.)

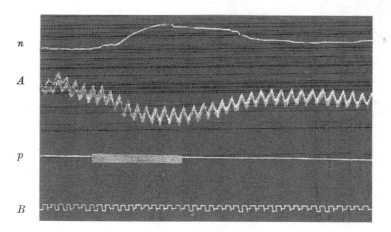

Abb. 189. Gefäßerweiterung im Hinterbein durch Erregung der Dilatatoren, Bauchsympathicus durchschnitten. n Volumen des Hinterbeins des Hundes. A Blutdruck. p Reizmarkierung für das zentrale Vagusende. B Zeit in Sekunden. Mit dem Sinken des Blutdrucks, das durch die Depressorfasern im Vagus entsteht, findet eine Volumzunahme des Beins statt, obwohl keine Gefäßverengerer vorhanden waren, deren Tonus hätte gehemmt werden können. (FOFANOV und CHALUSSOV.)

sensiblen Fasern im Vagusstamm abzutrennen. Bei der Katze wirkt der linke Vagus gewöhnlich nur als Depressor. Abb 184 zeigt Beispiele für das reflektorische Steigen und Sinken des Blutdruckes Die plethysmographische Kurve des Darms zeigt, daß das Steigen durch eine periphere Gefäßverengung und das Sinken durch entsprechende Erweiterung verursacht wird.

Wir haben nun gesehen, daß sowohl verengende wie erweiternde Fasern das Zentralnervensystem verlassen. Es muß also dort Zentralorgane für sie

geben. Bekanntlich liegt ein vasoconstrictorisches Zentrum in der Medulla
oblongata  Das sog. vasomotorische Zentrum ist aber wahrscheinlich eher als
Faserzug aufzufassen, der Fasern aus verstreuten Zentren enthält.

RANSON und BILLINGSLEY (1916, 2) finden, daß die lokalisierte Reizung
einer Stelle der Fovea inferior am Boden des vierten Ventrikels Gefäßverengung
verursacht, während die Reizung einer Region der Area postrema lateral vom
Obex Gefäßerweiterung hervorruft.

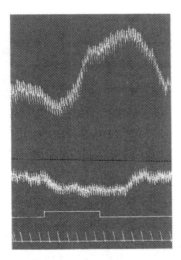

Abb. 190. Ein Experiment ähnlich dem der vorstehenden Abbildung. Obere Kurve, Volumen des
Hinterbeins des Hundes. Untere
Kurve, Blutdruck. Nullinie,
23 mm unterhalb der Markierung, welche die Reizung des
zentralen Endes des Vagus angibt. Zeit in 10 Sekunden. Die
reflektorische Dilatation, die
man nach Ausschaltung der Constrictoren des Bauchsympathicus
erhält, kann durch die Durchschneidung des Rückenmarks in
Höhe des zweiten Lumbalsegments aufgehoben werden. Durch
diese Operation wird die Verbindung der Dilatatoren mit dem
Zentrum durchtrennt.
(BAYLISS, 1902, 3, Abb. 7.)

PORTER und TURNER (1915) behaupten,
daß es bestimmte Zentren für Gefäßreflexe und
zur Erhaltung des Gefäß,,tonus" gibt.

Der afferente spinale Weg der Depressor-
reflexe liegt in der Columna lateralis ebenso wie
der Tractus thalamospinalis, seine Fasern gehen
aber nicht über die Medulla oblongata hinaus
(RANSON und BILLINGSLEY, 1916, 3). Der afferente
Weg der Pressorreflexe liegt im Lissauerschen
Strang. Die Fasern haben denselben Verlauf wie
die protopathischen Schmerzfasern von HEAD
(RANSON und BILLINGSLEY, 1916, 1).

Die reflektorische Gefäßverengerung oder
-erweiterung kann also auf zweierlei Art erzeugt
werden, entweder durch Erregung des Constrictorenzentrums oder durch Hemmung des Tonus
in den Dilatatorenzentren, vorausgesetzt, daß
ein solcher Tonus vorhanden ist. Die Erweiterung kann durch Erregung des Erweiterungs-
zentrums oder durch Hemmung des Tonus im
Constrictorenzentrum erhalten werden, vorausgesetzt, daß dieses sich in einem tonischen Erregungszustand befindet

Bei früheren Arbeiten hat man die gefäßerweiternden Nerven nicht berücksichtigt. Daher
haben CYON und LUDWIG die periphere Erweiterung, die vom N. depressor hervorgerufen
wurde, als Hemmung des Constrictorentonus
aufgefaßt. 1893 stellte ich fest, daß sich die
Erscheinungen so nicht vollständig erklären
lassen. Ich nahm an, daß bei den pressorischen
und depressorischen Reflexen immer Hemmung
des einen und Erregung des anderen Zentrums gleichzeitig eintritt.

OSTROÜMOV, der mit HEIDENHAIN (1876) arbeitete, hatte bereits gemeint,
daß die reflektorische Erweiterung in den Hautgefäßen, die von dem N. depressor
bewirkt wird, durch Erregung von gefäßerweiternden Fasern entsteht. Es ist
aber ihm und seinen Nachfolgern nicht aufgefallen, daß sowohl erregende wie
hemmende Wirkungen hereinspielen. Nach SHERRINGTONS Arbeit über die
reziproke Innervation beim Skelettmuskel nahm ich (1908, 2) die Frage wieder
auf und zeigte, daß diese Innervation auch für vasomotorische Reflexe gilt,

obwohl die Erscheinungen dadurch kompliziert werden, daß sowohl Zentren wie Effektoren erregt oder gehemmt werden können.

Es sind 4 Fälle zu betrachten, die ich hier nur kurz erwähnen kann. Näheres in meinen beiden Arbeiten (1908, 2 und 3).

Bei Pressorreflexen steigt der Blutdruck infolge der Kontraktion peripherer Arterien. Das geschieht hauptsächlich durch die Erregung des Constrictorenzentrums, welches Reize ausschickt, und die glatte Muskulatur der Arteriolen, die sich bereits in mäßiger Spannung befindet, zu starker Kontraktion veranlaßt. Abb. 185 zeigt, daß dies stattfindet. Bei der untersuchten Extremität waren nur die Constrictoren wirksam, da die Dilatatoren durchschnitten waren. Die Abb. 186 und 93 (S. 501) zeigen aber auch eine Vasoconstriction, wenn die Extremität nur noch von Vasodilatatoren innerviert war. Dies ist durch eine Hemmung der Muscularis zu erklären, welche durch Erregungen, die vom Dilatatorenzentrum ausgehen, bewirkt wird. Die afferenten Impulse, welche das Constrictorenzentrum erregen, hemmen das Dilatatorenzentrum. Sie beseitigen daher den Hemmungszustand in der Muscularis der Arterienwand, so daß diese zu ihrem normalen Tonus zurückkehren kann. Man darf nicht vergessen, daß SHERRINGTON gezeigt hat, daß eine Hemmung erst nachweisbar wird, wenn der tonische Erregungszustand beseitigt ist. Es ist tatsächlich nur unter bestimmten Bedingungen, die für die tonische Gefäßerweiterung günstig sind, wie hohe Temperatur der Umgebung und hoher Blutdruck, möglich, die Hemmung des Dilatatorentonus nachzuweisen, offenbar weil der Tonus unter gewöhnlichen Umständen fehlt (siehe auch Abb. 194 unten).

Bei den Depressorreflexen kann man leicht zeigen, daß das Constrictorenzentrum gehemmt ist. Das zeigt Abb. 89, S. 498, da die Dilatatoren durchschnitten waren. Eine Erregung der Dilatatoren zeigt sich ferner bei

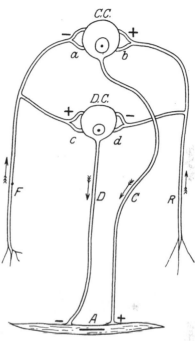

Abb. 191. Schema der Bahnen der vasomotorischen Reflexe. *A* Muskelzelle der Arteriole. *D* Gefäßerweiternde Nervenfaser, die in *A* endigt und den natürlichen Tonus hemmt. *C* Gefäßverengende Faser, die auch bei *A* endigt, aber ihn erregt. Diese beiden Faserarten entspringen aus dem Erweiterungszentrum (*D. C.*) und dem entsprechenden Verengungszentrum (*C. C.*). *F* Afferente Depressorfaser, die sich in 2 Äste (oder Kollateralen) teilt, von denen einer (—) das Verengungszentrum hemmt, während der andere (+) das Erweiterungszentrum erregt. *R* Pressorfaser des gewöhnlichen sensiblen Nerven, der ein Steigen des Blutdruckes durch Erregung von *C. C.* und Hemmung von *D. C.* verursacht. *a, b, c, d* die entsprechenden Synapsen dieser Äste mit den afferenten Neuronen. Die vermutlich vorhandenen Zwischenneurone sind der Einfachheit halber fortgelassen
(BAYLISS, 1908, 2, Abb. 27.)

der Reizung der Chorda tympani, die keine constrictorischen Fasern enthält, in Abb. 187. Da aber dieser Nerv Sekretionsfasern enthält, von denen man annehmen kann, daß sie von afferenten Vagusfasern erregt werden — es wurde zwar keine Sekretion beobachtet —, könnte man dies gegen diese Erklärung einwenden. Es könnten Stoffwechselprodukte von den Zellen gebildet worden sein, welche, wie wir gesehen haben, eine Erweiterung der Blutgefäße bewirken. Abb. 188 ist daher schlagender, da sie einen Reflex vom N. depressor des Kaninchens darstellt, von dem man nicht behaupten kann, daß er eine reflektorische Sekretion verursacht.

FOFANOV und CHALUSSOV (1913) haben diese Resultate bestätigt und gezeigt, daß eine Gefäßerweiterung bei der Zunge, der Nasenschleimhaut und den Beinen auftritt, wenn das zentrale Ende des Depressors gereizt wird, obwohl die Constrictoren durchschnitten waren. Abb. 189 gibt eine ihrer Kurven wieder. Am Bein können, wie ich bereits gesagt hatte (1902, 3), keine anderen Dilatatoren

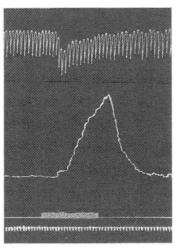 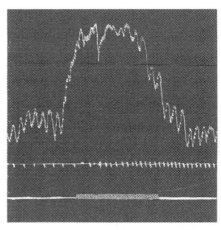

A                    B

Abb. 192 A—D. LOVÉNsche Reflexe. A Obere Kurve, Blutdruck. Untere Kurve, Volumen des oberen Teiles des Hinterbeines des Hundes. Bei der Markierung wurde das zentrale Ende des Nervus dorsalis pedis desselben Beines gereizt und verursachte ein leichtes Sinken des Blutdrucks mit deutlicher Volumzunahme des Beines. Man beachte, daß die gewöhnliche Wirkung eines sensiblen Nerven darin besteht, eine allgemeine Gefäßverengerung im Körper hervorzurufen. B Obere Kurve, Blutdruck. Untere Kurve, Tropfenzahl aus der Vena femoralis. Bei der Markierung wurde das zentrale Ende des N. cruralis anterior desselben Beines gereizt. Man sieht ein Steigen des Blutdrucks, das von einer Volumzunahme des Beines begleitet ist. Abb. 185 zeigt, daß die Reizung eines sensibeln Nerven eines anderen Gebietes (N. medianus am Arm) Gefäßverengerung im Bein verursacht. Das sieht man in:

als Fasern aus den dorsalen Wurzeln nachgewiesen werden. Sie müssen also vom Zentrum her umgekehrt wie normal erregt worden sein. Abb. 190, nach einem Experiment von mir, zeigt dieselbe Erscheinung.

MARTIN und MENDENHALL (1915) haben gezeigt, daß bei Depressorreizung eine Dilatation der Gefäße der Nasenschleimhaut stattfindet, auch bei durchschnittenen Vasoconstrictoren.

Abb. 191 zeigt eine schematische Zeichnung der Verbindungen der beiden vasomotorischen Zentren. Durch ihre Benutzung kann man den folgenden etwas komplizierten Fall besser verstehen.

SHERRINGTON (1913, 2) nimmt an, daß diese Erscheinungen mit dem Stellungstonus des Skelettmuskels zusammenhängen. Der anatomische Tonus der Arterienwand ist mit Rücksicht auf das in der Arterie enthaltene Blut als Stellungstonus aufzufassen. Da man einen Tonus der Flexoren nur unter besonderen Umständen erhalten kann, ist auch der Tonus des dilatatorischen Zentrums gewöhnlich nicht nachweisbar.

*Die Lovénschen Reflexe.* Eine interessante Form lokaler Gefäßreflexe wurde zuerst von LOVÉN (1866) beschrieben. Wenn das zentrale Ende des Nervus auricularis major, des sensiblen Nerven des Kaninchenohrs gereizt wird, tritt

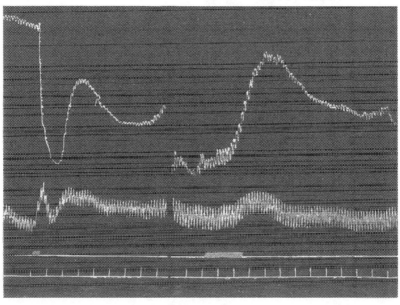

C    Zu Abb. 192.    D

C Obere Kurve, Volumen des Hinterbeines des Hundes. Untere Kurve, Blutdruck. Vaso-dilatatoren ausgeschaltet infolge Durchschneidung der lumbalen und sakralen dorsalen Wurzeln. Bei der Markierung wurde das zentrale Ende des N. medianus gereizt. Gleich-zeitig mit der Blutdrucksteigerung Konstriktion im Bein. D Dasselbe Experiment, aber statt des N. medianus wurde das zentrale Ende einer sensibeln Wurzel des Beingebiets, nämlich die 6. lumbale Rückenwurzel, gereizt. Es findet wieder das gewöhnliche Steigen des allgemeinen Blutdrucks statt, die Gefäße des Beins erweitern sich aber erheblich. Dieses Experiment zeigt, daß bei dem LOVÉNschen Reflex eine Hemmung des Constriktorentonus eintritt. Abb. 9 meiner Arbeit von 1902, 3 liefert den Beweis, daß die Erweiterer erregt werden, es liegt hier also reziproke Innervation vor. (C und D aus BAYLISS, 1908, 2, Abb. 8.)

bei anderen Organen Vasoconstriction, beim Ohr dagegen Dilatation auf. Eine ähnliche Wirkung erhielt man beim Bein. Abb. 192 gibt zwei Belege hierfür. Die Blutgeschwindigkeit in einem tätigen Organ kann also nicht nur durch eine Erhöhung des allgemeinen Blutdrucks, sondern auch durch Gefäßerweiterung im tätigen Organ bewirkt werden. Ich zeigte, daß bei diesen Reflexen eine doppelte reziproke Innervation stattfindet (1902, 3, S. 292 und 1908, 2, S. 351 bis 353; siehe BAYLISS, 1906, 3, S. 330). Die Dilatatoren des Ohrs sind wahr-scheinlich antidromisch. Daher ist der Fall ein weiterer Beweis für die reflek-torische Erregung sensibler Fasern in den dorsalen Wurzeln.

Auch bei den vasomotorischen Zentren wandelt das Strychnin Hemmung in Erregung um (Abb. 193). Hier sieht man die Wirkung allmählich steigender Dosen, welche das Sinken des Blutdrucks bei Depressorreizung in ein Steigen umwandelt. Bei der genaueren Analyse stieß ich auf unerklärliche Resultate, bis ich entdeckte, daß sich nicht nur die Hemmung der Constrictoren bei Depressorreflexen in Erregung umwandelt, sondern auch die des Dilatatorenzentrums bei pressorischen Reflexen. So können die Dilatatoren bei einem Pressorreflex nach Strychnin in Erregung geraten. Das Resultat ist die Umwandlung der Constriction durch Hemmung des dilatatorischen Tonus in Erweiterung infolge der Erregung des Dilatatorenzentrums, wie sie Abb. 194 und 195 zeigt.

Die antagonistische Wirkung des Chloroforms zeigt die Kurve von MATHISON (Abb. 97 und 98).

Die Frage nach der Natur des automatischen Tonus bei den vasomotorischen Zentren ist oben (S. 656) gestreift worden.

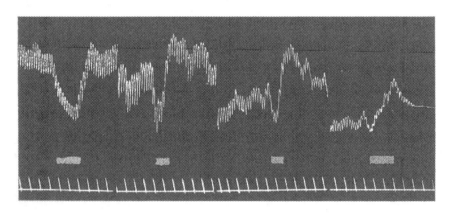

Abb. 193. Umwandlung der Blutdrucksenkung in Blutdrucksteigerung durch Strychnin beim Kaninchen. Zuerst Reizung des normalen Nerven. Nach jedem Reiz Strychningabe. Die Blutdrucksenkung hört allmählich auf und geht in Blutdrucksteigerung über.
(BAYLISS, 1908, 2, Abb. 15.)

Bekanntlich tritt ein erhebliches Steigen des Blutdruckes bei der Asphyxie ein; MATHISONS Resultate bezüglich der Wirkung der bei Erstickung entstehenden Stoffwechselprodukte wurden auch bereits erwähnt. Ich nenne außerdem die Experimente von SOLLMANN und PILCHER (1911). Sie stellen fest, daß das Gefäßzentrum in der Medulla oblongata durch Kohlensäure in Erregung versetzt wird. Wenn die Anhäufung der Kohlensäure verhindert wird, gerät das Zentrum durch Sauerstoffmangel nicht in Erregung. Ich halte es für möglich, daß die normale Erregung des Zentrums durch die Kohlendioxydspannung des Blutes bewirkt wird wie beim Atemzentrum.

*Die chemische Regulation der Blutgeschwindigkeit.* Als ich vom Coronarkreislauf sprach, erwähnte ich, wie fein die Blutgefäße auf die bei der Zelltätigkeit entstehenden Stoffwechselprodukte reagieren, die eine automatische Gefäßerweiterung hervorbringen. Diese Wirkung der Produkte des Zellstoffwechsels wurde zuerst von GASKELL klar erkannt (1880, S. 66—70). Da saure Produkte und besonders Kohlensäure die gewöhnlichen Stoffwechselprodukte sind, suchte man natürlich die Wirkung der Zunahme der Wasserstoffionenkonzentration direkt nachzuweisen. GASKELL zeigte, daß die Milchsäure eine Abnahme des Tonus hervorruft, und ich zeigte später (1901, 1), daß die Kohlensäure dieselbe Wirkung hat. Die Arbeit von HOOKER (1911—1912) bestätigte diese Resultate auch für andere Stoffe. Es ist auch zu erwähnen, daß SEVERINI (1876—1881) bereits eine Erweiterung der Capillaren durch Kohlensäure und eine Verengerung durch Sauerstoff beschrieben hatte. Fixe Säuren spielen hauptsächlich bei ungenügender Sauerstoffversorgung eine Rolle, so bei der Asphyxie oder wenn der Sauerstoffverbrauch bei starker Zelltätigkeit auf hohe Werte steigt. HOOKER zeigte, daß Sauerstoff und Calciumionen den Gefäßtonus erhöhen, daß Kohlendioxyd, Harnsäure, Natrium und Kaliumionen ihn herabsetzen. SCHWARZ

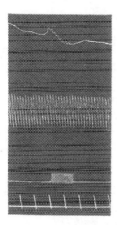

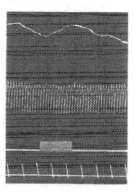

Abb. 194. Vasoconstriction durch Hemmung des Dilatatorentonus. Kaninchenohr. Sympathicus durchschnitten. Obere Kurve Volumen des Ohres. Untere Kurve Blutdruck. Bei der Markierung Reizung des zentralen Endes des Nervus medianus. Nur mäßige Blutdrucksteigerung, weil das Tier evisceriert war. Abnahme des Volumens des Ohres, der schwache Zunahme vorausgeht. (BAYLISS, 1908, 2, Abb. 22.)

Abb. 195. Hemmung des Dilatatorentonus, durch Strychnin in Erregung der Dilatatoren verwandelt. Das gleiche Experiment wie in Abb. 194, aber nach Injektion von Strychnin. Reizung des Nervus medianus, verursachte Volumzunahme des Ohres, gleichzeitig leichte Blutdrucksenkung. (BAYLISS, 1908, 2, Abb. 23.)

und LEMBERGER (1911) stellten fest, daß die Injektion eines Kubikzentimeters einer 0,001 molaren Salzsäure in das zentrale Ende der linken Arteria subclavia eine deutliche Erweiterung der Gefäße der Submaxillaris verursachte, obwohl natürlich nur ein Teil der Säure die Drüse erreichte. Die Wirkung der verschiedenen Säuren ging der Wasserstoffionenkonzentration nicht parallel. Sie entsteht durch die Kohlensäure, welche aus dem Bicarbonat des Blutes ausgetrieben wird. Dieser Wert ist den Molen injizierter Säure proportional. Säuren, die schwächer als Kohlendioxyd sind, wie Glykokoll und Alanin, waren unwirksam.

Diese lokale Wirkung ist entgegengesetzt derjenigen auf die Zentren. Die Zentren werden, wie wir oben gesehen haben, durch Kohlensäure erregt. MATHISON zeigte (1911), daß die direkte Einwirkung von Kaliumsalzen auf die Zentren auch Erregung hervorruft.

In Gewebsextrakten, besonders in gekochten, finden sich häufig Stoffe, die eine kräftig erweiternde Wirkung auf Blutgefäße haben, so in sauren Extrakten von Dünndarmschleimhaut. BARGER und DALE (1911) haben gezeigt, daß diese das Salz einer Base enthalten, die durch Kohlensäureabspaltung aus Histidin entsteht, und $\beta$-Iminazolyläthylamin ist. Der Depressorstoff ist in den tieferen Schichten der Schleimhaut enthalten und kann durch Alkohol extrahiert werden (BAYLISS und STARLING, 1902, 1, S. 335), ob er aber in den lebenden Zellen vorhanden ist und im normalen Stoffwechsel produziert wird, weiß man nicht. Die Substanz bewirkt bei der Katze und dem Hund Gefäß-erweiterung, beim Kaninchen und Meerschweinchen aber Gefäßverengerung. Es wäre übereilt, zu behaupten, daß dieser Stoff als Stoffwechselprodukt intra vitam bei tätigen Organen Gefäßerweiterung hervorruft.

Die Produkte des Zellstoffwechsels rufen gewöhnlich eine Gefäßerweiterung hervor. Dagegen bewirkt das innere Sekret der Nebenniere, das Adrenalin, überall Vasoconstriction, wo eine Versorgung mit sympathetischen gefäßver-engenden Nerven besteht. Dieses „Hormon" wird im nächsten Kapitel näher besprochen. Ich erwähne es hier, da in vielen Fällen, in welchen ein reflektorisches Steigen des Blutdrucks auftritt, Adrenalin in die Blutgefäße geht und das Steigen des Druckes unterstützt. Gleichzeitig werden die Sekretionsnerven der Nebennieren erregt (siehe besonders die Arbeit von ANREP, 1912, 1).

Es könnte dem Leser der Gedanke kommen, daß diese Adrenalinausschüttung vielleicht die Ursache der Blutdrucksteigerung bei Pressorreflexen ist. Wenn dem so wäre, würde die Existenz eines Vasoconstrictorenzentrums überflüssig sein. HOSKINS und WHEELON (1914) zeigten aber, daß 4 bis 6 Stunden nach der Abbindung beider Nebennieren zwar eine Schwäche des Skelettmuskels und des Herzens auftritt, der Blutdruck aber nicht sinkt, und man noch Pressor-reflexe von sensiblen Nerven erhält. Die Erregung der Vasoconstrictoren tritt also auch ohne Adrenalinausschüttung auf.

In ähnlicher Weise haben einige, z. B. BARCROFT (1914, S. 148), ange-nommen, daß die gefäßerweiternden Nerven von verhältnismäßig geringer Be-deutung sind, wenn auch ihr Vorhandensein zugegeben wird. Man nimmt an, daß die funktionelle Dilatation hinreichend durch die Wirkung der Stoffwechsel-produkte erklärt werde. Aber wenn Gefäßerweiterer durch den N. depressor erregt werden, um das Herz durch ein Sinken des Blutdruckes zu entlasten, wäre es doch recht merkwürdig, wenn, um dieses Ziel zu erreichen. eine ganze Anzahl von Organen in Tätigkeit versetzt werden müßte. Man muß aber zugeben, daß die Gefäßerweiterer keine große Rolle bei der reflektorischen Blutdrucksenkung zu spielen scheinen, da die Hemmung des Constrictorentonus gewöhnlich schon ausreicht. Die Frage wäre entschieden, wenn man beweisen könnte, daß die Reizung eines Nerven eine Gefäßerweiterung herbeiführt ohne Stoffwechsel-steigerung. Zu der Wirkung der Chordareizung auf die atropinisierte Submaxillaris, bei der man Gefäßerweiterung ohne sichtbare Sekretion erhält, bemerkt BARCROFT (1914, S. 147) mit Recht, daß es Stadien der Zelltätigkeit geben kann, die der Absonderung der Sekretion vorangehen und durch Atropin nicht ge-lähmt werden. Er findet nämlich eine Zunahme des Sauerstoffverbrauchs. Die angeführten Angaben scheinen mir zu zeigen, daß außer der Wirkung der Stoff-wechselprodukte noch eine Nervenwirkung vorhanden ist, da die Größe der

Dilatation der Zunahme im Sauerstoffverbrauch nicht proportional geht. Einer Zunahme des Sauerstoffverbrauchs um 109% entspricht eine Zunahme der Durchströmungsgeschwindigkeit um 488%, während 50% Zunahme des Sauerstoffverbrauchs einer Zunahme der Blutgeschwindigkeit von 812% entsprechen, d. h. also eine größere Erweiterung einem kleineren Sauerstoffverbrauch. Einige neuere (noch unveröffentlichte) Experimente von ANREP und EVANS zeigen, daß es möglich ist, durch Reizung des peripheren Endes des N. lingualis eine Gefäßerweiterung bei der Zunge ohne irgendeine Zunahme im Sauerstoffverbrauch zu erhalten. In einigen Fällen fand sich eine solche Zunahme, aber diese entstand wahrscheinlich durch die Sekretionstätigkeit der Drüsen in der Zunge.

Die oben erwähnten Versuche von ANREP zeigen, daß, wenn das zur Reizung des Pankreas verwendete Sekretin keine depressorische Substanz enthält, in der Drüse bei der Sekretion wenig oder keine Gefäßerweiterung auftritt. Die Stoffwechselprodukte aktiver Drüsen haben daher im allgemeinen keine gefäßerweiternde Wirkung. Siehe auch ASHER (1910, 2).

Ich erwähnte oben, daß die Reizung des Halssympathicus bei der Katze reichliche Speichelabsonderung ergibt. Die Nichtbeachtung des Umstandes, daß Stoffwechselprodukte eine Vasodilatation hervorrufen können, führte einige Beobachter zu der Annahme, daß der Halssympathicus dilatatorische Fasern enthalte. Das Ergotoxin, das DALE (1906) aus dem Mutterkorn erhalten hat, lähmt die sympathischen Vasoconstrictoren und Sekretionsfasern, beeinflußt die Dilatatoren aber nicht. Nach Ergotoxingabe erfolgt auf die Reizung des Halssympathicus keine Erweiterung in den Drüsengefäßen mehr, was sich durch das Fehlen einer Sekretion erklärt. Einige Forscher scheinen eine Gefäßerweiterung ohne vorherige Vasoconstriction bei Reizung des Halssympathicus erhalten zu haben. Ich habe das nicht gefunden. Ich erhielt zuerst Verengerung und Erweiterung erst bei reichlicherer Sekretion.

*Die Reaktion auf Druckänderungen.* Ich hatte bei der Plethysmographierung von Organen (1902, 2) beobachtet, daß bei plötzlicher Erhöhung des Blutdruckes der ersten passiven Ausdehnung des Organs eine beträchtliche Kontraktion folgt. Da der glatte Muskel, wie wir wissen, auf eine Dehnung mit einer Kontraktion antwortet, nehme ich an, daß dies durch eine ähnliche Reaktion seitens der Muscularis der Arteriolen verursacht wird. Daß die Splanchnicusreizung oder die Asphyxie eine Adrenalinausschüttung bewirkt, wußte man damals noch nicht, ANREP (1912, 2) hat aber gezeigt, daß die von mir zur Erzeugung der Blutdrucksteigerung angewendeten Methoden eine Adrenalinausschüttung bewirken, wodurch sich meine Resultate erklären. Natürlich kann auch eine Reaktion auf die Dehnung stattfinden, aber meine Experimente beweisen das nicht. Ich hatte das gleiche Resultat auch an einer herausgeschnittenen Arterie bekommen, was ANREP aber nicht bestätigen konnte. Wenn ich ANREPS Beschreibung seiner Methode richtig verstehe, so scheint ihm eine Kontraktion der Arterie, wenn diese vorher durch Vorschieben des Kolbens einer Spritze gedehnt wird, unmöglich. In derselben Arbeit habe ich aber auch beschrieben, daß man die entgegengesetzte Reaktion der Blutgefäße beim Sinken des Druckes bekommt. Hier fand als Reaktion auf die Verminderung der Spannung eine Erweiterung statt. Die Wirkung des Adrenalins ist hierbei ausgeschlossen. ANREP

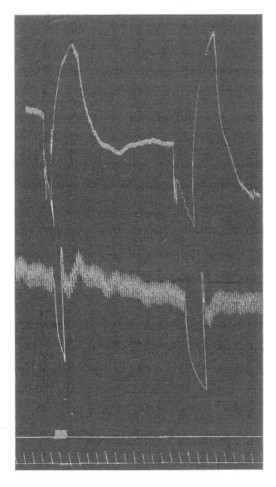

Abb. 196. Lokale Reaktion der Blutgefäße bei
Blutdrucksenkung. Obere Kurve, Volumen des
Hinterbeines vom Hunde, Vasomotoren durchschnitten. Untere Kurve, Druck in der Art. femoralis. Nullpunkt entspricht der Linie der Reizmarkierung. Zeitmarkierung 10 Sekunden. Die
Aorta abdominalis wurde zweimal komprimiert,
nur das erstemal markiert. Die Blutdruckkurve
zeigt die Dauer der Blutdrucksenkung in den Gefäßen der Extremitäten. Der ersten Volumabnahme, die durch Entziehung des Blutes verursacht ist, folgt eine starke Zunahme. Sie scheint
nicht von der Dauer der Anämie abzuhängen.
Warum sollte auch die Anämie, die nur 8 Sekunden dauert, bei einem curarisierten Tiere
bei künstlicher Atmung so viel anoxybiotische
Stoffwechselprodukte hervorbringen, daß eine so
große Wirkung entsteht! Der Dilatation folgt
wieder Constriction, die vielleicht eine Reaktion gegen das plötzliche Einströmen des Blutes
in die erweiterten Gefäße ist.
(BAYLISS, 1902, 2, Abb. 7.)

erklärt das Resultat durch die
Wirkung der bei der Asphyxie entstandenen Stoffwechselprodukte.
Ich bin von dieser Erklärung
nicht befriedigt, doch konnte ich
leider ANREPS Experimente nicht
mit ansehen. Die Verlangsamung
des Kreislaufs hat sicher zur Bildung solcher Produkte geführt.
Aus der Abb. 196 erkennt man
aber, daß eine 8 Sekunden lange
Kompression der Aorta abdominalis eine fast ebenso große Erweiterung wie eine 20 Sekunden
dauernde hervorruft. Man kann
nur schwer glauben, daß eine
8 Sekunden dauernde Unterbrechung der Zirkulation in einem
ruhenden, bewegungslosen Bein
bereits zu einer bedeutenden Anhäufung von Erstickungsstoffen
führen sollte. Man muß beachten,
daß das Blut sauerstoffgesättigt
war. Es wäre wünschenswert,
Kompressionen von noch kürzerer
Dauer auszuprobieren. Wenn man
aber eine Reaktion der Muskelzellen der Arterienwand auf das
Sinken des Druckes annimmt, muß
man zugestehen, daß sie vorher
auf den normalen hohen Blutdruck mit Kontraktion reagiert
haben. Wenn man ferner die von
CARL TIGERSTEDT beschriebene
elektrische Veränderung als Folge
einer Kontraktion der Muscularis
auffaßt, so geht daraus hervor,
daß die größeren Arterien auf
den Herzschlag durch eine wenn
auch geringe Kontraktion reagieren.

KESSON (1913) konnte an isolierten Arterien keine Reaktion
feststellen, aber GESELL findet
(1916), daß der normale Reiz für
den Tonus des Vorhofsmuskels die
Dehnung ist.

## Die Regulation der Blutversorgung der Organe.

Wenn wir das auf den vorangehenden Seiten Gesagte zusammenfassen, so kann man sagen, daß die Durchströmungsgeschwindigkeit eines tätigen Organs auf folgende Weise vermehrt wird:

1. durch Steigen des allgemeinen Blutdruckes; sie wird durch Vasoconstriction in anderen Teilen hervorgerufen;

2. durch Gefäßerweiterung in dem Organ selbst; diese beiden Wirkungen sind bei den Lovénschen Reflexen vereinigt;

3. durch die Erzeugung saurer Stoffwechselprodukte bei der Zelltätigkeit.

Der natürliche Tonus bei den Arteriolen wird auf dreierlei oder vielleicht viererlei Arten unterhalten:

1. wie sonst befindet sich auch hier die glatte Muskulatur im Tonus;

2. kontinuierliche vasoconstrictorische Reize werden infolge der tonischen Erregung des Vasoconstrictorenzentrums übermittelt;

3. die auf Adrenalinausschüttung erfolgende Kontraktion, welche bei vom Sympathicus innervierten Organen stattfindet;

4. die Kontraktion, welche vielleicht auf die Dehnung antwortet.

## Der Capillarkreislauf.

Die aktiven Veränderungen in den Capillaren und ihre Beeinflussung durch das Nervensystem, welche unabhängig von Blutdruckschwankungen vor sich gehen, sind erst kürzlich eingehend untersucht worden.

Man hat früher wohl an solche Dinge nicht gedacht, weil die Capillarwandung keine Muscularis enthält und eine einfache Schicht von Zellen darstellt. Aber man weiß, daß auch andere Zellen als Muskelzellen ihre Form bei der Reizung verändern können: Ich erwähne die Pigmentzellen in der Haut der Fische, Frösche und wirbellosen Tiere, und die Kugelform, die Amöben und Leukocyten bei der Reizung annehmen. Oben (S. 518) ist die sympathetische Innervation der Melanophoren des Fundulus erwähnt und eine Innervation der Capillaren beschrieben worden. SCHÄFER (1912, S. 346) findet durch Behandlung des Kaninchenmesenteriums mit Goldsalzen, daß jede Capillare eine an ihr verlaufende Nervenfaser besitzt, und daß die einzelnen Nerven Schleifen bilden.

Bei der Untersuchung der Schwimmhaut zwischen den Zehen des Frosches werden dem Beobachter unter anderem zwei Dinge auffallen: Er wird bemerken, wie sich die Volumina von Capillaren und Arteriolen und dementsprechend die Durchströmungsgeschwindigkeiten zueinander verhalten. Er kann auch schätzen, wie groß der in den Capillaren enthaltene Bruchteil der Gesamtmenge des Blutes sein muß, und wie eine geringe Zunahme im Durchmesser der Capillaren, wenn sie in einem großen Teile des Körpers auftritt, den größten Teil der Gesamtblutmenge gleichsam aufsaugen würde. Obwohl die Capillargefäße weiter sind, nimmt die Geschwindigkeit ab, nicht nur wegen der Zunahme des Gesamtquerschnitts, sondern auch durch das Sinken des treibenden Blutdruckes. Unter gewöhnlichen Umständen, wie LISTER (1858), LANGLEY (1911) und KROGH (1919) gezeigt haben, sind nicht alle Capillaren eines Gebiets mit Blut angefüllt; einige von ihnen sind leer und wohl kontrahiert. KROGH sah, daß sich beim ruhenden Muskel nur eine geringe Anzahl mit Blut füllte. Bei der Tätigkeit öffnete sich eine größere oder kleinere Anzahl von diesen und ließ Blut hindurchfließen. Man braucht aber einen verhältnismäßig hohen Druck, um die kollabierten Capillargefäße passiv zu öffnen. Wenn daher eine Zunahme der Blutversorgung nötig ist, muß eine aktive Erweiterung sowohl der Capillargefäße wie der Arteriolen stattfinden. Den Unterschied zwischen der Erweiterung der Capillaren und der kleinen Arterien erkennen wir bei der Beeinflussung der Haut durch Kälte. Die Hautfarbe verdankt ihr Aussehen bei den weißen Rassen fast ganz dem Blut in den Capillargefäßen. Wenn diese blutleer sind, ist die Haut weiß und kalt. Das tritt bei großer Kälte als Ergebnis der Constriction der kleinen Arterien und der Capillaren ein. Es gibt aber zwei allgemein bekannte Kältewirkungen, bei denen die Haut stärker als normal gefärbt ist und die Capillargefäße daher mehr Blut enthalten. Bei der einen, der normalen Reaktion des Gesunden, ist die Haut rot und warm. Das wird durch eine Erweiterung der Arterien bewirkt, die ein reichlicheres Fließen des warmen Blutes zuläßt, bei gleichzeitiger Erweiterung der Capillaren. So wird die Haut vor· schädlicher Kälteeinwirkung, Frost usw. geschützt. Daß das Blut rot bleibt, zeigt, daß es schnell erneuert wird, bevor es viel von seinem Sauerstoff verloren hat. Im anderen Zustand, der pathologisch ist, ist die Haut blau und kalt. Die Blaufärbung zeigt, daß der Strom so langsam ist, daß der meiste Sauerstoff von den Geweben verbraucht wird, bevor das Blut durch frische Zufuhr ersetzt ist. Daß es langsam durchgeht, zeigt auch die Kälte der Haut. Die Capillargefäße sind zwar weit, die gleichzeitige Constriction der Arterien läßt aber nur eine langsame Strömung zu.

Es ist ferner experimentell bewiesen worden, daß die Capillargefäße unabhängig von den Arteriolen beeinflußt werden können. ROY und GRAHAM BROWN (1880) bemerkten, daß der Durchmesser einzelner Capillargefäße dem Arteriendruck nicht entspricht. So können zwei nebeneinander liegende Capillargefäße durch sehr verschiedene äußere Drucke leergepreßt werden. Nach einiger Zeit erfordert dann die Kompression desjenigen, das vorher leichter zusammendrückbar war, gerade den höheren Druck.

Einen vollständigeren Beweis für die aktive Verengerung und Erweiterung der Capillaren gaben DALE und RICHARDS (1918). DALE und LAIDLAW (1910) hatten festgestellt, daß die Base $\beta$-Iminazolyläthylamin oder Histamin alle glatten Muskeln zur Kontraktion bringt. Bei intravenöser Injektion beim Hunde, der Katze oder dem Affen bewirkte sie aber ein anormales Sinken des Blutdrucks, obwohl ihre Wirkung auf die Arteriolen ein Steigen hätte veranlassen müssen. Durch eine Anzahl genialer Experimente konnten DALE und RICHARDS nachweisen, daß eine allgemeine Erweiterung der Capillargefäße entstand. Je nach der Dosis blieben die Arteriolen entweder unbeeinflußt oder zeigten Constriction. Die Plethysmographie von Extremitäten ergab sehr wechselnde Volumverhältnisse bei gleicher Blutdrucksenkung, wie das bei Constriction der Arteriolen und Erweiterung der Capillaren in wechselndem Maße zu erwarten ist. Bei künstlich durchströmten rein arteriellen Gefäßgebieten (erhalten durch Abtrennung des Mesenteriums am Darm) wurde durch Histamin nur eine Verlangsamung der Durchströmung erhalten, infolge der Constriction der Arteriolen. Interessante Resultate erhielt man an den Zehenballen der Katze. Durchschneidet man die Nerven des einen Beins bei einer normalen Katze, so sind die Ballen der entnervten Seite, obwohl das erhöhte Pulsvolumen eine Erweiterung der Arterien während einiger Wochen anzeigte, blasser als auf der normalen Seite, aber gleichzeitig wärmer. Das kann nur bedeuten, daß die Capillargefäße weniger gefüllt sind, daß aber ein schneller Blutstrom hindurchfließt. Die entnervte Pfote erwärmte beim Eintauchen in Wasser dieses schneller, als die normale es tat. Die Capillargefäße in der normal durchströmten Pfote müssen weit sein. Die Temperatur des Fußes zeigt aber, daß die Arteriolen kontrahiert sind. Der Kontrast ist ähnlich dem zwischen den „blauen" und den „roten" Wirkungen der Kälte auf die menschliche Haut. Gab man Histamin, so wurde die entnervte Pfote röter infolge der Erweiterung der Capillaren. Die normale Pfote zeigte zuerst eine leichte Abnahme in der Farbe infolge der allgemeinen Blutdrucksenkung, dann ein leichtes Dunklerwerden. Ein Stoff wie Acetylcholin, der nur zur Dilatation von Arterien führt, hat eine ganz andere Wirkung. Die entnervte Pfote zeigt keine bestimmte Farbveränderung, weil die Arteriolen bereits erweitert sind. Die normale Seite wird röter, da sich die Capillaren infolge der Erweiterung der Arteriolen stärker mit Blut füllen.

Ich wies oben schon darauf hin, daß das Adrenalin in sehr kleinen Dosen ein Sinken des Blutdrucks hervorruft. DALE und RICHARDS zeigten, daß hierbei, ähnlich wie bei Histamingabe, eine Erweiterung der Capillaren erfolgt, doch ist die gleichzeitige Constriction der Arterien ausgesprochener. Diese Wirkung scheint von der im nächsten Kapitel zu besprechenden typischen sympathicomimetischen Wirkung des Adrenalins unabhängig zu sein. In größeren als Minimaldosen wird eine Verengerung der Capillargefäße hervorgerufen.

KROGH (1920) stellt bei der Zunge des Frosches fest, daß Urethan lokal eine Erweiterung der Capillaren hervorruft, ohne die Arteriolen zu beeinflussen. Er zeigt auch, daß ein schwacher, lokalisierter, mechanischer Reiz eine Erschlaffung der Capillaren bewirkt, so daß dann der Venendruck genügt, sie von rückwärts zu füllen, während sie, wenn sie tonisch kontrahiert sind, auch nicht durch den Blutdruck der Arterien geöffnet werden. Ihr Füllungszustand hängt nicht vom Blutdruck in der Arterie, sondern von ihrem eigenen Tonus ab.

Ihre Innervation ist ebenso, wie wir oben bei den Arterien sahen, eine antidromische. Die Reaktion gegen örtliche Reizung wird durch Cocain aufgehoben. Sie wird durch einfache Durchschneidung der Nerven nicht beeinflußt, sondern nur durch Degeneration des Nerven. Es ist ein lokaler Achsenzylinderreflex. Elektrische Reizung des N. lingualis beeinflußt die Capillaren nicht, starke mechanische Reizung ergibt eine deutliche Erweiterung sowohl der Capillaren wie der Arteriolen. In meinen Experimenten an den dorsalen Wurzeln des Hundes bemerkte ich, daß die mechanische Reizung sehr wirksam war. Nach KROGH wird der Tonus der Capillaren weder durch Durchschneidung noch durch Degeneration der Nerven aufgehoben. Er verschwindet aber, wenn die Blutzufuhr abgeschnitten wird. Diese Wirkung wird nicht durch das Fehlen des Sauerstoffs verursacht, denn sie ist auch bei in reinem Sauerstoff gehaltenen Tieren vorhanden.

Die Beobachtungen von DOI (unveröffentlicht) über antidromische Reizung beim Frosch wurden oben erwähnt Er stellt fest, daß die Wirkung durch Acetylcholin oder Histamin nicht aufgehoben wird. Daher schließt er, daß die Wirkung sowohl durch arterielle wie capillare Erweiterung entsteht.

Die Art und Weise, in welcher das Histamin ein Sinken des Blutdruckes erzeugt, ist nicht ganz klar. Ich kann nur schwer glauben, daß der periphere Widerstand nennenswert abnehmen soll, wenn jenseits des Hauptwiderstandes, der in den kleinen Arterien zu suchen ist, ein breites Bett für den Strom geschaffen wird. Es ist wahrscheinlich eher eine Wirkung der Kapazität. DALE und RICHARDS haben aber gefunden, daß das Schlagvolum des Herzens bei kleinen Histamindosen zu-, bei großen dagegen abnimmt. Die Angelegenheit bedarf weiterer Untersuchung.

*Der Wundschock und die traumatische Toxämie.* Während des letzten Krieges entstanden ernste Störungen durch den „Schock" bei Verwundeten. Sie verhielten sich, als hätten sie sehr viel Blut verloren, aber die tatsächliche Hämorrhagie konnte nicht ernst gewesen sein. Manches ließ annehmen, daß die verletzten Gewebe einen toxischen Stoff erzeugten (siehe besonders QUÉNU, 1919). CANNON und ich (BAYLISS und CANNON, 1919; CANNON, 1919, BAYLISS, 1918) fanden gemeinsam, daß ein ähnlicher Zustand bei Katzen durch Verletzung der Oberschenkelmuskeln hervorgerufen werden konnte, und zwar bei Ausschluß nervöser Reflexe. Ferner zeigten DALE und LAIDLAW (1919), daß bestimmte Histamindosen ähnliche Wirkung hatten. Die hypothetischen Gifte sind nicht isoliert worden. Sie müssen aber dieselbe physiologische Wirkung wie das Histamin haben, d. h. eine ausgebreitete Erweiterung der Capillaren, die zu einer „inneren Verblutung" führt, mit all den Folgeerscheinungen des wirklichen Blutverlustes. Bei Verwundeten nimmt das Volum des Blutes ab (N. M. KEITH, 1919). Wenn man den Zustand nicht zu weit fortschreiten läßt, kann dies durch Transfusion von Blut oder von Ringerlösung, welche Gummi enthält, wieder aufgefüllt werden (KEITH, 1919, S. 40; BAYLISS, 1918, 1920, 1). Dauert der Zustand aber zu lange, so tritt eine weitere Giftwirkung auf, welche wiederum der Histaminwirkung ähnlich ist und das Blutvolum herabsetzt. Die normale Undurchlässigkeit der Gefäßwände gegen Eiweiß geht verloren. Demzufolge wird der osmotische Druck dieser oder anderer Kolloide, wie des Gummi arabicum, unwirksam, die Flüssigkeit tritt aus dem Gefäßsystem aus. Dann kann man selbst durch Bluttransfusion das Blutvolumen nicht mehr steigern. In solchen Fällen hat noch keine Behandlung genützt.

Es ist wichtig, festzustellen, daß die Erfahrung gezeigt hat, daß die Erhaltung des normalen Blutvolumens von größter Bedeutung ist. Eine weitgehende Verdünnung des Blutes ist von verhältnismäßig geringer Bedeutung, solange das gesamte Blutvolum normal bleibt (siehe Medizinisches Forschungskomitee, Sonderbericht, Nr. 25, S. 26, 27).

## Die Venen.

Bei dem großen Durchmesser der Hauptvenen könnte schon eine recht kleine Veränderung ihrer Capacität eine bedeutende Wirkung auf die gesamte Kapazität des Gefäßsystems haben.

Es ist behauptet worden, daß die Venen fast unbegrenzt dehnbar sind, so daß sie sich an große Blutvolumina anpassen könnten, ohne daß der Druck in ihnen merklich steigt. Nun sind ihre Wände zwar dünn, aber das Experiment zeigt, daß sie passiv kaum dehnbar sind. ROY (1881) fand, daß die Venen bei den Drucken, welche beim lebenden Tier vorkommen, weniger dehnbar sind als die Arterien.

Daß die Venen sich kontrahieren können, zeigen ihre rhythmischen Kontraktionen im Fledermausflügel und die bekannte Tatsache, daß freiliegende Venen sich bei der Reizung kontrahieren. GUNN und CHAVASSE (1913) zeigten ferner, daß herausgeschnittene Venen sich bei Adrenalinapplikation kontrahieren. Man nimmt daher an, daß sie eine sympathische Innervation besitzen. DONEGAN (unveröffentlicht) hat in einer Reihe von Experimenten festgestellt, daß auf Reizung des Bauchsympathicus eine Kontraktion der Venen des Beins erfolgt. So konnten Beobachtungen von THOMPSON und von BANCROFT, nach welchen auf Reizung des N. ischiaticus eine Kontraktion der Vena saphena erfolgt, bestätigt und der Ursprung der Fasern festgestellt werden.

Eine alte Beobachtung von GOLTZ (1864) ist interessant. Wenn man den Bauch eines Frosches wiederholt mit einem Messergriff beklopft („Klopfversuch"), erhält man außer dem Herzstillstand eine maximale Erweiterung der Abdominalgefäße, besonders der Venen. Wenn das Rückenmark jetzt zerstört wird, bleibt diese Gefäßerweiterung bestehen. GOLTZ meint, daß die Venen ebenso wie die Arterien unter einer vom Zentralnervensystem ausgehenden tonischen Innervation stehen. TAWASTSTJERNA (1916, S. 49) nahm Kurven auf, aus denen hervorgeht, daß bei solchen Versuchen nach Vagusdurchschneidung ein allmähliches Sinken des Blutdruckes eintritt, daß das Schlagvolum des Herzens stark abnimmt, woraus hervorgeht, daß Blut aus dem wirksamen Kreislauf verschwindet.

## Die Blutgerinnung.

Es ist allgemein bekannt, daß das Blut, wenn es aus den Blutgefäßen austritt und mit den Geweben oder äußeren Gegenständen in Berührung kommt, sich in eine Art Gallerte umwandelt. Der Nutzen dieses Vorganges für den Organismus scheint darin zu bestehen, daß der Blutverlust aus verletzten Blutgefäßen verringert wird.

Es ist unmöglich, hier die zahlreichen Arbeiten über die Gerinnung des Blutes wiederzugeben. Erklärt ist der Vorgang noch nicht genügend. Viele der vorgenommenen Untersuchungen haben nur zur Aufstellung einer Nomenklatur geführt, die man den angeblich wirksamen Stoffen beilegte, die aber als chemische Individuen nicht isoliert worden sind. Die Benennung dieser Stoffe ist meist nichts als eine Umschreibung der beobachteten Vorgänge (siehe die Bemerkungen oben S. 128 u. 398).

Zur Veranschaulichung weise ich auf die Schrift von COLLINGWOOD und MACMAHON (1912) hin, wo wir folgende Bezeichnungen für bestimmte Substanzen finden: Fibrinogen, Prothrombin, Prothrombokinase, Antithrombokinase, Thrombokinase, Antithrombin und Antiprothrombin. Man nimmt an, daß diese vor der Gerinnung vorhanden sind. Nach der Gerinnung haben wir: Fibrin, Thrombin, Thrombokinase, Antithrombin?, Antiprothrombin, Antithrombokinase und Prothrombin.

Im ganzen scheint es, daß die ursprünglich von WOOLDRIDGE (1887—1893) angenommene und von NOLF (1906—1908) weiterentwickelte Ansicht am besten den Tatsachen gerecht wird. Danach handelt es sich im wesentlichen um einen kolloidalen Prozeß, der von Elektrolyten, besonders von Calciumsalzen, beein-

flußt wird. Man nimmt mit Recht an, daß das sog. „Fibrinferment" kein
Enzym ist. Bei der späteren Verflüssigung des Gerinnsels mögen vielleicht
proteolytische Fermente beteiligt sein.

Bei den wirbellosen Tieren kommen zwei Prozesse vor, von denen der eine
in der Spaltung amöboider Teilchen, der andere in einer Plasmagerinnung besteht. Näheres hierüber bei HARDY (1892) und TAIT (1910 und 1918).

Der Extrakt aus dem Blutegelkopf (S. 439 oben) enthält etwas, was den
Koagulationsprozeß verhindert oder verzögert. Ein ähnliches „Antithrombin"
kann man auch aus der Leber erhalten, was besonders DOYON (1912) gezeigt hat.

Wegen der schwierigen und kostspieligen Beschaffung des Hirudins lohnt es sich, ein
Antithrombin aus der Leber nach DOYONS Methode herzustellen. Nötig wäre eine Entfernung der giftigen Verunreinigungen, die in den bisher erhaltenen Extrakten vorhanden
waren. Die betreffenden Stoffe machen das Kolloidsystem anscheinend stabiler, so daß
der durch rauhe Oberflächen herbeigeführte Koagulationsprozeß verhindert wird.

ZAK (1912) zeigt, daß die „Lipoide" des Plasmas eine erhebliche Rolle bei
den Erscheinungen der Koagulation spielen, ein Umstand, der auf Mitwirkung
von Oberflächenkräften schließen läßt. Derselbe Forscher zeigt, daß die Annahme
einer „Thrombokinase" überflüssig ist.

## Zusammenfassung.

Der Zweck der Zirkulation einer Flüssigkeit durch die größeren Organismen
besteht darin, die Gewebe mit Nahrung, besonders mit Sauerstoff, zu versorgen
und einen Austausch der chemischen Produkte zu bewirken.

Die Pumpwirkung des Herzens, durch welche das Blut in die Arterien
getrieben wird, war bereits LEONARDO DA VINCI bekannt, aber erst HARVEY
demonstrierte, daß es sich um einen Kreislauf handelt, bei dem das ausgetriebene
Blut wieder zum Herzen zurückkehrt. LEEUWENHOEK sah als erster, wie das
Blut aus den Arterien durch die Capillaren zu den Venen geht.

In den Arterien ist ein hoher Blutdruck vorhanden, was zuerst von STEPHAN
HALES nachgewiesen wurde. Er ist notwendig, um ein hinreichend rasches
Fließen durch die feinverzweigten Blutgefäße der Organe zu garantieren.

Bei den höheren Wirbeltieren sind zwei Pumpwerke in Gang, zwischen denen
die Lunge liegt. Das eine treibt das in den Lungen arterialisierte Blut in die
Organe; das andere das venöse Blut, das aus den Organen zurückkommt, durch
die Lungen, wo es Sauerstoff aufnehmen und Kohlendioxyd abgeben kann.
Die beiden Pumpen sind zu einem Organ, dem Herzen, vereinigt, doch sind
die beiden Kammern voneinander getrennt.

Der größere Teil der vom Herzmuskel geleisteten Arbeit wird zur Erhöhung
des Druckes des ausgetriebenen Blutes verbraucht. Diese Arbeit ist gleich dem
Produkt aus gefördertem Blutvolumen und dem Druck.

Die Bestimmung des zeitlichen Verlaufes der Druckkurve im Ventrikel
zeigt, daß das Blut erst ausgetrieben wird, wenn die höchste Spannung entwickelt ist. Daher arbeitet der Muskel mit maximalem Wirkungsgrad.
Während der Austreibung des Blutes in die Aorta bleibt der Druck im Ventrikel
fast konstant, die Druckkurve zeigt ein schwach gekrümmtes Plateau.

Das Einströmen aus den Venen reguliert praktisch die vom Herzen geleistete Arbeit. Das menschliche Herz kann tatsächlich bis zu 21 l pro Minute

fördern. Die Länge der Fasern ist es, welche die ausgegebene Energie bestimmt.

Es wird eine kurze Erklärung für die Entstehung der Herztöne gegeben.

Der vom Herzen verbrauchte Sauerstoff ist direkt proportional der entwickelten Spannung. Er ist bei 15° und bei 36° gleich. Die verbrauchte Sauerstoffmenge hängt davon ab, ob der „Reservestoff" des Herzens oxydiert wird oder Glucose aus der Durchströmungsflüssigkeit. Das Verhältnis zwischen der bei der Oxydation erzeugten Energie und der entwickelten Spannung ist konstant. Hohe Kohlensäurespannung hemmt die Umwandlung der chemischen Energie in mechanische. Ebenso ist die Anwesenheit von Calciumionen für den richtigen Ablauf dieses Vorgangs notwendig.

Die Herzpulsation entsteht automatisch im Herzmuskelgewebe, das auch die Übertragung der Erregung von einem Teil des Herzens zu einem anderen bewirkt. Bei dem Säugetier überträgt ein isolierter Zug von Muskelfasern, das sog. Hissche Bündel, die Erregung vom Vorhof zum Ventrikel. Die Geschwindigkeit des automatischen Rhythmus ist am größten im Sinusgewebe, so daß dieser der „Schrittmacher" ist. Bei den Säugetieren löst ein Überbleibsel des Sinusgewebes, der „Keith-Flack"- oder „Sinusvorhof"knoten, die Schläge aus. Er steht auch in direkter Beziehung zu den Nerven, welche die Herzfrequenz kontrollieren.

Das Herz verlangt eine sehr reichliche Sauerstoffversorgung, die von dem kräftigen Blutstrom des Coronarkreislaufs geliefert wird. Die Arteriolen dieses Systems sind sehr empfindlich für die erweiternde Wirkung, welche die Produkte des Stoffwechsels der Muskelzellen haben.

Die hemmende Wirkung der Vagusnerven kann sich auf verschiedene Weise zeigen, die Frequenz, die Stärke, das Leitungsvermögen und die Erregbarkeit des Herzmuskels kann gehemmt werden. Diese Wirkungen scheinen hauptsächlich von der besonderen Funktion des Gewebes abzuhängen, in welchem die Fasern enden. Die Dauer des Erregungszustandes wird durch die Vagusreizung herabgesetzt, was das Verschwinden der *T*-Zacke des Elektrokardiogramms bei Vagusreizung erklärt. Die Vaguswirkung ist an der Herzbasis stärker als an der Herzspitze.

Es gibt auch erregende Herznerven, die Nn. accelerantes; ihre Wirkung ist der Vaguswirkung direkt entgegengesetzt.

Beide Nervenarten können auch reflektorisch erregt werden.

Es wird auf die Bedeutung der Elastizität der Arterienwandung hingewiesen. Das Blut, welches durch die rhythmische Herztätigkeit in die Arterien gepreßt wird, baucht diese vorübergehend aus und wandelt die diskontinuierliche Herztätigkeit zu einem kontinuierlichen Strom durch die Capillaren um. So entsteht gleichzeitig die Pulswelle. Diese Welle entsteht durch das elastische Zurückschnellen der Arterienwand. Sie darf nicht mit der Fortbewegung des Blutes in den Arterien zusammengeworfen werden.

Der Widerstand in den Blutgefäßen entsteht durch die innere Reibung des Blutes. Veränderungen der Viscosität des Blutes ändern daher auch den Widerstand.

Das Gesamtvolumen des Blutes einer Tierart ist eine Funktion der äußeren Oberfläche des Tieres.

Es wird eine kurze Beschreibung der Methoden gegeben, die zur Unter-suchung der Vorgänge im Herzen und im Kreislauf benutzt werden.

Die Arteriolen haben eine doppelte vasomotorische Innervation, die vaso-constrictorische, erregende und die vasodilatatorische, hemmende, welche auf den normalen Tonus der Muscularis der Arterien wirken.

Die constrictorischen Fasern stammen alle aus dem Sympathicus. Der Ursprung der Dilatatoren ist verschieden. Bei manchen Organen ist er dadurch merkwürdig, daß die gefäßerweiternden Reize von den gewöhnlichen sensibeln Fasern, aber in „antidromischer" Richtung, geleitet werden. Diese Fasern an den Blutgefäßen sind laterale Verzweigungen der sensiblen Fasern und können so z. B. bei der Entzündung Achsenzylinderreflexe entstehen lassen.

Während die Reizung der sensiblen Nerven im allgemeinen ein Steigen des Blutdruckes durch reflektorische Vasoconstriction hervorruft, gibt es eine Gruppe von Nervenfasern, die aus der Aorta und dem Herzen entspringen, welche immer ein reflektorisches Sinken des Blutdruckes bewirken. Es sind dies die Fasern des N. depressor.

Bei reflektorisch bewirktem Steigen des Blutdruckes findet gleichzeitig eine Erregung des gefäßverengenden Zentrums und eine Hemmung des Tonus des gefäßerweiternden Zentrums statt, bei reflektorischer Blutdrucksenkung eine Erregung des gefäßerweiternden Zentrums und eine Hemmung des Tonus in dem gefäßverengenden Zentrum. Es handelt sich daher um reziproke Innervation wie beim Skelettmuskel.

Die Reizung des zentralen Endes des afferenten Nerven verursacht in dem Organ selbst eine reflektorische Dilatation und anderswo Constriction, so daß das betreffende Organ maximal durchblutet wird.

Strychnin und Chloroform zeigen ihre gewöhnliche Fähigkeit, Hemmung in Erregung oder Erregung in Hemmung umzuwandeln, auch bei den vasomotorischen Reflexen. Da das Zustandekommen dieser Reflexe recht kompliziert ist, werden manchmal Wirkungen hervorgerufen, die zunächst schwer zu analysieren sind.

Die Wirkung der Produkte des Stoffwechsels aktiver Organe besteht darin, eine Erweiterung der Blutgefäße zu verursachen und so eine automatische Regulation der Blutversorgung sicherzustellen. Dies erklärt aber nicht alle Vor-gänge bei der Vasodilatation. Es muß auch die Wirkung der gefäßerweiternden oder hemmenden Nerven mit in Rechnung gesetzt werden.

Eine reflektorische Adrenalinausschüttung muß die pressorischen Reflexe nicht notwendig begleiten, außerdem ist noch die Wirkung des vasomotorischen Zentrums zu berücksichtigen.

Wahrscheinlich antwortet die Muscularis der Arteriolen auf eine Dehnung mit einer Kontraktion, aber die Frage ist noch nicht endgültig entschieden.

Die Capillaren können ihren Durchmesser unabhängig von Veränderungen in den Arteriolen aktiv verändern. Ihre Innervation entspricht den antidromi-schen Vasodilatatoren. Sie haben einen Tonus, der nicht von dem Zentralnerven-system abhängt. Gewisse Gifte wirken nur auf die Capillaren, während andere bei Arteriolen und Capillaren antagonistisch wirken.

Die Venen sind nicht besonders dehnbar. Sie haben einen Tonus, der von ihrer sympathischen Innervation abhängt. Reizung des Sympathicus verursacht Kontraktion.

Die Blutgerinnung ist eine Reaktion zwischen kolloidalen Systemen unter dem Einfluß von Elektrolyten, besonders von Calciumsalzen. Das Mitspielen einer Oberflächenwirkung zeigt die beschleunigende Wirkung rauher Oberflächen und die Wirkung der Lipoide.

### Literatur.

Das Herz: Allgemeines: STARLING (1920). Energetik: ROHDE und NAGASAKI (1913); LOVATT EVANS (1914, 1); PATTERSON und STARLING (1914); PATTERSON, PIPER und STARLING (1914).

Die Natur des Schlages: GASKELL (1900 und 1916).

Der Schrittmacher: THOS. LEWIS (1913, 3).

Anatomie des Hisschen Bündels: TAWARA (1906).

Der nervöse Mechanismus: BAYLISS und STARLING (1892, 2); MINES (1914, 1).

Die Blutgefäße: Strömung durch Röhren: TIGERSTEDT (1893, S. 304—321). Gefäß- reflexe: BAYLISS (1908, 2 und 3).

Die Regulation des Blutstroms: BAYLISS (1906, 3).

Die Gerinnung des Blutes: NOLF (1906/07, 1908).

Die Capillaren: DALE und RICHARDS (1918); KROGH (1920).

# XXIV. Hormone, Pharmaka und Toxine.

Man weiß seit Jahrhunderten, daß es „Gifte" gibt, die in ganz winzigen Mengen auf lebende Organismen wirken, aber erst in den letzten Jahren ist man sich darüber klar geworden, daß es auch viele chemische Stoffe gibt, deren Anwesenheit in minimaler Menge für den normalen Ablauf des Lebens nötig ist. Wir haben Beispiele gesehen bei den „akzessorischen Faktoren" der Nahrung (S. 307ff.), bei dem chemischen Mechanismus der Sekretion, bei der Gefäßerweiterung und -verengerung, bei den Enzymen und Katalysatoren im allgemeinen. In den meisten Fällen ist die wirksame Substanz in so außerordentlich kleiner Menge vorhanden, daß es bisher fast unmöglich erscheint, sie chemisch zu identifizieren. In einigen wenigen Fällen kennt man aber auch ihre chemische Zusammensetzung.

Welche minimalen Mengen bereits wirksam sind, geht aus einer Arbeit von BERTRAND über die Wirkung des Zinks und Mangans (S. 267 ff.) hervor; daß der Vorgang nicht nur bei lebendem Protoplasma vorkommt, zeigen die Versuche von ELISSAFOV über die Wirkung des Thoriums auf das Vorzeichen der elektrischen Ladung auf Oberflächen. So wurde durch die Anwesenheit von 0,2 mg Thoriumnitrat in 1 l Wasser die elektrische Endosmose durch eine Quarzcapillare um 50% herabgesetzt. Ich führe später noch andere derartige Fälle an. Es gehört zu den charakteristischen Eigenschaften der katalytischen Wirkung, daß eine minimale Menge eines Katalysators genügt, um die Wirkung hervorzurufen.

## Die Hormone.

Als STARLING und ich den Weg entdeckt hatten, auf dem die Pankreassekretion erregt wird, wurde es uns klar, daß die dabei wirksame Substanz der Repräsentant einer Gruppe von Stoffen war, von denen man einige bereits kannte.

Das Charakteristische dieser Stoffe ist, daß sie in einem Organ produziert und von dem Blutstrom zu einem anderen Organ weitergetragen werden, in dem sie wirken sollen.

Ich will hier etwas über die Geschichte der Sache sagen, weil über die Nomenklatur nicht überall Klarheit herrscht.

Diese Gruppe von Stoffen, zu der das Adrenalin und die verschiedenen inneren Sekrete gehören, ist dadurch charakterisiert, daß diese Stoffe als chemische Boten dienen, durch welche die Tätigkeit gewisser Organe derjenigen von anderen koordiniert wird. Dadurch entsteht eine chemische Korrelation der Funktionen des Organismus durch das Blut, neben der anderen, welche vom Nervensystem aus besorgt wird (siehe die Croonian Lecture von BAYLISS und STARLING, 1904). Es ist daher wünschenswert und angebracht, eine Bezeichnung zur Klassifikation dieser Stoffe zu haben. Der Ausdruck „innere Sekrete" sagt nichts über die Funktion dieser Stoffe, als „chemische Boten" zu dienen. Er bezeichnet nur ihren Ursprung. Nach der Entdeckung des Sekretins wurde in unserem Laboratorium viel darüber gesprochen, wie man die Stoffe, zu denen das Secretin gehört, zusammenfassend bezeichnen könnte; aber wir fanden kein passendes Wort. Endlich schlug Mr. W. B. HARDY den Namen „Hormon" vor, der von ὁρμάω abgeleitet ist („ich erwecke zur Tätigkeit"). Wir nahmen diese Bezeichnung an, die allerdings auch die „Botenfunktion" nicht in sich enthält. Die Bedeutung des Ausdrucks ist im allgemeinen richtig verstanden worden. Er soll nicht etwa jede „erregende Substanz" bezeichnen. Die Zusammenfassung aller „Erregungsstoffe" zu einer Klasse, durch Verleihung einer Gruppenbezeichnung wäre in unverständlich und wertlos. Daß die „Botenfunktion", welche in der Bezeichnung „Hormon" stecken soll, verstanden worden ist, dafür drei Belege. GLEY (1911, S. 19, Fußnote) legt dar, daß „les excitants fonctionnels" (Hormone von BAYLISS und STARLING) von zweierlei Art sind. Was das heißen soll, werden wir gleich sehen; worauf es uns hier ankommt, ist, daß GLEY auf die Korrelation hinweist, die zwischen verschiedenen Organen hergestellt wird, „par l'intermédiaire de substances sécrétées par des glandes spéciales et déversées dans le sang qui les transporte là ou elles peuvent agir" (S. 21). Ebenso sagt HUSTIN (1912, S. 319): „BAYLISS et STARLING donnèrent le nom d'hormones (ὁρμάω j'excite) à ces substances qui constituaient, comme la sécrétine des intermédiaires chimiques entre des organes voisins on situés à distance." BABKIN (1914, S. 5) sagt: „Die Hormone bilden die Vermittler zwischen den verschiedenen Teilen des Körpers (BAYLISS und STARLING)." Wenn die Bezeichnung daher auf Stoffe wie Chloroform oder Toluol angewandt wird, die enzymatische Veränderungen in Zellen in Tätigkeit versetzen, weil sie die Zellmembran durchdringen können und daher Reaktionen zwischen den Bestandteilen innerhalb der Zelle stattfinden lassen (H. E. und E. F. ARMSTRONG, 1910, 1911), scheint mir, daß der ursprüngliche Sinn des Wortes seiner Bedeutung beraubt ist. Es wird dann auf ganz verschiedene Vorgänge angewendet, für die keine zusammenfassende Bezeichnung passend ist.

Ich füge hinzu, daß die Auffassung einer Koordination durch chemische Boten sich schon in einer Bemerkung von BROWN-SEQUARD und D'ARSONVAL (1891) findet, die sagen: „Nous admettons que chaque tissu et plus généralement chaque cellule de l'organisme sécrète pour son propre compte des produits ou des ferments spéciaux qui sont versés dans le sang et qui viennent influencer par l'intermédiaire de ce liquide toutes les autres cellules rendus ainsi solidaires les unes des autres par un mécanisme autre que le système nerveux."

Wenn wir die zahlreichen Beispiele der Wirksamkeit von Stoffen in minimaler Konzentration durchmustern, die von einem Organ gebildet werden und in anderen Organen wirken, bemerken wir, daß nicht viele so ausgesprochen sind wie das Secretin, wo das in das Duodenum gelangende Verdauungsgemisch die Erzeugung eines besonderen Stoffes verursacht, der in das Blut geht und das Pankreas zur Ergießung eines Verdauungssaftes anregt und, soweit man weiß, auf kein anderes Organ wirkt außer noch auf die Leber, deren Sekretion ein Hilfsmittel für die Pankreassekretion ist.

Mit Recht macht GLEY (1911, S. 19) darauf aufmerksam, daß Stoffe, die hormonartig die Wirksamkeit entfernter Organe verändern, z. B. Kohlendioxyd beim Atmungszentrum, Produkte des gewöhnlichen Zellstoffwechsels sind und nicht, wie das Secretin, für einen bestimmten Zweck hervorgebracht werden. Man muß annehmen, daß die große Empfindlichkeit eines bestimmten Nervenzentrums für Kohlendioxyd eine im Laufe der Entwicklung entstandene Anpassung ist. GLEY schlägt vor, Stoffe, die nach Art dieser Kohlensäurewirkung funktionieren, „Parahormone" zu nennen. Er weist ferner darauf hin, daß es bequem sei, die Gruppe der das Wachstum beeinflussenden Stoffe unter einer Bezeichnung zusammenzufassen und schlägt dafür den Ausdruck Harmosone vor (von ἁρμόξω, ich reguliere oder lenke).

Wenn man einen Unterschied zwischen den verschiedenen Gruppen der Hormone machen will, genügen diese Bezeichnungen. Mit SCHÄFER (1913) einen Unterschied zwischen Stoffen, welche die Tätigkeit anregen (Hormone) und solchen, welche sie herabsetzen (Chalone) zu machen, scheint mir überflüssig, ebenso die Bezeichnung „Autacoid" für beide Klassen. Wenn man, wozu man berechtigt ist, unter „Erregung der Wirksamkeit" versteht „Zellprozesse beeinflussen", fallen auch hemmende Einflüsse darunter. Außerdem regt ein typisches Hormon, wie das Adrenalin, die Blutgefäße zur Kontraktion an, hemmt aber die Darmmuskulatur. Es ist sowohl Hormon wie Chalon, je nach der Art der Sympathicusendigung in dem betreffenden Organ.

Man hat die Bezeichnung „innere Sekretionen" vielen Stoffen beigelegt, mit denen wir es hier zu tun haben; das war vor der Entdeckung des Secretins. CLAUDE BERNARD (1859, 11, S. 411, 412) wußte, daß viele Organe die Produkte ihrer Wirksamkeit an das Blut abgeben. Ihm verdanken wir die Bezeichnung „innere Sekretion".

Bevor ich dazu übergehe, einzelne bestimmte Hormone zu betrachten, will ich noch einmal an die Überlegungen von HOPKINS erinnern, auf die ich oben (S. 21) aufmerksam gemacht habe. In einer Stufenfolge von Reaktionen kann ein Zwischenprodukt von größter Bedeutung sein, obwohl seine Konzentration in dem System jederzeit minimal sein kann. Die jeweils vorhandene Menge kann darum so klein sein, weil die Bildungsgeschwindigkeit im Verhältnis zur Zersetzungsgeschwindigkeit klein ist.

## Einzelne Hormone.

*Das Secretin.* Wie bereits erwähnt, ist der typischste von allen chemischen Boten derjenige, welcher die Sekretion des Pankreassaftes hervorruft, wenn Säure in das Duodenum kommt, wie bereits ausführlich beschrieben (S. 418 und 421).

Die Ansicht von POPIELSKI, daß die Wirkung auf das Pankreas nur durch das Vorhandensein eines gefäßerweiternden Stoffes entsteht, ist leicht zu widerlegen. BAYLISS und STARLING (1902, 1, S. 336, 337) zeigten, daß man die blutdrucksenkende Substanz durch Extraktion der Schleimhaut mit absolutem Alkohol vor Bereitung des sauren Kochextraktes abtrennen kann. Ferner kann man den Epithelbelag der Dünndarmschleimhaut abschaben und hieraus einen sauren Kochextrakt herstellen, der keine Wirkung auf den Blutdruck hat, aber auf die Pankreassekretion stark wirkt. Kürzlich haben LANNOY und OESCHLIN (1913) dies bestätigt. Der auf das Pankreas wirkende Stoff ist in 90 proz.

Alkohol löslich, in absolutem Alkohol aber unlöslich. Wenn man daher konzentrierte wässerige Lösungen von Secretin, die auf gewöhnliche Weise durch
Extraktion mit Essigsäure aus Duodenalschleimhaut hergestellt sind, in einen
großen Überschuß von absolutem Alkohol gießt, erhält man einen Niederschlag.
Wiederholt man dies mehrmals, so erhält man endlich ein weißes Pulver, das in
Wasser leicht löslich und in absolutem Alkohol unlöslich ist. Wie Abb. 197
zeigt, ist die Substanz ohne Wirkung auf den Blutdruck, bewirkt aber eine
kräftige Sekretionssteigerung. Dampft man die alkoholischen Filtrate zur
Trockne, so resultiert ein gelbliches Pulver, das in Wasser löslich ist und eine
kräftige Wirkung auf den Blutdruck hat, aber die Sekretion nur schwach befördert, da nur kleine Secretinmengen ins Filtrat gehen. Nach der Arbeit von
DALE und LAIDLAW (1910) entsteht das Sinken des Blutdrucks durch $\beta$-Imin-
azolylethylamin.

Bisher weiß man nichts Bestimmtes über die chemische Natur des Secretins.
Es ist ein sehr wirksamer Stoff. Da er durch Pergamentpapier diffundiert, wird
er keine hochkomplizierte Struktur haben. Er kann nicht als Antigen wirken,
die Erzeugung eines Antikörpers im Blut würde seine Funktion aufheben. Das
gilt auch für andere Hormone. BAYLISS und STARLING nahmen an, daß das
Sekretin in den Zellen der Dünndarmschleimhaut aus einer Muttersubstanz
durch Säurewirkung entsteht. Diese hypothetische Muttersubstanz wurde
„Prosecretin" genannt. Es ist seitdem öfter darüber diskutiert worden, ob
nicht das Secretin selbst in den Zellen vorhanden ist. STEPPS Arbeit (1912)
zeigt, daß es gelegentlich in kleinen Mengen vorkommen kann. Man kann nämlich auch durch kochendes Wasser allein bisweilen Secretin aus der Schleimhaut
extrahieren, was BAYLISS und STARLING (1902, 1, S. 340) auch schon gefunden
hatten. In den meisten Fällen erhält man aber keine solche Wirkung. In gewissen Fällen stellte es sich heraus, daß die schwach alkalische opalescierende
Lösung, die man durch Kochen und Filtrieren erhielt, einen Stoff enthielt, aus
dem man durch Kochen mit Säure ein aktives Secretin erhielt. Diese Resultate
zeigen an, daß die Zellen gewöhnlich Prosecretin enthalten. Es ist nicht weiter
merkwürdig, daß es manchmal vorkommt, daß das durch die Einwirkung von
Säure usw. erzeugte Secretin nicht vollständig aus den Zellen in das Blut
übergegangen ist. STEPP kommt auch zu dem Schluß, daß das Secretin, unabhängig von der Methode seiner Darstellung aus der Schleimhaut, immer derselbe
Stoff ist. Er gibt eine Methode an, durch welche man ein Trockendauerpräparat
erhalten kann, das dem von LANNOY und OESCHLIN erhaltenen ähnlich ist.
Dadurch, daß zum Niederschlagen Äther statt absoluter Alkohol verwendet
wurde, erhielt STEPP bessere Ausbeuten.

Die Herstellungsmethode sehr wirksamer Lösungen, die DALE und LAIDLAW
(1912, 1) ausgearbeitet haben, beruht auf der Fällung des Secretins mit Sublimat.
Die Fällung ist in verdünnter Säure löslich, bei neutraler und schwach alkalischer
Reaktion unlöslich. Es handelt sich wohl dabei um eine Adsorption des Secretins.
Bei dieser Methode wird schon zu Anfang eine große Menge von Verunreinigungen
herausgeschafft. Man erhielt ein Präparat, von dem 1 ccm 8,5 ccm Saft erzeugte.

Wir können dann noch kurz einige Resultate betrachten, die LALOU (1912, 1)
erhielt. BAYLISS und STARLING bemerkten, daß in das Darmlumen eingeführtes
Secretin die Sekretion des Pankreas nicht erregte. Dasjenige, was die Secretin-

bildung hervorruft und vom Darmlumen her wirkt, muß also direkt auf die Zellen wirken und den Übertritt des Secretins in die Blutgefäße hervorrufen.

LALOU macht darauf aufmerksam, daß verschiedene Agenzien, z. B. Rohrzucker, Harnsäure usw., bei der Einwirkung auf die Schleimhaut in vitro eine Secretinbildung bewirken, bei dem lebenden Tier aber keine Pankreassekretion erregen. Man hat aber bisher noch nicht nachgewiesen, daß Stoffe, welche die Zellen in vitro zerstören, im lebenden Tier eine Secretinbildung hervorrufen. Ich glaube nicht, daß die Unterscheidung berechtigt ist, welche man zwischen den Stoffen, die wie Salzsäure eine Secretinbildung mit Resorption durch die Blutgefäße hervorrufen und jenen machen will, die eine Secretinbildung ohne Resorption durch die Blutgefäße verursachen sollen. In einer zweiten Arbeit (1912, 2) untersuchte LALOU das Verhalten des Secretins gegen chemische Agenzien, um etwas über die chemische Beschaffenheit des Secretins zu erfahren. Er teilt die sehr interessante Beobach-

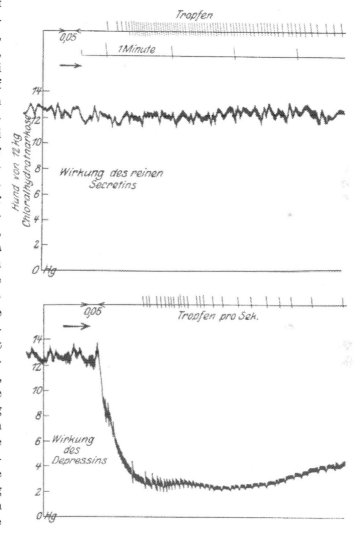

Abb. 197. Einwirkung des Secretins auf die Sekretion des Pankreassaftes. Bei beiden Zeichnungen verzeichnet die obere Linie die Tropfen des Saftes, die aus einer in den Pankreasausführungsgang eingeführten Kanüle fallen. Die Kurve darunter zeigt den Blutdruck. Zentimeterskala an der Seite. In der ersten Zeichnung ist die Zeit in Minuten unterhalb der Tropfenmarkierung angegeben. Die erste Zeichnung zeigt die Wirkung des Secretins, das durch Extraktion mit Alkohol in der im Text beschriebenen Art von der depressorisch wirkenden Substanz befreit ist. Es findet kein Sinken des Blutdrucks statt, wohl aber ein kräftiges Fließen des Saftes. Die zweite Zeichnung zeigt die Wirkung der Depressorsubstanz, die aus dem rohen Secretin extrahiert ist. Sie enthielt noch etwas aktives Secretin. Es findet starke dauernde Blutdrucksenkung statt, wahrscheinlich wegen des $\beta$-Iminazoyläthylamins, aber nur geringe sekretorische Wirkung. (LANNOY et OECHSLIN, 1913.)

tüng mit, daß es durch Pankreas- und Magensaft schnell zerstört wird, ebenso durch Erepsin in neutraler Lösung und durch Papayotin. Auch DELEZENNE und POZERSKI (1912) haben gefunden, daß Gewebsextrakte, die Erepsin enthalten, besonders Darmschleimhautextrakte, eine kräftige zerstörende Wirkung auf das Secretin ausüben. Das ist bei der Extraktion der Darmschleimhaut mit kaltem Wasser besonders zu berücksichtigen.

GLEY (1912) gibt eine Zusammenstellung der verschiedenen chemischen Stoffe, welche die Sekretion des Pankreassaftes beschleunigen.

Der Beweis, daß im Blut eines Tieres nach Einführung von Säure in das Duodenum Sekretin nachweisbar wird, wurde zu gleicher Zeit von FLEIG (1903) und von ENRIQUEZ und HALLION (1906) geliefert. Sie erregten die Pankreassaftsekretion bei einem Hunde durch Einführung von Säure in das Duodenum. Das Blut dieses Hundes injizierten sie einem zweiten Hund und wiesen nach, daß bei diesem hierdurch die Saftsekretion gesteigert wurde.

*Die Sekretion des Magensaftes.* Die Beobachtungen von PAVLOV zeigten, daß bei der Einführung von Fleisch in den Magen auch dann in einem abgeschnürten Magenblindsack eine Vermehrung der Sekretion erfolgte, wenn alle nervösen Einflüsse ausgeschaltet waren. EDKINS (1907) zeigte, daß Extrakte aus der Schleimhaut des Pylorus, die auf verschiedene Weise, meist mit Dextrin, erhalten wurden, die Sekretion des sauren Magensaftes steigerten. MAYDELL (1913) bestätigte dies. Er erhielt nach subcutaner Injektion von Extrakten aus der Schleimhaut des Pylorus beim Hunde mit permanenter Magenfistel eine erhöhte Saftsekretion. Das wirksamste Präparat wurde durch Extraktion der Schleimhaut des Pylorus mit 0,4 proz. Salzsäure bei Zimmertemperatur erhalten. Der Extrakt wurde direkt vor der Injektion neutralisiert. Extrakte aus anderen Teilen des Magens oder des Duodenums waren unwirksam. Beim Vergleich des bei der „Scheinfütterung", d. h. durch normale Fütterung, erhaltenen Saftes mit dem durch Injektion des Hormons erhaltenen ergab sich folgendes. Der Säuregehalt war ziemlich der gleiche, aber die proteolytische Wirkung war bei dem „Hormonsaft" erheblich geringer als bei dem „Scheinfütterungssaft". MAYDELL erhielt auf dieselbe Weise wie beim Secretin ein wirksames Trockendauerpräparat.

*Das Adrenalin.* Von der inneren Sekretion der Nebennieren wurde schon gesprochen. Die erste Untersuchung der Wirkung von Nebennierenextrakten stammt von OLIVER und SCHÄFER (1895). Sie zeigten, daß die blutdrucksteigernde Substanz nur im Mark der Nebennieren enthalten ist. Das wirksame Agens, das „Adrenalin", wurde von TAKAMINE (1901) isoliert. Es ist

$$\text{HO} \left\langle \begin{array}{c} \\ \end{array} \right\rangle -\text{CH(OH)CH}_2\text{NHCH}_3$$

(mit HO oben links)

und kann als ein Methylaminoderivat des Brenzcatechins angesehen werden. Da es ein asymmetrisches Kohlenstoffatom enthält, sind zwei optische Isomere möglich. In den Nebennieren kommt nur die *l*-Form vor. Die Racemform wurde synthetisch von STOLZ (1907) hergestellt. Ihre Wirksamkeit ist nur etwa halb so groß als die der natürlichen Form; das *d*-Isomere ist also viel weniger wirksam als das *l*-Isomere. Das gleiche, sehr instruktive Verhalten von optischen Isomeren werden wir später beim Hyoscin kennenlernen.

Die Ähnlichkeit der Struktur des Adrenalins mit dem Tyrosin oder der Homogentisinsäure fällt sofort ins Auge. In vitro soll aus einem Gemisch von Nebennierengewebe und Tyrosin Adrenalin entstehen, was aber spätere Untersucher nicht bestätigen konnten.

ABEL und MACHT (1913) haben im Sekret der „Parotoid" Drüsen der Schildkröte Adrenalin gefunden. Daraus möchte man schließen, daß das Adrenalin, als es zuerst auftrat, mehr oder weniger ein Nebenprodukt gewesen ist.

Das Adrenalin ist eine höchst wirksame Substanz. PYSEMSKY und KRAVKOW (1912) fanden es noch in einer Verdünnung von 1:250 Millionen wirksam (Durchströmung des Kaninchenohres mit Ringerscher Lösung).

Die adrenalinsezernierenden Zellen des Marks der Nebennieren färben sich mit Kaliumbichromat bräunlichgelb, daher werden sie „chromaffines" Gewebe genannt. Ähnliche Zellen findet man im Reich der Wirbeltiere an verschiedenen Stellen. Bei dem Neunauge sind sie segmental angeordnet. Die Reaktion wird auch von Nervenzellen bei wirbellosen Tieren gegeben, J. F. GASKELL (1914 und 1919) zeigt, daß gleichzeitig mit der Entwicklung eines contractilen Gefäßsystems chromaffine Zellen auftreten. Bei dem Blutegel enthält jedes Segmentganglion 6 chromaffine Nervenzellen. Das contractile Gefäßsystem besteht aus einer Reihe von Segmentalorganen, jedes steht wieder unter der Kontrolle eines Segmentganglions. Die chromaffinen Zellen enthalten einen dem Adrenalin ähnlichen Stoff, die contractilen Gefäße zeigen dieselbe Reaktionsweise auf Adrenalin wie die der Wirbeltiere. Es scheint also eine enge Beziehung zwischen diesen chromaffinen Nervenzellen und dem chromaffinen Gewebe im Nebennierenmark zu bestehen; außerdem zeigt sich hier bereits schon die besprochene Beziehung zwischen der Adrenalinwirkung und dem sympathischen Nervensystem. J. F. GASKELL nimmt an, daß die chromaffinen Nervenzellen des wirbellosen Tieres die Vorfahren des adrenalinsezernierenden chromaffinen Systems und des sympathischen Nervensystems der Wirbeltiere sind. Das contractile Gefäßsystem wird daher sowohl durch die sympathischen Nerven wie durch die Adrenalinsekretion reguliert.

Einen weiteren Beweis findet man in der Entwicklungsgeschichte des Nebennierenmarks. BALFOUR zeigte (1878, S. 242—245), daß sie denselben Ursprung wie das sympathische System hat, und KOHN (1902 und 1903), daß die Markzellen der Nebennierenrinde sich aus Serien von Zellgruppen entwickeln, welche sich entlang der Körperachse in Verbindung mit dem Sympathicus befinden. Rudimente von solchem Gewebe finden sich noch jahrelang an verschiedenen Stellen des Körpers versprengt. Zum Beispiel entlang der Aorta, wo sie die Carotisdrüse bilden, die Hauptmasse wird zum suprarenalen Ganglion oder zum Nebennierenmark. Diese verstreuten Überbleibsel heißen Paraganglien.

Wir haben gesehen, daß eins der Charakteristica des sympathischen Systems darin besteht, daß jede Faser sich mit einer Zelle verbindet. ehe sie zu ihrem Endorgan geht. ELLIOTT (1913, 2) hat gezeigt, daß die Sympathicusfasern, welche zum Nebennierenmark gehen, vorher keine Zellverbindungen eingehen, was ein weiterer Beweis dafür ist, daß Nebennierenmark und sympathische Ganglien Homologe sind. ELLIOTT (1913, 1) weist darauf hin, daß es zwei Typen von Zellen gibt, zu denen die Sympathicusfasern vom Rückenmark gehen:

1. die Sympathicusganglienzelle, deren Achsenzylinder distal zur glatten Muskulatur geht;

2. die Mark- oder Paraganglienzelle, welche mit dem Muskel nicht verbunden ist, aber Nervenfasern vom Rückenmark her empfängt. Sie sezerniert einen chemischen Stoff in das Blut, welcher auf den Muskel in gleicher Weise wirkt wie die Reizung vom Nerven aus.

Sie können ursprünglich identisch gewesen sein, so daß ein wesentlicher Teil der Nervenwirkung in der Ausschüttung von Adrenalin bestand. Dies hält die Erregbarkeit des glatten Muskels aufrecht, seine Bereitschaft, auf Reize von den Sympathicusfasern zu reagieren. ELLIOTTS allgemeines Schema zeigt die Abb. 198.

Nach ELLIOTT (1914) verlieren die gefäßverengenden Fasern des N. splanchnicus ihre Erregbarkeit nach der Nebennierenexstirpation. Es scheint daher, daß das Vorhandensein von Adrenalin irgendwie für die Tätigkeit des gefäßverengenden Mechanismus notwendig ist. Man muß daran denken, daß alle constrictorischen Nerven aus dem Sympathicus entspringen.

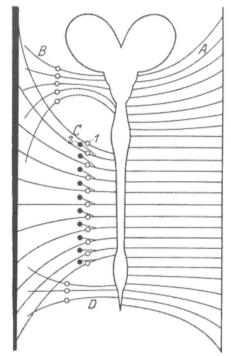

Abb. 198. ELLIOTTS Schema der efferenten Nerven des Zentralnervensystems bei dem Säugetier. *A* Die gewöhnlichen motorischen Nerven, die ohne Passierung von Ganglien zum quergestreiften Muskel gehen. Sie sind segmental angeordnet. Links sind sie der Einfachheit halber fortgelassen, hier sind nur die autonomen Visceralnerven angegeben, die zum glatten Muskel gehen und Ganglien besitzen. Von diesen ist *B* der kraniocervicale, in den Vagus gehende Teil usw. Der thoracicolumbale ist der eigentliche Sympathicus. Der sakrale oder pelvicoviscerale geht zum Kolon und zur Blase. Alle enthalten erregende und hemmende Nerven. $C_1$ ist die Sympathicusganglionzelle, $C_2$ die Paraganglionzelle, welche Adrenalin absondert. Die meisten von ihnen sind im Nebennierenmark vereinigt, einige finden sich auch an anderen Stellen des Körpers, auch beim Erwachsenen. Das schwarze Rechteck entspricht der vom Sympathicus innervierten glatten Muskulatur, die durch Adrenalin, dem Sekret von $C_2$, erregt wird. Afferente sensible Nerven, ebenso ihre hinteren Wurzelganglien, sind alle fortgelassen. Ihr Verlauf aus den Eingeweiden ist nicht genau bekannt. (ELLIOTT, 1913, 1, S. 313.)

Das Schema sieht recht überzeugend aus, aber einige Punkte von geringerem Interesse sind noch nicht vollkommen geklärt. So werden die Schweißdrüsen, welche vom Sympathicus innerviert werden, nicht durch Adrenalin erregt. Wir haben ferner gesehen, daß Vasokonstriktion auch nach der Ausschaltung beider Nebennieren noch erfolgen kann. Es kann aber auch möglich sein, daß die Erregbarkeit nicht so schnell verlorengeht.

Die erweiternde Wirkung des Adrenalins auf die Capillargefäße scheint mit der Adrenalinwirkung auf den Sympathicus nicht zusammenzuhängen.

ELLIOTT (1912) hat gezeigt, daß die auf mannigfache Art zu bewirkende Erregung des N. splanchnicus eine Adrenalinausschüttung in das Blut verursacht und dadurch Steigen des Blutdrucks und andere Resultate der Sympathicusreizung. Dazu gehört: Furcht, Anästhesie, Reizung afferenter Nerven usw. Die Arbeit enthält auch die Literatur über ähnliche Ergebnisse anderer Forscher. Ich erwähne besonders die von CHEBOKSAROV (1910) und CANNON (1915).

Wenn Pharmaka die Nn. spanchnici erregen, ist die erhaltene Reaktion eine Kombination von Splanchnicuserregung und Adrenalinausschüttung in das Blut. DALE und LAIDLAW (1912, 2) haben festgestellt, daß Nicotin und Pilocarpin auf den Uterus der Katze in situ wie Sympathicusreizung wirken. Am herausgeschnittenen Katzenuterus haben sie keine derartige Wirkung. Die Pupillenerweiterung, welche nach Sympathicusdurchschneidung durch Nicotin erhaltbar ist, fehlt nach Ausschaltung der Nebennieren. Die Glykosurie, die durch Verletzung des Bodens des 4. Ventrikels hervorgerufen wird, entsteht wahrscheinlich auch durch Adrenalinausschüttung.

Wie man im Versuch zeigen kann, enthält das Blut der Nebennierenvene mehr Adrenalin als das der Arterie. Man hat nun die Frage aufgeworfen, ob der Blutdruck unter normalen Umständen in irgendeinem Umfange durch den ständigen Zufluß von Adrenalin in das Blut aufrechterhalten wird. Vergleicht man die Wirkung des venösen Blutes aus der Nebenniere auf die Arterien des Frosches mit der von bekannten Adrenalinkonzentrationen und das Ergebnis wiederum mit der Adrenalinmenge, welche beim Säugetier eine dauernde Blutdrucksteigerung hervorrufen könnte, so scheint die unter normalen Bedingungen an das Blut abgegebene Adrenalinmenge zu klein zu sein, um ein wahrnehmbares Resultat zu erzeugen. Ferner erhielt TRENDELENBURG (1914) bei ruhenden, nicht narkotisierten Katzen vor und nach der Ausschaltung der Nebennieren keine Differenz in der durchschnittlichen Blutdruckhöhe.

Das Adrenalin ist also ein Hormon, das nur für besondere Zwecke gebraucht wird. Es verhält sich anders als die nunmehr folgenden Hormone, welche dauernd einwirken.

*Die Nebennierenrinde.* ELLIOTT (1913, 1, S. 316) macht auf eine bemerkenswerte Erscheinung aufmerksam, die aber keine physiologische Bedeutung zu haben scheint, daß so viele Drüsen ohne Ausführungsgang wie die Hypophyse, die Nebenniere, die Thyroidea, das Pankreas, die Hoden usw. eine doppelte Struktur haben. Das macht die Analyse schwierig.

Die Nebennierenrinde hat zum Sympathicus keine besondere Beziehung. Wenn sie sich in normaler Funktion befindet, scheint sie viele Lipoide zu enthalten. Man nimmt an, daß die Bronzefarbe der Haut bei der Addisonschen Krankheit auf dem Ausfall der Rindentätigkeit der Nebennieren beruht. Wahrscheinlich führt übermäßiges Wachstum der Nebennierenrinde bei Kindern zu sexueller Frühreife und vorzeitigem Jünglingsalter.

*Die Kohlensäure.* Ich habe bereits erwähnt, daß GLEY die Kohlensäure zu den Parahormonen rechnet. Ferner, daß das Atemzentrum für die Höhe der Kohlensäurespannung im Blut, welche dessen Wasserstoffionenkonzentration reguliert, sehr empfindlich ist. Ich nenne noch die Arbeit von HASSELBALCH und LUNDSGAARD (1911) und von HASSELBALCH (1912), welche die genauesten Bestimmungen der Wasserstoffionenkonzentration des Blutes enthalten und deren Bedeutung für die Erregung des Atemzentrums klarstellen.

Es scheint sehr zweifelhaft, ob die Kohlensäure außerdem noch eine besondere Funktion als Hormon hat. Die „Acapnie", welche nach MOSSO die Bergkrankheit verursachen sollte, ist nach HALDANE und seinen Mitarbeitern ihre Ursache nicht. YANDELL HENDERSON hat eine Reihe von Arbeiten in dem American Journal of Physiology, von 1908 an, veröffentlicht, in denen er die Kohlensäure als notwendigen Blutbestandteil nachweist. Er zeigt, welche Erscheinungen bei zu niedrigem Kohlensäuredruck im Plasma auftreten. Insoweit eine zu geringe Kohlensäurespannung die Wasserstoffionenkonzentration unter das Optimum zahlreicher Prozesse reduziert, hat sie natürlich eine schädliche Wirkung. Andere, angeblich auf zu niedere $CO_2$-Spannung zu beziehende Wirkungen können aber auch ebensogut anders erklärt werden.

*Die Geschlechtsorgane.* Es ist seit Jahrhunderten bekannt, daß die Entfernung der Geschlechtsorgane große Veränderungen im Organismus hervorruft. Aber erst seit kurzem hat man genauere Beobachtungen über diese Erscheinungen angestellt.

Die auffallendsten Resultate, mit denen ich meine kurze Zusammenfassung beginnen will, sind vielleicht die von STEINACH (1910). Wenn man Fröschen die Hoden exstirpiert, so wird der „Umklemmungsreflex" aufgehoben. Die den Reflex beherrschenden Nervenzentren bleiben dabei intakt. Daher ist es nicht überraschend, daß nach einiger Zeit Anzeichen des Reflexes zurückkehren können. Sein Ausbleiben könnte aber davon abhängen, daß afferente nervöse Impulse aus den Hoden fortgefallen sind. STEINACH nahm daher eine Anzahl kastrierter Frösche und versuchte an mehreren aufeinanderfolgenden Tagen den Reflex zu erhalten. Als dies nicht gelang, spritzte er in den Rückenlymphsack einen Extrakt aus den Hoden von Fröschen, die einen deutlichen Reflex gezeigt hatten. Nach ungefähr 12—24 Stunden trat der Reflex wieder auf, erreichte ein Maximum nach 2 Tagen und verschwand nach 3—4 Tagen wieder. Durch erneute Einspritzungen konnte er wieder hervorgerufen werden. Sonst war keinerlei erhöhte Reflexerregbarkeit nachzuweisen. Außerdem bemerkte man, daß die peripheren Receptoren des Reflexes, die Daumenballenschwielen, sich nach der Injektion des Hodenextraktes vergrößerten. Am besten wirken Extrakte aus Hoden der gleichen Art; die Wirkung ist aber nicht streng spezifisch, der Hoden von Rana fusca wirkt auch auf R. esculenta. In 4 bis 8% der Frösche fehlt der Reflex bereits natürlicherweise. Hier war die Wirkung noch deutlicher. STEINACH glaubt, daß die Wirkung auf das Zentralnervensystem ausgeübt wird, Injektionen von Nervensubstanz normaler männlicher Tiere bewirkte die Rückkehr des Reflexes bei kastrierten, das Zentralnervensystem der kastrierten männlichen Tiere war wirkungslos. 2 oder 3 Monate nach der Brunstzeit enthielten die Hoden keine wirksame Substanz mehr, das Hormon wird also periodisch gebildet. Man nimmt an, daß es durch Herabsetzung der Tätigkeit von Zentren wirkt, welche den Klammerreflex hemmen.

Weitere Versuche wurden an Ratten gemacht. Verfütterung von Hoden war wirkungslos. Dann wurden autoplastische Transplantationen bei 3 bis 6 Wochen alten Tieren vorgenommen Der Hoden wurde bei einigen Tieren auf die innere Fläche der Bauchmuskeln gebracht und bei anderen Tieren vollständig entfernt. Bei diesen fand keine Entwicklung der Samenblase, der Prostata oder des Penis statt. Bei Tieren, bei denen der transplantierte Hoden anwuchs, waren die genannten Organe nicht von normalen Männchen zu unterscheiden, die Tiere verhielten sich sexuell genau wie jene  Das betreffende Hormon stammte nicht aus den Fortpflanzungszellen selbst, weil sie sich in dem transplantierten Hoden nicht entwickelten, dagegen war die interstitielle Substanz voll entwickelt.

Interessante Beobachtungen sind von MARSHALL und HAMMOND (1914) über die Wirkung der Hodenexstirpation bei Herdwick-Widdern angestellt, bei denen die Operation das Wachstum der Hörner zum Stillstand bringt  Bei diesen Experimenten zeigt sich, daß die Theorie von GEOFFREY SMITH nicht standhält, nach der die Wirkung der Hoden nicht durch ein Hormon entsteht, sondern durch einen Prozeß, der nach EHRLICHS Seitenkettentheorie durch Antitoxinbildung erklärt wird.

Auch bei den Weibchen findet sich im Ovarium interstitielles Gewebe, ebenso wie bei den Hoden. Dieses ist es, auf dem die Entwicklung des Geschlechtscharakters beruht. Die Veränderungen, die in den ersten Stadien der Schwangerschaft stattfinden, hängen, nach verschiedenen Beobachtern, von der Entwicklung der Corpora lutea ab, die sich an Stelle der Graafschen Follikel bilden, wenn das Ei ausgestoßen ist. Den Leser werden die Abb. 199 und 200 interessieren, die RENÉ DE GRAAFS Zeichnungen der von ihm entdeckten Follikel und der Corpora lutea wiedergeben. Die Wirkung der letzteren auf die Entwicklung der Brustdrüsen betrachten wir später. Hier verweise ich auf die Arbeit von ANCEL und BOUIN (1910), die gezeigt haben, daß das Wachstum des Uterus von dem der Corpora lutea abhängt. Haben diese sich gebildet, so beginnen Wachstumsvorgänge im Uterus, auch wenn keine Schwangerschaft vorliegt. In letzterem Falle kehrt der Uterus wieder zu seinem normalen Zustand zurück. Werden die Graafschen Follikel künstlich zerstört, so tritt eine Uterushypertrophie auf, aber nur, wenn sich ein Corpus luteum bildet. Wenn ferner die Corpora lutea ausgebrannt werden, nachdem die Uterushypertrophie schon deutlich geworden ist, nimmt die Hypertrophie nicht weiter zu, sondern verschwindet schnell.

Aus den Versuchen von MARSHALL und JOLLY (1908) und von NATTRASS (1910) geht hervor, daß ein transplantiertes Ovarium, das weiterlebt, imstande ist, den Geschlechtscharakter des Individuums aufrechtzuerhalten.

GUTHRIE (1908) nimmt an, daß ein transplantiertes Ovarium auch die Nachkommenschaft beeinflußt. Hühner der Leghornrasse, und zwar von der weißen und der schwarzen Rasse, dienten als Versuchstiere. Wenn sie mit Hähnen gleicher Farbe gepaart wurden, war die Brut einfarbig, der Farbe der Eltern entsprechend. Dann wurden bei weißen und schwarzen Hennen die Ovarien durch Transplantation vertauscht und die Hennen mit Hähnen von der Farbe gepaart, die dem transplantierten Ovarium entsprach, ihrer eigenen Farbe aber entgegengesetzt war. Die Mehrzahl der Nachkommenschaft war gefleckt. Wenn z. B. das Ovarium und das Männchen rein weiß und die Pflegemutter rein schwarz waren, hatten die Kücken schwarze Flecken.

Sollte sich dies als richtig erweisen, so hätte man eine Möglichkeit für die umstrittene „Vererbung erworbener Eigenschaften" gefunden, da der Körper der Mutter das Keimplasma beeinflußt. Für die Frage im allgemeinen sind die Bemerkungen von SHATTOCK (1911, S. 26—34) interessant. Er zeigt, daß die Schwielen bei Affen nicht durch Vererbung einer erworbenen Eigenschaft entstehen. Eine durch Druck oder Reibung erzeugte Hautschwiele vererbt sich nicht, das junge Tier muß sie sich im Laufe seiner Entwicklung erwerben.

*Die Milchdrüsen.* Das Wachstum der Milchdrüsen geht dem Wachstum des Uterus parallel, daher ist anzunehmen, daß es durch ein Hormon aus den

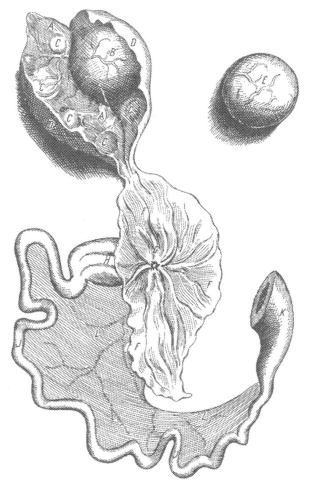

Abb. 199. REGNIER DE GRAAFs Abbildung des Ovariums der Kuh vor dem Coitus, welches reife Eier in GRAAFschen Follikeln enthält. Seine Beschreibung der Abbildung ist die folgende: „Exhibet Testiculum sive Ovarium Vaccinum apertum, prout illud ante coitum observari solet. *AA* Testiculus secundum longitudinem apertus. *B* Ovum maximum seu maturum in Testiculo adhuc contentum. *CC* Ova minora seu immatura in Testiculo haerentia. *DD* Membrana Testiculorum Dartos appellata. *E* Ovum maximum e Testiculo exemptum. *F* Tubae Fallopianae membranosa expansio. *G* Foramen coarctatum in Tubae extremitate existens. *H* Tubae Fallopianae extremitas. *JJ* Tubae pars reliqua. *K* Cornu uterini pars abscissa. *L* Tubae Ligamentum in hominibus alis vespertilionum assimilatum. (REGNIER DE GRAAF, 1677, Tab. decima-quinta.)

Corpora lutea beeinflußt wird. Daß dem so ist, haben O'DONOGHUE (1911, 1 und 2, und 1913) und ANCEL und BOUIN (1911) nachgewiesen. Bringt man künstlich ein Corpus luteum durch Anstechen des Graafschen Follikels hervor, so fangen die Milchdrüsen an zu wachsen, wie Abb. 201 zeigt.

Dagegen ist das spätere Stadium, bei dem die Sekretion einsetzt, nicht mehr vom Corpus luteum abhängig. MACKENZIE (1911) hat gezeigt, daß die Drüse vom Nervensystem nicht beeinflußt wird, daß aber verschiedene Organextrakte bei Injektion in die Blutbahn einer säugenden Katze eine Sekretion hervor-

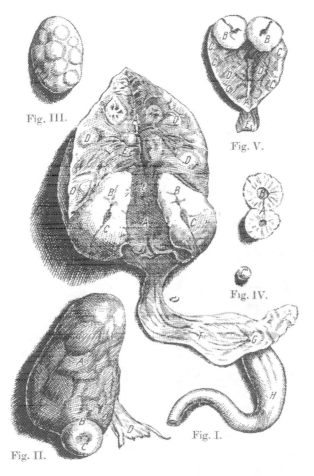

Abb. 200. Veränderungen, die nach dem Coitus eintreten. Bildung des Corpus luteum. „Vaccae et Ovis Ovarium exhibet, ut ea, quae post coitum in illis eveniunt, conspiciantur. Fig. I. Exhibet Testiculum Vaccae. A Testiculus secundum longitudinem apertus. BB Glandulosa substantia, quae post Ovi expulsionem in Testibus reperitur, per medium divisa. CC Cavitas, in qua Ovum contentum fuit, fere obolita. DD Ova diversae magnitudinis in Ovaria contenta. EE Vasa sanguinica ad Ova excursentia. F Tubae Fallopianae membranosa expansio complicata. G Foramen in extremitate Tubarum existens. H Tubae Fallopianae pars abscissa. Fig. II: Exhibet Testiculum necdum apertum. A Testiculus. B Glandulosa substantia extra Testiculum protuberans. C Foramen in ejus media existens. D Tubae Fallopianae membranosae expansionis portio. Fig. III: Exhibet Testiculum Ovillum cum transparentibus Ovis necdum masculino semine irroratis. Fig. IV: Exhibet glandulosam globulorum substantiam ex Ovis Testiculo exemptam prout Ovum adhuc continebat. A Glandulosa globuli substantia adaperta. B Locus ex quo Ovum exemptum est. C Ovum ex eo exemptum. Fig. V: Exhibet Testiculum Ovis ex quo Ovum ab aliquot diebus expulsum fuit. A Testiculus per medio divisus. B Glandulosa globulorum substantia cum cavitate sua prope modum abolita. CC Ova diversae magnitudinis in Testium superficie haerentia. DD Vasa sanguinea ad Ova excurrentia. E Ligamenti Testiculorum portio.‟
(REGNIER DE GRAAF, 1677, Tab. decima-quarta.)

rufen. Wirksam waren Extrakte aus der Hypophyse, der Epiphyse, dem Corpus
luteum, aus dem in Involution begriffenen Uterus und der Brustdrüse selbst.
Am kräftigsten wirkte der Extrakt aus der Hypophyse; der wirksame Stoff
ist im Lobus posterior enthalten. Extrakte aus der Hypophyse von Vögeln

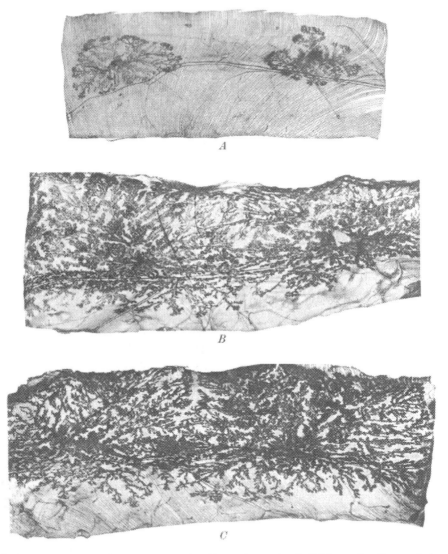

Abb. 201. Wachstum der Milchdrüse des Kaninchens, durch Bildung des Corpus luteum
verursacht. *A* Zwei jungfräuliche Drüsen. *B* Zwei Drüsen, 5 Tage nach dem Coitus, der
aber nicht zur Befruchtung führte. *C* Zwei Drüsen des jungfräulichen Kaninchens, 4 Tage
18 Stunden nach Erscheinen der Corpora lutea, hervorgerufen durch künstliche Öffnung
der Follikel mit der Schere. (ANCEL et BOUIN, 1911, Abb. 1, 2 und 3.)

wirken auf die Milchdrüse der säugenden Katze (siehe Abb. 202). Der Foetus
und die Placenta erzeugen Hormone, welche die Drüse hemmen. Eine weitere
Analyse der Wirkung des Extraktes aus der Hypophyse machte HAMMOND
(1913). Die Wirkung soll nicht darauf beruhen, daß die Milch durch Muskel-

kontraktion aus den Kanälen herausgepreßt wird. Auf die Sekretionssteigerung folgt nicht ein plötzlicher Stillstand, und dann nach einer Weile wieder normale Sekretion, was der Fall sein müßte, wenn die Milchgänge erst leergepreßt würden und sich dann wieder neu füllen müßten. Die gesamte Tagesmenge der Milch von Ziegen nahm durch die Injektionen nur schwach zu. Der Hypophysenextrakt scheint daher eher dadurch zu wirken, daß er die Bestandteile der Milch rascher in Freiheit setzt, nicht aber ihre Produktion vermehrt. Man hat die Hypothese aufgestellt, daß Muttersubstanzen des Milcheiweißes und der Lactose (vielleicht ein Glykoprotein) Wasser aufnehmen, hydrolysiert werden und durch den er-

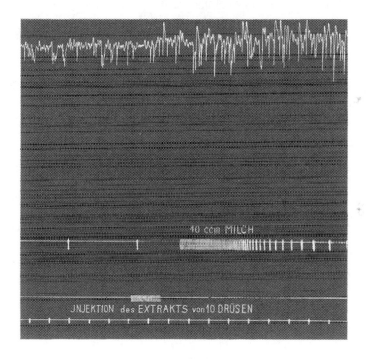

Abb. 202. Milchsekretion bei der Katze, erzeugt durch Injektion von Hypophysenextrakt aus Vogelorganen. Obere Kurve, Blutdruck. Obere Markierung, Tropfen der sezernierten Milch. Mittlere Markierung, Injektion eines Extraktes aus 10 Vogelhypophysen. Untere Markierung, Zeit in 10 Sekunden. (MACKENZIE, 1911, Abb. 4.)

höhten osmotischen Druck einen Wassereinstrom in die Zellen bewirken. Dieser soll dann das Fett, das sich an den Enden der Zellen angesammelt hat, herauswaschen. MAXWELL und ROTHERA (1915) fassen die Wirkung als eine Sekretion auf.

*Die Hypophyse.* Außer der Wirkung auf die Milchdrüse und die Niere hat dieses Organ noch andere Wirkungen, besonders auf das Wachstum.

Die Drüse besteht aus zwei Teilen. Aus der hinteren, nervösen Partie erhält man die bereits erwähnten Hormone. Außerdem noch ein Hormon, daß beim glatten Muskel Kontraktionen hervorruft.

Der vordere Teil sezerniert einen eosinophilen Stoff, der nach HERRING (1908) in den 3. Ventrikel und so in die cerebrospinale Flüssigkeit übergeht.

Die Erkrankung der Drüse zeigt, daß sie einen mächtigen Einfluß auf das Wachstum und den Stoffwechsel hat. Cushing (1912) meint, daß die Akromegalie oder der Gigantenwuchs durch eine Hyperfunktion, die Fettleibigkeit und eunuchoides Wachstum durch Ausfall der Funktion der Hypophyse entstehen. Die Frage ist aber noch der Gegenstand wissenschaftlicher Kontroversen.

*Die Thyreoidea.* Auch hier ist die Analyse schwer, weil das Organ eine doppelte Struktur hat.

Die Exstirpation der Thyreoidea verhindert das Wachstum und führt zu Myxödem und Kretinismus. Eine Überfunktion verursacht die Basedowsche Krankheit. Beide Erkrankungen führen zur Mitbeteiligung des Nervensystems.

Gaskell (1908, Kapitel V) zeigt, daß die Thyreoidea bei Ammocoetes und daher bei den Wirbeltieren überhaupt von dem Uterus der ursprünglichen Palaeostraken abgeleitet ist. Nach dem Volksglauben besteht noch eine Verbindung zwischen den Geschlechtsorganen und der Thyreoidea. Es ist nicht unwahrscheinlich, daß Überbleibsel als innere Sekretion noch weiter bestehen blieben, als die ursprüngliche Funktion aufhörte.

Die chemisch interessanteste Erscheinung bei der Thyreoidea ist ihr hoher Jodgehalt. Das Jod scheint in organischer Bindung, und zwar an Eiweiß, vorzuliegen. Der wirksame Bestandteil der Thyreoidea ist diese jodhaltige Verbindung. Die Wirksamkeit der Schilddrüsenpräparate, die per os zugeführt werden können, geht ihrem Jodgehalt parallel (siehe Kendall, 1917).

*Die Parathyreoidea.* Paton, Findlay usw. (1917) nehmen an, daß sie den Guanidinstoffwechsel reguliert, weil die nach ihrer Exstirpation auftretende Tetanie durch Guanidininjektion nachgeahmt werden kann.

*Die Thymus.* Gudernatsch (1912) erhielt bei der Fütterung von Kaulquappen mit Thyreoidea eine starke Beschleunigung der Metamorphose. Bei der Fütterung mit Thymus eine starke Verlangsamung, so daß riesige Kaulquappen entstanden. Diese Resultate sind durch spätere Forscher bestätigt worden.

Die Thymus hat demnach eine Beziehung zum Wachstum. Sie ist bei jungen Tieren groß. Halnan und Marshall (1914) erhielten aber bei wachsenden Meerschweinchen durch Exstirpation der Drüse keine Resultate.

*Die innere Sekretion des Pankreas.* Von Mering und Minkovski (1889) zeigten, daß die Totalexstirpation des Pankreas zu schwerstem Diabetes mellitus führt. Die Tiere scheiden große Mengen von Glucose im Harn aus, auch wenn sie in der Nahrung kein Kohlenhydrat erhalten. Sie zeigen großen Hunger und Durst und gehen trotz reichlicher Ernährung im Laufe von 2 bis 3 Wochen oder in kürzerer Zeit kachektisch zugrunde. Das Pankreas muß total exstirpiert werden. Bleibt ein Fünftel der Drüse im Tier zurück, so treten diese Symptome nicht auf. Da die Totalexstirpation für den Erfolg ausschlaggebend ist, verweise ich auf die ausgezeichnete Operationsmethode, die Hédon (1910) eingeführt hat.

Das Glykogen verschwindet im Pankreasdiabetes aus der Leber. Obwohl der Glucosegehalt des Blutes bis 0,8% steigen kann, wird kein Glykogen aufgespeichert. Dagegen soll bei Zufuhr von Fructose Glykogen in der Leber abgelagert werden können.

Wie der beträchtliche Zuckerverlust im Harn zustande kommt, ist noch nicht ausgemacht. Die Gewebe haben die Fähigkeit, Zucker zu verbrauchen, nicht völlig verloren (siehe die Arbeit von Patterson und Starling, 1913), doch scheint diese Fähigkeit, besonders in den späteren Stadien, verringert zu sein. A. H. Clark (1916) fand, daß das diabetische Herz bei Durchströmung mit Lockescher Lösung, die durch ein normales Pankreas gegangen war, einen stärkeren Verbrauch an Zucker aufwies.

Versuche, den Diabetes durch Injektion von Pankreasextrakten zu heilen, sind erfolglos geblieben, die Transfusionsexperimente von Hédon (1913) zeigen aber, daß die Glykosurie durch das Fehlen eines von dem normalen Pankreas sezernierten Hormons entsteht. In Hédons Versuchen wurde eine Anastomose zwischen der Vene des Pankreas eines normalen Hundes und der Jugularvene eines diabetischen, pankreaslosen Hundes hergestellt. Die Glykosurie wurde dadurch beinahe ganz beseitigt, der Zuckergehalt des Blutes sank. Daß die Leber eine wichtige Rolle in dem Prozeß spielt, zeigt die folgende Variation des Experiments. Ein Teil des normalen Pankreas eines Hundes wurde durch Gefäßanastomose in den Blutkreislauf eines diabetischen Hundes eingeschaltet. Dabei wurden ähnliche Resultate wie in dem früheren Versuch erhalten, aber nur, wenn das Venenblut des Pankreas, das wahrscheinlich das Hormon enthält, direkt in die Leber gelangt, durch eine Anastomose mit der Milzvene des diabetischen Hundes. Das Serum des Venenblutes des Pankreas soll keine antidiabetische Kraft haben. Die verhältnismäßig kleine Wirkung auf den Blutzucker führt Hédon zu der Ansicht, daß Hyperglykämie und Glykosurie mehr oder weniger unabhängig voneinander sind. Die Blutzuckerhöhe kann nahezu unverändert bleiben, wenn infolge des Einflusses des Pankreasvenenblutes die Zuckerausscheidung durch die Niere aufhört. Da der Blutzucker aber nicht zunahm, muß entweder die Zuckerproduktion vermindert oder der Zuckerverbrauch in den Geweben vermehrt worden sein, sonst müßte der Zucker sich ja anhäufen, wenn die Zuckerausscheidung im Harn aufhört. Diese Versuche zeigen also erstens, daß die Leber eine wichtige Rolle spielt, und zweitens, daß das Pankreashormon die Ausscheidung des Zuckers durch die Niere beeinflußt. Letzteres kann entweder durch verminderte Durchlässigkeit oder, was wahrscheinlicher ist, durch vermehrte Rückresorption der Glucose, die in dem Glomerulusfiltrat enthalten ist, in den Harnkanälchen verursacht sein. Hédon denkt noch an eine dritte Möglichkeit, daß nämlich der Zustand, in dem der Zucker sich im Blute befindet, verändert sei.

Interessant sind ferner die Versuche von De Meyer (1906—1910). Er findet, daß die Leber bei Durchströmung mit Ringerscher Lösung weniger Glykogen verliert, wenn die Durchströmungsflüssigkeit Pankreasextrakt enthält. Die Leber von pankreasdiabetischen Tieren erhielt die Fähigkeit zur Glykogensynthese bei Durchströmung mit Lösungen, welche Pankreasextrakte enthielten, wieder. Durchströmung mit Blut statt mit Ringerscher Lösung zeigte die Wirkung des Pankreasextraktes noch deutlicher. Bei der Durchströmung der Niere mit Ringerscher Lösung, die Glucose und Pankreasextrakt enthält, ergab sich bei Gegenwart von Pankreasextrakt ein verminderter Übergang von Glucose in den Harn. De Meyer findet, daß der Zusatz von Pankreasextrakt zu Zuckerlösungen die Diffusionsgeschwindigkeit durch Kolloidmembranen nicht verändert. Er erklärt die Wirkung durch eine Verminderung der Durchlässigkeit der Niere gegen Glucose. Sie könnte natürlich auch von dem Rückresorptionsvermögen abhängen. DE MEYER will die Wirkung in beiden Fällen auf eine Erhöhung der Wasserstoffionenkonzentration beziehen, die im Blute von Diabetikern entstehen soll, aber durch das Pankreashormon wieder zur Norm herabgesetzt wird.

Die von HALL bestätigten Experimente von COHNHEIM (siehe Hinweise bei LEVENE und MEYER, 1911) zeigten, daß Zusatz von Muskelplasma oder Pankreasextrakt zu Glucoselösungen praktisch die Reduktionskraft nicht herabsetzte, Mischungen der beiden hatten aber eine erhebliche Wirkung. Man zog daraus den Schluß, daß die Wirkung des Pankreas den Glucoseverbrauch durch die Muskeln erleichtern sollte. Aber LEVENE und MEYER (1911) fanden, daß die reduzierende Kraft solcher Zuckerlösungen nach gleichzeitiger Einwirkung von Muskelplasma und Pankreasextrakt durch Kochen mit einprozentiger Essigsäure wieder auf den anfänglichen Wert erhöht wurde. Eine deutliche Abnahme erhielt man ferner nur mit konzentrierten Glucoselösungen. Verdünnte man die Lösung auf das Zehnfache, so kehrte beim Stehenlassen die ursprüngliche reduzierende Kraft wieder. Es war daher klar, daß die Wirkung durch die Tätigkeit eines Enzymsystems entstand, welches, wie gewöhnlich, synthetisch auf Glucose, hydrolytisch auf die Disaccharide wirkt, die sich in konzentrierten Glucoselösungen bilden. Weitere Experimente zeigten, daß verdünnte Maltoselösungen durch die Mischung hydrolysiert wurden, während es sich später zeigte (1912), daß Lactose nicht hydrolysiert wurde und daß die Synthese weder mit Mannose, Hylose, Ribose, noch Galaktose, wohl aber mit Fructose auftrat. Die in sich interessanten Experimente zeigen, daß die Erscheinung nichts mit dem Diabetes zu tun hat.

Es ist noch der Ursprung des Hormons zu besprechen, da es im Pankreas zwei verschiedene Gewebe gibt; die Zellen, welche den Verdauungssaft sezernieren und die sog. „Langerhansschen Inseln". Obgleich man angenommen hatte, daß letztere die Organe sind, welche das antidiabetische Hormon sezernieren, vertreten gewisse Beobachter die Ansicht, daß sie nicht ein Gewebe sui generis darstellen, sondern Umwandlungsprodukte der gewöhnlichen Alveolen der Drüse sind. Die Frage wurde endlich durch die Arbeit von HOMANS (1912) entschieden. Die Resultate von BENSLEY, welche zeigten, daß die Langerhansschen Inseln selektiv gefärbt werden können sowohl nach Fixation als auch intravital durch Methylenblau, Neutralrot oder Pyronin ermöglichten es, Veränderungen in der Größe oder Zahl der Inseln nachzuweisen. Wenn die Drüse mit Secretin zur längeren Tätigkeit erregt wird, kann man keine Veränderung in den Inseln nachweisen. Läßt man nur einen kleinen Teil der Drüse in einem Tier zurück, so tritt keine Umwandlung des alveolaren Gewebes zu Inselgewebe ein. Frühere Forscher hatten festgestellt, daß im Pankreas nach Injektion von Paraffin in die Ausführungsgänge usw. das alveolare Gewebe vollständig degeneriert, während die Inseln erhalten bleiben und kein Diabetes auftritt. HOMANS weist aber darauf hin, daß der entscheidende Beweis für den Zusammenhang der Inseln mit dem Kohlenhydratstoffwechsel erst dann gegeben ist, wenn gezeigt werden könnte, daß etwaige Reste von acinösem Drüsengewebe bei der Verhütung des Diabetes keine Rolle spielen und entfernt werden könnten, ohne daß Diabetes auftritt. Indessen ist wohl sicher bewiesen, daß das Gewebe, auf das es ankommt, die Langerhansschen Inseln sind. Abb. 203 gibt 3 Abbildungen von HOMANS wieder.

*Die Korrelation der inneren Sekretionen.* Über die Korrelation der verschiedenen inneren Sekretionen sind viele Behauptungen aufgestellt worden,

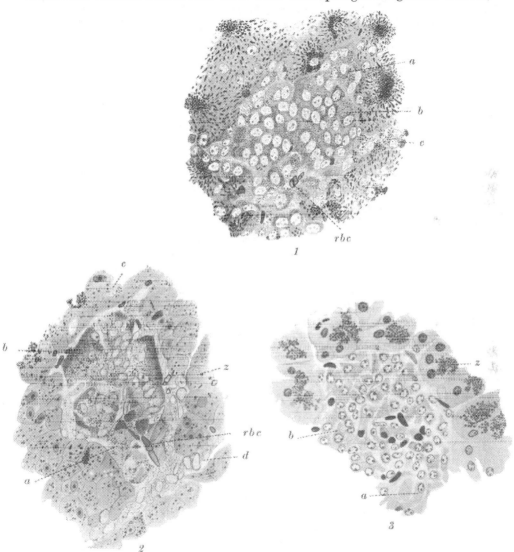

Abb. 203. Langerhanssche Inseln im Pankreas. *1* Normale Inseln in dem ruhenden Pankreas des Hundes. *a* A-Zellen von LANE. *b* B-Zellen von LANE. *c* Zentroacinöse Zellen. *r, b, c* Rote Blutkörperchen. Man beachte die Gruppierung der großen runden Zymogenkörnchen in den umgebenden Acinis, ebenso die Verteilung der „mitochondrial" Fäden. Die Grenzen der Inseln sind sehr unregelmäßig; es ist keine begrenzende Membran vorhanden. *2* Normale Inseln in dem erschöpften Pankreas des Hundes. *a* A-Zellen von LANE. *b* B-Zellen von LANE. Man beachte die Verteilung ihrer Körnchen entlang der Capillaren, die durch die roten Blutkörperchen (*r, b, c*) angezeigt werden. *c* Zentroacinöse Zellen. *d* Kanalzellen, welche mit denen der Inseln unten und unten rechts zusammenhängen. *z* Erschöpfte Acini. Man beachte das Fehlen der Zymogenkörnchen, das Vorhandensein einiger Mitochondrien und die Vakuolisierung der Zellen. In der Ecke rechts unten ist eine kleine Gruppe traubenförmiger Zellen von den übrigen durch einen kleinen Kanal abgeschnürt. *3* Normale Insel in dem ruhenden Pankreas des Meerschweinchens. *a* A-Zellen von LANE, nicht differentiell gefärbt. *b* B-Zellen von LANE, die feine blaue Körnchen enthalten. *z* Acini, die Zymogenkörnchen enthalten. (HOMANS, 1912, Abb. 1, 2 und 3.)

besonders von Eppinger, Falta und Rudinger, die auf recht schmaler Basis weitgehende Hypothesen aufgebaut haben. Elliott (1913, S. 320) warnt mit Recht vor solchem Aufbauen auf unsicherem Grunde und sagt, „die Medizin schuldet denen keinen Dank, die Theorien ohne Beweise geben".

Wie Elliott selbst (1913) darlegt, sind aber Erscheinungen vorhanden, welche Zusammenhänge vermuten lassen:

1. Der Kohlenhydratstoffwechsel wird nicht nur durch das Pankreas, sondern auch bei Akromegalie durch Hyperfunktion der Thyreoidea und durch Injektion von Adrenalin beeinflußt.

2. Das Wachstum wird durch die Hoden und die Nebennierenrinde beeinflußt und durch Fehlen der Thyreoidea gehemmt.

3. Die nervösen Beeinflussungen.

4. Die Hypophyse hypertrophiert, wenn die Thyreoidea entfernt wird. Akromegalie kann zur Vergrößerung der Thyreoidea führen.

5. Auf morphologischer Grundlage stellt Gaskell (1908, S. 430) die Nebennierenrinde, die Hypophyse und die Thyreoidea zusammen als hervorgegangen aus den Coxaldrüsen, den primitiven Ausscheidungsorganen der Urarthropoden (siehe auch Cannon und Cattell, 1916).

*Hormone bei Pflanzen.* Bei den Pflanzen gibt es — infolge Fehlens eines so wirksamen Säftekreislaufs, wie ihn das Blut der Tiere darstellt — keine so wirksamen chemischen „Boten" wie beim Tier. Trotzdem haben wir sichere Beweise, daß chemische Produkte eines Organs imstande sind, die Tätigkeit von anderen zu beeinflussen.

Die lateralen Wurzeln, welche normalerweise horizontal wachsen, kann man vertikal wachsen lassen, wenn man die Hauptwurzel entfernt. Errera (1904) untersuchte bei Fichten die Veränderung der Wachstumsrichtung eines Zweiges bei einem vertikalen Ast nach Entfernung der Knospe an der Spitze des Hauptzweiges. Er nahm an, daß die Knospe an der Spitze des Hauptzweiges eine Art inneren Sekrets bildet, welches das Aufwärtswachsen der lateralen Schößlinge verhindert, solange die Knospe an der Spitze vorhanden ist. Siehe auch Loebs Arbeit (1917) über Bryophyllum und seine Theorie über die wurzel- und astbildenden Hormone.

Keeble (1910, S. 135—137) meint, daß solche „chemischen Reizmittel" beteiligt sind, wenn die lokalisierte Tätigkeit von Cambiumzellen auf ihre Nachbarzellen übergreift. Bei Convoluta Roscoffensis beginnen die späteren Entwicklungsphasen nur bei Gegenwart grüner Algen. In ihrer Abwesenheit ist keinerlei künstliche Ernährung wirksam. Sie wirken wahrscheinlich durch die Abgabe eines Hormons.

Ich erwähne auch den Stoff, der durch den Regen aus dem Grase ausgewaschen wird, den Pickering (1911, siehe auch Russell, 1912, S. 112) als schädlich für Apfelbäume nachgewiesen hat. Gras sollte in Obstgärten nicht wachsen.

## Die Wirkung von Giften und von einigen anderen chemischen Verbindungen.

Einige dieser Stoffe werden im vorliegenden Abschnitt aus zwei Gründen erwähnt, obwohl sie eigentlich in die Pharmakologie und nicht in die Physiologie gehören. Erstens kann man die Wirkung der Hormone, von denen wir soeben gesprochen haben, erst verstehen, wenn man mehr von der Wirkung der Gifte auf Zellen weiß. Zweitens gibt es Alkaloide und andere sehr wirksame Stoffe, welche bestimmte Zellarten oder Nervenendigungen lähmen oder erregen. Sie sind daher wichtige Werkzeuge in der Hand des Experimentators.

*Ihre Wirkungsweise.* BARGER und DALE (1910) haben eine Reihe von Aminen dargestellt, welche adrenalinähnlich wirken und die Endigungen des Sympathicus erregen. Daraus ergab sich die Möglichkeit, diese Eigenschaft mit ihrer chemischen Struktur zu vergleichen. Einzelheiten hierüber findet man in BARGERS Monographie (1914). Je ähnlicher die Struktur dem Adrenalin war, desto stärker die Wirkung auf den Sympathicus und desto weniger Nebenwirkungen neben der Sympathicuserregung. Das optimale Kohlenstoffskelett besteht aus einem Benzolring mit einer Seitenkette von zwei Kohlenstoffatomen, deren letztes eine $NH_2$-Gruppe trägt. Wenn in dem Benzolring noch zwei Hydroxyle enthalten sind, und zwar in der Stellung 3, 4 gegen die Seitenkette, wird die Wirkung verstärkt. Es sind also Brenzcatechinderivate. Die hemmende Wirkung der Basen, welche eine Methylaminogruppe tragen — auch das Adrenalin gehört dazu —, auf die Sympathicusendigungen, z. B. im Darm, ist stärker als z. B. die erregende auf die Blutgefäße. Das Umgekehrte ist der Fall bei den primären Aminen derselben Reihe. Der Brenzcatechinkern ist dabei unwesentlich. Das Brenzcatechin hat keinerlei derartige Wirkung. Dagegen ist nicht nur Parahydroxyphenyläthylamin, sondern auch Isoamylamin äußerst wirksam.

Wie beim Vergleich der Wirksamkeit einer Reihe verwandter Stoffe gezeigt wurde, darf man nicht vergessen, daß sich mit der Veränderung der chemischen Konstitution auch die physikalischen Eigenschaften ändern. Als da sind: Löslichkeit, Fähigkeit die Zellwand zu passieren, Annäherung an kolloide Dispersion, Oberflächenspannung, Verteilung auf verschiedene Phasen.

In der erwähnten Arbeit geben BARGER und DALE eine wertvolle theoretische Behandlung der Frage, der ich die folgenden Betrachtungen entnehme. Sie zeigen, daß die Wirksamkeit der Stoffe mit ihrer Oxydationsfähigkeit nichts zu tun hat. Da die erregenden und hemmenden Wirkungen unabhängig voneinander verändert werden können, muß man annehmen, daß die myoneuralen, bei der Hemmung beteiligten Verbindungsstellen in ihren Beziehungen zu chemischen Stoffen den bei der Erregung beteiligten nicht entsprechen. Hierfür ist besonders, wie wir gleich sehen werden, das Ergotoxin wichtig.

Man kann kaum annehmen, daß die Sympathicusnerven durch Freimachung von Adrenalin in der myoneuralen Verbindungsstelle wirken, wenn eine Base, die sich vom Adrenalin nur durch das Fehlen der Methylierung der Aminogruppe unterscheidet, ebenso wirksam ist. Soll sie etwa einen ähnlichen Stoff frei machen, der aber nicht stärker wirksam ist? Die Schwierigkeit wird dadurch noch größer, daß hemmende Wirkungen, z. B. beim Uterus der nichtschwangeren Katze durch Adrenalin verhältnismäßig leichter als durch Sympathicusreizung hervorgebracht werden können, während einige motorische Wirkungen wieder leichter durch Reizung des Nerven als durch Adrenalin hervorgebracht werden können.

Daraus, daß diese Basen ganz bestimmte Beziehungen zu Zellen eines besonderen morphologischen Systems haben, geht hervor, daß „etwas in diesen Zellen vorhanden oder mit ihnen und nur mit ihnen verbunden sein muß, was

eine starke Affinität für diese Amine hat". Diese Eigenschaft braucht aber
keineswegs durchaus das zu sein, was die reizende Wirkung der Amine ausmacht.
Wie ich bei der Erörterung der katalytischen Wirkung sagte, ist die Adsorption
eines Stoffes auf einer Oberfläche unabhängig von der chemischen Wirkung,
die sie auf den Stoff, aus dem die Oberfläche besteht, nach der Adsorption ausüben kann. BARGER und DALE machen ferner darauf aufmerksam, daß das
Atropin und das Pilocarpin praktisch an derselben Stelle angreifen, obwohl
sie antagonistisch wirken. So hängt auch die besondere Verteilung der Wirkung
des Nicotins oder der sympathicomimetischen Amine nicht durchaus von der
Existenz spezifisch chemischer Receptoren in den gegen sie besonders empfindlichen Zellen ab. Es kann sein, daß in einigen Zellen der Reizstoff schneller den
Ort seiner Wirksamkeit erreicht. BARGER und DALE meinen, daß die „Seitenkettentheorie sich mit ihren Ergebnissen schwer vereinigen lasse". Wenn die
Reaktion zwischen Reizstoff und Angriffspunkt in der Zelle durch chemische
Affinität entsteht, muß man aus dem, was allen wirksamen Stoffen in Rück-
sicht auf ihre chemische Konstellation gemeinsam ist, einen Rückschluß auf
die chemische Konstitution des Angriffspunktes in der Zelle ziehen können.
Dieser allen wirksamen Basen gemeinsame Komplex ist nun der folgende:

$$-\overset{|}{\underset{|}{C}}-\overset{|}{\underset{|}{C}}-\overset{|}{\underset{|}{N}}\,.$$

Er ist aber in unzähligen Basen, die keinerlei sympathicomimetische Wirksamkeit haben, vorhanden. Daß physikalische Faktoren dabei mitspielen, geht
daraus hervor, daß Unterschiede in der relativen Wirksamkeit verschiedener
Stoffe im Verlaufe eines Experiments auftreten, und gelegentlich auch beim
Vergleich verschiedener Versuche untereinander. Wenn man annimmt, daß
es sich um eine rein chemische Wirkung handelt, müßte es für jedes Amin einen
besonderen Chemoreceptor geben, diese müßten sich unabhängig voneinander
verändern können. Diese Auffassung ist aber kaum möglich, weil „die Anzahl
der möglichen sympathomimetischen Amine unendlich groß ist". Es ergibt sich
also, daß „die am wenigsten unbefriedigende Ansicht die folgende ist. Die
sympathicomimetische Wirksamkeit der Basen hängt von chemischen Eigenschaften ab, ihre Verteilung und im besonderen die Intensität ihrer Wirksamkeit wird durch eine physikalische Eigenschaft verursacht".

Auch die Bemerkungen von STRAUB (1912, S. 4) sind interessant. „Die
Theorie der selektiven Verteilung wirksamer Stoffe im Organismus setzt ihre
Aufnahme durch die Zelle notwendigerweise voraus. Was in der Zelle mit dem
Stoff geschieht, wie er dorthin kommt und warum er festgehalten wird, ist die
nächste Frage. Man antwortet oft (wie EHRLICH) mit der Behauptung, daß der
Stoff, als chemisches Individuum, mit chemischen Bestandteilen der erwählten
Zelle, unter Ausgleich der Affinitäten und Bildung einer chemischen Verbindung
reagiere. Ich halte eine solche Erklärung in allgemeiner Hinsicht für zu weit-
gehend, für ungeeignet und in ihren Resultaten für unfruchtbar. Es gibt eine
unendliche Anzahl von Stoffen, deren Konstitution derart ist, daß sie im Organismus kaum reagieren können, z. B. Stickoxyd, Kohlendioxyd, Kaliumsalze
und viele jener Stoffe, die man wegen ihrer Passivität indifferente Narkotica
nennt; man kann sich nicht vorstellen, zu welchen Zellmolekülen sie chemische

Affinität haben sollen, wenn diese Affinität der Zellmoleküle der gewöhnlichen Affinität der organischen Chemie entsprechen soll. Wenn man in all diesen zahlreichen Fällen mit „Chemoreceptoren" arbeiten will, verwandelt man nur ein Wunder in ein anderes. Die Existenz von Chemoreceptoren für Gifte ist nicht zu leugnen, aber es handelt sich dabei nicht um eine allgemeine Erscheinung. Man kann daher keine allgemeine Theorie darauf gründen. Es gibt auch bestimmte experimentelle Erfahrungen, welche zeigen, daß die Seitenkettentheorie auf bestimmte typische Fälle nicht zutrifft. STRAUB (1907) hat gezeigt, daß die Wirkung von Muscarin auf das Herz von Aplysia, und NEUKIRCH (1912), daß die Wirkung von Pilocarpin auf den Säugetierdarm vorüber ist, wenn die Gifte in die Zellen eingedrungen sind. Die Wirkung ist nur während des Ein- oder Austretens der Gifte aus der Zelle vorhanden. Ferner zeigt NEUKIRCH (S. 166), daß die Pilocarpinkonzentration in verdünnten Lösungen, wenn man Dünndarmsubstanz in sie einbringt, sich nicht merklich ändert. Wenn das Pilocarpin im Innern der Zelle eine chemische Verbindung eingeht, wäre das schwer zu verstehen.

Weitere interessante Erscheinungen hat STRAUB (1910) bei der Strophanthinwirkung gefunden. Das Strophanthin ist ein Glucosid der Digitalisgruppe. Es wirkt bei Injektion in die Blutbahn zunächst auf den Ventrikel des Herzens, dann auf den Vorhof, endlich auf die Blutgefäße. Die wirksamen Dosen sind außerordentlich klein. STRAUB hatte früher festgestellt, daß die Wirkung der Alkaloide umkehrbar ist, d. h. sie können den Organen, die sie aufgespeichert haben, durch einfaches Waschen mit Wasser entzogen werden. Dagegen konnte das Strophanthin nicht ausgewaschen werden. Es schien möglich, daß es eine chemische Verbindung mit dem Herzmuskel oder einem Bestandteil desselben eingeht. Allerdings, was soll ein chemisch so träger Körper wie ein Glucosid mit Zellbestandteilen für eine Verbindung geben, die durch Kochen nicht zersetzbar ist? Daher suchte STRAUB nach anderen Möglichkeiten, bevor er sich entschloß, eine chemische Vereinigung anzunehmen. Bei der weiteren Untersuchung der Frage erhielt er das unerwartete Resultat, daß, im Gegensatz zu den Alkaloiden, das Glucosid darum aus den Zellen nicht extrahierbar war, weil keines in ihnen vorhanden war. Die Zellen hatten es überhaupt nicht aufgenommen. Er durchströmte mit einer Strophanthinlösung, welche 0,01 mg pro Kubikzentimeter enthielt, ein Herz. Diese Lösung bringt eine kräftige Wirkung hervor, tötet den Muskel aber nicht ab. Läßt man die Lösung, nachdem sie das erste Herz passiert hat, durch ein zweites gehen, so ist sie quantitativ noch genau so wirksam wie beim ersten. Die Bestimmungsmethoden wurden sorgfältig ausgearbeitet. Sie sind in der Arbeit von STRAUB mitgeteilt. Auch fand sich, daß die Intensität der Wirkung immer proportional der Konzentration der Lösung, nicht aber proportional der absoluten Giftmenge war. Ein geringer Verlust an wirksamem Stoff tritt ein. Ließ man dieselbe Lösung durch sechs Herzen gehen, so fand sich, daß jedes Herz 0,002 mg verbraucht hatte. Diese Menge ist nicht mehr nachweisbar, daher war sie bei dem Versuch, sie aus dem Herzen auszuwaschen, nicht gefunden worden. Diese vom Herzen aufgenommene Menge würde auf ein zweites Herz nicht wirken. STRAUB neigt zu der Ansicht, daß eine Adsorption an der Zellmembran für die Wirksamkeit verantwortlich ist, weil diese Glucoside den Saponinen nahestehen, die, wie wir gesehen haben,

stark oberflächenaktiv sind. Man denke auch daran, daß bei der Adsorption
die aufgenommene Menge der Konzentration proportional ist, was bei der
Strophanthinwirkung ja gerade gefunden wurde, ferner daß eine gewisse minimale
Konzentration vorhanden sein muß, damit die zur Wirkung nötige Menge adsorbiert werden kann.

Wenn man die Zelle als ein „Riesenmolekül" im chemischen Sinne ansehen
will, könnte man behaupten, daß ein Molekül eines wirksamen Giftes schon
genügen müßte ,um in chemische Reaktion mit einer Zelle zu treten. Aus CLARKS
Angaben (1912) und einigen Mitteilungen, die er mir freundlichst gegeben hat,
ist es möglich, die Molekulargröße der Verbindung zu berechnen, die das Strophanthin eingeht. Dieses Glucosid ist darum sehr geeignet für diesen Zweck,
weil es direkt auf die Muskelzelle wirkt. CLARK benutzte ein wirksameres Präparat als STRAUB. Er fand, daß bereits 0,00008 mg Strophanthin auf 5 mg (Trockensubstanz) Herzmuskel eine deutliche Wirkung ausüben. Das Molekulargewicht des Strophanthins ist 922. Eine einfache Proportion ergibt:

$$0,00008 \cdot 5 = 922 : x,$$

woraus man den Wert von 57,625,000 als „Molekulargewicht" der Muskelzelle
erhält, das ist wirklich ein „Riese" von Molekül. Man kann sich schwer vorstellen,
wie ein solches Riesenmolekül chemisch reagiert und wie ein verhältnismäßig
kleines, irgendwo angehängtes Molekül den ganzen Riesen beeinflussen sollte.
Natürlich braucht das Molekül, mit dem das Strophanthin sich verbindet, nur
eins von den in der Zelle vorhandenen zu sein, dann muß man aber die Theorie
der Riesenmoleküle aufgeben.

Von allgemeiner Bedeutung ist aber das, was gewöhnlich als „Spezifizität"
der Wirkung bezeichnet wird. Für die Enzyme habe ich mich darüber in meinem
Buche über „Das Wesen der Enzym-Wirkung" geäußert und gezeigt, daß die
Tatsache, daß ein bestimmtes Enzym auf ein bestimmtes Substrat besonders
stark wirkt, nur eine Frage der Reaktionsgeschwindigkeit ist. Wenn das aber
der Fall ist, paßt die „Schloß- und Schlüssel"-Vorstellung dafür nicht ganz.
Ein Schlüssel, der nicht paßt, wird das betreffende Schloß nie öffnen, und wenn
man wer weiß wie lange warten wollte. Ich glaube nicht, daß diese Auffassung,
die auch unter dem Bilde „Ausfüllung von Schablonen" vorkommt, auf die
chemischen Prozesse im Organismus anwendbar ist, wenn man sie überhaupt
auf irgendeine chemische Reaktion anwenden kann. Die kinetische Auffassung,
nach der es sich um Reaktionsgeschwindigkeiten handelt, stimmt besser mit
Tatsachen überein.

Als ich auf S. 65 die „spezifische" Adsorption behandelte, wies ich darauf
hin, daß hierbei alle die verschiedenen Kräfte mitwirken und sich gegenseitig
beeinflussen können, die bei Grenzflächen auftreten. Es ist keineswegs nötig,
anzunehmen, daß hierbei besondere chemische Reaktionen zwischen Adsorbens
und Adsorbat vor sich gehen, oder daß nur besondere Radikale beider miteinander
reagieren. Ich mache ferner auf die Arbeit von BARGER und W. W. STARLING
(1915) über Adsorption von Jod durch verschiedene organische Verbindungen
aufmerksam. Die Adsorption ist hier von der chemischen Zusammensetzung
der Adsorbentien abhängig. Von der chemischen Zusammensetzung hängt auch
die Form der Oberflächen ab. Diese Abhängigkeit der Adsorption von der

chemischen Zusammensetzung des Adsorbens führt aber nicht zu einer chemischen Verbindung und ändert das Wesen des Adsorptionsprozesses nicht. Die Eigenschaften der Oberflächen, welche, wie die elektrische Ladung usw., die Adsorption beherrschen, scheinen von der chemischen Natur der Oberfläche abhängig zu sein. Diese Abhängigkeit braucht uns nicht zu überraschen, da die physikalischen Eigenschaften eines Stoffes, einschließlich der Oberflächenenergie, eng mit seiner chemischen Zusammensetzung zusammenhängen.

Für kolloidale Lösungen kommen die Anschauungen von WOLFGANG OSTWALD (1912) in Betracht. Wenn zwei Kolloide elektrische Ladungen von entgegengesetztem Vorzeichen tragen, flocken sie sich gewöhnlich gegenseitig aus. Ebenso wird eine kolloidale Lösung durch entgegengesetzt geladene Ionen ausgeflockt. MICHAELIS und DAVIDSOHN (1912) fanden aber, daß die Flockungserscheinungen bei einigen „Präcipitinen" und „Agglutininen" von der Wasserstoffionenkonzentration der Lösung fast unabhängig sind, daher also auch von der elektrischen Ladung der Teilchen. Man hat daraus geschlossen, daß zwischen den reagierenden Stoffen eine spezifische chemische Affinität vorhanden sei. Wie aber WOLFGANG OSTWALD darlegt, zeigen die Experimente nur, daß eine einfache elektrische Neutralisation den Vorgang nicht erklären kann. Es sind ja auch die elektrischen Ladungen nicht die einzigen Eigenschaften der Oberflächen der kolloiden Partikel. Wir brauchen nur an die „Koagulation" durch Neutralsalze, durch Nichtelektrolyte infolge von „mechanischer" Adsorption auf Oberflächen usw. zu denken. Ferner wird selbst die Ausflockung geladener Teilchen nicht immer durch ihre Ladung bestimmt. Z. B. fällt das Tannin die Gelatine besser bei Gegenwart von Säure; Goldlösungen werden nicht immer gefällt, wenn ihnen ihre Ladung entzogen wird. Die Hauptvariable, die Oberflächenspannung, wird nicht nur durch die elektrische Ladung, sondern auch durch ihre chemische Zusammensetzung, die Temperatur, den Dispersionsgrad, den Solvationsgrad usw. verändert. Wir sahen auf S. 111 schon, daß die flockende Elektrolytmenge bei kolloidal gelöstem Schwefel von der Größe der kolloidalen Teilchen abhängig ist.

Es ist nicht zulässig, alle bisher unerklärten Erscheinungen, wie das üblich ist, durch chemische Affinität zu erklären. Man hält häufig Stoffe für chemisch verschieden, wenn eine physikalische Eigenschaft bei ihnen verschieden ist, obwohl chemische Differenzen nicht nachweisbar sind. Das Tannin hat je nach dem Dispersitätsgrad eine verschieden hohe optische Aktivität. Man hat infolgedessen angenommen, es bestände aus einem Gemisch „chemisch differenter Tannine", obwohl chemische Differenzen nicht nachweisbar sind. WOLFGANG OSTWALD betont mit Recht, daß die „chemische" Auffassung hier eine rein negative ist. Wenn man sich damit zufrieden gibt, daß die chemische Zusammensetzung von Stoffen, wie die „Immunkörper" es sind, so kompliziert ist, daß man ihr ruhig alle ihre Eigenschaften zuschreiben kann, so hört damit jede Möglichkeit eines weiteren Erkenntnisfortschritts auf diesem Gebiete auf.

Hierfür liefert das Wachstum der Gewebe in vitro interessante Aufklärungen. Man glaubte früher, daß dies nur im Plasma desselben Individuums möglich sei und hielt dies für einen extremen Fall von spezifischer Verwandtschaft. WALTON (1914) zeigte, daß nicht das der bestimmende Faktor ist; jedes Plasma von demselben oder einem anderen Individuum kann Stoffe enthalten, welche das Wachstum des Gewebes hemmen neben anderen, welche es befördern. Läßt man das Plasma frieren, so gehen erstere in 1—3 Tagen, letztere erst nach 6 bis 8 Tagen zugrunde. D. und J. G. Thomson (1914) haben gefunden, daß Gewebe aus menschlichen Tumoren im Blutplasma von Hühnern gezüchtet werden können, dem Extrakte aus Hühnerembryonen zugesetzt waren. Champy et Coca (1914) halten das Plasma der Katze für Taubenorgane giftig, während Rattengewebe ausgezeichnet im Schildkrötenplasma wächst. Die Giftigkeit scheint rein zufällig zu sein. Ich erwähne ferner die Arbeit von Margaret R. Lewis (1915, S. 155), die ausgezeichnetes Wachstum in Locke-Ringerscher Lösung erzielte.

Nun kurz noch einige Beispiele pharmakologisch wichtiger Stoffe.

Es ist auffallend, wie viele unserer Pharmaca von Pflanzen erzeugt werden, bei denen sie mehr oder weniger zufällige Produkte des Stoffwechsels sein müssen. Zum Schutz der Pflanze gegen ihre Vernichtung durch Tierfraß würden einige wenige schon genügen. Ähnliche Schlüsse kann man aus dem Vorkommen von Adrenalin ziehen, ferner daraus, daß in den ,,Paratoiddrüsen" einer tropischen Schildkröte, wie Abel (1911) nachwies, ein digitalisähnlicher Stoff vorkommt. Was die Schildkröte für einen Vorteil davon hat, daß der Blutdruck in den Arterien des Tieres, das sie angreift, steigt, kann man beim besten Willen nicht einsehen.

*Acetylcholin.* Dale (1914) fand, daß schon sehr kleine Dosen von Acetylcholin Vasodilatation bewirken. Die nötigen Dosen sind viel kleiner als die Adrenalinmengen, welche Blutdrucksteigerung bewirken. Die Pulsation des Froschherzens wird noch bei einer Verdünnung von 1 : 100 Millionen deutlich gehemmt. Das Acetylcholin erregt besonders die Nervenendigungen des kranialen und sakralen autonomen Systems, welche Reizung des Vagus, Speichelsekretion, Kontraktion des Oesophagus, des Magens, des Darms und der Blase hervorrufen. Die Wirkung ist sehr kräftig, dauert aber nur kurze Zeit. Der Ester wird wahrscheinlich in seine unwirksamen Komponenten zerlegt. Auf die glatte Muskulatur, die durch das sympathische System innerviert wird, hat er keine Wirkung. Infolgedessen beweist die Vasodilatation durch Acetylcholin, daß die Vasodilatatoren nicht aus dem Sympathicus entspringen (siehe auch Gaskell, 1916, S. 62 und 131). Reid Hunt (1918) zeigt, daß $2,4 \cdot 10^{-9}$ mg Acetylcholin pro Kilogramm Tier bereits eine deutliche Gefäßerweiterung verursachen. Die Wirkung wird durch Atropin verhindert, im Gegensatz zu derjenigen der gefäßerweiternden Nerven.

*Strychnin.* Es genüge, hier noch einmal darauf hinzuweisen, daß das Strychnin bei der reziproken Innervation Hemmung in Erregung umwandeln kann (S. 516).

*Das Nicotin.* Langley und Dickinson (1889) zeigten, daß kleine Nicotindosen die Nervenzellen der Sympathicusganglien lähmen, ohne die peripheren Endigungen der Fasern zu beeinflussen. Die Wirkung scheint auf die Synapse ausgeübt zu werden. Sie ist nicht auf die Sympathicusganglien beschränkt. Das Nicotin dient daher als wertvolles Mittel, um zu sehen, ob innerhalb einer bestimmten Nervenbahn durch Nicotin beeinflußbare Zellstationen gelegen sind. Langley hat das Nicotin hierfür in ausgedehntem Maße benutzt. Die Synapsen verschiedener Nerven reagieren auf verschieden große Dosen, und die Empfindlichkeit verschiedener Tierarten ist ebenfalls verschieden. Der Lähmung geht ein Erregungszustand voran. Daher folgt auf intravenöse Nicotininjektion zunächst Blutdrucksteigerung.

*Das Atropin und das Pilocarpin.* Daß diese beiden Alkaloide antagonistisch auf die Drüsensekretion wirken, das eine erregend, das andere hemmend, wurde bereits erwähnt (S. 418). Das Atropin lähmt ferner die Vagusendigungen im Herzen und den Akkommodationsapparat des Auges. Es ruft eine Erweiterung der Pupille hervor. Über das Pilocarpin wurde einiges oben S. 176 mitgeteilt.

*Hyoscin.* Dieses zur Atropingruppe gehörige Alkaloid ist interessant wegen des Unterschieds in der Wirkung der in der Natur vorkommenden Körper und ihrer optischen Isomere. Diese sind nicht unwirksam, aber weniger wirksam als erstere. Das Hyoscin enthält nun zwei optisch aktive Gruppen, die beide physiologisch wirksam sind, so daß vier verschiedene Isomere existieren. Jedes hat einen anderen Wirkungsgrad. Cushny zeigte, wie man die Wirksamkeit jedes der 4 Körper ableiten kann, wenn man den optisch aktiven Gruppen bestimmte Wirkungsgrade beilegt. Die Werte differieren weniger als die der beiden Adrenaline. Die Frage ist theoretisch interessant, nämlich für die Erklärung der „spezifischen" Wirkungen durch die „Schloß- und Schlüssel"theorie. Wäre diese Anschauung richtig, so dürfte nur eins der 4 Isomeren wirksam sein. In Wirklichkeit sind alle vier wirksam, allerdings in verschiedenem Grade.

*Das Veratrin.* Oben ist erwähnt, daß das Veratrin tonische Kontraktionen der Skelettmuskulatur hervorruft. Lamm (1911) hat einige interessante Experimente beschrieben, welche die Wirkungsweise des Veratrins beleuchten. Er kommt zu folgenden Schlüssen: Bringt man einen Muskel in eine Lösung eines Veratrinsalzes, so nimmt er kleine Mengen des Giftes auf, wahrscheinlich als freies Alkaloid, da die Wirkung in alkalischer Lösung stärker ist. Eine Lösung kann durch eine Reihe von Muskeln erschöpft werden. Das Veratrin wirkt nur, wenn der Muskel außerdem noch gereizt wird. Ist die toxische Wirkung klein, so erscheint der Veratrin„tetanus" erst, wenn die Anfangszuckung vorüber ist. Dabei werden dieselben Fasern wie bei der gewöhnlichen Muskelzuckung erregt, nicht aber andere (Sarkoplasma) Bestandteile des Muskelgewebes. Die protrahierte Kontraktion entsteht wohl durch eine Art Reaktion zwischen dem Gift und einem Stoffwechselprodukt des tätigen Muskels. Eine Lösung, welche bereits auf einen Muskel gewirkt hat, nimmt an Wirksamkeit zu. Wenn ein Muskel in einer Veratrinlösung zerkleinert wird, erhält man scheinbar mehr Alkaloid aus dem Muskelbrei, als ursprünglich in der Lösung vorhanden war. Man nimmt an, daß die Reizwirkung von einer Zunahme in der Durchlässigkeit der Zellmembran abhängt, weil nämlich bei Anwesenheit von Calciumsalzen die eben wirksame Menge zunimmt.

*Das Ergotoxin.* Dale (1906) und Barger und Dale (1907) haben aus Mutterkorn ein Präparat erhalten, das interessante Eigenschaften hat. Es lähmt die erregenden Sympathicusendigungen, aber nicht die hemmenden. In den kranialen und sakralen autonomen Nerven werden beide Faserarten nicht beeinflußt. So werden die Gefäßverengerer des Sympathicus gelähmt, die hemmende Wirkung der Splanchnici auf den Dünndarm aber wird nicht beeinflußt. Nach Ergotoxingabe ruft Adrenalin ein Sinken des Blutdrucks hervor, vielleicht wegen der gleichzeitigen Wirkung auf die Capillargefäße, die Dale und Richards beschrieben haben.

Cushnys Buch (1910, 2) enthält jede vom Leser gewünschte Auskunft über die Wirkungsweise der Pharmaca.

## Toxine und Antitoxine.

Toxine sind Gifte, die von Mikroorganismen erzeugt werden. Sie können in die Kulturflüssigkeit diffundieren oder in den Körpern der Mikroben zurückgehalten werden, dann erhält man sie durch Zerstörung der Bakterienzelle. Ihre chemische Natur ist unbekannt, da man sie nur in sehr kleinen Mengen erhalten kann. Es sind dies die Stoffe, welche die zahlreichen Infektionskrankheiten hervorrufen. PASTEUR zeigte, daß die Hühnercholera durch bakterienfreie Filtrate aus Erregerkulturen übertragen werden kann. Wegen weiterer Einzelheiten verweise ich den Leser auf das Buch von BURNET (1911).

Die Toxine haben ebenso wie einige andere Stoffe, die, soweit wir wissen, alle zu den Eiweißkörpern gehören, die Eigenschaft, nach ihrer Einspritzung in den lebenden Organismus Stoffe zu erzeugen, welche ihre eigenen Antagonisten sind. Sie heißen Antitoxine oder allgemein Antikörper, und die Stoffe, die ihre Produktion hervorrufen, heißen Antigene. Man hat behauptet, daß auch andere Stoffe als Proteine als Antigen wirken können; wir haben aber gesehen, daß die Beweise für Enzyme, die als Antigen wirken sollten, nicht stichhaltig sind. Einige Lipoide und Glucoside sollen diese Fähigkeit auch haben. Hier fehlt aber der Nachweis, daß die Präparate wirklich eiweißfrei waren.

Der Mechanismus, durch welchen „spezifische" Antitoxine erzeugt werden, ist unbekannt. Es sind sicher sehr komplizierte Kolloidreaktionen dabei im Spiele. Ich erwähne 2 Fälle. Eine Maus wird durch Injektion von Krebsblut gegen das Gift der Skorpione immunisiert, aber der Krebs selbst ist empfindlicher gegen das Toxin als die Maus, und sein Blut schützt keinen anderen Krebs. Kaninchen können durch Impfung mit Tetanusbacillen in wiederholten kleinen Dosen gegen Tetanus immunisiert werden. Aber ihr Serum neutralisiert das Toxin in vitro nicht.

Ich empfehle dem Leser die Schriften von GENGOU (1908). Die „Seitenketten"-Theorie von EHRLICH, so wertvoll sie auch früher gewesen ist, hat jetzt eigentlich nur noch für die Nomenklatur Bedeutung. Ich erwähne die Schrift von DEAN (1917) über den Mechanismus der Serumreaktion.

## Die Anaphylaxie.

PORTIER und RICHET (1902) haben aus den Tentakeln der Seeanemone ein Toxin gewonnen, welches beim Hunde intensive Gefäßstauung in den Eingeweiden hervorruft und die Tiere in einigen Stunden tötet. Wurde zunächst eine nichttödliche Dosis, von der sich das Tier wieder erholen konnte, gegeben, dann aber eine zweite, die nur den zwanzigsten Teil der ersten betrug, so entstanden außerordentlich schwere Symptome, Erbrechen, Diarrhöe, Lähmung usw.

Man erhielt diese Wirkung nur, wenn zwischen der ersten und zweiten Einspritzung eine längere Zeit (8—12 Tage) vergangen war. Wir erinnern uns, daß bei dem gewöhnlichen Prozeß der Immunisierung gegen ein Toxin Injektionen in Abständen von ungefähr 4 Tagen gegeben wurden, ohne daß ernste Symptome auftraten. Das Auftreten dieses überempfindlichen Zustandes, welchen RICHET „Anaphylaxie" genannt hat, wird also durch die Entwicklung der gewöhnlichen Immunität verhindert. Wir werden gleich sehen, daß beide Prozesse eng zusammenhängen.

Es ist auffallend, daß nichttoxische Stoffe, z. B. Eiweiß, auch ernste Symptome von Anaphylaxie hervorrufen können. Doch, ebenso wie dies für die Antigene gilt, scheinen nur Kolloide anaphylaktisch wirksam zu sein.

Wie erklärt sich diese merkwürdige Erscheinung? Die Monographie von RICHET (1912) gibt eine gute Übersicht über die Anaphylaxie. Die bedeutendste experimentelle Arbeit ist die von DALE (1912). Der Wert seiner Untersuchungen besteht darin, daß sie hauptsächlich an einem herausgeschnittenen Organ angestellt wurden, dem virginellen Uterus des Meerschweinchens, so daß die Bedingungen genau geprüft werden konnten; die Resultate sind nicht nur für die Erklärung der Anaphylaxie, sondern auch für die Immunitätslehre im allgemeinen sehr wichtig.

Zunächst ist es klar, daß es sich bei der Anaphylaxie um eine Veränderung im Blut handelt, durch welche die Gewebszellen beeinflußt werden. Bei verschiedenen Tieren sind die Symptome je nach dem Organ, das gegen diese Veränderungen im Blut am empfindlichsten ist, verschieden. Beim Meerschweinchen wird der Bronchialmuskel, beim Hund die Leber und der Darm am meisten in Mitleidenschaft gezogen. Wir haben gesehen, daß eine erhebliche Zeit nötig ist, um diese Veränderungen im Blut hervorzurufen. Sind sie aber einmal entstanden, so kann das Blut eines sensibilisierten Tieres in einem normalen sofort einen anaphylaktischen Schock hervorrufen, wie MANWARING (1910) zeigte. Außerdem wird der anaphylaktische Stoff oder Einfluß auf den Gewebszellen fixiert oder adsorbiert. DALE hat gezeigt, daß der ausgeschnittene und gewaschene Uterus eines anaphylaktischen Tieres bei Suspension in Ringerscher Lösung noch gegen das Antigen empfindlich ist. Abb. 204 zeigt die Wirkung und die auffallende Spezifizität der Reaktion. Das Organ stammte von

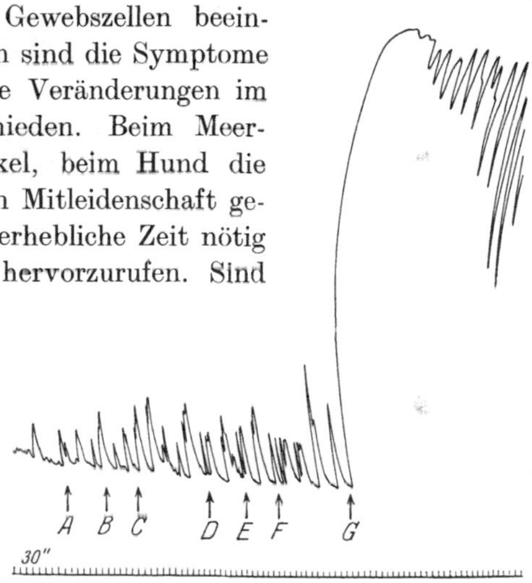

Abb. 204. Anaphylaxie beim ausgeschnittenen Uterus des Meerschweinchens. Sensibilisiert mit $1/400$ ccm Pferdeserum. *A* 0,1 ccm Schafserum. *B* 0,1 ccm Katzenserum. *C* 0,1 ccm Kaninchenserum. *D* 0,1 ccm Hundeserum. *E* 0,1 ccm Menschenserum. *F* 0,1 ccm Eiweiß. *G* 0,1 ccm Pferdeserum. Kräftige Kontraktion mit dem Antigenserum, aber weder mit einem anderen Serum noch mit Eiweiß. (DALE, 1912, Abb. 26.)

einem Meerschweinchen, das durch Einspritzung von Pferdeserum 14 Tage vorher sensibilisiert worden war. Es reagiert weder auf Serum vom Schaf, von der Katze, vom Kaninchen, Hund oder Menschen, auch nicht auf Eiweiß, zeigt aber eine kräftige Kontraktion gegen die gleiche Dosis Pferdeserum, welche als Antigen gedient hatte.

Es sind nun zwei Dinge zu klären, bevor wir weitergehen können. Frisches Serum aller Tiere enthält einen toxischen Stoff, der Kontraktionen der glatten Muskulatur hervorruft. Diese Fähigkeit nimmt beim Lagern des Serums ab, sie hat nichts mit der anaphylaktischen Reaktion zu tun. Es sind viel größere Dosen nötig; bei der Untersuchung der anaphylaktischen Erscheinung muß man aber doch daran denken. Die Kurven von Abb. 204 zeigen, daß die gegebenen Dosen keine derartige Wirkung haben. Ferner könnte man meinen, daß der normale

Meerschweinchenuterus gegen Pferdeserum viel empfindlicher als gegen andere
Sera ist. Das ist nicht der Fall; die Dosis Pferdeserum, welche die Kontraktion
hervorrief, war nicht größer als die Dosis bei den anderen unwirksamen Dosen.

Obwohl die Spezifität der Reaktion so groß zu sein scheint und unter passenden Bedingungen tatsächlich groß genug ist, um als empfindliches Reagens auf
das Antigen zu dienen, sind Anzeichen da, welche zeigen, daß es sich auch hier
um quantitative und nicht um qualitative Unterschiede handelt. Das gleiche
gilt für die Erscheinungen der spezifischen Immunisierung. DALE zeigt
(S. 188), daß, wenn die Meerschweinchen gleichzeitig mit Pferdeserum, Schafserum und Eiweiß sensibilisiert werden, die Empfindlichkeit gegen Pferdeserum
zwar vorhanden, aber verhältnismäßig klein ist. Um den weiteren Beweis zu
verstehen, muß man die Erscheinung der Desensibilisierung betrachten. Wenn
ein gegen Pferdeserum sensibilisierter Uterus mit einer ziemlich großen Dosis
geprüft worden ist und sich nun kräftig kontrahiert hat, so kann er auf eine
zweite Dosis nicht mehr reagieren. Es muß also eine Reaktion zwischen dem
sensibilisierten Gewebe und dem Antigen stattgefunden haben, durch welche
die Sensibilisierung des Gewebes aufgehoben ist. Anscheinend hat sich das
Antigen selbst derart fixiert, daß die Wirkung weiterer Dosen verhindert wird.
Sodann nehmen wir den obenerwähnten, gegen 3 Antigene sensibilisierten Uterus.
Er wird zunächst mit Schafserum behandelt, um ihn gegen dieses Antigen unempfindlich zu machen. Seine Empfindlichkeit gegen Pferdeserum ist jetzt sehr
klein, aber die Empfindlichkeit für Eiweiß bleibt unbeeinflußt. Wird aber der
Uterus zuerst gegen Eiweiß unempfindlich gemacht, so ist er auch gegen die
beiden anderen unempfindlich. In einem anderen Experiment stellte es sich
heraus, daß die vorhergehende Behandlung mit Schafserum (S. 189) die Empfindlichkeit für Eiweiß erheblich herabsetzt, wenn auch nicht aufhebt. Einen
weiteren Beweis liefert das Verhalten des Uterus von Tieren, die durch wiederholte Dosen des Pferdeserums immunisiert waren. Solche Tiere sind, wie
man sicher weiß, gegen kleine Dosen von Antigen nicht mehr empfindlich. Aber
der ausgeschnittene Uterus gibt die anaphylaktische Reaktion noch. Ein Tier
erhielt zunächst 10 Injektionen Pferdeserum während der „Inkubationszeit" der
Anaphylaxie in 3 tägigen Abständen. Die Untersuchung des herausgeschnittenen
Uterus ergab eine Sensibilisierung gegen Schafserum, die allerdings geringer
war als gegen Pferdeserum. Durch Pferdeserum wurde der Uterus aber für
Schafserum desensibilisiert, so daß die Erscheinung eine echte Anaphylaxie war
(siehe Abb. 205). Diese Tatsachen sind mit der Vorstellung von „Chemoreceptoren" nicht zu vereinigen. Wenn es einen besonderen Receptor für Eiweiß
gibt, welcher bei der Behandlung mit dem Antigen mit Beschlag belegt wird,
warum wird dann das Gewebe dadurch auch gegen Schaf- und Pferdeserum
unempfindlich gemacht?

Ließ man 3 Monate nach der letzten Injektion von Pferdeserum verstreichen,
so war die Immunität beim ganzen Tiere noch vorhanden, die anaphylaktische Reaktion des herausgeschnittenen Uterus aber war fast völlig verschwunden. Diese
Art von Immunität, welche auf dem Verschwinden der Sensibilisierung beruht,
darf natürlich nicht mit der Immunität verwechselt werden, die wir bei der
Anwesenheit von Antikörpern im Blut finden, die angeblich das Antigen neutralisieren, bevor es die Gewebe angreifen kann.

Ich habe bereits erwähnt, daß das Blut eines anaphylaktischen Tieres ein
normales anaphylaktisch machen kann. DALE hat daher Versuche darüber angestellt, ob ein normaler Uterus durch Behandlung mit Serum eines sensibilisierten
Tieres selbst sensibilisiert werden kann. Es war verhältnismäßig leicht, einen
anaphylaktischen Uterus wieder empfindlich zu machen, der unempfindlich gemacht worden war. Dazu war das Einbringen des desensibilisierten Uterus für
einige Stunden in nicht zu verdünntes Serum, das von einem sensibilisierten
Tier stammte, ausreichend. Die Durchströmung eines normalen Uterus mit
verdünntem Serum von sensibilisierten Tieren sensibilisierte den Uterus deutlich.
Das Mitwirken anderer Organe ist also für die Reaktion beim Meerschweinchen
nicht nötig. Spasmen der Bronchien konnten ebenso auch bei Tieren erhalten
werden, denen Leber und Baucheingeweide entfernt waren. Beim Hunde ruft
die Reaktion in der Leber sekundäre Reaktionen hervor, durch welche toxische
Stoffe in das Blut geschickt werden, die eine Steigerung der Symptome verursachen.

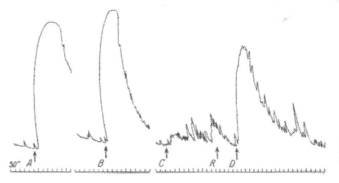

Abb. 205. Immunisierter Uterus, auch für andere Sera als das Antigen sensibilisiert. Desensibilisierung. Durch 10 Injektionen gegen Pferdeserum immunisiertes Meerschweinchen.
Auf Anaphylaxie 24 Tage nach der letzten Injektion geprüft, künstlich durchströmt.
*A* 0,5 ccm Schafserum verursacht Kontraktion und darauffolgende Desensibilisierung gegen
eine zweite Dosis bei *C*. *B* (Nach dem Wechseln des Bades) 0,1 ccm Pferdeserum. *C* (Wiederum nach Wechseln des Bades) 0,5 ccm Schafserum. *R* Frische Ringerlösung. *D* 0,5 ccm
Pferdeserum (die erste Dosis war nicht groß genug gewesen, um völlige Desensibilisierung
zu bewirken. (DALE, 1912, Abb. 12.)

Man hat zur Erklärung der Erscheinung verschiedene Theorien vorgeschlagen. Daß zwischen dem Antigen und einigen Bestandteilen des Serums
Reaktionen vor sich gehen, zeigen die Resultate von ANDERSON und FROST (1910),
welche feststellten, daß das Serum von einem sensibilisierten Tiere, nach Digestion
mit Antigen bei Injektion in die Blutbahn, bei einem normalen Tier Symptome
hervorrief, welche einem anaphylaktischen Schock ähnelten. Derartige Experimente führten dazu, daß an eine Art proteolytischer Verdauung gedacht wurde.
DOERR (1912, S. 337) hat aber gezeigt, daß man ähnliche Wirkungen auch durch
Serum erhalten kann, das mit Kaolin oder Kieselgur digeriert war. DOERR und
MOLDOVAN finden ferner, daß man viele Symptome des anaphylaktischen Schocks
durch intravenöse Injektion eines anorganischen Kolloids, z. B. Kieselerde,
erhalten kann.

Nach DALE zeigen diese letzteren Experimente die Richtung an, in welcher
eine befriedigendere Erklärung, als es die Eiweißverdauung ist, gesucht werden

muß. Außer den erwähnten Erscheinungen ähneln das Fehlen einer merklichen Latenzperiode, der plötzliche Angriff und die allmähliche Abnahme ganz und gar nicht einer Enzymwirkung. Die Wirkung entspricht vielmehr eher einer starken Giftwirkung, wie z. B. dem $\beta$-Iminazolyläthylamin.

Die Wirkung anorganischer Kolloide besteht bei der Mischung mit Eiweißlösungen gewöhnlich darin, gegenseitige Fällung oder Aggregation hervorzurufen. DALES Experimente zeigen, wie er darlegt, daß die Kolloidmitwirkung auf den Muskelfasern selbst stattfinden muß, aber nicht bis zur eigentlichen Fällung zu gehen braucht. Im Lichte der Arbeit von LILLIE u. a. über die Zunahme der Durchlässigkeit bei der Erregung scheint es höchstwahrscheinlich, daß die Kontraktion, welche der sensibilisierte Uterus bei Gegenwart von Antigen ausführt, eine Folge der vermehrten Durchlässigkeit der Zellmembran ist. Diese Ansicht stützt sich darauf, daß Calciumsalze die Reaktion hemmen, wie das nach ihren Beziehungen zu Kolloidprozessen zu erwarten ist. DALE sagt (S. 221): „Die Wirkung des Antigens in stärkster Verdünnung, die Absättigung des Antikörpers (Desensibilisierung), das Aufhören der Wirkung, wenn die Vereinigung des Antikörpers und des Antigens als vollständig angenommen werden kann, alle finden ihre vernünftige Erklärung.“

DALE (1920) zeigt ferner die Ähnlichkeit des Antikörpers, der die Anaphylaxie verursacht, mit dem, welcher sein Antigen fällt, mit dem sog. „Präcipitin“. Der auffallende Unterschied der physiologischen Reaktion auf das Antigen, den wir zwischen dem anaphylaktischen und dem Immuntiere finden, hängt von der verschiedenen Verteilung des Antikörpers zwischen dem Blut und den Zellen ab. Die Reaktion findet im ersteren Falle in den Zellen statt, dann schützt ein Überschuß des Antikörpers im Blut die Zellen, indem er das Antigen aus ihrer Wirkungssphäre entfernt, ehe es sie erreicht hat. Die verschiedenen Eiweißderivate, einschließlich des Histamins, zeigen den verschiedenen Typus der Wirkungen bei verschiedenen Tierarten. Die Anaphylaxie ist also nicht der Gegensatz zur Immunität, sondern „die physiologische Reaktion eines Tieres in einer gewissen Immunitätsphase auf den künstlichen Versuch, den wir anstellen“. Wegen weiterer Einzelheiten und der Kritik anderer Annahmen verweise ich auf das Original.

Ich habe einige Zeit auf die Beschreibung dieser Experimente verwendet, weil sie sich nicht nur auf die Anaphylaxie, sondern auf Immunität im allgemeinen beziehen. Ich verweise ferner auf die grundlegende Schrift von WOOLDRIDGE über den „chemischen Schutz“ (1888). Das Hauptresultat dieser Arbeit sollte zeigen, daß eine Lösung eines „Gewebsfibrinogens“ eine spezifische Immunität erzeugen konnte. Die Lösung wurde aus der Thymus normaler Kaninchen hergestellt; sie war teilweise durch Kochen koaguliert und wurde koliert, um eine sehr feine Suspension zu erhalten. Diese Lösung immunisierte gegen Milzbrand. So zeigte es sich, „daß die Immunität nicht, wie man früher angenommen hatte, nur durch Einimpfung verdünnter Bakterienkulturen oder ihrer Produkte erhalten werden konnte, sondern durch die Anwendung eines chemischen Stoffes, der nie etwas mit Bakterien zu tun gehabt hat und in keiner Weise ein Produkt des Stoffwechsels der Bakterienzelle war“ (Einführung in „Gesammelte Schriften“, S. 28).

## Phagocytose und „Opsonine".

Es sind gewisse spezifische Stoffe beschrieben worden, von denen man annimmt, daß sie die Aufnahme der Mikroorganismen durch Leukocyten steigern. Das soll durch eine auf die Bakterien ausgeübte Beeinflussung bewirkt werden, die sie für ihre Vertilger anziehender machen soll. Die bereits erwähnte Arbeit von LEDINGHAM (1912) hat gezeigt, daß die bloße Agglutination genügt. Einen weiteren Beweis gegen das Vorhandensein spezifischer „Opsonine" geben SAVCHENKO und ARISTOVSKY (1912). Sie zeigen, daß die optimale Reaktion des Mediums für die Phagocytose dieselbe ist wie für die Adsorption des „Alexins" durch das der Phagocytose unterliegende Objekt. Die Phagocytose, wie sie sich aus der gegenseitigen Anziehung (relativen Oberflächenspannung) der Leuko cyten und des Objekts und durch das Befeuchten des Objekts durch das Protoplasma des Leukocyten ergibt, ist von der Adsorption des Alexins durch das Objekt der Phagocytose abhängig. Was allerdings das „Alexin" ist, muß noch weiter untersucht werden.

## Zusammenfassung.

Es gibt eine große Anzahl von Stoffen, die schon in minimalen Mengen kräftig wirken und bei physiologischen Prozessen von großer Bedeutung sind.

Eine dieser Gruppen besteht aus den Hormonen oder chemischen Boten, welche in einem Organ erzeugt werden, in den Blutstrom gehen und dann in anderen entfernten Organen Wirkungen hervorrufen. Sie sorgen daher für eine chemische Koordination der Tätigkeiten des Organismus. Sie arbeiten neben der vom Nervensystem bewirkten Regulation.

Das typischste Beispiel eines Hormons ist das Pankreassecretin. Im Text sind Methoden zur Herstellung wirksamer Secretinlösungen angegeben, welche keine blutdrucksenkende Substanz mehr enthalten.

Ein ähnlicher Stoff wird von der Schleimhaut des Pylorus erzeugt. Er regt die Sekretion des Magensaftes an.

Die inneren Sekrete, die durch Drüsen ohne Ausführungsgang, aber auch durch andere Gewebe gebildet werden, gehören zu der Gruppe der Hormone.

Die wichtige Beziehung des Nebennierenmarkes und seines inneren Sekrets, des Adrenalins, zum Sympathicus wird im Text besprochen.

Die Wirkung einiger Pharmaca, wie Nicotin und Pilocarpin, beruht teilweise auf einer vermehrten Adrenalinabgabe an das Blut.

Das Atemzentrum wird durch die Zunahme der Wasserstoffionenkonzentration im Blut in Erregung versetzt, die hauptsächlich durch die Kohlensäure bewirkt wird. Diese ist ein Parahormon im Sinne von GLEY. Ein spezifisches Hormon ist die Kohlensäure nicht.

Die verschiedenen aus den Geschlechtsdrüsen stammenden Hormone sind für die Entwicklung der sekundären Geschlechtscharaktere verantwortlich. Diese Hormone werden wohl durch die interstitiellen Zellen, nicht durch die Geschlechtszellen selbst erzeugt. Die Corpora lutea des Ovariums sind verantwortlich für die ersten Zustände der Uterushypertrophie und für das Wachstum der Brustdrüse.

Es gibt gewisse Drüsen ohne Ausführungsgang, die Hypophyse, die Thyreoidea und die Thymus, die einen Einfluß auf das Wachstum im allgemeinen haben.

Die vollständige Entfernung des Pankreas führt zu schwerem Diabetes. Die für das „antidiabetische" Hormon verantwortlichen Strukturen sind die Langerhansschen Inseln.

Zwischen den verschiedenen inneren Sekreten scheinen Korrelationen zu bestehen, die bisher aber noch nicht aufgeklärt sind.

Auch die Pflanzen bilden Hormone.

Die Art der Wirkung der Gifte wird im Text besprochen. Man kommt zu dem Schluß, daß die chemische Struktur allein sehr wenig Licht auf ihre Wirkungsweise wirft. Die Theorie der „Chemoreceptoren" oder spezieller receptiver Seitenketten in der Zelle steht im Gegensatz zu vielen Erfahrungstatsachen. Sie ist als nicht adäquat abzulehnen. Während die Zellen manche Alkaloide, z. B. Atropin, aufnehmen, so daß es wieder aus ihnen extrahiert werden kann, nehmen sie keine nachweisbaren Mengen von Strophanthin auf. Dieses wirkt proportional seiner Konzentration in der Außenflüssigkeit. Es ist wahrscheinlich an der Zellmembran adsorbiert.

Bei der Erklärung der „spezifischen" Wirkung müssen Erscheinungen, die durch Oberflächenwirkung entstehen, und andere physikalische Kräfte mit in Betracht gezogen werden. Tatsächlich ergeben sich viele Fälle, bei denen strenge Spezifität angenommen worden ist, bei näherer Untersuchung als nicht durch chemische Affinität, sondern durch andere Faktoren verursacht.

Die Eigenschaften einiger Pharmaca von physiologischem Interesse werden im Text beschrieben, das sind z. B. Acetylcholin, Strychnin, Nicotin, Pilocarpin, Atropin, Hyoscin, Veratrin und Ergotoxin.

Es gibt kolloidal gelöste Stoffe, die wahrscheinlich alle zu den Eiweißkörpern gehören, wie die bakteriellen Toxine und artfremden Proteine, welche im Blut Antikörper entstehen lassen. Diese sind auf mannigfache Weise imstande, die Wirkung des injizierten Antigens zu neutralisieren.

Wenn ein Zeitraum von nicht weniger als 8 bis 10 Tagen nach der Injektion eines dieser Stoffe verstreicht, ist das Tier überempfindlich gegen das Antigen (Anaphylaxie). Wenn ein gewöhnlich unschädliches Antigen, z. B. Eiweiß, während dieses Zustands der Sensibilität injiziert wird, werden ernste Symptome hervorgerufen.

Unter gewissen Umständen ist der Zustand der Anaphylaxie sehr spezifisch. Ein herausgeschnittenes Organ reagiert dann nur auf sein wirkliches Antigen. Aber Versuche von DALE haben ergeben, daß hier nur quantitativ Unterschiede vorliegen. Sensibilisierte Organe können auch durch andere Stoffe als ihr Antigen zur Reaktion gebracht werden.

Die Annahme von spezifischen Chemoreceptoren ergibt keine befriedigende Erklärung der Erscheinungen. Man kann sich diese vielmehr durch Ausflockung von Kolloiden erklären, welche an der Oberfläche der sensibilisierten Zellen liegen, wodurch ihre Halbdurchlässigkeit mehr oder weniger gestört wird.

Die Immunität und die Anaphylaxie sind eng miteinander verwandte Erscheinungen.

WOOLDRIDGE hat Resultate erhalten, welche zeigen, daß man Gewebsextrakte aus normalen Tieren erhalten kann, welche gegen ein bestimmtes Toxin ebenso immunisieren wie das Antitoxin, das durch Impfung mit den betreffenden Bakterien erhaltbar ist.

Die Zunahme der Phagocytose durch die sog. ,,Opsonine" erklärt sich wahrscheinlich durch Adsorptionsprozesse, welche Veränderungen in der Oberflächenspannung hervorbringen. Sie sind nur in geringem Maße spezifisch.

## Literatur.

Hormone: BAYLISS und STARLING (1904); STARLING (1905); GLEY (1911).

Innere Sekretion: METZNER (1913); ELLIOTT (1913, 1); BIEDL (1913); MARSHAL (1910); SCHÄFER (1916); SWALE VINCENT (1910).

Pharmaca: BARGER und DALE (1910); STRAUB (1912).

Toxine und Antitoxine: BURNET (1911).

Anaphylaxie: DALE (1912).

# Literaturverzeichnis.

Verzeichnis der bei der Anführung der Literatur angewendeten Abkürzungen.

Abh., Abhandlung.
Acad., Academy, Académie.
Accad., Accademia.
Akad., Akademie.
Agr., Agricultur, die entsprechende Bezeichnung in anderen Sprachen.
Amer., American.
Anat., Anatomie, anatomisch.
Ann., Annalen, Annales, Annals.
Anz., Anzeiger.
Arb., Arbeiten.
Arch., Archives, Archiv.
Beitr., Beiträge.
Ber., Berichte.
Bioch., Biochemical, Biochemisch.
Bot., Botany, Botanical, etc.
Chem., Chemical, chemisch.
Chim., Chimie.
Chem. Ber., Ber. der Deutschen chem. Ges.
Clin., Clinical, Clinica.
Compar., Vergleichende.
C. R., Comptes rendus de l'académie française.
Dtsch., Deutsch.
Entwickl., Entwicklungsmechanik.
Exper., Experimental.
Fol., Folia.
Ges., Gesellschaft.
Hyg., Hygiene.
Immun., Immunitätsforschung.
Inst., Institut.
Internat., International.
Jahrb., Jahrbuch.
Jl., Journal.
Landw., Landwirtschaft.
Med., Medicin, medizinisch.

Micr., Microscopic.
Mikr., Mikroskopisch.
Mon. H., Monatshefte.
Mon. Schr., Monatschrift.
N. F., Neue Folge.
Pathol., Pathologie.
Physikal., Physikalisch.
Physiol., Physiology, physiological, Physiologie, physiologisch.
Pharmac., Pharmacology.
Pharmakol., Pharmakologie.
Phil. Trans., Philosophical Transactions of the Royal Society.
Proc., Proceedings.
Protist., Protistenkunde.
Psychol., Psychologie.
Quart., Quarterly.
Rec., Recueil.
R. S., Royal Society.
Sci., Science, Scienze.
Sitz. Ber., Sitzungsberichte.
Soc., Society, Société, etc.
Soc. Biol., Société de Biologie.
Trans., Transactions.
Trav., Travaux.
Vergl., Vergleichende.
Verh., Verhandlungen.
Vers., Versuchsstation.
Veter., Veterinary, Veterinär.
Wiss., Wissenschaften, wissenschaftlich.
Woch., Wochenschrift.
Zbl., Zentralblatt.
Zool., Zoology, Zoologie.
Zs., Zeitschrift.
Ztg., Zeitung.

ABDERHALDEN, EMIL (1898).—"Zur quantitativen vergleich. Analyse des Blutes." *Zs. physiol. Chem.*, **25**, 65-115.

—— und OSKAR FRANK (1910).—"Weiterer Beitrag zur Frage nach der Verwertung von tief abgebautem Eiweiß im tierischen Organismus." *Zs. physiol. Chem.* **64**, 158-163.

—— und G. KAPFBERGER (1910).—"Serolog. Studien mit Hilfe der optischen Methoden. XI. Parenterale Zufuhr von Kohlenhydraten." *Zs. physiol. Chem.*, **69**, 23-49.

ABDERHALDEN, EMIL, und PETER RONA (1905).—"Die Zusammensetzung des 'Eiweiß' von *Aspergillus niger* bei verschiedener Stickstoffquelle." *Zs. physiol. Chem.*, **46**, 179-186.

—— und EUGEN STEINBECK (1910).—"Weitere Untersuchungen über die Verwendbarkeit des Seidenpeptons zum Nachweis peptolytischer Fermente." *Zs. physiol. Chem.*, **68**, 312-316.

ABEL, JOHN JACOB, and D. I. MACHT (1911).—"Two Crystalline Pharmacological Agents obtained from the Tropical Toad, *Bufo agua.*" *Jl. of Pharmacol.*, **3**, 319-377.

—— LEONARD G. ROWNTREE, and B. B. TURNER (1913 and 1914).—"On the Removal of Diffusible Substances from the Circulating Blood of Living Animals by Means of Dialysis." *Trans. Assoc. Amer. Physicians*, 6th May, 1913, 4 pp. *Jl. of Pharmacology*, **5**, 275-316.

ABEL, WILLIAMINA (1909).—"The Development of the Autonomic Nervous Mechanism of the Alimentary Canal of the Bird." *Proc. R. S. Edinburgh.* **30**, 327-347.

ACKROYD, H., and F. G. HOPKINS (1916).—"Feeding Experiments with Deficiencies in the Amino-Acid Supply. Arginine and Histidine as Possible Precursors of Purines." *Bioch. Jl.*, **10**, 551-576.

ADRIAN, E. D. (1912).—"On the Conduction of Subnormal Disturbances in Normal Nerve." *Jl. of Physiol.*, **45**, 389-412.

—— (1913).—"Wedenskij Inhibition in Relation to the 'All-or-None' Principle in Nerve." *Jl. of Physiol.*, **46**, 384-412.

—— (1914).—"The 'All-or-None' Principle in Nerve." *Jl. of Physiol.*, **47**, 460-474.

—— and KEITH LUCAS (1912).—"On the Summation of Propagated Disturbances in Nerve and Muscle." *Jl. of Physiol.*, **44**, 68-124.

ALEXANDER, FRANZ G., and STEPHAN CSERNA (1913).—"Einfluß der Narkose auf den Gaswechsel des Gehirns." *Bioch. Zs.*, **53**, 100-115.

ALLEN, E. J. (1914).—"On the Culture of the Plankton Diatom, *Thalassiosira gravida*, Cleve, in Artificial Sea Water." *Jl. Mar. Biol. Ass.*, **10**, 417-439.

ALLEN, H. STANLEY (1913).—"Photo-electricity: the Liberation of Electrons by Light." London: Longmans. 221 pp.

ALSBERG, CARL L., and W. M. CLARK (1914).—"The Solubility of Oxygen in the Serum of *Limulus polyphemus* and in Solutions of Pure *Limulus* Hæmocyanin." *Jl. Biol. Chem.*, **19**, 503-510.

ALTMANN, RICHARD (1894).—"Die Elementarorganismen." 2te Auflage. Leipzig: Veit. 160 pp., 34 plates.

AMAND, ABEL (1903).—"Le 'bios' de Wildiers ne joue pas le rôle d'un contrepoison, étude expérimentale." *La Cellule*, **20**, 223-257.

—— (1904).—"La disparition du bios de Wildiers dans les cultures des levures." *La Cellule*, **21**, 327-346.

ANCEL, P., et P. BOUIN (1910).—"Recherches sur les fonctions du corps jaune gestatif. I. Sur le déterminisme de la préparation de l'utérus à la fixation de l'œuf." *Jl. de Physiol. et de Pathol.*, **12**, 1-16.

—— —— (1911).—"II. Sur le déterminisme du développement de la glande mammaire au cours de la gestation." *Jl. de Physiol. et de Pathol.*, **13**, 31-41.

ANDERSON, JOHN J., and W. H. FROST (1910).—"Studies upon Anaphylaxis with special reference to the Antibodies Concerned." Bull. No. 64, Hyg. Lab., U.S. Pub. Health and Mar. Hosp. Serv., Washington. 56 pp.

ANDERSON, R. J., and GRAHAM LUSK (1917).—"The Interrelation between Diet and Body Condition and the Energy Production during Mechanical Work." *Jl. Biol. Chem.*, **32**, 421-445.

ANREP, GLEB (1912, 1).—"On the Part Played by the Suprarenals in the Normal Vascular Reactions of the Body." *Jl. of Physiol.*, **45**, 307-317.

—— (1912, 2).—"On Local Vascular Reactions and their Interpretation." *Jl. of Physiol.*, **45**, 318-327.

—— (1916).—"The Influence of the Vagus on Pancreatic Secretion." *Jl. of Physiol.*, **50**, 421-433.

—— and C. LOVATT EVANS (1920).—"The Mode of Action of Vaso-dilator Nerves." "Proc. Physiol. Soc.", in *Jl. of Physiol.* **54**, x.

ANREP, VASSILIE VON, and NAPOLEON CYBULSKI (1884).—"On the Physiology of the Vaso-dilators and Vaso-constrictors." (In Russian.) Petrograd. See Hofmann und Schwalbe's *Jahresber.*, **13**, 49-55.

APÁTHY, STEFAN VON (1901).—"Mikrotechnik." 2te Abteilung. Leipzig: Hirzel. 300 pp.

APPLEYARD, JAMES R., and JAMES WALKER (1896).—"Absorption of Dilute Acids by Silk." *Trans. Chem. Soc.*, **69**, 1334-1349.

ARENDT, O. (1915).—"Zum zeitlichen Verlauf der Adsorption." *Koll. Chem. Beihefte*, **7**, 212-250.

ARISZ, L. (1913).—"Über Hysteresis in Gelatinelösungen." "Résumés des Communications, IXme Congrès internat. des Physiolog." Groningen.

ARMSTRONG, EDWARD FRANKLAND (1904, 1).—"The Rate of Change conditioned by Sucro-clastic Enzymes and its bearing on the Law of Mass Action." *Proc. R. S.*, **73**, 500-516.

—— (1904, 2).—"The Influence of the Products of Change on the Rate of Change conditioned by Sucroclastic Enzymes." *Proc. R. S.*, **73**, 516-526.

—— (1913).—"Enzymes." *Chemical World* (1913), p. 117.

—— and T. P. HILDITCH (1919), see Hilditch and Armstrong.

ARMSTRONG, HENRY E. (1890).—"The Terminology of Hydrolysis, especially as Affected by Ferments." *Trans. Chem. Soc.*, **57**, 528-531.

—— (1908).—"Hydrolysis, Hydrolation, and Hydronation as Determinants of the Proper-ties of Aqueous Solutions." *Proc. R. S.*, **81A**, 80-95.

—— H. E. and E. F. (1910).—"The Function of Hormones in stimulating Enzymic Change in relation to Narcosis, etc." *Proc. R. S.*, **82B**, 588-602.

—— (1911).—"The Function of Hormones in Regulating Metabolism." *Ann. of Bot.*, **25**, 507-519.

—— (1913).—"The Nature of Enzymes and their Action as Hydrolytic Agents." *Proc. R. S.*, **86B**, 561-586.

—— H. E. and E. F., and EDWARD HORTON (1912).—"The Enzymes of Emulsin. (1) Pru-nase, the correlate of Prunasin." *Proc. R. S.*, **85B**, 359-362.

—— and H. W. GOSNEY (1914).—"Studies in Enzyme Action, xxii., Lipase, iv. The Correla-tion of Synthetic and Hydrolytic Activity." *Proc. R. S.*, **88B**, 176-189.

ARONSOHN, EDUARD and J. SACHS (1885).—"Die Beziehungen des Gehirns zur Körper-wärme und zum Fieber." *Pflüger's Arch.*, **37**, 232-301.

ARRHENIUS, SVANTÉ (1887).—"Über die Dissoziation der in Wasser gelösten Stoffe." *Zs. physikal. Chem.*, **1**, 631-648.

—— (1889, 1).—"Über die Dissoziationswärme und den Einfluß der Temperatur auf den Dissoziationsgrad der Elektrolyte." *Zs. physikal. Chem.*, **4**, 96-116.

—— (1889, 2).—"Über die Reaktionsgeschwindigkeit bei der Inversion von Rohrzucker durch Säuren." *Zs. physikal. Chem.*, **4**, 226-248.

—— (1899, 1).—"Zur Theorie der chemischen Reaktionsgeschwindigkeit." *Zs. physikal. Chem.*, **28**, 317-335.

—— (1899, 2).—"Über die Änderung der Stärke schwacher Säuren durch Salzzusatz." *Zs. physikal. Chem.*, **31** 197-229.

—— (1901).—"Lehrbuch der Elektrochemie." Leipzig: Quant und Händel. 305 pp.

—— (1907).—"Immunochemistry." London: Macmillan. 309 pp.

—— (1910).—"Das Hauptgesetz der Adsorptionserscheinungen." *Meddel. k. Vetenskaps-akad. Nobelinstitut*, **2** no. **7**, 44 pp.

—— (1912).—"Conférences sur chimie physique." Paris: Hermann. 112 pp.

—— (1914).—"Faraday Lecture. The Theory of Electrolytic Dissociation." *Trans. Chem. Soc.*, **105**, 1414-1426.

—— (1917).—"The Viscosity of Solutions." *Bioch. Jl.*, **11**, 112-133.

—— (1918).—"Die theoretische Deutung von Viskositätsmessungen kolloidaler Lösungen." *Meddel. k. Vetenskapsakad. Nobelinstitut*, **3** no. **21**, 1-22.

ARTHUS, MAURICE, et CALIXTE PAGÈS (1890).—"Nouvelle théorie chimique de la coagula-tion du sang." *Arch. de physiol.*, **2**, 739-746.

ASHER, LÉON (1909).—"Über die gleichzeitige Reizung von Vasoconstrictoren und Dilata-toren." *Zs. Biol.*, **52**, 311-322.

ASHEF, LÉON (1910, 1).—"Die innere Sekretion der Nebenniere und deren Innervation." *Zbl. Physiol.*, **24**, 927-929.

—— (1910, 2).—"Über die Unabhängigkeit der Gefäßerweiterung von spezifischen Stoffwechselprodukten nebst Bemerkungen über die Lymphbildung." *Pflüger's Arch.*, **136**, 421-428.

—— (1911).—"Die Anwendung der physikalisch-chemischen Methoden in der Physiologie." In Tigerstedt's "Handbuch der physiolog. Methodik", **1**, 113-212. Leipzig: Hirzel.

—— (1912).—"Die Lehre vom Stoffaustausch der Zellen." "Corresp. Blatt für Schweizer Ärzte" (1912), No. 9.

—— und THEODOR KARAÚLOW (1910).—"Die Permeabilität der Speicheldrüsenzelle für Zucker." *Bioch. Zs.*, **25**, 36-48.

—— und ROY GENTRY PEARCE (1913).—"Nachweis der sekretorischen Innervation der Niere." *Zbl. Physiol.*, **27**, 584-590; *Zs. Biol.*, **63**, 83-128.

ATHANASIU, J., et A. GRADINESCO (1912).—"La survie du cœur de la grenouille en dehors du corps et en l'absence de substance protéique." *C. R. Soc. Biol.*, **73**, 335-338.

ATKINS, WILLIAM RINGROSE GELSTON, and THOS. ARTHUR WALLACE (1913).—"The Critical Solution Point of Urine." *Bioch. Jl.*, **7**, 219-230.

ATWATER, W. O. (1904).—"Neue Versuche über Stoff- und Kraftwechsel im menschlichen Körper." *Ergebnisse der Physiol.*, **3** (1), 497-622.

BABÁK, EDUARD (1912).—"Die Mechanik und Innervation der Atmung." In Winterstein's "Handbuch der vergleich. Physiol.", **1**, 265.

BABKIN, BORIS P. (1913).—"Sekretorische und vasomotorische Erscheinungen in den Speicheldrüsen." *Pflüger's Arch.*, **149**, 497-520.

—— (1914).—"Die äußere Sekretion der Verdauungsdrüsen." Berlin: Julius Springer. 407 pp.

—— W. J. RUBASHKIN, and W. W. SAVICH (1909).—"Über die morphologischen Veränderungen der Pankreaszellen unter der Einwirkung verschiedenartiger Reize." *Arch. mikr. Anat.*, **74**, 68-104.

BACH, A. (1893).—"Contribution à l'étude des phénomènes chimiques de l'assimilation de l'acide carbonique par les plantes à chlorophylle." *C. R.*, **116**, 1145-1148.

—— (1897).—"Du rôle des peroxydes dans les phénomènes d'oxydation lente." *C. R.*, **124**, 951-954.

—— (1909).—"Spaltung des Wassers durch Hypophosphite in Gegenwart von Palladium als Katalysator." *Chem. Ber.*, **42**, 4463-4470.

—— (1910).—"Mangan- und eisenfreie Oxydasen." *Chem. Ber.*, **43**, 364-366.

—— (1911, 1).—"Zur Kenntnis der Reduktionsfermente, I." *Bioch. Zs.*, **31**, 443-449.

—— (1911, 2).—"Recherches sur les ferments réducteurs." *Arch. sci. phys. et natur, Genève*, **32**, 27-41.

—— (1913, 1).—"Oxydationsprozesse in der lebenden Substanz." In Oppenheimer's "Handbuch der Biochemie." Ergänzungsband, 133-182. Jena: G. Fischer.

—— (1913, 2).—"Pflanzliche Perhydridase." *Bioch. Zs.*, **52**, 412-417.

—— (1914).—"Über das Wesen der sogenannten Tyrosinasewirkung." *Bioch. Zs.*, **60**, 221-230.

—— und CHODAT (1903).—"Über Peroxydase." *Chem. Ber.*, **36**, 600-605.

—— (1904).—"Zerlegung der sogenannten Oxydasen in Oxygenasen und Peroxydasen." *Chem. Ber.*, **36**, 606-609.

BACHMANN, FREDA M. (1919).—"Vitamine Requirements of Certain Yeasts." *Jl. Biol. Chem.*, **39**, 235-257.

BACHMANN, W. (1912).—"Ultramikroskopische Studien an Seifenlösungen und Gallerten." *Kolloid. Zs.*, **11**, 145-157.

BAEYER, ADOLF v. (1870).—"Über die Wasserentziehung und ihre Bedeutung für das Pflanzenleben und die Gärung." *Chem. Ber.*, **3**, 63-75.

BAEYER, HANS (1902, 1).—"Das Sauerstoffbedürfnis der Nerven." *Zs. allgem. Physiol.*, **2**, 169-179.

—— (1902, 2).—"Notizen zur Frage nach der Ermüdung des Nerven." *Zs. allgem. Physiol.*, **2**, 180-182.

BAGLIONI, SILVESTRO (1904).—"La fisiologia del midollo spinale isolato." *Zs. allgem. Physiol.*, **4**, 384-437.

BAINBRIDGE, F. A. (1900).—"Observations on the Lymph Flow from the Submaxillary Gland of the Dog." *Jl. Physiol.*, **26**, 79-91.

—— (1914).—"On some Cardiac Reflexes." *Jl. Physiol.*, **48**, 332-340.

—— (1915).—"The Influence of Venous Filling upon the Rate of the Heart." *Jl. Physiol.*, **50**, 65-84.

—— (1919).—"The Physiology of Muscular Work." Longmans. 215 pp.

—— S. H. COLLINS, and J. A. MENZIES (1913).—"Experiments on the Kidney of the Frog." *Proc. R. S.*, **86**B, 355-364.

BAKER, H. BRERETON (1902).—"The Union of Hydrogen and Oxygen." *Trans. Chem. Soc.*, **81**, 400-406.

—— (1910).—"The Constitution of Water" (Discussion). *Trans. Faraday Soc.*, **6**, 49.

—— and LESLIE HENRY PARKER (1913).—"The Interaction of Sodium Amalgam and Water." *Trans. Chem. Soc.*, **103**, 2060-2071.

BAKER, SARAH M. (1913).—"Quantitative Experiments on the Effect of Formaldehyde on Living Plants." *Ann. of Bot.*, **27**, 411-442.

BALFOUR, FRANCIS M. (1878).—"A Monograph on the Development of Elasmobranch Fishes." London: Macmillan & Co. 295 pp., 20 plates.

BANCELS, J. LARGUIER DES (1908).—"Les réactions colloïdales et le mécanisme du mordançage." *Rev. gén. des matières colorantes*, **12**, 193.

—— (1909).—"Sur la charge des substances textiles plongées dans l'eau ou dans les solutions électrolytiques." *C. R.*, **149**, 316-319.

BANCROFT, WILDER D. (1917, 1918).—"Contact Catalysis." *Jl. Physic. Chem.*, **21** and **22**.
    I. General Theory, **21**, 573-602.
    II. Fractional Combustion, *ibid.*, 644-675.
    III. Poisons, *ibid.*, 734-775.
    IV. False Equilibria, **22**, 22-43.

BANG, IVAR (1909).—"Physiko-chemische Verhältnisse der Blutkörperchen." *Bioch. Zs.*, **16**, 255-276.

BARBOUR, HENRY GREY (1912).—"Die Wirkung unmittelbarer Erwärmung und Abkühlung der Wärmezentra auf die Körpertemperatur." *Arch. exper. Pathol.*, **70**, 1-26.

—— and ALEX. F. PRINCE (1914).—"The Control of the Respiratory Mechanism by Heating and Cooling the Temperature Centres." *Jl. of Pharmacol. and Exp. Therap.*, **6**, 1-11.

—— and ELIHU S. WING (1913).—"The Direct Application of Drugs to the Temperature Centres." *Jl. Pharmac. Exper. Therap.* **5**, 105-147.

BARCROFT, JOSEPH (1907).—"The Velocity and Nature of the Blood emerging from the Submaxillary Gland of the Cat during Stimulation of the Cervical Sympathetic Nerve." "Proc. Physiol. Soc." in *Jl. Physiol.*, **35**, pp. xxix-xxx.

—— (1908).—"Zur Lehre vom Blutgaswechsel in den verschiedenen Organen." *Ergebn. der Physiol.*, **7**, 699-794.

—— (1913).—"The Combinations of Hæmoglobin with Oxygen and with Carbon Monoxide, II." *Bioch. Jl.*, **7**, 481-491.

—— (1914).—"The Respiratory Function of the Blood." Cambridge Univ. Press. 320 pp.

—— and THOS. GREGOR BRODIE (1905).—"The Gaseous Metabolism of the Kidney." *Jl. Physiol.*, **33**, 52-68.

—— and MARIO CAMIS (1909).—"The Dissociation Curve of Blood." *Jl. Physiol.*, **39**, 118-142.

—— A. COOKE, H. HARTRIDGE, T. R. PARSONS, and W. PARSONS.—"The Flow of Oxygen through the Pulmonary Epithelium." *Jl. Physiol.*, **53**, 450-472.

—— and HANS PIPER (1912).—"The Gaseous Metabolism of the Submaxillary Gland, with Especial Reference to the Effect of Adrenaline and the Time Relation of the Stimulus to the Oxydation Process." *Jl. Physiol.*, **44**, 359-373.

—— and L. E. SHORE (1912).—"The Gaseous Metabolism of the Liver: (1) In Fasting and in Late Digestion." *Jl. Physiol.*, **45**, 296-306.

—— and HERMANN STRAUB (1910).—"The Secretion of Urine." *Jl. Physiol.*, **41**, 145-167.

BARENNE, J. G. DUSSER DE (1916).—"Experimental Researches on Sensory Localisation in the Cerebral Cortex." *Quart. Jl. Exper. Physiol.*, **9**, 355-390.

BARGER, GEORGE (1904).—"A Microscopical Method of Determining Molecular Weights."
Trans. Chem. Soc., 85, 286-324.

—— (1914).—"The Simpler Natural Bases." London: Longmans. 215 pp.

—— and HENRY HALLET DALE (1907).—"Ergotoxine and some other Constituents of
Ergot." Bioch. Jl., 2, 240-299.

—— (1910).—"Chemical Structure and Sympathomimetic Action of Amines." Jl. Physiol.
41, 19-59.

—— (1911).—"β-Iminazolylethylamine, a Depressor Constituent of Intestinal Mucosa."
Jl. Physiol., 41, 499-503.

—— and E. FIELD (1912).—"Blue Adsorption Compounds of Iodine." Part I. "Starch,
Saponin, and Cholalic Acid." Trans. Chem. Soc., 101, 1394-1408.

—— and W. W. STARLING (1915).—"Blue Adsorption Compounds of Iodine." Parts II.
and III. Trans. Chem. Soc., 107, 411-424.

BARKLA, C. G. (1916).—"On the X-Rays and the Theory of Radiation." Proc. R. S., 92A,
501-504.

BÁRON, JULIUS, und MICHAEL PÓLÁNYI (1913).—"Über die Anwendung des zweiten Haupt-
satzes der Thermodynamik auf Vorgänge im tierischen Organismus." Bioch. Zs.,
52, 1-20.

BARTELL, F. E. (1911).—"The Permeability of Porcelain and Copper Ferrocyanide Membranes." Jl. Physical Chem., 15, 659-674.

BASLER, ADOLF (1906).—"Über Ausscheidung und Resorption in der Niere." Pflüger's
Arch., 112, 203-244.

BASTIAN, H, CHARLTON (1880).—"The Brain as an Organ of Mind." Internat. Sci. Series.
London: Kegan Paul. 708 pp.

BATESON, WILLIAM (1906).—"An Address on Mendelian Heredity and its Application to
Man." Brain, 29, 157-179.

—— (1913).—"Mendel's Principles of Heredity." Cambridge Univ. Press, 396 pp.

BATTELLI, F., and LINA STERN (1907).—"Recherches sur la respiration élémentaire des
tissus." Jl. de Physiol., 9, 1-16, 34-49, 228-240, 410-424, 737-750.

—— (1909).—"Die akzessorische Atmung in den Tiergeweben." Bioch. Zs., 21, 487-509.

BAUER, VIKTOR (1911).—"Über das Verhalten des Sehpurpurs beim Tagessehen." Pflüger's
Arch., 141, 479-496.

BAUR, EMIL (1913).—"Ein Modell des elektrischen Organs der Fische." Zs. Elektrochem.,
19, 590-592.

BAYLISS, WILLIAM MADDOCK (1893).—"On the Physiology of the Depressor Nerve." Jl.
Physiol., 14, 303-325.

—— (1901, 1).—"The Action of Carbon Dioxide on Blood Vessels." Proc. Phys. Soc. in
Jl. Physiol., 26, p. xxxii.

—— (1901, 2).—"On the Origin from the Spinal Cord of the Vaso-Dilator Fibres of the
Hind Limb and on the Nature of these Fibres." Jl. Physiol., 26, 173-209.

—— (1902, 2).—"On the Local Reaction of the Arterial Wall to Changes of Internal Pressure." Jl. Physiol., 28, 220-231.

—— (1902, 3).—"Further Researches on Antidromic Nerve Impulses." Jl. Physiol., 28,
276-299.

—— (1904).—"The Kinetics of Tryptic Action." Arch. Sci. Biol., 11, 261-296. Supplement, Pavlov Jubilee Volume.

—— (1906, 1).—"On Some Aspects of Adsorption Phenomena, with Especial Reference to
the Action of Electrolytes, and to the Ash Constituents of Proteins." Bioch. Jl.,
1, 175-232.

—— (1906, 3).—"Die Regulation der Blutversorgung." Ergeb. Physiol., 5, 319-346.

—— (1908, 1).—"Über die Permeabilität der Froschhaut mit besonderer Berücksichtigung
der Wirkung von Kaliumionen und der Frage der irreziproken Durchlässigkeit."
Bioch. Zs., 11, 226-237.

—— (1908, 2).—"On Reciprocal Innervation in Vaso-Motor Reflexes, and on the Action
of Strychnine and of Chloroform thereon." Proc. R. S., 80B, 339-375.

—— (1908, 3).—"The Excitation of Vaso-Dilator Fibres in Depressor Reflexes." Jl.
Physiol., 37, 264-277.

BAYLISS, WILLIAM MADDOCK (1909, 1).—"The Osmotic Pressure of Congo Red, and of some other Dyes." *Proc R. S.*, **81**B, 269-286.

—— (1909, 2).—"The Dissociation of Salts of Weak Acids with Weak Bases." *Arch. di Fisiol.*, **7**, 357-368.

—— (1911, 1).—"On Adsorption as Preliminary to Chemical Reaction." *Proc. R. S.*, **84**B, 81-98.

—— (1911, 2).—"The Osmotic Pressure of Electrolytically Dissociated Colloids." *Proc. R. S.*, **84**B, 229-254.

—— (1911, 3).—"Bemerkungen über die anormale Adsorption." *Kolloid. Zs.*, **8**, 2-4.

—— (1912, 1).—"A Simple 'Frictionless' Tracing Point." "Proc. Physiol. Soc." in *Jl. Physiol.*, **45**, pp. xxxi-xxxii.

—— (1912, 2).—"Researches on the Nature of Enzyme Action. II. The Synthetic Properties of Anti-Emulsin." *Jl. Physiol.* **43**, 455-466.

—— (1912, 3).—"The Production of Heat in Decerebrate Rigidity." "Mélanges biol." "Livre Jubilaire du Prof. Ch. Richet", pp. 471-475.

—— (1913).—"Researches on the Nature of Enzyme Action. III. The Synthetic Action of Enzymes." *Jl. Physiol.*, **46**, 236-266.

—— (1915).—"The Action of Insoluble Enzymes." *Jl. Physiol.*, **50**, 85-94.

—— (1916, 1).—"Methods of Raising a Low Arterial Pressure." *Proc. R. S.*, **89**B, 380-393; and *Brit. Med. Jl.*, Ap. 28, 1917.

—— (1916, 2).—"Neurone or Neuron." *Brit. Med. Jl.*, June 24 and Sept. 23.

—— (1917).—"The Physiology of Food and Economy in Diet." London: Longmans. 107 pp.

—— (1918).—"Intravenous Injection in Wound Shock." Longmans. 172 pp.

—— (1919, 1).—"The Nature of Enzyme Action." 4th Edition. Longmans. 190 pp.

—— (1919, 2).—"The Neutrality of the Blood." *Jl. Physiol.*, **53**, 162-180.

—— (1919, 3).—"Introduction to General Physiology." Longmans. 238 pp.

—— (1920, 1).—"The Action of Gum Acacia on the Circulation." *Jl. Pharmacol. and Exp. Ther.*, **15**, 29-74.

—— (1920, 2).—"Reversible Gelation in Living Protoplasm." *Proc. R. S.*, **91**B, 196-201.

—— and J. R. BRADFORD (1885).—"The Electrical Phenomena accompanying the Process of Secretion in the Salivary Glands of the Dog and Cat." *Internat. Monatssch. Anat. Physiol.*, **4**, 109-136. "Proc. Physiol. Soc." in *Jl. Physiol.*, **6**, pp. xiii-xvi.

—— —— (1894).—"The Innervation of the Vessels of the Limbs." *Jl. Physiol.*, **16**, 10-22.

—— and W. B. CANNON (1919).—"Note on Muscle Injury in Relation to Shock." "Spec. Rep. Med. Res. Com.", No. 26, pp. 19-23.

—— and LEONARD HILL (1894).—"On the Formation of Heat in the Salivary Glands." *Jl. Physiol.*, **16**, 351-359.

—— —— (1895).—"On the Intra-Cranial Pressure and Cerebral Circulation." *Jl. Physiol.*, **18**, 334-362.

—— and E. H. STARLING (1892, 1).—"On the Electromotive Phenomena of the Mammalian Heart." *Month. Internat. Jl. Anat. and Physiol.*, **9**, 256-281.

—— —— (1892, 2).—"On some Points in the Innervation of the Mammalian Heart." *Jl. Physiol.*, **13**, 407-418.

—— —— (1894, 3).—"On the Form of the Intraventricular and Aortic Pressure Curves obtained by a New Method." *Internat. Mon. Schr. Anat. Physiol.*, **11**, Heft 9. 10 pp.

—— —— (1899).—"The Movements and Innervation of the Small Intestine." *Jl. Physiol.*, **24**, 99-143.

—— —— (1902, 1).—"The Mechanism of Pancreatic Secretion." *Jl. Physiol.*, **28**, 325-353.

—— —— (1903).—"The Proteolytic Activities of the Pancreatic Juice." *Jl. Physiol.*, **30**, 61-83.

—— —— (1904).—"Croonian Lecture. The Chemical Regulation of the Secretory Process." *Proc. R. S.*, **73**, 310-322.

—— —— (1906).—"Die chemische Koordination der Funktionen des Körpers." *Ergeb. Physiol.*, **5**, 664-697.

BAZETT, H. C. (1919).—"Observations on Changes in the Blood Pressure and Blood Volume following Operations in Man." *Proc. R. S.*, **90**B, 415-437.

BEAUMONT, WILLIAM (1833).—"Experiments and Observations on the Gastric Juice and the Physiology of Digestion." Plattsburgh, U.S.A. 280 pp.

BEER, THEODOR (1898, 1).—"Die Akkommodation des Auges in der Tierreihe." *Wiener Klin. Woch.* (1898). Nr. 42, 35. Dasselbe in *Pflüger's Arch.*, **53**, **58**, **67**, **69**.

—— (1898, 2).—"Studien zur Statocystenfunktion." *Pflüger's Arch.*, **73**, 1-41.

BECHHOLD, HANS (1907).—"Kolloidstudien mit der Filtrationsmethode." *Zs. physik. Chem.*, **60**, 257-318.

—— (1908).—"Durchlässigkeit von Ultrafiltern." *Zs. physik. Chem.*, **64**, 328-342.

BEIJERINCK, MARTINUS, W. (1888).—"Die Bakterien der Papilionaceen-Knöllchen." *Bot. Ztg.*, **46**, 725-735.

—— (1901).—"Über oligonitrophile Mikroben." *Zbl. Bakteriol.*, **7**, 561-582.

—— (1904).—"Phénomènes de réduction produits par les microbes." *Arch. néerl. sc. exact. et nat.*, (2) **9**, 131-157.

BELL, CHARLES (1823).—"Second Part of the Paper on the Nerves of the Orbit." *Phil. Trans.*, 1823, ii. 289-307.

BEMMELEN, JAKOB MAARTEN VAN (1910).—"Die Absorption", Ges. Abh. Dresden: Steinkopff. 548 pp.

BENEDICT, FRANCIS G., and E. P. CATHCART (1913).—"Muscular Work. A Metabolic Study with Special Reference to the Efficiency of the Human Body as a Machine." Publications of the Nutrition Laboratory, Carnegie Institution of Washington. No. 187. 176 pp.

—— and HAROLD L. HIGGINS (1910).—"An Adiabatic Calorimeter for Use with the Calorimetric Bomb." *Jl. Amer. Chem. Soc.*, **32**, 461-467.

BENRATH, ALFRED, and FRITZ SACHS (1905).—"Über die Bildung der Salzsäure im Magen." *Pflüger's Arch.*, **109**, 466-472.

BERG, W. (1914).—"Über den mikroskopischen Nachweis der Eiweißspeicherung in der Leber." *Bioch. Zs.*, **61**, 428-433.

—— and C. CAHN-BRONNER (1914).—"Über den mikroskopischen Nachweis der Eiweißspeicherung in der Leber nach Verfütterung von Aminosäuren." *Bioch. Zs.*, **61**, 434-445.

BERKELEY, EARL OF (1907).—"Note on the Application of Van der Waals' Equation to Solutions." *Proc. R. S.*, **79A**, 125-131.

—— and E. G. J. HARTLEY (1906, 1).—"On the Osmotic Pressure of some Concentrated Solutions." *Phil. Trans.*, **206A**, 481-507.

—— —— (1906, 2).—"The Determination of the Osmotic Pressure of Solutions by the Measurement of their Vapour Pressures." *Proc. R. S.*, **77A**, 156-169.

—— —— (1916).—"Further Determinations of Direct Osmotic Pressure." *Proc. R. S.*, **92A**, 477-492.

—— —— and C. V. BURTON (1908).—"On the Osmotic Pressure of Aqueous Solutions of Calcium Ferrocyanide. I. Concentrated Solutions." *Phil. Trans.*, **209A**, 177-203.

BERNARD, CLAUDE (1852).—"Sur les effects de la section" (and excitation, W.M.B.) "de la portion céphalique du grand sympathique." *C. R. Soc. Biol.*, **4**, 168-170.

—— (1856).—"Mémoire sur le pancréas et sur le rôle de suc pancréatique dans les phénomènes digestifs, particulièrement dans la digestion des matières grasses neutres." *Supplément aux C. R.*, **1**, 379-563.

—— (1858).—"Sur les variations de couleurs dans le sang veineux des organes glandulaires, suivant leur état de fonction ou de repos." *C. R.*, **46**, 159-165.

—— (1859).—"Leçons sur les propriétés physiologiques et les altérations pathologiques des liquides de l'organisme." Paris: Baillière et Fils. 2 vols., 524 und 480 pp.

—— (1864).—"Du rôle des actions réflexes paralysantes dans le phénomène des sécrétions." *Jl. Anat. de Robin*, **1**, 507-513.

—— (1866).—"Leçons sur les propriétés des tissus vivants." Paris: Baillière et Fils. 492 pp.

—— (1875).—"Leçons sur les anæsthésiques et sur l'asphyxie." Paris: Baillière et Fils. 536 pp.

—— (1878).—"Le problème de la physiologie générale." In "La science expérimentale." Pp. 99-148. Paris: Baillière et Fils.

—— (1879).—"Leçons sur les phénomènes de la vie communs aux animaux et aux végétaux." Paris: Baillière et Fils. 2 vols., 404 and 554 pp.

BERNSTEIN, JULIUS (1902).—"Untersuchungen zur Thermodynamik der bioelektrischen Ströme. I." *Pflüger's Arch.*, **92**, 521-562.

BERNSTEIN, JULIUS (1908). — "Über die Temperaturkoeffizienten der Muskelenergie." *Pflüger's Arch.*, **122**, 129-195.

—— (1913).—"Zur elektrochemischen Grundlage der bioelektrischen Potentiale." *Bioch. Zs.*, **50**, 393-401.

BERT, PAUL (1878).—"La pression barométrique." Paris: Masson. 1168 pp.

—— (1882).—"Sur la richesse en hémoglobine du sang des animaux vivants sur les hauts lieux." *C. R.*, **94**, 805-807.

BERTHELOT, DANIEL, et HENRI GAUDECHON (1910).—"Synthèse photochimique des hydrates de carbone aux dépens des éléments de l'anhydride carbonique et de la vapeur de l'eau, en l'absence de chlorophylle." *C. R.*, **150**, 1690-1693.

BERTHELOT, MARCELLIN, et PÉAN DE ST. GILLES (1862).—"Recherches sur les affinités. De la formation et de la décomposition des éthers." *Ann. Chim. et Phys.*, **65**, 385-418.

BERTHOLLET, CLAUDE LOUIS (1799).—"Recherches sur les lois de l'affinité." Memoires Nat. Inst. (1799), Egypt. In book form in 1801. Reprinted in Ostwald's "Klassiker", No. 74.

BERTRAND, GABRIEL (1896).—"Préparation biochimique du sorbose." *C. R.*, **122**, 900-903.

—— (1897).—"Sur l'intervention du manganèse dans les oxydations provoquées par la laccase." *C. R.*, **124**, 1032-1035, 1355-1358.

—— (1906).—"Le dosage des sucres réducteurs." *Bull. Soc. chim. France*, **35**, 1285-1299.

—— (1909).—"Les ferments solubles ou diastases." *Revue scientif.*, **47**, 609-619.

—— (1912).—"Sur le rôle capital du manganèse dans la production des conidies de l'*Aspergillus niger.*" *Bull. Soc. chim. France*, **11**, 495-499.

—— et M. JAVILLIER (1912).—"Action du manganèse sur le développement de l'*Aspergillus niger.*" *Bull. Soc. chim. France*, **11**, 213-221.

—— —— (1912).—"Action combinée du manganèse et du zinc sur le développement et la composition minérale de l'*Aspergillus niger.*" *Bull. Soc. chim. France*, **11**, 347-353.

BERZELIUS, JONS JACOB (1837).—"Lehrbuch der Chemie." 3te Aufl. **6**, 22.

BETHE, ALBRECHT (1897).—"Das Nervensystem von *Carcinus mœnas.*" *Arch. mikr. Anat.*, **50**, 460-546; **51**, 382-452.

—— (1898).—"Die anatomischen Elemente des Nervensystems und ihre physiologische Bedeutung." *Biol. Zbl.*, **18**, 843-874.

—— (1903).—"Allgemeine Anatomie und Physiologie des Nervensystems." Leipzig: Thieme. 487 pp.

—— (1908).—"Die Bedeutung der Elektrolyten für die rhythmischen Bewegungen der Medusen. I. Die Wirkung der im Seewasser enthaltenen Salze auf die normale Meduse." *Pflüger's Arch.*, **124**, 541-577.

—— (1909).—"Die Bedeutung der Elektrolyten für die rhythmischen Bewegungen der Medusen. II. Angriffspunkt der Salze, Einfluß der Anionen, OH- und H-Ionen." *Pflüger's Arch.*, **127**, 219-273.

—— (1911).—"Die Dauerverkürzung der Muskeln." *Pflüger's Arch.*, **142**, 291-336.

BEUTNER, REINHARD (1912, 1).—"Die physikalische Natur bioelektrischer Potentialdifferenzen." *Bioch. Zs.*, **47**, 73-96.

—— (1912, 2).—"Unterscheidung kolloidaler und osmotischer Schwellung beim Muskel." *Bioch. Zs.*, **39**, 280-289.

—— (1913, 1).—"Neue Erscheinungen der Elektrizitätserregung, usw." *Zs. Elektrochem.*, **19**, 319-330.

—— (1913, 2).—"Einige weitere Versuche betreffend osmotische und kolloidale Quellung des Muskels." *Bioch. Zs.*, **48**, 217-224.

—— (1913, 3).—"Water-Immiscible Organic Liquids as Central Conducteurs in Galvanic Cells." *Trans. Amer. Electrochem. Soc.*, **23**, 401-420.

BEZOLD, ALBERT VON (1863).—"Untersuchungen über die Innervation des Herzens. Von dem Einflusse des Halsmarkes auf die Herzbewegungen." Bd. **2**, 191-232. Leipzig: Engelmann.

—— und CARL BEVER (1867).—"Von der Wirkung der spinalen Herznerven nach Ausschluß der Gefäßnerven." *Unters. physiol. Lab. in Würzburg*, **2**, 226-234.

BIEDERMANN, WILHELM (1887, 1).—"Über die Innervation der Krebsschere." *Sitz. Ber. Wiener Akad.*, **95**, 40 pp.

BIEDERMANN, WILHELM (1887, 2). — "Zur Kenntnis der Nerven und Nervenendigungen der quergestreiften Muskeln der Wirbellosen." *Sitz. Ber. Wiener Akad.*, **96**, 32 pp.

—— (1892).—"Über den Farbenwechsel der Frösche." *Pflüger's Arch.*, **51**, 457-508.

—— (1895).—"Elektrophysiologie." Jena: Gustav Fischer. 2 vols. 857 pp.

—— (1911).—"Die Aufnahme, Verarbeitung und Assimilation der Nahrung." In Winterstein's "Handbuch der vergleich. Physiol.", **2**, 1-1563.

BIEDL, ARTUR (1913).—"Innere Sekretion, ihre physiologischen Grundlagen und ihre Bedeutung für die Pathologie." Berlin: Urban & Schwarzenberg. 2 te Aufl. 2 Bände.

BIERRY, H. (1912).—"Du Rôle des électrolytes dans les actions diastasiques." *Jl. de physiol. pathol. gen.*, **40**, 253-262.

BILTZ, WILHELM (1904).—"Über die gegenseitige Beeinflussung kolloidal gelöster Stoffe." *Chem. Ber.*, **37**, 1095-1116.

—— (1907).—"Einige Versuche über ultramikroskopische Löslichkeitsbestimmung." *Zs. physiol. Chem.*, **58**, 288-292.

—— (1910).—"Über die Dialysierbarkeit der Farbstoffe." Gedenkboek van Bemmelen. Te Helder: De Boer. 108-120.

—— und HANS STEINER (1910).—"Über anomale Adsorption." *Kolloid Zs.*, **7**, 113-122.

BJERRUM, NIELS (1905).—"Über die Elimination des Diffusionspotentials, usw." *Zs. physik. Chem.*, **53**, 428-440.

BLACK, JOSEPH (1755).—"Experiments upon Magnesia Alba, Quicklime, and other Alcaline Substances." Reprinted from "Essays and Observations, Physical and Literary", read before a Society in Edinburgh, in 1755. Edinburgh: Wm. Creech (1796). Another edition is dated 1782, and the suggestion of the name "fixed air" will be found on p. 73 of this edition.

BLACKMAN, FREDERIK FROST (1905).—"Optima and Limiting Factors." *Ann. of Bot.*, **19**, 281-295.

BLACKMAN, VERNON HERBERT, and S. G. PAINE (1918).—"Studies in the Permeability of the Pulvinus of *Mimosa pudica*." *Ann. of Bot.*, **32**, 69-85.

BLAGDEN, CHARLES (1788).—"Experiments on the Effect of Various Substances in Lowering the Point of Congelation of Water." *Phil. Trans.*, **78**, 277-312.

BLES, E. T. (1910).—"The Formation of Gas Bubbles in Arcella." Commun. to Physiol. Soc., 15th October 1910 (unpublished).

BLIX, MAGNUS (1884).—"Experimentelle Beiträge zur Lösung der Frage über die spezifische Energie der Hautnerven." Upsala Läkareförenings förh., 18. *Zs. Biol.*, **20**, 141-156; **21**; 145-160.

—— (1891).—"Die Länge und die Spannung des Muskels." *Skand. Arch. Physiol.*, **3**, 295-318, und **5**, 150-206.

—— (1902).—"Studien über Muskelwärme." *Skand. Arch. Physiol.*, **12**, 52-128.

BODENSTEIN MAX (1913).—"Eine Theorie der photochemischen Reaktionsgeschwindigkeiten." *Zs. physik. Chem.* **85**, 329-397.

—— and COLIN G. FINK (1907).—"Heterogene katalytische Reaktionen. V. Allgemeine Bemerkungen." *Zs. physik. Chem.*, **60**, 46-69.

BOEHM, GOTTFRIED (1912).—"Über den Einfluß des Nervus vagus auf den Dickdarm." *Münch. med. Woch.*, No. 27, 1912.

BOEKE, JAN. (1911).—"Beiträge zur Kenntnis der motorischen Nervenendigungen. II. Die akzessorischen Fasern und Endplättchen." *Internat. Mon. Schr. Anat. Physiol.* **28**, 419-436.

—— (1913).—"Die doppelte (motorische und sympathische) efferente Innervation der quergestreiften Muskelfasern." *Anat. Anz.*, **44**, 343-356.

BOER, S. DE (1913, 1).—"Die quergestreiften Muskeln erhalten ihre tonische Innervation mittels der Verbindungsäste des Sympathicus (thorakales autonomes System)." *Folia Neurobiol.*, **7**, 378-385, 837-840.

—— (1913, 2).—"Über das Elektromyogramm der veratrinisierten Muskeln. I." *Zs. Biol.*, **61**, 143-154.

—— (1914, 1).—"Die langsame Muskelverkürzung nach Vergiftung mit Veratrin in Beziehung zur tonischen Innervation." *Folia neurobiol.*, **8**, 29-32.

BOER S. DE (1914, 2).—"On the Reflex Influence of the Thoracic Autonomic Nervous System on Rigor Mortis in Cold-Blooded Animals." *Konink. Akad. Wetens. Amsterdam*, **16**, 952-962.

—— (1915).—"Die Bedeutung der tonischen Innervation für die Funktion der quergestreiften Muskeln." *Zs. Biol.*, **65**, 239-354.

BOHR, CHRISTIAN (1887).—"Über die Verbindung des Hämoglobins mit Kohlensäure." *Beitr. zur Physiol.*, Carl Ludwig gewidmet, 164-172.

—— (1894).—"The Influence of Section of the Vagus Nerve on the Disengagement of Gases in the Air-Bladder of Fishes." *Jl. Physiol.*, **15**, 494-500.

—— (1909, 1).—"Über die spezifische Tätigkeit der Lungen bei der respiratorischen Gasaufnahme und ihr Verhalten zu der durch die Alveolarwand stattfindenden Gasdiffusion." *Skand. Arch. Physiol.*, **22**, 221-280.

—— (1909, 2).—"Blutgase und respiratorischer Gaswechsel." Nagel's Handbuch der Physiol., **1**, 54-222.

—— und K. A. HASSELBALCH (1903).—"Über die Wärmeproduktion und den Stoffwechsel des Embryos." *Skand. Arch. Physiol.*, **14**, 398-429.

BOIS-REYMOND, RENÉ DU (1913).—"Zur Demonstration der Kontraktion bei der Quellung." "Résumés des Communications, IXme Congrès internat. des physiol." Groningen.

—— (1914).—"Über die Wärmeentwicklung bei der Bindung von Sauerstoff an Hämoglobin." *Arch. (Anat.) Physiol.* (1914), 237-250.

—— (1917).—"Über das Verhalten von Fischen gegen Wasserschwingungen." *Arch. (Anat.) Physiol.* (1917), 30-36.

BOLL, FR. (1876).—"Zur Anatomie und Physiologie der Retina." *Monatsber. Berlin. Akad.* (1876), 783-787.

BOLTZMANN, L. (1905).—"Populäre Schriften." Leipzig: Barth. 440 pp.

BOSE, J. CHUNDER (1913).—"An Automatic Method for the Investigation of the Velocity of Transmission of Excitation in Mimosa." *Phil. Trans.*, **204**B, 63-97.

BOSTOCK, GERTRUDE D. (1911).—"On Deamidization." *Bioch. Jl.*, **6**, 48-68.

BOTTAZZI, FILIPPO (1897, 1).—"The Oscillations of the Auricular Tonus in the Batrachian Heart, with a Theory on the Function of Sarcoplasm in Muscular Tissues." *Jl. Physiol.*, **21**, 1-21.

—— (1897, 2).—"La pression osmotique du sang des animaux marins." *Arch. ital. Biol.*, **28**, 61-72.

—— (1900).—"Action du vague et du sympathique sur les oreillettes du cœur de l'Emys Europaea." *Arch. ital. Biol.*, **34**, 17-35.

—— (1908).—"Osmotischer Druck und elektrische Leitfähigkeit der Flüssigkeiten der einzelligen, pflanzlichen und tierischen Organismen." *Ergeb. Physiol.*, **7**, 161-402.

—— (1919).—"Recherches sur l'hémocyanine. I. Réduction de l'oxyhémocyanine par des moyens physiques et biologiques." *Jl. de Physiol. et de Pathol. gen.*, **18**, 1-7.

BOTTOMLEY, W. B. (1914).—"Some Accessory Factors in Plant Growth and Nutrition." *Proc. R. S.*, **88**B, 237-247.

BOURQUELOT, ÉMILE (1913).—"La synthèse des glucosides par les ferments: glucoside α." *Jl. Pharm. et Chim.*, **8**, 337-360.

—— (et M. BRIDEL (1913, 1).—"Synthèse des glucosides d'alcools à l'aide de l'émulsine et réversibilité des actions fermentaires." *Ann. Chim. et Physique*, **28**, 145-221.

—— (1913, 2).—"Synthèse biochimique de glucosides d'alcools polyvalents: glucosides α de la glycérine et du glycol." *Jl. Pharm. et Chim.*, **8**, 489 und 547.

—— (1914).—"Equilibre fermentaire." *Jl. Pharm. et Chim.*, **9**, 104, 155, und 230.

BOUSFIELD, WILLIAM ROBERT (1905).—"Ionengrößen in Beziehung zur Leitfähigkeit von Elektrolyten." *Zs. physik. Chem.*, **53**, 257-313.

—— (1906).—"Ionic Size in Relation to the Physical Properties of Aqueous Solutions." *Phil. Trans.*, **206**A, 101-150.

—— (1912).—"Ionic Size in Relation to Molecular Physics, together with a New Law relating to the Heats of Formation of Solid, Liquid, and Ionic Molecules." *Proc. R. S.*, **88**A, 147-169.

—— and THOMAS MARTIN LOWRY (1907).—"The Thermochemistry of Electrolytes in Relation to the Hydrate Theory of Ionisation." *Trans. Faraday Soc.*, **3**, 123-139.

BRISFIELD, WILLIAM ROBERT und THOMAS MARTIN LOWRY (1910).—"Liquid Water a Ternary Mixture: Solution Volume in Aqueous Solutions." *Trans. Faraday Soc.*, **6**, 15-34.

BOWDITCH, H. P. (1871).—"Über die Eigentümlichkeiten der Reizbarkeit, welche die Muskelfasern des Herzens zeigen." *Ber. Sächs. Ges.*, **23**, 652-689.

BOWMAN, WILLIAM (1842).—"On the Structure and Use of the Malpighian Bodies of the Kidney, with Observations on the Circulation through that Gland." *Phil. Trans.*, (1842), Part I, 57-80.

BOYS, CHARLES VERNON (1912).—"Soap-Bubbles." Tenth Thousand. Soc. Promot. Christian Knowledge. 190 pp.

BRADFORD, JOHN ROSE (1887).—"The Electrical Phenomena accompanying the Excitation of so-called Secretory and Trophic Nerve Fibres, in the Salivary Glands of the Dog and Cat." *Jl. Physiol.*, **8**, 86-98.

—— (1887).—"Some Points in the Physiology of Gland Nerves." *Jl. Physiol.*, **9**, 287-316.

—— (1887).—"The Innervation of the Renal Blood-Vessels." *Jl. Physiol.*, **10**, 358-407.

BRADFORD, S. C. (1918).—"On the Theory of Gels." *Bioch. Jl.*, **12**, 351-361; **14**, 91-93.

BRAMWELL, J. CRICHTON, and KEITH LUCAS (1911).—"On the Relation of the Refractory Period to the Propagated Disturbance in Nerve." *Jl. Physiol.*, **42**, 495-511.

BREDIG, GEORG (1894, 1).—"Beiträge zur Stöchiometrie der Ionenbeweglichkeit." *Zs. physik. Chem.*, **13**, 191-288.

—— (1894, 2).—"Über die Affinitätsgrößen der Basen." *Zs. physik. Chem.*, **13**, 289-326.

—— (1899).—"Über amphotere Elektrolyten und innere Salze." *Zs. Elektrochem.*, **6**, 33-37.

—— (1902).—"Die Elemente der chemischen Kinetik, mit besonderer Berücksichtigung der Katalyse und der Fermentwirkung." *Ergeb. Physiol.*, **1**, 134-212.

—— und PAUL SOUTHARD FISKE (1912).—"Durch Katalysatoren bewirkte asymmetrische Synthese." *Bioch. Zs.*, **46**, 7-23.

BREUER, JOSEF (1891).—"Über die Funktion der Otolithenapparate." *Pflüger's Arch.*, **48**, 195-306.

—— (1897).—"Über Bogengänge und Raumsinn." *Pflüger's Arch.*, **68**, 596-648.

BRODE, JOHANNES (1901).—"Katalyse bei der Reaktion zwischen Wasserstoffperoxyd und Jodwasserstoff." *Zs. physik. Chem.*, **37**, 257-307.

BRODIE, THOMAS GREGOR (1914).—"Croonian Lecture. A New Conception of the Glomerular Function." *Proc. R. S.*, **87**B, 571-592.

BROSSA, ALESSANDRO, und ARNT KOHLRAUSCH (1914).—"Der Nachweis der qualitativ verschiedenen Wirkung der einzelnen Spektrallichter auf die Froschnetzhaut." "Résumés des Communications, IXme Congrès internat. des physiologistes." Groningen, p. 31.

BROWN, ADRIAN J. (1909).—"The Selective Permeability of the Coverings of the Seeds of *Hordeum vulgare*." *Proc. R. S.*, **81**B, 82-93.

—— and F. P. WORLEY (1912).—"The Influence of Temperature on the Absorption of Water by the Seeds of *Hordeum vulgare*, in Relation to the Temperature Coefficient of Chemical Change." *Proc. R. S.*, **85**B, 546-553.

BROWN, ALEXANDER CRUM (1874).—"Preliminary Note on the Sense of Rotation and the Function of the Semicircular Canals of the Internal Ear." *Proc. R. S., Edinburgh*, **8**, 255-257.

BROWN, HORACE T. (1906).—"On the Culture of the Excised Embryos of Barley on Nutrient Solutions containing Nitrogen in Different Forms." *Trans. Guinness Research Lab.* (2), **1**, 288-299.

—— (1914).—"Some Studies on Yeast." *Ann. Bot.*, **28**, 197-226.

—— and F. ESCOMBE (1905).—"Researches on some of the Physiological Processes of Green Leaves, with Especial Reference to the Interchange of Energy between the Leaf and its Surroundings." *Proc. R. S.*, **76**B, 29-111.

BROWN, JOHN (1788).—"Elementa Medicinæ." New edition in 1795, translated by the author. London: J. Johnson. 2 vols. 312 und 366 pp.

BROWN, ROBERT (1828).—"The General Existence of Active Molecules in Organic and Inorganic Bodies." *Edinburgh New Philos. Jl.*, **5**, 358-371. Same paper also in *Phil. Mag.*, **4**.

BROWN, R. B. (1901).—"The Dyeing of Wool and Silk Union Fabrics." *Jl. Soc. Dyers and Colourists*, **17**, 125-131.

BROWN, T. GRAHAM (1912).—"The Factors in Rhythmic Activity of the Nervous System." *Proc. R. S.*, **85**B, 278-289.

—— (1913).—"On the Question of Fractional Activity ('all-or-none'phenomenon) in Mammalian Reflex Phenomena." *Proc. R. S.*, **87**B, 132-144.

—— (1916).—"Studies in the Physiology of the Nervous System. XXVII. Facilitation. 6: Motor Activation of Non-motor Areas; with a Note on the Theory of Cortical Localisation of Function." *Quart. Jl. Exp. Physiol.*, **10**, 103-143.

—— and E. P. CATHCART (1909).—"The Effect of Work on the Creatine Content of Muscle." *Bioch. Jl.*, **4**, 420-426.

—— and C. S. SHERRINGTON (1912).—"On the Instability of a Cortical Point." *Proc. R. S.*, **85**B, 250-277.

—— —— (1913).—"Note on the Functions of the Cortex Cerebri." "Proc. Physiol. Soc." in *Jl. Physiol.*, **46**, p. xxii.

BROWN, WILLIAM (1915).—"On the Preparation of Collodion Membranes of Differential Permeability." *Bioch. Jl.*, **9**, 591-617.

—— (1917).—"Further Contributions to the Technique of Preparing Membranes for Dialysis." *Bioch. Jl.*, **11**, 40-57.

BROWNE, SIR THOS. (1672).—"The Works of Sir Thomas Browne." Edited by Charles Sayle. London: Grant Richards (1904). 3 vols. "Religio medici", pp. 7-112, Vol. I. "Pseudodoxia epidemica", p. 113-351, Vol. I.; 1-400, Vol. II.; und 1-85, Vol. III.

BROWN-SÉQUARD, CHARLES EDWARD (1852).—"Experimental Researches applied to Physiology and Pathology." *Philadelphia Medical Examiner*, **8**, 481-504.

—— et D'ARSONVAL (1891).—"Additions à une note sur l'injection des extraits liquides de divers organes, comme méthode thérapeutique." *C. R. Soc. Biol.*, **43**, 265-268.

BRUCE, ALEX. NINIAN (1910).—"Über die Beziehung der sensiblen Nervenendigungen zum Entzündungsvorgang." *Arch. exper. Pathol.*, **63**, 424-433.

BRÜCKE, ERNST (1851).—"Untersuchungen über den Farbenwechsel des afrikanischen Chamäleons." *Sitz. Ber. Wiener Akad.* (1851) und (1852). Reprinted in Ostwald's "Klassiker", No. 43.

BRUNNER, E. (1904).—"Reaktionsgeschwindigkeit im heterogenen System." *Zs. physik. Chem.*, **47**, 56-102.

BUCHNER, EDUARD und HANS, und MARTIN HAHN (1903).—"Die Zymasegärung." München: Oldenbourg. 416 pp.

BUCHNER, HANS, und RUDOLPH RAPP (1899).—"Beziehungen des Sauerstoffs zur Gärtätigkeit der lebenden Hefezellen." *Zs. Biol.*, **37**, 82-142.

BUCKMASTER, GEORGE ALFRED (1886).—"Über eine neue Beziehung zwischen Zuckung und Tetanus." *Arch. (Anat.) Physiol.* (1886), 459-475.

—— (1907).—"Behaviour of Blood and Hæmatoporphyrin towards Guaiaconic Acid and Aloin." "Proc. Physiol. Soc." in *Jl. Physiol.*, **35**, pp. xxxv-xxxvii.

—— (1917, 1).—"The Relation of Carbon Dioxide in the Blood." *Jl. Physiol.*, **51**, 105-110.

—— (1917, 2).—"On the Capacity of Blood and Hæmoglobin to Unite with Carbon Dioxide." *Jl. Physiol.*, **51**, 164-175.

BUDDENBROCK, W. VON (1911).—"Untersuchungen über die Schwimmbewegungen und die Statocysten der Gattung Pecten." *Sitz. Ber. Heidelberg. Akad.* (1911), No. 28. 24 pp. Heidelberg: Carl Winter.

BUGARSKY, STEFAN, und LEO LIEBERMANN (1898).—"Über das Bindungsvermögen eiweißartiger Körper für Salzsäure, Natriumhydroxyd und Kochsalz." *Pflüger's Arch.*, **72**, 51-74.

BUGLIA, G. (1912).—"Gesamtstickstoff und Aminosäurestickstoff im Harn der per os mit Fleisch oder auf intravenösem Wege mit den Verdauungsprodukten des Fleisches ernährten Tiere." *Zs. Biol.*, **58**, 162-184.

BUITENDYK, F. J. J. (1912).—"Über die elektrischen Erscheinungen bei der reflektorischen Innervation der Skelettmuskulatur des Säugetieres." *Zs. Biol.*, **59**, 36-52.

BUNCH, J. L. (1900).—"On the Changes in Volume of the Submaxillary Gland during Activity." *Jl. Physiol.*, **26**, 1-29.

BUNGE, G. (1894).—"Lehrbuch der physiologischen und pathologischen Chemie." Dritte Auflage. Leipzig: Vogel. 447 pp.

BUNGE, G. VON, and R. H. A. PLIMMER (1907).—"Organic Chemistry for Medical Students." London: Longmans. 260 pp.

BUNSEN, ROBERT WILHELM, und HENRY ROSCOE (1855-1859).—"Photochemische Untersuchungen." *Ann. Physik*, **96**, 373-394; **100**, 43-88, 481-516; **101**, 235-263; **108**, 193-273. Ostwald's "Klassiker", Nos. 34 und 38.

—— —— (1862).—"Photochemische Untersuchungen. VI. Meteorologische Lichtmessungen." *Ann. Physik*, **117**, 529-562. (Law on p. 538.)

BURCH, G. J. (1890).—"On a Method of Determining the Value of Rapid Variations of a Difference of Potential by Means of the Capillary Electrometer." *Proc. R. S.*, **48**, 89-93.

—— (1892).—"On the Time-Relations of the Excursion of the Capillary Electrometer, etc." *Phil. Trans.*, **183**A, 81-105.

—— (1913).—"On Light Sensations and the Theory of Forced Vibrations." *Proc. R. S.*, **86**B, 490-506.

BURDON-SANDERSON, JOHN SCOTT (1888).—"On the Electromotive Properties of the Leaf of *Dionœa* in the Excited and Unexcited States." II. *Phil. Trans.*, **179**B, 417-449.

BURDON-SANDERSON, LADY (1911).—"Sir John Burdon-Sanderson. A Memoir." Oxford: Clarendon Press. 315 pp. 3 portraits.

BURDON-SANDERSON, J. S., and FRANCIS GOTCH (1887).—"On the Electrical Organ of the Skate." *Jl. Physiol.*, **9**, 137-166.

—— and F. J. PAGE (1880).—"On the Time Relations of the Excitatory Process in the Ventricle of the Heart of the Frog." *Jl. Physiol.*, **2**, 384-435.

BURIAN, RICHARD (1905).—"Die Herkunft der endogenen Harnpurine bei Mensch und Säugetier." *Zs. physiol. Chem.*, **43**, 532-546.

—— und KARL DRUCKER (1910).—"Gefrierpunktsmessungen an kleinen Flüssigkeitsmengen." *Zbl. Physiol.*, **23**, 772-777.

BURNET, ÉTIENNE (1911).—"Microbes et Toxines." Paris: Flammarion. 349 pp.

BURNETT, THEODORE C. (1912).—"Some Observations on Decerebrate Frogs, with Especial Reference to the Formation of Associations." *Amer. Jl. Physiol.*, **30**, 80-87.

BURGESS, CHAS. HUTCHENS, and DAVID LEONARD CHAPMAN (1906).—"The Interaction of Chlorine and Hydrogen." *Trans. Chem. Soc.*, **89**, 1399-1434.

BURROWS, MONTROSE T. (1911).—"The Growth of Tissues of the Chick Embryo Outside the Animal Body, with Expecial Reference to the Nervous System." *Jl. exper. Zool.*, **10**, 63-83.

—— (1912).—"Rhythmische Kontraktionen der isolierten Herzmuskelzelle außerhalb des Organismus." *Münch. med. Woch.*, **59**, 1473-1475.

BURTON, E. F. (1906, 1).—"On the Properties of Electrically Prepared Colloidal Solutions." *Phil. Mag.*, **11**, 425-447.

—— (1906, 2).—"The Action of Electrolytes on Colloidal Solutions." *Phil. Mag.*, **12**, 472-478.

—— (1916).—"The Physical Properties of Colloidal Solutions." London: Longmans. 200 pp.

BURTON-OPITZ, RUSSELL (1911).—"The Viscosity of Blood." *Jl. Amer. Med. Ass.*, **57**, 353-358. Ebenso in *Pflüger's Arch.*, **82, 112, 119**; *Jl. Physiol.*, **32**.

BUSQUET, H., et V. PACHON (1908).—"Inhibition cardiaque et calcium." *C. R. Soc. Biol.*, **65**, 599-602.

BYLINA, A. Z. (1912).—"La sécrétion pancréatique normale est la synthèse des influences nerveuses et humorales." *Arch. Sci. Biol.*, **17**, 139-176.


CAGNIARD DE LATOUR (1838).—"Mémoire sur la fermentation vineuse." *Ann. chim. et physique*, **68**, 206-222.

CALCAR, R. P. VAN, et C. A. LOBRY DE BRUYN (1904).—"Sur les variations de concentration de solutions et sur la cristallisation de substances dissoutes sous l'influence de la force centrifuge." *Rec. Trav. Chim. Pays-Bas*, **23**, 218-223.

CALDWELL, ROBT. JOHN (1906).—"The Sucroclastic Action of Acids as Influenced by Salts and Non-Electrolytes." *Proc. R. S.*, **78**A, 272-295.

CALLENDER, HUGH L. (1908).—"On Vapour Pressure and Osmotic Pressure of Strong Solutions." *Proc. R. S.*, **80**A, 466-500.

CALUGAREANU, D. (1910).—"Wirkung des Chloroforms auf Lipoidsuspensionen." *Bioch. Zs.* **29**, 96-101.

CAMPBELL, J. M. H., C. G. DOUGLAS, J. S. HALDANE, and F. G. HOBSON (1913).—"The Response of the Respiratory Centre to Carbon Dioxide, Oxygen, and Hydrogen Ion Concentration." *Jl. Physiol.*, **46**, 301-318.

CAMPBELL, J. M. H., C. G. DOUGLAS, and F. G. HOBSON (1920).—"The Respiratory Exchange of Man During and After Muscular Exercise." *Phil. Trans.*, **210**B, 1-47.

CANNON, W. B. (1897).—"The Movements of the Stomach Studied by Means of the Röntgen Rays." *Amer. Jl. Physiol.*, **1**, 359-382.

—— (1902).—"The Movements of the Intestines Studied by Means of the Röntgen Rays." *Amer. Jl. Physiol.*, **6**, 251-277.

—— (1911).—"The Mechanical Factors of Digestion." London: Arnold.

—— (1912).—"Peristalsis, Segmentation, and the Myenteric Reflex." *Amer. Jl. Physiol.* **30**, 114-128.

—— (1915).—"Bodily Changes in Fear, Hunger, Pain, and Rage." New York.

—— and M'KEEN CATTELL (1916).—"The Influence of the Adrenal Secretion on the Thyroid." *Amer. Jl. Physiol.*, **41**, 74-78.

—— and L. B. NICE (1913).—"The Effect of Adrenal Secretion on Muscular Fatigue." *Amer. Jl. Physiol.*, **32**, 44-60.

—— and A. L. WASHBURN (1912).—"An Explantation of Hunger." *Amer. Jl. Physiol.*, **29**, 441-454.

CARLSON, A. J. (1904).—"The Nervous Origin of the Heart Beat in Limulus, and the Nervous Nature of Co-ordination or Conduction in the Heart." *Amer. Jl. Physiol.*, **12**, 67-74.

—— (1911)."The Effects of Stretching the Nerve on the Rate of Conduction of the Nervous Impulse." *Amer. Jl. Physiol.*, **27**, 323-330.

—— (1916).—"The Control of Hunger in Health and Disease." Univ. of Chicago Press.

CARREL, ALEXIS (1912).—"Neue Methoden zum Studium des Weiterlebens von Geweben in vitro." "Handbuch der Bioch. Arbeitsmethoden" (Abderhalden), **6**, 519-528.

—— (1913).—"Neue Untersuchungen über das selbständige Leben der Gewebe und Organe." *Berlin. Klin. Woch.* (1913), 1097-1101.

—— and M. T. BURROWS (1910).—"La culture des tissus adultes en dehors de l'organisme." *C. R. Soc. Biol.*, **69**, 293, 298, 328, 365.

—— (1912).—"Die Technik der Gewebskultur in vitro." "Handbuch der Bioch. Arbeitsmethoden" (Abderhalden), **5**, ii. 836-842.

—— and C. C. GUTHRIE (1906).—"Successful Transplantation of Both Kidneys from a Dog into a Bitch, with Removal of Both Normal Kidneys from the Latter." *Science*, **23**, 394-395.

CATHCART, EDWARD PROVAN (1909).—"The Influence of Carbohydrates and Fats on Protein Metabolism." *Jl. Physiol.*, **39**, 311-330.

—— (1912).—"The Physiology of Protein Metabolism." London: Longmans. 142 pp.

—— and J. B. LEATHES (1907).—"On the Relation between the Output of Uric Acid and the Rate of Heat Production in the Body." *Proc. R. S.*, **79**B, 541-545.

—— and J. B. ORR (1914).—"The Influence of Aceto-Acetic Acid on the Estimation of Creatinine." "Proc. Physiol. Soc." in *Jl. Physiol.*, **48**, pp. xxi-xxii.

CAVENDISH, HENRY (1781).—"Experiments on Air." Published in 1784. *Phil. Trans.*, **74**, 119-153.

CENTNERSZWER, M. (1902).—"Über lösende und dissoziierende Eigenschaften des flüssigen Cyans und des flüssigen Cyanwasserstoffs." *Zs. physik. Chem.*, **39**, 217-224.

CHAMBERS, ROBERT JR., (1917).—"Microdissection Studies. I. The Visible Structure of Cell Protoplasm and Death Changes." *Amer. Jl. Physiol.*, **43**, 1-12.

—— (1917, 1).—"The Cell Aster. A Reversible Gelation Phenomenon." *Jl. Exper. Zool.*, **23**, 483-504.

CHAMPY, CH. (1913).—"Le sort des tissus cultivés en dehors l'organisme." *Rev. gén. des Sci.*, **24**, 790-801.

—— (1914).—"La présence d'un tissu antagoniste maintient la différenciation d'un tissu cultivé endehors de l'organisme." *C. R. Soc. Biol.*, **76**, 31, 32.

—— et F. COCA (1914).—"Sur les cultures de tissus en plasma étranger." *C. R. Soc. Biol.*, **77**, 238-240.

CHAUVEAU, A. avec M. KAUFMANN (1886).—"La glycose, le glycogène, la glycogènie, en rapport avec la production de la chaleur et du travail mécanique dans l'économie animale. 2e. Calorification dans les organes en travail." *C. R.*, **103**, 1057-1064.

CHEBOKSAROV, M. (1911).—"Über sekretorische Nerven der Nebennieren." *Pflüger's Arch.*, **137**, 59-122.

CHIARI, RICHARD (1911).—"Die Glutinquellung in Säuren und Laugen." *Bioch. Zs.*, **33**, 167-181.

—— und HANS JANUSCHKE (1910).—"Hemmung von Transsudat- und Exsudatbildung durch Calciumsalze." *Wien. klin. Woch.*, **23**, No. 12.

CHICK, HARRIETTE (1906).—"Nitrification in Sewage." *Proc. R. S.*, **77**B, 241-266.

—— and CHARLES J. MARTIN (1910).—"Heat Coagulation of Proteins." *Jl. Physiol.*, **40**, 404-430.

—— —— (1912).—"The Conditions Controlling Agglutination of Proteins already acted on by Hot Water." *Jl. Physiol.*, **45**, 261-295.

—— —— (1913).—"The Precipitation of Egg Albumin by Ammonium Sulphate. A Contribution to the Theory of 'Salting Out' of Proteins." *Bioch. Jl.*, **7**, 380-398.

CHITTENDEN, RUSSELL H. (1905).—"Physiological Economy in Nutrition." London: Heinemann. 478 pp.

CHOQUARD, LOUIS (1913).—"Über die Narkose lipoidreicher und lipoidarmer Gewebe gleicher Art." *Zs. Biol.*, **60**, 1-64.

CHRISTIANSEN, JOHANNE, C. G. DOUGLAS, and J. S. HALDANE (1913).—"The Dissociation of Carbon Dioxide from Human Blood." "Proc. Physiol. Soc." in *Jl. Physiol.*, **47**, p. ii.

—— —— —— (1914).—"The Absorption and Dissociation of Carbon Dioxide by Human Blood." *Jl. Physiol.*, **48**, 245-271.

CHRISTOFF, A. (1912).—"Über die Abhängigkeit der Absorption von der Oberflächenspannung." *Zs. physik. Chem.*, **79**, 456-470.

CLARK, ADMONT H. (1916).—"The Interrelation of the Surviving Heart and Pancreas of the Dog in Sugar Metabolism." *Journ. Exper. Med.*, **24**, 621-650.

CLARK, A. J. (1912).—"The Influence of Ions upon the Action of Digitalis." *Proc. R. S. Med.*, **5**, 1-17.

—— (1913, 1).—"The Pharmacology of the Snake's Heart." *Jl. Pharmacol., Exper. Ther.*, **4**, 425-433.

—— (1913, 2).—"The Action of Ions and of Lipoids upon the Frog's Heart." *Jl. Physiol.*, **47**, 66-107.

CLARK, WM. MANSFIELD (1915).—"A Hydrogen Electrode Vessel." *Jl. Biol. Chem.*, **23**, 475-486.

CLAUSIUS, R. (1857).—"Über die Elektrizitätsleitung in Elektrolyten." *Ann. Physik*, **101**, 338-360.

—— (1865).—"Über verschiedene für die Anwendung bequeme Formen der Hauptgleichungen der mechanischen Wärmetheorie." *Ann. Physik*, **125**, 353-400.

CLOWES, G. H. A. (1916).—"Protoplasmic Equilibrium. Action of Antagonistic Electrolytes on Emulsions and Living Cells." *Jl. Physic. Chem.*, **20**, 407-451.

COBLENTZ, WM. W. (1912).—"A Physical Study of the Firefly." Pub. Carnegie Instit., Washington. Nr. 164. 46 pp.

COHEN, ERNST (1897).—"Zur Erklärung der Abweichungen des Reaktionsverlaufes in Lösungen." *Zs. physik. Chem.*, **23**, 442-448.

—— (1901).—"Vorträge für Ärzte über physikalische Chemie." Leipzig: Engelmann. 249 pp.

—— (1912).—"Jacobus Henricus van't Hoff. Sein Leben und Wirken." Leipzig: Akad. Verlag. 638 pp.

COHN, ALFRED E., and THOS. LEWIS (1913).—"The Predominant Influence of the Left Vagus Nerve upon Conduction between the Auricles and Ventricles in the Dog." *Jl. Exper. Med.*, **18**, 739-747.

COHNHEIM, OTTO (1906).—"Zur Spaltung des Nahrungseiweißes im Darm." *Zs. physiol. Chem.*, **49**, 64-71.

—— (1912, 1).—"Zur Physiologie des Wassers und des Kochsalzes." *Zs. physiol. Chem.*, **78**, 62-88.

—— (1912, 2).—"Zur Physiologie der Nierensekretion." *Zs. physiol. Chem.*, **80**, 95-112.

COHNHEIM, OTTO (1912, 3).—"Über den Gaswechsel von Tieren mit glatter und querge-streifterMuskulatur." *Zs. physiol. Chem.*, **76**, 298-313.

—— und J. VON UEXKÜLL (1912).—"Die Dauerkontraktion der glatten Muskeln." *Zs. physiol. Chem.*, **76**, 314-321.

COLLINGWOOD, B. J., and M. T. MACMAHON (1912).—"The Anti-Coagulants in Blood and in Serum." *Jl. Physiol.*, **45**, 119-145.

COMTE, AUGUSTE (1877).—"Cours de philosophie positive." 4e edition. Paris: Baillière. 6 vols.

CONDON, N. E. (1913).—"A Magnet-Tipper for Recording Outflow." "Proc. Physiol. Soc." in *Jl. Physiol.*, **46**, p. xlvi.

COOK, CAPT. JAMES (1776).—"The Method taken for Preserving the Health of the Crew of His Majesty's Ship the 'Resolution' during her late Voyage Round the World." *Phil. Trans.*, **66**, 402-406.

CORVISART, LUCIEN (1857-1863).—"Sur une fonction peu connue du pancréas, la digestion des aliments azotées." Paris: Masson. 10 Mémoires.

COWDRY, E. V. (1916).—"The General Functional Significance of Mitochondria." *Amer. Jl. Anat.*, **19**, 423-446.

CRAW, J. A. (1905).—"Physical Chemistry of the Toxin-Antitoxin Reaktion." *Proc. R. S.*, **76B**, 179-193; *Jl. Hygiene*, **5**, 115.

CREMER, MAX (1906).—"Über das Elektrogramm der Medusen." *Sitz. Ber. Ges. Morphol. Physiol. München.* 5 pp.

—— (1909).—"Die allgemeine Physiologie der Nerven." Nagel's "Handbuch der Physiologie des Menschen," **4**, 793-992.

CROZIER, W. J., and L. B. AREY (1919).—"The Heliotropism of *Onchidium*: A Problem in the Analysis of Animal Conduct." *Jl. Gen. Physiol.*, **2**, 107-112.

CURRIE, JAMES N. (1911).—"The Optical Forms of Lactic Acid produced by Pure Cultures of *B. bulgaricus*." *Bioch. Bull.*, **1**, 103, 104.

CURTIUS, THEODOR, und HARTWIG FRANZEN (1912).—"Über die chemischen Bestandteile grüner Pflanzen." *Ann. Chem.*, **390**, 89-121.

CUSHING, HARVEY (1912).—"The Pituitary Body and its Disorders." Philadelphia: Lippincott Co. 341 pp.

CUSHNY, ARTHUR R. (1901).—"On Diuresis and the Permeability of the Renal Cells." *Jl. Physiol.*, **27**, 429-450.

—— (1902).—"On Saline Diuresis." *Jl. Physiol.*, **28**, 431-447.

—— (1910, 1).—"A Myocardiograph for the Mammalian Heart." *Heart*, **2**, 1-4.

—— (1910, 2).—"Textbook of Pharmacology and Therapeutics." Philadelphia: Lea & Febiger. 5th ed. 744 pp.

—— (1912).—"Stimulation of the Isolated Ventricle, with Especial Reference to the Development of Spontaneous Rhythm." *Heart*, **3**, 257-278.

—— (1917).—"The Secretion of Urine." London: Longmans. 241 pp.

—— (1919).—"Note on Strychnine Tetanus." *Quart. Jl. Exp. Physiol.*, **12**, 153-156.

—— (1920).—"The Colloid-Free Filtrate of Serum." *Jl. Physiol.*, **53**, 391-398.

—— and J. A. GUNN (1913).—"The Action of Serum on the Perfused Heart of the Rabbit." *Jl. Pharmacol.*, **5**, 1-19.

—— and S. YAGI (1916).—"On the Action of Cobra Venom. I. and II." *Phil. Trans.*, **208B**, 1-36.

CYON, ÉLIE VON (1873).—"Über die Funktion der halbzirkelförmigen Kanäle." *Pflüger's Arch.*, **8**, 306-327.

—— und CARL LUDWIG (1866).—"Die Reflexe eines der sensiblen Nerven des Herzens auf die motorischen der Blutgefäße." *Ber. Sächs. Ges.*, **18**, 307-328.

CZAPEK, FR. (1911).—"Über eine Methode zur direkten Bestimmung der Oberflächenspannung der Plasmahaut von Pflanzenzellen." Jena: G. Fischer.

—— und RUDOLF BERTEL (1906).—"Oxydative Stoffwechselvorgänge bei pflanzlichen Reizreaktionen." *Jahrb. Wiss. Bot.*, **43**, 361-467.

DAKIN, H. D. (1904).—"The Hydrolysis of Optically Inactive Esters by Means of Enzymes. I. The Action of Lipase upon Esters of Mandelic Acid. The Resolution of Inactive Mandelic Acid." *Jl. Physiol.*, **30**, 253-263.

DAKIN, H. D. (1912).—"Oxidations and Reductions in the Animal Body." London: Longmans. 135 pp.

—— and H. W. DUDLEY (1913, 1).—"A Contribution to a Theory concerning the Intermediary Metabolism of Carbohydrates and Proteins. The Mutual Interconversion of α-Amino-Acids, α-Hydroxy-Acids, and α-Ketonic Aldehydes." *Jl. Biol. Chem.*, **14**, 555-561.

—— —— (1913, 2).—"The Interconversion of α-Amino-Acids. II. α-Hydroxy-Acids and α-Ketonic Aldehydes." *Jl. Biol. Chem.*, **15**, 127-143.

—— —— (1913, 3).—"Glyoxalase. III. The Distribution of the Enzyme and its Relation to the Pancreas." *Jl. Biol. Chem.*, **15**, 463-474.

—— and N. W. JANNEY (1913).—"The Biochemical Relation between Pyruvic Acid and Glucose." *Jl. Biol. Chem.*, **15**, 177-180.

DAKIN, W. J. (1908).—"The Osmotic Concentration of the Blood of Fishes taken from Sea Water of Naturally Varying Concentration." *Bioch. Jl.*, **3**, 258-278.

—— (1909).—"Pecten." *Liverpool Mar. Biol. Mem.* London: Williams & Norgate. 136 pp., 9 plates.

DALE, DOROTHY, and G. R. MINES (1913).—"The Influence of Nerve Stimulation on the Electro-Cardiogram." *Jl. Physiol.*, **46**, 319-336.

DALE, HENRY HALLET (1906).—"On some Physiological Actions of Ergot." *Jl. Physiol.*, **34**, 163-206.

—— (1912).—"The Anaphylactic Reaction of Plain Muscle in the Guinea-Pig." *Jl. Pharmacol. exper. Ther.*, **4**, 167-223.

—— (1913).—"The Effect of Small Variations in Concentration of Ringer's Solution on the Response of Isolated Plain Muscle." "Proc. Physiol. Soc." in *Jl. Physiol.*, **46**, p. xxxix.

—— (1914, 1).—"The Occurrence in Ergot and Action of Acetyl-Choline." "Proc. Physiol. Soc." in *Jl. Physiol.*, **48**, pp. iii, iv.

—— (1920).—"The Biological Significance of Anaphylaxis." *Proc. R. S.*, **91B**, 126-146.

—— and P. P. LAIDLAW (1910).—"The Physiological Action of β-iminazolyl-ethylamine." *Jl. Physiol.*, **41**, 318-344.

—— —— (1911).—"Note on a Reversed Action of the Chorda Tympani on Salivary Secretion." *Jl. Physiol.*, **43**, 196-198.

—— —— (1912, 1).—"A Method of Preparing Secretion." "Proc. Physiol. Soc." in *Jl. Physiol.*, **44**, pp. xi, xii.

—— —— (1912, 2).—"Some Actions of Pilocarpine and of Nicotine." "Proc. Physiol. Soc." in *Jl. Physiol.*, **44**, pp. xii, xiii.

—— —— (1912, 3).—"The Significance of the Supra-Renal Capsules in the Action of certain Alkaloids." *Jl. Physiol.*, **45**, 1-26.

—— —— (1919).—"Histamine Shock." *Jl. Physiol.*, **52**, 355-390.

—— and A. N. RICHARDS (1918).—"The Vaso-Dilator Action of Histamine and of Some Other Substances." *Jl. Physiol.*, **52**, 110-165.

—— and C. T. SYMONS (1910).—"A Reversed Action of the Vagus on the Mammalian Heart." *Jl. Physiol.*, **41**, 1-18.

DALLWIG, H. C., A. C. KOLLS, and A. S. LOEVENHART (1915).—"The Mechanism Adapting the Oxygen Capacity of the Blood to the Requirements of the Tissues." *Amer. Jl. Physiol.*, **39**, 77-108.

DANYSX, J. (1902).—"Mélanges des toxines avec leur antitoxines." *Ann. Inst. Pasteur*, **16**, 331-345.

DARLING, CHAS. R. (1911).—"The Formation of Spheres of Liquid." *Nature*, **85**, Feb. 16.

DARWIN, FRANCIS, and E. HAMILTON ACTON (1894).—"Practical Physiology of Plants." Cambridge University Press. 321 pp.

DAVIS, HENRY (1873).—"A New Callina, with the Results of Experiments on the Desiccation of Rotifers." *Mon. Micros. Jl.*, **9**, 201-209.

DAVIS, OLIVER CHAS. M. (1907).—"Adsorption of Iodine by Carbon." *Trans. Chem. Soc.*, **91**, 1666-1683.

DAWSON, MARIA (1898).—"Nitragin and the Nodules of Leguminous Plants." *Phil. Trans.*, **192B**, 1-28.

DAWSON, MARIA (1900).—"Further Observations on the Nature and Functions of the Nodules of Leguminous Plants." *Phil. Trans.*, **193**B, 51-67.

DEAN, H. R. (1917).—"The Mechanism of Serum Reactions." *Lancet*, Jan. 13, 1917.

DELAUNAY, H. (1913).—"Recherches sur les échanges azotés des invertébrés." *Arch. Internat. Physiol.*, **13**, 126-165.

—— (1913, 1).—"Sur l'azote restant du plasma de quelques vertébrés." *C. R. Soc. Biol.*, **74**, 641-642.

—— (1913, 2).—"Sur l'azote restant du sang avant et pendant l'absorption intestinale de l'azote alimentaire." *C. R. Soc. Biol.*, **74**, 767-768.

—— (1913, 3).—"Sur le rôle du foie dans les échanges azotés." *Gaz. hebd. Sci. Med. Bordeaux*, 13 avril 1913.

DELEZENNE, C., et A. FROUIN (1902).—"La sécrétion physiologique du pancréas ne possède pas d'action digestive propre vis-à-vis de l'albumine." *C. R. Soc. Biol.*, **54**, 691-693.

—— (1903).—"Nouvelles observations sur la sécrétion physiologique du pancréas; le suc pancréatique des bovidés." *C. R. Soc. Biol.*, **55**, 455-458.

—— et E. POZERSKI (1912).—"Action de l'extrait aqueux d'intestin sur la sécrétine. Introduction à l'étude des divers procédés d'extraction de cette substance." *Jl. physiol. Pathol.*, **40**, 521-529.

DEMOOR, J. (1907).—"Rôle de la pression osmotique dans les phénomènes de la vie animale." Bruxelles. Extrait des *Mem. de l'acad. Roy. Belgique*. 2e Série. Tome II.

—— (1911).—"Rôle du sérum sanguin au point de vue de la sécrétion salivaire." *Arch. internat. Physiol.*, **10**, 377-390.

—— (1912).—"A propos du mécanisme de la sécrétion salivaire (3e note). Action de la pilocarpine." *Arch. internat. Physiol.*, **12**, 52-65.

—— (1913).—"Le mécanisme intime de la sécrétion salivaire." *Arch. internat. Physiol.*, **13**, 187-206.

DENHAM, HENRY GEO. (1908).—"The Electrometric Determination of the Hydrolysis of Salts." *Trans. Chem. Soc.*, **93**, 41-63.

—— (1910).—"Katalyse in heterogenen Systemen." *Zs. physik. Chem.*, **72**, 641-694.

DENIS, W. (1913).—"The Blood and Urine of Fish." *Jl. Biol. Chem.*, **16**, 389-393.

DENNING, A. DU PRÉ, and JOHN H. WATSON (1906).—"The Viscosity of the Blood." *Proc. R. S.*, **78**B, 328-358.

DESCARTES, RÉNÉ (1637).—"Géométrie." Reprinted in 1886 by Hermann, Paris.

—— (1677).—"L'Homme." Edited by Clerselier. 2e edition, revué et corrigée. Paris: Bobin et Le Gras. 511 pp. Eine zweite prachtvolle Ausgabe der Werke des Descartes bei Adam et Tannery. Paris: Léopold Cerf (1898).

DEVLOO, RÉNÉ (1906).—"Purification du bios de Wildiers." *La Cellule*, **23**, 361-424.

DEWAR, JAMES, and JOHN GRAY M'KENDRICK (1874).—"On the Physiological Action of Light." I. *Trans. R. S. Edinburgh*, **27** (1876), 141-166.

DHÉRÉ, CH. (1913).—"Sur l'emploi des réseaux de diffraction dans l'étude photographique du spectra d'absorption de l'oxyhémoglobine." *C. R. Soc. Biol.*, **75**, 23-25.

—— (1918).—"Recherches sur l'hémocyanine." II. *Jl. de Physiol. et de Pathol. Gen.*, **18**, 221-243.

DIETZ, W. (1907).—"Über eine umkehrbare Fermentreaktion im heterogenen System." Esterbildung und Esterverseifung." *Zs. physiol. Chem.*, **52**, 279-325.

DITTLER, RUDOLF (1911).—"Über den Erregungsablauf am Kropfe der Aplysia." *Pflüger's Arch.*, **141**, 527-540.

DOERR, R. (1912).—"Über Anaphylaxie." *Wiener klin. Woch.*, **25**, 331-340.

—— und J. MOLDOVAN (1912).—"Die Wirkungen eiweißfällender Kolloidlösungen auf warmblütige Tiere und ihre Beziehung zu anaphylaktischen Prozessen." *Bioch. Zs.* **41**, 27-50.

DOGIEL, A. S. (1899).—"Über den Bau der Ganglien in den Geflechten des Darmes und der Gallenblase des Menschen und der Säugetiere." *Arch. Anat.* (*u. Physiol.*), 1899, 130-158.

—— (1908).—"Der Bau der Spinalganglien des Menschen und der Säugetiere." Jena: G. Fischer. 151 pp., 14 plates.

DOI (1920).—"Anidromic Vaso-Dilatation in the Frog." (Unpublished.)

DOLLEY, DAVID H. (1909).—"The Neurocytological Reaction in Muscular Exertion. The Sequence of the Immediate Changes in the Purkinje Cells." *Amer. Jl. Physiol.*, **25**, 151-171.

DONEGAN, J. F. (1920).—"Innervation of the Veins." *Com. to Physiol. Soc.*

DONNAN, FREDERICK GEORGE (1911).—"Theorie der Membrangleichgewichte und Membran-potentiale bei Vorhandensein von nicht dialysierenden Elektrolyten." *Zs. Elektrochem.*, **17**, 572-581.

—— and J. T. BARKER (1911).—"Experimental Investigation of Gibb's Thermodynamical Theory of Interfacial Concentration in the Case of an Air-Water Interface." *Proc. R. S.*, **85A**, 557-573.

DONY-HÉNAULT, OCTAVE (1900).—"Über die Synthese von organischen Substanzen auf elektrischem Wege." *Zs. Elektrochem.*, **6**, 533-543.

—— (1908).—"Contribution à l'étude méthodique des oxydases." 2e Mém. *Bull. Acad. Roy. Belgique* (1908), 105-163.

DOUGLAS, C. GORDON (1914).—"Die Regulation der Atmung beim Menschen." *Ergebn. Physiol.*, **14**, 338-430.

—— and J. S. HALDANE (1912).—"The Causes of Absorption of Oxygen by the Lungs." *Jl. Physiol.*, **44**, 305-354.

—— and J. S. and J. B. S. HALDANE (1912).—"The Laws of Combination of Hæmoglobin with Carbon Monoxide and Oxygen." *Jl. Physiol.*, **44**, 275-304.

—— J. S. HALDANE, YANDELL HENDERSON, and EDWARD C. SCHNEIDER (1913).—"Physiological Observations made on Pike's Peak, Colorado, with Especial Reference to Adaptation to Low Barometric Pressures." *Phil. Trans.*, **203B**, 185-318.

DOYON, MAURICE (1912).—"Rapports du foie avec la coagulation du sang." *Jl. physiol. Pathol.*, **14**, 229-240.

DOX, ARTHUR W., and RAY E. NEIDIG (1912).—"Spaltung von α- und β-Methylglucoside durch *Aspergillus niger*." *Bioch. Zs.*, 397-402.

DRAPER, JOHN WM. (1841).—"On some Analogies between the Phenomena of the Chemical Rays and those of Radiant Heat." *Phil. Mag.*, **19**, 195-210.

DRESER, H. (1892).—"Über Diruese und ihre Beeinflussung durch pharmakologische Mittel." *Arch. exper. Pathol.*, **29**, 303-319.

DREYER, GEORGES, and WM. RAY (1910).—"The Blood Volume of Mammals as Determined by Experiments on Rabbits, Guinea-Pigs, and Mice, and its Relationship to the Body Weight and to the Surface Area expressed in a Formula." *Phil. Trans.*, **201B**, 133-160.

—— —— (1911).—"Further Experiments on the Blood Volume of Mammals and its Relation to the Surface Area of the Body." *Phil. Trans.*, **202B**, 191-212.

—— and E. W. AINLEY WALKER (1912).—"Resistance of Micro-Organisms Suspended in Glycerin or Oil to the Sterilising Action of Heat." *Jl. Pathol. Bacter.*, **17**, 142.

DRURY, ALAN N. (1914).—"The Validity of the Microchemical Test for the Oxygen Place in Tissues." *Proc. R. S.*, **88B**, 166-176.

DUBOIS, RAPHAEL (1892).—"Anatomie et physiologie de la Pholade dactyle." Ann. Univ. Lyon., **2**. 167 pp., 15 plates. Paris: Masson.

—— (1903).—"Biophotogenèse." In "Traité de physique biol.," **2**, 295-311. Paris: Masson.

—— (1913).—"Mécanisme intime de la production de la lumière chez les organismes vivants." Soc. Linnéenne de Lyon. Imprimerie A. Rey.

DUCLAUX, E. (1898-1899-1900).—"Traité de Microbiologie." Paris: Masson. 3 vols, 632, 760, und 768 pp.

DUCLAUX, JACQUES (1912).—"La constitution de l'eau." *Rev. gén. des Sci.*, **23**, 881-887.

DUMANSKI, A. (1910).—"Über die Lösungen des blauen Molybdänoxyds." *Kolloid. Zs.*, **7**, 20-21.

DURIG, ARNOLD (1903).—"Über Aufnahme und Verbrauch von Sauerstoff bei Änderung seines Partiardruckes in der Alveolarluft." *Arch. (Anat.) Physiol.* (1903), Supplement, 209-369.

DUTROCHET (1827).—"Nouvelles observations sur l'endosmose et l'exosmose, et sur la cause de ce double phénomène." *Ann. chim. et physique*, **35**, 393-400.

ECKERT, FRITZ, und RUDOLF PUMMERER (1914).—"Photographische Spektralphotometrie der Absorptionsspektren von Farbstoffen." *Zs. physik. Chem.*, **87**, 599-618.

EDKINS, JOHN SIDNEY (1906).—"The Chemical Mechanism of Gastric Secretion." *Jl. Physiol.*, **34**, 133-144.

EDRIDGE-GREEN, F. W. (1909).—"Colour Blindness and Colour Perception." 2nd edition. London: Kegan Paul. 322 pp.

—— (1911).—"Hunterian Lectures on Colour Vision and Colour Blindness." London: Kegan Paul. 76 pp.

—— (1915).—"The Simple Character of the Yellow Sensation." *Jl. Physiol.*, **49**, 265-270.

—— (1920).—"The Physiology of Vision." London: G. Bell & Sons. 280 pp.

EHRENBERG, RUDOLF (1913).—"Zur Lehre von der Gelatinequellung in wässerigen Lösungen." *Bioch. Zs.*, **53**, 356-390.

EHRLICH, FELIX (1911).—"Über die Bildung des Plasmaeiweißes bei Hefen und Schimmelpilzen." *Bioch. Zs.*, **36**, 477-497.

EHRLICH, PAUL (1885).—"Das Sauerstoffbedürfnis des Organismus." Berlin: A. Hirschwald. 167 pp.

—— (1886).—"Methylenblaureaktion der lebenden Nervensubstanz." *Dtsch. med. Woch.*, (1886), No. 4.

EINTHOVEN, W. (1901).—"Un nouveau glavanomètre." *Arch. neerland.*, Ser. ii., **6**, 625-633.

—— (1903).—"The String Galvanometer and the Human Electrocardiogram." *Proc. Koninkl. Akad., Amsterdam,* August 27, 1903.

—— (1904).—"Ein neues Galvanometer." *Onderz. physiol. Lab., Leiden,* **5** (ii.), 168-184.

—— (1908).—"Über Vagusströme." *Pflüger's Arch.*, **124**, 246-270.

—— (1913).—"Über die Deutung des Elektrokardiogramms." *Pflüger's Arch.*, **149**, 65-86.

—— and W. A. JOLLY (1908).—"The Form and Magnitude of the Electrical Response of the Eye to Stimulation by Light at Various Intensities." *Quart. Jl. Exper. Physiol.*, **1**, 373-416.

ELLIOTT, THOS. RENTON (1904).—"On the Innervation of the Ileo-Colic Sphincter." *Jl. Physiol.*, **31**, 157-168.

—— (1905).—"The Action of Adrenaline." *Jl. Physiol.*, **32**, 401-467.

—— (1912).—"The Control of the Supra-Renal Glands by the Splanchnic Nerves." *Jl. Physiol.*, **44**, 374-409.

—— (1913, 1)——"Ductless Glands and the Nervous System." *Brain*, **35**, 306-321.

—— (1913, 2).—"The Innervation of the Adrenal Glands." *Jl. Physiol.*, **46**, 285-290.

—— (1914).—"Some Results of Excision of the Adrenal Glands." *Jl. Physiol.*, **49**, 38-53.

ELLIS, RIDSDALE (1912).—"Die elektrische Ladung der Ölemulsionen." *Zs. physik. Chem.*, **78**, 321-352.

ELISSAFOFF, G. VON (1912).—"Über die Beeinflussung der Elektroendosmose durch Elektrolyte." *Zs. physik. Chem.*, **79**, 385-420.

EMBDEN, GUSTAV, und K. BALDES (1912).—"Über Umwandlung von Acetaldehyd in Äthylalkohol im tierischen Organismus." *Bioch. Zs.*, **45**, 157-166.

—— und E. SCHMITZ (1912).—"Über den Chemismus der Milchsäurebildung aus Traubenzucker im Tierkörper." *Bioch. Zs.*, **45**, 108-133.

—— und FRIEDRICH KRAUS (1912).—"Über Milchsäurebildung in der künstlich durchströmten Leber." *Bioch. Zs.*, **45**, 1-17.

—— und MAX OPPENHEIMER (1912).—"Über den Abbau der Brenztraubensäure im Tierkörper." *Bioch. Zs.*, 186-206.

—— —— (1913).—"Über das Verhalten der Brenztraubensäure im Tierkörper." *Bioch. Zs.*, **55**, 335-340.

—— und E. SCHMITZ (1910).—"Über synthetische Bildung von Aminosäuren in der Leber." *Bioch. Zs.*, **29**, 423-428.

—— —— und K. BALDES 1912. — "Über den Chemismus der Glycerinbildung im Tierkörper." *Bioch. Zs.*, **45**, 174-185.

ENDLER, JOSEF (1912).—"Über den Durchtritt von Salzen durch das Protoplasma." *Bioch. Zs.*, **42**, 440-469; **45**, 402-411.

ENGELMANN, T. W. (1873).—"Mikroskopische Untersuchungen über die quergestreifte Muskelsubstanz." *Pflüger's Arch.*, **7**, 33-71, 155-188.

ENGELMANN, T. W. (1875).—"Contractilität und Doppelbrechung." *Pflüger's Arch.*, **11**, 432-464.

—— (1882, 1).—"Über Sauerstoffausscheidung von Pflanzenzellen im Mikrospektrum." *Onderzoek. Physiol. Lab., Utrecht*, **7**, 191-199.

—— (1882, 2).—"Farbe und Assimilation." *Onderzoek. Physiol. Lab., Utrecht*, **7**, 209-233.

—— (1899).—"Über primär-chronotrope Wirkung des Nervus vagus auf das Herz." *Cinquantenaire Soc. Biol.* Paris: Masson. pp. 86-90.

ENGLER, C., und J. WEISSBERG (1904).—"Kritische Studien über die Vorgänge der Autoxydation." Braunschweig: Vieweg. 204 pp.

—— und W. WILD (1897).—"Über die sogenannte Aktivierung des Sauerstoffs und über Superoxydbildung." *Chem. Ber.*, **30**, 1669-1681.

—— und LOTHAR WÖHLER (1901).—"Pseudokatalytische Sauerstoffübertragung." *Zs. anorgan. Chem.*, **29**, 1-21.

ENRIQUES et HALLION (1903).—"Reflexe acide de Pavloff et sécrétine Mécanisme humoral commun." *C. R. Soc. Biol.*, **55**, 233-234.

ERLANDSEN, A. (1907).—"Untersuchungen über die lecithinartigen Substanzen des Myocardiums und der quergestreiften Muskeln." *Zs. physiol. Chem.*, **51**, 71-155.

ERLENMEYER, EMIL (1913).—"Über den Ursprung optisch-aktiver Verbindungen in der lebenden Zelle; künstliche Darstellung optisch-aktiver Verbindungen ohne Anwendung asymmetrischer Moleküle oder asymmetrischer Kräfte." *Bioch. Zs.*, **52**, 439-470.

—— (1914).—"Darstellung von linksdrehendem Benzaldehyd durch asymmetrische Induktion mit Hilfe von Rechtsweinsäure, Überführung desselben in linksdrehendes Mandelsäurenitril und rechtsdrehende Mandelsäure, ein Beitrag zur Erkenntnis enzymatischer Reaktionen." *Bioch. Zs.*, **64**, 382-392.

ERRERA, LÉO (1904).—"Struggle for Pre-eminence and Inhibiting Stimuli in Plants." *Brit. Ass. Reports* (1904), p. 814.

—— (1907).—"Physiologie moléculaire." Bruxelles: Lamertin. 153 pp.

EVANS, C. LOVATT (1912, 1).—"Gaseous Metabolism of Heart and Lungs." *Jl. Physiol.*, **45**, 213-234.

—— (1912, 2). — "Vergleichend-toxikologische Spezifizität des chemischen Alterationsstromes, zugleich ein Beitrag zur vergleichenden Physiologie und Toxikologie des Herzens des *Helix pomatia.*" *Zs. Biol.*, **59**, 397-414.

—— (1913, 1).—"Der Einfluß der Nahrung auf den Amylasegehalt des menschlichen Speichels." *Bioch. Zs.*, **48**, 432-447.

—— (1914, 1).—"The Effect of Glucose on the Gaseous Metabolism of the Isolated Mammalian Heart." *Jl. Physiol.*, **47**, 407-418.

—— and Y. MATSUOKA (1915).—"The Effect of Various Mechanical Conditions on the Gaseous Metabolism and Efficiency of the Mammalian Heart." *Jl. Physiol.*, **49**, 378-405.

—— and SAGORO OGAWA (1914).—"The Effect of Adrenaline on the Gaseous Metabolism of the Isolated Mammalian Heart." *Jl. Physiol.*, **47**, 446-459.

EVANS, HERBERT M. (1915).—"The Macrophages of Mammals." *Amer. Jl. Physiol.*, **37**, 243-258.

EWALD, J. RICHARD (1892).—"Das Endorgan des Nervus octavus." Wiesbaden: I. F. Bergmann. 318 pp., 5 plates.

EWALD, WO. F. (1910).—"Über Tätigkeitserscheinungen am Schließmuskel der Malermuschel." Festschr. Richard Hertwigs, **3**, 55-56. Jena: G. Fischer.

EWART, ALFRED J. (1903).—"Protoplasmic Streaming in Plants." Oxford: Clarendon Press. 131 pp.

EXNER, SIGMUND (1891).—"Die Physiologie der facettierten Augen von Krebsen und Insekten." Leipzig: Deuticke. 206 pp., 8 plates.

FAHR, G. (1909).—"Über den Natriumgehalt der Skelettmuskeln des Frosches." *Zs. Biol.*, **52**, 72-82.

FAJANS, KASIMIR (1910).—"Über die stereochemische Spezifität der Katalysatoren. Optische Aktivierung durch asymmetrische Katalyse." *Zs. physik. Chem.*, **73**, 25-96; **75**, 232-234.

FALLOISE, ARTHUR (1901).—"Influence de la respiration d'une atmosphère suroxygénée sur l'absorption d'oxygène." *Arch. Biol. (Van Beneden)*, **17**, 713-786.

FANO, GIULIO (1887).—"Über Tonusschwankungen der Atrien des Herzens von *Emys europaea.*" Festschr. Carl Ludwig, pp. 287-301. Leipzig: Vogel.

—— et V. FAYOD (1888).—"De quelques rapports entres les propriétés contractiles et les propriétés électriques des oreillettes du cœur." *Arch. Ital. Biol.*, **9**, 143-164.

FARADAY, MICHAEL (1834, 1).—"Experimental Researches in Electricity. VI. On the Power of Metals and Other Solids to Induce the Combination of Gaseous Bodies." *Phil. Trans.* (1834); "Experimental Researches in Electricity" (1839), **1**, 165-194.

—— (1834, 2).—"Experimental Researches in Electricity. VII. On Electro-Chemical Decomposition." *Phil. Trans.* (1834), 77-122; „Experimental Researches," **1**, 195-258.

—— (1839).—"Experimental Researches in Electricity." 3 vols. London: R. & J. E. Taylor. Vol. I., 1839; Vol. II., 1844; Vol. III., 1855.

—— (1858).—"Experimental Relations of Gold (and other Metals) to Light." *Phil. Trans.*, **147**, 145-181.

FARRE, ARTHUR (1843).—"On the Organ of Hearing in Crustacea." *Phil. Trans.* (1843),233-242.

FENTON, HENRY JOHN HORSTMAN (1894).—"Oxidation of Tartaric Acid in the Presence of Iron." *Trans. Chem. Soc.*, **65**, 899-910.

—— (1914).—"Dimethylenediol-Peroxide." *Proc. R. S.*, **90A**, 492-498.

FERNBACH, A., et L. HUBERT (1900).—"De l'influence des phosphates et de quelques autres matières minérales sur la diastase protéolytique du malt." *C. R.*, **131**, 293-295.

FICK, ADOLF (1882).—"Mechanische Arbeit und Wärmeentwicklung bei der Muskeltätigkeit." Leipzig: Brockhaus. 237 pp.

FINDLAY, ALEX. (1904).—"The Phase Rule—" London: Longmans. 313 pp.

—— (1905).—"Physical Chemistry and Its Applications in Medical and Biological Science." Longmans. 68 pp.

—— (1906).—"Practical Physical Chemistry." London: Longmans. 282 pp.

—— (1908).—"Einfluß von Kolloiden auf die Absorption von Gasen, insbesondere von Kohlendioxyd in Wasser." *Kolloid. Zs.*, **3**, 169, 170.

—— (1913).—"Osmotic Pressure." London: Longmans. 84 pp.

FINSEN, NIELS R. (1901).—"Phototherapy" (übersetzt von Sequeira). London: Edward Arnold. 79 pp.

FINZI, N. S. (1913).—"Radium Therapeutics." Oxford Univ. Press and Hodder & Stoughton. 112 pp.

FISCHER, ALFRED (1899).—"Fixierung, Färbung und Bau des Protoplasmas." Jena: Gustav Fischer. 362 pp., 1 plate.

FISCHER, EMIL (1882-1906).—"Untersuchungen in der Puringruppe." Berlin: Julius Springer (1907). 608 pp.

—— (1884-1908).—"Untersuchungen über Kohlenhydrate und Fermente." Berlin: Julius Springer (1909). 912 pp.

—— (1890).—"Synthese der Mannose und Lävulose." *Chem. Ber.*, **23**, 370, 394; "Kohlenhydrate und Fermente," p. 348.

—— (1895).—"Einfluß der Konfiguration auf die Wirkung der Enzyme. III." *Chem. Ber.*, **28**, 1429-1439; "Kohlenhydrate und Fermente," pp. 850-859.

—— (1899-1906).—"Untersuchungen über Aminosäuren, Polypeptide und Proteine." Berlin: Springer (1906). 770 pp.

FISCHER, H. W., und E. BRIEGER (1912).—"Das Eisen im Blut." *Zs. physik. Chem.*, **78** 582-619.

FISCHER, MARTIN H. (1910).—"Das Oedem." Dresden: Steinkopff.

—— and GERTRUDE MOORE (1907).—"On the Swelling of Fibrin." *Amer. Jl. Physiol.*, **20**, 330-342.

FITTING, HANS (1906).—"Die Reizleitungsvorgänge bei den Pflanzen." *Ergebn. Physiol.*, **5**, 155-249.

FITZGERALD, G. F., and F. T. TROUTON (1886).—"On the Accuracy of Ohm's Law in Electrolytes." "Report of the Brit. Ass. Comm. on Electrolysis," 312-314.

FITZGERALD, MABEL PUREFOY (1910).—"The Origin of the Hydrochloric Acid in the Gastric Tubules." *Proc. R. S.*, **83B**, 56-92.

FLEIG, C. (1903).—"Sécrétine et acide dans la sécrétion pancréatique." *C. R. Soc. Biol.*, **55**, 293-296.

FLEMMING, WALTHER (1882).—"Zellsubstanz, Kern und Zellteilung." Leipzig: Vogel. 424 pp., 8 plates.

FLETCHER, WALTER MORLEY (1902).—"The Relation of Oxygen to the Survival Metabolism of Muscle." *Jl. Physiol.*, **28**, 474-498.

—— (1913).—"Lactic Acid Formation, Survival Respiration, and Rigor Mortis in Mammalian Muscle." *Jl. Physiol.*, **47**, 361-380.

—— and G. M. BROWN (1914).—"The Carbon Dioxide Production of Heat Rigor in Muscle and the Theory of Intra-Molecular Oxygen." *Jl. Physiol.*, **48**, 177-204.

—— and F. G. HOPKINS (1907).—"Lactic Acid in Amphibian Muscle." *Jl. Physiol.*, **35**, 247-309.

—— —— (1917).—"The Respiratory Process in Muscle and the Nature of Muscular Motion." Croonian Lecture. *Proc. R. S.*, **89**B, 444-467.

FLOURENS, MARIE JEAN PIERRE (1830).—"Expériences sur les canaux semicirculaires de l'oreille." *Mém. de l'Acad.*, **9**, 455-477.

—— (1842).—"Recherches expérimentales sur les propriétés et les fonctions du système nerveux dans les animaux vertebrés." 2e edition. Paris.

FLURI, MAX (1909).—"Der Einfluß von Aluminiumsalzen auf das Protoplasma." *Flora*, **99**, 81-126.

FOFANOV, L. L., und M. A. TSCHALUSSOV (1913).—"Über die Beziehungen des Nervus depressor zu den vasomotorischen Zentren." *Pflüger's Arch.*, **151**, 543-582.

FOLIN, OTTO (1904).—"Beitrag zur Chemie des Kreatinins und Kreatins im Harne." *Zs. physiol. Chem.*, **41**, 223-242.

—— (1905).—"A Theory of Protein Metabolism." *Amer. Jl. Physiol.*, **13**, 117-138.

—— and W. DENIS (1912).—"Protein Metabolism from the Standpoint of Blood and Tissue Analysis. III. Further Absorption Experiments, with Expecial Reference to the Behaviour of Creatine and Creatinine, and to the Formation of Urea." *Jl. Biol. Chem.*, **12**, 141-162.

FORBES, ALEX. (1912, 1).—"Reflex Inhibition of Skeletal Muscle." *Quart. Jl. Exper. Physiol.*, **5**, 149-187.

—— (1912, 2).—"Reflex Rhythm Induced by Concurrent Excitation and Inhibition." *Proc. R. S.*, **85**B, 289-298.

FOSTER, SIR MICHAEL (1879).—"A Text-Book of Physiology." 3rd Edition. Macmillan & Co. 722 pp.

—— (1901).—"Lectures on the History of Physiology." Cambridge Univ. Press. 310 pp.

FOUARD, EUGÈNE (1911).—"Recherches sur une méthode de préparation des membranes semiperméables, et son application à la mesure des poids moléculaires au moyen de la pression osmotique." *Bull. Soc. Chim. de France*, **9**, 637-646.

FRAENKEL, S., und M. HAMBURG (1906).—"Über Diastase. I. Versuche zur Herstellung von Reindiastase und deren Eigenschaften." *Beitr. chem. Physiol. und Pathol.*, **8**, 389-398.

FRAENKEL, W. (1907).—"Zur chemischen Kinetik des Diazoessigesters." *Zs. physik. Chem.*, **60**, 202-236.

FRANK, OTTO (1911).—"Kymographien, Schreibhebel, Registrierspiegel, Prinzipien der Registrierung." In Tigerstedt's "Handbuch der Physiol. Methodik," **1**, iv. 1-50.

—— (1913).—"Hämodynamik." In Tigerstedt's "Handbuch der Physiol. Methodik," **2**, ii. 1-378.

FRANZ, FRIEDRICH (1903).—"Über den die Blutgerinnung aufhebenden Bestandteil des medizinischen Blutegels." *Arch. exper. Pathol.*, **49**, 342-366.

FRASER, HENRY, and A. T. STANTON (1911).—"The Etiology of Beri-beri." Studies from the Inst. Med. Res., Federated Malay States, **12**, 98 pp. Singapore.

FRASER, SIR THOS. R., and JAS. A. GUNN (1909).—"The Action of the Venom of *Sepedon haemachates* of South Africa." *Phil. Trans.*, **200**B, 241-269.

—— —— (1912).—"The Action of the Venom of *Echis carinatus*." *Phil. Trans.*, **202**B, 1-27.

FREDERICQ, LEON (1882).—"Sur la régulation de la température chez les animaux à sang froid." *Arch. Biol. (van Beneden)*, **3**, 687-804. Siehe ferner *Arch. internat. Physiol.*, **13**, 353-358.

FREDERICQ, LEON (1885).—"Influence du milieu ambiant sur la composition du sang des animaux aquatiques." *Arch. Zool. Expér.*, **3**, pp. xxxiv-xxxviii.

—— (1901).—"Sur la concentration moléculaire du sang et des tissus chez les animaux aquatiques." *Bull. Acad. Roy. de Belgique* (Classe des sciences), **8**, 428-454.

FREUNDLICH, HERBERT (1903).—"Über das Ausfällen kolloidaler Lösungen durch Elektrolyten." *Zs. physik. Chem.*, **44**, 129-160.

—— (1906).—"Über die Adsorption in Lösungen." Diss. Leipzig: Engelmann. Ferner Zusammenfassung *Zs. physik. Chem.*, **57**, 385-470.

—— (1907).—"Capillarchemie und Physiologie." *Kolloid. Zs.*, **2**, 65-70, 97-102.

—— (1909).—"Capillarchemie." Leipzig: Akad. Verlag. 591 pp.

—— und G. LOSEV (1907).—"Über die Adsorption von Farbstoffen durch Kohle und Fasern." *Zs. physik. Chem.*, **59**, 284-312.

—— und W. NEUMANN (1909).—"Über die Adsorption von Farbstoffen." *Zs. physik. Chem.*, **67**, 538-550.

—— und H. SCHUCHT (1913).—"Die Bedeutung der Adsorption bei der Fällung der Suspensionskolloide. II." *Zs. physik. Chem.*, **85**, 641-659.

FREY, MAX VON (1876).—"Über die Wirkungsweise der erschlaffenden Gefäßnerven." *Ludwig's Arbeiten*, **11**, 89-107.

—— (1894).—"Beiträge zur Physiologie des Schmerzsinns." *Ber. Sächs. Ges.*, **46**, 185-196, 283-296.

—— (1909).—"Allgemeine Physiologie der quergestreiften Muskeln." Nagel's "Handbuch der Physiol. des Menschen," **4**, 427-543.

—— (1913).—"Physiologie der Sinnesorgane der Haut." *Ergebn. Physiol.*, **13**, 96-124.

FRIEDENTHAL, HANS (1903).—"Die Bestimmung des osmotischen Druckes in tierischen Flüssigkeiten mit Hilfe des Differentialtensimeters." *Zbl. Physiol.*, **17**, 437-442.

—— (1913).—"Über die Anwendung der Zentrifugalkraft bei Lösung biologischer und physiologischer Probleme." "Résumés IXme Congrès internat. Physiol." Groningen. P. 61.

FRISCH, K. VON (1914).—"Über farbige Anpassung bei Fischen." *Zool. Jahrb., Abt. allg. Zool. Physiol.*, **32**, 171-230.

FRITSCH, G., und E. HITZIG (1870).—"Über die elektrische Erregbarkeit des Großhirns." *Arch. (Anat. u.) Physiol.*, (1870) pp. 300-332.

FRÖHLICH, ALFRED, und HANS H. MEYER (1912).—"Untersuchungen über die Aktionsströme anhaltend verkürzter Muskeln." *Zbl. Physiol.*, **26**, 269-277.

FRÖHLICH, FRIEDRICH W. (1904).—"Die Ermüdung des markhaltigen Nerven." *Zs. allgem. Physiol.*, **3**, 468-485.

—— (1909, 1).—"Das Mantelganglion der Cephalopoden als Reflexorgan." *Zs. allgem. Physiol.*, **10**, 384-390.

—— (1909, 2).—"Die Irreziprozität der Erregungsleitung im Mantelganglion der Cephalopoden." *Zs. allgem. Physiol.*, **10**, 391-395.

—— (1913).—"Vergleichende Untersuchungen über den Licht- und Farbensinn." *Dtsch. med. Woch.* (1913). Abdruck. 11 pp.

FUCHS, SIGMUND (1891).—"Einige Versuche an den Leuchtorganen von *Elater noctilucus*." *Zbl. Physiol.*, **5**, 321-325.

FÜHNER, H., and E. H. STARLING (1913).—"Experiments on the Pulmonary Circulation." *Jl. Physiol.*, **47**, 286-304.

FÜRTH, OTTO VON (1903).—"Vergleichende chemische Physiologie der niederen Tiere." Jena: G. Fischer. 670 pp.

FUNK, CASIMIR (1911).—"On the Chemical Nature of the Substance which Cures Polyneuritis in Birds, induced by a Diet of Polished Rice." *Jl. Physiol.*, **43**, 395-400.

—— (1912).—"Further Experimental Studies on Beri-beri. The Action of Certain Purine and Pyrimidine Derivatives." *Jl. Physiol.*, **45**, 489-492.

GAGLIO, G. (1919).—"Vitamines in Urine." *Policlinico*, **26**, 1381.

GAIDUKOV, N. (1902).—"Über den Einfluß farbigen Lichts auf die Färbung lebender Oscillarien." Berlin: Georg Reimer. 36 pp., 4 plates.

—— (1910).—"Dunkelfeldbeleuchtung und Ultramikroskopie in der Biologie und in der Medizin." Jena: G. Fischer. 84 pp., 2 plates.

GALL, FRANZ JOSEPH (1825).—"Sur les fonctions du cerveau." Paris. 6 vols.

—— et J. G. SPURZHEIM (1810-1819).—"Anatomie et physiologie du système nerveux en général et du cerveau en particulier." Paris. 4 vols., 100 plates.

GAMGEE, ARTHUR (1898).—"Hæmoglobin." In Schäfer's "Textbook of Physiology," 1, 185-260.

GARDINER, W. (1884).—"On the Continuity of the Protoplasm through the Walls of Vegetable Cells." Phil. Trans., 174, 817-863.

GARMUS, ANTONIUS (1912).—"Die Permeabilität der Drüsenzellen für Farbstoffe." Zs. Biol., 58, 185-236.

GARREY, WALTER E. (1912).—"Effects of the Vagi upon Heart Block and Ventricular Rate." Amer. Jl. Physiol., 30, 451-462.

—— and A. R. MOORE (1915).—"Peristalsis and Co-ordination in the Earthworm." Amer. Jl. Physiol., 39, 139-148.

GARROD, ARCHIBALD E. (1909).—"Inborn Errors of Metabolism." Oxford: Clarendon Press. 168 pp.

GARTEN, SIEGFRIED (1903).—"Beiträge zur Physiologie der marklosen Nerven." Jena.

—— (1908).—"Elektrophysiologie." Tigerstedt's "Handbuch der physiol. Methodik," 2, iii. 317-488.

—— (1910).—"Die Produktion von Elektrizität." Winterstein's "Vergleich. Physiol.," 3, 105-224.

—— (1911).—"Die photographische Registrierung." Tigerstedt's "Handbuch der physiol. Methodik," 1, i. 65-124.

GASKELL, WALTER HOLBROOK (1880-1882).—"On the Tonicity of the Heart and Blood Vessels." Jl. Physiol., 3, 48-74.

—— (1882).—"On the Rhythm of the Heart of the Frog and of the Nature of the Action of the Vagus Nerve." Croonian Lecture. Phil. Trans. (1882), 993-1033.

—— (1884).—"On the Augmentor (Accelerator) Nerves of the Heart of Cold-Blooded Animals." Jl. Physiol., 5, 46-48.

—— (1886).—"On the Structure, Distribution, and Functions of the Nerves which Innervate the Visceral and Vascular Systems." Jl. Physiol., 7, 1-80.

—— (1887).—"On the Action of Muscarine upon the Heart and on the Electrical Changes in the Non-beating Cardiac Muscle brought about by Stimulation of the Inhibitory and Augmentor Nerves." Jl. Physiol., 8, 404-415.

—— (1889).—"On the Relation between the Structure, Function, Distribution, and Origin of the Cranial Nerves, together with a Theory of the Origin of the Nervous System of Vertebrates." Jl. Physiol., 10, 153-211.

—— (1900).—"The Contraction of Cardiac Muscle." Schäfer's "Textbook of Physiology," 2, 169-227. Edinburgh: Pentland.

—— (1908).—"The Origin of Vertebrates." London: Longmans. 537 pp.

—— (1916).—"The Involuntary Nervous System." London: Longmans. 178 pp.

GASKELL, J. FOSTER (1914).—"The Chromaffine System of Annelids, and the Relation of this System to the Contractile Vascular System in the Leech." Phil. Trans., 205B, 153-211.

—— (1919).—"Adrenalin in Annelids." Jl. Gen. Physiol., 2, 73-85.

GATENBY, J. BRONTÉ (1919).—"The Identification of Intracellular Structures." Jl. R. Micr. Soc. (1919), pp. 93-118.

—— Verschiedene Mitteilungen in Quart. Jl. Micr. Sci., 1914-19.

GEDDES, PATRICK, and J. ARTHUR THOMSON (1914).—"Sex." Home University Library. Williams & Norgate. (Enthält eine wertvolle Literaturzusammenstellung.)

GEE, HALDANE, and W. HARRISON (1910).—"The Electrical Theory of Dyeing." Trans. Faraday Soc., 6, 42-70.

GEFFCKEN, GUSTAV (1904).—"Beiträge zur Kenntnis der Löslichkeitsbeeinflussung." Zs. physik. Chem., 49, 257-302.

GENGOU, OCT. (1908).—"Contribution à l'étude de l'adhésion moléculaire et de son intervention dans divers phénomènes biologiques." Arch. internat. Physiol., 7, 1-87, 115-210.

GERARD, P. (1912).—"Influence de l'alimentation sur la teneur en potassium et en sodium d'un chien." C. R., 154, 1305-1307.

GESELL, ROBERT (1916).—"Initial Length—Initial Tension and Tone of Auricular Muscle in Relation to Myo- and Cardio-Dynamics." *Amer. Jl. Physiol.*, **39**, 239-267.

GHIRON, MARIO (1912).—"Über eine neue Methode mikroskopischer Untersuchung am lebenden Organismus." *Zbl. Physiol.*, **26**, 613-617.

—— (1913).—"Über die Nierentätigkeit. Nach mikroskopischen Beobachtungen am lebenden Organ." *Pflüger's Arch.*, **150**, 405-422.

GIBBS, WILLARD (1874-1878).—"On the Equilibrium of Heterogeneous Substances." *Trans. Conn. Acad.*, **3**, 380-400.

—— (1906).—"Scientific Papers." London: Longmans. 2 vols.

GIBSON, R. J. HARVEY, and A. W. TITHERLEY (1908).—"A Photoelectric Theory of Photosynthesis." *Ann. Bot.*, **22**, 117-120.

GILDEMEISTER, M. (1913).—"Über eine Veränderung von Zellmembranen unter nervösem Einfluß." "Résumés 9ᵐᵉ Congrès internat. Physiol." Groningen, Suppl., **1**, 4.

GIRARD, PIERRE (1910).—"Sur le mécanisme physico-chimique de l'hémiperméabilité des cellules vivantes aux electrolytes." *Jl. Physiol. Pathol. gén.*, **12**, 471-483.

GLAZEBROOK, R. T., and D. W. DYE (1914).—"On the Heat Production Associated with Muscular Work." *Proc. R. S.*, **87**B, 311-317.

GLEY, E. (1911).—"Le Neo-vitalisme et la Physiologie Generale." Edition de la *Revue Scientifique*, 41 bis, Rue de Châteaudun, Paris. 30 pp.

—— (1912).—"Sur les excitants de la sécrétion pancréatique. Classification rationelle de ces substances." *Jl. Physiol. Pathol. gén.*, **40**, 509-520.

GÖTHLIN, G. F. (1913).—"Die doppelbrechenden Eigenschaften des Nervengewebes." *Kungl. Svenska Vetenskaps Akad. Handl.*, **51**, 1-92.

GOLDMANN, EDWIN E. (1912).—"Äußere und innere Sekretion im Lichte der vitalen Färbung." Tübingen: H. Laupp. 108 pp., 30 plates.

GOLDSCHMIDT, HANS (1909).—"Über die Abhängigkeit der Reaktionsgeschwindigkeit von der Temperatur in homogenen gasförmigen Systemen." *Physik. Zs.*, **10**, 206-210.

GOLTZ, FR. (1863).—"Vagus und Herz." *Arch. Pathol. Anat.*, **26**, 1-33.

—— und A. FREUSBERG (1874).—"Über gefäßerweiternde Nerven." *Pflüger's Arch.*, **9**, 174-197.

—— —— und GERGENS (1875).—"Über gefäßerweiternde Nerven. II." *Pflüger's Arch.*, **11**, 52-99.

GOTCH, FRANCIS (1902).—"The Submaximal Electrical Response of Nerve to a Single Stimulus." *Jl. Physiol.*, **28**, 395-416.

—— (1903).—"The Time-Relations of the Photo-Electric Changes in the Eyeball of the Frog." *Jl. Physiol.*, **29**, 388-410.

—— (1904).—"The Time-Relations of the Photo-Electric Changes Produced in the Eyeball of the Frog by Means of Coloured Light." *Jl. Physiol.*, **31**, 1-29.

—— (1910).—"The Succession of Events in the Contracting Ventricle as shown by Electrometer Records (Tortoise and Rabbit)." *Heart*, **1**, 235-261.

—— and G. J. BURCH (1896).—"The Electromotive Properties of *Malapterurus electricus.*" *Phil. Trans.*, **187**, 347-407.

—— —— (1899).—"The Electrical Response of Nerve to Two Stimuli." *Jl. Physiol.*, **24**, 410-426.

—— and V. HORSLEY (1891).—"On the Mammalian Nervous System, its Functions and their Localisation Determined by an Electrical Method." *Phil. Trans.* (1891B), 267-526.

GRAAF, REGNIER DE (1677).—"Opera omnia." Amsterdam (1705).

GRAFE, E. (1912).—"Weitere Mitteilungen über Stickstoffretentionen bei Fütterung von Ammoniaksalzen." *Zs. physiol. Chem.*, **82**, 347-376.

—— (1913).—"Zur Frage der Stickstoffretentionen bei Fütterung von Harnstoff." *Zs. physiol. Chem.*, **86**, 347-355.

GRAHAM, GEO., and E. P. POULTON (1913).—"The Alleged Excretion of Creatine in Carbohydrate Starvation." *Proc. R. S.*, **87**B, 205-220.

GRAHAM, THOMAS (1850).—"On the Diffusion of Liquids." *Phil. Trans.* (1850). Part I., 1-46. "Chemical and Physical Researches" (1876). Printed for Presentation. Edinburgh. Pp. 444-544.

GRAHAM, THOMAS (1861).—"Liquid Diffusion applied to Analysis." *Phil. Trans.*, 151, 183-224; "Chem. and Phys. Res.," pp. 552-600.

—— (1864).—"On the Properties of Silicic Acid and other Analogous Colloidal Substances." *Trans. Chem. Soc.*, 2, 318-327; "Chem. and Phys. Res.," pp. 618-625.

GRAY, ALBERT ALEX. (1907).—"The Labyrinth of Animals." London: Churchill. 2 vols. 198 and 252 pp., 76 plates.

GRAY, JAMES (1913).—"The Electrical Conductivity of Fertilised and Unfertilised Eggs." *Jl. Marine Biol. Assoc.*, 10, 50-59.

—— (1916).—"The Electrical Conductivity of Echinoderm Eggs and its Bearing on the Problems of Fertilisation and Artificial Parthenogenesis." *Phil. Trans.*, 207B, 481-529.

GROTTHUS, THEODOR VON (1819).—"Über die chemische Wirksamkeit des Lichtes und der Elektrizität." "Jahresverhl. der kurländischen Ges. für Literatur und Kunst," 1, 119-189. Wieder abgedruckt in Ostwald's "Klassiker", No. 152.

GRUBER, CHAS. M. (1914).—"The Relation of Adrenaline to Curare and Fatigue in Normal and Denervated Muscles." *Amer. Jl. Physiol.*, 34, 89-96.

GRÜNWALD, HERMANN FRIEDRICH (1909).—"Beiträge zur Physiologie und Pharmakologie der Niere." *Arch. Exper. Pathol.*, 60, 360-383.

GRÜTZNER, P. (1904).—"Die glatten Muskeln." *Ergebn. Physiol.*, 3 (2), 12-88.

—— (1905).—"Ein Beitrag zum Mechanismus der Magenverdauung." *Pflüger's Arch.*, 106, 463-522.

GUDERNATSCH, J. F. (1912).—"Fütterungsversuche an Amphibienlarven." *Zbl. Physiol.*, 26, 323-325.

—— (1917).—"Treatment of Tadpoles with Thyroid and Thymus Extracts." *Anat. Record*, 11, 357-359.

GUILLERMOND, A. (1919).—"Observations vitales sur le chondriome des végétaux. Contribution à l'étude physiologique de la cellule." *Rev. gén. de Botan.*, 31, 372, 446, 532, 635-770.

GULDBERG, CATO MAXIMILIAN, und PETER WAAGE (1864).—"Studier over Affiniteten." "Forhandl. i. Videnskabs Selskabet.," Christiania (1865), 35-45.

—— —— (1867).—"Recherches sur les affinités chimiques." Christiania: Brögger & Christie. 74 pp.

—— —— (1879).—"Über die chemische Affinität." *Jl. prakt. Chem.*, 127, 69-114. Alles wieder abgedruckt in Ostwald's "Klassiker," No. 104.

GUNN, JAMES A. (1913).—"A Syphon Outflow-Recorder." "Proc. Physiol. Soc." in *Jl. Physiol.*, 47, pp. iii-iv.

—— and F. B. CHAVASSE (1913).—"The Action of Adrenaline on Veins." *Proc. R. S.*, 86B, 192-197.

—— and J. F. UNDERHILL (1914).—"Experiments on the Surviving Mammalian Intestine." *Quart. Jl. Exper. Physiol.*, 8, 275-296.

GUTH, ERNST (1901).—"Untersuchungen über die direkte motorische Wirkung des Lichtes auf den Sphincter pupillæ des Aal- und Froschauges." *Pflüger's Arch.*, 85, 119-142.

GUTHRIE, C. C. (1908).—"Further Results of Transplantation of Ovaries in Chickens." *Jl. Exper. Zool.*, 5, 563-571.

GUYE, CH. EUG. (1917).—"L'évolution des phénomènes physico-chimiques et le calcul des probabilités." *Jl. chim. phys.*, 15, 215-272.

GUYE, PHILIPPE A. (1910).—"The Chemical Nature of Molecular Association: a Special Study of the Case of Water." *Trans. Faraday Soc.*, 6, 8-15.

—— et S. BOGDAN (1903).—"Méthodes rapides pour l'analyse physico-chimiques des liquides physiologiques." *Jl. chim. phys.*, 1, 379-390.


HAACKE, OTTO (1892).—"Über die Ursache elektrischer Ströme in Pflanzen." *Flora*, 75, 455-487.

HABER, FRITZ (1898).—"Über stufenweise Reduktion des Nitrobenzols mit begrenztem Kathodenpotential." *Zs. Elektrochem.*, 4, 506-513.

—— (1914).—"Modern Chemical Industry." *Jl. Soc. Chem. Industry*, 33, 53-54.

—— und Z. KLEMENSIEWICZ (1909).—"Über elektrische Phasengrenzkräfte." *Zs. physik. Chem.*, 67, 385-431.

HABERLANDT, G. (1890).—"Das reizleitende Gewebesystem der Sinnpflanze." Leipzig: Engelmann. 87 pp., 3 plates.

—— (1900).—"Über die Perception des geotropischen Reizes." *Ber. Dtsch. Bot. Ges.*, **18**, 261-272.

—— (1904).—"Die Sinnesorgane der Pflanzen." Leipzig: J. A. Barth. 46 pp.

—— (1909).—"Die Sinnesorgane der Pflanzen." Leipzig: Engelmann. Abdruck aus der vierten Aufl. der "Physiologische Pflanzenanatomie." Pp. 520-573.

HÄRTL, J. (1904).—"Über den Einfluß von Wasser und anisotonischen Kochsalzlösungen auf die Grundfunktionen der quergestreiften Muskelsubstanz und der motorischen Nerven." *Arch. (Anat. u.) Physiol.* (1904), 65-93.

HALDANE, JOHN SCOTT (1892).—"A New Form of Apparatus for Measuring the Respiratory Exchange of Animals." *Jl. Physiol.*, **18**, 419-430.

—— (1918).—"The Extension of the Gas Laws to Liquids and Solids." I. *Biochem. Jl.*, **12**, 464-498.

—— and J. G. PRIESTLEY (1905).—"The Regulation of the Lung-Ventilation." *Jl. Physiol.*, **32**, 225-266.

HALES, STEPHAN (1727).—"Statical Essays." Vol. I., "Vegetable Staticks." London.

—— (1733).—"Statical Essays." Vol. II., "Hæmastatics." London.

HALLWACHS, WILHELM (1888).—"Über den Einfluß des Lichtes auf elektrostatisch geladene Körper." *Ann. Physik*, **33**, 301-312.

HALNAN, E. T., and F. W. A. MARSHALL (1914).—"On the Relation between the Thymus and the Generative Organs, and the Influence of these Organs upon Growth." *Proc. R. S.*, **88B**, 68-89.

HAMBURGER, H. J. (1904).—"Osmotischer Druck und Ionenlehre." 3 vols. Wiesbaden: Bergmann.

—— (1910).—"The Influence of Small Amounts of Calcium on the Motion of Phagocytes." *Proc. Konink. Akad., Amsterdam.* Pp. 66-79.

HAMILL, J. M. (1906).—"On the Mechanism of Protection of Intestinal Worms and its Bearing on the Relation of Enterokinase to Trypsin." *Jl. Physiol.*, **33**, 476-492.

—— and S. B. SCHRYVER (1906).—"Nitrogenous Metabolism in Normal Individuals." "Proc. Physiol. Soc." in *Jl. Physiol.*, **34**, pp. x-xii.

HAMILTON, SIR WM. (1853).—"Discussions on Philosophy." 2nd Edition. London: Longmans. 852 pp.

HAMMOND, JOHN (1913).—"The Effect of Pituitary Extract on the Secretion of Milk." *Quart. Jl. Exper. Physiol.*, **6**, 311-338.

—— and F. H. A. MARSHALL (1914).—"The Functional Correlation between the Ovaries, Uterus, and Mammary Glands in the Rabbit; with Observations on the Œstrous Cycle." *Proc. R. S.*, **87B**, 422-440.

HAMSIK, ANT. (1910).—"Über den Einfluß der Galle auf die durch den Pankreas und Darmlipase bewirkte Fettsynthese." *Zs. physiol. Chem.*, **65**, 232-245.

—— (1914).—"Zur synthetisierenden Wirkung der Endolipasen." *Zs. physiol. Chem.*, **90**, 489-494.

HANDOVSKY, HANS (1912).—"Untersuchungen über partielle Hämolyse." *Arch. Exper. Pathol.*, **69**, 412-430.

HANSTEEN, BARTHOLD (1899).—"Über Eiweißsynthese in grünen Phanerogamen." *Jahrb. wiss. Bot.*, **33**, 417-486. '

HARDEN, ARTHUR (1911).—"Alcoholic Fermentation." London: Longmans. 128 pp.

—— and HUGH MACLEAN (1911).—"Oxidation in Animal Tissues." *Jl. Physiol.*, **43**, 34-45.

—— and SYDNEY G. PAINE (1911).—"Action of Dissolved Substances upon the Autofermentation of Yeast." *Proc. R. S.*, **84B**, 448-459.

—— and W. J. YOUNG (1906).—"The Co-ferment of Yeast-Juice." *Proc. R. S.*, **78B**, 369-375.

—— and S. S. ZILVA (1918).—"Accessory Factors in the Nutrition of the Rat." *Biochem. Jl.*, **12**, 408-415.

HARDY, WM. BATE (1892).—"The Blood Corpuscles of the Crustacea, together with a Suggestion as to the Origin of the Crustacean Fibrin-Ferment." *Jl. Physiol.*, **13**, 165-190.

—— (1899, 1).—"Structure of Cell Protoplasm." *Jl. Physiol.*, **24**, 158-210.

HARDY, WM. BATE (1899, 2).—"Preliminary Investigation of the Conditions which Determine the Stability of Irreversible Hydrosols." *Proc. R. S.*, **66**, 110-125.

—— (1900, 1).—"Preliminary Investigation of the Conditions which Determine the Stability of Irreversible Hydrosols." *Jl. Phys. Chem.*, **4**, 235-253.

—— (1900, 2).—"The Mechanism of Gelation in Reversible Colloidal Systems." *Jl. Phys. Chem.*, **4**, 254-273.

—— (1905).—"Colloidal Solutions. The Globulins." *Jl. Physiol.*, **33**, 251-337.

—— (1910).—"Electrolytic Colloids." Gedenkboek Van Bemmelen. Te Helder: De Boer, pp. 180-193.

—— (1912).—"Tension of Composite Fluid Surfaces." *Proc. R. S.*, **86**A, 610-635.

—— (1913).—"The Influence of Chemical Constitution on Interfacial Tension." *Proc. R. S.*, **88**A, 303-333.

—— and H. W. HARVEY (1911).—"Surface Electrical Charges of Living Cells." *Proc. R. S.*, **84**B, 217-226.

HARRIS, DAVID FRASER (1896).—"Some Points in the Physiological Chemistry and Coagulation of Milk." *Proc. R. S. Edin.* (1895-96), 72-89.

HARRIS, D. T. (1920).—"Methods of Determining the Volume of the Blood." *Jl. Exper. Pathol.*, **1**, No. 3.

HARRISON, ROSS GRANVILLE (1907).—"Observations on Developing Nerve Fibres." *Proc. Soc. Exper. Biol.* (1907), p. 140.

—— (1910).—"The Outgrowth of the Nerve Fibre as a Mode of Protoplasmic Movement." *Jl. Exper. Zool.*, **9**, 787-846.

HARRISON, W. (1911).—"The Electrical Theory of Dyeing." *Jl. Soc. Dyers and Colourists*, Dec. 1911. 44 pp.

HART, E. B., and G. C. HUMPHREY (1915).—"The Relation of the Quality of Proteins to Milk Production." *Jl. of Biol. Chem.*, **21**, 239-253.

HARTMAN, FRANK A. (1915).—"The Differential Effects of Adrenin on Splanchnic and Peripheral Arteries." *Amer. Jl. Physiol.*, **38**, 438-455.

HARTRIDGE, H. (1912).—"The Sensation of Yellow." "Proc. Physiol. Soc." in *Jl. Physiol.*, **45**, pp. xxix, xxx.

—— (1912, 1).—"A Spectroscopic Method of Estimating Carbon Monoxide." *Jl. Physiol.*, **44**, 1-21.

—— (1912, 2).—"Experiments on the Oxygen Secretion in the Lungs of Man by the Carbon Monoxide Method." *Jl. Physiol.*, **45**, 170-181.

—— (1915, 1).—"Physiological Aspect of Photographic Safe Light Screens." *Jl. Physiol.*, **50**, 95-100.

—— (1915, 2).—"An Improved Spectrophotometer." *Jl. Physiol.*, **50**, 101-113.

—— and A. V. HILL (1914).—"The Infra-Red Absorption Bands of Hæmoglobin." "Proc. Physiol. Soc." in *Jl. Physiol.*, **48**, pp. li-liii.

HARVEY, E. NEWTON (1911).—"Studies on the Permeability of Cells." *Jl. Exper. Zool.*, **10**, 508-556.

—— (1912).—"A New Type of Artificial Cell for Permeability Experiments, etc." *Bioch. Bull.* **2**, 50-52.

—— (1912, 1).—"The Question of Nerve Fatigue." Carnegie Inst., Washington, "Year Book," No. 10. Pp. 130-131.

—— (1913).—"A Criticism of the Indicator Method of Determining Cell Permeability for Alkalies." *Amer. Jl. Physiol.*, **31**, 335-342.

—— (1915).—"The Permeability of Cells for Acids." *Internat. Zs. physik. chem. Biol.*, **1**, 462-478.

—— (1915-20).—"Studies in Bio-luminescence." *Amer. Jl. Physiol.*, **37**, 230-239; **41**, 449-463; **42**, 318-358. *Jl. Gen. Physiol.*, **1**, 133; **2**, 133, 137, and 207; and Monographie, "Animal Light." J. B. Lippincott Co.

HARVEY, WILLIAM (1616).—"Prælectiones Anatomiæ universalis." Als Faksimilidruck 1886. London: Churchill. 98 pp.

—— (1628).—"Exercitatio anatomica de motu cordis et sanguinis in animalibus." Frankfort: Fitzer. 74 pp. Ein Faksimilidruck mit englischer Übersetzung 1894, G. Moreton, 42 Burgate Street, Canterbury.

HASSELBALCH, K. A. (1910).—"Elektromotorische Reaktionsbestimmung kohlensäurehaltiger Flüssigkeiten." *Bioch. Zs.*, **30**, 317-331.

—— (1912).—"Neutralitätsregulation und Reizbarkeit des Atemzentrums in ihren Wirkungen auf die Kohlensäurespannung des Blutes." *Bioch. Zs.*, **46**, 403-439.

—— und CHR. LUNDSGAARD (1911).—"Blutreaktion und Lungenventilation." *Skand. Arch. Physiol.*, **27**, 13-31.

HATSCHEK, EMIL (1910-1913).—"The General Theory of Viscosity of Two-Phase Systems." *Kolloid Zs.*, **7**, 301; **8**, 34; **10**, 80; **11**, 280; and *Trans. Faraday Soc.*, **9**, 80-92.

—— (1913).—"An Introduction to the Physics and Chemistry of Colloids." London: Churchill. 94 pp.

HAYCRAFT, J. B. (1883).—"Über die Einwirkung eines Sekretes des offiz. Blutegels auf die Gerinnbarkeit des Blutes." *Arch. exper. Pathol.*, **18**, 209-218.

HEAD, HENRY (1889).—"On the Regulation of Respiration." *Jl. Physiol.*, **10**, 1-70, 279-290.

—— (1918).—"Sensation and the Cerebral Cortex." *Brain*, **41**, 57-253.

—— and A. W. CAMPBELL (1900).—"The Pathology of Herpes Zoster and its Bearing on Sensory Localisation." *Brain*, **23**, 353-524.

—— and W. H. R. RIVERS (1908).—"A Human Experiment in Nerve Division." *Brain*, **31**, 323-450.

—— and JAS. SHERREN (1905).—"The Afferent Nervous System from a New Aspect." *Brain*, **28**, 99-115.

HEDIN, S. G. (1891).—"Der Hämotokrit." *Skand. Arch. Physiol.*, **2**, 134-140, 368-372.

—— (1906).—"An Antitryptic Effect of Charcoal, and a Comparison between the Action of Charcoal and that of the Tryptic Antibody in Serum." *Bioch. Jl.*, **1**, 484-495.

HEDON, E. (1910).—"Sur la téchnique de l'éxtirpation du pancréas chez le chien. Critique des résultats." *Arch. internat. physiol.*, **10**, 350-376.

—— (1913).—"Sur la sécrétion interne du pancréas et la pathogénèse du diabète pancréatique (Expériences de transfusion)." *Arch. internat. Physiol.*, **13**, 4-53, 255-288.

HEIDENHAIN, RUDOLF (1868).—"Beiträge zur Lehre von der Speichelsekretion." Studien physiol. Inst. Breslau, **4**, 1-124.

—— (1880).—"Physiologie der Absonderungsvorgänge." Hermann's "Handbuch der Physiol.," **5**, 1-420.

HEIMSTADT, OSKAR (1911).—"Das Fluorescenzmikroskop." *Zs. wiss. Mikroskop.*, **28**, 330-337.

HELD, HANS (1902).—"Zur Kenntnis des Cortischen Organs und der übrigen Sinnesapparate des Labyrinths bei Säugetieren." *Abl. math. phys. Kl. k. Ges. Wiss.*, **28**. 74 pp., 5 plates.

HELLRIEGEL, HERMANN, und H. WILFARTH (1888).—"Untersuchungen über die Stickstoffnahrung der Gramineen und Leguminosen." Beilage Nov. Heft. Zs. Vereins Rübenzuckerindustire. Trans. in "Ann. Agronomiques." Paris (1889), **15**, 1-35.

HELM, GEORGE (1887).—"Die Lehre von der Energie." Leipzig: Felix.

—— (1894).—"Grundzüge der mathematischen Chemie." Leipzig: Engelmann. 138 pp.

HELMHOLTZ, HERMANN VON (1850).—"Vorläufiger Bericht über die Fortpflanzungsgeschwindigkeit der Nervenreizung." *Arch. (Anat. u.) Physiol.* (1850), 71-73.

—— (1863).—"Die Lehre von den Tonempfindungen, physiologische Grundlage für die Theorie der Musik." Braunschweig: Vieweg. 6th edition in 1913. 668 pp. "Sensations of Tone as a Physiological Basis for the Theory of Music." Trans. by A. J. Ellis, London (1875).

—— (1881).—"Die neuere Entwicklung von Faradays Ideen über Elektrizität." Vorträge und Reden, 4te Aufl., **2**, 251; Ges. Abh., **3**, 97.

—— (1882).—"Die Energie der chemischen Verbindung." *Sitz. Ber. Berlin. Akad.*, Feb. 2, 1882, pp. 22-39.

—— (1909-1910).—"Handbuch der physiologischen Optik." 3te Aufl. (Gullstrand, v. Kries und Nagel). 3 Bände. Leipzig: Voss.

HELMHOLTZ, ROBT., und F. RICHARZ (1890).—"Über die Einwirkung chemischer und elektrischer Prozesse auf den Dampf, usw." *Ann. Physik*, **40**, 161-202.

HEMMETER, J. C. (1913).—"The Relation of Vagus Inhibition to the Inorganic Salts of the Heart." "Résumés communications, Internat. Cong. Physiol." Groningen (1913), pp. 72-73.

HEMPEL, WALTHER, und GEORG VATER (1912).—„Über die Adsorption von Gasen durch Kohle und einige andere poröse Körper." *Zs. Elektrochem.*, **18**, 724-727.

HENDERSON, LAWRENCE J. (1908).—"Concerning the Relationship between the Strength of Acids and their Capacity to Preserve Neutrality." *Amer. Jl. Physiol.*, **21**, 173-179.

—— (1909).—"Das Gleichgewicht zwischen Basen und Säuren im tierischen Organismus." *Ergebn. Physiol.*, **8**, 254-325.

—— (1913).—"The Fitness of the Environment." New York: Macmillan. 317 pp.

HENRI, VICTOR (1903).—"Lois générales de l'action des Diastases." Thèse. Paris: Hermann. 129 pp.

—— et J. LARGUIER DES BANCELS (1905).—"Influence des electrolytes sur l'action mutuelle des colloides de même signe électrique." *C. R. Soc. Biol.*, **57**, 132.

—— —— (1911).—"Photochimie de la Retine." *Jl. Physiol. Pathol.*, **13**, 841-856.

—— —— (1912).—"Sur l'interprétation de la loi de Weber-Fechner." *C. R. Soc. Biol.*, **72**, 1075-1078.

—— MDE. V. HENRI, J. L. DES BANCELS, et R. WÜRMSER (1912).—"Etudes de photochimie biologiques." Paris: Masson. 35 pp.

HENRIQUES, V. (1907).—"Die Eiweißsynthese im tierischen Organismus." *Zs. physiol. Chem.*, **54**, 406-422.

—— und C. HANSEN (1904).—"Über Eiweißsynthese im Tierkörper." *Zs. physiol. Chem.*, **43**, 417-446.

HENZE, M. (1913).—"Paraoxyphenyläthylamine, da sSpeicheldrüsengift der Cephalopoden." *Zs. physiol. Chem.*, **87**, 51-58.

HERING, EWALD (1878).—"Zur Lehre vom Lichtsinn." 2te Aufl. Wien: Carl Gerolds Sohn. 141 pp.

—— (1889).—"Zur Theorie der Vorgänge in der lebendigen Substanz." *Lotos*, **9**, 35-70; Trans. in *Brain*, **20**.

—— und J. BREUER (1868).—"Die Selbststeuerung der Atmung durch den Nervus vagus." *Sitzber. Wien. Akad.*, **57**, April, und **58**, Nobember.

HERMANN, LUDIMAR (1867).—"Untersuchungen über den Stoffwechsel der Muskeln." Berlin: A. Hirschwald, **128**, 78, und 98 pp.

—— (1878).—"Über die Sekretionsströme und die Sekretreaktion der Haut bei Fröschen." *Pflüger's Arch.*, **18**, 209-218.

—— (1879).—"Allgemeine Nervenphysiologie." "Handbuch der Physiol.," Hermann, **2**, i. 1-196.

—— (1906).—"Über indirekte Muskelreizung durch Kondensatorentladungen." *Pflüger's Arch.*, **111**, 537-566.

—— und B. LUCHSINGER (1878, 1).—"Über die Sekretionsströme der Haut bei der Katze." *Pflüger's Arch.*, **17**, 310-319.

—— —— (1878, 2).—"Über Sekretionsströme an der Zunge des Frosches, nebst Bemerkungen über einige andere Sekretionsströme." *Pflüger's Arch.*, **18**, 460-472.

HERRING, P. T. (1908).—"The Histological Appearances of the Mammalian Pituitary Body." *Quart. Jl. Exper. Physiol.*, **1**, 121-159.

HERTEL, E. (1905).—"Über physiologische Wirkung von Strahlen verschiedener Wellenlänge." *Zs. allgem. Physiol.*, **5**, 1-43, 95-122.

HERTWIG, OSCAR und RICHARD (1878).—"Das Nervensystem und die Sinnesorgane der Medusen." Leipzig: Vogel. 186 pp., 10 plates.

HERZOG, R. O. (1910).—"Physikalische Chemie der Fermente." In "Die Fermente und ihre Wirkungen (Oppenheimer)." Leipzig: Vogel. Pp. 136-282.

—— und A. MEIER (1911).—"Zur Kenntnis der Oxydasewirkung." II. *Zs. physiol. Chem.*, **73**, 258-262.

HEYMANS, J. F. (1912).—"Sur la permeabilité des filtres, des ultrafiltres et des membranes dialysantes aux microbes." *Arch. internat. Pharmacodyn.*, **22**, 49-54.

HIGGINS, HAROLD L., and FRANCIS G. BENEDICT (1911).—"Some Energy Factors of the Urine excreted after Severe Muscular Exercise." *Amer. Jl. Physiol.*, **28**, 291-300.

HILDEBRANDT, H. (1893).—"Weiteres über hydrolytische Fermente, deren Schicksal und Wirkungen, sowie über Fermentfestigkeit und Hemmung der Fermentationen im Organismus." *Virchow's Arch.*, **131**, 5-39.

HILDEBRANDT, H. "Über Ferment-Immunität." *Virchow's Arch.*, **184**, 325-329.

HILDITCH, T. P., and E. F. ARMSTRONG (1919).—"A Study of Catalytic Actions at Solid Surfaces." *Proc. R. S.*, **96**A, 137-146, 322-329; **97**, 259-273.

HILL, A. CROFT (1898).—"Reversible Zymohydrolysis." *Trans. Chem. Soc.*, **73**, 634-658.

HILL, A. M. (1913).—"The Effects of High External Temperatures on the Metabolism of Rats." "Proc. Physiol. Soc." in *Jl. Physiol.*, **48**, pp. xiii-xiv.

HILL, ARCH. VIVIAN (1910, 1).—"A New Mathematical Treatment of Changes of Ionic Concentration in Muscle and Nerve under the Action of Electric Currents, with a Theory as to their Mode of Excitation." *Jl. Physiol.*, **40**, 190-224.

—— (1910, 2).—"The Possible Effects of the Aggregation of the Molecules of Hæmoglobin on its Dissociation Curve." "Proc. Physiol. Soc." in *Jl. Physiol.*, **40**, pp. iv-vii.

—— (1911, 1).—"The Position Occupied by the Production of Heat in the Chain of Processes Constituting a Muscular Contraction." *Jl. Physiol.*, **42**, 1-43.

—— (1911, 2).—"A New Form of Differential Micro-Calorimeter for the Estimation of Heat Production in Physiological, Bacteriological, or Ferment Actions." *Jl. Physiol.*, **43**, 261-285.

—— (1912, 1).—"The Absence of Temperature Changes during the Transmission of a Nervous Impulse." *Jl. Physiol.*, **43**, 433-440.

—— (1912, 2).—"The Heat Production of Surviving Amphibian Muscles, during Rest, Activity, and Rigor." *Jl. Physiol.*, **44**, 466-513.

—— (1912, 3).—"The Delayed Heat Production of Muscles Stimulated in Oxygen." "Proc. Physiol. Soc." in *Jl. Physiol.*, **45**, pp. xxxv-xxxvii.

—— (1913, 1).—"The Energy Degraded in the Recovery Processes of Stimulated Muscles." *Jl. Physiol.*, **46**, 28-80.

—— (1913, 2).—"The Absolute Mechanical Efficiency of the Contraction of an Isolated Muscle." *Jl. Physiol.*, **46**, 435-469.

—— (1913, 3).—"The Work Done by the Lungs at Low Oxygen Pressures." "Proc. Physiol. Soc." in *Jl. Physiol.*, **46**, pp. xxvii, xxviii.

—— (1913, 4).—"The Heat Production in Prolonged Contractions of an Isolated Frog's Muscle." *Jl. Physiol.*, **47**, 305-324.

—— (1913, 5).—"The Combination of Hæmoglobin with Oxygen and with Carbon Monoxide." I. *Bioch. Jl.*, **7**, 471-480.

—— (1914, 1).—"The Total Energy Available in Isolated Muscles kept in Oxygen." "Proc. Physiol. Soc." in *Jl. Physiol.*, **48**, pp. xi-xiii.

—— (1914, 2).—"The Oxidative Removal of Lactic Acid." "Proc. Physiol. Soc." in *Jl. Physiol.*, **48**, pp. x, xi.

—— (1914, 3).—"The Physical Chemistry of Hæmoglobin." (Unpublished.)

HILL, A. V., and A. M. (1913).—"Calorimetrical Experiments on Warm-Blooded Animals." *Jl. Physiol.*, **46**, 81-103.

—— (1914).—"A Self-Recording Calorimeter for Large Animals." "Proc. Physiol. Soc." in *Jl. Physiol.*, **48**, pp. xiii, xiv.

HILL, A. V., and VIKTOR WEIZSÄCKER (1914).—"Improved Myothermic Apparatus." "Proc. Physiol. Soc." in *Jl. Physiol.*, **48**, pp. xxxv, xxxvi.

HILL, LEONARD, and MARTIN FLACK (1912).—"The Relation between Secretory and Capillary Pressures. I. The Salivary Secretion." *Proc. R. S.*, **85**B, 312-319.

—— and D. W. NABARRO (1895).—"On the Exchange of Blood-Gases in Brain and Muscle during States of Rest and Activity." *Jl. Physicl.*, **18**, 218-229.

HINDHEDE, M. (1913).—"Studien über Eiweißminimum." *Skand. Arch. Physiol.*, **30**, 97-182.

—— (1914).—"Das Eiweißminimum bei Brotkost." *Skand. Arch. Physiol.*, **31**, 259-320.

HIS, WILHELM, JUN. (1893).—"Über die Tätigkeit des embryonalen Herzens und deren Bedeutung für die Lehre von der Herzbewegung beim Erwachsenen." "Arb. med. Klinik," Leipzig (1893), 14-49.

HOEBER, RUDOLF (1910, 1).—"Physikalisch-chemische Untersuchungen von lebenden Zellen und Geweben." In "Bioch. Arbeitsmethoden" (Abderhalden). Berlin, Urban & Schwarzenberg. **3**, 538-554.

—— (1910, 2).—"Eine Methode, die elektrische Leitfähigkeit im Innern von Zellen zu messen." *Pflüger's Arch.*, **133**, 237-253.

HOEBER, RUDOLF (1910, 3).—"Physiologische Neutralsalzwirkungen." *Zs. physik. Chem.*, **70**, 134-145.

—— (1910, 4).—"Die physikalisch-chemischen Vorgänge bei der Erregung." *Zs. allgem. Physiol.*, **4**, 173-189.

—— (1911).—"Physikalische Chemie der Zelle und der Gewebe." 3te Aufl. Leipzig: Engelmann. 671 pp.

—— (1912, 1).—"Verteilung des Blutzuckers auf Körperchen und Plasma." *Bioch. Zs.*, **45**, 207-220.

—— (1912, 2).—"Ein zweites Verfahren, die Leitfähigkeit im Innern der Zellen zu messen." *Pflüger's Arch.*, **148**, 189-221.

—— (1913).—"Messungen der inneren Leitfähigkeit von Zellen." III. Mitteilung. *Pflüger's Arch.*, **150**, 15-45.

HÖRMANN, GEORG (1898).—"Protoplasmaströmung bei den Characeen." Jena: G. Fischer. 79 pp.

HOESSLIN, H. VON, und E. J. LESSER (1911).—"Die Zersetzungsgeschwindigkeit des Nahrungs- und Körpereiweißes." *Zs. physiol. Chem.*, **73**, 345-364.

HOFF, J. H. VAN'T (1874).—"Sur les formules de structure dans l'espace." *Arch. Néerland.*, **9**, 445-454. "The arrangement of atoms in space." Trans. by Arnold Eiloart. New York: Longmans & Co. (1898).

—— (1881).—"Ansichten über die organische Chemie." Braunschweig: Vieweg. 2 Bde., 291 + 263 pp.

—— (1884).—"Etudes de dynamique chimique." Amsterdam: Muller. 215 pp.

—— (1885, 1).—"Lois de l'équilibre chimique dans l'état dilué, gazeux ou dissous." *Kong. Svenska Vetensk.-Akad. Handlingar*, **21**, No. 17, Oct. 14, 1885. 41 pp.

—— (1885, 2).—"Une propriété générale de la matière diluée." *Kon. Svenska Vetenskaps-Akad. Handl.*, **21**, No. 17, 42-49.

—— (1887).—"Die Rolle des osmotischen Druckes in der Analogie zwischen Lösungen und Gasen." *Zs. physik. Chem.*, **1**, 481-508.

—— (1901).—"Vorlesungen über theoretische und physikalische Chemie." 2te Aufl. Braunschweig: Vieweg. 251 + 150 + 136 pp.

—— (1909).—"Über synthetische Fermentwirkung." I. *Sitzber. Preuß. Akad.*, **42**, 1065-1076.

—— (1910).—"Über synthetische Fermentwirkung." II. *Sitzber. Preuß. Akad.*, **48**, 963-970.

—— und L. TH. REICHER (1889).—"Beziehung zwischen osmotischem Druck, Gefrierpunktserniedrigung und elektrischer Leitfähigkeit." *Zs. physik. Chem.*, **3**, 198-202.

HOFMANN, F. B. (1904).—"Ein Fall von tonischer Dauererregung isolierter peripherer Nervenfasern." *Zbl. Physiol.*, **18**, 829.

—— (1907, 1).—"Histologische Untersuchungen über die Innervation der glatten und der ihr verwandten Muskulatur der Wirbeltiere und Mollusken." *Arch. mikr. Anat.*, **70**, 361-413.

—— (1907, 2).—"Gibt es in der Muskulatur der Mollusken periphere, kontinuierlich leitende Nervennetze bei Abwesenheit von Ganglienzellen?" *Pflüger's Arch.*, **118**, 375-412.

—— (1907, 3).—"Über einen peripheren Tonus der Cephalopoden-Chromatophoren und über ihre Beeinflussung durch Gifte." *Pflüger's Arch.*, **118**, 413-451.

HOFMANN, PAUL (1913).—"Über die Aktionsströme der Augenmuskeln bei Ruhe des Tieres und bei Nystagmus." *Arch. (Anat. u.) Physiol.* (1913), 23-34.

—— (1914).—"Über die doppelte Innervation der Krebsmuskeln. Zugleich ein Beitrag zur Kenntnis nervöser Hemmungen." *Zs. Biol.*, **63**, 411-442.

HOFMEISTER, FRANZ (1888).—"Zur Lehre von der Wirkung der Salze." *Arch. exper. Pathol.*, **24**, 247-260.

—— (1901).—"Die chemische Organisation der Zelle." Braunschweig.

HOLMES, GORDON (1918).—"The Symptoms of Acute Cerebellar Injuries due to Gunshot Injuries." *Brain*, **40**, 461-536.

—— and PAGE MAY (1909).—"On the Exact Origin of the Pyramidal Tracts in Man and other Mammals." *Brain*, **32**, 1-43.

HOLMGREN, FRITHIOF (1880).—"Über die Retinaströme." *Unters. physiol. Inst., Heidelberg*, **3**, 278-326.

HOLST, AXEL, und THEODOR FRÖLICH (1912).—"Über experimentellen Skorbut." *Zs. Hygienie*, **72**, 1-120; **75**, 334-344.

HOMANS, JOHN (1912).—"The Relation of the Islets of Langerhans to the Pancreatic Acini under Various Conditions of Secretory Activity." *Proc. R. S.*, **86B**, 73-85.

HOOKE, ROBERT (1667).—"An Account of an Experiment made by Mr. Hook, of Preserving Animals Alive by Blowing through their Lungs with Bellows." *Phil. Trans.*, **2**, 539, 540.

HOOKER, D. R. (1911).—"The Chemical Regulation of Vascular Tone as Studied upon the Perfused Blood Vessels of the Frog." *Amer. Jl. Physiol.*, **28**, 361-367.

—— (1912).—"The Effect of Carbon Dioxide and of Oxygen upon Muscular Tone in the Blood Vessels and Alimentary Canal." *Amer. Jl. Physiol.*, **31**, 47-58.

HOPKINS, F. GOWLAND (1906).—"The Analyst and the Medical Man." *The Analyst*, **31**, 385-396, Dec. (1906).

—— (1912).—"Feeding Experiments Illustrating the Importance of Accessory Factors in Normal Dietaries." *Jl. Physiol.*, **44**, 425-460.

—— (1913).—"The Dynamic Side of Biochemistry." Address in Physiology B.A. Reports (1913), 652-668; *Nature*, **92**, 213-223.

—— and ALLEN NEVILLE (1913).—"A Note Concerning the Influence of Diets upon Growth." *Bioch. Jl.*, **7**, 97-99.

—— and H. SAVORY (1911).—"A Study of Bence-Jones' Protein, etc." *Jl. Physiol.*, **42**, 189-250.

—— and EDITH G. WILLCOCK (1906).—"The Importance of Individual Amino-Acids in Metabolism. Observations on the Effect of Adding Tryptophane to a Dietary, in which Zein is the Sole Nitrogenous Constituent." *Jl. Physiol.*, **35**, 88-102.

—— and WINFIELD, siehe Winfield and Hopkins.

HOPPE-SEYLER, FELIX (1880).—"Über das Chlorophyll der Pflanzen." II. *Zs. physiol. Chem.*, **4**, 193-203.

—— (1881).—"Physiologische Chemie." Berlin: A. Hirschwald. 1036 pp.

HOPPE-SEYLER, GEORG (1887).—"Über die Ausscheidung der Ätherschwefelsäuren bei Krankheiten." *Zs. physiol. Chem.*, **12**, 1-32.

HORSLEY, VICTOR, and R. H. CLARKE (1908).—"The Structure and Functions of the Cerebellum examined by a New Method." *Brain*, **31**, 1-80.

HOSKINS, R. G. (1915).—"The effect of Partial Adrenal Deficiency on Sympathetic Irritability." *Amer. Jl. Physiol.* **36**, 423-429.

—— and HOMER WHEELON (1914).—"Adrenal Deficiency and the Sympathetic Nervous System." *Amer. Jl. of Physiol.*, **34**, 172-185.

HOUSTOUN, R. A. (1916).—"A Theory of Colour Vision." *Proc. R. S.*, **92A**, 424-432.

HOWELL, W. H. (1906).—"Vagus Inhibition of the Heart in its Relation to the Inorganic Salts of the Blood." *Amer. Journ. Physiol.*, **15**, 280-294.

—— and W. W. DUKE (1908).—"The Effect of Vagus Inhibition on the Output of Potassium from the Heart." *Amer. Jl. Physiol.*, **21**, 51-63.

HÜFNER, G., und E. GANSSER (1907).—"Über das Molekulargewicht des Oxyhaemoglobins." *Arch. (Anat. u.) Physiol.*, (1907) 209-216.

HÜRTHLE, KARL (1909).—"Über die Struktur der quergestreiften Muskelfasern von Hydrophilus im ruhenden und tätigen Zustand." *Pflüger's Arch.*, **126**, 1-164.

—— (1912).—"Ist eine aktive Förderung des Blutstromes durch die Arterien erwiesen?" *Pflüger's Arch.*, **147**, 582-595.

—— (1913).—"Versuche zur Beantwortung der Frage, ob sich eine Förderung des Blutstromes durch aktive Tätigkeit der Arterien nachweisen läßt." "Résumés Comm., IXme Cong. internat. Physiol." Groningen (1913).

HULETT, G. A. (1901).—"Beziehungen zwischen Oberflächenspannung und Löslichkeit." *Zs. physik. Chem.*, **37**, 385-406.

HUNT, REID (1897).—"Experiments on the Relation of the Inhibitory to the Accelerator Nerves of the Heart." *Jl. Exper. Med.*, **2**, 151-179.

—— (1918).—"Vaso-dilator Reactions." I. and II. *Amer. Jl. Physiol.*, **45**, 197-267.

HUSTIN, A. (1912-13).—"Contribution à l'étude du mécanisme de la sécrétion interne du pancréas." *Arch. internat. Physiol.*, **12**, 318-368; **13**, 54-101.

HUXLEY, THOMAS HENRY (1880).—"The Crayfish." Internat. Sci. Ser. London: Kegan Paul. 371 pp.

—— (1902).—"Geological Reform." Collected Works, **8**, 333. London: Macmillan.

INGEN-HOUSZ, JEAN (1780).—"Expériences sur les Végétaux." Paris: Didot. 333 pp. (Vom Autor aus dem Englischen übersetzt.)

IRVING, Miß A. A. (1910).—"The Beginning of Photosynthesis and the Development of Chlorophyll." *Ann. of Bot.*, **24**, 805-818.

ISCOVESCO, HENRI (1906).—"Recherches physico-chimiques sur les constituants colloides du sang." *C. R. Soc. Biol.*, **58**, 276, 277.

ISHIKAWA, HIDETSURUMARU, and E. H. STARLING (1912).—"On a Simple Form of 'Strom-uhr'." *Jl. Physiol.*, **45**, 164-169.

ISHIZAKA, N. (1913).—"Über die Beziehung zwischen Kolloidfällung und Adsorption." *Zs. physik. Chem.*, **83**, 97-128.

JACOBS, M. H. (1920).—"To what Extent are the Physiological Effects of Carbon Dioxide due to Hydrogen Ions?" *Amer. Jl. Physiol.*, **51**, 321-331.

JACOBSON, CLARA (1910).—"The Rate of Healing of Wounds in Denervated Skin Areas, and its Bearing on the Theory of Trophic Nerves." *Amer. Jl. Physiol.*, **26**, 413-419.

JAHNSON-BLOHM, G. (1912).—"Die Einwirkung einiger kolloider Substanzen auf die Hem-mung der Enzymwirkungen." *Zs. physiol. Chem.*, **82**, 178-208.

JAMES, WILLIAM (1890).—"The Principles of Psychology." London: Macmillan. 2 vols. 689 + 704 pp.

JAPPELLI, G. (1908).—"Über einige Hemmungserscheinungen bei der Speichelabsonderung." *Zs. Biol.*, **51**, 511-527.

JENNINGS, HERBERT S. (1904).—"Contributions to the Study of the Behaviour of Lower Organisms." Publication No. 16, Carnegie Institution of Washington. 256 pp.

—— (1906).—"The Behaviour of Lower Organisms." New York: Columbia Univ. Press.

JENSEN, PAUL (1895).—"Über individuelle physiologische Unterschiede zwischen Zellen der gleichen Art." *Pflüger's Arch.*, **62**, 172-200.

—— (1902).—"Protoplasmabewegung." *Ergebn. Physiol.*, **1**, ii. 1-42.

JERUSALEM, E., and E. H. STARLING (1910).—"On the Significance of Carbon Dioxide for the Heart Beat." *Jl. Physiol.*, **40**, 279-294.

JOLLY, W. A. (1910).—"The Time Relations of the Knee-Jerk and Simple Reflexes." *Quart. Jl. Exper. Physiol.*, **4**, 67-87.

JONES, HARRY C. (1907).—"Hydrates in Aqueous Solution." Publication No. 60, Carnegie Institution of Washington. 264 pp. and 35 plates.

—— and JOHN A. ANDERSON (1909).—"Absorption Spectra of Solutions." Publication No. 110, Carnegie Institution of Washington. 110 pp. and 81 plates.

—— and H. P. BASSETT (1905).—"The Approximate Composition of the Hydrates Formed by Certain Electrolytes in Aqueous Solutions." *Amer. Chem. Jl.*, **33**, 534-586.

JONES, WALTER (1914).—"Nucleic Acids." London: Longmans. 118 pp.

JONES, W. J. (1913).—"Über die Größe der Oberflächenenergie fester Stoffe." *Zs. physik. Chem.*, **82**, 448-456.

JONESCU, D. (1909).—"Sur les conditions de la sécrétion salivaire réflexe et sur l'action de l'asphyxie sur la sécrétion salivaire." *Arch. internat. Physiol.*, **8**, 59-71.

JORDAN, HERMANN (1908).—"Beitrag zur physiologischen Technik für 'Tonusmuskeln,' vornehmlich bei wirbellosen Tieren, nebst Beschreibung eines Meß- und Registrier-apparates für die Reaktionen solcher Muskeln." *Pflüger's Arch.*, **121**, 221-235.

—— (1912).—"Eine Vorrichtung, um die Registrierung des Verkürzungsgrades von Tonus-muskeln bei bestimmten Temperaturen vornehmen zu können." *Pflüger's Arch.*, **149**, 221-226.

—— (1913).—"Eine neue Art von Muskeln." "Résumés Comm., IXme Cong. Physiol." Groningen, p. 82.

JØRGENSEN, INGVAR, and WALTER STILES (1917).—"Carbon Assimilation." Reprint No. 10 aus "New Phytologist." London: Wm. Wesley & Son.

JORISSEN, W. P., und L. TH. REICHER (1912).—"J. H. van't Hoff's Amsterdamer Periode, 1877-1895." Helder: De Boer. 106 pp.

JOWETT, BENJAMIN (1875).—"The Dialogues of Plato. Translated into English." Oxford: Clarendon Press. 5 vols.

KANITZ, ARISTIDES (1910).—"Das Protoplasma als chemisches System." "Handbuch der Biochem." (Oppenheimer), 2, 213-258. Jena: G. Fischer.

KASTLE, J. H. (1910).—"The Oxidases and other Oxygen-Catalysts concerned in Biological Oxidations." Bull. No. 59, Hyg. Lab., U.S. Pub. Health and Mar. Hosp. Serv., Washington. 161 pp.

KATZ, J. (1896).—"Die mineralischen Bestandteile des Muskelfleisches." Pflüger's Arch., 63, 1-85.

KAYE, G. W. C. (1914).—"X-Rays." London: Longmans. 252 pp.

KEEBLE, FREDERICK (1910).—"Plant-Animals." Cambridge: Univ. Press. 163 pp.

—— E. F. ARMSTRONG, and W. NEILSON JONES (1913).—"The Formation of the Anthocyan Pigments of Plants." Proc. R. S., 87B, 113-131.

KEITH, ARTHUR, and MARTIN FLACK (1907).—"The Form and Nature of the Muscular Connections between the Primary Divisions of the Vertebrate Heart." Jl. Anat. Physiol., 41, 172-189.

KEITH, N. M. (1919).—"Blood Volume in Wound Shock." Spec. Rep. Med. Res. Com., No. 26, pp. 36-44.

KENDALL, E. C. (1917).—"The Active Constituent of the Thyroid: Its Isolation, Chemical Properties, and Physiological Action." Jl. Biol. Chem., 29, xxix.

KENNEDY, ROBERT (1914).—"Experiments on the Restoration of Paralysed Muscles by Means of Nerve Anastomosis. II. Anastomosis of the Nerves supplying Limb Muscles." Phil. Trans., 205B, 27-76.

KENT, A. F. STANLEY (1893).—"Researches on the Structure and Function of the Mammalian Heart." Jl. Physiol., 14, 233-254.

—— (1914, 1).—"The Right Lateral Auriculo-Ventricular Junction of the Heart." "Proc. Physiol. Soc." in Jl. Physiol., 48, p. xxii-xxiv.

—— (1914, 2).—"A Conducting Path between the Right Auricle and the External Wall of the Right Ventricle in the Heart of the Mammal." "Proc. Physiol. Soc." in Jl. Physiol., 48, p. lvii.

KESSON, J. ELRICK (1913).—"Some Properties of Surviving Arteries." Heart, 4, 259-272.

KIDD, FRANKLIN (1916).—"The Controlling Influence of Carbon Dioxide. Part III. The Retarding Effect of Carbon Dioxide on Respiration." Proc. R. S., 89B, 136-156.

KIRCHHOF, C. (1812).—"Über die Reinigung der Getreidestärke." Vorgetragen in der Petersburger Akademie, Sept. 1812. Abgedruckt in Schweigger's Jl. Chem. and Physik, 14 (1815), 385-389.

KISCH, B. (1912).—"Oberflächenspannung der lebenden Plasmahaut." Bioch. Zs., 40, 152-188.

KITE, G. L. (1913).—"The Relative Permeability of the Surface and Interior Portions of the Cytoplasm of Animal and Plant Cells." Biol. Bull., 25, 1-7 (Seperatdruck).

KLEIJN, A. DE (1912).—"Zur Technik der Labyrinthextirpation und Labyrinthausschaltung bei Katzen." Pflüger's Arch., 145, 549-556.

KNIEP, H., und F. MINDER (1909).—"Über den Einfluß verschiedenfarbigen Lichtes auf die Kohlensäureassimilation." Zs. Bot., 1, 619-650.

KNIGHT, THOS. ANDREW (1806).—"On the Direction of the Radicle and Germen during the Vegetation of Seeds." Phil. Trans. (1806), 99-108. Wieder abgedruckt in Ostwald's "Klassiker", No. 62.

KNOOP, F. (1910).—"Über den physiologischen Abbau der Säuren und die Synthese einer Aminosäure im Tierkörper." Zs. physiol. Chem., 67, 489-502.

KNOWLTON, FRANK P. (1911).—"The Influence of Colloids on Diuresis." Jl. Physiol., 43, 219-231.

—— and A. R. MOORE (1917).—"Note on the Reversal of Reciprocal Inhibition in the Earthworm." Amer. Jl. Physiol., 44, 490-491.

—— and E. H. STARLING (1912).—"Influence of Temperature and Blood Pressure on the Isolated Mammalian Heart." Jl. Physiol., 44, 206-219.

KÖHLER, AUGUST (1904).—"Mikrophotographische Untersuchungen mit ultraviolettem Licht." Zs. wiss. Mikros., 21, 129-165, 273-304.

KOEPPE (1900).—"Physikalische Chemie in der Medizin." Wien.

KOHLRAUSCH, ARNT (1914).—"Die experimentelle Analyse der Netzhautströme an der Taube." Zbl. Physiol., 28, 121-126.

KOHLRAUSCH, ARNT und ALESSANDRO BROSSA (1914).—"Die qualitativ verschiedene Wirkung der einzelnen Spektrallichter auf die Tiernetzhaut mittels der Aktionsströme untersucht." *Zbl. Physiol.*, **28**, 126-129.

KOHLRAUSCH, FRIEDRICH (1902).—"Über die Temperaturcoefficienten der Ionen im Wasser, insbesondere über ein die einwertigen Elemente umfassendes Gesetz." *Sitzber. Preuß. Akad.* (1902), 572-580.

—— und AD. HEYDWEILLER (1894).—"Über reines Wasser." *Ann. Physik*, **53**, 209-235.

—— und M. E. MALTBY (1899).—"Das elektrische Leitvermögen wässeriger Lösungen von Alkalichloriden und Nitraten." *Sitzber. Preuß. Akad.* (1899, 2ter Halbband), 665-671.

KOHN, ALFRED (1902).—"Das chromaffine Gewebe." *Merkel u. Bonnet. Ergeb. Anat. Entwickl.*, **12**, 253-348.

—— (1903).—"Die Paraganglien." *Arch. Mikr. Anat.*, **62**, 263-365.

KOSINSKI, IGNACY (1902).—"Die Atmung bei Hungerzuständen und unter Einwirkung von mechanischen und chemischen Reizmitteln bei *Aspergillus niger*." *Jahrb. wiss. Bot.*, **37**, 137-204.

KOSSEL, A., und H. D. DAKIN (1904).—"Über die Arginase." *Zs. physiol. Chem.*, **41**, 321-331.

KOSSOWICZ (1896).—"Über den Einfluß von Myxoderma auf die Vermehrung und Gärung der Hefen." *Zs. landwirtsch. Versuchswesen in Österreich* (1896).

KOSTYTSCHEV, S. (1910).—"Ein eigentümlicher Typus der Pflanzenatmung." *Zs. physiol. Chem.*, **65**, 350-382.

KOVÁCS, JOSEF (1902).—"Experimentelle Beiträge über die Wirkung von Sauerstoffinhalation." *Berlin. klin. Woch.*, **39**, 362, 363.

KOZAWA, S. (1915).—"The Mechanical Regulation of the Heart Beat in the Tortoise." *Jl. of Physiol.*, **49**, 233-245.

KREIDL, ALOIS (1893).—"Weitere Beiträge zur Physiologie des Ohrlabyrinths. II. Versuche an Krebsen." *Sitzber. Wien. Akad.*, **102**, iii. 149-174.

KROGH, AUGUST (1908, 1).—"Some New Methods for the Tonometric Determination of Gas-Tensions in Fluids." *Skand. Arch. Physiol.*, **20**, 259-278.

—— (1908, 2).—"On Micro-Analysis of Gases." *Skand. Arch. Physiol.*, **20**, 279-288.

—— (1910, 1).—"Some Experiments on the Invasion of Oxygen and Carbonic Oxide into Water." *Skand. Arch. Physiol.*, **23**, 224-235.

—— (1910, 2).—"On the Mechanism of the Gas-Exchange in the Lungs." *Skand. Arch. Physiol.*, **23**, 248-278.

—— (1913,)—"A Bicycle Ergometer and Respiration Apparatus for the Experimental Study of Muscular Work." *Skand. Arch. Physiol.*, **30**, 375-394.

—— (1914, 1).—"On the Influence of the Temperature on the Rate of Embryonic Development." *Zs. allgem. Physiol.*, **16**, 163-177.

—— (1914, 2).—"On the Rate of Development and Carbon Dioxide Production of Chrysalides of *Tenebrio molitor* at Different Temperatures." *Zs. allgem. Physiol.* **16**, 178-190.

—— (1916).—"The Respiratory Exchange of Animals and Man." Longmans & Co. 173 pp.

—— (1919).—"The Number and Distribution of Capillaries in Muscles." *Jl. Physiol.*, **52**, 409-415.

—— (1919, 1).—"The Supply of Oxygen to the Tissues and the Regulation of the Capillary Circulation." *Jl. Physiol.*, **52**, 457-474.

—— (1920).—"Studies on the Capillariomotor Mechanism." *Jl. Physiol.*, **53**, 399-419.

—— and MARIE KROGH (1910).—"On the Tensions of Gases in the Arterial Blood." *Skand. Arch. Physiol.*, **23**, 179-192.

—— and J. LINDHARD (1912).—"Measurements of the Blood Flow through the Lungs of Man." *Skand. Arch. Physiol.*, **27**, 100-125.

KROGH, MARIE (1915).—"The Diffusion of Gases through the Lungs of Man." *Jl. Physiol.*, **49**, 271-300.

KRONECKER, HUGO (1874).—"Ein Verdauungsofen mit Diffusionsapparat." Festgabe Carl Ludwig. SS. cxxx-cxxxiii. Leipzig: Vogel.

KUEHNE, WILLY (1864).—"Untersuchungen über das Protoplasma." Leipzig: Engelmann. 158 pp., 8 plates.

—— (1868).—"Lehrbuch der physiologischen Chemie." Leipzig: Engelmann. 605 pp.

KUEHNE. WILLY (1878, 1).—"Erfahrungen und Bemerkungen über Enzyme und Fermente."
     *Unters. physiol. Inst., Heidelberg,* **1**, 291-326.
—— (1878, 2).—"Über den Sehpurpur." *Unters. physiol. Inst., Heidelberg,* **1**, 1-290, 370-469.
—— (1878, 3).—"Über lichtbeständige Farben der Netzhaut." *Unters. physiol. Inst.,*
     *Heidelberg,* **1**, 341-369.
—— (1879).—"Chemische Vorgänge in der Netzhaut." "Handbuch der Physiol." (Hermann),
     **3**, i. 235-342.
—— und A. EWALD (1878).—"Untersuchungen über den Sehpurpur." *Unters. Physiol.*
     *Inst. Univ. Heidelberg,* **1**, 139-218.
—— und J. STEINER (1880).—"Über das elektromotorische Verhalten der Netzhaut."
     *Unters. physiol. Inst., Heidelberg,* **3**, 327-377.
KÜSTER, ERNST (1909).—"Über die Verschmelzung nackter Protoplasten." *Ber. Deutsch.*
     *Bot. Ges.,* **27**, 589-598.
KÜSTER, WILLIAM (1900).—"Über die Konstitution der Hämatinsäuren." *Liebig's Ann.,*
     **315**, 174-218; **345** (1906), 1-59.
—— (1908).—"Beiträge zur Kenntnis des Hämatins." *Zs. physiol. Chem.,* **55**, 505-556.
—— (1912).—"Beiträge zur Kenntnis des Bilirubins und Hämatins." *Zs. physiol. Chem.,*
     **82**, 463-483.
KUNDT, A., (1881).—"Über die Doppelbrechung des Lichtes in bewegten reibenden Flüssig-
     keiten." *Ann. Physik.,* **13**, 110-133.
KUNO, YAS (1915).—"On the Alleged Influence of Adrenaline and of the Sympathetic Ner-
     vous System on the Tonus of Skeletal Muscle." *Jl. of Physiol.,* **49**, 139-146.
KURE, KEN, TOHEI HIRAMATSU, and HACHIRO NAITO (1914)—"Zwerchfelltonus und Nervi
     splanchnici." *Zbl. Physiol.,* **28**, 130-134.
LACHS, HILARY, und L. MICHAELIS (1911).—"Über die Adsorption der Neutralsalze." *Zs.*
     *Elektrochem.,* **17**, 1-5.
LAGERGREN, S. (1898, 1).—"Zur Theorie. der sogenannten Adsorption gelöster Stoffe."
     *Bihang Svensk. Vetensk. Akad. Handl.,* **24**, ii., No. 4. 39 pp.
—— (1898, 2).—"Über die beim Benetzen fein verteilter Körper auftretende Wärmetönung."
     *Bihang Svensk. Vetensk. Akad. Handl.,* **24**, ii., No. 5. 114 pp.
LAGUESSE, E., et DEBEYRE (1912).—"Méthode de coloration vitale des chondriosomes
     par le vert Janus." *C. R. Soc. Biol.,* **73**, 150-153.
LAIDLAW, P. P. (1904).—"Some Observations on Blood Pigments." *Jl. Physiol.,* **31**, 464-472.
LALOU, S. (1912, 1).—"Procédés d'extraction de la sécrétine et mécanisme humoral de la
     sécrétion pancréatique." *Jl. Physiol. Pathol.,* **40**, 241-252.
—— (1912, 2).—"Recherches sur quelques agents destructeurs de la sécrétine." *Jl. Physiol.*
     *Pathol.,* **40**, 465-475.
LAMB, GEO. (1903).—"On the Action of the Venom of the Cobra (*Naja tripudians*), and of
     the Daboia (*Daboia Russellii*), on the Red Corpuscles and on the Blood Plasma."
     *Sci. Mem. Med. Dept. Gov., India* (New Series), **4**, 1-45. Calcutta.
LAMM, G. (1911).—"Untersuchungen über die Wirkung des Veratrins auf den quergestreiften
     Muskel." *Zs. Biol.,* **56**, 223-252; **58**, 37-54.
LANG, S. (1904).—"Über Desamidierung im Tierkörper." *Beitr. chem. Physiol. Pathol.,* **5**,
     321-345.
LANGLEY, J. N. (1878).—"The Influence of the Chorda Tympani and Sympathetic Nerves
     upon the Secretion of the Submaxillary Gland of the Cat." *Jl. Physiol.,* **1**, 98-103.
—— (1889).—"The Effect of Stimulating the Cerebral Secretory Nerves upon the Amount
     of Saliva obtained by Stimulating the Sympathetic Nerve." *Jl. Physiol.,* **10**,
     291-328.
—— (1891).—"On the Course and Connections of the Secretory Fibres Supplying the Sweat
     Glands of the Feet of the Cat." *Jl. Physiol.,* **12**, 347-374.
—— (1898, 1).—"The Salivary Glands." "Text-Book of Physiol." (Schäfer), **1**, 475-530.
     Edinburgh: Pentland.
—— (1898, 2).—"On the Union of Cranial Autonomic (Visceral) Fibres with the Nerve
     Cells of the Superior Cervical Ganglion." *Jl. Physiol.,* **23**, 240-270.
—— (1899).—"On Axon-Reflexes in the Preganglionic Fibres of the Sympathetic System."
     *Jl. Physiol.,* **25**, 364-398.

LANGLEY, J. N. (1900).—"The Sympathetic and Other Related Systems of Nerves." Schäfer's "Text-Book of Physiology", **2**, 616-696.

—— (1906).—"On Nerve Endings, and on Special Excitable Substances in Cells." *Proc. R. S.*, **78B**, 170-194.

—— (1911, 1).—"The Origin and Course of the Vaso-motor Fibres of the Frog's Foot." *Jl. Physiol.*, **41**, 483-498.

—— (1911, 2).—"The Effect of Various Poisons upon the Response to Nervous Stimuli, chiefly in Relation to the Bladder." *Jl. Physiol.*, **43**, 125-181.

—— (1916).—"Note on Trophic Secretory Fibres to the Salivary Glands." "Proc. Physiol. Soc." in *Jl. Physiol.*, **50**, xxv-xxvi.

—— and W. LEE DICKINSON (1889).—"On the Local Paralysis of Peripheral Ganglia, and the Connection of Different Classes of Nerve Fibres with them." *Proc. R. S.*, **46**, 423-431.

LANGLEY, S. P., and F. W. VERY (1890).—"On the Cheapest Form of Light, from Studies at the Alleghany Observatory." *Amer. Jl. Sci.*, **40**, 97-113.

LANGMUIR, IRVING (1916-17).—"The Constitution and Fundamental Properties of Solids and Liquids." *Jl. Amer. Chem. Soc.*, **38**, 2221-2295; **39**, 1848-1906.

—— (1918).—"The Adsorption of Gases on Plane Surfaces of Glass, Mica, and Platinum." *Jl. Amer. Chem. Soc.*, **40**, 1361-1403.

LAPICQUE, LOUIS (1909).—"Conditions physiques de l'excitation électrique étudiées sur un modèle hydraulique de la polarisation." *Jl. Physiol. Pathol. gén.*, **11**, 1009-1024, 1035-1046.

—— et R. LEGENDRE (1913).—"Relation entre le diamètre des fibres nerveuses et leur rapidité fonctionelle." *C. R.*, **157**, 1163-1165.

LAPLACE, PIERRE SIMON (1845).—"Mécanique celeste," Oeuvres. Paris. Die 4 ersten Bände entsprechen der "Mécanique celeste."

LAQUEUR, E., und O. SACKUR (1903).—"Über die Säureeigenschaften und das Molekulargewicht des Caseins, usw." *Beitr. Chem. Physiol. Pathol.*, **3**, 193-224.

LAQUEUR, ERNEST, und FRITZ VERSÁR (1912).—"Über die spezifische Wirkung der Kohlensäure auf das Atemzentrum." *Pflüger's Arch.*, **143**, 395-427.

LARMOR, JOSEPH (1908).—"Wilde Lecture." *Mem. Manchester Lit. and Phil. Soc.*, **52**. Mem. 10.

LASAREFF, P. (1907).—"Über das Ausbleichen von Farbstoffen im sichtbaren Spektrum." *Ann. Physik.*, **24**, 661-671.

LAUNOY, L., et K. OECHSLIN (1913).—"A propos de la sécrétine (Bayliss et Starling), et de la vaso-dilatine (Popielski)." *C. R.*, **156**, 962-964.

LAURENS, HENRY (1916).—"Conduction, Excitability, and Rhythm-Forming Power of the Atrio Ventricular Connection in the Turtle." *Proc. Soc. Exper. Biol. Med.*, **13**, 181-182.

LAVOISIER, ANTOINE LAURENT (1770).—"Oeuvres de Lavoisier." Publiés par les soins du ministre de l'instruction publique. Paris: Imprimerie Impériale. 6 vols. 1862-1893.

LAWES, J. B., and J. H. GILBERT (1852).—"On the Composition of Foods in Relation to Respiration and the Feeding of Animals." *B. A. Reports* (1852), 323-353.

LEATHES, J. BERESFORD (1906).—"Problems in Animal Metabolism." London: John Murray. 205 pp.

—— (1910).—"The Fats." London: Longmans. 138 pp.

—— and HAROLD ORR (1912).—"The Metabolism of Muscular Tension." Com. to Physiol. Soc., June 29th.

LEBEDEV, A. (1882).—"Über den Fettansatz im Tierkörper." *Zbl. med. Wiss.*, **20**, 129-130.

LE BEL, J. A. (1874).—"Sur les relations qui existent entre les formules atomiques des corps organiques et le pouvoir rotatoire de leurs dissolutions." *Bull. Soc. Chim.*, **22**, 337-347.

LE CHATELIER, HENRI (1883).—"Sur la dissociation du carbonate de chaux'" *C. R.*, **102**, 1243-1245.

—— (1888).—"Recherches sur les équilibres chimiques." Paris.

LEBLOND, É. (1919).—"Le passage de l'état de gel à l'état de sol dans le protoplasma vivant." *C. R. Soc. Biol.*, **82**, 1150.

—— (1919, 1).—"L'état de sol dans ses rapports avec l'activité fonctionelle du protoplasma." *C. R. Soc. Biol.*, **82**, 1220.

LEDINGHAM, J. C. G. (1912).—"Phagocytosis from Adsorption Point of View." *Jl. Hygiene.* **12**, 320-360.

LEE, FREDERIC S. (1905).—"Fatigue." Harvey Lectures. New York.

—— (1907).—"The Action of Normal Fatigue Substances on Muscle." *Amer. Jl. Physiol.*, **20**, 170-179.

LEHMANN, H. (1910).—"Über ein Filter für ultraviolette Strahlen und seine Anwendungen." *Ber. physik. Ges.*, **8**, 890-908.

LEIDY, J. (1879).—"The Fresh-Water Rhizopods of North America." Washington: Gov. Printing Office. 319 pp., 48 plates.

LEONARDO DA VINCI (1452-1519).—"Quaderni d'Anatomia." Tredici Fogli della Roy. Library di Windsor. Herausgegeben von Ove C. L. Vangensten, A. Fonahm, und H. Hopstock. Christiania: Jacob Dybwad, 1911-1913.

LEPESCHKIN, W. W. (1906).—"Beiträge zur Kenntnis der Mechanismus der aktiven Wasserausscheidung." *Beihefte zum Bot. Cbl.*, **19**, i. 409-452.

—— (1908).—"Zur Kenntnis des Mechanismus der Variationsbewegungen." *Ber. Deutsch. Bot. Ges.*, **26A**, 724-735.

—— (1911).—"Zur Kenntnis der chemischen Zusammensetzung der Plasmamembran." *Ber. Deutsch. Bot. Ges.*, **29**, 247-261.

LERICHE, R., et J. HEITZ (1917).—"Influence de la sympathectomie périartérielle ou de la résection d'un segment artériel oblitéré sur la contraction volontaire des muscles." *C. R. Soc. Biol.*, **80**, 189-191.

LESSER, ERNST J. (1907).—"Über die elektromotorische Kraft des Froschhautstromes und ihre Beziehungen zur Temperatur." *Pflüger's Arch.*, **116**, 124-142.

—— (1909).—"Das Leben ohne Sàuerstoff." I. *Ergeb. Physiol.*, **8**, 742-796.

LEVENE, P. A., and G. M. MAYER (1911).—"On the Combined Action of Muscle Plasma and Pancreas Extract on Glucose and Maltose." *Jl. Biol. Chem.*, **9**, 97-107.

—— —— (1912).—"On the Combined Action of Muscle Plasma and Pancreas Extract on some Mono- and Disaccharides." *Jl. Biol. Chem.*, **11**, 347-359.

LEWES, GEO. HENRY (1864).—"Aristotle." London: Smith, Elder & Co. 404 pp.

LEWIS, GILBERT NEWTON (1910).—"The Use and Abuse of the Ionic Theory." *Zs. physik. Chem.*, **70**, 212-219.

LEWIS, MARGARET REED (1915).—"Rhythmical Contraction of the Skeletal Muscle Tissue observed in Tissue Cultures." *Amer. Jl. of Physiol.*, **38**, 153-161.

—— and W. H. LEWIS (1911).—"The Growth of Embryonic Chick Tissues in Artificial Media, Agar and Bouillon." *Johns Hopkins Hosp. Bull.*, **22**, 126-127.

—— (1914).—"Mitochondria (and other cytoplasmic structures) in Tissue Cultures." *Amer. Jl. Anat.*, **17**, 339-401.

LEWIS, THOMAS (1910).—"Galvanometric Curves yielded by Cardiac Beats Generated in Various Areas of the Auricular Musculature. The Pace-Maker of the Heart." *Heart*, **2**, 23-40, 147-169.

—— (1913, 1).—"Clinical Electrocardiography." London: Shaw & Sons. 120 pp.

—— (1913, 2). — "Illustrations of Heart Sound Records." *Quart Jl. Med.*, **6**, 441-451.

—— (1913, 3).—"The Pacemaker of the Mammalian Heart." "Proc. XVIIth Internat. Cong. Med." London. Section "Anat. and Embryol.", pp. 107-119.

—— (1914).—"The Effect of Vagal Stimulation upon Atrioventricular Rhythm." *Heart*, **5**, 247-260.

—— (1915, 1).—"The Excitatory Process in the Dog's Heart. Part II. The Ventricles." *Phil. Trans. R. S.*, **206B**, 181-226.

—— (1915, 2).—"The Spread of the Excitatory Process in the Toad's Ventricle." Proc. Physiol. Soc. in *Jl. of Physiol.*, **49**, xxxvi-xxxvii.

—— (1915, 3).—"Polarisable as against Non-Polarisable Electrodes." Proc. Physiol. Soc. in *Jl. Physiol.*, **49**, l-lii.

LEWIS, W. C. M'C. (1909, 1).—"Gibbs' Theory of Surface Concentration as the Basis of Adsorption." *Proc. Physic. Soc.*, **21**, 150-179; *Phil. Mag.*, **17**, 466-494.

—— (1909, 2).—"Größe und elektrische Ladung der Ölteilchen in Öl-Wasser-Emulsionen." *Kolloid. Zs.* **4**, 211-212.

LEWIS, W. C. (1909, 3).—"Die Oberflächenspannung kolloider und emulsoider Partikel und ihre Abhängigkeit von der Grenzgröße der letzteren." *Kolloid. Zs.*, **5**, 91-93.

—— (1910, 1).—"Oberflächenspannung wässeriger Lösungen und die Laplaceschen Konstanten." *Zs. physik. Chem.*, **74**, 619-640.

—— (1910, 2).—"Remarks in Discussion on the Electrical Theory of Dyeing." *Trans. Faraday Soc.*, **6**, 62-64.

—— (1910, 3).—"Die Adsorption in ihrer Beziehung zur Gibbsschen Theorie. III. Die adsorbierende Quecksilberoberfläche." *Zs. physik. Chem.*, **73**, 129-147.

—— (1916).—"A System of Physical Chemistry." 2 vols. 2nd Edition. 1918. London: Longmans.

LIEBERMANN, PAUL v. (1911).—"Beiträge zur Physiologie der Sekretionsvorgänge." *Diss.* Erlangen, 48 pp.

LIEBREICH, OSCAR (1886).—"Über den toten Raum bei chemischen Reaktionen." *Ber. Preuss. Akad.* (1886), 959-962.

LILLIE, RALPH S. (1909).—"The General Biological Significance of Changes in the Permeability of the Surface Layer of Living Cells." *Biol. Bull.*, **17**, 188-208.

—— (1911).—"The Relation of Stimulation and Contraction in Irritable Tissues to Changes in the Permeability of the Limiting Membrane." *Amer. Jl. Physiol.*, **28**, 197-222.

—— (1912), 1.—"Antagonism between Salts and Anæsthetics. I. On the Conditions of the Anti-Stimulating Action of Anæsthetics with Observations on their Protective or Antitoxic Action." *Amer. Jl. Physiol.*, **29**, 372-397.

—— (1912, 2).—"Antagonism between Salts and Anæsthetics. II. Decrease by Anæsthetics in the Rate of Toxic Action of Pure Isotonic Salt Solution on Unfertilised Star-Fish and Sea-Urchin Eggs." *Amer. Jl. Physiol.*, **30**, 1-17.

—— (1913).—"The Formation of Indophenol Blue at the Nuclear and Plasma Membranes of Frog's Blood Corpuscles and its Acceleration by Induction Shocks." *Jl. Biol. Chem.*, **15**, 237-248.

—— (1916).—"Electrolytic Local Action as the Basis of Propagation of the Excitation Wave." *Amer. Jl. Physiol.*, **41**, 126-136.

—— (1917).—"The Conditions Determining the Rate of Entrance of Water into Fertilised and Unterfertilised Arbacia Eggs, and the General Relation of Changes of Permeability to Activation." *Amer. Jl. Physiol.*, **43**, 43-57.

LINDER, ERNEST, and HAROLD PICTON (1895).—"Solution and Pseudo-Solution. II. Some Physical Properties of Arsenious Sulphide and other Solutions." *Trans. Chem. Soc.*, **67**, 63-74.

—— —— (1905).—"Solution and Pseudo-Solution." IV. *Trans. Chem. Soc.*, **87**, 1906-1936.

LIPSCHUTZ, ALEX. (1908).—"Ermüdung und Erholung des Rückenmarks." *Zs. allgem. Physiol.*, **8**, 512-529.

LISTER, ARTHUR (1888).—"Notes on the Plasmodium of *Badhamia utricularis* and *Brefeldia maxima.*" *Ann. Bot.*, **2**, 1-24.

LISTER, JOSEPH (1858).—"The Early Stages of Inflammation." *Phil. Trans.*, **148**, 645.

LLOYD, DOROTHY JORDAN (1916).—"On Vitamines, Amino-Acids, and other Chemical Factors Involved in the Growth of the Meningococcus." *Jl. Path. and Bacter.*, **21**, 113-130.

LOCKE, FRANK SPILLER (1894).—"Notiz über den Einfluß physiologischer Kochsalzlösung auf die Erregbarkeit von Muskel und Nerv." *Zbl. Physiol.*, **8**, 166-167.

—— (1895).—"On a Supposed Action of Distilled Water as such on Certain Animal Organisms." *Jl. Physiol.*, **18**, 319-331.

—— (1900).—"Die Wirkung der Metalle des Blutplasmas und verschiedener Zucker auf das isolierte Säugetierherz." *Zbl. Physiol.*, **14**, 670-672.

—— (1901).—"The Action of Ringer's Fluid and of Dextrose on the Isolated Rabbit Heart." *Zbl. Physiol.*, **15**, 490.

—— and O. ROSENHEIM (1904).—"The Disappearance of Dextrose when Perfused through the Isolated Mammalian Heart." "Proc. Physiol. Soc." in *Jl. Physiol.*, **31**, pp. xiv-xv.

—— —— (1907).—"The Consumption of Dextrose by the Mammalian Cardiac Muscle." *Jl. Physiol.*, **36**, 205-221.

Loeb, Jacques (1900).—"On the Nature of the Process of Fertilisation and the Artificial Production of Normal Larvæ (Plutei) from the Unfertilised Eggs of the Sea Urchin." *Amer. Jl. Physiol.*, **3**, 135-138.

—— (1903).—"Über die relative Giftigkeit von destilliertem Wasser, Zuckerlösungen und Lösungen von einzelnen Bestandteilen des Seewassers für Seetiere." *Pflüger's Arch.*, **97**, 394-409.

—— (1909, 1).—"Chemische Konstitution und physiologische Wirkung der Säuren." *Bioch. Zs.*, **15**, 254-271.

—— (1909, 2).—"Die chemische Entwicklungserregung des tierischen Eies." Berlin: Julius Springer. 259 pp.

—— (1917).—"Influence of the Leaf upon Root Formation and Geotropic Curvature in the Stem of *Bryophyllum calycinum* and the Possibility of a Hormone Theory of these Processes." *Botan. Gaz.*, **63**, 25-50.

—— und Reinhard Beutner (1912).—"Über die Potentialdifferenzen an der unversehrten und verletzten Oberfläche pflanzlicher und tierischer Organe." *Bioch. Zs.*, **41**, 1-26.

—— und Hardolph Wasteneys (1911).—"Über die Entgiftung von Kaliumsalzen durch die Salze von Calcium und anderen Erdalkalimetallen." *Bioch. Zs.*, **32**, 308-322.

—— —— (1915).—"On the Influence of Balanced and Non-Balanced Salt Solutions upon the Osmotic Pressure of the Body Liquids of *Fundulus*." *Jl. of Biol. Chem.*, **21**, 223-238.

Loeb, Walther (1905).—"Zur Kenntnis der Assimilation der Kohlensäure." *Zs. Elektrochem.*, **11**, 745-752.

Loew, Oskar (1889).—"Über Bildung von Zuckerarten aus Formaldehyd." *Chem. Ber.*, **22**, 470-478.

Löwe, P. (1912).—"Das Wasserinterferometer." *Koll. Zs.*, **11**, 226-230; *Zs. Instrumentenkunde*, **30** (1910), 321-329.

Loewe, S. (1912).—"Zur physikalischen Chemie der Lipoide." I., II., III., and IV. *Bioch. Zs.*, **42**, 150-218.

—— (1913).—"Membran und Narkose." *Bioch. Zs.*, **57**, 161-260.

Loewi, Otto (1902, 1).—"Über Eiweißsynthese im Tierkörper." *Arch. exper. Pathol.*, **48**, 303-330.

—— (1902, 2).—"Untersuchungen zur Physiologie und Pharmakologie der Nierenfunktion." *Arch. exper. Pathol.*, **48**, 410-438.

London, E. S. (1906).—"Studien über die normale Verdauung der Eiweißkörper im Magendarmkanal des Hundes." *Zs. physiol. Chem.*, **48**, und folgende.

—— (1910).—"Operative Technik zum Studium der Verdauung und der Resorption." "Handbuch bioch. Arbeitsmethoden" (Abderhalden), **3**, i. 75-121.

Lovén, Christian (1866).—"Über die Erweiterung von Arterien in Folge einer Nervenerregung." *Ber. Sächs. Ges.* (Leipzig), **18**, 85-110.

Lucas, Keith (1906, 1).—"Optimal Electric Stimuli." *Jl. Physiol.*, **34**, 372-390.

—— (1906), 2.—"On the Optimal Electric Stimuli of Muscle and Nerve." *Jl. Physiol.*, **35**, 103-114.

—— (1906, 3).—"The Analysis of Complex Excitable Tissues by their Response to Electric Currents of Short Duration." *Jl. Physiol.*, **35**, 310-331.

—— (1907, 1). —"The Excitable Substances of Amphibian Muscle." *Jl. Physiol.*, **36**, 113-135.

—— (1907, 2).—"On the Rate of Variation of the Exciting Current as a Factor in Electrical Excitation." *Jl. Physiol.*, **36**, 253-274.

—— (1908, 1).—"The Temperature Coefficient of the Rate of Conduction in Nerve." *Jl. Physiol.*, **37**, 112-121.

—— (1908), 2.—"On the Rate of Development of the Excitatory Process in Muscle and Nerve." *Jl. Physiol.*, **37**, 459-480.

—— (1909, 1).—"The 'All or None' Contraction of Amphibian Skeletal Muscle." *Jl. Physiol.*, **38**, 113-133.

—— (1909, 2).—"On the Relation between the Electric Disturbance in Muscle and the Propagation of the Excited State." *Jl. Physiol.*, **39**, 207-227.

Lucas, Keith (1910).—"An Analysis of Changes and Differences in the Excitatory Process of Muscles and Nerves based on the Physical Theory of Excitation." *Jl. Physiol.*, **40**, 225-249.

—— (1911).—"On the Transference of the Propagated Disturbance from Nerve to Muscle, with Especial Reference to the Apparent Inhibition Described by Wedensky." *Jl. Physiol.*, **43**, 46-90.

—— (1912).—"Croonian Lecture. The Process of Excitation in Nerve and Muscle." *Proc. R. S.*, **85B**, 495-524.

—— (1913, 1).—"The Effect of Alcohol on the Excitation, Conduction, and Recovery Processes in Nerve." *Jl. Physiol.*, **46**, 470-505.

—— (1913, 2).—"Electrodes for Preventing Current-Spread in the Stimulation of Nerve." Proc. Physiol. Soc. in *Jl. Physiol.*, **46**, p. xxxii.

—— (1917).—"The Conduction of the Nervous Impulse." Longmans. (Revised by E. D. Adrian.) Pp. 102.

Ludwig, Carl (1844).—"Nieren und Harnbereitung." Wagner's "Handwörterbuch", **2**, 628-640.

—— (1847).—"Beiträge zur Kenntnis des Einflusses der Respirations-Bewegungen auf den Blutlauf im Aortensystem." *Arch. (Anat. u.) Physiol.* (1847), 242-302, 5 plates.

—— (1851).—"Neue Versuche über die Beihilfe der Nerven zur Speichelabsonderung." Mtth. No. 50, *Zürich Naturforsch. Ges.*; *Zs. rat. Med. N. F.*, **1**, 255-277. Neudruck, Ostwald's "Klassiker", No. 18.

—— und A. Spiess (1857).—"Vergleichung der Wärme des Unterkiefer-Drüsenspeichels und des gleichseitigen Carotiden-Blutes." *Sitz. Ber. Wien. Akad.*, **25**, 584-593.

Lüthje, H. (1904).—"Über die Zuckerbildung aus Glycerin." *Arch. Clin. Med.*, **80**, 98-104.

Lunden, Harald (1906).—"Über amphotere Elektrolyte." *Zs. physik. Chem.*, **54**, 532-568.

—— (1908).—"Affinitätsmessungen an schwachen Säuren und Basen." Ahrens' "Sammlung", **14**. Stuttgart: Enke. 110 pp.

Lunin, N. (1880).—"Über die Bedeutung der anorganischen Salze für die Ernährung der Tiere." *Zs. physiol. Chem.*, **5**, 31-39.

Lusk, Graham (1909).—"The Elements of the Science of Nutrition." 2nd edition. London and Philadelphia: W. B. Saunders Co. 402 pp. 3rd edition, 1917.

—— (1910).—"The Fate of the Amino-Acids in the Organism." *Jl. Amer. Chem. Soc.*, **32**, 671-680.

—— (1915).—"The Influence of Food on Metabolism." Proc. Amer. Soc. Biol. Chemists in *Jl. of Biol. Chem.*, **20**, viii-xvii.

Luther, Robert (1908).—"Photochemische Reaktionen." *Zs. Elektrochem.*, **14**, 445-453.

—— and Geo. Shennan Forbes (1909).—"A Quantitative Study of the Photochemical Reaction between Quinine and Chromic Acid." *Jl. Amer. Chem. Soc.*, **31**, 770-783.

—— und Andreas Nikolopoulos (1913).—"Über die Beziehung zwischen den Absorptionsspektren und der Konstitution der komplexen Kobaltamminsalze." *Zs. physik. Chem.*, **82**, 361-378.

—— und Fritz Weigert (1905).—"Über umkehrbare photochemische Reaktionen im homogenen Systeme. Anthracen und Dianthracen." I. *Zs. physik. Chem.*, **51**, 297-328.

Lutz, Louis (1904).—"Les microorganismes fixateurs d'azote." Paris: Lechevalier. 187 pp.

Macallum, A. B. (1903).—"On the Inorganic Composition of the Medusæ, *Aurelia flavidula* and *Cyanea arctica*." *Jl. Physiol.*, **29**, 213-241.

—— (1904).—"The Palæochemistry of the Ocean in Relation to Animal and Vegetable Protoplasm." Trans Canadian Inst. Reprinted. 30 pp.

—— (1910).—"The Inorganic Composition of the Blood in Vertebrates and Invertebrates." *Proc. R. S.*, **82B**, 602-624.

—— (1911).—"Oberflächenspannung und Lebenserscheinungen." *Ergeb. Physiol.*, **11**, 598-657.

Macdonald, John Smythe (1900).—"The Demarcation Current of Mammalian Nerve. III. The Demarcation Source and the Concentration Law." *Proc. R. S.*, **67**, 325-328.

—— (1902).—"The Injury Current of Nerve the Key to its Physical Structure." *Thomson Yates Lab. Reports*, **4**, ii. 213-347. Liverpool Univ. Press.

—— (1905).—"The Structure and Function of Nerve Fibres." *Proc. R. S.*, **76B**, 322-350.

—— (1909).—"The Structure and Function of Striated Muscle." *Quart. Jl. Exper. Physiol.*, **2**, 5-89.

MACDONALD, JOHN SMYTHE (1913).—"Studies in the Heat Production Associated with Muscular Work. Section A Methods; B, Results." *Proc. R. S.*, **87**B, 96-112.

—— (1914).—"Mechanical Efficiency of Man." Proc. Physiol. Soc. in *Jl. Physiol.*, **48**, pp. xxxiii, xxxiv.

MACDOUGAL, DANIEL TREMBLEY (1901).—"Practical Textbook of Plant Physiology." London: Longmans. 352 pp.

MACH, ERNST (1875).—"Grundlinien der Lehre von den Bewegungsempfindungen." Leipzig: Engelmann. 127 pp.

—— (1886).—"Beiträge zur Analyse der Empfindungen." Jena: G. Fischer, 168 pp.

MACHT, DAVID I. (1914).—"The Action of Drugs on the Isolated Pulmonary Artery." *Jl. Pharmacol.*, **6**, 13-37.

—— (1915).—"Demonstration by the Use of Arterial Rings of the Inhibitory Action of Certain Drugs on the Vaso-Constriction Produced by Epinephrin." *Jl. Pharmacol.*, **6**, 591-594.

MACKENZIE, KENNETH (1911).—"An Experimental Investigation of the Mechanism of Milk Secretion, with Special Reference to the Action of Animal Extracts." *Quart. Jl. Exper. Physiol.*, **4**, 305-330.

MACLEAN, HUGH (1918).—"Lecithin and Allied Substances. The Lipins." Longmans. Pp. 206.

MAGNUS, R. (1904, 1).—"Versuche am überlebenden Dünndarm von Säugetieren." I. *Pflüger's Arch.*, **102**, 123-151.

—— (1904, 2).—"Zur Wirkungsweise des esterspaltenden Fermentes (Lipase) der Leber." *Zs. physiol. Chem.*, **42**, 149-154.

—— (1909).—"Zur Regelung der Bewegungen durch das Zentralnervensystem." *Pflüger's Arch.*, **130**, 253-269.

—— und A. DE KLEIJN (1912).—"Die Abhängigkeit des Tonus der Extremitätenmuskeln von der Kopfstellung." *Pflüger's Arch.*, **145**, 455-548.

—— und E. A. SCHÄFER (1901).—"The Action of Pituitary Extracts upon the Kidney." Proc. Physiol. Soc. in *Jl. Physiol.*, **27**, pp. ix, x.

—— und C. G. L. WOLF (1913).—"Weitere Mitteilungen über den Einfluß der Kopfstellung auf den Gliedertonus." *Pflüger's Arch.*, **149**, 447-461.

MAGNUS-LEVY, AD. (1907).—"Über die Neubildung von Glykokoll." *Bioch. Zs.*, **6**, 523-540, 541-554.

MANDEL, ARTHUR R., and GRAHAM LUSK (1906).—"Lactic Acid in Intermediary Metabolism." *Amer. Jl. Physiol.*, **16**, 129-146.

MANGOLD, ERNST (1905).—"Untersuchungen über die Endigung der Nerven in den quergestreiften Muskeln der Arthropoden." *Zs. allgem. Physiol.*, **5**, 135-205.

—— (1910).—"Die Produktion von Licht." "Handbuch vergleich. Physiol." (Winterstein), **3**, ii. 225-392. Jena: G. Fischer.

—— (1912).—"Gehörsinn und statischer Sinn." "Handbuch vergleich. Physiol." (Winterstein), **4**, 841-976.

MANSFELD, G. (1909).—"Narkose und Sauerstoffmangel." *Pflüger's Arch.*, **129**, 69-81.

MANWARING, WILFRED H. (1910).—"Der physiologische Mechanismus des anaphylaktischen Schocks." *Zs. Immunitätsforsch.*, **8**, 1-23.

MARC, R. (1913).—"Über Adsorption und gesättigte Oberflächen." *Zs. physik. Chem.*, **81**, 641-694.

MAREY, E. J. (1885).—"La Méthode graphique." 2me. Tirage. Paris: Masson. 673 and 52 pp.

MARINESCO, G. (1912).—"Forschungen über den kolloiden Bau der Nervenzellen und ihre erfahrungsgemäßen Veränderungen." *Kolloid. Zs.*, **11**, 209-225.

MARKWALDER, JOSEF, and E. H. STARLING (1913).—"A Note on some Factors which Determine the Blood-Flow through the Coronary Circulation." *Jl. Physiol.*, **47**, 275-285.

MARSHALL, F. H. A. (1910).—"The Physiology of Reproduction." London: Longmans. 706 pp.

—— (1913).—"The Effect of Castration on Horn Growth in Herdwick Sheep." Proc. Physiol. Soc. in *Jl. Physiol.*, **46**, pp. xxix, xxx.

—— and J. HAMMOND (1914).—"On the Effects of Complete and Incomplete Castration upon Horn Growth in Herdwick Sheep." *Jl. Physiol.*, **48**, 171-176.

MARSHALL, F. H. A. and W. A. JOLLY (1907).—"Results of Removal and Transplantation of Ovaries." *Trans. Roy. Soc. Edinburgh*, **45**, 589-599.

—— —— (1908).—"On the Results of Heteroplastic Ovarian Transplantation as Compared with those Produced by Transplantation in the same Individual." *Quart. Jl. Exper. Physiol.*, **1**, 115-120.

MARSHALL, HUGH (1902).—"Suggested Modification of the Sign of Equality for Use in Chemical Notation." *Proc. Roy. Soc. Edinburgh*, **24**, 85-87.

MARTIN, CHARLES J. (1894).—"On some Effects Upon the Blood Produced by the Injection of the Venom of the Australian Black Snake (*Pseudechis porphyriacus*)." *Jl. Physiol.*, **15**, 380-400.

—— (1896).—"Method of Separating Colloids from Crystalloids." *Jl. Physiol.*, **20**, 364-371.

—— (1901).—"Thermal Adjustment and Respiratory Exchange in Monotremes and Marsupials. A Study in the Development of Homœothermism." *Phil. Trans.*, **195**B, 1-37.

—— (1914).—"A Simple and Convenient Form of Bicycle Ergometer." Proc. Physiol. Soc. in *Jl. Physiol.*, **48**, pp. xv, xvi.

MARTIN, E. G., and W. L. MENDENHALL (1915).—"The Response of the Vaso-Dilator Mechanism to Weak, Intermediate, and Strong Sensory Stimulation." *Amer. Jl. of Physiol.*, **38**, 98-107.

MARTIN, E. K. (1912).—"The Effects of Ultra-Violet Rays upon the Eye." *Proc. R. S.*, **85**B, 319-330.

MAST, S. O. (1916).—"The Process of Orientation in the Colonial Organism, Gonium Pectorale and a Study of the Structure and Function of the Eye-Spot." *Jl. Exper. Zool.*, **20**, 1-17.

MASUDA, NIRO (1912).—"Über das Auftreten aldehydartiger Substanzen bei der Leberdurchblutung und über Acetessigsäurebildung aus Äthylalkohol." *Bioch. Zs.*, **45**, 140-156.

MATHEWS, ALB. P. (1904).—"The Relation between Solution-Tension, Atomic Volume, and the Physiological Action of the Elements." *Amer. Jl. Physiol.*, **10**, 290-323.

MATHISON, G. C. (1910).—"The Action of Asphyxia on the Spinal Animal." *Jl. Physiol.*, **41**, 416-449.

—— (1911, 1).—"The Effects of Asphyxia upon Medullary Centres. I. The Vaso-Motor Centre." *Jl. Physiol.*, **42**, 283-300.

—— (1911, 2).—"The Effects of Potassium Salts upon the Circulation and their Action on Plain Muscle." *Jl. Physiol.*, **42**, 471-494.

MATHISON, G. C. (1912).—"The Sensory Fibres of the Phrenic Nerve." *Review of Neurology*, Dec. 1912. 11 pp.

MAXWELL, A. L. I., and A. C. H. ROTHERA (1915).—"The Action of Pituitrin on the Secretion of Milk." *Journ. Physiol.*, **49**, 483-491.

MAXWELL, J. CLERK (1876).—"Matter and Motion." London: Soc. Promoting Christian Knowledge. 128 pp.

MAY, W. PAGE (1909).—"Über sensorische Nerven und periphere Sensibilitäten." *Ergeb. Physiol.*, **8**, 657-697.

MAYDELL, BARON E. (1913).—"Zur Frage des Magensekretins." *Pflüger's Arch.*, **150**, 390-404.

MAYER, A. GOLDSBOROUGH (1906).—"Rhythmical Pulsation in Scyphomedusæ." *Carnegie Inst., Washington*, Publ. No. 47.

—— (1908).—"Rhythmical Pulsations in Scyphomedusæ." II. *Carnegie Inst., Washington*, Publ. No. 102, vol. i., pp. 113-131.

MAYER, ANDRÉ, et ÉMILE F. TERROINE (1907).—"Sur les jécorines, naturels et artificiels." *C. R. Soc. Biol.*, **62**, 773-775.

MAYER, PAUL (1902).—"Experimentelle Untersuchungen über Kohlenhydratsäuren." *Zs. klin. Med.*, **47**, 68-108.

—— (1904).—"Über das Verhalten der Diaminoproprionsäure im Tierkörper." *Zs. physiol. Chem.*, **42**, 59-64.

—— (1912).—"Über Brenztraubensäure-Glykosurie und über das Verhalten der Brenztraubensäure im Tierkörper." *Bioch. Zs.*, **40**, 441-454.

MAYOW, JOHN (1674).—"Tractatus Quinque medico-physici, quorum primus agit de sal-nitro et spiritu nitro-aereo. Secundus de respiratione." Oxonii: e Theatro Sheldoniano.

335 + 152 pp., 6 plates. Englische Übersetzung, Alembic Club Reprints, No. 17. Teile der Essays in Ostwald's "Klassiker," No. 125, Herausgegeben von Donnan.

MAYR, EMIL (1906).—"Einfluß von Neutralsalzen auf Farbbarkeit, usw." *Beitr. chem. Physiol. Pathol.* (Hofmeister), 7, 548-574.

M'BAIN, JAMES W., and C. S. SALMON (1920).—"Colloidal Electrolytes: Soap Solutions and their Constitution." *Proc. R. S.*, 97A, 44-65.

M'CLENDON, J. F. (1910).—"On the Dynamics of Cell Division." *Amer. Jl. Physiol.*, 27, 240-275.

—— (1912, 1).—"Chemistry of the Production of One-Eyed Monstrosities." *Amer. Jl. Physiol.*, 29, 289-297.

—— (1912, 2).—"The Increased Permeability of Striated Muscle to Ions during Contraction." *Amer. Jl. Physiol.*, 29, 302-305.

—— (1915).—"On the Formation of Fats from Proteins in the Eggs of Fish and Amphibians." *Jl. of Biol. Chem.*, 21, 269-274.

—— and C. A. MAGOON (1916).—"An Improved Hasselbalch Hydrogen Electrode and a Combined Tonometer and Hydrogen Electrode, together with Rapid Methods of Determining the Buffer Value of Blood." *Jl. Biol. Chem.*, 25, 669-681.

M'COLLUM, E. V. (1911, 1).—"Notes on the Creatinine Excretion of the Pig." *Amer. Jl. Physiol.*, 29, 210-214.

—— (1911, 2).—"The Nature of the Repair Processes in Protein Metabolism." *Amer. Jl. Physiol.*, 29, 215-237.

—— and MARGUERITE DAVIS (1915).—"The Essential Factors in the Diet during Growth." *Jl. Biol. Chem.*, 23, 231-246.

—— and D. R. HOAGLAND (1913).—"Studies in the Endogenous Metabolism of the Pig as Modified by Various Factors. I. Acid and Basic Salts and Free Mineral Acids. II. Fat Feeding. III. Benzoic Acid Effect." *Jl. Biol. Chem.*, 16, 299-326.

M'DOUGALL, W. (1903).—"The Nature of the Inhibitory Processes within the Nervous System." *Brain*, 26, 153-191.

M'LEOD, J. J. R. (1899).—"Zur Kenntnis des Phosphors im Muskel." *Zs. physiol. Chem.*, 28, 535-558.

M'WILLIAM, JOHN A. (1885, 1).—"Cardiac Inhibition in the Newt." Proc. Physiol. Soc. in *Jl. Physiol.*, 6, pp. xvi, xvii.

—— (1885, 2).—"On the Structure and Rhythm of the Heart in Fishes, with Especial Reference to the Heart of the Eel." *Jl. Physiol.*, 6, 192-245.

—— (1902).—"On the Properties of the Arterial and Venous Walls." *Proc. R. S.*, 70, 109-153.

MEEK, WALTER J. (1911).—"Regeneration of Auerbach's Plexus in the Small Intestine. *Amer. Jl. Physiol.*, 28, 352-360.

—— and J. A. E. EYSTER (1912).—"Electrical Changes in the Heart during Vagus Stimulation." *Amer. Jl. Physiol.*, 30, 271-277.

—— —— (1912, 1).—"The Course of the Wave of Negativity which Passes over the Tortoise's Heart during the Normal Beat." *Amer. Jl. Physiol.*, 31, 31-46.

MEIGS, EDW. B. (1913).—"On the Nature of the Semipermeable Membranes which Surround the Fibres of Striated Muscle." *Proc. Soc. Exp. Biol. Med.*, 10, 129-131.

—— (1915).—"The Osmotic Properties of Calcium and Magnesium Phosphates in Relation to those of Living Cells." *Amer. Jl. Physiol.*, 38, 456-489.

—— and L. A. RYAN (1912).—"The Chemical Analysis of the Ash of Smooth Muscle." *Jl. Biol. Chem.*, 11, 401-414.

MELLANBY, JOHN, and V. J. WOOLLEY (1912).—"The Ferments of the Pancreas. Part. I. The Generation of Trypsin from Trypsinogen by Enterokinase." *Jl. Physiol.*, 45, 370-388. Part. II., "The Action of Calcium Salts in the Generation of Trypsin from Trypsinogen." *Jl. Physiol.*, 46, 159-171.

—— —— (1915).—"The Ferments of the Pancreas. V. The Carbohydrate Ferments of the Pancreathic Juice." *Jl. Physiol.*, 49, 246-264.

MELLOR, J. W. (1902).—"The Union of Hydrogen and Chlorine. V. The Action of Light on Chlorine Gas." *Trans. Chem. Soc.*, 81, 1280-1292. VI. "The Period of Induction." *Trans. Chem. Soc.*, 81, 1292-1301.

MELLOR, J. W. (1904).—"Chemical Statics and Dynamics." London: Longmans. 528 pp.

—— (1909).—"Higher Mathematics for Students of Chemistry and Physics." 3rd edition. London: Longmans. 641 pp.

MELTZER, S. J. (1883).—"Die Irradiationen des Schluckzentrums und ihre allgemeine Bedeutung." *Arch. (Anat. u.) Physiol.* (1883), 209-238.

—— and JOHN AUER (1905).—"Physiological and Pharmacological Studies of Magnesium Salts. I. General Anæsthesia by Subcutaneous Injection." *Amer. Jl. Physiol.*, **14**, 361-388.

—— —— (1908).—"Über die Beziehungen des Calciums zu den Hemmungswirkungen des Magnesiums bei Tieren." *Zbl. Physiol.*, **21**, 788, 789.

—— —— (1909).—"Die Effekte der örtlichen Applikation von $MgSO_4$ und $MgCl_2$ auf den Medulla oblongata verglichen mit dem Effekt der Applikation von NaCl." *Zbl. Physiol.*, **23**, 349, 350.

—— —— (1913).—"Über die anästhetische und lähmende Wirkung von Mg, unterstützt durch Äther." *Zbl. Physiol.*, **27**, 632-634.

MENDEL, JOHANN GREGOR (1865).—"Versuche über Pflanzen-Hybriden." *Verh. Naturfor. Verein. in Brünn.*, **4**, Abh. 1. Neudruck in *Flora*, 1901. Auch in Ostwald's "Klassiker." Übersetzt bei BATESON (1913, pp. 335-379).

MENSBRUGGHE, M. G. VAN DER (1866).—"Sur la tension des lames liquides." *Bull. Acad. Sci. Belgique*, **22**, 308-328.

MENSHUTKIN, NICOLAI (1879).—"Über den Einfluß der Isomerie des Alkohols und der Säuren auf die Bildung zusammengesetzter Äther." *Liebig's Ann.*, **195**, 334-364; **197**, 193-225.

MERING, J. VON, und O. MINKOVSKI (1889).—"Diabetes mellitus nach Pankreasexstirpation." *Arch. exper. Path.*, **26**, 371-387.

METSCHNIKOFF, ÉLIE (1901).—"L'Immunité dans les Maladies Infectieuses." Paris: Masson. 600 pp.

METZNER, RUDOLF (1907, 1).—"Die histologischen Veränderungen der Drüsen bei ihrer Tätigkeit." *Handbuch der Physiologie (Nagel)*, **2**, 900-1024.

—— (1907, 2).—"Die Absonderung und Herausbeförderung des Harnes." *Handbuch der Physiol. (Nagel)*, **2**, 207-335.

—— (1913).—"Innere Sekretion. Die chemischen Wechselwirkungen im Organismus." *Lehrbuch der Physiol. des Menschen (Zuntz und Loewy)*, 590-629. Leipzig: Vogel.

MEYER, HANS H. (1899).—"Zur Theorie der Alkoholnarkose. Welche Eigenschaft der Anästhetica bedingt ihre narkotische Wirkung?" *Arch. exper. Pathol.*, **42**, 109-118.

MEYER, J. DE (1906).—"Contribution a l'étude de la sécrétion interne du pancréas et de l'utilisation du glucose dans l'organisme." *Ann. Soc. Roy. Sci. med. et nat. Bruxelles*, **15**, 155-229.

—— (1908).—"Glycolyse, Hyperglycémie, Glycosuria et Diabète." *Ann. Inst. Pasteur*, **22**, 778-848.

—— (1909, 1).—"Recherches sur le diabète pancréatique. Inhibition de la sécrétion interne du pancréas par un serum." *Arch. internat. Physiol.*, **7**, 317-378.

—— (1909, 2).—"Contribution à l'étude de la pathogénie du diabète pancréatique. Variations de la perméabilité rénale pour le glucose. Relations entre le pancréas et le rein." *Arch. internat. Physiol.*, **8**. 121-181.

—— (1909, 3).—"Nouvelle méthode de circulation artificielle à travers le foie, appliquée à l'étude de la gylcogénie hépatique." *Arch. internat. Physiol.*, **8**, 204-226.

—— (1910).—"Sur les relations entre la sécrétion interne du pancréas et la fonction glycogénique du foie." *Arch. internat. Physiol.*, **9**, 1-100.

MEYERHOF, OTTO (1911).—"Untersuchungen über die Wärmetönung der vitalen Oxydationsvorgänge in Eiern." I.-III. *Bioch. Zs.*, **35**, 246-328.

—— (1912, 1).—"Über Wärmetönungen chemischer Prozesse in lebenden Zellen." *Pflüger's Arch.*, **146**, 159-184.

—— (1912, 2).—"Über den Energiewechsel von Bakterien." *Sitz. Ber. Heidelberg Akad.* (1912), B, 18 pp.

—— (1912, 3).—"Über scheinbare Atmung abgetöteter Zellen durch Farbstoffreduktion." *Pflüger's Arch.*, **149**, 250-274.

MEYERHOFF, OTTO (1913).—"Reversible Hemmungen von Fermenten durch indifferente Narkotica." "Résumés IXme Cong. Physiol. internat." Groningen.

—— (1914).—"Über Hemmung von Fermentreaktionen durch indifferente Narkotica." *Pflüger's Arch.*, **157**, 251-306.

MICHAELIS, LEONOR (1902).—"Farbstoffchemie für Histologen." Berlin: S. Karger. 156 pp.

—— (1908).—"Über binäre Elektroden und elektrochemische Adsorption." *Zs. Elektrochem.* **14**, 353-355.

—— und HEINRICH DAVIDSOHN (1911).—"Die Abhängigkeit der Trypsinwirkung von der Wasserstoffionenkonzentration." *Bioch. Zs.*, **36**, 280-290.

—— —— (1912).—"Die Abhängigkeit spezifischer Fällungsreaktionen von der Wasserstoffionenkonzentration." *Bioch. Zs.*, **47**, 59-72.

MICHAELIS, LEONOR, und P. RONA (1909).—"Adsorption des Zuckers." *Bioch. Zs.*, **16**, 489-498.

MICHAILOV, SERGIUS (1911).—"Die Nerven des Myocardiums und experimentelle Untersuchungen an vagotomierten Tieren." *Folia Neuro-biologica*, **5**, 1-30.

MILLIKAN, R. A. (1917).—"A Re-determination of the Value of the Electron and of Related Constants." *Proc. Nat. Acad. Sci., Washington*, **3**, 231-236.

MINES, GEO. RALPH (1911).—"The Action of Tri-valent Ions on Living Cells and on Colloidal Systems. II. Simple and Complex Cations." *Jl. Physiol.*, **42**, 309-331.

—— (1912, 1).—"Der Einfluß gewisser Ionen auf die elektrische Ladung von Oberflächen, usw." *Koll. Chem. Beihefte*, **3**, 191-236.

—— (1912, 2).—"Functional Analysis by the Action of Electrolytes." Proc. Physiol. Soc. in *Jl. Physiol.*, **44**, pp. xxi, xxii.

—— (1913, 1).—"On the Summation of Contractions." *Jl. Physiol.*, **46**, 1-27.

—— (1913, 2).—"On Dynamic Equilibrium in the Heart." *Jl. Physiol.*, **46**, 349-383.

—— (1913, 3).—"On Functional Analysis by the Action of Electrolytes." *Jl. Physiol.*, **46**, 188-235.

—— (1914, 1).—"Further Experiments on the Action of the Vagus on the Electrogram of the Frog's Heart." *Jl. Physiol.*, **47**, 419-430.

MOLIÈRE, J. B. POQUELIN (1673).—"Le Malade Imaginaire." Hachette's edition, T. **5**, 219-312.

MOLISCH, HANS (1904).—"Leuchtende Pflanzen. Eine physiologische Studie." Jena: G. Fischer. 168 pp., 2 plates.

MOLL, W. J. H. (1913).—"A Quick Coil Galvanometer." *Proc. koninkl. Akad. Amsterdam*, **16**, 149-152.

MOORE, A. R. (1910).—"On the Nervous Mechanism of the Righting Movements of the Starfish." *Amer. Jl. Physiol.*, **27**, 207-211.

—— (1918).—"Reversal of Reaction by Means of Strychnine in Planarians and Starfish." *Jl. Gen. Physiol.*, **1**, 97-100.

—— (1919).—"The Respiratory Rate of the Sciatic Nerve of the Frog in Rest and Activity." *Jl. Gen. Physiol.*, **1**, 613-621.

—— (1920),—"Stereotropism as a Function of Neuromuscular Organisation." *Jl. Gen. Physiol.*, **2**, 319-324.

MOORE, BENJAMIN (1893).—"Über die Geschwindigkeit der Krystallisation aus überkalteten Flüssigkeiten." *Zs. physik. Chem.*, **12**, 545-554.

—— (1906).—"Energy Transformation in Living Matter." "Recent Advances in Physiol." (L. Hill), pp. 1-14. London: Arnold.

—— (1909).—"Rôle Played by Molecular Affinities in Biochemical Reactions." *Arch. Fisiol.*, **7**, 519-540.

—— (1914).—"The presence of Inorganic Iron Compounds in the Chloroplasts of the Green Leaf considered in Relation to Photosynthesis, etc." *Proc. R. S.*, **87**B, 556-570.

—— and WM. H. PARKER (1902).—"The Osmotic Properties of Colloidal Solutions." *Amer. Jl. Physiol.*, **7**, 261-293.

—— and H. E. ROAF (1907).—"Direct Measurements of the Osmotic Pressure of Certain Colloids." *Bioch. Jl.*, **2**, 34-73.

—— —— (1908).—"On the Equilibrium between the Cell and its Environment in regard to Soluble Constituents, etc." *Bioch. Jl.*, **3**, 55-81.

MOORE, BENJAMIN and T. A. WEBSTER (1913).—"Synthesis of Formaldehyde from Carbon Dioxide and Water by Inorganic Colloids, acting as Transformers of Light Energy." *Proc. R. S.* **87**B, 163-176.

—— and E. WHITLEY (1909).—"The Properties and Classification of the Oxidising Enzymes, and Analogies between Enzymic Activity and Effects of Immune Bodies, etc." *Bioch. Jl.*, **4**, 136-168.

MORAWITZ, HUGO (1910).—"Adsorption und Kolloidfällung." *Koll. Chem. Beihefte*, **1**, 301-330.

MORAWITZ, P. (1909).—"Über Oxydationsprozesse im Blut." *Arch. exper. Pathol.*, **60**, 298-311.

MORGENROTH, J. (1900).—"Tetanus des Frosches." *Arch. internat. Pharmacodynamie*, **7**, 265-282.

MORSE, H. N. (1914).—"The Osmotic Pressure of Aqueous Solutions." Publ. No. 198, Carnegie Inst. of Washington, 222 pp. (Bericht über die Arbeiten von 1899-1913).

—— and Co-WORKERS (1901, etc.). "Papers on Osmotic Pressure." *Amer. Chem. Jl.*, **26-48**.

—— (1912).—"The Osmotic Pressure of Cane Sugar Solutions at High Temperatures." *Amer. Chem. Jl.*, **48**, 29-64.

—— and D. W. HORN (1901).—"The Preparation of Osmotic Membranes by Dialysis." *Amer. Chem. Jl.*, **26**, 80-86.

MOSSO, A., et P. PELLACANI (1882).—"Sur les fonctions de la vessie." *Arch. ital. biol.*, **1**, 97-128, 291-324.

MOTT, F. W. (1910).—"The Brain and the Voice in Speech and Song." London and New York: Harper Bros. 112 pp.

—— (1912).—"The Bio-Physics and Bio-Chemistry of the Neurone." *Brit. Med. Jl.*, Sept. 28th, 1912, pp. 780-784.

MOUTON, HENRI (1902).—"Recherches sur la digestion chez les amibes, etc." *Ann. Inst. Pasteur*, **16**, 457-509.

MÜLLER, CARL (1912).—"Die Absorption von Sauerstoff, Stickstoff und Wasserstoff in wässerigen Lösungen von Nicht-Elektrolyten." *Zs. physik. Chem.*, **81**, 483-503.

MÜLLER, JOHANNES (1826).—"Zur vergleichenden Physiologie des Gesichtssinnes des Menschen und der Tiere." Leipzig: C. Cnobloch. 462 pp.

—— (1840).—"Handbuch der Physiologie des Menschen für Vorlesungen."

—— (1843).—"Elements of Physiology." Übersetzt von Wm. Baly. London: Taylor & Walton. 2 vols., 1269 pp.

MUSCULUS, FRIEDRICH, und FRIEDR. JOSEF V. MERING (1875).—"Über einen neuen Körper im Chloralharn." *Chem. Ber.*, **8**, 662-666.

MYERS, C. S. (1913).—"Are the Intensity Differences of Sensation Quantitative?" I. *Brit. Jl. Psychol.*, **6**, 137-154.

NÄGELI, CARL VON (1885).—"Primordial Schlauch." "Pflanzenphysiol. Studien," Heft I., 1-20. Zürich.

—— (1893).—"Über oligodynamische Erscheinungen in lebenden Zellen." *Denksch. schweiz. naturforsch. Ges.*, **33**, 1.

NAGEL, WILLIBALD A. (1896).—"Der Lichtsinn augenloser Tiere." Jena: G. Fischer. 120 pp.

—— (1905, 1).—"Der Geruchsinn." *Handbuch Physiol. Menschen (Nagel)*, **3**, 589-620.

—— (1905, 2).—"Der Geschmackssinn." *Handbuch Physiol. Menschen (Nagel)*, **3**, 621-646.

NATHANSOHN, ALEX. (1904, 1).—"Weitere Mitteilungen über die Regulation der Stoffaufnahme." *Jahr. wiss. Bot.*, **40**, 403-442.

—— (1904, 2).—"Über die Regulation der Aufnahme anorganischer Salze durch die Knollen von *Dahlia*." *Jahrb. wiss. Bot.*, **39**, 607-644.

NATTRASS, J. H. (1910).—"Autoplastic Ovarian Transplantation." Melbourne: Australia Pub. Co. 25 pp.

NĚMEC, BOHUMIL (1900).—"Über die Art der Wahrnehmung des Schwerkraftreizes bei den Pflanzen." *Ber. Deutsch. bot. Ges.*, **18**, 241-245.

NENCKI, MARCELI (1904).—"Opera Omnia." Braunschweig: Vieweg. 2 vols., 1733 pp.

—— und J. ZALESKY (1901).—"Über die Reduktionsprodukte des Haemins durch Jodwasserstoff und Jodphosphonium." *Chem. Ber.*, **34**, 997; "Opera Omnia," **2**, 792-803.

NERNST, WALTHER (1888).—"Theorie der Diffusion." *Zs. physik. Chem.*, **2**, 613-637.

—— (1889).—"Die elektromotorische Wirksamkeit der Ionen." *Zs. physik. Chem.*, **4**, 129-181.

NERNST, WALTHER, (1894).—"Dielektrizitätskonstante und chemisches Gleichgewicht." *Zs. physik. Chem.*, **13**, 531-536.

—— (1899).—"Zur Theorie der elektrischen Reizung." *Göttingen Nachrichten Math. phys. Kl.* (1899), 104-108.

—— (1904).—"Theorie der Reaktionsgeschwindigkeit in heterogenen Systemen." *Zs. physik. Chem.*, **47**, 52-55.

—— (1911).—"Theoretical Chemistry." Übersetzt nach der 9. Originalauflage von H. T. Tizard. London: Macmillan. 810 pp.

—— (1913).—"Theoretische Chemie." 7te Aufl. Stuttgart: Enke. 838 pp.

—— und HERBERT LEVY (1909).—"Thermodynamische Behandlung einiger Eigenschaften des Wassers." =*Verh. d. Physik. Ges., Berlin*, **11**, 313-338.

—— und A. SCHÖNFLIES (1904).—"Einführung in die mathematische Behandlung der Naturwissenschaften." 4te Aufl. München: Oldenbourg. 370 pp.

NEUBAUER, OTTO (1909).—"Über den Abbau der Aminosäuren im gesunden und kranken Organismus." *Deutsch. Arch. klin. Med.*, **95**, 211-256.

NEUBERG, C., und L. KARCZAG (1911).—"Carboxylase, ein neues Enzym der Hefe." *Bioch. Zs.*, **36**, 68-75.

—— und L. LANGSTEIN (1903).—"Ein Fall von Desamidierung im Tierkörper." *Arch. (Anat. u.) Physiol.* (1903), Suppl., 514-516.

NEUKIRCH, P. (1912).—"Physiologische Wertbestimmung am Dünndarm (nebst Beiträgen zur Wirkungsweise des Pilocarpins)." *Pflüger's Arch.*, **147**, 153-170.

—— und P. RONA (1912).—"Beiträge zur Physiologie des isolierten Säugetierherzens." *Pflüger's Arch.*, **148**, 285-294.

NEUMANN, K. O. (1912).—"The Oxygen Exchange of the Suprarenal Gland." *Jl. Physiol.*, **45**, 188-196.

NEW, J. S. (1899).—"Apparatus to Show Polar Stimulation of Muscle." Proc. Physiol. Soc. in *Jl. Physiol.*, **24**, p. xxv.

NICLOUX, MAURICE (1913).—"Les lois d'absorption de l'oxyde de carbone par le sang in vitro." *C. R.*, **157**, 1425-1428.

—— (1914).—"Les lois d'absorption de l'oxyde de carbone par le sang in vivo." *C. R.*, **158**, 363-365.

NIERENSTEIN, EDMUND (1905).—"Beiträge zur Ernährungsphysiologie der Protisten." *Zs. allgem. Physiol.*, **5**, 435-510.

NISHI, M. (1910).—"Über die Rückresorption des Zuckers in der Niere." *Arch. exper. Pathol.* **62**, 329-340.

NOGUCHI, HIDEYO (1905).—"A Study of the Protective Action of Snake Venom upon Blood Corpuscles." *Jl. Exper. Med.*, **7**, 181-222.

NOLF, P. (1906-1908).—"Contribution à l'étude de la coagulation du sang." *Arch. Internat. Physiol.*, **4**, 165-215; **6**, 1-72, 115-191, 306-359; **7**, 280-301, 379-410, 411-461.

NOYES, A. A., A. C. MELCHER, H. C. COOPER, and G. W. EASTMAN (1910).—"The Conductivity and Ionisation of Salts, Acids, and Bases in Aqueous Solutions at High Temperatures." *Ts. physik. Chem.*, **70**, 335-377.

—— and CO-WORKERS (1907).—"The Electrical Conductivity of Aqueous Solutions." Pub. No. 63, Carnegie Inst. of Washington. 352 pp.

NOYONS, A. K. M. (1908).—"About the Determination of Hardness in Muscles." *Proc. Koninkl. Akad. Amsterdam*, **11**, 43-53.

—— (1909).—"Über Modifikationen unpolarisierbarer Elektroden." *Zs. biol. Technik*, **1**, 265-267.

—— (1910).—"Physiological Sclerometry." *Proc. K. Akad. Wetensk. Amsterdam*, **13**, 312-318.

—— und J. VON UEXKÜLL (1911).—"Die Härte der Muskeln." *Zs. Biol.*, **56**, 139-208.

ODEN, SVEN (1912).—"Physikalisch-chemische Eigenschaften der Schwefelhydrosole." *Zs. physik. Chem.*, **80**, 709-736.

—— (1913).—"Der kolloide Schwefel." *Nova Acta reg. Soc. Sci. Upsala.* Ser. iv., **3**, No. 4.

—— und E. OHLON (1913).—"Zur Kenntnis des reversiblen Koagulationsprozesses." *Zs. physik. Chem.*, **82**, 79-85.

O'DONOGHUE, CHAS. H. (1911, 1).—"The Relation between the Corpus Luteum and the Growth of the Mammary Gland." Proc. Physiol. Soc. in *Jl. Physiol.*, **43**, pp. xvi, xvii.

—— (1911, 2).—"The Growth Changes in the Mammary Apparatus of Dasyurus and the Relation of the Corpora Lutea thereto." *Quart. Jl. Micros. Sci.*, **57**, 187-234.

—— (1913).—"The Artificial Production of Corpora Lutea and their Relation to the Mammary Gland." Proc. Physiol. Soc. in *Jl. Physiol.*, **46**, p. vi.

OINUMA, SOROKU (1910).—"Beiträge zur Physiologie der autonom innervierten Muskulatur. III. Über den Einfluß des Vagus und des Sympathicus auf die Tonusschwankungen der Vorhöfe des Schildkrötenherzens." *Pflüger's Arch.*, **133**, 500-518.

OKADA, SEIZABURO (1914).—"On the Secretion of Bile." *Jl. Physiol.*, **49**, 457-482.

OLIVER, GEO., and E. A. SCHÄFER (1895).—"The Physiological Effects of Extracts of the Suprarenal Capsules." *Jl. Physiol.*, **18**, 230-279.

ONSLOW, H. (1915).—"A Contribution to our Knowledge of the Chemistry of Coat-Colour in Animals and of Dominat and Recessive Whiteness." *Proc. R. S.*, **89B**, 36-58.

ONSLOW, MURIEL WHELDALE (1920) (unpubliziert).

OPPENHEIMER, CARL (1909).—"Die Fermente." Spezieller Teil. 3te Aufl. Leipzig: Vogel. 491 pp.

OPPENHEIMER, S. (1912).—"Über Milchsäurebildung in der künstlich durchströmten Leber." II. *Bioch. Zs.*, **45**, 30-44.

ORBELI, LEON A. (1909).—"Reflexes conditionnels du côté de l'œil chez le chien." *Arch. Sci. Biol.* (Petersburg), **14**, 31-146.

—— und E. TH. v. BRÜCKE (1910).—"Die Aktionsströme der Uretermuskulatur während des Ablaufes spontaner Wellen." *Pflüger's Arch.*, **133**, 341-364.

—— und ELIZABETH ORBELI (1910).—"Die Abhängigkeit der elektro-motorischen Wirkungen der Froschhaut von den Eigenschaften der Ableitungsflüssigkeiten." *Zs. Biol.*, **54**, 329-386.

OSBORNE, T. B., and LAFAYETTE B. MENDEL (1915).—"The Resumption of Growth after Long Continued Failure to Grow." *Jl. Biol. Chem.*, **23**, 439-454.

—— —— and EDNA L. FERRY (1912, 1).—"The Rôle of Gliadin in Nutrition." *Jl., Biol. Chem.*, **12**, 473-510.

—— —— —— (1912, 2).—"Maintenance Experiments with Isolated Proteins." *Jl. Biol. Chem.*, **13**, 233-276.

—— —— —— (1912, 3).—"Beobachtungen über Wachstum bei Fütterungsversucnen mit isolierten Nahrungssubstanzen." *Zs. physiol. Chem.*, **80**, 307-370.

—— —— —— and A. WAKEMAN (1913).—"The Influence of Butter-Fat on Growth." *Jl. Biol. Chem.*, **16**, 423-435.

OSBORNE, W. A. (1906).—"Intracellular Colloidal Salts." *Jl. Physiol.*, **34**, 84-92.

—— and BASIL KILVINGTON (1910).—"Central Nervous Response to Peripheral Nervous Distortion." *Brain*, **33**, 261-265.

OSTERHOUT, W. J. V. (1906).—"On the Importance of Physiologically Balanced Solutions for Plants. I. Marine Plants." *Bot. Gazette*, **42**, 127-134.

—— (1910).—"On the Penetration of Inorganic Salts into Living Protoplasm." *Zs. physikal. Chem.*, **70**, 408-413.

—— (1911).—"Permeability of Living Cells to Salts in Pure and in Balanced Solutions." *Science*, **34**, 187-189.

—— (1912, 1).—"Reversible changes in Permeability produced by Electrolytes." *Science*, **36**, 350-352.

—— (1912, 2).—"The Permeability of Protoplasm to Ions and the Theory of Antagonism." *Science*, **35**, 112-115.

—— (1913).—"Effect of Anæsthetics on Permeability." *Science*, **37**, 111, 112.

OSTROÜMOV, A. (1876).—"Versuche über die Hemmungsnerven der Hautgefäße." *Pflüger's Arch.*, **12**, 219-277.

OSTWALD, WILH. (1888).—"Über die Dissoziationstheorie der Elektrolyte." *Zs. physik. Chem.*, **2**, 270-283.

—— (1889).—"Über die Affinitätsgrößen organischer Säuren und ihre Beziehungen zur Zusammensetzung und Konstitution derselben." *Zs. physik. Chem.*, **3**, 170-197 241-288, 369-422.

OSTWALD, WILH. (1890).—"Elektrische Eigenschaften halbdurchlässiger Scheidewände."
    Zs. physik. Chem., 6, 71-82.
—— (1892).—"Über die Farbe der Ionen." Zs. physik. Chem., 9, 579-602; Abh. Sachs.
    Ges., 18, 281-307, 7 plates.
—— (1897).—"Über das Leitvermögen wässeriger Lösungen von $CO_2$." Zs. physik. Chem.,
    23, 159.
—— (1899).—"Grundriss der allgemeinen Chemie." 3te Aufl. Leipzig: Engelmann. 549 pp.
—— (1900, 1).—"Oxydationen mittels freien Sauerstoff." Zs. physik. Chem., 34, 248-252.
—— (1900, 2).—"Über die vermeintliche Isomerie des roten und gelben Quecksilberoxyds,
    usw." Zs. physik. Chem., 34, 495-503.
—— (1902).—"Lehrbuch der allgemeinen Chemie." 2te Aufl. Leipzig: Engelmann. 3 vols.
—— (1912, 1).—"Der Energetische Imperativ." I. Leipzig: Akad. Verlagsges. 544 pp.
—— (1912, 2).—"Die Energie." 2te Aufl. Leipzig: Barth. Etwa 170 pp.
OSTWALD, LUTHER (1910).—"Handbuch zur Ausführung Physiko-chemischer Messungen."
    3te Aufl. (Luther und Drucker). Leipzig: Engelmann. 573 pp.
OSTWALD, WO. (1907).—"Zur Systematik der Kolloide." Koll. Zs., 1, 291-300, 331-341.
—— (1908).—"Über die Natur der Bindung der Gase im Blut und in seinen Bestandteilen."
    Koll. Zs., 2, 264-272, 294-301.
—— (1909).—"Grundriß der Kolloidchemie." Dresden: Steinkopff. 525 pp.
—— (1911.)—"Über Farbe und Dispersitätsgrade kolloider Lösungen." Koll. Chem. Beihefte,
    2, 409-485.
—— (1912).—"Zur Frage nach der kolloidchemischen Analyse des Spezifizitätsproblems."
    Bioch. Zs., 48, 225-229.
—— (1913).—"The Importance of Viscosity for the Study of the Colloidal State." Trans.
    Faraday Soc., 9, 34-46.
O'SULLIVAN, C., and F. W. TOMPSON (1890).—"Invertase: a Contribution to the History
    of an Enzyme or Unorganised Ferment." Trans. Chem. Soc., 57, 834-931.
OVERTON, E. (1899, 1).—"Über die allgemeinen osmotischen Eigenschaften der Zelle, ihre
    vermutlichen Ursachen und ihre Bedeutung für die Physiologie." Vierteljahrsch.
    Naturforsch. Ges. Zürich, 44, 88-135.
—— (1899, 2).—"Studien über die Aufnahme der Anilinfarben durch die lebende Zelle."
    Jahrb. wiss. Bot., 34, 669-701.
—— (1901).—"Studien über die Narkose." Jena.
—— (1902, 1).—"Beiträge zur allgemeinen Muskel- und Nervenphysiologie." Pflüger's
    Arch., 92, 115-280.
—— (1902, 2).—"Beiträge zur allgemeinen Muskel- und Nervenphysiologie. II. Über die
    Unentbehrlichkeit von Na- (oder Li-) Ionen für die Contractilität des Muskels." Pflüger's
    Arch., 92, 346-386.
—— (1904).—"Studien über die Wirkung der Alkali- und Erdalkalisalze auf Skelettmuskeln
    und Nerven." Pflüger's Arch., 105, 176-290.
—— (1907).—"Über den Mechanismus der Resorption und der Sekretion." Handbuch
    Physiol. (Nagel), 2, 744-898.
PAINE, H. H. (1912).—"Die Koagulation von kolloidem Kupfer. Koagulationsgeschwindig-
    keit." Koll. Chem. Beihefte, 4, 24-46.
PALAZZOLO, GIOVANNI (1913).—"Ricerche sul consumo del grasso muscolare durante la
    contrazione." Arch. Fisiol., 11, 558-564.
PALLADIN, VLADIMIR IVANOVICH (1909).—"Über das Wesen der Pflanzenatmung." Bioch.
    Zs., 18, 151-206.
—— ELISE HÜBBENET, und MARIE KORSAKOV (1911).—"Über die Wirkung von Methylen-
    blau auf die Atmung und die alkoholische Gärung lebender und abgetöteter Pflanzen."
    Bioch. Zs., 35, 1-17.
PANELLA, A. (1907).—"Action anticurarique du principe actif de la surrénale." Arch. ital.
    Biol., 47, 17-30.
PARKER, GEO. HOWARD (1903).—"The Skin and the Eyes as Receptive Organs in the Re-
    actions of Frogs to Light." Amer. Jl. Physiol., 10, 28-36.
—— (1905).—"The Stimulation of the Integumentary Nerves of Fishes by Light." Amer.
    Jl. Physiol., 14, 413-420.

Parker, Geo. Howard (1909).—"The Origin of the Nervous System and its Appropriation of Effectors." *Pop. Sci. Monthly*, **75**, 56-64, 137-146, 253-263, 338-345.

—— (1910).—"The Reactions of Sponges, with a Consideration of the Origin of the Nervous System." *Jl. Exper. Zool.*, **8**, 1-41.

—— (1911).—"The Origin and Significance of the Primitive Nervous System." *Proc. Amer. Philos. Soc.*, **1**, 217-225.

—— (1912).—"The Relation of Smell, Taste, and the Common Chemical Sense in Vertebrates." *Jl. Acad. Nat. Sci., Philadelphia*, **15**, ii. 221-233.

—— (1913, 1).—"Adaptation in Animal Reactions." *Amer. Naturalist*, **47**, 83-89.

—— (1913, 2).—"On Certain Distinctions between Taste and Smell." *Amer. Jl. Physiol.*, **32**, 230-240.

—— (1918, 1).—"A Critical Survey of the Sense of Hearing in Fishes." *Proc. Amer. Philos. Soc.*, **57**, 1-30.

—— (1918, 2).—"The Elementary Nervous System." J. B. Lippincott Co., Philadelphia and London. 229 pp.

—— and R. E. Sheldon (1913).—"The Sense of Smell in Fishes." *Bull. U. S. Bureau Fisheries*, **32**, 35-46.

Parkin, John (1911).—"Carbohydrates of the Foliage Leaf of the Snowdrop." *Bioch. Jl.*, **6**, 1-47.

Parnas, Jakob (1910, 1).—"Energetik glatter Muskeln." *Pflüger's Arch.*, **134**, 441-495.

—— (1910, 2).—"Über fermentative Beschleunigung der Cannizaroschen Aldehydumlagerung durch Gewebssäfte." I. *Bioch. Zs.*, **28**, 274-294.

—— (1911).—"Über das Schicksal der stereoisomeren Milchsäuren im Organismus des normalen Kaninchens." *Bioch. Zs.*, **38**, 53-64.

—— und Richard Wagner (1914).—"Über den Kohlenhydratumsatz isolierter Amphibienmuskeln und über die Beziehungen zwischen Kohlenhydratschwund und Milchsäurebildung im Muskel." *Bioch. Zs.*, **61**, 387-427.

Parsons, C. A., and S. S. Cook (1911).—"Experiments on the Compression of Liquids at High Pressures." *Proc. R. S.*, **85A**, 332-348.

Parsons, J. H. (1901).—"Elementary Ophthalmic Optics." London: Churchill. 162 pp.

Parsons, T. R. (1919).—"The Reaction and Carbon Dioxide Carrying Power of Blood: A Mathematical Treatment." Part I. *Jl. Physiol.*, **53**, 42-59.

Pascucci, Olinto (1905).—"Die Zusammensetzung des Blutscheibenstromes und die Hämolyse." *Beitr. chem. Physiol. Pathol.*, **6**, 543-566.

Pasteur, Louis (1858).—"Mémoire sur la Fermentation de l'acide tartrique." *C. R.*, **46**, 615-618.

—— (1860).—"Recherches sur la dissymmétrie moléculaire des produits organiques naturels." "Leçons de chimie professées en 1860," 1-48. Herausgegeben von der chem. Gesellschaft, Paris 1861. Neudrucke Alembic Club, No. 14, Ostwald's "Klassiker", No. 28.

—— (1861).—"Animalcules infusoires vivant sans gaz oxygène libre et determinant des fermentations." *C. R.*, **52**, 344-347.

—— (1876).—"Etudes sur la bière." Paris: Gauthier-Villars. 387 pp., 12 plates.

Paton, Diarmid Noël (1910).—"Creatine Excretion in the Bird and its Significance." *Jl. Physiol.*, **39**, 485-504.

—— Findlay, and Others (1917).—"The Parathyroids." I.-VIII. *Quart. Jl. Exper. Physiol.*, **10**, 203-382.

Patterson, S. W., H. Piper, and E. H. Starling (1914).—"The Regulation of the Heart Beat." *Jl. of Physiol.*, **48**, 465-513.

Patterson, S. W., and E. H. Starling (1913).—"The Carbohydrate Metabolism of the Isolated Heart Lung Preparation." *Jl. Physiol.*, **47**, 137-148.

—— —— (1914).—"On the Mechanical Factors which Determine the Output of the Ventricles." *Jl. Physiol.*, **48**, 357-379.

Pauli, Wo. (1910).—"Die kolloiden Zustandsänderungen von Eiweiß und ihre physiologische Bedeutung." *Pflüger's Arch.*, **136**, 483-501.

—— (1912, 1).—"Die kolloiden Zustandsänderungen der Eiweißkörper." *Fortschr. Naturwiss. Forschung.*, **4**, 223-272. Berlin: Urban und Schwarzenberg.

—— (1912, 2).—"Kolloidchemie der Muskelkontraktion." Dresden: Steinkopff. 24 pp.

PAULI, WO. und MAX SAMEC (1909).—"Über Löslichkeitsbeeinflussung von Elektrolyten durch Eiweißkörper." I. *Bioch. Zs.*, **17**, 235-256.

PAVLOV, IVAN PETROVICH (1885).—"Wie die Muschel ihre Schale öffnet." *Pflüger's Arch.*, **37**, 6-31.

—— (1901).—"Le travail des glandes digestives." Übersetzt von Pachon und Sabrazès. Paris: Masson. Ferner Englisch, "The Work of the Digestive Glands." Trans. by W. H. Thompson. London: Griffin. 2nd edition (1910).

—— (1902).—"Die physiologische Chirurgie des Verdauungskanals." *Ergeb. Physiol.*, **1**, i. 246-284.

—— (1910).—"Naturwissenschaft und Gehirn." *Ergeb. Physiol.*, **11**, 345-356.

—— (1911).—"Ein neues Laboratorium zur Erforschung der bedingten Reflexe." *Ergeb. Physiol.*, **11**, 357-371.

—— (1912).—"Inhibition interne en tant que fonction des deux hémisphères." "Mélanges biol. dédié a Charles Richet." Paris: Maretheux. Pp. 325-334.

—— (1913).—"Die Erforschung der höheren Nerventätigkeit." Internat. Cong. Physiol., Groningen (1913). Übersetzt von C. Lovatt Evans, "The Investigation of the Higher Nervous Functions." *Brit. Med. Jl.*, Oct. 18, 1913.

—— et L. WOSKRESSENSKY (1916).—"Contribution à la physiologie du sommeil." *C. R. Soc. de Biol.*, **79**, 1079-1084.

PAYEN et PERSOZ (1833).—"Mémoire sur la diastase, les principaux produits de ses reactions et leurs applications aux arts industriels." *Ann. Chim. et Phys.*, **53**, 73.

PEARCE, ROY GENTRY (1913).—"Untersuchungen zur Dynamik der Gefäßverengerung und -erweiterung und über die Umkehr peripherer Erregung in Hemmung." *Zs. Biol.*, **62**, 243-294.

—— and EDW. P. CARTER (1915).—"The Influence of the Vagus Nerve on the Gaseous Metabolism of the Kidney." *Amer. Jl. Physiol.*, **38**, 350-355.

PEARSON, KARL (1911).—"Grammar of Science. Part. I. Physical." 3rd edition. London: Black. 394 pp.

PEKELHARING, C. A. (1911).—"Die Kreatininausscheidung beim Menschen unter dem Einfluß von Muskeltonus." *Zs. physiol. Chem.*, **75**, 207-215.

—— und C. J. C. VAN HOOGENHUYZE (1910).—"Die Bildung des Kreatins im Muskel beim Tonus und bei der Starre." *Zs. physiol. Chem.*, **64**, 262-293.

PELET-JOLIVET, L. (1910).—"Die Theorie des Färbeprozesses." Dresden: Steinkopff. 224 pp.

PEMBREY, M. S. (1894).—"On the Reaction-Time of Mammals to Changes in the Temperature of their Surroundings." *Jl. Physiol.*, **15**, 401-420.

—— (1903).—"Further Observations upon the Respiratory Exchange and Temperature of Hibernating Mammals." *Jl. Physiol.*, **29**, 195-212.

—— and W. HALE WHITE (1896).—"The Regulation of Temperature in Hibernating Animals." *Jl. Physiol.*, **19**, 477-495.

PENARD, EUGÈNE (1890).—"Etudes sur les Rhizopodes d'eau douce." *Mém. Soc. Phys. et d'hist. nat. Genève*, **31**, No. 2. 230 pp., 11 plates.

PERMAN, E. P., and R. H. GREAVES (1908).—"The Decomposition of Ozone by Haet." *Proc. R. S.*, **80a**, 353-369.

PERRIN, JEAN (1904).—"Mécanisme de l'électrisation de contact et solutions colloidales." *Jl. Chimie physique*, **2**, 601-651.

—— (1905).—"Do. Suite." *Jl. Chimie physique*, **3**, 50-110.

—— (1908, 1).—"L'agitation moléculaire et le mouvement brownien." *C. R.*, **146**, 967-970.

—— (1908, 2).—"La loi de Stokes et le mouvement brownien." *C. R.*, **147**, 475-576.

—— (1908, 3).—"L'origine du mouvement brownien." *C. R.*, **147**, 530-532.

—— (1910).—"Brownian Movement and Molecular Reality." Übersetzt von F. Soddy aus *Ann. chim. et phys.*, Sept. 1909. London: Taylor & Francis. 93 pp.

—— (1911, 1).—"Les determinations des grandeurs moléculaires." *C. R.*, **152**, 1165-1168.

—— (1911, 2).—"Les grandeurs moléculaires (nouvelles mésures)." *C. R.*, **152**, 1380-1382.

PERRONCITO, A. (1902).—"Etudes ultérieures sur les terminaisons des nerfs dans les muscles à fibres striées." *Arch. Ital. Biol.*, **38**, 393-412.

PESKIND, S. (1903).—"Action of Acids and Acid Salts on Blood Corpuscles." *Amer. Jl. Physiol.*, **8**, 404-429.

PETERS, RUDOLPH A. (1912).—"Chemical Nature of Specific Oxygen Capacity in Hæmoglobin." *Jl. Physiol.*, **44**, 131-149.

—— (1913).—"The Heat Production of Fatigue and its Relation to the Production of Lactic Acid in Amphibian Muscle." *Jl. Physiol.*, **47**, 243-271.

—— (1914).—"A Combined Tonometer and Electrode Cell for Measuring Hydrogen Ion Concentration of Reduced Blood at a Given Tension of $CO_2$." *Proc. Physiol. Soc.* in *Jl. Physiol.*, **48**, pp. vii, viii.

PETROV, M. (1916).—"Procédé fondamental pour l'étude des excitants conditionnels." *C. R. Soc. de Biol.*, **79**, 1067-1070.

PFEFFER, WILH. (1873).—"Physiologischè Untersuchungen. I. Über Reizbarkeit der Pflanzen. II. Über Öffnen und Schließen der Blüten." Leipzig: Engelmann. 216 pp.

—— (1877).—"Osmotische Untersuchungen." Leipzig: Engelmann. 236 pp.

—— (1881-1885).—"Über intramolekulare Atmung." *Unters. Bot. Inst. Tübingen*, **1**, 636-685.

—— (1890).—"Zur Kenntnis der Plasmahaut und der Vacuolen." *Abh. Sächs. Ges. Wiss.*, **16**, 187-343.

—— (1897).—"Pflanzenphysiologie." 2te Aufl. Leipzig: Engelmann. 2 vols. 620 + 986 pp.

—— und BARTHOLD HANSTEEN (1893).—"Über die Ursachen der Entleerung der Reservestoffe aus Samen." *Ber. Sächs. Ges. Wiss.*, **45**, 421-428.

PFEIFFER, P., und J. v. MODELSKI (1912).—"Verhalten der $a$-Aminosäuren und Polypeptide gegen Neutralsalze." *Zs. physiol. Chem.*, **81**, 329-354; **85**, 1-34.

PHILIP, JAS. C. (1907).—"Influence of Non-Electrolytes and Electrolytes on Solubility of Gases in Water." *Trans. Faraday Soc.*, **3**, 140-146.

—— (1910).—"Physical Chemistry, its Bearing on Biology and Medicine." London: Arnold. 312 pp. 2. Auflage 1914,

PHILIPPSON, M. (1912).—"Forme nouvelle d'electrode impolarisable." *Arch. Internat. Physiol.*, **12**, 178, 179.

—— (1913).—"L'action physiologique des acides et leur solubilité dans les lipoides." "Résumés IXme Cong. Internat. Physiol." Groningen, p. 136.

PHILOCHE, CH. (1908).—"Recherches physico-chimiques sur l'amylase et le maltase." *Jl. Chimie physique*, **6**, 212-293, 355-423.

PICKERING, SPENCER U., and the DUKE OF BEDFORD (1911).—"Reports of the Woburn Experimental Fruit Farm," **13**. London.

PIKE, F. H. (1909).—"The General Phenomena of Spinal Shock." *Amer. Jl. Physiol.*, **24** 124-152.

—— (1912).—"The Effect of Repeated Injuries to the Spinal Cord during Spinal Shock." *Amer. Jl. Physiol.*, **30**, 436-450.

—— (1913).—"The General Condition of the Spinal Vaso-Motor Paths in Spinal Shock." *Quart. Jl. Exper. Physiol.*, **7**, 1-29.

PILOTY, O. (1909).—"Über den Farbstoff des Blutes." *Ann. Chem.*, **366**, 237-276.

PIPER, HANS (1905).—"Untersuchungen über das elektromotorische Verhalten der Netzhaut bei Warmblütern." *Arch. (Anat. u.) Physiol.* (1905), Suppl., 133-192.

—— (1910).—"Die Aktionsströme der Vogel- und Säugernetzhaut bei Reizung durch kurzdauernde Belichtung und Verdunkelung." *Arch. (Anat. u.) Physiol.* (1910), Suppl., 461-466.

—— (1911).—"Über die Netzhautströme." *Arch. (Anat. u.) Physiol.* (1911), 85-132.

—— (1912, 1).—"Elektrophysiologie menschlicher Muskeln." Berlin: Springer. 103 pp.

—— (1912, 2).—"Die Blutdruckschwankungen in den Hohlräumen des Herzens und in den großen Gefäßen." *Arch. (Anat. u.) Physiol.* (1912), 343-382.

—— (1913, 1).—"Ventrikeldruckkurve und Elektrokardiogramm." *Zbl. Physiol.*, **27**, 392-394.

—— (1913, 2).—"Über die Aorten- und Kammerdruckkurve." *Arch. (Anat. u.) Physiol* (1913), 331-362.

—— (1913, 3).—"Der Verlauf und die wechselseitigen Beziehungen der Druckschwankungen im linken Vorhof, linker Kammer und Aorta." *Arch. (Anat. u.) Physiol.* (1913), 363-384.

PLATEAU, J. (1873).—"Statique des Liquides." 2 vols. Paris: Gauthier-Villars.

PLATO.—Siehe JOWETT.

PLIMMER, H. G. (1913).—"Bedellus immortalis." Pres. Address to Royal Microscopical Society. *Jl. Roy. Micros. Soc.*, **213**, 121-135.

PLIMMER, R. H. A. (1912, 1913).—"The Chemical Constitution of the Proteins." Part. I., "Analysis." 188 pp. Part. II., "Synthesis." 107 pp. 2nd Edition. London: Longmans. 3rd Edition. 1917.

POLIMANTI, OSW. (1915).—"Unters. über das pulsierende Gefäß vom Bombyx Mori. II. Der Pulsrhythmus als Index der Wahrnehmung der Farben betrachtet." *Zs. Biol.*, **65**, 391-400.

POLLITZER, F. (1912).—"Berechnung chemischer Affinitäten nach dem NERNSTschen Wärmetheorien." Stuttgart: Enke. 170 pp.

PORGES, O., und E. NEUBAUER (1907).—"Physikalisch-chemische Untersuchungen über das Lecithin und Cholesterin." *Bioch. Zs.*, **7**, 152-177.

PORTER, W. TOWNSHEND, and A. H. TURNER (1915).—"Further Evidence of a Vaso-Tonic and Vaso-Reflex Mechanism." *Amer. Jl. Physiol.*, **39**, 236-238.

PORTIER, M., et CHAS. RICHET (1902).—"De l'action anaphylactique de certains venins." *C. R. Soc. Biol.*, **54**, 170-172.

POSNYAK, E. (1912).—"Über den Quellungsdruck." *Koll. Chem. Beihefte*, **3**, 417-456.

POTOTSKY, CARL (1902).—"Über den Einfluß einiger Diuretica auf die Kochsalzausscheidung, insbesondere beim kochsalzarmen Tiere." *Pflüger's Arch.*, **91**, 584-594.

POUCHET (1848).—"Note sur la mutabilité de la coloration des Rainettes (*Hyla arborea*) et sur la structure microscopique de leur peau." *C. R.*, **26**, 574-576.

PRATT, F. H., and J. P. EISENBERGER (1919).—"The Quantal Phenomenon in Muscle: Methods, with Further Evidence of the All-or-None Principle for the Skeletal Fibre." *Amer. Jl. Physiol.*, **49**, 1-54.

PREYER, W. (1866).—"Über das für Speichel gehaltene Sekret von *Dolium galea*." *Sitz. Ber. Niederrhein. Ges. Natur. Heilkunde in Bonn*. Pp. 6-9.

PRICE, S. REGINALD (1914).—"Some Studies on the Structure of the Plant Cell by the Method of Dark Ground Illumination." *Ann. of Botany*, **28**, 601-632.

PRIDEAUX, E. B. R. (1911).—"The Sodium Phosphate Standards of Acidity." *Bioch. Jl.*, **6**, 122-126.

—— (1916).—"On the Use of Partly Neutralised Mixtures of Acids as Hydrion Regulators." *Proc. R. S.*, **92A**, 463-468.

—— (1919).—"The Theory of Indicators."

PRIESTLEY, JOSEPH (1774).—"Experiments and Observations on Different Kinds of Air." London: J. Johnson. 324 pp.

PRINGSHEIM, ERNST G. (1912).—"Die Reizbewegungen der Pflanzen." Berlin: Julius Springer. 326 pp.

PRINGSHEIM, HANS (1912).—"Über den fermentativen Abbau der Cellulose." *Zs. physiol. Chem.*, **78**, 266-291.

PRZIBRAM, HANS (1908).—"Embryogeny." Übersetzt von Miss Sollas. Cambridge: Univ. Press. 124 pp., 16 plates.

PÜTTER, AUGUST (1907).—"Der Stoffwechsel des Blutegels (*Hirudo medicinalis*)." *Zs. allgem. Physiol.*, **6**, 217-286; **7**, 16-61.

PYSEMSKY and KRAVKOV (1912).—"Adrenaline and the Ear of the Rabbit." *Russky Vratch*, **11**, 264. Zitiert von v. Anrep (1912, 2, p. 324).

QUAGLIARIELLO, G. (1912).—"Se le siero-proteine rappresentino il nutrimento azotato normale dei tessuti." *Arch. Fisiol.*, **10**, 150-174.

QUÉNU, E. (1919).—"La Toxémie Traumatique." Paris: Alcan. 142 pp.

QUINCKE, G. (1898).—"Über die Oberflächenspannung des reinen Goldes." *Ann. Physik.*, **64**, 618, 619.

—— (1902).—"Die Oberflächenspannung an der Grenze wässeriger Kolloidlösungen von verschiedener Konzentration." *Ann. Physik.*, **9**, 969-1045.

RAEHLMANN, E. (1906).—"Ultramikroskopische Untersuchungen über Eiweiß, organische Farbstoffe, deren Verbindungen, usw." *Pflüger's Arch.*, **112**, 128-171.

RAMON-Y-CAJAL, S. (1894).—"Die Retina der Wirbeltiere." Wiesbaden: J. F. Bergmann. 180 pp., 7 plates.

RAMSAY, SIR WM. (1891).—"Pedetic Motion in Relation to Colloidal Solutions." *Proc. Chem., Soc.*, **8**, 17-19.

—— (1894).—"On the Passage of Hydrogen through a Palladium Septum and the Pressure which it Produces." *Phil. Mag.*, **38**, 206-218.

—— (1912).—"Elements and Electrons." London: Harper. 173 pp.

—— and GEO. SENTER (1901).—"Note on Hydrostatic Pressure." *Brit. Ass. Reports* (1901), pp. 529, 530.

RAMSDEN, WALTER (1904).—"Separation of Solids in Surface Layers of Solutions and Suspensions." *Proc. R. S.*, **72**, 156-164.

RANSON, S. W., and P. R. BILLINGSLEY (1916, 1).—"The Conduction of Painful Afferent Impulses in the Spinal Nerves: Studies in Vaso-Motor Reflex Arcs." II. *Amer. Jl. Physiol.*, **40**, 571-584.

—— —— (1916, 2).—"Vasomotor Reactions from Stimulation of the Floor of the Fourth Ventricle." *Amer. Jl. Physiol.*, **41**, 85-90.

—— —— (1916, 3).—"Afferent Spinal Path for the Depressor Reflex." *Amer. Jl. Physiol.*, **42**, 9-15.

—— —— (1916, 4).—"Afferent Spinal Paths and the Vaso-Motor Reflexes." *Amer. Jl. Physiol.*, **42**, 16-35.

RAOULT, FRANCOIS M. (1878, etc.).—"Series of Papers on the Freezing Points of Solutions." *C. R.* from 1878 to 1886. *Ann. Chim. et Phys.* (5), **20** and **28**; (6) **2**, **4**, **8**.

—— (1900).—"Tonométrie." Scientia series, No. 8. Paris: C. Naud. 116 pp.

—— (1901).—"Cryoscopie." Scientia series, No. 13. Paris: C. Naud. 106 pp.

RAULIN, JULES (1870, 1).—"Etudes chimiques sur la végétation." Thèse. Paris.

—— (1870, 2).—"Sur les conditions chimiques de la vie des organismes inférieurs." *C. R.*, **70**, 634-638.

RAYLEIGH, LORD (1899).—"On the Transmission of Light through an Atmosphere containing Small Particles in Suspension, and on the Origin of the Colour of the Sky." *Phil. Mag.*, **47**, 375-384.

READ, CARVETH (1911).—"Instinct, especially in Solitary Wasps." *Jl. Psychol.*, **4**, 1-32.

REID, E. WAYMOUTH (1894).—"Electrical Phenomena during Movements of the Iris." *Jl. Physiol.*, **17**, 433-438.

REINKE, JOHANNES (1879).—"Untersuchungen über die Quellung einiger vegetabilischer Substanzen." "Hanstein's botan. Abh.," **4**, Heft 1. 137 pp. Bonn: Marcus.

RETZIUS, GUSTAV (1892).—"Biologische Untersuchungen." Neue Folge. **3**, Leipzig: Vogel. 68 pp., 23 plates.

RHORER, LADISLAUS v. (1905).—"Über die osmotische Arbeit der Nieren." *Pflüger's Arch.*, **109**, 375-390.

RHUMBLER, LUDWIG (1898).—"Physikalische Analyse von Lebenserscheinungen der Zelle." I. *Arch. Entwicklungsmech.*, **7**, 103-350.

—— (1905).—"Zur Theorie der Oberflächenkräfte der Amöben." *Zs. wiss. Zool.*, **83**, 1-52.

—— (1910).—"Nahrungsaufnahme bei Amöben als Folge verschiedener Kolloidalzustände ihrer Oberflächen." *Arch. Entwicklungsmech.*, **30**, 194-223.

—— (1914).—"Das Protoplasma als physikalisches System." *Ergeb. Physiol.*, **14**, 484-617.

RIBBERT, HUGO (1883).—"Über Resorption von Wasser in der Marksubstanz der Niere." *Virchow's Arch.*, **93**, 169-176.

RICE, J. (1915).—"An Elementary Account of the Quantum Theory." *Trans. Faraday Soc.*, **11**, 1-18.

RICHARDS, THEODORE W. (1906).—"Note concerning the Use of the Nephelometer." *Amer. Chem. Jl.*, **35**, 510-513.

RICHET, CHARLES (1880).—"Contribution à la physiologie des centres nerveux et des muscles de l'écrevisse." *Arch. de Physiol.*, **6**, 262-294, 522-576.

—— (1881).—"Physiologie des muscles et des nerfs." Paris: Baillière (1882). 918 pp.

—— (1912).—"L'Anaphylaxie." Paris: Félix Alcan. 286 pp.

RICHET et PORTIER (1902).—Siehe PORTIER et RICHET.

RIGGS, L. K. (1919).—"Action of Salts upon the Metabolism of Nerves." *Jl. Biol. Chem.*, **39**, 385-402.

RINGER, A. J. (1913).—"The Rôle of Pyruvic Acid in the Intermediary Metabolism of Alanine." *Jl. Biol. Chem.*, **15**, 145-152.

—— und GRAHAM LUSK (1910).—"Über die Entstehung von Dextrose aus Aminosäuren." *Zs. physiol. Chem.*, **66**, 106-119.

RINGER, SYDNEY (1880-82).—"Concerning the Influence Exerted by each of the Constituents of the Blood on the Contraction of the Ventricle." *Jl. Physiol.*, **3**, 380-393.

—— (1882-83, 1).—"A Further Contribution regarding the Influence of the Different Constituents of the Blood on the Contractions of the Heart." *Jl. Physiol.*, **4**, 29-42.

—— (1882-83, 2).—"A Third Contribution regarding the Influence of the Inorganic Constituents of the Blood on the Ventricular Contraction." *Jl. Physiol.*, **4**, 222-225.

—— (1886).—"Further Experiments regarding the Influence of Small Quantities of Lime, Potassium, and other Salts on Muscular Tissue." *Jl. Physiol.*, **7**, 291-308.

—— (1890).—"Regarding the Action of Lime Salts on Caseine and on Milk." *Jl. Physiol.*, **11**, 464-477.

—— and ARTHUR G. PHEAR (1895).—"The Influence of Saline Media on the Tadpole." *Jl. Physiol.*, **17**, 423-432.

—— and H. SAINSBURY (1890).—"The Influence of Certain Salts upon the Act of Clotting." *Jl. Physiol.*, **11**, 369-383.

ROAF, H. E. (1910).—"The Relation of Proteins to Crystalloids. The Osmotic Pressure of Hæmoglobin and the 'Laking' of Red Blood Corpuscles." *Quart. Jl. Exper. Physiol.*, **3**, 75-96.

—— (1912, 1).—"The Relation of Proteins to Crystalloids. III., IV., V. Hæmolysis by Alkali, Hypotonic Sodium Chloride, and by Rise of Temperature." *Quart. Jl. Exper. Physiol.*, **5**, 131-148.

—— (1912, 2).—"The Influence of Muscular Rigidity on the $CO_2$ Output of Decerebrate Cats." *Quart. Jl. Exper. Physiol.*, **5**, 31-53.

—— (1913).—"The Liberation of Ions and the Oxygen Tension of Tissues during Activity." *Proc. R. S.*, **86**B, 215-218.

—— (1914).—"The Vapour Pressure Hypothesis of Contraction of Striated Muscle." *Proc. R. S.*, **88**B, 139-150.

ROBERTSON, T. BRAILSFORD, and C. L. A. SCHMIDT (1908-09).—"On the Part Played by the Alkali in the Hydrolysis of Proteins by Trypsin." *Jl. Biol. Chem.*, **5**, 31-48.

RÖHMANN, F., und T. SHMAMINE (1912).—"Über komplexe Verbindungen von Ferrosalzen, Wasserstoffsuperoxyd und Eiweißstoffen, ein Beitrag zur Frage nach der Beteiligung des Eisens an biologischen Oxydationen." *Bioch. Zs.*, **42**, 235-249.

RÖNTGEN, W. C. (1892).—"Über die Konstitution des flüssigen Wassers." *Ann. Physik.*, **45**, 91-97.

—— und J. SCHNEIDER (1886).—"Über Kompressibilität und Oberflächenspannung von Flüssigkeiten." *Ann. Physik.*, **29**, 165-213.

ROHDE, ERWIN (1910).—"Stoffwechseluntersuchungen am überlebenden Warmblüterherzen." I. *Zs. physiol. Chem.*, **68**, 181-235.

—— (1912).—"Über den Einfluß der mechanischen Bedingungen auf die Tätigkeit und den Sauerstoffverbrauch des Warmblüterherzens." *Arch. exper. Pathol.*, **68**, 401-434.

—— und PH. ELLINGER (1913).—"Über die Funktion der Nierennerven." *Zbl. Physiol.*, **27**, 12, 13.

—— und NAGASAKI (1913).—"Über die Beziehungen zwischen Tätigkeit, Gaswechsel und Stoffverbrauch des überlebenden Warmblüterherzens." *Zbl. Physiol.*, **27**, 1114-1122.

ROHR, VON (1909).—"Zur Dioptrik des Auges." *Ergeb. Physiol.*, **8**, 541-592.

ROMANES, GEO. J. (1876).—"Further Observations on the Locomotor System of Medusæ." *Phil. Trans.*, **167**, 659-752.

—— (1885).—"Jelly-Fish, Starfish, and Sea-Urchins." London: Kegan Paul & Co. 323 pp.

RONA, PETER (1912).—"Zur Physiologie der Darmbewegungen." *Zbl. Physiol.*, **26**, 733, 734.

—— und PAUL NEUKIRCH (1912).—"Experimentelle Beiträge zur Physiologie des Darmes." III. *Pflügers' Arch.*, **148**, 273-284.

ROOZEBOOM, H. W. BAKHUIS (1901).—"Die heterogenen Gleichgewichte." I. Braunschweig: Vieweg. 467 pp.

ROSENTHAL, EUGEN (1910).—"Über die antiproteolytische Wirkung des Blutserums." *Folia serolog.*, **6**, 285-300.

ROSENTHALER, L. (1908).—"Durch Enzyme bewirkte asymmetrische Synthesen." *Bioch. Zs.*, **14**, 238-253; **17**, 257-269.

ROSENZWEIG, ELIAS (1903).—"Beiträge zur Kenntnis der Tonusschwankungen des Herzens von *Emys europaea.*" *Arch. (Anat. u.) Physiol.* (1903), Suppl., 192-208.

ROSKAM, JACQUES (1913).—"Nouvelles recherches sur le mécanisme de l'autotomie chez le crabe." *Arch. Internat. Physiol.*, **13**, 229-249.

ROSSI, GILBERTO (1915).—"Sul comportamento della endolinfa durante le accelerazione rotatorie del capo." *Arch. di Fisiol.*, **13**, 335-343.

ROST, E., F. FRANZ, und R. HEISE (1910).—"Beiträge zur Photographie der Blutspektra unter Berücksichtigung der Toxikologie der Ameisensäure." Berlin: Julius Springer. 304 pp., 8 plates.

ROTHMUND, V. (1907).—"Löslichkeit." *Handb. angewandte physikal. Chem. (Bredig).* Leipzig: Barth. 196 pp.

ROY, CHAS. S. (1881).—"The Elastic Properties of the Arterial Wall." *Jl. Physiol.*, **3**, 125-159.

—— and J. GRAHAM BROWN (1880).—"The Blood-Pressure and its Variations in the Arterioles, Capillaries, and Smaller Veins." *Jl. Physiol.*, **2**, 323-359.

RUDGE, W. A. DOUGLAS (1914).—"On the Electrification Produced during the Raising of a Cloud of Dust." *Proc. R. S.*, **90A**, 256-272.

RUER, RUDOLF (1905).—"Über die Bindung des Chlors in den kolloidalen Lösungen der Metallhydroxyde." *Zs. anorgan. Chem.*, **43**, 85-93.

RUHLAND, W. (1909).—"Beiträge zur Kenntnis der Permeabilität der Plasmahaut." *Jahrb. wiss. Bot.*, **46**, 1-54.

—— (1913).—"Kolloidchemische Protoplasmastudien." *Koll. Zs.*, **12**, 113-124.

RUSSELL, EDW. J. (1912).—"Soil Conditions and Plant Growth." London: Longmans. 168 pp.

RUTHERFORD, E. (1913).—"Radioactive Substances and their Radiations." Cambridge: Univ. Press. 699 pp.

RYFFEL, J. H. (1909).—"Experiments on Lactic Acid Formation in Man." "Proc. Physiol. Soc." in *Jl. Physiol.*, **39**, pp. xxix-xxxii.

RYVOSH, D. (1907).—"Vergleichende Untersuchungen über die Resistenz der Erythrocyten einiger Säugetiere gegen hämolytische Agentien." *Pflüger's Arch.*, **116**, 229-251.

—— (1913).—"Über den Einfluß des Wassers auf die Erythrocyten." "Résumés Comm. IXme Cong. internat. Physiol." Groningen, p. 144.

SALM, EDUARD (1906).—"Studie über Indikatoren." *Zs. physik. Chem.*, **57**, 471-501.

SAMEC, MAX (1911).—"Quellung der Stärke." *Koll. Chem.*, Beihefte **3**, 123-160.

—— und S. JENCIC (1915).—"Studien über Pflanzenkolloide. V. Zur Kenntnis der löslichen Stärke." *Koll. Chem.*, Beihefte **7**, 137-171.

SAMOILOV, A. (1913).—"Die Änderung der Stärke des Demarkationsstromes des Froschherzventrikels durch Vagusreizung." *Zbl. Physiol.*, **27**, 575-580.

SANSUM, W. D. (1912).—"Extrasystoles in the Mammalian Heart caused by Stimulation of the Keith-Flack Node." *Amer. Jl. Physiol.*, **30**, 421-429.

SAUSSURE, THÉODORE DE (1804).—"Recherches chimiques sur la végétation." Paris: Nyon. 325 pp. Neudruck in Ostwald's "Klassiker," Nos. 15, 16.

SAVCHENKO, I. G., and V. M. ARISTOVSKY (1912).—"Sur l'importance de la réaction du milieu pour la phagocytose." *Arch. Sci. Biol.*, **17**, 128-138.

SCHÄFER, SIR E. SHARPEY (1901).—"A Simple Apparatus for the Mechanical Stimulation of Nerve." "Proc. Physiol. Soc." in *Jl. Physiol.*, **26**, pp. xxii, xxiii.

—— (1902).—"On the Existence within the Liver Cells of Channels which can be Directly Injected from the Blood-Vessels." *Proc. R. S. Edinburgh*, **24**, 65-69.

—— (1910, 1).—"Structure of White Blood-Cell." *Quart. Jl. Exper. Physiol.*, **3**, 285-288.

—— (1910, 2).—"On M'Dougall's Theory of Muscular Contraction." *Quart. Jl. Exper. Physiol.*, **3**, 63-74.

—— (1912).—"Text-Book of Microscopic Anatomy." London: Longmans.

—— (1913).—"A Proposed Classification of Hormones." "Proc. 17th Internat. Cong. Med., London," Sec. II., ii. 21.

SCHÄFER, SIR E. SHARPEY (1916).—"The Endocrine Organs." Longmans & Co. 156 pp.
—— and P. T. HERRING (1906).—"The Action of Pituitary Extracts upon the Kidney."
    Phil. Trans., 199B, 1-29.
SCHARDINGER, FRANZ (1902).—"Über das Verhalten der Kuhmilch gegen Methylenblau
    und seine Verwendung zur Unterscheidung von ungekochter und gekochter Milch."
    Zs. Unters. Nahrungs- u. Genußmittel., 5, 1113-1121.
SCHEIBLER, C. (1872).—"Über die Löslichkeit des Zuckers in Alkohol-Wasser-Mischungen
    verschiedener Konzentration und bei verschiedenen Temperaturen." Chem. Ber., 5,
    343-350.
SCHLEIP, W. (1911).—"Anleitung zum Studium niederer Tiere." Berlin: Bornträger. 154 pp.
SCHLOMOWITZ, BENJ. H., and C. S. CHASE (1916).—"Localisation of a Primary Pacemaker
    in the Turtle's Heart." Amer. Jl. Physiol., 41, 112-125.
SCHMIDT, C. L. A. (1909).—"Table of H and OH' Ion Concentrations corresponding to
    Electromotive Forces determined in Gas-Chain Measurements." Univ. California
    Pub. Physiol., 3, 101-113 (No. 15). Univ. Press, Berkeley.
SCHMIDT, G. C. (1910).—"Über Adsorption von Lösungen." Zs. physik. Chem., 74, 689-737;
    77, 641-660 (1911).
SCHMIDT-NIELSEN, S. und S. (1909).—"Schüttelinaktivierung des Labs." I. Zs. physiol.
    Chem., 60, 426-442.
—— —— (1910).—"Schüttelinaktivierung des Labs." II. Zs. physiol. Chem., 68, 317-343.
SCHMITZ, ERNST (1901).—"Über das Verhalten des Glycerins bei der künstlichen Durch-
    blutung der Leber." Bioch. Zs., 45, 18-44.
SCHÖNBEIN, C. F. (1860).—"Über die Gleichheit des Einflusses, welchen in gewissen Fällen
    die Blutkörperchen und Eisenoxydulsalz auf die chemische Tätigkeit des gebundenen
    Sauerstoffs ausüben." Verh. Naturw. Ges. Basel, 2, 9-15.
—— (1863).—"Über die katalytische Wirksamkeit organischer Materien und deren Ver-
    breitung in der Pflanzen- und Tierwelt." Jl. prakt. Chem., 89, 323; Verh. Naturforsch.
    Ges. Basel, 3, 697-721.
SCHOEP, ALFRED (1911).—"Über ein neues Ultrafilter." Koll. Zs., 8, 80-87.
SCHROEDER, P. VON (1903).—"Erstarrungs- und Quellungserscheinungen von Gelatin."
    Zs. physik. Chem., 45, 75-117.
SCHROEDER, W. VON (1882).—"Über die Bildungsstätte des Harnstoffs." Arch. exper.
    Pathol., 15, 364-402.
—— (1885).—"Die Bildung des Harnstoffs in der Leber." Arch. exper. Pathol., 19, 373-386.
SCHRYVER, S. B. (1910, 1).—"State of Aggregation of Matter." Proc. R. S., 83B, 96-123.
—— (1910, 2).—"The Photochemical Formation of Formaldehyde in Green Plants." Proc.
    R. S., 82B, 226-232.
SCHULZ, FR. N., und R. ZSIGMONDY (1903).—"Die Goldzahl und ihre Verwertung zur Cha-
    rakterisierung von Eiweißstoffen." Beitr. chem. Physiol. (Hofmeister), 3, 137-160.
SCHULTZE, HANS (1882).—"Schwefelarsen in wässeriger Lösung." Jl. prakt. Chem., 25,
    431-452.
SCHULTZE, MAX (1864).—"Über den Bau der Leuchtorgane der Männchen von Lampyris
    splendidula." Sitz. Ber. Niederrhein. Ges. Natur. Heilkunde, 7. Juli und 4. Aug. 7 pp.
SCHWANN, THEODOR (1839).—"Mikroskopische Untersuchungen über die Übereinstimmung
    in der Struktur und dem Wachstum der Tiere und Pflanzen." Berlin.
SCHWARZ, CARL, und FRIEDA LEMBERGER (1911).—"Über die Wirkung kleinster Säure-
    mengen auf die Blutgefäße." Pflüger's Arch., 141, 149-170.
SCHWARZSCHILD, K. (1899).—"Über Abweichungen vom Reziprozitätsgesetz für Brom-
    silbergelatine." Photograph. Correspondenz, 36, 109-112.
SCOTT, ERNEST L. (1918).—"The Present Status of our Knowledge of Fatigue Products."
    Rep. No. 465, U.S. Public Health Service, Washington.
SCOTT, F. H. (1908).—"On the Relative Parts Played by Nervous and Chemical Factors
    in the Regulation of Respiration." Jl. Physiol., 37, 301-326.
—— (1916).—"The Mechanism of Fluid Absorption from Tissue Spaces." Jl. Physiol.,
    50, 157-167.
SEEMANN, JOHN (1910).—"Über die durch Strychnin hervorgerufene Reflexumkehr bei
    Atemreflexen." Zs. Biol., 54, 153-172.

SENEBIER, JEAN (1783).—"Recherches sur l'influence de la lumière solaire." Genève: Referred to by the author (1788).

—— (1788).—"Expériences sur l'action de la lumière solaire dans la végétation." Genève: Barde, Manget et Cie. 446 pp.

SENTER, GEO. (1910).—"Studies on Hydrolytic Decomposition and Neutral Salt Action." Zs. physik. Chem., 70, 511-518.

SEVERINI, LUIGI (1878).—"Ricerche sulla innervazione dei vasi sanguigni." Perugia: Boncompagni et Cie. 191 pp., 1 plate.

—— (1881).—"La contrattilità dei vasi capillari in relazione ai due gas dello scambio materiale." Perugia: Boncompagni et Cie. 202 pp., 1 plate.

SHARPE, N. C. (1912).—"On the Secretion of Urine in Birds." Amer. Jl. Physiol., 31, 75-84.

SHATTOCK, S. G. (1911).—"Lamarckism and Callosities." Proc. Roy. Soc. Med., July 1911. 34 pp.

—— and L. S. DUDGEON (1912).—"Certain Results of Drying Non-Sporing Bacteria in a Charcoal Liquid Air Vacuum." Proc. R. S., 85B, 127-138.

SHEPPARD, S. E. (1914).—"Photo-Chemistry." London: Longmans. 461 pp.

SHERRINGTON, C. S. (1892, etc.).—"Series of Papers on Reciprocal Innervation." Proc. R. S., 52, und folgende.

—— (1898).—"Decerebrate Rigidity and Reflex Co-ordination of Movements." Jl. Physiol., 22, 319-332.

—— (1905).—"On Reciprocal Innervation of Antagonistic Muscles. Eighth Note." Proc. R. S., 76B, 269-297.

—— (1906).—"The Integrative Action of the Nervous System." New York: Scribner's Sons. 411 pp.

—— (1906, 1).—"Observations on the Scratch Reflex in the Spinal Dog." Jl. Physiol., 34, 1-50.

—— (1906, 2).—"On Innervation of Antagonistic Muscles. Ninth Note. Successive Spinal Induction." Proc. R. S., 77B, 478-497.

—— (1908).—"Reciprocal Innervation of Antagonistic Muscles. Thirteenth Note. On the Antagonism between Reflex Inhibition and Reflex Excitation." Proc. R. S., 80B, 565-578.

—— (1909, 1).—"A Mammalian Spinal Preparation." Jl. Physiol., 38, 375-383.

—— (1909, 2).—"Reciprocal Innervation of Antagonistic Muscles. Fourteenth Note. On Double Reciprocal Innervation." Proc. R. S., 81B, 249-268.

—— (1909, 3).—"On Plastic Tonus and Proprioceptive Reflexes." Quart. Jl. Exper. Physiol., 2, 109-156.

—— (1913, 1).—"Nervous Rhythm arising from Rivalry of Antagonistic Reflexes: Reflex Stepping as Outcome of Double Reciprocal Innervation." Proc. R. S., 86B, 233-261.

—— (1913, 2).—"Reciprocal Innervation." "Trans. 17th Internat. Cong. Med. Sec.", II., i. 85-98.

—— (1915).—"Postural Activity of Muscle and Nerve." Brain, 38, 191-234.

—— (1919).—"Note an the History of the Word 'Tonus' as a Physiological Term." Osler Memorial Volume. New York: Hoeber, 261-268.

—— and A. G. W. OWEN (1911).—"Observations on Strychnine Reversal." Jl. Physiol., 43, 232-241.

—— and S. C. M. SOWTON (1911, 1).—"Reversal of the Reflex Effect of an Afferent Nerve by Altering the Character of the Electrical Stimulus applied." Proc. R. S., 83B, 435-446.

—— —— (1911, 2).—"Chloroform and Reversal of Reflex Effect." Jl. Physiol., 42, 383-388.

SIEBECK, R. (1912).—"Über die osmotischen Eigenschaften der Nieren." Pflüger's Arch., 148, 443-521.

—— (1913).—"Über die Wirkung des Kalium chlorids auf Froschmuskeln." Pflüger's Arch., 150, 316-324.

SIEDENTOPF, H., und R. ZSIGMONDY (1903).—"Über Sichtbarmachung und Größenbestimmung ultramikroskopischer Teilchen, usw." Ann. Physik., 10, 1-39.

—— —— (1906).—"Über Teilchengröße in Hydrosolen." Zs. Elektrochem., 12, 631-635.

SIVEN, V. O. (1901).—"Zur Kenntnis des Stoffwechsels beim erwachsenen Menschen, mit besonderer Berücksichtigung des Eiweißbedarfs." *Skand. Arch. Physiol.*, **11**, 308-332.

SLATOR, ARTHUR (1913).—"The Rate of Fermentation by Growing Yeast Cells." *Bioch. Jl.*, **7**, 197-203.

—— (1916).—"The Rate of Growth of Bacteria." *Trans. Chem. Soc.*, **109**, 2-10.

—— (1917).—"A Note on the Lag-Phase in the Growth of Micro-Organisms." *Journ. Hygiene*, **16**, 100-108.

SLYKE, DONALD D. VAN (1912).—"The Quantitative Determination of Aliphatic Amino-Groups." II. *Jl. Biol. Chem.*, **12**, 275-284.

—— (1913).—"The Gasometric Determination of Aliphatic Amino-Nitrogen in Minute Quantities." *Jl. Biol. Chem.*, **16**, 121-124.

—— and FRED. J. BIRCHARD (1914).—"The Nature of the Free Amino-Group in Proteins." *Jl. Biol. Chem.*, **16**, 539-548.

—— and GLENN E. CULLEN (1917).—"The Bicarbonate Concentration of the Blood Plasma: Its Significance and its Determination as a Measure of Acidosis." *Jl. of Biol. Chem.*, **30**, 289-346.

—— and GUSTAV M. MEYER (1912).—"The Amino-Acid Nitrogen of the Blood." *Jl.* Biol. *Chem.*, **12**, 399-410.

—— —— (1913, 1).—"The Fate of Protein Digestion Products in the Body. III. The Absorption of Amino-Acids from the Blood by the Tissues." *Jl. Biol. Chem.*, **16**, 197-212.

—— —— (1913, 2).—"The Fate, etc. IV. The Locus of Chemical Transformation of Absorbed Amino-Acids." *Jl. Biol. Chem.*, **16**, 213-229.

—— —— (1913, 3).—"The Fate, etc. V. The effects of Feeding and Fasting on the Amino-Acid Content of the Tissues." *Jl. Biol. Chem.*, **16**, 231-233.

SMEDLEY, IDA (1912).—"The Biochemical Synthesis of Fatty Acids from Carbohydrate." Proc. Physiol. Soc. in *Jl. Physiol.*, **45**, pp. xxv-xxvii.

—— and EVA LUBRZYNSKA (1913, 2).—"The Biochemical Synthesis of the Fatty Acids." *Bioch. Jl.*, **7**, 364-374.

—— —— (1913, 2).—"The Condensation of Aromatic Aldehydes with Pyruvic Acid." *Bioch. Jl.*, **7**, 375-379.

SMIRNOV, A. E. VON (1901).—"Über die Nervenendigungen in den Nieren der Säugetiere." *Anat. Anzeig.*, **19**, 347-357, 1 plate.

SNETHLAGE, H. C. S. (1913).—"Einfluß von Neutralsalzen auf katalytische Reaktionen in verschiedenen Lösungsmitteln." *Zs. physik. Chem.*, **85**, 211-262.

SOCHOR, N. (1911).—"Über den Einfluß des Sauerstoffmangels auf die positive Nachschwankung am markhaltigen Nerven." *Zbl. Physiol.*, **25**, 721-723.

SODDY, FRED. (1911, 1914).—"The Chemistry of the Radio-Elements." London: Longmans. 2 vols.

SÖHNGEN, N. L. (1906).—"Über Bakterien, welche Methan als Kohlenstoffnahrung und Energiequelle gebrauchen." *Zbl. Bakteriol.*, **15** (**2**), 513-517.

SØRENSEN, S. P. L. (1909).—"Etudes enzymatiques. II. Sur la mesure et l'importance de la concentration des ions hydrogene dans les reactions enzymatiques." *C. R. Lab.*, Carlsberg, Kopenhagen, **8**, 1-168; Bioch. Zs., **21**, 130-304.

—— (1917).—"Studies on Proteins." *C. R. Lab.*, Carlsberg, Kopenhagen, **12**, 1-67.

—— M. HØYRUP, and OTHERS (1917).—"Studies on Proteins." *C. R. Lab.*, Carlsberg, Kopenhagen, **12**, 68-372.

—— et S. PALITZSCH (1910).—"Sur un indicateur nouveau, *a*-naphtol, phtaléine, ayant un virage au voisinage du point neutre." *C. R. Lab.*, Carlsberg, **9**, 1-7.

SOLLMAN, TORALD, and J. D. PILCHER (1911).—"The Reaction of the Vaso-Motor Centre to Asphyxia." *Amer. Jl. Physiol.*, **29**, 100-107.

SOUZA, D. H. DE (1911).—"Protection of Trypsin from Destruction by Heat." *Jl. Physiol.*, **43**, 374-378.

SPAETH, R. A. (1913).—"The Physiologie of the Chromatophores of Fishes." *Jl. Exper. Zool.*, **15**, 527-579, 4 plates.

—— and H. G. BARBOUR (1917).—"The Action of Epinephrin and Ergotoxin upon Single, Physiologically Isolated, Cells." *Jl. Pharmacol.*, **9**, 431-440.

SPENCER, JAS. FRED. (1911).—"An Experimental Course of Physical Chemistry." London: G. Bell & Sons. 2 vols. 228 + 256 pp.

SPIESS, GUSTAV (1906).—"Die Bedeutung der Anästhesie in der Entzündungstherapie." Münch. med. Woch., 58, 345-351.

SPIRO, K. (1904).—"Über Lösung und Quellung von Kolloiden." Beitr. chem. Pathol. (Hofmeister), 5, 276-296.

SPITTA, EDMUND J. (1907).—"Microscopy." London; John Murray. 468 pp.

SPRAT, THOS. (1722).—"The History of the Royal Society of London." 3rd edition. Knapton. 438 pp. (1st edition, 1667.)

STARKENSTEIN, EMIL (1910).—"Eigenschaften und Wirkungsweise des diastatischen Fermentes der Warmblüter." Bioch. Zs., 24, 191-209.

STARLING, ERNEST HY. (1896).—"On the Absorption of Fluids from the Connective Tissue Spaces." Jl. Physiol., 19, 312-326.

—— (1899).—"The Glomerular Functions of the Kidney." Jl. Physiol., 24, 317-330.

—— (1905).—"The Croonian Lectures on the Chemical Correlation of the Functions of the Body." The Lancet (1905). Wieder abgedruckt in "Collected Papers," Physiol. Lab. Univ. Coll., London, 14, 1-35.

—— (1909, 1).—"The Fluids of the Body." London: Constable. 186 pp.

—— (1909, 2).—"Die Resorption vom Verdauungskanal aus." Handb. Bioch. (Oppenheimer), 3, ii. 206-242.

—— (1918).—"The Law of the Heart." Linacre Lecture. London: Longmans. 27 pp.

—— (1920).—"Principles of Human Physiology." 3rd Edition. London: Churchill. 1315 pp.

STEIN, STANISLAUS V. (1894).—"Die Lehren von den Funktionen der einzelnen Teile des Ohrlabyrinths." Übersetzt aus dem Russischen von C. v. Krzywicki. Jena: G. Fischer. 700 pp.

STEINACH, EUGEN (1892).—"Über die direkte motorische Wirkung des Lichtes auf den Sphincter pupillae bei Amphibien und Fischen und über die denselben aufbauenden pigmentierten glatten Muskelfasern." Pflüger's Arch., 52, 495-525.

—— (1899).—"Über die zentripetale Erregungsleitung im Bereiche des Spinalganglions." Pflüger's Arch., 78, 291-314.

—— (1910).—"Geschlechtstrieb und echt sekundäre Geschlechtsmerkmale als Folge der innersekretorischen Funktionen der Keimdrüsen." Zbl. Physiol., 24, 551-566.

STEMPELL, W. (1914).—"Über die Funktion der pulsierenden Vakuole." Zool. Jahrb., Abt. allg. Zool. und Physiol. der Tiere, 34, iii. 437.

STEPHENSON, J. W. (1877).—"Observations on Prof. Abbé's Experiments illustrating his Theory of Microscopic Vision." Mon. Micros. Jl., 17, 82-88.

STEPP, WILH. (1909).—"Versuche über Fütterung mit lipoidfreier Nahrung." Bioch. Zs., 22, 452-460.

—— (1911).—"Experimentelle Untersuchungen über die Bedeutung der Lipoide für die Ernährung." Zs. Biol., 57, 135-170.

—— (1912).—"On the Preparation of Secretin." Jl. Physiol., 43, 441-448.

—— (1913).—"Fortgesetzte Untersuchungen über die Unentbehrlichkeit der Lipoide für das Leben." Zs. Biol., 62, 405-417.

STERN, OTTO (1912).—"Zur kinetischen Theorie des osmotischen Druckes konzentrierter Lösungen, usw." Zs. physik. Chem., 81, 441-476.

STEWART, G. N. (1897).—"Elektrische Leitfähigkeit tierischer Flüssigkeiten." Zbl. Physiol., 11, 332-335.

—— (1899).—"The Relative Volume of Corpuscles and Plasma in Blood." Jl. Physiol., 24, 356-373.

—— (1901).—"The Conditions that Underlie the Peculiarities in the Behaviour of Blood Corpuscles to Certain Substances." Jl. Physiol., 26, 470-496.

—— (1909).—"Mechanism of Hæmolysis with Special Reference to Relations of Electrolytes to Cells." Jl. Pharmacol. Exp. Ther., 1, 49-121.

STOBBE, HANS (1908).—"Die Photochemie organischer Verbindungen." Zs. Elektrochem., 14, 473-483.

STOKES, G. G. (1864).—"On the Supposed Identity of Biliverdin with Chlorophyll, with Remarks on the Constitution of Chlorophyll." Proc. R. S., 13, 144, 145.

STOLZ, FRIEDRICH (1904).—"Über Adrenalin und Alkylaminoaceto-brenzcatechin." *Chem. Ber.*, **37**, 4149-4154.

STORT, A. G. H. VAN GENDEREN (1887).—"Bewegingen van de Elementen der Retina onder den invloed van het licht." *Onderz. Physiol. Lab.*, *Utrecht*, **10**, 183-260.

STRAUB, WALTHER (1900).—"Zur Muskelphysiologie des Regenwurms." *Pflüger's Arch.*, **79**, 379-399.

—— (1907).—"Zur chemischen Kinetik der Muscarinwirkung." *Pflüger's Arch.*, **119**, 127-151.

—— (1910).—"Quantitative Untersuchungen über den Chemismus der Strophanthin-wirkung." *Bioch. Zs.*, **28**, 392-407.

—— (1912).—"Die Bedeutung der Zellmembran für die Wirkung chemischer Stoffe auf den Organismus." *Verh. Ges. Deutsch. Naturf. Ärzte* (1912), pp. 1-25.

STÜBEL, HANS (1911).—"Die Fluorescenz tierischer Gewebe in ultraviolettem Licht." *Pflüger's Arch.*, **142**, 1-14.

SUMNER, FRANCIS B. (1911).—"The Adjustment of Flat-Fishes to Various Surroundings." *Jl. Exper. Zool.*, **10**, 409-479.

SUTHERLAND, WM. (1900).—"The Molecular Constitution of Water." *Phil. Mag.*, **50**, 460-489.

SVEDBERG, THE. (1907).—"Studien zur Lehre von den Kolloid-Lösungen." *Nova Acta Soc. Sci.*, *Upsala*, Ser. iv., **2**, No. 10. 160 pp.

—— (1909, 1).—"Methoden zur Herstellung Kolloider Lösungen." Dresden: Steinkopff. 507 pp.

—— (1909, 2).—"Über die Existenz und Eigenschaften disperser Systeme im Grenzgebiet, usw." *Kolloid. Zs.*, **5**, 318-325.

SWEET, J. E., ELLEN P. CORSON-WHITE, and G. J. SAXON (1913).—"The Relation of Diets and of Castration to the Transmissible Tumors of Rats and Mice." *Jl. Biol. Chem.*, **15**, 181-191.

—— —— —— (1915).—"Further Studies on the Relation of Diet to Transmissible Tumors." *Jl. of Biol. Chem.*, **21**, 309-318.

SYMES, W. LEGGE (1911).—"Apparatus for Perfusing the Frog's Ventricle." Proc. Physiol. Soc. in *Jl. Physiol.*, **43**, p. xxv.

SZUCS, JOSEF (1910).—"Studien über Protoplasmapermeabilität. Über die Aufnahme der Anilinfarben durch die lebende Zelle und ihre Hemmung durch Elektrolyte." *Sitz. Ber. Wien. Akad.*, **119**, 737-773.

TAIT, JOHN (1910).—"Crustacean Blood Coagulation as Studied in the Arthrostraca." *Quart. Jl. Exper. Physiol.*, **3**, 1-20.

—— (1911).—"Types of Crustacean Blood Coagulation." *Jl. Mar. Biol. Ass.*, **9**, 191-198.

—— (1918).—"Capillary Phenomena Observed in Blood Cells: Thigmocytes, Phagocytosis, Amœboid Movements, Differential Adhesiveness of Corpuscles, Emigration of Leuco-cytes." *Quart. Jl. Exp. Physiol.*, **12**, 1-33.

TAKAMINE, JOKICHI (1901).—"The Isolation of the Active Principle of the Suprarenal Gland." "Proc. Physiol. Soc." in *Jl. Physiol.*, **27**, pp. xxix, xxx.

TAMMANN, G. (1892, 1).—"Über die Permeabilität von Niederschlagmembranen." *Zs. physik. Chem.*, **10**, 255-264.

—— (1892, 2).—"Die Reactionen der ungeformten Fermente." *Zs. Physiol., Chem.*, **16**, 271-328.

—— (1896).—"Die Tätigkeit der Niere im Lichte der Theorie des osmotischen Drucks." *Zs. physik. Chem.*, **20**, 180-197.

TAPPEINER, H. v., und A. JODLBAUER (1907).—"Die sensibilisierende Wirkung fluores-zierender Substanzen." Leipzig.

TARUGI, B., e G. TOMASINELLI (1908).—"Costanti fisico-chimiche del sudore dell' uomo." *Arch. Fisiol.*, **5**, 581-590.

TASHIRO, SHIRO (1913, 1).—"Carbon Dioxyde Production from Nerve Fibres when Resting and when Stimulated." *Amer. Jl. Physiol.*, **32**, 107-136.

—— (1913, 2).—"A New Method for the Estimation of Exceedingly Minute Quantities of Carbon Dioxide." *Amer. Jl. Physiol.*, **32**, 137-145.

—— (1917).—"A Chemical Sign of Life." Chicago Univ. Press. 142 pp.

TAWARA, SAMUO (1906).—"Das Reizleitungssystem des Säugetierherzens." Jena: G. Fischer. 200 pp., 10 plates.

TAWASTSTJERNA, A. (1916).—"Studien über den Kreislauf des Winterfrosches." *Akad. Abh.*, Helsingfors, 102 pp.

TAYLOR, ALONZO ENGELBERT, and A. I. RINGER (1913).—"The Utilisation of Ammonia in Protein Metabolism." *Jl. Biol. Chem.*, **14**, 407-418.

TAYLOR, HUGH STOTT (1914).—"Über die Beziehung zwischen der katalytischen Wirkung und der Affinitätskonstante der Säuren." *Zs. Elektrochem.*, **20**, 201-204.

THAYSEN, A. C. (1915).—"Researches on the Inhibition Produced by Certain Sera on the Coagulating Power of Rennet." *Biochem. Jl.*, **9**, 110-131.

THÖRNER, WALTER (1909).—"Weitere Untersuchungen über die Ermüdung des markhaltigen Nerven: Die Ermüdung und die Erholung unter Ausschluß von Sauerstoff." *Zs. allgem. Physiol.*, **10**, 351-366.

THOMSON, DAVID, and J. GORDON THOMSON (1914).—"The Cultivation of Human Tumour Tissue *in vitro*." *Proc. R. S.*, **88B**, 90-91.

THOMSON, ELIZ. L. (1917).—"Learning in the Snail." *Behaviour Monographs*, **3**, No. 14, pp. 89.

THOMSON, JOSEPH JOHN (1888).—"Applications of Dynamics to Physics and Chemistry." London: Macmillan. 312 pp.

—— (1893).—"On the Effect of Electrification and Chemical Action on a Steam Jet, and of Water Vapour on the Discharge of Electricity through Gases." *Phil. Mag.*, **36**, 313-327.

—— (1895).—"A Method of Comparing the Conductivity of Badly Conducting Substances for Rapidly Alternating Currents." *Proc. Camb. Phil. Soc.*, **8**, 258-269.

THORNTON, H. G., and GEOFFREY SMITH (1914).—"On the Nutritive Conditions Determining the Growth of Certain Fresh Water and Soil Protista." *Proc. R. S.*, **88B**, 151-165.

THUNBERG, TORSTEN (1905, 1).—"Ein Mikrorespirometer." *Skand. Arch. Physiol.*, **17**, 74-85.

—— (1905, 2).—"Der Gasaustausch einiger niederer Tiere in seiner Abhängigkeit von Sauerstoffpartialdruck." *Skand. Arch. Physiol.*, **17**, 133-195.

—— (1905, 3).—"Eine einfache Anordnung, um die Sauerstoffzehrung kleinerer Organismen oder Organe zu demonstrieren." *Zbl. Physiol.*, **19**, 308-310.

—— (1911, 1).—"Untersuchungen über autoxydable Substanzen und autoxydable Systeme von physiologischem Interesse." *Skand. Arch. Physiol.*, **24**, 90-96.

TIGERSTEDT, CARL (1913).—"Vermutliche Aktionsströme bei den Arterien." *Skand. Arch. Physiol.*, **28**, 433-441.

TIGERSTEDT, ROBERT (1893).—"Die Physiologie des Kreislaufs." Leipzig: Veit. 568 pp.

—— (1910).—"Die Produktion von Wärme und der Wärmehaushalt." *Handb. vergleich. Physiol.*, **3**, ii. 1-104.

TIMIRIAZEFF, CONSTANTIN (1903).—"The Cosmical Function of the Green Plant." Croonian Lecture. *Proc. R. S.*, **72**, 424-461.

TIMMERMANS, J. (1907).—"Die kritische Lösungstemperatur von ternären Gemengen." *Zs. physik. Chem.*, **58**, 129-213.

TINKER, FRANK (1916).—"The Microscopic Structure of Semipermeable Membranes and the Part Played by Surface Forces in Osmosis." *Proc. R. S.*, **92A**, 357-372.

—— (1917).—"The Selective Properties of the Copper Ferrocyanide Membrane." *Proc. R. S.*, **93A**, 268-276.

TITOFF, A. (1910).—"Die Adsorption von Gasen durch Kohle." *Zs. physik. Chem.*, **74**, 641-678.

TODARO, F. (1902).—"Sur les organes excréteurs des Salpidés." *Arch. ital. Biol.*, **38**, 33-48.

TORUP, SOPHUS (1906).—"Die thermochemischen Reaktionen bei der Verbindung des Hämoglobins mit Sauerstoff und Kohlensäure." Festsch. Hammarsten. Upsala: Lundström. 12 pp.

TRAUBE, MORITZ (1867).—"Experimente zur Theorie der Zellenbildung und Endosmose." *Arch. (Anat. u.) Physiol.* (1867), 87-165.

—— (1899).—"Gesammelte Abhandlungen." Berlin: Mayer und Müller. 583 pp.

TRAUBE-MENGARINI, MARGHERITA, e ALBERTO SCALA (1912).—"Die Wirkung des reinen und des elektrolythaltigen destillierten Wassers auf Metalle." *Koll. Zs.*, **10**, 115-119.

TRAUTZ, MAX (1905).—"Studien über Chemiluminescenz." *Zs. physik. Chem.*, **53**, 1-111.

—— und KARL T. VOLKMANN (1908).—"Der Temperatur-coeffizient chemischer Reaktions-geschwindigkeiten." I. *Zs. physik. Chem.*, **64**, 53-88.

TRAVERS, MORRIS W. (1907).—"The Law of Distribution when One of the Phases Possesses Mechanical Rigidity." *Proc. R. S.*, **78**A, 9-22.

TRENDELENBURG, PAUL (1914).—"Über die Beziehung der Nebennieren zur normalen Blut-druckhöhe." *Zs. Biol.*, **63**, 155-174.

TRENDELENBURG, WILH. (1910).—"Der Einfluß der höheren Hirnteile auf die Reflextätigkeit des Rückenmarks." *Pflüger's Arch.*, **136**, 429-442.

TRILLAT, A. (1904).—"Sur le rôle d'oxydases que peuvent jouer les sels manganeux en présence d'un colloide." *C. R.*, **138**, 274-277.

TRÖNDLE, A. (1910).—"Der Einfluß des Lichtes auf die Permeabilität der Plasmahaut." *Jahrb. wiss. Bot.*, **48**, 171-282.

TROMMSDORFF, RICHARD (1909).—"Zur Frage der reduzierenden Eigenschaften der Milch und der Schardingerschen Reaktion." *Zbl. Bakteriol.*, **49**, 291-301.

TSCHEBOKSAROFF. Siehe CHEBOKSAROV.

TWORT, F. W., and G. L. Y. INGRAM (1912).—"A Method for Isolating and Cultivating the Mycobacterium *Enteritidis chronicae pseudotuberculosae bovis*, Jöhne, and some Experiments on the Preparation of a Diagnostic Vaccine for Pseudotuberculous Enteritis of Bovines." *Proc. R. S.*, **84**B, 517-542.

TYNDALL, JOHN (1870).—"Faraday as a Discoverer." 2nd edition. London: Longmans. 208 pp.

TYRODE, MAURICE VÉJUS (1910).—"The Mode of Action of some Purgative Salts." *Arch. Internat. Pharmacodyn.*, **20**, 205-223.

UEXKÜLL, J. VON (1904).—"Die ersten Ursachen des Rhythmus in dem Tierreiche." *Ergeb. Physiol.*, **3**, ii. 1-11.

—— (1909).—"Umwelt und Innenwelt der Tiere." Berlin: Springer. 260 pp.

—— (1912).—"Studien über den Tonus. VI. Die Pilgermuschel." *Zs. Biol.*, **58**, 305-332.

—— und F. GROSS (1913).—"Studien über den Tonus. VII. Die Schere des Flußkrebses." *Zs. Biol.*, **60**, 334-357.

USHER, FRANCIS L., and J. H. PRIESTLY (1906).—"A Study of the Mechanism of Carbon Assimilation in Green Plants." *Proc. R. S.*, **77**B, 369-376; **78**B, 318-327.

—— —— (1911).—"The Mechanism of Carbon Assimilation." Part. III. *Proc. R. S.*, **84**B, 101-112.

VELEY, V. H. (1910).—In Discussion on the "Constitution of Water." *Trans. Faraday Soc.*, **6**, 49.

VERESS, E. (1908).—"L'inhibition et quelques autres phénomènes d'innervation chez la larve de *Cossus ligniperda*." *Arch. Internat. Physiol.*, **6**, 192-209.

VERGIL.—Über die Benutzung der Leguminosen zur Stickstoffdüngung. "Georgics": Buch 1, Vers 73 ff.

VERNON, H. M. (1897).—"The Relation of the Respiratory Exchange of Cold-Blooded Animals to Temperature." *Jl. Physiol.*, **21**, 443-496.

—— (1904).—"The Protective Value of Proteids and their Decomposition Products on Trypsin." *Jl. Physiol.*, **31**, 346-358.

—— (1907).—"Solubility of Air in Fats." *Proc. R. S.*, **79**B, 366-371.

—— (1911).—"The Quantitative Estimation of the Indophenol Oxidase of Animal Tissues." *Jl. Physiol.*, **42**, 402-427.

—— (1912).—"Lipoids and Tissue Respiration." *Jl. Physiol.*, **45**, 197-212.

—— (1913).—"The Autocatalysis of Trypsinogen." *Jl. Physiol.*, **47**, 325-338.

—— (1914).—"Die Abhängigkeit der Oxydasewirkung von Lipoiden." II. *Bioch. Zs.*, **60**, 202-220.

VERWORN, MAX (1903).—"Die Biogenhypothese." Jena: G. Fischer. 114 pp.

—— (1912).—"Narcosis." *John Hopkins Hosp. Bull.*, **23**, 97-105.

VERZÁR, FRITZ (1912, 1).—"The Gaseous Metabolism of Striated Muscle in Warm-Blooded Animals." Part. I. *Jl. Physiol.*, **44**, 243-258.

—— (1912, 2).—"Aktionsströme der Nerven im Elektrotonus." *Zbl. Physiol.*, **26**, 399-401.

—— (1912, 3).—"The Influence of Lack of Oxygen on Tissue Respiration." *Jl. Physiol.*, **45**, 39-52.

VÉSZI, JULIUS (1909).—"Zur Frage der Irreziprozität der Erregungsleitung in den Nerven-zentren." *Zs. allgem. Physiol.*, **10**, 216-230.

—— (1910).—"Der einfachste Reflexbogen im Rückenmark." *Zs. allgem. Physiol.*, **11**, 168-176.

—— (1912).—"Über die Reizbeantwortung des Nerven während der positiven Nach-schwankung des Nervenstromes." *Pflüger's Arch.*, **144**, 272-278.

VINCENT, SWALE (1910-11).—"Innere Sekretion und Drüsen ohne Ausführungsgang." *Ergebn. der Physiol.*, **9**, 451-586; **11**, 218-327.

VINOGRADSKY. Siehe WINOGRADSKY.

VISSER, A. W. (1905).—"Reaktionsgeschwindigkeit und chemisches Gleichgewicht in homogenen Systemen und deren Anwendung auf Enzymwirkungen." *Zs. physik. Chem.*, **52**, 257-309.

VRIES, HUGO DE (1884).—"Eine Methode zur Analyse der Turgorkraft." *Jahrb. wiss. Bot.*, **14**, 427-601.

—— (1885).—"Plasmolytische Studien über die Wand der Vacuolen." *Jahrb. wiss. Bot.*, **16**, 465-598.

—— (1888).—"Osmotische Versuche mit lebenden Membranen." *Zs. physik. Chem.*, **2**, 415-432.

VULQUIN, E. (1911).—"Influence de la concentration ionique dans l'action hydrolysante de l'émulsine." *C. R. Soc. Biol.*, **70**, 270.

WAALS, J. D. VAN DER (1873).—"Equation of State." Thesis. Fac. Sci., Leiden. In deutsch übersetzt durch Fr. Roth 1881. Leipzig. "Die Continuität des gasförmigen und flüssigen Zustandes." Siehe den Aufsatz Clerk Maxwell, *Nature*, **10**, 477. Kurze Zu-sammenfassung von van der Wals selbst in *Arch. Néerland*, **24**, 2-4 (Fußnote), 1890.

—— (1877, 1).—"Sur le nombre relatif des chocs qui subit une molécule, suivant qu'elle se meut au milieu de molécules en mouvement ou au milieu de molécules supposées enrepos, et sur l'influence que les dimensions des molécules, dans la direction du mouvement relatif, exercent sur le nombre de ces chocs." *Arch. Néerland*, **12**, 201-216.

—— (1877, 2).—"Sur le nombre des chocs et la distance de choc moyenne dans les mélanges gazeux." *Arch. Néerland*, **12**, 217-228.

WÄCHTER, W. (1905).—"Untersuchungen über den Austritt von Zucker aus den Zellen der Speicherorgane von *Allium cepa* und *Beta vulgaris*." *Jahrb. wiss. Bot.*, **41**, 165-220.

WADE, JOHN (1905).—"Introduction to the Study of Organic Chemistry." London: Swan Sonnenschein. pp. 646.

WAGER, HAROLD (1914).—"The Action of Light on Chlorophyll." *Proc. R. S.*, **87**B, 386-407.

WALDEN, PAUL (1892).—"Über Diffusionserscheinungen an Niederschlagsmembranen." *Zs. physik. Chem.*, **10**, 699-732.

—— (1906).—"Über organische Lösungs- und Ionisierungsmittel." II. *Zs. physik. Chem.*, **54**, 129-230.

—— (1910).—"Is Water an Electrolyte?" *Trans. Faraday Soc.*, **6**, 1-8.

WALDEYER, W. (1891).—"Über einige neuere Forschungen im Gebiete der Anatomie des Zentralnervensystems." *Deutsch. med. Woch.*, **17**, Nos. 44-50. (Vorschlag der Be-zeichnung "Neuron" auf p. 1352.)

WALKER, JAMES (1888).—"Über eine Methode zur Bestimmung der Dampfspannungen bei niederen Temperaturen." *Zs. physik. Chem.*, **2**, 602-605.

—— (1904).—"Theory of Amphoteric Electrolytes." *Proc. R. S.*, **73**, 155-165; **74**, 271-280.

WALLER, A. D. (1896).—"Observations on Isolated Nerve. Electrical Changes a Measure of Physico-Chemical Change." *Proc. R. S.*, **59**, 308-312.

—— (1899).—"The Characteristic of Nerve." *Proc. R. S.*, **65**, 207-222.

—— (1900, 1).—"On the Retinal Currents of the Frog's Eye, Excited by Light and Excited Electrically." *Phil. Trans.*, **193**B, 123-163.

—— (1900, 2).—"Four Observations Concerning the Electrical Effects of Light upon Green Leaves." Proc. Physiol. Soc. in *Jl. Physiol.*, **25**, pp. xvii-xxii.

WALLER, W. W. (1914).—"Excitation of the Sudo-Motor Nerves of the Cat's Foot by Con-denser Discharges." Proc. Physiol. Soc. in *Jl. Physiol.*, **48**, pp. xlviii-l.

WALPOLE, G. STANLEY (1910).—"A Method of Titrating Physiological Fluids." Proc. Physiol. Soc. in *Jl. Physiol.*, **40**, p. xxvii.

WALPOLE, G. STANLEY (1913, 1).—"The use of Litmus Paper as a Quantitative Indicator of Reaction." *Bioch. Jl.*, **7**, 260-267.

—— (1913, 2).—"Gas Electrode for General Use." *Bioch. Jl.*, **7**, 410-428.

—— (1913, 3).—"The Reversal of Irreversible hydrosols Aggregated by Traces of Protective Colloids." Proc. Physiol. Soc. in *Jl. Physiol.*, **47**, pp. xiv, xv.

—— (1914, 1).—"An Improved Hydrogen Electrode." *Bioch. Jl.*, **8**, 131-133.

—— (1914, 2).—"Diagrammatic Co-ordination of Phenomena Relating to Aggregation of Sols." *Bioch. Jl.*, **8**, 170-192.

—— (1915).—"Notes on Collodion Membranes for Ultrafiltration and Pressure Dialysis." *Bioch. Jl.*, **9**, 284-297.

WALTON, ALBERT J. (1914).—"Variation in the Growth of Adult Mammalian Tissue in Autogenous and Homogenous Plasma." *Proc. R. S.*, **87**B, 452-461; *Jl. Pathol.*, **18**, 319-324.

WARBURG, OTTO (1908).—"Beobachtungen über die Oxydationsprozesse im Seeigelei." *Zs. physiol. Chem.*, **57**, 1-16.

—— (1910, 1).—"Oxydationen in lebenden Zellen nach Versuchen am Seeigelei." *Zs. physiol. Chem.*, **66**, 305-340.

—— (1910, 2).—"Über Beeinflussung der Oxydationen in lebenden Zellen nach Versuchen an roten Blutkörperchen." *Zs. physiol. Chem.*, **69**, 452-462.

—— (1911).—"Über Beeinflussung der Sauerstoffatmung." *Zs. physiol. Chem.*, **70**, 413-432.

—— (1913, 1).—"Über die Wirkung der Struktur auf chemische Vorgänge in Zellen." Jena: G. Fischer. 21 pp.

—— (1913, 2).—"Über sauerstoffatmende Körnchen aus Leberzellen." *Pflüger's Arch.*, **154**, 599-617.

—— (1914).—"Beiträge zur Physiologie der Zelle, insbesondere über die Oxydationsgeschwindigkeit in Zellen." *Ergeb. Physiol.*, **14**, 253-337.

—— und O. MEYERHOF (1912).—"Über Atmung in abgetöteten Zellen und in Zellfragmenten." *Pflüger's Arch.*, **148**, 295-310.

WARBURTON, CECIL (1912).—"Spiders." Cambridge Manuals. 136 pp.

WARD, H. MARSHALL (1892).—"Experiments on the Action of Light on *Bacillus anthracis*." *Proc. R. S.*, **52**, 393-400.

WARNER, CHAS. HORNE (1914).—"Formaldehyde as an Oxidation Product of Chlorophyll Extracts." *Proc. R. S.*, **87**B, 378-385.

WASHBURN, MARGARET F. (1909).—"The Animal Mind." New York: The Macmillan Co. 333 pp.

WATERSTON, J. J. (1845).—"On the Physics of Media that are Composed of Free and Perfectly Elastic Molecules in a State of Motion." *Phil. Trans.*, **183**A (1892), 1-79.

WEBER, CARL OTTO (1894).—"Substantive Dyes and Substantive Dyeing. A Contribution to the Theory of Dyeing." *Jl. Soc. Chem. Ind.*, **13**, 120-127.

WEBER, EDUARD (1846).—"Muskelbewegung." *Handwörterb. Physiol. (Wagner)*, **3** (**2**), 1-122. ("Vagus Inhibition," pp. 42-47.)

WEED, LEWIS H. (1914).—"Observations upon Decerebrate Rigidity." *Jl. Physiol.*, **48**, 205-227.

WEGSCHEIDER, RUD. (1912).—"Über die Arbeitsleistung bei chemischen Umwandlungen." *Zs. physik. Chem.*, **79**, 223-238.

WEIGERT, FRITZ (1908).—"Anwendung der physikalischen Chemie auf physiologische Probleme." *Bioch. Zs.*, **14**, 458-475.

—— (1911).—"Die chemischen Wirkungen des Lichtes." *Herz Sammlung*, **17**, 114 pp. Stuttgart: Enke.

WEIMARN, P. P. VON (1911).—"Grundzüge der Dispersoidchemie." Dresden: Steinkopff. 127 pp.

—— (1912).—"Zur Systematik der Aggregatzustände." *Koll. Chem. Beihefte*, **4**, 65-100.

WEINLAND, ERNST (1901).—"Über Kohlenhydratzersetzung ohne Sauerstoffaufnahme bei Askaris, einen tierischen Gärungsprozeß." *Zs. Biol.*, **42**, 55-90.

—— (1902).—"Über ausgepreßte Extrakte von *Askaris lumbricoides* und ihre Wirkung." *Zs. Biol.*, **43**, 86-111.

—— (1904) 1).—"Über die von *Askaris l.* ausgeschiedene Fettsäure." *Zs. Biol.*, **45**, 113-116.

WEINLAND, ERNST (1904, 2).—"Über die Zersetzung stickstoffhaltiger Substanzen bei Askaris." *Zs. Biol.*, **45**, 517-531.

—— (1906).—"Über den anoxybiotischen Abschnitt der intermediären chemischen Prozesse in den Puppen von Calliphora." *Zs. Biol.*, **48**, 87-143.

WEIZSÄCKER, VIKTOR (1912).—"Arbeit und Gaswechsel am Froschherzen. II. Wirkung des Cyanids." *Pflüger's Arch.*, **147**, 135-152.

—— (1914).—"Myothermic Experiments in Salt Solutions in Relation to the Various Stages of a Muscular Contraction." *Jl. Physiol.*, **48**, 396-427.

WHELDALE, MURIEL (1911).—"On the Formation of Anthocyanin." *Jl. Genetics*, **1**, 131.

—— (1913).—"The Flower Pigments of *Antirrhinum majus*. I. Method of Preparation." *Biochem. Jl.*, **7**, 87-91.

—— (1916).—"The Anthocyanin Pigments of Plants." Cambridge Univ. Press. 318 pp.

WHETHAM, W. C. DAMPIER (1893).—"Ionic Velocities." *Phil. Trans.*, **184**A, 337-359.

—— (1899).—"The Coagulative Powers of Electrolytes." *Phil. Mag.*, **48**, 474-477.

—— (1900).—"On the Ionisation of Dilute Solutions at the Freezing Point." *Phil. Trans.*, **194**A, 321-360.

WIDMARK, ERIK M. P. (1911).—"Über die Handhabung des Thunberg-Wintersteinschen Mikrorespirometers, usw." *Skand. Arch.*, **24**, 321-344.

WIEGNER, GEORG (1910).—"Über Emulsionskolloide." *Koll. Chem. Beihefte*, **2**, 213-242.

—— (1911).—"Die Adsorption der Zucker in wässeriger Lösung." *Koll. Zs.*, **8**, 126-133.

WIENER, O. (1895).—"Farbenphotographie durch Körperfarben und mechanische Farbenanpassung in der Natur." *Ann. Physik.*, **55**, 225-281.

WIJS, J. J, A, (1893).—"Die Dissoziation des Wassers." *Zs. physik. Chem.*, **12**, 514-523.

WILDIERS, E. (1901).—"Nouvelle substance indispensable au développement de la levûre." *La Cellule*, **18**, 314-332.

WILLIAMS, A. M. (1913).—"On Adsorption from Solutions." *Meddel. K. Vetenskapsakad. Nobelinstitut*, **2**, No. 27. 23 pp.

WILLIAMS, R. J. (1919).—"The Vitamine Requirement of Yeast." *Jl. Biol. Chem.*, **38**, 465-486,

WILLIAMS, H. B. (1912).—"Animal Calorimetriy. I. A Small Respiration Calorimeter." *Jl. Biol. Chem.*, **12**, 317-347,

—— J. A. RICHE, and GRAHAM LUSK (1912).—"Animal Calorimetry. II. Metabolism of the Dog following the Ingestion of Meat in Large Quantities. *Jl. Biol. Chem.*, **12**, 349-376.

WILLIAMSON, ALEX. W. (1850).—"Results of a Research in Ætherification." *Brit. Ass. Rep.* (Abstracts), p. 65.

WILLIS, THOS. (1680).—"Cerebri Anatome." Geneva: De Tournes. 176 pp.

WILLOWS, R. S., and E. HATSCHEK (1915).—"Surface Tension and Surface Energy." London: Churchill. 80 pp.

WILLSTÄTTER, RD., und A. E. EVEREST (1913).—"Untersuchungen über die Anthocyane. I. Über den Farbstoff der Kornblume." *Liebig's Ann.*, **401**, 189-232.

—— und ARTHUR STOLL (1913).—"Untersuchungen über Chlorophyll." Berlin: Julius Springer. 424 pp.

WILSON, J. GORDON, and F. H. PIKE (1912).—"The Effects of Stimulation and Exstirpation of the Labyrinth of the Ear and their Relation to the Motor System. Part. I. Experimental." *Phil. Trans.*, **203**B, 127-160.

WINDAUS, A., und G. STEIN (1904).—"Über Cholesterin." Chem. Ber., **37**, 3699 und 4753.

WINFIELD, GEO. (1915).—"The Fate of Fatty Acids in the Survival Processes of Muscle." *Jl. Physiol.*, **49**, 171-179.

—— and F. G. HOPKINS (1915).—"The Influence of Pancreatic Extracts on the Production of Lactic Acid in Surviving Muscles." Proc. Physiol. Soc. in *Jl. Physiol.*, **50**, v-vi.

WINKELBLECH, K. (1901).—"Über amphotere Elektrolyte und innere Salze." *Zs. physik. Chem.*, **36**, 546-595.

WINKLER, HANS (1898).—"Ein Beitrag zur Physiologie der glatten Muskeln." *Pflüger's Arch.*, **71**, 357-398.

WINOGRADSKY, SERGIUS (1895).—"Recherches sur l'assimilation de l'azote libre de l'atmosphère par les microbes." *Arch. Sci. Biol., Petersburg*, **3**, 297-352.

WINOGRÄDSKY, SERGIUS (1904).—"Die Ernährung des Nitritbildners. Die Kohlensäure-Assimilation." *Lafar's Hdb. Tech. Mykol.*, **3**, 162.

WINTERSTEIN, HANS (1907).—"Über den Mechanismus der Gewebsatmung, Versuche am isolierten Froschrückenmark." *Zs. allgem. Physiol.*, **6**, 315-392.

—— (1911).—"Die Regulierung der Atmung durch das Blut." *Pflüger's Arch.*, **138**, 167-184.

—— (1912, 1).—"Ein Apparat zur Mikroblutgasanalyse und Mikrorespirometer." *Bioch. Zs.*, **46**, 440-449.

—— (1912, 2).—"Die physikalisch-chemischen Erscheinungen der Atmung." *Handb. vergleich. Physiol.* (WINTERSTEIN), **1**, 1-264.

—— (1913, 1).—"Kritische Übersicht über die Beziehungen zwischen Narkose und Sauerstoffatmung." *Bioch. Zs.*, **51**, 143-170.

—— (1913, 2).—"Ein Mikrorespirationsapparat." *Zs. Biol. Technik.*, **3**, 246-250.

—— (1914).—"Der Einfluß der Narkose auf den Gaswechsel des Froschrückenmarks." *Bioch. Zs.*, **61**, 81-102.

WITTICH, VON (1872).—"Das Pepsin und seine Wirkung auf Blutfibrin." *Pflüger's Arch.*, **5**, 435-469.

WÖHLER, LOTHAR, W. PLÜDDEMANN, und P. WÖHLER (1908).—"Schwefelsäure-Kontaktprozeß." *Zs. physik. Chem.*, **62**, 641-677.

—— und A. SPENGEL (1910).—"Rotes Platin als Analogon des Cassius'schen Goldpurpurs." *Koll. Zs.*, **7**, 243-249.

WOKER, GERTRUD (1910).—"Die Katalyse." I. Stuttgart: Enke. 645 pp.

WOLF, PAUL MAX (1914).—"Über die Synthese von 100 per cent. $H_2O_2$ mit Hilfe der stillen elektrischen Entladung." *Zs. Elektrochem.*, **20**, 204-219.

WOLFF, J. (1908).—"Sur quelques phénomènes oxydasiques provoquées par le ferrocyanure de fer colloidale." *C. R.*, **147**, 745-747.

WOOD, J. KERFOOT (1908).—"Amphoteric Metallic Hydroxides." I. *Trans. Chem. Soc.*, **93**, 411-423.

WOOD, T. B. (1905).—"Note on the Inheritance of Horns and Face Colour in Sheep." *Jl. Agricul. Sci.*, **1**, 364-365.

WOODLAND, W. N. F. (1911, 1).—"On the Structure and Functions of the Gas Glands and Retia Mirabilia Associated with the Gas Bladder of some Teleostean Fishes." *Proc. Zool. Soc. London* (1911), 183-248.

—— (1911, 2).—"On some Experimental Tests of Received Views Concerning the Physiology of Gas Production in Teleostean Fishes." *Anat. Anzeig.*, **40**, 225-242.

WOOLDRIDGE, LEONARD C. (1887).—"Übersicht einer Theorie der Blutgerinnung." Ludwig's 'Festschrift'), pp. 221-234. Leipzig: Vogel.

—— (1888).—"Versuche über Schutzimpfung auf chemischem Wege." *Arch. (Anat. u.) Physiol.* (1888), 527-536. Übersetzt in "Collected Papers", pp. 329-339.

—— (1893).—"On the Chemistry of the Blood." Gesammelte Abhandlungen herausgegeben von V. Horsley und E. H. Starling. London: Kegan Paul. 354 pp.

WYSS, H. v. (1906).—"Über das Verhalten der Bromsalze im menschlichen und tierischen Organismus." *Arch. exper. Pathol.*, **55**, 263-287.

YANAGAWA, H. (1916).—"On the Secretion of Lymph." *Jl. Pharmacol.*, **9**, 75-105.

YERKES, R. M. (1912).—"Habit and its Relation to the Nervous System in the Earthworm." *Proc. Soc. Exp. Biol. New York*, **10**, i., p. 16.

YOSHII, U. (1909).—"Experimentelle Untersuchungen über die Schädigung des Gehörorgans durch Schalleinwirkung." *Zs. Ohrenheilkunde*, **58**, 201-251.

YOUNG, THOS. (1805).—"Essay on the Cohesion of Fluids." *Phil. Trans.* (1805), 71-87.

ZAK, EMIL (1912).—"Studien zur Blutgerinnungslehre." *Arch. exper. Pathol.*, **70**, 27-54.

ZANGGER, HEINRICH (1908).—"Über Membranen und Membranfunktionen." *Ergeb. Physiol.*, **7**, 99-160.

ZOTH, O. (1905).—"Augenbewegungen und Gesichtswahrnehmungen." *Handb. Physiol. Menschen. (Nagel)*, **3**, 283-437.

ZSIGMONDY, RICHARD (1905).—"Zur Erkenntnis der Kolloide." Jena: G. Fischer. 185 pp. Übersetzt von J. Alexander. New York: Wiley. 245 pp.

—— (1913, 1).—"Über Gelstrukturen." *Physik. Zs.*, **14**, 1098-1105.

—— (1913, 2).—"Über ein neues Ultramikroskop." *Physik. Zs.*, **14**, 975-979.

ZSIGMONDY, RICHARD und W. BACHMANN (1914).—"Handhabung des Immersionsultra-
mikroskops." *Koll. Zs.* **14**, 281-295.

ZUNTZ, N. (1908).—"Die Kraftleistungen des Tierkörpers." Festrede. Berlin: Paul Parey.
34 pp.

ZUNTZ, N., LOEWY, MÜLLER und CASPARI (1906).—"Höhenklima und Bergwanderungen."
Berlin.

ZUNZ, EDGARD (1912).—"Dialyse." *Handb. bioch. Arbeitsmethoden (Abderhalden)*, **3**, 165-189;
**6**, 478-485. Berlin: Urban und Schwarzenberg.

ZWAARDEMAKER, H. (1902).—"Geruch." *Ergeb. Physiol.*, **1**, ii. 896-909.

—— (1906).—"Die im ruhenden Körper vorgehenden Energiewandlungen." *Ergeb. Physiol.*,
**5**, 108-154.

# Sachverzeichnis.

Printed in the United States
By Bookmasters